南京中医药大学 孙世发 主编

中华医方

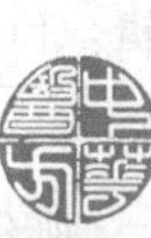

内科篇 心系病

科学技术文献出版社
SCIENTIFIC AND TECHNICAL DOCUMENTATION PRESS

图书在版编目（CIP）数据

中华医方. 内科篇. 心系病 / 孙世发主编. —北京：科学技术文献出版社，2015. 3
ISBN 978-7-5023-9181-2

Ⅰ. ①中… Ⅱ. ①孙… Ⅲ. ①心病（中医）—验方—汇编 Ⅳ. ① R289.5

中国版本图书馆 CIP 数据核字（2014）第 150403 号

中华医方·内科篇心系病

策划编辑：薛士滨　　责任编辑：巨娟梅　　责任校对：赵　瑷　　责任出版：张志平

出 版 者　科学技术文献出版社
地　　址　北京市复兴路15号　邮编　100038
编 务 部　(010) 58882938，58882087（传真）
发 行 部　(010) 58882868，58882874（传真）
邮 购 部　(010) 58882873
官方网址　www.stdp.com.cn
发 行 者　科学技术文献出版社发行　全国各地新华书店经销
印 刷 者　北京京华虎彩印刷有限公司
版　　次　2015 年 3 月第 1 版　2015 年 3 月第 1 次印刷
开　　本　889 × 1194　1/16
字　　数　1720千
印　　张　64.5
书　　号　ISBN 978-7-5023-9181-2
定　　价　308.00元

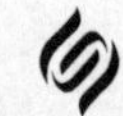

编委会名单

主　编　孙世发

副主编　陈涤平　杭爱武　王兴华　吴承艳　陈仁寿　许二平　卫向龙　唐伟华　聂建华
王剑锋　刘华东　黄仕文　张卫华

编　委（以姓氏笔画为序）：

卫向龙　王九龙　王庆敏　王兴华　王剑锋　伍梅梅　任威铭　刘华东　衣兰杰　许二平
许菲斐　孙　弢　孙世发　杜雪萌　李　娴　李　缨　李晓建　吴承艳　张　蕾　张卫华
陈仁寿　陈涤平　杭爱武　周　静　聂建华　唐伟华　黄仕文　彭会巧　樊园园

编写人员（以姓氏笔画为序）：

刁青蕊　卫向龙　马丽亚　马艳霞　王　霞　王九龙　王北溟　王光耀　王庆敏　王兴华
王红玲　王国斌　王剑锋　毛海燕　叶　琴　史话跃　吕新华　朱智媛　伍梅梅　任威铭
向　好　刘华东　刘旭辉　衣兰杰　江晶晶　许　可　许二平　许岳亭　许菲斐　孙　弢
孙世发　孙祥华　严　娟　杜雪萌　杨亚龙　李　芮　李　娴　李　缨　李永亮　李志轩
李晓建　李淑萍　吴　坚　吴承红　吴承艳　张　蕾　张卫华　张书研　张延武　张英杰
张顺超　张锋莉　张稚鲲　陆红伟　陈　晨　陈仁寿　陈玉超　陈涤平　苑述刚　范　俊
杭爱武　欧阳文娟　季丹丹　周　健　周　雯　周　静　周凯伦　周轶群　郑绍勇　郑晓丹
赵君谊　姜卫东　宫健伟　姚　颖　聂建华　莫　楠　柴　卉　钱丽花　高　想　唐千晰
唐伟华　唐艳芬　黄仕文　黄亚俊　曹　宜　盛　炜　彭会巧　彭金祥　彭振亚　蒋　好
韩玉强　程　旺　程率芳　谢秀英　蔡　云　樊园园

前言

人类的发展历史，伴随着文化进步的脚印。中医药学，作为中国传统文化的重要组成部分，一直并继续担负着促进人类发展与繁衍的一份责任，故而古人有“不为良相则为良医”之言。

良相治国，良医治人；良相良医，孺子以求。中华民族的发展壮大，离不开良相之治国；中华民族的繁衍昌盛，离不开良医之治病。神农尝百草，以明草木之药用，伊尹制汤液，论广药用而成方。《周礼·天官》篇记载，周代有医师、食医、疾医和疡医等。疾医“掌养万民之疾病……以五味、五谷、五药养其病”，主管治疗平民百姓的疾病，治疗时既用“毒药”之剂，也用食疗之方；疡医“掌肿疡、溃疡、金疡、折疡之注药、劀杀之剂。凡疗疡，以五毒攻之，以五气养之，以五药疗之，以五味节之”，分工治疗外伤科疾病，亦兼用毒药方与食疗方。这些文献应该可以表明，早在周代便已有了不同的药物配合应用以治疗疾病的医疗活动。《汉书·艺文志·方技略》记载古有医经七家，“经方十一家，二百七十四卷。经方者，本草石之寒温，量疾病之浅深，假药味之滋，因气感之宜，辨五苦六辛，致水火之齐，以通闭结，反之于平。”经方十一家，包括《五藏六府痹十二病方》三十卷、《五藏六府疝十六病方》四十卷、《五藏六府瘅十二病方》四十卷、《风寒热十六病方》二十六卷、《泰始黄帝扁鹊俞跗方》二十三卷、《五藏伤中十一病方》三十一卷、《客疾五藏狂颠病方》十七卷、《金疮瘲瘛方》三十卷、《妇女婴儿方》十九卷、《汤液经法》三十二卷、《神农黄帝食禁》七卷。但原书俱失传，今只见其名而无法知其内容了。现存《五十二病方》收载方剂280首，乃1973年湖南长沙马王堆汉墓出土帛书整理而成，据研究者推测，其内容当为春秋时期所成，这是今天可见的最早方书。成书于西汉的《黄帝内经》所载方剂十数首，也必为汉以前所制。《五十二病方》和《黄帝内经》所载方剂，古朴而简单，代表了单药向多药配伍成方用于临床的历史发展过程。至东汉末年，张仲景“勤求古训，博采众方”，著成《伤寒杂病论》一十六卷，载269方，为后人尊为方书之祖。以此为标志，中医方剂学之框架已经形成。以此为起点，中医治病之药方时时涌现，载方之书蔚然大观。

两晋南北朝时期，方书甚多。诸如李当之的《药方》，皇甫谧的《曹歙论寒食散方》与《依诸方撰》，葛洪的《肘后备急方》与《玉函方》，支法存的《申苏方》，范汪的《范东阳方》，胡洽的《胡氏百病方》，姚僧垣的《集验方》，甄权的《古今录验方》，徐之才的《徐王方》与《徐王八世家传效验方》，陶弘景的《陶氏方》与《效验方》，陈延之的《小品方》，谢士泰的《删繁方》……惜乎！这些方书除了《肘后备急方》后经陶弘景与杨用道的整理得以传世，《小品方》现存辑佚本外，余皆因年湮代远而散佚。葛洪与陈延之为该时期方剂学的代表人物。葛洪是亦医亦道者，所著《玉函方》（一名《金匮药方》）多达100卷，是“周流华夏九州之中，收拾奇异，捃拾遗逸，选而集之，使神类殊分，缓急易简”而成。后因卷帙浩大，传世不便而遗佚了。葛氏的《肘后备急方》则是将《玉函方》撷要而成，书仅3卷，所载诸方，“单行径易，篱陌之间，顾眄皆药，众急之病，无不毕备”，后人称其验、便、廉，允为切实。南北朝时期医家陈延之，著《小品方》12卷，但原书至北宋初年即已亡佚，其佚文多保留在《外台秘要》《医心方》等书中。在唐代，《小品方》与《伤寒论》齐名，曾作为医学教科书，故对唐代的方剂学发展有较大影响。该书比较重视伤寒、天行温疫等病的论治，所载芍药地黄汤、茅根汤、葛根桔皮汤等方，孕育了后世温病学的养阴生津、

凉血散瘀、清热解毒等治法，足可弥补《伤寒论》之未备。

盛唐以降，医方兴盛。大型方书如《备急千金要方》《外台秘要》《太平圣惠方》《圣济总录》《普济方》等。更有致力于方剂研究者编著了如《博济方》《普济本事方》《杨氏家藏方》《传信适用方》《仙授理伤续断方》《是斋百一选方》《魏氏家藏方》《仁斋直指方论》《朱氏集验方》《御药院方》《瑞竹堂经验方》《永类钤方》《世医得效方》《袖珍方》《奇效良方》《扶寿精方》《摄生众妙方》《种福堂公选良方》《饲鹤亭集方》等方剂专著。方剂是临床实践的产物，现在被广泛运用的一些古代名方，多散见于临床医书，诸如《小儿药证直诀》《脾胃论》《内外伤辨惑论》《兰室秘藏》《宣明论方》《丹溪心法》《儒门事亲》《医林改错》《医学衷中参西录》等，均记载了一些著名医方。

以上方书文献，展示了各历史时期方剂研究的重要成果，为我们进一步研究历代方剂提供了大量宝贵文献。特别是具有官编性质的《太平圣惠方》《圣济总录》《普济方》三巨著，集一个时代的医方之大成，保存了诸多已佚方书医著的医方资料，不仅为我们今天的临床医疗传承了优良药方，也为我们研究中医药的发展提供了重要文献依据。

汉以前中医学主要分两大领域，即医经和经方。经方十一家中之多数，均为某类或某些疾病的治疗药方，汉唐以后医书，虽言称某某方者，但依然是论病列方。然而，《普济方》问世至今620余年，以病症列方之大成者则一直阙如。

《中华医方》秉承历代医方巨著之体例，以病症为门类，以历史为序，收录诸方，填补《普济方》问世至今620余年以病症列方大型方书之历史空白。

古今中医病名繁杂，医方叙述多有简略。欲将近2000年之古今病症及药方有序汇集一书，实非易举。虽继《中医方剂大辞典》完成后又经10数年之努力，终于能成《中华医方》，然错讹遗漏，也实难免，冀希未来，或可正之。

孙世发

凡例

一、本书分列伤寒温病、内科、外科、妇科、儿科、骨伤科、五官科、眼科等篇为纲，以病症为目，共收载有方名的方剂 88 489 首，清以前的方剂几近收罗殆尽，清以后，特别对现代书刊所载方剂则有所选择。

二、本书以中医病症为目，兼及部分现代西医疾病。

三、每病症首先简介其病因病机、治疗大法等基本内容，继之以原载方剂文献时间、文献卷次篇章、方剂首字笔画为序收列相关方剂。由于文献名称、版本、印行时间过于复杂，对于一书引用文献或多次修订增补内容的时间多从原书。

四、一方治多种病症者，其详细资料将限在第一主治病症中出现，别处再现时则从简。第一主治病症以原载文献记载并结合后世临床应用状况确定。如地黄丸（六味地黄丸），原载宋·钱乙《小儿药证直诀》，主治"肾怯失音，囟开不合"，现代广泛用于各科多种病症，为减少大量重复，本书将其详细内容收入肾虚证，其他处仅收方名、方源、组成、用法、功用及与所在病症相关的主治、宜忌和相应验案，余皆从略。

五、一方多名的方剂以最早出现且有实质内容之名为本书所用之正名。

六、每一方剂内容以来源、别名、组成、用法、功用、主治、宜忌、加减、方论、实验、验案分项收入，无内容之项目从缺。

1. 来源：为一方之原始出处。如始载书存在者，注始载书的书名和卷次；始载书已佚者，注现存最早转载书引始载书或创方人。始载书无方名，后世文献补立方名者，注"方出（始载书）某书卷X，名见（转载书）某书卷X"。

2. 别名：为正名以外的不同名称及其出处。如一方有多个异名者，则按所载异名的文献年代先后排列。

3. 组成：为始载书之一方所含药物、炮制、用量等内容，均遵原书不改，炮制内容在药名之前者与药名连写，在药名之后者加括号与后一药分隔，如"炙甘草"，"甘草（炙）"。与组成相关内容均在本项另起行说明：如方中药物原无用量者，则注"方中某药用量原缺"；如上述某药原无用量，转载书中有用量者，则根据转载文献补入；如方中某药转载书有异者，则注明：方中某药，某书（后世转载书）作某药；如方名中含某药或药味数，组成中阙如或不符者，则注明：方名某某，但方中无某药，或方名X味，但方中组成X味，疑脱。

4. 用法：收录方剂的制剂、剂型、服用方法与用量等内容。如原书无用法，后世其他文献有用法者，则收录后世文献内容并注明来源文献；如后世文献用法与始载文献用法有差异且有参考意义者，另起行收录；如剂型改变另立方名者，另起行说明。

5. 功用、主治：分别设项以文献先后为序、去同存异摘收。

6. 宜忌：收录组方用方的注意事项，有关疾病、体质、妊娠宜忌和毒副反应，以及药物配伍、炮制与煎煮药物器皿、服药时的饮食宜忌等。

7. 加减：仅收录始载书的资料。如加减药物占原方用药比例过多者不录；现代方剂加减不严谨者不录；

后世转载书的加减一概不录。药物加减后方名改变者，在本项另起行说明：本方加（减）某药，名“某某”。

8. 方论：收录古今名医对一方之方名释义、组成结构、配伍原理、综合功效、辨证运用、类方比较等论述而有独到见解者。原文精简者，录其全文；文字冗长者，择要选录。

9. 实验：收摘用现代方法与手段对方剂进行实验研究和剂型改革的资料，包括复方药理作用和主要成分的研究，将传统的成方剂型改造成现代剂型等内容，均以摘要或综述方式撰写。对实验资料，摘录其实验结果，不详述实验方法与操作步骤；对剂型改革，不详述制剂的工艺流程。

10. 验案：选录古今医家运用一方治疗疾病的实际案例，文字简短者全文照录，文字较长者择要摘录。对于现代书刊临床大样本报道，择其用药与原方出入较小者，仅文摘其治疗结果。

11. 自功用以下各项，其内容出处与方源相一致者，所录引文不注出处；如上述各项收录有方源以外其他文献引文者，均分别注明出处。凡两条以上引文均根据文献年代排列。

七、引文筛选与整理：所有引文资料，均经过编者去同存异，精心筛选。相同的引文，一般从最早的文献中收录；若后世文献论述精辟者，择用后世文献的资料。引文文义不顺或重复者，在不违背原意之前提下，由编者做适当的加工整理。

八、出处标注：除方源、异名二项标明书名和卷次外，其余诸项均只注书名，不注卷次。期刊注法统一采用：刊年，期：起页。

九、药名统一：凡首字不同的中药异名保持原貌，如“瓜蒌”不改“栝楼”，“薯蓣”不改“山药”，“玄胡索”“元胡索”不改“延胡索”。首字相同的中药异名，第二字以下诸字与《中药大辞典》的正名系同音字者，一律改用《中药大辞典》的正名，如“黄芪”改“黄耆”，“芒硝”改“芒消”，“白藓皮”改“白鲜皮”；若非同音字者，仍保留此异名。凡方名中含有药名者，处理方法同此。

十、文字统一：本书所用简化字，以中国文字改革委员会《简化字总表》（1964年第二版）为主要依据，表中未收入者，不加简化，如苪藭、獖猪、鳣鱺；数词有用汉字和阿拉伯字者，须一方内一致，不作全书统一。

十一、文献版本：凡一书有多种版本者，选用善本、足本；无善本者，选用最佳的通行本；其他不同的版本作为校勘、补充。若同一方剂在不同的版本中方名有所差异者，以善本、最佳通行本或较早版本之方名作正名，其他版本的方名作别名。

目录

心系病

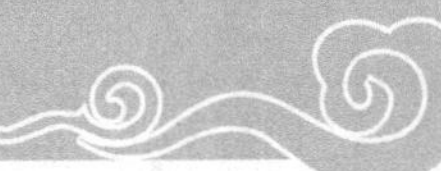

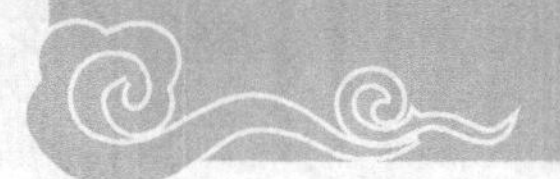

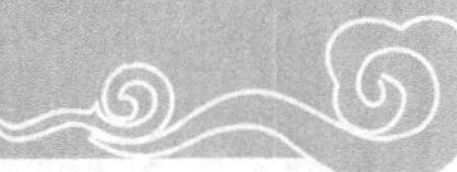

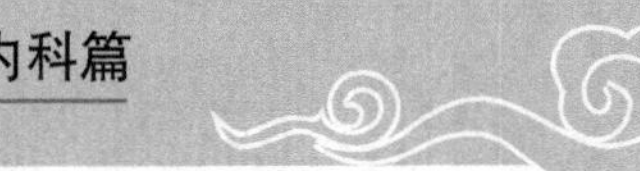

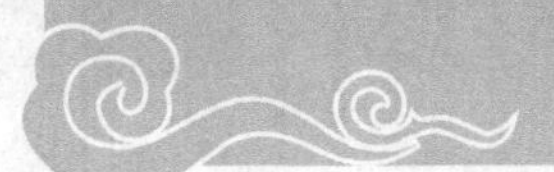

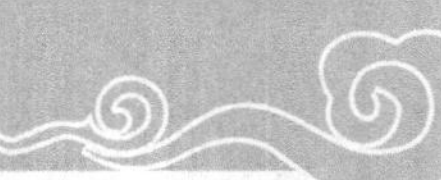

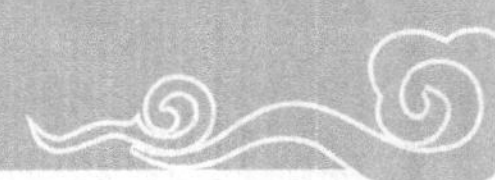

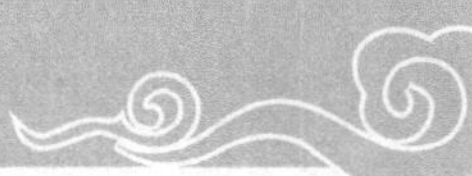

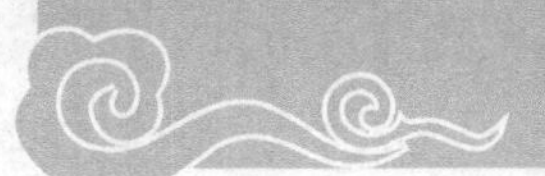

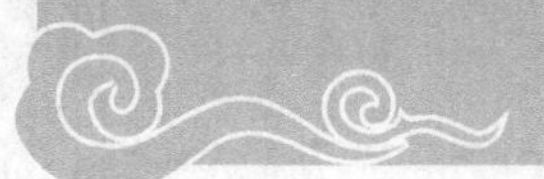

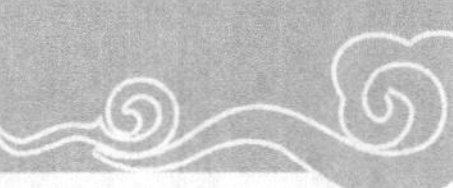

心系病

一、心虚证

心虚证，是指由心气心血不足而引起的临床病情。《脉经》："心虚，病苦悸恐，不乐，心腹痛难以言，心如寒状，恍惚。"《圣济总录》对本病症状、病机进一步论述谓："心虚之状，气血衰少，面黄烦热，多恐悸不乐，心腹痛难以言，时出清涎，心膈胀满，善忘多惊，梦寝不宁，精神恍惚，皆手少阴经虚寒所致。"《本草经疏》将本病概括为八证：一惊邪，属心气虚；二癫痫，属心气虚有热；三不得眠，属心血虚有热；四心烦，属心家有热；五怔忡，属心血不足；六心澹澹动；七盗汗，属心血虚；八伏梁，属心经气血虚，以致邪留不去。可见心虚证不是一个独立疾病，而是多现症的共同因素。治疗总宜益气养血为基础。

荆沥汤

【来源】《备急千金要方》卷八。

【组成】荆沥三升　麻黄　白术　芎藭各四两　防风　桂心　升麻　茯苓　远志　人参　羌活　当归各二两　母姜一升（切，取汁）　防己　甘草各二两

【用法】上锉。以水一斗五升，煎麻黄两沸，去沫，次下诸药，煮取三升，去滓，下荆沥、姜汁，煎取四升，分四次服，日三夜一。

【主治】心虚寒。阴气伤寒损心，惊掣悸，语声宽急混浊，口喎，冒昧，好自笑，厉风伤心者。

【方论】《千金方衍义》：本方虽用荆沥清火涤痰为君，姜汁开导经络为佐，全赖参、甘维持胃气，运行药力，桂心鼓动于中，麻黄开发于外，升麻提系于上，防己引泄于下，远志通达心经，又以苓、术匡佐人参，羌、防辅弼麻黄，芎、归协济桂心，统摄荆沥、母姜，共襄涤痰祛风活血之功。所谓治风先治血，血行风自灭也。

半夏补心汤

【来源】《备急千金要方》卷十三。

【组成】半夏六两　宿姜五两　茯苓　桂心　枳实　橘皮各三两　白术四两　防风　远志各二两

【用法】上锉。以水一斗，煮取三升，分三服。

【主治】心虚寒，心中胀满悲忧，或梦山丘平泽。

【方论】《千金方衍义》：半夏补心汤兼调脾气，方中桂心、宿姜温补心脾，枳、术、橘、半温理胃气，茯苓佐桂心下导虚阳，防风佐白术上散浊湿，远志一味通心气之专药。

镇心丸

【来源】《千金翼方》卷十二。

【组成】防风五分　人参五分　龙齿五分　芎藭一两　铁精一两　当归一两　干地黄五分　黄耆一两　麦门冬五分（去心）　柏子仁一两　桂心一两　远志五分（去心）　白鲜皮三分　白术五分　雄黄一两（研）　菖蒲一两　茯苓一两　桔梗一两　干姜五分　光明砂一两（研）　钟乳半两（研）

【用法】上为末，炼蜜为丸，如梧桐子大。先服玄参三两，干地黄三两，黄耆三两，地骨皮三两，苁蓉三两，丹参五两，牛膝三两，五味子三两，麦门冬三两（去心），杏仁二两（去皮尖），细辛三两，磁石五两，生姜三两（切），茯苓三两，橘皮二两，韭子半升，柴胡二两（去苗），锉，以水三斗，煮取三升，分三服；后三日乃服上丸五丸，渐加至十五丸，稍加至三十丸，一日二次，食后饮服。

【主治】损心不能言语，心下悬急苦痛，举动不安，数数口中腥，客热心中百病。

【宜忌】慎腥臭等，常宜小进食为佳，宜吃酥乳，倍日将息；药服讫仰卧少时，即左右换卧，及数转动，腰底安物，不得劳役身心；服丸后二日风动，药气冲头，两眼赤痛，久而不愈者，法取枣根（直入地二尺者）白皮一握，水一升，煮取半升，服之即愈。

犀角丸

【来源】《外台秘要》卷十五引《广济方》。

【组成】犀角屑　防风　人参　升麻　防葵　槟榔仁各五分　青木香　光明砂（研）　牛膝各八分　龙齿（炙）　铁精各六两　露蜂房（炙）　银箔（研）各三分

【用法】上为末，蜜和为丸，如梧桐子大。每服二十丸至二十五丸，酒送下，一日二次。

【主治】心虚，热风上冲头面，心系急，时时惊，四肢烦，腰膝冷，邪气发，神不定。

【宜忌】忌生血物、热面、荞麦、炙肉、葵、蒜、粘食。

荆菊酒

【来源】《元和纪用经》。

【组成】蔓荆实　甘菊　地骨皮　术

【用法】上药各以绢袋盛，纳酒中，春、秋三日，冬七日。每服温一两盏。大益人。

【主治】损心虚寒，头痛，性气反常，语声冒昧，关节不利，心手不遂，骨间寒热，目中泪出，齿发不荣。

【宜忌】忌桃、李、雀、鸽、乌头、石膏。

荆菊散

【来源】《元和纪用经》。

【组成】蔓荆实（去萼）　甘菊各三两　地骨皮　术各六两

【用法】上为末。每服方寸匕，酒调服。

【主治】损心虚寒，头痛，性气反常，语声冒昧，关节不利，心手不遂，骨间寒热，目中泪出，齿发不荣。

远志散

【来源】《太平圣惠方》卷四。

【组成】远志半两（去心）　菖蒲半两　铁精半两　桂心三分　黄耆一两（锉）　防风三分（去芦头）　当归三分（锉，微炒）　人参半两（去芦头）　甘草半两（炙微赤，锉）　熟干地黄三分　芎藭半两　茯神三分　独活半两　紫石英一两（细研如粉）　五味子半两　麦门冬三分（去心）　半夏半两（汤洗七遍去滑）

《医方类聚》引《神巧万全方》有秦艽，无当归。

【用法】上为散。每服三钱，以水一中盏，加入生姜半分，大枣三枚，煎至六分，去滓，食后温服。

【主治】心气虚，惊悸喜忘，不思饮食。

薯蓣丸

【来源】《太平圣惠方》卷四。

【组成】薯蓣一两半　远志半两（去心）　柏子仁一两　沉香一两　茯神一两　熟干地黄一两半

芎藭一两　菖蒲半两　人参一两（去芦头）　丹参一两　甘草半两（炙微赤，锉）　防风一两（去芦头）

【用法】上为末，炼蜜为丸，如梧桐子大。每服二十丸，以温酒送下，不拘时候。

【主治】心虚恐畏，胁腹暴痛，志意不乐。

柏子仁丸

【来源】《医方类聚》卷十引《神巧万全方》。

【组成】柏子仁　远志（去心）　干地黄各一两半　桂心　茯神　芎藭　人参　丹参　防风　沉香各一两　菖蒲　甘草各半两

【用法】上为末，炼蜜为丸，如梧桐子大。每服三十丸，温酒送下，不拘时候。

【主治】心虚恐畏，腹胁暴痛，志意不乐。

远志汤

【来源】《圣济总录》卷四十三。

【组成】远志（去心）一两　白茯苓（去黑皮）三分　犀角（镑）一两半　知母半两　芍药一两　黄芩（去黑心）　前胡（去芦头）各三分

【用法】上为粗末。每服三钱匕，水一盏，加生麦门冬汁半合，煎至八分，去滓温服，不拘时候。

【主治】心虚多烦躁，背膊妨闷，面色变赤，言语谬乱。

镇心丸

【来源】《圣济总录》卷四十三。

【组成】茯神（去木）　人参　甘草（炙，锉）　龙齿各一两半　升麻　枳壳（去瓤，麸炒）各一两　银箔二百片　麦门冬（去心，焙）二两

【用法】上为末，炼蜜为丸，如梧桐子大。每服十五至二十丸，早、晚食后米饮送下。

【主治】心虚惊悸，或因忧虑神气不安。

茯苓补心汤

【来源】《三因极一病证方论》卷八。

【组成】白茯苓　人参　前胡　半夏（汤洗七次，去滑）　川芎各三分　橘皮　枳壳（麸炒，去瓤）　紫苏　桔梗　甘草（炙）　干姜各半两　当归一两三分　白芍药二两　熟地黄一两半

【用法】上为散。每服四大钱，水一盏半，加生姜五片，大枣一个，煎七分，去滓食前服。

【主治】心虚寒病，苦悸恐不乐，心腹痛，难以言，心寒，恍惚喜悲愁恚怒，衄血，面黄，烦闷，五心热渴，独语不觉，咽喉痛，舌本强，冷汗出，善忘，恐走，及治妇人怀孕，恶阻吐呕，眩晕，四肢怠惰，全不纳食。

茯神丸

【来源】《杨氏家藏方》卷十。

【组成】人参（去芦头）　茯神（去木）　黄耆（蜜炙）　熟干地黄（洗，焙）　当归（洗，焙）　酸枣仁（去皮，炒）　朱砂（别研，一半入药，一半为衣）各等分

【用法】上为细末，炼蜜为丸，如梧桐子大。每服三十丸，煎人参汤送下，不拘时候。

【主治】心虚血少，神不守舍，多惊恍惚，睡卧不宁。

救命丹

【来源】《普济方》卷十六引《卫生家宝》。

【组成】辰砂一两（有墙壁者，细研）　猿猪血四两

【用法】上用水一斗，同置于银石器中，用炭火煮至一升，放冷，别用清水荡去猪血令净，滲朱砂干，以桃胶为丸，如麻子大。每服十丸，用去心麦门冬煎汤送下四五丸。

【主治】心虚气短，神志不宁，或多惊悸，语言颠错。

朱附丸

【来源】《魏氏家藏方》卷二。

【组成】附子二两（炮，去皮脐，蒸）　酸枣仁半两（去皮炒，别研）　朱砂（好者，酒浸一伏时，别研）　茯神（去木）各一两

【用法】上为细末，枣肉为丸，如梧桐子大。每服

三十丸，食前温酒或盐汤送下。

【主治】心虚，睡而汗出。

【加减】加钟乳粉，名“朱附钟乳丸”。

止渴四物汤

【来源】《鲁府禁方》卷三。

【组成】当归（酒洗） 川芎 白芍（酒炒） 生地黄各一钱 柴胡 前胡各七分 五味子十个 麦门冬（去心）一钱 干葛七分 人参七分 天花粉一钱 知母一钱 石膏一钱 乌梅一个

【用法】上锉。水煎，不拘时服。

【主治】血虚心火旺，津液少，生渴。

加减镇心丹

【来源】《东医宝鉴·内景篇》卷一引《北窗》。

【组成】天门冬 黄耆（蜜炙） 当归身（酒焙） 熟地黄各一两半 麦门冬 生干地黄 山药 白茯神各一两 五味子 远志（姜汁制） 人参各五钱

【用法】上为末，炼蜜为丸，如绿豆大，朱砂为衣。每服五七十丸，温酒或米饮送下。

【主治】气血不足，心神虚损。

茯神补心汤

【来源】《济阳纲目》卷五十四。

【组成】茯神四两 桂心 甘草（炒）各三两 紫石英（煅） 人参各一两 大枣二十枚 麦门冬（去心）三两 赤小豆二十四粒

【用法】上锉。用水七升，煎至二升半，分三服。或每服一两，水煎服。

【主治】心血不足，善悲愁怒，衄血，面黄，五心烦热，或咽喉痛，舌本作强。

清心汤

【来源】《丹台玉案》卷三。

【组成】黄连一钱二分 五味子九粒 麦门冬 当归 生地 犀角各一钱

【用法】上加龙眼肉七枚，水煎服。

【主治】心血不足，发热无时，两颊忽赤，口苦作渴。

石室秘丹

【来源】《石室秘录》卷四。

【组成】苍术 白术各一两五钱 天南星一钱五分 附子五分 半夏 山慈姑 大戟各五钱 麝香五分

【用法】上药各为细末，和匀做成饼子，如玉枢丹一样。每用一饼，姜汤化开饮之。

【主治】心虚无故见鬼。

攸利汤

【来源】《辨证录》卷九。

【组成】白芍五钱 茯神三钱 甘草 半夏 人参各一钱 青皮五分 柴胡一钱

【用法】水煎服。

【主治】心胆气虚，感冒风邪，畏寒作颤。

补心汤

【来源】《脉症正宗》卷一。

【组成】生地二钱 当归八分 白芍八分 枣仁八分 茯神一钱 木通八分 五味六分 丹参一钱

【功用】补心。

加减天王补心丹

【来源】《医钞类编》卷八。

【组成】熟地 人参 茯苓 远志 菖蒲 元参 柏子仁 桔梗 天冬 丹参 枣仁 炙草 麦冬 百部 杜仲 茯神 当归 五味各等分

【用法】炼蜜为丸服。

【主治】心血虚，烦热口干。

加味补养心肾方

【来源】方出《刘惠民医案》，名见《千家妙方》卷上。

【组成】酸枣仁（生熟各半，捣）24g 炒柏子仁9g 茯神9g 钩藤9g 生龙齿9g 天竺黄9g 菟丝子 12g　胆南星 3g　白术 9g　白豆蔻 6g　橘络 9g　人参 6g　淡豆豉 9g　生鸡内金 12g　山栀 4.5g　灯心 1.5g

【用法】水煎两遍，混合后分两次温服。服药三天，停服一日。

【功用】补养心肾，清热豁痰，健脾益气。

【主治】心肾不足，痰热内阻所致的夜游症。

二、心　悸

心悸，是指病人自觉心中悸动、惊惕不安，甚则不能自主的一种病情，临床一般多呈发作性，每因情志波动或劳累过度发作，且常伴胸闷、气短、失眠、健忘、眩晕、耳鸣等症。《伤寒杂病论》称之为“心动悸”、“心下悸”等，如《伤寒论·辨太阳病脉证并治下》：“伤寒脉结代、心动悸，炙甘草汤主之”，《伤寒论·辨太阳病脉证并治中》：“太阳病，发汗，汗出不解，其人仍发热，心下悸，头眩身瞤动。”对本病的病因《内经》已有所认识，如《素问·举痛论》：“惊则心无所依，神无所归，虑无所定，故气乱矣。”《素问·痹论》：“脉痹不已，复感于邪，内舍于心”，“心痹者，脉不通，烦则心下鼓。”并记载脉律不齐为本病表现，如《素问·三部九候论》：“三五不调者病。”《素问·平人气象论》说：“脉绝不至者曰死，乍疏乍数者死。”是心悸时严重脉律失常与疾病预后关系的最早记载。《伤寒明理论·悸》提出本病病因不外气虚、痰饮两端，“其气虚者，由阳气虚弱，心下空虚，内动而为悸也；其停饮者，由水停心下，心主火而恶水，水既内停，心自不安，则为悸也”。《医学正传·惊悸怔忡健忘症》对惊悸、怔忡的区别与联系有详尽的描述，曰：“怔忡者，心中惕惕然动摇而不得安静，无时而作者是也；惊悸者，蓦然而跳跃而动，而有欲厥之状，有时而作是也。”

本病成因多为体质虚弱、饮食劳倦、七情所伤、感受外邪，以致气血阴阳亏损，心神失养，心主不安；或痰、饮、火、瘀阻滞心脉，扰乱心神而成。其治当分虚实。虚证予以补气、养血、滋阴、温阳；实证则以祛痰、化饮、清火、行瘀。但本病以虚实错杂为多见，且虚实的主次、缓急各有不同，故治当相互兼顾。同时，由于本病以心神不宁为其病理特点，故应酌情配合安神镇心之法。

炙甘草汤

【来源】《伤寒论》。

【别名】复脉汤（原书）、甘草汤（《普济方》卷二十七）。

【组成】甘草四两（炙）　生姜三两（切）　人参二两　生地黄一斤　桂枝三两（去皮）　阿胶二两　麦门冬半升（去心）　麻仁半升　大枣三十枚（擘）

方中麻仁，《伤寒来苏集》作“枣仁”，《血证论》作“芝麻”。

【用法】上以清酒七升，水八升，先煮八味，取三升，去滓，纳胶烊消尽，温服一升，一日三次。

《千金翼方》：上锉。以水一斗，煮取六升，去滓，分六服，日三夜三。若脉未复，隔日又服一剂，力弱者三日一剂，乃至五剂十剂。以脉复为度，宜取汗。

【功用】《医方集解》：补气血而复脉通心。

【主治】

1.《伤寒论》：伤寒脉结代，心动悸。

2.《千金翼方》：虚劳不足，汗出而闷，脉结心悸，行动如常。

3.《外台秘要》：肺痿涎唾多，心中温温液液者。

【方论】

1.《医方考》：心动悸者，动而不自安也，亦由真气内虚所致。补虚可以去弱，故用人参、甘草、大枣；温可以生阳，故用生姜、桂枝；润可以滋阴，故用阿胶、麻仁；而生地、麦冬者，又

所以清心而宁悸也。

2.《医方集解》：此手足太阴药也。人参、麦冬、甘草、大枣益中气而复脉；生地、阿胶助营血而宁心；麻仁润滑以缓脾胃；姜、桂辛温以散余邪；加清酒以助药力也。

3.《绛雪园古方选注》：人参、麻仁之甘以润脾津；生地、阿胶之咸苦，以滋肝液；重用地、冬浊味，恐其不能上升，故君以炙甘草之气厚、桂枝之轻扬，载引地、冬上承肺燥，佐以清酒芳香入血，引领地、冬归心复脉；仍使以姜、枣和营卫，则津液悉上供于心肺矣。脉络之病，取重心经，故又名复脉。

4.《血证论》：此方为补血之大剂。姜、枣、参、草，中焦取汁，桂枝入心化气，变化而赤；然桂性辛烈能伤血，故重使生地、麦冬、芝麻以清润之，使桂枝雄烈之气变为柔和，生血而不伤血；又得阿胶潜伏血脉，使输于血海，下藏于肝。合观此方，生血之源，导血之流，真补血之第一方，未可轻议加减也。

5.《成方便读》：方中生地、阿胶、麦冬补心之阴；人参、甘草益心之阳；桂枝、生姜、清酒以散外来寒邪；麻仁、大枣以润内腑之枯槁。

6.《医门法律》：炙甘草汤，仲景伤寒门治邪少虚多、脉结代之圣方也，一名复脉汤。《千金翼方》用之以治虚劳，即名为《千金翼方》炙甘草汤。《外台秘要》用之以治肺痿，即名为《外台秘要》炙甘草汤。究竟本方所治，亦何止于二病哉！昌每用仲景诸方，即为生心之化裁，亦若是而已矣。《外台秘要》所取在于益肺气之虚，润肺金之燥，无出是方。至于桂枝辛热，似有不宜，而不知桂枝能通荣卫，致津液；荣卫通，津液致，则肺气转输，浊沫以渐而下，尤为要药。

7.《金匮要略论注》：此虚劳中润燥复脉之神方也。脉者，所谓壅遏荣气，令无所避，是为脉，言其行之健也。今脉结，是荣气不行，悸则心亏，而心失所养，荣气既滞，而更外汗，岂不立槁乎？再加火之生数，而水无可继，无不死也。故以桂、甘行其身之阳，姜、枣宣其内之阳，而类聚参、胶、麻、生地润养之物，以滋五脏之燥，使阳得复行于荣中，则脉自复。名曰炙甘草汤者，土为万物之母，故既以生地主心，麦冬主肺，阿胶主肝肾，麻仁主肝，人参主元气，而复以炙甘草为和中之总司，后人只喜用胶、麦等，而畏姜、桂，岂知阴凝燥气，非阳不能化耶？

8.《古今名医方论》：仲景于脉弱者，用芍药以滋阴，桂枝以通血，甚则加人参以生脉；未有地黄、麦冬者，岂以伤寒之法，义重扶阳乎？抑阴无骤补之法乎？此以心虚脉代结，用生地为君，麦冬为臣，峻补真阴，开后学滋阴之路。地黄、麦冬味虽甘而气大寒，非发陈蕃秀之品，必得人参、桂枝以通脉，生姜、大枣以和营，阿胶补血，酸枣安神，甘草之缓不使速下，清酒之猛捷于上行，内外调和，悸可宁而脉可复矣。酒七升，水八升，只取三升者，久煎之则气不峻，此虚家用酒之法，且知地黄、麦冬得酒良。

9.《金匮要略方论本义》：仲景用炙甘草汤，盖不问其表里，而问其阴阳，不治其气血，而理其神志，然究何尝外于补阳益阴、生卫养营之为治乎？甘草、生姜、桂枝、参、枣，补阳生卫，助其气也；麦冬、麻仁、生地、阿胶，益阴养营，滋其血也。气旺精足，而神有昭昭朗朗者乎？缘此证不见气血之为病，而实为病甚大，仲景用阴阳两补之法，较后人所制八珍、十全等汤纯美多矣。

10.《伤寒贯珠集》：脉结代者，邪气阻滞而营卫涩少也；心动悸者，神气不振而都城震惊也。是虽有邪气；而攻取之法无所施矣。故宜人参、姜、桂以益卫气；胶、麦、麻、地、甘、枣以益营气。营卫既充，脉复神完，而后从而取之，则无有不服者矣。此又扩建中之制，为阴阳并调之法如此。

11.《伤寒论浅注》：病久正气大亏，无阳以宣其气，更无阴以养其心，此脉结代，心动悸所由来也。方中人参、地黄、阿胶、麦冬、大枣、麻仁，皆柔润之品以养阴；必得桂枝、生姜之辛以行阳气，而结代之脉乃复；尤重在炙甘草一味，主持胃气，以资脉之本源；佐以清酒，使其捷行于脉道也。其煮法用酒七升，水八升，只取三升者，以煎良久，方得炉底变化之功，步步是法。要之，师第言结代者，用此方以复之，非谓脉脱者以此方救之也，学者切不可泥。

12.《金匮玉函要略述义》：此方，仲景滋阴之正方，而《千金翼方》文出于仲景，必有其征，故宋人取附于此也。《医学入门》称一切滋补之剂，皆自此方而变化之者，其言为当。盖此方炙甘草为君，生姜、大枣为臣，地黄、麻仁、阿胶、麦冬为佐，专以滋阴润燥为务，然惧其粘腻凉湿，不利中土，故人参、桂枝为使。更用清酒，并以扶护元阳，旁宣达诸药之力，与肾气丸之桂、附，救肾中之阳，其趣似异而实同。

13.《伤寒寻源》：按脉结代而心动悸，则心悸非水饮搏结之心悸，而为中气虚馁之心悸矣。君以炙甘草，坐镇中州；而生地、麦冬、麻仁、大枣、人参、阿胶之属一派甘寒之药滋阴复液；但阴无阳则不能化气，故复以桂枝、生姜宣阳化阴，更以清酒通经隧，则脉复而悸自安矣。

14.《医寄伏阴论》：本方亦名复脉汤，为滋阴之祖方也。其功固在地黄、麦冬、人参、甘草等一派甘寒纯静之品，而其妙全在姜、桂、白酒耳。盖天地之机，动则始化，静则始成，使诸药不得姜、桂、白酒，动荡其间，不能通行内外，补营阴而益卫阳，则津液无以复生，枯槁无以复润，所谓阳以相阴，阴以含阳，阳生于阴，柔生于刚，刚柔相济，则营卫和谐。营卫和则气血化，气血化则津液生，津液生则百虚理，脉之危绝安有不复者乎？

15.《医学衷中参西录》：炙甘草汤之用意甚深，而注疏家则谓，方中多用富有汁浆之药，为其心血亏少，是以心中动悸以致脉象结代，故重用富有汁浆之药，以滋补心血，为此方中之宗旨。不知如此以论此方，则浅之乎视此方矣。试观方中诸药，惟生地黄（即干地黄）重用一斤，地黄原补肾药也，惟当归无熟地黄，多用又恐其失于寒凉，故煮之以酒七升、水八升，且酒水共十五升，而煮之减去十二升，是酒性原热，而又复久煮，欲变生地黄之凉性为温性者，欲其温补肾脏也。盖脉之跳动在心，而脉之所以跳动有力者，实赖肾气上升与心气相济，是以伤寒少阴病，因肾为病伤；遏抑肾中气化不能上与心交，无论其病为凉为热，而脉皆微弱无力，是明征也。由斯观之，是炙甘草汤之用意，原以补助肾中之气化，俾其壮旺上升，与心中之气化相济为要着也。至其滋补心血，则犹方中兼治之副作用也，犹此方中所缓图者也。又方中人参原能助心脉跳动，实为方中要药，而只用二两，折为今之六钱，再三分之一，剂中止有人参二钱，此恐分量有误，拟加倍为四钱，则奏效当速也。然人参必用党参，而不用辽参，盖辽参有热性也。

16.《伤寒发微》：夫血统于脾，而出于胃中之水谷，胃虚则无以济生血之源，生血之源不继，则营气不足。脉见结代者，心阳不振，而脉中之血，粘滞不得畅行也。故炙甘草汤用炙草、生姜、人参、大枣和胃以助生血之源，麦冬润肺以溉心脏之燥，阿胶、生地黄以补血，桂枝以达心阳，麻仁润大肠，引中脘燥气下行而不复熏灼心脏，与麦冬为一表一里。和胃养血，则脉之结代舒；润肺与大肠，而心之动悸安。更加桂枝以扶心阳，而脉之失调者顺矣。

17.《金镜内台方议》：心中悸动，因脉结代，故知为真阴气虚少，阳气虚败。故与炙甘草为君；人参、大枣为臣，以补元气之不足者；以桂枝、生姜之辛，而益正气为佐；以麦门冬、阿胶、麻子仁、地黄之甘，润经益血，而补其阴为使；以清酒为引，而能通以复脉者也。

18.《伤寒缵论》：细绎其方，不出乎滋养真阴，回枯润燥兼和营散邪之剂。必缘其人胃气素虚，所以汗下不解。因气转伤，真阴槁竭，遂致心悸脉代。与水停心悸之脉，似是而非。水则紧而虚则代，加之以结则知正气虽亏，尚有阳邪伏结，凌烁真阴。阴阳相搏，是以动悸不宁耳。邪留不解，阴已大亏。计惟润燥养阴，和营散邪，乃为合法。方中人参、甘草，补益胃气；桂枝、姜、枣，调和营卫；麦冬、生地、阿胶、麻仁，润经益血，复脉通心；尚恐药力不及，更需清酒以协助成功。盖津液枯槁之人，预防二便秘涩之虞。其麦冬、生地，专滋膀胱之化源；麻仁、阿胶，专主大肠之枯约，免致阴虚泉竭，火燥血枯。此仲景救阴退阳之特识也。

19.《伤寒溯源集》：甘草生能泻心下之痞，熟能补中气之虚，故以为君；生姜以宣通其郁滞，桂枝以畅达其卫阳，入大枣而为去芍药之桂枝汤，可解邪气之留结；麦冬生津润燥，麻仁油滑润泽，生地黄养血滋阴，通血脉而益肾气，阿胶补血走阴，乃济水之伏流所成。

20.《医宗金鉴》：心动悸者，谓心下筑筑，惕惕然动而不自安也。若因汗下者多虚，不因汗下者多热，欲饮水小便不利者属饮，厥而下利者属寒。今病伤寒，不因汗下而心动悸，又无饮热寒虚之证，但据结代不足之阴脉，即主以炙甘草汤者，以其人平日血气衰微，有不任寒邪，故脉不能续行也。此时虽有伤寒之表未罢，亦在所不顾，总以补中生血复脉为急，通行营卫为主也。

21.《伤寒论译释》：此又为议补者，立变法也，曰伤寒，则有邪气未解也。心主血，曰脉结代，心动悸，则是血虚而真气不续也。故峻补其阴以生血，更通其阳以散寒，无阳则无以绾摄微阴，故方中用桂枝汤去芍药而渍以清酒，所以挽真气于将绝之候，而避中寒于脉弱之时也。观小建中汤，而后知伤寒有补阳之方；观炙甘草汤，而后知伤寒有补阴之法也。

【实验】

1.抗心律失常　《中药药理与临床》（1993，6：1）：实验研究提示，炙甘草汤能降低氯仿诱发的小鼠室颤发生率，缩短乌头碱诱发的大鼠心律失常持续时间、降低室性心动过速和室颤发生率，降低结扎大鼠左冠状动脉前降支诱发心律失常的发生率。《中国医药学报》（1998，4：72）：用本方进行的大鼠诱发心律失常实验研究结果显示：本方具有预防实验性心律失常的发生或者减轻心律失常的程度，并有使实验性急性失血大鼠的血红蛋白及红细胞在短时间内升高的作用，其对抗心律失常的作用与心得安相似。

2.对兔心肌细胞钙电流的影响　《北京中医药大学学报》（2007，7：468）：采用血清药理学的方法研究炙甘草汤含药血清对兔心肌细胞L型Ca^{2+}通道电流（I_{crL}）的影响。结果发现：含药血清各组均可抑制I_{crL}，5%、10%、20%、40%含药血清分别将I_{crL}峰值从（9.4±1.0）电流密度（pA/pF），降至（7.8±1.0）、（6.7±0.7）、（5.6±0.9）、（5.7±1.1）pA/pF。提示炙甘草汤含药血清可抑制I_{crL}，且呈浓度依赖性作用增强，可能就是炙甘草汤抗心律失常作用的机理。

【验案】

1.心悸《经方实验录》：律师姚建尝来请诊，眠食无恙，按其脉结代，约十余至一停，或二三十至一停不等，又以事繁，心常跳跃不宁。服炙甘草汤十余剂而愈。

2.病毒性心肌炎　《江苏中医杂志》（1984，1：25）：用炙甘草汤随证加味，邪盛加黄芩、蒲公英、大青叶；阴虚重者加龟甲、黄精；心神不宁加炒枣仁、珍珠母；治疗病毒性心肌炎38例。结果：痊愈30例，有效4例，无效4例（系Ⅲ度房室传导阻滞），总有效率为89.5%。

3.室性早搏　《广西中医药》（1984，4：27）：用炙甘草汤加减，治疗室性早搏40例，其中各类器质性心脏病10例，心肌炎后遗症5例，原因不明者25例。临床表现为胸闷，心前区隐痛，心悸，气短，头晕及脉结代等症为主。经服本方加减20～80剂，早搏消失31例，早搏减少7例，无效2例。

4.慢性低血压　《四川中医》（1995，7：20）：用炙甘草汤去麻仁、酒，加川厚朴8g，炙麻黄3g。每日1剂，先用适量冷水浸泡1小时，水煎2次，分上下午温服，治疗过程中3～5天测量血压1次，治疗慢性低血压50例。结果：显效（血压恢复到120/80mmHg、脉压在30～40mmHg以上的正常值内，临床症状基本消失）38例，占76%；有效（血压恢复到98/70mmHg以上，脉压在30mmHg以上，临床症状明显减轻）12例，占24%。其中服药后血压在1周内恢复到90/60mmHg以上者12例，7～15天21例，15～25天15例，1个月以上2例，平均治疗日期为15.8天。

5.冠心病心律不齐　《河北中医》（1997，3：25）：用本方去麻仁、生姜，加丹参、赤芍、茯苓为基本方，胸闷甚者加郁金、菖蒲；心悸甚者加龙骨、牡蛎；畏寒冬季易发者加制附片，每日1剂，水煎服，10天为1个疗程，治疗冠心病心律不齐32例。结果：显效12例，有效15例，总有效率为84.4%。

6.蝮蛇咬伤致心肌损害《浙江中医杂志》（1998，9：410）：用本方加减：炙甘草、炙黄芪、炒生地、赤芍、白芍、车前子、炒党参、阿胶珠、麻仁、麦冬、白花蛇舌草、半边莲、半枝莲为基本方，如心率较慢，加炙桂枝、生姜；早搏次数较多，加苦参，治疗蝮蛇咬伤致心肌损害54例。结果：全部病例用药5～15剂均获痊愈。

7.老年特发性病态窦房结综合征　《中国中西医结合杂志》（1995，5：330）：用炙甘草汤为主，治疗老年特发性病态窦房结综合征12例。结果：显效（症状基本消失，心率在原基础上提高10%以上，心电图大致正常）5例，有效4例。

8.白细胞减少症 《广西中医药》（1999，2：15）：用本方加鸡血藤、菟丝子、穿山甲、苦参、阿胶，治疗白细胞减少症31例。结果：显效10例，有效19例，无效2例，总有效率为93.5%。治疗后白细胞总数平均为3.8×10^9/L。

9.缓慢型心律失常 《中国医药导报》（2007，29：72）：以炙甘草汤为基本方，随症加减，治疗缓慢型心律失常65例，对照组45例，口服阿托品、曲克芦丁。结果：对照组显效16例，有效18例，无效11例，总有效率75.6%；治疗组显效28例，有效31例，无效6例，总有效率90.8%。两组比较差异具有显著性（$P<0.05$）。

桂枝甘草汤

【来源】《伤寒论》。

【别名】桂心汤（《圣济总录》卷五十五）。

【组成】桂枝四两（去皮） 甘草二两（炙）

【用法】以水三升，煮取一升，去滓顿服。

【功用】

1.《伤寒贯珠集》：补助心阳，生阳化气。

2.《伤寒论类方》：扶阳补中。

【主治】

1.《伤寒论》：发汗过多，其人叉手自冒心，心下悸，欲得按者。

2.《伤寒论今释》引《证治大还》：妇人生产不快，或死腹中。

【方论】

1.《注解伤寒论》：桂枝之辛，走肺而益气；甘草之甘，入脾而缓中。

2.《伤寒附翼》：此补心之峻剂也。桂枝本营分药，得甘草则内补营气而养血，从甘也。此方用桂枝为君，独任甘草为佐，以补心之阳，则汗出多者，不至于亡阳矣；姜之辛散，枣之泥滞，固非所宜；并不用芍药者，不欲其苦泄也。甘温相得，气和而悸自平。

3.《古今选注》：桂枝复甘草，是辛从甘化，为阳中有阴，故治胸中阳气欲失。且桂枝轻扬走表，佐以甘草留恋中宫，载还阳气，仍寓一表一里之义，故得以外止汗而内除烦。

4.《金镜内台方议》：汗者心之液，汗出太多，则心液不足，故心下悸，欲得按也。与桂枝之辛，走肺而益气，甘草之甘，入脾而缓中，又桂能益心气，故用此方主之也。

【验案】

1.心悸《印机草》：病经一月，两脉浮虚，自汗恶风，此卫虚而阳弱，用黄耆建中汤以建立中气，而温卫实表也。越一日，病者叉手自冒心间，脉之虚濡特甚，此汗出过多而心阳受伤也。仲景云：发汗过多，病人叉手自冒心，心下悸者，桂枝甘草汤主之：桂枝，甘草，大枣。

2.心痛 《福建中医药》（1964，5：封三）：林某，男，39岁。胸悸而痛喜按，十天来服许多止痛药均罔效，大小便正常，时有自汗出。诊其六脉微缓，舌白滑。断为虚痛，用桂枝甘草汤：桂枝六钱，甘草三钱，顿服，服后痛即消失。

3.体质性低血压 《黑龙江医药》（1979，2：59）：秦某某，男，46岁。4年来，血压一直偏低，伴有头晕眼花，失眠多梦，健忘，周身乏力，心悸，心前区压迫感。曾用西药治疗无效，近20余日加重，血压85/58mmHg。诊断：体质性低血压。处方：甘草15g，肉桂15g，桂枝15g，五味子25g，水煎，早晚服两次。4日后血压有所上升，症状减轻；1周后血压升为110/85mmHg，症状消失，睡眠明显好转，自觉周身有气力，精神愉快，后未复发。

桂枝甘草龙骨牡蛎汤

【来源】《伤寒论》。

【别名】桂枝龙骨牡蛎汤（《金镜内台方议》卷一）、桂甘龙骨牡蛎汤（《医学入门》卷四）。

【组成】桂枝一两（去皮） 甘草二两（炙） 牡蛎二两（熬） 龙骨二两

【用法】以水五升，煮取二升半，去滓，温服八合，一日三次。

【功用】

1.《伤寒来苏集》：安神救逆。

2.《经方发挥》：潜阳，镇惊，补心，摄精。

【主治】

1.《伤寒论》：火逆下之，因烧针烦躁者。

2.《经方发挥》：心悸，虚烦，脏躁，失眠，遗精，阳萎。

【方论】

1.《注解伤寒论》：辛甘发散，桂枝、甘草之辛甘也，以发散经中火邪；涩可去脱，龙骨、牡蛎之涩，以收敛浮越之正气。

2.《绛雪园古方选注》：桂枝、甘草、龙骨、牡蛎，其义取重于龙骨、牡蛎之固涩。仍标之曰桂、甘者，盖阴钝之药，不佐阳药不灵。故龙骨、牡蛎之纯阴，必须藉桂枝、甘草之清阳，然后能飞引入经，收敛浮越之火、镇固亡阳之机。

3.《伤寒贯珠集》：桂枝、甘草，以复心阳之气；牡蛎、龙骨，以安烦乱之神。

【验案】

1.惊悸 《经方发挥》：殷某某，女，28岁。病人心悸善惊，稍劳则惕惕而动，并喜手按其胸，时有虚烦，已2年之久。近1年来上证增重，日轻夜重，睡眠后惊悸而醒。神志迟呆，记忆力锐减，失眠，自汗，胃纳不佳。曾多次用西药调治及服用中药安神养血之品不效。就诊时病情日渐加重，且常恐惧不安，天黑后1人不敢外出，在室中常幻听到有人呼唤她的名字，如无人伴随时，呼唤之声越来越大，惊惕更甚，以致每晚不敢独自在家，诊脉细而弱。考虑为心阳虚衰所致，给予桂枝甘草龙骨牡蛎汤2剂。服后自觉心悸善惊大有好转。又连服5剂，诸症悉愈。后宗此方配制丸药服1月之久，以后概未复发。

2.遗精 《经方发挥》：曹某某，男，20岁，未婚学生。由手淫引起梦遗1年多，起初3至5日遗精1次，以后发展到每日遗精，虽服过不少的滋补固涩药品，效果不佳。伴有头晕眼花，心悸失眠，精神不振，潮热，自汗盗汗，面色苍白，肌肉消瘦，腰腿疼困，乏力等证，脉细缓无力，舌光无苔。予以桂枝甘草龙骨牡蛎汤为主，加减出入，日服1剂，共治疗不到2月，诸证悉愈。观察2年，并未复发。

3.失眠 《经方发挥》：石某某，男，45岁，干部。患失眠10余年，逐渐加重。近1年来，有时几乎通宵不寐，时觉虚烦不安。虽用安眠、镇惊之中西药，疗效不显，时好时坏，伴有头晕、心悸、耳鸣、易汗、手足不温等证；胃纳尚可，不欲饮水，小便清长，大便稀薄；脉沉迟无力，舌淡，舌胖有齿痕。以桂枝甘草龙骨牡蛎汤加茯苓等，服14剂后，睡眠基本正常，以后虽有反复，但症状轻微不足为害。又以此方剂制成丸药，常服以巩固疗效。

4.心脏早搏 《湖南中医学院学报》（1994，1：23）：用本方加味（红参、丹参、苦参，并随症加减），治疗心脏早搏30例。结果：显效16例，有效8例，总有效率为80%。其中服药最多50剂，最少10剂，平均15剂。

5.心血管神经症 《中医药学报》（2006，3：49）：用桂枝甘草龙骨牡蛎汤治疗心血管神经症32例，服药14天，结果：治愈26例（81.25%），显效4例（12.50%），好转2例（6.25%）。

桂枝去芍药加蜀漆牡蛎龙骨救逆汤

【来源】《伤寒论》。

【组成】桂枝三两（去皮） 甘草二两（炙） 生姜三两（切） 大枣十二枚（擘） 牡蛎五两（熬） 蜀漆（去腥） 龙骨四两

方中蜀漆用量原缺。

【用法】以水一斗二升，先煮蜀漆减二升，纳诸药，煮取三升，去滓，温服一升。

【功用】《中医方剂学》：镇惊安神。

【主治】

1.《伤寒论》：伤寒脉浮，医者以火追劫之，亡阳，必惊狂，卧起不安者。

2.《方机》：火逆烦躁，胸腹动剧者；及疟疾而有上冲者。

【验案】心动过速 《中医杂志》（1980，11：58）：临床上尝遇有些卒发重症心悸不宁、气短、四肢不温、脉来疾数，往往不易计数（如心率>160次/分，心电图检查为室性或室上性阵发性心动过速），往往用中西医一般治疗措施而未能控制。曾用本方通阳镇惊安神，因无蜀漆，遂用常山，急煎服之，药液入胃，移时恶心呕吐，吐出痰涎及部分药汁，心动旋即恢复正常，心悸顿失，诸症均减。继以加减出入为方巩固，以防再发。体会到桂枝去芍药加蜀漆牡蛎龙骨救逆汤能满意地控制心动过速，确有“救逆”之功。

半夏麻黄丸

【来源】《金匮要略》卷中。

【组成】半夏　麻黄各等分

【用法】上为末，炼蜜为丸，如小豆大。每服三丸，饮送下，一日三次。

【主治】心下悸。

【方论】

1.《金匮方论衍义》：悸有三种，《伤寒》有正气虚而悸者，有水停而悸者，又有汗、下后正气内虚，邪气交击而悸者。病邪不同，治法亦殊。正气虚者，小建中汤，四逆散加桂是也；饮水多而停者，心为火而恶水，不自安为悸也；汗、下后正气内虚，邪气交击而悸者，与气虚为悸者又甚焉，治宜镇固，或化散之，皆须定其气浮也，其论如此。及观《原病式》，则又谓是证皆属水衰热旺；风火燥动于胸中，谓之怔忪也。若惊悸，亦以火暴制金，不能平木，风火相搏而然。由是而言，心悸之证则一也，欲究心悸之邪，则非一言而不可尽也。形寒饮冷得之，夫心主脉，其寒伤荣，荣伤则脉不利，饮冷则水停，水停则中气不宣；脉不利，气不宣，由是心火郁而致动。故用麻黄以散荣中寒，半夏以散心中水耳。篇首以脉弱为悸，而此用是汤治者，其脉必不弱，非弦即紧。岂脉弱、心气不足者犹得用此药乎？

2.《伤寒补正》：《伤寒论》心下悸，用桂枝以宣心阳，用茯苓以利水邪。此用半夏、麻黄非故歧而二之也。盖水气凌心则心下悸，用桂枝者，助心中之火以敌水也；用麻黄者，通太阳之气以泄水也。彼用茯苓，是从脾利水以渗入膀胱，此用半夏，是从胃降水以抑其冲气，冲降则水随而降，方意各别。

3.《伤寒论注》：徐彬曰，阴邪者，痰饮也，故以半夏主之，而合麻黄，老痰非麻黄不去也。

4.《金匮要略心典》：此治饮气抑其阳气者之法。半夏蠲饮气，麻黄发阳气。妙在作丸与服，缓以图之，则麻黄之辛甘，不能发越津气，而但升引阳气；即半夏之苦辛，亦不特蠲除饮气，而并和养中气，非仲景神明善变者，其孰能与于此哉。

5.《金匮要略方义》：本方所治之心下悸，非为心悸，乃水停心下（中焦），水饮内动之心下动悸。即《痰饮咳嗽病篇》所说之水停心下，甚者则悸。水饮致悸，治当蠲饮。方中以半夏降逆燥湿化饮，以麻黄宣肺利水除饮，二者合用，共奏行水化饮之效。水饮既去，悸动自止。其见症除心下悸外，当有胸闷气促，呼吸不畅，或心下痞，以及咳逆等。

【验案】心悸《上海中医药杂志》（1984，12：21）：余治顾男，58岁，入冬以来，自觉心窝部跳动，曾作心电图无异常，平时除有慢性支气管炎及血压略偏低外，无他病，脉滑苔白。予以姜半夏、生麻黄各30g，研末和匀，装入胶囊。每日三次，每次二丸，服后心下悸即痊愈。

定志紫葳丸

【来源】《外台秘要》卷十五引《古今录验》。

【组成】紫葳六分　远志十五分（去心）　白龙骨七分　牛黄一两　甘草十分（炙）　虎头皮十二分（炙令焦）　人参　桂心　白术各八分　防风七分　麦门冬（去心，熬）　雷丸各五分　柴胡六分

【用法】上药治下筛，炼蜜为丸，如梧桐子大。每服十丸，食前服，一日三次。

【主治】五惊，喜怒不安。

【宜忌】忌食海藻、菘菜、桃李，生葱。

茯神汤

【来源】《外台秘要》卷十五引《古今录验》。

【组成】茯神　人参　菖蒲　茯苓各三两　赤小豆四十枚

【用法】上锉。以水一斗，煮取二升半，分三服。

【主治】

1.《外台秘要》引《古今录验》：五邪气入人体中，见鬼妄语，有所见闻，心悸跳动，恍惚不定。

2.《张氏医通》：心虚神气不宁，烦热惊悸。

【宜忌】忌羊肉，饧。

茯神汤

【来源】《外台秘要》卷十五引《古今录验》。

【组成】龙骨一两　干姜一两半　细辛一两半　白术一两　茯神三两　人参　远志（去心）　甘草（炙）　桂心　独活各二两　酸枣仁一两　防风二两

【用法】上切。以水九升，煮取三升，分为三服。

【功用】安神定志。

【主治】风经五脏虚，惊悸。

【宜忌】忌海藻、菘菜、桃、李、雀肉、生葱、生菜、醋物。

人参丸

【来源】《备急千金要方》卷三。

【组成】人参　甘草　茯苓各三两　麦门冬　菖蒲　泽泻　薯蓣　干姜各二两　桂心一两　大枣五十枚

【用法】上为末，以蜜、枣膏为丸，如梧桐子大。食前服二十丸，酒送下，日三夜一。不知稍增。

【主治】产后大虚，心悸，志意不安，不自觉恍惚恐畏，夜不得眠，虚烦少气；男子虚损心悸。

【加减】若有远志，纳二两为善；若风气，纳当归、独活三两。

神曲丸

【来源】《备急千金要方》卷六。

【别名】明目磁石丸（《医方类聚》卷十引《简要济众方》）、磁石丸（《圣济总录》卷一〇九）、千金神曲丸（《三因极一病证方论》卷十六）、千金磁朱丸（《原机启微》卷下）、磁砂丸（《医学入门》卷七）、磁朱丸（《本草纲目》卷九）、内障神方（《惠直堂方》卷二）。

【组成】神曲四两　磁石二两　光明砂一两

【用法】上为末，炼蜜为丸，如梧桐子大。饮服三丸，每日三次。

【功用】

1.《备急千金要方》：益眼力，明目，百岁可读细书。

2.《中国药典》：镇心安神，明目。

【主治】

1.《圣济总录》：肾脏风虚，眼黑生花。

2.《原机启微》：神水宽大渐散，昏如雾露中行，渐睹空中有黑花，渐睹物成二体，久则光不收，及内障神水淡绿色，淡白色。

3.《普济方》：虚劳，目暗昏闷。

4.《古今名医方论》引王又原：耳鸣及聋。

5.《古今名医方论》引柯韵伯：癫病。

【宜忌】《外台秘要》：忌生血物。

【方论】

1.《原机启微》：磁石辛咸寒，镇坠肾经为君，令神水不外移也；辰砂微甘寒，镇坠心经为臣，肝其母，此子能令其实也，肝实则目明；神曲辛温甘，化脾胃中宿食为佐。生用者，发其生气；熟用者，敛其暴气也。服药后，俯视不见，仰视渐睹星月者，此其效也。

2.《古今名医方论》王又原：磁石直入肾经，收散失之神，性能引铁，吸肺金之气归藏肾水；朱砂体阳而性阴，能纳浮游之火而安神明，水能鉴，火能烛，水火相济，而光华不四射欤？然目受脏腑之精，精资于谷，神曲能消化五谷，则精易成矣。盖神水散大，缓则不收，赖镇坠之品疾收而吸引之，故为急救之剂也。其治耳鸣、耳聋等症，亦以镇坠之功，能制虚阳之上奔耳！

柯韵伯：此病非金石之重剂以镇之，狂必不止。朱砂禀南方之赤色，入通于心，能降无根之火而安神明；磁石禀北方之黑色，入通于肾，吸肺金之气以生精，坠炎上之火以定志，二石体重而主降，性寒而滋阴，志同道合，奏功可立俟矣；神曲推陈致新，上交心神，下达肾志，以生意智，且食入于阴，长气于阳，夺其食则已，此《内经》治狂法也，食消则意智明而精神治，是用神曲之旨乎！炼蜜和丸，又甘以缓之矣。

3.《千金方衍义》：磁禀北方坎水之精，朱禀南方离火之气，以二味质重，故藉神曲发越其沉着之性，以镇神水之不清。

4.《绛雪园古方选注》：瞳神散大，孙思邈、倪微德、李东垣皆言心火乘肺，上入脑灼髓，以火性散溢，故瞳子散大。倪云忌用辛热，李云忌用寒凉，孙云磁朱丸益眼力，众方不及。磁石辛咸寒，镇慑肾精，令神水不外弛；朱砂微甘寒，收纳心经浮溜之火；磁石伏丹砂，水胜火也，故倍用磁石。《易》象曰：水在火上，乃为既济。第磁石入足少阴，朱砂入手少阴，手足轻之走殊途，水火之气性各异，故倪曰微妙在乎神曲，非但生用化滞，发生气，熟则敛暴气，今以脾经之药配入心肾药中，犹之道家黄婆媒合婴姹，有相生相制之理。

5.《成方便读》：治神水宽大渐散，光采不收，及内障拨后翳不能消，用此镇之。朱砂禀南方离火之气，中怀阴质，镇邪荡秽，随磁石吸引之，能下行入肾，自然神水肃清，而阴霾退避矣。用生曲者，藉以发越丹石之性，而助其建功也。用米饮下者，取谷气以和脾胃，使朱砂之入心，磁石之入肾，婴儿姹女，藉中土以既济之耳。立方之意，岂浅鲜哉。

6.《医学衷中参西录》：磁朱丸方，乃《千金方》中治目光昏渺，神水宽大之圣方也。李濒湖解曰：磁石入肾，镇养真阴，使肾水不外移；朱砂入心，镇养心血，使邪火不上侵；佐以神曲，消化滞气，温养脾胃生发之气。然从前但知治眼疾，而不知治痫风，至柯韵伯称此方治痫风如神，而愚试之果验，然不若加赭石、半夏之尤为效验也。

7.《中国医学大辞典》：此为治内伤目疾第一方。五脏六腑之精，皆上注于目，神水发于肾，神光发于心，故二脏之关系尤重，心肾有亏，致神水干涸，神光短少，则有昏渺内障诸证。方中以磁石之辛咸寒涩为君，收散失之神，吸肺金之气，以归之于肾；辰砂之甘寒重镇为臣，收浮游之火，壮清明之神，以归之于心；神曲之辛甘微温为佐，以消食化谷健脾，俾水谷之精华，可以速化而上注于目；再用炼蜜和丸之甘缓，以为之使。心肾之精华既聚，脾胃之运化复强，则真阴充沛，而目疾自除矣。

8.《古今名方发微》：目之所以能视万物，辨五色者，实有赖于五脏六腑之精气上行灌溉。又因肾为水脏，主藏五液，眼目得以精明，与肾脏有密切关系。正如《灵枢·大惑论篇》所云：五脏六腑之精气，皆上注于目而为之精。方中磁石入肾，镇养真精，使神水不致外散；朱砂入心，能安神定志，镇养心血，使邪火不致上侵。二药合用，益阴潜阳，使心肾相交。神曲健脾以助消化，一以使金石之品不致碍胃，而有利于药物得以运化输布；一以消化水谷，使水谷之精华速化而上注于目。蜂蜜甘缓，和胃补中。此方药味虽少，但配伍严谨，故用之能获佳效。无怪乎谢观称其为治内伤目疾之第一方。磁朱丸亦可用治癫痫证，是取其镇坠安神之力，能熄内风，制止虚阳上窜。但如癫痫痰多者，须配合祛痰剂使用，则其疗效更著。又本方中磁石、朱砂皆为金石类药物，易于损伤脾胃，故胃气虚弱，纳谷不佳，消化迟钝者，本方以少用为宜。同时，朱砂为有毒之品，多用能引起中毒。《本草从新》说：朱砂独用多用，令人呆闷。故运用本方时，尤宜慎之。

【验案】

1.幻听　《上海中医药杂志》（1981，7：40）：用本方每次6～10g，每日1～2次，一般以1个月为1个疗程（最短7天，最长3个月）；治疗精神分裂症以幻听为突出症状，或系精神分裂症经过治疗后基本症状消失而残留幻听者7例。结果：显效（幻听消失或大部消失）3例；好转（幻听减轻）3例，无效1例。

2.耳鸣　《药学实践杂志》（1999，2：91）：考察古代名方磁朱丸治疗耳鸣的临床疗效。方法：通过与卡马西平对照观察疗效，了解磁朱丸治疗耳鸣的实际疗效。结果：磁朱丸组总有效率为93.75%，卡马西平组为71.42%，两组间存在显著性差异（$P<0.05$）。结论：磁朱丸治疗耳鸣有较好疗效，且无明显的副作用。

防风丸

【来源】《备急千金要方》卷十三。

【组成】防风　桂心　通草　茯神　远志　甘草　人参　麦门冬　白石英各三两

方中茯神，《三因极一病证方论》作“茯苓”。

【用法】上为末，白蜜为丸，如梧桐子大。每服三十丸，加至四十丸，酒送下，一日二次。

【功用】补虚调中。

【主治】

1.《备急千金要方》：小肠腑寒，脉虚，惊跳不定，乍来乍去。

2.《三因极一病证方论》：脉虚极则咳，咳则心痛，喉中介介如哽，甚则咽肿。

【方论】《千金方衍义》：脉虚而用桂心、石英、远志当矣，反用防风为主，兼木通同入手、足太阳，引领人参、茯神等味归就心与小肠。《备急千金要方》奥旨，于此稍露一斑，特为拈出，以开学人心目。

薯蓣汤

【来源】《备急千金要方》卷十三引徐嗣伯方。

【组成】薯蓣 人参 麦门冬各四两 前胡 芍药 生地黄各八分 枳实 远志 生姜各三分 茯苓六分 半夏五分 甘草 黄芩 竹叶各一分 茯神六分 秫米三合

【用法】上锉。取江水，高举手扬三百九十下，量取三斗煮米，减一斗，纳半夏，复减九升，去滓，下药煮取四升，分四服。无江水处，以千里东流水代之。

【主治】心中惊悸，而四肢缓，头面热，心胸痰满，头目眩冒，如欲摇动者。

大定心汤

【来源】《备急千金要方》卷十四。

【组成】人参 茯苓 茯神 远志 龙骨 干姜 当归 甘草 白术 芍药 桂心 紫菀 防风 赤石脂各二两 大枣二十枚

【用法】上锉。以水一斗升，煮取二升半，分五服，日三夜二。

【主治】心气虚悸，恍惚多忘，或梦寐惊魇，志少不足。

【方论】《千金方衍义》：本方即于小定心汤中加白术以理中气，辅桂心以和营血，更须龙骨、赤脂以镇心肝之怯，其余茯神、防风、当归、紫菀则又桂心、茯苓、芍药、大枣之佐也。

大镇心散

【来源】《备急千金要方》卷十四。

【别名】大镇心丸（《外台秘要》卷十五）。

【组成】紫石英 茯苓 防风 人参 甘草 泽泻各八分 秦艽 白术 薯蓣 白蔹各六分 麦门冬 当归各五分 桂心 远志 大黄 石膏 桔梗 柏子仁各四分 蜀椒 芍药 干姜 细辛各三分 黄耆六分 大豆卷四分

【用法】上药治下筛。每服二方寸匕，酒送下，一日三次。

【主治】心虚惊悸，梦寐恐畏。

【宜忌】《外台秘要》引《备急千金要方》：忌海藻、菘菜、生葱、猪肉、生菜、桃李、雀肉等。

【方论】《千金方衍义》：镇心汤中防风、当归、麦门冬、大豆卷、白蔹、薯蓣、人参、白术、甘草、干姜、茯苓、桔梗，皆薯蓣丸中之药；大黄、桂心、石膏又从风引汤中参入，加入附子一味收敛虚阳，其余菖蒲、远志、茯神、紫菀、秦艽、泽泻、粳米、大枣，不过通达上下之佐使耳。大镇心散较前镇心汤，但少附子、菖蒲、紫菀、粳米、大枣，而多紫石英、黄耆、芍药、柏仁、蜀椒。一用附子镇慑虚阳，一用紫石英温暖营血，主治虽异，取法则一。

远志汤

【来源】《备急千金要方》卷十四。

【组成】远志 干姜 铁精 桂心 黄耆 紫石英各三两 防风 当归 人参 茯苓 甘草 川芎 茯神 羌活各二两 麦门冬 半夏各四两 五味子二合 大枣十二枚

【用法】上锉。以水一斗三升，煮取三升半，分五服，日三夜一。

【功用】补心。

【主治】心气虚，惊悸喜忘，不进食。

【方论】《千金方衍义》：生脉、保元滋降心火，理中、四君固实脾土，心降则心肺安，土实则肾肝固，五脏相率受其益矣。更须用芎、归、桂心以和营血，远志、茯神以利关窍，羌、防以祛风湿，半夏以涤痰涎，紫石英以镇怯，大枣以和脾气，并和诸药性味也。

补心汤

【来源】《备急千金要方》卷十四。

【别名】人参茯苓汤（《普济方》卷十八）

【组成】人参 甘草 枳实 当归 龙齿 桔梗各三两 半夏 桂心各五两 黄耆四两 生姜六两 茯神二两 大枣二十枚 茯苓 远志各三两

【用法】上锉。以水一斗二升，先煮粳米五合令熟，去滓，纳药煮取四升，分服八合，日三夜三。

【功用】定志下气。

【主治】奄奄忽忽，朝差暮剧，惊悸，心中憧憧，胸满不下食，阴阳气衰，脾胃不磨，不欲闻人声。

荆沥方

【来源】《备急千金要方》卷十四。

【别名】荆沥汤（《普济方》卷十八）。

【组成】荆沥二升　白鲜皮　茯神各三两　人参二两　白银十两（以水一斗，煮取三升）

【用法】上锉。以荆沥入银汁中煮取一升四合，分三次服，相去如人缓行十里，进一服。

【主治】风气内动，心虚惊悸不定，羸瘦。

【方论】《千金方衍义》：惊悸虚羸多由风气内动，虽用人参益气，茯神安神，然必首推荆沥治风逐湿，解热消痰，佐以白鲜皮兼祛肌表风热。白银煮汤煎服以镇心肺之怯也。

桂心汤

【来源】方出《备急千金要方》卷十四，名见《圣济总录》卷四十三。

【组成】甘草　桂心各二两　龙骨　麦门冬　防风　牡蛎　远志各一两　茯神五两　大枣二十枚

【用法】上锉，以水八升，煮取二升，分二服，相去如行五里许。

【主治】

1.《备急千金要方》：惊劳失志。
2.《圣济总录》：健忘。

【宜忌】《外台秘要》：忌海藻、菘菜、生葱、酢物。

【方论】《千金方衍义》：惊劳失志，总由心肾不交，虚风内动所致。故以茯神、远志交通心肾，龙骨、牡蛎镇慑虚风，桂心、防风遍达肝气，麦冬、甘草、大枣滋益心脾，则虚风无隙可入矣。

薯蓣丸

【来源】《备急千金要方》卷十四引徐嗣伯方。

【组成】薯蓣二十八分　桂心　大豆黄卷　鹿角胶各七分　当归　神曲　人参　干地黄各十分　防风　黄芩　麦门冬　芍药　白术各六分　甘草二十分　柴胡　桔梗　茯苓　杏仁　芎藭各五分　白蔹　干姜各三分　大枣一百枚（取膏）

【用法】上为末，合白蜜枣膏为丸，如弹子大。先食服一丸，一日三次。

【主治】头目眩冒，心中烦郁，惊悸狂癫。

紫石英汤

【来源】《千金翼方》卷十二。

【组成】紫石英十两　白石英十两　白石脂三十两　赤石脂三十两　干姜三十两

【用法】上锉，用二石英各取一两　石脂等三味各取三两，以水三升，合以微火煎，宿勿食，分为四次服，日三次，夜一次，服后午时乃食，日日依前称取昨日药，乃置新药中共煮，乃至药尽常然，水数一准新药尽讫，常添水，去滓，服之满四十日止。服汤讫即行，勿住坐卧，须令药力遍身，百脉中行。若大冷者，春、秋各四十九日，服令疾退尽，极须澄清服之。

【功用】补虚，除痼冷，令人肥健。

【主治】心虚惊悸，寒热百病。

【宜忌】忌酒、肉。

镇心汤

【来源】《外台秘要》卷十五引《崔氏方》。

【组成】茯神　半夏（洗）　生姜各四两　羚羊角（屑）　当归　人参　防风　芎藭　杏仁（去皮尖）　桔梗各二两　龙齿（碎，绵裹）　石膏（碎，绵裹）各三两　防己　桂心各一两半　竹沥一升

【用法】上切。以水一斗，煮减半，纳竹沥，煎取二升八合，去滓，分温三服，相去如人行十里。

【主治】风邪虚悸，恍惚悲伤，梦寐不安。

【宜忌】忌酢物、羊肉、猪肉、饧、生葱等。

镇心丸

【来源】《外台秘要》卷十五引《广济方》。

【组成】茯神　人参　龙齿（研）　升麻　石膏（研）　黄芩　茯苓　麦门冬各八分（去心）　银箔二百番（研）　虎睛一具（炙）　枳实（炙）　白蔹　玄参　芍药　葳蕤　甘草（炙）各六分　生姜二分

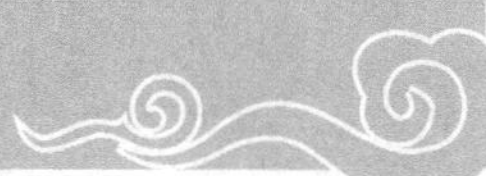

【用法】上为末，炼蜜为丸，如梧桐子大。每服十五丸，渐加至三十丸，食后以饮送服，一日二次。

【功用】安心神，久服长寿。

【主治】热风惊悸。

【宜忌】忌海藻、菘菜、醋、蒜、面、粘食、陈臭等物。

人参汤

【来源】《外台秘要》卷十五引《深师方》。

【组成】人参 甘草（炙）各二两 半夏（洗）一两 龙骨六两 远志八两 麦门冬（洗，去心）一升 干地黄四两 大枣（擘）五十枚 小麦一升 阿胶（炙）三两 胶饴八两 石膏四两（碎，绵裹）

《圣济总录》有生姜三片。

【用法】上切。以水三斗，煮小麦令熟，去麦纳药，煮取七升，去滓， 纳胶饴令烊，一服一升，日三夜一。安卧，当小汗弥佳。

【功用】安志养魂。

【主治】忽忽善忘，小便赤黄，喜梦见死人，或梦居水中，惊恐惕惕如怖，目视𥆨𥆨，不欲闻人声，饮食不得味，神志恍惚不安。

【宜忌】忌海藻、菘菜、羊肉、芜荑。

大定心丸

【来源】《外台秘要》卷十五引《深师方》。

【组成】人参 桂心各三两 白术 防己 茯苓 干姜 防风 大黄 茯神 桔梗 白蔹各一两 牛膝十铢 远志二两（去心）银屑六铢（一方无牛膝，有吴茱萸一两，银屑十铢）

【用法】上药治下筛，炼蜜为丸，如梧桐子大。每次五丸，食前服，一日三次。不知，稍稍增之。

【主治】恍惚惊悸，心神不宁，或风邪因虚加脏，语言喜忘，胸胁满，不得饮食。

【宜忌】忌生葱、酢物、猪肉、桃李、雀肉等。

七宝镇心丸

【来源】《医心方》卷三引《博济安众方》。

【组成】虎睛一双（炙） 金箔五十片 银箔五十片 光明珠二分 雄黄二分 牛黄二分 琥珀二分 真珠二分 龙脑二分 麝香二分

【用法】上为细末，以枣肉为丸，如绿豆大。每日空心时服三丸，或五丸，或七丸，量而服之，以井花水送下。

【主治】重病后虚损或忧虑失心致惊悸心忪，或夜间狂言，恒常忧怕，或如神不足，小儿诸惊痫，并时疾心热等。

人参散

【来源】《太平圣惠方》卷三。

【组成】人参一两（去芦头） 枳壳三分（麸炒微黄，去瓤） 五味子三分 桂心三分 柏子仁一两 山茱萸三分 甘菊花三分 茯神三分 枸杞子三分 熟干地黄一两

【用法】上为散。每服一钱，以温酒调下，不拘时候。

【主治】胆虚冷，恒多恐畏，不能独卧，心下澹澹，如人将捕，头目不利， 胸中满闷。

人参散

【来源】《太平圣惠方》卷三。

【别名】枳壳汤、人参汤（《圣济总录》卷四十二）。

【组成】人参半两（去芦头） 甘草半两（炙微赤，锉） 葵子半两 黄芩三分 赤茯苓三分 枳壳三分（麸炒微黄，去瓤）

【用法】上为散。每服三钱，以水一中盏，加生姜半分，同煎至六分，去滓， 不拘时候温服。

【主治】

1.《太平圣惠方》：胆实热，心神惊悸，小便不利。

2.《圣济总录》：胆经有余，腹中冒冒，气满不安，咽干头重；胆虚气逆，邪热攻冲，口苦烦渴。

甘菊花散

【来源】《太平圣惠方》卷三。

【组成】甘菊花一两　牛黄半两（细研如粉）　犀角屑三分　铁粉半两　麦门冬半两（去心，焙）　黄连三分（去须）　铅霜半两　人参一两（去芦头）　甘草一分（炙微赤，锉）

【用法】上为细散，入牛黄，更同研令匀。每服一钱，食后以竹沥调下；或金银煎汤调下亦得。

【主治】胆实，久有伏热，精神惊悸不安。

人参丸

【来源】《太平圣惠方》卷四。

【组成】人参一两（去芦头）　麦门冬一两（去心，焙）　茯神一两　龙齿一两　远志一两（去心）　黄耆一两（锉）　菖蒲一两　赤石脂一两　熟干地黄二两

【用法】上为末，炼蜜为丸，如梧桐子大。每服三十丸，食后以清粥。

【功用】

1.《圣济总录》：通行血脉。

2.《医门法律》：安心神，补心血。

【主治】

1.《太平圣惠方》：心气不足，多惊悸，耳目不明，健忘。

2.《圣济总录》：脉痹。

人参丸

【来源】《太平圣惠方》卷四。

【组成】人参一两（去芦头）　茯神一两半　龙齿一两（研细如粉）　白术半两　防风三分（去芦头）　金银箔各五十片（研细）　麦门冬半两（去心，焙）　甘草半两（炙微赤，锉）　熟干地黄一两

【用法】上为末，入研了药令匀，炼蜜为丸，如梧桐子大。每服二十丸，不拘时候，以粥饮送下。

【主治】心脏风虚，心忪惊悸；或因忧虑之后，时有恍惚，心神不安。

人参散

【来源】《太平圣惠方》卷四。

【组成】人参一两（去芦头）　白茯苓一两　子芩半两　桂心半两　白术半两　麦门冬一两（去心）　射干半两　川升麻一两　甘草半两（炙微赤，锉）　紫石英一两（细研如粉）

【用法】上为粗散。每服三钱，以水一中盏，煎至六分，去滓，食后温服。

【主治】心气不足，或喜或悲，时时嗔怒烦闷；或鼻衄，眼目黄赤；或独言语，不自觉知，咽喉强痛，唇口干燥，冷汗自出，惊悸心烦，面赤。

【宜忌】忌炙爆、热面。

大定心散

【来源】《太平圣惠方》卷四。

【组成】人参（去芦头）　茯神　熟干地黄　远志（去心）　龙齿　白术　琥珀　白芍药　紫菀（净，去苗土）　防风（去芦头）　赤石脂各一两　柏子仁三分　甘草半两（炙微赤，锉）

【用法】上为散。每服四钱，以水一中盏，加大枣三枚，煎至六分，去滓，不拘时候温服。

【主治】心风虚悸，恍惚多忘，或梦寐惊魇。

龙齿散

【来源】《太平圣惠方》卷四。

【组成】龙齿一两　远志半两（去心）　茯神一两　防风半两（去芦头）　甘草半两（炙微赤，锉）　人参三分（去芦头）　麦门冬三分（去心）　羚羊角屑三分

【用法】上为粗散。每服三钱，以水一中盏，加生姜半分，大枣三枚，煎至六分，去滓，不拘时候温服。

【主治】心脏风虚，惊悸失常，或喜或怒，神思不安。

白茯苓散

【来源】《太平圣惠方》卷四。

【组成】白茯苓一两　远志三分（去心）　甘草二

分（炙微赤，锉） 桂心一两 人参一两（去芦头） 白芍药三分 防风三分（去芦头） 熟干地黄一两 铁粉二两 黄耆三分 （锉） 麦门冬三分（去心）

【用法】上为粗散。每服三钱，以水一中盏，加生姜半分，大枣三个，煎至六分，去滓温服，不拘时候。

【功用】安定神志。

【主治】心脏风虚，惊悸好忘，恍惚。

远志丸

【来源】《太平圣惠方》卷四。

【组成】远志一两（去心） 麦门冬一两（去心，焙） 赤石脂一两 熟干地黄一两 人参一两（去芦头） 茯神一两 甘草半两（炙微赤，锉） 白术一分 薯蓣一两

【用法】上为末，炼蜜为丸，如梧桐子大。每服三十丸，食后以清粥饮送下。

【主治】心气不足，惊悸多忘。

远志丸

【来源】《太平圣惠方》卷四。

【组成】远志三分（去心） 白术三分 龙骨一两 牛黄半两（细研） 紫葳半两 虎睛一对（酒浸，微炙） 人参一两（去芦头） 茯神三分（锉） 防风三分（去芦头） 桂心一两 麦门冬三分（去心，焙） 甘草半两（炙微赤，锉）熟干地黄一两

【用法】上为末，入牛黄研令匀，炼蜜为丸，如梧桐子大。每服二十丸，以温水送下，不拘时候。

【主治】心脏风虚，多惊悸，喜怒不安。

沙参散

【来源】《太平圣惠方》卷四。

【组成】沙参三分（去芦头） 白茯苓三分 远志半两（去心）犀角屑半两 甘草半两（炙微赤，锉） 防风半两（去芦头） 龙齿一两 天门冬一两（去心） 生干地黄一两

【用法】上为粗散。每服三钱，以水一中盏，加生姜半分，大枣二枚，煎至六分，去滓温服，不拘时候。

【主治】心风虚悸，恍惚多忘，惊恐。

虎睛丸

【来源】《太平圣惠方》卷四。

【组成】虎睛一对（酒浸一宿，微炙，捣） 金箔五十片（细研） 银箔五十片（细研） 光明砂半两（细研） 雄黄半两（细研） 牛黄半两（细研） 琥珀半两（细研） 真珠半两（细研） 龙齿半两（细研） 麝香半两（细研） 人参二两（去芦头，为末） 茯神二两（末）

【用法】上为极细末，以煮枣肉为丸，如绿豆大。每服七丸，温水送下，不拘时候。

【主治】心脏风虚，惊悸心松，或夜间狂言，恒常忧怕，或如见鬼神，恍惚不定。

茯神丸

【来源】《太平圣惠方》卷四。

【组成】茯神一两 人参一两（去芦头） 麦门冬一两（去心，焙） 熟干地黄一两 龙齿一两半（细研如粉） 黄芩一两 防风三分（去芦头） 黄耆三分（锉） 云母粉一两 犀角屑一两 薏苡仁一两 柏子仁一两

【用法】上为末，入研了药令匀，炼蜜为丸，如梧桐子大。每服二十丸，温粥饮调下，不拘时候。

【主治】心脏风虚，惊悸心松，常多健忘。

铁精丸

【来源】《太平圣惠方》卷四。

【组成】铁精一两（细研如粉） 人参三分（去芦头） 白茯苓三分 远志三分（去心） 龙齿一两（细研如粉） 甘草三分（炙微赤，锉） 白薇三分 朱砂一两（细研，水飞过） 熟干地黄一两 茯神三分 麦门冬三分（去心，焙） 防风三分（去芦头） 独活三分 赤石脂三分 白术三分

【用法】上为末，入研了药都研令匀，炼蜜为丸，如梧桐子大。每服三十丸，粥饮送下，不拘时候。

【主治】心脏风虚惊悸，恍惚悲愁，妄语失志。

紫英散

【来源】《太平圣惠方》卷四。

【组成】紫石英二两（细研如粉） 桂心二两 白茯苓一两 人参一两（去芦头） 白术半两 黄耆半两（锉） 熟干地黄一两 甘草半两（炙微赤，锉） 麦门冬一两（去心）

【用法】上为粗散。每服三钱，以水一中盏，加大枣三枚，煎至六分，去滓温服，不拘时候。

【主治】心气虚，苦悲恐，惊悸恍惚，谬忘，心中烦闷，面目或赤或黄，羸瘦。

紫石英散

【来源】《太平圣惠方》卷四。

【组成】紫石英一两半（细研，水飞过） 防风三分（去芦头） 朱砂一两（研如粉） 龙骨一两 人参二分（去芦头） 细辛三分 甘草半两（炙微赤，锉） 羚羊角屑三分 远志三分（去心） 白鲜皮一两 白茯苓二两半 熟干地黄一两 铁精二两（细研如粉） 牛黄一分（细研）

【用法】上为散，入研了药令匀。每服一钱，煎大枣汤调下，不拘时候。

【主治】心脏风虚，惊悸失志，或瞋恚悲愁，志意不乐，惕惕若惊怖。

熟干地黄丸

【来源】《太平圣惠方》卷四。

【组成】熟干地黄三分 前胡半两（去芦头） 柏子仁半两 铁精一两（细研） 白茯苓三分 泽泻半两 黄耆三分（锉） 牛黄半两（细研） 桑螵蛸二枚（微炒） 独活三分 人参一两（去芦头） 桂心三分 秦艽三分（去苗） 芎藭半两 麦门冬三分（去心，焙） 远志半两（去心） 朱砂一两（细研，水飞过） 阿胶三分（捣碎，炒令黄燥） 紫石英半两（细研，水飞过） 防风半两（去芦头） 甘草半两（炙微赤，锉） 杏仁三分（汤浸，去皮尖双仁，麸炒微黄）

【用法】上为末，入研了药令匀，炼蜜为丸，如梧桐子大。每服十丸，以温酒送下，不拘时候。

【主治】心脏风虚，多惊悸，神思昏乱，志意不定。

芎藭散

【来源】《太平圣惠方》卷十一。

【组成】芎藭 桔梗（去芦头） 前胡（去芦头） 石膏 人参（去芦头） 白茯苓 麦门冬（去心）各一两 旋覆花半两 枳壳半两（麸炒微黄，去瓤）

【用法】上为散。每服四钱，以水一中盏，加生姜半分，大枣三个，煎至六分，去滓温服，不拘时候。

【主治】伤寒已得汗，其人仍发热，心下悸，头痛目眩，心神烦喘。

桂心散

【来源】《太平圣惠方》卷十一。

【组成】桂心 甘草（炙微赤，锉） 人参（去芦头） 白术 赤茯苓各一两 枳实半两（麸炒，令微黄）

【用法】上为粗散。每服四钱，以水一中盏，煎至六分，去滓温服，不拘时候。

【主治】伤寒发汗过多，其人以手扪心，心下悸，欲得按者。

人参丸

【来源】《太平圣惠方》卷十四。

【组成】人参三分（去芦头） 茯神三分 黄连一两（去须） 麦门冬一两（去心，焙） 白术三分 柏子仁三分 枳壳三分（麸炒微黄，去瓤） 黄耆三分（锉） 甘草三分（炙微黄，锉） 陈橘皮半两（汤浸去白瓤，焙） 厚朴半两（去粗皮，涂生姜汁炙令香熟） 龙齿三分

【用法】上为末，炼蜜为丸，如梧桐子大。每服三十丸，不拘时候，以粥饮送下。

【主治】伤寒后心虚惊悸，卧起不安，吃食全少。

酸枣仁丸

【来源】《太平圣惠方》卷十四。

【组成】酸枣仁三分（微炒） 枸杞子三分 甘菊花三分 白茯苓三分 远志半两 天门冬一两半（去心，焙） 人参三分（去芦头） 防风三分（去芦头） 桂心三分 赤石脂一两 龙齿一两 柏子仁三分

【用法】上为末，炼蜜为丸，如梧桐子大。每服三十丸，以粥饮送下，不拘时候。

【主治】伤寒后心虚惊悸，发即恍惚不定，眠卧不安。

牛黄丸

【来源】《太平圣惠方》二十。

【组成】牛黄一分（细研） 朱砂三分（细研） 天竹黄半两（细研） 龙脑一钱（细研） 木香一分 白附子一分（炮裂） 犀角屑半两 天南星一分（炮裂） 蛜蝌半两（微炒，去足） 铅霜一分（细研） 人参三分（去芦头） 茯神三分 天麻半两 防风半两（去芦头）

【用法】上为末，入研了药，都研令匀，炼蜜为丸，如绿豆大。每服二十丸，以荆芥汤送下，不拘时候。

【主治】风热惊悸，心风狂乱。

【宜忌】忌生血。

丹砂丸

【来源】《太平圣惠方》卷二十。

【组成】丹砂一两（细研，水飞） 铁粉一两（细研） 金箔五十片（细研） 银箔五十片（细研） 人参一两半（去芦头） 茯神二两 秦艽一两（去苗） 川升麻一两 子芩一两 白鲜皮一两 麦门冬一两半（去心，焙） 龙齿一两 木香一两 枳实一两（麸炒微黄） 甘草半两（炙微赤，锉）

【用法】上为末，入研了药，更研令匀，炼蜜为丸，如梧桐子大。每服二十丸，以荆芥汤送下，不拘时候。

【主治】风虚惊悸，心神烦闷，睡卧不安。

【宜忌】忌生血等。

龙齿丸

【来源】《太平圣惠方》卷二十。

【组成】龙齿一两 人参一两（去芦头） 远志三分（去心） 茯神一两 铁粉一分（细研） 金箔五十片（细研） 防风三分（去芦头） 甘草半两（炙微赤，锉，银箔五十片，细研）

【用法】上为末，入研了药令匀，炼蜜为丸，如梧桐子大。每服十五丸，不拘时候，以粥饮送下。

【主治】风虚，心惊不定。

麦门冬散

【来源】《太平圣惠方》卷二十。

【组成】麦门冬一两半（去心，焙） 紫石英一两（细研） 紫菀一两（洗，去苗土） 白茯苓一两 人参一两（去芦头） 桂心半两 甘草半两（炙微赤，锉）

【用法】上为粗散。每服三钱，以水一中盏，加生姜半分，赤小豆三十粒，煎至六分，去滓温服，不拘时候。

【主治】风惊悸，心气不足，其病苦满，汗出烦闷，喜怒不自觉知，咽喉干痛，时时吐血，五心发热。

远志散

【来源】《太平圣惠方》卷二十。

【组成】远志一两（去心） 白茯苓一两 独活三分 白芍药三分 当归三分 麦门冬三分（去心） 人参三分（去芦头） 羚羊角屑三分 黄耆三分（锉） 桂心三分 甘草半两（炙微赤，锉）

【用法】上为散。每服四钱，以水一中盏，加生姜半分，煎至六分，去滓温服，不拘时候。

【主治】风惊悸，言语错误，恍恍愦愦，心中烦闷。

茯神散

【来源】《太平圣惠方》卷二十。

【别名】茯神饮（《圣济总录》卷十四）。

【组成】茯神一两 生干地黄一两 人参一两（去

芦头） 石菖蒲一两 沙参一两（去芦头） 天门冬一两半（去心，焙） 犀角屑半两 远志半两（去心） 甘草半两（炙微赤，锉）

【用法】上为粗散。每服三钱，以水一中盏，加赤小豆二七粒，煎至六分，去滓温服，不拘时候。

【主治】风惊，心神不安，恒多恐怖。

铁精丸

【来源】《太平圣惠方》卷二十。

【组成】铁精一两 龙齿一两 犀角屑一两 人参一两（去芦头） 石菖蒲三分 远志三分（去心） 茯神一两 防风一两（去芦头） 麦门冬一两半（去心，焙） 生干地黄一两半

【用法】上为末，炼蜜为丸，如梧桐子大。每服二十丸，以粥饮送下，不拘时候。

【主治】风惊，狂言妄语，不得睡卧。

犀角散

【来源】《太平圣惠方》卷二十。

【组成】犀角屑半两 防风三分（去芦头） 枳壳三分（麸炒微黄，去瓤） 独活三分 茯神一两 黄连三分（去须） 白鲜皮半两 麦门冬一两半（去心，焙） 甘草半两（炙微赤，锉）

【用法】上为粗散。每服三钱，以水一中盏，煎至六分，去滓温服，不拘时候。

【主治】风，惊悸，心神不安。

犀角散

【来源】《太平圣惠方》卷二十。

【组成】犀角屑一两 人参一两（去芦头） 远志三分（去心） 甘草半两（炙微赤，锉） 桂心三分 独活三分 酸枣仁一两（微炒） 生干地黄一两

【用法】上为粗散。每服三钱，以水一中盏，加生姜半分，薄荷二七叶，煎至六分，去滓温服，不拘时候。

【功用】安神定志。

【主治】风经五脏，恍惚，惊悸。

人参丸

【来源】《太平圣惠方》卷二十八。

【组成】人参三分（去芦头） 茯神一两 芎䓖半两 枳壳半两（麸炒微黄，去瓤） 薏苡仁一两（微炒） 桂心半两 甘草半两（炙微赤，锉） 薯蓣一两 白术半两 龙齿三分（研细） 铁粉半两（研细） 黄耆一两（锉） 厚朴三分（去粗皮，涂生姜汁炙令香熟）

【用法】上为末，入研了药，更研令匀，炼蜜为丸，如梧桐子大。每服二十丸，不拘时候，以温酒送下。

【功用】安神定志，令人嗜食。

【主治】虚劳惊悸，不能食，神思虚烦，不多睡。

丹砂丸

【来源】《太平圣惠方》卷二十八。

【组成】丹砂一两（细研，水飞过） 龙齿半两（细研） 茯神半两 远志一两（去心） 雄黄（细研） 犀角屑 鬼臼（去毛） 桂心 人参（去芦头）各三分 虎鼻一枚（干者） 麝香二分（细研）

【用法】上为末，入研了药令匀，炼蜜为丸，如梧桐子大。每服十五丸，以温酒送下，不拘时候。

【主治】虚劳惊悸，心气不定。

远志丸

【来源】《太平圣惠方》卷二十八。

【组成】远志二两（去心） 茯神一两 石菖蒲一两 黄耆一两（锉） 熟干地黄一两 人参一两（去芦头） 薯蓣一两 麦门冬二两（去心，焙） 龙齿一两（细研） 紫石英一两（细研，水飞过）

【用法】上为末，入研了药令匀，炼蜜为丸，如梧桐子大。每服十五丸，以人参汤送下，不拘时候。

【主治】虚劳惊悸，神气不足，多忘不安。

紫石英汤

【来源】《太平圣惠方》卷二十八。

【别名】紫石英散（《赤水玄珠全集》卷十）。
【组成】紫石英五两（打碎如米豆大，水淘一遍）
【用法】以水一斗，煮取二升，去滓澄清，细细温服，或煮羹粥食亦得，服尽更煎之。
【功用】止惊悸，令能食。
【主治】虚劳。

人参散

【来源】《太平圣惠方》卷四十二。
【组成】人参一两（去芦头） 赤芍药一两 木香一两 桂心一两 吴茱萸半两（汤浸七遍，焙干，微炒） 前胡一两（去芦头） 白术一两 诃黎勒皮一两 半夏一两（汤浸七遍去滑） 甘草半两（炙微赤，锉） 青橘皮一两（汤浸，去白瓤，焙） 熟干地黄一两

方中熟干地黄用量原缺，据《普济方》补。
【用法】上为散。每服五钱，以水一中盏，加生姜半分，煎至六分，去滓，每于食后稍热服。
【主治】忧恚寒热喜怒，及饮食阻隔，内伤五脏，气攻上不能还，心中悸动不安。

半夏散

【来源】《太平圣惠方》卷五十。
【组成】半夏三分（汤洗七遍去滑） 柴胡一两（去苗） 羚羊角屑一两 射干三分 赤茯苓一两 桔梗三分（去芦头） 昆布一两（洗去咸味） 甘草半两（炙微赤，锉） 木香半两
【用法】上为粗散。每服三钱，以水一中盏，加生姜半分，煎至六分，去滓，稍热服，不拘时候。
【主治】气噎不通，心悸喘急，胸背疼闷，咽喉壅塞。

人参散

【来源】《太平圣惠方》卷五十六。
【组成】人参（去芦头） 茯神 远志（去心） 赤石脂 龙骨 干姜（炮裂，锉） 当归（锉，微炒） 甘草（炙微赤，锉） 白术 白芍药 熟干地黄 桂心 防风（去芦头） 紫菀（去苗土）各一两
【用法】上为散。每服四钱，以水一中盏，加大枣三枚，煎至六分，去滓，不拘时候温服，一日三次。
【主治】心气虚悸，恍惚多忘，或梦寐惊魇，肾气不足。

镇心丸

【来源】《太平圣惠方》卷六十七。
【组成】虎睛一对（用生羊血浸一宿，滤出阴干） 金箔五十片（细研） 银箔五十片（细研） 朱砂二两（细研，水飞） 茯神半两 羚羊角屑一两 远志半两（去心） 人参半两（去芦头） 麦门冬一两（去心，焙） 蒲黄一两
【用法】上为末，枣肉入炼蜜同和为丸，如梧桐子大。每服三十丸，以茯神汤送下，食后、夜卧时服。
【功用】定魂魄。
【主治】因折伤惊悸，心神烦闷。

龙齿丸

【来源】《太平圣惠方》卷六十九。
【组成】龙齿一两（细研） 朱砂三分（细研，水飞过） 麝香一钱（细研） 犀角屑半两 人参三分（去芦头） 茯神一两 赤箭一分 槟榔半两 当归三分（锉，微炒） 远志一分（去心） 防风半两（去芦头） 天麻三分 生干地黄半两
【用法】上为末，炼蜜为丸，如梧桐子大。每服二十丸，不拘时候，研薄荷暖酒送下。
【主治】妇人血风气上攻。心神恍惚，惊悸，眠卧不安。

铁精散

【来源】《太平圣惠方》卷六十九。
【组成】铁精一两 生干地黄一两 远志一两（去心） 桂心三分 黄耆一两（锉） 紫石英一两（细研） 防风三分（去芦头） 当归三分（锉，微炒） 人参一两（去芦头） 白茯苓一两 甘草半两（炙微赤，锉） 白术半两 羌活半两 茯神一两 麦门冬三分（去心）
【用法】上为散。每服四钱，以水一中盏，加生

姜半分，大枣三枚，煎至六分，去滓温服，不拘时候。

【主治】妇人血风，心气虚，惊悸喜忘，不能进食。

紫石英散

【来源】《太平圣惠方》卷六十九。

【组成】紫石英三分（细研） 白石英三分（细研） 朱砂三分（细研，水飞过） 龙齿一两 人参一两（去芦头） 琥珀半两 天雄半两（炮裂，去皮脐） 犀角屑半两 远志三分（去心） 生干地黄半两 沙参半两（去芦头） 茯神一两 桂心半两 防风三分（去芦头） 麦门冬一两半（去心，焙）

【用法】上为细散。每服一钱，以温酒调下，不拘时候。

【主治】妇人血气，心神惊悸，恍惚失常，或瞋恚悲愁，志意不乐。

人参散

【来源】《太平圣惠方》卷八十三。

【别名】麦门冬汤（《圣济总录》卷一七〇）。

【组成】人参半两（去芦头） 麦门冬一两（去心，焙） 龙骨一两 茯神三分 甘草半两（炙微赤，锉） 犀角屑半两

【用法】上为粗散。每服一钱，以水一小盏，煎至五分，去滓，加地黄汁半合，更煎一二沸，量儿大小，以意分减温服。

【主治】

1.《太平圣惠方》：小儿惊悸，情思不安。

2.《圣济总录》：小儿虚热惊悸，睡中时叫。

金泥煎

【来源】《太平圣惠方》卷八十三。

【组成】金箔七十五片 水银一两半 远志一两（去心） 菖蒲三分 钩藤三分 龙胆三分（去芦头） 龙齿三分 人参三分（去芦头） 赤茯苓三分 青黛一分 蚱蝉三枚（去翅足） 麝香一分 虎睛一对（微炙） 牛黄一分 甘草二分（炙微赤，锉） 酥四两 蜜三斤

【用法】上件药，水银、金箔同研如泥，又别研麝香、虎睛、牛黄、青黛四味如粉，其余药捣筛为散，入银锅中，先以水二升，文火煎取半升，以新绵滤去滓，再入锅内，下酥、蜜及金泥，并研了药等，慢火煎，不住手以柳篦搅如稠饧，入瓷盒内盛。每服取二大豆许，以温水调服，一日三四次。

【主治】小儿心热，多惊悸。

茯神散

【来源】《太平圣惠方》卷八十三。

【组成】茯神三分 龙齿半两 寒水石一两 川升麻三分 石膏一两 麦门冬一两（去心，焙） 甘草半两（炙微赤，锉）

【用法】上为粗散。每服一钱，以水一小盏，煎至五分，去滓，入竹沥半合，更煎一两沸。

【主治】小儿心热，惊悸烦乱。

真珠丸

【来源】《太平圣惠方》卷八十三。

【别名】珍珠丸（《普济方》卷三八五）。

【组成】真珠末 羌活 防风（去芦头） 钩藤 龙胆（去芦头） 天竹黄（细研） 川升麻 牛黄（细研）各一分 茯神 人参（去芦头） 羚羊角屑 犀角屑各半两 铅霜（细研） 龙脑（细研） 麝香（细研）各一钱

【用法】上为末，炼蜜为丸，如绿豆大。每服五丸，荆芥、薄荷汤研下，一日三四次。

【主治】小儿风热，心神惊悸，卧不安眠。

铁粉煎

【来源】《太平圣惠方》卷八十三。

【组成】铁粉一两 牛黄一分（细研） 菖蒲三分 酥三两 犀角屑 人参（去芦头） 茯神 百合 防风（去芦头） 川大黄（锉碎） 青黛（细研） 细辛 远志（去心） 芎藭 麻黄（去根节） 薯蓣 甘草（炙微赤，锉）各半两 蜜半斤

【用法】上为粗末，用水三升，入银锅中煎至半升，以新棉滤去滓，却入银锅内入研了药及酥、

蜜，以慢火熬，不住手以柳篦搅如稠饧，收入瓷盒中。每服二大豆许，以温水调下，每日三四次。

【主治】小儿心热，多惊悸，昼愈夜甚，像鬼神所著。

犀角丸

【来源】《太平圣惠方》卷八十三。

【组成】犀角屑半两　牛黄一钱（细研）　朱砂半两（细研，水飞过）　天竹黄半两（细研）　铅霜一分（细研）　腻粉半两　人参半两（去芦头）　赤茯苓半两　蚱蝉一分（细研）龙脑一钱（细研）　麝香一钱（细研）　白附子一分（炮裂）

【用法】上为末，入研了药令匀，炼蜜为丸，如梧桐子大。每服三丸，以薄荷汤研化下。

【主治】小儿风热，心神惊悸。

石膏散

【来源】《太平圣惠方》卷八十四。

【组成】石膏半两（细研）　大青一分　黄芩一分　栀子一分　知母一分　葳蕤一分　川升麻一分　葛根一分（锉）　龙胆一分（去芦头）　川大黄半两（锉碎，微炒）　甘草半两（炙微赤，锉）

【用法】上为散。每服一钱，以水一小盏，煎至五分，去滓，不拘时候温服。

【主治】小儿热病，烦热惊悸。

水银丸

【来源】《太平圣惠方》卷八十五。

【别名】软银丸（《医方类聚》卷二五七引《神巧万全方》）。

【组成】水银半两　黑铅半两（同水银于铫子内慢火结砂子，细研）　干蝎二十一枚（头尾全者，微炒）　半夏一分（汤浸七遍，去滑）　白附子一分（炮裂）　天麻一分　郁金一分　麝香一分（细研）

【用法】上为末，都研令匀，用糯米饭为丸，如麻子大。每服三丸，以薄荷汤送下。

【主治】小儿心脏久积风热，发痫；或遍身壮热，多饶痰涎，睡即惊悸，手足抽掣。

羊头肉方

【来源】《太平圣惠方》卷九十五。

【别名】羊头脍（《圣济总录》卷一八八）。

【组成】白羊头一枚（洗如法）

【用法】上蒸令极熟，切，以五味汁食之；或作脍，入五辛酱醋食之亦得。

【主治】

1.《太平圣惠方》：中风，目眩羸瘦，小儿惊痫，及五劳，手足无力。

2.《医方类聚》引《食医心鉴》：产后风眩瘦病，五劳七伤，心虚惊悸。

茯苓粥

【来源】《太平圣惠方》卷九十六。

【组成】赤茯苓一两　麦门冬一两（去心）　粟米二合

【用法】上锉细，先以水二大盏半，煎至一盏半，去滓，下米煮作粥，温食。

【主治】心胸结气，烦闷恐悸，风热惊邪口干。

茯神粥

【来源】《太平圣惠方》卷九十六。

【组成】茯神一两　羚羊角半两　粳米三合

【用法】上为末，与米同煮为粥食。

【主治】心胸结气，烦热，或渴，狂言惊悸。

人参远志丸

【来源】《古今医统大全》卷五十引《太平圣惠方》。

【组成】人参　远志　白茯苓　天门冬　黄耆　酸枣仁　石菖蒲　桔梗各一两　丹砂半两　官桂二钱

【用法】上为末，炼蜜为丸，如绿豆大。每服二十丸至三十丸，米汤送下。

【主治】神思不安，健忘惊悸。

乳香丸

【来源】《普济方》卷十六引《博济方》。

【组成】乳香一两（细研） 朱砂一两（研） 白矾灰一两 皂荚子（炮裂，为末）一两 铅白霜一两（研） 铁引粉一两（研） 半夏（汤洗七遍，晒干，为末）一两

【用法】上为细末，以姜汁煮糊为丸，如绿豆大。每服十五丸，生姜汤送下；惊悸语涩，金银汤送下。

【功用】镇心开胃，化痰治风。

【主治】心虚有痰，时多惊悸，精神恍惚，语涩。

镇心大牛黄丸

【来源】《普济方》卷十六引《博济方》。

【组成】牛黄半两 真珠 琥珀 朱砂 麝香 天竺黄 石膏 龙齿 雄黄各一两 马牙消一两 铁粉二两（以上并各研如粉） 天门冬（去心） 龙胆 防风 升麻 人参 黄芩 甘草（炙） 茯神（去皮木） 菖蒲 远志（去心） 露蜂房 秦艽 知母 犀角（末） 钩藤各半两 川大黄一两 金箔五十片 银箔五十片 麦门冬半两（去心）

【用法】上依法修制，麦门冬至大黄等味为细末，与上诸药同研匀细为度，炼蜜为丸，如梧桐子大。每服二十丸，温水送下，一日三次。

【主治】心脏虚风，神情恍惚，往往惊悸，狂言妄语，或似癫痫。

朱砂散

【来源】方出《证类本草》卷三引《简要济众方》，名见《医方类聚》卷十。

【组成】白石英一两 朱砂一两

《医方类聚》引《神巧万全方》有马牙消三分。

【用法】上为散。每服半钱，食后、夜卧金银汤调下。

【功用】《医方类聚》：化痰安神。

【主治】心脏不安，惊悸善忘，上膈风热。

人参丸

【来源】《医方类聚》卷十引《简要济众方》。

【组成】人参一两（去芦头） 远志一两（去心） 白茯苓一两 生干地黄一两

【用法】上为末，用枣肉为丸，如梧桐子大。每服十五丸，生姜、薄荷汤送下，不拘时候。

【功用】镇心安神，化痰利胸膈。

【主治】惊悸。

薯蓣丸

【来源】《医方类聚》卷十引《简要济众方》。

【组成】薯蓣一两 熟干地黄一两 菖蒲半两 远志一两半（去心） 黄耆一两（锉）

【用法】上为末，炼蜜为丸，如梧桐子大。每服二十丸，温酒送下，米饮亦得，不拘时候。

【主治】心脏气虚，恐怖惊悸，恍惚谬忘，烦闷羸瘦。

蕊珠丹

【来源】《苏沈良方》卷五。

【别名】蕊珠丸（《圣济总录》卷一五〇）。

【组成】辰砂一两一分（风尾草一握水研汁煮砂，原水洗，干研） 桃仁四十九枚（生） 附子一分半（纸裹煨） 安息香一分（蜜一分，酒少许，煮煎成膏）二钱 阿魏（薄切，微焙） 木香各半两 牛黄一分

【用法】上和丸，如豆大。每服五丸至十丸，妇人桃心醋汤送下；丈夫桃心盐汤送下。去邪气，止惊悸。

【主治】妇人血攻寒热，及惊忧成疾者。

寿星丸

【来源】《太平惠民和济局方》卷一（淳祐新添方）。

【别名】琥珀寿星丸（《卫生宝鉴》卷九）、琥珀丸（《普济方》卷一〇一）。

【组成】天南星一斤（先用炭火三十斤，烧一地坑通红，去炭，以酒五升倾坑内，候渗酒尽，下南星在坑内，以盆覆坑，周围用灰围定，勿令走气，次日取出为末） 朱砂（别研）二两 琥珀（别研）一两

【用法】上为末，生姜汁煮面糊为丸，如梧桐子大。每服三十丸，加至五十丸，食后、临卧煎石

菖蒲、人参汤送下。

【主治】心腹因惊，神不守舍，风涎潮作，手足抽掣，事多健忘，举止失常，神情昏塞。

龙齿镇心丹

【来源】《太平惠民和济局方》卷五（续添诸局经验秘方）。

【组成】龙齿（水飞） 远志（去心，炒） 天门冬（去心） 熟地黄 山药各六两（炒） 茯神 麦门冬（去心） 车前子（炒） 白茯苓 桂心 地骨皮 五味子各五两

【用法】上为末，蜜为丸，如梧桐子大。每服三十丸至五十丸，空心温酒、米汤任下。

【功用】《普济方》：益精髓，养血气，明视听，悦色驻颜。

【主治】心肾气不足，惊悸健忘，梦寐不安，遗精，面少色，足胫酸疼。

妙香散

【来源】《太平惠民和济局方》卷五（绍兴续添方）。

【别名】辰砂妙香散（《仁斋直指方论》卷十六）。

【组成】麝香（别研）一钱 木香（煨）二两半 山药（姜汁炙） 茯神（去皮、木） 茯苓（去皮，不焙） 黄耆 远志（去心，炒）各一两 人参 桔梗 甘草（炙）各半两 辰砂（别研）三钱

【用法】上为细末。每服二钱，温酒调下，不拘时候。

《仁斋直指方论》：治黄疸，用茵陈煎汤调下；渴证，用灯草、茯苓煎汤送下。《世医得效方》：治梦遗，每服一匕，虚者温酒调下，热者麦门冬去心浓煎汤调下。《保命歌括》：安神，以枣汤送下。《证治准绳·女科》：治产后心神颠倒，以当归、生干地黄煎汤调服。《杂病源流犀烛》：治血汗，用金银器煎汤调下，或莲肉煎汤调下。

【功用】补益气血，安神镇心。

【主治】

1.《太平惠民和济局方》：男子、妇人心气不足，志意不定，惊悸恐怖，悲忧惨戚，虚烦少睡，喜怒不常，夜多盗汗，饮食无味，头目昏眩。

2.《仁斋直指方论》：饮酒行事，酒热瘀于心经，致成黄疸。渴证，小便涩数而沥，兼有油浊。

3.《世医得效方》：梦中遗精。

4.《丹溪心法》：溺血。

5.《证治要诀类方》舌衄。

6.《明医指掌》：产后血虚之极，败血攻冲，邪淫于心，乍见鬼神，胡言乱语及恶露不尽。

7.《妇科玉尺》：临产败血冲心。带下。

8.《杂病源流犀烛》：大喜伤心，血汗者。

【方论】《医方集解》：此手足少阴药也。心，君火也，君火一动，相火随之，相火寄于肝胆，肾之阴虚，则精不藏，肝之阳强，则气不固，故精脱而成梦矣。山药益阴清热，兼能涩精，故以为君；人参、黄耆所以固其气，远志、二茯所以宁其神，神宁气固，则精自守其位矣，且二茯下行利水，又以泄肾中之邪火也；桔梗清肺散滞；木香疏肝和脾；丹砂镇心安神，麝香通窍解郁，二药又能辟邪，亦所以治其邪感也；加甘草者，用于交和于中也。是方不用固涩之剂，但安神正气，使精与神气相依而自固矣。以安神利气，故亦治惊悸郁结。

惊悸养血汤

【来源】《医学正传》卷五引《太平惠民和济局方》。

【组成】黄耆 茯神 半夏曲 川芎各五分 远志（去心，甘草水浸） 桂心 柏子仁 酸枣仁（炒） 五味子 人参各二分半 甘草四分

【用法】上细切，作一服。以水一盏，加生姜三片，大枣一枚，煎至七分服。

【主治】肥人因痰火而心惕然跳动惊起。

【加减】如停水，加茯神、槟榔各三分。

人参散

【来源】《史载之方》卷下。

【组成】人参七钱 茯神 山药各半两 白芍药 黄耆 熟干地黄各一分 防风一分半 甘草一分（炙） 官桂（去皮）一分半 天南星（炮过）二分

【用法】上为细末。每服二钱，水一盏，加生姜、大枣少许，煎七分服。

【功用】补心气。

犀角散

【来源】《传家秘宝》卷中。

【组成】龙齿一分 辰砂半两（别研） 真牛黄一分 生乌犀角半两 新罗人参半两 白茯苓半两 远志一两 生白龙脑二钱 铁粉一分（研） 真麝香二钱（四味同研极细）

【用法】上为细末，同拌令匀。每服一字，新汲水调下，一日三次；末愈加至半钱。

【主治】心虚有热，忪悸烦惕不安，有如诈病。

人参饮

【来源】《圣济总录》卷五。

【别名】人参汤（《普济方》卷一〇一）。

【组成】人参 甘草（炙） 麻黄（去根节，煎，掠去沫，焙） 独活（去芦头） 当归（切，焙） 芎穷 石膏（碎） 秦艽（去苗土）各二两 附子（炮裂，去皮脐）一枚 白术 细辛（去苗叶） 桂（去粗皮）各三分 防风（去叉）一两一分 杏仁（汤浸，去皮尖双仁，炒）四十枚 黄芩（去黑心）一两 赤芍药 干姜（炮）各半两

【用法】上锉，如麻豆大。每服三钱匕，水一盏，煎至七分，去滓温服，一日三次。

【主治】因于惊，邪风入心包，或加胸背闷痛，惊怖，小腹微痛，寒热，心烦闷，色变青黄赤白；兼治虚劳惊惧，风邪诸疾。

小银箔丸

【来源】《圣济总录》卷十四。

【组成】水银（用锡结砂子） 半夏（汤洗七遍去滑，入生姜捣，晒干） 天南星（炮） 白矾（熬令汁枯） 人参各半两 白茯苓（去黑皮） 铅霜（研）各一分 腻粉半钱（研） 青黛（研）一两 银箔二十片（研入药）

【用法】上为末，水煮面糊为丸，如梧桐子大。每服十丸，食后、临卧人参、薄荷汤送下。

【功用】安神，清膈，化涎。

【主治】心虚风邪，惊悸。

牛黄丸

【来源】《圣济总录》卷十四。

【组成】牛黄（别研）一分 龙脑（别研）半两 人参二两 玳瑁末一两 丹砂（别研）二两 麝香（别研）一分 白茯苓（去黑皮）一两 安息香半两（捣碎，以酒浸，研细，滤，银器内慢火熬成膏）

【用法】上八味，除别研并安息香膏外，为末和匀，以安息香膏同炼蜜少许为丸，如梧桐子大。每服三丸，薄荷汤嚼下；小儿惊热风虚，每服一丸，以金银薄荷汤化下，食后、临卧服。

【功用】治风，化涎，保精神，益肝胆，压惊悸，镇心。

【主治】风惊悸。

牛黄饮

【来源】《圣济总录》卷十四。

【别名】牛黄散（《普济方》卷一〇二）。

【组成】牛黄（别研入）三分 人参二两 豉（炒）三合 升麻一两 铁精（捣研，别入）一两 龙骨 白茯苓（去黑皮）各二两 栀子仁一两 天门冬（去心，焙）二两 麦门冬（去心，焙）三两

【用法】上药除别研外，为粗末。每服三钱匕，水一盏，煎至七分，去滓，加荆沥少许，再煎令沸，入牛黄，铁精末各半字调匀，日午、临卧温服。

【主治】风，惊悸，心神恍惚，半身不随。

丹砂镇心丸

【来源】《圣济总录》卷十四。

【组成】丹砂（别研）一两 牛黄（别研） 龙脑（别研） 麝香（别研）各一钱 铅白霜（别研）二钱 天麻（酒炙）二两 天竺黄二钱 人参 茯苓（去黑皮） 甘草（炙，锉）各半两

【用法】上为末，和匀，炼蜜为丸，如鸡头子大。每服三丸，食后、夜卧煎金银薄荷汤化下。

【功用】

1.《圣济总录》：化痰涎，利咽膈。

2.《御药院方》：安镇心神，罢惊止搐。

【主治】

1.《圣济总录》：诸风惊悸，或忧愁思虑，心神恍惚，狂言烦闷，口眼歪斜。

2.《御药院方》：小儿心神不宁，有时惊悸，目睛偏视，痰涎不利，甚则瘈疭。

石膏丸

【来源】《圣济总录》卷十四。

【组成】石膏（碎） 麦门冬（去心，焙） 龙齿（别研） 人参 升麻 玄参 茯神（去木）黄芩（去黑心）各一两 银箔一百片（与石膏、龙齿同研） 枳壳（去瓤，麸炒）三分 白蔹（锉） 赤芍药 萎蕤各一分 虎睛一对（炙） 甘草（炙，锉）半两

【用法】上药除别研外，为末和匀，炼蜜为丸，如梧桐子大。每服三十丸，米饮送下，一日三次。

【主治】中风邪，惊悸心不安。

安神散

【来源】《圣济总录》卷十四。

【组成】人参 白茯苓（去黑皮）各一两 甘草（炙，锉） 丹砂（别研） 茯神（去木） 天竺黄（别研）各半两 凝水石（烧）二两半（别研）

【用法】除别研者外，为散，合和令匀。每服一钱匕，食后、临卧以温荆芥汤调下。

【功用】化风痰，止惊悸，解烦热。

【主治】心神不安。

远志丸

【来源】《圣济总录》卷十四。

【组成】远志（去心） 人参 白茯苓（去黑皮） 山芋 凝水石（碎研）各一两

【用法】上为末，用白面糊为丸，如梧桐子大。每服二十丸，人参汤送下。加至三十丸。

【功用】安魂神，化风痰，定心忪。

【主治】昏虚。

牡蛎汤

【来源】《圣济总录》卷十四。

【组成】牡蛎（去黑硬处，火烧令碎）三两 白茯苓（去黑皮）三两 麦门冬（去心） 远志（去心）各二两 甘草（炙，锉） 龙骨（去土） 桂（去粗皮） 凝水石各一两

【用法】上为粗末。每服三钱匕，以水一盏半加生姜三片，同煎去滓，取八分温服，空心及晚食前各一服。

【主治】风惊恐，忽忽善忘，悲伤不乐，烦壅多恚闷。

金箔十珍丸

【来源】《圣济总录》卷十四。

【组成】金箔五片 银箔五片 丹砂（与金银箔同研）一两 琥珀（别研） 玳瑁（镑） 真珠（别研） 犀角（镑）各一分 硼砂（别研） 龙脑（别研）各一分 牛黄（别研）半钱 人参 白茯苓（去黑皮）各一两半 紫河车二两 茯神（去木）半两 甘草（生，锉）一两

【用法】上药除别研外，捣罗为末，和匀，炼蜜为丸，如鸡头实大。每服一丸，嚼破，竹叶汤送下，食后临卧服。

【主治】心神惊悸，头目不清。

定心丸

【来源】《圣济总录》卷十四。

【组成】茯苓（去黑皮） 茯神（去木）各一两 琥珀（别研） 龙齿 阿胶（炙令燥） 牛黄（别研） 真珠（别研） 犀角（镑） 龙脑（别研） 麝香（别研）各半两 天南星（牛胆内匮者） 甘草（炙，锉）各一两半 远志（去心）一分 金箔三十片（为衣） 银箔二十片（研入药） 菖蒲 酸枣仁（炒） 天竺黄（别研） 人参各三分 虎睛一对（酥炙） 丹砂（别研）四两 龙脑半分 雄黄（别研）二两 苏合香一两 安息香二两（同苏合香以酒一大盏研化，澄去砂脚，熬成膏）

【用法】上药除别研外，为末和匀，以安息香膏炼蜜为丸，如鸡头子大。每服一丸，麝香汤化下，

早、晚食后临卧服。

【主治】心虚忧愁不乐，惊悸心忪，恍惚忘误，神情不宁。

定心龙胆丸

【来源】《圣济总录》卷十四。

【别名】龙胆丸（《普济方》卷一〇二）。

【组成】龙胆（去苗） 茯神（去木） 白薇（焙） 栀子仁各一两 麦门冬（去心，焙）一两半 玄参 羚羊角（镑）各一两一分 甘草（炙）三分 人参一两 丹砂（别研）三分

【用法】上药除别研外，为末，炼蜜为丸，如梧桐子大。每服二十丸，加至三十丸、食后煎大枣汤送下，一日三次。

【主治】风热，心虚惊悸，或忧怖怔忪，如人迫逐，或睡中惊怕，妄谬不安。

【加减】肠胃风热秘涩，加大黄一两半。

定心防风散

【来源】《圣济总录》卷十四。

【组成】防风（去叉） 龙骨 远志（去心） 铁精（别研）各一两 紫石英（别研） 丹砂（别研）各二两 熟干地黄（洗，切，焙）二两 人参二两半 干姜（炮） 细辛（去苗叶） 附子（炮裂，去皮脐）各一两 白茯苓（去黑皮）二两

【用法】上药除别研外，为散，再和匀。每服一钱匕，加至二钱，煮大枣汤调下。

【主治】中风惊悸，心虚恍惚，言语失常，或嗔或怒，志意不乐。

【加减】如风热盛者，去干姜，加玄参一两。

茯神丸

【来源】《圣济总录》卷十四。

【组成】茯神（去木） 人参 远志（去心） 麦门冬（去心，焙） 熟干地黄（焙） 青橘皮（汤浸，去白，焙） 甘草（炙，锉） 五味子 山芋 桔梗（去芦头，切，炒） 枳壳（去瓤，麸炒） 槟榔（生，锉）各一两 白术 桂（去粗皮） 芍药各半两

【用法】上为末，炼蜜为丸，如鸡头子大。每服一丸，含化。

【功用】化痰润肌，清神快气。

【主治】风惊邪，心中恍惚，惊悸恐怖，精神不乐。

麻黄丸

【来源】《圣济总录》卷十四。

【组成】麻黄（去根节，煎掠去沫，焙） 甘草（炙，锉） 半夏（汤洗去滑七遍）各一两 生姜（去皮）一两半（先与半夏同捣，炒干）

【用法】上为末，炼蜜为丸，如大豆大。以生姜汤送下三丸，渐加至五丸至十丸，空心、午时各一服。

【主治】中风邪狂走，或自高自贤，或悲泣呻吟，及卒得惊悸，邪魅恍惚，心下虚悸。

琥珀生犀汤

【来源】《圣济总录》卷十四。

【组成】琥珀（研） 犀角（镑）各半两 茯神（去木） 人参 生干地黄（焙） 菖蒲（石上者） 防风（去叉）各一两 远志（去心） 甘草（微炙）各半两

【用法】上为粗末。每服三钱匕，水一钟，煎至六分，去滓温服，不拘时候。

【功用】安心智，定魂魄，调心气，稳睡眠。

【主治】风邪为患。

镇心丸

【来源】《圣济总录》卷十四。

【组成】远志（去心）一两一分 铁精 杏仁（去皮尖双仁，炒） 芎藭 麦门冬（去心，焙） 牡蛎各一两半 龙齿（研） 白茯苓（去黑皮）各二两 防风（去叉） 当归（切，焙） 人参 鬼臼 白术 生干地黄 丹参 桔梗（去芦头，炒） 甘草（炙）各一两一分 紫菀（去土） 卷柏（去土） 山茱萸 桂（去粗皮） 干姜（炮） 防己 白蔹 羚羊角（镑）各一两 牛黄（别研）半两 麝香（别研）三分 银箔四百片（别研） 虎睛一对

（酒浸，炙令黄，别研）

【用法】上为细末，炼蜜为丸，如梧桐子大。每服二十丸，渐加至三十丸，食后以酒送下。一日二次。

【主治】风邪惊悸，恍惚悲伤，或梦寐不安。

镇心当归汤

【来源】《圣济总录》卷十四。

【组成】当归（切，焙） 羚羊角（镑）各二两 龙齿（碎）三两 茯神（去木）四两 人参一两 防风（去叉） 芎䓖 杏仁（汤退去皮尖双仁，炒）各二两 半夏（汤洗去滑七遍） 生姜（与半夏同捣，炒干）各四两 桔梗（炒）二两 石膏（碎）三两 防己（锉）二两 桂（去粗皮）一两半

【用法】上为粗末。每服十钱匕，以水三盏煎至二盏，去滓，入竹沥一合更煎两沸，分三服，每日空心、午时、夜卧各一服。

【主治】中风邪，虚悸恍惚，悲伤，或梦寐不安。

石膏汤

【来源】《圣济总录》卷四十二。

【组成】石膏二两 麦门冬（去心，焙） 升麻各一两半 桔梗（去芦头，切，炒） 甘菊花（择去梗） 黄耆（薄切）各一两 人参半两

【用法】上为粗末。每服五钱匕，水一盏半，煎至一盏，去滓，食后温服，一日三次。

【主治】心虚悸，头项热痛，狂走言语无度，小腹气壅。

龙胆丸

【来源】《圣济总录》卷四十二。

【组成】龙胆 山栀子仁 白薇 茯神（去木） 大黄（锉，炒）各二两 麦门冬（去心，焙）三两 人参 甘草（炙，锉）各一两半 玄参 羚羊角（镑）各二两半

【用法】上为细末，炼蜜为丸，如梧桐子大。每服三十丸，食后煎大枣汤送下。

【主治】心实热，惊悸善笑。

菊花散

【来源】《圣济总录》卷四十二。

【组成】甘菊花一两 牛黄（研）半两 犀角（镑屑）三分 铁粉半两 麦门冬（去心，焙）半两 黄连（去须）三分 铅霜半两 独活（去芦头）一两 白附子 （炮）半两

【用法】上为细散。每服二钱匕，食后淡竹沥调下；或金银煎汤下亦得。

【主治】胆伏热，精神惊悸不安。

楝实丸

【来源】《圣济总录》卷四十二。

【组成】楝实三两（以童子小便浸一宿，文火煮烂，去核焙干） 大黄（锉，炒） 栀子仁（炒）各一两 人参 赤茯苓（去黑皮） 酸枣（半炒用，半生用，别研） 蛇黄（炒令赤，酒中淬五度，别研）各一两 金牙石（捣碎）一两一分

【用法】上除别研者外，为末，再一处拌匀，炼蜜为丸，如梧桐子大。每日早食后及夜卧用熟水下十五丸至二十丸。

【主治】胆经实热，心神惊悸，小便不利。

人参汤

【来源】《圣济总录》卷四十三。

【组成】人参 茯神（去木） 羌活（去芦头） 芍药 黄耆各三分 龙齿桂（去粗皮）各半两

【用法】上细锉，如麻豆大。每服五钱匕，水一盏半，加生姜三片， 同煎至八分，去滓温服，一日二次。

【主治】心虚不足，惊悸不安，言语谬乱。

人参远志丸

【来源】《圣济总录》卷四十三。

【组成】人参 远志 （去心） 黄耆（薄切） 酸枣仁各一两 桂（去粗皮） 桔梗（去芦头，炒） 丹砂（别研）各半两 天门冬（去心，焙） 菖蒲 白茯苓（去黑皮）各一两半

【用法】上为细末，炼蜜为丸，如梧桐子大。每服十五丸至二十丸，米饮送下，不拘时候。

【主治】思虑过多，心气不安，惊悸恍惚，烦倦，神思不清。

人参远志散

【来源】《圣济总录》卷四十三。

【组成】人参　远志（去心）　熟干地黄（焙）各三分　琥珀（研）　白茯苓（去黑皮）各一两　甘草（炙，锉）一分　铁粉（研）半两

【用法】上为散。每服二钱匕，煎金银汤调下。

【主治】心虚不足，惊悸不安，言语谬乱。

山芋丸

【来源】《圣济总录》卷四十三。

【组成】山芋　熟干地黄（焙）各一两半　柏子仁　茯神（去木）　人参　防风（去叉）　丹参各一两　贝母（去心，焙）　菖蒲（石上者）　甘草（锉）　远志（去心）各半两

【用法】上为末，研令匀，炼蜜为丸，如弹子大。每日食后将一丸含化咽津，夜卧时再服。

【功用】补心气。

【主治】心虚不足。

山茱萸丸

【来源】《圣济总录》卷四十三。

【组成】山茱萸　杜仲（去粗皮，炒）　茯神（去木）　枳壳（去瓤，麸炒）　甘草（炙，锉）　贝母（去心，炒）　天门冬（去心，焙）各一两　白茯苓（去黑皮）　麦门冬（去心，焙）各一两三分　生干地黄（洗，切，焙）　百部各二两　防风（去叉）一两半　远志（去心）半两

【用法】上为细末，炼蜜为丸，如弹子大。每服一丸，食后嚼细，麦门冬熟水送下。

【主治】心气不足。

丹砂茯神丸

【来源】《圣济总录》卷四十三。

【组成】丹砂（别研）　茯神（去木）　人参　天麻　白僵蚕（微炒）各一两　天竺黄（研）　珍珠末　琥珀（研）　菖蒲　远志（去心）各半两　铅霜（研）　麝香（研）　水银沙子　干蝎（去肚泥，炒）　牛黄　（别研）各一分

【用法】上为细末，炼蜜为丸，如梧桐子大。每服十丸至十五丸，食后、临卧煎人参、茯苓汤送下。

【功用】安定神志，补心不足。

【主治】心气虚弱，时发昏闷，惊悸恍惚，忘误，心忪。

龙齿汤

【来源】《圣济总录》卷四十三。

【组成】龙齿　人参各三分　芍药　淡竹茹　当归（切，焙）　半夏曲　茯神（去木）　羌活（去芦头）各半两　木香　茅根各一分　银半斤（用水三升，煎取一升）

【用法】上药除银外，为粗末。每服五钱匕，用银水一盏半，加生姜五片，煎至八分，去滓，食后温服。

【主治】心虚惊悸，睡卧不安。

冰壶丸

【来源】《圣济总录》卷四十三。

【组成】牛黄（别研）　真珠（别研）　人参　白茯苓（去黑皮）　安息香（酒化）　胡黄连　龙胆　麦门冬（去心，焙）　远志（去心）各半两　丹砂（别研）　瑇瑁（镑）　犀角（镑）各一两　龙脑（别研）　龙齿　铁粉（别研）　甜消（别研）各一分　金箔（别研）　银箔（别研）各十五片

【用法】上为细末，炼蜜同安息香膏为丸，如鸡头子大。每服一丸，煎人参、茯苓汤化下。

【功用】化风痰，解积热。

【主治】心实生热，惊悸。

杏仁丸

【来源】《圣济总录》卷四十三。

【组成】杏仁一斗（汤浸，去皮尖双仁，用童便三斗，煮一日，以好酒二升淘洗，然后烂研如膏，

再以清酒三斗，并地黄汁三升，和杏仁膏银石器内，重汤煮一复时，稀稠如膏为度，盛瓶器，密封口） 远志一两（去心，焙干，称） 茯苓（去粗皮） 菖蒲各二两 麦门冬（去心） 黄连各一两

【用法】上药除杏膏外，为末，入前膏为丸，如梧桐子大。每服三十丸，人参汤送下。

【主治】心虚神气不宁，举动多惊，睡卧不安。

茯苓散

【来源】《圣济总录》卷四十三。

【组成】白茯苓（去黑皮）三分 远志（去心） 人参 麦门冬（去心，焙） 白僵蚕（炒） 羚羊角（镑） 菊花各半两 甘草（炙，锉） 牛黄（研） 铁粉（研）各一分

【用法】上为散。每服二钱匕，食后煮竹沥汤调下，或薄荷熟水下。

【主治】心虚惊悸。

养神丸

【来源】《圣济总录》卷四十三。

【组成】远志（去心） 麦门冬（去心，焙） 菖蒲 熟干地黄（焙） 山芋 人参 茯神（去木）各一两 甘草（炙）半两 白术三分

【用法】上为末，炼蜜为丸，如梧桐子大。每服三十丸，食后米饮送下。

【主治】心气不定，惊悸多忘。

桔梗汤

【来源】《圣济总录》卷五十六。

【组成】桔梗（去芦头，炒） 人参 赤茯苓（去黑皮） 白术 陈橘皮（汤浸，去白，焙） 桂（去粗皮） 厚朴（去粗皮，生姜汁炙）各一两 木香半两 枇杷叶（拭去毛，炙）三分

【用法】上为粗末。每服三钱匕，水一盏，加生姜半分（拍碎），煎至六分，去滓温服，不拘时候。

【主治】心掣胸中不利，时咳泄利。

镇心牛黄丸

【来源】《圣济总录》卷九十。

【别名】牛黄丸（《普济方》卷二三三）。

【组成】牛黄（研） 紫菀（去苗土） 菖蒲各二两 防风（去叉） 人参 细辛（去苗叶） 蜀椒（去目及闭口者，炒出汗） 茯神（去木） 附子（炮裂，去皮脐） 紫石英（研） 防葵各一两 铁精一分半 桂（去粗皮） 干姜（炮）各一两半 丹参 远志（去心） 麦门冬（去心，焙） 甘草（炙）各一两一分

【用法】上为末，炼蜜为丸，如梧桐子大。每服十丸，空腹米饮送下，一日二次。

【主治】气虚惊悸，语则劳乏气短。

人参散

【来源】《圣济总录》卷一五〇。

【组成】 人参 远志（去心） 赤小豆（炒） 白茯苓（去黑皮） 细辛（去苗叶） 桂（去粗皮） 干姜（炮） 防风（去叉）各一两 熟干地黄（焙） 黄耆（炙，锉）各一两半 龙齿（研）半两 菖蒲（洗，锉，焙） 白术各三分

【用法】上为散。每服二钱匕，温酒调下，一日三次。

【主治】妇人风邪惊悸，恍惚不安。

丹砂丸

【来源】《圣济总录》卷一五〇。

【组成】丹砂（别研） 雄黄（别研） 龙齿（去土，研） 羚羊角屑 远志（去心）各半两 菖蒲（洗，锉，焙） 羌活（去芦头） 独活（去芦头） 升麻 芎藭 沙参 防风（去叉）各一两

【用法】上为末，入丹砂、雄黄和匀，炼蜜为丸，如梧桐子大。每服二十丸，温水送下，一日二次。

【主治】妇人心气不足，被风所乘，惊悸不已。

防风汤

【来源】《圣济总录》卷一五〇。

【组成】防风（去叉） 人参 远志（去心） 桂

（去粗皮） 独活（去芦头） 甘草（炙）各一两 茯神（去木）一两半 细辛（去苗叶） 干姜（炮） 白术（锉，炒） 酸枣仁（炒）各半两

【用法】上为粗末。每服三钱匕，水一盏，煎七分，去滓温服，日二夜一。

【功用】安神定志，解风邪。

【主治】妇人惊悸。

麦门冬汤

【来源】《圣济总录》卷一五〇。

【组成】麦门冬（去心，焙） 白茯苓（去黑皮） 人参 防风（去叉） 芎藭 当归（切，焙） 紫菀（去苗土）各一两 桂（去粗皮） 甘草（炙） 紫石英（研）各半两

【用法】上为粗末。每服三钱匕，水一盏，煎七分，去滓温服，不拘时候。

【主治】妇人心气虚弱，为风邪所乘，惊悸不定。

茯神汤

【来源】《圣济总录》卷一五〇。

【组成】茯神（去木） 麦门冬（去心，焙） 人参 龙齿（去土） 升麻 石膏（捶碎） 枳壳（去瓤，麸炒） 沙参 赤芍药 甘草（炙，锉） 羌活（去芦头） 防己各一两

【用法】上为粗末。每服三钱匕，水一盏，煎至七分，去滓温服，一日二次。

【主治】妇人心气怯弱，感于风邪，惊悸不安。

紫石英饮

【来源】《圣济总录》卷一五〇。

【组成】紫石英（研） 防风（去杈） 白茯苓（去黑皮） 人参 麦门冬（去心，略炒） 当归（切，焙） 远志（去心） 赤芍药 细辛（去苗叶） 羌活（去芦头） 黑豆（炒，去皮）各一两

【用法】上为粗末。每服三钱匕，水一盏，煎至七分，去滓温服。

【主治】妇人风邪，惊悸不定。

牛黄散

【来源】《圣济总录》卷一七〇。

【组成】牛黄（研）一分 天竺黄（研）半两 铅白霜（研）半两 玄明粉（研）一两 人参半两 白茯苓（去黑皮）半两

【用法】上六味，捣罗人参、茯苓为末，同牛黄等研为散。一二岁儿每服半钱匕，用薄荷汤调服；三四岁儿每服一钱匕，早晨、午间、日晚各一次。

【主治】小儿心热惊悸。

丹砂丸

【来源】《圣济总录》卷一七〇。

【组成】丹砂二两（细研，水飞） 半夏（汤洗七遍）二两 乳香（研）半钱 人参 白茯苓（去黑皮）各半两 天南星（炮裂）一两 牛黄（研）二钱 龙脑（研）一钱

【用法】上为末，用白面糊为丸，如麻子大。三岁儿服十丸至十五丸，用竹叶、乳香汤送下，不拘时候。

【功用】退壮热，止涎嗽，利咽膈。

【主治】小儿惊悸，眠睡不稳。

茯神汤

【来源】《圣济总录》卷一七〇。

【组成】茯神（去木）一分 龙齿半两 寒水石（研）一分 升麻三分 石膏（研）一两 麦门冬（去心，焙）三分

【用法】上为粗末。一二岁儿，每服一钱匕，水七分，加竹沥少许，煎至四分，去滓温服，日三次，夜一次。

【主治】小儿风热，惊掣，心忪，恐悸。

人参丸

【来源】《幼幼新书》卷十引《吉氏家传》。

【组成】人参 芍药 甘草（炙）各一钱 大黄二钱（蒸）

【用法】上为末，炼蜜为丸，如麻子大。每服一丸，米饮送下。

【功用】镇惊。
【主治】心惊。

金珠丸

【来源】《幼幼新书》卷十九引《谭氏殊圣方》。
【组成】天南星（炮） 白矾（焙） 半夏（汤洗七遍） 朱砂（研细）各半两 人参 干山药各一钱 腻粉二钱 金箔十片
【用法】上为细末，薄荷汁同水打糊为丸，如绿豆大，金箔为衣。每服一丸，食后生姜汤送下。量力服。
【功用】化涎痰，利胸膈烦热，止咳嗽。
【主治】小儿惊悸心忪。

远志丸

【来源】《鸡峰普济方》卷七。
【组成】远志二两 茯神 石菖蒲 黄耆 熟干地黄 人参各一两
【用法】上为细末，水煮面糊为丸，如梧桐子大。每服十丸，米饮送下，不拘时候。
【主治】虚劳惊悸，神气不宁。

门冬山药汤

【来源】《鸡峰普济方》卷十一。
【组成】麦门冬 山药各二两 人参 甘草 生地黄 神曲各三分 桔梗 紫菀 犀角 白茯苓 柴胡 黄芩 大豆卷 芍药（白者） 白术 防风 阿胶 茯神 芎藭 当归各半两 朱砂三分 干姜一分
【用法】上为细末。每服二钱，食后煎大枣汤调下。
【功用】补心。
【主治】心虚惊悸，虚风颤掉，风中有热，眩冒，风气百疾。

安心汤

【来源】《鸡峰普济方》卷十一。
【组成】麦门冬 山药各八分 川芎 茯苓 犀角 桔梗 柴胡 紫菀 黄芩 白术 白芍药 防风 阿胶 当归 茯神 大豆卷各二分 神曲 生地黄各三分 人参 甘草各六分 干姜一分 朱砂二钱
【用法】上除研药外，为细末，与研药和匀。每服半钱，食后、临卧以大枣煎汤调下。

用法中有“研药”二字，而组成中无药研末，疑朱砂下脱“研”字。
【主治】心虚惊悸。

养心丹

【来源】《鸡峰普济方》卷十一。
【组成】菖蒲 紫石英 茯神 苁蓉 远志 麦门冬 豆卷 柏子仁 当归 细辛 卷柏 干姜 人参 石膏 泽泻 薯蓣 秦艽 丹参 熟地黄 桔梗 白蔹 前胡 防风 白术 半夏 桂各一两 牛黄 铁粉精 麝香 朱砂各一分 金箔一百片（一方有山药 甘草 芍药各一两）
【用法】上为细末。枣肉为丸，如绿豆大。以牛黄等为衣。每服三十丸，人参汤送下。
【功用】补益心气，安神，去百邪，调顺营卫，补养肾气。

山药地黄丸

【来源】《鸡峰普济方》卷十二。
【别名】水芝丹。
【组成】山药 远志 熟地黄 天门冬 龙齿各六分 五味子 白茯苓 麦门冬 车前子 茯神 地骨皮 桂各五分
【用法】上为细末，炼蜜为丸，如梧桐子大。每服二十丸，食前米饮送下。
【主治】心肾气不足，惊悸健忘，梦寐不安，遗精，面少色，胫酸痛。

小羌活膏

【来源】《鸡峰普济方》卷二十三。
【组成】羌活 防风 天麻各半两 白附子 藿香叶 天南星各一两 麝香二钱
【用法】上为细末，炼蜜为丸，如皂子大。食后荆芥汤或熟水化下。

【主治】小儿风热有痰，多生惊悸。

远志丸

【来源】《普济本事方》卷二。

【组成】远志（去心，洗，锉，炒令黄色） 南星 白附子（炮微黄） 白茯苓（去皮） 人参（去芦） 酸枣仁（微炒，去皮，研）各半两 金箔五片 朱砂（水飞）半两（入麝香少许同研）

【用法】上为细末，炼蜜为丸，如梧桐子大，朱砂为衣。每服三十丸，食后、临卧薄荷汤送下。

【主治】因惊语言颠错。

辰砂远志丸

【来源】《普济本事方》卷二。

【组成】石菖蒲（去须，洗） 远志（去心，洗，锉，炒令黄色） 人参（去芦） 茯神（去木） 川芎 山芋 铁粉 麦门冬（水浥，去心）天麻 半夏曲 南星（锉骰子大，麸炒黄） 白附子（生）各一两 细辛（去叶） 辰砂（水飞）各半两

【用法】上为细末，生姜五两取汁，入水煮糊为丸，如绿豆大，别以朱砂为衣，干之。每服三五十丸，夜卧生姜汤送下；小儿减丸服。

【功用】

1.《普济本事方》：安神镇心，消风痰，止头眩。

2.《御药院方》：补肾益志。

【主治】

1.《普济本事方》：惊悸。

2.《校注妇人良方》：产后中风惊狂，起卧不安，或痰涎上涌。

【方论】《本事方释义》：石菖蒲气味辛温，入手少阴、足厥阴；远志气味辛微温，入心肾；人参气味甘温，入脾胃；茯神气味甘平，入心；川芎气味辛温，入肝胆；山芋气味辛平，入足阳明；铁粉气味咸平，入足厥阴，能安神强志；麦冬气味甘凉、微苦，入手太阴、少阴；天麻气味辛平，入足阳明、厥阴；半夏曲气味辛微温，入胃；天南星气味辛温，入手足太阴；白附子气味辛甘温，入胃；细辛气味辛温，入肾；辰砂气味苦温，入心。因惊悸致病，故必镇心安神，兼以扶持正气，以姜为引，虽有微毒之味，只能搜病，并不有伤正气也。

交感丹

【来源】《洪氏集验方》卷一引铁瓮申先生方。

【别名】七情交感丹（《不居集》上集卷十八）。

【组成】茯神四两 香附子一斤（去毛，用新水浸一夕，炒令黄色）

【用法】上为末，炼蜜为丸，如弹子大。每服一丸，侵晨以降气汤嚼下。

【主治】

1.《洪氏集验方》引铁瓮申先生方：中年精耗神衰，中焦隔绝，荣卫不和，上则心多惊悸，中则寒痞饮食减少，下则虚冷遗泄，甚至于阴痿不与，脏气滑泄。

2.《鲁府禁方》：一切公私拂情，名利失志，抑郁烦恼，七情所伤，不思饮食，面黄形羸，胸膈痞闷，疼痛。

七宝丹

【来源】《永乐大典》卷九八一引《小儿保生要方》。

【组成】人参半两 紫河车一分 白茯苓一分 龙齿一分 甘草（炙）一分 麝香一钱（研）

【用法】上为细末，炼蜜为丸，如鸡头子大。每服半丸，薄荷汤化下，不拘时候。

【主治】小儿惊悸。

人参白术散

【来源】《宣明论方》卷十一。

【组成】人参三钱 白术七钱 薄荷半两 缩砂仁三钱 生地黄 茯苓（去皮） 甘草各半两 黄芩一钱 滑石三两 藿香三钱半 石膏一两

【用法】上为末。每服三钱，水一盏，煎至六分，食前去滓温服。日进二三服。

【主治】遍身燥湿相搏，玄府致密，遂令忪悸发渴，饮食减少，不为肌肤。

定心汤

【来源】《三因极一病证方论》卷八。

【组成】茯苓四两　桂心　甘草（炙）　白芍药　干姜（炮）　远志（去心，炒）　人参各二两

【用法】上锉散。每服四钱，水一盏半，加大枣两个，煎七分，去滓，食前温服。

【主治】心劳虚寒，惊悸，恍惚多忘，梦寐惊魇，神志不定。

镇心丹

【来源】《三因极一病证方论》卷九。

【组成】光明辰砂（研）　白矾（煅汁尽）各等分

【用法】上为末，水泛为丸，如芡实大。每服一丸，煎人参汤食后送服。

【主治】心气不足，惊悸自汗，烦闷短气，喜怒悲忧，悉不自知，亡魂失魄，状若神灵所扰；及男子遗泄，女子带下。

宁心膏

【来源】《普济方》卷三七三引《全婴方》。

【组成】人参　白术　白茯苓　茯神　山药　羌活　甘草（炙）各一钱　朱砂一钱　麝香一分　脑子一分

【用法】上为米，炼蜜为丸，如鸡头子大。每服一丸，薄荷汤化下。

《奇效良方》有金箔二十片为衣。

【功用】

1.《普济方》引《全婴方》：镇心，除百病。

2.《奇效良方》：定神定志。

【主治】

1.《普济方》引《全婴方》：小儿精神不定，恍惚不宁，夜里多哭，怯人怕物，眠睡惊魇。

2.《奇效良方》：小儿惊悸不宁，心经有热，多啼。

清气散

【来源】《杨氏家藏方》卷三。

【别名】清气饮石膏散（《普济方》卷一一九）。

【组成】牛黄一两半　石膏一两半　大黄　甘草（炙）　白僵蚕（炒去丝嘴）各半两　天南星曲一两　朱砂三钱（别研）　脑子三钱（别研）

【用法】上为细末。每服二钱，食后用新汲水调下。

【主治】风壅热盛，涎潮气急，烦躁不宁，身热作渴，恍惚惊悸。

天王补心丸

【来源】《杨氏家藏方》卷十。

【别名】天王补心丹（《世医得效方》卷七）。

【组成】熟干地黄（洗，焙）四两　白茯苓（去皮）　茯神（去木）　当归（洗，焙）　远志（去心）　石菖蒲　黑参　人参（去芦头）　麦门冬（去心）　天门冬（去心）　桔梗（去芦头）　百部　柏子仁　杜仲（姜汁炒）　甘草（炙）　丹参（洗）　酸枣仁（炒）　五味子（去梗）各一两

【用法】上为细末，炼蜜为丸，每一两作十丸，金箔为衣。每服一丸，食后、临卧煎灯心、大枣汤化下。

【功用】宁心保神，益血固精，壮力强志，令人不忘；清三焦，化痰涎，祛烦热，除惊悸，疗咽干口燥，育养心气。

【主治】《张氏医通》：心肾虚耗，怔忡不宁。

四味补心丸

【来源】《杨氏家藏方》卷十。

【组成】当归（酒洗，焙干）二两　朱砂一两（别研）　肉苁蓉（酒浸一宿，焙干）二两　杏仁一百五十枚（汤泡，去皮尖，研成膏）

【用法】上为细末，以杏仁膏同和，如干，以浸药酒煮薄糊添和，杵千余下为丸，如绿豆大。每服三十丸，用米饮或温酒送下，不拘时候。

【功用】益血补心，安神定志。

【主治】怔忪惊悸，恍惚健忘。

养荣汤

【来源】《杨氏家藏方》卷十五。

【组成】白芍药　川芎　熟干地黄（洗，焙）　当

归（酒浸一宿，焙干） 青皮（去白） 姜黄 牡丹皮 五加皮 海桐皮 香白芷各半两 牛膝（酒浸一宿，焙干） 延胡索 没药（别研） 五灵脂（去砂石） 肉桂（去粗皮）各一分

【用法】上锉。每服五钱，水一盏半，生姜五片，乌梅一枚，煎至一盏，去滓温服，不拘时候。

【主治】妇人血海虚弱，气不升降，心悸恍惚，时多惊悸，或发虚热，经候不调，可进饮食。

镇心丹

【来源】《卫生家宝》引俞山人方（见《普济方》卷十六）。

【组成】苁蓉一两（焙干） 牛膝一两（细锉，酒浸，焙） 菟丝子一两（酒浸，煮研） 五味子半两（拣） 人参二两（去芦头） 山药二两 鹿角霜二两 远志二两（去心） 龙齿一两（飞） 黄耆半两（蜜炙） 茯苓二两（白者） 石菖蒲半两 茯神二两（同茯苓一处用柏叶裹定蒸九次）

【用法】上为细末，炼蜜为丸，如梧桐子大。每服三十丸，空心盐米饮或酒盐汤吞下，渐加至四十丸；用辰砂为衣，食后人参汤下，闭目良久。

【功用】常服安神，去百邪，调顺荣卫，补养真气。

【主治】忧愁思虑过伤，心气不足，恍惚惊悸，骨热诸劳，失精乱梦，飞尸鬼疰，肌瘦色黄，食衰倦怠，心腑不利，以致大恐所伤，及吐血便血，种种心疾。

琼方既济丸

【来源】《普济方》卷十七引《卫生家宝》。

【组成】白茯苓 破故纸各一斤

【用法】上为细末，酒糊为丸，如梧桐子大。每服三四十丸，空心食前以温酒米饮送下。

【功用】益心气，补丹田。妇人常服有子。

【主治】为事健忘，神志不安，梦寐惊悸，不思饮食；肾水无所滋养，腰重脚弱，行履少力，精神恍惚，小便频数。

宁心丹

【来源】《普济方》卷十八引《卫生家宝》。

【组成】人参一两 茯神一两 朱砂（细研）乳香（细研） 白附子（微炮）各半两 雄黄一分 紫石英一分 真珠末一分（细研） 桃奴一分 脑子半钱（细研） 麝香一钱（细研） 金箔五十片（研入药）

【用法】上为末，酒煮半夏糊为丸，如鸡头子大，别以金箔为衣。每服一丸，先用灯心汤浸，至睡时磨化，暖水温服；小儿半丸。

【主治】思虑悲忧伤心，惊悸怔忪，睡卧不宁。

镇心爽神汤

【来源】《简易》引《叶氏方》（见《医方类聚》卷一五〇）。

【组成】石菖蒲（去毛）半两 甘草（炙黄）四钱 人参（去芦）赤茯苓（去皮） 当归（酒浸）各三钱 南星（炮）一分 橘皮（去白） 干山药 紫菀（去芦） 半夏（汤洗七次） 川芎（不见火） 五味子（去梗） 细辛（去苗） 柏子仁（微炒） 枸杞子各二钱 酸枣仁（浸，去壳，炒） 通草 麦冬（去心） 覆盆子各一钱半

【用法】上为粗散。每服三钱，水一大盏，加蜜一匙，煎取五分，去滓，入麝香少许，再煎一二沸，放温服，不拘时候。

【功用】镇心安神。

【主治】心肾不交，上盛下虚，心神恍惚，多惊悸，小便频数，遗泄白浊。

人参辰砂丸

【来源】《普济方》卷一〇四引《十便良方》。

【组成】人参（好者，生研）一两（为末） 辰砂（晶明佳者）半两（细研，同人参末研匀）

【用法】上同以糯米粉汁和成锤，煎汤内煮熟，取出放冷，丸如赤豆大。每服二十丸，空心温酒或枣汤送下，一日二次。

【功用】去骨髓内风冷，壮筋力，安神爽思，宽快膈脘，益胃进食。

归神丹

【来源】《是斋百一选方》卷一。

【别名】归神丸（《袖珍方》卷三）。

【组成】颗块朱砂二两　豮猪心二个　灯心三两

【用法】上将猪心切开，入朱砂、灯心在内，麻线系合，于银石器内煮一伏时，取出，不用猪心及灯心，只将朱砂研极细，用真茯神末二两，酒煮薄糊，和朱砂为丸，如梧桐子大。每服九丸至十五丸，加至二十一丸，用去心麦门冬煎汤送下；癫痫至甚者，乳香、人参汤送下；夜寝不安或多乱梦，炒酸枣仁汤送下。

【功用】《慈禧光绪医方选义》：养心安神。

【主治】一切惊忧思虑，或夜寝不安，梦思恍惚，做事多忘；心气不足，癫痫狂乱。

【方论】《慈禧光绪医方选义》：朱砂质重性寒，寒可清热，重可镇怯，功能安神定惊，可治心悸怔忡，失眠惊痫；灯心可清心热；茯神养心安神，诸药合用，养心安神之力甚强。用猪心者，取中医以脏补脏之法。

【验案】惊悸《慈禧光绪医方选义》：光绪帝亲政之后，劳心惊忧，耗气伤神。御医们进呈此补心镇静之药，甚当。

养荣汤

【来源】《女科百问》卷上。

【组成】白芍　川芎　当归　熟地　青皮　姜黄　川姜　丹皮　海桐皮　五加皮　白芷各等分

【用法】上锉。每服五钱，水一盏半，加生姜五片，乌梅一个，煎至一盏，去滓温服，将此药送下紫桂丸七十粒，不拘时候。

【主治】妇人血海虚弱，心悸恍惚，时多惊悸，或发虚热，经候不调。

远志丸

【来源】《魏氏家藏方》卷二。

【组成】酸枣仁（炒，别研）　远志（去心）　白附子（炮）　人参（去芦）　石菖蒲　白茯苓（去皮）　天南星（炮）　龙骨（煅）　麦门冬（去心）　天麻　半夏曲　铁粉各一两　辰砂半两（别研）

【用法】上为细末，炼蜜为丸，如梧桐子大，朱砂为衣。每服三十丸，温酒或人参汤送下，不拘时候。

【功用】安魂定魄，去风涎，镇惊气。

【主治】心气不宁。

养心丹

【来源】《魏氏家藏方》卷二。

【组成】酸枣仁（略炒，去皮，别研作膏）　茯神（去木）　人参（去芦）　绵黄耆（蜜炙）　柏子仁（别研）各一两　当归（去芦，酒浸）　熟干地黄（洗）　远志（去心）　五味子各半两　朱砂一分（研，水飞）

【用法】上为细末，炼蜜为丸，如梧桐子大。每服二十丸，食后、临卧人参汤送下。

【功用】宁心定志，升降真火，调养荣卫。

八物参术丸

【来源】《魏氏家藏方》卷十。

【别名】八物定志丸（《御药院方》卷十一）、八味定志丸（《丹溪心法》卷三）、八物远志丸（《古今医统大全》卷五十）。

【组成】麦门冬（去心）　远志（去心）　菖蒲　茯神（去木）　白茯苓（去皮）　各一两　白术半两（炒）　人参一两（炒，去芦）　牛黄二钱（别研）

【用法】上为细末，次研入牛黄，炼蜜为丸，如黍米大，以朱砂为衣。　每服二三十丸，熟水送下。

【功用】平补心气，安神镇惊，除膈热痰实。

矾石丸

【来源】《续易简》卷一。

【组成】矾石（煅一宿）二两　旋覆花　桂（去粗皮）　枳实（浸，去瓤，麸炒）　人参各五分　干姜　芍药　白术各一两半　茯苓　乌头（炮，去皮）　细辛（　去苗）　大黄（湿纸裹煨）　厚朴（去皮，姜制）　吴茱萸（炒）　芫花（炒）　橘皮各一两　甘遂（炒）一分

【用法】上为末，炼蜜为丸，如梧桐子大。每服五丸，饮送下。未知渐加。

【主治】外寒客搏，内冷相合，气收液聚，化而成

饮，因服热药，自腰以上，复增客热，散而为汗，亡阳内虚，睡中惊悸者。

养气镇心丹

【来源】《普济方》卷十六引《余居士选奇方》。

【组成】远志（去心）二两　人参（去芦头）一两　辰砂一钱（别研）　天门冬（去心）二两　石菖蒲一两（去须）　生龙脑一钱（别研）　白茯苓（去皮）一两

【用法】上为细末，炼蜜为丸，如梧桐子大，用朱砂、龙脑为衣。每服二三十丸，煎人参汤，食后临卧服。

【功用】补心气而实五脏。

朱附丹

【来源】《普济方》卷十八引《余居士选奇方》。

【组成】附子一两（炮，去皮脐）　朱砂半两（研）　茯神一两

【用法】上为末，白面糊为丸，如梧桐子大。每服二十丸，空心盐汤送下。

【主治】心肾不足，气不升降，惊悸，用心过度。

远志丸

【来源】《医方大成》卷五引《济生方》。

【组成】远志（去心，姜汁淹）　石菖蒲各二两　茯神（去木）　白茯苓（去皮）　人参　龙齿各一两

【用法】上为末，炼蜜为丸，如梧桐子大，辰砂为衣。每服七十丸，食后、临卧热汤送下。

【主治】因事有惊，心神不定，夜梦惊堕，小便白浊。

芙蓉丹

【来源】《普济方》卷二二四引《济生方》。

【组成】附子一两（炮）　朱砂半两

【用法】上为末，煮糊为丸。每服五十丸。空心盐汤送下。

【主治】心肾不足，气不升降，用心过度，惊悸多忘。

远志丸

【来源】《仁斋直指方论》卷九。

【组成】远志（姜汁醃，取肉焙）　茯神（去木）　黄耆（炙）　熟地黄（洗）　人参各一两　石菖蒲半两　当归三分

【用法】上为末，粟米糊为丸，如梧桐子大。每服二十丸，米饮送下。

【主治】虚劳惊悸，神气不宁。

加味四七汤

【来源】《仁斋直指方论》卷十一。

【组成】半夏（制）二两半　白茯苓　厚朴（制）各一两半　茯神　紫苏叶各一两　远志（姜汁醮湿，取肉，焙）　甘草（炙）各半两

【用法】上锉。每服四钱，加生姜七片，石菖蒲半寸，大枣二枚，水煎服。

【功用】豁痰散惊。

【主治】

1.《仁斋直指方论》：心气郁滞，惊悸。

2.《杂病源流犀烛》：心悸痛，劳役则头面赤而下重，自烦发热，脉弦，脐上跳。

养心汤

【来源】《仁斋直指方论》卷十一。

【组成】黄耆（炙）　白茯苓　茯神　半夏曲　当归　川芎各半两　远志（取肉，姜汁淹焙）　辣桂　柏子仁　酸枣仁（浸，去皮，隔纸炒香）　北五味子　人参各一分　甘草（炙）四钱

《古今医鉴》有生地黄一钱。

【用法】上为粗末。每服三钱，加生姜五片，大枣二枚，煎，食前服。

【主治】

1.《仁斋直指方论》：心血虚少，惊惕不宁。

2.《医方简义》：劳淋、气淋。

【加减】加槟榔、赤茯苓，治停水怔悸。

【方论】《医方考》：《内经》曰：阳气者，精则养神。故用人参、黄耆、茯神、茯苓、甘草以益气；

又曰：静则养脏，燥则消亡，故用当归、远志、柏仁、酸枣仁、五味子以润燥；养气所以养神，润燥所以润血；若川芎者，所以调肝而益心之母；半夏曲所以醒脾而益心之子；辣桂辛热，从火化也，《易》曰：火就燥，故能引诸药直达心君而补之，《经》谓之从治是也。

【验案】

1.病毒性心肌炎　《中国民间疗法》（2005，2：38）：用养心汤治疗病毒性心肌炎90例，结果：痊愈81例，好转7例，无效2例，总有效率为97.8%，平均疗程为28.5天。

2.冠心病不稳定型心绞痛（心气虚型）　《中医药学报》（2007，4：55）：用养心汤治疗冠心病不稳定型心绞痛（心气虚型）40例，结果：心绞痛的改善情况总有效率为90%，显效率为40%；心电图改善情况总有效率为70%，显效率为25%。

3.老年睡眠障碍：《陕西中医》（2008，29：519）：养心汤加减治疗老年睡眠障碍52例，结果：显效32例，有效15例，无效4例，退出1例，总有效率为90.38%。退出者因不能坚持口服中药而退出。

定心丸

【来源】《仁斋直指小儿方论》卷一。

【组成】北参　远志（姜制，焙）　茯神　天麻　犀角各一分　防风　朱砂一钱　麝一字

方中防风用量原缺。

【用法】上为末，炼蜜为丸，如皂子大，金箔为衣。每服一丸，以薄荷汤调下。

【主治】惊悸烦躁。

温胆汤

【来源】《仁斋直指小儿方论》卷一。

【组成】半夏（制）　枳实各二钱半　茯苓半两　橘红　甘草各一钱半　酸枣仁（温汤浸，去壳）二钱半

【用法】上锉散。每服一钱，入竹茹少许，加生姜、大枣，水煎服。

【主治】小儿惊悸顽痰。

固心丹

【来源】《类编朱氏集验方》卷八。

【组成】通明朱砂三两（用生绢袋盛，浸于无灰酒二碗半中七日，入银石器内慢火煮令九分干，再以井水浸一宿，研成膏）　乳香（以人参汤研如粉，入于朱砂内）　茯神　人参各一两半（并入朱砂、乳香膏内，研）

【用法】上药和匀，入猪、羊心血为丸，如小鸡头子大。每服三二丸，食后临卧以人参、炒酸枣仁煎汤送下。

【功用】益心志，壮心肾，除恍惚惊悸。

茸朱丹

【来源】《医方类聚》卷一五〇引《济生续方》。

【组成】鹿茸（去毛，酒蒸）一两　朱砂半两（细研，水飞，蜜炒尤佳）

【用法】上为细末，煮枣圈肉为丸，如梧桐子大。每服四十丸，午前、临卧炒酸枣仁煎汤送下。

【主治】心虚血少，神志不宁，惊悸恍惚，夜多异梦，睡卧不安。

铁瓮申先生交感丹

【来源】《御药院方》卷三。

【组成】茯神四两　香附子一斤（去毛，用新水浸一夕，炒令黄色）

【用法】上为末，炼蜜为丸，如弹子大。每服一丸，侵晨以降气汤嚼下。

【主治】心血少而火不能下降于肾，肾气惫而水不能上升至心，中焦隔绝，荣卫不和，上则心多惊悸，中则寒痞，饮食减少，下则虚冷遗泄，甚至于阴痿不兴，脏气滑泄。

牛黄铁粉丸

【来源】《御药院方》卷六。

【组成】牛黄（研）二钱半　铁粉（研）　紫石英（研）　白石英（研）　酸枣仁（炒）　茯神（去木）　陈皮（去白）　人参（去芦头）各一两

【用法】上为细末，入研者和匀，面糊为丸，如梧桐子大。每服五十丸，食前煎人参汤下。

【功用】镇心定气。

【主治】惊悸不宁。

聚宝丹

【来源】《医方类聚》卷八十九引《吴氏集验方》。

【组成】琥珀　木香　当归（去芦，净洗）　人参（去芦）　没药（别研）各半两　真珠一钱　辰砂　乳香　麝香当门子各二钱半

【用法】上为细末，冷沸汤为丸，如鸡头子大。食后、临睡温酒磨下一粒；枣汤亦得。

【主治】心疾。

南星膏

【来源】《医方类聚》卷二六〇引《吴氏集验方》。

【组成】天南星一两（腊月以黄牛胆制者）　人参半两（去芦）　防风半两（去芦）　茯神三钱（去皮木）　辰砂（别研）　乳香（去砂石，别研）　全蝎（去毒，微炒）　僵蚕（去丝嘴，炒）　酸枣仁（去壳，秤，炒）各三钱

【用法】上为细末，炼蜜为丸，如鸡头子大，用金银箔为衣。每粒灯心、枣汤送下；如欲久留，以粽子角丸，以薄荷、灯心汤磨下。

【功用】定志祛风。

【主治】小儿夜卧不宁，心神惊悸。

镇心散

【来源】《活幼口议》卷二十。

【组成】四圣汤加朱砂　羌活　防风　天麻

【主治】心神不宁，惊悸烦赤，瘛疭。

茯神汤

【来源】《活幼心书》卷下。

【组成】茯神（去皮木根）一两　人参（去芦）半两　甘草（炙）二钱　当归（去芦尾，酒洗）半两

【用法】上锉。每服二钱，水一盏，煎至七分，温服，不拘时候，子母同服。

【主治】

1.《活幼心书》：心气不足，虚而惊悸，日常烦哭及婴孩生下，羸瘦多惊。

2.《幼科折衷》：惊汗，时时冷汗微出，发根如贯珠，面额上濈濈然。

【加减】微热烦躁，加麦门冬（去心）同煎。

既济解毒丹

【来源】《活幼心书》卷下。

【组成】净黄连五分　黄柏（去粗皮）　黄芩（净者）　大黄各二钱半　肉桂（去粗皮）　枳壳（锉片，麸炒，清油润透一宿，焙干）　白茯苓（去粗皮）各二钱　甘草（生用）七钱

【用法】上除桂不过火，余药锉，焙，仍同桂共为末，滴水乳钵内熟杵为丸，如绿豆大，带润以水飞朱砂为衣，阴干。每服三十至五十丸，用麦门冬熟水送下，不拘时候；吐血、溺血，栀子仁煎汤送下；儿小者，薄荷汤磨化投服。

【主治】小儿中热，睡中咬牙，梦语，惊悸不宁；或吐血、溺血，口渴引饮，手足动摇。

加减小柴胡汤

【来源】《云岐子脉诀》卷三。

【组成】柴胡（去苗）　黄芩各一两　地骨皮　人参　知母　半夏（制）　茯苓各半两　炙甘草三钱　白芍药八钱

【用法】上锉。每服一两，加生姜，水煎服。

【主治】心中恍惚、多悸惊，血虚烦热。

温胆汤

【来源】《医方类聚》卷二十三引《经验秘方》。

【组成】陈皮二钱　半夏一钱半　茯苓一钱　枳实半钱　甘草半钱　远志一钱　酸枣仁半钱

【用法】上作一服。水二盏，加生姜七片，煎至八分，空心温服。滓再煎。

【功用】定心志。

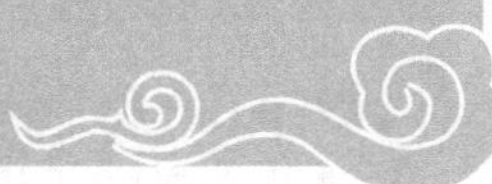

炙羊心

【来源】《饮膳正要》卷一。

【组成】羊心一个（带系桶） 咱夫兰三钱

【用法】上用玫瑰水一盏，浸取汁，入盐少许，签子签羊心于火上炙，将咱夫兰汁徐徐涂之，汁尽为度。食之。

【功用】安宁心气，令人多喜。

【主治】心气惊悸，郁结不乐。

补心丸

【来源】《丹溪心法》卷三。

【组成】朱砂二钱五分 瓜蒌五钱 黄连三钱 归身尾三钱五分

【用法】上为末，猪心血为丸服。

【功用】补心。

朱砂丸

【来源】方出《丹溪心法》卷四，名见《证治准绳·幼科》卷二。

【组成】朱砂 归身 白芍 侧柏叶（炒）各五钱 川芎 陈皮 甘草各二钱 黄连（炒）一钱半

【用法】上为末，猪心血为丸服。

《证治准绳·幼科》本方用法：猪心血为丸，如粟米大。每服一百丸，龙眼汤送下。

【主治】劳役心跳，大虚证。

化毒丹

【来源】《玉机微义》卷五十。

【组成】生熟地黄各五两 天门冬 麦门冬（去心，焙）各三两 玄参二两 甘草（炙） 甜消各二两 青黛一两半

【用法】上为末，入消，炼蜜为丸，如鸡头子大。每服半丸或一丸，水送下。

【主治】

1.《玉机微义》：心胃内热，惊悸。

2.《明医杂著》：胎毒及痘后头面生疮，眼目肿痛，或口舌生疮，口干作渴，大便坚实。

七宝丹

【来源】《普济方》卷十八。

【组成】琥珀 当归（酒浸） 川芎 没药（研）各一两 木香（不焙） 乳香（研） 血竭（研） 辰砂（研）各半两 麝香一钱（别研，旋入）

【用法】上为末，酒糊为丸，如梧桐子大。每服三十丸，温酒送下，空心、日午、临卧各一服。

【功用】大镇心肾，生精养血，安神定志。

茯神散

【来源】《普济方》卷三八五。

【组成】茯神 山药 全蝎 远志 甘草 白附子 荆芥 蝉蜕 朱砂 金箔 麝香

【用法】上为末，灯心汤调下。

【主治】风热惊悸，心虚盗汗。

酸枣仁散

【来源】《袖珍小儿方》卷二。

【组成】人参二钱 茯神五钱 粉草一钱 辰砂五分 麝香少许 麦门冬二钱 远志肉 酸枣仁

方中远志肉、酸枣仁用量原缺。

【用法】上为末。钩藤汤调下。

【主治】惊心不宁，怕怖恍惚。

【加减】内钓，加木香。

天王补心丹

【来源】《奇效良方》卷三十三。

【组成】人参（去芦） 丹参（洗） 白茯苓（去皮） 酸枣仁（洗） 远志（去心） 百部（洗） 石菖蒲（去毛） 柏子仁 桔梗（去芦） 玄参 天门冬（去心） 五味子 茯神（去木） 当归 熟地各等分

【用法】上为细末，炼蜜为丸，每两作十丸，以金箔为衣。食后临卧用灯心、大枣汤化下；或作梧桐子大丸，吞服亦得。

【功用】宁心保神，益血固精，壮力强志，令人不忘；清三焦，化痰涎，祛烦热，除惊悸，疗咽干口燥，育养心气。

秘传加味四物汤

【来源】《松崖医径》卷下。

【组成】当归　川芎　熟地黄　远志　白芍药　人参　甘草　茯神　山栀

【用法】上细切。用水二盏，煎一盏，去滓服。

【主治】心跳。

秘传金箔镇心丸

【来源】《松崖医径》卷下。

【组成】川归身（酒洗）　生地黄（酒洗）　远志（去心）　茯神各五钱　石菖蒲（九节者用）　黄连各二钱五分　牛黄一钱（另研）　辰砂二钱（另研）　金箔十五片

【用法】前六味为细末，入牛黄、辰砂二味末，猪心血为丸，如黍米大，金箔为衣。每服五十丸，煎猪心汤送下。

【主治】忧愁思虑伤心，惕然心跳动，惊悸不安。

温胆汤

【来源】《明医杂著》卷六。

【组成】半夏　枳实各一两　橘红一两五钱　茯苓七钱半　甘草（炙）四钱

【用法】每服一二钱，加生姜、大枣，水煎服。

【主治】胆气怯弱，惊悸少寐，发热呕痰，饮食少思。

交肾汤

【来源】《医学集成》卷三。

【组成】熟地　枣皮　山药　茯神　黄连　肉桂

【主治】心肾不交，心跳。

定心丸

【来源】《万氏家抄方》卷五。

【组成】明天麻　人参　桔梗　远志（去骨）　僵蚕（炒）　羌活　蝉蜕（去头足）　荆芥　薄荷叶　茯苓　白附子（姜汁炒）各二钱　全蝎（去头足）　木香各一钱半　胆星　防风（去芦）各二钱半　山药一钱　甘草三钱

【用法】上为细末，炼蜜为丸，如榛子大，辰砂为衣。薄荷汤送下。

【主治】诸般惊症。

天王补心丹

【来源】《陈素庵妇科补解》卷五。

【组成】白芍　当归　生地　熟地　丹参　远志　麦冬　天冬　玄参　枣仁　杜仲　丹皮　菖蒲　茯苓　茯神　桔梗　柏子仁　石莲肉

【用法】辰砂为衣。

【主治】产后血虚，恍惚无主，似惊非惊，似悸非悸，欲安而惚烦，欲静而反扰，甚或头旋目眩，坐卧不常，夜则更加，饥则尤剧。

辰砂汤

【来源】《丹溪心法附余》卷二十二。

【组成】白芍药　人参　甘草（炙）各一钱　茯苓一钱半　朱砂五分　石莲肉五钱

【用法】上为末，次入朱砂研匀。每服五分，薄荷汤调下。

【功用】退虚热，和胃进饮食。

【主治】心惊邪热。

治要茯苓散

【来源】《校注妇人良方》卷三。

【组成】麦门冬　茯神各一两半　通草　升麻各一两二钱半　赤石脂一两七钱五分　知母一两　大枣十二枚　紫菀　桂心各七钱五分　淡竹茹五钱

【用法】上为末。每服一两，水煎服。

【主治】心经实热，口干烦渴，眠卧不安，或心神恍惚。

【验案】惊悸　《保婴撮要》：一小儿惊悸，睡卧不安，发热饮冷。用治要茯苓散而愈。

养心丸

【来源】《摄生众妙方》卷七。

【组成】柏子仁（择净，微蒸，晒干，去壳）四

两　枸杞子（水洗净，晒干）三两　当归（酒浸）二两　麦门冬（去心）一两　茯神（去皮心）一两　熟地黄（酒洗，蒸）二两　甘草（去粗皮）五钱　黑玄参（洗净）二两　石菖蒲（去尾，洗净）五钱

【用法】除柏子仁、熟地黄蒸过，石器内捣如泥外，余药为细末，和匀，炼蜜为丸，如梧桐子大。每服四五十丸，临睡白汤送下。

【功用】宁心保神，益血固精，壮力强志。

十味安神丸

【来源】《保婴撮要》卷二。

【组成】人参　茯神　麦门冬　山药各二钱　片脑二分　龙齿一钱　朱砂　甘草　寒水石各五分　金箔二片（一方有马牙消）

【用法】上为末，炼蜜为丸，如鸡头子大。灯心汤调下。

【主治】

1.《保婴撮要》：惊。
2.《医钞类编》：神虚惊悸，至夜则啼。

朱砂消痰饮

【来源】《古今医统大全》卷五十。

【组成】牛胆南星半两　朱砂减半（另研）　麝香二分（另研）

【用法】上为末。临卧姜汁汤调服一钱。

【主治】心气痰迷心窍，惊悸。

参枣丸

【来源】《医学入门》卷七。

【别名】安志膏（《济阳纲目》卷五十四）。

【组成】人参　酸枣仁各一两　辰砂五钱　乳香二钱

【用法】上为末，炼蜜为丸，如弹子大。每服一丸，薄荷煎汤化下。

【主治】一切惊心怖胆。

镇心汤

【来源】《古今医鉴》卷八。

【组成】当归一钱二分　川芎七分　生地黄八分　片芩八分　黄连六分　栀子仁七分（炒）　酸枣仁一钱（炒）　远志一钱（制）　麦门冬（去心）一钱　白芍八分

【用法】上锉一剂。加生姜，水煎服。

【主治】心慌。

人参安神汤

【来源】《幼科发挥》卷四。

【组成】麦冬　人参　当归　黄连　枣仁　生地　茯神

【主治】心血不足，惊悸不眠。

参竹汤

【来源】《幼科发挥》卷四。

【组成】麦冬　人参　竹叶　甘草　半夏　小麦　粳米　陈皮　生姜

【主治】《幼科铁镜》：睡中稍闻人声响动，即惊而不寐者，此胆虚之极。或迅雷所惊，抽掣。

安神镇心丸

【来源】《赤水玄珠全集》卷六。

【组成】石菖蒲　远志　人参　茯神　川芎　山药　麦门冬　铁粉　天麻　半夏　南星　茯苓各一两　细辛　辰砂各五钱

【用法】上为末，生姜五两取汁，入水煮糊为丸，如绿豆大，另以朱砂为衣。每服二十五丸，夜卧生姜汤送下，小儿减半。

【功用】消风痰。

【主治】惊悸。

猪心血丸

【来源】《赤水玄珠全集》卷六。

【组成】归身　白芍　侧柏　川芎各五钱　陈皮　甘草　黄连各二钱　朱砂一钱

【用法】猪心血为丸服。

【主治】劳役大虚心跳。

当归补血汤

【来源】《万病回春》卷三。

【组成】当归　芍药　生地黄　熟地黄各三钱　人参五分　白术（去芦）　茯苓（去皮）　麦门冬（去心）　山栀仁（炒）　陈皮各八分　甘草三分　辰砂（研末，临服入）二分　乌梅一个（去核）　炒米一百粒

【用法】上锉一剂。加大枣二个，水煎温服。

【主治】心血少而嘈，兼治惊悸怔忡。

加味八珍丸

【来源】《万病回春》卷四。

【组成】当归（酒洗）二两　南芎一两二钱　白芍（酒炒）一两半　熟地黄（酒蒸，晒干）二两　人参（去芦）二两　白术（去芦，炒）二两　白茯苓（去皮）二两　粉草（蜜炙）七钱　陈皮二两

【用法】上为细末，用首男胎衣一具，长流水洗净，次入麝香二三分，再揉洗，用布绞干，以好酒二升，煮极烂如泥，和前药，如干，再入酒，糊为丸，如梧桐子大。每服一百丸，空心盐汤送下；或酒亦可，晚上米汤下。

【功用】大补血气，壮脾胃，益虚损。

【加减】惊悸怔忡，加远志（甘草水泡去骨）二两、酸枣仁（炒）一两；阴虚火动属虚劳者，去人参一两，加黄柏、知母（俱酒炒）各一两。

养血安神汤

【来源】《万病回春》卷四。

【组成】当归身五分（酒洗）　川芎五分　白芍（炒）五分　生地黄（酒洗）一钱　陈皮五分　白术七分　茯神一钱　酸枣仁七分（炒）　柏子仁五分（炒）　黄连五分（酒炒）　甘草（炙）三分

【用法】上锉一剂。水煎服。

【主治】惊悸。

琥珀养心丹

【来源】《证治准绳·类方》卷五。

【组成】琥珀（另研）二钱　龙齿（煅，另研）一两　远志（黑豆、甘草同煮，去骨）　石菖蒲　茯神　人参　酸枣仁（炒）各五钱　当归　生地黄各七钱　黄连三钱　柏子仁五钱　朱砂（另研）三钱　牛黄（另研）一钱

【用法】上为细末，将牛黄、朱砂、琥珀、龙齿研极细，以猪心血为丸，如黍米大，金箔为衣。每服五十丸，灯心汤送下。

【主治】

1.《证治准绳·类方》：心血虚，惊悸，夜卧不宁，或怔忡心跳。

2.《十二经穴病候撮要》：心虚甚者，多短气自汗，坐卧不安，寐则易觉，多魇。

3.《全国中药成药处方集》（沈阳方）：气血两亏，失眠健忘，四肢倦怠，精神不爽，头晕心烦，口干液短，面黄肌瘦。

【方论】《医略六书》：心虚热炽，心神失养，则心气不宁，故心跳不已，触事易惊焉。生地养心阴以制火，人参补心气以宁心，黄连清心火之妄动，龙齿定魂魄之飞扬，枣仁滋养心神，远志交通心肾，归身养血荣心，茯神安神定志，柏仁养心气，琥珀利心营，菖蒲开心气以通窍，牛黄凉心热以定惊，朱砂镇坠心气、安心神，更以猪心血引之入心，金箔制肝坠热，灯心泄热从小便去也。盖热从下泄，则心火自降而心气和平，安有心跳善惊之患乎？

琥珀地黄散

【来源】《证治准绳·女科》卷五。

【别名】琥珀散（《济阴纲目》卷十二）。

【组成】辰砂　琥珀　没药（并研细）　当归各等分

本方名琥珀地黄散，但方中无地黄，疑脱。《医钞类编》有生干地黄。

【用法】上为细末。每服二钱，空心白汤调下，每日三次。

【主治】血虚多惊，及产后败血诸疾。

醒心散

【来源】《东医宝鉴·内景篇》卷三。

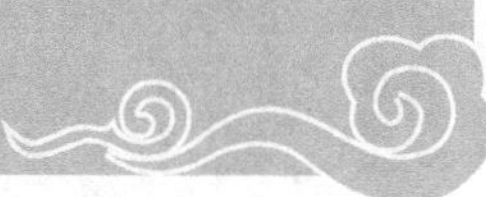

【组成】人参　麦门冬　五味子　远志　茯神　生地黄　石菖蒲各等分

【用法】上锉。水煎服。

【主治】心虚热。

养血安神丸

【来源】《杏苑生春》卷六。

【组成】朱砂五钱　白芍七钱　归身一两　川芎三钱　侧柏叶一两　陈皮五钱　黄连五钱　生草五钱

【用法】上为细末，猪心血为丸。每服三五丸，以菖蒲汤送下。

【功用】安心养血，调气清心。

【主治】心役过度，致血不生，而成惊悸者。

镇心丹

【来源】《杏苑生春》卷六。

【组成】芒消（重煎，淡如白雪，另研）　人参　甘草（生）各五钱　白茯神　干山药各七钱五分　麝香　金箔　朱砂（一半为衣，另研）五钱　寒水石（烧红、放冷，另研）三钱

方中麝香、金箔用量原缺。

【用法】依法制度为末，炼蜜为丸，如芡实大，朱砂与金箔为衣。每服一丸，用薄荷汤化开，临时加龙脑米粒大一块，研细和匀同服。

【主治】惊悸，眠多异梦，随即惊觉者。

安神醒心丸

【来源】《寿世保元》卷五。

【组成】南星末五两　川连末一两五钱（先以姜汁拌浸半日，入南星末调，和匀成饼，于饭甑内蒸半日）　人参末一两五钱　制远志末一两五钱　飞过辰砂（研）七钱五分　琥珀七钱五分　酸枣仁（炒，研末）一两

【用法】上用雄猪心血三个，入竹沥，面糊为丸，如梧桐子大，金箔为衣。每服五十丸，食远白汤送下，小者二三十丸。

【主治】

1.《寿世保元》：小儿大小被惊，神不守舍，痰迷心窍，恍惚健忘，诸痫痴风心风等症。

2.《医学集成》：痰迷心窍所致惊悸。

天王补心丹

【来源】《明医指掌》卷七。

【组成】人参四两　玄参二两　杜仲（炒去丝）四两　天门冬三两　麦门冬三两　远志四两　熟地黄六两　百部三两　桔梗三两　牡丹皮四两　柏子仁四两　五味子四两　甘草二两　茯神四两　茯苓四两　石菖蒲四两　酸枣仁四两

【用法】上为末，炼蜜为丸。每服三钱。

【主治】气血两虚之惊悸。

七福饮

【来源】《景岳全书》卷五十一。

【组成】五福饮加枣仁二钱　远志三五分（制用）

【用法】水二钟，煎七分，食远温服。

【功用】

1.《景岳全书》：收复神气。

2.《笔花医镜》：安神魂，敛心气。

【主治】

1.《景岳全书》：气血俱虚，心脾为甚者。

2.《会约医镜》：大恐大惧，损伤心脾肾气，神消精竭，饮食减少。

3.《笔花医镜》：心血虚惊悸者。

金箔镇心丸

【来源】《景岳全书》卷六十二。

【别名】金箔镇心丹（《中药成方配本》）。

【组成】金箔十二贴（为衣）　朱砂一两（飞）　人参　白茯苓　甘草各半两　山药一两半　牙消一钱半　麝香五分　片脑一分

【用法】上为末，炼蜜为丸。每一钱作十丸，以金箔为衣。每服一丸，薄荷汤化下；或含化亦可。

【功用】《中药成方配本》：益虚镇心，宣郁豁痰。

【主治】风壅痰热，心神不宁，惊悸烦渴，唇焦颊赤，夜卧不安，谵语狂妄。

【宜忌】《中药成方配本》：孕妇忌服。

安志丸

【来源】《济阳纲目》卷五十四。

【组成】人参　白茯苓　白茯神　酸枣仁（酒浸，隔纸炒）　当归　远志　柏子仁　琥珀各半两　乳香　石菖蒲　朱砂各二钱半

【用法】上为末，炼蜜为丸，如梧桐子大。每次三十丸，食后以白汤送下。

【主治】气血虚，梦中多惊。

加味归脾汤

【来源】《医宗必读》卷八。

【组成】人参　炙黄耆　白术　当归　茯苓　酸枣仁各一钱半　远志肉八分　木香　甘草（炙）各五分　龙眼肉二钱　大枣二枚　煨姜三片　菖蒲八分　桂心五分

【用法】水二钟，煎一钟，食后服。

【主治】虚寒心悸而痛。

养血清心汤

【来源】《幼科金针》卷上。

【组成】人参　白术　云苓　甘草　麦冬　枣仁　熟地　归身　远志肉　柏子仁

【用法】加桂元肉，水煎服。

【主治】小儿先天心血不足，睡与不睡之间，偶而闪跳，谓之悸。

【加减】如大病后，睡中闪跳者，加石菖蒲、猪心血。

门冬安神丸

【来源】《症因脉治》卷二。

【组成】拣麦冬　川黄连　生地　白茯神　远志　朱砂　甘草

【主治】心血不足，虚热。

二陈汤

【来源】《诚书》卷八。

【组成】半夏（炮，去脐）　枳实（炒）　酸枣仁（炒）　陈皮各二钱　茯苓五钱　甘草（炙）一钱

【用法】上加生姜、大枣，竹茹一撮，水煎服。

【主治】小儿惊悸烦痰。

八味清毒膏

【来源】《诚书》卷十五。

【组成】牛黄三分　贝母二钱　天花粉一钱　龙脑一分　白茯苓　甘草各五分　牛蒡子（炒）二钱　僵蚕三钱

【用法】上为末，蜜调膏。噙化，金银花汤净口。

【主治】三焦热毒，惊悸痰喘。

安定汤

【来源】《辨证录》卷四。

【组成】黄耆一两　白术五钱　当归五钱　生枣仁五钱　远志三钱　茯神五钱　甘草一钱　熟地一两　半夏二钱　麦冬五钱　柏子仁三钱　玄参三钱

【用法】水煎服。

【功用】生血，大补心肝。

【主治】心虚惊悸。闻声而动惊，心中怦怦，半日而后止，久则不必闻声而亦惊，且添悸病，心中常若有来捕者。

两静汤

【来源】《辨证录》卷四。

【组成】人参一两　生枣仁二两　菖蒲一钱　白芥子三钱　丹砂三钱　巴戟天一两

【用法】水煎服。连服四剂，惊者不惊，而悸者亦不悸也。

【主治】惊悸。

【方论】此方多用生枣仁以安其心，用人参、巴戟天以通心肾，心肾两交，则心气通于肾，而夜能安，肾气通于心，而日亦安也。心肾交而昼夜安，即可久之道也。

镇心丹

【来源】《辨证录》卷四。

【组成】人参　白芍各一两　丹砂一钱　铁落一钱　天花粉一钱　山药五钱　远志二钱　生枣仁五钱　茯苓三钱

【用法】水煎服。

【主治】惊悸。

镇神丹

【来源】《辨证录》卷四。

【组成】人参四两　当归三两　白术五两　生枣仁三两　远志二两　生地三两　熟地八两　白芥子一两　茯苓三两　柏子仁一两　龙骨一两（醋焠用）　虎睛一对　陈皮三钱　麦冬三两

【用法】上各为末，炼蜜为丸。每服五钱，早、晚白滚开水送下。

【主治】心肝血虚，神魂不安，惊悸用安定汤仍不止者。

定悸汤

【来源】《辨证录》卷五。

【组成】白芍　当归各一两　茯神　生枣仁各五钱　半夏　麸炒栀子各三钱　甘草一钱　菖蒲　丹砂末各五分

【用法】水煎服。

【主治】春月伤风，忽然发厥，心下悸。

益心丹

【来源】《辨证录》卷八。

【组成】人参　当归各五钱　麦冬　炒枣仁各一两　天花粉　北五味　远志　神曲　丹砂各一两　菖蒲五分　菟丝子三钱

【用法】水煎服。

【主治】劳心思虑，心血亏损，心火沸腾，夜梦不安，久侧惊悸健忘，形神憔悴，血不华色。

清心丸

【来源】《张氏医通》卷十六。

【组成】黄连三钱　黄芩二钱　西牛黄半钱　郁金一钱半

【用法】上以猪心血为丸，如黍米大，朱砂为衣。三岁儿每服三十丸，灯心汤送下。

【主治】心热神昏，惊悸不宁。

中和补心丹

【来源】《嵩崖尊生全书》卷八。

【组成】麦冬二两五钱　远志　菖蒲　香附各二两　天冬　花粉　白术　贝母　熟地　茯神各一两五钱　人参　当归各一两　牛膝　黄耆各二两　木通八钱

【用法】枣肉为丸。龙眼汤送下。

【主治】悸有痰热，甚者兼咽干烦热者。

人参养荣汤

【来源】《嵩崖尊生全书》卷十。

【组成】人参　麦冬　五味子　地黄　归身　白芍　知母　陈皮　甘草　黄耆（倍加）

【用法】水煎服。

【主治】大病愈后数日，表里虚怯，每饮食及惊动却汗。

补心汤

【来源】《嵩崖尊生全书》卷十二。

【组成】当归一钱五分　川芎　炙草各一钱　生地一钱五分　远志二钱五分　枣仁　柏仁各二钱　人参一钱　琥珀五分　茯神七分　胆星五分　石菖蒲六分

【用法】为丸服更妙。

【主治】血虚颤动，心不宁。

正诚丹

【来源】《重庆堂随笔》卷上。

【别名】正诚露珠丹（《重订通俗伤寒论》）。

【组成】透明辰砂（研极细，每砂一两用甘草水一两煎汤飞净，去头底，晒干，再研再飞，三次为度）　豮猪心中血（丝绵绞去滓，凡砂一两用心血三个，每次一个，拌砂晒干，再拌再晒，三个用讫，再研极细末）

【用法】上以糯米糊为丸，每重七分，阴干得五分，瓷瓶密收。每临文应事或卧时，以一丸噙化。

【主治】殚虑劳神，火升心悸，震惕不寐，遇事善忘。

茯苓汤

【来源】《顾氏医镜》卷五。

【组成】茯苓　远志　菖蒲　竹黄　姜汁　竹沥

【主治】小儿喜惊易悸，痰热内盛。

龙齿清魂散

【来源】《医略六书》卷二十二。

【组成】龙齿三两　人参一两半　归身三两　远志一两半　麦冬三两（去心）　桂心五钱　茯神二两（去木）　细辛三钱

【用法】上为散。每服三钱，加生姜一片，红枣三枚，煎汤调下。

【主治】惊悸，脉弦细涩者。

【方论】心气大虚，寒涎内沃，而心血不足，不能荣心，故惊悸不已焉。人参大补心气，当归营养心血以雄心，麦冬清心润肺以宁心，细辛通心气、搜涤痰涎，茯神渗湿气、清彻神明，远志交通心肾，龙齿定魄安魂，为散，姜、枣汤下，使心血内充，则心气雄壮，而寒涎自化，神志并宁，何惊悸之不瘳哉！此补养温经之剂，为心寒惊悸易惊之专方。

安神熟地黄散

【来源】《医略六书》卷三十。

【组成】熟地五两　人参一两五钱　黄耆（蜜炙）三钱　龙齿（煅）三钱　远志一两五钱　桂心一两五钱　茯神二两（去木）　炙草一两　当归三两

【用法】上为散。水煎五钱，去滓温服。

【主治】悸病脉弦涩者。

【方论】熟地补肾水以上交乎心，人参补心气以下交乎肾，黄耆补气实卫，当归养血益荣，龙齿安魂定魄，远志通肾交心，桂心温营暖血以平肝，茯神定志安神以宁悸，炙甘草缓中以益胃。为散水煎，使心肾交滋，则血气充足，而经脏得养，神志自雄，安有惕然心悸之患。

加味归脾汤

【来源】《医宗金鉴》卷四十八。

【组成】归脾汤加朱砂　龙齿

【主治】妇人产后，忧愁思虑伤心脾，惊悸恍惚者。

定志丸

【来源】《医碥》卷七。

【组成】人参一两五钱　菖蒲　远志　茯苓　茯神各一两　朱砂一钱　白术　麦冬各五钱

【用法】炼蜜为丸服。

【功用】《方剂学》：补心益智，镇怯安神。

【主治】

1.《医碥》：悸。

2.《杂病源流犀烛》：思虑太甚，致心气不足，忽忽善忘，恐怯不安，梦寐不祥者。

金鼎汤

【来源】《四圣心源》卷四。

【组成】甘草二钱　茯苓三钱　半夏三钱　桂枝三钱　芍药三钱　龙骨二钱　牡蛎三钱

【用法】煎大半杯，温服。此阴邪已盛，缓用附子，当燥土去湿，调其脾胃，后以温燥之药熬膏贴之。

【主治】惊悸。

【加减】其上热者，倍芍药以清胆火；下寒者，加附子以温肾水；若病重年深奔豚，凝结少腹，气块坚硬澌寒。

【方论】惊悸之证，土湿胃逆，相火不藏，应用茯苓去湿，半夏降胃，桂枝达肝，芍药敛胆，龙骨、牡蛎藏精聚神，以蛰阳根。阳降根深，则魂谧神安，惊悸不作矣。

加减二陈汤

【来源】《医部全录》卷三二〇。

【组成】陈皮　半夏　茯苓　甘草　枳实　麦门

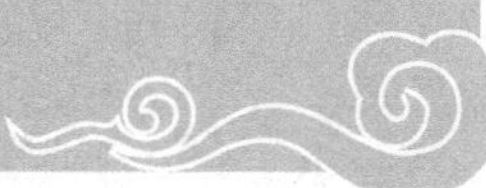

冬　竹茹　炒黄连　炒山栀　人参　白术　当归　辰砂　乌梅　竹沥

【用法】加生姜三片，大枣一枚，水煎，调辰砂末服。

【主治】痰因火动，心苦时跳时止。

清心补血汤

【来源】《杂病源流犀烛》卷六。

【组成】人参　当归　茯神　白芍　枣仁　麦冬　川芎　生地　陈皮　山栀　炙草　五味子

【用法】水煎服。

【主治】劳心思虑，损伤精神，头眩目昏，心虚气短，惊悸烦热。

静神丹

【来源】《杂病源流犀烛》卷六。

【组成】酒当归　酒生地　姜远志　茯神各五钱　石菖蒲　黄连各二钱半　朱砂二钱　牛黄一钱　金箔十五片

【用法】猪心血和丸，如黍米大，金箔为衣。每服五十丸，灯心汤送下。

本方改作散剂，名"静神散"（《中国医学大辞典》）。

【主治】忧思过度，令人惕然心跳动而不自安者。

定志丸

【来源】《医级》卷八。

【组成】人参一两　石菖蒲　茯神　远志各一两　麦冬　白术各五钱　朱砂　牛黄各一钱（研）

【用法】上为末，炼蜜为丸，朱砂为衣。每服五十丸，米饮送下。

【功用】补心神，安魂魄，定志，除痰。

黛蝎煎

【来源】《医级》卷八。

【组成】青黛一钱　钩藤　荆芥　赤芍　连翘各一钱半　羚羊角　甘草各八分　山栀　木通各一钱　全蝎三个

【用法】水煎服。

【主治】肝经风热，挛搐惊悸，及郁火疹斑、疝瘕、疮症、厥阴风火之候。

桂苓散

【来源】《名家方选》。

【组成】芍药　茯苓各三十钱　当归十五钱　干姜　桂心各十钱　甘草五钱

【用法】上为散。每服一钱，白汤送下，日二夜一。

【主治】心腹动悸，诸药不效者。

七味地黄丸

【来源】《会约医镜》卷十。

【组成】熟地八两　枣皮四两　山药四两　茯苓一两　泽泻两半　丹皮二两　肉桂三两　当归三两　白芍二两

【用法】炼蜜为丸。每早淡盐水送下。

【功用】补阴以舒气。

【主治】宗气动能应衣，上或见于胸臆，下或见于脐旁，无时振撼，不能安。

茯神镇惊汤

【来源】《疫疹一得》卷下。

【组成】人参一钱　黄耆一钱半（炙）　当归二钱　茯神三钱　远志一钱半　龙齿二钱（煅）　白芍一钱　麦冬二钱　琥珀一钱（研，冲服）　炙甘草八分　龙眼三枚　灯芯三十寸

【主治】惊悸。

归芍二陈汤

【来源】《古方汇精》卷一。

【组成】当归　白芍（炒）　广皮　茯苓各一钱　炙甘草五分　法制半夏三钱

【用法】加生姜一片，大枣二枚为引，食远服。

【主治】痰饮呕恶，风寒咳嗽；或头眩心悸，或中脘不快，或吃生冷，饮酒过多，脾胃不和。

参归补阴汤

【来源】《医钞类编》卷十三。

【组成】人参　白术　当归　陈皮　黄柏（盐、酒炒）　元参（炙）各少许

【用法】煎服。

【主治】形气俱实，因大恐心不自安，如人将捕之状，夜卧不安，口干不欲食。

【方论】经云："恐伤肾。"此用盐炒黄柏、炙元参引参、术、归、陈等药入补肾足少阴之络也。

驯龙驭虎汤

【来源】《医醇剩义》卷一。

【组成】龙齿二钱　琥珀一钱　真珠母八钱　生地六钱　玉竹四钱　瓜蒌皮三钱　石斛三钱　柏子霜二钱　白芍一钱五分　薄荷一钱　莲子二十粒（打碎，勿去心）沉香四分（人乳磨，冲）

【主治】惊悸气促，喉舌作痛。

大安汤

【来源】《医醇剩义》卷二。

【组成】白芍一钱五分（酒炒）　五味子五分　牡蛎四钱（煅，研）　龙齿二钱　木瓜一钱（酒炒）　枣仁二钱（炒，研）　地黄五钱　人参五钱　茯苓二钱　柏仁二钱

【用法】金器一具，同煎服。

【主治】惊伤气浮，真阳外越，真阴不守，心悸筋惕。

镇惊丹

【来源】《不知医必要》卷二。

【组成】当归三钱　朱砂（研末）二分

【用法】用猪心一只，切片，同蒸。连汁食之。

【主治】夜寐惊悸。

复脉汤

【来源】《医门补要》卷中。

【组成】炙甘草　西洋参　火麻仁　生地　麦冬

【用法】水煎服。

【功用】益阴生脉。

秘旨安神丸

【来源】《饲鹤亭集方》。

【组成】云苓　麦冬各一两五钱　杏仁二两　川贝　川芎　白术　远志各一两　归身　桔梗　甘草各五钱

【用法】炼蜜为丸，朱砂为衣。每服随时酌用。

【主治】心血虚而睡多惊悸，受惊吓而神魂不安。

安魂汤

【来源】《医学衷中参西录》上册。

【组成】龙眼肉六钱　酸枣仁（炒，捣）四钱　生龙骨（捣末）五钱　生牡蛎（捣末）五钱　清半夏三钱　茯苓片三钱　生赭石（轧细）四钱

【用法】水煎服。

【主治】心中气血虚损，兼心下停有痰饮，致惊悸不眠。

【方论】方中用龙眼肉以补心血，酸枣仁以敛心气，龙骨、牡蛎以安魂魄，半夏、茯苓以清痰饮，赭石以导引心阳下潜，使之归藏于阴，以成瞌睡之功也。

【验案】失眠　一媪，年五十余，累月不能眠，屡次服药无效。诊其脉有滑象，且其身形甚丰腴，知其心下停痰也。为制此汤，服两剂而愈。

代参膏

【来源】《中国医学大辞典》。

【组成】潞党参　绵黄耆　于潜术　桂圆肉各等分

【用法】熬成膏子，加白冰糖收贮。滚水调服。

【功用】补中气，生津液，润肺健脾，开胃进食；常服补诸虚，除百病。

【主治】《中药成方配本》：心脾两亏，气血衰弱，心悸神疲，畏寒自汗。

四物安神汤

【来源】《顾氏医径》卷五。

【组成】地黄　当归　白芍　丹皮　枣仁　茯神　龙齿　远志

【主治】小儿善惊易悸，属心虚血少者。

茯神汤

【来源】《顾氏医径》卷五。

【组成】茯神　枣仁　芍药　绵耆　人参　半夏　广皮　生姜

【主治】小儿善惊易悸，触事易惊，胆虚涎冷者。

朱砂安神丸

【来源】《北京市中药成方选集》。

【组成】黄连一钱　甘草二钱五分　熟地三钱　生地二钱　当归五钱　生黄耆一两　枣仁（炒）一两　龙齿（生）六钱　茯苓五钱　柏子仁一两　远志（炙）五钱

【用法】上为细末，炼蜜为丸，朱砂为衣，重三钱。每服一丸，一日二次，温开水送下。

【功用】补气益血，宁心安神。

【主治】气血衰弱，心跳不安，精神恍惚，夜寐难眠。

朱珀镇神丹

【来源】《全国中药成药处方集》（沈阳方）。

【组成】胆南星三钱　朱砂五钱　琥珀四钱　黄连　竺黄　远志　节蒲各三钱　茯神五钱　枣仁三钱　甘草二钱　金箔一钱

【用法】上为极细末，炼蜜为丸，七分重。每服一丸，饭后一时白开水送下。

【功用】镇静，强心，除烦。

【主治】心悸亢进，夜卧不宁，精神恍惚，惊惧多梦，伤脑过度，心跳失眠，怔忡健忘，躁烦急惊。

朱砂安神丸

【来源】《全国中药成药处方集》（天津方）。

【组成】当归　生白芍　川贝　炒枣仁各二两　生地三两　陈皮　麦冬各一两五钱　黄连四钱　茯苓（去皮）一两五钱　甘草五钱　川芎一两五钱　远志肉（甘草水制）五钱

【用法】上为细末，炼蜜为丸，三钱重，每斤丸药用朱砂面三钱为衣，蜡皮或蜡纸筒封固。每次服一丸，白开水送下。

【功用】镇静安神。

【主治】神经衰弱，失眠心跳，思虑过度，记忆不强。

安神丸

【来源】《全国中药成药处方集》（抚顺方）。

【组成】朱砂一两　酒黄连一两半　生地五两　当归二两　甘草五钱　白参　白术　茯神　枣仁各一两　寸冬八钱

【用法】上为细末，炼蜜为丸，每丸二钱重。每服一丸，一日三次，白水送下。

【功用】清热，镇静，安神。

【主治】惊悸，语无伦次；阳痫卒然倒地，昏迷不醒，吐沫抽搐，移时自起；神经刺激太深，发为狂癫，叫骂奔走；神经错乱，不分亲疏，哭笑无定，忧郁欲死。

安神定志丸

【来源】《全国中药成药处方集》（兰州方）。

【组成】酒地四两　圆肉二两　当归二两　于术一两五钱　川芎一两　菖蒲　茯神　远志（炙）各八钱　枣仁一两　黄耆二两　杭芍　党参　炙草各一两

【用法】上为细末，炼蜜为小丸，或每丸三钱重，蜡皮封固。每服三钱，开水送下，或清水汤送下。

【功用】安神定志，益气养血。

【主治】心脏衰弱，惊悸失眠，精神恍惚。

参桂养荣丸

【来源】《全国中药成药处方集》（杭州方）。

【组成】潞党参二两　大熟地二两　远志肉一两　麸炒冬术二两　生白芍三两　陈皮二两　白茯苓二两　全当归二两　五味子一两　炙甘草二两　炙黄耆二两　肉桂一两

【用法】上为细末，用大枣三十枚，生姜一两，煎汤泛丸。每服三至四钱，开水送下。

【主治】脾肺两虚，营养缺乏，惊悸健忘，肌瘦肢倦，寝汗发热；病后元虚血亏，食少便溏。

保身丸

【来源】《全国中药成药处方集》(武汉方)。

【组成】党参三两　牡蛎二两　炙黄耆三两　巴戟天四两　当归三两　龙骨二两　甘草一两　杜仲　补骨脂各二两　续断三两　菟丝子四两　川芎　益智仁各二两　枸杞子四两　酸枣仁三两　淮牛膝　杭白芍各二两　远志四两　白术三两　广陈皮一两　云茯苓三两

【用法】小丸：取上药干燥，为细末，明净粉量加炼蜜 50% ～ 52%，迭成小丸，每钱不得少于二十五粒。大丸：加炼蜜 115% ～ 125%，和成大丸，每丸重二钱。每服二钱，白开水送下。

【主治】精神疲倦，腰酸肢软，虚烦盗汗，心悸不宁。

宁心片

【来源】《中医方剂临床手册》引《中药知识手册》。

【组成】生地　麦冬　丹参　党参　玄参　当归　枣仁　柏子仁　五味子　远志　朱砂

【用法】上为片。每服 6 片，一日二至三次。

【功用】滋阴补血，养心安神。

【主治】阴血虚，失眠，心悸。

珍合灵片

【来源】《中医方剂临床手册》。

【组成】珍珠层粉　灵芝　甘草

【功用】养心安神。

【主治】心律失常，心悸，失眠。

【验案】女性更年期综合征　《上海医药》(2000，1：32)：用珍合灵片治疗女性更年期综合征 36 例，结果：36 例女性绝经期前后诸症肝肾阴虚型及肾阳亏虚型病人的症状积分均有明显下降，治疗前后自身配对 t 检验表明均有极显著差异（$P<0.001$）；改善症状总有效率达 82.35%；能明显减轻女性绝经期前后诸症的各项症状；并能降低肝肾阴虚型及肾阳亏虚型病人亢进的植物神经——交感神经功能。

加味益心汤

【来源】方出《蒲辅周医疗经验》，名见《千家妙方》上册。

【组成】法半夏二钱　茯苓二钱　化橘红一钱半　炙甘草五分　炒枣仁三钱　远志一钱　石菖蒲八分　党参一钱半　枳实八分　松节三钱

【用法】每日一剂，水煎服。

【功用】补益心气，温脾理痰。

【主治】心气不足，兼有脾湿而致心悸（房颤），头晕，冷汗多，便溏，脉右关沉滑，左沉弱，均有结代，舌苔薄白。

五味子汤

【来源】《实用中西医结合杂志》(1993，9：527)。

【组成】人参 10g　五味子 10g　黄芪 30g　麦冬 15g　炙甘草 10g

【用法】每日 1 剂，水煎 2 次分服。

【主治】窦性心动过缓。

【加减】伴心阳虚者，加熟附片 10g。

【验案】窦性心动过缓　《实用中西医结合杂志》(1993，9：527)：治疗窦性心动过缓 87 例，男 56 例，女 31 例；年龄 15 ～ 25 岁 18 例，26 ～ 35 岁 5 例，36 ～ 45 岁 19 例，46 ～ 71 岁 45 例。心气虚 63 例，心阳虚 24 例。结果：显效（3 天内心率提高至 60 次 / 分以上，自觉症状消失者）72 例，有效（4 ～ 7 天心率提高至 60 次 / 分以上，症状显著改善者）15 例，无效（8 天以上心率提高未至 60 次 / 分，症状改善不显著）；总有效率为 100%。

七味广枣丸

【来源】《中国药典》。

【组成】广枣 450g　肉豆蔻 75g　丁香 75g　木香 75g　枫香脂 75g　沉香 75g　牛心粉 75g

【用法】上为细末，过筛，混匀，每 100g 粉末加炼蜜 80～100g，制成大蜜丸，另取朱砂粉末包衣，

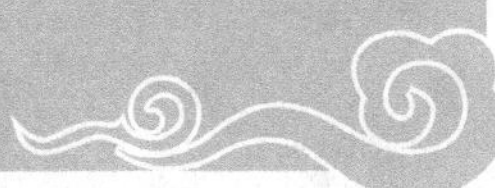

即得。口服，每次1丸，1日1～2次。

【功用】养心益气，安神。

【主治】胸闷疼痛，心跳气短，心神不安，失眠健忘。

天王补心丸

【来源】《中国药典》。

【组成】丹参25g　当归50g　石菖蒲25g　党参25g　茯苓25g　五味子50g　麦冬50g　天冬50g　地黄200g　玄参25g　远志（制）25g　酸枣仁（炒）50g　柏子仁50g　桔梗25g　甘草25g　朱砂10g

【用法】上药朱砂水飞或粉碎成极细粉，其余丹参等十五味粉碎成细粉，与上述粉末配研，过筛混匀；每100g粉末加炼蜜20～30g与适量的水，泛丸，干燥；或加炼蜜50～70g，制成小蜜丸或大蜜丸即得。口服，水蜜丸每次6g，小蜜丸每次9g，大蜜丸每次1丸，1日2次。

【功用】滋阴养血，补心安神。

【主治】心阴不足，心悸健忘，失眠多梦，大便干燥。

补肾益脑片

【来源】《中国药典》。

【组成】鹿茸（去毛）6g　红参9g　茯苓38g　山药（炒）38g　熟地黄81g　当归38g　川芎29g　补骨脂（盐制）60g　牛膝29g　枸杞子30g　玄参29g　麦冬38g　五味子29g　酸枣仁（炒）38g　远志（蜜制）10g　朱砂10g

【用法】上药制成1000片糖衣片。口服，每次4～6片，1日2次。

【功用】补骨益气，养血生精。

【主治】气血两虚，肾虚精亏，心悸气短，失眠健忘，遗精盗汗，腰腿酸软，耳鸣耳聋。

【宜忌】感冒发烧者忌用。

灵宝护心丹

【来源】《中国药典》。

【组成】红参　麝香　牛黄　三七　冰片等

【用法】上药制成浓缩微丸。口服，每次3～4丸，1日3～4次，饭后服用或遵医嘱。

【功用】强心益气，通阳复脉，芳香开窍，活血镇痛。

【主治】心动过缓型病态、窦房结综合征及冠心病心绞痛，对某些心功能不全及部分心律失常的病人也有一定疗效。

【宜忌】少数病人在服药初期偶见轻度腹胀、口干，继续服药后可自行消失，无须停药；孕妇忌服。

养心定悸膏

【来源】《中国药典》。

【组成】地黄120g　麦冬60g　红参20g　大枣60g　阿胶20g　黑芝麻50g　桂枝30g　生姜30g　甘草（蜜炙）40g

【用法】上药制成稠膏约300g。口服，每次15～20g，1日2次。

【功用】养血益气，复脉定悸。

【主治】气虚血少，心悸气短，心律不齐，盗汗失眠，咽干口燥，大便干结。

【宜忌】腹胀便溏，食少苔腻者忌服。

滋心阴口服液

【来源】《中国药典》。

【组成】麦冬　赤芍　北沙参　三七等

【用法】制成口服液。口服，每次10ml，1日3次。

【功用】滋养心阴，活血止痛。

【主治】心悸失眠，五心烦热，少苔质红，脉细数等心阴不足型胸痹心痛。

运脾解郁化痰汤

【来源】《首批国家级名老中医效验秘方精选·续集》。

【组成】瓜蒌20g　薤白10g　姜半夏10g　陈皮10g　川芎12g　苍术10g　神曲10g　枳壳6g　莱菔子10g　香附10g　茯苓15g　甘草6g

【用法】每日一剂，水煎服。

【功用】解郁动脾，化痰祛湿。

【主治】病态窦房结综合征，症见心动过缓，心悸怔忡、心痛闷胀，伴有纳呆，泛恶欲吐，苔厚腻等痰湿中阻证。

【验案】谭某，女，32岁，1993年10月21日初诊。患心率缓慢3月余。既往有心肌炎病史，曾在某医院检查心电图，西医诊断为病窦综合征。现症：心悸怔忡，心胸闷胀，恶心纳差，困倦乏力，舌苔白腻，脉沉迟（脉率52次/分）。辨证为心悸证痰湿阻络型。拟用"运脾解郁化痰汤"原方加麻黄15g（先煎），附子6g，每日一剂，分二次服。服药五天后，心率增至64～68次/分，诸症好转。守方共服二个月，诸症未再发作。

杨氏养心汤

【来源】《首批国家级名老中医效验秘方精选·续集》。

【组成】炙甘草15g　丹参15g　麦冬15g　阿胶10g　党参10g　茯神10g　枸杞10g　女贞子10g　旱莲草10g　五味子6g

【用法】每日一剂，水煎二次，早晚分服。

【功用】滋阴安神，两调心肾。

【主治】心阴虚所致的心悸（心律不齐），胸闷，气短，脉结代等证。

【验案】陈某，男，66岁。1991年9月24日初诊。心慌、气急、胸闷8年，屡治不愈。症渐加重，动则心慌气急，伴神疲乏力，睡眠多梦易醒，颜面发热，形体消瘦，两颧发红，舌暗红苔少，脉细促。心电图报告，心动过速，心率115次/分，心电轴偏移，频发室性早搏。诊断为心悸，证属心阴亏虚，心脉失养。治则滋阴安神，两调心肾。处方：炙甘草15g，白芍15g，麦冬15g，丹参15g，生地10g，阿胶（另包烊化）10g，党参10g，茯神10g，枸杞10g，枣仁10g，女贞子10g，旱莲草10g，五味子6g。随症加减，共服四十剂，经年宿疾即告痊愈。1992年1月5日心电图报告属正常范围，心率85次/分左右，随访三年，未见复发。

养阴益心汤

【来源】《首批国家级名老中医效验秘方精选·续集》。

【组成】红人参6g　麦冬15g　生地12g　阿胶10g　丹参15g　桂枝1～3g　茯苓15g　远志10g　节菖蒲10g　龙骨15g　炙甘草6g

【用法】每日一剂，水煎二次，早晚分服。

【功用】养阴益气，守心安神。

【主治】室性早搏，气阴亏虚型：临床以心悸胸闷，气短易燥，口燥咽干，失眠多梦，头晕或面色不华，舌质微红少苔，脉结代为主症。

【加减】心悸失眠甚者，加琥珀3g（分二次冲服）；气滞血瘀者，加郁金10g，桃红10g，以理气活瘀；气虚甚者，加黄芪30g以益气补中；胸部闷痛者，加薤白10g，檀香10g以理气宽胸。

滋阴和阳汤

【来源】《首批国家级名老中医效验秘方精选·续集》。

【组成】炙甘草12g　人参10g　生地15g　麦冬15g　阿胶12g　麻仁12g　茯神15g　炒山楂10g　砂仁10g　大枣10g

【用法】每日一剂，水煎二次，混匀后二次分服。

【功用】滋阴和阳，益气养血。

【主治】植物神经功能紊乱、心肌病、冠心病等引起的房性或室性期外收缩、心动过速、心房纤颤等。临床特征为：心悸气短，自汗，少寐多梦，胃纳不畅，疲乏无力，脉细或细数，或结代，舌质淡红、苔薄黄或苔剥。

【加减】若触事易惊，心悸不安，宜加龙骨、牡蛎、珍珠母、柏子仁、炙远志等，以重镇潜纳，宁心安神，定惊止悸；胸闷太甚，自感窒息，呼吸不畅，可加郁金、瓜蒌皮、薤白、橘皮等通阳利气，宽胸散痹；胸部刺痛，舌质紫暗，可加三七、丹参、赤芍、制乳没等，以活血消瘀，通络止痛；心烦不寐，口糜生疮，舌质红绛，是心火太旺，则宜加入丹皮、丹参、竹叶、玄参等育阴养血，清火除烦，甚者加黄连，以苦寒直折火势。

【方论】方中炙甘草温阳复脉，人参益气升阳；生地、麦冬滋阴和阳，阿胶、大枣养血益心，麻仁滋阴养血；茯神健脾安神；炒山楂、砂仁运脾化积，导滞消痰。脾气健运则化源不绝，气血充盛，诸药合用，滋阴养血通阳复脉。

【验案】张某，男，40岁。1982年9月10日初诊。心悸气短、神志不安二年。心电图检查，提示“频发性室性早搏”，对症治疗三月余，症状略为好转，惟停药后病情反复，近期病情加重。诊其脉，五、六息即见一止，心悸不安，夜间不眠。遇劳或失眠则心悸加剧，饮食、二便尚可，舌边尖甚红，中有白苔。素嗜烟酒。证属劳心太过，阴液虚而不得濡润，阳气虚而不得畅通，遂致心主受累，而见脉结代心动悸之病。治宜益气补虚，滋阴和阳，宁心安神。处方：炙甘草12g，人参10g，生地15g，阿胶12g，炒麻仁12g，茯神15g，龙骨15g，煅牡蛎12g，桂枝3g，生姜3g，大枣10g。上药一剂分三服，服时兑入米酒半汤匙合服，并嘱其戒烟酒、辛辣之品，以安神摄养为宜。药进15剂，心悸失眠好转，脉搏仍有间隙，惟面部时有浮肿，腹满不适，上方去龙骨、牡蛎、炙草，生地减量，而加茯苓、山楂炭、橘皮、橘络以理气消胀。连服15剂，心悸各证大减，脉搏歇止偶见，乃于前方中加入丹参、柏子仁养心安神。服药30剂后，复查心电图已见正常。

人参珍珠口服液

【来源】《部颁标准》。

【组成】人参30g　珍珠2.5g

【用法】制成口服液，每支10ml，密封，置阴凉处。口服，每次10ml，1日1～2次。

【功用】补气健脾，安神益智。

【主治】心悸失眠，头昏目糊，健忘，乏力等。

力加寿片

【来源】《部颁标准》。

【组成】刺五加浸膏　黄芪　淫羊藿　灵芝　百芍　人参总皂甙　维生素E

【用法】制成糖衣片，密封。口服，每次3片，1日2次。

【功用】补脾益肾，滋阴养血，益智安神。

【主治】因年老体衰出现的疲乏，心悸，失眠，健忘，尿频等。并可用于慢性病恢复期增强体质。

三七蜜精

【来源】《部颁标准》。

【组成】三七提取液200ml　三七叶蒸馏液200ml

【用法】制成口服液。每支10ml，密闭，置阴凉处。口服，每次10ml，早晚各1次，服时摇匀。

【功用】清热平肝，养心润肺。

【主治】心悸，烦躁，眩晕。

乌鸡桂圆补酒

【来源】《部颁标准》。

【组成】龙眼肉20g　乌鸡（去毛爪内脏）20g　香加皮4g　黄芪10g　玉竹8g　当归2g

【用法】制成酒剂，密封，置阴凉处。口服，每次15～30ml，1日2次。

【功用】养阴益心脾，和血通络。

【主治】心悸怔忡，健忘失眠，月经不调，筋骨痹痛。

心达康片

【来源】《部颁标准》。

【组成】沙棘

【用法】制成糖衣片，每片5mg或10mg，密封，置干燥处。口服，每次10mg，1日3次，3个月为1疗程。

【功用】补益心气，化瘀通脉，消痰运脾。

【主治】心气虚弱，心脉瘀阻，痰湿困脾所致心慌、心悸、心痛，气短胸闷，血脉不畅，咳喘等症。

玉金方片

【来源】《部颁标准》。

【组成】人参　海马　制何首乌干浸膏　黄精干浸膏　猕猴桃原汁干粉　猪脑粉　盐酸普鲁卡因　苯甲酸　偏重亚硫酸钾　维生素B_1　维生素E　磷酸三钙　维生素C

【用法】制成糖衣片或薄膜衣片，每片0.25g，密封，防潮。口服，每次2片，1日3次，饭前服用，或遵医嘱。

本方制成胶囊，名“玉金方胶囊”。

【功用】补益元气，滋补肝肾，调气和血。

【主治】因元气亏虚，肝肾不足所致的心悸、胸痹。用于冠心病，动脉硬化，高脂血症，高血糖症及精力不足，老年斑，早衰症。

【宜忌】个别病人服用初期有咽干，轻度腹泻，不影响继续服用；有过敏者应停用。

甲亢灵片

【来源】《部颁标准》。

【组成】墨旱莲 90g　丹参 90g　夏枯草 90g　山药 90g　龙骨（煅）180g　牡蛎（煅）180g

【用法】制成糖衣片，密封。口服，每次 6～7 片，1 日 3 次。

【功用】平肝潜阳，软坚散结。

【主治】心悸、汗多、烦躁易怒、咽干、脉数等症状的甲状腺功能亢进。

【宜忌】腹胀食少者慎用。

田七补丸

【来源】《部颁标准》。

【组成】乌鸡（去毛爪肠）480g　熟地黄 90g　当归 30g　三七（香油炸黄）30g　党参 60g　女贞子（酒炙）30g　香附（醋炙）30g　白术（麸炒）30g　山药 30g　墨旱莲 30g

【用法】制成小蜜丸或大蜜丸，小蜜丸每 100 丸重 21g，大蜜丸每丸重 9g，密封。口服，小蜜丸每次 45 丸，1 日 3 次；大蜜丸每次 2 丸，1 日 2 次。

【功用】补肝益肾，益气养血。

【主治】气血不足引起的面色苍白，心悸气短，精神疲倦，体虚潮热，腰酸腿软，妇女产后失血过多。

【宜忌】血热引起的失血禁用。

宁心宝胶囊

【来源】《部颁标准》。

【组成】真菌虫草头孢

【用法】制成胶囊，每粒装 0.25g，密闭，置阴凉处。口服，每次 1 粒，1 日 3 次，或遵医嘱。

【功用】本品有提高窦性心律，改善窦房结、房室传导功能。

【主治】多种心律失常，房室传导阻滞，难治性缓慢型心律失常，传导阻滞。

宁神灵冲剂

【来源】《部颁标准》。

【组成】柴胡 333g　黄芩 250g　大黄 125g　半夏（制）250g　桂枝 250g　甘草 167g　龙骨 333g　牡蛎 333g

【用法】制成冲剂，每袋装 14g，密封。开水冲服，每次 14g，1 日 2 次。

【功用】舒肝开郁，镇惊安神。

【主治】头昏头痛，心烦易怒，心悸不宁，胸闷少气，惊厥抽搐，少寐多梦。

同仁牛黄清心丸

【来源】《部颁标准》。

【组成】当归　川芎　甘草　山药　黄芩　白芍　麦冬　白术（麸炒）　六神曲（麸炒）　蒲黄（炒）　大枣（去核）　阿胶　茯苓　人参　防风　干姜　柴胡　肉桂　白蔹　桔梗　大豆黄卷　苦杏仁（炒）　牛黄　麝香　水牛角浓缩粉　羚羊角　冰片

【用法】制成水蜜丸或大蜜丸，大蜜丸每丸重 3g，密封。口服，水蜜丸每次 2～4g，大蜜丸每次 1～2 丸，1 日 2 次，小儿酌减。

【功用】益气养血，镇静安神，化痰熄风。

【主治】气血不足，痰热上扰，胸中郁热，惊悸虚烦，头目眩晕，中风不语，口眼歪斜，半身不遂，言语不清，神志昏迷，痰涎壅盛。

【宜忌】孕妇慎用。

壮腰补肾丸

【来源】《部颁标准》。

【组成】熟地黄 400g　山药 200g　泽泻 150g　茯苓 150g　肉苁蓉（制）100g　红参 100g　麦冬 50g　菟丝子（炒）100g　车前子（炒）50g　菊

花100g　远志（制）50g　白术（炒）100g　龙骨（煅）100g　牡蛎（煅）100g　续断100g　当归150g　黄芪150g　首乌藤50g　藤合欢50g　五味子（制）50g

【用法】制成大蜜丸，每丸重10g，密封。口服，每次1丸，1日2次。

【功用】壮腰补肾，益气活血。

【主治】心悸少寐，健忘怔忡，腰膝酸痛，肢体羸弱。

安坤赞育丸

【来源】《部颁标准》。

【组成】香附（醋制）96g　鹿茸24g　阿胶24g　紫河车20g　白芍16g　当归16g　牛膝14g　川牛膝14g　北沙参12g　没药（醋制）12g　天冬11.5g　补骨脂（盐制）11g　龙眼肉10g　茯苓8g　黄柏8g　龟甲8g　锁阳8g　杜仲（盐制）8g　秦艽8g　鳖甲8g　艾叶（炭）8g　白薇8g　延胡索（醋制）8g　山茱萸（酒制）8g　鹿尾7.5g　枸杞子6g　鸡冠花6g　黄芪6g　乳香（醋制）6g　赤石脂（煅）6g　鹿角胶6g　菟丝子4g　肉苁蓉（酒制）6g　鸡血藤4g　寄生4g　琥珀4g　甘草4g　人参2g　乌药3g　丝棉（炭）2g　血余炭2g　白术（麸炒）24g　番红花0.8g　地黄16g　砂仁24g　沉香13g　酸枣仁（炒）16g　续断10g 陈皮14g　橘红8g　川芎12g　泽泻8g　黄芩10g　青蒿6g　远志（制）8g　肉豆蔻（煨）6g　藁本6g　红花4g　柴胡6g　木香2g　紫苏叶5g　熟地黄16g　丹参2g

【用法】制成大蜜丸，每丸重9g，密闭，防潮。口服，每次1丸，1日2次。

【功用】补气养血，调经止带。

【主治】气血两亏和肝肾不足所致之形瘦虚羸，神倦体疲，面黄浮肿，心悸失眠，腰酸腿软，午后低烧，骨蒸潮热，月经不调，崩漏带下，产后虚弱，瘀血腹痛，大便溏泻。

【宜忌】孕妇遵医嘱服用。

安神养心丸

【来源】《部颁标准》。

【组成】熟地黄200g　琥珀100g　当归100g　白术（炒）75g　川芎50g　黄芪（制）100g　甘草50g　党参50g　酸枣仁（炒）50g　石菖蒲40g　白芍（酒炒）50g　远志（制）40g　茯苓40g

【用法】制成大蜜丸，每丸重9g，密封。口服，每次1丸，1日2次。

【功用】补气养血，安神定志。

【主治】气血两亏，机体衰弱，精神恍惚，惊悸失眠。

安神温胆丸

【来源】《部颁标准》。

【组成】制半夏125g　陈皮125g　竹茹75g　酸枣仁（炒）50g　枳实75g　远志（制）50g　五味子50g　人参50g　熟地黄50g　茯苓125g　朱砂25g　甘草50g　大枣50g

【用法】制成大蜜丸，每丸重10g，密封。口服，每次1丸，1日2次。

【功用】和胃化痰，安神定志。

【主治】心胆虚怯，触事易惊，心悸不安，虚烦不寐。

【宜忌】孕妇忌服。

补肾益脑胶囊

【来源】《部颁标准》。

【组成】人参（红参）50g　鹿茸（去毛）8g　酸枣仁（炒）48g　熟地黄103g　茯苓48g　玄参37g　远志48g　麦冬48g　五味子37g　当归48g　川芎37g　牛膝37g　山药（炒）48g　补骨脂（盐制）37g　枸杞子39g　朱砂13g

【用法】制成胶囊，密封。口服，每次3～4粒，1日2次。

【功用】滋肾益气，补血生精。

【主治】气血两亏，阳虚气弱，心跳气短，失眠健忘，遗精盗汗，腰腿酸软，耳聋耳鸣。

【宜忌】感冒发烧者勿服。

灵芝片

【来源】《部颁标准》。
【组成】灵芝 1000g
【用法】制成糖衣片，密封。口服，每次 3 片，1 日 3 次。

本方制成胶囊，名“灵芝胶囊”，制成糖浆，名“灵芝糖浆”，制成颗粒，名“灵芝颗粒”。
【功用】宁心安神，健脾和胃。
【主治】失眠健忘，身体虚弱，神经衰弱，慢性支气管炎，亦可用于冠心病的辅助治疗。

降脂宁颗粒

【来源】《部颁标准》。
【组成】山楂（去核）500g　制何首乌 25g　决明子 25g　荷叶 75g
【用法】制成颗粒剂，每袋重 10g，密封。口服，每次 10g，1 日 3 次。
【功用】降血脂，软化血管。
【主治】心律不齐及高脂血症。

参麦颗粒

【来源】《部颁标准》。
【组成】红参 2g　南沙参 27g　麦冬 45g　黄精 27g　山药 34g　枸杞子 14g
【用法】制成颗粒剂，每袋重 25g，密封。开水冲服，每次 25g，1 日 3 次。
【功用】养阴生津。
【主治】面黄肌瘦，津少口渴，腰膝酸软，食欲不振，头晕眼花，心悸气短，神经衰弱。

参耳五味晶

【来源】《部颁标准》。
【组成】人参 50g　麦冬 50g　银耳 40g　五味子 9g
【用法】制成颗粒剂，每袋装 15g，密闭，防潮。吞服或开水冲服，每次 15g，1 日 2～3 次。
【功用】益气养阴，润肺生津。
【主治】头晕眼花，心悸失眠，久咳伤肺，虚热烦渴，自汗盗汗，神疲乏力。

参茸安神丸

【来源】《部颁标准》。
【组成】红参 100g　丹参 100g　玉竹 200g　柏子仁 60g　山药 120g　玄参 60g　芡实（炒）100g　酸枣仁（炒）80g　肉苁蓉（制）100g　远志（制）80g　五味子 160g　白术（炒）60g　菟丝子（炒）160g　石菖蒲 60g　地黄 120g　桔梗 100g　鹿茸 20g　琥珀 20g
【用法】制成大蜜丸，每丸重 9g，密封。口服，每次 1 丸，1 日 2 次。

本方制成片剂，名“参茸安神片”。
【功用】养心安神。
【主治】身体虚弱，神志不宁，心烦不安，心悸失眠，健忘。

珍合灵片

【来源】《部颁标准》。
【组成】珍珠层粉 200g　灵芝 400g　甘草 200g
【用法】制成糖衣片，密封。口服，每次 3～4 片，1 日 3 次。
【功用】养心安神。
【主治】心悸、失眠等症。

茸血补心丸

【来源】《部颁标准》。
【组成】鹿茸血 10g　川芎 10g　茯苓 50g　首乌藤 50g　酸枣仁（炒）50g　龙齿 50g　当归 35g　谷芽（炒）25g　麦冬 50g　九香虫（炒）25g　人参 10g　石菖蒲 50g　柏子仁 50g　远志（姜制）50g　龙眼肉 50g　合欢花 50g　地黄 50g　朱砂 1g　肉桂 10g
【用法】制成大蜜丸，每丸重 9g，密封。口服，每次 1 丸，1 日 3 次。
【功用】益气养血，养心安神。
【主治】心悸气虚，神志不安，失眠不寐及神经衰弱。

复方三七口服液

【来源】《部颁标准》。

【组成】三七（鲜）170g　黄芪 100g　人参 20g　葛根 14g

【用法】制成口服液，每瓶 10ml，100ml，250ml　3 种规格，置避光容器里，密闭，在冷暗处保存。口服，每次 10 ～ 30ml，1 日 1 ～ 2 次，或遵医嘱。

【功用】抗衰老，扶正培本，益气强心，健脾固本，滋阴润燥，生津止咳

【主治】神倦乏力，气短心悸，阴虚津少，口干舌燥；也用肿瘤病人虚衰及放疗、化疗手术后出现的一切虚症。

养血安神丸

【来源】《部颁标准》。

【组成】首乌藤 150g　鸡血藤 150g　熟地黄 150g　地黄 150g　合欢皮 150g　墨旱莲 150g　仙鹤草 250g

【用法】制成浓缩丸，每 100 丸重 12g，密闭，防潮。口服，每次 6g，1 日 3 次。

本方制成片剂，名“养血安神片”。

【功用】滋阴养血，宁心安神。

【主治】阴虚血少心悸头晕，失眠多梦，手足心热。

养阴镇静丸

【来源】《部颁标准》。

【组成】当归 100g　麦冬 75g　五味子 62.5g　首乌藤 50g　生地黄 50g　茯苓 100g　柏子仁 25g　党参 100g　珍珠母 125g　玄参 75g　丹参 75g　远志 50g　桔梗 50g　朱砂 125g

【用法】制成大蜜丸，每丸重 9g，密闭，防潮。口服，每次 1 丸，1 日 3 次。

本方制成片剂，名“养阴镇静片”。

【功用】滋阴养血，镇静安神。

【主治】心血不足，健忘，心惊不安，心悸失眠。

健心片

【来源】《部颁标准》。

【组成】毛冬青 1430g　三七 72g　红花 54g　丹参 54g　冰片 3.6g　降香 18g　豨莶草 286g

【用法】制成糖衣片，密封。口服，每次 5 片，1 日 3 次。

【功用】活血止痛。

【主治】心肌劳损，心绞痛，动脉硬化等症。

【宜忌】孕妇禁用。

舒心冲剂

【来源】《部颁标准》。

【组成】丹参 400g　北沙参 200g　黄柏 200g　牡蛎 200g　龙骨 100g

【用法】制成冲剂，每袋装 14g，密封。开水冲服，每次 14g，1 日 3 次。

【功用】活血祛瘀，养阴益气，定悸除烦。

【主治】心悸怔忡，心烦失眠。

强身口服液

【来源】《部颁标准》。

【组成】人参 30g　麦冬 200g　黄芪 300g　五味子 100g

【用法】制成口服液，每支 10ml，密封，置阴凉处保存。口服，每次 10ml，1 日 3 次。

【功用】补气提神，固表止汗，生津止渴。

【主治】体质虚弱，心悸气短，虚汗口渴，神疲乏力，食欲不振。

【宜忌】外感风寒者慎用。

强力脑清素片

【来源】《部颁标准》。

【组成】刺五加浸膏 157g　五味子流浸膏 50ml　鹿茸精（10%）28ml　甘油磷酸钠 35g

【用法】制成薄膜衣片，密封。口服，每次 3 片，1 日 2 次。

【功用】补肾健脾，养心安神。

【主治】脾肾两虚，心神失养引起的心悸失眠，食

欲不振，神疲乏力，尿频阳痿，神经衰弱，非器质性功能衰退及妇女更年期综合征见上述证候者。

【宜忌】阴虚火旺者禁用。

补心气口服液

【来源】《新药转正标准》。

【组成】黄芪　人参　石菖蒲　薤白等

【用法】制成口服液。口服，每次10ml，1日3次。

【功用】补益心气，理气止痛。

【主治】气短，心悸，乏力，头晕等心气虚损型胸痹心痛。

参芍片

【来源】《新药转正标准》。

【组成】白芍　人参茎叶皂甙

【用法】制成片剂。口服，每次4片，1日2次。

【功用】活血化瘀，益气止痛。

【主治】气虚血淤所致的胸闷、胸痛、心悸、气短等症。

【宜忌】妇女经期及孕妇慎用。

三、怔　忡

怔忡，是指病人自觉心中剧烈跳动的一种急性病证，以阵发性或持续发作为特点，与心悸本质同而程度异，一般认为怔忡病情比心悸重。系中气虚弱，清阳不升，浊阴不降，心肾不交，上下表里不调，五脏六腑升降失序所致。《景岳全书·怔忡惊恐》认为怔忡由"阴虚劳损所致，且微动亦危，虚甚动亦甚"。《寿世保元》："夫怔忡者，心中不安，惕惕然如人将捕是也，时作时止者。痰因火动。瘦人多是血少，肥人属痰。"治疗总以益气养血，镇静安神为基础。

定志丸

【来源】《医心方》卷三引《深师方》。

【组成】人参二两　茯苓二两　菖蒲二两　远志二两　防风二两　独活二两

【用法】上为末，炼蜜为丸，如梧桐子大。每服五丸，一日二次。

【功用】定风气。

【主治】恍惚健忘，怔忡恐悸，志不定。

十四友丸

【来源】《太平惠民和济局方》卷五（续添诸局经验秘方）。

【组成】熟地黄　白茯苓　白茯神（去木）　人参　酸枣仁（炒）　柏子仁（别研）　紫石英（别研）　肉桂　阿胶（蛤粉炒）　当归　黄耆　远志（汤浸，去心，酒洒，蒸）各一两　辰砂（别研）一分　龙齿（别研）一两

【用法】上为末，同别研四味，炼蜜为丸，如梧桐子大。每服三十丸，食后枣汤送下。

【功用】

1.《太平惠民和济局方》（续添诸局经验秘方）：补心肾虚。

2.《普济方》：补虚益血，收敛心气。

【主治】怔忪昏愦，神志不宁，睡卧不安。

平补镇心丹

【来源】《古今医统大全》卷四十八引《太平惠民和济局方》。

【别名】平补镇心丸（《风劳臌膈》）。

【组成】白茯苓　茯神　麦门冬（去心）　五味子各一两二钱半　车前子　远志（制）　天门冬（去心）　山药（姜汁炒）　熟地黄（酒浸）各一两半　酸枣仁（炒）三钱　人参　龙齿各二两半　朱砂一两半（另研极细为衣）

【用法】炼蜜为丸，如梧桐子大。每服八九十丸，早、晚米饮或温酒送下。

【功用】常服安心神，益荣卫。

【主治】

1.《古今医统大全》引《太平惠民和济局方》：心血不足，时或怔忡，夜多乱梦，如坠岸谷。

2.《风劳臌膈》：心悬如大饥之状者。

参归腰子

【来源】《寿亲养老新书》卷四。

【别名】参归腰子丸（《摄生众妙方》卷七）、壮阳种子方（《墨宝斋集验方》卷上）。

【组成】人参半两（细切） 当归半两（上去芦，下去细者，取中段切） 猪腰子一只

【用法】上以腰子用水两碗，煮至一盏半，将腰子细切，入二味药同煎至八分，吃腰子，以汁送下。有吃不尽腰子，同上二味药滓焙干，为细末，山药糊为丸，如梧桐子大，每服三五十丸。此药多服为佳。

【主治】心气虚损，怔忡而自汗。

金箔琥珀丸

【来源】《圣济总录》卷五。

【组成】金箔三十片（研） 琥珀（研） 丹砂（研） 真珠（研） 白茯苓（去黑皮） 人参 犀角（镑） 天南星（炮）各一两 麝香（研） 龙脑（研）各半两 雄黄（研）四两 牛黄（研）六钱 安息香二两（酒研，滤去沙，熬） 虎睛（研）一对 甘草（炙）半两

【用法】上药各为末，和匀酒煮，安息香膏并蜜为丸，如鸡头大。每服一丸，食后人参汤化下。

【主治】心中风，恍惚忪悸，言语不止。

至宝丹

【来源】《圣济总录》卷四十三。

【组成】生犀角（镑） 生玳瑁（镑） 琥珀（研） 丹砂（研） 雄黄（研）各一两 牛黄半两（与上二味各研匀） 安息香一两半（酒浸，重汤煮令化，滤去滓，约取一两，净研如膏）

【用法】上七味，内六味捣研为末，以安息香膏为丸，如皂荚子大。每服一丸，人参汤送下。小儿量度加减。

【主治】心热胆虚，喜惊多涎，梦中惊魇，小儿惊热，女子忧劳血厥，产后心虚怔忪等疾。

檀香丸

【来源】《圣济总录》卷四十三。

【组成】檀香三两 菖蒲 犀角（镑） 天竺黄（研） 生干地黄（焙） 苏合香油各一两 桂（去粗皮） 甘草（炙） 白茯苓（去黑皮）各三两半 人参 远志（ 去心） 麦门冬（去心）各一两半

【用法】上十二味除苏合香油外，为末。以苏合香油同少酒化入炼蜜为丸，如樱桃大。食后含化一丸。

【主治】心常忪悸，恐惧多忘。

四神丹

【来源】《圣济总录》卷一八五。

【组成】丹砂 雄黄 雌黄 硫黄各一钱

【用法】上为细末，入银锅子内歇口，炭火熔化，滴入水中，令成丸子，如绿豆大。每服二丸，空心温酒送下。

【功用】大补益，济水火。

【主治】

1.《圣济总录》：诸虚。

2.《扁鹊心书》：虚证，怔忡，惊悸，诸般大病。

赤茯苓汤

【来源】《类编朱氏集验方》卷五。

【组成】赤茯苓（去皮） 半夏（炮） 茯神（去木） 陈皮 麦子各一两 沉香 甘草 槟榔各半两

【用法】上锉。每服三钱，水一盏，加生姜五片，煎七分，空心服。

【主治】停饮于胃，怔忡不已。

镇心丹

【来源】《鸡峰普济方》卷十一。

【组成】熟地黄　远志　茯苓　柏子仁　白术各一两半　人参　菖蒲　麦门冬　酸枣仁　木通　百部　贝母　茯神　甘草　朱砂　天门冬　赤石脂心　防风　桂各一两　枣仁四两

【用法】上为细末，炼蜜为丸，如梧桐子大。每服三十丸，人参汤送下；如血气虚弱，食少不眠，煎酸枣仁汤送下。

【主治】忧愁思虑，过伤心气，神色损变，志意沉伏，怔忪恍惚，眩冒恐怯惊怖；及治骨热诸劳，失精乱梦，飞尸鬼注，肌瘦色黄，食少倦怠，夜寝盗汗，胃府气痞；以至大怒小恐所伤，吐血失血，丈夫劳损，妇人血虚，产前产后虚损，种种心疾。

宁肺汤

【来源】《杨氏家藏方》卷八。

【组成】人参（去芦头）　白术　当归（去芦头，洗，焙）　熟干地黄　芎藭　白芍药　甘草（炙）　麦门冬（去心）　五味子　桑白皮　白茯苓（去皮）各半两　阿胶一两（蚌粉炒）

【用法】上锉。每服五钱，水一盏半，加生姜五片，同煎至七分，去滓温服，不拘时候。

【功用】

1.《杨氏家藏方》：安肺消痰，定喘止嗽。

2.《历代名医良方注释》：养阴培元，止咳化痰。

【主治】

1.《杨氏家藏方》：荣卫俱虚，发热自汗，气短怔忡。

2.《普济方》：肺气喘急，咳嗽痰唾。

水仙丹

【来源】《杨氏家藏方》卷九。

【组成】朱砂不拘多少（细研，水飞过，候干）　木通（令为细末）一两　白及一两（锉，用麻油一小盏同入铫子内煎，令药焦黑色为度，去药，更煎油良久，以木箸点油向冷水中，成花子不散，是成。如未，更煎良久。倾入盏内收之）

【用法】上药将煎来油和研细朱砂、木通末，看多少和如软面剂相似，用浓皂角水洗药剂数遍，令油尽，却以清水浸之。每日旋丸如梧桐子大。每服三丸至七丸，空心新水送下。其浸药水一日一换。

【主治】水火不足，精神恍惚，怔忪健忘，遗精白浊，小便淋沥，消渴，吐血、衄血、溺血，及虚烦发热。

四味补心丸

【来源】《杨氏家藏方》卷十。

【组成】当归（酒洗，焙干）二两　朱砂一两（别研）　肉苁蓉（酒浸一宿，焙干）二两　杏仁一百五十枚（汤泡，去皮尖，研成膏）

【用法】上为细末，以杏仁膏同和，如干，以浸药酒煮薄糊添和，杵千余下为丸，如绿豆大。每服三十丸，用米饮或温酒送下，不拘时候。

【功用】益血补心，安神定志。

【主治】怔忪惊悸，恍惚健忘。

定志丸

【来源】《杨氏家藏方》卷十。

【组成】人参（去芦头）　白茯苓（去皮）　石菖蒲　远志（去心）　龙齿　酸枣仁（微炒）　铁粉（别研）　麦门冬（去心，焙干）　朱砂（飞过）　乳香（别研）　麝香（别研）　琥珀（别研）各等分

【用法】上为细末，次入朱砂、铁粉同研匀，绞生地黄汁浸蒸饼为丸，如梧桐子大，别用朱砂为衣。每服二十丸，食后、临卧温熟水送下。

【主治】怔忡健忘，精神恍惚，睡卧不宁，一切心疾。

养心丸

【来源】《杨氏家藏方》卷十。

【组成】茯神（去木）　人参（去芦头）　绵黄耆（蜜炙）　酸枣仁（去皮，别研成膏）各一两　熟干地黄（洗，焙）　远志（去心）　五味子　柏子

仁（别研成膏）各半两　朱砂三分（研细，水飞）

【用法】上为细末，入二膏和匀研细，炼蜜为丸，如梧桐子大。每服五十丸，食后、临卧浓煎人参汤送下。

【主治】忧思太过，健忘怔忡，睡多恐惕，梦涉峻危，自汗不止，五心烦热，目涩昏倦，梦寐失精，口苦舌干，日渐羸瘦，全不思食。

增减定志丸

【来源】《传信适用方》卷二。

【组成】鹿茸半两（酥炙）　远志一两（去心，炒）　菖蒲（炒）　茯神（炒）　酸枣仁（炒）　干地黄（炒）　当归（炒）各一两　人参（炒）　白术（炒）各一两　麝香一分（研入）

【用法】上为末，炼蜜为丸，如梧桐子大。朱砂为衣。每服三十丸，人参汤送下。

【功用】养心肾，安魂魄，滋元气，益聪明。

【主治】健忘差谬，梦寐不宁，怔忡恍惚，精神昏眊。

镇心丹

【来源】《传信适用方》卷二。

【组成】黄耆五两（炙）　干熟地黄二两半（洗）　五味子二两半（去枝梗）　柏子仁二两半（研）　远志二两半（去心）　白茯神五两（去木）　人参五两　酸枣仁五两（去皮，炒）　朱砂三两（别研）

【用法】上为细末，炼蜜为丸，如梧桐子大，以朱砂为衣。每服三十丸，温酒或人参汤送下。恍惚惊悸，怔忡不止，煎人参、茯神汤送下；盗汗不止，麦麸汤送下；乱梦失精，人参、龙骨汤送下；卒暴心痛，乳香汤送下；肌热虚烦，麦门冬汤送下；大便下血，当归、地榆汤送下；中风不语，薄荷、牛黄汤送下。

【功用】安镇心脏，补养心气。常服安神镇心，益寿延年。产后安胎，产后补虚。

【主治】惊忧思虑过伤，心气不足，怔忡盗汗，乱梦失精，卒暴心痛，中风不语，风痫癫狂，客忤不省，悲哭无常，色脱神悴，飞尸鬼注，恍惚惊悸，吐血便血，虚劳羸瘦，病后虚烦，不得眠睡；及胎动不安，产后体虚。

育神散

【来源】《简易方》引《叶氏录验方》（见《医方类聚》卷九十三）。

【组成】人参（去芦）　白术　白茯苓（去皮）　甘草　当归（酒浸）　干姜（炮）　白茯神（去木）　防风　龙骨（别研如粉，临时入）　远志（去心）　紫菀茸　赤石脂（别研细，临时入）　桂心（去皮）　红芍药各等分

【用法】上为末。每服二钱，水一盏，加生姜三片，大枣一枚，煎七分，食后服。

【主治】心气不宁，怔忡健忘，夜梦惊恐，小便白浊。虚弱多惊，神色昏愦，言语无节，有类癫邪，心志不定，饮食无味。

朱雀丸

【来源】《是斋百一选方》卷一引苏韬光方。

【组成】茯神二两（去皮）　沉香半两

《证治宝鉴》引本方有朱砂。

【用法】上为细末，炼蜜为丸，如小豆大。每服三十丸，食后人参汤送下。

【功用】

1.《是斋百一选方》：消阴火，全心气。

2.《本草纲目》：养心安神。

【主治】

1.《是斋百一选方》：心神不定，恍惚不乐，火不下降，时有振跳。

2.《丹溪心法》：心病，怔忡不止。

3.《医灯续焰》：心肾不交，心神不定，事多健忘。

【方论】《医方考》：因惊而得者，名曰惊气怔忡。《内经》曰：惊则气乱。宜其怔怔忡忡，如物之扑也。是方也，茯神之甘平，可以宁心；沉香之坚实，可使下气，气下则怔忡瘥矣。

乳朱砂

【来源】《是斋百一选方》卷一。

【组成】朱砂一两（有墙壁透明者）

【用法】上以石韦叶（以新布拭去毛）裹之，以布线缚定，用人乳汁一小瓯入银盂内，以物覆之，重汤内煮，候乳汁干研细，为丸，如梧桐子大。每服六丸，空心温酒送下。

【主治】一切心气怔忡。

黄耆柏子仁散

【来源】《魏氏家藏方》卷六。

【组成】柏子仁四两（别研） 肉苁蓉（酒浸，去皱皮） 远志（去心）各三两 车前子一两 人参（去芦） 茯苓（白者，去皮） 山药 萆薢 黄耆（蜜炙）各二两

【用法】上为细末。每服方寸匕，空心、食前以酒送下，一日三次。

【功用】安心气。

【主治】怔忡；丈夫腰肾损败。

朱砂安神丸

【来源】《内外伤辨惑论》卷中。

【别名】安神丸（《兰室秘藏》卷下）、朱砂丸（《普济方》卷十六）、黄连安神丸（《保婴撮要》卷十三）、安寝丸（《胎产指南》卷八）。

【组成】朱砂五钱（另研，水飞为衣） 甘草五钱五分 黄连（去须净，酒洗）六钱 当归（去芦）二钱五分 生地黄一钱五分

【用法】上药除朱砂外，四味共为细末，汤浸蒸饼为丸，如黍米大，以朱砂为衣。每服十五丸或二十丸，食后津唾咽下；或温水、凉水少许送下亦得。

【功用】

1.《兰室秘藏》：镇阴火之浮行，以养上焦之原气。

2.《玉机微义》：宁心清神，凉血。

3.《明医指掌》：安胎孕，除烦热。

4.《景岳全书》：清心火，养血安神。

【主治】

1.《内外伤辨惑论》：气浮心乱。

2.《兰室秘藏》：心神烦乱，怔忡，兀兀欲吐，胸中气乱而有热，有似懊憹之状，皆膈上血中伏火，蒸蒸然不安。

【宜忌】

1.《全国中药成药处方集》（南昌方）：忌食辛辣、烟、酒。

2.《全国中药成药处方集》（西安方）：因消化不良，胃部嘈杂，有似烦闷而怔忡不安，或不眠等症忌服。

3.《全国中药成药处方集》（沈阳方）：忌油腻。

4.《医方发挥》：不宜多服或久服，以防造成汞中毒。

朱砂安神丸

【来源】《兰室秘藏》卷下。

【别名】黄连安神丸（《东垣试效方》卷一）。

【组成】朱砂四钱 黄连五钱 生甘草二钱五分

【用法】上为末，汤浸蒸饼为丸，如黍米大。每服十丸，食后津唾咽下。

【主治】心烦懊憹，心乱怔忡，上热胸中气乱，心下痞闷，食入反出。

归脾汤

【来源】《济生方》卷四。

【组成】白术 茯苓（去木） 黄耆（去芦） 龙眼肉 酸枣仁（炒，去壳）各一两 人参 木香（不见火）各半两 甘草（炙）二钱半

【用法】上锉。每服四钱，水一盏半，加生姜五片，大枣一枚，煎至七分，去滓温服，不拘时候。

【功用】《仁术便览》：解郁，养脾阴。

【主治】

1.《济生方》：思虑过度，劳伤心脾，健忘怔忡。

2.《世医得效方》：思虑伤脾，心多健忘，为脾不能统摄血，以致妄行，或吐血下血。

3.《杂病源流犀烛》：思虑伤脾而成劳淋。

【方论】《医碥》：脾气虚寒，不能运血归经，故用参、耆、术、草以补脾，又用木香引之；气虚则易散，故用枣仁以敛肝；血不归经则心失所养而不宁，故用圆眼肉、茯神以补心。

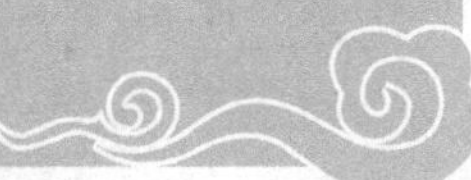

龙齿丹

【来源】《医方类聚》卷一五八引《济生方》。

【组成】龙齿　附子（炮，去皮脐，切片，姜汁浸一宿）远志（去心，甘草煮）酸枣仁（炒，去壳，别研）当归（去芦，酒浸）官桂（去皮，不见火）琥珀（别研）南星（锉，姜汁浸一宿）各一两　木香（不见火）紫石英（煅，醋淬七遍）沉香（别研）熟地黄（酒蒸，焙）各半两

【用法】上为细末，炼蜜为丸，如梧桐子大，朱砂为衣。每服五十丸，不拘时候，用枣汤送下。

【主治】心血虚寒，怔忡不已，痰多恍惚。

茯苓饮子

【来源】《医方类聚》卷一五八引《济生方》。

【组成】赤茯苓（去皮）半夏（汤泡七次）茯神（去木）橘皮（去白）麦门冬（去心）各一两　沉香（不见火）甘草（炙）槟榔各半两

【用法】上锉。每服四钱，水一盏半，加生姜五片，煎至七分，去滓温服，不拘时候。

【主治】痰饮蓄于心胃，怔忡不已。

益荣汤

【来源】《医方类聚》卷一五八引《济生方》。

【组成】当归（去芦，酒浸）黄耆（去芦）小草　酸枣仁（炒，去壳）柏子仁（炒）麦门冬（去心）茯神（去木）白芍药　紫石英（细研）各一两　木香（不见火）人参　甘草（炙）各半两

【用法】上锉。每服四钱，水一盏半，加生姜五片，大枣一个，煎至七分，去滓温服，不拘时候。

【主治】思虑过度，耗伤心血，心帝无辅，怔忡恍惚，善悲忧，少颜色，夜多不寐，小便或浊。

龙齿汤

【来源】《医方大成》卷五引《简易方》。

【组成】官桂二两半　半夏二两（汤泡）人参（去芦）白茯苓（去皮）甘草（炙）当归　龙齿（研）桔梗（炒）茯神（去皮）各一两　远志（去心）枳壳（去瓤，麸炒）各一两半　黄耆（蜜炙）一两

【用法】上为末，每服三钱，水一盏，加生姜三片，大枣一枚，粳米百粒，煎服。

【主治】心下怔忡，常怀忧虑，神思多惊，如堕险地，小便或赤或浊。

宁志丸

【来源】《仁斋直指方论》卷十一。

【别名】宁神定志丸（《北京市中药成方选集》）。

【组成】人参　白茯苓　茯神　柏子仁　琥珀　当归　酸枣仁（温酒浸半日，去壳，隔纸炒香）远志（酒浸半日，新布裹，捶取肉，焙）各半两　乳香　朱砂（别研）石菖蒲各一分

《北京市中药成方选集》无茯神。

【用法】上为末，炼蜜为丸，如梧桐子大。每服三十丸，食后枣汤送下。

【功用】《北京市中药成方选集》：滋阴补气，益智宁神。

【主治】

1.《仁斋直指方论》：心虚血虚，多惊。

2.《景岳全书》：心虚血少，神志不宁而惊悸者；怔忡，癫痫。

3.《北京市中药成方选集》：气血虚弱，神志不宁，心虚多梦，烦躁盗汗。

参乳丸

【来源】《仁斋直指方论》卷十一。

【组成】人参半两　当归一两（晒干）乳香一钱半（研）

【用法】上为末。山药煮糊为丸，如梧桐子大。每服三四十丸，食后枣汤送下。

【主治】心气不足，怔忪自汗。

姜术汤

【来源】《仁斋直指方论》卷十一。

【组成】白姜（生）白术　茯苓　半夏曲各半两　辣桂　甘草（炙）各一分

【用法】上锉。每服三钱，加生姜，大枣，水煎服。

【主治】虚证，停饮怔忪。

天地丸

【来源】《医方类聚》卷一五〇引《济生续方》。

【别名】辟谷丹（《万氏家抄方》卷三）。

【组成】天门冬（去心）二两　熟地黄（九蒸，曝）一两

【用法】上为细末，炼蜜为丸，如梧桐子大。每服百丸，用熟水、人参汤任下，不拘时候。

《万氏家抄方》：炼蜜为丸，如弹子大，每服三丸，温酒或汤下，日进三服。

本方原名天地煎，与剂型不符，据《准绳·类方》改。

【主治】

1.《医方类聚》引《济生续方》：心血燥少，口干咽燥，心烦喜冷，怔忡恍惚，小便黄赤，或生疮疡。

2.《万氏家抄方》：咳血。

3.《济阳纲目》：吐衄，诸药不止。

补阴丹

【来源】《御药院方》卷六。

【组成】磁石（紧者，烧赤，醋淬七次，水飞过，晒干称）三两　鹿茸三两（去毛，酥炙）　生干地黄八两　石斛三两　泽泻三两　官桂一两半（去粗皮）　杜仲二两（细切，炒去丝）　山茱萸三两（生用）

【用法】上为细末，入磁石末同研匀，炼蜜为丸，如梧桐子大。每服五十丸，空心、食前温酒送下，或盐汤送下亦得，日进一服。服二月觉功，一百日见效。

【功用】滋益肾水真阴，镇伏心火大热，坚强骨髓，补养精气，通调血脉，润泽肌肤，交泰心肾。

【主治】发热怔忪，脚膝痹弱。

姜附赤石脂朱砂丹

【来源】《此事难知》。

【别名】朱砂丹（原书同卷）、姜附赤石脂丸（《赤水玄珠全集》卷十三）。

【组成】附子半两　生干姜半两（不炮）　朱砂一两（另研）　赤石脂一两半（水飞）

【用法】上为细末，酒糊为丸，如黑豆大。每服十五至二三十丸，米饮送下；茯苓汤送下尤妙。

【主治】小便数而不禁，怔忡多忘，魇梦不已，下元虚冷，遗尿，精滑，或阳虚精漏不止，或肾气虚寒，脾泄肾泄。

归神丹

【来源】《医方类聚》卷八十九引《经验秘方》。

【组成】丹参　人参（去芦）　石菖蒲各五钱　远志（去心，焙）　酸枣仁（炒）各六钱　柏子仁六钱半　天门冬（去心，焙）　麦门冬（去心，焙）各一两　熟地黄（焙）　干山药各三钱　生地黄三钱半　当归（酒洗，焙）四钱半　茯神粉草各七钱　辰砂　地骨皮　五味子（焙）各五钱　白茯苓七钱半

【用法】上为细末，炼蜜为丸，如龙眼肉大。每服一二丸，临卧噙化。

【主治】一切惊忧思虑，做事多忘，怔忡恐怖；一切心气不足。

【加减】加金箔五片尤佳。

益荣丹

【来源】《瑞竹堂经验方》卷一。

【组成】当归二两（去芦，酒浸，焙）　紫石英（火煅醋淬七次，研细）一两　桑寄生　柏子仁（炒，另研）　酸枣仁（去壳）　小草　木香（不见火）　茯苓（去木）　桑寄生　卷柏叶（酒炙）　熟地黄（洗净，酒蒸，焙）　龙齿各一两（另研）　辰砂半两（另研）

【用法】上为细末，炼蜜为丸，如梧桐子大。每服七十丸，食前用麦门冬汤送下。

【功用】滋血助心。

【主治】思虑伤心，忧虑伤肺，血少气虚，目涩口苦，唇燥舌咸，怔忡，白浊。

秘传酸枣仁汤

【来源】《永类钤方》卷十三。

【别名】酸枣仁汤（《证治准绳·类方》卷一）。

【组成】酸枣仁（泡，去皮，炒）一两　净远志肉　黄耆　莲肉（去心）　罗参　当归（酒浸，焙）　白茯苓　茯神各一两　净陈皮　粉草（炙）各半两

【用法】上锉。每服四钱，水一盏半，加生姜三片，大枣一个，瓦器煎七分，临卧一服。每日三次。

【主治】心肾水火不交，精血虚耗，痰饮内蓄，怔忡恍惚，夜卧不安。

七宝丹

【来源】《普济方》卷十八。

【组成】琥珀　当归（酒浸）　川芎　没药（研）各一两　木香（不焙）　乳香（研）　血竭（研）　辰砂（研）各半两　麝香一钱（别研，旋入）

【用法】上为末，酒糊为丸，如梧桐子大。每服三十丸，温酒送下，空心、日午、临卧各一服。

【功用】大镇心肾，生精养血，安神定志。

调中益气丹

【来源】《杂病治例》。

【组成】人参　归身　茯神　远志　干山药　生地　酸枣仁　辰砂　陈皮各一两　白术一两半　牡蛎（煅）二两　麦门冬　黄连各半两　生甘草一两　枳实（炒）七钱　半夏（制）八钱

【用法】上为末，酒糊为丸，如梧桐子大。每服四五十丸，食远白汤送下。

【功用】导痰清神。

【主治】怔忡。

加味导痰汤

【来源】《伤寒六书》卷三。

【组成】茯苓　半夏　南星　枳实　黄芩　白术　陈皮　甘草　桔梗　黄连　瓜蒌仁　人参

【用法】水二钟，加生姜三片，大枣二个，水煎服。临服捶法入竹沥、姜汁温服，年力壮盛，先用吐痰法，次服此汤。

【主治】

1.《伤寒六书》：因内伤七情，致痰迷心窍。神不守舍，而憎寒壮热，头痛，昏沉迷闷，上气喘急，口出涎沫。名曰挟痰。

2.《证治宝鉴》：痰饮而致怔忡，心中惕惕然摇动，不得安静，无时而作，头时眩，或时头痛，或吐痰，或气口大滑于人迎，其人喜暗恶明。痰证而致多卧，恶亮羞明，喜朝里睡。

3.《张氏医通》：湿热痰饮，眩晕痰窒。

加减四物汤

【来源】《万氏家抄方》卷二。

【组成】当归　芍药　生地　茯神　酸枣仁（炒）　远志

【用法】水一钟半，煎至七分，通口服。

【主治】瘦人血少，怔忡无时，但觉心跳。

虎犀丹

【来源】《万氏家抄方》卷二。

【组成】虎睛一对（微炒）　犀角八钱　羚羊角八钱　麦门冬五钱（去心）　生地一两（酒洗）　胆星二两　黄连（姜汁炒）一两　山栀仁（姜汁炒）二两　贝母一两　远志（甘草汁浸，去骨）一两五钱　石菖蒲一两　明天麻一两　枣仁一两（炒）　辰砂（水飞，为衣）一两　麝香二钱　甘草（炙）五钱　金箔十片　当归（酒洗）二两　人参一两五钱　茯神（去木）一两

《丹台玉案》有半夏，无贝母、当归。用法为：每服三钱。

【用法】上为末，炼蜜为丸，如梧桐子大。每服百丸，灯心、竹叶汤送下，临睡、五更各一服。

【主治】七情所伤，心神惑乱异常，怔忡惊悸及痫证。

驻阳小丹

【来源】《韩氏医通》卷下。

【组成】茯神四两（去木） 赤石脂（火煅存性）四两 辰砂（水飞）二两 乳香二两（灯心研）川椒二两（净，以炭烧黄土地至通红，扫净，置椒于上，以瓦缶掩之，令为出汗）

【用法】上为细末，以人乳和稀剂，入鹅、鸭蛋壳内，糊封完固，加以绛袋，令体洁妇人带于胸乳之间，四十九日，日夕不离，取出干透则成，否则坏。再研，枣肉为丸，如绿豆大。每日空心人乳送下，或人参、麦冬汤代之，临时酒下也可。

【主治】心血不足，怔忡健忘等疾。

归脾汤

【来源】《正体类要》卷下。

【别名】归脾散（《古今医鉴》卷八）、加味归脾汤（《古今医鉴》卷十一）、归脾饮（《痘学真传》卷七）、归脾养营汤（《疡科心得集》卷上）、归脾丸（《丸散膏丹集成》）、人参归脾丸（《北京市中药成方选集》）、白归脾丸（《全国中药成药处方集》福州方）。

【组成】白术 当归 白茯苓 黄耆（炒） 龙眼肉 远志 酸枣仁（炒）各一钱 木香五分 甘草（炙）各三分 人参一钱

《口齿类要》无姜、枣。

【用法】加生姜、大枣，水煎服。

【功用】

1.《兰台轨范》：心脾同治，生血调经。

2.《古今医彻》：益心神，调荣血。

3.《医镜》：养血安神。

【主治】

1.《正体类要》：跌扑等症，气血损伤；或思虑伤脾，血虚火动，寤而不寐；或心脾作痛，怠惰嗜卧，怔忡惊悸，自汗，大便不调；或血上下妄行。

2.《口齿类要》：思虑伤脾，血耗唇皱；及气郁生疮，咽喉不利，发热便血，盗汗晡热。

3.《内科摘要》：思虑伤脾，健忘少食，肢体重痛，月经不调，赤白带下，疟痢。

4.《疠疡机要》：忧思伤脾，身发赤痕，或搔破成疮，咳吐痰血。

5.《医方考》：饮食太饱伤脾，脾伤则面黄善卧。

6.《证治汇补》：喜恐惊劳，气散于内，房劳后着气，厥逆不省，少顷复醒，而脉虚细者。

7.《医宗金鉴》：虚劳烦热，时时恍惚。忧思伤脾，脾不摄血，经断复来。痘色灰白陷下而便血者。乳房结核坚硬，大者如梅，小者如李，按之不移，推之不动，时时隐痛，皮色如常。

8.《杂症会心录》：中风，脾肾大败。湿饮不行，则痰起于脾，头重眼花，脑转眩冒，食饮不甘，脉象缓者。

9.《兰台轨范》：乳母脾经气郁，致儿为患。《杂病源流犀烛》：因思虑过度，而致癫狂。虚损劳瘵，而见泄泻。疟痨。

10.《会约医镜》：思虑伤脾，不思饮食；或少食即胀；或火不生土，而时食时吐，脾虚生痰，其痰易来，或满口痰水，或夜间更甚。思虑惊恐而阳萎者。

【方论】

1.《医方考》：五味入口，甘先入脾。参、芪、苓、术、甘草，皆甘物也，故用之以补脾；虚则补其母，龙眼肉、酸枣仁、远志，所以养心而补母；脾气喜快，故用木香；脾苦亡血，故用当归。

2.《古今名医方论》罗东逸：方中龙眼、枣仁、当归，所以补心也；参、芪、术、苓、草，所以补脾也。立斋加入远志，又以肾药之通乎心者补之，是两经兼肾合治矣。其药一滋心阴，一养脾阳，取乎健者，以壮子益母；然恐脾郁之久，伤之特甚，故有取木香之辛且散者，以阖气醒脾，使能急通脾气，以上行心阴，脾之所归，正在斯耳。

3.《绛雪园古方选注》：归脾者，调四脏之神志魂魄，皆归向于脾也。参、术、神、草四君子汤以健脾胃，佐以木香醒脾气，桂圆和脾血，先为调剂中州；复以黄芪走肺固魄，枣仁走心敛神，安固膈上二脏；当归入肝，芳以悦其魂；远志入肾，辛以通其志，通调膈下二脏，四脏安和，其神志魂魄自然归向于脾，而脾亦能受水谷之气，灌溉四旁，荣养气血矣。独是药性各走一脏，足经方杂用手经药者，以黄芪与当归、枣仁与远志有相须之理，且黄芪味入脾而气走肺，枣仁味入肝而色走心，故借用不悖。四君子汤用茯苓，改用茯神者，以苓为死气，而神得松之生

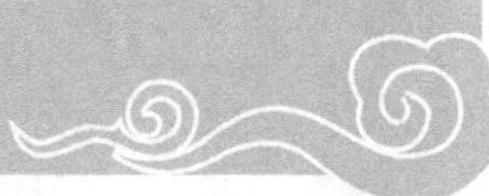

气耳。

4.《医林纂要探源》：此方主于滋血，故以人参为君，参、芪、甘、术，皆补脾为滋血之主，脾厚而不生湿则生血矣；龙眼甘补滋润，所以为生血之佐；木香、远志则又能升肾水，以由肝而达之心脾；当归以厚肝之脏；枣仁以节心之用，茯神以止心之妄。

5.《续名医类案》：归脾汤兼补心脾，而意专治脾，观其于甘温补养药中加木香醒脾行气可以见矣。龙眼、远志虽曰补火，实以培土，盖欲使心火下通脾土，而脾益治，五脏受气以其所生也，故曰归脾。

6.《罗氏会约医镜》：凡治血症，须按三经用药，以心主血，脾统血，肝藏血。此方三经之主也。远志、枣仁，补肝以生心火；茯神、龙眼，补心以生脾土；参、芪、术、草，补脾以固肺气。土患燥，当归以润之；土患滞，广香以疏之，总欲使血归于脾也。

7.《成方便读》：夫心为生血之脏而藏神，劳即气散，阳气外张，而神不宁，故用枣仁之酸以收之，茯神之静以宁之，远志泄心热而宁心神，思则脾气结，故用木香行气滞、舒脾郁，流利上中二焦，清宫除道，然后参、芪、术、草、龙眼等大队补益心脾之品以成厥功，继之以当归，引诸血各归其所当归之经也。

8.《沈氏女科辑要笔正》：归脾汤方，确为补益血液专剂。其不曰补血而曰归脾者，原以脾胃受五味之精，中焦化赤，即是生血之源。但得精气归脾，斯血之得益，所不待言，制方之旨，所见诚高。药以参、术、归、芪为主，而佐之木香、远志，欲其流动活泼，且不多用滋腻导滞之品，尤其卓识。

9.《医方集解》：此手少阴，足太阴药也。血不归脾则妄行。参、术、黄芪、甘草之甘温，所以补脾；茯神、远志、枣仁、龙眼之甘温酸苦，所以补心（远志苦泄心热，枣仁酸敛心气），心者脾之母也。当归滋阴而养血，木香行气而舒脾，既以行血中之滞，又以助参、芪而补气。气壮则能摄血，血自归经，而诸证悉除矣。

【实验】

1.对小鼠记忆行为等的影响 《沈阳药学院院报》（1992，1：41）：取白术、茯神（去木）、黄芪（去芦）、龙眼肉、酸枣仁（炒，去壳）各30g，人参、木香（不见火）各15g，甘草（炙）7.5g。经水浸泡4小时后，煎煮0.5小时，2次，过滤后合并滤液，水溶液浓缩成1g（生药）/ml水煎液。用前离心，取上清液。实验取雄性小鼠，体重（20.0 ± 1.2）g（S D），实验组灌服归脾汤煎剂15.0g（生药）/1kg，对照组灌服等容量生理盐水，模型组按一般实验要求给药。用跳台、避暗和水迷宫法观察本方对小鼠记忆行为的影响，结果发现：（1）有明显增强正常小鼠记忆力获得的作用；（2）能显著对抗东莨菪碱所致的记忆障碍作用；（3）有非常显著的抑制胆碱酯酶活性的作用；（4）对小鼠肝、脑过氧化脂质生成有显著抑制作用；（5）对小鼠脑内脂褐质生成有显著抑制作用；（6）对小鼠血浆中SOD活性呈剂量依赖性激活作用；（7）随归脾汤剂量增加，CAT活性呈一定增强趋势。

2.抗氧化作用 《中国中药杂志》（1991，12：752）：应用本方：党参20g，龙眼肉20g，黄芪20g，当归2g，甘草5.4g，白术20g，茯苓20g，酸枣仁20g，木香10g，远志2g。经水浸泡4小时后，煎煮30分钟，共2次，合并滤液，浓缩使成1.2g生药/ml药液。进行抗氧化实验：结果表明：本方能抑制小鼠脑干中过氧化脂质的生成，并对脑内脂褐素生成也有显著抑制作用，并可提高机体超氧化物歧化酶和过氧化氢酶活性，这也是本方降低自由基诱发过氧化反应的重要机制之一。

3.抗休克作用 《中医杂志》（1963，7：270）：应用归脾丸煎液10g/kg灌胃给药，有抗小白鼠烫伤休克的作用，在统计学上有显著差异；归脾丸煎液5g/kg静脉注射，对家兔烫伤休克期的血压、肠管、呼吸、血糖均有好的影响。

4.抗应激作用 《中成药》（1996，12：28）：秦氏等研究证明归脾汤能提高机体抗应激能力；延长小鼠游泳时间、耐缺氧、耐低温、耐高温效果极显著，均与人参近似。

5.抗抑郁作用 《辽宁中医药大学学报》（2006，2：119）：实验观察归脾汤对抑郁模型大鼠行为学及血清雌二醇含量的影响，结果显示：与正常对照组比较，模型组与盐水组行为学指标及雌二醇含量显著下降，中药组行为学得分及雌二醇含量无明显变化，提示归脾汤具有明显的抗抑郁作用。

【验案】

1.心悸　《续名医类案》：马元仪治一人患心悸症，肢体倦怠，或以阴虚治之不效。诊其脉浮虚无力，盖得之焦劳思虑伤心也。心之下脾位，脾受心病，郁而生涎，精液不生，清阳不布，故四肢无气以动而倦怠也。法宜大补心脾，乃与归脾汤20剂，即以此方作丸，服之痊愈。

2.痿证　《山东中医学院学报》（1977，4：62）：于某，男，17岁。因下肢肌肉活动无力，双手指不能伸握20天就诊。症见面色无华，神疲乏力，舌质淡，苔薄白，脉沉细无力。给予归脾汤加伸筋草30g，活血藤30g治疗。服6剂后，双手指已能握伸，下肢活动明显有力，又服3剂，再诊手指及下肢活动已恢复正常，又给归脾丸1盒以巩固疗效。

3.带下　《山东中医学院学报》（1977，4：60）：马某，女，33岁。近1年来白带多，蹲下时白带滴流而下，质清稀，无臭味。就诊时面色无华，全身无力，背寒肢麻，舌质淡，苔薄白，脉细弱。诊断为脾气虚弱，寒湿带下，方用归脾汤治疗，3剂后，白带即止。

4.神经衰弱　《中华医学杂志》（1958，10：989）：应用归脾丸治疗神经衰弱100例。结果：显效19例，改善72例，无效9例。临床实践表明归脾丸对病程短、病情轻者疗效好。对各种抑郁、倦怠、催眠状态及工作能力低下的病例疗效好；对机体处于兴奋状态，如好急躁、易怒的病例，则效果不满意。用药时间一般需2～4月，用药总量1000～2000g，但对病程短、病情轻者剂量可酌减。

5.更年期综合征　《上海中医药杂志》（1985，5：31）：应用本方去龙眼肉，加白芍10g，煅龙牡15g（打碎先煎）为基本方，面赤者加地骨皮或粉丹皮10g，情绪不稳易激动者加浮小麦30g，水肿者加茯苓皮6g，每日1剂，水煎服，治疗更年期综合征18例。结果：治愈13例，好转5例。

6.视疲劳　《山东中医杂志》（1982，2：86）：应用本方结合全身及眼部的不同证候加减用药，目胀痛者加川芎、石决明；眼干涩者重用当归或加白芍、地黄等；每日1剂，水煎，分2次服。治疗视疲劳39例，病程5个月至3年。结果：持续用视力半小时以上，无视疲劳出现，停药后观察半年以上未复发者为治愈，共17例；持续用视力半小时以上出现较前减轻的视疲劳者为显效，共10例；视疲劳不同程度减轻者为有效，共5例，无效7例。

7.经行头痛　《河南中医》（1994，5：324）：用归脾汤加减治疗经行头痛39例。临症加减：经前疼痛烦躁者，去远志，加菊花、夏枯草、牛膝；经期及经后疼痛者，加阿胶、川芎；恶心呕吐者，加竹茹；巅顶疼痛者，加白蒺藜、桃仁；少腹痛者，加元胡。经前3天到经期1周内每日1剂，水煎早晚分服，共服药10天为1疗程，连服2～3个疗程。结果：服药3个疗程后，32例痊愈（月经前后均如常人），4例好转（服药后疼痛明显减轻），3例无效（服药后头痛无明显改善）。

8.十二指肠溃疡　《甘肃中医学院学报》（1999，3：21）：用本方加减治疗十二指肠溃疡疼痛32例，并与25例用雷尼替丁胶囊治疗者作对照观察。结果：治疗组痊愈（症状体征消失，纤维胃镜复查溃疡愈合，炎症消失）24例，显效8例，总有效率为100%；对照组痊愈5例，显效15例，总有效率为80%。两组比较差异显著。

9.崩漏　《江苏中医》（1995，10：25）：用归脾汤加减：黄芪、白术、党参、当归、茯苓、甘草、蒲黄、益母草、仙鹤草、旱莲草为基本方，气虚明显者，重用黄芪、党参；血虚者，加阿胶、首乌；阴虚血热者，加生地、丹皮、黄芩；气滞血瘀者，加香附、乌药、丹参、桃仁。治疗崩漏42例。结果：痊愈27例，好转9例，总有效率为85.7%。

10.紫癜　《广西中医药》（1995，5：25）：以本方加减，治疗慢性原发性血小板减少性紫癜20例，结果：临床治愈（无出血症状，BPC恢复正常，停药6个月以上无复发）11例，显效（出血症状消失，BPC上升$>30\times10^9/L$）5例，有效（出血症状基本消失或明显好转，BPC有所上升$<30\times10^9/L$）2例，无效2例，用药时间30～120天，平均60天。

11.缺铁性贫血　《山西中医》（1997，2：14）：以本方为基本方，偏气虚者加重黄芪、党参用量；偏血虚者加重阿胶、当归用量；偏阳虚

者加淫羊藿、炮姜；偏阴虚者加生地、丹皮，治疗缺铁性贫血32例。结果：显效13例，有效17例，无效2例，总有效率为93.75%。

12.早搏　《山东中医杂志》（2006，5：359）：用归脾汤治疗早搏38例，10天为1疗程。结果：痊愈（经治1～3疗程，随访未复发）23例，占60.5%；显效（治疗5疗程，症状明显好转，或心悸、胸闷、脉结代有轻度偶发）10例，占26.3%；有效（治疗3疗程，心悸、胸闷、脉结代有改善但仍有发作）3例，占7.9%；无效（治疗3疗程，心悸、胸闷、脉结代无明显改善）2例，占5.3%；总有效率94.7%。

加味宁志丸

【来源】《扶寿精方》。

【别名】加味安志丸（《济阳纲目》卷五十五）。

【组成】白茯苓（去皮）　人参　远志（甘草煎汤，浸软去木）　菖蒲（寸九节者，米泔浸）　黄连（去毛）　酸枣仁（水浸，去红皮）　柏子仁（如法去壳）各一两　当归（酒洗）　生地黄（酒洗）各八钱　木香四钱（不用火）　朱砂（研，水飞）一两二钱（半入药，半为衣）

【用法】上为末，炼蜜为丸，如绿豆大。每服五六十丸，饥时用麦门冬（去心）煎汤送下。

【主治】虚惫精神恍惚，心思昏愦，气不足，健忘怔忡。

加减补心汤

【来源】《扶寿精方》。

【组成】白茯苓　归身　远志（去心）　黄柏　知母　生地黄　陈皮　酸枣仁（去皮）　麦门冬各五钱　人参　石菖蒲　白术　甘草各三钱　白芍药五钱（炒）

【用法】上锉。水二钟，煎八分，三六九日服，暑月尤宜。

【主治】

1.《扶寿精方》：诸虚健忘。

2.《寿世保元》：惊悸怔忡。

壮胆镇惊丸

【来源】《扶寿精方》。

【组成】橘红（水润，去白）　枳实（水浸，去瓤）　当归（酒洗）各五钱　熟地黄（水洗，姜汁浸蒸）　天门冬（泔水润，去心）　白茯苓（去皮木）　远志（甘草水煮软，去木）各一两　甘草（生用）五钱　白石英（火煅，醋淬七次）三钱（如无真者，银箔代之）

【用法】上为末，粳米糊为丸。每服五十丸，饥时以沸汤送下，每日二次。

【主治】诸虚，精神恍惚，心思昏愦，气不足，健忘怔忡。

加味定志丸

【来源】《丹溪心法附余》卷十。

【组成】远志二两　人参一两　菖蒲二两　白茯苓三两　琥珀　郁金

方中琥珀、郁金用量原缺。

【用法】上为末，炼蜜为丸，如梧桐子大，朱砂为衣。每服三十丸，米汤送下。

【主治】痰迷心膈，惊悸怔忡。

安神定志丸

【来源】《活人心统》卷下。

【组成】人参七钱　远志（去心）一两　茯神（去木）　龙齿七钱　枣仁一两　当归一两　琥珀三钱　朱砂七钱　麦冬（去心）五钱　金箔十张　银箔十张　甘草五分　天竺黄五钱　生地（酒洗）一钱五分（焙干）

方中茯神用量原缺。

【用法】上为末，炼蜜为丸，如龙眼大，金银箔为衣。每服三丸，灯心汤化下。

【主治】阴虚血少，神不守舍，恍惚怔忡，健忘。

养心丹

【来源】《活人心统》卷下。

【组成】远志（去心）七钱　当归　熟地　阿胶（炒）　柏子仁　酸枣仁　黄耆　茯神　龙齿　茯

苓　紫石英各一两　丹参五钱（为衣）

【用法】上为末，炼蜜为丸，如梧桐子大。每服五十丸，枣汤送下。

【主治】心血虚少，失心，神不守舍，恍惚，怔忡，健忘

加味宁神丸

【来源】《东医宝鉴·内景篇》卷一引《医方集略》。

【组成】生干地黄一两半　当归　白芍药　白茯神　麦门冬　陈皮　贝母（炒）各一两　远志（姜制）　川芎各七钱　酸枣仁（炒）　黄连　甘草各五钱

【用法】上为末，炼蜜为丸，如绿豆大，朱砂为衣，每服五七十丸，枣汤送下。

【主治】心血不足，惊悸怔忡，健忘恍惚，一切痰火之证。

平惊通圣散

【来源】《古今医统大全》卷五十。

【组成】当归　人参　黄连　茯神　远志　甘草（炙）各三钱　石菖蒲　朱砂（另研）各二钱

【用法】上为细末。每服二钱，食后、临卧竹叶煎汤调下。

【主治】惊悸，怔忡，健忘。

琥珀多寐丸

【来源】《古今医统大全》卷七十。

【组成】真琥珀　真羚羊角（细镑）　人参　白茯神　远志（制）　甘草各等分

《医钞类编》无白茯神，有茯苓；《外科传薪集》有白术。

【用法】上为细末，猪心血和炼蜜为丸，如芡实子大，金箔为衣。每服一丸，灯心汤嚼下。

【功用】

1.《饲鹤亭集方》：清心养营，安神定魄。

2.《中药成方配本》：平肝安神。

【主治】

1.《古今医统大全》引《秘验》：健忘恍惚，神虚不寐。

2.《中药成方配本》：肝阳上僭，心神不守，惊悸怔忡。

安神定志丸

【来源】《医便》卷一。

【组成】人参一两五钱　白茯苓（去皮）　白茯神（去心）　远志（去心）　白术（炒）　石菖蒲（去毛，忌铁）　酸枣仁（去壳，炒）　麦门冬（去心）各一两　牛黄一钱（另研）　辰砂二钱五分（水飞，另研，为衣）

【用法】上为末，龙眼肉四两熬膏，和炼蜜三四两为丸，如梧桐子大，朱砂为衣。每服三十丸，清米汤送下，每日三次，不拘时候。

【功用】

1.《医便》：清心肺，补脾肾，安神定志，消痰去热。

2.《寿世保元》：宁心保神，益血固精，壮力强志，清三焦，化痰涎，育养心神，大补元气。

【主治】

1.《寿世保元》：咽干，惊悸，怔忡。

2.《医碥》：健忘。

定心汤

【来源】《古今医鉴》卷三。

【组成】生地汁　童便各半盏

【用法】上和合，重汤煮数沸服。

【主治】伤寒愈后，心下怔忡。

丑宝丸

【来源】《古今医鉴》卷七。

【组成】牛黄五钱　琥珀一钱　辰砂一钱（为衣）　雄黄一钱　胆星一两　礞石五钱（火煅）　沉香一钱五分　犀角一钱五分　黄芩二两（炒）　大黄二两（酒蒸）　天麻五钱（姜炒）　石菖蒲一两　僵蚕七钱（姜炒）　蝉蜕五钱（去足）　猪心二具（用血）

【用法】上为末，竹沥、猪心血为丸，如绿豆大。每服六七十丸，临卧薄荷汤送下。

【功用】祛风清火，顺气豁痰，益志除惊，安魂

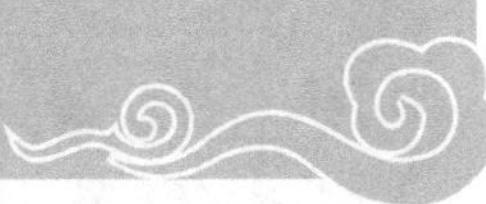

定魄。

【主治】一切怔忡痫痉，难状之疾。

安神补心汤

【来源】《古今医鉴》卷八。

【组成】当归一钱二分　川芎七分　白芍一钱（炒）生地黄一钱二分　白术一钱　茯神一钱二分　远志（甘草水泡，去心）八分　酸枣仁（炒）八分　麦门冬（去心）二钱　黄芩一钱二分　玄参五分　甘草三分（一方无远志　麦门冬　黄芩　玄参加陈皮　柏子仁　酒炒黄连）

【主治】怔忡惊悸。

镇心汤

【来源】《古今医鉴》卷八。

【组成】当归一钱二分　川芎七分　生地黄八分　片芩八分　黄连六分　栀子仁七分（炒）酸枣仁一钱（炒）远志一钱（制）麦门冬（去心）一钱　白芍八分

【用法】上锉一剂。加生姜，水煎服。

【主治】心慌。

太乙救主丹

【来源】《点点经》卷四。

【组成】牙猪心（刮开流出内血，籁竹刀切片，文武火焙干，研末）十个　金箔纸一千张　真辰砂一钱五分

【用法】上为末，用建莲（去心，研末）一两，龙眼肉一两，川连五分，煮汁为丸，如粟米大。每服二钱，早晨开水送下。十日内大有功力。

【主治】心病怔忡。

加味朱砂安神丸

【来源】《仁术便览》卷三。

【组成】朱砂五钱（飞，另研）黄连（酒洗）六钱　甘草（炙）二钱半　生地一钱半　当归二钱半

【用法】上为末，蒸饼为丸，如黍米大，朱砂为衣。每五十丸，涶津送下。

【主治】血虚，心烦懊憹，惊悸怔忡，胸中气乱。

归脾丸

【来源】《医学六要·治法汇》卷七。

【组成】黄耆　龙眼肉　酸枣仁（炒）人参各一钱　木香二分　甘草（炙）二分半

【用法】加生姜三片，水煎服。

【主治】思伤脾，神不归于脾而健忘怔忡。

加味定志丸

【来源】《医学六要》卷七。

【组成】远志一两　人参一两　白茯三两　菖蒲二两　琥珀　天花粉　郁金各一两　贝母　瓜蒌

方中贝母、瓜蒌用量原缺。

【用法】上为末，姜汁、竹沥为丸，如绿豆大，朱砂为衣。每服二钱。

【主治】肥人痰迷心膈，寻常怔忡。

【加减】火盛者，加炒黄连一两。

四物安神汤

【来源】《万病回春》卷四。

【组成】当归（酒洗）白芍（酒洗）生地黄（酒洗）熟地黄　人参（去芦）白术（去芦）茯神（去皮木）酸枣仁（炒）黄连（姜炒）栀子（炒）麦门冬（去心）竹茹　乌梅一个　辰砂（研末，临服调入）

方中除乌梅外诸药用量原缺。

【用法】上锉一剂。加大枣二枚，炒米一撮，水煎，食远服。兼服辰砂安神丸。

【主治】心中无血养，怔忡。

加味八珍丸

【来源】《万病回春》卷四。

【组成】当归（酒洗）二两　南芎一两二钱　白芍（酒炒）一两半　熟地黄（酒蒸，晒干）二两　人参（去芦）二两　白术（去芦，炒）二两　白茯苓（去皮）二两　粉草（蜜炙）七

钱　陈皮二两

【用法】上为细末，用首男胎衣一具，长流水洗净，次入麝香二三分，再揉洗，用布绞干，以好酒二升，煮极烂如泥，和前药，如干，再入酒，糊为丸，如梧桐子大。每服一百丸，空心盐汤送下；或酒亦可，晚上米汤下。

【功用】大补血气，壮脾胃，益虚损。

【加减】惊悸怔忡，加远志（甘草水泡去骨）二两，酸枣仁（炒）一两；阴虚火动属虚劳者，去人参一两，加黄柏、知母（俱酒炒）各一两。

安神镇惊丸

【来源】《万病回春》卷四。

【组成】当归（酒洗）一两　白芍（煨）一两　川芎七钱　生地（酒洗）一两半　白茯苓（去皮木）七钱　贝母（去心）二两　远志（去心）七钱　酸枣仁（炒）五钱　麦门冬（去心）二两　黄连（姜汁炒）五钱　陈皮（去白）一两　甘草二钱　朱砂一两（研末，飞过）

【用法】上为细末，炼蜜为丸，如绿豆大。每服五十丸，食远枣汤送下。

【主治】血虚心神不安，惊悸怔忡不寐。

辰砂宁志丸

【来源】《万病回春》卷四。

【组成】辰砂二两（用无灰酒三升煮，酒将尽留二盏用之）远志（去心）石菖蒲（去毛）酸枣仁（炒）乳香（炙）当归身（酒洗）各七钱　人参五分　白茯神（去皮木）七钱　白茯苓（去皮）七钱

【用法】上为细末，用猪心一个研如泥，入前药末，并煮辰砂酒搅匀为丸，如绿豆大。每服六七十丸，临卧以大枣汤送下。

【主治】劳神过度，致伤心血，惊悸怔忡，梦寐不宁，若有人来捕捉，渐成心疾，甚至癫狂者。

金箔镇心丸

【来源】《万病回春》卷四。

【别名】金箔镇心丹（《血证论》卷八）

【组成】朱砂　琥珀　天竺黄各五钱　胆星一两　牛黄　雄黄　珍珠各二钱　麝香

方中麝香用量原缺，《东医宝鉴·内景篇》引本方麝香作半钱，并有牛胆一两。

【用法】上为细末，炼蜜为丸，如皂肉子大，金箔为衣。每服一丸，用薄荷汤送下。

【主治】

1.《万病回春》：惊悸。

2.《东医宝鉴·内景篇》：癫痫，怔忡及一切痰火之疾。

【加减】心经有热，加炒黄连、当归、生地黄各一两，炙甘草五钱，人参一两，去雄黄、胆星、麝香。

养血清火汤

【来源】《万病回春》卷四。

【组成】当归　川芎七分　白芍（酒炒）生地黄（酒洗）黄连（酒炒）各一钱　片芩（去朽）八分　栀子（炒）八分　酸枣仁（炒）麦门冬（去心）各一两　远志（去心）辰砂五分（另研，调服）甘草三分

方中远志用量原缺。

【用法】上锉一剂。加生姜三片，水煎，温服。

【主治】怔忡，心慌神乱，烦躁不宁。

徐国公仙酒

【来源】《万病回春》卷四引龚豫源方。

【组成】头酽好烧酒一坛　龙眼（去壳）二三斤

【用法】龙眼入酒内浸之，日久则颜色娇红，滋味香美。早、晚各随量饮数杯。

【功用】补气血，壮元阳，悦颜色，助精神。

【主治】怔忡，惊悸，不寐。

天王补心丸

【来源】《证治准绳·类方》卷五。

【组成】人参（去芦）五钱　当归（酒浸）五味子　麦门冬（去心）天门冬（去心）柏子仁　酸枣仁各一两　白茯苓（去皮）玄参　丹参　桔梗　远志各五钱　生地黄四两　黄连（酒

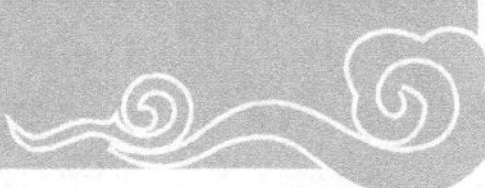

洗，炒）二两

【用法】上为末，炼蜜为丸，如梧桐子大，朱砂为衣。每服二三十丸，临卧用灯草、竹叶煎汤送下。

【功用】宁心保神，益血固精，壮力强志，令人不忘；除怔忡，定惊悸，清三焦，化痰涎，祛烦热，疗咽干，育养心神。

滋阴抑火汤

【来源】《证治准绳·类方》卷五。

【组成】当归　芍药（煨）　生地黄　川芎　黄连　知母　熟地黄各一钱　肉桂　甘草各五分

【用法】上以水二钟，煎七分，入童便半盏，食前服。

【主治】《证治准绳·杂病》：阴火上冲，怔忡不已，甚者火炎于上，或头晕眼花，或见异物，或腹中作声。

【加减】若身如飞扬，心跳不定，加紫石英、人参各一钱。

琥珀安神丸

【来源】《墨宝斋集验方》。

【别名】安神丸（《奇方类编》卷下）。

【组成】川黄连八两（酒洗）　当归身三两（酒洗）　玄参四两（酒洗）　远志二两（甘草汤泡，去心）　生地黄三两（酒洗）　生甘草一两　琥珀一两　犀角一两（锉末）　酸枣仁一两　白茯神四两　辰砂一两（为衣）

【用法】上为末，莲子、灯心汤为丸，如绿豆大，辰砂为衣。每服五十丸，食远灯心汤送下。

【功用】安神。

【主治】《奇方类编》：神短烦躁不安，夜卧不宁，惊悸怔忡，恍惚健忘。

补心汤

【来源】《寿世保元》卷五。

【组成】当归一钱二分　川芎七分　白芍（炒）一钱　生地黄一钱二分　白术（去芦）一钱　远志（去心）八分　白茯神一钱二分　酸枣仁（炒）八分　麦门冬（去心）一钱　黄连（姜汁炒）一钱　元参五钱　甘草（炙）三钱

【用法】上锉一剂。水煎，温服。

【主治】心血虚，惊悸怔忡，健忘不寐。

养血清心汤

【来源】《寿世保元》卷五。

【组成】当归（酒洗）一钱　川芎七分　白芍（酒炒）一钱　生地黄（酒洗）一钱　黄连（姜汁炒）一钱　甘草二钱五分　片芩（去朽）八分　栀子（炒）八分　酸枣仁（炒）　远志（去心）　麦门冬（去心）各一钱

【用法】上锉一剂。加生姜，水煎服。

【主治】血虚火盛，怔忡心慌恍惚，烦躁不宁。

补心汤

【来源】《红炉点雪》卷一。

【组成】当归一钱　白术八分（土炒）　陈皮五分（去白）　白芍五分（炙）　生地七分　远志五分（去骨）　石菖蒲六分　麦冬七分（去心）　酸枣仁五分（略炒）　甘草三分　黄柏三分（童便炒）　知母五分（童便炒）　茯神五分（去木）（一方加柏子仁、北五味）

【用法】水煎服。

【主治】惊悸怔忡。

【加减】虚极者，加人参三分。

怔忡汤

【来源】《观聚方要补》卷五引《百代医宗》。

【组成】川芎　黄连　生地各八分　茯神　白芍　熟地　当归各一钱　朱砂六分　甘草三分

【用法】水煎服。

【主治】虚烦不眠，惊悸怔忡，健忘。

天王补心丹

【来源】《先醒斋医学广笔记》卷二。

【组成】人参　怀山药（坚白者）　麦门冬（去心）　当归身（酒洗）各一两　怀生地　天门冬（去心）各一两三钱三分　丹参（去黄皮）八

钱　百部（去芦土）　白茯神（去粗皮，坚白者良）　石菖蒲（去毛）　柏子仁（去油者佳，另研）　甘草（长流水润，炙）　北五味（去枯者）　杜仲各六钱六分　远志三钱三分　白茯苓一两五钱四分（净末）

【用法】炼蜜为丸，如弹子大，重一钱，朱砂一两研极细为衣。食远、临卧时噙化，后饮灯心汤一小杯。

【功用】宁心保神，益气固精，壮力强志，令人不忘，清三焦，化痰涎，去烦热，除惊悸，疗咽干，养育心神。

【主治】

1.《先醒斋医学广笔记》：虚弱。

2.《冯氏锦囊秘录》：思虑过度，心血不足，怔忡健忘。

二阴煎

【来源】《景岳全书》卷五十一。

【组成】生地二三钱　麦冬二三钱　枣仁二钱　生甘草一钱　玄参一钱半　黄连一二钱　茯苓一钱半　木通一钱半

【用法】水二钟，加灯草二十根，或竹叶亦可，煎七分，食远服。

【主治】

1.《景岳全书》：水亏火盛，烦躁热渴而怔忡惊悸不宁者；心经有热，水不制火，惊狂失志，多言多笑，或疡疹烦热失血。

2.《会约医镜》：劳伤，心脾火发上炎，口舌生疮。

【加减】如痰胜热甚者，加九制胆星一钱，或天花粉一钱五分。

加味二陈汤

【来源】《济阳纲目》卷五十四。

【组成】陈皮　半夏　茯苓　甘草　白术　黄连　远志

【用法】上水煎，加竹沥、生姜汁服。

【主治】怔忡惊悸，时作时止，心下有痰。

加味四物汤

【来源】《济阳纲目》卷五十四。

【组成】当归　芍药　生地（酒炒）　川芎　茯神　熟地黄　黄连　甘草（炙）　朱砂（另研）少许

【用法】上锉，水煎成，入朱砂末，食后服。

【主治】心血虚怔忡。

养心汤

【来源】《济阳纲目》卷五十四。

【组成】黄耆　白茯苓　茯神　酸枣仁（炒去油）　人参　远志（去心）　五味子　辣桂各二钱半　甘草（炙）四钱

【用法】上锉。每服五钱，加生姜三片，大枣一枚，水煎服。

【主治】心血虚少，神气不安，令人惊悸怔忡。

【加减】停水怔忡，加槟榔、赤茯苓。

养心安神汤

【来源】《济阳纲目》卷五十四。

【组成】当归身（酒洗）　川芎　白芍药（炒）　陈皮　黄连　柏子仁（炒）各五分　生地黄（酒洗）　茯神各一钱　白术　酸枣仁（炒）各七分　甘草（炙）三分

【用法】上锉一剂。水煎服。

【主治】血虚火动，惊悸怔忡。

养心汤

【来源】《丹台玉案》卷四。

【组成】玄参　白术　麦门冬　当归　白芍　生地各一钱　川芎　天麻　紫石英　柏子仁　枣仁　陈皮各八分

【用法】加灯心三十茎，水煎服。

【主治】心虚胆怯，健忘怔忡，不能成寐者。

琥珀育心丸

【来源】《丹台玉案》卷四。

【组成】茯神　郁金　远志各一两　牛黄三钱　龙

齿四钱　酸枣仁　黄连各八钱　辰砂五钱　真金箔三十张

【用法】上为末，炼蜜为丸，辰砂、金箔为衣，如芡实大。每日早、晚各一丸，灯心煎汤调下。

【主治】怔忡惊悸，日久不愈，形容渐瘦，四肢乏力。

加味四物安神汤

【来源】《证治宝鉴》卷三。

【组成】生地　熟地　当归　白芍　人参　白术　茯苓　竹茹　枣仁　辰砂　乌梅　栀子　麦冬　黄连　石菖蒲　远志肉

【用法】加炒粳米、大枣，水煎服。

【主治】久思所忧，虚耗心血，遂成怔忡；及心血素少之人，思虑即心跳者。

安神定志丸

【来源】《医林绳墨大全》卷四。

【组成】远志一两　人参一两　白茯苓三两　菖蒲二两　琥珀　天花粉　郁金各一两　贝母　瓜蒌各五钱

【用法】上为末，姜汁、竹沥为丸，如绿豆大，朱砂为衣。每服二钱。

【主治】肥人痰迷心膈，惊悸怔忡。

【加减】火盛者，加黄连一两。

加减养荣汤

【来源】《傅青主女科·产后编》卷下。

【组成】当归二钱　川芎二钱　茯神一钱　人参一钱　枣仁一钱（炒）　麦冬一钱　远志一钱　白术一钱　黄耆一钱（炙）　元肉八枚　陈皮四分　炙草四分

【用法】加生姜，水煎服。

【主治】怔忡，惊悸。

【加减】虚烦，加竹沥、姜汁，去川芎、麦冬，再加竹茹一团。

安寐丹

【来源】《石室秘录》卷一。

【组成】人参三钱　丹参二钱　麦冬三钱　甘草一钱　茯神三钱　生枣仁五钱　熟枣仁五钱　菖蒲一钱　当归三钱　五味子一钱

【用法】水煎服。

【主治】心血少所致心经之病，怔忡、不寐。

宁静汤

【来源】《石室秘录》卷六。

【组成】人参一两　白术三钱　白芍一两　熟地一两　玄参一两　生枣仁五钱　白芥子三钱　麦冬五钱

【用法】水煎服。

【主治】怔忡之症，扰扰不宁，心神恍惚，惊悸不已者。

【方论】此肝肾之虚，而心气之弱也，若作痰治往往杀人。盖肾虚以致心气不交，心虚以致肝气益耗。故方用一派补心、肝、肾之药，三经同治，则阴阳之气自交，上下相资，怔忡自定，而惊悸恍惚之症亦尽除矣。

心肾两交汤

【来源】《辨证录》卷四。

【组成】熟地一两　山茱八钱　人参五钱　当归五钱　炒枣仁八钱　白芥子五钱　麦冬五钱　肉桂三分　黄连三分

【用法】水煎服。

【主治】

1.《辨证录》：怔忡，日轻夜重，熟睡不得。
2.《惠直堂方》：彻夜不眠。

【方论】此方补肾之中，仍益以补心之剂。心肾两有余资，主客相得益彰；况益之介绍如黄连、肉桂并投，则两相赞颂和美，有不赋胶漆之好者乎！

龙齿壮胆汤

【来源】《辨证录》卷四。

【组成】人参　竹茹各三钱　五味子　远志各一钱　生枣仁一两　白芍八钱　当归五钱　龙齿（醋，研末）五分

【用法】水煎调服。二剂即安。

【主治】胆气怯弱，怔忡，心常怦怦不安，常若有官事未了，人欲来捕之状。

交合汤

【来源】《辨证录》卷四。

【组成】人参五钱　熟地二两　黄连三分　肉桂五分

【用法】水煎服。

【主治】怔忡。

坚胆汤

【来源】《辨证录》卷四。

【组成】白术五钱　人参五钱　茯神三钱　白芍二两　铁粉一钱　丹砂一钱　天花粉三钱　生枣仁三钱　竹茹一钱

【用法】水煎服。

【功用】肝胆同治，补胆补心。

【主治】胆气虚怯，怔忡，心怦怦不安，似有人欲来捕之状。

制忡汤

【来源】《辨证录》卷四。

【组成】人参五钱　白术五钱　白芍一两　当归一两　生枣仁一两　北五味一钱　麦冬五钱　贝母五分　竹沥十匙

【用法】水煎服。一剂而怔忡少定，二剂更安，十剂全愈。

【功用】补心肝，养肺金。

【主治】怔忡。心肝两虚，心弱不能制肺，一遇拂情之事，或听逆耳之言，便觉心气怦怦上冲，有不能自主之势，似烦而非烦，似晕而非晕。

柏莲汤

【来源】《辨证录》卷四。

【组成】人参　麦冬　玄参各五钱　茯苓　柏子仁　丹皮各三钱　丹参二钱　半夏　莲子心各一钱　生枣仁三钱

【用法】水煎服。

【主治】怔忡。

加味小柴胡汤

【来源】《辨证录》卷九。

【组成】柴胡一钱　白芍一两　茯神五钱　麦冬三钱　甘草一钱　陈皮五分

【用法】水煎服。

【主治】恐惧内伤，心胆虚弱，感冒风邪，畏寒作颤。

【方论】此方用柴胡以和解胆中之邪实，佐白芍、茯神、麦冬补胆气之弱，而即补心气之虚也。二经得补而气旺，恐惧且不畏，又何惧于外邪哉。

坎离两补汤

【来源】《辨证录》卷九。

【组成】人参五钱　熟地一两　菟丝子三钱　生地五钱　麦冬五钱　丹皮二钱　炒枣仁三钱　北五味子一钱　茯苓二钱　桑叶十四片　山药五钱　白术三钱

【用法】水煎服。连服数十剂而愈。

【功用】补心气，滋肾水。

【主治】思虑过度，怔忡善忘，口淡舌燥，多汗，四肢疲软，发热，小便白而浊，脉虚大而数。

镇神汤

【来源】《辨证录》卷九。

【组成】人参　炒枣仁　茯苓　山药各五钱　远志一钱　巴戟天三钱　甘草五分　黄连三分

【用法】水煎服。

【主治】怔忡善忘，口淡舌燥，发热多汗，四肢疲软，小便白而浊，脉虚大而数，由思虑过度而成者。

平补镇心丹

【来源】《郑氏家传女科万金方》卷五。

【组成】桂圆肉十四两　龙齿（另研）二两　茯苓　远志　枣仁　茯神　肉桂　熟地　人参　黄

耆　柏子仁（另研）　辰砂　阿胶　紫石英各一两

【用法】上为末，炼蜜为丸，如梧桐子大。每服三十丸。

【主治】妇人怔忡惊悸，健忘。

至圣宁心丹

【来源】《冯氏锦囊·杂证》卷五。

【组成】人参　防风　天麻（煨）　蝎梢（去毒）　龙脑　茯神　甘草（炙）　枣仁各一钱　朱砂（水飞）五分　麝香一字

【用法】上为极细末，白米饭心为丸，如芡实大。用去心麦门冬煎汤研化，食远服。

【功用】安神退惊，止焦啼，宁眠。

补心丸

【来源】《嵩崖尊生全书》卷八。

【组成】黄耆　茯神　人参　远志各一两　熟地八钱　柏仁五钱　枣仁　五味各五分　朱砂二钱五分

【用法】炼蜜为丸服。

【主治】常惯怔忡。

枣仁汤

【来源】《嵩崖尊生全书》卷八。

【组成】枣仁　远志　黄耆　茯苓　莲肉　当归　人参　茯神各一钱　陈皮　炙草各五分

【用法】水煎，每日服二次。

【主治】虚弱怔忡，卧不安。

补心酒

【来源】《奇方类编》卷下。

【组成】麦冬（去心）二两　柏子仁（去油）一两　白茯神一两　当归身一两　龙眼肉一两　生地一两五钱

【用法】盛绢袋，入无灰酒十斤，坛内浸七日用，连坛煮亦可。

【主治】年氏《集验良方》：怔忡，心神不宁。

灵砂安神丸

【来源】《惠直堂方》卷二。

【组成】灵砂一两（一半留为衣）　茯神（乳制）　远志　枣仁（炒）　生地　麦冬　石菖蒲　熟地　天冬各二两　熊胆八钱

【用法】上为末，炼蜜为丸，如梧桐子大，灵砂为衣。每服五十丸，酒送下。

【主治】癫痫。兼治心肾不交，怔忡恍惚，忘事，惊悸恐怖，吐血，劳瘵，怯弱。

十四友丸

【来源】《不居集》上集卷二十二。

【组成】人参　黄耆　当归　生地　远志　茯神　枣仁（炒）　茯苓　阿胶　龙脑　紫石英　薄荷　朱砂各一两

【用法】上为末，炼蜜为丸，如梧桐子大。每服五七十丸。

【主治】惊悸怔忡。

千缗汤

【来源】《不居集》上集卷十七。

【组成】陈皮　半夏　茯苓　茯神　麦冬各一钱五分　沉香　甘草各五分

【主治】痰迷心窍，怔忡不止。

镇心丸

【来源】《医略六书》卷二十二。

【组成】熟地八两　枣仁四两　茯神三两（去木）　人参四两　麦冬四两（去心）　五味二两　天冬四两（去心）　山药四两（炒）　远志二两　龙齿三两　肉桂三两（去皮）　朱砂一两

【用法】上为末，炼蜜为丸。每服五钱，米饮送下。

【主治】怔忡不宁，脉弦数极者。

【方论】怔忡乃阴虚为假热所迫，气不归原，忪动而不宁。熟地补阴滋肾以吸九天之气，人参补气扶元以生九地之阴；枣仁养心气以下达，茯神清精府以定志；麦冬清心润肺，天冬润肺益阴；五味生津敛阴，远志通肾交心；山药补脾阴以媾水火；龙齿镇浮越以安魂魄；肉桂导火平肝，朱砂定心安神。丸以白蜜之甘润，汤以米饮之和胃，使脾胃调和，金水并益，而心气自降，假热潜藏，心阴充足，则怔忡自退哉。

奇想补心丸

【来源】《种福堂公选良方》卷二。

【组成】柏子仁二斤（去油，为末）　白术一斤（炒）　生地一斤（焙）　红枣肉三斤（蒸熟）

【用法】炼蜜为丸，如弹子大。每日服三次。

【功用】补益。

【主治】《集验良方》：怔忡。

天王补心丹

【来源】《活人方汇编》卷二。

【组成】枣仁二两　茯神三两　麦冬一两　生地一两　人参一两　丹参一两　柏子仁二两　天冬二两　黄连五钱　玄参一两　远志肉一两　知母一两五钱　五味子一两　朱砂五钱　菖蒲一两

【用法】炼蜜为丸。灯心、大枣汤吞服三五钱，于临睡时服。

【主治】烦躁，口渴咽干，睡卧不安，梦魂飞越，怔忡恍惚，心怯惊悸，尿短便结，种种燥证。

安神丸

【来源】《仙拈集》卷二。

【组成】辰砂五分　当归五钱

【用法】以猪心血为丸。每服一钱，临卧酒送下。

【主治】怔忡。

怔忡饮

【来源】《仙拈集》卷二。

【组成】半夏　茯苓　人参各等分

【用法】水煎服。

【主治】心惧怯，如人欲捕之状。

七宝如意丹

【来源】《同寿录》卷一。

【组成】人参（去芦）一两　川乌（炮，去皮尖）二两　川连（去芦须）一两　茯苓（去皮）一两　桔梗（去芦）一两　干姜（慢火煨）一两　柴胡（去芦）一两　肉桂（去皮，晒）一两　菖蒲（洗净）一两　木香一两　紫菀（去须，洗净）一两　槟榔（鸡心者）一两　当归（酒洗净）一两　猪牙皂（去皮）一两　川椒（去子，炒）一两　吴茱萸（去梗，盐水浸一宿）一两　厚朴（去皮，姜汁浸）一两　巴豆（去壳，去油，净）　大附子（童便泡，去皮脐）一个

方中巴豆用量原缺。

【用法】以上十九味，入臼中杵三千下，炼蜜为丸，如梧桐子大，用好辰砂为衣，收贮瓶内，置洁净处。遇病照后开汤引，五更时吞服。蛊胀，每服五至九丸，甘草汤送下；痞块，每服五至九丸，蓬术汤送下；膈气、五般食积、心腹膨胀、心气痛，每服五至七丸，生姜汤送下；酒毒便红，每服三至五丸，温酒送下；阴证伤寒，每服九丸，姜汤送下；肠中气块，每服五丸，煨姜汤送下；腹中成块痛不止，每服五至七丸，皂角煎酒送下；疟疾，每服二至五丸，桃枝汤送下；误吞毒物，每服九丸，温酒送下；膀胱疝气肿痛，每服三丸，研萝卜子或茴香汤送下；喉闭，每服七至九丸，温酒送下；瘟疫热病，每服三至五丸，井水送下；阴阳二毒、伤寒伤风，每服三至五丸，薄荷汤送下；岚瘴不服水土，伏尸传劳五痫，每服九丸，姜汤送下；癫狂，每服五至九丸，黑枣汤送下；怔忡，每服三丸，黑枣、荆芥汤送下；大麻风成块，面如虫行，口眼歪斜，脱眉烂肉，每服五至九丸，荆芥煎酒送下；偏身麻木，左瘫右痪，偏正头风，每服五至七丸，荆芥酒送下；鹤膝风，紫白点，风痰风癣，每服三至五丸，煎荆芥酒送下；肠风脏毒，每服三丸，陈米汤送下；消渴、泻泄，每服三丸，温酒送下；诸般痢、大小便闭，每服七丸，温酒送下；赤痢，每服五至七丸，黄连汤送下；白痢，每服五至七丸，甘草汤送下；气喘咳嗽，每服三至五丸，生姜汤送下；翻胃吐食，每服五至七丸，荜澄茄汤送下；五淋，每服五丸，甘草、灯心汤送下；腰背痛，每服三

至五丸，盐汤送下；十肿水气，每服五丸，茯苓汤送下；黄疸，每服五丸，茵陈汤送下；诸痔，每服三丸，淡矾汤送下；血气刺痛，每服三丸，牛膝汤送下；产后肠痛下血，每服五丸，阿胶酒送下；血崩，每服五丸，百草霜调酒送下；死胎，每服七丸，苎麻煎酒送下；血晕头痛，每服三丸，姜汤送下；赤白带，每服三丸，丝绵灰调酒送下；月经不调及不受孕，每服五丸，艾醋汤送下；小儿急慢惊风，金银花、薄荷汤送下，一岁一丸，三岁三丸；疳虫，使君子、灯心汤送下，一岁一丸，三岁三丸；气痛，姜汤送下；一岁一丸，三岁三丸；唾涎咬牙，盐汤送下，一岁一丸；腮肿丹瘤，痈疽疔疬，每服三至五丸，温酒送下。上药引一时不便，即用开水亦可，小儿不能吞下，化开服之。

《理瀹骈文》将诸药研末，绛囊盛之，佩于胸前，能避邪，或用油熬丹收贴。

【主治】膨胀，痞块，膈气，食积，疟疾，疝气，怔忡，癫狂，头风，痢疾，翻胃，黄疸，诸痔；妇人月经不调，赤白带下；小儿急慢惊风。

【宜忌】忌荤腥、油腻等物；孕妇忌服。

养血宁心汤

【来源】《医部全录》卷三二〇。

【组成】当归一钱二分　白芍药（酒炒）　栀子各七分　黄芩　黄连各八分　枣仁　生地各一钱　远志　麦冬各二钱

【用法】加生姜、大枣，水煎服。

【主治】惊悸，怔忡，健忘。

养荣汤

【来源】《杂病源流犀烛》卷六。

【组成】当归　小草　黄耆　枣仁　茯神　木香　人参　白芍　麦冬　炙甘草　柏子仁各一钱

【主治】

1.《杂病源流犀烛》：思虑多而怔忡，兼不寐，便浊。

2.《中国医学大辞典》：劳伤血崩。

清镇汤

【来源】《杂病源流犀烛》卷六。

【组成】茯神　枣仁　远志　菖蒲　石莲　当归　生地　贝母　麦冬　柏子仁

【功用】养心血，调心气，清热豁痰。

【主治】劳心怔忡。用心太劳，甚至一经思虑便动。

温胆汤

【来源】《杂病源流犀烛》卷六。

【组成】人参　茯神　远志　朱砂　金石斛　生地　麦冬　枣仁　甘草　五味子　柏子仁

【主治】怔忡，包络动者。

补心丹

【来源】《杂病源流犀烛》卷十八。

【别名】补心丸（《全国中药成药处方集》武汉方）。

【组成】人参　丹参　元参　天冬　麦冬　生地　茯神　远志　枣仁　当归　朱砂　菖蒲　桔梗　柏子仁　五味子

【用法】《医方简义》：炼蜜为丸，如梧桐子大，辰砂为衣。

【主治】

1.《杂病源流犀烛》：读书夜坐，阳气上升，充塞上窍，痰多鼻塞，能食，上盛下衰，寐则阳直降而精下注，有梦而泄。其或真阴损伤，而五志中阳火上燔为喉咙痛，下坠为遗，精髓日耗，骨痿无力，日延枯槁，宜早服补心丹，晚服桑螵蛸散。

2.《医方简义》：癫症与怔忡症。

3.《全国中药成药处方集》：神经衰弱，心血不足，心跳气短，失眠健忘，神志不宁，口燥咽干。

滋阴静镇汤

【来源】《会约医镜》卷十。

【组成】熟地三钱　枣皮　淮药　枸杞各一钱

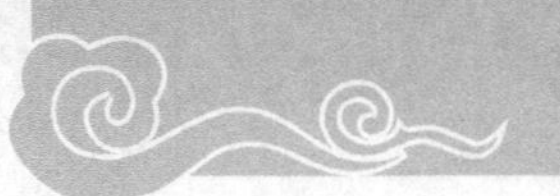

半　五味七分　肉桂一钱半　巴戟天一钱

【用法】水煎服；或为丸亦可。

【主治】宗气不归元，由精气亏虚，不能敛摄。

朱砂汤

【来源】《胎产新书》。

【组成】猪心一个

【用法】水一碗，煎半碗，调朱砂一钱服。

【主治】胎前怔忡。有孕常心中恍惚，偏身烦热，此血衰受孕不适而致。

琥珀养心汤

【来源】《疫疹一得》卷下。

【组成】人参一钱　当归二钱　茯神三钱　枣仁一钱半（炒）　远志一钱半（炙）　石菖蒲一钱　琥珀一钱（研，冲服）　炙草八分　麦冬二钱　龙眼三枚

【主治】怔忡。

滋阴安神汤

【来源】《类证治裁》卷四。

【组成】熟地　白芍　当归　川芎　人参　白术　茯神　远志　南星各一钱　枣仁　甘草各五分　黄连四分

【用法】《济阳纲目》：上作一服。加生姜三片，水煎服。

【功用】养阴。

【主治】

1.《类证治裁》：癫症，阴亏晕仆者。

2.《济阳纲目》：血气两虚，不时怔忡眩晕。

怔忡酒

【来源】《增订医方易简》卷六。

【组成】麦冬（去心）二两　白茯苓一两　柏子仁（去油）一两　归身一两　生地一两五分　龙眼肉二两

【用法】上药盛绢袋中，用无灰酒十斤，坛内浸三日，连坛煮亦可。

【主治】虚劳怔忡。

通神补血丸

【来源】《鸡鸣录》。

【组成】生地三两　茯神三两五钱　紫石英（煅，飞）　远志　枣仁（炒）各二两　当归一两五钱　人参　麦冬　丹参　制半夏各一两　石菖蒲八钱　胆星四钱　琥珀三钱　川连二钱

【用法】上为细末。用连血猪心一个，入辰砂三钱，煮烂打丸，如干加炼蜜，或独用炼蜜亦可，每丸重一钱五分，辰砂为衣。每服一丸，空心枣汤或盐汤化服。

【主治】神虚血少，惊悸健忘，不寐怔忡，易恐易汗。

行水膏

【来源】《理瀹骈文》。

【组成】苍术五两　生半夏　防己　黄芩　黄柏　苦葶苈　甘遂　红芽大戟　芫花　木通各三两　生白术　龙胆草　羌活　大黄　黑丑头　芒消　黑山栀　桑白皮　泽泻各二两　川芎　当归　赤芍　黄连　川郁金　苦参　知母　商陆　枳实　连翘　槟榔　郁李仁　大腹皮　防风　细辛　杏仁　胆南星　茵陈　白丑头　花粉　苏子　独活　青皮　广陈皮　藁木　瓜蒌仁　柴胡　地骨皮　白鲜皮　丹皮　灵仙　旋覆花　生蒲黄　猪苓　牛蒡子　马兜铃　白芷　升麻　川楝子　地肤子　车前子　杜牛膝　香附子　莱菔子　土茯苓　川萆薢　生甘草　海藻　昆布　瞿麦　扁蓄　木鳖仁　草麻仁　干地龙　土狗　山甲各一两　发团二两　浮萍三两　延胡　厚朴　附子　乌药各五钱　龟版三两　飞滑石四两　生姜　韭白　葱白　榆白　桃枝各四两　大蒜头　杨柳枝　槐枝　桑枝各八两　苍耳草　益母草　诸葛菜　车前草　马齿苋　黄花地丁（鲜者）各一斤　凤仙草（全株，干者）二两　九节菖蒲　花椒　白芥子各一两　皂角　赤小豆各二两（共用油四十斤，分熬丹收，再入）　铅粉（炒）一斤　提净松香八两　金陀僧　生石膏各四两　陈壁土　明矾　轻粉各二两　官桂　木香

各一两　牛胶四两（酒蒸化）

【用法】上贴心口，中贴脐眼并脐两旁，下贴丹田及患处。

【功用】通利水道。

【主治】暑湿之邪与水停不散，或为怔忡，干呕而吐，痞满而痛，痰饮水气喘咳，水结胸，阴黄疸，阳水肿满，热胀，小便黄赤，或少腹满急，或尿涩不行，或热淋，大便溏泄，或便秘不通，或肠痔；又肩背沉重肢节疼痛，脚气肿痛，妇人带下，外症湿热凝结成毒，成湿热烂皮。

【加减】如外症拔毒收水，可加黄蜡和用；又龙骨、牡蛎收水，亦可酌用。

养心安神膏

【来源】《理瀹骈文》。

【组成】牛心一个　牛胆一个（用小磨麻油三斤浸熬听用）　川黄连三两　大麦冬　丹参　玄参　苦参　郁金　胆南星　黄芩　丹皮　天冬　生地各二两　潞党参　熟地　生黄耆　上于术　酒白芍　当归　贝母　半夏　苦桔梗　广陈皮　川芎　柏子仁　连翘　熟枣仁　钗石斛　远志肉（炒黑）　天花粉　蒲黄　金铃子　地骨皮　淮山药　五味子　枳壳　黄柏　知母　黑山栀　生甘草　木通　泽泻　车前子　红花　官桂　木鳖仁　羚羊角　镑犀角各一两　生龟版　生龙齿　生龙骨　生牡蛎各二两　生姜　竹茹　九节菖蒲各二两　槐枝　柳枝　竹叶　桑枝各八两　百合　鲜菊花（连根叶）各四两　凤仙草一株

【用法】上药共用油十六斤，分熬去滓，合牛心油并熬，丹收，再入寒水石、金陀僧各四两，芒消、朱砂、青黛各二两，明矾、赤石脂、赭石（煅）各一两，牛胶四两（酒蒸化，如清阳膏下法），收膏，贴膻中穴。

【主治】心虚有痰火不能安神，亦治胆虚。凡年老心怯，病后神不归舍，及少年相火旺，心肾不交，怔忡梦遗，亦有因惊而不能寐者。

镇包汤

【来源】《一见知医》卷三。

【组成】人参　茯神　远志　丹砂　生地　石斛　枣仁　麦冬　五味　柏子仁　甘草

【主治】包络病，心中憺憺而动。

乌梅四物汤

【来源】《医门八法》卷二。

【组成】大乌梅五个（囫囵）　当归身五钱（炒）　醋白芍三钱　怀熟地五钱　麦门冬三钱　熟枣仁二钱（研）　柏子仁三钱（去油）

【主治】怔忡。由于劳心耗血，其证心胸筑筑振动，惶惶惕息，甚则躁扰不安。

益荣煎

【来源】《医门八法》卷二。

【组成】党参三钱　白芍一钱（醋炒）　枣仁一钱（炒）　柏子仁一钱（炒去油）　黄耆三钱（炙）　茯神二钱　远志五分　甘草一钱　当归身三钱（炒）　木香五分　紫石英二钱（研）

【用法】生姜三片，大枣二个为引。

【主治】怔忡。

黑归脾丸

【来源】《饲鹤亭集方》。

【组成】熟地四两　人参　冬术　茯神　枣仁　远志各二两　黄耆一两五钱　当归一两　木香　炙草各五钱　桂元　生姜各一两　大枣五十枚

【用法】炼蜜为丸服。

《中药成方配本》：将熟地、龙眼肉、枣子同半烂，枣子半烂后去皮核，与诸药打和晒干研末，用生姜煎汤泛丸，如绿豆大，约成丸十五两。每日二次，每次二钱，开水吞服。

【功用】《中药成方配本》：补脾益肾，养心宁神。

【主治】心肾不交，劳伤过度，精血虚损，怔忡健忘，惊悸盗汗，发热体倦，食少不眠，肠红痔血，三阴亏损，疟疾不愈，及妇人带下。

四物导痰汤

【来源】《女科指南》。

【组成】当归　川芎　地黄　芍药　甘草　半夏　杏仁　瓜蒌仁　橘红　茯苓　南星　黑枳实　黄芩　黄连　香附

【用法】水煎服。

【主治】痰火怔忡，及心胃嘈杂，眩晕。

定心汤

【来源】《医学衷中参西录》上册。

【组成】龙眼肉一两　酸枣仁（炒，捣）五钱　萸肉（去净核）五钱　柏子仁（炒，捣）四钱　生龙骨（捣细）四钱　生牡蛎（捣细）四钱　生明乳香一钱　生明没药一钱

【主治】心虚怔忡。

【加减】心因热怔忡者，酌加生地数钱。

【方论】《内经》谓"心藏神"，神既以心为舍宇，即以心中之气血为保护，有时心中气血亏损，失其保护之职，心中神明遂觉不能自主而怔忡之疾作焉。故方中用龙眼肉以补心血，枣仁、柏仁以补心气，更用龙骨入肝以安魂，牡蛎入肺以定魄。魂魄者，心神之左辅右弼也，且二药与萸肉并用，大能收敛心气之耗散，并三焦之气化亦可因之团聚。特是心以行血为用，心体常有舒缩之力，心房常有启闭之机，若用药一于补敛，实恐于舒缩启闭之运动有所妨碍，故又少加乳香、没药之流通气血者以调和之。其心中兼热用生地者，因生地既能生血以补虚，尤善凉血而清热，故又宜视热之轻重而斟酌加之也。

柏子养心丹

【来源】《北京市中药成方选集》。

【别名】柏子养心丸（《中国药典》）。

【组成】柏子仁二钱五分　黄耆一两　茯苓二两　酸枣仁（炒）二钱五分　川芎一两　当归一两　半夏曲一两　甘草一钱　人参（去芦）二钱五分　肉桂（去粗皮）二钱五分　五味子（炙）二钱五分　远志（炙）二钱五分

【用法】上为细粉，炼蜜为丸，重三钱，朱砂为衣。每服一丸，日服二次，温开水送下。

【功用】补气养血，安神益智。

【主治】心血不足，精神恍惚，怔忡惊悸，失眠健忘。

朱珀镇神丹

【来源】《全国中药成药处方集》（沈阳方）。

【组成】胆南星三钱　朱砂五钱　琥珀四钱　黄连　竺黄　远志　节蒲各三钱　茯神五钱　枣仁三钱　甘草二钱　金箔一钱

【用法】上为极细末，炼蜜为丸，七分重。每服一丸，饭后一时白开水送下。

【功用】镇静，强心，除烦。

【主治】心悸亢进，夜卧不宁，精神恍惚，惊惧多梦，伤脑过度，心跳失眠，怔忡健忘，躁烦急惊。

鹿茸丸

【来源】《全国中药成药处方集》（昆明方）。

【组成】洋参一两　鹿茸一两　熟地二两　大云一两五钱　当归二两　黄耆二两　枣仁八钱　淮药一两　于术三两　枸杞三两　巴戟二两　菟丝一两五钱　枣皮八钱　天雄二两　杜仲二两　茯苓一两　远志八钱　淮膝五钱　五味一两　菖蒲五钱　车前四钱　大枣一两　川姜六钱　泽泻四钱　朱砂二两　甘草一两

【用法】上为末，炼蜜为丸，外装蜡壳封固。每服一丸，幼童减半，早、晚用开水各服一次。

【主治】病后体虚，心脏衰弱，怔忡惊悸，遗精，妇人带下。

【宜忌】感冒及一切热症忌服；忌酸冷食物。

琥珀丹

【来源】《全国中药成药处方集》（吉林方）。

【组成】琥珀　龙牙各三钱四分　远志　节蒲各二钱七分　枣仁二钱　当归二钱七分　茯神二钱四分　沉香　香附　寸冬　天冬　柏仁各二钱七分　生地　朱砂各二钱

【用法】上为细末，炼蜜为丸，每丸重二钱七分七

匣。每服一丸，白水送下。

【主治】气血虚弱，惊悸不安，夜卧不宁，怔忡。

琥珀散

【来源】《全国中药成药处方集》(沈阳方)。

【组成】人参　白芍　煅磁石　琥珀各二钱　朱砂一钱　远志肉　石菖蒲各八分　牛黄四分

【用法】上为极细末。每服五分，姜汤送下。

【功用】安神镇静，补心清热。

【主治】怔忡癫痫，心烦口渴，言语失次，哭笑无常，神经错乱，惊悸失眠。

平肝潜阳汤

【来源】《常见病的中医治疗研究》。

【组成】生牡蛎　夏枯草各30g　石决明24g　桑寄生　生地　生杜仲各15g　黄芩12g　草决明　菊花　茺蔚子各9g

【功用】平肝潜阳。

【主治】肝阳上亢，头晕头痛，心悸怔忡，失眠多梦，舌红脉弦。

朱砂安神丸

【来源】《慈禧光绪医方选议》。

【组成】当归一两　麦冬一两　天冬一两　元参五钱　丹参五钱　远志五钱　茯苓五钱　柏子仁一两　人参二钱五分　生地二两　枣仁一两（炒）　五味子五钱

【用法】上为细末，炼蜜为丸，如绿豆大，朱砂为衣。每服三钱。

【主治】心血虚，怔忡惊悸，睡眠不实。

延龄益寿丹

【来源】《慈禧光绪医方选议》。

【组成】茯神五钱　远志肉三钱　杭白芍四钱（炒）　当归五钱　党参四钱（土炒焦）　黄耆三钱（炙焦）　野白术四钱（炒焦）　茯苓五钱　橘皮四钱　香附四钱（炙）　广木香三钱　广砂仁三钱　桂圆肉三钱　枣仁四钱（炒）　石菖蒲三钱　甘草二钱（炙）

【用法】上为极细末，炼蜜为丸，如绿豆大。朱砂为衣。每服二钱五分，白开水送下。

【功用】《古今名方》：甘温养神，养心安神，畅利气机，延年益寿。

【主治】思虑太过，伤及心脾两脏，食少体倦，大便不调，健忘怔忡，惊悸少寐，脾虚不能统血，妇女月经不调与带下。

【方论】本方参、耆、术、草　、茯苓、茯神甘温益脾；当归、远志、枣仁、桂圆濡润养心；木香之外又加石菖蒲、香附，更可畅利气机，是妇人长寿好方。

益气滋阴健脾饮

【来源】《慈禧光绪医方选议》。

【组成】西洋参三钱（研）　于术三钱（土炒）　山药四钱（炒）　扁豆四钱（炒）　朱茯神四钱　远志一钱半（肉）　杭芍三钱（炒）　花粉三钱　净蝉衣二钱　陈皮二钱　杜仲四钱（炒）　木瓜四钱

【用法】鲜荷叶一两，炒谷芽三钱为引。

【功用】益气养阴，健脾安神，活络定痛。

【主治】脾胃气阴两虚，怔忡不宁，腰腿疼痛。

温阳益气复脉汤

【来源】《首批国家级名老中医效验秘方精选》。

【组成】人参15g　黄芪20g　北细辛6～15g　制附片10g　炙麻黄6g　麦冬12g　丹参18g　五味子12g　桂枝10g　甘草10g

【用法】每日1剂，水煎2次，早晚各服1煎。

【功用】温阳益气，和络复脉。

【主治】心肾阳虚，心阳不运所致脉象迟滞结代，心悸怔忡，胸憋气短等症。包括现代医学的病窦综合征以缓慢为主者，及窦性心动过缓（单纯性）。

【加减】有房颤者，去附子、麻黄、桂枝、减细辛用量，加珍珠母、百合、琥珀末；心痛者，加元胡、生蒲黄、檀香；胸憋者，加瓜蒌、薤白，或用菖蒲、郁金；头晕者，加菖蒲、磁石；气喘者，加重人参用量。

【验案】病窦综合征　粟某，男，57岁。病人9年前出现胸憋，心悸，届时心率变慢，且眩晕欲仆，日益加重，于1982年9月14入院。心电图示窦性心动过缓及不齐，房室传导阻滞，心室率40次/分。西医诊断：病窦综合征。1982年9月20日初诊，胸憋时痛，气短怔忡，头晕阵作，面色晄白，精神倦怠，舌质胖淡暗，苔薄白，脉沉迟间结。经用温阳益气复脉汤治疗1个月后，平时心率均在55次/分。阿托品试验阳性，自觉无明显不适，故带方出院。本方细辛用量较大，最大量可达30g，据观察，一般服药一个半小时即可见心率增加，4小时后逐渐下降，服用大剂量细辛只要用法得当，除少数人有一过性面红潮热外，未见有不良反应。

振心复脉汤

【来源】《首批国家级名老中医效验秘方精选·续集》。

【组成】桂枝10g　炙甘草15g　太子参15g　大枣5枚　茯苓10g　茯神10g　远志6g　生龙骨30g（先煎）　生牡蛎30g（先煎）　珍珠母30g（先煎）

【用法】每日一剂，水煎，首煎与复煎各取200毫升，混合后分2次温服。

【功用】益气温阳，安神定志。

【主治】室性早搏。

【加减】若阳虚较甚，面色晄白或萎黄，畏寒肢冷，加淡附片5g；心悸甚，早搏频发，用红参10g代太子参，炙甘草加倍；咽中不适，舌尖红者，加黄芩10g，或再加知母10g；胸闷喜叹息，加旋覆花10g（布包），广郁金10g；失眠或彻夜不眠，加丹参20g，炒枣仁10g。

【方论】方中桂枝配炙甘草以振奋心阳，炙甘草、太子参、大枣、茯苓合用以补益心气，远志、龙骨、牡蛎、珍珠母、茯神合用而安神定志，若有燥热之象，用黄芩以佐之。诸药合用，益气温阳，安神定志，标本兼顾。

【验案】周某某，女，24岁。11岁时患病毒性心肌炎，经治疗缓解后，遗有心悸、胸闷，动则更甚，频发室性早搏。服用慢心率、心律平等药，早搏明显减少，但停药后复发。就诊时已患病10年余，平时易感冒，心悸气短，胸闷喜叹息，神疲乏力，面色少华，舌红苔薄，脉结而无力。用振心复脉汤加味：桂枝10g，炙甘草30g，红参10g，大枣5枚，茯苓10g，茯神10g，远志6g，生龙骨30g，生牡蛎30g（先煎），珍珠母30g（先煎），旋覆花10g（布包），广郁金10g，知母10g。服药15剂后，心悸、胸闷明显好转，精神转佳，早搏发作次数减少，发作时仅2～3次/分钟。上方炙甘草减为15g，红参改为太子参15g，继服30剂，早搏消失，精神佳，无特殊不适。随访五年未复发，且极少感冒。

解郁行滞汤

【来源】《首批国家级名老中医效验秘方精选·续集》。

【组成】柴胡10g　白芍12g　炒枳壳10g　制香附10g　郁金10g　陈皮10g　茯神15g　丹参15g　炒山楂10g

【用法】每日一剂，水煎二次，混匀后二次分服。

【功用】疏肝解郁，养心安神。

【主治】心脏神经官能症，神经官能症，更年期综合征引起的心律失常。

【加减】若心悸怔忡，心律较快者，加龙骨、牡蛎、珍珠母等；心胸憋闷，有窒息感者，加瓜蒌皮、薤白、苏梗；胸闷多痰，舌苔较腻者，加川贝、石菖蒲、橘红；心神不宁、夜不安寐者，加柏子仁、炙远志、合欢皮；胸闷刺痛，难以耐受者，加桃仁、红花、赤芍；心烦急躁，卧寐不安者，加炒山楂、黄连、玄参。

【验案】周某，女，46岁，教师。1991年9月30日初诊。心悸胸闷腹胀反复发作七年，复发加重一月。现心悸胸闷，头昏无力，失眠多梦，性情烦躁，腹胀纳呆，嗳气频作，大便干燥，小便灼热，月事已三月未潮，舌色红苔薄黄，脉来结代，每分钟歇止8～9次。症由情志不遂，滥用补益，则肝气郁滞，脾胃失运，血运失常，心神失养。治疗之法，当以疏肝解郁，宽胸理气，健脾和胃，养心安神，处方：柴胡10g，炒枳壳10g，制香附10g，苏梗10g，瓜蒌皮12g，薤白10g，橘红10g，白芍10g，炒丹皮10g，茯神15g，合欢皮10g，麦芽15g。服用上方五剂，心悸好转，浮肿腹胀减轻，大便也较前通畅，脉转细数，惟稍有胸闷。于前方适量参入养血活血之品，连服15剂，心悸胸闷消失，身无浮肿，纳食正常，脉象细而弦。

惟食后稍感腹部不适。后用疏肝健脾，养血活血之剂调治而愈。

清脑安神丸

【来源】《部颁标准》。

【组成】远志237g　琥珀237g　牡蛎（煅）315g　磁石（煅）79g　五味子237g　川芎79g　菊花237g　当归237g　龙骨（煅）315g　九节菖蒲237g　地黄237g　丹参237g　麦冬237g　甘草79g　玉竹315g　栀子237g　黄芩158g　首乌藤79g　藤合欢79g

【用法】制成浓缩糖衣水丸，每10丸重2.6g，密闭，防潮。口服，每次10丸，1日2次。

【功用】清热安神。

【主治】惊悸怔忡，失眠健忘，头晕耳鸣，倦怠无力，心烦舌燥。

琥珀安神丸

【来源】《部颁标准》。

【组成】地黄200g　当归50g　柏子仁（霜）50g　酸枣仁（炒）50g　天冬50g　麦冬50g　五味子50g　大枣（去核）50g　人参25g　茯苓25g　丹参25g　远志25g　玄参25g　甘草（蜜炙）25g　南蛇藤果25g　桔梗25g　琥珀25g　龙骨25g

【用法】制成大蜜丸，每丸重9g，密闭，防潮。口服，每次1丸，1日2次。

【功用】育阴养血、补心安神。

【主治】心血不足，怔忡健忘，心悸失眠，虚烦不安。

四、心神不宁

心神不宁，是以心中烦乱，坐立不安，辗转反侧，不能平静为主要表现的病情。《黄帝内经·素问·直解》："阳热之气盛于上，则下气重上，而邪气逆，逆则阳气乱，乱则心神不宁，故暴不知人。"治疗宜宁心安神。

五邪丸

【来源】《外台秘要》卷十五引《深师方》。

【组成】芎藭　龙角（无角用齿）　茯苓　紫石英（研）　防风　厚朴（炙）　铁精（研）　甘草（炙）各四分　远志六分（去心）　丹参　大黄　栀子仁　桂心　细辛　菖蒲　椒（汗，去目）　人参　干姜　附子（炮）　吴茱萸各五分　芥子三分　禹余粮七分（研）

【用法】上药冶下筛，和以蜜为丸，如梧桐子大。未食，服二十丸，夜服十丸，枣汤送下。不知，增之。

【主治】邪气所中，涉于脏腑，心惊恐怖，梦寤愁忧，烦躁不乐，心神错乱，邪气经入五脏，往来烦闷，悲哀啼泣，常如苦怖，吸吸短气。当发之时，恍惚喜卧，心中踊踊，忽然欲怒，颠倒手足，冷清气乏，食即呕逆。

【宜忌】忌海藻、菘菜、生葱、生菜、猪羊肉、饧等物。

黄耆汤

【来源】《圣济总录》卷四十二。

【组成】黄耆（锉）三分　人参　槟榔（锉）　白术　百合　酸枣仁（微炒）　白茯苓（去黑皮）　麦门冬（去心，焙）　桂（去粗皮）　附子（炮裂，去皮脐）各半两

【用法】上锉，如麻豆大。每服五钱匕，水一盏半，加生姜五片，煎至一盏，去滓，空心、食前温服，日二次。

【主治】肝虚胆寒，心神不安，卧即惊觉，目昏心躁，四肢不利。

宁志膏

【来源】《普济本事方》卷二。

【组成】人参（去芦）一两　酸枣仁（微炒，去皮，研）一两　辰砂（水飞　）半两　乳香一分（以乳钵坐水盆中研）

【用法】上为细末，炼蜜为丸，如弹子大。每服一丸，薄荷汤化下。

本方方名，据剂型当作“宁志丸”。

【功用】《普济方》：宁神定志，安眠止痛。

【主治】

1.《普济本事方》：失心。

2.《太平惠民和济局方》（淳祐新添方）：心脏亏虚，神志不守，恐怖惊惕，常多恍惚，易于健忘，睡卧不宁，梦涉危险，一切心疾。

3.《仁斋直指方论》：因惊失心。

4.《普济方》：心气虚耗，赤白浊甚。

5.《寿世保元》：癫狂失心不寐。

【方论】

1.《寿世保元》：此方朱砂能镇心安神；酸可使收引，故枣仁能敛神归心；香可使利窍，故乳香能豁痰达心志；许学士加人参，亦谓人参能宁心耳。

2.《本事方释义》：人参气味甘温，入脾胃；枣仁气味苦平，入心；辰砂气味苦温，入心；乳香气味辛微温，入手足少阴。以薄荷汤送药，乃手太阴之引经药也；甘温护持中土，佐以苦味入心，辛香开窍，使以轻扬为引，表里皆得安妥矣。

【验案】失心　予族弟妇缘兵火失心，制此方与之，服二十粒愈。

独活汤

【来源】《普济本事方》卷一。

【组成】独活（黄色如鬼眼者，去芦，洗，焙，称）　羌活（去芦）　防风（去钗股）　人参（去芦）　前胡（去苗，净洗）　细辛（华阴者，去叶）　五味子（拣）沙参　白茯苓（去皮）　半夏曲　酸枣仁（微炒，去皮，研）　甘草各一两（炙）

【用法】上为粗末。每服四大钱，以水一盏半，加生姜三片，乌梅半个，同煎至八分，去滓服，不拘时候。

【主治】肝经因虚，内受风邪，卧则魂散而不守，状若惊悸。

【方论】《本事方释义》：此驱风养正之方也。独活气味苦辛甘平，气味俱薄，浮而升阳也，入足厥阴、少阴，引经之风药，故以之为君；防风气味辛甘温，入手足太阳之风药；细辛气味辛温，气厚于味，阳也，入足厥阴、少阴，引经之药；枣仁气味苦平，入手少阴；前胡气味苦平、微寒，阳中之阴，降也，入手足太阴、阳明之风药，其功长于下气；半夏气味苦辛微温，沉而降，阴中阳也，入足阳明，除痰散逆；五味子气味酸苦咸微温，收敛散逆之气，入足少阴；沙参气味甘苦微寒，能补五脏之阴，入足厥阴；羌活之气味与独活同，入足太阳兼能利水；甘草气味甘平，兼通入十二经络，诸味得之，皆能缓其性，乃君子之品也；茯苓气味甘平淡渗，入足阳明，能引诸药达于至阴之处；人参气味甘微温，入足阳明，能补五脏之阳，使身中正气大旺，外邪不能侵犯矣。

薯蓣丸

【来源】《普济本事方》卷一。

【组成】薯蓣　人参　沙参　远志　防风　真珠母　紫石英（研，水飞）　茯神　虎骨各一两　虎睛一对（二味须真）　龙齿　华阴细辛　石菖蒲　五味子　丹参各一两

【用法】上为细末，炼蜜为丸，如梧桐子大。每服三十丸至五十丸，食后、临卧金银薄荷汤送下。

【主治】因惊恐所致病久不愈，乃致神不内守，魂魄飞扬。

【方论】《本事方释义》：薯蓣即山药也，气味甘平，入足太阴、阳明；人参气味甘温，能补五脏之阳；沙参气味甘苦微寒，能补五脏之阴；远志气味辛温，入手、足少阴；防风气味甘温，入足太阳；真珠母气味咸苦寒，入足厥阴；紫石英气味辛温，入足厥阴；茯神气味甘平，入手少阴；虎骨气味咸辛，入足厥阴；虎睛气味咸平，入手太阴，能定魄；龙齿气味凉涩，入足厥阴，能安魂；细辛气味辛温，入肾；石菖蒲气味辛平，入手少阴，五味子气味酸苦咸微温入肾，收敛散逆之气；丹参气味苦微寒，入手少阴。手少阴惊恐所致之病久不愈，致神不内守，魂魄飞扬，填补五脏之阴

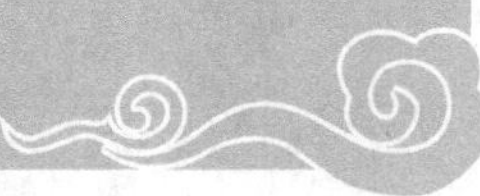

阳，使心肾交合，外邪焉能侵入耶。

中虚丹

【来源】《魏氏家藏方》卷六。

【组成】朱砂六钱（悬胎，酒煮一伏时，如酒干，旋添熟酒煮之，温水浴净） 附子二枚（一两二钱净者，各切作四片，剜作盒子，分入煮了，辰砂在内，用线扎定。剜下附子末不用） 猜猪心二个（各切开，去心中血，将朱砂盒子入在心内，合定，再用灯心铺遍，以麻皮横扎，甑蒸烂熟，去猪心不用） 酸枣仁（去皮，炒） 滴乳香各半两（并别研）

【用法】上将附子（去皮脐）为末，辰砂别研细，四味拌研令和，度药末多少，用干山药末打糊为丸，如梧桐子大。每服二十丸至三十丸，临卧煎人参汤送下。

【主治】心血耗散，心志不宁。

既济玉关丸

【来源】《类编朱氏集验方》卷八。

【组成】真辰砂一两 滴乳香半两 法酒一升（以上三味用银器慢火煮令极干，刮下为末，却入附子罐内） 大附子四只（生，去皮脐。作罐子，留顶盖，却将煮了辰砂等匀在附子罐内，附子肉亦入在内，有余粉留在木瓜内不妨，以原顶盖定，线扎） 宣州花木瓜两只（大者，中分作两片，去皮瓤，却将扎定附子四只，分入木瓜内，以竹簪定，用大麦坐木瓜蒸之，候两时辰，木瓜香熟，却取出附子切作片，焙干。其辰砂别研令细，木瓜别研为膏） 补骨脂（去毛，炒） 熟地黄（酒浸） 菟丝子 杜仲（姜炒）各一两半 鹿茸 川当归 远志 柏子仁 沉香 巴戟 肉苁蓉 牛膝 北五味 石斛 绵耆各一两

【用法】上为细末，令匀，以山药、茯苓各一两为细末打糊（或以末入木瓜），与木瓜膏同和为丸。每服五七十丸至一百丸，温酒或盐汤送下。

【功用】壮真元，益心气，既济水火。

【主治】忧思过度，心肾不足，水火不能交养，神志不宁。

加味寿星丸

【来源】《世医得效方》卷十三。

【组成】天南星三两 母真珠一钱 真琥珀五钱 圆白半夏五两 枯矾五钱 大朱砂一两（细研，为衣）

【用法】上为末，生姜自然汁煮面糊为丸，如梧桐子大。每服二十五丸，淡姜汤送下；气不顺，人参汤送下；惊悸，金银器、灶心土汤送下；上热烦躁，淡竹叶、麦门冬汤送下；宁心定志，石菖蒲汤送下；痰盛喘急，桑白皮汤送下；小儿急惊，麦门冬、青竹叶汤送下；慢惊，冬瓜仁、木香汤送下。

【主治】因事惊忧，涎留心包，精神不守，事多健忘，谵言妄语，如有所见，不得安卧；或风痰潮作，手足抽掣；或心虚烦躁。

【加减】心气狂甚，加铁腻粉一两。

茯神汤

【来源】《医学入门》卷七。

【组成】茯神一钱半 白术 当归各一钱 酸枣仁八分 人参 黄耆 黄柏各五分 甘草二分

【用法】加灯心，水煎，先用朱砂末两分点舌上，后以此汤送下。

【主治】神不守舍。

清热导痰汤

【来源】《古今医鉴》卷四。

【组成】黄连（炒）一钱半 枳实（炒）一钱半 瓜蒌仁一钱 南星（制）一钱半 半夏（制）一钱半 陈皮一钱 白茯苓一钱 桔梗一钱 黄芩（炒）一钱 白术（炒）一钱 人参八分 甘草六分

【用法】上锉一剂。加生姜、大枣，水煎，入竹沥、姜汁各三匙同服。

【主治】

1.《古今医鉴》：憎寒壮热，头目昏沉迷闷，上气喘急，口出涎沫，证类伤寒。此因内伤七情，以致痰迷心窍，神不守舍。

2.《寿世保元》：中风，痰涎壅盛，不能言

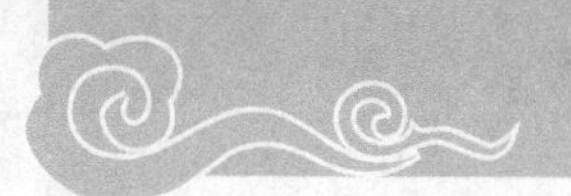

语，不省人事，牙关紧急，有火有痰有气，或面赤身热，手足温暖，脉紧盛。痰厥气厥，不省人事者。

心肾同补丹

【来源】《石室秘录》卷三。

【组成】人参三两　白术五两　远志一两　炒枣仁三两　熟地五两　山茱萸三两　麦冬三两　北五味一两　芡实五两　山药三两　菖蒲一两　柏子仁三两（去油）　茯神三两　砂仁三钱　橘红一两

【用法】上药各为末，炼蜜为丸。每服五钱，白滚水送下。

【主治】惊惕不安；梦遗精泄。

【方论】此丸之妙，乃治肾之药少于治心。盖心主宁静，肾气自安；肾气既安，何至心动？此治心正所以治肾，而治肾正所以治心也。

加味宁神丸

【来源】《医部全录》卷三三一一。

【组成】怀生地（酒洗）　枸杞子各一两半　石菖蒲　人参　元参各五钱　珠母四钱（如无，以细珍珠代之）　怀山药　当归身（酒洗）　柏子仁　远志（甘草水煮）　麦冬　茯神（人乳拌蒸）　酸枣仁（微炒）各一两

【用法】上为细末，煮桂圆肉捣膏为丸，如梧桐子大，朱砂飞过为衣。每服七十丸，清晨、临卧白汤送下。

【功用】养心固肾，益元气。

五、心气不足

心气不足，即心气虚，并由心气亏虚而引起心悸、自汗、气短、胸闷，动则加重等主要临床表现。《金匮要略》："心气不足，邪气入中，则胸满而短气。"

本病成因多为久病体虚，或年高脏气衰弱，或汗下太过耗气，或禀赋不足等因素所引起。心气不足，鼓动力弱，血脉不充，心神失养，所以既有心神不足之病，又有全身气虚之变。治疗以补心益气为法。

茯苓补心汤

【来源】《备急千金要方》卷十三。

【组成】茯苓四两　桂心二两　大枣二十个　紫石英一两　甘草二两　人参一两　赤小豆十四枚　麦门冬三两

【用法】上锉。以水七升，煮取二升半，分三服。

【主治】心气不足，善悲愁恚怒，衄血，面黄烦闷，五心热，或独语不觉，喉咽痛，舌本强，冷涎出；善忘，恐走不定；妇人崩中，面色赤。

【方论】《千金方衍义》：人参、茯苓补手少阴气分；石英、桂心补手少阴血分；甘草、大枣乃参、苓之匡佐；麦门冬、赤小豆乃英、桂之报使，并开泄心包旺气，以疗喉舌诸疾；石英兼行足厥阴，而主妇人崩中，以其能温经散结也。

小镇心丸

【来源】《备急千金要方》卷十四。

【组成】紫石英　朱砂　茯神　银屑　雄黄　菖蒲　人参　桔梗　干姜　远志　甘草　当归　桂心各二两　防风　细辛　铁精　防己各一两（一方用茯苓二分）

【用法】上为末，炼蜜为丸，如大豆大。每服十丸，饮送下，一日三次。渐加至二十丸。

【主治】心气少弱，惊虚振悸，胸中逆气，魇梦参错，谬忘恍惚。

小镇心散

【来源】《备急千金要方》卷十四。

【组成】人参　远志　白术　附子　桂心　黄

耆　细辛　干姜　龙齿　防风　菖蒲　干地黄　赤小豆各二两　茯苓四两

【用法】上药治下筛。每服二方寸匕，酒下，一日三次。

【主治】心气不足，虚悸恐畏，悲思恍惚，心神不宁，惕惕然而惊。

伤心汤

【来源】《备急千金要方》卷十四。

【组成】茯神　黄芩　远志　干地黄各三两　甘草　阿胶　糖各一两　半夏　附子　桂心　生姜各二两　石膏　麦门冬各四两　大枣三十枚

【用法】上锉。以水一斗，取煮三升，去滓，纳糖、阿胶更煎，取二升二合，分三服。

【主治】心气不足，腹背相引痛，不能俛仰。

【方论】《千金方衍义》：地黄、阿胶滋培阴血，桂心、附子、茯神、远志开通经窍，黄芩、石膏、麦门冬清理肌表旺气，半夏、姜、枣涤除隔上顽痰，甘草、饴糖和脾缓急，以和腹背相引之痛。

补心汤

【来源】《备急千金要方》卷十四。

【组成】紫石英　茯苓　人参　远志　当归　茯神　甘草　紫菀各二两　麦门冬一升　赤小豆三合　大枣三十枚

【用法】上锉。以水一斗二升，煮取三升，分三次服。

【主治】心气不足，惊悸汗出，心中烦闷短气，喜怒悲忧悉不自知，常苦咽喉痛，口唇黑，呕吐血，舌本强，不通水浆。

补心汤

【来源】《备急千金要方》卷十四。

【别名】远志散（《普济方》卷十八）。

【组成】远志　蒲黄（一方用菖蒲）　人参　茯苓各四两

【用法】上锉。以水一斗，煮取三升半，分三次服。

【主治】心气不足，心痛惊恐。

镇心汤

【来源】《备急千金要方》卷十四。

【组成】防风　当归　大黄各五分　泽泻四分　白蔹四分（一方三两）　菖蒲　人参　桔梗各三分　白术　甘草各十分　紫菀　茯苓各二分（一方各三两）　秦艽六分　桂心　远志　薯蓣　石膏各三分　大豆卷四分　麦门冬五分（一方五两）　粳米五合　大枣十五枚　干姜二分　附子　茯神各二两

【用法】上锉。以水一斗二升，先煮粳米令熟，去滓，纳药煮取四升，每服八合，日三夜一。

【主治】风虚劳冷，心气不足，喜忘恐怖，神志不定。

五石镇心丸

【来源】《外台秘要》卷十五引《深师方》。

【组成】紫石英（研）　白术各一两　茯苓　海蛤　菖蒲　白石英　杏仁（去皮尖两仁，熬）　硫黄（研）　远志（去心）　细辛　牛黄　铁精（研）　卷柏　阿胶（炙）各四分　麦门冬（去心）　苁蓉　钟乳（研）　银屑（研）　大豆卷　当归　干姜各五分　大枣五十枚　人参　防风　薯蓣　甘草（炙）各七分　泽泻六分　白蔹　前胡各二分　石膏（研）　干地黄　芍药　桔梗　柏子仁　桂心　乌头（炮）各三分　秦艽六分　半夏八分（洗）　大黄五分（三斗米下蒸）　黄耆六分

【用法】上药治下筛，枣膏、蜜和为丸，如梧桐子大。每服十丸，不知增之。

【主治】男女风虚，心气不足，风邪入脏，梦寤惊恐，心悸诸病。

【宜忌】忌海藻，菘菜，猪、羊肉，饧，生葱，桃，李，羊血，芜荑，酢物。

补心汤

【来源】《外台秘要》卷十五引《深师方》。

【组成】麦门冬三两（去心）　紫石英五分　紫菀二两　桂心一尺　茯苓四两　小豆二十四粒　人参半两　大枣二十五枚（擘）　甘草五寸（炙）

【用法】上切。以水八升，煮取二升四合，羸人分

作三服，强人再服。

【主治】

1.《外台秘要》引《深师方》：心气不足，其病苦满，汗出心风，烦闷善恐，独苦多梦，不自觉者，咽喉痛，时时吐血，舌本强，水浆不通，手掌热，心惊悸，吐下血。

2.《备急千金要方》：心烦善独语。

【宜忌】忌海藻、菘菜、生葱、酢物。

镇心丸

【来源】《外台秘要》卷十五引《深师方》。

【别名】牛黄丸（《圣济总录》卷五）。

【组成】银屑一分半（研） 牛黄九铢 丹砂（研） 甘草（炙） 麦门冬（去心） 远志（去心）各五分 防葵 人参 防风 细辛 茯神 椒（汗） 附子（炮） 紫石英（研）各四分 桂心 干姜各六分 菖蒲 紫菀各三分

【用法】上为末，炼蜜为丸，如梧桐子大。每服三丸，食前服，一日三次，不知，稍稍增之。

【主治】老小心气不足，虚弱，时苦小语，劳则剧；及风邪百病。

【宜忌】忌海藻、菘菜、生菜、生葱、猪肉、生血、酢物、饧等。

白茯苓散

【来源】《太平圣惠方》卷四。

【组成】白茯苓一两 人参一两（去芦头） 防风半两（去芦头） 桂心三分 远志半两（去心） 桔梗三分（去芦头） 枳壳三分（麸炒微黄，去瓤） 诃黎勒三分（煨，用皮） 白术半两 半夏三分（汤洗七遍去滑，微炒） 甘草一分（炙微赤，锉）

【用法】上为粗散。每服三钱，以水一中盏，加生姜半分，大枣三个，煎至六分，去滓温服，不拘时候。

【主治】心气虚寒，心膈胀满，悲思忧愁。

麦门冬散

【来源】《太平圣惠方》卷四。

【组成】麦门冬一两（去心） 白茯苓一两 紫菀三分（去苗土） 甘草一分（炙微赤，锉） 赤小豆半两（炒熟） 紫石英一两（研细如粉） 桂心三分 人参二两（去芦头）

【用法】上为粗散。每服三钱，以水一中盏，煎至六分，去滓，微温渐渐服之。

【主治】心气不足，多汗，心烦喜怒，独语，多梦，不自觉知，咽喉痛，时吐血，舌本强，水浆不通。

紫石英散

【来源】《太平圣惠方》卷四。

【组成】紫石英二两（细研如粉） 桂心二两 白茯苓一两 人参一两（去芦头） 白术半两 黄耆半两（锉） 熟干地黄一两 甘草（炙微赤，锉）半两 麦门冬一两（去心）

【用法】上为粗散。每服三钱，以水一中盏，加大枣三枚，煎六分，去滓温服，不拘时候。

【主治】心气虚，苦悲恐惊悸，恍惚谬忘，心中烦闷，面目或赤或黄，羸瘦。

紫石英散

【来源】《太平圣惠方》卷四。

【组成】紫石英一两（细研如粉） 熟干地黄半两 人参半两（去芦头） 紫苏茎叶半两 远志半两（去心） 茯苓半两 当归半两（锉，微炒） 甘草半两（炙微赤，锉） 赤小豆一合（炒熟） 麦门冬一两（去心）

【用法】上为粗散。每服三钱，以水一中盏，煎至六分，去滓，于温渐渐服之。

【主治】心气不足，惊悸汗出，心中烦闷，短气，喜悲怒不自知，咽喉痛，口唇黑，呕吐，舌本强，水浆不通。

紫石英散

【来源】《太平圣惠方》卷四。

【组成】紫石英一两（细研，水飞过） 远志（去心） 赤小豆（炒熟） 附子（炮裂，去皮脐） 桂心 人参（去芦头） 干姜（炮裂，锉） 防风

（去芦头） 龙骨（细研） 熟干地黄各半两 菖蒲一两 白术一两 白茯苓一两 黄耆一两（锉）

【用法】上为细散。每服二钱，食前以温酒调下。

【主治】心气不足，虚悸恐畏，悲怒恍惚，心神不定，惕惕而惊。

紫石英散

【来源】《太平圣惠方》卷二十。

【组成】紫石英二两（细研） 麦门冬一两半（去心，焙） 射干三分 人参一两（去芦头） 龙骨一两 远志三分（去心） 茯神一两 当归一两 防风三分（去芦头） 甘草半两（炙微赤，锉） 川升麻三分 沉香一两

【用法】上为粗散。每服三钱，以水一中盏，加赤小豆二十一粒，煎至六分，去滓温服，不拘时候。

【主治】风虚，心气不足，惊悸汗出，烦闷短气，悲喜恚怒，不自觉知，咽喉痛，口唇黑，呕吐，舌本强，水浆不通。

朱砂散

【来源】《医方类聚》卷十引《简要济众方》。

【组成】朱砂一两（研） 乌贼鱼骨二两（研） 白腻滑石一两半（研）

【用法】上为散。每服一钱，温酒调下，不拘时候，煎人参汤下亦得。

【主治】心气不足，惊气入腹，狂言恍惚，神志不定。

平补镇心丹

【来源】《太平惠民和济局方》卷五（宝庆新增方）。

【别名】镇心丹（《证治要诀及类方》卷四）、平补正心丹（《张氏医通》卷十四）。

【组成】酸枣仁（去皮，隔纸炒）二钱半 车前子（去土，碾破） 白茯苓（去皮） 五味子（去枝、梗） 肉桂（去粗皮，不见火） 麦门冬（去心） 茯神（去皮）各一两二钱半 天门冬（去心） 龙齿 熟地黄（洗，酒蒸） 山药（姜汁制）各一两半 人参（去芦）半两 朱砂（细研为衣）半两 远志（去心） 甘草（炙）一两半

方中远志用量原缺。

【用法】上为末，炼蜜为丸，如梧桐子大。每服三十丸，空心饭饮送下；温酒亦得，加至五十丸。

【功用】常服益精髓，养气血，悦色驻颜。

【主治】

1.《太平惠民和济局方》丈夫、妇人心气不足，志意不定，神情恍惚，夜多异梦，忪悸烦郁，及肾气伤败，血少气多，四肢倦怠，足胫酸疼，睡卧不稳，梦寐遗精，时有白浊，渐至羸瘦。

2.《张氏医通》：心血虚少，惊悸颤振，夜卧不宁。

平补镇心丹

【来源】《太平惠民和济局方》卷五（续添诸局经验秘方）。

【组成】熟干地黄 生干地黄 干山药 天门冬 麦门冬（去心） 柏子仁 茯神各四两（一本七两） 辰砂（别研为衣） 苦梗（炒）各三两 石菖蒲（节密者）十六两 远志（去心，以甘草煮三四沸）七两 当归（去芦）六两 龙骨一两

【用法】上为细末，炼蜜为丸，如梧桐子大。每服三十丸，空心饭饮吞下，温酒亦得，渐加至五十丸。宜常服。

【功用】益精髓，养气血，明视听，悦色驻颜。

【主治】丈夫、妇人心气不足，志意不定，神情恍惚，夜多异梦，忪悸烦郁，及肾气伤败，血少气多，四肢倦怠，足胫酸痛，睡卧不稳，梦寐遗精，时有白浊，渐至羸瘦。

茯菟丸

【来源】《太平惠民和济局方》卷五（续添诸局经验秘方）。

【别名】茯苓丸（《医学纲目》卷二十九）。

【组成】菟丝子五两 白茯苓三两 石莲子（去壳）二两

【用法】上为细末，酒煮糊为丸，如梧桐子大。每服三十丸，空心盐汤送下。

【功用】镇益心神，补虚养血，清小便。

【主治】心气不足，思虑太过，肾经虚损，真阳不

固，溺有余沥，小便白浊，梦寐频泄。

蛇黄丸

【来源】《传家秘宝》卷三。
【组成】蛇黄（用文火烧过酒淬） 朱砂（研） 金粉（研） 不灰木（烧） 人参 茯苓各半两 甘草（生用） 雄黄（醋煮）各一分
【用法】上为末，用糯米饭为丸，如梧桐子大。每服十丸，金银薄荷汤送下。
【功用】化痰涎。
【主治】心气不足，惊悸、心风谵语，狂癫。

镇心丸

【来源】《圣济总录》卷十四。
【组成】紫石英（别研） 丹砂（别研） 茯神（去木） 银屑（别研） 雄黄（别研） 菖蒲 人参 桔梗（锉，炒） 干姜（炮） 远志（去心） 甘草（炙，锉） 当归（切，焙） 桂（去粗皮）各半两 防风（去叉） 细辛（去苗叶） 铁精（研） 防己各一两
【用法】上为末，入别研药和匀，炼蜜为丸，如小豆大。每服十五丸，渐加至二十丸，米饮送下。
【主治】心气虚弱，风热所乘，惊悸不宁，胸中逆气，魇梦参错，谬忘恍惚。

人参汤

【来源】《圣济总录》卷四十三。
【组成】人参 藿香（去梗） 远志（去心） 芎藭 菖蒲 白术 白芷 陈橘皮（去白，切，焙）各等分
【用法】上为粗末。每服三钱匕，水一盏，煎至八分，去滓，食前温服。
【功用】补益心气。
【主治】心气不足，脾乏生气，脾既受邪，心脾脉俱虚弱。

山芋丸

【来源】《圣济总录》卷四十三。
【组成】山芋 熟干地黄（焙） 黄耆（锉）各一两 菖蒲半两 远志（去心）一两半
【用法】上为末，炼蜜为丸，如梧桐子大。每服二十丸，温酒或米饮送下，不拘时候。
【主治】心脏气虚，恐怖惊悸，恍惚健忘，烦闷羸瘦。

沉香散

【来源】《圣济总录》卷四十三。
【组成】沉香 白茯苓（去黑皮）各三钱 酸枣仁（炒） 人参 天麻 芎藭 陈橘皮（去白，切，焙）各二钱 藿香叶 甘草（炙，锉） 白僵蚕（去丝，酒炒）各一钱
【用法】上为细散。每服一钱匕，食后以生姜汤调下，日二夜一。
【主治】心气虚弱，惊悸，夜卧不宁。

茯苓菖蒲丸

【来源】《圣济总录》卷四十三。
【组成】茯苓（去黑皮） 菖蒲 远志（去心）各一两 茯神（去木）二两 赤小豆半两
【用法】上为细末，用炊饼浸稀为丸，如绿豆大。每服三十丸至五十丸，食后熟水送下。
【主治】心气不足。

补心汤

【来源】《鸡峰普济方》卷十一。
【组成】人参 白术 茯苓 茯神 菖蒲各半两 远志四钱 甘草 桂各三钱
【用法】上为细末，每服二钱，水一盏，加生姜三片，大枣一枚（擘破），同煎至七分，食后温服。
【主治】心气不足，惊悸汗出，心中烦闷，短气，悲忧独语，自梦悉不自知，及诸失血舌本强直。

镇心汤

【来源】《扁鹊心书·神方》。
【组成】人参 茯苓 石菖蒲（桑叶水拌炒） 远志 木香 丁香各一钱 甘草 干姜各五钱 大

枣三枚

【用法】水煎，空心服。

【主治】心气不足，为邪气所乘，狂言多悲，梦中惊跳。

小定志丸

【来源】《三因极一病证方论》卷九。

【别名】定志丸（《证治要诀及类方》卷四）。

【组成】菖蒲（炒） 远志（去心，姜汁，淹）各二两 茯苓 茯神 人参各三两

【用法】上为末，炼蜜为丸，如梧桐子大，辰砂为衣。每服五十丸，米汤送下。

【功用】《普济方》：常服益心强志，令人不忘。

【主治】心气不定，五脏不足，甚者忧忧愁愁不乐，忽忽喜忘，朝瘥暮剧，暮愈朝发，及因事有所大惊，梦寐不详，登高涉险，致神魂不安，惊悸恐怯。

真珠丸

【来源】《杨氏家藏方》卷十。

【组成】真珠末 白术 朱砂（别研，一半入药，一半为衣） 白茯苓（去皮）各半两 人参（去芦头）一两 麝香（另研） 脑子（别研）各一钱

【用法】上为细末，用猪心血为丸，如梧桐子大，朱砂为衣。每服三十丸，食后煎人参汤送下。

【主治】心气不足，及上焦有热，涎壅上盛，睡卧不宁，身体发热，口燥咽干。

远志散

【来源】《普济方》卷十六引《卫生家宝》。

【组成】白术 白茯苓 人参各三两 朱砂（别研，水飞过） 川芎 羌活（去芦）各二两 防风一两 当归二两（洗净，晒干） 白芍药一两 熟干地黄二两 宣粉葛一两 远志肉一两（用生姜自然汁煮数十沸，干）

【用法】上药除朱砂外，并为细末，旋入朱砂研令匀，再罗。每服二钱，食后、临卧用灯心、枣汤或温酒调下。

【主治】心气不足。

定志丸

【来源】《普济方》卷十六引《卫生家宝》。

【组成】远志一两（去心） 天门冬（去心） 茯苓 麦门冬（去心） 茯神 龙骨 巴戟 泽泻各半两 辰砂一钱

【用法】上为细末，炼蜜为丸，如梧桐子大。每服二十丸，空腹、食后、夜卧以麦门冬汤或开水送下，人参汤送下尤妙。

【主治】心气不足。

镇心丹

【来源】《普济方》卷十六引《卫生家宝》。

【组成】人参（洗净，去芦，切） 茯神（去皮） 绵黄耆（去芦） 当归（洗净，去芦） 酸枣仁（去皮，别研） 菖蒲（节密者） 熟干地黄 柏子仁（别研成膏）各一两 肉苁蓉半两（洗净） 远志半两（去心） 五味子半两 朱砂六钱（别研）

【用法】上为细末，与柏子仁一处和匀，炼蜜为丸，如梧桐子大。朱砂为衣。每服二十丸，食后、临卧温酒送下。

【主治】忧愁思虑繁多，以致心气不足。

宁心志济经丹

【来源】《普济方》卷三十三引《卫生家宝》。

【组成】朱砂 乳香 没药 白茯苓 白芍药 当归各二两 酸枣仁 远志（去心） 菖蒲 人参 白茯神各一两 熟地二两

【用法】上除朱砂别研外，并为末，同和炼蜜为丸，如梧桐子大。每服三十丸，食后熟水送下。

【主治】心肾气不足。

【宜忌】忌猪、羊血。

玉匮丸

【来源】《简易方》引《叶氏录验方》（见《医方大成》卷五）。

【别名】三匮丹（《医方类聚》卷一五二引《澹寮方》）。

【组成】大木瓜一个（去皮瓤，作缸子，入附子在内，须留盖子盖之，竹钉签定，蒸熟，取去竹钉） 大附子一个（七八钱重者，用汤浸洗，去黑皮脐，作窍子） 辰砂一两（研，入附子窍内，不尽者留入木瓜内铺盖附子）。

【用法】用白瓷碗盛木瓜于甑内，蒸一七日，将于砂钵内烂研如糊，次入干茯神末拌和为丸，如梧桐子大。每服二十丸，人参汤送下；温酒亦可。一法用人参切片，砌定附子于木瓜内蒸，尤妙。

【功用】大补心肾。

【主治】心气不足。

镇心丸

【来源】方出《是斋百一选方》卷一，名见《世医得效方》卷八。

【组成】大附子一个（去皮脐）

【用法】切作片子，疏绢袋盛，用地黄自然汁一大升，于银石器中慢火熬，候地黄汁将尽，取出附子，晒干为末，再入余地黄汁研制成丸，如绿豆大。每服三十丸，米饮送下。

【主治】老人、虚人用心过度，心气不足，心脉虚弱者。

八物定志丸

【来源】《魏氏家藏方》卷二。

【组成】人参（去芦） 远志（煮，去心） 茯神（去木） 酸枣仁（去皮，微炒）各一两（别研） 朱砂（别研） 紫石英（火煅，醋淬七次，别研水飞） 石菖蒲（米泔浸一宿） 乳香（别研）各半两

【用法】上为细末，煮枣肉为丸，如梧桐子大。每服三十丸，枣汤或温酒送下，不拘时候。

【主治】心气不足。

朱砂琥珀丸

【来源】《魏氏家藏方》卷二。

【组成】獖猪心一枚 当归（去芦，酒浸） 麦门冬（去心）各一两（三味一处， 用水一碗半，慢火同煮候猪心烂，去二药，只取猪心，慢火熬干烂，研入后药） 朱砂（别研） 龙齿（别研） 琥珀各半两（别研） 人参（去芦）一两 熟地黄（洗） 白茯苓（去皮）各二两 酸枣仁三钱（研，炒）

【用法】上为细末，炼蜜为丸，如梧桐子大。每服五十丸，空心温酒送下。

【主治】心气不足。

辰砂秘真丹

【来源】《魏氏家藏方》卷二。

【组成】辰砂半两（研细，水飞过） 代赭石（煅，醋淬七次，别研） 新罗参（去芦） 茯神（去木）各一两 赤石脂（煅，别研） 莲子心各半两

【用法】上为细末，用糯米粽为丸，如梧桐子大。每服二十丸，煎人参汤送下，空心常服。

【功用】《杂病广要》：补心调肝。

【主治】心气不足。

补心丹

【来源】《魏氏家藏方》卷二。

【组成】真辰砂二钱半 雄黄二钱半（并别研，水飞） 白附子一钱（狗牙者，炮，为末称）

【用法】上为末，獖猪心内血为丸，如绿豆大。每服三粒，临卧人参汤送下。

【主治】心气不足，及妇人心血损耗，惊悸不宁，一切虚损；月事愆期，寒热难晓，及癫邪之状。

桔梗饮子

【来源】《妇人大全良方》卷五。

【别名】桔梗引子（《济阴纲目》卷四）、桔梗饮（《中国医学大辞典》）。

【组成】苦梗 甘草 黄耆 人参（去芦） 麦门冬各一两 青皮半两

【用法】上为末。每服二钱，水一盏，煎至七分，温服。

【功用】解劳倦，益血。

【主治】心气不足。

【方论】《济阴纲目》：治气不足也，故以参、耆、甘草为君；加麦门冬者，所以通心而清火；苦桔

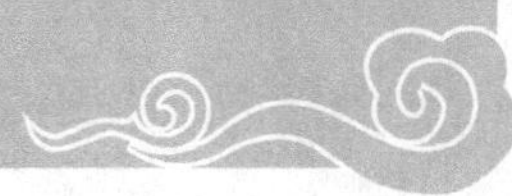

梗载诸药以益上焦之气；青皮利膈气以制诸药之壅，所谓血生于气。

镇心丹

【来源】《丹溪心法附余》卷十九引《济生方》。

【组成】远志（甘草水煮，去心） 熟地黄（酒洗，蒸，焙） 新罗人参 木鳖子（炒，去壳） 白术各五两 麦门冬（去心） 当归（去芦，酒浸，焙） 石菖蒲 石莲肉（去心，炒） 黄耆（去芦） 茯神（去木） 柏子仁（拣净） 茯苓（去皮） 益智仁各三两 朱砂五十两

【用法】将人参等十四味各如法修制，锉碎拌匀，次将朱砂滚和，以夹生绢袋盛贮，用麻线紧系袋口，用瓦锅一只，盛水七分，重安银罐一只于锅内，入白蜜十斤，将药袋悬之中心，不令着底，使蜜浸过药袋，以柔柴火烧令滚沸，勿使火歇，煮三日，蜜焦黑，候足七日住火，取出淘出众药，洗净朱砂令干，入牛心内，入白蜜于重汤内，蒸如汤干，复以热水从锅弦添下，候牛心蒸烂，取朱砂再换牛心，如上法蒸，凡七次，其砂已熟，用汤水淘净，焙干，入乳钵，玉杵研至十分，米粽为丸，如豌豆大，阴干。每服二十丸，食后参汤、枣汤、麦门冬汤任下。

【主治】男子妇人心气不足，神志不宁，一切心疾。

神明补心丹

【来源】《御药院方》卷六。

【组成】远志（去心） 紫石英（飞研） 石菖蒲各八钱 熟地黄 白茯苓（去皮）各半两 麦门冬（去心） 卷柏（去根土） 人参（去芦头） 丹参 黄耆 白术 泽泻 山茱萸 防风 秦艽 桔梗各四钱 柏子仁 川姜各二钱半 干山药 白蔹 芍药 石膏（飞研） 铁粉（飞研） 神曲（炒） 当归 半夏（生姜制） 牡丹皮各二钱 朱砂（研飞）四钱

【用法】上为细末，入朱砂令匀，炼蜜和丸，每两作十丸，朱砂为衣。每服一丸，煎人参汤化下，温酒亦得，不拘时候。

【主治】心气不足，神志不定，恍惚多惊，虚烦少睡，心情沉默，恶闻人声，一切心虚之证。

藕珠丹

【来源】《医方类聚》卷八十九引《吴氏集验方》。

【组成】辰砂十两（成块，有墙壁者） 生藕汁三四碗

【用法】辰砂一味，缝绢囊贮之，用生藕取自然汁三四碗，入净瓶中，悬胎，炭火煮，候藕汁干为度（悬胎者，谓以竹棒一条，横瓶口，线系药囊，垂瓶中，不得着底），煮藕汁干，连袋焙干。用糯米五斗，以小蒸饭甑一个，先铺厚朴在甑中，安朱砂绢囊在厚朴上，又以厚朴周回裹定，却以米盖满，以盖补之，桑火煮蒸一月，日夜火不绝，七日一换米汤，觉少便添熟汤，不得添冷水，一月满足，开袋，取辰砂焙干，入乳钵研细，糯米粽角为丸，如梧桐子大。每服二丸，空心人参汤送下。

【功用】养心气，益神。

补心汤

【来源】《内经拾遗方论》卷一。

【组成】茯神（去木） 贝母（去心） 麦冬（去心） 生地（姜汁炒）各二钱 天冬（去心） 酸枣仁（炒） 白芍 当归 橘红各一钱 黄连八分 川芎八分 甘草二分

【用法】水二钟，加生姜三片，煎八分，食后服。

【功用】补心。

【主治】心血不足，心若掣。

【加减】有郁，加香附。

玉锁固真丹

【来源】《世医得效方》卷七。

【别名】玉锁九真丹（《普济方》卷三十三）。

【组成】白龙骨半斤 磁石（醋淬七次） 朱砂各一两 牡蛎（煅）一两 紫梢花一两半 家韭子 菟丝子各二两半 鹿茸（酒浸，炙） 白茯苓 川巴戟 官桂 肉苁蓉（酒浸，炙） 桑螵蛸（酒浸，切，炙） 远志（甘草水煮，取皮，姜汁炒） 当归（去尾） 苍术（切，酒炒） 茴香

（炒） 吴茱萸（炒） 川楝子（炒） 桑寄生（真者） 沉香（不见火） 木香（不见火） 黄耆（去芦） 绵附子（熟炮）各一两

【用法】上为末，炼蜜为丸，如梧桐子大。每服五十丸，温酒、盐汤任下。

【主治】心气不足，思虑太过，肾经虚损，真阳不固，旋有遗沥，小便经岁白浊，或淡赤，或如膏，梦寐精泄，甚则身体拘倦，骨节酸疼，饮食不进，面色黧黑，容枯肌瘦，唇口干燥，虚烦盗汗，举动力乏。

菟丝子丸

【来源】《普济方》卷二十九。

【组成】韭子（酒浸，炒） 菟丝子（酒浸） 巴戟（酒浸） 破故纸（酒浸） 小茴香（炒） 川山甲（炮） 莲肉（去心） 红花 母丁香 沉香 木香各一两半 牛膝二两（酒浸） 益智仁一两二钱半 川楝子肉一两七钱半 炙草半两 莲蕊七钱半 青盐七钱半 好京墨一两（烧去烟）

【用法】上为细末，酒糊为丸，如梧桐子大。每服五十丸，早晨空心好酒下，盐汤亦可，干物压之。

【功用】固真补髓，添精壮阳。

【主治】心气不足，肾经虚损，思虑太过，精神恍惚，及真阳耗竭，腰重脚弱，元气衰微。阳不固，溺有余沥，小便白浊，梦寐频泄。

补心丸

【来源】《赤水玄珠全集》卷十。

【别名】补心丹（《证治准绳·类方》卷五）。

【组成】麦冬二两半 远志（甘草汤煮） 石菖蒲 香附子（童便浸）各二两 天冬 栝楼根 白术 贝母 熟地 茯神 地骨皮各一两半 人参 川归 牛膝 黄耆各一两 木通八钱

【用法】上为细末，大枣肉为丸，如梧桐子大。每服五七十丸，酒或龙眼汤送下。

【功用】安心养神。

【主治】心气不足，惊恐健忘。

养心汤

【来源】《医级》卷八。

【组成】人参 黄耆 茯苓 茯神 当归 川芎 柏子仁 枣仁 远志 甘草

【功用】培中益气，养肝脾，通肾气，宁心神。

【主治】心气不足，神志不安。

【加减】烦渴，加麦冬、五味子、桂圆。

小麦粥

【来源】《药粥疗法》引《饮食辨录》。

【组成】小麦 30 ～ 60g 粳米 100g 大枣 5 个

【用法】将小麦洗净后，加水煮熟，捞去小麦取汁，再入粳米、大枣同煮；或先将小麦捣碎，同枣、米煮粥食用。以三至五天为一疗程，每天温热服食二至三次。

根据临床用药，小麦有淮小麦、浮小麦之分，应针对病情，分别选用。

【功用】养心神，止虚汗，补脾胃。

【主治】心气不足，神经性心悸，怔忡不安，失眠，妇人脏躁病，自汗，盗汗，脾虚泄泻。

六、心掣

心掣，指心悸掣动，属怔忡之类。掣，牵引之意。《黄帝内经·素问·阴阳别论》："一阳发病，少气，善咳，善泄，其传为心掣。"病发多因多心气虚寒，或胆与三焦火炽传心所致。临床主要表现为心悸不宁，有牵引紧缩感，甚则作痛，伴少气、咳呛或便泄。治宜益气通阳，清火宁神。

人参煮散

【来源】《圣济总录》卷五十六。

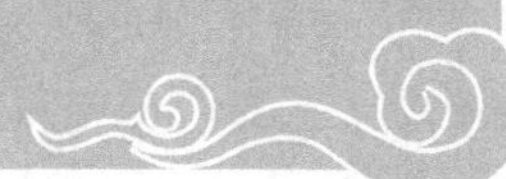

【组成】人参一两　丁香　草豆蔻（去皮）各一分　羌活（去芦头）　甘草（炙，锉）　陈曲各半两　京三棱（煨，锉）三分

【用法】上为散。每服三钱匕，水一盏，煎至七分，和滓温服，不拘时候。

【主治】心掣气乏，咳逆泄利。

当归散

【来源】《圣济总录》卷五十六。

【组成】当归（切，焙）　桔梗（去芦头，炒）　枳壳（去瓤，麸炒）　陈橘皮（汤浸，去白，焙）　赤芍药　桂（去粗皮）各一两　人参　木香各半两

【用法】上为散。每服二钱匕。煎生姜、大枣汤调下，不拘时候。

【主治】心掣少气，善咳善泄，腹痛上攻。

茯苓煮散

【来源】《圣济总录》卷五十六。

【组成】赤茯苓（去黑皮）　厚朴（去粗皮，生姜汁炙）　麦蘖（炒）　川芎　甘草（炙，锉）　人参各一两　干姜（炮）半两

【用法】上为散。每服三钱匕，水一盏，煎至七分，和滓温服，不拘时候。

【主治】心掣，胸中气少，水谷不化，泄利气逆。

调中汤

【来源】《圣济总录》卷五十六。

【别名】调中散（《宣明论方》卷一）。

【组成】白术　干姜（炮）　当归（切，焙）　人参　赤茯苓（去黑皮）各二两　桂（去粗皮）一两半　五味子　甘草（炙）各一两

【用法】上锉，如麻豆大。每服五钱匕，水一盏半，慢火煎至八分，去滓，稍热服，日二次，夜一次。

【主治】心掣，胸中少气，善咳善泄。

【方论】《绛雪园古方选注》：方中桂枝、干姜、五味开太阳；以参、术、炙草阖阳明；而独倍加桂枝，佐以当归、赤苓、炙草，是不独治三焦，意专重于荣养心阳，以安动掣，则咳泻自止，其义高出千古。

补心汤

【来源】《内经拾遗方论》卷一。

【组成】茯神（去木）　贝母（去心）　麦冬（去心）　生地（姜汁炒）各二钱　天冬（去心）　酸枣仁（炒）　白芍　当归　橘红各一钱　黄连八分　川芎八分　甘草二分

【用法】水二钟，加生姜三片，煎八分，食后服。

【功用】补心。

【主治】心血不足，心若掣。

【加减】有郁，加香附。

七、心　痹

心痹，是指以心胸憋闷、疼痛、心悸、胸闷短气、心脏严重杂音、颧颊紫红等为主要表现的内脏痹病类病证。严重者可心痛彻背，如锥刺心。《黄帝内经·素问·痹论》：“心痹者，脉不通，烦则心下鼓，暴上气而喘，嗌干善噫，厥气上则恐。”重者则见“真心痛，手足青至节，心痛甚，旦发夕死，夕发旦死”。《诸病源候论·心痹候》指出：“思虑烦多，则损心，心虚故邪乘之，邪积而不去，则时害饮食，心里愊愊如满，蕴蕴而痛，是谓之心痹。”《症因脉治·心痹》详细描述本病症状：“心痹之症，即脉痹也。脉闭不通，心下鼓暴，嗌干善噫，厥气上则恐，心下痛，夜卧不安。”

本病成因多为寒邪内侵，情志失调，饮食不当，年迈体虚，风寒湿热等邪侵及形体，阻痹经气，内舍于心，久之损伤心气脉络，心脉运行失畅所致。本虚标实，本虚是以肾阴阳失衡为主，标实为各种病理因素引起的气滞血瘀。治疗原

则，应先治标后治本，或标本兼治。宜养心通脉安神。

赤石脂丸

【来源】《金匮要略》卷上。

【别名】乌头赤石脂丸（原书同卷）、乌头丸（《备急千金要方》卷十三）。

【组成】蜀椒一两（一法二分） 乌头一分（炮） 附子半两（炮。一法一分） 干姜一两（一法一分） 赤石脂一两（一法二分）

【用法】上为末，炼蜜为丸，如梧桐子大，每食前服一丸，一日三次。不知稍加服。

【主治】心痛彻背，背痛彻心。

【方论】

1.《金匮玉函经二注》：心痛彻背，背痛彻心，乃阴寒之气厥逆而上干者，横格于胸背经脉之间，牵连痛楚，乱其气血，紊其疆界。此而用气分诸药，则转益其痛，势必危殆。仲景用蜀椒、乌头一派辛辣，以温散其阴邪。然恐胸背既乱之气难安，而即于温药队中，取用干姜之泥，赤石脂之涩，以填塞厥气所横冲之新队，俾胸之气自行于胸，背之气自行于背，各不相犯，其患乃除。

2.《医钞类编》：蜀椒、乌头，一派辛辣以温散其阴邪，然恐胸背既乱之气难安，而即于温药队中取用干姜之泥，赤石脂之涩，以填塞所横冲之新隧，俾胸之气自行于胸，背之气自行于背，各不相犯，其患乃除，此炼石补天之精义也。

甘草汤

【来源】《外台秘要》卷三十八引《靳邵方》。

【组成】甘草（炙） 枳实（炙） 白术 栀子各二两 桔梗三两

【用法】上切。以水六升，煮取二升，分二服。

【主治】心痛腹胀，兼冷热相搏。

半夏丸

【来源】方出《肘后备急方》卷一，名见《圣济总录》卷五十五。

【组成】半夏五分 细辛五分 干姜二分 人参三分 附子一分

【用法】上为末，苦酒为丸，如梧桐子大。每服五丸，酒送下，一日三次。

【主治】

1.《肘后备急方》：久患心常痛，不能饮食，头中疼重。

2.《圣济总录》：卒心痛。

桂心散

【来源】方出《肘后备急方》卷一，名见《外台秘要》卷七。

【别名】桂散（《元和纪用经》）。

【组成】桂心 当归各一两 栀子十四枚

【用法】上为散。每服方寸匕，酒送下，一日三五次。

《太平圣惠方》本方用法：上为细散。每服半钱，以橘皮汤调下，不拘时候。

【主治】

1.《肘后备急方》：猝心痛，及久心病发作有时节者。

2.《太平圣惠方》：小儿心痛不止。

【宜忌】《外台秘要》：忌生葱。

黄连汤

【来源】方出《肘后备急方》卷一，名见《外台秘要》卷七引《古今录验》。

【别名】黄连解毒汤（《仁斋直指方论》卷二十）、黄连一物汤（《伤寒图歌活人指掌》卷四）、黄连解毒散（《普济方》卷七十四）、黄连散（《普济方》卷四〇三）、黄连泻心汤（《万病回春》卷五）。

【组成】黄连八两

【用法】以水七升，煮取一升五合，去滓，温服五合，一日三次。

【主治】

1.《肘后备急方》：卒心痛。

2.《仁斋直指方论》：诸热眼，赤肿羞明，冒暑饮酒患眼。

3.《医方类聚》引《经验秘方》：口疮。

4.《普济方》：小儿热毒盛，发疹痘疮，初发早觉者。

5.《万病回春》：心经蕴热。

乌头丸

【来源】《外台秘要》卷七引《肘后备急方》。

【组成】乌头六分（炮） 椒六分（汗） 干姜四分 桂心四分

【用法】上为末，炼蜜为丸，如大豆大。每服四丸，酒送下。稍稍增之。

【主治】心痛，不能饮食，头中疼重。

【宜忌】忌生葱。

乌头赤石脂丸

【来源】《外台秘要》卷七引《范汪方》。

【组成】赤石脂 干姜 桂心 椒（汗） 乌头（炮）各等分

【用法】上为末，炼蜜为丸，如梧桐子大。每服三丸，一日三次。以知为度。

【主治】久心痛。

【宜忌】忌猪肉、冷水、生葱。

茱萸煎

【来源】《外台秘要》卷七引《范汪方》。

【组成】吴茱萸一升 蜀椒五升 甘草二两（炙） 干地黄一斤

【用法】上药以清酒三升渍三宿，绞取汁，铜器中煎令沸；麦门冬五升（去心），干漆一斤，纳煎中，色黄绞去之；纳石斛五两，阿胶一斤，白蜜六升，凡九味以汤煎令可丸。取如枣大含，稍稍咽之，一日三次，甚者五六次。服药五日愈，当下癥。

【主治】心下切痛引背，胸下蓄气，胃中有宿食。

【宜忌】忌海藻、菘菜、芜荑。

【加减】膝胫重痛者，加石斛；少气，加麦门冬。

茱萸汤

【来源】《医心方》卷九引《小品方》。

【别名】吴茱萸汤（《备急千金要方》卷十八）。

【组成】生姜三两 半夏三两 桂心三两 吴茱萸三两 人参一两 大枣三十个 甘草一两（炙）

【用法】以水九升，煮取三升，纳白蜜五合，分三服。

【主治】胸中积冷，心下淡水，烦满汪汪，不下饮食，心胸应背欲痛。

乌头续命丸

【来源】《外台秘要》卷七引《古今录验》。

【别名】续命丸（《圣济总录》卷九十四）。

【组成】食茱萸十分 芍药五分 细辛五分 前胡（一云柴胡）五分 干姜十分 乌头十分（炮） 紫菀 黄芩 白术 白薇各三分 芎藭 人参 干地黄各五分 蜀椒十分（汗） 桂心十分

【用法】上药治下筛，炼蜜为丸，如梧桐子大。先食服三丸，一日三次。不知，稍加至七丸。

【主治】久寒三十岁，心腹疝，癥瘕积聚，邪气往来，厥逆抢心痛，久痹羸瘦少气，妇人产乳余疾，胸胁支满，不嗜食，手足痟烦，月水不通，时时便血。

【宜忌】忌生菜、生葱、猪肉、冷水、桃、李、雀肉、芜荑等。

地黄馎饦

【来源】《外台秘要》卷七引《古今录验》。

【别名】地黄面（《普济本事方》卷七引崔元亮《海上方》）。

【组成】地黄（浓捣汁）

【用法】和面作馎饦。服一顿，虫即出；不出再服，必出便愈。

【主治】心痛如虫啮痛，宛转欲死者。

【宜忌】冷淘忌用盐。

【方论】《本事方释义》：生地黄气味甘苦微寒，入手足少阴、厥阴；捣汁和以面者，以五谷之气令其入胃也。此心痛有虫，久不得愈，以苦寒之药佐之以面，引虫之上逆而出也。

【验案】心痛 正元十年，通事舍人崔抗女患心痛，垂气欲绝，忽记此方，服便吐出一物，可方一寸以来，状如虾蟆，无目足，微似有口。盖被此物所蚀。抗云，往年见亲表患痛，因偶食地黄馎饦，遂吐一虫犹动，其时亦不谓地黄冷淘，能害此虫。因盛于小竹筒，以数茎地黄冷淘，投于竹筒中，须臾视之，已化为水。然觉此冷淘杀虫，心痛无不永绝。抗自得此方，救三四人皆如神效。

桂心汤

【来源】《外台秘要》卷七引《古今录验》。

【组成】桂心半两　茱萸二两　芍药三两　当归二两　生姜半斤（无生姜以干姜五两代之）

【用法】上切，以水一斗二升，煮取四升，每服一升，昼三夜一。

【主治】心痛懊憹悁闷，筑筑引两乳，又或如刺，困极。

【宜忌】忌生葱。

犀角丸

【来源】《外台秘要》卷七引《古今录验》。

【组成】犀角屑二分　麝香二分（碎）　朱砂四分（光明者，研）　桔梗二分　莽草二分（炙）　鬼臼二分　附子二分（炮）　桂心二分　贝齿五枚　甘草六分　芫花二分（熬）　巴豆二十枚（去心皮）　赤足蜈蚣二枚（去足，炙）

《备急千金要方》有甘遂，雄黄，无甘草。

【用法】上为末，蜜和为丸，如梧桐子大。每服一丸，日渐加至三丸，饮送下。以利为度。

【主治】久心痛。腹痛积年，定不过一时间还发，发甚则数日不能食，又便出干血。

【宜忌】忌生葱、猪肉、野猪肉、芦笋、生血物。

【方论】《千金方衍义》：犀、麝、雄黄等味辟除恶毒为主，明砂镇心安神，贝齿磨坚破血，桂、附鼓激诸药之性也。

桂心酒

【来源】《备急千金要方》卷三。

【别名】单行桂酒（《千金翼方》卷六）。

【组成】桂心三两

【用法】以酒三升，煮取二升，去滓，分三服，每日三次。

《养老奉亲书》本方用法：温酒令热，即下桂心末调之，频服。一二服效。

【主治】

1.《备急千金要方》：产后疹痛。

2.《养老奉亲书》：老人冷气心痛，缴结气闷。

【方论】《千金方衍义》：桂心散寒结，用酒煮以行其势。

乌头丸

【来源】《备急千金要方》卷十一。

【别名】乌头煎（《鸡峰普济方》卷九）。

【组成】乌头十五枚　吴茱萸　蜀椒　干姜　桂心各二两半　前胡　细辛　人参　芎䓖　白术各一两六铢　皂荚　紫菀　白薇　芍药各十八铢　干地黄一两半

方中“前胡”，《太平圣惠方》作“柴胡”。

【用法】上为末，炼蜜为丸，如梧桐子大。每服酒下十丸，一日三次。稍加之，以知为度。

【主治】

1.《备急千金要方》：男子、女人寒冷，腹内积聚，邪气往来，厥逆抢心，心痛痹闷，吐下不止，妇人产后羸瘦。

2.《太平圣惠方》：久痃癖气。

芍药汤

【来源】方出《备急千金要方》卷十三，名见《圣济总录》卷五十六。

【组成】赤芍药六两　桔梗　杏仁各五两

【用法】上锉。以水六升，煮取三升，分三服。

【主治】

1.《备急千金要方》：寒气猝客于五脏六腑中则发心痛。

2.《圣济总录》：心痛懊憹。

前胡汤

【来源】《备急千金要方》卷十三。

【组成】前胡　甘草　半夏　芍药各二两　黄

芩　当归　人参　桂心各一两　生姜三两　大枣三十枚　竹叶一升

【用法】上锉。以水九升，煮取三升，分四服。

【主治】胸中逆气，心痛彻背，少气不食。

【方论】《千金方衍义》：胸痹多由寒热之邪痹着心下。故专取前胡之祛风下气，参入桂枝汤中，更加半夏以涤痰，参、归以助气血，竹叶以泄风热旺气也。

前胡汤

【来源】《备急千金要方》卷十三。

【组成】前胡　人参　生姜　麦门冬　饧半夏　甘草　芍药　茯苓各三两　桂心　黄芩　当归各一两　大枣三十枚

【用法】上锉。以水一斗四升，煮取三升，去滓，分为三服。

【主治】胸中逆气，心痛彻背，少气不食。

当归汤

【来源】《外台秘要》卷七引《延年方》。

【组成】当归三两　桔梗二两　吴茱萸三两　桂心三两　芍药二两　大黄二两

【用法】上切。以水六升，煮取二升三合，去滓，纳鹤虱一两搅，温一沸，分三服，空腹服之，微利为度。

【主治】心痛，冷痛，腹满如锥针刺，及虫啮心痛。

【宜忌】忌猪肉、生葱。

茱萸丸

【来源】《外台秘要》卷七引《延年秘录》。

【组成】吴茱萸一两半　干姜一两半　桂心一两　白术二两　人参一两　橘皮一两　附子一两半（炮）　蜀椒一两（出汗）　甘草一两（炙）　黄芩一两　当归一两

【用法】上为散，炼蜜为丸，如梧桐子大。每服五丸，一日三次，稍加至十五丸，药尽更合，酒、饮无拘，食前后任意。

【主治】心痛。

【宜忌】忌猪肉、生葱、海藻、菘菜、桃、李、雀肉等。

紫桂煎

【来源】方出《外台秘要》卷七引《延年秘录》，名见《鸡峰普济方》卷十一。

【组成】当归　桂心　桔梗　吴茱萸　人参　白术　高良姜各六分　橘皮三分

【用法】上为散，炼蜜为丸，如梧桐子大。每服十丸，加至十五、二十丸为度，酒送下，一日二次。

本方方名，据剂型当作“紫桂丸”。

【主治】冷气久刺，心痛不能食。

【宜忌】忌生葱、桃、李、猪肉、雀肉。

定志补心汤

【来源】《千金翼方》卷十五。

【组成】远志（去心）　菖蒲　人参　茯苓各四两

【用法】上锉。以水一斗，煮取三升，分三服。

【主治】心气不足，心痛惊恐。

八风十二痹散

【来源】《千金翼方》卷十六。

【组成】远志（去心）　黄耆　黄芩　白敛　附子（炮，去皮）龙胆　薯蓣　厚朴（炙）　蜀椒各半两（去目及闭口者，汗）　牡荆子　天雄（炮，去皮）　细辛　菊花　狗脊　山茱萸　防风　芎䓖　桂心各三分　五味子　巴戟天各一分　茯苓　芍药　秦艽　乌头（炮，去皮）　芜荑　菖蒲　葳蕤各一两

【用法】上为散。食后饮服方寸匕，一日三次。宁从少起，稍渐增之。

【主治】风痹呕逆，不能饮食，心痹也；咳满腹痛，气逆唾涕白者，脾痹也；津液唾血腥臭者，肝痹也；阴痿下湿者，痿痹也；腹中雷鸣，食不消，食即气满，小便数起，胃痹也；两膝寒，不能行者，湿痹也；手不能黑，肾痹也。并悉主之。

乌头丸

【来源】《外台秘要》卷七引《崔氏方》。

【组成】乌头三两（炮） 附子三两（炮） 赤石脂三两 蜀椒二两（出汗） 桂心二两 干姜二两

【用法】上为末，炼蜜为丸，如梧桐子大。痛发时，温清酒服三丸。觉至痛处，痛则止。若不止，加至五六丸，以知为度。若早朝服无所觉，至午时又服三丸。若久心痛，每旦服三丸，稍加至十丸。尽一剂，遂终身不发。

【主治】

1.《外台秘要》引《崔氏方》：心痛与冷气痛。

2.《普济方》：风冷邪气入乘心络，或脏腑暴感风寒，上乘于心，令人卒然心痛，或引背膂乍甚，经久不愈。

【宜忌】忌生葱、猪肉。

温白丸

【来源】《外台秘要》卷十二引《崔氏方》。

【别名】厚朴丸（《云岐子保命集》卷中）。

【组成】紫菀三分 吴茱萸三分 菖蒲二分 紫胡二分 厚朴二分（炙） 桔梗二分 皂荚三分（去皮子，炙） 乌头十分（熬） 茯苓二分 桂心二分 干姜二分 黄连二分 蜀椒二分（汗）巴豆一分（熬） 人参二分

【用法】上为末，和白蜜为丸，如梧桐子大。每服二丸，不知，渐加至五丸，以知为度，食后姜汤送下。

【主治】心腹积聚，久癥癖，块大如杯碗，支满上气，时时腹胀，心下坚结，上来抢心，旁攻两胁，彻背连胸，痛无常处，绕脐绞痛，状如虫咬；又疗十种水病，八种痞塞，反胃吐逆，饮食噎塞；或五淋五痔；或九种心痛，积年食不消化；或妇人不产，或断续多年，带下淋沥；或痃疟连年不愈；又疗诸风，身体顽痹，不知痛痒，或半身疼痛，或眉发堕落；或癫或痫；或妇人五邪，梦与鬼交，四肢沉重，不能饮食，昏昏默默，终日忧愁，情中不乐，或恐或惧，或悲或啼，饮食无味，月水不调，身似怀孕，连年累月，羸瘦困弊。

【宜忌】禁生冷、饧、醋、猪、羊、鱼、鸡犬、牛、马、鹅肉、五辛、葱、面、油腻、豆及糯米粘滑、郁、臭之属。

茱萸丸

【来源】《外台秘要》卷七引《必效方》。

【组成】吴茱萸一斤 桂心二两 当归二两

【用法】上药治下筛，炼蜜为丸，如梧桐子大。每服三十丸，酒送下，一日二次。渐加至四十丸，以知为度。

【主治】

1.《外台秘要》引《必效方》：心痛。

2.《圣济总录》：心中寒，心背彻痛。

人参丸

【来源】《外台秘要》卷七引《广济方》。

【组成】人参 白术 枳实各六分 茯苓八分 厚朴六分（炙） 青木香六分 橘皮五分 大黄六分 槟榔六分

【用法】上为末，炼蜜为丸，如梧桐子大。每服二十丸，空腹煮生姜、大枣汤送下，一日二次。不利，渐加至三十丸。

【主治】久心痛，腹满，并痰饮不下食。

【宜忌】忌醋物、桃、李、雀肉等。

当归汤

【来源】《外台秘要》卷七引《广济方》。

【组成】当归 桔梗 芍药各八分 厚朴十分（炙） 橘皮八分 人参六分 高良姜十分 桃仁五十个（去皮尖） 生姜八分

【用法】上切。以水八升，煮取二升五合，去滓，分三次温服，每服相去如人行六七里。

【主治】心痛，癥块硬筑，心气欲绝。

【宜忌】忌猪肉生冷、油腻、鸡、鱼、粘食、小豆、大蒜。

当归鹤虱散

【来源】《外台秘要》卷七引《广济方》。

【组成】当归八分 鹤虱八分 橘皮六分 人参六

分　槟榔十二分　枳实六分（炙）　芍药六分　桂心五分

【用法】上为散。每服方寸匕，空腹煮姜枣饮调下，一日二次。不利，渐渐加至一匕半。

【主治】九种心痛，蛔虫冷气，先从两肋，胸背撮痛，欲变吐。

【宜忌】忌生葱、生冷物、油腻、粘食。

桔梗散

【来源】《外台秘要》卷七引《广济方》。

【别名】桔梗汤（《普济方》卷十七）。

【组成】桔梗　当归　芍药　茯苓　橘皮　厚朴（炙）　白术各八分　荜茇四分　豆蔻子四分　槟榔六分　桂心六分　诃黎勒皮六分（炙）

【用法】上为散。每服方寸匕，空腹煮姜、枣饮下，一日二次。加至一匕半，不利。

【主治】冷气心痛，肋下鸣转，喉中妨食不消，常生食气，每食心头住不下。

【宜忌】忌生葱、猪肉、酢物、桃、李、雀肉等。

桃仁丸

【来源】《外台秘要》卷七引《广济方》。

【组成】桃仁八分（去皮尖）　当归六分　芍药八分　诃黎勒六分　甘草六分（炙）　延胡索四分　人参六分　槟榔十四枚

【用法】上为末，炼蜜为丸，如梧桐子大。每服二十丸，渐加至三十丸，空心以酒送下，一日二次。取快利。

【主治】心痛，又心撮肋，心闷则吐血，手足烦疼，食饮不入。

【宜忌】忌海藻、菘菜、生菜、热面、荞麦、猪犬肉、粘食。

柴胡汤

【来源】《外台秘要》卷七引《广济方》。

【别名】柴胡散（《太平圣惠方》卷五十）。

【组成】柴胡六分　当归六分　青木香六分　犀角（屑）六分　槟榔十个　甘草二分（炙）

【用法】上切。以水七升，煮取二升半，绞去滓，纳麝香末，分温三服，如人行四五里。微利为度。

【主治】胸膈满塞，心背撮痛，走注气闷。

【宜忌】忌海藻、菘菜、生菜、热面、荞麦、猪、鱼、蒜。

高良姜汤

【来源】《外台秘要》卷七引《广济方》。

【别名】高良姜散（《太平圣惠方》卷四十三）。

【组成】高良姜十分　当归十分　橘皮八分　厚朴十分（炙）　桔梗八分　桃仁五十枚（去皮尖）　吴茱萸八分　生姜八分　诃黎勒五分

【用法】上切。以水八升，煮取二升八合，绞去滓，分温三服，服别相去如人行六七里，再服。

【主治】久心痛刺肋，冷气结痛不能食。

【宜忌】忌猪肉、生冷、油腻、粘食、小豆。

雷丸鹤虱散

【来源】《外台秘要》卷七引《广济方》。

【组成】雷丸八分　鹤虱八分　贯众八分　狼牙八分　桂心八分　当归八分　槟榔八分

【用法】上为散。每服方寸匕，空腹煮蜜水半鸡子许调下，一日二服，若重不过三服则愈。

【功用】杀虫。

【主治】心痛三十年不愈。

【宜忌】忌生葱、生冷、油腻、猪鱼、小豆、大蒜等。

槟榔汤

【来源】《外台秘要》卷七引《广济方》。

【组成】槟榔十颗　生姜　青木香各三两　橘皮　枳实（炙）　甘草（炙）　大黄各二两

【用法】上切。以水六升，煮取二升半，绞去滓，分温三服；服别如人行四五里进一服。取微利。

【功用】下气。

【主治】心头冷硬结痛。

【宜忌】忌生菜、热面、炙肉，海藻、菘菜。

蜀椒丸

【来源】《外台秘要》卷七引张文仲方。

【组成】蜀椒一升（出汗） 半夏一升（洗） 附子一两（炮）

【用法】上为末，炼蜜为丸，如梧桐子大。每服五丸，一日三次。

【主治】胸中气满，心痛引背。

【宜忌】忌食猪、羊肉、饧等。

防风茯苓汤

【来源】《外台秘要》卷七引《深师方》。

【组成】防风二两 茯苓二两 桂心六两 甘草二两（炙） 半夏四两（洗） 干姜四两（炮） 人参三两

【用法】上切。以水一斗，煮取三升，绞去滓，分三服。

【主治】胸满短气，心痛吐涎，虚冷。

【宜忌】忌酢物、生葱、海藻、菘菜、羊肉、饧。

附子丸

【来源】《医心方》卷六引《深师方》。

【组成】人参二两 桂心二两 干姜二两 蜀附子二两 巴豆二两

【用法】上为末，炼蜜为丸，如大豆大。食前服三丸，每日一次。

【主治】三十年心痛。

蓬莪茂散

【来源】《元和纪用经》。

【组成】蓬莪茂六分（醋浸，切，炒） 赤芍药 当归 甘草（炙） 吴茱萸 肉桂 干漆（炒烟尽，下茱萸炒，次下众药，略炒）各二分

【用法】上为末。每服方寸匕，酒调下，再服即愈。炒盐、酒调下尤佳。

【主治】冷气厥心痛。

桂心散

【来源】《太平圣惠方》卷二十。

【组成】桂心一两 赤芍药半两 防风半两（去芦头） 细辛半两 人参半两（去芦头） 芎藭半两 枳壳半两（麸炒微黄，去瓤） 附子三分（炮裂，去皮脐） 木香半两 桔梗三分（去芦头） 麻黄一两（去根节） 甘草半两（炙微赤，锉）

【用法】上为粗散。每服三钱，以水一中盏，加生姜半分，煎至六分，去滓，稍热服，不拘时候。

【主治】风邪入心，心痛连背，或上或下，腹满闷乱，神思不定，面色青黄。

前胡散

【来源】方出《太平圣惠方》卷四十二。名见《普济方》卷一八六。

【组成】前胡三分（去芦头） 木香三分 五味子三分 桔梗三分（去芦头） 赤芍药三分 当归三分 槟榔三分 青橘皮半两（汤浸，去白瓤，焙）

【用法】上为散。每服二钱，以水一中盏，入生姜半分，煎至六分，去滓稍热服，不拘时候。

【主治】心痹。满急刺痛，不可俯仰，气促，咳唾不利。

木香散

【来源】《太平圣惠方》卷四十二。

【组成】木香三分 青橘皮三分（汤浸，去白瓤，焙） 半夏三分（汤洗七遍，去滑） 枳壳二分（麸炒微黄，去瓤） 诃黎勒皮一两 桂心二分 前胡一两（去芦头） 五味子三分

【用法】上为散。每服三钱，以水一中盏，加生姜半分，煎至六分，去滓，不拘时候稍热服。

【主治】心痹，心中愊塞而痛，不能下食。

川椒散

【来源】《太平圣惠方》卷四十三。

【组成】川椒一两（去目及闭口者，微炒去汗） 当归半两（锉，微炒） 川乌头半两（炮裂，去皮脐） 甘草半两（炙微赤，锉） 枳壳半两（麸炒微黄， 去瓤） 附子半两（炮裂，去皮脐） 干姜半两（炮裂，锉） 桂心半两 吴茱萸

半两（汤浸七遍，焙干，微炒）

【用法】上为粗散。每服三钱，以水一中盏，加大枣三个，煎至六分，去滓稍热服，不拘时候。

【主治】久心痛，冷气积聚，四肢不和，唇口青，时时恶寒。

木香丸

【来源】《太平圣惠方》卷四十三。

【组成】木香　鹤虱　槟榔　诃黎勒（煨，用皮）　芜荑　附子（炮裂，去皮脐）　干姜（炮裂，锉）各三分　川大黄一两半（锉碎，微炒）

【用法】上为末，炼蜜为丸，如梧桐子大。每服三十丸，食前以橘皮汤送下。

【主治】久心痛，经年不止，及蛔虫，冷气心痛。

木香丸

【来源】《太平圣惠方》卷四十三。

【组成】木香一两　槟榔一两　桂心一两　诃黎勒一两半（煨，用皮）　白术一两　当归一两（锉，微炒）　赤芍药一两　厚朴一两半（去粗皮，涂生姜汁，炙令香熟）　神曲二两（捣碎，微炒）　陈橘皮一两（汤浸，去白瓤，焙）　草豆蔻一两半（去皮）

【用法】上为末，炼蜜为丸，如梧桐子大。每服三十丸，以生姜汤送下，不拘时候。

【主治】心气冷痛，不能饮食，食即妨闷。

木香散

【来源】《太平圣惠方》卷四十三。

【组成】木香半两　犀角屑三分　槟榔一两　麝香一分（细研）　白术半两　当归半两（锉，微炒）　桂心半两　桃仁半两（汤浸，去皮尖双仁，麸炒微黄）　川大黄三分（锉碎，微炒）

【用法】上为细散。入麝香研令匀，每服五钱，以热酒调下，不拘时候。

【主治】恶疰心痛，发歇不定。

木香散

【来源】《太平圣惠方》卷四十三。

【组成】木香三分　吴茱萸一分（汤浸七遍，焙干，微炒）　当归三分（锉，微炒）　赤芍药三分　槟榔半两　干姜半两（炮裂，锉）　细辛半两　桂心半两　人参三分（去芦头）

【用法】上为细散。每服二钱，以生姜、大枣汤调下，不拘时候。

【主治】心痛多唾，不能饮食。

木香散

【来源】《太平圣惠方》卷四十三。

【组成】木香　人参（去芦头）　白术　缩砂（去皮）　桂心各半两　青橘皮一两（汤浸，去白瓤，焙）　吴茱萸一两（汤浸七遍，焙干，微炒）

【用法】上为细散。每服一钱，煎生姜、大枣汤调下，不拘时候。

【主治】心痛不能食，令人羸瘦少力。

木香散

【来源】《太平圣惠方》卷四十三。

【组成】木香半两　川朴消一两　桃仁半两（汤浸，去皮尖双仁，麸炒微黄）　赤芍药一两　柴胡一两（去苗）　白术半两

【用法】上为散。每服三钱，以水一中盏，加生姜半分，煎至六分，去滓，不拘时候温服。

【主治】心悬急懊痛，腹胀，四肢烦疼。

艾煎丸

【来源】《太平圣惠方》卷四十三。

【组成】熟艾一斤（末）　木香　陈橘皮（汤浸，去白瓤，焙）　厚朴（去粗皮，涂生姜汁炙令香熟）　桃仁（汤浸，去皮尖双仁，麸炒微黄）　川椒（去目及闭合者，微炒去汗）　山茱萸　干姜（炮裂，锉）　柏子仁　吴茱萸（汤浸七遍，焙干，微炒）　附子（炮裂，去皮脐）　白术各一两

【用法】上药除熟艾外，余并为末，入桃仁和研令匀，用酽醋五升，熬艾末成膏，入诸药为丸，如梧桐子大。每服三十丸，食前以粥饮送下。

【主治】久心痛，积年不愈，及冷气积块，少思饮食。

白术散

【来源】《太平圣惠方》卷四十三。

【组成】白术三分　半夏三分（汤浸七遍去滑）　槟榔半两　桂心半两　陈橘皮三分（汤浸，去白瓤，焙）　丁香一分　高良姜半两（锉）　木香一分

【用法】上为散。每服三钱，以水一中盏，煎至六分，去滓温服，不拘时候。

【主治】心痛，痰饮多唾，腹胀不能下食。

当归散

【来源】《太平圣惠方》卷四十三。

【组成】当归一两（锉，微炒）　桔梗一两（去芦头）　陈橘皮一两（汤浸，去白瓤，焙）　赤芍药半两　枳壳一两（麸炒微黄，去瓤）　桂心一两　人参半两（去芦头）　槟榔二两　木香三分

【用法】上为细散，每服二钱，生姜、大枣煎汤调下，不拘时候。

【主治】九种心痛，及冷气攻两胁，胸背疼痛，欲吐。

吴茱萸散

【来源】《太平圣惠方》卷四十三。

【组成】吴茱萸半两（汤浸七遍，焙干，微炒）　槟榔一两　人参一两（去芦头）　半夏半两（汤洗七遍，去滑）　肉桂一两（去皴皮）　当归一两（锉，微炒）

【用法】上为散。每服三钱，以水一中盏，加生姜半分，煎至六分，去滓稍热服，不拘时候。

【主治】冷气攻心，背彻痛。

沉香丸

【来源】《太平圣惠方》卷四十三。

【组成】沉香半两　阿魏半两（面裹煨，以面熟为度）　麝香半两（细研）　木香一两　丁香一两　火前椿一两　干姜半两（炮裂，锉）　槟榔一两

【用法】上为末，加麝香同研令匀，煎醋浸蒸饼为丸，如绿豆大。每服十丸，以热酒嚼下，不拘时候。

【主治】九种心痛，腹内冷气积聚。

沉香散

【来源】《太平圣惠方》卷四十三。

【组成】沉香三分　赤芍药三两　酸石榴皮一两　桔梗三分（去芦头）　槟榔一两　大腹皮三分（锉）　紫雪一两

【用法】上为粗散。每服四钱，以水一中盏，加葱白七寸，煎至六分，去滓，稍热服，不拘时候。

【主治】九种心痛，面色青，心腹妨闷，四肢不和。

沉香散

【来源】《太平圣惠方》卷四十三。

【组成】沉香半两　赤芍药半两　酸石榴皮半两（锉，微炒）　桔梗半两（去芦头）　槟榔一两　川芒消一两

【用法】上为散。每服三钱，以水一中盏，加葱白五寸，煎至六分，去滓温服，不拘时候。

【主治】中恶心痛不可忍。

沉香散

【来源】《太平圣惠方》卷四十三。

【组成】沉香　木香　陈橘皮（汤浸，去白瓤，焙）　桂心各半两　槟榔一两　郁李仁一两（汤浸，去皮，微炒）　枳壳一两（麸炒微黄，去瓤）　川大黄一两（锉碎，微炒）　诃黎勒一两（煨，用皮）

【用法】上为细散。每服一钱，以生姜温酒调下，不拘时候。

【主治】

1.《太平圣惠方》：心悬急懊痛，腹胁妨闷，不能饮食。

2.《圣济总录》：气胀，心腹满闷，胸胁痛，气壅不通。

诃黎勒丸

【来源】《太平圣惠方》卷四十三。

【组成】诃黎勒一两（煨，用皮） 木香半两 桂心一两 干姜半两（炮裂，锉） 川大黄一两（锉碎，微炒） 吴茱萸半两（汤浸七遍，焙干，微炒） 附子半两（炮裂，去皮脐）

【用法】上为末，酽醋煮面糊为丸，如梧桐子大。每服二十丸，以温酒送下，不拘时候。

【主治】九种心痛，腹胁气滞。

郁金饮子

【来源】《太平圣惠方》卷四十三。

【别名】郁金饮（《圣济总录》卷五十六）。

【组成】郁金半两 黄芩一两 赤芍药一两 枳壳一两（麸炒微黄，去瓤） 生干地黄一两 大腹皮一两（锉）

【用法】上锉细。每服一分，以水一中盏，加生姜半分，煎至六分，去滓稍热服，不拘时候。

【主治】心悬急懊痛。

鬼箭羽散

【来源】《太平圣惠方》卷四十三。

【组成】鬼箭羽 桃仁（汤浸，去皮尖双仁，麸炒微黄） 赤芍药 鬼臼（去须） 陈橘皮（汤浸，去白瓤，焙） 当归（锉，微炒） 桂心 柴胡（去苗） 朱砂（细研）各一两 川大黄二两（锉碎，微炒）

【用法】上为细散，入朱砂，研令匀。每服一钱，以温酒调下，不拘时候。

【主治】恶疰心痛或疠刺，腹胁肩背痛无常处。

前胡散

【来源】《太平圣惠方》卷四十三。

【组成】前胡一两（去芦头） 槟榔一两 半夏半两（汤浸七遍去滑） 枳实三分（麸炒微黄） 诃黎勒一两（煨，用皮） 桂心半两 赤茯苓三分 陈橘皮一两（汤浸去白瓤，焙） 旋覆花半两 吴茱萸一分（汤浸七遍，焙干，微炒）

【用法】上为粗散。每服三钱，以水一中盏，入生姜半分，煎至六分，去滓，不拘时候，稍热服。

【主治】心痛气胀，心胸不利，痰饮不消，多唾。

桂心散

【来源】《太平圣惠方》卷四十三。

【组成】桂心一两 当归半两（锉，微炒） 食茱萸半两 赤芍药半两 厚朴一两（去粗皮，涂生姜汁，炙令香熟） 槟榔二两 郁李仁一两（汤浸，去皮，微炒）

【用法】上为粗散。每服五钱，以水一大盏，煎至五分，去滓，稍热服，不拘时候。

【主治】九种心痛，多吐腹胀。

桂心散

【来源】《太平圣惠方》卷四十三。

【组成】桂心半两 吴茱萸半两（汤浸七遍，焙干，微炒） 赤芍药半两 当归半两（锉，微炒） 木香半两 槟榔半两

【用法】上为散。每服三钱，以水一中盏，煎至六分，去滓，稍热服，不拘时候。

【主治】心悬急，懊憹痛，气闷，筑筑引两乳间或如锥刺。

犀角散

【来源】《太平圣惠方》卷四十三。

【组成】犀角屑一两 安息香半两 槟榔二两 没药半两 肉桂一两（去皱皮） 麝香一两（细研）

【用法】上为散，入麝香研令匀。每服一钱，以热酒调下，不拘时候。

【主治】恶疰心痛，烦乱不可忍。

槟榔散

【来源】《太平圣惠方》卷四十三。

【组成】槟榔一两 木香三分 高良姜半两（锉） 青橘皮半两（汤浸，去白瓤，焙） 桃仁半两（汤浸，去皮尖双仁，麸炒微黄） 桂心半两

【用法】上为细散。每服一钱，以热酒调下，不拘时候。

本方用法原缺，据《医方类聚》补。

【主治】恶疰心痛，手足逆冷。

胜金丸

【来源】方出《太平圣惠方》卷五十二，名见《圣济总录》卷三十五。

【别名】灵应丹（《普济方》卷二〇〇引《广南卫生方》）。

【组成】寒水石三分（细研） 砒霜一两（细研）

【用法】上以厚纸两重，糊粘于铫子底，将砒安中，次以寒水石盖上，以匙紧按，将一瓷盏子盖，又以糊纸数重粘四畔缝，不得通气，以竹柴火烧，令下面纸尽，上面纸黄焦为候；待冷再研，于地上出火毒良久，以粟饭为丸，如麻子大。发前以冷醋汤下五丸；如年深者，先以五丸将热茶送下，吐却痰后，再以冷醋汤送下三丸。

《圣济总录》：兼治积年心痛，发时冷姜醋汤下七丸。《普济方》：一法更别丸小者一等，俟小儿服之，以飞过辰砂为衣，候干入瓷盒中盛，于发日早，冷腊茶清下一丸。

【主治】

1.《太平圣惠方》：久患劳疟瘴等。

2.《圣济总录》：积年心痛。

【宜忌】忌食热物。

太一追命丹

【来源】《太平圣惠方》卷五十六。

【别名】夺命丸（《圣济总录》卷一四七）。

【组成】蜈蚣一枚（微炙，去足） 巴豆三十枚（去皮心，研，纸裹压去油） 附子一分（炮裂，去皮脐） 白矾半两（烧令汁尽） 藜芦一分（去芦头） 雄黄一分（细研） 鬼臼一分（去须）

【用法】上为末，入研了药，更研令匀，炼蜜为丸，如麻子大。每服二丸，以温酒送下。

【主治】五蛊，及中恶气，心腹胀满，不得喘息。心痛积聚，及症瘕宿食不消，吐逆呕哕寒热瘰疬。

木香散

【来源】《太平圣惠方》卷七十一。

【组成】木香一两 赤芍药一两 伏龙肝半两 鹤虱一两半 当归二两（锉，微炒） 槟榔一两

【用法】上为细散。每服一钱，食前以热酒调下。

【主治】妇人血气心痛，及蛔虫疰心痛。

当归散

【来源】方出《太平圣惠方》卷七十一，名见《普济方》卷三三五。

【组成】当归三分（锉，微炒） 吴茱萸一分（汤浸七遍，焙干微炒） 桂心三分

【用法】上为细散。每服一钱，食前以生姜、热酒调下。

【主治】妇人血气攻心疼痛，及一切积冷气痛。

没药散

【来源】《太平圣惠方》卷七十一。

【组成】没药半两 当归一两（锉，微炒） 赤芍药一两 牡丹一两 桂心一两 槟榔一两 川大黄一两（锉碎，微炒） 牛膝一两（去苗）

【用法】上为细散。每服一钱，食前以热酒调下。

【主治】妇人血气壅滞，攻心疼痛。

阿魏丸

【来源】《太平圣惠方》卷七十一。

【组成】阿魏一两（面裹煨，面熟为度） 当归一两（锉，微炒） 桂心一两 芎䓖一两 青橘皮一两（汤浸去白瓤，焙） 附子一两（炮裂，去皮脐） 白术一两 吴茱萸三分（汤浸七遍，焙干，微炒） 朱砂一两（细研，水飞过） 干姜三分（炮裂，锉） 木香三分 延胡索一两 肉豆蔻一两（去壳） 蓬莪术一两 槟榔一两

【用法】上为末，先以醋一升，煎阿魏成膏和药末为丸，如梧桐子大。每服三十丸，食前以热酒嚼下。

【主治】妇人血气攻心疼痛，及一切积冷气痛。

木香散

【来源】《太平圣惠方》卷八十三。

【组成】木香一分 高良姜半分 白术一分 桔梗一分（去芦头） 赤茯苓一分

【用法】上为粗散。每服一钱，以水一小盏，煎至

五分，去滓，稍热频服。

【主治】小儿心痛，手足不和。

芍药散

【来源】《太平圣惠方》卷八十三。

【组成】赤芍药　人参（去芦头）　白术　黄芩　川大黄（锉，微炒）　当归各一分

【用法】上为粗散。每服一钱，以水一小盏，煎至五分，去滓温服，不拘时候。

【主治】小儿心痛，但觉儿将手数数摩心腹即啼，是心痛不可忍。

桃仁散

【来源】《太平圣惠方》卷八十三。

【别名】桃仁汤（《圣济总录》卷一七四）。

【组成】桃仁（汤浸，去皮尖双仁，麸炒微黄）　赤芍药　桔梗（去芦头）　桂心各半两　甘草一分（炙微赤，锉）

【用法】上为粗散。每服一钱，以水一小盏，煎至五分，去滓温服，不拘时候。

【主治】小儿心痛不可忍。

倚金丹

【来源】《太平圣惠方》卷九十五。

【组成】丹砂三两　水银三两　黄丹一斤

【用法】上药同研令水银星尽，入瓷瓶中，盖口，如法固济，初以文火养，候热彻，即加火十斤已来，断令通赤，半日久药成，候冷开取，面上白色，内如紫金色，光明甚好，便为细末，以纸铺地，摊药在上，以盆盖之，出火毒一日后，粟米饭为丸，如绿豆大。每服三丸，空心以温水送下。

【功用】解百毒，安心神。

【主治】风邪癫痫，鬼疰心痛，恶疮，丹石发动，消渴阴黄，惊悸，头面风，赤白带下。

【宜忌】忌羊血。

金铃子散

【来源】《袖珍方》卷二引《太平圣惠方》。

【别名】金铃散（《杂病源流犀烛》卷十一）。

【组成】金铃子　玄胡各一两

【用法】上为末。每服二三钱，酒调下，温汤亦可。

【功用】行气疏肝，活血止痛。

【主治】

1.《袖珍方》引《太平圣惠方》：热厥心痛，或作或止，久不愈者。

2.《杂病源流犀烛》：二维病。

3.《中医大辞典·方剂分册》：肝气郁滞，气郁化火而致的胃脘、胸胁疼痛，疝气疼痛及妇女经行腹痛。

4.《方剂学》：肝郁有热，心腹胁肋诸痛，时发时止，口苦，舌红苔黄，脉弦数。

【宜忌】《江西中医药》：孕妇胃痛忌用，其他如胆结石及肝脓病，胃溃疡穿孔等均非本方适应证。

【方论】

1.《绛雪园古方选注》：金铃子散，一泄气分之热，一行血分之滞。《雷公炮炙论》云：心痛欲死，速觅延胡。洁古复以金铃治热厥心痛。经言：诸痛皆属于心，而热厥属于肝逆，金铃子非但泄肝，功专导去小肠膀胱之热，引心包相火下行，延胡索和一身上下诸痛。时珍曰：用之中的，妙不可言。方虽小制，配合存神，却有应手取愈之功，勿以淡而忽之。

2.《医略六书》：热伏厥阴，木火气郁而厥阳不伸，故热厥心痛，作止不常焉。金铃子专入厥阴，化伏热以祛湿；延胡索走血分，活血脉以调血。为散酒调，使血气和则湿热自化而木火气伸，热厥心痛而无不痊矣。此调血泻湿热之剂，为热厥心痛之专方。

3.《医方发挥》：本方所治诸痛症，均由肝气郁滞，气郁化火所致。故治宜疏肝泄热，行气止痛之法。方以金铃子清热行气，泄气分之热而止痛，为主药；延胡索能行血中气滞，气中血滞，以增强金铃子止痛之效为辅佐药。两药相配其效益彰，恰如《本经逢原》指出那样：以金铃子能降火逆，延胡索能散结血，功胜失笑散，而无腥秽伤中之患。

4.《谦斋医学讲稿》：本方主治肝气肝火郁滞，胁痛，少腹胀痛。方仅两药，用量相等，而以金铃子为名，说明以疏肝气、泄肝火为主。金

铃子只能走气分，并且偏于苦寒，配合延胡辛温活血，亦能行气止痛。

【实验】镇痛作用 《中国中医药信息杂志》(2005，9：19)：实验显示：金铃子散分煎与合煎都能明显减少小鼠醋酸所致扭体反应次数，提高小鼠痛阈值，具有良好的镇痛作用，且呈现剂量依赖性；分煎与合煎都有明显的抗炎作用，并能明显降低醋酸致小鼠腹腔毛细血管的通透性高。

【验案】

1.胃痛 《广东医学》(祖国医学版。1965，3：13)：用本方治愈胃痛15例。无论火郁，酒肉滞，肝阳犯胃，肝厥胃痛，胸痞脘痛，饥饱失时，阳微气阻等所致者，均用此方加味。1剂痛止，不出2剂痊愈。典型病例：覃某某，男，25岁，已婚。1963年秋间就诊，胃脘痛10余年，曾用中西药治疗，有时痛止，旋又复发。现已连痛3天，如刀刺，不想进食，时呕吐，症见神色颓丧，脉弦而涩，此因久病胃痛，胃络瘀滞所致。处方：金铃子、延胡、五灵脂、蒲黄、香附、半夏、陈皮。次日复诊，痛楚消失，精神安宁，追踪未见复发。

2.幽门弯曲菌感染性慢性胃炎、溃疡病 《中西医结合杂志》(1991，3：18)：应用本方加减：川楝子粉0.5g，元胡粉0.5g，醋酸洗必泰0.2g。上药混合均匀装入胶囊为1次量，每日3次，饭前口服，4周为1疗程。治疗幽门弯曲菌感染性慢性胃炎、溃疡病60例。慢性胃炎40例，男32例，女8例；年龄21～58岁；病程28天至15年。溃疡病20例，男18例，女2例；年龄26～61岁；病程1年以上。所有病人均于胃窦部近幽门2～3cm处取活检做幽门弯曲菌(CP)检查及切片组织学检查。结果：治疗后经纤维胃镜检查，溃疡病溃疡面全部愈合；慢性胃炎炎症消失28例，明显减轻12例。CT检查转阴58例，转阴率为96.7%。与对照组比较有显著性差异($P<0.05$)。

3.慢性糜烂性胃炎 《南京中医药大学学报》(1997，6：378)：薛氏用本方合失笑散、芍药甘草汤治疗慢性糜烂性胃炎41例。泛酸嘈杂明显者加煅瓦楞子、乌贼骨；伴呕吐恶心明显者加旋覆花、代赭石。每日1剂，水煎服，10天为1疗程。结果：治愈17例，好转19例，总有效率87.8%。

灵砂丹

【来源】《博济方》卷四。

【组成】朱砂半两 大附子(炮) 青皮 杏仁(去皮尖)各一两 巴豆(以水五升，慢火煮三十沸)春、冬一百个，秋、夏用五十枚(一方有面姜一两，炮)

【用法】先将巴豆以水五升，煮令油出水尽为度，细研，与众药末和，以粳米饭为丸，如豌豆大，小儿吊风、桃柳枝一握煎汤送下；小儿肚胀，石榴汤送下。小儿及患人相度虚实加减服。

《普济方》：血痢，生姜汤下；痔漏肠风，胡荽汤下；大风痰，栀子汤下；心痛，热酒下；疏利滞气，陈皮汤下；疟疾，醋汤下；肺病及一切劳疾，桃柳皮各一握煎汤下；大小便秘，灯心汤下；腰脚风，葱姜汤下；霍乱，木瓜汤下；血气，当归汤下；发汗，麻黄汤下；腰疾，生姜汤下；怀胎气冲心，酒下；一切风，防风汤下；阴毒伤寒，热酒下；吐泻，黄连汤下；虫咬心，冷水下；宿食不消，白汤下；头痛不止，白汤下；痞气膨胀，茶下；痃癖气，丁香汤下；五劳七伤，枳实汤下；口疮，枣汤下；脚气上攻心胸，热汤下；心痛打损，酒下；伤酒伤食，各随汤下；败血不散，米饮下；难产，黄叶汤下；小便涩，大黄汤下；肺气咳嗽，杏仁汤下；眼昏黑花，黑豆汤下；牙疼，茱萸汤下；小儿腹胀，石榴汤下；乍寒乍热，桃心汤下；怀胎不安，芎藭汤下；口吐酸水，诃子汤下；产前泻痢，艾叶汤下；小儿五疳、乳汁下；腹痛肋疼，芍药汤下。

【功用】《普济方》：消酒食，疏利滞气，发汗。

【主治】

1.《博济方》：众疾及小儿瘸风。

2.《普济方》：血痢，痔漏肠风，大风痰，心痛，疟疾，肺病，及一切劳疾，腰痛膝疼，水泻，怀胎气冲心，一切风，阴毒伤寒，吐泻，虫咬心，宿食不消，头痛不止、痞气膨胀，痃癖气，五劳七伤，口疮、脚气上攻心胸，心痛，打损，伤酒，伤食，败血不散，难产，小便涩，肺气咳嗽，眼昏黑花，牙痛，小儿腹胀，乍寒乍热，怀胎不安。口吐酸水，产前泻利，小儿五疳，腹痛肋疼。

干漆丸

【来源】《证类本草》卷十二引《简要济众方》，名见《圣济总录》卷五十六。

【组成】筒子干漆二两（捣碎，炒烟出）

【用法】上为细末，醋煮面糊为丸，如梧桐子大。每服五丸至七丸，热酒送下；醋汤亦得，不拘时服。

【主治】

1.《证类本草》引《简要济众方》：九种心痛及腹胁积聚滞气。

2.《济阳纲目》：妇人瘀血作痛。

麝香丸

【来源】《全生指迷方》卷三引《指南方》。

【组成】麝香一分　芍药一两　桂心　当归　人参各半两　细辛（去苗）　川乌头（炮，去皮脐）各一分　巴豆一分（去皮，出油）

《全生指迷方》有蓬莪术，无芍药。方中麝香原脱，据《鸡峰普济方》补。

【用法】上为细末，白面糊为丸，如绿豆大。食后饮下三粒。

【主治】

1.《全生指迷方》引《指南方》：左胁下如覆杯，有头足，久不已，令人发痎疟，寒热，咳，或间日也。始由肺病传肝者，当传脾，脾乘王而不受邪，其气留于肝，故结而为积，其脉涩结。

2.《鸡峰普济方》：心痛。

戎盐汤

【来源】《普济方》卷一八六引《指南方》。

【组成】戎盐　黄耆　茯苓　甘草半两　高良姜　芍药　泽泻一两　官桂二两　吴茱萸　乌喙三分

方中戎盐、黄耆、茯苓、高良姜、芍药、吴茱萸用量原缺。

【用法】上为粗末。每服五钱，水一盏，浓煎后，又入水一盏，同煎半盏，去滓服。

【主治】

1.《普济方》引《指南方》：心痹、心痛。

2.《鸡峰普济方》：肾心痛，痛引腰背，善瘈疭，如物从后触其心，身伛偻，脉沉紧。

神保丸

【来源】《苏沈良方》卷四引《灵苑方》。

【别名】遇仙丹（《医学集成》卷三）。

【组成】木香一分　胡椒一分　巴豆十枚（去皮心，研）　干蝎一枚

【用法】上汤释蒸饼为丸，如麻子大，朱砂为衣。每服三丸，心膈痛，柿蒂汤送下或灯心同柿蒂汤送下；腹痛，柿蒂、煨姜汤送下；血痛，炒姜、醋、小便送下；小便不通，灯心汤送下；血痢、脏毒，楮叶汤送下；肺气甚者，白矾、蚌粉各三分，黄丹一分，同研为散，煎桑白皮、糯米饮调下；若小喘，只用桑皮、糯米饮送下；肾气胁下痛，茴香酒送下；大便不通，蜜汤调槟榔末一钱同下；气噎，木香汤送下；宿食不消，茶、酒、浆饮任下。

【功用】

1.《医便》：消一切生冷积滞。

2.《医学入门》：宣通脏腑。

【主治】

1.《苏沈良方》引《灵苑方》：心膈痛，腹痛，血痛，小便不通，血痢，脏毒，喘，肾气胁下痛，大便不通，气噎，宿食不消。

2.《类编朱氏集验方》：妇人小腹痛，服诸药不愈者。

【验案】

1.项筋痛　《苏沈良方》引《灵苑方》：熙宁中，予病项筋痛，诸医皆以为风，治之数月不愈，乃流入背膂，久之右注胁，挛痛甚苦。乃合服之，一投而愈，后再发，又一投而愈。

2.腹痛　《临证指南医案》：郑氏，得食腹痛，上及心胸，下攻少腹，甚至筋胀，扰于周身经络之间，大便欲解不通畅。此乃肠胃气阻，故痛随利减。神保丸一钱。

和气散

【来源】《太平惠民和济局方》卷三（吴直阁增诸家名方）。

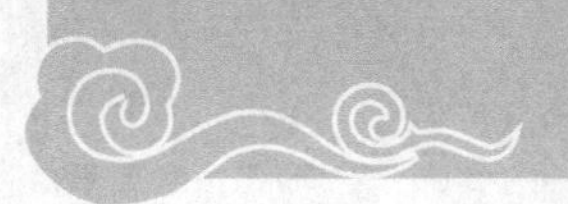

【组成】香附子（炒，去毛） 陈皮（去白） 肉桂（去粗皮） 良姜（去芦） 青皮（去白） 甘草（爁） 茴香（炒） 苍术（米泔浸）各一两 桔梗（去芦）三两

【用法】上为细末。每服二钱，入盐少许，沸汤点服，或盐酒调下，不拘时候。

【功用】温脾胃，进饮食。

【主治】

1.《太平惠民和济局方》：脾胃不和，中脘气滞，宿寒留饮，停积不消，心腹胀满，呕吐酸水。脾疼泄泻，脏腑不调，饮食减少；一切气疾。

2.《普济方》引《医方集成》：心疼。

盐煎散

【来源】《太平惠民和济局方》卷三（宝庆新增方）。

【组成】草果仁（去皮，煨） 缩砂（去壳，取仁） 槟榔（炮，锉） 厚朴（去粗皮） 肉豆蔻（煨） 羌活（去芦） 苍术（米泔浸二宿） 陈皮（去白） 荜澄茄 枳壳（去瓤，麸炒） 良姜（油炒） 茯苓（去皮） 大麦芽（炒） 茴香（炒） 川芎（洗，锉） 甘草（爁）各二两

【用法】上为细末。每服二钱，水一盏半，入盐一字，同煎至八分，空心、食前服之。

【主治】男子、妇人一切冷气，攻冲胸胁，及前后心连背膂疼痛，转项拘急；或脾胃虚冷，不思饮食，时发呕吐，霍乱转筋，脐腹冷疼，泄泻不止，及膀胱成阵刺痛，小肠气吊，内外肾疼；又治妇人血气刺痛，血积血瘕，绕脐撮痛。

盐煎散

【来源】《太平惠民和济局方》卷三（续添诸局经验秘方）。

【组成】良姜（炒） 苍术（去皮）各十二两 缩砂（去皮） 茴香（炒）各五两 肉桂（去粗皮，不见火） 丁皮各二两 橘红十两 甘草（炒）六两 青皮（去白）四两 山药半斤

【用法】上为细末。每服二钱，水一盏半，入盐一字，煎至八分，空心食前服。

【主治】男子、妇人一切冷气，攻冲胸胁，及前后心连背膂疼痛，转项拘急；或脾胃虚冷，不思饮食，时发呕吐，霍乱转筋，脐腹冷疼，泄泻不止；及膀胱成阵刺痛，小肠气吊，内外肾疼；又治妇人血气刺痛，血积血瘕，绕脐撮痛。

铁刷汤

【来源】《太平惠民和济局方》卷三（宝庆新增方）。

【别名】铁刷散（《景岳全书》卷五十八）。

【组成】良姜（油炒）六两 茴香（炒）二两 甘草（炙）八两半 苍术（米泔浸一宿）八两

【用法】上为细末。每服二钱，加生姜三片，盐一捻，水一盏，煎至七分，温服，或热酒调下亦得；如脾寒，用酒一盏煎，临发时连进三服；四方之人不伏水土，小儿脏寒脱肛，并加生姜三片，大枣一枚，水煎服；冒暑伏热，擦生姜冷水调下；行路早起，大枣一枚（去核），包药少许，同生姜三片嚼下。

【主治】

1.《太平惠民和济局方》（宝庆新增方）：男子脾积心气痛，妇人血气刺痛，中酒恶心，一切疟痢气疾，肠风下血脏毒，滑肠泄泻，四方之人不伏水土；小儿脏寒脱肛，冒暑伏热，四时非节疫疠，痧瘴。

2.《普济方》：黄疸，面目遍身如金色。

撞气阿魏丸

【来源】《太平惠民和济局方》卷三（绍兴续添方）。

【组成】茴香（炒） 青皮（去白） 甘草（炒） 蓬莪茂（炮） 川芎 陈皮（去白）各一两 白芷半两 丁香皮（炮）一两 缩砂仁 肉桂（去皮）各半两 生姜四两（切作片子，用盐半两淹一宿，炒黑色） 胡椒 阿魏（醋浸一宿，以面同为糊）各二钱半

【用法】上为末，用阿魏糊和丸，如芡实大，每药丸一斤，用朱砂七钱为衣。丈夫气痛，炒姜盐汤送下一至二粒；妇人血气，醋汤送下；常服一粒，嚼烂，茶、酒任下。

【主治】五种噎疾，九般心痛，痃癖气块，冷气攻刺，及脾胃停寒，胸满膨胀，腹痛肠鸣，呕吐酸水，丈夫小肠气，妇人血气，血刺等疾。

黑锡丹

【来源】《太平惠民和济局方》卷五（吴直阁增诸家名方）引桑君方。

【别名】医门黑锡丹（《中药成方配本》）。

【组成】沉香（镑） 附子（炮，去皮脐） 葫芦巴（酒浸，炒） 阳起石（研细，水飞） 茴香（舶上者，炒） 破故纸（酒浸，炒） 肉豆蔻（面裹，煨） 金铃子（蒸，去皮核） 木香各一两 肉桂（去皮）半两 黑锡（去滓称） 硫黄（透明者，结沙子）各二两

《普济方》引《海上方》无阳起石，有巴戟天；《普济方》引《如宜方》无木香。

【用法】上用黑盏，或新铁铫内，如常法结黑锡、硫黄沙子，地上出火毒，研令极细，余药并杵罗为细末，都一处和匀入研，自朝至暮，以黑光色为度，酒糊为丸，如梧桐子大，阴干，入布袋内，擦令光莹。每服三四十粒，空心姜盐汤或枣汤下；妇人艾醋汤下；风涎诸疾用此药百粒煎姜、枣汤灌之，压下风涎，即时苏醒。

【功用】

1.《太平惠民和济局方》（吴直阁增诸家名方）：克化饮食，养精神，生阳逐阴，消磨冷滞，除湿破癖，安宁五脏，调畅六腑。

2.《医门法律》：升降阴阳，补虚益元，坠痰。

【主治】

1.《太平惠民和济局方》（吴直阁增诸家名方）：脾元久冷，上实下虚，胸中痰饮，或上攻头目彻痛，目瞪昏眩；及奔豚气上冲，胸腹连两胁，膨胀刺痛不可忍，气欲绝者；及阴阳气上下不升降，饮食不进，面黄羸瘦，肢体浮肿，五种水气，脚气上冲；及牙龈肿痛，满口生疮，齿欲落者；兼治脾寒心痛，冷汗不止；或卒暴中风，痰潮上膈，言语艰涩，神昏气乱，喉中痰响，状似瘫痪，曾用风药吊吐不出者；或触冒寒邪，霍乱吐泻，手足逆冷，唇口青黑；及男子阳事痿怯，脚膝痠软，行步乏力，脐腹虚鸣，大便久滑；及妇人血海久冷，白带自下，岁久无子，血气攻注头面四肢；兼疗膈胃烦壅，痰饮虚喘，百药不愈者。

2.《医门法律》：真元虚惫，阳气不固，阴气逆冲，三焦不和，冷气刺痛。

【方论】

1.《成方便读》：欲补真阳之火，必先回护真阴，故硫黄、黑锡二味，皆能入肾，一补火而一补水，以之同炒，使之水火交恋，阴阳互根之意；而后一派补肾壮阳之药，暖下焦逐寒湿，真阳返本，阴液无伤；寒则气滞，故以木香理之；虚则气泄，故以肉果固之；用川楝者，以肝肾同居下焦，肝有内火相寄，虽寒盛于下，恐肝家内郁之火不净耳。故此方治寒疝一证，亦甚得宜。

2.《医方发挥》：此证见肾阳虚衰，下元虚冷之本虚，又见肾不纳气上气喘急，胸中痰壅标实之象，故治疗上应以治本为主，兼顾其标，标本兼顾为宜，故本方以硫黄、黑锡共为主药，硫黄大热，为火中之精，可扶阳益火，为温肾阳之良药。此乃针对肾阳虚之本而用。黑锡甘寒，为水中之精，与硫黄同炒既照顾到肾为水脏的特点，于阴中求阳，又本品能镇降浮阳，以治肾不纳气、上盛喘促之标。此二药虽均有毒但可相互制约，相反相成，合而用之，标本兼顾，使元阳得扶，虚阳得降，水火交恋，阴阳互根。方中又恐硫黄一味助之力不足，辅入大队温壮元阳之品；寒则气滞，故以木香、肉豆蔻理气、温中，又使诸阳补而不滞。沉香平冲降逆，纳气归肾，助黑锡降纳上浮之阳，诸药合用，使肾阳充足而阴寒自散，下元得固而纳气归肾。因本方药多纯阳温燥，恐更伤真阴，本方又用甘寒之川楝子为反佐，况本品可疏利肝气，肝气条达，则子不犯母，防范肾虚肝木犯侮之弊。本方用药特点是标本兼顾，补而不滞，温而不燥，诸药合用使肾阳充旺，阴霾自散，下元得固，冲逆自平。

3.《伤寒绪论》：此方用黑锡水之精，硫黄火之精，二味结成砂子为君。诸香燥纯阳之药为臣，以金铃子苦寒一味为反佐，用沉香引入至阴之分为使。凡遇阴火逆冲，真阳暴脱，气喘痰鸣之急证，用以镇固其阳，使坎离交于顷刻，真续命神丹也。

【验案】《成方切用》：昌每用小囊佩带随身，恐遇急证，不及取药。且欲以吾身元气，温养其药，藉手效灵，厥功历历可纪。即如小儿布痘，与此药迥不相值，然每有攻之太过，如用蜈蚣、穿山甲、桑虫之类，其痘虽勃然而起，然头面遍身，肿如瓜

匏，疮形湿烂难干。乃至真阳上越，气喘痰鸣，儿医撒手骇去。昌投此丸，领其阳气下入阴中，旋以大剂地黄汤峻补其阴，以留恋夫真阳。肌肤之热反清，肿反消，湿烂反干而成厚靥。如此而全活者，不知凡几。因附本方项下，以广用方者之识。

荜茇粥

【来源】《养老奉亲书》。

【组成】荜茇末二合　胡椒末一分　青粱米四合（淘）

【用法】上以米煮作粥熟，下二味调之，空心食。常服尤效。

【功用】《药粥疗法》：温中、散寒、止痛。

【主治】

1.《养老奉亲书》：老人冷气心痛，发动时遇冷气即痛。

2.《药粥疗法》：胃寒呕吐，食欲不振，脘腹疼痛，肠鸣泄泻。

【宜忌】《药粥疗法》：凡一切实热症及阴虚有火者忌用。

【方论】《药粥疗法》：方中荜茇大辛大热而无毒，专入脾胃经，温胃散寒，下气止痛；胡椒入胃及大肠经，功同荜茇，二者一并煮粥，其温中散寒之力颇强，且与米配合，煮粥食用，还能温中补虚，健脾暖胃，同时也能使荜茇、胡椒的散寒作用缓缓发挥，以提高疗效。

茱萸饮

【来源】《养老奉亲书》。

【别名】茱萸粥（《医学入门》卷三）。

【组成】茱萸末二分　青粱米二合（研细）

【用法】以水二升，煎茱萸末，取一升，便下米煮作饮，空心食之，一二服尤佳。

【主治】老人冷气，心痛不止，腹胁胀满，坐卧不得。

高良姜粥

【来源】《养老奉亲书》。

【组成】高良姜二两（切，以水二升，煎取一升半汁）　青粱米四合（研淘）

【用法】上以姜汁煮粥，空心食之，日一服。

【主治】老人冷气，心痛郁结，两胁胀满。

椒面馎饦

【来源】《养老奉亲书》。

【组成】蜀椒一两（去目及闭口者，焙干，杵为末，筛）　白面五两　葱白三茎（切）

【用法】上以椒末和面搜作之，水煮，下五味调和食之，常三五服。

【主治】老人冷气心痛，呕吐，不下食，烦闷者。

紫苏粥

【来源】《养老奉亲书》。

【组成】紫苏子三合（熬，细研）　高粱米四合（淘）

【用法】上煮作粥，临熟下苏子末调之，空心服为佳。

【主治】老人冷气心痛，牵引背脊，不能下食。

赤茯苓汤

【来源】《圣济总录》卷十九。

【组成】赤茯苓（去黑皮）　人参　半夏（汤浸洗七遍去滑，焙）　柴胡（去苗）　前胡（去芦头）　桂（去粗皮）　桃仁（汤浸，去皮尖双仁，炒）各三分　甘草（微炙）一分

【用法】上为粗散。每服三钱匕，水一盏，加生姜五片，大枣二个（擘破），同煎至七分，去滓热服，不拘时候。

【主治】心痹，胸中满塞，心中微痛，烦闷不能食。

茯神汤

【来源】《圣济总录》卷十九。

【组成】茯神（去木）　羌活（去芦头）　龙齿　麦门冬（去心，焙）　麻黄（去根节）各一两　蔓荆实　人参　薏苡仁　防风（去叉）　远志（去心）　犀角屑各三分　赤芍药　甘草（微炙）各

半两

【用法】上为粗末。每服三钱匕，水一盏，加生姜五片，同煎至七分，去滓温服，不拘时候。

【主治】心痹。神思昏塞，四肢不利，胸中烦闷，时复恐悸。

秦艽汤

【来源】《圣济总录》卷十九。

【组成】秦艽（去苗土） 菖蒲 桂（去粗皮） 当归（切，焙） 蔓荆实 人参 附子（炮裂，去皮脐） 黄芩（去黑心） 甘草（炙） 远志（去心） 防风（去叉）各半两 龙骨 赤石脂 白茯苓（去黑皮） 白芍药 芎䓖 防己各三分

【用法】上锉散。每服三钱匕，水一盏，同煎至七分，去滓温服，不拘时候。

【主治】心痹。邪气乘虚，恍惚不乐，身体强直，面目变色。

犀角散

【来源】《圣济总录》卷十九。

【组成】犀角屑 牛黄（别研） 麝香（别研） 羚羊角屑各一分 丹砂（别研）半两 防风 天麻 独活（去芦头） 人参 茯神（去木） 沙参（去芦头） 天竺黄（别研） 升麻 龙齿各一分 麦门冬（去心，焙）半两 白鲜皮一分 远志（去心）一分 龙脑（别研）半分 甘草（微炙）一分

【用法】上除别研者外，捣罗为散，同研药一处拌匀，再研细。每服三钱匕，煎麦门冬汤调下，不拘时候。

【主治】心痹。精神恍惚，恐畏闷乱，不得睡卧，志气不定，言语错乱。

赤石脂丸

【来源】《圣济总录》卷四十三。

【组成】赤石脂一两半 干姜（炮）二两 乌头（炮裂，去皮尖）三分 人参一两 细辛（去苗叶）一两 桂（去粗皮）三分 蜀椒（去目并闭口，炒出汗）半两

【用法】上为粗末，炼蜜为丸，如梧桐子大。每服五丸，食前米饮送下，一日二次。未效渐加丸数，以知为度。

【主治】心中寒，心背彻痛。

吴茱萸汤

【来源】《圣济总录》卷四十三。

【组成】吴茱萸（汤浸一宿，焙干炒）二两 附子（炮裂，去皮脐）二个 芎䓖 干姜（炮）厚朴（去粗皮，生姜汁炙）各二两 甘草（炙，锉）一两

【用法】上为粗末。每服五钱匕，水一盏半，加大枣二个（擘破），同煎至一盏，去滓温服，一日三次，不拘时候。

【主治】心中寒，心背彻痛。

姜附丸

【来源】《圣济总录》卷四十三。

【组成】附子（炮裂，去皮脐）一分 干姜（炮）三分 乌头（炮裂，去皮尖）一分 吴茱萸（汤浸一宿，焙干，炒）半两 厚朴（去粗皮，生姜汁炙）半两

【用法】上为细末，炼蜜为丸，如梧桐子大。每服三丸，空腹以酒送下，日三夜一；未效，稍加丸数。

【主治】心中寒，心痛彻背，背痛彻心，或心下结实。

二圣汤

【来源】《至济总录》卷五十五。

【组成】厚朴（去粗皮，生姜汁炙） 大黄（锉，炒）各一两。

【用法】上为粗末。每服三钱匕，酒一盏，煎至七分，去滓温服。

【主治】久心痛。

丁香丸

【来源】《圣济总录》卷五十五。

【组成】丁香　木香　当归（切，焙）　白豆蔻各半两　龙脑（研）一分

【用法】上为末，再同研匀，米醋煮蒸饼为丸，如绿豆大。每服七丸，炒生姜、盐汤送下；甚者每服十五丸，炒姜酒送下，不拘时候。

【主治】心痛不能食。

丁香汤

【来源】《圣济总录》卷五十五。

【组成】丁香　胡椒（炒）各一分　陈橘皮（汤浸，去白，焙）　桂（去粗皮）　茴香子（炒）　甘草（炙，锉）各一两

【用法】上为粗末。每服三钱匕，水一盏，煎至七分，去滓温服。

【主治】久患心痛不止。

人参汤

【来源】《圣济总录》卷五十五。

【组成】人参一两半　吴茱萸（汤浸去涎，焙干，炒）一两

【用法】上为粗末。每服三钱匕，水一盏，加生姜半分（拍碎），大枣二枚（擘破），同煎至七分，去滓温服，空心、日晡各一。

【主治】心痛。

三妙丸

【来源】《圣济总录》卷五十五。

【组成】巴豆一枚（去皮心膜，研出油）　斑蝥七枚（去头翅足，炒）　胡椒四十九粒

【用法】上药捣罗二味为末，入巴豆合研匀，醋浸糊饼为丸，如梧桐子大。每服一丸，用熟水滴热油一两点，搅匀送下。

【主治】心痛不可忍。

山杏煎

【来源】《圣济总录》卷五十五。

【组成】山杏仁（炒令香熟，去皮尖双仁）二两　吴茱萸（汤洗，焙干，炒，为末）十二钱

【用法】上为末，丸如弹子大。发时每服一丸，温酒化下；如不饮酒，即用热汤。

本方方名，据剂型当作“山杏丸”。

【主治】心气痛，闷乱。

木香汤

【来源】《圣济总录》卷五十五。

【组成】木香　当归（切，焙）　桔梗（炒）各一两　吴茱萸（水浸，去涎，焙干，炒）一分　鳖甲（去裙襕，炙黄）一两　槟榔（微煨）一两一分

【用法】上为粗末。每服三钱匕，水一盏，同煎至七分，去滓，食前温服。

【主治】心痛如锥刀刺。

木香汤

【来源】《圣济总录》卷五十五。

【组成】木香半两　桂（去粗皮）　芍药（炒）　白术　陈橘皮（汤浸，去白，焙）　枳壳（去瓤，麸炒）各三分　甘草（炙）一分

【用法】上锉细。每服五钱匕，水一盏半，加生姜五片，煎至八分，去滓温服。

【主治】心疼气刺痛，不能食。

木香散

【来源】《圣济总录》卷五十五。

【组成】木香（一半生，一半炒）　吴茱萸（汤浸，焙干，炒）　当归（切，焙）　甘草（炙，锉）　芍药（炒）　细辛（去苗叶）各一分　槟榔（锉）　干姜（炮）　桂（去粗皮）各半两

【用法】上为散。每服二钱匕，炒生姜、盐汤调下。

【主治】心痛久不愈。

五灵脂散

【来源】《圣济总录》卷五十五。

【组成】五灵脂二两

【用法】上为末，捣罗为细散。每服一钱匕，男子热酒调下；女子当归酒调下。

【主治】心痛。

芎藭汤

【来源】《圣济总录》卷五十五。
【组成】芎藭 桂（去粗皮） 当归（切，焙） 高良姜各半两 厚朴（去粗皮，生姜汁炙令透）一分
【用法】上为粗末。每服三钱匕，水二盏，煎至七分，去滓温服，空心，日晚各一次。
【主治】卒心痛不可忍。

远志汤

【来源】《圣济总录》卷五十五。
【组成】远志（去心） 菖蒲（细切）各一两
【用法】上为粗末。每服三钱匕，水一盏，煎至七分，去滓温服，不拘时候。
【主治】久心痛。

吴茱萸丸

【来源】《圣济总录》卷五十五。
【组成】吴茱萸（炒）一两半 附子（炮裂，去皮脐） 草豆蔻（去皮）各二两 桂（去粗皮）一两 桃仁（汤浸，去皮尖双仁，炒）四两 丁香三分 木香半两
【用法】上为末，用煮陈曲糊为丸，如梧桐子大。每服二十丸，米饮或煨生姜、橘皮煎汤送下。
【主治】心藏积冷，疼痛久不愈。

吴茱萸汤

【来源】《圣济总录》卷五十五。
【组成】吴茱萸（汤洗七遍）半两
【用法】以浆水一碗半，煎至一碗，去滓，频频温服。
【主治】久心痛。

吴茱萸散

【来源】《圣济总录》卷五十五。
【组成】吴茱萸（水浸一宿，炒干）三分 荜茇半两 胡椒一分 高良姜半两 当归（切，焙） 防葵（锉碎） 白茯苓（去粗皮）各三分 陈橘皮（水浸，去瓤，微炒）半两 槟榔二个（微煨）
【用法】上为细散。每服二钱匕，空心温酒调下，日晚再服。
【主治】厥心痛，及气膈心痛。

沉香汤

【来源】《圣济总录》卷五十五。
【组成】沉香（锉） 鸡舌香各一两 熏陆香半两（研） 麝香一分（研，去筋膜）
【用法】上为细末。每服三钱匕，水一中盏，煎至七分，去滓，食后温服。
【主治】久心痛。

附子汤

【来源】《圣济总录》卷五十五。
【组成】附子（大者，炮裂，去皮脐）二枚 芎藭 干姜（炮） 厚朴（去粗皮，姜汁炙透） 吴茱萸（水浸去涎，焙干，炒） 甘草（炙）各一两
【用法】上锉，如麻豆大。每服五钱匕，水一盏半，加大枣二枚（擘破），同煎至七分，去滓温服。如人行十里再服。
【主治】心痛如刺，或绕脐绞痛，白汗出。

金锁丸

【来源】《圣济总录》卷五十五。
【组成】附子（炮裂，去皮脐） 青橘皮（汤浸，去白，焙） 桂（去粗皮）各一两 硇砂半两（研） 巴戟天（去心）一两 人参 山茱萸 吴茱萸（汤洗，焙干，炒）各半两
【用法】上为末，酒煮面糊为丸，如梧桐子大。别研丹砂为衣，每服十五丸，温酒或盐汤送下，空心、日午、夜卧服。
【主治】肾心气痛。

参香散

【来源】《圣济总录》卷五十五。

【组成】人参　木香　荜茇　半夏（汤洗七遍，炒）　芍药（炒）　大腹（锉）各三分　高良姜　丁香　桂（去粗皮）　芎䓖　青橘皮（汤浸去白、焙）各半两
【用法】上为散。每服二钱匕，炒生姜汤调下。
【主治】心疼不食，两胁刺痛，壅闷。

胡椒丸

【来源】《圣济总录》卷五十五。
【组成】胡椒　高良姜　乌头（炮裂，去皮脐）各一两
【用法】上为细末。米醋三盏，熬令硬软得所，丸如皂子大。每服一丸，盐汤嚼下；妇人醋汤下。
【主治】心痛，精神闷乱。

草豆蔻汤

【来源】《圣济总录》卷五十五。
【组成】草豆蔻（去皮）一两半　厚朴（去粗皮，姜汁炙）二两　桂（去粗皮）　高良姜　当归（锉，焙）各一两
【用法】上为粗末。每服四钱匕，以水一盏，煎取六分，去滓，稍热服，不拘时候。
【主治】厥逆冷气，上攻心痛，不食。

茱萸汤

【来源】《圣济总录》卷五十五。
【组成】吴茱萸（汤浸，焙干，炒）　桂（去粗皮）　厚朴（去粗皮，生姜汁炙）　白术　芍药（炒）　陈橘皮（汤洗，去白，焙）各半两　五味子三分
【用法】上为粗末。每服五钱匕，水一盏半，加大枣二个，生姜三片，同煎至八分，去滓，空心、午时温服。
【主治】心痛，胸胁气满烦闷。

茱萸汤

【来源】《圣济总录》卷五十五。
【组成】食茱萸（炒）　白术　干姜（炮）各一两
【用法】上为粗末。每服三钱匕，水一盏，煎至七分，去滓温服，空心、午间、临卧各一次。
【主治】脾心痛兼吐水。

茱萸生姜汤

【来源】《圣济总录》卷五十五。
【组成】吴茱萸（汤洗，焙干，微炒）　生姜（切，焙）各一两　人参三分
【用法】上为粗末。每服五钱匕，水一盏半，大枣二个（擘破），煎至一盏，去滓热服。
【主治】九种心痛。

厚朴丸

【来源】《圣济总录》卷五十五。
【组成】厚朴（去粗皮，生姜汁炙）　当归（切，焙）　附子（炮裂，去皮脐）　陈橘皮（汤浸，去白，焙）各三分　干姜（炮）　半夏（汤浸七遍，炒）各半两　草豆蔻（去皮）一两　甘草（炙，锉）一分
【用法】上为末，用陈曲煮糊为丸，如梧桐子大。每服二十丸至三十丸，炒生姜盐汤送下。
【主治】心痛如刺，不能饮食。

香桂丸

【来源】《圣济总录》卷五十五。
【组成】丁香　干姜（炮）各半两　芎䓖三分　桂（去粗皮）　当归（切，焙）　枳壳（去瓤，麸炒）　槟榔（煨，锉）　厚朴（去粗皮，生姜汁炙）　桃仁（去皮尖双仁，炒）各一两
【用法】上为末，炼蜜为丸，如梧桐子大。每服三十丸，空心、食前炒生姜盐汤送下；或温酒亦可。
【主治】心痛不可忍。

胜金丸

【来源】《圣济总录》卷五十五。
【组成】干漆（炒烟尽）半两　桂（去粗皮）　京三棱（生用）各一两

【用法】上为细末，面糊为丸，如梧桐子大。每服一丸，用新绵灰一钱匕，热酒调送下。如有块，即下赤黄水或下血，临卧再服一丸。
【主治】心气痛。

姜桂散

【来源】《圣济总录》卷五十五。
【别名】姜黄散（原书卷一六一）。
【组成】姜黄一两　桂（去粗皮）三两
【用法】上为细散。每服二钱匕，醋汤调下，或生姜酒调下。
【主治】心痛及产后血块攻筑，心腹疠痛。

姜黄散

【来源】《圣济总录》卷五十五。
【组成】姜黄（微炒）　当归（切，焙）各一两　木香　乌药（微炒）各半两
【用法】上为散。每服二钱匕，煎茱萸醋汤调下。
【主治】心痛不可忍。

桂心丸

【来源】《圣济总录》卷五十五。
【组成】桂（去粗皮）
【用法】上为末，炼蜜为丸，如梧桐子大。每服三十丸，以紫苏酒送下。

《小儿卫生总微论方》：饭为丸，如绿豆大。每服五丸，熟水送下，未愈再服，不拘时候。

【主治】

1.《圣济总录》：心痛不可忍。

2.《小儿卫生总微论方》：小儿饮杂果，腹胀气急。

桂心丸

【来源】《圣济总录》卷五十五。
【组成】桂（去粗皮）一两　赤石脂半两　干姜（炮）半两　蜀椒（去目及闭口者，炒出汗）三分　乌头（炮裂，去皮脐）三分
【用法】上为末，炼蜜为丸，如小豆大。每服五丸，空心、日午、夜卧用醋汤送下。
【主治】久心痛。

桂椒丸

【来源】《圣济总录》卷五十五。
【组成】桂（去粗皮）一分　胡椒（炒）四十九粒　巴豆七粒（去皮膜，研出油尽）　斑蝥七枚（去头足翅，炒）
【用法】上为细末，醋煮面糊为丸，如麻子大，阴干。每服三丸，早、晚食后，临卧温酒送下；妇人，醋汤送下。
【主治】久心痛。
【宜忌】孕妇忌服。

莎草根散

【来源】《圣济总录》卷五十五。
【组成】莎草根（炒去毛）　丁香（炒）各等分
【用法】上为细散。每服半钱匕，以酒煎三二沸，热服。
【主治】心痛。

铅丹丸

【来源】《圣济总录》卷五十五。
【组成】铅丹　白矾各一两
【用法】上为末，纳瓶中，瓦盖头，火煅通赤，取出，饭为丸，如绿豆大。每服十丸，细嚼，心痛，生姜汤送下；腹痛，醋汤送下。
【主治】心痛及腹痛。

高良姜散

【来源】《圣济总录》卷五十五。
【组成】高良姜　乌药　京三棱（并锉）各一两　吴茱萸（水浸一宿，晒干）二两（与上三味相和炒，待茱萸焦即住火，净，拣去茱萸不用，将三味与后药同捣）　丹参（锉，微炒）　沉香（锉）　莎草根（炒去毛）　当归（切，焙）　桂

（去粗皮） 桃仁（汤浸去皮尖双仁，麸炒令黄，研） 槟榔（微煨）各半两 麝香一分（别研入）

【用法】上为散。每服三钱匕，煎茯苓汤调下；或炒桃仁酒调下亦得。

【主治】厥心痛。面色青黑，眼目直视，心腹连季胁引痛满胀。

犀香丸

【来源】《圣济总录》卷五十五。

【组成】犀角屑半两 枳壳（去瓤，麸炒）三分 丁香 麝香（研）各一分 桂（去粗皮） 槟榔（锉） 干姜（炮） 当归（切，焙）各二两 牛黄（研）半分 鬼箭羽一两 安息香二两（用胡桃四枚椎碎，一处酒浸一宿，滤去滓，更入桃仁二两，炒，去尖皮，同研如泥，酒煎成膏）

【用法】上除安息香外，捣研为末，用安息香煎和为丸，如梧桐子大。每服二十丸至三十丸，炒生姜酒送下。

【主治】心疼气痛，客忤邪气，蛊毒鬼疰。

蓬莪茂饮

【来源】《圣济总录》卷五十五。

【组成】蓬莪茂（生用）一两

【用法】上为粗末。每服三钱匕，水、醋各半盏，煎至七分，去滓热服。

【主治】心痛。

槟榔汤

【来源】《圣济总录》卷五十五。

【组成】槟榔（微煨） 桂（去粗皮） 郁李仁（汤浸，去皮尖，炒熟） 附子（炮裂，去皮脐） 当归（焙）各三分 陈橘皮（去白，焙）一两

【用法】上锉，如麻豆大。每服五钱匕，水二盏，入生姜一分（拍碎），同煎至一盏，去滓，食前服。

【主治】心痛。寒气上逆，心中妨闷，脉沉而紧。

槟榔散

【来源】《圣济总录》卷五十五。

【组成】槟榔（生，锉）半两 姜黄半两

【用法】上为细散。每服二钱匕，热酒调下。

【主治】心痛不止。

鹤虱丸

【来源】《圣济总录》卷五十五。

【组成】鹤虱（炒） 木香 槟榔（锉） 陈橘皮（汤浸，去白，焙） 芜荑（炒） 附子（炮裂，去皮脐） 干姜（炮裂）各一两

【用法】上为末，炼蜜为丸，如小豆大。每服三十丸，食前橘皮汤送下。

【主治】久心痛，经年不止。

麝香汤

【来源】《圣济总录》卷五十五。

【组成】麝香（别研，每汤成旋下） 木香一两（锉） 桃仁（去皮尖、双仁，麸炒）三十五枚 吴茱萸（水浸一宿，炒干）一两 槟榔（煨）三枚

方中麝香用量原缺。

【用法】上药除麝香、桃仁外，为粗散，入桃仁再同和研匀。每服三钱匕，水半盏，加童子小便半盏，同煎至六分，去滓，入麝香末半钱匕，搅匀温服，每日二次。

【主治】厥心痛。

十注丸

【来源】《圣济总录》卷五十六。

【组成】麝香（研）一两半 犀角（镑）二两 雄黄（研）一两半 甘遂（微炒）一两 丹砂（研）一分 巴豆三十粒（去皮心膜，研出油尽）

【用法】上为末，炼蜜为丸，如小豆大。每服三丸，空心米饮送下。如不吐利，渐加至五丸。

【主治】恶注，心痛不可忍，气走连胸背，如刀刺；蛔虫心痛。

无比丸

【来源】《圣济总录》卷五十六。
【组成】高良姜（炮） 缩砂仁 桂（去粗皮） 干姜（炮） 赤芍药各三两
【用法】上为末，醋面糊为丸，如小弹子大。每服一丸，生莱菔一片，和药细嚼，热汤送下，不拘时候。
【主治】九种心痛。

木香汤

【来源】《圣济总录》卷五十六。
【组成】木香 干姜（炮）各半两 桂（去粗皮） 芍药 白术 枳壳（去瓤，麸炒） 陈橘皮（汤浸，去白，焙）各三分 甘草（炙，锉）一分
【用法】上为粗末。每服三钱匕，水一盏，煎至七分，去滓，食前温服，一日二次。
【主治】心痛如刺，不能食。

木香煮散

【来源】《圣济总录》卷五十六。
【组成】木香 吴茱萸（汤浸一宿，炒） 陈橘皮（汤浸，去白，炒） 柴胡（去苗）各一两 麝香（别研）半钱 槟榔（锉） 芍药 郁李仁（汤浸，去皮，炒） 当归（切，焙）各半两
【用法】上药捣罗八味为散，入麝香和匀。每服三钱匕，水一盏，煎至七分，不拘时候温服。
【主治】九种心痛。

乌头散

【来源】《圣济总录》卷五十六。
【组成】乌头（炮裂，去皮脐） 栀子仁（生用）各一两
【用法】上为散。每服一钱匕，醋汤调下。
【主治】九种心痛。

双珍散

【来源】《圣济总录》卷五十六。
【组成】芫花 狼毒各一两
【用法】上药用醋一升半，入砂石器中熬，醋尽为度，再焙干捣罗为散。每服半钱匕，葱酒调下。
【主治】九种心痛。

芎藭丸

【来源】《圣济总录》卷五十六。
【组成】芎藭一两 桂（去粗皮） 当归（切，焙） 干姜（炮） 厚朴（去粗皮，生姜汁炙） 枳壳（去瓤，炒）各三分 槟榔（微煨，锉）六枚。
【用法】上为末，炼蜜为丸，如小豆大。每服二十丸，温酒送下。加至三十丸。
【主治】宿患冷气心痛，时时发动。
【加减】如腹有结块，加附子、鳖甲；妇人加桃仁各一两。

芎藭汤

【来源】《圣济总录》卷五十六。
【组成】芎藭半两 桃仁（汤浸，去皮尖双仁，麸炒）一两 鬼箭羽一两 干姜（炮裂）一分 厚朴（去粗皮，生姜汁炙） 甘草（炙，锉） 当归（切，焙） 桂（去粗皮）各半两
【用法】上为粗末。每服三钱匕，水一盏，煎至七分，去滓温服。
【主治】中恶心痛，绕脐疠刺，白汗出。

芜荑汤

【来源】《圣济总录》卷五十六。
【组成】芜荑 陈橘皮（汤浸，去白，焙）各一分
【用法】上为粗末。用水二盏，煎取一盏，去滓，入炒盐一字，顿服。未愈再作服。
【主治】冷气心痛。

皂荚丸

【来源】《圣济总录》卷五十六。
【组成】皂荚（炙黄，去皮子） 杏仁（去皮尖双仁，研）各一两

【用法】上先将皂荚为末，次与杏仁相和，捣为丸，如小豆大。每服七丸，发时以粥饮送下。

【主治】心痛如虫咬。

和气丸

【来源】《圣济总录》卷五十六。

【组成】附子一枚（大者，去皮脐，切作四片，入硇砂一钱，面裹煨香熟，去面，只用附子，为末，硇砂别研） 芫花（醋炒） 牵牛子（炒）各一钱

【用法】上为末，用醋面糊为丸，如梧桐子大。每服十丸，生姜汤下，不拘时候。

【主治】九种心痛，及诸滞气。

枳壳汤

【来源】《圣济总录》卷五十六。

【组成】枳壳（去瓤，麸炒）半两 苦参 甘草（生，锉）各一两 灯心二小束（切）

【用法】上为粗末。每服三钱匕，水一盏，煎至六分，加盐半钱，茶末半钱，去滓温服，食后再服。以篦子于喉中引令吐，吐定更服，以痰尽为度。吐后宜服茯苓汤。

【主治】风痰心痛，每食粘滑等物，即吐清水，痛连胸背不可忍者。

荜茇散

【来源】《圣济总录》卷五十六。

【组成】荜茇 木香 芎藭 桂（去粗皮） 高良姜 青橘皮（汤浸，去白，焙） 丁香各半两 半夏（汤洗七遍去滑，焙干） 芍药 人参各三分 大腹三枚

【用法】上为细散。每服二钱匕，炒生姜盐汤调下。

【主治】心痛不能食，两胁如刺，壅闷。

草豆蔻散

【来源】《圣济总录》卷五十六。

【组成】草豆蔻（去皮）半两 甘草（炙，锉）一分

【用法】上为细散。每服二钱匕，白汤调下。

【主治】心痛不欲饮食，胁痛如刺壅闷。

茯苓汤

【来源】《圣济总录》卷五十六。

【组成】白茯苓（去黑皮）一两 人参一分 麦门冬（去心，焙）一两一分

【用法】上为粗末。每服五钱匕，水一盏半，加生姜一分（拍碎），同煎至八分，去滓温服。良久，煮淡浆粥补之。服枳壳汤吐后，服本方。

【主治】停饮心痛。

厚朴汤

【来源】《圣济总录》卷五十六。

【组成】厚朴（去粗皮，用生姜汁涂炙） 槟榔（锉） 食茱萸 芍药 柴胡（去苗） 当归（切，焙）各一两 郁李仁（汤浸，去皮，炒）三分

【用法】上为粗末。每服五钱匕，水一盏半，煎至一盏，去滓温服，空心、日午、夜卧各一服。

【主治】九种心痛。

厚朴汤

【来源】《圣济总录》卷五十六。

【组成】厚朴（去粗皮，生姜汁炙）三分 人参 当归（切，焙） 陈橘皮（汤浸，去白，焙）各半两 麦糵（微炒）一分 白槟榔（微煨，锉）一枚

【用法】上为粗末。每服五钱匕，水一盏半，加生姜一枣大（拍破），同煎至八分，去滓温服。

【主治】冷气冲心痛。

鬼督邮丸

【来源】《圣济总录》卷五十六。

【组成】鬼督邮（末） 安息香各一两（酒浸，细研，滤去滓，慢火煎成膏）

【用法】上先将安息香煎成膏，拌前药为丸，如梧桐子大。每服十五丸，空心煎吴茱萸醋汤送下。

【主治】恶注心痛闷绝。

弭痛丸

【来源】《圣济总录》卷五十六。

【组成】五灵脂　木香　当归（切，焙）　高良姜（炮）　蓬莪术（炮）各一两

【用法】上为末，炼蜜为丸，如梧桐子大。每服二十至三十丸，空心煎木香汤送下。

【主治】九种心痛。

桂朴散

【来源】《圣济总录》卷五十六。

【组成】桂（去粗皮）　厚朴（去粗皮，生姜汁炙令熟）各三分　吴茱萸（汤浸一宿，晒干，炒）半两

【用法】上为散。每服二钱匕，温酒调下。

【主治】心痛多唾，猝心腹痛。

桂姜散

【来源】《圣济总录》卷五十六。

【组成】桂（去粗皮）一两　生姜（片切，焙干）二两

【用法】上为散。每服二钱匕，温酒调下。

【主治】心疼，冷气疞刺，痛不可忍。

换金煮散

【来源】《圣济总录》卷五十六。

【组成】延胡索　蓬莪术（炮）　威灵仙　鬼箭羽　姜黄　苦楝根（洗，锉）各一两

【用法】上为散。每服三钱匕，水一盏、酒少许，同煎七分，温服，日二夜一。

【主治】九种心痛。

救生散

【来源】《圣济总录》卷五十六。

【组成】狼牙（炙）　槟榔（锉）　青橘皮（汤浸去白，焙）　鹤虱　雷丸各一两　当归　桂（去粗皮）各一两半

【用法】上为散。每服三钱匕，蜜酒送下，空心、日午服。虫下为度。

【主治】九种心痛。

旋覆花汤

【来源】《圣济总录》卷五十六。

【组成】旋覆花（微炒）　桔梗（锉，炒）各一两　半夏（汤洗七遍，晒干）一两半　柴胡（去苗）三分　槟榔（微煨，锉）二枚

【用法】上为粗末。每服五钱匕，水一盏半，入生姜一分（拍碎），同煎至八分，去滓温服，如人行六七里再服。

【主治】痰饮在心不散，痛不可忍。

温中当归汤

【来源】《圣济总录》卷五十六。

【组成】当归（切，焙）一两半　芍药（锉碎，微炒）三两　黄芩（去黑心）　朴消　桔梗（炒）　柴胡（去苗）各二两　升麻一两半

【用法】上为粗末。每服三钱匕，水一盏，煎至七分，去滓温服。

【主治】心痛发作，痛有休止，喜涎出，是为蛔虫。

青蒿丸

【来源】《圣济总录》卷九十三。

【别名】杏仁丸、木香丸、犀角丸、龙脑丸、万病丸、丹砂丸（原书同卷）、加减青蒿丸（《普济方》卷二三六）。

【组成】青蒿心三枚（细切）　童便三大斗　生地黄三挺（竹刀切，捣）　东引桃枝（半握，细捣碎）一二两　甘草四两（炙）（上五味，以新瓮子一口，以小便浸一七日，和小便并前件药煮三五百沸，滤出药，晒干为末，然后将小便清入釜中，以桑柴火炼之，以衬搅勿住手，炼三斗小便至三升，用不津器盛，将和后药）　杏仁　桃仁（并去双仁及皮尖，炒令黄）　桔梗（炒）　葳蕤　枳壳（麸炒，去瓤）　大黄（焙）　升麻　苍术（炒，一方用白术）　白茯苓（去黑皮）　地骨皮　天灵盖（酥炙，无，以虎骨代）各一两　甘

草（炙） 贝母（去心） 芜荑（炒） 当归（切，焙） 黄耆（锉） 桂（去粗皮） 陈橘皮（去白，焙） 厚朴（去粗皮，姜汁炙） 防风（去叉） 槟榔（不得近铁器） 吴茱萸（汤浸，炒） 丹砂（别研） 麝香（别研）各一两 木香二两半 犀角屑一两半 羚羊角屑二两一分

【用法】上为细末，用前小便煎，都和了，入臼捣五百下，如未粘，可炼蜜为丸，如梧桐子大。每服三十丸，食后温水送下，疾重日再服，上气咳嗽，无问涕唾并干嗽，嗽后有血，此名肺热，热毒气壅，转成鼻塞声破，胸中结痛，若不速除，当成肺痿劳瘦，服此药五两，其疾乃平；手足热如火，口生疮舌烂，夜梦惊恐，口中䘌齿，牙痛咽痹，服五两，病子根本从大肠出，如朽筋烂肉，又如蛤蟆衣、樱桃结，异腥臭者；若瘰疬当发，不治根本，必攻五脏，状如藤萝绕木，荣枯不相舍，令项颈破损必死，服此五两当效；若患时气头痛欲死，身热大小便秘涩，复不识人，不下食，每服五十丸，新汲水送下即愈；丈夫妇人曾服热药过度，近虽药尽，气力犹有，往往发来冲人头面，致眼痛昏热，心胃躁烦，口臭生疮，每服三丸，不过一二两，温水送下。婴孩无辜病，与大人劳并同，为在胎中伤精血，致令唇口焦干，或泻或痢，腹中渐结，眼中生膜，服之可愈。若孩子渐大，准大人例服之。女人月经不匀，或前或后，多少不定，青黑杂色，或凝或散，渐成劳瘦，服一二两当愈。若被毒蛇恶物所伤，烂嚼一丸，敷之立效。

【功用】通三焦，安五脏。

【主治】一切劳疾骨蒸，风气，虚伤；九种心痛，虫咬心痛；时行热疾，温疫，瘴疟，头痛欲死，身热大小便秘涩，复不识人，不下食；肺热，上气咳嗽，无问涕唾，并干咳，嗽后有血，热毒气壅，转成鼻塞声破，胸中结痛；肺痿劳瘦，手足热如火，口生疮，舌烂，夜梦惊恐，口中䘌齿，牙痛咽痹；丈夫妇人曾服热药过度，近虽药尽，气力犹有，往往发来冲人头面，致眼痛昏热，心胃躁烦，口臭生疮；瘰疬，状如藤萝绕木，荣枯不相舍，令项颈破；小儿无辜疳痢，或泻或痢，腹中渐结，眼中生膜；女人月经不匀，或前或后，多少不定，青黑杂色，或凝或散，渐成劳瘦；毒邪痃癖气，尸注鬼气，毒蛇恶物所伤。

【加减】春，加龙胆、龙骨、柴胡（去苗）、黄连（去须，略炒）各一分；夏，加知母、石菖蒲、麦门冬（去心）、白茯苓（去黑皮）各一两；秋，加诃黎勒皮、秦艽、旋覆花各一两；冬，加紫菀（去土）、芍药、五味子、黄芩（去黑心）各一两。

橘皮益智汤

【来源】《圣济总录》卷九十四。

【组成】青橘皮（汤浸，去白，焙） 益智（去皮） 乌头（炮裂，去皮脐） 威灵仙（去土）各一两

【用法】上锉，如麻豆大。每服三钱匕，水一盏，加生姜三片，盐少许，煎至六分，去滓，食前温服，一日三次。

【主治】痼冷在内，阴气交攻，心痛如刺。

木香汤

【来源】《圣济总录》卷一七四。

【组成】木香 高良姜（炒）各一分 白术 桔梗（炒） 白茯苓（去黑皮）各半两

【用法】上为粗末。一二岁儿每服一钱匕，水一盏，煎至五分，去滓，分温二服，发时并吃。

【主治】小儿心痛。

胡椒丸

【来源】《圣济总录》卷一七四。

【组成】胡椒四十九粒 槟榔一枚（锉） 斑蝥七枚（去翅足）

【用法】上为细末，烧粟米饭为丸，如黄米大。一二岁儿每服三丸，三岁以上五丸，煎菖蒲汤下。

【主治】小儿心痛。

姜黄散

【来源】《圣济总录》卷一七四。

【组成】姜黄 槟榔（锉）各等分

【用法】上为散。温酒调下，一二岁儿每服半钱匕，余以意加减。

【主治】小儿心痛。

硇砂丸

【来源】《圣济总录》卷一七四。

【组成】硇砂二钱　干漆（微炒）　五灵脂　胡椒　桂（去粗皮）　京三棱（炮，锉）　蓬莪术（炮）各一两　巴豆二十一枚（去心皮膜，醋煮令出油，研）　斑蝥二十一枚（去翅足，炒）

【用法】上为末，研令匀，醋煮面糊为丸，如黄米大。一二岁儿，每服五丸；三四岁儿，每服七丸，橘皮汤送下。

【主治】小儿积气、冷气心痛。

金铃散

【来源】《幼幼新书》卷二十一引茅先生方。

【组成】金铃子（炮，去皮核）　蓬莪术（炮）各一两　茴香　木香（炮）　荆三棱（炮）各半两

【用法】上为末。每服一钱半，用热酒调下。

【主治】小儿心痛。

如圣丸

【来源】《鸡峰普济方》卷九。

【组成】草乌头　黄连各三分　官桂　干姜　桔梗　茯苓　川椒　茱萸　柴胡　厚朴　干地黄　菖蒲　紫菀　防风　人参　鳖甲　大芎　枳壳　贝母　甘草　甘遂各一两　巴豆一两半（取白霜）

【用法】上为细末，面糊为丸，如梧桐子大。每服五丸，食前米饮送下，每日只一服。

【主治】腹内诸积聚，岁久癖块不消，黄瘦宿水，朝暮咳嗽；及积年冷气，脐下绞结冲心，膀胱两胁彻背连腰痛无休息，绕脐似虫咬不可忍；及十种水病，五般痔疾，九种心痛，反胃吐逆，饮食减少；宿食不消；妇人月水不通，五邪八瘕，沉重欲死，恐惧歌笑不定，心神狂乱，形体羸瘦；一切风，遍身顽痹，不知痒痛，或似虫行，手足烦热，夜卧不安；小儿惊疳等。

【验案】

1.跌打损伤　一人先因马坠，临老痛楚，不能饮食，命在须臾，日服五丸，经旬日取下血如鸡肝一二千片，与脓清水二升许，其病遂愈。

2.虚劳　三原主簿妻病十五年羸瘦至甚，日服五丸，旬日取下青虫六十四个，脓血三四升，其病遂愈。

3.大风病　一人患大风病，眉毛落尽，遍身生疮，服药百日，取下五色脓并清水各数升，遂得平复。

4.食即吐逆　一人食即吐逆，羸病十年，服药半月，取下虾蟆七个，清水一升许，便愈。

5.癖块　一人患癖块积年，服药二十日取肉蛇二条，各长尺余。

6.带下　一人久患带下，服药二十日后汗出，取下鸡肝色恶物而病愈。

失笑丸

【来源】《鸡峰普济方》卷十一。

【组成】茴香一字　当归　金毛狗脊　芜荑各一两

【用法】上为细末，醋煮面糊为丸，如梧桐子大。每服十丸，先用油滚过，热醋送下；男子冷水下。

【主治】九种心痛。

良姜汤

【来源】《鸡峰普济方》卷十一。

【组成】干姜　真良姜（油焙紫色，水洗，去油）各等分

【用法】上为细末。每服二三钱，白汤点服，温酒亦得，不拘时候。

【主治】心痛，腹痛，久疟瘦弱。

附子煎

【来源】《鸡峰普济方》卷十一。

【组成】附子　乌头各六两　干姜　当归各五两　槟榔十两　赤石脂八两　桂五两　蜀椒四两

【用法】上为细末，炼蜜为丸，如梧桐子大。每服十丸，空心米饮送下。

【主治】冷气及瘀血心痛兼癥块。

拈痛丸

【来源】《鸡峰普济方》卷十一。

【组成】五灵脂　木香　当归　良姜　蓬莪术各等分

【用法】上为细末，炼蜜为丸，如梧桐子大。每服五七丸至十丸，空心木香汤送下。

【主治】九种心痛。

茱萸煎

【来源】《鸡峰普济方》卷十一。

【组成】吴茱萸　干姜各半两　桂一两　白术二两　人参　陈皮　川椒　甘草　当归　桔梗各一两

【用法】上为细末，炼蜜为丸，如梧桐子大。每服十丸至十五丸，米饮送下。

【主治】心痛。

桂心汤

【来源】《鸡峰普济方》卷十一。

【组成】紫苏叶二两　桂一两　黄橘皮　桔梗各三钱　甘草　细辛　附子各半两　半夏　人参

方中半夏、人参用量原缺。

【用法】上为粗末，每服五钱，水二盏，煎至一盏，去滓温服。

【主治】肺气逆行，乘于心之肺心痛。心痛不得卧，动则痛甚，面色不变，其脉涩。

斑蝥丸

【来源】《鸡峰普济方》卷十一。

【组成】斑蝥七个　胡椒四十九个　乳香一橡子大

【用法】上为细末，水、蜜煮面糊为丸，如梧桐子大。每服三粒，妇人醋汤送下，男子菖蒲酒送下，不拘时候。

【主治】心痛。

雄黄丸

【来源】《鸡峰普济方》卷十一。

【组成】雄黄二两（研）　好醋二升（慢火熬成膏）

【用法】上以干蒸饼为丸，如梧桐子大，每服七丸，空心生姜汤送下。

【主治】久患心痛，时发不定，多吐清水，不下饮食。

雄黄麝香丸

【来源】《鸡峰普济方》卷十一。

【组成】乌头八两　大黄十二两　雄黄五两　麝香一两　朱砂六两　蜀椒　巴豆各四两　槟榔十两　当归　木香　桂各六两　犀角三两　干姜四两

【用法】上为细末，炼蜜为丸，如梧桐子大。每服七丸，空心米饮送下。

【主治】九种心痛，及恶血结块。

撞气散

【来源】《鸡峰普济方》卷十一。

【组成】良姜（生）　干姜（炮）各一两　半夏二两（作曲用）　青皮（不去白）　陈皮（不去白）各一两　巴豆十四个（去皮，同青陈皮炒巴豆令黄色，去巴豆）

【用法】上为细末，生姜汁糊为丸，如梧桐子大。每服二十丸至三十丸，食前煎生姜汤送下。

【主治】一切痰积心痛不可忍者。

正中丸

【来源】《鸡峰普济方》卷二十。

【组成】五灵脂　川乌头各半两　没药　胡椒各一分

【用法】上为细末，醋煮面糊为丸，如绿豆大。每服五七丸，醋汤送下。

【主治】心气痛。

玄胡索散

【来源】《鸡峰普济方》卷二十。

【别名】元胡索散（《类编朱氏集验方》卷十）。

【组成】蓬莪术半两（油煎，乘热切片子）　玄胡索一分

【用法】上为细末。每服半钱，食前淡醋汤调下。

【主治】妇人血气攻心，痛不可忍，并走注。

款气丸

【来源】《鸡峰普济方》卷二十。

【组成】生姜一斤　阿魏一钱　青皮　甘草各四两　大缩砂一百个　干姜　木香各一分　桂　当归　莪术各一两

【用法】上为细末，炼蜜为丸，如鸡头子大。每服一丸至二丸，食前烂嚼，白汤送下。或水煮面糊为丸，如梧桐子大。每服二十丸，米饮送下。

【主治】中焦虚痞，食少痰多，胸膈满闷，呕逆恶心，胁肋坚胀，便利不调，九种心痛，五般膈气；及妇人妊娠，挟寒脐腹疞痛。

清花丹

【来源】《鸡峰普济方》卷二十八。

【组成】空青　定粉　白石脂　朱砂　桃花各一两　盐花四两

原书注：重校定此方桃花一味甚无理，疑桃花者，赤石脂也。

【用法】上研如面，入瓷瓶中，以盐盖之，固济。候干，以二斤炭火于瓶子四面逼之，候熟，四面用一秤炭火渐渐煅一食久，任火自消。候冷，开取捣碎，水飞去盐味，晒干，更入麝香一分，同细研，以烂饭为丸，如麻子大。每日五丸，空心以温酒送下。

【主治】霍乱肚胀，冷气心痛，肠风，血气虚冷，及小儿疳痼。

【宜忌】忌羊血。

硇砂丸

【来源】《普济本事方》卷三。

【组成】硇砂（研）　荆三棱（锉末）　干姜（炮）　白芷（不见火）　巴豆（去油）各半两　大黄（别研）　干漆各一两（锉，炒令烟尽）　木香　青皮（去白）　胡椒各一分　槟榔　肉豆蔻各一个

【用法】上为细末，酽醋二升，煎巴豆五七沸，后下三棱、大黄末，同煎五七沸，入硇砂同煎成稀膏，稠稀得所，便入诸药和匀，杵丸如绿豆大。年深气块，生姜汤送下四五丸；食积熟水送下；白痢，干姜汤送下；赤痢，甘草汤送下；血痢，当归汤送下，葱酒亦得。

【主治】一切积聚停饮，心痛。

【方论】

1.《本事方释义》：硇砂气味咸苦微温，入足太阳阳明厥阴；荆三棱气味苦平，入足厥阴，能破血攻坚；干姜气味辛温，入手足太阴；香白芷气味辛温，入足太阳；巴豆气味辛温，入足太阴阳明，能消痞下凝寒之滞；大黄气味苦寒，入足阳明，有斩关夺门之能；干漆气味辛温降而行血，入足厥阴；木香气味辛温，入足太阴；青皮气味辛温微酸，入足厥阴；胡椒气味辛热，入足太阴少阴厥阴；槟榔气味辛温，入足太阴太阳；肉豆蔻气味辛温，入足太阴阳明。凡一切积聚停饮，以及下利诸病，久而不愈者，非籍破血消滞下夺不能效，必佐以温中者，欲药性之流行也。

2.《医方集解》：此治肉积，气积、血积之通剂也。硇砂化肉食，干漆散瘀血，木香、青皮行滞气，三棱破血而行气，肉蔻暖胃而和中，白芷散风而除湿，干姜、胡椒除沉寒锢冷，大黄、巴豆能斩关门。方内多辛热有毒之品，用之以破冷攻坚，惟大黄苦寒，假之以荡热去实，盖积聚既深，攻治不得不峻，用醋者酸以收之也。

神圣代针散

【来源】《宣明论方》卷十三。

【组成】乳香　没药　当归　香白芷　川芎各半两　元青一两（去足翅）

【用法】上为细末。每服一字，病甚者半钱，先点好茶一盏，次掺药末在茶上，不得吹搅，立地细细急呷之。

【主治】

1.《宣明论方》：心惊欲死者。小肠气搐，得如角弓，膀胱肿硬；一切气刺虚痛，并妇人血癖、血迷、血晕、血刺、血冲心，胎衣不下，难产，一切痛疾。

2.《医方类聚》引《经验良方》：一切厥心痛，小肠疝气，痛不可忍。

【宜忌】《医方类聚》引《经验良方》：孕妇勿服。

神砂一粒丹

【来源】《宣明论方》卷十三。

【组成】附子（炮） 郁金 橘红各一两

【用法】上为末，醋、面糊为丸，如酸枣大，以朱砂为衣。每服一丸，男子酒送下，妇人醋汤送下。

【主治】一切厥心痛，小肠膀胱痛，不可止者。

麻黄桂枝汤

【来源】《三因极一病证方论》卷九。

【别名】加味麻黄汤（《世医得效方》卷四）。

【组成】麻黄（去节，汤浸，焙干） 桂心 白芍药 细辛（去苗） 干姜（炮） 甘草（炙）各三分 半夏（汤洗七次） 香附（炒去毛）各半两

【用法】上为锉散。每服四大钱，水一盏半，加生姜五片，煎七分，去滓，食前服。大便秘，入大黄如博棋大两枚，煎。

【主治】外因心痛，恶寒发热，内攻五脏，拘急不得转动。

破饮丸

【来源】《三因极一病证方论》卷十三。

【别名】破痰丸（《古今医统大全》卷四十三引《医林方》）。

【组成】荜茇 丁香 胡椒 缩砂仁 乌梅肉 青皮 巴豆（去皮） 木香 蝎梢各等分

【用法】将青皮、巴豆以浆水同浸一宿，次日滤出，同炒青皮焦，去巴豆，将所浸水淹乌梅肉，蒸一炊久，细研为膏，入药末和匀为丸，如绿豆大。每服五七丸，临睡生姜汤送下；津液下尤佳。久服不伤脏气。

【主治】五饮停蓄胸腹，结为癥癖，支满胸膈，傍攻两胁，抢心疼痛，饮食不下，反胃吐逆，九种心疼，积年宿食不消，久疟久痢，遁尸疰忤，癫痫厥晕，心气不足，忧愁思虑，妇人腹中诸病。

一捻金散

【来源】《杨氏家藏方》卷五。

【组成】胡椒一两二钱半 肉桂（去粗皮）一两 高良姜半两 干姜半两

【用法】上为细末。每服二钱，夏月冷酒调下，冬月温酒或米饮调下，不拘时候。

【主治】久新心气痛，呕吐清痰。

却痛散

【来源】《杨氏家藏方》卷五。

【组成】五灵脂（去砂石） 蒲黄（炒赤色）各一两半 当归（洗，焙） 肉桂（去粗皮） 石菖蒲 木香 胡椒各一两 川乌头（炮，去皮脐）三两

【用法】上为末。每服二钱，加醋一盏，盐半盏，同煎至五分，不拘时候热服。

【主治】冷气攻心，痛不可忍。

克效散

【来源】《杨氏家藏方》卷五。

【组成】芫花 狼毒各一两（同用米醋一升半，入银石器内，熬干为度）

【用法】上为细末。每服半钱，葱酒调下，不拘时候。

【主治】九种心痛。

【宜忌】忌甘草三日。

姜黄散

【来源】《杨氏家藏方》卷五。

【组成】姜黄三分 槟榔半两 干漆（捣碎，炒令烟出）半两 石灰（捣末，炒令黄色）一两

【用法】上为细末。每服二钱，温酒调下，不拘时候。

【主治】九种心痛，发动无时，及虫痛不可忍者。

蠲毒丸

【来源】《杨氏家藏方》卷五。

【组成】巴豆一钱（取霜） 丁香七个 胡椒四十九粒 斑蝥二个（去翅足）

【用法】上为细末，烂饭丸，如小绿豆大，朱砂为衣。每服二丸，温醋汤送下，不拘时候。

【主治】九种心痛。

蓬莪术散

【来源】《普济方》卷一八四引《卫生家宝》。
【组成】蓬莪术二两（酽醋炙煮） 木香一两（煨）
【用法】上为末。每服半钱，淡醋汤送下。
【主治】一切冷气，抢心切痛，发即欲死；或久患腹痛，时复发动者。

立应散

【来源】方出《是斋百一选方》卷八，名见《医方类聚》卷九十二引《济生续方》。
【组成】玄胡索不拘多少（新瓦上炒微黄，不可焦）
【用法】上为细末。每服三钱，酒一盏，煎至七分服。不能饮者，以陈米饮调下，不拘时候；以酒调亦得。
【主治】妇人血刺心痛。

二珍散

【来源】《魏氏家藏方》卷五。
【组成】芫花一两 高良姜二两
【用法】上二味，米醋一升，入砂石器中，熬干为度，焙干为末。每服半钱， 空心温酒调下。
【主治】丈夫、妇人九种心痛。
【宜忌】忌油腻之物。

失笑散

【来源】《魏氏家藏方》卷五。
【组成】槟榔 高良姜（锉，滴油炒）各等分
【用法】上为细末。每服二钱，热酒调下，食前服。
【主治】心痛。

灵脂丸

【来源】《魏氏家藏方》卷五。
【组成】五灵脂（去砂石，炒） 当归（去芦，酒浸） 蓬莪术（炮） 木香各半两（不见火） 良姜二钱半（炒）
【用法】上为细末，炼蜜为丸，如梧桐子大。每服三十丸，加至五十丸，米饮送下。
【主治】脾血气心疼。

紫金散

【来源】《医方类聚》卷二一八引《经验良方》。
【组成】紫金藤一两（米泔浸一宿，焙干）
【用法】上为末。每服二钱，用铁秤锤烧红淬酒温下。
【主治】妇人血气刺心痛。

鸡舌香散

【来源】《妇人大全良方》卷七。
【组成】良姜（锉细，麻油炒） 桂心 赤芍药各等分

本方名鸡舌香散，但方中无鸡舌香，疑脱。

【用法】上为细末。每服二钱，水一盏，加盐木瓜三片，同煎七分，温服；盐汤点亦可。血气、疝瘕痛用熟醋汤调下。
【主治】男子、妇人九种心痛，一切冷气。
【宜忌】忌生冷。

却痛散

【来源】《重订严氏济生方》。
【组成】高良姜一两（锉如骰子，火煨） 巴豆五个（去壳）
【用法】上和，炒令转色，去巴豆不用，研为细末。每服二钱，不拘时候热酒调下。
【主治】心痛不可忍。

拈痛丸

【来源】《仁斋直指方论》卷六。
【组成】五灵脂 木香 当归 蓬莪术（煨）各半两 生干姜三分
【用法】上为末，炼蜜为丸，如梧桐子大。每服二十丸，食前橘皮煎汤送下。
【主治】九种心痛。

胜金散

【来源】《仁斋直指方论》卷六。

【组成】桂枝　延胡索（炒）　五灵脂　当归各等分

【用法】上为末。每服三钱，水一盏，酒三分同煎，食前服。

【主治】心下痛。

家秘祛痛散

【来源】《仁斋直指方论》卷六。

【组成】青皮（去瓤）　五灵脂（研飞，去砂净）　川楝子　川山甲各二钱　良姜（香油炒）　延胡索　没药各一钱五分　沉香一钱　八角茴香二钱　槟榔一钱五分　木香一钱二分　砂仁少许

【用法】上锉为粗末，用木鳖子去壳一钱二分锉片，同前药炒令焦香，去木鳖子不用，共为末。每服一钱，加盐一星，用酒或滚水送下。

【主治】诸般心气疼痛，气滞不行，攻刺心腹，痛连胸胁，小肠吊疝，及妇人血气刺痛。

灵砂丹

【来源】《仁斋直指方论·附遗》卷六。

【组成】好灵砂三分　川五灵脂二分

【用法】上为极细末，稀糕糊为丸，如麻子大。每服二十丸，食前石菖蒲、生姜煎汤送下。

【主治】冷气乘心作痛。

木香顺气散

【来源】《女科万金方》。

【组成】茱萸　白茯苓　升麻　木香　厚朴　陈皮　青皮　益智　豆蔻　苍术　柴胡　人参　泽泻　当归

【用法】每服二两，水二钟煎，食前服。

【主治】气攻心痛，胸膈腹胀。

香附子饮

【来源】《类编朱氏集验方》卷十。

【组成】良姜（麻油炒）　苍术（盐炒）　香附子（石灰炒）各等分

【用法】上为末。用灯心煎汤，空心调下。

【主治】妇人真心痛。

妙应丸

【来源】《御药院方》卷四。

【组成】京三棱（炮，锉如豆）　青皮（去白，锉如豆）　石三棱（锉如豆）　鸡爪三棱（锉如豆）　厚朴（生姜制，锉如豆。以上五味同用好醋浸三日，取出焙干）各一两　槟榔　肉豆蔻　白豆蔻各一两　木香六钱　巴豆霜半两　硇砂一两（飞，别研）　干漆六钱（炒出烟）

【用法】上药除巴豆霜、硇砂外，同为细末，后入硇砂、巴豆霜，同研极细，用原浸药醋打糊为丸，如梧桐子大。每服二丸或三丸，食后温醋汤送下。

【主治】九种心痛，积年瘕聚，久癥癖块，或大或小，因伤寒疼痛，发无时，或心下坚结，上冲胸痞，或气攻两胁，呕逆苦水，或喉痹烦闷，吐出蛔虫。

绫锦养脾丸

【来源】《御药院方》卷四。

【组成】木香　丁香　沉香　红豆　大椒　官桂（去粗皮）　附子（炮裂，去皮脐）各一钱一字　肉豆蔻　白豆蔻（去皮）　荜澄茄　川姜（炮裂）　荜茇　甘草（锉，炙黄）　人参（去芦头）　白茯苓（去皮）　白术　陈皮（去白）　神曲（打碎，微炒）　麦蘖（炒黄）　缩砂仁　诃子肉各二钱半　良姜（锉，炒）　厚朴（去粗皮，生姜制）　破故纸（微炒）各六钱一字

【用法】上为细末，炼蜜为丸，每两作六丸。此药虽有三五味辛热药，炼蜜合和，成约四两半药，并炼净熟蜜约四两半，计九两分作五十四丸，每一丸重一钱六分有余。每服一丸，空心、食前沸汤磨化下。

【功用】大补脾胃，极进饮食，调顺三焦，保养荣卫。

【主治】《普济方》：脾肾俱虚，冷气攻刺心胸腹胁，小肚疼痛，呕逆痰水，口苦，噫气搬酸，及膀胱

冷气奔冲，腰背脐腹绞痛，手足微冷，小便频数。又治卒暴心疼，霍乱吐逆。妇人血气癥瘕，心腹刺痛。

蓬莪术丸

【来源】《御药院方》卷四。

【组成】五灵脂　木香　当归（去芦头）　良姜（锉，微炒）　蓬莪茂（炮）各等分

【用法】上为细末，用蜜、面糊为丸，如梧桐子大。每服三五十丸，热酒调下，不拘时候。

【主治】九种心痛，胸膈滞气，及腹胁刺疼痛，不可忍者。

丁香止痛散

【来源】《卫生宝鉴》卷十三。

【组成】良姜五两　茴香（炒）　甘草（炙）各一两半　丁香半两

【用法】上为末。每服二钱，沸汤点服，不拘时候。

【主治】

1.《卫生宝鉴》：心气痛不可忍。

2.《医方考》：寒气腹痛。

【方论】《医方考》：寒气入经，涩而稽迟，故令腹痛。《经》曰：得炅则痛立止。炅，热也，故用丁香、茴香、良姜之辛热者以主之；而复佐以甘草者，和中气于痛损之余也。

真圣丸

【来源】《医方类聚》卷九十三引《澹寮方》。

【组成】胡椒四十九粒　全蝎七个　巴豆一粒（去皮膜，研）　五灵脂一钱（炒末）

【用法】上为末，水为丸，如绿豆大。每服一丸，菖蒲汤送下。

【主治】九种心痛。

黑金散

【来源】《医方类聚》卷九十三引《澹寮方》。

【组成】香附子半斤　高良姜五两（二味以好醋煮干，就以石灰炒）　五灵脂三两

【用法】上为细末。霹雳酒下。

【主治】妇人血气心痛。

厚朴丸

【来源】《明医指掌》卷六引《医垒元戎》。

【组成】厚朴三两（姜炒）　黄连二两半（炒）　吴茱萸（汤泡七次）二两　干姜（炮）二两　巴豆一两（另研）　人参一两（去芦）　川乌（炮）一两

【用法】上为末，入豆霜匀，炼蜜为丸，如梧桐子大。每服三丸。以利为度。

【主治】寒厥心痛，大便秘结不通者。

神仙珍珠散

【来源】《医方类聚》卷八十九引《经验秘方》。

【组成】生朱砂一钱　真麝香半钱　白矾半两　真珠七粒（未穿者尤佳）

【用法】上为细末。每服一钱，百沸白汤一口许调匀服之。

【主治】心脾气疼。

松烟饼子

【来源】《瑞竹堂经验方》卷一。

【组成】细墨五分（烧，研）　陈皮五钱（去白）　牵牛（别研，取头末）五钱　神曲（炒）　三棱（火煨）　密陀僧（研）　五灵脂（研）　硇砂（研）　牡蛎（火煨，煅）　麦蘖（炒）各五钱　大黄一两　北枣十四个（烧存性）　斑蝥一两（去翅足，糯米同炒）　芫花（醋浸一宿，炒）　干漆（炒去烟）　白丁香（研）　大戟（去芦）　青礞石（研）　蓬莪术（煨）各一钱　巴豆一两（去皮，湿纸裹烧，黄色为度）

【用法】上为细末，水打面糊为丸，如皂角子大，捻为饼子。临用为粗末，记以所伤，煎汤送下，或面汤亦可，小儿三饼，大人看虚实禀气加四五饼。其积块渐渐近下，再进一服，又觉近下。

【功用】消食快气。

【主治】积气瘀血痞塞，大人、小儿久痢或休息痢，并男子、妇人年深不伏水土，及暑月变成恶

痢，米汤不消，五痞块逆，隔胃吐食，心胸闷闭，酒疸食黄，劳嗽上喘，呕逆涎沫，心闭惊恐，口苦恶心，小便淋涩，大便不通，伤寒余毒，妇人胎前产后，败血结成积块，饮食平常，遍身疼痛，腰强腿硬，手足眩厥，九种心疼，十般积热，九般水气，霍乱吐泻，久病瘦弱。

蚕沙散

【来源】《医方类聚》卷九十三引《瑞竹堂经验方》。
【组成】晚蚕沙不拘多少
【用法】上为细末，用滚沸汤泡过，滤净，取清水服之。立止。
【主治】男子、妇人心气痛不可忍者。

应痛丸

【来源】《袖珍方》卷二引《瑞竹堂经验方》。
【组成】好茶末四两（拣） 乳香二两
【用法】上为细末，用腊月兔血为丸，如鸡头子大。每服一丸，温醋送下，不拘时候。
【主治】心气痛不可忍。

吴茱萸粥

【来源】《饮膳正要》卷二。
【组成】吴茱萸半两（水洗，去涎，焙干，炒，为末）
【用法】上以米三合，一同作粥，空腹食之。
【主治】

1.《饮膳正要》：心腹冷气冲胁肋痛。

2.《食鉴本草》：冷气心痛不止，腹胁胀满，坐卧不安。

加味乌沉汤

【来源】《世医得效方》卷四。
【组成】人参 当归（大者去芦） 白术（炒）各一两 沉香半两 天台乌药 白茯苓（去皮） 附子（煨，去皮脐）各一两 肉桂（去粗皮）半两
【用法】上锉散。每服三钱，水一盏，加生姜五片，大枣一枚，水煎，空心服。
【功用】生气补血。
【主治】心肾虚损之心痛。

加味四七汤

【来源】《世医得效方》卷四。
【组成】桂枝 白芍药 半夏（洗）各一两 白茯苓 厚朴（去粗皮，姜汁炒） 枳壳（面炒） 甘草（炙）各半两 人参 紫苏叶各一两 （一方加明乳香、玄胡索各半两）
【用法】上锉散，每服四钱，加生姜七片，大枣二枚，水煎，食前服。
【主治】寒邪客搏心痛。

术香散

【来源】《脉因证治》卷上。
【组成】木香 蓬术各一两 干漆（炒烟尽）一钱
【用法】每服一钱，醋汤下。
【主治】心脾卒痛不忍。

秘 丹

【来源】《脉因证治》卷上。
【组成】川芎 栀子（炒） 苍术 香附 石碱 干姜（炒）
【主治】心痛。久则成郁，郁久必生火原。

白云散

【来源】《医方类聚》卷九十四引《烟霞圣效方》。
【组成】多年石灰（炒）
【用法】每服轻者半钱，重者一钱，热酒调服。
【主治】心气卒痛。

夺命散

【来源】《医方类聚》卷九十四引《烟霞圣效方》。
【组成】紫菀花半两（醋炒干） 雄黄一钱
【用法】上为细末。每服半字一字，盐汤送下。如噤牙关，斡开灌药。
【主治】九种心气痛欲死者。

救苦散

【来源】《医方类聚》卷九十四引《烟霞圣效方》。
【组成】五灵脂不以多少（捶碎，无石者好）
【用法】上为细末。心气痛，每服三钱，热醋调下；恶疮不出脓血及烧烫破并杖疮，新汲水调扫。
【主治】心气痛及恶疮、烧、烫、破、杖疮等。

槟榔丸

【来源】《医方类聚》卷九十四引《烟霞圣效方》。
【组成】槟榔半两　芫花一两（醋炒）　藜芦半两　狼牙草半两　巴豆十五个（去皮心膜油）
【用法】上为细末，醋糊为丸，如梧桐子大。每服八九丸，热醋送下，不拘时候。
【主治】心气疼痛。

果附汤

【来源】《医学纲目》卷十六。
【组成】附子　草果　良姜各等分
【用法】以酒煎服。
【主治】寒气心痛。

海蛤丸

【来源】《医学纲目》卷十六引丹溪方。
【组成】海蛤（烧为灰，研极细，过数日火毒散用之）　瓜蒌仁（蒂瓤同研）
【用法】上以海蛤入瓜蒌内，干湿得所，为丸。每服五十丸。
【主治】痰饮心痛。

茯苓汤

【来源】《普济方》卷三十五。
【组成】茯苓　厚朴各四两　槟榔　白术各二两　生姜十两（一方有吴茱萸人参各二两）
【用法】上锉，水九升，煮二升七合，绞去滓，分温三服，每服约去如人行七八里。须利，加槟榔末一两五钱，汤欲热时入之，三日服一剂，屡服五六剂，可则停。
【主治】心头气结，连胸脐皆痛，及吐酸水，日夜不止。
【宜忌】忌酢物、桃、李、雀肉。

暖胃备急丸

【来源】《普济方》卷一八四。
【组成】益智二钱　橘皮（炙）　甘草（炙）各二钱　阿魏一分（醋淘洗去砂，以麸为饼子，炙黄）　生姜一斤（切作片子，盐二两一处炒）
【用法】上为末，用糯米粥为丸，如弹子大，朱砂为衣。每服一丸，空心用生姜汤并木瓜汤嚼下；温酒亦可。
【主治】一切冷气，心疼气闷，吐逆霍乱。

朱砂鹤顶丹

【来源】《普济方》卷二五五。
【别名】鹤顶丹。
【组成】半夏（姜炮制）　杏仁（去皮尖）　山豆（去皮油）各四十九　宿蒸饼四两（去皮）　干胭脂二钱（为衣）
【用法】同捣为泥，滴醋为丸，如小豆大。每服十丸，加至十五丸。此药治二十一等证，心腹膨胀，陈皮汤或米汤送下；伤寒，陈皮汤送下；白痢，干姜汤送下；赤痢，甘草汤送下；血痢，当归汤送下；大小便不通，磨刀水送下；心气疼，菖蒲根汤送下；心疼痛，醋汤送下；冷病，艾汤送下；劳气，米汤送下；小肠气，茴香汤送下；肾脏风，木瓜汤送下；肠风，痔漏，泻痢，槐花汤送下；吐血，丁香汤送下；阴毒伤寒，葱白汤送下；疟疾，桃心汤送下；噎食，木香汤送下；小儿瘫痪，皂荚子汤送下；小儿惊风，薄荷汤送下；小儿五疳八痢，米汤送下；五咳，人参、马兜铃汤送下；脐腹疼痛，盐汤送下；腰疼、脚气，牵牛汤送下；水泻，车前子汤送下；妇人月水不调，红花、芍药汤送下。
【主治】伤寒，白赤痢，血痢，大小便不通，心气疼痛，小肠气，肾脏风，肠风，痔漏，阴毒伤寒，疟疾，噎食；小儿瘫痪，惊风；妇人月水不调。

粉霜丸

【来源】《普济方》卷二五五。

【组成】丁香　木香　粉霜　五灵脂　朱砂各二钱　硇砂　乳香　麝香　信（湿纸裹，煨候烟尽）各一钱　肉豆蔻　巴豆（去壳，湿纸裹，煨香）各二两

【用法】上为细末，醋糊为丸，如黍米大。每服二丸，随汤引下；若心痹疼，石菖蒲汤送下；气刺撮痛，陈皮汤送下；腹胀满闷，萝卜汤送下；咳逆满闷，柿叶汤送下；小肠冷气疼，水盐汤送下；膈气翻胃，丁香汤送下；小儿羸瘦，藿香汤送下；脾寒疟疾，草果汤送下；癫狂失志，柳桃汤送下；小便频并，茴香汤送下；十种水气肿，猪苓汤送下；血痢，槐花甘草汤送下；五般淋沥，灯心汤送下；盗汗出，龙胆草汤送下，酒积肚腹痛，温酒送下；赤白痢，煎陈皮汤送下；中暑热者，沙糖水送下；水泻不调，生姜汤送下；山岚瘴气，不服水土，温酒送下；妇人赤白带下，艾醋汤送下。

【主治】心痹疼，气刺撮痛，腹胀满闷，咳逆满闷，小肠冷气疼，膈气翻胃，小儿羸瘦，脾寒疟疾，癫狂失志，小便频并，十种水气肿，血痢，五般淋沥，盗汗，酒积肚腹痛，赤白痢，中暑热，山岚瘴气，妇人赤白带下。

通阳抑阴煎

【来源】《医醇剩义》卷四。

【组成】当归二钱　琥珀一钱　辰砂五分　丹参三钱　远志五分（甘草水炒）　沉香五分　破故纸一钱五分　益智仁一钱　茯神二钱　白术一钱　枣二枚　姜三片

【功用】养心营，通心气。

【主治】心痹者，脉不通，烦则心下鼓，暴上气而喘，嗌干善噫，厥气上则恐。此乃心经主病而兼肾病也。

太一神应膏

【来源】《秘传外科方》。

【别名】金丝万应膏、万灵膏（原书）、太乙神应膏（《丹台玉案》卷六）。

【组成】川乌一分　草乌半分　黄连二分　黄柏一分　赤芍一分　白芍一分　玄胡索一分　归尾一分半　良姜半分　木鳖半分（去壳）　僵蚕一分（去丝）　乱发如鸡子大（烧灰，后入）　紫荆皮半分　地龙半分　石南藤　川山甲　白芷　川芎　牵牛　槐花　五倍子　地骨皮　杏仁　花椒　茴香　茅香　玄参　苍耳　桂皮　南星　瓜蒌　苦参　苍术　五加皮各半分　防风　熟地黄　密陀僧　丁香　内消　藁本各一分　生地黄二分半　何首乌　细辛各一分半　江子二十五粒（去壳）　蓖麻子二十五粒（去壳）　旱莲草半分　人参　百药煎各二分半　黄耆　羌活　甘草节　五灵脂　地蜈蚣根各一分　独活半分（上锉，用清油一斤四两，浸一二宿，和铫内，文武火煎药黑色，用布滤去滓，上文火，却以后药为末，次第入之）　南木香　安息香　琥珀各二分半　云香一分　乳香　没药　血竭　香结（降香节亦可）各半两　韶粉一分　自然铜一分半（醋淬）　桑白皮　白及　白敛　雄黄各五分（焙，为末）　黄丹六两

【用法】上为极细末。一下药油，次入黄丹，以桃、柳、槐枝不住手搅之；二次下自然铜、白及、桑白皮、白蔹、韶粉；三下木香、琥珀、安息、云香、乳、竭、没、香结，却看药色已黑，滴水成珠，不散为度，倾在瓦碗内，放水中二三日，以出火毒，再以放地上三五日为妙，随时摊用。如要打做金丝膏药，却以上药，总为细末，用松香一斤通明者，入铫内熔化，用棕滤净，外用清油四两，重熬熟，又入黄丹一两同熬，滴水成珠，退出水中，用药打成膏药，以水浸之，一日一换，冬月三日一换。

【主治】发背痈疽，杖疮恶毒，伤损，心痛，脚气，腰痛。

【加减】夏月，再加黄丹二两。

乌头丸

【来源】《医方类聚》卷二一八引《仙传济阴方》。

【组成】川乌一个　川椒一两（焙）　桂一两　赤石脂半两（煅）　附子一个（炮）　狼毒半两　良姜半两

【用法】上为末，炼蜜为丸。每服十丸，空心温酒、米汤任下。

【主治】妇人怒气冲犯于心，致使气血相搏，胸膈、背心相对而痛。

胜金散

【来源】《奇效良方》卷十五。

【组成】天台乌药（细锉，酒浸一宿，微炒） 茴香（炒） 青皮（去白） 良姜各一两

【用法】上为细末。每服二钱，空心用温酒调服，妇人用姜煎童子小便调服。

【功用】止痛。

【主治】五脏气，一切冷气、血气、肥气、息贲气、痞气、奔脉气、伏梁气疾，抢心切痛不可忍，似板筑定，冷汗喘急，不语欲绝。

广茂煮散

【来源】《奇效良方》卷四十七。

【组成】蓬莪术（煨） 槟榔（生锉） 官桂（去粗皮） 附子（炮，去皮脐） 甘草（锉，炙）各半两 芎藭 白术各三分

【用法】上锉碎。每服二钱，水一盏，煎至七分，不拘时候温服。

本方改为丸剂，名“广茂煮丸”（《中国医学大辞典》）。

【主治】心疝，心痛，肢体虚冷。

手拈散

【来源】《丹溪心法附余》卷十五。

【组成】草果 玄胡索 五灵脂 没药 乳香各等分

【用法】上为细末。每服三钱，空心温酒调下。

【主治】心脾气痛。

良姜散

【来源】《活人心统》卷下。

【组成】良姜 草果 槟榔各等分

【用法】上为末。每服二钱，白汤调下。

【主治】诸般心气冷痛。

锭粉丸

【来源】《活人心统》卷下。

【组成】锭粉不拘多少 葱汁

【用法】上为末，混和为丸，如梧桐子大。每服三十丸，花椒汤送下。

【主治】心痛。

艾附丸

【来源】《摄生众妙方》卷十。

【组成】好香附子一斤 陈艾四两 陈醋一大碗

【用法】同煮，待香附子煮透，去艾，将香附子炒干为末，醋面糊为丸，如梧桐子大。每服一百丸，白汤任下。

【主治】

1.《摄生众妙方》：妇人无子。

2.《本草纲目》引《集简方》：男女心气痛，腹痛，少腹痛，血气痛，不可忍者。

二胡散

【来源】《古今医统大全》卷五十六。

【组成】玄胡索 胡椒各等分

【用法】上为细末。每服五钱，食前温酒调服。

【主治】冷气心痛及疝气心腹痛。

山栀丸

【来源】《古今医统大全》卷五十六。

【组成】山栀子仁（炒黄色）

【用法】上为末。姜汤调粥糊为丸服。

【主治】热乘心痛。

连茱丸

【来源】《古今医统大全》卷五十六。

【组成】黄连（炒） 山栀（炒） 滑石 吴茱萸（泡）各五钱 荔枝核（烧存性）三钱

【用法】上为末，姜汁为丸，如梧桐子大。每服五十丸，白汤送下。

【主治】热乘心痛。

煮小蒜方

【来源】《古今医统大全》卷八十七。
【组成】小蒜（去须皮及青叶）
【用法】上汤煮，频服取饱，勿用盐。
【主治】心痛不可忍，年久不愈者。

二六丸

【来源】《医学入门》卷七。
【组成】白术五钱　白芍　砂仁　半夏　当归各三钱　桃仁　黄连　神曲　陈皮各二钱　吴萸一钱半　人参　甘草各一钱
【用法】上为末。蒸饼为丸服。
【主治】气血俱虚，挟食积痰火心痛。

灵槟散

【来源】《医学入门》卷七。
【组成】五灵脂　槟榔各等分
【用法】上为末。每服三钱，菖蒲煎汤下。隔夜先将猪肉、盐、酱煮糊，令患人细嚼，吐出勿吞，却将前药空心服之。此方用肉味引虫头向上，用药杀虫也。
【主治】心气痛不可忍，或心脾虫痛。

阿魏撞气丸

【来源】《医学入门》卷七。
【组成】小茴　青皮　甘草　陈皮　莪术　川芎各一两　生姜四两（用盐五钱淹一宿）　胡椒　白芷　肉桂　砂仁　丁香皮（炒）各五钱
【用法】上为末，用阿魏一钱半，和面糊为丸，如芡实大，每药一斤，用朱砂七钱为衣。每服三五丸，男子气痛，炒姜盐汤送下；妇人血气痛，醋汤送下。
【主治】五种噎疾，九种心痛，痃癖气块，冷气攻刺，腹痛肠鸣，呕吐酸水，男子疝气，女人血气。

栀萸丸

【来源】《医学入门》卷七。
【组成】山栀仁（炒焦）三两　吴萸　香附各五钱
【用法】上为末，蒸饼为丸，如花椒大。每服二十丸，生地黄（酒洗）同生姜煎汤送服。
【主治】气实心痛。

通灵散

【来源】《医学入门》卷七。
【组成】蒲黄　五灵脂各一两　木通　赤芍各五钱
【用法】每服四钱，水煎，临熟入盐少许，通口服。
【主治】

1.《医学入门》：九种心痛。
2.《医钞类编》：死血作痛。

萸连栀石丸

【来源】《医学入门》卷七。
【组成】吴萸　黄连　山栀　滑石各五钱　荔枝核（烧存性）三钱
【主治】湿热心痛引小腹，欲作疝者。

散痛丸

【来源】《医学入门》卷七。
【组成】陈茶一两　乳香五钱（为末）
【用法】腊月兔血为丸，如芡实大。每服一丸，淡醋汤送下。
【主治】心气痛不可忍。

三味川楝散

【来源】《医学入门》卷八。
【组成】川楝肉　山栀各一两　菖蒲二钱
【用法】上为末。每次二钱，淡姜汤调服。
【主治】热厥心痛。

三味玄胡散

【来源】《医学入门》卷八。
【组成】玄胡索　肉桂各一两　木香二钱
【用法】上为末。每次二钱，生姜汤或酒调服。

【主治】冷心痛。

辰砂一粒丹

【来源】《医学入门》卷八。
【组成】附子　郁金　橘红各等分
【用法】上为末，醋糊为丸，如枣核大，辰砂为衣。每服一丸，男，酒送下；女，醋汤送下。
【主治】气郁心疼，及小肠膀胱疝气，痛不可止。

桂心汤

【来源】《医学入门》卷八。
【组成】桂心　小草　吴萸　干姜　独活　熟地　当归　白芍各一钱　甘草　细辛各三分
【用法】水煎服。
【主治】素有宿寒，因产大虚，寒搏于血，血凝不散，上冲心之脉络所致之心痛。

丁胡三建汤

【来源】《古今医鉴》卷十。
【组成】丁香　良姜　官桂各一钱五分
【用法】上锉一剂。水一碗，煎七分，用胡椒五十粒，炒黄色为末，调入汤药内，顿服。
【主治】

1.《古今医鉴》：冷心疼，面青唇黑，手足厥冷。

2.《寿世保元》：胃脘痛，属寒者。

心红散

【来源】《古今医鉴》卷十。
【组成】银朱壳　鸡粪（炒焦干，为末）各等分
【用法】上药和一处。每服一钱，熟黄酒调下。即出冷汗，立止。
【主治】心痛，气痛，及孕妇心疼。

平气散

【来源】《古今医鉴》卷十。
【组成】苍术一钱五分　栀子一钱五分　当归一钱　青皮一钱　枳壳一钱　木香一钱（临熟时入木香再煎）　甘草三分
【用法】上锉一剂。加生姜三片，水一大碗，煎至七分，通口服。
【主治】心痛。

胜金散

【来源】《保命歌括》卷三十。
【组成】桂心　玄胡索　五灵脂　蒲黄各等分
【用法】上为细末。每服三钱，用水一盏，当归一钱，酒三分，同煎七分，调服。
【主治】心下有血急痛。

家传秘结祛痛散

【来源】《保命歌括》卷三十。
【组成】青皮（去白）　五灵脂（研飞，去沙土）　川楝子肉　穿山甲（土拌炒）各二钱　良姜（香油炒）　玄胡索　没药各一钱五分　沉香一钱　八角茴香二钱　槟榔一钱五分　木香一钱二分　砂仁少许
【用法】上锉，为粗末，用木鳖（去壳）一钱二分切片，同药炒至香焦，去木鳖不用，研为细末。每服一钱，加盐一星，用酒或滚水调下。
【主治】诸般心气疼痛，气滞不行，攻刺心腹，痛连胸胁，小肠吊疝，及妇人血气刺痛。

梅硫丸

【来源】《赤水玄珠全集》卷四。
【组成】冰梅一个（去核）　生硫黄

方中生硫黄用量原缺。

【用法】上为末，相和捣匀，以可丸为度，作一丸。白汤送下。立愈，病不再作。
【功用】酸热以收散寒。
【主治】心痛服辛剂反甚者。

绿矾止痛方

【来源】《赤水玄珠全集》卷四。
【组成】绿矾七八分

【用法】好酒化下。
【主治】心气痛。

三仙丹

【来源】《万病回春》卷五。
【组成】白信（煅） 巴豆（去皮油） 黄蜡各等分
【用法】上为末，熔黄蜡为丸，如黍米大。每服三丸，烧酒送下。
【主治】心疼至危者。
【宜忌】忌醋。

红白散

【来源】《万病回春》卷五。
【组成】宫粉二钱 红碱一钱
【用法】上为极细末。用极辣葱捣汁和匀，烧酒调下。
【主治】心疼。

破积散

【来源】《万病回春》卷五。
【组成】香附米四两（醋浸煮干） 栀子仁（炒黑）二两 三棱 莪术 郁金 枳壳 黄连 大黄各一两
【用法】上为细末，水为丸，如梧桐子大。每服三二十丸，淡姜汤送下。

本方方名，据剂型当作“破积丸”。

【主治】心气痛，食积肚腹痛，饮热积块痛，症属实热者。

清热解郁汤

【来源】《万病回春》卷五。
【别名】清热解郁散（《证治宝鉴》卷十一）。
【组成】栀子（炒黑）二钱 枳壳（麸炒） 西芎 黄连（炒） 香附（炒）各一钱 陈皮 干姜（炒黑）各五分 苍术（米泔浸）七分 甘草三分
【用法】上锉一剂。加生姜三片，水煎，热服。服后戒饮半日，滓再煎服。
【主治】心痛稍久，胃中有郁热。

红玉散

【来源】《鲁府禁方》。
【组成】生白矾九钱 朱砂一钱
【用法】上为细末。每服钱抄一字，温水调下。
【主治】心痛。

六合金针散

【来源】《鲁府禁方》卷二。
【组成】雄黄 朱砂 乳香 没药 火消各一钱 麝香少许
【用法】上为极细末。点眼。
【主治】蝎肚疼，心疼转筋。

香砂二陈汤

【来源】《杏苑生春》卷四。
【组成】香附子一钱 砂仁七枚 半夏一钱五分 茯苓一钱五分 橘皮一钱 甘草五分
【用法】上锉。水煎，食远服。原书于本方加红花、桃仁，稍宽止服。
【主治】

1.《杏苑生春》：噎塞不通，病人气血未衰。
2.《嵩崖尊生全书》：心痛喜按。

绛雪散

【来源】《寿世保元》卷五。
【组成】白矾（枯）一两 朱砂一钱 生姜二片
【用法】上为末。每服一钱五分，轻者一钱，空心以白汤送下。
【主治】诸心气痛不可忍者。

半夏丸

【来源】《济阳纲目》卷二十四。
【组成】半夏不拘多少（香油炒）
【用法】上为末，粥为丸，如梧桐子大。每服三五十丸，生姜汤送下。

【主治】湿痰喘急，亦治心痛。

四圣丹

【来源】《济阳纲目》卷七十二。

【组成】槟榔一钱　大黄　牵牛各五分　甘草（炙）四分

【用法】上为末。加艾叶七片，水煎，入好醋少许服。

【功用】下虫。

【主治】心疼。

夺命丸

【来源】《济阳纲目》卷七十二。

【组成】沉香　广木香　乳香　丁香（微炒）苦葶苈各五分　皂角三分　巴豆（　去皮，炒黄）四钱

【用法】先将上六味为细末，后将巴豆研细，同入一处再研匀，用熟枣肉为丸，如豌豆大，油单纸包裹。量病人大小，重者三丸，轻者二丸，皆以凉水送下。

【主治】心痛或急心痛，或绞肠痧，或积聚不思饮食，或湿痛、冷痛；小儿咳嗽泻痢；妇人血块积聚。

白术半夏丸

【来源】《简明医彀》卷五。

【组成】白术五钱　半夏　砂仁　白芍　当归各三钱　桃仁　黄连　神曲（炒）陈皮各二钱　吴茱萸一钱半　僵蚕　甘草各一钱

【用法】上为末，蒸饼糊为丸，如绿豆大。每服五十丸，生姜汤送下。

【主治】气血、痰热心痛。

补心汤

【来源】《丹台玉案》卷四。

【组成】当归　生地各四钱　白芍　玄胡索　乌药　丹皮　远志　茯神各一钱　龙眼肉五枚

【用法】水煎服。

【主治】心气虚耗，不能藏血以养心，故心痛，四肢厥冷。

附子六一汤

【来源】《证治宝鉴》卷十一。

【组成】附子一钱　黄连六钱

【用法】上药同浸，炒，去附，煎服。

【主治】心痛，热疼久不愈。

黄连栀子汤

【来源】《证治宝鉴》卷十一。

【组成】黄芩　黄连　栀子　降香　神曲　木香　槟榔　川芎　香附　芒消

【用法】水煎，加姜汁、童便服。

【主治】心膈疼。

爽神汤

【来源】《证治宝鉴》卷十一。

【组成】覆盆子　酸枣仁　黄柏　枸杞子　薯蓣　菖蒲　南星　半夏　川芎　细辛　五味　远志　甘草　橘红　麦冬　人参　通草　茯苓

【用法】加蜜，水煎服。

【主治】血气虚，心疼刺痛不已。

止痛仙丹

【来源】《石室秘录》卷一。

【组成】贯众三钱　白芍三钱　栀子三钱　甘草二钱

【用法】水煎服。

【主治】心痛有火者。

止痛至圣丹

【来源】《石室秘录》卷一。

【组成】苍术二钱　白芍五钱　当归七钱　肉桂一钱　良姜一钱

【用法】水煎服。

【主治】寒邪侵犯包络，心痛。

自焚急救汤

【来源】《石室秘录》卷一。
【组成】炒栀子五钱　白芍五钱
【用法】煎汤服。
【主治】心痛暴亡属火者。

解热至圣丹

【来源】《石室秘录》卷一。
【别名】石室丹（《医学集成》卷三）。
【组成】白芍七钱　炒栀子三钱　甘草一钱　当归三钱　生地五钱　陈皮八分

《医学集成》有枳壳。

【用法】水煎服。
【功用】泻其肝木之旺，而去其郁热之火。
【主治】肝经热邪来犯包络，致心痛呼号，不能安于床席。

心肝双解饮

【来源】《石室秘录》卷三。
【组成】白芍三钱　当归五钱
【用法】水煎服。
【主治】肝气不足，损伤心气，心痛。
【加减】有火，加栀子三钱；无火，加肉桂一钱。
【方论】方中芍药平肝，又能生肝之血，与当归同用，更有奇功。栀子、肉桂，皆是清肝助肝之神品。肝气既平，则心气亦定，子母有关切之谊，母安而子未有不安者，此心肝两治之妙法也。

泻火止痛汤

【来源】《石室秘录》卷六。
【组成】炒栀子三钱　甘草一钱　白芍二两　半夏一钱　柴胡一钱
【用法】水煎服。
【主治】心痛，火气凌心，手足反冷。
【方论】此方妙在用白芍之多，泻水中之火，又加栀子直折其热，而柴胡散邪，半夏逐痰，甘草和中。用之得当，奏效如神。

散寒止痛汤

【来源】《石室秘录》卷六。
【组成】良姜三钱　肉桂一钱　白术三钱　甘草一钱　草乌一钱　苍术三钱　管仲三钱
【用法】水煎服。
【主治】寒气侵心而痛，手足反温。
【方论】此方妙在用管仲之祛邪，二术之祛湿邪，又加散寒之品，自然直中病根，去病如扫也。

调气汤

【来源】《证治汇补》卷六。
【别名】调气散（《医略六书》卷二十三）。
【组成】香附　乌药　陈皮　青皮　砂仁　甘草　木香　藿香
【用法】水煎服。

《医略六书》本方用：香附一钱半（炒），乌药一钱半，青皮一钱半（炒），木香一钱，陈皮一钱半，藿香一钱半，甘草五分，砂仁一钱（炒）。水煎去滓，温服。

【主治】气逆心痛。
【方论】《医略六书》：暴怒伤肝，肝气上逆，横于胃口，而胃气不化，故心痛不止。香附调气解郁；青皮破气平肝；乌药顺气以降浊；木香调气以和胃；陈皮利气除痰；甘草缓中和药；藿香开胃气；砂仁醒脾气。使脾胃调和，则肝木自平而逆气自降，胃气调和，心痛无不霍然矣。此降气平肝之剂，为气逆心痛之专方。

去来汤

【来源】《辨证录》卷二。
【组成】人参三钱　茯苓三钱　苍术三钱　白术五钱　甘草二钱　川乌二钱　半夏一钱
【用法】水煎服。
【功用】补气利湿。
【主治】气虚而微感寒湿之邪，邪冲心包，一时心痛，倏痛倏已，一日而十数遍，饮食无碍，昼夜不安。
【方论】方中用二术为君，最有佳意。盖痛虽由于气虚，毕竟湿气之侵心包也。二术去湿而健脾胃之气，故用之，佐以人参、茯苓补气以利湿，则湿去而气更旺也；气虽旺矣，而川乌得直入心包，以祛逐其寒邪；半夏得行于中脘，而消其败浊之痰；甘草和缓，调停于邪正之间，以奏功于眉睫矣。

交济汤

【来源】《辨证录》卷二。

【组成】白术　苍术各五钱　肉桂　破故纸　菟丝子各三钱　广木香　甘草各一钱　熟地一两

【用法】水煎服。

【主治】心肾不交，心痛不能忍，气息奄奄，服姜汤而少安，手按之而能忍，日轻夜重，痛阵至时，几不欲生。

苍乌参苓散

【来源】《辨证录》卷二。

【组成】人参　草乌各一钱　茯苓　苍术各三钱　巴戟天一两

【用法】水煎服。

【主治】气虚而微感寒湿之邪，邪冲心包，一时心痛，倏痛倏已，一日而十数遍者，饮食无碍，昼夜不安。

补水救火汤

【来源】《辨证录》卷二。

【组成】熟地一两　山茱萸三钱　巴戟天五钱　山药三钱　白术五钱　肉桂一钱　北五味五分

【用法】水煎服。一剂而痛可止，二剂而痛可愈，十剂而痛不再发。

【主治】肾气不交于心，寒邪中之，心遂不安而心痛。

栀香饮

【来源】《辨证录》卷二。

【组成】炒栀子　荆芥各三钱　茯苓五钱　甘草　乳香末　丹砂末　木香末各一钱

【用法】水煎，调服。

【主治】因肝郁不舒，气郁化火以犯心，以致心痛之极，苦不欲生，彻夜呼号，涕泗滂沱者。

救真汤

【来源】《辨证录》卷二。

【组成】炒栀子三钱　炙甘草一钱　白芍一两　广木香（末）二钱　石菖蒲一钱

【用法】水煎服。

【主治】真心痛，手足冰冷，面目青红者。

救痛安心汤

【来源】《辨证录》卷二。

【组成】白芍一两　炒栀子三钱　甘草一钱　柴胡二钱　贯众二钱　乳香一钱　没药一钱　苍术三钱

【用法】水煎服。

【主治】心痛之极，苦不欲生，彻夜呼号，涕泗滂沱者。

【方论】白芍、柴胡最解肝气之郁，栀子、贯众最泻肝火之暴，乳香、没药最止脏腑之痛，而甘草、苍术和中消湿，辅佐得宜，故一剂而奏功也。

没沉汤

【来源】《嵩崖尊生全书》卷九。

【组成】青皮　灵脂　川楝　山甲各一钱　良姜　玄胡各七分　没药七分　沉香五分　大茴香一钱　槟榔七分　木香六分　砂仁少许　盐一分

【主治】心痛喜按。

新加玉女煎

【来源】《重订通俗伤寒论》。

【组成】生石膏六钱（研）　紫石英四钱（研）　淮牛膝一钱半　大熟地六钱（切丝）　灵磁石四钱（研）　东白薇四钱　石决明五钱（杵）　原麦冬三钱（朱染）　知母二钱（秋石一分化水炒）　青盐陈皮一钱

【用法】先用熟地丝泡取清汤，先煎三石，百余沸，代水煎药。

【功用】清肝镇冲，育阴潜阳。

【主治】肝挟胆火，化风上翔，冲气上而冲心，心中痛热，甚则为气咳，为呃逆，为晕厥，名冲咳、冲呃、冲厥。

【方论】何秀山：本方以三石、白薇镇逆纳冲为君；臣以牛膝、决明，降逆气而潜肝阳，麦冬、熟地养胃液以滋肾阴；佐以秋石水炒知母咸苦达下；使以青盐陈皮辛润疏中。此为清肝镇冲，育阴潜阳之良方。

如意仙丹

【来源】《良朋汇集》卷二。

【组成】真鸦片四钱　沉香　朱砂　木香各二钱　京牛黄二分　麝香一分

【用法】上为细末，用头生人乳合作八十丸，重裹金箔为衣。每服一丸，用梨一个捣烂，白布包绞自然汁，先将丸药用净布包，打碎，再用梨汁研，化服，其痛立止，如久痢不止，西瓜水送下。

【主治】九种心痛，疝气牵引，遍身作痛，大渴饮水，随饮随吐，饮食不进，昼夜不睡，噎膈反胃，久痢不止。

延胡散

【来源】《奇方类编》卷上。

【组成】延胡索　胡椒各等分

【用法】上为末。每服二钱，食前温酒调服。

【主治】冷气心疼及疝气腹痛。

沉香降气散

【来源】《医学心悟》卷三。

【组成】沉香（细锉）三钱　砂仁七钱　甘草（炙）五钱　香附（盐水炒）五钱　元胡索（酒炒）一两　川楝子（煨，去肉净）一两

【用法】上为末。每服二钱，淡姜汤调下。

【主治】气滞心痛。

保和汤

【来源】《医学心悟》卷三。

【组成】麦芽　山楂　卜子　厚朴　香附各一钱　甘草　连翘各五分　陈皮一钱五分

【用法】水煎服。

本方改为丸剂，名“保和丸”（《笔花医镜》卷二）。

【主治】伤食心痛。

清中汤

【来源】《医学心悟》卷三。

【组成】香附　陈皮各一钱五分　黑山栀　金铃子（即川楝子）元胡索各八分　甘草（炙）五分　川黄连（姜汁炒）一钱

【用法】水煎服。

【主治】热厥心痛。

一粒金丹

【来源】《惠直堂方》卷一。

【组成】雄精　乳香（去油）没药（去油）砂仁　羌活各一钱　半夏（姜汁炒）乌药各二钱　巴豆（去心衣，炒黑）一两五钱　山豆根五钱　苍术（米泔浸）四钱　杏仁四十九粒（去皮尖）麝香三分

【用法】上为细末，炼蜜为丸，如梧桐子大，辰砂为衣。每服一丸，病在上部，研碎服；中风痰厥暴死，但心头有微热，用清汤送下；心气疼痛，艾醋汤送下；痢疾，甘草汤送下；气不顺，木香汤送下；身热，白汤送下；肚胀，香附汤送下；口眼歪斜，麻黄汤送下；诸般肿毒，老酒送下；蛇伤，雄黄汤送下；身肿，荆芥汤送下；疯犬咬，斑蝥七个（炒），防风汤送下；疟疾，井水送下；小儿惊风，薄荷汤送下；头痛，川芎汤送下；酒肉食积，盐汤送下；喉症，薄荷汤送下；痄腮红肿，赤芍汤送下。

【功用】《全国中药成药处方集》（沈阳方）：解毒，消肿，止痛。

【主治】

1.《惠直堂方》：中风，痰厥，心气痛，痢疾，身热，肚胀，各种肿毒，蛇伤，疯犬伤，疟疾，小儿惊风，喉症，痄腮。

2.《全国中药成药处方集》（沈阳方）：胃气冲痛，疫疠温毒。

【宜忌】孕妇忌服。服药期间忌猪、羊、鹅、牛、鸡、糟、面、生冷、油煎；服药后勿饮冷茶水。

乌金丸

【来源】《惠直堂方》卷一。

【组成】木鳖子不拘多少

【用法】以麻油煮，浮为度。以小麦麸炒去油气，用瓷锋刮去毛皮，研为末，面糊为丸，如绿豆大。每服三分，小儿一分。未服药之先，去大小便。服药后，盖被出汗，不可见风，犯之寒战，须嚼生姜解之。伤寒，葱汤送下；霍乱，藿香汤送下；痰火，姜汤送下；疟疾，桃枝汤送下；火眼，菊花汤送下；瘟疫，凉水送下；流注，花粉汤送下；白浊，胡椒汤送下；红痢，细茶送下；白痢，姜汤送下；吐血，京墨磨井水送下；结胸，姜汤送下；心痛，香附汤送下；肿毒，雄黄汤送下；便毒，葱汁送下；水泻，神曲茶汁送下；头风，川芎汤送下；呕吐，姜汤送下；血崩，红花汤送下；重舌，吹药五厘，凉水咽下；胁胀，陈皮汤送下；食蛊，山楂、麦芽汤送下；食膈，陈曲、麦芽，夜壶水煎汤送下；锁喉风，以火酒漱口，用药掺之；疝气，橘核、大茴汤送下；气逆、水蛊，芫花汤送下；月经不调，红花汤送下；便血、盗汗，黑豆汤送下；大便不通，枳壳汤送下；翻胃膈食，枣子汤送下；驱邪辟瘟，砂仁汤送下；疬串，杨梅酒送下；胎衣不下，石灰打水澄清送下；小便不通，槟榔汤送下；喉痹、喉癣，吹药五分；寒热气，火酒送下；小儿惊风，朱砂、金箔汤送下；筋骨疼痛，黄芩汤或火酒送下。

【主治】伤寒，瘟疫，结胸，疟疾，头风，心痛，气逆，胁胀，痰火吐血，盗汗，翻胃，呕吐，膈食，水蛊，食蛊，水泻，红白痢，便血，大小便不通，疝气，白浊，便毒，肿毒，流注，疬串，筋骨疼痛，火眼，喉痹，喉癣，锁喉风；妇人血崩，月经不调，胎衣不下；小儿惊风，重舌。

五香夺命丹

【来源】《惠直堂方》卷二。

【组成】沉香　木香　丁香　乳香　没药（各去油）　葶苈　牙皂　巴豆（去壳衣，捣烂，纸包压去油）各一钱

【用法】生甘草五分煎汤，打神曲糊为丸，如粟米大。每服七丸，或五丸三丸，量人虚实大小，俱用冷水或温开水送下。

【主治】急慢心痛，绞肠痧症，酒疾冷病，小儿夹食伤寒，泻痢积聚，妇人血块，食痞噎食。

心痛汤

【来源】《脉症正宗》卷一。

【组成】黄耆二钱　白术一钱　玉竹三钱　菖蒲一钱　良姜八分　肉桂八分　枣仁八分　草蔻一钱

【用法】水煎服。

【主治】虚寒心痛。

心痛汤

【来源】《脉症正宗》卷一。

【组成】生地二钱　当归一钱　白芍八分　丹皮八分　桔梗六分　枣仁一钱　远志八分　元参八分

【主治】血虚心痛。

心痛汤

【来源】《脉症正宗》卷一。

【组成】生地二钱　当归一钱　黄芩八分　栀子八分　川楝一钱　黄连八分　木通五分　桔梗六分

【主治】实热心痛。

新定乌附丸

【来源】《金匮翼》卷六。

【组成】天台乌药二两　白豆蔻五钱　沉香五钱　茯苓一两　香附四两　甘草一两

【用法】上为细末。炼蜜为丸，如弹子大。每服一丸，食后淡生姜汤化下。

【主治】心痛。气刺攻痛，但忍气即发者。

柴胡桂枝鳖甲汤

【来源】《四圣心源》卷六。

【组成】柴胡三钱　鳖甲三钱（醋炙）　甘草二钱　桂枝三钱　半夏三钱　芍药三钱　茯苓三钱
【用法】煎大半杯，温服。
【主治】胃胆上逆，痛在心胸。
【加减】胃寒，加干姜、川椒、附子。

黄甘散

【来源】《仙拈集》卷二。
【别名】黄甘饮（《经验广集》卷二）。
【组成】黄连六钱　甘草一钱
【用法】水煎服。
【主治】多食炙煿，郁热当心而痛。

芝麻酒

【来源】《仙拈集》卷一。
【组成】芝麻（炒焦）二两
【用法】上为末。热黄酒冲服，取暖汗出。
【主治】偶感风寒；心气痛。

仙雪丸

【来源】《仙拈集》卷二。
【组成】陈石灰（水澄清，去粗渣泥垢）一两　生熟白矾各五钱
【用法】上为末，姜汁为丸，如绿豆大。每服五丸，烧酒送下。
【主治】九种心痛。

吐津丸

【来源】《仙拈集》卷二。
【组成】雄黄　巴豆　木香　白矾各三钱　公丁香　肉桂　胡椒各五钱　五灵脂（去砂石，醋炒）一两
【用法】上为细末，烧酒打糊为丸，如芥菜子大。每服十五丸，虚弱与小儿减半，烧酒送下，不拘时候。
【主治】九种心痛。

伏龙浆

【来源】《仙拈集》卷二。
【组成】伏龙肝（即灶心红土）三钱
【用法】上为末。水澄清，去滓，冷酒调服。
【主治】暴热心痛。

温解散

【来源】《仙拈集》卷二。
【组成】良姜一两五钱　吴萸四两　胡椒二两
【用法】上为末。每服重者五分，轻者三分，温酒送下。
【主治】心胃因冷气刺痛。

碧霞丹

【来源】《仙拈集》卷二。
【组成】千年石灰　独蒜
【用法】共捣为丸，如梧桐子大，辰砂为衣。每服十三丸，烧酒送下；急痛，陈石灰三钱澄清，烧酒送下；胃痛，浓煮小蒜，食饱，勿著盐，黄酒送下即愈。
【主治】九种心痛。

黑盐顶

【来源】《串雅内编》卷三。
【组成】盐一升（纳粗瓷瓶中，将泥头筑实，先以糠火围烧，渐加炭火候烧透赤色，盐如水汁即去火，待凝，将瓶敲破取出用）　豆豉一升（熬煎）　桃仁一两（和麸炒）　熟巴豆二两（去心膜及壳，隔纸炒令油出，须生熟得中，焦则少力，生又损人）
【用法】上捣匀，入蜜为丸，如梧桐子大。每服三丸，须平旦时服最好。患时气，用豉汁及茶送下；患心痛，酒送下，入口便止；患血痢，米饮下，初变水痢后即止；患疟，茶饮下；患骨蒸，蜜汤下。凡服药后吐利，勿以为怪，吐利若多，服黄连汁止之。或遇耐药人服药不动者，更服一二丸。其药腊月合之，用瓷瓶封固，勿令泄气。
【主治】时气，心痛，血痢，疟疾，骨蒸。

【宜忌】服药后须忌口二三日；小儿、女子忌服。

槟桂汤

【来源】《医部全录》卷一八三。
【组成】槟榔　桂心　葛根　甘草（减半）　细辛　半夏（制）　桔梗　枳壳　川芎　防风各等分
【用法】水煎服。
【主治】心疼。

必应汤

【来源】《杂病源流犀烛》卷六。
【组成】延胡索　香附　艾灰　归身　砂仁　姜
【主治】类心痛。或寒或痰或虫或食，上干包络，脂膜紧急作痛。

补心汤

【来源】《杂病源流犀烛》卷六。
【组成】人参　当归　茯神　远志　地黄　甘草　柏子仁
【主治】怵惕思虑，伤神涸血，心包络痛。

苍术汤

【来源】《疝气证治论》。
【组成】苍术八分　藁本五分
【用法】水煎，温服。
【主治】诸疝心痛，时痛时止，久不已。

养肝抑邪汤

【来源】《会约医镜》卷三。
【组成】当归二钱　白芍（酒炒）一钱半　柴胡（酒炒）一钱半　熟地二钱　川椒（炒）七分　麦冬一钱　乌梅二三钱　木香（煨）三五分　白术一钱半　茯苓二钱
【用法】水煎服。
【主治】厥阴肝经病，或气上撞心，心中疼，烦热消渴，饥不欲食，食即呕蛔，下利不止，脉沉而弦。
【加减】如消渴甚者，加黄柏、知母各一钱半，肉桂五分。

温补荣气汤

【来源】《会约医镜》卷十四。
【组成】当归三五钱（若血虚有热者宜少用）　熟地五七钱　甘草（炙）一钱五分　白芍（酒炒）一钱五分　枸杞二钱　山药二钱　枣仁（炒）一钱
【用法】水煎，温服。
【主治】心脾血虚，脉息细数，体亏气弱，心痛潮热。
【加减】如心虚有火不可按者，加丹皮一钱半，或加生地一二钱；如血寒凝滞，加肉桂一钱半；如气滞而胀者，加陈皮、香附之类；如气虚而不能生血者，加蜜炒黄耆一钱半，或加人参更妙；如血散而不收敛者，加五味二三分，或用十全大补汤亦妙。

归苓散

【来源】《女科秘旨》卷四。
【组成】当归　川芎　茯苓各三钱　厚朴一钱五分
【用法】水煎服。
【主治】临产卒然心痛。

绛雪散

【来源】《救急选方》卷上引刘长春方。
【组成】朱砂一钱　金箔三叶　明矾一两（枯）
【用法】上为细末。每服一钱半，轻者一钱，空心以白汤送下。
【主治】诸心气痛，不可忍者。

丹参饮

【来源】《时方歌括》卷下。
【组成】丹参一两　檀香　砂仁各一钱
【用法】水一杯半，煎至七分服。
【主治】心痛，胃脘诸痛。

金屑丸

【来源】《续名家方选》。

【组成】菊名石　硫黄　木香各一两　伏龙肝二十钱

【用法】上为末，为丸金箔六枚为衣。

【功用】解毒。

【主治】食毒及痢疾，卒中风，心痛，一切急卒病。

山栀仁汤

【来源】《古今医彻》卷三。

【组成】山栀（炒黑）半夏　广皮各一钱　竹茹一团　木香五分　甘草（炙）三分　黄连七分（吴茱萸制）

【用法】加灯心一握，水煎服。

【主治】心痛稍久，寒郁为热，烦躁呕酸，面赤脉数者。

木香汤

【来源】《古今医彻》卷三。

【组成】木香　香附（醋炒）青皮　广皮　枳实（麸炒）柴胡　苏梗各一钱　炙草三分

【用法】加炒熟砂仁末一钱，水煎服。

【主治】心痛因怒而发，心膈胀闷，脉沉伏，四肢冷者。

桃仁延胡汤

【来源】《古今医彻》卷三。

【组成】桃仁泥十粒　木香　炮姜各五分　炙甘草三分　香附（醋炒）延胡索（醋煮）广皮各一钱　钩藤　泽兰各一钱半　砂仁五分

【用法】水煎服。

【主治】心痛素喜食热物者，瘀血停于胃口也。

莱菔子汤

【来源】《古今医彻》卷三。

【组成】莱菔子（焙，研）山楂各一钱半　厚朴（姜制）枳实　广皮各一钱　蓬术八分（醋制）炙甘草三分

【用法】加生姜三片，水煎服。

【主治】因面食坚硬等味，过用不化所致的心痛。

灵脂厚朴散

【来源】《医学从众录》卷三。

【组成】灵脂　良姜　厚朴（姜汁炒）各等分

【用法】上为细末。每服一钱，醋汤送下，即止。

【主治】心头痛欲死，不可忍者。

洋参麦冬汤

【来源】《笔花医镜》卷二。

【组成】洋参　麦冬　当归各二钱　生地三钱　白芍　丹参　钗石斛各一钱五分　犀角　甘草各五分

【主治】心经虚热而痛者。

牛黄串

【来源】《串雅补》卷二。

【组成】生大黄五钱　细辛五钱　巴霜三钱

【用法】上为细末，陈米饭为丸，如芥子大。每服七丸，白汤送下。

【主治】食积心痛。

四圣串

【来源】《串雅补》卷二。

【组成】槟榔四两　雷丸二两　芜荑二两　黑丑头末三两　生大黄二两

【用法】上为末。每服大人二钱，小儿一钱半，沙糖汤送下。重者二三次即止。

【功用】追虫打积。

【主治】九种心痛。

必应散

【来源】《类证治裁》卷六。

【组成】延胡　香附　艾灰　归身　砂仁　生姜

【主治】五脏之邪干心包致痛。

天竺膏

【来源】《集验良方拔萃·续补》。

【组成】大风子四钱　蛇床子四钱　牛蒡子四钱　川羌活三钱五分　独活三钱五分　蓖麻子四钱　白练皮三钱五分　白及三钱五分　破故纸三钱五分　白芷三钱　蜂房一个　桑寄生三钱五分　防风三钱五分　南星三钱五分　陈皮三钱　土茯苓四钱　木鳖四钱　皂角刺三钱五分　白芍三钱五分　红花三钱五分　苍耳子四钱　川乌三钱五分　半夏三钱五分　归身四钱　归尾三钱　黄柏三钱　草乌五钱　甘草节三钱　穿山甲三钱五分　杜仲三钱五分　天花粉三钱　附子三钱　黄丹三十六两　姜汁二两　葱汁一两　头发二两（用鸡蛋清洗净）　麻油五斤　桃　柳　槐　桑　枣枝各一两

方中白练皮，《膏药方集》作"白鲜皮"。

【用法】以上各药即入油内浸五日后，入锅煎，捞起诸药滤干，将药磨末，入油再煎，外加上肉桂三钱，麝香七分五厘，雄黄三钱，冰片三钱，苏合油二两，乳香三钱，白豆蔻三钱，木香三钱，没药三钱，丁香三钱，三蚕沙三钱，阿魏三钱五分。上药各为极细末，入油煎膏，滴水成珠便好。所有三蚕沙、阿魏（煎）、黄丹收用。远年近日心痛，贴中脘穴；大小疟疾，贴肺腧穴；五劳七伤，遍身筋骨疼痛，腰膝软弱，贴两膏肓穴、两肾腧穴、两三里穴；左瘫右痪，手足麻木，筋脉拘挛，贴两肩井穴、两曲池穴、两手腕穴、两膝眼穴、两三里穴；腰痛，贴命门穴；受寒泄泻，贴下脘穴；痰喘气急咳嗽，贴华盖穴、肺腧穴、膻中穴；胃气疼痛，贴上脘穴；偏正头风，贴风门穴、两太阳穴；男子遗精赤白浊，女人赤白带，月经不调，血疝崩漏，贴阴交穴、命门穴；小肠疝气，贴膀胱穴、丹田穴；走气疼痛，贴两章门穴；寒热脚气，贴三里穴、三阴交穴；一切无名肿毒，诸般恶疮乳患，跌打损伤，积滞痞块，劳伤内伤，闪挫等症，各贴所患之处。

【主治】心痛，疟疾，五劳七伤，筋骨疼痛，腰膝软弱，左瘫右痪，手足麻木，筋脉拘挛，受寒泄泻，痰喘咳嗽，胃气疼痛，偏正头风，遗精赤白浊，赤白带下，月经不调，血疝崩漏，疝气，走气疼痛，寒热脚气，无名肿毒，诸般恶疮乳患，跌打损伤，积滞痞块等。

【宜忌】凡大热火症以及孕妇忌贴此膏。

金丹丸

【来源】《良方合璧》卷上。

【组成】乳香　麝香　雄黄　朱砂　巴豆　牙皂　沉香　官桂　大黄　川乌　良姜　细辛　硼砂各等分

【用法】上为细末，用小红枣肉为丸，如黄豆大。用时以新棉花包塞鼻内，男左女右。

【主治】一切风邪伤寒，头痛；心中刺痛，绞肠痧痛，赤白带下；水泻痢疾，牙痛等。

【宜忌】孕妇忌服，忌闻。

灵宝如意万应神效痧药

【来源】《集验良方》卷二。

【组成】真藿香梗三两　檀香末六钱　真茅山术六两　真蟾酥六钱　顶上沉香　明雄黄　麝香　木香　漂净朱砂　丁香各六钱

【用法】上研末为丸。用时先将药数粒研末，吹入鼻内后，大人服三十粒，小儿减半，开水送下。

【主治】一切感冒风寒、中暑、山岚瘴气；九种气疼；痰迷心窍；各种痧症；小儿急、慢惊风。

【宜忌】孕妇忌服。

桃灵丸

【来源】《集验良方》卷四。

【组成】五灵脂一两（水淘）　川乌（煮熟，去皮，炙干）三钱　玄胡索三钱　桃仁（去皮尖）五钱　防风五钱　乳香三钱（去油）　没药三钱（去油）

【用法】上为末，醋糊为丸，如梧桐子大。每服二十五丸，姜汤送下。

【主治】妇人一切血气心疼。

白术四逆汤

【来源】《医醇剩义》卷一。

【组成】白术三钱　附子三钱　干姜一钱　人参二

钱　茯苓二钱　甘草五分　大枣三枚

【用法】水三钟，煎一钟，微温服。

【主治】厥心痛。手足厥逆，身冷汗出，便溺清利，甚则朝发夕死者。

茯神四逆汤

【来源】《医醇剩义》卷一。

【组成】茯神二钱　附子三钱　干姜一钱　人参二钱　甘草五分　木香六分　砂仁一钱

【用法】水三钟，煎至一钟，微温服。

【主治】真心痛，水来克火，寒邪直犯君主，脘痛，呕吐，身冷，手足青至节，甚则旦发夕死。

双解泻心汤

【来源】《医醇剩义》卷四。

【组成】黄连五分　附子八分　远志（甘草水炒）五分　丹参二钱　茯神二钱　郁金二钱　广皮一钱　沉香五分　合欢花二钱　灯心三尺　姜三片

【主治】寒邪上犯，阴阳相争，心气厥逆作痛。

香附汤

【来源】《不知医必要》卷二。

【组成】香附（酒炒，杵）二钱

【用法】加生姜二片，盐少许，同瘦猪肉煎，去药，连肉食。

【主治】心气痛。

养营汤

【来源】《不知医必要》卷四。

【组成】党参（去芦，米炒）　枸杞各一钱五分　山药（炒）二钱　熟地　当归各三钱　炙草一钱　生姜二片

【用法】水煎服。

【功用】养营血。

【主治】因血崩、小产去血过多，心无所养而作痛。

【加减】如有热，去生姜，加酒炒白芍二钱。

丹参蠲痛丹

【来源】《医方简义》卷三。

【组成】丹参　川连　广木香　川椒各等分

【用法】炒香为末，炼蜜为丸，如梧桐子大。每服二钱，酒送下。

【主治】厥心痛。

夺天造化丸

【来源】《饲鹤亭集方》。

【组成】针砂（煅）　大麦粉各三两　红花　木香　泽泻　当归　赤芍　生地　牛膝　苏子　麦冬　川贝　陈皮　枳壳　香附　山楂　神曲　青皮　丹皮　地骨皮　五加皮　秦艽　川芎　乌药　玄胡　木通各一两

【用法】上为末，泛丸。每服三钱，开水送下。

【功用】《中药成药配本》：调理气血。

【主治】五劳七伤，九种心痛，诸般饱胀，胸膈肚痛，虚浮肿胀，内伤脱力，跌打损伤，行走气喘，遍身疼痛，精滑阳痿，肠红痞塞，面黄腰痛，妇女砂淋，白浊淫带，经水不调，产后恶露不尽，小儿痞膨食积。

心疼丸

【来源】《内外验方秘传》卷下。

【组成】官桂一两　干姜一两　吴萸八钱　草果八钱　陈皮一两　炒乌梅六钱　白川六钱　乌药八钱　大黄八钱　五灵脂一两　木香五钱　丁香四钱　姜黄一两　郁金一两　沉香三钱　明矾一两　草朴八钱

【用法】上药晒干，为末，姜汁为丸。每服三钱，温酒送下。

【主治】心痛。

复方丹参口服液

【来源】《中国药典》。

【组成】丹参浸膏　三七　冰片等

【用法】制成口服液。口服，每次10ml，1日3次。

【功用】活血化瘀，理气止痛。

【主治】胸中憋闷，心痛气短。

复方丹参口服液

【来源】《新药转正标准》。
【组成】丹参浸膏　三七　冰片
【用法】制成口服液。口服，1 次 10ml，每日 3 次。
【功用】活血化瘀，理气止痛。
【主治】胸中憋闷，心痛气短。

滋心阴口服液

【来源】《新药转正标准》。
【组成】麦冬　赤芍　北沙参　三七
【用法】制成口服液。口服，1 次 10ml，每日 3 次。
【功用】滋养心阴，活血止痛。
【主治】心悸失眠，五心烦热，少苔质红，脉细数等心阴不足型胸痹心痛。

八、心　热

心热，又称心气热，是指心的各种热性病证。火气通于心，而心主血脉，藏神，故心气亢盛多表现为火热之证，影响神志及血脉。临床表现见心中烦热，睡眠不宁，喜笑不休或神志昏愦，面红，口渴，小便黄，舌红，脉数等。治宜清心泻火。此外，心热又指由心热引起的证候。如《小儿药证直诀》："视其睡，口中气温，或合面睡，及上窜咬牙，皆心热也。"又如《证治准绳·幼科》："心热者，额上先赤，心烦心痛，掌中热而口秽，或壮热饮水，巳午时益甚。"

升麻汤

【来源】《备急千金要方》卷十三。
【组成】升麻　栀子仁　子芩　泽泻　淡竹叶　芒消各三两　生地黄（切）一升
【用法】上锉。以水九升，煮取三升，去滓，下芒消，分二次服。
【主治】心热病，脉实洪满者。
【方论】《千金方衍义》：脉实洪满，心与包络邪实之应。心主血，故用生地黄、黄芩凉血为主，然火逆上僭，非芒消、栀子、竹叶、泽泻并通二阴，不能旋折其威；又需升麻开发于上，分解蕴隆之势也。

石膏汤

【来源】《备急千金要方》卷十三。
【别名】泻心汤（《外台秘要》卷十六）、石膏散（《太平圣惠方》卷四）、竹叶汤（《普济方》卷十六）。
【组成】石膏一斤　地骨皮五两　栀子仁三七枚　淡竹叶一升　茯苓三两　小麦三升　香豉一升
【用法】上锉。先以水一斗五升，煮小麦、竹叶，取八升澄清，下诸药，煮取二升，去滓，分三次服。
【主治】心热实，或欲吐，吐而不出，烦闷喘急头痛。

竹沥汤

【来源】《备急千金要方》卷十三。
【组成】淡竹沥一升　石膏八两　芍药　白术　栀子仁　人参各三两　知母　茯神　赤石脂　紫菀各二两　生地黄汁一升
【用法】上锉。以水九升，煮十味，取二升七合，去滓，下竹沥更煎，取三升，分三服。
【主治】心实热，惊梦喜笑，恐畏悸惧不安。
【宜忌】《外台秘要》：忌桃、李、雀肉、酢物、芜荑。
【加减】若须利，加芒消二两，去芍药。
【方论】《千金方衍义》：胃为五脏之本，心为五脏之主。胃气不得转运，外则身热，内则便难，包络之火散漫，无以主持神识，故用参、术、茯神实其中土，则火不致于乘虚内扰，地黄、芍药、石膏、知母、竹沥、栀子仁得以建清心降火之功，紫菀开结气于上，石脂固药力于下也。

茯神煮散

【来源】《备急千金要方》卷十三。

【别名】茯神汤（《圣济总录》卷四十三）、茯神散（《千金方衍义》卷十三）。

【组成】茯神　麦门冬各三十六铢　通草　升麻各三十铢　紫菀　桂心各十八铢　知母一两　赤石脂四十二铢　大枣二十个　淡竹茹（鸡子大）一枚

【用法】上为粗散。以帛裹方寸匕，井花水二升半，煮取九合，时动裹子，为一服，每日二次。

【主治】心实热，口干烦渴，眠卧不安。

【宜忌】《外台秘要》：忌生葱、酢物。

【方论】《千金方衍义》：以肺燥不能胜热，故用麦门冬、桂心蒸发津气于上，又以升麻、通草上升下泄，辅佐清热导火之力。

麻黄调心泄热汤

【来源】《备急千金要方》卷十三。

【别名】麻黄汤（《千金方衍义》卷十三）。

【组成】麻黄　生姜各四两　细辛　子芩　茯苓　芍药各五两　白术二两　桂心一两　生地黄（切）一升

【用法】上锉。以水九升，煮取三升，去滓，分三服。须利，加芒消三两。

【功用】《千金方衍义》：调心泄热。

【主治】心脉厥大，小肠热，齿龋嗌痛。

【方论】《千金方衍义》：心脉厥大，言左寸沉伏而按之益大应指，厥厥动摇。故宜生地黄、黄芩清利伏热，即以麻、桂、姜、辛辛温散结，茯苓、白术填其空以杜火气之复入，芍药为地黄之佐使。

干地黄丸

【来源】《外台秘要》卷二十七引《延年秘录》。

【组成】干地黄　黄耆各六分　防风　远志　茯神　栝楼　子芩各四分　鹿茸（炙）三分　龙骨四分（五色者）　人参五分　滑石十二分　石苇（汤渍一宿，刮去皮）　当归各二分　芍药　蒲黄　甘草（炙）　戎盐各三分　车前子八分

【用法】上为末，以蜜及枣膏各半相和，煎令消散，和药为丸，如梧桐子大。每服十丸，食后少时以粥清送下。日二三服。稍加至十五、二十丸，以知为度。

【功用】补心神，益脾气，散客热。

【主治】心气虚热，小便赤色如浅红花汁。

【宜忌】忌忧愁在心，并勿食热食及冷水等。

大黄散

【来源】《太平圣惠方》卷四。

【组成】川大黄一两（锉碎，微炒）　黄芩一两　赤芍药半两　柴胡一两（去苗）　知母一两　黄连半两（去须）　甘草半两（炙微赤，锉）　葳蕤半两　秦艽半两（去苗）

【用法】上为粗末。每服三钱，以水一中盏，煎至六分，去滓，食后温服。

【主治】心脏实热，身体烦疼，口干多燥。

牛黄丸

【来源】《太平圣惠方》卷四。

【组成】牛黄三分（细研如粉）　朱砂三分（细研如粉）　天竺黄一两（研细）　龙脑一钱（细研）　黄芩半两　白附子半两（炮裂）　犀角屑　麦门冬三分（去心，焙）　远志三分（去心）　地骨皮半两　甘草一分（炙微赤，锉）

方中犀角屑用量原缺。

【用法】上为末，入研了药令匀，炼蜜为丸，如梧桐子大。每服十丸，以荆芥汤嚼下，不拘时候。

【主治】心脏风热，胸中烦满，神思不安。

牛黄散

【来源】《太平圣惠方》卷四。

【组成】牛黄半两（细研）　犀角屑半两　川升麻半两　甘草三分（炙微赤，锉）　玄明粉三分　铅霜半两（细研）

【用法】上为细散，更都研令匀。每服一钱，食后

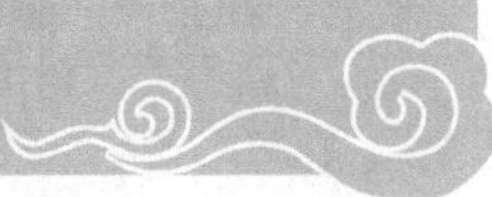

煎麦门冬汤调下。

【主治】心脏风热，口干舌涩，心神烦闷。

升麻散

【来源】《太平圣惠方》卷四。

【组成】川升麻半两　犀角屑半两　龙胆半两（去芦头）　麦门冬三分（去心）　玄参三分　黄芩三分　羌活半两　葛根半两（锉）　甘草半两（炙微赤，锉）　防风半两（去芦头）　石膏一两

【用法】上为粗散。每服三钱，以水一中盏，加生姜半分，竹叶二七片，煎至六分，去滓，食后温服。

【主治】心脏风热，心烦舌涩，口干语错。

石膏丸

【来源】《太平圣惠方》卷四。

【组成】石膏一两（细研，水飞过）　栝楼根一两　乌梅肉一两　葛根一两（锉）　牡蛎粉一两　麦门冬一两半（去心，焙）　天竺黄一两（细研）　麻黄根一两　甘草半两（炙微赤，锉）

【用法】上为细末，入研了药令匀，炼蜜为丸，如梧桐子大。每服二十丸，以新汲水送下，不拘时候。

【主治】心脏壅热，口舌干燥，常多汗出。

地骨皮丸

【来源】《太平圣惠方》卷四。

【组成】地骨皮三分　柴胡一两（去苗）　子芩一两　生干地黄一两　麻黄根一两　麦门冬半两（去心，焙）　犀角屑半两　知母一两　川升麻一两　牡蛎粉半两　人参一两（去芦头）　赤茯苓一两　甘草半两（炙微赤，锉）

【用法】上为末，炼蜜为丸，如梧桐子大。每服三十丸，煎淡竹叶汤送下，不拘时候。

【主治】心脏壅滞，或时烦热，频多汗出。

地骨皮散

【来源】方出《太平圣惠方》卷四，名见《普济方》卷十七。

【组成】地骨皮一两　葳蕤一两　玄参一两　黄耆一两（锉）　子芩一两　麦门冬一两（去心）　川升麻一两　甘草半两（炙微赤，锉）

【用法】上为粗散。每服三钱，用水一中盏，加竹叶七片，煎至五分，去滓，加生地黄汁、蜜各半合，更煎一两沸，不拘时候温服。

【主治】

1.《太平圣惠方》：心气盛实，气血壅涩，阴阳不通，荣卫隔塞，上焦壅滞，心胸烦热。

2.《普济方》：心胸中久积烦热，口干颊赤。

朱砂丸

【来源】《太平圣惠方》卷四。

【组成】朱砂一两（细研，水飞过）　龙脑一分（细研）　牛黄一分（细研）　龙齿一两（细研）　天竺黄一两（细研）　金银箔各一百片（细研）　虎睛三对（酒浸一宿，微炙）　马牙消一两　麝香一分（细研）　犀角屑　人参（去芦头）　茯神　川升麻　羚羊角屑　天麻　麦门冬（去心，焙）　独活　甘菊花　子芩各一两　甘草半两（炙微赤，锉）

【用法】上为末，入研了药令匀，炼蜜为丸，如梧桐子大。每服十丸，以荆芥汤送下。不拘时候。

【主治】心脏风热，多惊恍惚，烦躁语涩。

麦门冬散

【来源】《太平圣惠方》卷四。

【组成】麦门冬一两（去心，焙）　寒水石一两　川升麻半两　犀角屑半两　生干地黄半两　天竺黄半两（细研）　麻黄根半两　甘草一分（炙微赤，锉）

【用法】上为细散。每服一钱，以竹叶汤调下，不拘时候。

【主治】心实热，血脉壅滞，口干心躁，常多汗出。

麦门冬散

【来源】《太平圣惠方》卷四。

【组成】麦门冬三分（去心）　枳壳半两（麸炒微

黄，去瓤） 黄芩三分 大青半两 黄连半两（去须） 川芒消一两 犀角屑半两 升麻半两 小草半两 甘草半两（炙微赤，锉）

【用法】上为粗散。每服三钱，以水一中盏，煎至六分，去滓，食后温服。

【主治】心胸烦热，眠卧不安，或大小便不利，口舌生疮。

远志散

【来源】《太平圣惠方》卷四。

【别名】远志汤（《圣济总录》卷四十三）。

【组成】远志一两（去心） 生干地黄一两 枳壳一两（麸炒微黄，去瓤） 旋覆花半两 甘草三分（炙微赤，锉） 麦门冬一两半（去心） 半夏半两（汤洗七遍去滑） 赤茯苓三分

【用法】上为粗散。每服三钱，以水一中盏，加生姜半分，煎至六分，去滓，食后温服。

【主治】心脏实热，惊怖，痰隔不下食。

赤茯苓散

【来源】《太平圣惠方》卷四。

【组成】赤茯苓一两 麦门冬一两（去心） 木通三分（锉） 川升麻三分 葳蕤三分 甘草半两（炙微赤，锉） 紫菀三分（去苗土） 川大黄三分（锉碎，微炒） 子芩一两

【用法】上为细散。每服三钱，以水一中盏，加淡竹茹一分，煎至六分，去滓，食前温服。

【主治】心气实热，烦闷不安。

沙参散

【来源】《太平圣惠方》卷四。

【组成】沙参一两（去芦头） 白薇一两 石膏二两半 川芒消一两 人参三分（去芦头） 茯神一两 栀子仁一两 甘草半两（炙微赤，锉） 羚羊角屑一两 子芩一两

【用法】上为粗散。每服三钱，水一中盏，煎至五分，去滓，入地黄汁一合，竹沥半合，更煎一两沸，食后温服。

【功用】泄热安心。

【主治】心实热，惊悸喜笑，心神不安。

【宜忌】忌炙煿、热面。

茯神散

【来源】《太平圣惠方》卷四。

【别名】羚羊角汤（《圣济总录》卷四十三）。

【组成】茯神一两 木通一两（锉） 黄连一两（去须） 麦门冬一两（去心） 川升麻一两 知母一两 子芩一两 川芒消一两 羚羊角屑三分

【用法】上为粗末。每服三钱，以水一中盏，煎至六分，去滓，食后温服。

【主治】心实热，口干烦渴，眠卧不安。

铁粉散

【来源】《太平圣惠方》卷四。

【组成】铁粉一两（细研） 金箔五十片（细研） 人参半两（去芦头） 龙齿一两（细研） 琥珀一两（细研如粉） 犀角屑一两 赤茯苓一两 子芩一两 防风半两（去芦头） 葳蕤半两 石膏一两 玄参半两 露蜂房一两（微炙） 牛黄二分（细研） 甘草半两（炙微赤，锉）

【用法】上为细散，入研了药令匀。每服一钱，以薄荷汤调下，不拘时候。

【主治】心脏风热，头痛，面赤心烦，时多惊恐，精神错乱。

黄芩散

【来源】《太平圣惠方》卷四。

【组成】黄芩一两 赤茯苓一两 石膏二两 麦门冬一两（去心） 甘草半两（炙微赤，锉） 葛根半两（锉） 甘菊花半两

【用法】上为粗散。每服三钱，以水一中盏，入豉二七粒，淡竹叶二七片，煎至五分，去滓，入生地黄汁一合，更煎一两沸，不拘时候温服。

【主治】心胸烦热，头疼目涩，烦渴不止。

黄连散

【来源】《太平圣惠方》卷四。

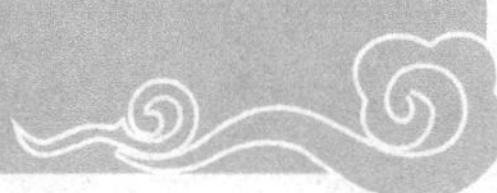

【组成】黄连一两（去须） 石膏二两 人参一两（去芦头） 知母一两 麦门冬一两（去心） 栀子仁一两 赤芍药一两 犀角屑一两 茯神一两 紫菀一两（去苗土） 川芒消二两。

【用法】上为散。每服三钱，以水一中盏，煎至五分，去滓，入竹沥半合，生地黄半合，更煎一两沸，每于食后温服。

【主治】心实热，多惊梦，多喜，畏惧不安。

黄连散

【来源】方出《太平圣惠方》卷五十三，名见《普济方》卷一七九。

【组成】豉一合 黄连一两（去须）

【用法】上为散。每服半两，以水一大盏，煎至五分，去滓，每于食后温服。

【主治】心脾壅热，烦渴口干。

木通散

【来源】《太平圣惠方》卷五十五。

【组成】木通一两（锉） 川大黄一两半（锉碎，微炒） 枳壳半两（麸炒微黄，去瓤） 黄芩半两 赤芍药一两 前胡一两半（去芦头） 白术 栀子仁各三分 甘草半两（炙微赤，锉）半夏三分（汤洗七遍去滑）

【用法】上为粗散。每服五钱，以水一大盏，加生姜半分，煎至五分，去滓，不拘时候温服。以大小便疏利为度。

【主治】心黄结热，面目四肢通黄，干呕，大便不通，小便赤涩，腹痛心烦。

瞿麦散

【来源】《太平圣惠方》卷五十八。

【别名】瞿麦汤（《圣济总录》卷九十八）、木通汤（《普济方》卷二一五）。

【组成】瞿麦一两 葵子半两 木通半两（锉） 冬瓜仁一两半 子芩一两 白茅根一握（锉） 滑石一两

【用法】上为粗散。每服三钱，以水一中盏，加竹叶二七片，煎至六分，去滓，食前温服，以利为度。

【主治】心热，小便卒淋涩赤痛。

瞿麦散

【来源】《太平圣惠方》卷五十八。

【组成】瞿麦一两 葵子半两 木通一两（锉） 黄连一两（去须） 防风一两（去芦头） 茯神二两 冬瓜仁一两 甘菊花半两 葳蕤一两 川升麻一两 地骨皮一两

【用法】上为粗散。每服四钱，以水一中盏，煎至六分，去滓，食前温服。

【主治】心热，小便难赤涩痛。

黄连散

【来源】《太平圣惠方》卷八十三。

【组成】黄连（去须） 川升麻 黄芩 犀角屑 川大黄（锉碎，微炒） 麦门冬（去心，焙） 甘草（炙微赤，锉）各半两 茯神三分

【用法】上为散。每服半钱，以竹沥调下，一日三四次。

【主治】小儿心热，夜卧狂语，烦渴。

茯神丸

【来源】《博济方》卷二。

【组成】茯神二两（去皮木） 柴胡一两半（去苗） 黄耆一两半 生干地黄二两 桔梗 鳖甲二两（醋炙黄色） 人参 白前各一两 枳壳一两半（炙，去白） 赤芍药一两半

【用法】上为细末，炼蜜为丸，如梧桐子大。每服十丸，食后生姜汤送下。临时更加减服。

【主治】心肺壅热，口苦舌干，涕唾稠粘，胸膈烦闷，不思饮食，肢体倦怠，或发烦热，状似骨蒸。

地骨皮散

【来源】《医方类聚》卷十引《简要济众方》。

【别名】地骨皮汤（《圣济总录》卷四十三）。

【组成】地骨皮一两 防风一两（去芦头） 甘草

半两（微炙）

【用法】上为散。每服二钱，用水一中盏，加竹叶五七片，同煎至七分，温服，不拘时候。

【功用】凉上焦，生津液。

【主治】心脏热，咽干舌涩，面赤潮热。

麦门冬散

【来源】《医方类聚》卷十引《简要济众方》。

【组成】麦门冬二两（去心） 甘草半两（炙） 石膏二两（研） 地骨皮二两 栀子仁半两

【用法】上为散。每服二钱，水一中盏，加小麦五十粒已来，竹叶十片，同煎至七分，去滓，食后、临卧温服。

【主治】心脏实热，烦躁喘急，欲吐不出，头目昏眩。

茯苓散

【来源】《医方类聚》卷十引《简要济众方》。

【组成】白茯苓一两 栀子仁一两 黄芩一两 人参一两（去芦头） 甘草半两（炙）

【用法】上为散。每服二钱，水一中盏，加青竹茹一分，煎至八分，去滓，食后、临卧温服。

【主治】心脏实热，惊悸喜笑，神识不安。

镇心丸

【来源】《医方类聚》卷十引《简要济众方》。

【组成】朱砂一两 乳香三分 白芥子半两

【用法】上各研令细，煮稀面糊为丸，如梧桐子大。每服十五丸，食后、临卧煎桃枝汤送下。

【主治】心脏邪热，恍惚惊怖，不得眠睡。

清心莲子饮

【来源】《太平惠民和济局方》卷五。

【别名】莲子清心饮（《医方集解》）。

【组成】黄芩 麦门冬（去心） 地骨皮 车前子 甘草（炙）各半两 石莲肉（去心） 白茯苓 黄耆（蜜炙） 人参各七两半

【用法】上锉散。每服三钱，加麦门冬十粒，水一盏半，煎取八分，去滓，水中沉冷，空心，食前服。

【功用】

1.《太平惠民和济局方》：清心养神，秘精补虚，滋润肠胃，调顺血气。

2.《方剂学》：益气阴，清心火，止淋浊。

【主治】

1.《太平惠民和济局方》：心中蓄积，时常烦躁，因而思虑劳力，忧愁抑郁，是致小便白浊，或有沙淋，夜梦走泄，遗沥涩痛，便赤如血；或因酒色过度，上盛下虚，心火炎上，肺金受克，口舌干燥，渐成消渴，睡卧不安，四肢倦怠，男子五淋，妇人带下赤白；及病后气不收敛，阳浮于外，五心烦热。

2.《校注妇人良方》：热在气分，口干，小便白浊，夜间安静，尽则发热，口舌生疮，口苦咽干，烦躁作渴，小便赤涩，下淋不止，或茎中作痛。

【加减】发热加柴胡、薄荷煎。

金屑辰砂膏

【来源】《太平惠民和济局方》卷十。

【组成】牙消（枯，研） 铁粉（研）各半两 甘草（炙）二两 龙脑（研）二钱 辰砂（研，飞）三两 蛤粉（研，飞）八两 人参一两 金箔三十片（为衣）

【用法】上为细末，炼蜜搜和。每一两半作二十丸，捏扁，用金箔为衣。每服半皂子大，大人一丸，分作两服，并用薄荷汤化下，食后临卧服。

【主治】小儿心经邪热，颊赤多渴，睡卧不宁，谵语狂妄，痰涎不利，精神恍惚；大人痰热蕴积，心膈烦躁，咽喉肿痛，口舌生疮。

火府丹

【来源】《普济方》卷四十三引《旅舍方》。

【别名】火府丸（《圣济总录》卷五十四）、绛宫丸（《鸡峰普济方》卷十八）。

【组成】生干地黄（焙）四两 黄芩（去黑心） 木通（锉）各二两

【用法】上为末，炼蜜为丸，如梧桐子大。每服

十五丸至二十丸，食后温米饮送下；大段热燥，新汲水送下。小儿化破服，丸数临时加减。

【功用】引化热气，调顺血脉。

【主治】

1.《普济方》引《旅舍方》：上焦热结，心肺壅滞，面赤心忪，口干头昏。

2.《普济本事方》：心经热，小便涩，及治五淋。

【方论】《本事方释义》：生地黄气味苦微甘微寒，入手足少阴；木通气味苦平，入手太阳，能泄丙丁之火；黄芩气味苦平，入手足少阳、阳明。此因火邪内伏，致神识如惊，小便短涩。心与小肠相为表里，小肠为火府，非苦不通，泄其府则脏自安矣。

【验案】渴 《普济本事方》：壬戌年一卒病渴，日饮斛水，不食者三月，心中烦闷，时已十月。予谓必心中有伏热，与此丹数服，每服五十丸，温水送下。越二日，渴止，饮食如故。此本治淋，用以治渴，信知用药要在变通也。

升麻汤

【来源】《普济方》卷十八引《护命方》。

【组成】升麻　黄芩（去黑心）　白茯苓（去黑皮）　麦门冬（去心，焙）　大黄（锉，炒）　羌活（去芦头）　木香　犀角（镑）　沉香（锉）　玄参　朱砂各等分

【用法】上为末。每服三钱，水一盏，于银器内煎八分，去滓，食后服。

【主治】心气实热，神思不安，常思狂走，喜笑无度，坐卧不安，心脉浮洪实大。

通心汤

【来源】《普济方》卷十六引《护命方》。

【组成】麦门冬（去心，焙）　栀子（去皮）　黄芩（去黑心）　当归（酒浸，切，焙）　荆芥穗　芍药　大黄（生，锉）　升麻　木通各一分

【用法】上为粗末。每服三钱，以水一盏，入葱白三寸，煎至八分，去滓，食后热服。

【主治】心脏积热，口舌生疮，善怒，言语不快，舌强，小便赤痛。

人参汤

【来源】《圣济总录》卷四十三。

【组成】人参　赤茯苓（去黑皮）　茯神（去木）　龙骨　远志（去心）　麦门冬（去心，焙）　生干地黄（洗，切，焙）　甘草（炙，锉）各半两　丹砂（别研）　天竺黄各一钱　天门冬（去心，焙）半两

【用法】上为粗末。每服三钱匕，水一盏，加大枣一枚（去核），淡竹叶五片，灯心十茎，煎至七分，去滓温服。

【主治】心实壅热，口苦舌干，涕唾稠粘，胸膈烦闷，不思饮食；心热多汗。

大定志丸

【来源】《圣济总录》卷四十三。

【组成】消石一两　丹砂一分　白茯苓（去黑皮）　人参各二两

【用法】上为末，粟米饭为丸，如弹丸大。每服一丸，沙糖新汲水调下。

【主治】心脏实热，狂言妄语，心神不宁。

山栀子汤

【来源】《圣济总录》卷四十三。

【组成】山栀子三两　大黄（锉，炒）　朴消　甘草（生锉）　石膏各二两　黄芩（去黑心）　大青各一两　竹茹三分　郁金一两半

【用法】上为粗末。每服三钱匕，水一盏，加竹叶七片，煎至七分，去滓，食后服。

【功用】去烦闷，润肠胃。

【主治】心脏大热。

小麦汤

【来源】《圣济总录》卷四十三。

【组成】小麦一合　芦根一握（锉）　竹茹　人参各一两　白茯苓（去黑皮）二两

【用法】上为粗末。每服五钱匕，水一盏半，煎取一盏，去滓温服。不拘时候。

【主治】心热多汗，及心胃客热，呕逆不睡。

牛黄散

【来源】《圣济总录》卷四十三。

【组成】牛黄（别研）一分　何首乌一两半　甘草（炙，锉）一分　玄明粉半两

【用法】上为细散，和匀。每服一钱半，麦门冬熟水调下。

【主治】心脏风热。

石膏汤

【来源】《圣济总录》卷四十三。

【组成】石膏四两（碎研）　人参　知母（焙）　赤石脂　栀子（去皮）　芍药　白术　茯神（去木）　紫菀（洗，切）各一两半

【用法】上为粗末。每服五钱匕，水一盏半，煎至一盏，去滓，加竹沥少许、生地黄汁一合，更煎一两沸，食后温服。

【主治】心实热，梦多惊恐，畏惧不安。

【加减】若要利，加芒消一两，去芍药。

玄参汤

【来源】《圣济总录》卷四十三。

【组成】玄参　白薇　茯神（去木）　山栀子仁　羚羊角（镑）各八两　石膏（碎）五两　人参一两半　生地黄（洗，控干）五两

【用法】上药口锉，如麻豆大。每服五钱匕，水一盏半，煎至八分，去滓，入竹沥一合，再煎三两沸，不拘时候服。

【主治】心实热，惊悸喜笑，心神不安。

地黄散

【来源】《圣济总录》卷四十三。

【组成】生地黄汁三升　蛤粉一斤　郁金（锉）二两　甘草（炙，锉）三两

【用法】上用地黄汁拌和下三味令匀。晒干为散。每服一钱匕，食后、临卧用新汲水调下，一日三次。

【主治】心经积热烦郁。

麦门冬汤

【来源】《圣济总录》卷四十三。

【组成】麦门冬（去心，焙）　石膏　地骨皮各二两　栀子仁　甘草（炙，锉）各半两

【用法】上为粗末。每服三钱匕，水一盏，加小麦五十粒，竹叶七片，煎至七分，去滓，食后、临卧温服。

【主治】心脏实热，烦躁喘急，欲吐不出，头目昏眩。

抑心气汤

【来源】《圣济总录》卷四十三。

【组成】黄芩（去黑心）　赤茯苓（去黑皮）　玄参　甘草（炙，锉）　麦门冬（去心，焙）　牡丹皮　升麻　桔梗（去芦头，炒）　贝母（去心）　犀角屑各一分　沉香　木香各一钱

【用法】上为粗末。每服三钱匕，水一盏，煎至七分，食后温服。

【主治】心气实热，火气炎盛，销烁金精，肺受心邪，因而生痰，脉洪大，或肺脉微，得心脉。

茯神丸

【来源】《圣济总录》卷四十三。

【组成】茯神（去木）二两　人参　麦门冬（去心，焙）　龙齿　防风（去叉）　云母粉各一两半　犀角（镑）　黄芩（去黑心）　薏苡仁各二两

【用法】上为末，炼蜜为丸，如绿豆大。每服十五丸至二十丸，食后米饮送下。

【主治】心脏虚热，惊悸心忪，虚乏气短，睡卧不安。

茯神丸

【来源】《圣济总录》卷四十三。

【组成】茯神（去木）　生干地黄（洗，切，焙）各二两　鳖甲（九肋者，醋炙，去裙襕）　桔梗（去芦头，切，炒）　人参　升麻　大腹（炮）　防风（去叉）　黄芩（去黑心）　白前各一两　枳壳（去瓤，麸炒）　赤芍药　柴胡（去苗）　黄耆（薄切）各

一两半

【用法】上为细末，炼蜜为丸，如梧桐子大。每服十丸，食后生姜汤送下。

【主治】心实壅热，口苦舌干，涕唾稠粘，胸膈烦闷，不思饮食，肢体倦怠，或发烦热，状似骨蒸。

柴胡汤

【来源】《圣济总录》卷四十三。

【组成】柴胡（去苗） 地骨皮 犀角（镑） 麦门冬（去心，焙） 葛根（锉） 黄连（去须） 赤芍药 黄芩（去黑心） 升麻各一两 甘草（炙，锉）半两

【用法】上为粗末。每服三钱匕，水一盏，煎至七分，去滓，食后温服。

【主治】心脏实热，上焦壅滞，口舌生疮，或多烦渴。

通心汤

【来源】《圣济总录》卷四十三。

【组成】升麻 犀角（镑） 龙胆 玄参 防风（去叉） 黄芩（去黑心） 羌活（去芦头）各半两 苦竹叶三分 甘草（炙，锉）一分

【用法】上为粗末。每服五钱匕，以水一盏半，煎至八分，去滓，食后温服。

【主治】心脏壅盛，烦热，口舌生疮，头痛颊赤，心神不宁。

黄芩汤

【来源】《圣济总录》卷四十三。

【组成】黄芩（去黑心） 贝母（去心） 升麻 玄参 麦门冬（去心，焙） 紫菀（去苗土） 柴胡（去苗） 桔梗（去芦头，炒） 牡丹（去心） 木香 胡黄连各等分

【用法】上为粗末。每服三钱匕，水一盏，煎取七分，去滓温服，不拘时候。

【主治】心热恍惚，烦躁面赤，小便涩。

紫石英汤

【来源】《圣济总录》卷四十三。

【组成】紫石英（别研） 麦门冬（去心，焙）各二两 生干地黄（洗，切，焙） 人参 紫苏茎叶 远志（去心） 茯神（去木）当归（切，焙） 甘草（炙、锉） 防风（去叉）各半两 赤小豆一两

【用法】上为粗末。每服三钱匕，水一盏，煎至七分，去滓，早、晚食后温服。

【主治】心经邪热，虚烦懊躁，头目不利，神思昏倦。

犀角汤

【来源】《圣济总录》卷四十三。

【组成】犀角（镑） 防风（去叉） 生干地黄（焙） 羌活（去芦头） 菊花 半夏（汤浸，去滑，姜汁制作饼，晒干） 玄参 黄芩（去黑心） 白术 甘草（炙，锉） 旋覆花 麦门冬（去心，焙） 前胡（去芦头）各一两半

【用法】上为粗末。每服五钱匕，水一盏半，加生姜一枣大（切），煎至八分，去滓，食后温服。

【主治】心脏实热，胸中满闷，嗔怒不常，或头旋运，或痛如破。

镇心丸

【来源】《圣济总录》卷四十三。

【组成】丹砂（别研） 人参 甘草（炙，锉） 黄芩（去黑心） 栝楼根各一两 凝水石（碎研）二两 牛黄（研） 犀角（镑） 知母各半两 龙脑（别研）一钱

【用法】上为细末，炼蜜为丸，如芡实大。每服一丸，人参汤嚼下。

【主治】心热实，忪悸恍惚，痰壅昏倦，上盛渴躁，夜卧不稳。

瞿麦汤

【来源】《圣济总录》卷四十三。

【组成】瞿麦穗 麦门冬（去心，焙） 木通（锉）各一两 黄连（去须） 甘草（炙，锉）各半两

【用法】上为粗末。每服三钱匕，水一盏，加竹叶十片，同煎至七分，去滓温服，不拘时候。

【主治】心热烦躁，小便赤涩。

滑石汤

【来源】《圣济总录》卷一〇七。

【组成】滑石（碎） 黄连（去须） 芎藭 芍药 羚羊角（镑） 栀子仁各一两

【用法】上为粗末。每服五钱匕，水一盏半，煎至七分，去滓，食后温服，一日三次。

【主治】心经蕴热，眼干涩痛，心躁口干。

麦门冬汤

【来源】《圣济总录》卷一一七。

【组成】麦门冬（去心，焙） 栝楼根各一两

【用法】上为粗末。每服三钱匕，水一盏，煎至七分，去滓温服，不拘时候。

【主治】口舌干燥，心热。

茯苓汤

【来源】《圣济总录》卷一一七。

【组成】白茯苓（去黑皮） 大黄（锉，炒） 升麻 麦门冬（去心，焙） 远志（去心） 人参 葛根（锉） 甘草（炙，锉）各半两

【用法】上为粗末。每服三钱匕，水一盏，煎至七分，去滓温服，不拘时候。

【主治】心热，舌干烦躁。

导赤散

【来源】《小儿药证直诀》卷下。

【别名】导赤汤（《外科证治全书》卷五）。

【组成】生地黄 甘草（生） 木通各等分（一本不用甘草，用黄芩）

【用法】上为末。每服三钱，水一盏，入竹叶同煎至五分，食后温服。

【功用】《方剂学》：清热利水。

【主治】

1.《小儿药证直诀》：心热目内赤，目直视而搐，目连眨而搐；视其睡，口中气温，或合面睡，及上窜咬牙。

2.《太平惠民和济局方》（淳祐新添方）：大人小儿心经内虚，邪热相乘，烦躁闷乱；传流下经，小便赤涩淋涩，脐下满痛。

3.《保婴撮要》：心经有热盗汗，小肠实热生疮，作渴发热，小便秘赤。

4.《幼科发挥》：心热夜啼，急惊。

5.《寿世保元》：麻疹已出谵语，小便闭塞。

6.《证治汇补》：痫证咬牙者。

7.《医宗金鉴》：热气熏蒸胃口，以致满口糜烂，甚于口疮，色红作痛，甚则连及咽喉，不能饮食；心火刑金，火热喘急；孕妇因膀胱水病热甚，尿涩而少腹作疼。

【方论】

1.《医方考》：是方也，生地黄可以凉心，甘草梢可以泻热；佐之以木通，则直走小肠、膀胱矣。名曰导赤者，导其丙丁之赤，由溺而泄也。

2.《古今名医方论》：钱氏制此方，意在制丙丁之火，必先合乙癸之治。生地黄凉而能补，直入下焦，培肾水之不足，肾水足，则心火自降；佐以甘草梢，下行缓木之急，即以泻心火之实，且治茎中痛；更用木通盗小肠之滞，即以通心火之郁，是一治两得者也。此方凉而能补，较之用苦寒伐胃，伤其生气者远矣。

3.《医方集解》：此手少阴、太阳药也。生地凉心血，竹叶清心气，木通降心火入小肠，草梢达茎中而止痛。

4.《绛雪园古方选注》：生地入胃而能下利小肠；甘草和胃而下疗茎中痛；木通、淡竹叶皆轻清入腑之品，同生地、甘草，则能从黄肠导有形之热邪入于赤肠，其浊中清者，复导引渗入黑肠而令气化，故曰导赤。

5.《医略六书》：心火不降，津液暗伤而热传小肠，故小便涩痛，小水不快焉。生地滋阴壮水，木通降火利水，甘草缓阴中之痛，竹叶清膈上之热，使心火下降则津液四达，而小便自利，涩痛无不除矣。此清热利水之剂，为火热不降，小便涩痛之专方。

6.《医宗金鉴》：赤色属心，导赤者，导心经之热从小肠而出，以心与小肠为表里也。然所见口糜舌疮，小便黄赤，茎中作痛，热淋不利等证，皆心移热于小肠之证，故不用黄连直泻其心，而用生地滋肾凉心，木通通利小肠，佐以

甘草梢，取易泻最下之热，茎中之痛可除，心经之热可导也。此则水虚火不实者宜之，以利水而不伤阴，泻火而不伐胃也。若心经实热，须加黄连、竹叶，甚者更加大黄，亦釜底抽薪之法也。

7.《医林纂要探源》：心热必遗小肠，暑淫必先中小肠。生地、竹叶以清其上，而木通、甘草梢以达于下，使暑热自小便出也。

8.《成方便读》：夫淋与浊，不必分为二证，但察其痛与不痛，以及精道、溺道之分，则寒热虚实自可了然于胸中。故此方以生地滋养阴血，木通清利湿热，甘草梢达肾茎而止痛，淡竹叶清肺热以下行。所为水出高源，源清则流自洁矣。此为阴虚湿热成淋者设也。

9.《小儿药证直诀笺正》：方以泄导小水为主，虽曰清心，必小溲黄赤短涩者可用。一本有黄芩，则清肺热，所以宣通水道之上源也。

【验案】

1.淋证　《广西中医杂志》（1965，2：17）：以本方为基础，砂淋加海金沙、萹蓄、金钱草；血淋加白茅根、生侧柏、小蓟；气淋加川朴、香附，治疗小便淋证15例，其中砂淋5例，气淋7例，血淋3例，均见小便短涩，痛引脐中，甚则腰痛、腰胀，脉弦数或细数，苔白腻或薄黄等。结果：痊愈9例，好转6例。

2.外科感染　《广西中医药》（1981，3：46）：应用本方加赤芍、黄连各10g为基础方，畏寒发热，患处红肿疼痛加荆芥、银花，连翘、黄柏、赤小豆、茜草各10g；口渴加花粉10g；瘙痒加地肤子10g，蝉蜕3g；气虚加黄芪、党参各10g；血虚加女贞子、当归各15g。治疗疖痈、丹毒、外伤感染共76例。结果：痊愈68例。

3.眦角睑缘炎　《中西医结合眼科》（1986，1：2）：用本方：生地，木通，甘草，竹叶制成散剂，每日1剂，治疗眦角睑缘炎和结膜炎34例。结果：14例服药5天后治愈，20例服药20天后治愈。

4.结膜充血　《上海中医药杂志》（1982，11：10）：张某某，男，25岁。主诉：两眼发红生眵将近1月，用过多种眼药水无效。检查：两眼睑结膜弥漫性充血，球结膜接近二眦部充血明显，舌赤，脉数。症由心火，治当清降。处方：导赤散加黄芩。5剂后复诊，充血减退，眼眵已无。再予原方5剂而愈。

5.手、足、口综合征　《辽宁中医杂志》（1986，12：35）：用本方为基本方，湿热型加灯心草、板蓝根、重楼、黄芩；热重于湿型加石膏、知母、栀子、连翘、板蓝根、大青叶、重楼、僵蚕；温重于热型加茯苓、泽泻、苍术、黄柏、板蓝根、重楼、滑石，去生地；治疗手、足、口综合征50例。结果：服药3～6剂，痊愈46例，无效4例，总有效率为92%。

6.口腔溃疡　《湖南中医杂志》（1989，1：45）：应用本方加银花、连翘、焦山栀各10g为基本方，口渴甚加天花粉；咽红肿加桔梗、山豆根；治疗口腔溃疡63例。结果；痊愈61例，好转2例，平均服药1～4剂，总有效率为100%。

7.口腔炎《实用中西医结合杂志》（1996，5：286）：用本方加龟甲、阿胶、知母、生石膏、玄参、珍珠粉、凤凰衣、细辛、熟大黄，治疗化疗后口腔炎11例，7天为1疗程。结果：治愈7例，好转3例。

8.小儿鼻衄　《浙江中医学院学报》（1997，5：39）：用本方加味（连翘、白茅根、黄芩），治疗小儿鼻衄60例。对照组用安络血针肌内注射，维生素C片口服。结果：治疗组痊愈42例（70%），显效13例，有效5例，总有效率为100%；对照组痊愈15例（48%），显效12例，有效4例，总有效率为100%。两组痊愈率比较有显著差异（$P<0.05$）。

9.病毒性心肌炎　《江苏中医》（1998，5：15）：用本方加味：生地、木通、甘草梢、竹叶为基本方，胸闷加丹参、川芎、枳实；心悸加酸枣仁、茯神、远志；气急乏力加万年青根、北五加皮、太子参；心前区痛加赤芍、三七、延胡索、红花；早搏加大甘草剂量；身热口干加银花、连翘、板蓝根、玉竹、麦冬；治疗病毒性心肌炎55例。另设对照组37例，用ATP等西药。结果：治疗组痊愈42例，好转11例，总有效率为96.4%。对照组痊愈15例，好转9例，总有效率为64.9%。

泻心汤

【来源】《小儿药证直诀》卷下。

【别名】黄连汤（《济阳纲目》卷二十五）。

【组成】黄连一两（去须）

【用法】上为末。每服五分，临卧取温水化下。

【主治】

1.《小儿药证直诀》：小儿心气实，则气上下行涩，合卧则气不得通，故喜仰卧，则气上下通。

2.《济阳纲目》：心热颠狂谵语，二府涩黄者。

牛黄膏

【来源】《幼幼新书》卷十九引《庄氏家传》。

【组成】牛黄　脑　麝各少许　马牙消一钱　甘草（炙）　雄黄各半两　川大黄　郁金各一两（三味并浆水煮）

【用法】上为细末，炼蜜为丸，如绿豆大。每服三丸，新水磨服。

本方方名，据剂型当作“牛黄丸”。

【主治】心脏热。

地黄丸

【来源】《鸡峰普济方》卷十一。

【组成】菖蒲四两　蜜半两　生地黄汁一中盏

【用法】上研为膏，蒲黄为丸，如弹子大。每服一丸，食后新水化下。

【主治】心经热。

千金地黄丸

【来源】《普济本事方》卷四。

【组成】川黄连（去须）四两（粗末）　生地黄半斤（研，取汁，连滓）

【用法】上药拌匀，晒干，为细末，炼蜜为丸，如梧桐子大。每服三十丸，食后麦门冬汤送下。

【主治】心热。

门冬丸

【来源】《普济本事方》卷四。

【组成】麦门冬一两（水浥，去心）　黄连（去须）半两

【用法】上为细末，炼蜜为丸，如梧桐子大。每服三十丸，食后熟水送下。

【主治】心经有热。

【方论】《本事方释义》：麦门冬气味甘寒微苦，入手太阴、少阴；黄连气味苦寒，入少阴。因心经有热，外无急病，未可急攻，以滋清之药，佐以清心之品，不使重伤胃气。用丸药者，乃缓治之法也。

黄连木通丸

【来源】《儒门事亲》卷十二。

【组成】黄连二两　木通半两

【用法】上为末，生姜汁打面糊为丸。每服三十丸，食后灯心汤下，每日三次。

【主治】心经蓄热，夏至则甚。

导赤散

【来源】《医方类聚》卷一三六引《经验良方》。

【组成】木通一钱　生干地黄二钱　甘草七分　麦门冬（去心）一钱　灯草十五茎

【用法】水一盏半，煎至七分，食前温服。

【主治】大人、小儿心经内虚，邪热相乘，烦躁闷乱，传流下经，小便赤涩淋沥，脐下满痛；及血淋。

火府丹

【来源】《医垒元戎》。

【组成】黄芩一两　黄连一两　生地黄二两　木通三两

【用法】上为细末，炼蜜为丸，如梧桐子大。每服二三十丸，临卧温水送下。

【功用】泻丙丁火。

【主治】《普济方》：心惊热，小便涩，及五淋。

清心丸

【来源】《医垒元戎》。

【组成】黄柏（生）二两　天门冬一两　黄连半两　龙脑一两　麦门冬（去心）一两

【用法】上为细末，炼蜜为丸，如梧桐子大。每服十丸，临卧麦门冬酒送下，薄荷汤亦得。

【主治】热症，心火旺盛者。

导赤散

【来源】《医方大成》卷七引曾师干家传方。

【组成】牛蒡子（炒） 榆子 槐子（炒） 生干地黄 黄芩各等分

【用法】上为末。每服二钱，食后麦门冬汤调服。

【主治】心脏积热，上攻眼目，两眦浮肿，血浸白睛，羞明洒泪。

火府散

【来源】《永类钤方》卷二十。

【别名】火府丹（《证治准绳·幼科》卷三）。

【组成】生地黄 木通各一两 黄芩（净） 甘草（炙）各半两

【用法】上锉。每用二钱，水煎，温服，不拘时候。

【主治】

1.《永类钤方》：面赤咬牙，发热，唇口干燥，小便赤涩，一切虚实邪热。

2.《幼科发挥》：心热及小便赤，夜啼。

3.《证治准绳·幼科》：小便出血。

导赤散

【来源】《世医得效方》卷十一。

【别名】实热导赤散（《普济方》卷三八四）。

【组成】生干地黄二两 木通四两 黄芩 甘草各一两

【用法】上锉散。每服二钱，水一盏，加灯草十茎，白茅根二茎、青竹叶五片煎，温服，不拘时候。

【功用】宣导。

【主治】心气热。

通心饮

【来源】《世医得效方》卷十一。

【组成】木通（去皮节） 连翘 瞿麦 栀子仁 黄芩 甘草各等分

【用法】上锉散。每服二钱，以水一盏煎，灯心、麦门冬（去心）汤送下。心经有热，每服四钱，以水一盏半，入灯心十茎、滑石末一匕、麦门冬二十粒、桑白皮七寸煎汤，去滓，再入生车前草汁一合，和匀服；心脾蕴热作呕，每服三钱，加灯心、藿香叶煎服；口疮，加地黄、野苎根煎服；旋螺风，先用土牛膝、泽兰煎水外洗，再服上药。

【功用】清心热，利小便，退潮热，分水谷。

【主治】心经有热，唇焦面赤，发热，小便不通；心脾蕴热作呕，潮热乍来乍去，心烦，面赤口干，如疟状；小儿钓气；口疮；旋螺风，赤肿而痛者。

【加减】春，加蝉蜕、防风；夏，加茯苓、车前子；秋，加牛蒡、升麻；冬，加山栀子、连翘；小儿钓气，加钩藤、川楝子，或加白茅根、竹叶。

导赤散

【来源】《普济方》卷十六。

【组成】黄连（去须） 麦门冬（去心） 半夏（汤泡七次） 地骨皮（去木） 茯神（去木） 赤芍药 木通（去节） 生地黄（洗） 黄芩各一两 甘草（炙）半两

【用法】上锉。每服四钱，水一盏半，加生姜五片，煎八分，去滓服，不拘时候。

【主治】心脏实热，口干烦渴；或口舌生疮，惊怖不安。

通神汤

【来源】《普济方》卷十六。

【组成】升麻 犀角（镑） 龙胆 玄参 防风（去叉） 黄芩（去黑心） 羌活（去芦头）各半两 苦竹叶三钱 甘草（炙，锉）一钱

【用法】上为末。每服五钱，水一盏半，煎至八分，去滓，食后温服。

【主治】心脏壅盛，烦热，口舌生疮，头痛颊赤，心神不宁。

犀角正心汤

【来源】《普济方》卷十六。

【组成】犀角（镑） 防风（去芦） 生干地黄

（焙） 羌活（去芦头） 菊花 半夏（汤浸去滑，姜汁制作饼，晒干） 玄参 黄芩（去黑心） 白术 甘草（炙，锉） 旋覆花 麦门冬（去心，焙） 前胡（去芦头）各一两半

【用法】上药治下筛。每服五钱，水一盏半，加生姜一枣大（切），煎八分，去滓，食后温服

【主治】心脏实热，胸中满闷，嗔怒不常，或头旋运，或痛如破。

石膏汤

【来源】《普济方》卷二六一。

【组成】石膏八两 茯神 葳蕤 黄芩各四两 橘皮 干蓝 五味子 麻黄（去根节） 甘草（炙） 犀角屑各二两 杏仁（汤浸，去皮尖，锌碎） 栀子各三两

【用法】上切。以水八升，煮取三升，分服之愈。

【主治】心忪热，烦闷如火，气上。

火府散

【来源】《万氏家抄方》卷五。

【组成】生地 木通各五钱 甘草 当归 山栀仁各二钱半

【用法】水煎，食前服。

【主治】小儿心热，小便赤涩，多惊。

火府丹

【来源】《古今医统大全》卷八十八。

【组成】生地黄 木通各五钱 当归 栀子 黄芩 甘草各二钱

【用法】上锉。水煎服。

【主治】心虚心热，小便赤涩，多惊，睡卧不稳。

既济解毒丸

【来源】《古今医鉴》卷四。

【组成】黄连（去毛） 黄芩（去梗） 黄柏（去皮） 山栀（去壳） 知母（去毛） 连翘（去壳） 玄参（去老根） 柴胡（去毛）各等分

【用法】上为末，炼蜜为丸，如梧桐子大。每服百丸，灯心汤送下。

【主治】诸经客热，心肾二火炽焰。

清水莲子饮

【来源】《仁术便览》卷三。

【组成】石莲肉 赤茯苓 人参 黄耆 甘草 麦冬 地骨皮 黄芩 车前子 地肤子（倍加）

【用法】水煎，空心服。

【主治】上盛下虚，心火炎上，口苦咽燥，微热，小便赤涩，或欲成淋。

导赤散

【来源】《丹台玉案》卷三。

【组成】生地 木通 甘草各一钱 淡竹叶二十片 犀角 薄荷 连翘各一钱五分

【用法】水煎服。

【主治】心经发热。

清火育心汤

【来源】《丹台玉案》卷三。

【组成】黄连 远志 茯神 人参各一钱五分 麦门冬 枣仁 地骨皮各八分

【用法】水煎，温服。

【主治】口苦。

导赤各半汤

【来源】《症因脉治》卷四。

【组成】生地 木通 甘草 川连 麦门冬 山栀 犀角 黄芩 知母 滑石

【功用】《伤寒大白》：清心热，利小便。

【主治】

1.《症因脉治》：少阴君火旺盛，小便不利。

2.《伤寒大白》：心热谵语。火动于中，而多消渴。

【方论】《伤寒大白》：以导赤合泻心汤，上清心经之火；加滑石，导心火，下通小便而出；加知母、山栀、黄芩，兼清上焦肺火。以利小便，莫如清

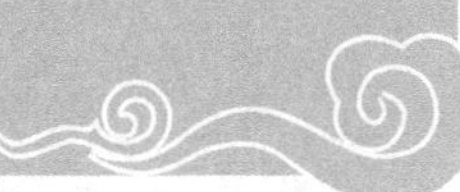

肺；清肺热，又莫如利二便也。

黄连泻心汤

【来源】《证治汇补》卷四。

【组成】大黄　黄芩　黄连　生地　甘草　木通

【主治】心热口苦。

归脾汤

【来源】《辨证录》卷六。

【组成】人参三钱　茯神三钱　炒枣仁五钱　远志一钱　麦冬三钱　山药三钱　当归三钱　广木香（末）三分　黄耆二钱　甘草三分

【用法】水煎服。

【功用】补心。

【主治】心包膻中之火炽甚，口干舌燥，面红目赤，易喜易笑者。

黄芩清肺汤

【来源】《医学传灯》卷上。

【组成】荆芥　薄荷　黄芩　山栀　连翘　麦冬　白芍　桔梗　甘草　桑皮

【主治】心火燔灼，胃火助之，元气未损，真精未亏，或因饮酒之蕴热，或因暴热之外侵之实火，目赤，喉痛，胸满，气喘。

导赤清心汤

【来源】《重订通俗伤寒论》

【组成】鲜生地六钱　辰茯神二钱　细木通五分　原麦冬一钱（辰砂染）　粉丹皮二钱　益元散三钱（包煎）　淡竹叶一钱半　莲子心三十支（冲）　辰砂染灯心二十支　莹白童便一杯（冲）

【功用】清降虚热，导火。

【主治】包络心经虚热，舌赤神昏，小便短涩赤热。

【加减】服后二三时许，神识仍昏者，调入西黄一分。

【方论】热陷心经，内蒸包络，血虚热盛，故以鲜生地凉心血以泻心火，丹皮清络血以泄络热为君；然必使其热有出路，而包络心经之热乃能清降，故又臣以茯神、益元、木通、竹叶，引其热从小便而泄；佐以麦冬、灯心，均用朱染者，一滋胃液以清养心阴，一通小便以直清神识；妙在使以童便、莲心咸苦达下，交济心肾，以速降其热，是以小便清通者，包络心经之热，悉从下降，神气即清矣。

洗心汤

【来源】《麻科活人全书》卷四。

【组成】防风　荆芥　黄芩　木通　大黄　连翘　生地黄　归尾　赤芍　甘草（一本无赤芍，有黄连）

【用法】灯心为引，水煎服。

【主治】心热，白珠满口，二便不通。

【加减】有潮热，加柴胡、羌活（一本加黄连、骨皮、玄参、黄柏、栀仁）。

导赤散

【来源】《医方简义》卷二。

【组成】车前子三钱（炒）　木通一钱　淡竹叶二钱　生甘草八分　生地六钱

【主治】心移热于小肠，口糜淋痛。

九、胸　痹

胸痹，是指以胸部闷痛为主症的病情，轻者仅感胸闷如窒，呼吸欠畅，重者甚则心痛彻背，背痛彻心，喘息不得卧。《金匮要略·胸痹心痛短气病篇》："夫脉当取太过不及，阳微阴弦，即胸痹而痛，所以然者，责其极虚也。今阳虚知在上焦，所以胸痹、心痛者，以其阴弦故也。"《黄帝内经》对本病的病因及真心痛的表现亦均有记载。《素问·缪刺论》又有“卒心痛”、“厥心痛”之称，《素问·藏气法时论》：“心病者，胸中痛，胁支满，胁下痛，膺背肩胛间痛，两臂内痛。”《灵枢·五邪》“邪在心，则病心痛”。《灵枢·厥病》：把心痛严重者称为“真心痛”，指出“真心痛，手足青至节，心痛甚，旦发夕死，夕发旦死。”

本病成因多为年老体弱，肾气渐衰，或恣食肥甘厚味，或经常饱餐过度，或忧思伤脾，或郁怒伤肝，或素体阳虚，阴寒乘虚所致。

本病治疗，应补其不足，泻其有余。本虚宜补，权衡心之气血阴阳不足处，有无兼见肝、脾、肾脏之亏虚，调阴阳补气血，调整脏腑之偏衰，尤应重视补心气、温心阳；标实当泻，针对气滞、血瘀、寒凝、痰浊而理气、活血、温通、化痰，尤重活血通络，理气化痰。

理中汤

【来源】《伤寒论》。

【别名】人参汤（《金匮要略》卷上）、治中汤（《备急千金要方》卷二十）、理中煎（《鸡峰普济方》卷十二）、人参理中汤（《校注妇人良方》卷二十）、干姜理中汤（《中国医学大辞典》）。

【组成】人参　干姜　甘草（炙）　白术各三两

【用法】上切，用水八升，煮取三升，去滓，温服一升，一日三次。服汤后，如食顷，饮热粥一升许，微自温，勿发揭衣被。

【功用】

1.《太平惠民和济局方》：温中逐水，止汗去湿。

2.《三因极一病证方论》：理中脘，分利阴阳，安定血脉。

3.《普济方》引《德生堂方》：温中散寒，固卫止汗。

4.《明医指掌》：祛寒温脾固胃。

5.《简明医彀》：温养脾胃，补益气血，助阳固本。

【主治】

1.《伤寒论》：霍乱，头痛发热，身疼痛，寒多不用水者。

2.《金匮要略》：胸痹，心中痞气，气结在胸，胸满，胁下逆抢心。

枳实薤白桂枝汤

【来源】《金匮要略》卷上。

【别名】枳实薤白汤（《医学入门》卷七）、栝楼薤白桂枝汤（《金匮要略心典》卷中）。

【组成】枳实四个　厚朴四两　薤白半斤　桂枝一两　瓜蒌实一个（捣）

【用法】上以水五升，先煮枳实、厚朴，取二升，去滓纳诸药，煮数沸，分三次温服。

【功用】《金匮要略释义》：通气开泄。

【主治】胸痹，心中痞气，气结在胸，胸满，胁下逆抢心。

【方论】

1.《金匮要略释义》：阴气结于胸间，故以枳实泄其胸中之气，厚朴泄其胁下之气，桂枝通心阳，瓜蒌、薤白开结宣气，病邪自去。

2.《绛雪园古方选注》：若结于胸胁，更加逆气上抢于心，非但气结阳微，而阴气并上逆矣，薤白汤无足称也。须以枳实、厚朴先破其阴气，去白酒之醇，加桂枝之辛，助薤白、栝蒌行阳开痹；较前法之从急治标，又兼治本之意焉。

3.《金匮要略方论本义》：胸痹，自是阳微阴盛矣。心中痞气，气结在胸，正胸痹之病状也。再连胁下之气俱逆而抢心，则痰饮水气俱乘阴寒之邪动而上逆，胸胃之阳气全难支拒矣。故用枳实薤白桂枝汤行阳开郁，温中降气，犹必先后煮治，以融和其气味，俾缓缓荡除其结聚之邪也。

4.《金匮方歌括》：枳实、厚朴泻其痞满，行其留结，降其抢逆，得桂枝化太阳之气，而胸中之滞塞自开。以此三药与薤白栝蒌之专疗胸痹者而同用之，亦去疾莫如尽之旨也。

5.《金匮要略方义》：本方所治之证，乃气机阻塞之胸痹重症。除喘息咳唾胸背疼痛外，又增加了心中痞气，胸满，胁下逆抢心之症，说明病情已由胸膺部而扩展到胃脘两胁，并见胁下之气又逆而上冲。故本方除用瓜蒌、薤白宽胸散结，通阳豁痰之外，重用枳实、厚朴破气散满，降其上逆之气。又加桂枝为佐，一以助薤白温通胸阳，一以温里而降冲气。不用酒者，以其病位不

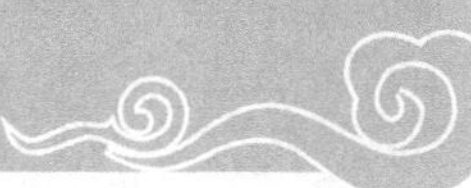

仅在上焦，而中、下二焦亦有气逆上攻矣。因酒性上升，不利于气逆之证。先煮枳实、厚朴者，取其味厚气胜，降逆气而泄满。微煮桂枝、薤白、瓜蒌者，取其辛散轻扬，布阳气而散阴邪。诸药合力，使胸阳振奋，痰浊消融，逆气得降，痞满得除。

【验案】冠心病 《成都中医药大学学报》(1997，4：25)：用本方：枳实15g，厚朴9g，薤白12g，桂枝6g，瓜蒌12g，每日1剂，水煎服。另与口服地奥心血康者30例对照。治疗冠心病心绞痛30例。结果：阴寒内结型治疗组21例中显效5例，有效10例，总有效率71.43%；对照组15例显效3例，有效3例，总有效率40%。心脉瘀阻型治疗组9例中显效1例，有效3例，总有效率44.4%；对照组15例中显效3例，有效4例，总有效率46.67%。心电图治疗组好转13例，无效17例，总有效率43.33%；对照组显效1例，好转14例，无效15例，总有效率50%。两组比较无显著性差异($P>0.05$)。

茯苓杏仁甘草汤

【来源】《金匮要略》卷上。

【别名】茯苓汤(《备急千金要方》卷十三)、茯苓杏仁汤(《杏苑生春》卷三)。

【组成】茯苓三两　杏仁五十个　甘草一两

【用法】以水一斗，煮取五升，温服一升，一日三次。不愈，更服。

【主治】

1.《金匮要略》：胸痹，胸中气塞，短气。

2.《杏苑生春》：湿温，两胫逆冷，胸满头眩重疼，妄言多汗，其脉阳濡而弱，阴小而急。

【方论】

1.《金匮玉函经二注》：胸痹既有虚实，又有轻重，故痹之重者，必彻背彻心者也，轻者不然，然而何以亦言痹？以其气塞而不舒，短而弗畅也。然一属手太阴肺，肺有饮，则气每壅而不利，故以茯苓逐水，杏仁散结，用之当矣。又何取于甘草，盖以短气则中土不足也，土为金之母也。

2.《金匮要略直解》：膻中为气之海，痹在胸中则气塞短气也。茯苓主胸胁逆气，杏仁主下气，甘草主寒热邪气，为治胸痹之轻剂。

3.《金匮要略浅注补正》：短气者，谓胸中先有积水停滞而气不得通。肺主通调水道，又司气之出入，水道不通则碍其呼吸之路，故短气也。当以利水为主，水行则气通，故主苓杏以下利水。

4.《金匮要略方义》：本方所治之胸痹，以胸中气塞，短气为主要见证。究其病机乃系肺气不利，饮停胸膈所致。盖肺气不利则失其通调水道之能，水道不调则水饮阻碍气机，故自觉胸中气塞，呼吸短促，治当化饮邪，理肺气。方中以茯苓为君，利水化饮，饮邪去则肺得宣畅；又臣以杏仁，宣利肺气，俾气化则水饮化；甘草为使，和药益脾，脾旺亦能运化水饮，且不致饮邪复聚。此方服后，小便当多，乃水饮下行，邪有出路矣。

栝楼薤白白酒汤

【来源】《金匮要略》卷上。

【别名】瓜蒌薤白白酒汤(《冯氏锦囊秘录》卷七)。

【组成】栝楼实一枚(捣)　薤白半斤　白酒七升

【用法】上同煮，取二升，分温再服。

【主治】胸痹。喘息咳唾，胸背痛，短气，寸口脉沉而迟，关上小紧数。

【方论】

1.《金匮要略论注》：人之胸中如天，是气用事，故清肃时行，呼吸往还，不愆常度，津液上下，润养无壅。痹则虚而不充，其息乃不匀而喘，唾乃随咳而生。胸为前，背为后，其中气痹则前后俱痛，上之气不能常下，则下之气不能时上而短矣。寸口主阳，因虚伏而不鼓，则沉而迟；关主阴，阴寒相搏，则小紧而数，数者，阴中挟燥火也。故以栝楼开胸中之燥痹为君，薤白之辛温以行痹着之气，白酒以通行荣卫为佐。其意谓胸中之阳气布，则燥自润，痰自开，而诸证悉愈也。

2.《医方集解》：此上焦膻中药，膻中，两乳中间，经曰，膻中者，臣使之官，喜乐出焉。喻嘉言曰：胸中阳气如离照池空，旷然无外，设地气一上，则窒塞有加，故知胸痹者，阴气上逆之候也。仲景微则用薤白白酒以益其阳，甚则用附子干姜以消其阴，世医不知胸痹为何病，习用豆蔻、木香、诃子、三棱、神曲、麦芽等药，坐耗其胸中之阳，亦相悬矣。

3.《金匮玉函经二注》：栝蒌性润，专以涤垢腻之痰。薤白臭秽，用以通秽浊之气，同气相求也。白酒熟谷之液，色白上通于胸中，使佐药力上行极而下耳。

4.《金匮要略方论本义》：栝楼实，苦以降气也；薤白独多用，升阳散聚也；白酒更多用，温中和血也。徐徐煎取，温温再服，缓以治上，汤以荡邪也。诚治胸痹之善术也。

5.《金匮要略心典》：胸中阳也，而反痹，则阳不用矣。阳不用，则气之上下不相顺接，前后不能贯通，而喘息、咳唾、胸背痛、短气等证见矣。更审其脉，寸口亦阳也，而沉迟则等于微矣；关上小紧，亦阴弦之意，而反数者，阳气失位，阴反得而主之，《易》所谓阴凝于阳，《书》所谓牝鸡司晨也。是当以通胸中之阳为主。薤白、白酒辛以开痹，温以行阳；栝楼实者，以阳痹之处，必有痰浊阻其间耳。

6.《绛雪园古方选注》：君以薤白，滑利通阳；臣以栝楼实，润下通阴；佐以白酒，熟谷之气上行药性，助其通经活络，而痹自开。

7.《金匮悬解》：胸痹之病，凡喘息咳唾即胸背疼痛、短气、喘促，寸口之脉沉而迟，关上脉小而紧数，是中气不通，浊阴上逆，气道痞塞而不通也。栝蒌薤白白酒汤，栝蒌涤瘀而清烦，薤白、白酒开壅而决塞也。

8.《金匮方歌括》：方中用瓜蒌开胸结；薤白宣心阳；尤妙在白酒散痹通阳，引气血环转周身，使前后之气贯通无碍，则胸中旷若太空，有何胸痹之患哉？

9.《王旭高医书六种》：薤白滑利通阳，瓜蒌润下通阴，佐以白酒熟谷之气，上行药性，助其通经活络，而痹自开。胸中阳也，而反痹，则阳不用矣。阳不用则气上下不相顺接，其津液必凝滞而为痰，故喘息咳唾、胸背痛、短气等证见矣。脉紧沉迟为阳虚之验，故主以通阳。

10.《医方论》：薤白通阳，栝楼散闭结之气，再加白酒以行气血，自能消阴翳而开痹结。故不必用辛散耗血之品，以伤至高之元气也。

11.《金匮要略方义》：本方为治疗胸痹之常用方，证属胸阳不振，痰浊上逆所致。胸阳不振则痰浊不化，肺气失其肃降之性，故喘息咳唾，呼吸短促，痰阻气滞，痹阻不通，故胸背作痛，胸闷痞塞。治宜理气豁痰，通阳散结。方中以瓜蒌实为君药，理气宽胸，涤痰通痹；以薤白为臣药，温能胸阳，散结下气；更以白酒为佐使，辛散上行，既可疏通胸膈之气，且能温煦胸中之阳。三药相合，使气机通畅，阳气四布，痰浊得消，则胸痛自除。《备急千金要方》与《外台秘要》认为方中之白酒为米酒。《金匮要略辑义》又云：用米醋极验。然白酒与米醋皆味酸，恐温散之力欠佳。今用米酒与白酒均获较好的疗效。

【实验】对心血管的作用《中国医药学报》(1989，5：341)：将本方按瓜蒌12份，薤白9份的比例投料，制成PH 7.0，含生药2.5g/ml的注射液，用豚鼠、小白鼠、大白鼠进行实验。结果表明：本方具有扩张冠状动脉、增加冠状动脉流量，减慢心率、减弱心肌收缩力，提高动物耐缺氧能力，并能抑制血小板聚集等作用，对冠心病心绞痛有一定的治疗作用。

【验案】冠心病《陕西中医》(1983，4：23)：应用本方加减：瓜蒌30g，薤白、丹参、赤芍、红花、川芎、降香各15g。4～6个月为1疗程。共治疗冠心病104例。结果：显效38例，改善61例，无效5例；84例心电图治疗后变化：显效4例，好转30例，无效50例。

栝楼薤白半夏汤

【来源】《金匮要略》卷上。

【别名】瓜蒌薤白半夏汤：(《济阳纲目》卷七十二)、瓜蒌薤白汤(《医醇剩义》卷四)、瓜蒌半夏白酒汤(《医学金针》卷三)。

【组成】栝楼实一枚（捣） 薤白三两 半夏半斤 白酒一斗

【用法】上同煮，取四升，温服一升，日三服。

【主治】胸痹不得卧，心痛彻背者。

【宜忌】《外台秘要》引《范汪方》：忌羊肉、饧。

【方论】

1.《金中玉函经二注》：胸痹不得卧，心胸彻背者，以胸中痰垢积满循脉而溢于背。背者胸之府，故于前药量减薤白之秽浊，加半夏以祛痰积之痹逆。

2.《金匮要略心典》：胸痹不得卧，是肺气上而不下也；心痛彻背，是心气塞而不和也，其痹为尤甚矣。所以然者，有痰饮以为之援也。故于胸痹药中加半夏以逐痰饮。

3.《绛雪园古方选注》：君以薤白，滑利通阳；臣以栝楼实，润下通阴；佐以白酒熟谷之气，上行药性，助其通经活络而痹自开，而结中焦而为心痛彻背者，但当加半夏一味，和胃而通阴阳。

4.《金匮要略方义》：本方即瓜蒌薤白白酒汤加半夏而成。半夏善能燥湿化痰，降逆散结，伍以栝蒌、薤白，则豁痰散结，理气宽胸之功尤佳。故其所治之胸痹乃属痰浊壅盛，病情较重者，非但喘息咳唾，胸背痛，短气，更至喘息咳唾而不得卧，心痛彻背。此皆由痰气壅盛，痹阻之甚为患也。

【实验】对心肌缺血大鼠细胞凋亡的影响 《辽宁中医药杂志》（2006，9：1205）：实验用加减瓜蒌薤白半夏汤和生理盐水灌胃，观察心肌细胞凋亡及凋亡相关基因 BCL-2 和 Bax 蛋白的表达，同时监测血清 SOD 及心肌组织 MDA 的含量。结果显示：再灌注 4 小时中药组与对照组相比缺血心肌细胞凋亡率（$P<0.01$），Bax 蛋白表达明显减少（$P<0.01$），心肌 BCL-2 蛋白表达显著升高，Bax 和 BCL-2 的比值亦随之下降（$P<0.01$）；中药组血清 SOD 含量高于对照组（$P<0.01$），心肌组织 MDA 含量显著低于对照组（$P<0.01$）。结论：加减瓜蒌薤白半夏汤能减少再灌注损伤导致的细胞凋亡。

【验案】

1.冠心病 《福建中医》（1988，1：41）：张某，男，54岁，干部。初诊自述心窝部闷痛彻背伴短气，间歇性发作已半个月，常于饭后或劳累时诱发，每次2～3分钟，心电图提示心肌供血不足，诊断为冠心病心绞痛。舌质淡暗，黄白腻，脉细弦，证为气滞血瘀所致之胸痹。处方：栝楼，薤白、葛根、丹参15g，半夏、当归各10g，赤芍、桑寄生各12g，水煎服。每日1剂，连服5剂后症减，原方去葛根，加郁金10g，黄耆15g，连服30剂，随访半年胸痛未复发。

2.非化脓性肋软骨炎《广西中医药》（1993，6：16）：应用瓜蒌薤白半夏汤：瓜蒌20g，薤白20g，半夏15g，气滞血瘀重者加赤芍、乳香各10g，兼痰浊留滞加桔梗15g，制南星10g。每日1剂，水煎，分2次服，10天为1疗程。治疗非化脓性肋软骨炎23例，其中男性19例，女4例，年龄18～59岁。结果：痊愈（症状体征消失）共20例；显效（症状消失，肋软骨肿胀基本消失）共2例；好转（肋软骨肿胀基本消失，但仍感胸部不适）共1例；总有效率为100%。经半年随访全部病例均未复发。

黄耆桂枝五物汤

【来源】《金匮要略》卷上。

【组成】黄耆三两 芍药三两 桂枝三两 生姜六两 大枣十二枚（一方有人参）

【用法】以水六升，煮取三升，温服七合，每日三次。

【主治】血痹。阴阳俱微，寸口关上微，尺中小紧，外证身体不仁，如风痹状。

【验案】胸痹 《天津中医》（1986，3：18）：病人，女，51 岁，干部。病初自觉胸闷气短，继则胸前区时感隐痛，并向左肩背放射，遇寒痛甚，已两年余。心电图诊为“冠状动脉供血不足”。给予黄耆桂枝五物汤加薤白、炙甘草，共服 30 余剂，胸痛诸证得以控制，心电图近于正常。

薏苡附子散

【来源】《金匮要略》卷上。

【别名】薏苡散（《圣济总录》卷六十一）、薏苡仁散（《普济方》卷一八七）、薏苡仁附子散（《医学纲目》卷十六）、薏苡附子汤（《赤水玄珠全集》卷四）。

【组成】薏苡仁十五两 大附子十枚（炮）

【用法】上为散。每服方寸匕，一日三次。

【主治】

1.《金匮要略》：胸痹，缓急者。

2.《金匮要略方义》：胸痹疼痛，拘急不舒，时缓时急，喜温喜按，口不渴，舌苔白，脉沉紧；寒湿痹证，腰膝重痛，筋脉拘急，屈伸不利，得热则减，遇寒则剧。

【方论】

1.《金匮玉函经二注》：胸痹缓急者，痹之急证也。寒饮上聚心膈，使阳气不达，危急为何如乎？故取薏苡逐水为君，附子之辛热为佐，驱除寒结，席卷而下，又乌能不胜任而愉快耶。

2.《金匮要略心典》：阳气者，精则养神，柔则养筋，阳痹不用，则筋失养而或缓或急，所谓大筋软短，小筋弛长者是也。故以薏苡仁舒筋脉，附子通阳痹。

3.《医宗金鉴》：缓急者，或缓而痛暂止，或急而痛复作也。薏苡仁入肺利气，附子温中行阳，为用服则其效更速矣。

4.《成方切用》：胸中与太空相似，天日照临之所，而膻中之宗气，又赖以苞举一身之气者也。今胸中之阳，痹而不舒，其经脉所过，非缓即急，失其常度，总由阳气不运，故致然也。用薏苡仁以舒其经脉，用附子以复其阳，则宗气大转，阴浊不留，胸际旷若太空，所谓化日舒长，曾何缓急之有哉。

5.《金匮要略方义》：本方所治之胸痹缓急，历来有三种解释：程氏认为寒邪客于上焦则痛急，寒散则痛缓，乃其痛时缓时急。尤氏认为筋失温煦而疼痛拘急。邹氏认为偏痛一侧，左急而右缓，左缓而右急。观其方药，似属时缓时急，反复发作性疼痛之证。此乃寒气客于上焦，阳气被遏，寒主收引，阳失温煦，故胸部疼痛。本方用附子为君，重在温阳祛寒，俾阳气伸则痛止，寒邪散则痛减。据《本草经》记载，薏苡仁有缓解筋急拘挛的作用，与附子合用，可奏温经祛寒，缓急止痛之效。仲景治肠痈乃腹急，按之濡，如肿状，腹无积聚，身无热，所用之薏苡附子败酱散，即此方加败酱而成，方中取薏苡仁与败酱配合，重在排脓，但亦有缓急止痛之用。故本方之胸痹缓急，可解释为拘急疼痛，其痛时剧时缓。做散剂服之，取其药力厚而温散之。由于本方有温经祛寒，缓急止痛作用，故又可用于寒湿痹证，筋脉拘急疼痛，屈伸不利者。

6.《金匮要略直解》：寒邪客于上焦则痛急，痛急则神归之，神归之则气聚，气聚则寒邪散，寒邪散则痛缓，此胸痹所以有缓急者，亦心痛去来之义也。薏苡仁以除痹下气，大附子以温中散寒。

【验案】

1.胸背痛 《北京中医药大学学报》（1994，6：61）：胡某，患有胸背痛，伴有胃脘不适。方用：薏苡仁15g，制附子6g，吴茱萸4.5g，党参9g，干姜3g，大枣15枚，良姜6g，厚朴6g。服8剂而愈。

2.肩周炎 《四川中医》（1996，7：33）：以本方合黄芪桂枝五物汤：黄芪50g，桂枝、桑枝各20g，白芍、薏苡仁、制附片（先煎）各30g，大枣、牛膝各15g，生姜6g，乳香12～15g，治疗肩周炎30例。结果：痊愈21例，显效6例，无效3例，总有效率为90%。

桂姜丸

【来源】《普济方》卷一八七引《肘后备急方》。

【组成】桂（去粗皮） 干姜（炮） 乌头（炮，去皮脐）各一分 人参三两

【用法】上为细末，炼蜜为丸，如小豆大。每服二十丸，温酒送下；粥饮亦得。稍加之。

【主治】胸中隐然而痛，亦治胸痹，心膈痞满，肩背缓急痛。

雄黄丸

【来源】方出《肘后备急方》卷四，名见《普济方》卷一八七。

【组成】雄黄 巴豆

【用法】先捣雄黄，细筛，纳巴豆，务熟捣相入，丸如小豆大。每服一丸，不效，稍益之。

【主治】胸痹之病。令人心中坚痞急痛，肌中苦痹，绞急如刺，不得俯仰，其胸前皮皆痛，不得手犯，胸满短气，咳嗽引痛，烦闷自汗出，或彻引背膂。

枳实散

【来源】方出《肘后备急方》卷四，名见《普济方》卷一八七。

【组成】枳实

【用法】上为末。每服方寸匕，日三服，夜一服。

《太平圣惠方》用枳实二两（麸炒微黄），捣为细散。每服二钱，以清粥饮调下，不拘时候。

【主治】

1.《肘后备急方》：胸痹，胸中坚痞忽痛，肌中若痹，绞急如刺，不得俯仰，其胸前皮皆痛，不得手犯，胸满短气，咳嗽引痛，烦闷自汗出，或痛引背膂。

2.《备急千金要方》：小儿久痢，淋沥，水谷不调，形羸不堪大汤药者。

桂姜丸

【来源】方出《肘后备急方》卷四，名见《圣济总录》卷六十一。

【组成】桂　乌喙　干姜各一分　人参　细辛　茱萸各二分　贝母二分

【用法】上为末，炼蜜为丸，如小豆大。每服三丸，一日三次。

【主治】

1.《肘后备急方》：卒患胸痹痛，胸痹之病，令人心中坚痞忽痛，胸中苦痹，绞急如刺，不得俯仰，其胸前皮皆痛，不得手犯，胸满短气，咳嗽引痛，烦闷自汗或彻引背膂。

2.《外台秘要》引《古今录验》：胸中隐然而痛，脊膂肩痛。

【宜忌】《外台秘要》引《古今录验》：忌生葱、生菜、猪肉、冷水。

小草丸

【来源】《外台秘要》卷十二引《范汪方》。

【组成】小草三分　桂心三分　蜀椒三分（汗）　干姜二分　细辛三分　附子二分（炮）

【用法】上药治下筛，炼蜜为丸，如梧桐子大。每服三丸，食前米汁送下，一日三次。不知稍增，以知为度。

【主治】胸痹心痛，逆气膈中，饮不下。

【宜忌】忌猪肉、冷水、生葱、生菜。

半夏丸

【来源】方出《外台秘要》卷八引《古今录验》，名见《普济方》卷二〇四。

【组成】半夏一分（削去皮，熬）　甘草（炙）　远志（去心）各四分　干姜　桂心　细辛　椒（去目，炒出汗）　附子（炮）各二分

【用法】上为末，炼蜜为丸，如梧桐子大。每服五丸，先饮酒，用粳米饮送下，一日三次。稍增至十丸。

【主治】胸痛达背，膈中烦满，结气忧愁，饮食不下。

【宜忌】忌海藻、菘菜、羊肉、饧、猪肉、冷水、生葱、生菜。

乌头汤

【来源】《备急千金要方》卷八。

【别名】乌头散（《太平圣惠方》卷五十五）。

【组成】乌头　芍药　干姜　桂心　细辛　干地黄　当归　吴茱萸各一两　甘草二两

【用法】上锉。以水七升，煮取二升半，分三服。

【主治】八风五尸恶气游走胸心，流出四肢，来往不住，短气欲死。

【方论】《千金方衍义》：八风五尸之邪，游走心胸，流出四肢，往来不住，虽非胸痹之着而不移，其短气欲死，亦邪据胸中，与胸痹喘息咳唾，心痛彻背，背痛彻心无异。苟非大辛大烈，无以分解毒邪，故仿《金匮要略》赤石脂丸而用乌头、干姜力开痹着，佐以桂心、细辛、吴茱萸共襄温散，而兼芍药、当归、干地黄护营血，甘草和胃并和药性之寒热。

栝楼汤

【来源】《备急千金要方》卷十三。

【组成】栝楼实一枚　薤白一斤　半夏半斤　生姜四两　枳实二两

《太平圣惠方》有陈橘皮。

【用法】上锉。以白蟥浆一斗，煮取四升，每服一升，每日三次。

【主治】胸痹，喘息咳唾，胸背痛，短气，寸脉沉而迟，关上小紧数。

通气汤

【来源】《备急千金要方》卷十三。

【别名】通气散（《太平圣惠方》卷四十二）。

【组成】半夏八两　生姜六两　橘皮三两　吴茱萸四十枚（一方有桂二两，无橘皮）

【用法】上锉。以水八升，煮取三升，分三服。

【主治】胸痹，胸满，短气噎塞。

蜀椒散

【来源】《备急千金要方》卷十三。

【组成】蜀椒　食茱萸各一两　桂心　桔梗各三两　乌头半两　豉六铢

【用法】上为末。每服方寸匕，食后酒送下，一日三次。

【主治】胸痹达背。

【方论】《千金方衍义》：胸痹达背隐痛而无噎塞短气，胃虽阻逆，当非实满可知。故但须椒、萸、桂以散寒结，桔梗、香豉以导虚逆，崔氏乌头丸之变方也。

熨背散

【来源】《备急千金要方》卷十三。

【组成】乌头　细辛　附子　羌活　蜀椒　桂心各五两　芎䓖一两六铢

【用法】上药治下筛。帛裹，微火炙令暖，以熨背上，至愈乃止。

【主治】胸痹，胸背疼痛而闷。

【宜忌】慎生冷。

【方论】《千金方衍义》：背者，胸之腑，乌、附、蜀椒内服则温经络，外熨则通腠理，佐以辛、桂、芎䓖开导血气；羌活专行脊脉以予邪之出路，变乌头丸为熨法也。

细辛散

【来源】《外台秘要》卷十二引《深师方》。

【组成】细辛　干地黄　甘草（炙）各二两　桂心　茯苓各五两　枳实（炙）　白术　生姜　栝楼实各三两

【用法】上为末。每服方寸匕，酒送下，一日三次。

【主治】胸痹连背痛，短气。

【方论】《千金方衍义》：胸痹达背隐痛，胸中大气不布，致浊痰瘀垢攻冲背腧，故用姜、桂、细辛辛温利窍，枳、术、苓、甘甘温健脾、栝楼涤痰，地黄滋血，乃橘皮枳实生姜汤之变法也。

麝香散

【来源】《外台秘要》卷十二引《深师方》

【组成】麝香四分　牛黄二分　生犀角一分（屑末）

【用法】上为末。服五分匕，每日三次。

【主治】胸痹。

【宜忌】忌生冷物、葱蒜。

木香散

【来源】《太平圣惠方》卷四十二。

【组成】木香三分　桃仁半两（汤浸，去皮尖双仁，麸炒微黄）　诃黎勒皮三分　甘草一分（炙微赤，锉）　枳实三分（麸炒微黄）　白术半两　昆布半两（洗去咸味）　干姜半两（炮裂，锉）　陈橘皮三分（汤浸，去白瓤，焙）　鳖甲三分（涂醋，炙令黄，去裙襕）　桂心半两

【用法】上为散。每服五钱，以水一大盏，加生姜半分，煎至五分，去滓，不拘时候稍热服。

【主治】胸痹气膈，噎塞不通，脾虚胃冷，不能下食。

半夏散

【来源】《太平圣惠方》卷四十二。

【组成】半夏一两（汤洗七遍去滑）　前胡一两（去芦头）　射干一两　白术一两　桂心一两　人参一两（去芦头）　枳壳一两（麸炒微黄，去瓤）

【用法】上为散。每服五钱，以水一大盏，加生姜半分，大枣三个，煎至五分，去滓，稍热服，不拘时候。

【主治】胸痹噎塞，心下烦满。

半夏散

【来源】方出《太平圣惠方》卷四十二，名见《普

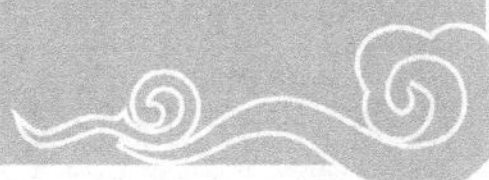

济方》卷一八七。

【组成】半夏（汤浸七次去滑） 桂心各一两 赤茯苓 白术 枳实（麸炒黄） 木香 陈橘皮各三分 甘草一分（炙微赤）

【用法】上为散。每服二钱，水一盏，加生姜半分，去滓温服。

【主治】胸痹，心下坚痞，胸背缓急疼痛，不能下食。

赤茯苓汤

【来源】方出《太平圣惠方》卷四十二，名见《普济方》卷一八七。

【组成】赤茯苓一两 甘草半两（炙微赤，锉） 陈橘皮三分（汤浸，去白瓤，焙） 杏仁三分（汤浸，去皮尖双仁，麸炒微黄）

【用法】上为散。每服五钱，以水一大盏，加生姜半分，煎至五分，去滓稍热服，不拘时候。

【主治】胸痹壅闷，闭塞短气。

杏仁散

【来源】方出《太平圣惠方》卷四十二，名见《普济方》卷一八七。

【组成】杏仁一两（汤浸，去皮尖双仁，麸炒微黄） 赤茯苓一两 槟榔一两 青橘皮一两（汤浸，去白瓤，焙） 甘草半两（炙微赤，锉）

【用法】上为散。每服三钱，以水一中盏，加生姜半分，煎至六分，去滓温服，不拘时候。

【主治】胸痹短气，心中烦闷。

吴茱萸散

【来源】《太平圣惠方》卷四十二。

【组成】吴茱萸一两（汤浸七遍，焙干，微炒） 半夏一两（汤洗七遍，去滑） 白术一两 鳖甲一两（涂醋，炙令黄，去裙襕） 赤茯苓一两 前胡一两（去芦头） 青橘皮一两（汤浸，去白瓤，焙） 京三棱一两 桂心一两 厚朴一两（去粗皮，涂生姜汁，炙令香熟） 槟榔一两 枳壳半两（麸炒微黄，去瓤）

【用法】上为散。每服五钱，以水一大盏，加生姜半分，大枣三个，煎至五分，去滓稍热服，不计时候。

【主治】胸痹噎塞，不能下食。

吴茱萸散

【来源】《太平圣惠方》卷四十二。

【组成】吴茱萸半两（汤浸七遍，焙干，微炒） 桂心半两 高良姜半两（锉） 赤茯苓一两 当归一两（锉，微炒） 陈橘皮三分（汤浸，去白瓤，焙） 槟榔二两

【用法】上为细散。每服二钱，以热酒调下，一日三四次。

【主治】胸痹，心痛背痛，腹胀气满，不下食饮。

利膈散

【来源】《太平圣惠方》卷四十二。

【别名】利膈甘草汤（《普济方》卷一八七）。

【组成】人参一两（去芦头） 前胡一两（去芦头） 甘草半两（炙微赤，锉） 诃黎勒皮三分 陈橘皮三分（汤浸，去白瓤，焙） 桂心半两 白术三分 干姜半两（炮裂，锉） 赤茯苓一两

【用法】上为散。每服五钱，以水一大盏，入生姜半分，煎至五分，去滓，频频温服。

【主治】

1.《太平圣惠方》：胸痹，喘急不通。
2.《景岳全书》：胸痹，膈塞不通。

陈橘皮散

【来源】方出《太平圣惠方》卷四十二，名见《普济方》卷一八七。

【组成】陈橘皮二两（汤浸，去白瓤，焙） 枳壳二两（麸炒微黄，去瓤）

【用法】上为散。每服三钱，以水一中盏，生姜半分，同煎至六分，去滓，温温频服。

【主治】胸痹，胸中愊愊如满，噎塞如痹，咽喉中涩，唾沫。

青橘皮丸

【来源】《太平圣惠方》卷四十二。

【组成】青橘皮一两（酒浸） 桂心一两 当归三分 诃黎勒皮一两 吴茱萸半两（汤浸七遍，焙干，微炒） 细辛半两 白术三分 枳壳半两（麸炒微黄，去瓤） 萝卜子半两（微炒） 木香三分 蓬莪术三分 槟榔三分

【用法】上为末，炼蜜为丸，如梧桐子大。每服三十丸，以温酒送下，一日三四次。

【主治】心气虚损，邪冷所乘，胸膈痞塞，心中痹痛，食饮不得。

细辛散

【来源】《太平圣惠方》卷四十二。

【组成】细辛一两 生干地黄一两 甘草半两（炙微赤，锉） 桂心一两半 赤茯苓一两 枳实半两（麸炒微黄） 五味子一两 栝楼一枚 青橘皮半两（汤浸，去白瓤，焙）

【用法】上为散。每服三钱，以水一中盏，煎至六分，去滓温服，不拘时候。

【主治】胸痹短气，喘息不利，心膈壅闷。

枳实散

【来源】方出《太平圣惠方》卷四十二，名见《普济方》卷一八七。

【别名】枳实汤（《医林绳墨大全》卷一）。

【组成】枳实一两（麸炒微黄） 木香半两 前胡一两（去芦头） 陈橘皮一两（汤浸，去白瓤，焙） 赤茯苓一两

方中赤茯苓，《古今医统大全》作“赤芍药”。

【用法】上为散。每服五钱，以水一大盏，加生姜半分，煎至五分，去滓，温温频服之。

【主治】胸痹，心下坚痞，胸背缓急，心腹不利。

枳实散

【来源】方出《太平圣惠方》卷四十二，名见《普济方》卷一八六。

【组成】枳实三分（麸炒微黄） 青橘皮一两（汤浸，去白瓤，焙） 桂心三分 细辛三分 桔梗三分（去芦头）

【用法】上为散，每服三钱，以水一中盏，加生姜半分，煎至六分，去滓温服，不拘时候。

【主治】心痹，胸中气坚急，心微痛，气短促，咳唾亦痛，不能食者。

草豆蔻散

【来源】《太平圣惠方》卷四十二。

【组成】草豆蔻一两（去皮） 当归一两（锉，微炒） 白术一两 附子一两（炮裂，去皮脐） 桂心一两半 高良姜一两（锉） 赤茯苓一两 吴茱萸半两（汤浸七遍，焙干，微炒） 桔梗一两（去芦头） 厚朴一两半（去粗皮，涂生姜汁，炙令香熟） 甘草半两（炙微赤，锉）

【用法】上为散。每服三钱，以水一中盏，加生姜半分，煎至六分，去滓温服，不拘时候。

【主治】胸痹短气，脏腑久寒，脐腹疼痛，两胁胀满，心膈不利。

栝楼汤

【来源】方出《太平圣惠方》卷四十二。名见《普济方》卷一八七。

【组成】枳实一两（麸炒微黄） 厚朴一两（去粗皮，涂生姜汁，炙令香熟） 桂心三分 栝楼一枚

【用法】上为散。每服五钱，以水一盏，加生姜半分，薤白五茎，煎至五分，去滓，温温频服。

【主治】胸痹疼痛，痰逆，心膈不利。

射干散

【来源】《太平圣惠方》卷四十二。

【组成】射干一两 半夏一两（汤洗七遍，去滑） 赤茯苓一两 桔梗一两（去芦头） 青橘皮三分（汤浸，去白瓤，焙） 桂心三分 枳壳三分（麸炒微黄，去瓤） 甘草三分（炙微赤，锉） 大腹皮三分（锉） 前胡三分（去芦头） 桑根白皮三分（锉）

【用法】上为散。每服五钱，以水一大盏，加生姜

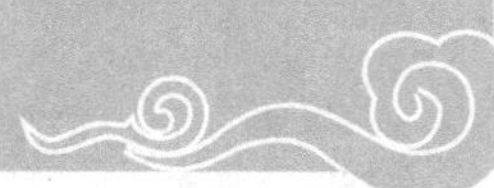

半分，煎至五分，去滓温服，不拘时候。

【主治】胸痹痰壅，噎塞不下食。

槟榔散

【来源】方出《太平圣惠方》卷四十二，名见《普济方》卷一八七。

【组成】槟榔一两　桂心半两

【用法】上为细散。每服一钱，煎生姜童便调下，不拘时候。

【主治】胸痹。心背痛，恶气所攻，音声闭塞。

薏苡仁散

【来源】《太平圣惠方》卷四十二。

【组成】薏苡仁二两　附子二两（炮裂，去皮脐）甘草一两（炙微赤，锉）

【用法】上为散。每服三钱，以水一中盏，加生姜半分，煎至六分，去滓，稍热频服之。

【主治】胸痹，心下坚痞缓急。

麝香丸

【来源】《太平圣惠方》卷四十二。

【组成】麝香一分（细研）　牛膝一两（去苗）　犀角屑半两

【用法】上为末，炼蜜为丸，如梧桐子大。每服二十丸，以橘皮汤送下，每日三四次。

【主治】胸痹壅闷。

木香丸

【来源】《太平圣惠方》卷四十三。

【组成】木香半两　附子半两（炮裂，去皮脐）巴豆一分（去皮心膜，纸裹压去油）槟榔半两　吴茱萸一分（汤浸七遍，焙干，微炒）桂心半两　麝香一分（细研）

【用法】上为末，入麝香、巴豆令匀，醋煮面糊为丸，如绿豆大。每服三丸，以温酒送下，不拘时候。

【主治】心背彻痛，发歇不定。

半夏散

【来源】《太平圣惠方》卷四十八。

【组成】半夏一两半（汤洗七遍去滑）川大黄一两（锉碎，微炒）桂心一两　前胡一两（去芦头）京三棱一两（炮，锉）当归一两（锉，微炒）青橘皮一两（汤浸，去白瓤，焙）鳖甲一两半（涂醋炙令黄，去裙襕）槟榔一两　诃黎勒皮一两　木香一两

【用法】上为散。每服三钱，以水一中盏，加生姜半分，煎至六分，去滓稍热服，不拘时候。

【主治】伏梁气，心下硬急满闷，不能食，胸背疼痛。

半夏散

【来源】《太平圣惠方》卷四十九。

【组成】半夏二两（汤洗七遍去滑）桔梗三分（去芦头）前胡一两（去芦头）吴茱萸半两（汤浸七遍，焙干微炒）人参三分（去芦头）槟榔七枚　鳖甲一两半（涂醋炙令黄，去裙襕）枳壳二分（麸炒微黄，去瓤）

【用法】上为散，每服三钱，以水一中盏，加生姜半分，煎至六分，去滓温服，不拘时候。

【主治】胁肋下有癖急硬，气满不能饮食，胸背疼闷。

拨　粥

【来源】《太平圣惠方》卷九十六。

【组成】薤白一握（去须，细切）葱白一握（去须，细末）白面四两

【用法】以上和面，调令匀，临汤，以筋旋拨入锅中，熟煮，空腹食之。

【功用】《药粥疗法》：宽胸止痛，行气止痢。

《药粥疗法》：用于冠心病心绞痛辅助治疗，可以间断温热服用；治疗肠炎痢疾，以3～5天为1疗程，每天分2～3次温服。

【主治】

1.《太平圣惠方》：赤白痢，休息气痢，久不愈者。

2.《药粥疗法》：胸胁刺疼，胸痹心痛，以及冠心病心绞痛。

【宜忌】《药粥疗法》：对发热病人，不宜选用。

栀子汤

【来源】《苏沈良方》卷三。
【组成】栀子二两　附子（炮）一两
【用法】每服三钱，水一大盏，薤白三寸，同煎至五分，温服。
【主治】胸痹彻痛。
【验案】胸痹　泗州有人病岁余，百方不愈，服此二服顿愈。

栝楼方

【来源】方出《证类本草》卷八引《杜壬方》，名见《普济方》卷一五八。
【别名】栝楼丸（《普济方》卷一八七）。
【组成】大栝楼
【用法】上去瓤取子，熟炒别研，和子皮，面糊为丸，如梧桐子大。每服十五丸，米饮送下。
【主治】胸膈痛彻背，心腹痞满，气不得通；亦治痰嗽。

陈橘皮汤

【来源】《圣济总录》卷四十一。
【别名】陈橘汤（原书卷六十一）。
【组成】陈橘皮（汤浸，去白，炒）半两　青木香一分　桔梗（炒）三分　芍药（锉，炒）　当归（切，焙）各半两（原书卷六十七有槟榔）
【用法】上为粗末。每服三钱匕，水一盏，加生姜三片，同煎至七分，去滓温服，不拘时候。
【主治】肝气为寒邪所着，胸中痞塞，气血凝留，其人常欲蹈其胸上。或胸痹，心胸气急刺痛，不可俯仰，气促咳唾不下食。

细辛桃仁汤

【来源】《圣济总录》卷四十一。
【组成】细辛（去苗叶）　桃仁（汤浸，去皮尖双仁）各二两　山茱萸一两　柏子仁二两　桂（去粗皮）　甘草（炙）各一两　防风（去叉）　白茯苓（去黑皮）各二两
【用法】上为粗末。每服三钱匕，水一盏半，加大枣三枚（擘破），同煎至一盏，去滓，空心、食前温服，一日三次。
【主治】肝经不足，风寒乘之，气留胸中，筑塞不通，胁满筋急，不得太息。

木香丸

【来源】《圣济总录》卷六十一。
【组成】木香　青橘皮（汤浸，去白，焙）　陈橘皮（汤浸，去白，焙）　羌活（去芦头）　半夏（汤洗七遍）各半两　槟榔（锉）　桔梗（去芦头）　枳实（麸炒黄色，秤）　厚朴（去粗皮，姜制，秤）　白术　甘草各半两（炙黄，锉）
【用法】上为细末，炼蜜为丸，如梧桐子大。每服三十丸，生姜汤送下，一日三次。
【主治】寒气结为胸痹，心下坚痞。

木香丸

【来源】《圣济总录》卷六十一。
【组成】木香半两　芜荑三分　青橘皮（汤浸，去白，焙）半两　莱菔子（微炒）一分　诃黎勒（微煨，去核，用皮）一分　曲（微炒）半两　大麦蘖（炒）半两
【用法】上为末，炼蜜为丸，如梧桐子大。每服二十丸，生姜汤送下，空心、日晚各一次。
【主治】胸痹，胸胁短气妨闷，不下食。

五味丸

【来源】《圣济总录》卷六十一。
【组成】桂（去粗皮）　诃黎勒皮　槟榔（锉）各一两　附子（炮裂，去皮脐）　干姜（炮）各三分
【用法】上为末，炼蜜为丸，如梧桐子大。每服二十丸，温酒或姜汤送下。
【主治】胸痹，心下坚痞。

四温散

【来源】《圣济总录》卷六十一。

【别名】四温汤（《普济方》卷一八七）。
【组成】附子（炮裂，去皮脐） 蓬莪术（煨，锉）各一两 胡椒 枳实（麸炒）各半两
【用法】上为散。每服三钱匕，热酒调下。
【主治】寒气客在胸中，郁而不散，坚满痞急，病名胸痹。

半夏汤

【来源】《圣济总录》卷六十一。
【组成】半夏（汤洗七遍，切，焙）二两半 栝楼实一枚 薤白（切）二合
【用法】上锉，如麻豆大。每服五钱匕，水二盏，加生姜一分（切碎），煎至一盏，去滓温服，一日三次。
【主治】胸痹，心下坚痞，急痛彻背，短气烦闷，自汗出。

半夏汤

【来源】《圣济总录》卷六十一。
【组成】半夏（汤洗七遍，焙）半两 赤茯苓（去黑皮） 人参 前胡（去苗）各三两 甘草（炙，锉）一分 桂（去粗皮）三分 柴胡（去苗）半两
【用法】上为粗末。每服五钱匕，水二盏，加生姜五片，大枣三个（擘破），用煎至一盏，去滓温服，不拘时候。
【主治】胸痹短气。

豆蔻汤

【来源】《圣济总录》卷六十一。
【组成】白豆蔻（去皮） 桂（去粗皮） 木香 人参各半两 陈曲 京三棱（煨，锉）各一两 陈橘皮（汤浸，去瓤，焙） 大麦芽（炒）各三分 干姜（炮） 甘草（炙，锉）各一分
【用法】上为粗末，每服三钱匕，水一盏，加生姜三片，盐少许，煎至七分，去滓，食前温服。
【主治】胸痹，心下坚痞。

赤茯苓汤

【来源】《圣济总录》卷六十一。
【组成】赤茯苓（去黑皮）一两 细辛（去苗叶）一两 橘皮（汤浸，去白，焙）三分 枳壳（去瓤，麸炒）一两 栝楼实（去皮）一枚 桂（去粗皮）三分
【用法】上为粗散。每服三钱匕，水一盏半，加生姜一分（拍破），同煎至七分，去滓空心服，如人行五六里再服。
【主治】胸痹连心气闷，喉中塞满。

陈橘皮汤

【来源】《圣济总录》卷六十一。
【组成】陈橘皮（汤浸，去白，焙）一分 赤茯苓（去黑皮） 枳壳（去瓤，麸炒）各半两 栝楼实一枚（去皮瓤，用子） 桂（去粗皮） 甘草（炙）各一分
【用法】上为粗末。每服五钱匕，水二盏，煎至一盏，去滓温服，空心、日午、临卧各一次。
【主治】胸痹连心气闷，喉中塞不通。

细辛散

【来源】《圣济总录》卷六十一。
【组成】细辛（去苗叶）一两半 熟干地黄（焙）一两半 甘草（炙，锉）一两半 桂（去粗皮）一两半 赤茯苓（去黑皮）二两半 枳实（麸炒）半两 白术（锉）一两半 干姜（炮）一两半 栝楼实（去皮）一两半
【用法】上为散。每服二钱匕，温酒调下，空心、日午、临卧各一次。
【主治】胸痹连背痛，短气。

枳实汤

【来源】《圣济总录》卷六十一。
【组成】枳实（去瓤，麸炒）半两 栝楼实一个（并瓤用） 厚朴（去粗皮，生姜汁炙）三两
【用法】上锉，如麻豆大。每服五钱匕，用水二盏，煎至一盏，去滓温服，空心、日晚各一服。

【主治】胸痹。

枳实汤

【来源】《圣济总录》卷六十一。

【组成】枳实（去瓤，麸炒）四个　厚朴（去粗皮，生姜汁炙）三两

【用法】上为粗末。每服五钱匕，用水二盏，加薤白一握（切），煎至一盏，去滓温服，空心、日晚各一服。

【主治】胸痹。

枳实桔梗汤

【来源】《圣济总录》卷六十一。

【组成】枳实（麸炒）七个　陈橘皮（汤浸，去白，焙）桔梗（炒）各半两　甘草（炙）一分

【用法】上为粗末。每服五钱匕，水一盏半，加生姜一枣大（拍破），薤白五寸（切），煎至八分，去滓温服。

【主治】胸痹。心下气坚，疞刺不可俯仰，气促，咳唾引痛，不能食。

前胡汤

【来源】《圣济总录》卷六十一。

【组成】前胡（去苗）一两半　赤茯苓（去黑皮）二两　甘草（炙，锉）一两　杏仁二七枚（汤浸，去皮尖双仁，炒）

【用法】上为粗末。每服三钱匕，水一盏，煎至六分，去滓，空心温服。

【主治】胸痹，胸中气满塞，短气。

桔梗黄耆汤

【来源】《圣济总录》卷六十一。

【组成】桔梗（炒）二两　黄耆（细锉）　沉香（锉）　当归（切，焙）各一两　芎藭　人参　甘草（炙）　紫苏叶各半两

【用法】上为粗末，每服三钱匕，水一盏，煎至七分，去滓温服，不拘时候。

【主治】

1.《圣济总录》：胸膺痛。

2.《普济方》：胸痹。

栝楼丸

【来源】《三因极一病证方论》卷九。

【组成】栝楼（去瓤，取子炒香熟，留皮与瓤别用）　枳壳（麸炒，去瓤）各等分

【用法】上为细末，先取栝楼皮瓤研末，水熬成膏，和二物末为丸，如梧桐子大。每服二十五丸，食后以热熟水送下，一日二次。

【主治】胸痞，胸中痛彻背，气塞喘息，咳喘，心腹痞闷。

瓜蒌汤

【来源】《妇人大全良方》卷五。

【别名】栝楼汤（《普济方》卷一八七）。

【组成】枳壳四个　厚朴　薤白各一两　瓜蒌一个　桂枝一两（有热除此一味）

《普济方》有生姜半两。

【用法】上锉。水七升，煎取四升，去滓温服。

【主治】

1.《妇人大全良方》胸痹。

2.《普济方》胸痹疼痛，痰迷，心膈不利。

栝楼实丸

【来源】《普济方》卷一五四引《济生方》。

【组成】栝楼实（别研）　枳壳（去瓤，麸炒）　半夏（汤泡七次）　桔梗（去芦头）各一两

【用法】上为细末，姜汁打糊为丸，如梧桐子大。每服五十丸，食后用淡姜汤送下。

【主治】胸痞，胸中痛彻背胁，喘急妨闷。

降气汤

【来源】《御药院方》卷四。

【别名】菖蒲青皮散（《普济方》）

【组成】石菖蒲　青皮（去白）　陈皮（去白）　大黄　木通（锉）　赤茯苓（去皮）　川芎　人参各

一两　川姜（炮）　甘草（炙）各半两

【用法】上为粗末。每服五钱，水二盏，加生姜五片，同煎至七分，去滓温服，不拘时候。

【主治】气不宣畅，心胸痞闷，腹胁胀满，胸痹，心腹痛，不可坐卧，喘粗闷乱，不思饮食。

枳实理中丸

【来源】《御药院方》卷四。

【组成】人参（去芦头）　干姜（炮）　甘草（炙）　白术　枳实（麸炒）　茯苓（去皮）各一两　附子（炮，去皮脐）半两

【用法】上为细末，炼蜜为丸，每两作四丸。每服一丸，水一大盏，煎至六分，和滓温服，不拘时候。

【主治】胸痹，心下痞，留气结胸，胸满，胁下逆气抢心。

枳壳汤

【来源】《普济方》卷一八五。

【组成】枳壳　滑石各二两　甘草一两

【用法】上锉。每服三钱，用冷臭橘叶七片同煎，温服。连进三服即解。

【主治】胸痹，胁下秘结。

生姜汤

【来源】《普济方》卷一八七。

【组成】半夏（汤七次，焙）半两　人参　前胡（去苗芦）　桂（去粗皮）　赤茯苓（去黑皮）各三两　甘草（炙）各一分　柴胡（去苗）半两

【用法】上为粗末。每服五钱，水二盏，生姜五片，大枣三枚（擘开），同煎至一盏，去滓温服，不拘时候。

【主治】胸痹短气。

半夏汤

【来源】《普济方》卷一八七。

【组成】半夏（汤洗七次，切，焙）二两半　栝楼实一枚

【用法】上锉，如麻豆大。每服五钱，水二盏，加生姜一分（拍碎），煎至一盏，去滓温服，一日三次。

【主治】胸痹，心下坚痞，急痛彻背，短气烦闷，自汗出。

半夏汤散

【来源】《普济方》卷一八七。

【组成】半夏（汤浸七次去滑）　青橘皮（汤浸，去白瓤）　木通　桂心各一两　吴茱萸一分（汤浸七次，焙，炒）

【用法】上为散。每服五钱，水一大盏，加生姜半分，煎至五分，去滓，稍热服，不拘时候。

【主治】胸痹，气噎塞痛闷。

枳壳散

【来源】《普济方》卷一八七。

【组成】枳壳（去瓤，麸炒微黄）三十个　（一方加桂各等分）

【用法】上为散。每服方寸匕，米饮调下，日三夜一。

【主治】胸痹，心下结痞，急痛彻背，短气烦闷，自汗出者。

枳实散

【来源】《普济方》卷一八七。

【组成】枳实（麸炒微黄，去瓤）　厚朴各三两（去皮，炙香，姜汁制）　桂心　半夏各一两（汤洗七次去滑）　前胡（去芦）

方中前胡用量原缺。

【用法】上为散。每服三钱，水一中盏，加生姜半分，煎至六分，去滓稍热服。

【主治】胸痹，心下坚痞缓急，气结不通。

栝楼散

【来源】《普济方》卷一八七。

【组成】栝楼一枚　桂心一两（去粗皮）

【用法】上为散。每服二钱，温酒橘皮调下；汤亦

可，空心、卧时各二服。

【主治】心痹不得卧，心痛彻背。

橘皮汤

【来源】《普济方》卷一八七。

【组成】陈橘皮（汤浸，去白，焙）半两　枳壳（麸炒）一两半

【用法】上药治下筛。每服五钱，水二盏，加生姜一分，同煎至一盏，去滓温服，一日三次，空心、日午、临卧各一次。

【主治】胸痹短气。

枳橘汤

【来源】《医学入门》卷七。

【别名】橘枳汤（《杏苑生春》卷四）。

【组成】橘皮八钱　枳壳一钱半　生姜四钱

【用法】水煎，食远温服。须审气滞何部，以引经药导之。

【主治】胸痹，胸中气塞，短气。

【加减】郁甚，加姜黄少许。

化痰四物汤

【来源】《鲁府禁方》卷三。

【组成】当归（酒洗）　川芎　赤芍　陈皮　半夏（汤泡，姜炒）　白茯苓（去皮）　桔梗（去芦）　枳实　青皮（去瓤）　香附米各等分

【用法】上锉。加生姜五片，水煎，温服。

【主治】痰壅不利，胸膈不宽。

川连枳桔汤

【来源】《症因脉治》卷三。

【组成】枳桔汤加川连　橘皮

【用法】水煎服。

【主治】热积胸痹。

卜子散

【来源】《仙拈集》卷二。

【组成】萝卜子一合（炒，研）

【用法】加生姜，水煎服。

【主治】胸不快。

调和肺胃汤

【来源】方出《蒲辅周医疗经验》，名见《古今名方》。

【组成】全瓜蒌四钱　薤白三钱　法半夏三钱　厚朴二钱　炒枳壳二钱　苏梗二钱　陈皮二钱　生姜二钱　麦芽二钱

【用法】一剂二煎，共取160毫升，分二次温服。

【功用】调和肺胃，温化痰湿。

【主治】痰滞胸膈，肺胃不和之胸痹。左胸闷痛，腹胀，咳痰不多，消化力弱，舌苔白腻，脉浮候缓，中候弦滑，沉候有力者。

八味清心沉香散

【来源】《中国药典》。

【组成】沉香180g　广枣180g　檀香90g　紫檀香90g　红花90g　肉豆蔻60g　天竺黄60g　北沙参60g

【用法】上为细末，过筛，混匀即得。口服，每次3g，1日1～2次。

【功用】清心肺，理气，镇静安神。

【主治】心肺火盛，胸闷不舒，胸胁闷痛，心跳气短。

补心气口服液

【来源】《中国药典》。

【组成】黄芪　人参　石菖蒲　薤白等

【用法】制成口服液。口服，1次10ml，每日3次。

【功用】补益心气，理气止痛。

【主治】气短，心悸，乏力，头晕等心气虚损型胸痹心痛。

舒胸片

【来源】《中国药典》。

【组成】三七100g　红花100g　川芎200g

【用法】上药制成糖衣片1000片。口服，1次5片，每日3次。
【功用】活血祛瘀，止痛。
【主治】瘀血阻滞，胸痹心痛，跌打损伤，瘀血肿痛；冠心病，心绞痛，心律失常，软组织挫伤。
【宜忌】孕妇慎用，热证所致瘀血忌用。

舒心口服液

【来源】《中国药典》。
【组成】党参　黄芪　红花　当归　川芎　三棱等
【用法】上药制成口服液，每支装20ml。口服，1次20ml，每日2次。
【功用】补益心气，活血化瘀。
【主治】气虚血瘀，胸闷胸痛，气短乏力。适用于冠心病、心绞痛见有上述症状者。
【宜忌】孕妇慎用。

四合一方

【来源】《首批国家级名老中医效验秘方精选》。
【组成】党参15g　麦冬10g　五味子6g　桂枝10g　炙甘草5g　附子10g　北芪15g　当归10g
【用法】每日1剂，清水煎，分2次温服。
【功用】温通血脉，强心助阳。
【主治】心阳虚损，心血不足所致的胸闷不舒，心悸怔忡，气短汗出，喘息乏力，动则加甚，面白肢冷，脉象细涩或结代。包括现代医学风心病，室性、房性期前收缩，心动过速，心房颤动等各种心律失常病症。
【加减】若阳虚肢冷较甚者，可加淫羊藿15g；若心阳虚，血脉瘀阻，舌质有瘀点、唇紫者，加丹参12g；若痰热痹阻，心痛彻背，背痛彻心者，合瓜蒌薤白半夏汤；善后调理，宜加生姜10g，大枣12g。

清心生脉饮

【来源】《首批国家级名老中医效验秘方精选》。
【组成】川黄连3g　潞党参15～30g　麦冬12～15g　丹参30g　北沙参15～30g　元参9～12g　五味子3～5g　郁金12g　降香5g　瓜蒌皮9g　薤白5～9g　苦参10g
【用法】水煎服。
【功用】益气养阴，豁痰化瘀，清心定悸。
【主治】病毒性心肌炎、胸痹之气阴两虚兼痰浊瘀滞者，症见胸闷心悸心烦，舌尖红、舌下瘀紫、苔黄，脉细数。
【加减】咽痛，选加金果榄、射干、板蓝根、金银花、木蝴蝶；低热不退，加白薇、地骨皮；苔黄腻，去北沙参、元参，加竹茹、陈皮；舌红绛少津，加生地、玉竹；舌淡胖，加生黄芪；脉结代，加茵陈、山楂。

通脉饮

【来源】《首批国家级名老中医效验秘方精选·续集》。
【组成】桂枝6～12g　赤芍9g　桃仁12g　川芎6g　益母草30g　红花6～9g　丹参15g　麦冬15g　黄芪15～30g　甘草6g
【用法】水煎服。
【功用】活血化瘀，益气通脉。
【主治】病机为虚实相杂，血气瘀滞的慢性心力衰竭或风湿性心脏病病人可应用，症见胸闷气急，心悸咳嗽，颧红唇干，舌质暗或有瘀斑，脉细弦带涩。
【加减】肺部感染，加鱼腥草30g，开金锁15g，山海螺15g；心力衰竭出现肺水肿征象，加附子9～15g，万年青根15～30g，葶苈子12g，泽泻15g，槟榔9～12g（心率慢于60次/分时不用万年青根）；心源性肝大或肝硬化，加三棱9～12g，莪术9～12g。
【验案】程某，女，38岁。病人患风湿性心脏病20年。目前咳嗽频，喉头黏痰，咯之不利，胸闷气急，口唇发绀。脉数而时一止，苔薄舌边有齿痕。常服地高辛、维拉帕米、乙胺碘肤酮等西药。症属心气不足，痰瘀交阻，壅塞气道。先当活血强心，清肺化痰，待咳嗽超平，再商调治。桂枝9g，赤芍12g，川芎6g，益母草30g，桃仁12g，杏仁12g，丹参12g，鱼腥草30g，开金锁30g，葶苈子15g，麦冬15g，万年青根15g。复诊告知，药后症情稳定，地高辛已停服，胸闷改善，咳痰亦少。治宜益气活血通脉，寓补于通，以期巩固。桂枝6g，赤芍12g，丹参15g，仙鹤草30g，益母草30g，麦冬15g，桃仁12g，杏仁12g，黄芪15g，万年青根15g。

三七冠心宁片

【来源】《部颁标准》。

【组成】三七根

【用法】粉碎成粗粉，加90%以上乙醇4倍量，浸泡12小时，每隔2小时，循环1次，时间30分钟；同法提取3次，第1次144小时，第2次48小时，第3次24小时，提取液滤过，减压浓缩成清膏，喷雾干燥，加辅料适量制成颗粒，压片，包糖衣，即得，每片含干浸膏100mg，密封。口服，每次2～4片，1日3次。

本方制成胶囊，名“三七冠心宁胶囊”。

【功用】活血益气，宣畅心阳，疏通心脉，蠲除瘀阻。

【主治】胸痹或心脉瘀阻所致之胸闷、心痛、气促、心悸等症。

【宜忌】本品不适用于心绞痛急性发作。

丹七片

【来源】《部颁标准》。

【组成】丹参150g　三七150g

【用法】制成素片或糖衣片，每片重0.3g，密封。口服，每次3～5片，1日3次。

【功用】活血化瘀。

【主治】血瘀气滞，心胸痹痛，眩晕头痛，经期腹痛。

丹羚心舒胶囊

【来源】《部颁标准》。

【组成】丹参提取物20g　羚羊角粉10g　人参20g　三七18g　当归20g　蟾酥6g　猪胆膏40g　冰片5g　麝香4g

【用法】制成胶囊剂，每粒装0.16g，密封。口服，每次1粒，1日2次。

【功用】益气活血，芳香开窍，化瘀止痛。

【主治】气血瘀滞，心窍闭阻之胸中憋闷、心悸、心痛、抽搐、惊厥等症。

心力丸

【来源】《部颁标准》。

【组成】人参　附片　蟾酥　麝香　红花　冰片　灵芝　珍珠　人工牛黄

【用法】制成小丸，每10丸重0.4g，密封。含服或嚼后服，每次1～2丸，1日1～3次。

【功用】温阳益气，活血化瘀。

【主治】心阳不振、气滞血瘀所致的胸痹心痛、胸闷气短、心悸怔忡，冠心病心绞痛。

【宜忌】孕妇慎用。

心舒丸

【来源】《部颁标准》。

【组成】丹参250g　三七200g　冰片200g　藤合欢1000g　木香200g　苏合香50g

【用法】制成大蜜丸，每丸重1.8g，密封。口服，每次1丸，1日2～3次，或发病时服用。

【功用】行气活血，通窍，解郁。

【主治】冠心病引起的胸闷气短，心绞痛。

【宜忌】孕妇忌服。

心无忧片

【来源】《部颁标准》。

【组成】黄杨木50g　射干25g　细辛25g　川芎37.5g　青木香37.5g　丹参125g　瓜蒌皮12.5g　茵陈37.5g

【用法】制成糖衣片，密封。口服，每次4片，1日3次，或遵医嘱。

【功用】理气活血，宽胸止痛。

【主治】胸痹气滞血瘀症，证见胸痛胸闷，心悸气短，头昏乏力等，也可用于冠心病心绞痛。

心舒宁片

【来源】《部颁标准》。

【组成】毛冬青1080g　银杏叶540g　葛根170g　益

母草 330g　豨莶草 330g　柿树叶 40g

【用法】制成糖衣片，密封。口服，每次 5～8 片，1 日 3 次。

【功用】活血化瘀。

【主治】心脉瘀阻所致的胸痹心痛、冠心病、心绞痛、冠状动脉供血不全、动脉硬化见上述症候者。

心痛宁滴丸

【来源】《部颁标准》。

【组成】肉桂 39.2g　川芎 392.4g　香附（醋炙）235.4g

【用法】制成滴丸，每丸重 40mg，密封，置阴凉处。舌下噙服，每次 3～9 丸，1 日 3 次，急性发作时 12～18 丸。

【功用】温经活血，理气止痛。

【主治】寒凝气滞，血瘀阻络，胸痹心痛，遇寒发作，舌苔色白，有瘀斑者。

双丹膏

【来源】《部颁标准》。

【组成】丹参 300g　牡丹皮 150g

【用法】制成膏剂，每瓶装 250g 或 500g。口服，每次 20g，1 日 2 次。

【功用】养心活血，化瘀止痛。

【主治】血瘀胸痹，冠心病，高血压见以上证候者。

安康心宝丸

【来源】《部颁标准》。

【组成】苏合香　沉香　蟾酥（酒炙）　冰片　人参　麦冬　檀香　丁香　乳香（醋炙）　香附（醋炙）　荜茇　石菖蒲　诃子肉

【用法】制成水蜜丸或大蜜丸，大蜜丸每丸重 3g，密封。口服，大蜜丸每次 1 丸，水蜜丸每次 2.4g，1 日 2 次。

【功用】芳香开窍，行气活血，通络止痛。

【主治】气滞血瘀，痰浊阻窍引起的胸痹闷痛，气短心烦，突然昏厥。

【宜忌】孕妇忌服。

苏冰滴丸

【来源】《部颁标准》。

【组成】苏合香酯　冰片

【用法】制成滴丸，每丸重 50mg，密封，置阴凉干燥处。口服（发病时可即含服或吞服），每次 2～4 粒，1 日 3 次。

【功用】芳香开窍，理气止痛。

【主治】胸闷，心绞痛，心肌梗死及冠心病等，具有上述症状的，能迅速缓解症状。

【宜忌】有胃病者慎用。

抗栓保心片

【来源】《部颁标准》。

【组成】丹参　白芍　刺五加　郁金　山楂

【用法】制成糖衣片，密封。口服，每次 3～4 片，1 日 3 次，饭后服。

【功用】活血化瘀，通络止痛，益气降脂。

【主治】气血瘀滞所致的胸闷、憋痛、心悸等症及冠心病，心绞痛，心律不齐，高血脂符合上述证候者。

护心胶囊

【来源】《部颁标准》。

【组成】隔山香 1667g　毛冬青 1667g　吴茱萸 33.3g　石菖蒲 500g　冰片 1.67g　毛麝香 833g　淫羊藿 333g　三七 33.3g

【用法】制成胶囊剂，每粒装 0.34g，遮光，密封。口服，每次 1～2 粒，1 日 3 次。如出现口干、口苦，可改用淡盐水送服。

【功用】活血化瘀，温中理气。

【主治】心血瘀阻或心阳不足引起的胸部刺痛、绞痛及胸闷气短，心悸汗出，畏寒肢冷，腰膝酸软等症；或冠心病见上述证候者。

降脂胶丸

【来源】《部颁标准》。

【组成】蒲黄提取物 250g　菜油 250g

【用法】制成胶丸，密封，遮光，置阴凉处。口服，每次5丸，1日3次。

【功用】活血化瘀，祛痰。

【主治】因血瘀痰阻而致的胸闷，胸痛，头晕乏力。

盾叶冠心宁片

【来源】《部颁标准》。

【组成】薯蓣的根茎提取物浸膏

【用法】制成糖衣片，每片重0.16g，密封，置干燥处保存。口服，每次2片，1日3次。3个月为1疗程或遵医嘱。

【功用】活血化瘀，行气止痛，养血安神。

【主治】胸痹，心痛属气滞血瘀证，高脂血症，以及冠心病、心绞痛见上述证候者。对胸闷、心悸、头晕、失眠等症有改善作用。

速效心痛滴丸

【来源】《部颁标准》。

【组成】牡丹皮　川芎　冰片

【用法】制成滴丸，每丸重40mg。舌下含化服，每次3～9丸，1日3次。急性发作时12～18丸。

【功用】凉血活血，宽胸止痛。

【主治】血热瘀阻，轻、中度胸痹心痛，烦热口渴，舌红苔黄。

速效心痛气雾剂

【来源】《部颁标准》。

【组成】牡丹皮240g　川芎401g　冰片26g

【用法】制成气雾剂，每瓶10ml，内含药液5ml，密封，置凉暗处。舌下喷雾吸入，每次揿吸1～3下，痛时喷用。

【功用】清热凉血，活血止痛。

【主治】偏热型轻、中度胸痹心痛，痛兼烦热，舌苔色黄。

脂降宁片

【来源】《部颁标准》。

【组成】山楂300g　制何首乌430g　丹参430g　葛根170g　瓜蒌510g　决明子430g　氯贝酸铝50g　维生素C20g

【用法】制成糖衣片，密闭，遮光。口服，每次3～4片，1日3次。

【功用】行气散瘀，活血通经，益精血，降血脂。

【主治】胸痹心痛，眩晕耳鸣，肢体麻木，高脂血症或合并高血压、冠心病、动脉硬化等的高脂血症。

益心酮片

【来源】《部颁标准》。

【组成】山楂叶总黄酮32g　淀粉32g　糊精25g　蔗糖5g

【用法】制成糖衣片，密封，避光，置阴凉干燥处。口服，每次2～3片，1日3次。

【功用】活血化瘀，宣通心脉，理气舒络。

【主治】胸闷憋气，心悸健忘，眩晕耳鸣及冠心病心绞痛，高脂血症，脑动脉供血不足。

益气复脉颗粒

【来源】《部颁标准》。

【组成】生晒参150g　麦冬150g　五味子100g　黄芪150g　丹参200g　川芎100g

【用法】制成颗粒剂。开水冲服，每次1袋，1日2～3次。

【功用】益气养阴，活血复脉。

【主治】气阴两虚，心血内阻，胸痹心痛，胸闷不舒，心悸脉结代。

通脉养心丸

【来源】《部颁标准》。

【组成】地黄100g　鸡血藤100g　麦冬60g　甘草60g　制何首乌60g　阿胶60g　五味子60g　党参60g　龟甲（醋制）40g　大枣40g　桂枝20g

【用法】制成浓缩包衣水丸，密闭，防潮。口服，每次40丸，1日1～2次。

【功用】养心补血，通脉止痛。

【主治】胸痹心痛，心悸怔忡，心绞痛，心律不齐等。

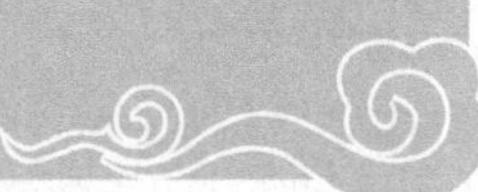

通窍镇痛散

【来源】《部颁标准》。
【组成】石菖蒲125g 郁金125g 荜茇125g 香附（醋炙）125g 木香125g 丁香125g 檀香125g 沉香125g 苏合香125g 安息香125g 冰片37.5g 乳香125g
【用法】制成散剂，每瓶装3g，密封。姜汤或温开水送服，每次3g，1日2次。
【功用】行气活血，通窍止痛。
【主治】痰瘀痹阻，心胸憋闷疼痛，或中恶气闭，霍乱吐泻。
【宜忌】孕妇忌服，忌气恼，辛辣食物。

营心丹

【来源】《部颁标准》。
【组成】人参 人工牛黄 蟾酥（酒炙） 丁香 冰片 肉桂 猪胆粉
【用法】水泛为丸，每100丸重1.5g，密封。早晚饭后用温开水送服或含化，每次1～2丸，1日2次。
【功用】养心通脉，镇静止痛。
【主治】心气不足，心阳虚亏引起的胸闷心悸、心痛。

救心丸

【来源】《部颁标准》。
【组成】人参茎叶总皂苷39g 牛胆膏粉16g 麝香30g 珍珠187g 牛黄30g 冰片60g 蟾酥32.5g 三七膏粉35.1g
【用法】制成小水丸，每10丸重250mg，密闭，防潮。舌下含服或口服，每次1～2丸，1日2次。
【功用】益气活血，化瘀通络。
【主治】痰浊瘀血痹阻心脉所致的胸痹心痛，胸闷、短气、心悸、怔忡。
【宜忌】孕妇忌服，月经期慎用。

救心金丸

【来源】《部颁标准》。
【组成】麝香1.1g 牛黄2.5g 蟾酥3.6g 珍珠2.5g 三七5g 水牛角浓缩粉15g 猪胆膏5g 冰片0.5g 人参10g
【用法】制成金箔包衣小水丸，每10丸重300mg，密闭，防潮。口服，每次1丸，1日2次。
【功用】益气活血，化瘀通脉。
【主治】痰浊瘀血痹阻心脉所致的胸痹心痛，胸闷、短气、心悸、怔忡。
【宜忌】孕妇、小儿忌服。

舒心降脂片

【来源】《部颁标准》。
【组成】紫丹参183g 荞麦花粉31.4g 山楂171.4g 虎杖34.3g 葛根34.3g 红花34.3g 薤白34.3g 桃仁11.4g 鸡血藤34.3g 降香17g 赤芍34.3g
【用法】制成糖衣片，每片相当于原药材0.62g，密封。口服，每次3～4片，1日3次。
【功用】活血化瘀，通阳降浊，行气止痛。
【主治】气血痰浊痹阻，胸痹心痛，心悸失眠，脘痞乏力，冠心病、高脂血症见上述表现者。

山海丹胶囊

【来源】《新药转正标准》。
【组成】三七 人参 黄芪 红花 山羊血粉 决明子 葛根 佛手 海藻 何首乌 丹参 川芎等
【用法】制成胶囊。口服，每次5粒，1日3次，饭后服用。
【功用】活血通络
【主治】心脉瘀阻，胸痹。
【宜忌】服药期间少数病人有口舌干燥感，应多饮水。

心通口服液

【来源】《新药转正标准》。
【组成】黄芪 党参 麦冬 何首乌 淫羊藿 葛根 当归 丹参 皂角刺 海藻 昆布 牡蛎 枳实
【用法】制成口服液。口服，每次10～20ml，1日2～3次。
【功用】益气养阴，软坚化痰。

【主治】气阴两虚，痰瘀交阻型胸痹，症见心痛心悸，胸闷气短，心烦乏力，脉沉细或弦滑，或结代，及冠心病心绞痛见有上述证候者。

【宜忌】孕妇禁用。如服后泛酸，可于饭后服用。

十、胸　痛

胸痛，是指胸部正中或偏侧作痛的病情。《素问·脉解篇》："所谓胸痛少气者，水气在脏腑也；水者，阴气也，阴气在中，故胸痛少气也。"本病多与心、肺、肝三脏有关。如《素问·脏气法时论》曰："心病者，胸中痛。"又如《医碥·胸痛》："胸者，肺之部分，则其痛尤多属肺可知。"再如《杂病源流犀烛·胸膈脊背乳病源流》："胸者，肝之分，肺心脾肝胆肾心包七经脉俱至胸，然诸经虽能令胸满气短，而不能使之痛，惟肝独令胸痛，故属肝病。"此外，亦指膈痛或胸痹之严重者。如《医宗必读·心腹诸痛》："胸痛即膈痛"与《医宗金鉴·订正金匮要略注》："胸痹之病，轻者即今之胸满，重者即今之胸痛也。"故此可知，胸痹与胸痛有联系也有区别。本病多属气滞阳弱，痰停血瘀，治宜行气通阳，化瘀逐痰为基础。

枳实散

【来源】《外台秘要》卷十二引《范汪方》。

【组成】枳实八分（炙）　桂心五分

【用法】上为末。每服方寸匕，以酒送下，一日三次。

《圣济总录》用枳实、桂各一两，为细散。每服二钱匕，米饮调下。

【主治】

1.《外台秘要》引《范汪方》：胸痛。

2.《圣济总录》：心腹卒胀痛，胸胁支满欲死。

【宜忌】忌生葱。

当归汤

【来源】《备急千金要方》卷十三。

【组成】当归　吴茱萸　桂心　人参　甘草　芍药　大黄各二两　茯苓　枳实各一两　干姜三两

【用法】上㕮咀。以水八升，煮取二升半，分三服，一日三次。

【主治】冷气胁下往来，冲胸膈痛，引胁皆闷，及尸疰。

枳实散

【来源】《外台秘要》卷十二引《深师方》。

【别名】白术枳实散（《圣济总录》卷六十一）。

【组成】枳实四枚（炙）　神曲一两（熬）　白术一两

【用法】上为末。每服方寸匕，以酒送下，一日三次。

【主治】胸痛。

【宜忌】忌桃李、雀肉等。

熟干地黄散

【来源】《太平圣惠方》卷七。

【组成】熟干地黄一两　天门冬一两（去心）　五味子三分　附子一两（炮裂，去皮脐）　当归三分（锉，微炒）　芎藭三分　黄耆三分（锉）　桂心三分　山茱萸三分　石斛三分（去根）　沉香一两　磁石一两（捣碎，水淘去赤汁）

【用法】上为散。每服四钱，水一中盏，加生姜半分，煎至六分，去滓，食前温服。

【主治】肾气不足，胸胁时痛，骨节痠疼，目常茫茫，耳不审听，背膂拘急，体重嗜卧。

桔梗散

【来源】《太平圣惠方》卷四十三。

【组成】桔梗一两半（去芦头）　鬼箭羽　槟

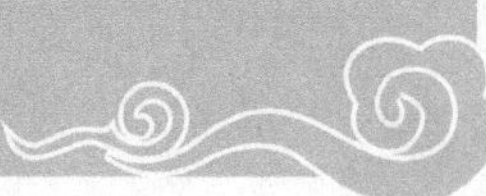

榔　木香　川大黄（锉碎，微炒）　赤芍药各一两

【用法】上为粗散。每服三钱，以水一中盏，煎至六分，去滓稍热服，不拘时候。

【主治】胸胁虚气所致，胀闷疼痛。

桃仁丸

【来源】《太平圣惠方》卷四十三。

【组成】桃仁一两（汤浸，去皮尖双仁，麸炒微黄）　当归一两（锉，微炒）　赤芍药一两（煨，用皮）　诃黎勒一两（煨，用皮）　桂心一两　蓬莪术一两　青橘皮二两（汤洗，去白瓤，焙）　槟榔二两

【用法】上为末，炼蜜为丸，如梧桐子大。每服二十丸，以温酒送下，不拘时候。

【主治】胸胁气连心，疼痛不可忍。

半夏散

【来源】《太平圣惠方》卷五十。

【组成】半夏三分（汤洗七遍去滑）　柴胡一两（去苗）　羚羊角屑一两　射干三分　赤茯苓一两　桔梗三分（去芦头）　昆布一两（洗去咸味）　甘草半两（炙微赤，锉）　木香半两

【用法】上为粗散。每服三钱，以水一中盏，加生姜半分，煎至六分，去滓，稍热服，不拘时候。

【主治】气噎不通，心悸喘急，胸背疼闷，咽喉壅塞。

升麻散

【来源】《太平圣惠方》卷五十六。

【组成】川升麻一两　独活一两　犀角屑半两

【用法】上为细散。每服二钱，以温酒调下，不拘时候。

【主治】鬼击之病，卒胸胁腹内绞急切痛，状如刀刺，不可即按，或即吐血下血，或鼻中出血。

七香丸

【来源】《博济方》卷二。

【组成】丁香二分　官桂一分　青皮半两　巴豆二十粒（去皮膜，以纸压出油用）　缩砂半两（去皮）　木香一分　槟榔三枚

【用法】上为末，醋糊为丸，如绿豆大。每服十丸至十五丸，姜汤、茶、酒任下。

【功用】消化酒食毒，破心胸冷气。

【主治】心胸冷气，攻刺疼痛。

气针丸

【来源】《博济方》卷二。

【组成】牵牛二两（一半生，一半炒）　木香　青皮（去白）　川大黄（微炮）　槟榔各一两

【用法】上为末，炼蜜为丸，如梧桐子大。每服十五至二十丸，以温水送下。

【功用】疏利滞气，宣胸膈，止刺痛。

【主治】久积风壅，胸胁刺痛。

【验案】胸胁痛　《妇人大全良方》：邓安人年五十，忽然气痛，投神保丸愈。不一二日再痛，再服神保丸六七十粒，大腑不通，其疾转甚，亦有要用沉香、木香、姜、桂等药，而未敢投。痛甚则筑心、筑背、筑定两胁，似有两柴十字插定心胁，叫声彻天。召仆诊之，六脉沉伏，乍来乍去，众问仆诊脉吉凶如何，答曰：夫九痛之脉，不可准也，但以辨证用药。观其人质肥伟，问其人大腑数日不通，仆曰：实痛也。其腹心胀，但以人按之痛甚，手不可向迩，此大实也。经云：大满大实者，可下之。用气针丸五六百粒，是夜即愈。

当归汤

【来源】《圣济总录》卷五十七。

【组成】当归（切，焙）　枳壳（去瓤，麸炒）　赤芍药　槟榔（锉）　木香　桔梗（炒）　附子（炮裂，去皮脐）　白术各一两　诃黎勒（煨，用皮）一两半

【用法】上锉，如麻豆大。每服三钱匕，以水一盏，加生姜半分（切），煎至七分，去滓温服，不拘时候。

【主治】寒气入客，胸胁引痛。

茱萸丸

【来源】《圣济总录》卷五十七。

【组成】茱萸（汤浸七遍，焙干，微炒） 麝香（研）各一两　当归（切，焙）半两
【用法】上为末，入麝香同研匀，炼蜜为丸，如小豆大。每服二十丸，热酒送下，不拘时候。
【主治】胁胸气妨闷疼痛。

柏实散

【来源】《圣济总录》卷六十一。
【组成】柏实　桂（去粗皮，锉）各等分
【用法】上为细散。每服二钱匕，米饮调下，一日三次。
【主治】胸痛。

升麻散

【来源】《圣济总录》卷一〇〇。
【组成】升麻　独活（去芦头）　桂（去粗皮）各半两　（一方无独活有大黄）
【用法】上为散。每服一钱匕，温酒调下。
【主治】卒得鬼击如刀刺，胸胁腹内急痛，不可按抑，或即吐血，或鼻中出血，或下血。

延胡索散

【来源】《圣济总录》卷一〇〇。
【组成】延胡索　橘核（炒）　人参各半两　乳香（研）　地龙（去土炒）各一分
【用法】上为散。每服一钱匕，温酒调下，一日二次。
【主治】风冷注气，胸膈刺痛，转动不得，四肢厥冷，面目青黄。

黄耆茯神汤

【来源】《三因极一病证方论》卷五。
【组成】黄耆　茯神　远志（去心，姜汁淹炒）　紫河车　酸枣仁（炒）各等分
【用法】上锉散。每服四大钱，水一盏半，加生姜三片，大枣一个，煎七分，去滓，食前服。
【主治】

1.《三因极一病证方论》：心虚挟寒，胸心中痛，两胁连肩背支满，噎塞，郁冒，朦昧；髋髀挛痛，不能屈伸；或下利溏泄，饮食不进，腹痛；手足痿痹，不能任身。

2.《东医宝鉴·杂病篇》：暴瘖。

含化丸

【来源】《妇人大全良方》卷五。
【组成】蛤蚧一双（去口足，炙）　诃子（去核）　阿胶（粉炒）　麦门冬（去心）　北细辛　甘草　生干地黄各半两
【用法】上为细末。炼蜜为丸，如鸡头子大。食后含化一丸。
【主治】肺间邪气，胸中积血作痛，失音。

麻黄茱萸汤

【来源】《兰室秘藏》卷下。
【别名】麻黄吴茱萸汤（《医学纲目》卷十五）。
【组成】麻黄　羌活各五分　吴茱萸　黄耆　升麻各三分　黄芩　当归　黄柏　藁本各二分　川芎　蔓荆子　柴胡　苍术　黄连　半夏各一分　细辛少许　红花少许
【用法】上锉，如麻豆大，都作一服。以水二盏，煎至一盏，去滓，食后稍热服。
【主治】胸中痛，头痛，食减少，咽嗌不利，左寸脉弦急。

芍药汤

【来源】《云岐子保命集》卷下。
【组成】芍药一斤　黄芩　茯苓各六两
【用法】上为粗末。每服半两，水煎，去滓温服。
【功用】养阴去热。
【主治】

1.《云岐子保命集》：产后诸积不可攻者。

2.《医略六书》：产后热积，脉数弦虚微涩者。

【方论】《医略六书》：产后热积伤阴，不能涵养肝木而肝气不化，故胸膈不利，刺痛不止焉。黄芩清积热以凉胸膈，赤苓渗湿热以利营气，白芍敛阴和肝。水煎温服，使热化气行，则积结自散而

营阴暗复，经络清和，何胸膈刺痛之不已哉。

气郁汤

【来源】《丹溪心法》卷三。

【组成】香附（童便浸） 苍术（米泔浸） 抚芎

本方为原书六郁汤之一。

【主治】气郁者，胸胁痛，脉沉涩。

【加减】春加芎，夏加苦参，秋、冬加吴茱萸。

独活汤

【来源】《普济方》卷一五四。

【组成】独活四两 葛根 桂枝 芍药 防风 甘草 干姜各二两

【用法】上锉。以水一斗，先煮葛根，减三升，去上沫，纳诸药，煮取二升，去滓，温服一升。覆取微汗。若病只宜消散者，服汤则无汗而解。

【主治】卫不和，胸背相引而痛者。

【加减】若咽痛而渴，加栝楼二两；或咳或呕者，加半夏二两；恶热药者，去干姜；面赤齀痛者，加鸡苏，水增二升。

加味陷胸汤

【来源】《古今医统大全》卷二十九引《医林集要》。

【组成】枳壳（麸炒） 桔梗各四钱 半夏（泡） 黄芩 瓜蒌子 黄连各二钱 麦门冬（去心）二钱

【用法】上锉，作二服。每服加生姜五片，水二盏，煎八分，食远服。利下即安。

【主治】热壅痞满，胸膈痛或两胁痛，及疟、利后发热留滞胸膈，或饮酒过度，胸满结痛。

乌药顺气散

【来源】《点点经》卷一。

【组成】乌药 苍术 当归 陈皮 香附各一钱五分 姜黄五分 腹皮 良姜 枳壳 吴萸 黄柏各一钱 甘草三分

【用法】生姜、红曲为引。

【主治】胸膈气痛。

当归养血汤

【来源】《点点经》卷一。

【组成】当归 秦艽 天冬 灵脂 腹皮 云皮各一钱 川芎 玄胡 茯苓 熟地 丹皮各一钱五分 甘草三分

【用法】葱三茎为引。

【主治】胸膈疼痛，筋弱抖搐，气胀，胁痛。

腹皮和中汤

【来源】《点点经》卷一。

【组成】腹皮 酒军 明粉各二钱 当归 六曲 厚朴 枳实 砂仁 玄胡 白术各一钱 甘草六分

【用法】葱为引。

【主治】胸膈疼痛，吞酸气闷。

开导汤

【来源】《点点经》卷三。

【组成】乌药 香附 槟榔 陈皮 车前 当归 羌活各一钱半 延胡 灵脂 厚朴 小茴各一钱 甘草四分

【用法】葱（去根）三茎，入蜜兑温服。

【主治】胸膈作痛，连胁横脐，移走不定。

没药散

【来源】《保命歌括》卷三十。

【组成】虻虫（去翅足） 水蛭（炒） 没药各一钱 桃仁泥十四个

【用法】上为细末，与桃仁泥和匀，河间四物汤倍芎归汤调服。

【主治】妇人产后败血聚于胸中作痛。

韭汁酒

【来源】《医方考》卷五。

【别名】韭汁饮（《梅氏验方新编》卷二）。

【组成】韭菜汁 清酒各等分

【用法】和服。

【功用】《士才三书》：散气行血。

【主治】

1.《医方考》：胸膈常时疼痛，得热则减，得寒则增者。

2.《寿世青编》：赤痢，心痛。

【方论】上件证，死血也。故用韭汁消瘀，清酒行滞。

气郁汤

【来源】《证治准绳·类方》卷二。

【组成】香附（童便浸一宿，焙干，杵去毛，为粗末）三钱　苍术　橘红　制半夏各一钱半　贝母（去心）　白茯苓　抚芎　紫苏叶（自汗则用子）　山栀仁（炒）各一钱　甘草　木香　槟榔各五分

【用法】加生姜五片，水煎服。

【主治】因求谋不遂，或横逆之来，或贫窘所迫，或暴怒所伤，或悲哀所致，或思念太过，皆为气郁，其状胸满胁痛，脉沉而涩者。

泻心汤

【来源】《症因脉治》卷一。

【组成】川黄连　甘草

【主治】心火乘金，内伤胸痛，左寸洪数。

枳桔二母汤

【来源】《症因脉治》卷一。

【组成】枳壳　知母　川贝母　瓜蒌仁　苏子　桔梗

【功用】清热理气，兼消痰火。

【主治】外感胸痛，肺气壅塞。

栀连枳桔汤

【来源】《伤寒大白》卷三。

【组成】山栀　黄连　桔梗　甘草　青皮　木通　苏梗

【用法】与黄芩泻白散同用。

【主治】胸胁里热作痛，气道壅滞，寒热，咳嗽气逆，有汗，脉沉数者。

芍药香连汤

【来源】《惠直堂方》卷二。

【组成】白芍一两　香附二钱　炙甘草三分　川连一钱　灯草一钱　柴胡三分　莲子心一钱　栀子一钱五分

【用法】水煎服。

【主治】心胁穿痛。

颠倒木金散

【来源】《医宗金鉴》卷四十三。

【组成】木香　郁金

【用法】上为末。每服二钱，老酒调下。

【主治】气、血、热饮、老痰之胸痛。

【加减】虚者，加人参；气郁痛者，以倍木香君之；血郁痛者，以倍郁金君之。

洞当饮

【来源】《产论》。

【组成】柴胡　黄芩　黄连　茯苓　半夏　生姜　青皮各五分　甘草一分　芍药一钱

【用法】以水二合半，煮取一合半服。

【主治】吐血、衄血，或卒然胸痛。

宽胸饮

【来源】《杂病源流犀烛》卷二十七。

【组成】柴胡　郁金　川芎　当归　降香　香附　陈皮　砂仁　甘草　延胡索

【功用】疏肝。

【主治】肝实胸痛，不能转侧，善太息者。

甘松粥

【来源】《药粥疗法》引《饮食辨录》。

【组成】甘松 5g　粳米 30 ～ 60g

【用法】先煎甘松取汁，去滓，再用粳米煮粥，待粥将成时，加入甘松药汁，稍煮一二沸即可。每

天2次，空腹温热食用。3～5天为1疗程。

【功用】行气止痛，补脾健胃。

【主治】气闷胸痛，脘腹胀痛，食欲不振，胃寒呕吐。

【宜忌】发热病人忌用。

加味百合汤

【来源】《不知医必要》卷二。

【组成】乌药一钱五分　百合四钱　贝母（杵）　瓜蒌皮各二钱　薤白三钱　白蔻（去壳，杵）七分

【主治】胸膈痛。

宽中下气汤

【来源】《医学探骊集》卷五。

【组成】枳实四钱　香附末三钱　延胡索三钱（酒炙）　槟榔三钱　瓜蒌仁四钱　广砂仁三钱　郁金四钱　甘草二钱　葶苈子三钱

【用法】水煎。温服。配用鲜姜熨法。

【主治】中宫积有逆气，由脏腑而溢于经络，或客于胸部，或客于胃部，及一发作，则胸胁刺痛不已，甚则痛不可忍。

【方论】方以枳实为君，能宽中下气；佐以香附、元胡散滞气，郁金、广砂破郁气，蒌仁、葶苈能引逆气下行，槟榔能逐逆气下降，甘草和药调中。其中宫之逆气既散，则胸胁之痛自止矣。

华山碑记丹

【来源】《全国中药成药处方集》（沈阳方）。

【组成】三棱　灵脂　甘遂　葶苈　牙皂　青皮　神曲　乌梅　陈皮　枳壳　木香　豆豉　大黄　芫花　巴豆霜　红芽大戟　干石榴各一两

【用法】上为细末，醋糊为小丸。每服十五丸或十二丸，开水送下。

【功用】利尿消肿，化积消食。

【主治】胸胁水气痛满，气臌水胀，癥瘕肠覃，停饮作喘，湿毒脚气。

【宜忌】药性剧烈，用之宜慎。孕妇忌服。

十五味沉香丸

【来源】《中国药典》。

【组成】沉香100g　土木香150g　檀香50g　紫檀香150g　红花100g　肉豆蔻25g　高山辣根菜150g　悬钩子茎（去皮、心）200g　木藤蓼（去皮）100g　野姜50g　石灰华100g　广枣50g　诃子（去核）150g　毛诃子（去核）80g　余甘子100g

【用法】上药碎成细粉，混匀，水泛为丸，每丸重0.5g，干燥即得。口服，每次3丸，1日3次。

【功用】调和气血，止咳，安神。

【主治】气血郁滞，胸痛，干咳气短，失眠。

【宜忌】肾病病人慎服。

心痛康胶囊

【来源】《新药转正标准》。

【组成】白芍　红参　淫羊藿　北山楂等

【用法】制成胶囊。口服，每次3～4粒，1日3次。

【功用】益气活血，温阳养阴，散结止痛。

【主治】气滞血瘀所致的心胸刺痛或闷痛，痛有定处，心悸气短或兼有神疲自汗，咽干心烦，冠心病，心绞痛等。

【宜忌】凡肝火亢盛或虚阳上亢而头目眩晕胀痛者慎用。服药期间不宜饮酒和食用辛辣之品。

舒心口服液

【来源】《新药转正标准》。

【组成】党参　黄芪　红花　当归　川芎　三棱等

【用法】上药制成口服液，每支装20ml。口服，每次20ml，1日2次。

【功用】补益心气，活血化瘀。

【主治】气虚血瘀，胸闷胸痛，气短乏力。适用于冠心病、心绞痛见有上述症状者。

【宜忌】孕妇慎用。

十一、急心痛

急心痛，又名卒心痛，卒急心痛，是指突然发作的心痛。《素问·刺热篇》：“心热病者，先不乐，数日乃热，热争则卒心痛。”《太平圣惠方》：“夫卒心痛者，由脏腑虚弱，风邪冷热之气客于手少阴之络，正气不足，邪气胜盛，邪正相击，上冲于心，心如寒状，痛不得息，故云卒心痛也。”病发多由脏腑虚弱，冷热风邪侵袭手少阴经所致。治宜温阳通脉，宽胸理气，活血化瘀及祛痰等法。

姜附丸

【来源】方出《肘后备急方》卷一，名见《外台秘要》卷七。

【组成】附子二两（炮） 干姜一两

【用法】上为末，捣为蜜丸，如梧桐子大。每服四丸，一日三次。

【主治】

1.《肘后备急方》：卒心痛。

2.《外台秘要》：心肺伤动，冷痛。

【宜忌】《外台秘要》：忌猪肉，冷水。

人参汤

【来源】方出《肘后备急方》卷一，名见《外台秘要》卷七引《必效方》。

【组成】人参 桂心 栀子（擘） 甘草（炙） 黄芩各一两

【用法】以水六升，煮取二升，分三服。

【主治】卒心痛。

【宜忌】《外台秘要》引《必效方》：忌海藻、菘菜、生葱。

吴茱萸丸

【来源】方出《肘后备急方》卷一，名见《圣济总录》卷五十五。

【组成】吴茱萸一两半 干姜一两半 桂心一两 白术二两 人参 橘皮 蜀椒（去闭口及子，汗） 甘草（炙） 黄芩 当归 桔梗各一两 附子一两半（炮）

【用法】上为末，炼蜜为丸，如梧桐子大。每服十丸至十五丸，酒饮送下，饭前、食后任意，一日三次。

【主治】卒心痛。

吴茱萸汤

【来源】方出《肘后备急方》卷一，名见《圣济总录》卷五十五。

【组成】吴茱萸五合 桂一两

【用法】用酒二升半，煎取一升，分二次服。

《圣济总录》：上为粗末，每服一钱半匕，用酒一盏，煎至六分，去滓顿服。

【主治】卒心痛。

苦参饮

【来源】方出《肘后备急方》卷一，名见《治疫全书》卷五。

【组成】苦参三两

【用法】苦酒升半，煮取八合，分再服。亦可用水，无煮者，生亦可用。

【主治】

1.《肘后备急方》：卒心痛。

2.《证类本草》引《子母秘录》：小腹疼，青黑或赤，不能喘。

3.《治疫全书》：瘟疫结胸，满痛壮热。

桂心丸

【来源】方出《肘后备急方》卷一，名见《外台秘要》卷七。

【组成】桂心二两 乌头一两

【用法】上为末，炼蜜为丸，如梧桐子大。每服三丸，渐加之。

【主治】卒心痛。

【宜忌】《外台秘要》：忌生葱、猪肉。

桂心汤

【来源】方出《肘后备急方》卷一，名见《外台秘要》卷七引《集验方》。

【别名】桂汤（《备急千金要方》卷八）、紫桂汤、桂心散（《圣济总录》卷七）。

【组成】桂心八两

【用法】水四升，服取一升，分三服。

《圣济总录》本方用桂二两（削去皮），浓煎，去滓，涂儿五心，常令湿。

【主治】

1.《肘后备急方》：卒心痛。

2.《备急千金要方》：卒失音。

3.《圣济总录》：小儿客忤。

【宜忌】

1.《外台秘要》：忌生葱。

2.《普济方》：阳证伤寒失音者不可用。

【方论】《千金方衍义》：桂汤辛甘利窍，入口便达廉泉，津自溢出，通声之效于此可见。

桂心散

【来源】方出《肘后备急方》卷一，名见《外台秘要》卷七。

【别名】桂散（《元和纪用经》）。

【组成】桂心　当归各一两　栀子十四枚

【用法】上为散。每服方寸匕，酒送下，一日三五次。

《太平圣惠方》：上为细散。每服半钱，以橘皮汤调下，不拘时候。

【主治】

1.《肘后备急方》：猝心痛，及久心病发作有时节者。

2.《太平圣惠方》：小儿心痛不止。

【宜忌】《外台秘要》：忌生葱。

桂心散

【来源】方出《肘后备急方》卷一，名见《医方类聚》卷十引《简要济众方》。

【组成】吴茱萸五合　桂一两

【用法】酒二升半，煎取一升，分二次服。

【主治】

1.《肘后备急方》：猝心痛。

2.《医方类聚》引《简要济众方》：膀胱冷气，往来冲心腹痛。

桃仁煎

【来源】方出《肘后备急方》卷一，名见《圣济总录》卷五十五。

【组成】桃仁七枚（去皮尖）

【用法】熟研，水合顿服，良。

【主治】卒心痛，或患三十年者。

桃白皮汤

【来源】方出《肘后备急方》卷一，名见《圣济总录》卷五十七。

【组成】桃白皮

【用法】煮汁，宜空腹服之。

【主治】卒心痛。

椒　丸

【来源】方出《肘后备急方》卷一，名见《元和纪用经》。

【组成】乌头六分　椒六分　干姜四分

【用法】上为末，炼蜜为丸，如大豆大。每服四丸，酒饮送下。不知，稍加之。

【主治】

1.《肘后备急方》：卒心痛。久患常痛，不能饮食，头中疼重。

2.《元和纪用经》：冷邪郁痹，头中疼空，厚衣不暖，心腹痛，不能食。

一物桂心散

【来源】《医心方》卷六引《范汪方》。

【组成】桂心一两

【用法】上锉散。温酒服方寸匕，每日三次，不饮酒，以米饮服之。

【主治】卒心痛。

芫花汤

【来源】《外台秘要》卷七引《范汪方》。

【组成】芫花十分　大黄十分

【用法】上药治下筛。取四方寸匕，着二升半苦酒中合煎，得一升二合，顿服尽。须臾当吐，吐便愈。老小从少起。

【主治】卒心痛连背，背痛彻心，心腹并懊痛，绞急欲死者。

【宜忌】此疗强实人良；若虚冷心痛，恐未必可服。

丁香散

【来源】《外台秘要》卷七引《必效方》。

【别名】丁香汤（《医方类聚》卷二一八引《吴氏集验方》）。

【组成】丁香七枚　头发灰一枣枚

【用法】上为末。和酒服之。

【主治】

1.《外台秘要》引《必效方》：虫心痛。

2.《医方类聚》引《经验良方》：妇人卒心痛。

吴茱萸丸

【来源】《太平圣惠方》卷四十三。

【组成】吴茱萸一两（汤浸七遍，焙干微炒）　干姜一两（炮裂，锉）　桂心一两　干漆一两（捣碎，炒令烟出）　槟榔一两　青橘皮一两（汤浸，去白瓤，焙）　木香一两　白术一两　当归一两（锉，微炒）　桔梗一两（去芦头）　附子一两（炮裂，去皮脐）

【用法】上为末，炼蜜为丸，如梧桐子大。每服二十丸，以热酒送下，不拘时候。

【主治】卒心痛，气闷欲绝，面色青，四肢逆冷。

三圣散

【来源】《圣济总录》卷五十五。

【组成】附子（炮裂，去皮脐）　蓬莪（锉）各一两　胡椒半两

【用法】上为散。每服一钱匕，热酒调下，妇人醋汤调下，不拘时候。

【主治】卒心痛不可忍。

丹砂丸

【来源】《圣济总录》卷五十五。

【组成】丹砂（研）一分　乌头（去皮脐，生为末）一两　巴豆（去皮膜，研如膏，新盆内摊，去油为霜）一钱半

【用法】上为末，水煮陈曲糊为丸，如黍米大。每服三丸，冷生姜汤送下。

【主治】卒心痛，及九种心痛。

如圣丸

【来源】《圣济总录》卷五十五。

【组成】豉七粒（慢火微炒转色，倾出，搓去皮）　斑蝥一枚（去翅足，微炒）

【用法】上为末，饭为丸，如豌豆大。每服一丸，温酒或热醋汤送下。

【主治】卒暴心痛。

神应丸

【来源】《圣济总录》卷五十五。

【组成】石灰（风化者）一钱　干姜一钱

【用法】上为末，滴水为丸，如豌豆大。每服七丸，取葱白一寸刺开，入开口椒七颗，湿纸裹煨熟，细嚼，醋汤送下。

【主治】暴心痛，危笃者。

高良姜散

【来源】《圣济总录》卷五十五。

【组成】高良姜　芍药各等分

【用法】上为散。每服二钱匕，温酒调下，不拘时候。

【主治】暴心痛。

高良姜散

【来源】《圣济总录》卷五十五。

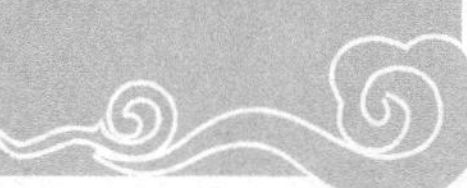

【组成】高良姜三两

【用法】上酒浸，纸裹，入慢火内煨令熟，为散。每服一钱匕，米饮调下。

【主治】胃气极冷，卒病心痛，吐逆寒痰，饮食不下。

紫桂煮散

【来源】《圣济总录》卷五十五。

【组成】桂（去粗皮） 高良姜 当归（切，焙）各一两 吴茱萸半两 厚朴（去粗皮，生姜汁炙）三分

【用法】上为散。每服一钱半匕，水一盏，加生姜三片，大枣一枚（破），同煎至六分，热服，不拘时候。

【主治】暴心痛。

神捷丸

【来源】《杨氏家藏方》卷五。

【组成】吴茱萸（汤洗七次） 干姜（炮） 肉桂（去粗皮） 蓬莪术（煨香，切） 附子（炮，去皮脐） 川芎各等分

【用法】上为细末，醋煮面糊为丸，如梧桐子大。每服五十丸，食前熟醋汤送下。

【主治】急心痛不可忍，浑身手足厥逆，呕吐冷沫。

桂附丸

【来源】《医学启源》卷中。

【组成】川乌头三两（炮，去皮脐） 附子三两 干姜二两（炮） 赤石脂二两 桂二两 蜀椒（去目，微炒）二两

方中蜀椒用量原缺，据《卫生宝鉴》补。

【用法】上为末，炼蜜为丸，如梧桐子大。每服三十丸，温水送下。觉至痛处即止。若不止，加至五十丸，以知为度。若早服无所觉，至午后再服二十丸。若久心痛，每服三十丸至五十丸，尽一剂，终身不发。

【主治】风邪冷气，入乘心络，或脏腑暴感风寒，上乘于心，令人卒然心痛，或引背膂，甚则经久不愈。

立应散

【来源】《是斋百一选方》卷八。

【组成】高良姜一分 五灵脂半两

【用法】上为细末。每用一钱半，以醋一茶脚调匀，用百沸汤投半盏，连滓急服。

【主治】急心痛。

愈痛散

【来源】《医方类聚》卷九十三引《济生方》。

【组成】五灵脂（去砂石） 玄胡索（炒，去皮） 蓬莪术（煨，锉） 良姜（锉，炒） 当归（去芦，洗）各等分

《丹台玉案》有甘草。

【用法】上为细末。每服二钱，热醋汤调下，不拘时候。

【主治】急心痛，胃痛。

姜桂散

【来源】《仁斋直指方论》卷五。

【组成】辣桂 川白姜（不炒）各一两 蓬莪术半两

【用法】上为末。每服一钱，温酒调下。

【主治】心中卒痛，腹胁气滞。

玄胡索散

【来源】《世医得效方》卷四。

【组成】玄胡索一两 甘草二钱

【用法】上为散。水一碗，煎至半碗，顿服。如吐逆，分作三五次服。

【主治】卒心痛。

夺命丹

【来源】《普济方》卷二五六。

【组成】没药半两（别研） 血竭二钱（别研） 巴豆（去皮不去油）

方中巴豆用量原缺。

【用法】上药各为细末，入巴豆为丸，如梧桐子大。每服一丸，若急心痛，木香汤送下；气食积，陈皮汤送下；妇人月水不行，红花酒送下；妇人血瘕，当归酒送下；疔疮，橘菊水送下，凉水亦得；痈疽肿毒，连翘汤送下，便毒，瓜蒌汤送下，打扑伤损，酒送下。

【主治】急心痛；气食积；妇人月水不行，血瘕；疔疮、痈疽肿毒。

神灵丹

【来源】《臞仙活人心方》。

【组成】汉防己五钱　五灵脂一两　蒲黄一两（微炒）　良姜五钱　斑蝥二十个（同良姜炒黄色，去斑蝥不用）

【用法】上为细末，醋糊为丸，如皂角子大。每服一丸，艾醋汤送下。或痛甚，碾为末，调下。

【主治】急心痛。

盏落汤

【来源】《本草纲目》卷三十引《赵氏经验》。

【组成】核桃一个　枣子一枚（去核夹桃，纸裹煨熟）

【用法】以生姜汤一钟，细嚼送下。永久不发。

【主治】急心气痛。

文圣散

【来源】《鲁府禁方》卷二。

【组成】旧笔头三个（烧灰）

【用法】上药作一服。白滚汤调下。

【主治】急心痛。

元灵散

【来源】《寿世保元》卷五。

【组成】五灵脂（去砂石）　元胡索（炒）　莪术（火煨）　良姜（炒）　当归各等分

【用法】上为末。每服二钱，热醋汤调下。

【主治】急心痛。

夺命丸

【来源】《济阳纲目》卷七十二。

【组成】沉香　广木香　乳香　丁香（微炒）　苦葶苈各五分　皂角三分　巴豆（去皮，炒黄）四钱

【用法】上先将六味为细末，后将巴豆研细，同入一处再研匀，用熟枣肉为丸，如豌豆大，油单纸包裹。量病人大小，重者三丸，轻者二丸，皆以凉水送下。

【主治】心痛或急心痛，或绞肠痧，或积聚不思饮食，或湿痛、冷痛；小儿咳嗽泻痢；妇人血块积聚。

消水散

【来源】《石室秘录》卷一。

【组成】人参三钱　白术五钱　肉桂一钱　附子一钱　甘草一钱　白芍三钱　熟地七钱　山茱萸四钱　良姜一钱

【用法】水煎服。

【主治】心痛暴亡，因大寒者。

灵脂散

【来源】《嵩崖尊生全书》卷九。

【组成】灵脂　玄胡　莪术　良姜　当归各等分

【用法】醋煎服。

【主治】急心痛。

人马平安行军散

【来源】《良朋汇集》卷三。

【组成】明雄　朱砂　硼砂　火消　枯矾　乳香　没药　儿茶　冰片　麝香各等分

【用法】上为细末。点大眼角。

【主治】急心痛，绞肠痧，气滞腰痛，重伤风，急头痛，火眼，火牙疼，蛇虫咬伤，风痹。

急痛煎

【来源】《仙拈集》卷二。

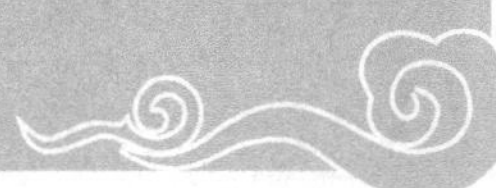

【组成】陈皮　香附　吴萸　良姜　石菖蒲各等分

【用法】水一碗，煎七分，碗内先滴香油三五点，将药淋热服。

【主治】真急心疼。

十二、胆　虚

胆虚，又称胆气虚，是指因胆气虚怯而出现的病情。《脉经》“胆虚，病苦眩、厥、痿、足指不能摇、躄、坐不能起、僵仆、目黄、失精。”《本草经疏》：“易惊，属胆气虚；病后不得眠，属胆虚。”临床表现为多疑虑，常叹息，不得眠，或口苦目黄，呕苦水等。治宜温胆补虚。

决明丸

【来源】《太平圣惠方》卷三。

【别名】决明子丸（《普济方》）。

【组成】决明子一两　天雄一两（炮裂，去皮脐）　柏子仁一两　熟干地黄一两　菟丝子一两（酒浸三日，焙干，别捣为末）　枸杞子一两

《医方类聚》卷十引《神巧万全方》无熟干地黄，有细辛、芎藭。

【用法】上为细末，炼蜜为丸，如梧桐子大。每服三十丸，空心及晚食前服以温酒送下。

【主治】胆虚冷，神思昏沉，头眩目暗。

茯神散

【来源】《太平圣惠方》卷三。

【别名】远志汤（《圣济总录》卷四十二）、补胆茯神散（《本事方释义》卷一）。

【组成】茯神一两　远志三分（去心）　防风三分（去芦头）　细辛三分　白术三分　前胡三分（去芦头）　人参一两（去芦头）　熟干地黄一两　桂心三分　甘菊花三分　枳壳半两（麸炒微黄，去瓤）

【用法】上为散。每服三钱，以水一中盏，加生姜半分，煎至六分，去滓温服，不拘时候。

【主治】胆虚冷，目眩头疼，心神恐畏，不能独处，胸中满闷。

【方论】《本事方释义》：茯神气味甘平，入心；远志气味辛温，入心、肾；防风气味苦辛甘，入手、足太阳；细辛气味辛温，入肾；白术气味甘温，入脾；前胡气味辛微寒，入手、足太阴、阳明；人参气味甘温，入胃；桂心气味辛甘大热，入肝、肾；熟地黄气味甘寒微苦，入肾；甘菊花气味辛凉，入肝胆；枳壳气味苦寒，入脾。此因胆虚神怯致病，有不安诸恙，以补心、脾、肝、肾之药守正，佐以辛温、辛凉之品，正气既旺，外侮焉能入哉。

茯神散

【来源】《太平圣惠方》卷三。

【组成】茯神一两　柏子仁半两　酸枣仁一两（微炒）　黄耆一两（锉）　人参一两（去芦头）　熟干地黄半两　远志半两（去心）　五味子半两

【用法】上为散。每服一钱，以温酒调下，不拘时候。

【主治】

1.《太平圣惠方》：胆虚不得睡，神思不宁。

2.《家庭治病新书》：心神恍惚，健忘或怔忡者。

薯蓣丸

【来源】《太平圣惠方》卷三。

【组成】薯蓣一两　白茯苓一分　决明子三分　菟丝子一两（酒浸三日，焙干，别捣为末）　天雄一两（炮裂、去皮脐）　防风三分（去芦头）　柏子仁三分　熟干地黄一两　山茱萸三分　人参一两（去芦头）　黄耆三分（锉）　远志三分（去心）　桂心三分　酸枣仁三分（微炒）

【用法】上为末，炼蜜为丸，如梧桐子大。每服

三十丸，空心及晚食前以温酒送下。

【主治】胆虚冷，精神不守，喜多恐惧，目暗头昏，四肢不利。

薯蓣丸

【来源】《医方类聚》卷十引《简要济众方》。

【组成】薯蓣一两　酸枣仁一两（微炒）　柏子仁三分　茯神三分　山茱萸三分

【用法】上为末，炼蜜为丸，如梧桐子大。每服三十丸，温酒送下，米饮下也行，不拘时候。

【主治】胆虚冷，精神不守，头目昏眩，恐畏不能独处。

五味子汤

【来源】《普济方》卷三十四引《护命》。

【组成】五味子　白茯苓（去皮）　人参　芎䓖　远志（去心）　酸枣仁　熟地黄（焙）　麦门冬各一分（去心）　桑寄生五钱

【用法】上为末。每服三钱，水一盏，加大枣二枚，煎七分，任意服。

【主治】胆虚冷，头痛，心中惊悸，睡卧不安，常如人将捕之，精神不守。

山芋丸

【来源】《圣济总录》卷四十二。

【组成】山芋　酸枣仁（微炒）各一两　柏子仁（研）　茯神（去木）　山茱萸各三分

【用法】上为末，炼蜜为丸，如梧桐子大。每服三十丸，温酒送下，米饮亦得，不拘时候。

【主治】胆虚冷，精神不守，寝卧不宁，头目昏眩，恐畏不能独处。

天雄丸

【来源】《圣济总录》卷四十二。

【组成】天雄（炮裂，去皮脐）　人参　山芋　桂（去粗皮）各一两　黄耆（锉）　白茯苓（去黑皮）　防风（去叉）　柏子仁（研细）　山茱萸　酸枣仁（炒）各三分

【用法】上药除柏子仁外，捣罗为细末，与柏子仁和匀，炼蜜为丸，如梧桐子大。每服三十丸，空心、食前温酒送下。

【主治】胆虚生寒，气溢胸膈，头眩口苦，常喜太息，多呕宿水。

中正汤

【来源】《圣济总录》卷四十二。

【别名】酸枣散（《普济方》卷三十四）。

【组成】茯神（去木）　酸枣仁（微炒）　黄耆（锉）羌活（去芦头）各一两　熟干地黄（切，焙）　甘菊花　柏子仁　防风（去叉）各三分　人参　白芍药　当归（切，焙）　甘草（炙，锉）各半两

【用法】上为粗末。每服三钱匕，水一盏，煎至七分，去滓温服，不拘时候。

【主治】胆气不足，常多恐惧，头眩痿厥，四肢不利，僵仆目黄。

【宜忌】《普济方》：忌生冷、猪、鱼。

犀角饮

【来源】《圣济总录》卷四十二。

【组成】犀角（镑屑）一两　羌活（去芦头）一两　酸枣仁（炒）三分　茯神（去木）三分　甘菊花一两　防风（去叉）三分　人参三分　柴胡（去苗）一两

【用法】上为粗末。每服五钱匕，水一盏半，煎至八分，去滓，食后温服，一日三次。

【主治】胆虚。胆受冷，精神不安，眼目昏暗，卧起不定。

补胆防风汤

【来源】《普济本事方》卷一。

【组成】防风十分（去钗股）　人参六分（去芦）　细辛五分（去叶）　芎䓖　甘草（炙）　茯神（去木）　独活（黄色如鬼眼者。去芦，洗，焙，称）　前胡（去苗，净洗）各八分

【用法】上为粗末。每服四大钱，水一盏半，加大枣二个，煎至八分，去滓，食前服。

【主治】

1.《普济本事方》：胆虚目暗，喉痛唾数，眼目眩冒，五色所障，梦见被人讼，恐惧，面色变青。

2.《张氏医通》：胆虚风袭，惊悸不眠。

溢胆汤

【来源】《宣明论方》卷二。

【组成】黄芩（去朽） 甘草（炙） 人参各二两 官桂一两 苦参 茯神各半两

【用法】上为末。每服三钱，水一盏，煎至八分，去滓温服，不拘时候。

【主治】谋虑不决，胆虚，气上冲口中，上溢则口苦，是清净之府浊扰之气上溢。

茯神汤

【来源】《济生方》卷一。

【组成】茯神（去木） 酸枣仁（炒，去壳） 黄耆（去芦） 白芍药半两 五味子 柏子仁（炒）各一两 桂心（不见火） 熟地黄（洗） 甘草（炙）各半两 人参一两

【用法】上锉。每服四钱，水一盏半，加生姜五片，煎至七分，去滓温服，不拘时候。

【主治】

1.《济生方》：胆气虚冷，头痛目眩，心神恐畏，不能独处，胸中满闷。

2.《景岳全书》：惊痫。

仁熟散

【来源】《医学入门》卷七。

【组成】人参 枳壳 五味子 桂心 山茱萸 甘菊花 茯神 枸杞子各三分 柏子仁 熟地各一两

【用法】上为末。每服二钱，温酒调下。

【主治】胆虚，常多畏恐，不能独卧，头目不利。

酸枣茯神汤

【来源】《杏苑生春》卷七。

【组成】茯神 柏子仁 酸枣仁 熟地黄各一钱五分 桂心三分 人参一钱五分 五味子八分 白芍药六分 甘草（炙）四分 生姜三片

【用法】上锉。用水煎取八分，临卧热服。

【主治】胆气虚怯，头痛目眩，心神恐畏，遇事多惊。

助勇丹

【来源】《石室秘录》卷三。

【组成】熟地九钱 山茱萸四钱 芍药五钱 当归五钱 茯神五钱 白芥子一钱 生枣仁一钱 肉桂一钱

【用法】水煎服。

【功用】补肾生肝。

【主治】少阳胆虚，肝木之衰，肾水不足，胆怯不敢见人。

助勇汤

【来源】《辨证录》卷四。

【组成】荆芥 当归各三钱 防风 天花粉各一钱 川芎 竹茹各二钱 枳壳 独活各三钱

【用法】水煎服。

【主治】胆虚风袭，心颤神慑，如处孤垒，而四面受敌，达旦不能寐，目眵眵无所见，耳聩聩无所闻，欲少闭睫而不可得。

十三、百合病

百合病，是指以精神恍惚不定，饮食、行为、语言的失调，以及口苦、小便赤、脉微数为特征的一种病情，因其治疗以百合为主药，故名。《金匮要略·百合狐惑阴阳毒病篇》：“百合病者，百脉一宗，悉致其病也。意欲食复不能食，常默然，欲卧不能卧，欲行不能行；饮食，

或有美时，或有不用闻食臭时；如寒无寒，如热无热；口苦，小便赤；诸药不能治，得药则剧吐利，如有神灵者，而身形如和，其脉微微。”

本病成因或由外感热症后期余邪未尽，余热内扰，复由阴血不足，心神失养所致；或由七情内伤，五志化火，灼伤心阴，神不守舍等引起。另外，百合病日久，亦可阴虚及阳，或治疗过用苦寒之品，出现阳虚见证。

本病多属正虚邪恋，既不任攻伐，又虚不受补，用药失当，往往吐利毕至。因此选方用药，应以补虚不碍邪，去邪不伤正为基本原则，以甘润、甘平、甘淡为宜，常用百合为主药，其治疗可在专方基础上，随证施治，以期不离不泛。

百合洗方

【来源】《金匮要略》卷上。

【组成】百合一升

【用法】以水一斗，渍之一宿，以洗身。洗已，食煮饼，勿以盐豉。

【主治】百合病一月不解，变成渴者。

【宜忌】宜淡食。

【方论】

1.《千金方衍义》：病无经络可分，百脉一宗致病，故名百合。其病虽有上、中、下三焦之别，皆由伤寒虚劳大病后，虚火扰其血脉所致。治法咸用百合为君，以安心补神，能去血中之热，利大小便，导涤痰积，然必鲜者方克有济。其经月不解，百脉内壅，津液外泄而成渴者，则用百合洗之，一身之脉皆得通畅，而津液行，渴自止。勿食盐豉者，以味咸能凝血也。

2.《退思集类方歌注》：皮毛为肺之合，外洗皮毛，亦可内除其渴。洗已，食煮饼，勿啖咸豉，恐咸味耗水而增渴也。

百合地黄汤

【来源】《金匮要略》卷上。

【别名】百合生地黄汤（《外台秘要》卷二）、百合汤（《伤寒全生集》卷四）。

【组成】百合七枚（擘） 生地黄汁一升

【用法】以水洗百合，渍一宿，当白沫出，去其水，更以泉水二升，煎取一升，去滓，纳地黄汁，煎取一升五合，分温再服。中病，勿更服。大便当如漆。

【主治】百合病，不经吐、下、发汗，病形如初者。

【方论】

1.《千金方衍义》：百合病若不经发汗、吐、下，而血热自汗，用百合为君，安心补神，能去中热，利大小便，导涤痰积；但佐生地黄汁以凉血，血凉则热毒解而蕴结自行，故大便当去恶沫也。

2.《金匮要略心典》：百合色白入肺，而清气中之热，地黄色黑入肾，而除血中之热，气血即治，百脉俱清，虽有邪气，亦必自下；服后大便如漆，则热除之验也。

3.《金匮玉函经二注》：若不经吐下发汗，未有所治之失。病形得如初者，但佐之生地黄汁，补血凉血，凉则热毒消，补则新血生，蕴积者行，而自大便出，如黑漆矣。

4.《金匮要略方义》：本方为百合病正治之法。百合病未经下发汗，证情如初者，即意欲食复不能食，常默默，欲卧不能卧，欲行不能行，欲饮食，或有美时，或有不欲闻食臭时，如寒无寒，如热无热，口苦，小便赤等证，此皆阴虚内热，神志不安之象。方中以百合养阴宁心，安神定志。神藏于心，心阴虚则血少，血少则不养心，故又加生地黄以滋养阴血。两药相伍，养阴血，退虚热，宁心神，安魂魄，使阴血渐生，虚热日退，则神智安和，诸症自瘳。然本方用生地黄汁，其性大寒，不宜久服，故曰中病勿更服。且其质润多液，稠粘色黑，多服则滑肠致泻，便色如漆。待停药之后，旋即如常。

5.《绛雪原古方选注》：本文云百脉一宗，明言病归于肺，君以百合，甘凉清肺，即可疗此疾，故名百合病，再佐以各经清络解热之药，治其病所从来。当用先后煎法，使不悖于手足经各行之理。期以六十日，六经气复而自愈。若太阴、太阳无病，惟少阴、少阳、厥阴、阳明四经为病，期以四十日愈。若仅属厥阴、阳明二经为病，期以二十日愈。读第四章未经汗吐下者，治以百合地黄汤，中病勿更服。

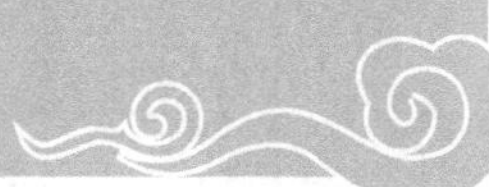

【验案】

1.更年期忧郁症 《江苏中医》（1995，7：13）：用本方加味（生地黄、百合、知母、麦冬、龙骨、牡蛎、磁石、石菖蒲、茯神。肝气郁结，嗳气咽哽者，加白蒺藜、佛手、苏梗；兼脏躁，哭笑无常者，加甘草、小麦、大枣），治疗更年期忧郁症20例。结果：治愈10例，好转7例，总有效率为85%。

2.抑郁症 《新中医》（1999，2：16）：用百合地黄汤为基本方，若阴虚火旺伴口苦，小便赤者，加牡丹皮、滑石、知母；若气阴两虚伴体倦乏力较重，食欲下降，头晕，脉细弱者，加黄芪、党参、白芍，治疗30例抑郁症。结果：显效18例，有效8例，无效4例。认为本病与百合病相似，病机以心肺阴虚为主。

百合鸡子汤

【来源】《金匮要略》卷上。

【别名】鸡子汤（《类证活人书》卷十八）、百合鸡子黄汤（《兰台轨范》卷三）。

【组成】百合七枚（擘） 鸡子黄一枚

【用法】先以水洗百合，渍一宿，当白沫出，去其水，更以泉水二升，煎取一升，去滓，纳鸡子黄，搅匀，煎五分，温服。

【主治】百合病，吐之后者。

【方论】

1.《绛雪园古方选注》：君以百合，甘凉清肺；佐以鸡子黄救厥阴之阴，安胃气，救厥阴即所以奠阳明，救肺之母气，亦阳病救阴之法也。

2.《金匮方歌括》元犀按：吐后伤中者，病在阴也，阴伤，故用鸡子黄养心胃之阴，百合滋肺气下润其燥，胃为肺母，胃安则肺气和而令行，此亦用阴和阳，无犯攻阳之戒。

3.《金匮要略论注》：吐伤元气，而阴精不上奉，故百合病在吐后者，须以鸡子黄之养阴者，同泉水以滋元阴，协百合以行肺气，则血气调而阴阳自平。

4.《金匮要略方义》：本方用于百合病吐之后者。百合病缘本阴虚，误用吐法，重亡津液，其心阴愈伤，营血愈亏，故每发心悸烦惊，甚则心中澹澹而动，或手足振颤等。此为虚风内动之象，治当育阴而熄风。方中除以百合养阴宁心外，特选鸡子黄血肉有情之品，养血益阴，除烦定惊，预熄虚风之内动。本证与伤寒少阳证误吐所病之惊悸烦乱，以及温热久羁，消烁真阴之虚烦内动，证虽不一，其理相近。

百合知母汤

【来源】《金匮要略》卷上。

【组成】百合七枚（擘） 知母三两（切）

【用法】先以水洗百合，渍一宿，当白沫出，去其水，更以泉水二升，煎取一升，去滓；别以泉水二升煎知母，取一升，去滓；后合和，煎取一升五合，分温再服。

【主治】百合病，发汗后者。

【方论】

1.《金匮玉函经二注》：日华子谓百合安心定胆，益志养五脏，为能补阴也；治产后血眩晕，能去血中热也；除痞满，利大小便，为能导涤血之瘀塞也。而是证用之为主，益可见瘀积者矣。若汗之而失者，是涸其上焦津液。而上焦阳也，阳宜体轻之药，故用知母佐以救之，知母泻火，生津液，润心肺。

2.《金匮要略心典》：百脉朝宗于肺，故百脉不可治，而可治其肺。百合味甘平微苦，色白入肺，治邪气，补虚清热，故诸方悉以之为主，而随证加药治之。用知母者，以发汗伤津液故也。

3.《绛雪园古方选注》：君以百合，甘凉清肺；佐以知母，救肺之阴，使膀胱水脏知有母气，救肺即所以救膀胱，是阳病救阴之法也。

2.《金匮方歌括》：百脉俱朝于肺。百脉俱病，病形错杂，不能悉治，只于肺治之。肺主气，气之为病，非实而不顺，即虚而不足。百合能治邪气之实，而补正气之虚；知母入肺金，益其水源，下通膀胱，使天水之气合，而所伤之阴转，则其邪从小便出矣。若误汗伤阴者，汗为阴液，阴液伤故以此汤维其阳，即所以救阴也。

5.《金匮要略方义》：百合病对发于热病之后，余热未尽，阴气已伤，或因多思善虑，七情郁结，五志化火，消烁阴液所致。每见神志恍惚，若有所思，默默无言，头目昏眩，失眠健忘，心烦不宁，行动失常，欲卧不卧，欲行不行，如寒无寒，如热无热，欲食复不能食，或有美食时，或有厌食时，或有不欲闻食臭时，口中苦，小便赤，脉微数。皆属阴虚内热，神不守舍之患。治当益阴清热，安神定志，仲景每以百合为君药，取其养心安神，益志定魄，润燥滋阴。《本草求真》谓百合能敛气养心，安魂定魄。本方所治，乃百合病发汗后者，盖不应汗而反发汗，或发汗过多，津液愈伤，阴气愈虚，而内热愈增，故臣以知母，取其滋阴清热两擅其长，其能除烦止渴。二药相伍，对于百合病偏于内热，而见心烦口渴者，用之咸宜。其用泉水者，更助其益阴生津之力也。

百合滑石散

【来源】《金匮要略》卷上。

【别名】滑石散（《类证活人书》卷十八）。

【组成】百合一两（炙） 滑石三两

【用法】上为散。每服方寸匕，饮下，一日三次。当微利者，止服，热自除。

【主治】

1.《金匮要略》：百合病变发热者。

2.《备急千金要方》：百合病小便赤涩，脐下坚急。

【方论】

1.《金匮要略论注》：仲景尝谓发于阳部其人振寒而发热，则知变发热者，内热不已，淫于肌肤，而阳分亦热，复以滑石清腹中之热以和其里，而平其外；兼百合清肺气以调之。不用泉水，热已在外，不欲过寒伤阴，故曰当微利，谓略疏其气，而阴平热则除也。

2.《千金方衍义》：百合病若变发热，乃血脉郁而成热，佐滑石以通利之。

3.《金匮要略心典》：病变发热者，邪聚于里而见于外也。滑石甘寒，能除六腑之热，得微利则里热除而表热自退。

4.《金匮方歌括》元犀按：百合病原无偏热之证，变发热者，内热充满，淫于肌肤，非如热之比。主以百合滑石散者，百合清金泻火，降逆气，从高源以导之；滑石退表里之热，利小便。二味合为散者，取散以散之之义，散调络脉于周身，引内外之热气，悉从小便出矣。

5.《金匮要略方义》：方中滑石清热益阴，止烦渴。然滑石甘淡，有渗利之性，阴虚积热者用之，虽热可清，犹恐渗利伤阴，故与百合养阴宁心，清除积热之效，对于百合病阴虚而内有积热者，始可用之。

栝楼牡蛎散

【来源】《金匮要略》卷上。

【别名】瓜蒌牡蛎散（《普济方》卷一四二）。

【组成】栝楼根 牡蛎（熬）各等分

【用法】上为细末。每服方寸匕，饮送下，一日三次。

【主治】百合病，渴不愈者。

【方论】

1.《医宗金鉴》：与百合洗方而渴不瘥者，内热甚而津液竭也。栝楼根苦寒，生津止渴，牡蛎咸寒，引热下行也。

2.《金匮要略论注》：渴不差，是虽百合汤洗而无益矣。明是内之阴气未复，阴气未复，由于阳亢也。故以栝蒌根清胸中之热，牡蛎清下焦之热，与上平阳以救阴同法。但此从其内治耳，故不用百合而作散。

3.《金匮要略心典》：病变成渴，与百合洗方而不瘥者，热盛而津伤也。栝蒌根苦寒，生津止渴；牡蛎咸寒，引热下行，不使上烁也。

4.《金匮要略方义》：本方所治之病，乃百合病口渴，用百合洗方治之而不愈者。盖因阴津不足，阳热上扰，只用百合渍汤外洗，润其外而不清其内，内热不降则阴津不生，故口渴不愈，当以清热生津之品治之。方中用栝蒌根清热润燥，生津止渴；佐以牡蛎益阴潜阳，以降虚热。《名医别录》谓牡蛎："主虚热去来不定，烦满心痛，气结，止汗，止渴"。今与栝蒌根配伍，共奏益阴潜阳，润燥止渴之效。对于百合病阴虚内热，虚阳上浮而只见口渴者，用之为宜。

滑石代赭汤

【来源】《金匮要略》卷上。

【别名】百合滑石代赭汤（《备急千金要方》卷十）、百合代赭汤（《伤寒全生集》卷四）、百合滑

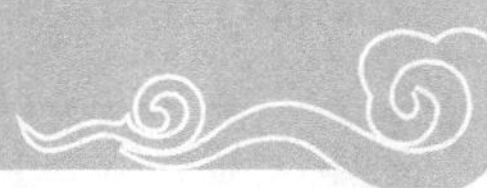

赭汤（《医学入门》卷四）。

【组成】百合七枚（擘）　滑石三两（碎，绵裹）　代赭石一枚（如弹丸大，碎，绵裹）

【用法】先以水洗百合，渍一宿，当日沫出，去其水，更以泉水二升，煎取一升，去滓，别以泉水二升煎滑石、代赭，取一升，去滓，后合和，重煎取一升五合，分温服。

【主治】百合病下之后者。

【方论】

1.《金匮玉函经二注》赵以德：百合安心定胆，益志五脏，为能补阴也；用滑石、代赭佐以救之，滑石开结利窍，代赭除脉中风痹瘀血。

2.《金匮要略心典》：百合病不可下而下之，必伤其里。百合味甘平微苦，色白入肺，治邪气，补虚清热；复以滑石、代赭者，盖欲因下药之势，而抑之使下，导之使出，也在下者引而竭之之意也。

3.《金匮方歌括》：误下者，其热必陷，热陷必伤下焦之阴，故以百合清补肺金引动水源，以代赭石镇离火而不使其上腾，以滑石导热气而能通水府，则所陷之邪从小便而出，自无灼阴之患矣。

4.《金匮要略释义》：以百合润肺而养阴，滑石清热而利小便，赭石重镇而降逆气。

5.《金匮要略方义》：本方用于百合病下之后者。百合病本属阴虚，误用下法，则徒伤其胃气，胃阴亏乏，以致失其和降之性，反而上逆变生呕哕。故方中仍以百合为君，养阴宁心以治百合病之本。臣以滑石之沉降，清热养阴，止烦渴，疗呕恶。《本草备要》谓滑石能治："中热积热，呕吐烦渴。"《本草经疏》亦言滑石"甘以和胃气，寒以散积热"。《本草经》更称滑石有"益精气"之功。其与百合配伍，虽有渗利之性，而无伤津之弊，庶可和胃清热，止呕止渴。又佐以重镇之代赭石，以奏降逆和胃止呕之效。三药合用，对于百合病阴虚气逆而呕哕呃逆者，可收标本同治之功。

石膏汤

【来源】《太平圣惠方》卷九。

【组成】石膏三两　黄连一两（去须）　黄柏一两　黄芩一两　豉二两　栀子仁一两　麻黄一两（去根节）　川大黄二两（锉碎，微炒）　甘草一两（炙微赤，锉）

【用法】上锉细和匀。每服半两，以水一大盏，加生姜半分，煎至六分，去滓，不拘时候温服，如人行十里再服。以微利为度。

【主治】伤寒病九日，曾经发汗吐下未解，三焦生热，其脉滑数，昏愦沉重。

百合散

【来源】《太平圣惠方》卷十一。

【组成】百合一两　葛根一两　麻黄半两（去根节）　麦门冬半两（去心）　黄芩半两　前胡三分（去芦头）　石膏一两　甘草半两（炙微赤，锉）

【用法】上为散。每服五钱，以水一大盏，加生姜半分，煎至六分，去滓温服，不拘时候。

【主治】伤寒已经二七日外，潮热不退，四肢无力，昏沉如醉，恐变成百合病。

子芩散

【来源】《太平圣惠方》卷十三。

【组成】子芩三分　赤茯苓半两　甘草半两（炙微赤，锉）　芎藭半两　百合一两　知母三分

【用法】上为散。每服五钱，以水一大盏，煎至五分，去滓温服，不拘时候。

【主治】伤寒，头不痛，多眩闷，寒热往来，小便不利，百合证。

半夏散

【来源】《太平圣惠方》卷十三。

【组成】半夏一两（汤洗七遍去滑）　黄芩一两　百合三两　干姜半两（炮裂，锉）　黄连一两（去须微炒）　甘草一两（炙微赤，锉）　人参一两（去芦头）

【用法】上为散。每服三钱，以水一中盏，加大枣三个，生姜半分，煎至六分，去滓，稍热频服，不拘时候。

【主治】伤寒百合病，下利不止，心中愊坚而呕。

半夏散

【来源】《太平圣惠方》卷十三。

【组成】半夏一两（汤洗七遍去滑） 人参半两（去芦头） 木香三分 枳实半两（麸炒微黄） 木通半两（锉） 川大黄一两（锉碎，微炒） 杏仁三分（汤浸，去皮尖双仁，麸炒微黄） 百合一两 桑根白皮三分（锉）

【用法】上为散，每服五钱，以水一大盏，加生姜半分，煎至五分，去滓温服，不拘时候。

【主治】伤寒百合病，久不愈，大小便涩，腹满微喘，时复痰逆，不下食。

百合散

【来源】《太平圣惠方》卷十三。

【组成】百合二两 紫菀一两（去根节） 杏仁一两（汤浸，去皮尖双仁，麸炒微黄） 前胡一两（去芦头） 麦门冬一两（去心） 甘草三分（炙微赤，锉）

【用法】上为散。每服五钱，用水一大盏，煎至五分，去滓温服，不拘时候。

【主治】伤寒百合病，身微热，恶寒烦喘。

百合散

【来源】《太平圣惠方》卷十三。

【组成】百合一两 栝楼根一两 牡蛎三分（烧为粉） 栀子仁三分 麦门冬三分（去心，焙） 甘草半两（炙微赤，锉）

【用法】上为散。每服五钱，以水一中盏，加生姜半分，竹叶二七片，煎至五分，去滓温服，不拘时候。

【主治】伤寒百合病，一月不解，变如渴疾。

赤茯苓散

【来源】《太平圣惠方》卷十三。

【组成】赤茯苓三分 麦门冬三分（去心） 百合一两 知母一两 柴胡一两（去苗） 甘草半两（炙微赤，锉）

【用法】上为散。每服四钱，以水一中盏，煎至六分，去滓温服，不拘时候。

【主治】伤寒百合证，头不痛，但觉头眩，渐渐恶寒。

柴胡散

【来源】《太平圣惠方》卷十三。

【别名】百合柴胡汤（《圣济总录》卷二十九）。

【组成】柴胡一两（去苗） 知母二两 黄连一两（去须） 甘草三分（炙微赤，锉） 百合二两 秦艽一两（去苗） 栝楼根一两

【用法】上为散。每服五钱，以水一中盏，加生姜半分，煎至六分，去滓温服，不拘时候。

【主治】伤寒百合病久不愈，欲成痨。

柴胡散

【来源】《太平圣惠方》卷十三。

【组成】柴胡（去苗） 白茯苓 陈橘皮（汤浸，去白瓤，焙） 知母 桔梗（去芦头） 黄耆（锉） 各一两 百合二两

【用法】上为散。每服五钱，以水一大盏，煎至五分，去滓温服，不拘时候。

【主治】伤寒百合病，羸瘦，不食少力。

紫菀饮

【来源】《太平圣惠方》卷十三。

【组成】紫菀一两（去根土） 杏仁一两（汤浸，去皮尖双仁，麸炒微黄） 黄连半两（去须） 前胡三分（去芦头） 半夏三分（汤洗七遍，去滑） 栝楼一枚 人参一两（去芦头） 知母三分 甘草半两（炙微赤，锉）

【用法】上锉细，和匀。每服半两，以水一大盏，煎至五分，去滓温服，不拘时候。

【主治】伤寒百合病，阴阳相传，日久渐瘦，不思饮食，虚热咳嗽。

熟地黄散

【来源】《太平圣惠方》卷十三。

【别名】百合半夏汤（《圣济总录》卷二十九）、熟

地黄汤（《普济方》卷一四二）。

【组成】熟干地黄二两　百合　人参（去芦头）　半夏（汤浸七遍去滑）　白茯苓　黄连（去须）　知母各一两

方中熟干地黄、白茯苓，《圣济总录》作生干地黄，赤茯苓。

【用法】上为散。每服五钱，以水一大盏，入生姜半分，煎至五分，去滓温服，不拘时候。

【主治】伤寒百合病。久不愈，不思饮食，日渐羸瘦。

半夏汤

【来源】《圣济总录》卷二十九。

【组成】半夏三两（汤洗七遍，焙令干）　黄芩（去黑心）　百合各一两半　干姜（炮裂）　黄连（去须锉，微炒）　人参各一两　甘草（炙令赤，锉）半两

【用法】上为粗末。每服五钱匕，水一盏半，加生姜半分（拍碎），大枣三个（擘破），煎至七分，去滓，食后温服，一日二次。

【主治】伤寒百合，兼下利不止，心中愊愊，坚而烦呕。

百合前胡汤

【来源】《圣济总录》卷二十九。

【组成】生百合三枚（劈，洗）　前胡（去芦头）　麻黄（去节）各一两半　葛根（锉）二两　生麦门冬（去心）半两　石膏三两（碎）

【用法】上锉。如麻豆大。每服五钱匕，水一盏半，煎取七分，去滓温服，后如食顷，再服。

【主治】伤寒愈后，已经二七日，潮热不解，将变成百合病，身体沉重无力，昏如醉状。

百合紫菀汤

【来源】《圣济总录》卷二十九。

【组成】百合　紫菀（去苗土）　柴胡（去苗）　杏仁（汤浸，去皮尖双仁，炒令黄）　白茯苓（去黑皮）　甘草（炙令微赤）各等分

【用法】上为粗末。每服五钱匕，水一盏半，加生姜半分（拍碎），煎至七分，去滓，空心温服，日晚再服。

【主治】伤寒百合病，似劳，形状如疟。

补阴养阳厚朴散

【来源】《圣济总录》卷二十九。

【别名】厚朴散（《普济方》卷一四二）。

【组成】厚朴（去粗皮，姜汁炙令紫黑色）　桃仁（去皮尖双仁，炒黄，别研）　杏仁（去皮尖双仁，炒令黄，别研）各一两　紫石英（别研）　白鲜皮　五加皮（锉）　桑根白皮（锉）各半两

【用法】上为散。更入乳钵，一处研如粉。每服二钱匕，食前用葱白糯米煎汤调下，一日二次。

【主治】百合伤寒病。

柴胡百合汤

【来源】《伤寒六书》卷三。

【组成】柴胡　人参　黄芩　甘草　知母　百合　生地黄　陈皮

【用法】水二钟，加大枣一枚，生姜三片，槌法醋煮鳖甲煎之，温服如圣饮。

【主治】伤寒愈后，昏沉发热，渴而错语失神，及百合劳复。

【加减】渴，加天花粉；胸中烦躁，加山栀；有微头痛，加羌活、川芎；呕吐，入姜汁炒半夏；胸中饱闷，加枳壳、桔梗；食复者，加枳实、黄连；大便实，加大黄；胸中虚烦，加竹茹、竹叶；愈后干呕，错语失神，呻吟，睡不安，加黄连、犀角；咳喘，加杏仁、百合、麻、连；心中惊惕为血少，加当归、茯苓、远志；虚汗，加黄耆；脾倦，加白术；腹如雷鸣，加煨生姜；劳复时热不除，加葶苈、乌梅、生艾叶。

加味柴胡汤

【来源】《万病回春》卷二。

【组成】人参　半夏　柴胡　黄芩　百合　知母　甘草

【用法】上锉一剂。加青竹茹一团，粳米炒食盐一撮，入姜汁少许，水煎服。

【主治】百合病，百无是处，又非寒又非热，欲食不食，欲行不行，欲坐不坐，服药即吐，小便赤。

柴胡百合汤

【来源】《鲁府禁方》卷一。

【组成】柴胡　人参　黄芩　百合　知母　茯苓　芍药　鳖甲　甘草

【用法】加生姜、大枣，水煎，临服入生地捣汁一匙，温服。

【主治】伤寒愈后，昏沉发热，渴而谵语，失神，及百合劳复、食复。

十四、懊憹

懊憹，指心胸烦热，闷乱不宁之状。《黄帝内经·素问·六元正纪大论》："火郁之发……目赤心热，甚则瞀闷懊憹，善暴死。"《伤寒论》始称为"心中懊憹"，如《伤寒论·辨太阳病脉证并治》："发汗吐下后，虚烦不得眠，若剧者，必反复颠倒，心中懊憹。"《证治准绳·伤寒》列"懊憹"专篇论述。

本病成因多由邪热内陷，郁而不发，结于胸膈，留于胃腑，或正虚邪恋，虚火上炎所致。治疗上须权衡虚实，分清标本，做到攻补得宜。大凡实证多由感受外邪，正邪相搏而成。热扰胸膈者，兼胸中窒塞，胃脘痞满，治宜宣郁清热；湿热郁蒸者，兼身黄腹胀，恶心欲吐，治宜清利湿热；阳明腑实与热实结胸者，均有腹痛拒按，大便秘结，潮热，舌红苔黄等实热症状，前者治宜峻下通腑，后者当泻热逐水破结。虚证则多见于大病之后，将息失宜，或情志不节，或素体阴虚，虚热内扰使然。气阴两伤，余热内恋者，兼少气多汗，咽干呛咳，口干喜饮，舌红，脉数等，治宜益气养阴兼清余热；阴虚火旺，热扰心神者，兼五心烦热，盗汗，颧赤，舌红无苔，时时燥热等，治宜滋阴降火。

栀子豉汤

【来源】《伤寒论》。

【别名】栀子香豉汤、香豉栀子汤（《伤寒总病论》卷三）、栀子汤（《圣济总录》卷四十）、加减栀子汤（《云岐子脉诀》）、栀子豆豉汤（《证治准绳·幼科》卷五）、栀豉汤（《寿世保元》卷二）。

【组成】栀子十四个（劈）　香豉四合（绵裹）

【用法】上以水四升，先煮栀子，得二升半，纳豉，煮取一升半，去滓，分为二服，温进一服。得吐者止后服。

【主治】

1.《伤寒论》：发汗吐下后，虚烦不得眠，若剧者，必反复颠倒，心中懊憹；发汗若下之，而烦热胸中窒者；伤寒五六日，大下之后，身热不去，心中结痛者；阳明病，脉浮而紧，咽燥口苦，腹满而喘，发热汗出，不恶寒反恶热，身重，若发汗则躁，心愦愦，反谵语，若加温针，必怵惕，烦躁不得眠；若下之，则胃中空虚，客气动膈，心中懊憹，舌上胎者；阳明病下之，其外有热，手足温，不结胸，心中懊憹，饥不能食，但头汗出者。下利后更烦，按之心下濡，为虚烦者。

2.《肘后备急方》：霍乱吐下后，心腹烦满。

3.《普济方》：感冒发为寒热，头痛体痛。

4.《证治准绳·幼科》：小儿痘疹，虚烦。

【宜忌】凡用栀子汤，病人旧微溏者，不可与服之。

【方论】

1.《伤寒明理论》：若发汗、吐、下后，邪气乘虚留于胸中，则谓之虚烦，应以栀子豉汤吐之。栀子味苦寒，《内经》曰：酸苦涌泄为阴。涌者，吐之也，涌吐虚烦，必以苦为主，是以栀子为君。烦为热胜也，涌热者，必以苦；胜热者，必以寒，香豉味苦寒，助栀子以吐虚烦，是以香豉为臣。《内经》曰：气有高下，病有远近，证有中外，治有轻重，适其所以为治，依而

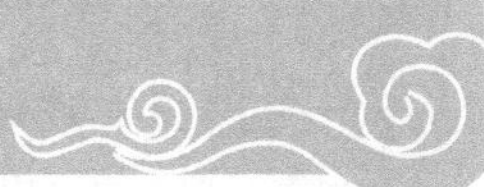

行之，所谓良矣。

2.《金镜内台方议》：汗吐下之后，邪热不散，结于胸中。烦热郁闷不得眠，谓之虚烦也。心恶热之甚，则必神昏。剧者反复颠倒而不安，心中懊憹而愦闷，又非结胸痞症之比，而可下。此方乃必用吐之而散也，经曰：其高者因而越之，是也。故用栀子为君，其性苦寒，以涌宣其上肺之虚烦也；淡豆豉性平，能吐能汗者，用之为臣，以吐胸中之邪也。内经曰：气有高下，病有远近，证有中外，治有轻重，是也。瓜蒂散吐胸中实邪，栀子豉汤吐胸中虚邪者也。

3.《伤寒来苏集》：栀子苦能泄热，寒能胜热，其形像心又赤色通心，故除心烦愦愦，懊憹结痛等症；豆形像肾，制而为豉，轻浮上行，能使心腹之邪上出于口，一吐而心腹得舒，表里之烦热悉除矣。

4.《伤寒论集注》：栀子凌冬不凋，得接着令水阴之气，味苦色赤形圆小而像心，能启阴气上资于心，复能导心中之烦热以下行；豆乃肾之谷，色黑性沉，窨熟而成，轻浮主启阴脏之精上资于心胃，阴液上滋于心而虚烦自解，津液还入胃中而胃气自和。

5.《金匮要略心典》：下利后更烦者，邪热不以下减而复上动也。按之心下濡，则中无阻滞可知，故曰虚烦。香豉、栀子，能彻热而除烦，得吐则热从上出而愈。因其高而越之之意也。

6.《绛雪园古方选注》：栀子豉汤为轻剂，以吐上焦虚热者也。栀子本非吐药，以此二者生熟互用，涌泄同行，而激之吐也。盖栀子生则气浮，其性涌，香豉蒸罨熟腐，其性泄。涌者，宣也；泄者，降也。既欲其宣，又欲其降，两者气争于阳分，自必从宣而越于上矣。余以生升熟降为论，柯韵伯以栀子之性屈曲下行，淡豆豉腐气上蒸而为吐，引证瓜蒂散之吐，亦在于豉汁。吾恐瓜蒂散亦是上涌之品，吐由瓜蒂，非豉汁也。

7.《长沙方歌括》：愚每用此方，服之不吐者多，亦或有时而吐，要之吐与不吐，皆药力胜病之效也。其不吐者，所过者化，即雨露之用也；一服即吐者，战则必胜，即雷霆之用也。方非吐剂，而病间有因吐而愈者，所以为方之神妙。栀子色赤像心，味苦属火，性寒导火热下行。豆形像肾，色黑入肾，制造为豉，轻浮引水液之上升。阴阳和，水火济，而烦热、懊憹、结痛等证俱解矣。

8.《医门棒喝·伤寒论本旨》：盖药之升降在气味，不在生熟也。气为阳，故升；味为阴，故降。而气味各有轻重厚薄不同，故其升降又有上下浅深之异。若炒黑，则气味已失，而生用者，正欲全其气味也。栀子味苦而降，以其轻浮，故不能直降，而屈曲以降也。仲景取其轻浮寒性，以解郁热，不欲其降，故久煮之，使其味薄气胜，再配香豉上蒸之气，自然升越而吐矣。

9.《随息居重订霍乱论》：此伤寒吐剂也。然古方栀子生用，故能涌吐，今皆炒黑用之，虽不作吐，洄溪谓其涤热除烦之性自在也，而余之治热霍乱，独推以为主剂。盖栀子苦寒，善泄郁热，故《肘后备急方》以之治干霍乱矣；豉经蒸腐，性极和中，凡霍乱多由湿郁化热，挟秽浊热气而扰攘于中宫，惟此二物对证良药，奈昔人皆不知察也。后二物之奇，匪可言罄，如偶以银花、竹叶清暑风，配以白蔻、菖蒲宣秽恶；湿甚者臣以滑、朴，热胜者佐以芩、连；同木瓜、扁豆则和中，合甘草、鼠粘而化毒。其有误投热药，而致烦乱躁闷者，亦可藉以为解救。

10.《医方论》：注中治伤寒汗吐下后，虚烦不眠，懊憹身热等症。“汗吐下后”一语，宜善体会，盖言或汗后，肌表虽解而里热未除；或吐后，痰气虽平，而阳邪未去；或下后，里滞虽退而表邪未清。乃指一节而言，并非谓三法并用之后也。今人死煞句下，往往误认三法并施，虽有壮夫，岂能堪此？且三法并用之后，岂尚有余邪未清者乎？不参活句，谬以千里矣！仲景用栀子，令上焦之热邪委宛而下，用豆豉以开解肌理。真超凡入圣之方，其各种加减之法，亦俱有精义，不得草草读过。

11.《成方便读》：栀子色赤入心，苦寒能降，善引上焦心肺之烦热屈曲下行，以之先煎，取其性之和缓；豆豉用黑豆蒸窨而成，其气香而化腐，其性浮而成热，其味甘而变苦，故其治能除热化腐，宣发上焦之邪，用之作吐，似亦宜然，且以之后入者，欲其猛悍，恐久煎则力过耳。

12.《医方概要》：豆豉乃黑豆蒸罨而成，山栀凉苦入心、小肠，与豆豉同治阳明胃中无形之热，而发越陈伏。前人谓能吐阳明有形之邪，以豆豉能发越也。然豆豉乃发无形之郁热，非比瓜蒂、白矾苦涩不堪，能使胃气不容而呕有形之邪。懊憹症亦胃家无形之热郁而不化，使胸中烦琐难名，火郁发之，亦发无形之邪耳。莫误解前人之说，作为吐剂。

【验案】

1.伤寒懊憹　《名医类案》：江应宿治都事靳相庄患伤寒十余日，身热无汗，怫郁不得，卧非躁非烦，非寒非痛，时发一声，如叹息之状。医者不知何证，迎予诊视曰：懊憹怫郁证也。投以本汤一剂，十减二三，再以大柴胡汤下燥屎，怫郁除而安卧，调理数日而起。

2.神经衰弱　《河北中医》（1985，2：14）：用栀子豉汤加减治疗神经衰弱106例。结果：痊愈55例，显效33例，好转15例，无效3例。总有效率97.2%。

3.鼻衄　《新中医》（1985，3：46）：余某，女，73岁。近十日每日上午10～11时自觉心烦、胸中如窒，随即鼻出鲜血，半小时后缓解。诊之血色鲜红，舌红、苔薄黄，脉弦稍数。用炒栀子、淡豆豉各15g，白茅根10g，服二剂即止。

栀子甘草豉汤

【来源】《伤寒论》。

【别名】栀子豉汤（《备急千金要方》卷二十四）、栀子仁散（《医方类聚》卷五十三引《神巧万全方》）、栀子仁汤（《普济方》卷三六九）、栀子豉加甘草汤（《温病条辨》卷二）。

【组成】栀子十四个（擘）　甘草二两（炙）　香豉四合（绵裹）

【用法】上以水四升，先煮栀子、甘草，取二升半，纳豉，煮取一升半，去滓，分二服，温进一服。得吐者止后服。

【主治】

1.《伤寒论》：发汗吐下后，虚烦不得眠，若剧者，必反复颠倒，心中懊憹，少气者。

2.《备急千金要方》：石毒，因食宿饭、陈臭肉及羹宿等发者。

栀子生姜豉汤

【来源】《伤寒论》。

【组成】栀子十四个（劈）　生姜五两　香豉四合（绵裹）

【用法】上以水四升，先煮栀子、生姜，取二升半，纳豉，煮取一升半，去滓，分二服，温进一服，得吐者止后服。

【主治】发汗吐下后，虚烦不得眠，若剧者，必反复颠倒，心中懊憹，呕者。

懊憹散

【来源】《外台秘要》卷二引《范汪方》。

【组成】藿芦十分　干漆二分　萹蓄二分

【用法】上药各为细末，和匀。每服一钱匕，食前粥饮下，一日二次。

【主治】

1.《外台秘要》引范汪方：伤寒心中懊憹，下利，谷道中烂伤。

2.《备急千金要方》：热患有蛔虫懊憹。

【方论】《千金方衍义》：藿芦走气分，更益以干漆破血，萹蓄杀虫，化湿热。

麝香散

【来源】《外台秘要》卷二引《范汪方》。

【组成】麝香一分（研）　雄黄一分（研）　丹砂一分（研）　犀角一分（屑）　羚羊角一分（研）　青葙子一分　黄连一分　升麻一分　桃仁一分（熬）　贝齿一分

【用法】上药治下筛。先食以小麦粥服钱五匕，服药讫，复以钱五匕绵裹以导谷道中，食顷去之，每日三次。

【主治】

1.《外台秘要》：䘌，懊憹。

2.《太平圣惠方》：伤寒䘌，心中懊憹，下部有疮，疼痛。

【宜忌】忌猪肉、冷水、生血等物。

竹叶汤

【来源】《千金翼方》卷十八。

【组成】竹叶一把 粳米 麦门冬（去心） 半夏（洗）各一升 人参 当归各二两 生姜一斤（切）

【用法】上锉。以水一斗五升，煮竹叶、生姜，取一斗，纳诸药，煮取八升，分十服，日三次，夜二次。

【功用】下气。

【主治】胸中烦闷，闷乱气逆。

栀子乌梅汤

【来源】《类证活人书》卷十八。

【别名】乌梅汤（《医学纲目》）。

【组成】栀子半两 黄芩半两 甘草半两（炙微赤） 柴胡一两 乌梅肉十四个（微炒用）

【用法】上为粗末。每服四钱，水一盏半，生姜三片，竹叶十四片，豉五十粒，煎至七分，去滓温服。

【主治】伤寒后，虚烦不得眠，心中懊憹。

乌梅汤

【来源】《圣济总录》卷三十一。

【组成】乌梅（取肉） 山栀子仁 甘草（炙） 葛根各半两

【用法】上为粗末。每服五钱匕，水一盏，入豉二七粒，同煎至半盏，去滓，早、晚食后温服。

【主治】伤寒大病愈后，体虚烦满。

麦门冬饮

【来源】《圣济总录》卷三十一。

【组成】麦门冬（去心，焙） 柴胡（去苗） 防风（去叉） 半夏（汤洗去滑，姜汁制） 赤茯苓（去黑皮） 犀角（镑）各半两

【用法】上为粗末。每服五钱匕，水一盏半，加生姜五片，煎至八分，去滓温服。

【主治】伤寒汗后虚烦，心神不宁。

茯神散

【来源】《圣济总录》卷三十一。

【组成】茯神（去木） 柴胡（去苗） 陈橘皮（去白，炒） 甘草（炙）各一两

【用法】上为粗末。每服五钱匕，水一盏半，煎取八分，去滓温服，不拘时候。

【主治】伤寒后虚烦，心腹不快。

羚羊角汤

【来源】《圣济总录》卷三十一。

【组成】羚羊角（镑） 柴胡（去苗） 鳖甲（去裙襕，醋炙） 人参各三分 知母 淡竹茹 黄耆 赤茯苓（去黑皮） 甘草（炙）各半两 麦门冬（去心，焙）一两

【用法】上细锉，如麻豆。每服五钱匕，以水一盏半，煎至八分，去滓，食后温服，每日二次。

【主治】伤寒后，烦热憎寒，口苦不思饮食，日渐羸瘦。

地骨皮饮

【来源】《圣济总录》卷三十二。

【组成】地骨皮（洗） 麦门冬（去心）各二两 酸枣仁（炒）三两

【用法】上为粗末。每服五钱匕，水一盏半，加生姜五片，煎至七分，去滓，食后温服。

【主治】伤寒后虚烦客热，累夜不得睡眠，头痛眼疼迷闷。

栀子仁汤

【来源】《圣济总录》卷三十二。

【组成】栀子仁一分 芎藭半两 酸枣仁（炒）一两 陈橘皮（去白，炒） 人参 白茯苓（去黑皮）各半两 豉（炒）一分

【用法】上为粗末。每服三钱匕，水一大盏，加生姜三片，煎至七分，去滓，食前温服，一日二次。

【主治】伤寒后，虚烦不得眠睡，呕逆。

木香汤

【来源】《圣济总录》卷五十六。

【组成】木香 桂（去粗皮） 槟榔（锉） 赤芍

药　吴茱萸（汤洗，焙，炒）当归（锉，炒）各半两

【用法】上为粗末。每服五钱匕，水一盏半，煎至八分，去滓温服，不拘时候。

【主治】心垂急，懊憹气闷。

知母黄芩汤

【来源】《扁鹊心书·神方》。

【组成】知母二钱　黄芩二钱　甘草一钱

【用法】水煎，热服。

【主治】伤寒胃中有热，心觉懊憹，六脉洪数，或大便下血。

竹叶麦冬汤

【来源】《医学启蒙汇编》卷三。

【组成】竹叶二十片　麦门冬二钱　知母二钱　甘草一钱　山栀仁一钱

【用法】水一钟半，粳米一撮，煎七分，温服。

【主治】病后虚烦懊憹，口干舌燥，坐卧不宁，小水不利。

【加减】烦渴，加石膏；心虚不宁，加茯神；虚弱甚，加人参；血虚，加当归；有汗，加酸枣仁、五味子；有痰，加陈皮、半夏；咳嗽，加桔梗、桑白皮；不思食，加白术、茯苓；腹胀，加淡豆豉；腹痛，加炒芍药；头痛，加川芎、荆芥穗；恶寒，加黄耆、桂枝；潮热，加柴胡、黄芩；口干，加天花粉；五心烦热，加地骨皮；小水不利，加木通。

连翘栀豉汤

【来源】《重订通俗伤寒论》。

【组成】青连翘二钱　淡香豉三钱（炒香）　生枳壳八分　苦桔梗八分　焦山栀三钱　辛夷净仁三分（拌捣广郁金三钱）　广橘络一钱　白蔻末四分（分作二次冲）

【功用】清宣包络，疏畅气机。

【主治】一切感症，汗、吐、下后，轻则虚烦不眠，重即心中懊憹，反复颠倒，心窝苦闷，或心下结痛，卧起不安，舌上胎滑等心包气郁之证。

【方论】以清芬轻宣心包气分之主药连翘，及善清虚烦之山栀、豆豉为君，臣以夷仁拌捣郁金，专开心包气郁，佐以轻剂枳、桔宣畅心包气闷，以达归于肺，使以橘络疏包络之气，蔻末开心包之郁。

栀子大黄汤

【来源】《伤寒大白》卷三。

【组成】栀子　豆豉　枳实　大黄　茵陈

【主治】伤寒懊憹，又兼心下热痛，发黄。

栀子豆豉陷胸汤

【来源】《伤寒大白》卷三。

【组成】栀子　豆豉　半夏　川连　瓜蒌霜

【主治】食滞中焦，兼有痰凝，以致懊憹者。

十五、烦　躁

烦躁，是指心烦躁动之病情。烦为心热、郁烦；躁为躁急、躁动。《黄帝内经·素问·至真要大论》："主胜则心热烦躁，甚则胁痛支满。"烦与躁常并见，而有先后之别。《伤寒明理论》："所谓烦躁者，谓先烦渐至燥也。"若先躁后烦，则称为躁烦。

本病有虚实寒热之分。在外感热病中，凡不经汗下而烦躁者多汗，汗下后烦躁者多虚。《类证治裁·烦躁》："伤寒有邪在表而烦躁者，脉浮紧，发热身痛，汗之则定。有邪在里而烦躁者，脉数实有力，不大便，绕脐痛，下之则定。有阳虚而烦躁者，汗下后，昼烦躁，夜安静，脉

沉微，身无大热。有阴盛而烦躁者，少阴症，吐利，手足冷，烦躁欲死。”治疗要在分清寒热虚实，从证救之。

龙脑甘露丸

【来源】《证类本草》卷四引《集验方》。

【组成】寒水石半斤（烧半日，净地坑内，盆合四面，湿土壅起，候经宿取出） 甘草末 天竺黄各二两 龙脑二分

【用法】糯米膏为丸，如弹子大。蜜水磨下。

《普济方》引《广南四时摄生论》：生姜蜜水磨下半丸。如中药毒，入板蓝根汁同服。小儿一丸分为四服，更少入腻粉。

【主治】

1.《证类本草》引《集验方》：风热心躁，口干狂言，浑身壮热，及中诸毒。

2.《普济方》引《广南四时摄生论》：一切风热伤寒热病。

地黄煎

【来源】《备急千金要方》卷八。

【别名】地黄汤（《医门法律》卷三）。

【组成】生地黄汁二升 生姜汁一升 枸杞根汁三升 荆沥 竹沥各五升 酥三升 人参 天门冬各八两 茯苓六两 栀子仁 大黄各四两

【用法】后五味为散。先煎地黄等汁成煎，次纳散药搅调。每服一匕，一日二次。渐加至三匕，觉利减之。

【功用】

1.《备急千金要方》：冷补。

2.《医门法律》：补虚，清热，润燥，涤痰除风，开通瘀壅。

【主治】风热心烦闷，及脾胃间热，不下食。

【方论】《千金方衍义》：地黄煎用杞根、天冬而兼地黄、乳酥，佐二沥以润血燥，栀子、大黄以泄烦热，人参、茯苓以助祛邪，姜汁以辟痰涎之滞也。

泽泻汤

【来源】《外台秘要》卷二十三引《延年秘录》。

【组成】泽泻 茯苓各二两 牡蛎（熬） 白术各一两 生姜半升

【用法】上切。以水八升，煮取二升，分服一升，一日二次。

【功用】止汗治气。

【主治】大虚烦躁。

白薇散

【来源】《千金翼方》卷十八。

【组成】白薇 干姜 甘草各一两 栝楼二两 消石三两

【用法】上药各为末。先纳甘草臼中，次纳白薇，次纳干姜，次纳栝楼，次纳消石，治下筛。每服方寸匕，冷水下，一日三次。

【主治】虚烦。

不灰木散

【来源】《太平圣惠方》卷十。

【组成】不灰木一两（用牛粪火烧通赤） 延胡叶半两 子芩半两 黄药半两 甘草三分（炙微赤，锉） 甘菊花半两 羌活半两

【用法】上为细散。每服二钱，用淡浆水一中盏，煎至六分，和滓温服，不拘时候。

【主治】伤寒得汗及未得汗，烦躁闷乱。

茵陈散

【来源】《太平圣惠方》卷十。

【组成】茵陈 茯神 栀子仁 赤芍药 麦门冬（去心） 黄芩各半两 犀角屑一分 生干地黄一两

【用法】上为粗散。每服五钱，以水一大盏，加生姜半分，煎至五分，去滓温服，不拘时候。

【主治】伤寒后，伏热在心，烦躁恍惚，或多惊恐，及不得眠卧。

茯神丸

【来源】《太平圣惠方》卷十。

【组成】茯神一两 麦门冬一两（去心，焙） 羚

羊角屑　栀子仁　白鲜皮　川升麻　玄参各二分　车前子半两　铁粉半两（细研）　朱砂半两（细研）

【用法】上为末，与铁粉、朱砂，同研令匀，炼蜜为丸，如梧桐子大。每服二十丸，食后煎桑根白皮汤送下。

【主治】伤寒汗后，热不除，心神不安。

麦门冬散

【来源】《太平圣惠方》卷十一。

【组成】麦门冬二两（去心，焙）　葛根一两（锉）　麻黄三分（去根节）　黄芩三分　川大黄三分（锉细，微炒）　川朴消三分

【用法】上为细散。每服一钱，用新汲水调下，不拘时候。

【主治】伤寒潮热往来，口干烦躁，头目疼痛。

知母散

【来源】《太平圣惠方》卷十一。

【组成】知母　人参（去芦头）　柴胡　石膏　葛根（锉）　赤茯苓各一两　甘草半两（炙微赤，锉）

【用法】上为散。每服五钱，以水一大盏，入生姜半分，煎至五分，去滓温服，不拘时候。

【主治】伤寒数日，潮热不退，口干烦躁，或多痰逆。

知母散

【来源】《太平圣惠方》卷十二。

【组成】知母二两　甘草半两（炙微赤，锉）　石膏三两　栝楼根一两　麦门冬一两（去心）

【用法】上为散。每服四钱，以水一中盏，入生姜半分，粳米五十粒，竹叶二七片，煎至六分，去滓温服，不拘时候。

【主治】伤寒已汗下后，余热未退，头痛，口干烦躁。

茵陈散

【来源】《太平圣惠方》卷十二。

【组成】茵陈三分　犀角屑半两　麦门冬一两（去心）　栀子仁三分　茯神一两　赤芍三分　生干地黄三分　甘草一分（炙微赤，锉）

【用法】上为散。每服四钱，以水一中盏，加生姜半分，青竹叶二七片，煎至六分，去滓温服，不拘时候。

【主治】伤寒后，余热在心，恍惚多惊，不得眠睡。

茵陈散

【来源】《太平圣惠方》卷十二。

【组成】茵陈半两　犀角屑半两　柴胡一两（去苗）　茯神一两　赤芍药半两　麦门冬半两（去心）黄芩半两　栀子仁半两　甘草半两（炙微赤，锉）

【用法】上为散。每服四钱，以水一中盏，加生姜半分，竹叶二七片，生地黄一分，煎至六分，温服，不拘时候。

【主治】伤寒后，伏热在心中，恍惚多惊，不得睡卧。

柴胡散

【来源】《太平圣惠方》卷十二。

【组成】柴胡（去苗）　川大黄（锉碎，微炒）　枳壳（麸炒微黄，去瓤）　鳖甲（去裙襕，涂醋炙令黄）　槟榔　人参（去芦头）　木香　子芩　赤芍药　赤茯苓　紫菀（去苗土）各三分　犀角屑半两　甘草半两（炙微赤，锉）　桑根白皮一两（锉）

【用法】上为散。每服四钱，以水一中盏，加生姜半分，煎至六分，去滓温服，不拘时候。

【主治】伤寒余热不退，发渴烦躁，胸膈气滞，不思饮食。

牛黄散

【来源】《太平圣惠方》卷二十三。

【组成】牛黄一分（细研）　犀角屑三分　栀子仁三分　川升麻三分　龙齿半两（细研）　茯神三分　天竹黄三分（细研）　人参三分（去芦

头） 天麻三分 白鲜皮三分 甘草一分（炙微赤，锉）

【用法】上为细散，入研了药令匀。每服一钱，以竹叶汤调下，不拘时候。

【主治】风热，心神烦闷，卧即多惊，口舌干燥，头目不利。

犀角汤

【来源】《圣济总录》卷三十一。

【组成】犀角屑半两 茵陈蒿三分 茯神（去木）二两 芍药一两半 山栀仁半两 麦门冬（去心，焙）一两半 生干地黄（焙）二两

【用法】上为粗末。每服五钱匕，水一盏半，加生姜半分（拍碎），竹叶三七片，同煎至七分，去滓，食后温服。

【主治】伤寒后伏热在心，怔松惊悸，不得眠睡。

犀角散

【来源】《太平圣惠方》卷五十一。

【组成】犀角屑三分 前胡一两（去芦头） 麦门冬一两（去心） 川升麻三分 黄耆三分（锉） 半夏三分（汤洗七遍去滑） 甘草半两（生） 桑根白皮三分（锉） 枳壳三分（麸炒微黄，去瓤）

【用法】上为散。每服五钱，以水一大盏，加生姜半分，煎至五分，去滓，食后良久温服。

【主治】上焦壅滞，痰热心烦，不欲食。

羚羊角散

【来源】《太平圣惠方》卷七十。

【组成】羚羊角三分 红花子半两 赤芍药半两 当归半两（锉碎，微炒） 枳壳半两（麸炒微黄，去瓤） 赤茯苓一两 犀角屑半两 生干地黄一两 人参三分（去芦头） 麦门冬三分（去心） 槟榔半两 甘草半两（炙微赤，锉）

【用法】上为散。每服三钱，以水一中盏，加生姜半分，煎至六分，去滓温服，不拘时候。

【主治】妇人客热，心神烦躁，体热，四肢疼痛，不思饮食。

犀角散

【来源】《太平圣惠方》卷七十。

【组成】犀角屑半两 黄耆一两半（锉） 地骨皮半两 柴胡一两（去苗） 麦门冬三分（去心） 人参三分（去芦头） 枳壳三分（麸炒微黄，去瓤） 赤茯苓二两 红蓝花半两 赤芍药半两 甘草半两（炙微赤，锉）

【用法】上为粗散。每服四钱，以水一中盏，加生姜半分，煎至六分，去滓温服，不拘时候。

【主治】妇人客热，四肢烦闷，不思饮食。

甘草散

【来源】《太平圣惠方》卷八十四。

【组成】甘草半两（炙微赤，锉） 牡蛎粉半两 黄芩半两 赤芍药半两

【用法】上为粗散。每服一钱，以水一小盏，煎至四分。去滓，取鸡子清一枚，投入散中，熟搅掠去沫，徐徐温服。

【主治】小儿伤寒热渴，而下后觉烦闷。

知母散

【来源】《太平圣惠方》卷八十四。

【组成】知母一分 麻黄半分（去根节） 甘草一分（炙微赤，锉） 竹茹一分 杏仁一分（汤浸，去皮尖双仁，麸炒微黄）

【用法】上为粗散。每服一钱，以水一小盏，入葱白二寸，香豉三七粒，生姜少许，煎至五分，去滓温服，不拘时候。

【主治】小儿伤寒，体热烦躁。

冬葵散

【来源】方出《太平圣惠方》卷九十二。名见《普济方》卷五八八。

【组成】冬葵子三分 滑石三分（细研） 梁上尘半两 黄芩半两 甘草半两（炙微赤，锉）

【用法】上为细散。每服半钱，煎葱白、灯心汤调下，不拘时候。

【主治】小儿心脏热，或烦躁不安，小便赤涩

不通。

朱砂散

【来源】《太平圣惠方》卷九十二。

【组成】朱砂（细研） 铅霜（细研） 犀角屑 黄芩 车前子 甘草（炙微赤，锉）各一分 滑石半两 川朴消半两

【用法】上为细散，入研了药令匀。每服半钱，煎苦竹叶汤调下，不拘时候。

【主治】小儿心脏热，或烦躁不安，小便赤涩不通。

生地黄粥

【来源】《太平圣惠方》卷九十六。

【组成】生地黄汁一合 生姜汁半合 蜜一合 粳米二合 淡竹沥二合

【用法】先将米煮粥，临熟下地黄、姜汁煮令熟，次下蜜并竹沥，搅转。食后良久，或临卧食之。

【主治】心膈虚躁，口干烦渴，不多饮食，小便赤涩。

豉 粥

【来源】《太平圣惠方》卷九十六。

【组成】豉二合 青竹茹一两 米二合

【用法】上以水三大盏，煎豉、竹茹，取汁一盏半，去滓，下米煮粥，温温食之。

【主治】风热攻心，烦闷不已。

淡竹沥粥

【来源】《太平圣惠方》卷九十六。

【组成】淡竹沥一合 石膏一两（捣碎） 黄芩一分（捣研） 粟米二合 蜜半合

【用法】上先以水二大盏半，煎石膏、黄芩至一盏半，去滓，下米煮粥，欲熟，入竹沥及蜜，搅匀候熟，任意食之。

【主治】热毒风，心膈烦闷，或小便赤涩。

紫苏汤

【来源】《太平惠民和济局方》（续添诸局经验秘方）卷十。

【组成】紫苏叶六斤 乌梅（去核，微炒）九斤 甘草（炒）十斤 杏仁（去皮尖，麸炒，别捣）三斤 炒盐十斤

【用法】上为末。每服一钱，沸汤点下，不拘时候。

【功用】调气利膈，消痰止咳。

【主治】心胸烦闷，口干多渴。

秦艽散

【来源】《传家秘宝》卷中。

【组成】秦艽（净，焙） 川当归 藿香（净，去尘土）各等分

【用法】上为细末。每服三钱，水一盏，童便一盏，入乌梅三个，桃、杏仁各二十四个（去尖），桃、柳枝各七茎，长一握，葱白三茎，与药同入砂瓶子，文火煎至八分，去滓，临卧温服。

【主治】劳气虚弱，汗出，烦躁气逆。

保真散

【来源】《普济方》卷十九引《护命》。

【组成】黄芩 沉香 木香各三铢 牡丹皮（去心） 前胡（去毛） 桔梗 柴胡（去毛） 贝母（去心） 天灵盖（酥炙黄黑色） 鳖甲（醋炙黄色） 麦门冬（去心） 杏仁（去尖双仁者） 茯苓 官桂 荆芥穗各一分 麻黄四铢

【用法】上为细末。每服一钱，水一盏，煎取八分，去滓，食后服。宜先吃去肾邪方，渐吃清心脏解邪气药。若病证已传在心，即宜服此方。须是大腑热，脉气数，有骨力，方可吃。

【功用】去火毒。

【主治】一切男子、女人肾病传心，心受劳气，五心烦躁，唇口干焦，精神不足，恍惚健忘，少喜多嗔，口无滋味，小便忽赤忽白，忽多忽少。

灵宝丸

【来源】《圣济总录》卷十二。

【组成】天麻 乌蛇（酒浸，去皮骨，炙）各二两 附子（炮裂，去皮脐） 白附子 川芎各一

两　天南星二两　白僵蚕（微炒）　蔓荆实　干姜（炮）　桂（去粗皮）各一两　麻黄（去根节）二两三分　防风（去叉）一两半　当归（切，焙）三分　龙脑（研）　麝香（研）各一分

【用法】上为末，炼蜜为丸，如鸡头子大，以丹砂末为衣。每服一丸，温酒送下；如急风瘫缓，每服二丸，薄荷汤送下。衣覆出汗立效。

【主治】风气攻作，阴盛则厥逆，阳盛则烦惋。

知母汤

【来源】《圣济总录》卷十二。

【组成】知母（焙）　人参　赤茯苓（去黑皮）　麦门冬（去心，焙）　甘草（炙，锉）　地骨皮（去土）各半两　黄芩（去黑心）一分

【用法】上为粗末。每服三钱匕，水一盏，入竹叶十片，煎至七分，去滓，食后温服。

【功用】凉心经。

【主治】风热攻头面壅盛，虚烦。

犀角汤

【来源】《圣济总录》卷十二。

【组成】犀角（镑）　黄芩（去黑心）　山栀子仁　升麻　葛根（锉）　山茵陈（择）　生干地黄（焙）　甘草（炙，锉）各等分

【用法】上为粗末。每服三钱匕，用水一盏，加麦门冬十粒，竹叶十片，煎至七分，去滓温服。

【功用】祛风，利小肠。

【主治】风热烦躁。

龙胆汤

【来源】《圣济总录》卷二十三。

【组成】龙胆　萎蕤　芍药　黄芩（去黑心）　石膏　麻黄（去根节）　升麻　甘草（炙，锉）各三分　葛根（锉）一两　桂（去粗皮）　大青各半两

【用法】上为粗末。每服三钱匕，水一盏，加生姜一枣大（拍碎），煎至六分，去滓温服。

【主治】伤寒温病后烦躁。

知母汤

【来源】《圣济总录》卷二十三。

【组成】知母　栝楼根　甘草（微炙）各一两　石膏二两

【用法】上为粗末。每服三钱匕，水一盏，入粳米少许，煮米熟，去滓温服，不拘时候。

【主治】伤寒烦躁不解，脉大，喘热头疼。

栝楼散

【来源】《圣济总录》卷二十三。

【组成】栝楼根二两　郁金　甘草（生）各一两

【用法】上为散。每服一钱，生姜蜜水调下，不拘时候。

【主治】伤寒发热，烦躁，言语谵妄，目赤口干，心神恍惚。

人参饮

【来源】《圣济总录》卷三十一。

【组成】人参　赤茯苓（去黑皮）　陈橘皮（去白，焙）　白术（锉，炒）各一两

【用法】上为粗末。每服五钱匕，水一盏，加生姜三片，煎至七分，去滓温服，一日三次。

【主治】伤寒汗后，气虚烦闷，心神不宁。

麦门冬汤

【来源】《圣济总录》卷三十一。

【组成】麦门冬（去心，焙）　赤茯苓（去黑皮）　人参　白术各一两　桂（去粗皮）半两　陈橘皮（去白，炒）一两　甘草（炙）半两　地骨皮（洗，焙）　黄耆（锉）各一两

【用法】上为粗末。每服五钱匕，水一盏半，煎至八分，去滓温服，一日二次。

【主治】伤寒后不解，或寒或热，四肢瘦弱，饮食不能，胸中烦满虚躁。

麦门冬茯苓饮

【来源】《圣济总录》卷三十二。

【别名】麦门冬茯苓饮子(《医学纲目》卷三十二)。
【组成】麦门冬(去心，焙) 赤茯苓(去黑皮) 知母(焙) 芎藭 酸枣仁(微炒) 陈橘皮(去白，炒) 槟榔(锉) 甘草(炙)各一两
【用法】上为粗末。每服五钱匕，水一盏半，加生姜五片，煎至一盏，去滓温服，一日三次。
【主治】伤寒后烦满，心神恍惚，不得眠卧。

麦门冬汤

【来源】《圣济总录》卷四十三。
【组成】麦门冬(去心，焙)二两 龙齿半两 玄参(洗，切) 栀子仁 茅根各一两 木通二两(锉) 赤芍药一两
【用法】上为粗末。每服三钱匕，水一盏，煎至八分，去滓温服，不拘时候。
【主治】心烦躁，口干舌涩。

铁粉丸

【来源】《圣济总录》卷四十三。
【组成】铁粉二两 蛇蜕五尺(炒焦) 黄连(去须) 泽泻 犀角(镑)各三分 龙齿 远志(去心)各半两 麦门冬(去心，焙) 人参 白茯苓(去黑皮)各一两半
【用法】上为末，炼蜜为丸，如梧桐子大。每服二十丸，熟水送下，每日三次。
【主治】心虚烦热，怔松，头目昏眩，夜卧不宁。

凉心丸

【来源】《圣济总录》卷四十三。
【组成】紫河车三分(蚤休是也) 人参 白茯苓(去黑皮)各半两 远志(去心)一分 麦门冬(去心，焙)半两 丹砂(别研)一两 龙脑(别研)半钱 金箔二十片(与丹砂、脑子同研)
【用法】除别研外，上为末，再同研匀，炼蜜为丸，如鸡头子大。每服一丸，人参汤化下。
【主治】心热烦躁。

黄耆汤

【来源】《圣济总录》卷四十三。
【组成】黄耆(锉) 茯神(去木) 麦门冬(去心，焙) 栝楼根(锉)各二两 熟干地黄(洗，切，焙)四两
【用法】上为粗末。每服五钱匕，水一盏半，煎至一盏，去滓温服，不拘时候。
【主治】心虚烦躁。

交泰丸

【来源】《鸡峰普济方》卷五。
【组成】消石 硫黄(研细，于铫子内炒，令得所，研细入) 五灵脂 青皮 陈皮各一两
【用法】上为细末，面糊为丸，如梧桐子大。每服二十丸，米饮送下，不拘时候。
【主治】阴阳痞膈，营卫差错，水火不交，冷热乖适，邪热炎上，烦躁闷乱，昏塞不省人事，冷气上冲，胸膈痞塞，霍乱吐泻，手足逆冷，唇青气喘，及疗伤寒下早，冷热结痞，心下胀满，呕哕咳逆，阴阳不辨。

黄耆汤

【来源】《普济本事方》卷五。
【组成】黄耆(蜜炙) 熟干地黄(酒洒，九蒸九晒，焙干称) 白芍药 五味子(拣) 麦门冬各三分(水浥，去心) 白茯苓一分(去皮) 甘草(炙)半两

《医方集解》有天冬、人参。
【用法】上为粗末。每服三钱，水一盏半，加生姜、大枣、乌梅同煎，去滓。
【功用】

1.《普济本事方》：生津液。
2.《本事方释义》：专补五脏之阴。

【主治】口干烦躁，不思食。
【方论】《医方集解》：此足太阴药也。黄耆、人参补气，熟地、芍药补血，乌梅、五味敛耗生津，天冬、麦冬泻火补水，茯苓淡以利湿，甘草甘以和中。湿去气运，则脾和而思食，津生而燥退矣。

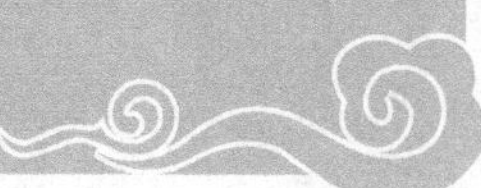

淡竹茹汤

【来源】《三因极一病证方论》卷九。

【别名】竹茹汤（《普济方》卷一一九）。

【组成】麦门冬（去心） 小麦各二两半 甘草（炙）一两 人参 白茯苓各一两半 半夏（汤洗七次）二两

【用法】上锉散。每服四大钱，以水二盏，加生姜七片，大枣三枚，淡竹茹一块（如指大），煎七分，去滓，食前服。

【主治】

1.《三因极一病证方论》：心虚烦闷，头疼短气，内热不解，心中闷乱，及产后心虚惊悸，烦闷欲绝。

2.《济阴纲目》：妊妇心虚惊悸，脏躁，悲伤不止。

加味清心饮

【来源】《世医得效方》卷七。

【组成】石莲肉 白茯苓各一两 益智仁 麦门冬 远志（水浸取肉，姜制炒） 人参各半两 石菖蒲 车前子 白术 泽泻 甘草（微炙）各二分

【用法】上锉散，每服三钱，加灯心二十茎，水煎服。

【主治】心中客热烦躁，便下赤浊肥脂。

【加减】有热，加薄荷少许。

麦门冬汤

【来源】《脉因证治》卷上。

【组成】半夏 竹茹 陈皮 茯苓 麦门冬 参

【主治】大病后虚烦，则热不解，不得卧。

黄耆汤

【来源】《普济方》卷十七。

【组成】黄耆（锉） 麦门冬（去心，焙） 瓜蒌根（锉）各一两 黄连（去须） 甘草 茯神（去木） 熟干地黄（洗，切，焙）四两

方中黄连、甘草、茯神用量原缺。

【用法】上为末。每服五钱，水一盏半，煎一盏，去滓温服，不拘时候。

【主治】心虚烦躁。

石膏汤

【来源】《普济方》卷二六一。

【组成】石膏八两 茯神 葳蕤 黄芩各四两 橘皮 干蓝 五味子 麻黄（去根节） 甘草（炙） 犀角屑各二两 杏仁（汤浸，去皮尖，锌碎） 栀子各三两

【用法】上切。以水八升，煮取三升，分服之愈。

【主治】心忪热，烦闷如火，气上。

栀子乌梅汤

【来源】《伤寒全生集》卷四。

【组成】栀子一钱 黄芩一钱 柴胡二钱 甘草一钱 乌梅二个 人参一钱 麦冬一钱 竹叶十四片

方中诸药用量原缺，据《证治准绳·伤寒》补。

【用法】加生姜、大枣，水煎服。

【主治】伤寒愈后，热气与诸阳相并，阳气未复，不眠。

独参汤

【来源】《校注妇人良方》卷三。

【组成】好人参二两或三、四两 炮姜五钱

【用法】水煎，徐徐服。如不应，急加炮附子。

【主治】元气虚弱，恶寒发热，或作渴烦躁，痰喘气促；或气虚卒中，不语口噤；或痰涎上涌，手足逆冷；或难产，产后不省，喘息。

养阴益阳汤

【来源】《点点经》卷四。

【组成】炙耆 葳蕤 全归 生地 茯神 山栀 黄柏 木通 车前各一钱五分 川芎 白芍 淡竹各一钱 甘草三分 竹茹一团

【用法】黑枣三枚为引，水煎服。

【主治】脉三部洪数，大汗如雨，人事软弱，日夜不寐，胸膈烦躁，喘息。

加减温胆汤

【来源】《万病回春》卷二。

【组成】茯神（去皮木）一钱　半夏（姜汁制）一钱　陈皮一钱　枳实（麸炒）一钱　当归八分　酸枣仁（炒）八分　山栀（炒）一钱　竹茹八分　人参六分　白术（去芦）一钱　麦门冬　辰砂五分（为末，临服调入）　黄连（姜汁炒）一钱　竹沥半盏（临服加入）　甘草三分

方中麦冬用量原缺。

【用法】上锉。加生姜、大枣，乌梅，水煎，调辰砂末温服。

【主治】痰躁（痰火作热烦躁）、痰话（痰火作热惊惕不安、错语失神），惊惕失志、神不守舍。

法制枸杞子

【来源】《鲁府禁方》卷四。

【组成】枸杞子（甘州红者）半斤　白檀香末五钱　白豆蔻四钱　片脑一钱（另研）

【用法】用甘草膏同煎为衣。

【功用】生津，益寿延年。

【主治】虚烦。

人参麦门冬汤

【来源】《杏苑生春》卷五。

【组成】人参　麦门冬　小麦　白茯苓各一钱　淡竹茹粟大一团　半夏八分　甘草（炙）五分

【用法】上锉。加生姜五片，水煎熟，空心服。

【主治】心虚烦闷，内热不解。

加味四物汤

【来源】《济阳纲目》卷五十二。

【组成】当归　芍药　川芎　生地（酒炒）　人参　茯神　麦门冬　竹叶

【用法】上锉。水煎服。

【主治】阴血不足，烦躁者。

人参竹叶汤

【来源】《丹台玉案》卷二。

【组成】石膏五钱　人参二钱　甘草七分　麦门冬一钱五分　淡竹叶四片　粳米一撮

【用法】水煎，入姜汁二匙服。

【主治】虚烦，外亦发热，有类伤寒初症，但头身不痛，不恶寒，脉不紧数，但浮而无力。

【加减】气弱大渴，加倍人参；汗多，加黄耆；痰，加贝母；泄，加白术、泽泻；阴虚夜烦，加知母、黄柏、生地、芍药；呕吐，去石膏，加陈皮、茯苓。

解烦益心汤

【来源】《辨证录》卷四。

【组成】人参二钱　黄连一钱　生枣仁三钱　白术一钱　茯神三钱　当归二钱　玄参五钱　甘草三分　枳壳五分　天花粉二钱

【用法】水煎服。

【功用】补心，清心。

【主治】阴阳偏胜，火有余而水不足，遇事或多言而烦心者，常若胸中扰攘纷纭而嘈杂。

【方论】此方纯是入心之药。清火而加入消痰之药者，有火必有痰也，痰火散而烦自释矣。况又有补心之剂，同群并济哉！

人参酸枣汤

【来源】《张氏医通》卷十五。

【组成】人参　枣仁（炒，研）　山栀（熬黑）　生地黄　麦门冬（去心）　当归各等分　甘草（炙）减半

【用法】水煎，温服。

【主治】小儿心肺虚热，烦躁不宁。

陷胸泻心汤

【来源】《重订通俗伤寒论》。

【组成】栝蒌仁四钱　仙半夏一钱五分　小川连八分　小枳实　青子芩各一钱　淡竹茹三钱

【用法】水煎，去滓，入生姜汁二滴，竹沥二瓢，

冲服。

【功用】豁痰降火。

【主治】痰躁。火痰郁遏胸膈，咳嗽不爽，胸中气闷，夜不得眠，烦躁不宁者。

涤烦汤

【来源】《医钞类编》卷四。

【组成】青荷叶　麦冬　五味　生地　茯神　远志　竹叶　酸枣仁　炙草　莲肉

【用法】水煎服。

【主治】心虚有热而烦。

一志汤

【来源】《医醇剩义》卷二。

【组成】人参二钱　茯神二钱　白术一钱五分　甘草五分　黄耆二钱　益智仁一钱五分　远志五分　柏仁二钱　广皮一钱　木香五分　大枣二枚　姜三片

【主治】思虑太过，心烦意乱，食少神疲，四肢倦怠。

生津去燥汤

【来源】《麻症集成》卷四。

【组成】尖生　麦冬　沙参　谷芽　酒芍　天冬　五味　甘草

【主治】心中烦躁，津液枯少，不思饮食。

远志饮子

【来源】《医宗己任编》卷七。

【组成】远志　枣仁　茯神　人参　黄耆　当归　麦冬　石斛　甘草

【用法】生姜为引。

【主治】虚烦而无痰饮者。

【加减】若烦甚，加竹叶、知母。

正阳丹

【来源】《伏阴论》卷上。

【组成】龙齿六钱（生用）　丹砂一钱（明亮如箭镞者真）

【用法】上为极细末。每用一钱，开水冲服。

【功用】辟阴正阳，安魂魄。

【主治】伏阴病，呕利止或未止，心中烦，喜热饮，时去衣被，而肢体若冰，与附子理中汤加童便，其烦不退者。

健儿乐冲剂

【来源】《部颁标准》。

【组成】山楂 250g　竹叶卷心 150g　钩藤 50g　白芍 250g　甜叶菊 150g　鸡内金 5g

【用法】制成冲剂，每袋装 10g，密封。口服，3 岁以下小儿 1 次 5g，每日 2 次，3 岁到 6 岁 1 次 10g，每日 2 次，7 岁到 12 岁 1 次 10g，每日 3 次。

【功用】清热平肝，清心除烦，健脾消食。

【主治】儿童烦躁不安，夜惊夜啼，夜眠不宁，消化不良。

十六、失　眠

失眠，是指不能获得正常睡眠为特征的病情，主要表现为睡眠时间、深度的不足以及不能消除疲劳、恢复体力与精力，轻者入睡困难，或寐而不酣，时寐时醒，或醒后不能再寐，重则彻夜不寐。《内经》称为“目不瞑”、“不得眠”、“不得卧”，并认为失眠原因主要有两种，一是其他病证影响，如咳嗽、呕吐、腹满等，使人不得安卧；二是气血阴阳失和，使人不能入寐，如《黄帝内经·素问·病能论》：“人有卧而有所不安者，何也？……脏有所伤及，精有所寄，则安，故人不能悬其病也。”《黄帝内经·素问·逆调论》还记载有“胃不和则卧不安”。“不寐”病名见于《难经·四十六难》："老人卧而不寐，少壮寐而不寤者，何也？"并认为老人不寐的病机为"血气衰，肌肉不滑，荣卫之道涩，故昼日不能精，夜不得寐也"。《景岳全书·不寐》较全面地归纳和总结了不寐的病因病机及其辨证施治方法，"寐本乎阴，神其主也，神安则寐，神不安则不寐。其所以不安者，一由邪气之扰，一由营气之不足耳。有邪者多实证，无邪皆虚证"，还认为"饮浓茶则不寐，心有事亦不寐者，以心气之被伐也。"《医宗必读·不得卧》将失眠原因概括为"一曰气盛，一曰阴虚，一曰痰滞，一曰水停，一曰胃不和"五个方面。《医效秘传·不得眠》将病后失眠病机分析为"夜以阴为主，阴气盛则目闭而安卧，若阴虚为阳所胜，则终夜烦扰而不眠也。心藏神，大汗后则阳气虚，故不眠。心主血，大下后则阴气弱，故不眠。热病邪热盛，神不精，故不眠。新瘥后，阴气未复，故不眠。若汗出鼻干而不得眠者，又为邪入表也。"

本病成因多由于情志、饮食内伤，病后及年迈，禀赋不足，心虚胆怯等，引起心神失养或心神不安，从而导致经常夜不能眠。其治疗，要在分清有邪无邪，《景岳全书·不寐》中指出："无邪而不寐者，……宜以养营气为主治……即有微痰微火皆不必顾，只宜培养气血，血气复则诸症自退，若兼顾而杂治之，则十曝一寒，病必难愈，渐至元神俱竭而不可救者有矣"；"有邪而不寐者，去其邪而神自安也"。邪气盛则实，精气夺则虚。实宜泻其有余，如疏肝解郁，降火涤痰，消导和中。虚宜补其不足，如益气养血，健脾、补肝、益肾。虚实夹杂者，治宜攻补兼施。

半夏汤

【来源】《灵枢》卷十。

【别名】秫米半夏汤（《景岳全书》卷五十四）、半夏秫米汤（《兰台轨范》卷七）。

【组成】秫米一升　治半夏五合

【用法】以流水千里以外者八升，扬之万遍，取其清五升，煮之，炊以苇薪火，沸，置秫米一升，治半夏五合，徐炊令竭为一升半，去其滓，饮汁一小杯，一日三次，稍益，以知为度。病新发者，覆杯则卧，汗出则已矣；久者，三饮而已矣。

【主治】

1.《灵枢》：厥气客于五脏六腑，卫气不得入于阴，阴虚，目不瞑。

2.《张氏医通》：痰饮客于胆府，自汗不得眠。

3.《温病条辨》：温病愈后，嗽稀痰而不咳，彻夜不寐。

【方论】

1.《温病条辨》：半夏逐痰饮和胃，秫米秉燥金之气而成，故能补阳明燥气之不及，而渗其饮，饮退则胃和，寐可立至。

2.《绛雪园古方选注》：今厥气客于脏腑，卫气独行于阳，阳跻气盛不得入于阴，阴虚目不瞑。用秫米汤者，以药石不能直入阳跻，故治胃以泄卫气也。半夏辛温，入胃经气分。秫，糯也，北地之膏粱茹粟也，甘酸入胃经血分。千里水扬之万遍，与甘澜水同义，取其轻扬，不助阴邪。炊以苇薪，武火也。火沸入药，仍徐炊令减，寓升降之法，升以半夏，从阳分通卫泄邪，降以秫米，入营分通营补虚，阴阳通，卧立至，汗自出，故曰汗出则以矣。

【验案】不寐　《新中医》(1983，11：22)：以半夏秫米汤：法半夏、苡仁（药房不备秫米，遵吴鞠通意，用薏苡仁代之）各60g，心脾亏虚加党参，心阴不足加麦芽，痰热扰心加黄连，胃不和加神曲，治疗失眠，收到满意效果。

半夏泻心汤

【来源】《伤寒论》。

【别名】泻心汤（《备急千金要方》卷十）。

【组成】半夏半升（洗）　黄芩　干姜　人参　甘草（炙）各三两　黄连一两　大枣十二个（擘）

【用法】以水一斗，煮取六升，去滓，再煮取三升，温服一升，一日三次。

【功用】

1.《医宗金鉴》：补虚降逆，祛寒泻热。

2.《金匮玉函经二注》赵以德注：分阴阳，升水降火。

3.《金匮要略心典》：交阴阳，通上下。

【主治】

1.《伤寒论》：伤寒五六日，呕而发热，柴胡

汤证具，而以他药下之，心下但满而不痛者，此为痞。

2.《金匮要略》：呕而肠鸣，心下痞者。

3.《外台秘要》引《删繁方》：上焦虚寒，肠鸣下利，心下痞坚。

4.《备急千金要方》：老小下利，水谷不化，肠中雷鸣，心下痞满，干呕不安。

5.《三因极一病证方论》：心实热，心下痞满，身黄发热，干呕不安，溺溲不利，水谷不消，欲吐不出，烦闷喘息。

6.《类聚方广义》：痢疾腹痛，呕而心下痞硬；或便脓血，及饮汤药后，下腹部每漉漉有声而转泄者，症瘕积聚，痛浸心胸，心下痞硬，恶心呕吐，肠鸣下利者。

【验案】不寐 《伤寒解惑论》：李某某，女性，年约六旬。失眠症复发，屡治不愈，日渐严重，竟至烦躁不食，昼夜不眠，服安眠药片才能勉强睡一时。就诊时，按其脉涩而不流利，舌苔黄厚黏腻，胃脘满闷，大便数日未行，但腹无胀痛。处方：半夏泻心汤原方加枳实。傍晚服下，当晚就酣睡了一整夜，满闷烦躁都大见好转，又服几剂，大便畅行，一切基本正常。

桂枝甘草龙骨牡蛎汤

【来源】《伤寒论》。

【别名】桂枝龙骨牡蛎汤（《金镜内台方议》卷一）、桂甘龙骨牡蛎汤（《医学入门》卷四）。

【组成】桂枝一两（去皮） 甘草二两（炙） 牡蛎二两（熬） 龙骨二两

【用法】以水五升，煮取二升半，去滓，温服八合，一日三次。

【功用】

1.《伤寒来苏集》：安神救逆。

2.《经方发挥》：潜阳，镇惊，补心，摄精。

【主治】

1.《伤寒论》：火逆下之，因烧针烦躁者。

2.《经方发挥》：心悸，虚烦，脏躁，失眠，遗精，阳萎。

【验案】失眠 《经方发挥》：石某某，男，45岁，干部。患失眠十余年，逐渐加重。近一年来，有时几乎通宵不寐，时觉虚烦不安。虽累用安眠、镇惊之中、西药，疗效不显，时好时坏，伴有头晕、心悸、耳鸣、易汗、手足不温等证；胃纳尚可，不欲饮水，小便清长，大便稀薄；脉沉迟无力，舌淡，舌胖有齿痕。以桂枝甘草龙骨牡蛎汤加茯苓等，服十三四剂后，睡眠基本正常，以后虽有反复，但症状轻微不足为害。又以此方剂制成丸药，常服以巩固疗效。

黄连阿胶汤

【来源】《伤寒论》。

【别名】黄连鸡子汤（《伤寒指掌图》卷四）。

【组成】黄连四两 黄芩二两 芍药二两 鸡子黄二枚 阿胶三两（一云三挺）

【用法】上五味，以水六升，先煮三物，取二升，去滓，纳胶烊尽，小冷，纳鸡子黄，搅令相得。温服七合，每日三次。

【功用】

1.《注解伤寒论》：扶阴散热。

2.《伤寒附翼》：降火引元。

【主治】

1.《伤寒论》：少阴病，得之二三日以上，心中烦，不得卧。

2.《伤寒指掌图》：少阴下利脓血。

3.《张氏医通》：热伤阴血便红。

4.《医学金针》：少阴中风。

【方论】

1.《注解伤寒论》：阳有余，以苦除之，黄连、黄芩之苦以除热；阴不足，以甘补之，鸡子黄、阿胶之甘以补血；酸，收也，泄也，芍药之酸，收阴气而泄邪热也。

2.《金镜内台方议》：少阴三日以上，心中烦不得卧者，乃寒极热变也。热烦于内而然，故用黄连为君，黄芩为臣，以除内热而阳有余，以阿胶、鸡子黄之甘，以补阴不足为佐，芍药之酸，以敛阴气而泄热为使也。

3.《医方考》：寒邪径中三阴者，名曰阴证，始终只是一经，不复再传。今自三阳经传来，虽至三阴，犹曰阳证。所以有传、有不传者，以阴静阳动也。少阴病者，有舌干口燥、欲寐而不得寐，故曰心烦不得卧也。少阴者，水藏，水为热灼，不足以济火，故心烦。阳有余者，泻之以苦，故用黄芩、黄连之苦；阴不足者，补之以甘，故用鸡子黄、阿胶之甘；阴气耗者敛之以酸，故复佐以芍药之酸。

4.《伤寒论三注》：里热当祛之，内燥须滋之，然滋之而得即其润，祛之而适涤其热，惟圣人合宜也。心烦故主黄连，佐以黄芩，则肺胃之邪俱清。然热甚已消少阴之水，水源既燥，津液有不匮乏者乎？鸡子黄、阿胶，深益血分之味，以滋其阴，以熄其风，连、芩得此，功莫大矣，况加芍药，以敛消烁之心气，兼以入肝，遂使烦者不烦，不卧者卧矣。

5.《伤寒附翼》：此少阴之泻心汤也。凡泻心必藉芩、连，而导引有阴阳之别。病在三阳，胃中不和而心下痞者，虚则加参、甘补之，实则加大黄下之；病在少阴而心中烦，不得卧者，既不得用参、甘以助阳，亦不得用大黄以伤胃矣。用芩、连以直折心火，佐芍药以收敛神明，所以扶阴而益阳也。鸡子黄禀南方之火色，入通于心，可以补离宫之火，用生者搅和，取其流动之义也；黑驴皮禀北方之水色，且咸先入肾，可以补坎宫之精，内合于心而性急趋下，则阿井有水精凝聚之要也，与之相溶而成胶；用以配鸡子之黄，合芩、连、芍药，是降火引元之剂矣。《经》曰：火位之下，阴精承之；阴平阳秘，精神乃治。斯方之谓欤。

6.《古今名医方论》：此少阴之泻心汤也。凡泻心必藉连、芩，而导引用阴阳之别。病在三阳，胃中不和而心下痞硬者，虚则加参、甘补之，实则加大黄下之。病在少阴，而心中烦，不得卧者，既不得用参、甘以助阳，亦不得用大黄以伤胃矣。用连、芩以直折心火，佐芍药以收敛神明，所以持阴而抑阳也。然以但欲寐之病情，而至不得卧，以微细之病脉，而反见心烦，非得气血之属以交合心肾，甘平之品以滋阴和阳，不能使水升而火降。若苦从火化，而阴火不归其部，手少阴之热不除。鸡子黄禀离宫之火色，入通于心，可以补心中之血，用生者搅和，取润下之义也。驴皮禀北方之水色，入通于肾，可以补坎宫之精；济水内合于心，而性急趋下，与之相溶而成胶，是降火归原之妙剂也。

7.《伤寒溯源集》：黄连苦寒，泻心家之烦热，而又以黄芩佐之；芍药收阴敛气；鸡子苦，气味俱厚，阴中之阴，故能补阴除热；阿井为济水之伏流，乃天下十二经水之阴水也；乌驴皮黑而属水，能制热而走阴血，合而成胶，为滋养阴气之上品。协四味而成剂，半以杀风邪之热，半以滋阴水之源，而为补救少阴之法也。

8.《绛雪园古方选注》：芩、连，泻心也；阿胶、鸡子黄，养阴也；各举一味以名其汤者，当相须为用也。少阴病烦，是君火热化为阴烦，非阳烦也，芩、连之所不能治，当与阿胶、鸡子黄交合心肾，以除少阴之热。鸡子黄色赤，入通于心，补离中之气；阿胶色黑，入通于肾，补坎中之精。第四者沉阴滑利，恐不能留恋中焦，故再佐芍药之酸涩，从中收阴，而后清热止烦之功得建。

9.《医略六书》：芩、连以直折心火，佐芍药以收敛神明，非得气血之属交合心肾，苦寒之味安能使水火升降？阴火终不归，则少阴之热不除。鸡子黄入通于心，滋离宫之火；黑驴皮入通于肾，益坎宫之精，与阿井水相融成胶，配合作煎。是降火归原之剂，为心虚火不降之专方。

10.《温病条辨》：以黄芩从黄连，外泻壮火而内坚真阴；以芍药从阿胶，内护真阴而外捍元阳。名黄连阿胶汤者，取一刚以御外侮，一柔以护内主之义也。

11.《医门棒喝》：心烦不得卧者，是阴亏而水不济火也，与前各条不同。故以芩、连泻火，芍药、阿胶滋阴，妙在用鸡子黄不但奠安中宫，而使旋转阴阳，水火既注，自得安卧矣。此冬不藏精之虚证，故以滋阴泻火为主治也。

12.《成方便读》：治少阴病，得之二三日，心中烦，不得卧者。此病发于阴，热为在里，夫少阴属肾，肾藏精，主闭藏，今为阳邪内扰，则阴精不能闭藏，何以上交于心主？故心烦不寐，所由来也。此方以阿胶色黑入肾者，填补阴精；鸡子黄之色赤入心者，奠安君主，且驴皮黑而居外，鸡子黄赤而居内，得阴阳交互之理，更加芍药以护阴而和阳。然后以芩、连从阴中直泄其阳邪，庶不复伤其阴耳。

13.《医学衷中参西录》：黄连味苦入心，性凉解热，故重用之以解心中发烦，辅以黄芩，恐心中之热扰及肺也，又肺为肾之上源，清肺亦所以清肾也。芍药味兼苦酸，其苦也善降，其酸也善收，能收降浮越之阳，使之下归其宅，而性凉又能滋阴，兼能利便，故善滋补肾阴，更能引肾中外感之热自小便出也。阿胶其性善滋阴，又善潜伏，能直入肾中以生肾水。鸡子黄中含有副肾髓质之分泌素，推以同气相求之理，更能直入肾中以益肾水，肾水充足，自能胜热逐邪以上镇心火之妄动，而心中发烦自愈矣。

14.《伤寒论辨证广注》：上注乃治少阴肾水不足，手少阴心火有余。火有余者，阳热内盛也。阳热盛，必以苦泄之，以寒胜之，故用黄连为君，黄芩佐之；水不足者，阴血下虚也，阴血虚，必以甘温补之，酸平收之，故以阿胶、鸡子黄为君，白芍药为使也。且也，白芍药能敛阴益血，成注反云其泄邪热，殊非善解。

15.《伤寒分经》：此汤本治少阴湿热之证，所以始病之际，即用芩、连大寒之药，兼芍药、阿胶、鸡子黄以滋养阴血也。然伤寒六七日，热传少阴，伤其阴血者，亦可取用之，与阳明腑实用承气汤法，虽虚实补泻悬殊，而祛热救阴之意则一耳。

16.《退思集类方歌注》：此少阴传经之热邪，扰动少阴之阴气，故心烦不得卧。以芩、连直折少阴之热，阿胶、鸡子黄滋少阴之阴，交合心肾，第四者沉阴滑利，恐不能留恋中宫，故再佐芍药之酸敛，从中收阴，而后清热止烦之功得建。此酸甘咸苦，收摄欲亡之阴，与四逆汤收摄亡阳，一水一火为不同矣。

【验案】

1.冬温　《中国医药汇海·医案部》：郑墨林室素有便红，怀妊7月，正肺气养胎时，而患冬温，咳嗽，咽痛如刺，下血如崩，脉较平时反觉小弱而数，此热伤手太阴血分也。与黄连阿胶汤二剂，血止后，去黄连，加萎蕤、桔梗、人中黄，四剂而安。

2.舌苔剥落不生　《继志堂医案》：舌乃心之苗，舌上之苔剥落不生者久矣，是心阴不足，心阴有余也。黄连阿胶汤去芩，加大生地。

3.下利　《徐渡渔先生医案》：伏暑酿痢，冬令而发，由冬及春至夏半载余矣，脉细数，舌光红，痢伤阴也。拟仲圣法：黄连阿胶汤加建神曲、南楂炭、广橘白。

4.焦虑症《黑龙江中医药》（1984，4：41）：用黄连阿胶汤略作加减，治疗焦虑症42例。结果：痊愈10例，显效23例，好转8例，无效1例；服药1周内见效21例（50%），2周内见效16例（38%），3周内见效5例（12%）。

5.顽固性失眠　《江西中医药》（1984，6：17）：用黄连阿胶汤加生地，治疗顽固性失眠18例，均获得近期治愈。表现在口渴、烦躁感迅速消失，在停用一切西药情况下，每晚能安睡6小时以上，服药最少3剂，最多12剂，一般在3～6剂。

6.产后发热　《上海中医药杂志》（1986，7：29）：应某某，女，28岁，会计。素有贫血史，半月前分娩时大量流血，产后发热不退（37.9～38.8℃），曾用西药，热仍不退。证属阴虚火旺，治宜滋阴降火，予黄连阿胶汤加肉桂。3剂后热渐退尽。

7.产后失眠　《上海中医药杂志》（1986，7：29）：陈某某，女，39岁，工人。大龄初产，出血甚多。产后20天，失眠渐重，甚则彻夜不寐。证属阴血不足，心火上亢，治当滋阴养血，清心降火，拟予黄连阿胶汤，7剂而寐安。

8.顽固性失音　《浙江中医杂志》（1994，12：541）：用本方加减：黄连、桔梗、黄芩、阿胶、石斛、赤芍、白芍、玄参、天冬、麦冬、生地、沙参、鸡子黄，阴虚火旺者加知母、黄柏；咽部紧迫感者加山豆根、马勃；咽部异物感者加射干、山慈菇；咽干甚者加花粉；痰不易咯者加海浮石、栝楼皮；动则气喘者加黄芪、太子参、百合，治疗顽固性失音50例。结果：治愈25例，好转20例，平均疗程32天。

酸枣汤

【来源】《金匮要略》卷上。

【别名】酸枣仁汤（《医门法律》卷六）。

【组成】酸枣仁二升　甘草一两　知母二两　茯苓二两　芎藭二两

【用法】以水八升，煮酸枣仁，得六升，纳诸药，煮取三升，分温三服。

【主治】

1.《金匮要略》：虚劳，虚烦不得眠。

2.《张氏医通》：盗汗。

【方论】

1.《医门法律》：虚劳虚烦，为心肾不交之病。肾水不上交心火，心火无制，故烦而不得眠。方用酸枣仁为君，而兼知母之滋肾为佐，茯苓、甘草调和其间，川芎入血分，而解心火之躁烦也。

2.《伤寒绪论》：肾水不上交于心，心火无所制，故烦而不得眠。方用酸枣仁之滋肝燥为君；兼知母泄肾热为佐；苓、草调和其间，川芎入血分，而解心火之燥烦也。

3.《古今名医方论》罗东逸：枣仁酸平，应少阳木化，而治肝极者，宜收宜补，用枣仁至二升，以生心血，养肝血，所谓以酸收之，以酸补之是也。顾肝郁欲散，散以川芎之辛散，使辅枣仁通肝调营，所谓以辛补之。肝急欲缓，缓以甘草之甘缓，防川芎之疏肝泄气，所谓以土葆之。然终恐劳极，则火发于肾，上行至肺，则卫不合而仍不得眠，故以知母崇水，茯苓通阴，将水壮金清而魂自宁，斯神凝魂藏而魄且静矣。此治虚劳肝极之神方也。

4.《张氏医通》：虚劳不得眠者，肝虚而火气乘之也，故特取酸枣仁以安肝胆为主，略加川芎调血以养肝，茯苓、甘草培土以荣木，知母降火以除烦，此平调土木之剂也。

5.《金匮要略心典》：虚劳之人，肝气不荣，则魂不得藏；魂不藏故不得眠。酸枣仁补肝敛气，宜以为君；而魂既不归容，必有浊痰燥火乘间而袭其舍者，烦之所由作也。故以知母、甘草清热滋燥，茯苓、川芎行气除痰，皆所以求肝之治而宅其魂也。

6.《绛雪园古方选注》：虚烦、胃不和、胆液不足，三者之不寐，是皆虚阳溷扰中宫，心火炎而神不定也，故用补母泻子之法，以调平之。川芎补胆之用，甘草缓胆之体，补心之母气也；知母清胃热，茯苓泄胃阳，泻心之子气也；独用枣仁至二升者，取酸以入心，大遂其欲而收其缓，则神自凝而寐矣。

7.《成方便读》：凡有夜卧魂梦不安之证，无不皆以治肝为主；欲藏其魂，则必先去其邪。方中以知母之清相火，茯苓之渗湿邪；川芎独入肝家，行气走血，流而不滞，带引知、茯，搜剔而无余；然后枣仁可敛其耗散之魂，甘草以缓其急悍之性也。虽曰虚劳，观其治法，较之一于呆补者不同也。

8.《金匮要略论注》：虚劳虚矣，兼烦是挟火，不得眠是因火而气亦不顺也，其过当责心。然心之火盛，实由肝气郁而魂不安，则木能生火，故以酸枣仁之入肝安神，最多为君；川芎以通肝气之郁为臣；知母凉肺胃之气，甘草泻心气之实，茯苓导气归下焦为佐。虽曰虚烦，实未尝补心也。

9.《金匮发微》：酸枣仁汤之治虚烦不寐，予既屡试而亲验之矣。特其所以然，正未易明也。胃不和者寐不安，故用甘草、知母以清胃热。藏血之脏不足，肝阴虚而浊气不能归心，心阳为之不敛，故用酸枣仁为君。夫少年血气盛，则早眠而晏起；老年血气衰，则晚眠而晨兴。酸枣仁能养肝阴，即所以安神魂而使不处于弛也。此其易知者也。惟茯苓、川芎二味，殊难解说。盖虚劳之证，每兼失精亡血，失精者留湿，亡血者留瘀。湿不甚，故仅用茯苓，瘀不甚，故仅用川芎。此病后调摄之方治也。

10.《金匮要略方义》：本方所治之虚劳虚烦不得眠，乃系肝阴不足，虚热上扰所致。盖心藏神，肝藏魂，肝虚则魂不安，热扰心则神不宁。《灵枢·邪客篇》云：阴虚则目不瞑。阴虚生内热，热郁则烦生。肝阴不足，虚烦内扰，心神不宁，故其发病则虚烦而不得眠。治当养肝阴，清虚热，安神除烦。方中以酸枣仁为君，养肝阴，安心神，主治不眠。臣以知母清虚热，润肾燥，而止虚烦。佐以茯苓安神宁心；加入川芎条达肝气。使以甘草和药缓急。诸药合用，共奏养肝宁心，清热除烦之效。故本方对虚劳虚烦不得眠者，颇为适宜，病后虚烦不眠者，亦可应用。

11.《医方发挥》：本方主治虚烦不眠，是由肝血不足，血不养心，阴虚内热所致。方中酸枣仁，性平味酸，入心肝经，甘平养血宁心，酸平敛阴止汗，能养心血补肝血，养肝安神为主药。《素问·脏气法时论》：肝欲散，急食辛以散之，用辛补之，酸泻之。川芎辛温芳香，性善走散，行气活血，条达肝气。与酸枣仁相伍，一酸收，一辛散，相反相成以养血调肝安神。茯苓，补脾宁心，助酸枣仁以安心神。知母，滋阴降火，润燥除烦，以清热除烦。又能缓和川芎之

辛燥，共为辅佐。《素问·脏气法时论》：肝苦急，急食甘以缓之。使以甘草之甘平，以和中缓急。诸药合用，有养血安神，清热除烦之效。如此则虚烦除，阳亢平，而睡眠自宁。

【实验】镇静、催眠作用《国外医学·中医中药分册》(1983，6：368)：给正常人服用酸枣仁汤后，用多种波动描记器记录用药前后波动图，并以入睡度、熟睡度、觉醒时的爽快感等指标综合判定疗效，结果表明在整个实验期间，服药者的入睡度、熟睡度及觉醒爽快感均较好，提示本方确能改善睡眠及睡眠的质量。

【验案】

1.失眠 《医学と药学》(1986，1：185)：用酸枣仁汤提取物2.5g，1日3次，连续4周，对31例失眠症病人进行治疗。结果：对“入睡”、“熟睡感”二项指标的效果较显著，给药2周即有良好疗效。对于“睡中觉醒”、“醒后舒适感”、“白天精神”等也有明显改善。综合评定：获中等度以上改善者8例，占25.8%，轻度以上改善者20例，占64.5%。

2.卑惵症 《中医杂志》(1986，8：17)：以酸枣仁汤原方加大剂量，治愈卑惵症1例。病人表现为怠惰沉闷，日处内室，自愧无能，遇人则不胜抱颜，惭惧羞怯，或隐匿而避之，烦而少眠，易惊颤，爪甲枯白而凹，唇舌色淡，脉弦细。原方服30剂告愈。后依方制丸，巩固4个月。随访5年，再未复发。

3.梦遗 《实用中西医结合杂志》(1991，12：729)：以本方加黄柏为基本方，心火过亢加黄连、栀子；肝郁气结加柴胡、香附；肾阴亏虚加山茱萸、龟甲；下焦湿热加滑石、木通；治疗梦遗病人28例。结果：治愈22例，占78.6%，其中1个疗程(10天)治愈9例，2个疗程治愈9例，3个疗程治愈4例；好转3例，占10.7%。

4.室性早搏 《湖南中医杂志》(1995，6：11)：以本方为基本方：枣仁、延胡索各30g，茯苓、川芎、炙甘草、丹皮、半夏各15g，知母10g，麦冬40g；热甚者加川连；高血压头晕者加天麻、黄芩、甘菊；咳喘者加瓜蒌、川贝；心阳虚脉结迟无力者加附子、肉桂，每日1剂，2周为1疗程，治疗室性早搏84例。结果：显效46例，有效29例，无效9例，总有效率为89.28%。

5.广泛性焦虑障碍 《山东中医药大学学报》(2004，6：438)：将广泛性焦虑障碍30例分为酸枣仁汤治疗组和氯硝西泮对照组各15例，酸枣仁汤治疗组给予酸枣仁汤，对照组给予氯硝西泮起始剂量每次1mg，1日2次，后酌情加量，1～2周内加到治疗量4～8mg/d。结果：经4周治疗后，氯硝西泮组痊愈4例，显效5例，有效4例，无效2例，总有效率86.67%；酸枣仁汤组痊愈3例，显效4例，有效5例，无效3例，总有效率80.00%。

半夏茯苓汤

【来源】方出《时后备急方》卷二，名见《外台秘要》卷二。

【组成】半夏三两(洗) 秫米一斗 茯苓四两

【用法】以千里流水一石，扬之万遍，澄取二斗半，合煮诸药得五升，分五服。

【主治】大病愈后，虚烦不得眠，腹中疼痛，懊憹。

乌梅豉汤

【来源】方出《肘后备急方》卷二，名见《外台秘要》卷二。

【别名】大乌梅汤(《医心方》卷十一引《小品方》)。

【组成】豉七合 乌梅十四枚

【用法】水四升，先煮梅，取二升半，纳豉，取一升半，分二服。

【主治】大病愈后，虚烦不得眠，腹中绞疼懊憹。

枳实散

【来源】方出《医心方》卷二十三引《肘后备急方》，名见《普济方》卷三五二。

【组成】枳实 芍药各等分(并炙)

【用法】上为末。每服方寸匕，一日三次。

【主治】产后虚烦不得眠。

酸枣仁汤

【来源】《证类本草》卷十二引《胡洽方》。

【组成】酸枣仁二升 茯苓 白术 人参 甘草各二两 生姜六两

【用法】上切。以水八升，煮取三升，分四服。

【主治】惊悸不眠。

栀子汤

【来源】《外台秘要》卷三十七引《小品方》。

【组成】栀子仁十四个 大黄三两 黄芩二两

【用法】上切。以水五升，煮取三升，去滓，分三次服。微利，又当数进餐食，自得眠睡。

【主治】因食少热在内，致夜眠不得睡者。

流水汤

【来源】《外台秘要》卷十七引《小品方》。

【组成】半夏二两（洗十遍） 粳米一升 茯苓四两

方中粳米，《医心方》引作"秫米"。

【用法】上切。以东流水二斗，扬之三千遍令劳，煮药，取五升，分服一升，白日三次，夜二次。

【主治】虚烦不得眠。

【宜忌】忌羊肉、饧、醋物。

半夏千里流水汤

【来源】《备急千金要方》卷十二（注文）引（《集验方》）。

【组成】半夏 宿姜各三两 酸枣仁五合 黄芩一两 茯苓二两 秫米一升 麦门冬 桂心各二两 甘草 人参各二两

【用法】上锉。以长流水五斗煮秫米，令蟹目沸，扬之三千遍，澄清取九升煮药，取三升半，分三服。

【主治】虚烦闷不得眠。

温胆汤

【来源】《外台秘要》卷十七引《集验方》。

【组成】生姜四两 半夏二两（洗） 橘皮三两 竹茹二两 枳实二枚（炙） 甘草一两（炙）

【用法】上切。以水八升，煮取二升，去滓，分三服。

【主治】大病后，虚烦不得眠，此胆寒故也。

千里流水汤

【来源】《备急千金要方》卷十二。

【别名】半夏汤（《圣济总录》卷九十）、温胆汤（《普济方》卷三十四）、千里水汤（《普济方》卷二三三）、千金流水汤（《证治准绳·伤寒》卷三）。

【组成】半夏 麦门冬各三两 茯苓四两 酸枣仁二升 甘草 桂心 黄芩 远志 萆薢 人参 生姜各二两 秫米一升

【用法】上锉。以千里流水一斛煮米，令蟹目沸，扬之万遍，澄清，取一斗煮药，取二升半，分三服。

【主治】虚烦不得眠。

酸枣汤

【来源】《备急千金要方》卷十二。

【组成】酸枣仁三升 人参 桂心 生姜各二两 石膏四两 茯苓 知母各三两 甘草一两半

【用法】上锉。以水一斗，先煮酸枣仁，取七升，去滓，下药煮，取三升，分三服，一日三次。

【主治】虚劳烦扰，奔气在胸中，不得眠。

【方论】《千金方衍义》：《金匮要略》酸枣汤治虚劳虚烦不得眠。此治奔气在胸中，故退芎䓖而进桂心，加人参助茯苓以降逆气；石膏佐知母以泄虚烦；生姜辛散，以行知母、石膏之性也。

茯神饮

【来源】《外台秘要》卷十七引《延年秘录》。

【组成】茯神四两 人参三两 橘皮二两 甘草一两半（炙） 生姜二两 酸枣仁一升

【用法】上切。以水一斗，煮取二升，去滓，分三服。

【主治】心虚不得睡，多不食。

【宜忌】忌海藻，菘菜，酢物。

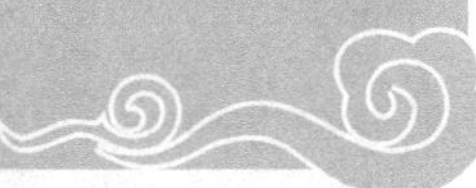

酸枣饮

【来源】《外台秘要》卷十七引《延年秘录》。

【别名】人参汤（《圣济总录》卷九十）。

【组成】酸枣仁一升　人参二两　白术二两　橘皮二两　五味子二两半　桂心一两　茯苓二两　生姜四两

【用法】上切。以水六升，煮取二升半，去滓，分三服。

【主治】虚烦不得眠，肋下气冲心。

【宜忌】忌桃、李、雀肉、生葱、酢物。

酸枣饮

【来源】《外台秘要》卷十七引《延年秘录》。

【组成】酸枣二升　茯苓三两　人参三两　生姜一两半　麦门冬一两（去心）　橘皮二两（陈者）　杏仁二两（去皮尖，碎）　紫苏二两

【用法】上切。以水七升，煮取一升半，分再服。

【功用】下气。

【主治】虚烦不得眠。

【宜忌】忌大酢。

酸枣饮

【来源】《外台秘要》卷十七引《延年秘录》。

【组成】酸枣仁一升　茯神二两　人参二两　生姜三两

【用法】上切。以水五升，煮取一升二合，去滓，分再服。

【主治】虚烦不得眠。

【宜忌】忌酢物。

酸枣汤

【来源】《外台秘要》卷二引《深师方》。

【别名】酸枣仁汤（《类证活人书》卷十八）、枣仁汤（《治痘全书》卷十四）。

【组成】酸枣仁四升　麦门冬一升（去心）　甘草二两（炙）　拆母二两（知母也）　茯苓二两　芎藭二两　干姜三两

【用法】上切。以水一斗六升，煮酸枣，取一斗，去枣纳药，煮取三升，去滓，分三次温服。

【主治】伤寒及吐下后，心烦乏气，昼夜不眠。

【宜忌】忌海藻、菘菜、大醋。

小酸枣汤

【来源】《外台秘要》卷十七引《深师方》。

【组成】酸枣仁二升　知母二两　生姜二两　甘草一两（炙）　茯苓二两　芎藭二两（一方加桂二两）

【用法】上切。以水一斗，煮酸枣仁，减三升，纳药，煮取三升，分三服。

【主治】虚劳不得眠，烦不可宁。

【宜忌】忌海藻、菘菜、酢物。

酸枣仁丸

【来源】《太平圣惠方》卷三。

【组成】酸枣仁一两（微炒）　地榆皮一两　茯神一两

《医方类聚》引《神巧万全方》有朱砂一两。

【用法】上为细末，炼蜜为丸，如梧桐子大。每服三十丸，糯米粥饮送下，不拘时候。

【主治】

1.《太平圣惠方》：胆虚不得睡。

2.《医方类聚》引《神巧万全方》：胆虚冷，神思昏沉，头旋目暗。

酸枣仁煎

【来源】《太平圣惠方》卷三。

【组成】酸枣仁五两（微炒，捣罗为末，取二两半，其滓不用）　乳香三两（研如粉）　蜜四两　牛黄一分（研）　糯米二合（炒黄，杵末）　朱砂半两（细研，水飞过）

【用法】上药用酒一中盏，和蜜等一处，慢火煎如稀饧。每服一茶匙，以温酒调下，不拘时候。

【主治】胆虚不睡。

熟枣汤

【来源】方出《太平圣惠方》卷三，名见《冯氏锦

囊·杂症》卷十二。

【别名】熟枣仁汤(《会约医镜》卷七)。

【组成】酸枣仁一两(炒令香熟)

【用法】上为细散。每服二钱,以竹叶汤调下,不拘时候。

【主治】胆虚不得睡。

龙齿散

【来源】《太平圣惠方》卷四。

【组成】龙齿半两(细研) 朱砂一两(细研如粉) 牛黄一分(研入) 细辛一两 龙脑一分(细研) 犀角屑一两 防风一两(去芦头) 羌活一两 荆芥一两 枳壳一两(麸炒微黄,去瓤) 天竹黄一两(细研) 茯神一两 沙参一两(去芦头) 天麻一两 川升麻一两 子芩一两 麦门冬一两(去心,焙) 羚羊角屑一两 甘草半两(炙微赤,锉) 甘菊花半两

【用法】上为细散,入研了药令匀。每服一钱,食后煎竹叶汤调下。

【主治】心脏风热,心神恍惚,烦躁多惊,不得眠卧。

丹砂丸

【来源】《太平圣惠方》卷二十。

【组成】丹砂一两(细研,水飞) 铁粉一两(细研) 金箔五十片(细研) 银箔五十片(细研) 人参一两半(去芦头) 茯神二两 秦艽一两(去苗) 川升麻一两 子芩一两 白鲜皮一两 麦门冬一两半(去心,焙) 龙齿一两 木香一两 枳实一两(麸炒微黄) 甘草半两(炙微赤,锉)

【用法】上为末,入研了药,更研令匀,炼蜜为丸,如梧桐子大。每服二十丸,以荆芥汤送下,不拘时候。

【主治】风虚惊悸,心神烦闷,睡卧不安。

【宜忌】忌生血等。

远志散

【来源】《太平圣惠方》卷二十。

【组成】远志半两(去心) 龙齿三分 杨上寄生一两 石菖蒲半两 细辛半两 人参三分(去芦头) 防风半两(去芦头) 茯神三分 生干地黄三分 黄耆三分(锉) 甘草半两(炙微赤,锉)

【用法】上为粗散。每服三钱,以水一中盏,加生姜半分,煎至六分,去滓温服,不拘时候。

【主治】风邪所中,眠卧不安,喜怒无常,志意不定。

酸枣仁丸

【来源】《太平圣惠方》卷二十七。

【组成】酸枣仁(微炒) 榆叶 麦门冬(去心,焙)各二两

【用法】上为末,炼蜜为丸,如梧桐子大。每服三十丸,以糯米粥饮送下,不拘时候。

【主治】虚劳烦热,不得睡眠。

酸枣仁散

【来源】《太平圣惠方》卷二十七。

【组成】酸枣仁 人参(去芦头) 黄耆(锉) 乌梅肉(微炒) 麦门冬(去心) 白茯苓各一两 覆盆子 栝楼 甘草(炙微赤,锉)各半两

【用法】上为散。每服四钱,以水一中盏,煎至六分,去滓温服,不拘时候。

【主治】虚劳,口舌干燥,心神烦渴,不得睡卧。

酸枣仁散

【来源】《太平圣惠方》卷二十七。

【组成】酸枣仁(微炒) 当归 茯神 黄耆(锉) 人参(去芦头) 五味子各一两 防风(去芦头) 甘草(炙微赤,锉) 远志(去心) 猪苓(去黑皮) 桂心芎藭 白术 白芍药 熟干地黄各半两

【用法】上为粗散。每服四钱,以水一中盏,入生姜半分,大枣三枚,煎至六分,去滓温服,不拘时候。

【主治】虚劳烦热,惊恐,不得睡卧。

酸枣仁散

【来源】方出《太平圣惠方》卷二十七，名见《普济方》卷二三三。

【组成】酸枣仁一两（微炒） 白茯苓一两 人参一两（去芦头） 当归半两 麦门冬一两半（去心，焙） 紫苏子一两（微炒） 杏仁一两（汤浸，去皮尖双仁，炒微黄） 陈橘皮三分（汤浸，去白瓤，焙） 甘草半两（炙微赤，锉）

【用法】上为粗散。每服四钱，以水一中盏，煎至六分，去滓温服，不拘时候。

【功用】调顺荣卫。

【主治】虚劳烦热，不得睡卧。

【宜忌】忌醋物、菘菜。

酸枣仁散

【来源】《太平圣惠方》卷二十八。

【组成】酸枣仁一两（微炒） 甘草三分（炙微赤，锉） 白茯苓一两 半夏三分（汤洗七遍去滑） 前胡半两（去芦头） 五味子三分 桂心半两 人参一两（去芦头）

【用法】上为粗散。每服三钱，以水一中盏，入生姜半分，煎至六分，去滓温服，不拘时候。

【主治】虚劳惊悸，奔气在胸中，不得眠睡。

柏子仁丸

【来源】《太平圣惠方》卷八十一。

【组成】柏子仁一两 熟干地黄一两半 防风三分（去芦头） 黄耆三分（锉） 人参三分（去芦头） 麦门冬一两半（去心，焙） 当归半两（锉，微炒） 续断三分 羚羊角屑半两 白茯苓三分 泽兰一两 桂心半两 芎藭半两 白术半两 酸枣仁三分（微炒） 紫石英一两（细研，水飞过） 附子三分（炮裂，去皮脐） 甘草一分（炙微赤，锉）

【用法】上为末，入研了药令匀，炼蜜为丸，如梧桐子大。每服三十丸，空心及晚食前温酒送下。

【主治】产后风虚劳损，四肢羸弱，心神虚烦，不能饮食，少得眠卧。

黄芩散

【来源】《太平圣惠方》卷八十三。

【组成】黄芩 川大黄（锉碎，微炒） 甘草（炙微赤，锉） 川芒消 麦门冬（去心，焙） 石膏各半两

《普济方》有桂心八铢。

【用法】上为粗散。每服一钱，以水一小盏，煎至五分，去滓温服，不拘时候。

【主治】

1.《太平圣惠方》：小儿脏腑壅实，心神烦热，睡卧不安。

2.《普济方》：少小腹大短气，热有进退，食不安，谷为之不化。

酸枣仁粥

【来源】《太平圣惠方》卷九十六。

【组成】酸枣仁半两（炒令黄，研末，以酒三合浸汁） 粳米三合

【用法】先以粳米煮作粥，临熟下酸枣仁汁，更煮三五沸。空心食之。

【功用】养肝宁心，安神止汗。

【主治】

1.《太平圣惠方》：中风，筋骨风冷顽痹；或心脏烦热，躁渴不得睡卧。

2.《长寿药粥谱》：老年性失眠，心悸怔忡，自汗盗汗。

酸枣仁粥

【来源】《太平圣惠方》卷九十七。

【别名】酸枣地黄汤（《赤水玄珠全集》卷十四）、枣仁粥（《医钞类编》卷十四）。

【组成】酸枣仁二两

【用法】以水二大盏半，研，滤取汁，以米二合煮作粥，候临熟，入地黄汁一合，更微煮过。不拘时候食之。

【主治】骨蒸，心烦不得眠卧。

酸枣仁煎饼

【来源】《太平圣惠方》卷九十六。

【组成】酸枣仁三分（炒熟，捣末） 人参一分（末） 茯神一分（末） 糯米四两（水浸，细研） 白面四两

【用法】上为末，入米、面中，以水调作煎饼食之。要着肉蚨、五味食之并可。

【主治】风热，头面浮热，心神昏闷，不得睡卧。

人参散

【来源】《普济方》卷三十四引《太平圣惠方》。

【别名】安神散。

【组成】人参 白茯苓各一两 茯神（去木）一两 丹砂（别研）五钱

【用法】上为末。每服一钱，粥饮调下，不拘时候。

【主治】胆虚，睡卧不安，多惊悸。

乳香散

【来源】《医方类聚》卷十引《简要济众方》。

【组成】乳香一两（研） 马头脑骨灰一两（研） 酸枣仁二两（微炒）

【用法】上为细末。每服二钱，温酒调下，不拘时候服。

【主治】胆风不得眠睡，精神恍惚。

茯苓补心汤

【来源】《古今医统大全》卷七十引《太平惠民和济局方》。

【组成】白茯苓 白茯神 麦门冬 生地黄 陈皮 半夏曲 当归各一钱 甘草五分

【用法】加竹叶、灯心，水煎服。

【主治】

1.《古今医统大全》引《太平惠民和济局方》：思虑过多，心神溃乱，烦躁不寐。

2.《不居集》：心气为邪所伤吐血。

妙香散

【来源】《太平惠民和济局方》卷五（绍兴续添方）。

【别名】辰砂妙香散（《仁斋直指方论》卷十六）。

【组成】麝香（别研）一钱 木香（煨）二两半 山药（姜汁炙） 茯神（去皮、木） 茯苓（去皮，不焙） 黄耆 远志（去心，炒）各一两 人参 桔梗 甘草（炙）各半两 辰砂（别研）三钱

【用法】上为细末。每服二钱，温酒调下，不拘时候。

《仁斋直指方论》治黄疸，用茵陈煎汤调下；渴证，用灯草、茯苓煎汤送下。《世医得效方》治梦遗，每服一匕，虚者温酒调下，热者麦门冬去心浓煎汤调下。《保命歌括》安神，以枣汤送下。《证治准绳·女科》治产后心神颠倒，以当归、生干地黄煎汤调服。《杂病源流犀烛》治血汗，用金银器煎汤调下，或莲肉煎汤调下。

【功用】补益气血，安神镇心。

【主治】

1.《太平惠民和济局方》：男子、妇人心气不足，志意不定，惊悸恐怖，悲忧惨戚，虚烦少睡，喜怒不常，夜多盗汗，饮食无味，头目昏眩。

2.《仁斋直指方论》：饮酒行事，酒热瘀于心经，致成黄疸。渴证，小便涩数而沥，兼有油浊。

3.《世医得效方》：梦中遗精。

4.《丹溪心法》：溺血。

5.《证治要诀类方》舌衄。

6.《明医指掌》：产后血虚之极，败血攻冲，邪淫于心，乍见鬼神，胡言乱语及恶露不尽。

7.《妇科玉尺》：临产败血冲心。带下。

8.《杂病源流犀烛》：大喜伤心，血汗者。

【方论】《医方集解》：此手足少阴药也。心，君火也，君火一动，相火随之，相火寄于肝胆，肾之阴虚，则精不藏，肝之阳强，则气不固，故精脱而成梦矣。山药益阴清热，兼能涩精，故以为君；人参、黄耆所以固其气，远志、二茯所以宁其神，神宁气固，则精自守其位矣，且二茯下行利水，又以泄肾中之邪火也；桔梗清肺散滞；木香疏肝和脾；丹砂镇心安神，麝香通窍解郁，二药又能

辟邪，亦所以治其邪感也；加甘草者，用于交和于中也。是方不用固涩之剂，但安神正气，使精与神气相依而自固矣。以安神利气，故亦治惊悸郁结。

泽泻丸

【来源】《圣济总录》卷十四。

【组成】泽泻（锉） 白茯苓（去黑皮） 防风（去叉） 人参 紫石英（研） 秦艽（去土） 黄耆（锉） 白术 山芋 白蔹 麦门冬（去心，焙）各二两 桂（去粗皮） 当归（切，焙） 远志（去心） 柏子仁（炒） 石膏（捣碎，研） 桔梗（去芦头，炒） 大豆黄（炒） 大黄（锉，醋炒）各一两 蜀椒（去目并闭口者，炒出汗） 赤芍药（去土） 干姜（炮裂，切） 细辛（去苗叶）各三分 甘草（炙令微紫，锉）二两

【用法】除紫石英、石膏二味别研外，余药为细末，入所研二味拌匀，炼蜜为丸，如梧桐子大。每服二十丸，空心、晚食前米饮送下。

【主治】风惊恐，梦寐不安。

琥珀生犀汤

【来源】《圣济总录》卷十四。

【组成】琥珀（研） 犀角（镑）各半两 茯神（去木） 人参 生干地黄（焙） 菖蒲（石上者） 防风（去叉）各一两 远志（去心） 甘草（微炙）各半两

【用法】上为粗末。每服三钱匕，水一钟，煎至六分，去滓温服，不拘时候。

【功用】安心智，定魂魄，调心气，稳睡眠。

【主治】风邪为患。

酸枣仁汤

【来源】《圣济总录》卷三十一。

【组成】酸枣仁（炒）三两 麦门冬（去心，焙）二两 地骨皮（锉）一两

【用法】上为粗末。每服三钱匕，水一盏，加生姜三片，同煎至七分，去滓温服，不拘时候。

【主治】伤寒后，虚烦不得眠睡，头目昏眩。

梅实丸

【来源】《圣济总录》卷三十二。

【组成】梅实肉 大枣肉 酸枣仁（炒）各等分

【用法】上同捣成膏，为丸如弹子大。每服一丸，临卧含化。

【主治】伤寒后，胆冷不得睡。

酸枣仁汤

【来源】《圣济总录》卷三十二。

【别名】人参汤（原方卷四十二）。

【组成】酸枣仁（微炒）二两 人参一两 石膏（碎）半两 赤茯苓（去黑皮）三分 桂（去粗皮）半两 知母（切，焙） 甘草（炙）各半两

【用法】上为粗末。每服五钱匕，水一盏半，煎至八分，去滓温服，不拘时候。

【主治】伤寒汗后，虚烦不得眠睡。

酸枣仁汤

【来源】《圣济总录》卷三十二。

【组成】酸枣仁（炒） 榆皮（切）各三两

【用法】上为粗末。每服三钱匕，水一盏，煎至七分，去滓温服。

【主治】大病后及虚劳不得眠。

酸枣仁甘草汤

【来源】《圣济总录》卷三十二。

【组成】酸枣仁（微炒）四两 甘草（炙，锉） 当归（焙，切） 桂（去粗皮） 人参 白茯苓（去黑皮） 石膏（碎） 芎藭各半两 远志（去心）一分

【用法】上为粗末。每服五钱匕，水一盏半，煎至一盏，去滓温服，不拘时候。

【主治】伤寒后，劳损，烦躁不得眠。

酸枣仁黄芩汤

【来源】《圣济总录》卷三十二。

【组成】酸枣仁（微炒）二两 黄芩（去黑

心）麦门冬（去心，焙）各半两　远志（去心）一分　人参（切）一两　桂（去粗皮）三分　茯神（去木）一两　甘草（炙）半两　萆薢一分

【用法】上为粗末。每服五钱匕，水一盏半，加生姜五片，煎至一盏，去滓，食前温服，一日二次。

【主治】伤寒后余热未散，不得眠睡。

五补汤

【来源】《圣济总录》卷四十二。

【组成】黄耆三分　附子（炮裂，去皮脐）　人参　槟榔　白术　百合　酸枣仁（微炒，研）　白茯苓（去粗皮）　麦门冬（汤浸，去心，焙干）　桂（去粗皮）各半两

【用法】上药除酸枣仁外，锉细，分为十帖。每帖水两盏，加生姜五片，同煎至一盏，去滓，空心温服，一日二次。

【功用】补肝，去胆寒，和气。

【主治】肝虚胆寒，夜间少睡，睡即惊觉，心悸，神思不安，目昏心躁，肢节萎弱。

酸枣仁丸

【来源】《圣济总录》卷四十二。

【组成】酸枣仁（炒）　地榆（和苗用）各一两　丹砂（研）　茯神（去木）　人参　菖蒲（锉）各半两

【用法】上药除丹砂外，为细末，入丹砂令匀，炼蜜为丸，如梧桐子大。每服二十丸，米饮送下，不拘时候。

【主治】

1.《圣济总录》：胆气虚热，不睡。

2.《卫生宝鉴》：胆经不足，心经受热，精神昏愦，恐畏多惊，情思不乐，时有盗汗，虚烦不眠，朝愈暮剧，或发眩运。

酸枣仁丸

【来源】《圣济总录》卷四十二。

【组成】酸枣仁二两（微炒，捣，研）　人参　白术　白茯苓（去粗皮）　半夏（汤洗七遍，去滑，切，焙）　干姜（炮）各一两半　陈橘皮（去白，焙）　榆白皮（锉）　旋覆花　前胡（锉）各一两　槟榔五枚（捶碎）

【用法】上为末，炼蜜为丸，如梧桐子大。每服二十丸，空心、食前煎枣汤送下，一日二次，加至三十丸。

【主治】胆虚，睡眠不安，精神恐怯。

半夏汤

【来源】《圣济总录》卷九十。

【组成】半夏（汤洗去滑七遍，炒干）二两　白茯苓（去黑皮）四两　糯米（炒黄）一合

【用法】上为粗末。每服五钱匕，以东流水一盏半，加生姜半分（拍碎），煎至一盏，去滓，空腹温服，一日二次。

【主治】虚劳，发烦不得眠。

当归汤

【来源】《圣济总录》卷九十。

【组成】当归（切，焙）　防风（去叉）　甘草（炙）　远志（去心）　猪苓（去黑皮）　茯神（去木）　桂（去粗皮）　黄耆（锉细）　人参　芎䓖　白术　芍药　熟干地黄（焙）各半两　五味子一分　酸枣仁（汤浸，去皮，炒）三两

【用法】上为粗末。每服三钱匕，以水一盏，加大枣三个（擘破），生姜一枣大（拍碎），同煎至七分，去滓，空腹服，夜卧再服。

【主治】虚劳，惊恐虚烦，不得眠睡。

麦门冬汤

【来源】《圣济总录》卷九十。

【组成】麦门冬（去心，焙）　前胡（去芦头）　人参　黄耆（锉，炒）各半两

【用法】上为粗末。每服五钱匕，以水一盏半，加生姜半分（拍碎），小麦半合，煎至八分，去滓温服，不拘时候。

【主治】虚劳烦躁，夜不得眠，少气，翕翕微热，口干减食。

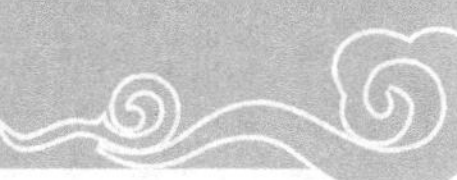

麦门冬汤

【来源】《圣济总录》卷九十。

【组成】麦门冬（去心，焙）一两半　榆白皮（锉）　苦参　黄连（去须）　地骨皮　黄芩（去黑心）　龙胆各一两

【用法】上为粗末。每服五钱匕，水一盏半，煎至七分，去滓，加地黄汁半合，食后顿服。

【主治】虚劳，热气乘心，忧惧不安，不得眠睡。

茯苓汤

【来源】《圣济总录》卷九十。

【组成】白茯苓（去黑皮）　人参各二两　麦门冬（去心，焙）　陈橘皮（去白，焙）　杏仁（汤浸，去皮尖双仁，炒）　紫苏（微炒）各一两　酸枣仁（炒）五两

【用法】上为粗末。每服五钱匕，水一盏半，加生姜半分（拍碎），煎至一盏，去滓，空腹温服，分二服相次服之。

【主治】虚劳烦躁不得眠。

茯苓汤

【来源】《圣济总录》卷九十。

【组成】白茯苓（去黑皮）　桂（去粗皮）　干姜（炮）　甘草（炙，锉）　芍药　食茱萸各半两　熟干地黄（洗，焙）三分

【用法】上为粗末。每服五钱匕，以水一盏半，加大枣二个（去核），煎至一盏，去滓，空腹温服，一日二次。

【主治】虚劳气满不得眠，手足疼痛。

茯神汤

【来源】《圣济总录》卷九十。

【组成】茯神（去木）　人参各一两　酸枣仁（炒，去皮，别研）五两

【用法】上为粗末。每服三钱匕，以水一盏，加生姜半分（拍碎），煎至七分，去滓，空腹温服，日二次，夜一次。

【主治】虚劳烦躁，不得睡。

桔梗汤

【来源】《圣济总录》卷九十。

【组成】桔梗（锉，炒）三分　半夏（汤洗七遍去滑，姜汁炒）一两一分　白术三分　甘草（炙，锉）一分　桂（去粗皮）　芍药各半两　玄参一两半

【用法】上为粗末。每服三钱匕，以水一盏，加生姜半分（拍碎），煎至七分，去滓，下饴糖一分，空腹温服，夜卧再煎服。

【主治】虚劳，惊恐不安，夜不得眠。

黄耆汤

【来源】《圣济总录》卷九十。

【组成】黄耆（锉，炒）　桂（去粗皮）　芍药各三分　甘草（炙，锉）　当归（炙）　人参各半两　干姜（炮）一两

【用法】上为粗末。每服五钱匕，以水一盏半，加粳米一合，大枣二枚（擘破），煎至一盏，去滓，空腹分二次温服，相次服之。

【主治】虚劳不得眠。

橘皮汤

【来源】《圣济总录》卷九十。

【组成】陈橘皮（去白，焙）一两　芎藭一分半　甘草（炙，锉）一分　半夏（汤洗，去滑，炒）半两

【用法】上为粗末。每服五钱匕，以东流水一盏半，加生姜半分（拍碎），生竹茹少许，煎至八分，去滓温服，夜卧再煎服。

【主治】虚劳，昼夜不得眠，短气，食饮不下，或大病后虚热痰冷。

鳖甲丸

【来源】《圣济总录》卷九十。

【组成】鳖甲（去裙襕，醋炙）　酸枣仁（炒）　羌活（去芦头）　黄耆（锉，炒）　附子（炮裂，去皮脐）　柴胡（去苗）　白茯苓（去黑皮）　肉苁蓉（酒浸，切，焙）　牛膝（酒浸，切，焙）　知母

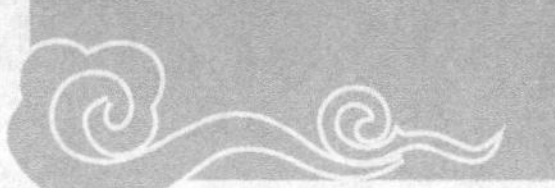

（焙）五味子（炒）各一两

【用法】上为末，炼蜜为丸，如梧桐子大。每服二十丸，暖酒送下。

【主治】虚烦不得眠睡。

龙骨丸

【来源】《圣济总录》卷一八五。

【别名】益元丸（《普济方》卷二一七引《仁存方》）。

【组成】龙骨　远志（去心）各等分

【用法】上为末，炼蜜为丸，如梧桐子大。每服三十丸，空心、临卧冷水送下。

【功用】养精气，益元阳。

一醉饮

【来源】方出《宋史·钱乙传》卷四六二，名见《一草亭目科全书》。

【组成】郁李

【用法】煮酒饮之。

《一草亭目科全书》用郁李仁二钱，泡去皮，酒一瓶，煮熟饮之。

【主治】肝胆气结，目张不得瞑者。

【方论】目系内连肝胆，恐则气结，胆衡不下。郁李去结，随酒入胆，结去胆下，目则能瞑矣。

【验案】目张不得瞑　一乳妇因悸而病，既愈，目张不得瞑。医曰：煮郁李酒，饮之使醉。即愈。

养心丹

【来源】《鸡峰普济方》卷十一。

【组成】菖蒲　紫石英　茯神　苁蓉　远志　麦门冬　豆卷　柏子仁　当归　细辛　卷柏　干姜　人参　石膏　泽泻　薯蓣　秦艽　丹参　熟地黄　桔梗　白蔹　前胡　防风　白术　半夏　桂各一两　牛黄　铁粉精　麝香　朱砂各一分　金箔一百片（一方有山药　甘草　芍药各一两）

【用法】上为细末。枣肉为丸，如绿豆大。以牛黄等为衣。每服三十丸，人参汤送下。

【功用】补益心气，安神，去百邪，调顺营卫，补养肾气。

地黄丸

【来源】《鸡峰普济方》卷十三。

【组成】生地黄一两　人参　白芍药　当归各半两　甘草一分

【用法】上为细末，炼蜜为丸，如弹子大。临卧浓煎淡竹叶汤嚼下一丸。常服养营卫，用人参汤下。

【功用】退热安神，养营卫。

【主治】心热太过，三焦不顺，夜卧不寐。

【宜忌】《普济方》：有虚热者，宜服此药。

金箔铅粉丹

【来源】《鸡峰普济方》卷十八。

【组成】铅白霜　铁引粉各一两　金箔五十片（留三十片为衣）　乳香　白矾　神锦朱砂　半夏　酸枣仁各一两　人参半两　银箔五十片

【用法】上为细末，研药同拌匀，入生姜自然汁，煮面糊，更入蜜少许为丸，如小豆大，以前金箔三十片为衣。每服二十丸，煎人参、薄荷汤任下，食后临卧服；米饮亦得。

【主治】风痰，膈脘上盛，心神烦热，惊悸心忪，眠睡不宁，口苦舌涩，头旋恶心，精神昏倦。

温胆汤

【来源】《三因极一病证方论》卷八。

【组成】半夏（汤洗去滑）　麦门冬（去心）各一两半　茯苓二两　酸枣仁三两（炒）　炙甘草　桂心　远志（去心，姜汁炒）　黄芩　萆薢　人参各一两

【用法】上锉为散。每服四大钱，用长流水一斗，糯米一升，煮蟹眼沸，扬二三千遍，澄清，取二盏，入药在内，加生姜七片，煎七分，去滓。不以时服。

【主治】胆虚寒，眩厥，足痿，指不能摇，躄不能起，僵仆，目黄，失精，虚劳烦扰，因惊胆慑，奔气在胸，喘满，浮肿，不睡。

温胆汤

【来源】《三因极一病证方论》卷九。

【组成】半夏（汤洗七次） 竹茹 枳实（麸炒，去瓤）各二两 陈皮三两 甘草一两（炙） 茯苓一两半

【用法】上锉为散。每服四大钱，水一盏半，加生姜五片、大枣一枚，煎七分，去滓。食前服。

【主治】

1.《三因极一病证方论》：大病后，虚烦不得眠。

2.《易简》：心胆虚怯，触事易惊，或梦寐不祥，或异象眩惑，遂致心惊胆慑；气郁生涎，涎与气搏变生诸证，或短气悸乏，或复自汗，或四肢浮肿，饮食无味，心虚烦闷，坐卧不安。

3.《内经拾遗方论》：主胆虚，主头风，主失心，主小儿癫痫。

4.《医略六书》：痰气闭塞，耳窍不通，脉滑。

【方论】

1.《医方考》：胆，甲木也，为阳国之少阳，其性以温为常候，故曰温胆。竹茹之清，所以去热；半夏之辛，所以散逆；枳实所以破实，陈皮所以消滞，生姜所以平呕，甘草所以缓逆。伤寒解后，多有此证，是方恒用之。

2.《古今名医方论》：罗东逸曰：胆为中正之官，清净之腑，喜宁谧，恶烦扰，喜柔和，不喜壅郁，盖东方木德，少阳温和之气也。若大病后，或久病，或寒热甫退，胸膈之余热未尽，必致伤少阳之和气，以故虚烦；惊悸者，中正之官，以蒸而不宁也；热呕吐苦者，清净之腑，以郁炙而为谧也；痰气上逆者，土家湿热反乘，而木不得升也。如是者首当清热，及解利三焦。方中以竹茹清胃脘之阳；而臣以甘草、生姜，调胃以安其正；佐以二陈，下以枳实，除三焦之痰壅；以茯苓平渗，致中焦之清气。且以驱邪，且以养正，三焦平而少阳平，三焦正而少阳正，胆家有不清宁而和者乎？和即温也，温之者实凉之也。若胆家真畏寒而怯，属命门之火衰，当与乙癸同源而治矣。义正理足。

3.《医方集解》：此足少阳阳明药也，橘、半、生姜之辛温，以之导痰止呕，即以之温胆；枳实破滞；茯苓渗湿；甘草和中；竹茹开胃土之郁，清肺金之燥，凉肺金之所以平甲木也。如是则不寒不燥而胆常温矣。《经》曰：胃不和则卧不安；又曰：阳气满不得入于阴，阴气虚故目不得瞑。半夏能和胃而通阴阳，故《内经》用治不眠。二陈非特温胆，亦以和胃也。

4.《张氏医通》：胆之不温，由于胃之不清，停蓄痰涎，沃于清净之府，所以阳气不能条畅而失温和之性。故用二陈之辛温以温阳涤涎，涎聚则脾郁，故加枳实、竹茹以化胃热也。

5.《绛雪园古方选注》：温胆汤，隔腑求治之方也。熟入足少阳之本，服气横逆，移于胃而为呕，苦不眠，乃治手少阳三焦，欲其旁通胆气，退热为温，而成不寒不燥之体，非以胆寒而温之也。用二陈专和中焦胃气，复以竹茹清上焦之热，枳实泄下焦之热，治三焦而不及于胆者，以胆为生气所从出，不得以苦寒直伤之也。命之曰温，无过泄之戒辞。

6.《医略六书·杂病证治》：气郁生涎，涎痰内沃，而心胆不宁，故怔忡惊悸不已焉。半夏化涎涤饮，橘红利气除涎，茯神安神渗湿，竹茹清热解郁，枳实破泄气以降下，生草缓中州以和胃，生姜散郁豁痰涎也。水煎温服，使解郁气行，则涎饮自化，而心胆得宁，惊悸怔忡无不平矣。此解郁化涎之剂，为气郁涎饮、惊悸怔忡之方。

7.《医方论》：胆为清静之府，又气血皆少之经。痰火扰之，则胆热而诸病丛生矣。温胆者，非因胆寒而与为温之也，正欲其温而不热，守其清静之故常。方中用二陈、竹茹即是此意。

8.《成方便读》：夫人之六腑，皆泻而不藏，惟胆为清净之腑，无出无入，寄附于肝，又与肝相为表里。肝藏魂，夜卧则魂归于肝，胆有邪，岂有不波及肝哉。且胆为甲木，其象应春，今胆虚则不能遂其生长发陈之令，于是土不能得木而达也。土不达则痰涎易生。痰为百病之母，所虚之处，即受邪之处，故有惊悸之状。此方纯以二陈、竹茹、枳实、生姜和胃豁痰、破气开郁之品，内中并无温胆之药，而以温胆名方者，亦以胆为甲木，常欲得其春气温和之意耳。

9.《方剂学》：本方所治诸证，为胆胃失和，痰浊内扰之象。胆属木，为清净之腑，喜温和而主升发，失其常则木郁不达，胃气因之失和，升降失常，气郁则生痰化痰。胃气上逆，则呕吐呃逆；痰浊上扰，心神不安，则惊悸不宁，虚烦不眠；痰蒙清窍，则可发为癫痫。治宜理气化痰，利胆和胃。方中以半夏为君，降逆和胃，燥湿化痰。以竹茹为臣，清热化痰，止呕除烦。佐以枳实、陈皮行气化痰，使气行痰化；茯苓健脾渗湿，湿去则痰消。以甘草为使，益脾和胃，协调诸药。煎加姜、枣调和脾胃，兼制半夏之毒。综合全方，共奏理气化痰，调和胆胃之功。方中半夏、陈皮性偏于温，而竹茹、枳实性偏于凉，温凉兼进，故适用于胆胃失和，痰浊内阻，有热化倾向者。

10.《谦斋医学讲稿》：本方以和胃、化痰、清热为目的，亦非肝病方。因胆附于肝，其性温而主升发之气，肝气郁滞，则胆气不舒，从而不能疏土，出现胸闷、呕恶等症状。胃气愈逆则胆气愈郁，用和降胃气治标，间接使胆气舒展，肝气亦得缓和。所以本方称为温胆，是根据胆的性质，以期达到升发的作用，与温脾、温肾等的温字意义完全不同。

【实验】 镇静作用 《湖南中医学院学报》(1999，1：7)：傅氏等为探讨本方治疗精神神经疾患的作用机理，观察了该方对小鼠自主活动、攀爬行为及抬头活动等整体行为的影响。结果：与生理盐水对照组比较，本方与氯丙嗪均能明显减少正常小鼠自发活动（$P<0.01$），减少去水吗啡诱发的小鼠攀爬行为（$P<0.01$），减少 L-多巴胺诱发的小鼠抬头活动（$P<0.01$），但温胆汤抑制效果弱于氯丙嗪（$P<0.01$）。提示本方有良好的安定作用，从而可治疗精神神经疾患。

【验案】

1.颈椎病 《中国中西医结合杂志》（1994，9：575）：用本方加减（半夏、陈皮、茯苓、竹茹、白术、枳实、制南星各10g，天麻20g），并配合传统推拿正骨手法和颈椎牵引，治疗以眩晕为主的颈椎病52例。结果：治愈37例，好转11例，疗程最长30天，最短5天，平均17天。

2.心脏神经官能症 《新中医》（1994，11：21）：用本方加减，治疗心脏神经综合征（心脏神经官能症）35例。结果：治愈29例，占83%，好转6例，占17%。

3.老年性痴呆 《陕西中医》（1995，3：113）：用本方加减：菖蒲、半夏、郁金、枳实、竹茹、南星、陈皮，每日1剂，水煎服，30天为1疗程，治疗老年性痴呆20例。结果：全部临床治愈。

4.失眠 《河北中医》（1995，5：31）：用本方为基础，多梦易醒者加生龙齿、柏子仁；肝气郁结者加柴胡、香附；心悸易惊者加黄连、远志等；每日1剂，水煎服，10剂为1疗程，治疗失眠症275例。结果：痊愈197例，显效45例，有效25例，总有效率97.09%。

5.中风后遗症 《陕西中医》（1995，9：393）：用本方加生黄芪、三七粉、地龙为基本方；伴高血压者加草决明、菊花，同时服复方降压胶囊；治疗中风后遗症34例。结果：显效10例，有效22例，总有效率94.1%。

6.男性更年期综合征 《湖北中医杂志》（1997，2：24）：用本方加丹参、大枣为基本方；腰酸者加仙茅、淫羊藿、女贞子、旱莲草；耳鸣者加枸杞子、灵磁石；面浮肿、眩晕者加黄芪、天麻、泽泻、车前子；头痛者加钩藤、蔓荆子、川芎；心烦失眠者加黄连、肉桂、夜交藤；痰热盛者加天竹黄、陈胆星；惊悸者加珍珠母、浮小麦；腹胀者去甘草，加大腹皮；水煎服，每日1剂，15剂为1个疗程，同时配合心理治疗。治疗男性更年期综合征62例。结果：病人大多在2周内症状缓解，治疗2个疗程后，痊愈41例（临床症状消失，随访1年未见复发者）；有效18例（临床症状消失，但偶有轻微发作，服药后迅速缓解者）；无效3例（症状虽可控制，但仍反复发作，或虽治愈，不久又复发者）。

7.冠心病 《甘肃中医学院学报》（1997，4：18）：用本方加丹参、川芎、瓜蒌为基本方，水煎服，每日1剂，10天为1疗程，治疗冠心病心绞痛23例。结果：9个疗程内临床治愈12例，好转8例，无效3例。

8.内耳性眩晕症 《浙江中医学院学报》（1998，3：25）：用本方加减：姜半夏、陈皮、茯苓、枳壳、陈胆星、独活、石菖蒲为基本方；眩晕甚者加天麻；呕吐频繁加代赭石、姜竹茹；胸脘痞满不食加白蔻仁、苏梗、苍术；耳鸣重听加葱白。另取独活30g，鸡蛋10枚同煮，待蛋熟，敲破外壳后再煮15分钟，每日食蛋2枚，5天为1疗程。对照组40例用静脉注射10%葡萄糖注射液，口服天麻蜜环片。治疗内耳性眩晕症42例。结果：治疗组痊愈17例，好转22例，总有效率92.8%；对照组分别为15例、20例、87.5%。

9.美尼尔病 《湖南中医杂志》（1998，6：25）：以本方加减，治疗美尼尔病40例，结果：治愈24例，显效14例，无效2例，总有效率95%；对照组33例用眩晕停、谷维素治疗，治愈4例，显效19例，无效10例，总有效率70%，两组比较有非常显著差异，$P<0.005$。

10.哮喘 《辽宁中医学院学报》（1999，1：56）：用五子温胆汤（即温胆汤加苏子、白芥子、葶苈子、莱菔子、五味子），并随证加味，治疗哮喘96例。结果：显效66例，有效25例，总有效率94.79%。

11.胆汁反流性胃炎 《陕西中医学院学报》（2005，5：28）：用本方治疗胆汁返流性胃炎37例。结果：临床治愈（临床症状消失，胃镜检查胆汁反流消失，胃液色清）31例，占84.0%；好转（临床症状消失或基本消失，胃镜检查显示胆汁反流明显减少，胃液胆汁染色减轻）4例，占10.1%；无效（临床症状较前有减轻，但仍有反复，胃镜检查显示与治疗前比较无明显变化）2例，占5.4%，总有效率占94.6%。

远志丸

【来源】《杨氏家藏方》卷十。

【组成】远志（去心） 石菖蒲 茯神（去木）各一两 天竺黄 酸枣仁（炒）各半两 朱砂三分（别研） 犀角屑 龙齿（别研）各一分

【用法】上药除别研外并为细末，炼蜜为丸，如梧桐子大。每服三十丸，食后、临卧温熟水送下。

【主治】忧愁思虑过多，苦劳心神，恍惚健忘，睡卧不宁。

定志丸

【来源】《杨氏家藏方》卷十。

【组成】人参（去芦头） 白茯苓（去皮） 石菖蒲 远志（去心） 龙齿 酸枣仁（微炒）铁粉（别研） 麦门冬（去心，焙干） 朱砂（飞过） 乳香（别研） 麝香（别研） 琥珀（别研）各等分

【用法】上为细末，次入朱砂、铁粉同研匀，绞生地黄汁浸蒸饼为丸，如梧桐子大，别用朱砂为衣。每服二十丸，食后、临卧温熟水送下。

【主治】怔忡健忘，精神恍惚，睡卧不宁，一切心疾。

定神丸

【来源】《杨氏家藏方》卷十。

【组成】白茯苓（去皮）二两 人参（去芦头）一两 白附子一两（炮） 酸枣仁一两半（炒） 麝香一分（别研） 辰砂半两（别研）

【用法】上为细末，汤泡蒸饼为丸，如绿豆大，金箔为衣。每服三十丸，食后、临卧煎人参汤送下。

【主治】心气虚弱，神志不宁，睡卧不安。

茯神丸

【来源】《杨氏家藏方》卷十。

【组成】人参（去芦头） 茯神（去木） 黄耆（蜜炙） 熟干地黄（洗，焙） 当归（洗，焙） 酸枣仁（去皮，炒） 朱砂（别研，一半入药，一半为衣）各等分

【用法】上为细末，炼蜜为丸，如梧桐子大。每服三十丸，煎人参汤送下，不拘时候。

【主治】心虚血少，神不守舍，多惊恍惚，睡卧不宁。

琥珀丸

【来源】《杨氏家藏方》卷十。

【组成】人参（去芦头）一斤（切碎，用井水三升，银锅内熬去水一半，滤过，取人参汁再熬成膏，和众药） 附子一枚（重八钱者，炮，去皮脐） 龙骨（飞过） 远志（汤浸，去心） 沉香 安息香（酒煮，滤去砂石，熬成膏） 琥珀（别研）各一两 巴戟（汤泡，去心） 防风（去芦头） 半夏曲 莲子心 紫石英（研细，飞过） 白茯苓（去皮） 石菖蒲 熟干地黄（洗，

焙）茯神（去木）柏子仁　乳香（别研）麦门冬（去心）牡蛎（火煅取粉）辰砂（研细，飞过）酸枣仁（炒）各半两

【用法】上为细末，次入辰砂、乳香、琥珀，安息香膏子、人参膏子为丸，如梧桐子大。每服五十丸，日午及临卧温熟水送下。

【功用】安神、养志、宁睡，固精血，悦颜色，滋益荣卫。

酸枣仁丸

【来源】《杨氏家藏方》卷十七。

【组成】酸枣仁（炒）人参（去芦头）朱砂（别研）乳香（别研）各二钱　白茯苓（去皮）真珠末各一钱

【用法】上为细末，炼蜜为丸，每一两作四十丸。每服一丸，二岁以上儿服二丸，食后荆芥汤化下。

【功用】压惊邪，宁眠睡。

【主治】小儿心神不安，眠睡不稳。

镇补丹

【来源】《普济方》卷十六引《卫生家宝》。

【组成】禹余粮（烧赤，醋淬三五遍，别研）一两　蛇黄（烧赤醋淬三两遍，坩锅内烧之，别研）半两　石莲肉一两（硬者，炒，去皮，称末）白龙骨一两（别研）紫石英一两（烧过，别研）代赭石三钱（烧过，别研）赤石脂一两（别研）酸枣仁半两（去皮）乳香一钱（别研）辰砂一钱　白茯苓半两

【用法】上为细末，和匀，煮枣肉为丸，如梧桐子大。每服二三十丸，莲心煎汤送下，不拘时候；如夜不睡，以乳香暖酒服；不吃酒者，煎枣仁汤送下。

【功用】常服宁心定志。

【主治】心气劳伤，夜间少寐。

既济汤

【来源】《易简方论》。

【组成】半夏半两　麦门冬一两　甘草　人参各四钱　竹叶五片　熟附

方中熟附用量原缺。

【用法】每服四钱，水二盏，加生姜五片，煎至一盏半，去滓，入粳米百粒再煎，米熟，去米温服。

【主治】

1.《易简方论》：下利发热者。

2.《古今医统大全》：霍乱后虚烦不得眠。

香参散

【来源】《是斋百一选方》卷一引苏韬光方。

【组成】新罗人参（锉薄片）半两（湿纸裹煨）大北枣三枚（以丁香三七粒纳其中，湿纸裹煨）生姜指大一块（切作两片，以青盐少许纳其中，湿纸裹煨）

【用法】上锉。以水一升，于银石器内慢火熬成一盏以下，睡觉烦闷时顿服。若常服则每帖可作数剂。

【功用】大治心气，育神养气。

宁志膏

【来源】《是斋百一选方》卷十八。

【别名】宁神膏（《医学入门》卷八）

【组成】辰砂（研）酸枣仁（炒）人参　茯神（去木）琥珀各一分　滴乳香一钱（别研）

【用法】上为细末，和匀，每服一钱，浓煎灯心、枣汤调下。

【主治】

1.《是斋百一选方》：妇人因出血多，心神不安，不得睡，语言失常。

2.《女科指掌》：产后言语颠倒，狂言谵语者。

辰砂宁心散

【来源】《魏氏家藏方》卷二。

【组成】人参（去芦）白茯苓（去皮）各一两半　木香（不见火）白术（炒）藿香叶（洗去土）肉豆蔻（面裹煨）酸枣仁（别研）龙齿（别研）白附子（炮）远志（去心）甘草（炙）牡蛎粉各一两　辰砂（别研）肉桂（去粗皮，不见火）各半两

【用法】上为细末。每服二钱，水一盏，加生姜三片，大枣一个，煎七分，空心、食前、临卧温服。

【主治】心疾。男子妇人心血久虚，阴阳不和，忧愁思虑，睡卧不安，精神恍惚，五心烦热，骨节酸疼，面如火燋，头目昏眩，耳内蝉鸣，虚气独行，中满气隘，口无津液，状若饮酒。

养心丹

【来源】《魏氏家藏方》卷二。

【组成】酸枣仁（略炒，去皮，别研作膏） 茯神（去木） 人参（去芦） 绵黄耆（蜜炙） 柏子仁（别研）各一两 当归（去芦，酒浸） 熟干地黄（洗） 远志（去心） 五味子各半两 朱砂一分（研，水飞）

【用法】上为细末，炼蜜为丸，如梧桐子大。每服二十丸，食后、临卧人参汤送下。

【功用】宁心定志，升降真火，调养荣卫。

至效十精丹

【来源】《魏氏家藏方》卷六引王吉卿方。

【组成】人参（去芦） 沉香（不见火） 鹿茸（火监去毛，酥炙） 朱砂（别研） 琥珀（别研） 附子（炮，去皮脐） 酸枣仁（去壳，麸炒） 当归（去芦，酒浸） 菟丝子（淘净，酒浸一宿，研成饼） 柏子仁（同酸枣仁别研）各等分

【用法】上为细末，枣肉为丸，如梧桐子大。每服三十丸，空心枣汤或温酒送下，日午、临卧服。

【功用】安神定志，补养精血。

【主治】梦寐不安，睡多盗汗，体发潮热，小便白浊。

坎离丹

【来源】《魏氏家藏方》卷六。

【组成】伏火灵砂（细研） 阳起石（酒煮） 磁石（火煅，醋淬七次） 钟乳粉各一两半 龙齿一两（黑豆蒸一日，去豆）

【用法】上为细末，粽角为丸，如绿豆大。每服十粒至二十粒，空心枣汤送下。

【功用】既济水火，补养心肾。

朱砂安神丸

【来源】《内外伤辨惑论》卷中。

【别名】安神丸（《兰室秘藏》卷下）、朱砂丸（《普济方》卷十六）、黄连安神丸（《保婴撮要》卷十三）、安寝丸（《胎产指南》卷八）。

【组成】朱砂五钱（另研，水飞为衣） 甘草五钱五分 黄连（去须净，酒洗）六钱 当归（去芦）二钱五分 生地黄一钱五分

【用法】上药除朱砂外，四味共为细末，汤浸蒸饼为丸，如黍米大，以朱砂为衣。每服十五丸或二十丸，食后津唾咽下；或温水、凉水少许送下亦得。

【功用】

1.《兰室秘藏》：镇阴火之浮行，以养上焦之原气。

2.《玉机微义》：宁心清神，凉血。

3.《明医指掌》：安胎孕，除烦热。

4.《景岳全书》：清心火，养血安神。

5.《全国中药成药处方集》（南京方）：镇静安眠。

【主治】

1.《内外伤辨惑论》：气浮心乱。

2.《兰室秘藏》：心神烦乱，怔忡，兀兀欲吐，胸中气乱而有热，有似懊憹之状，皆膈上血中伏火，蒸蒸然不安。

3.《丹溪心法》：血虚惊悸。

4.《古今医统大全》：夜卧不安。

5.《证治准绳·女科》：心经血虚头晕，惊悸。

6.《明医指掌》：痰痫。

7.《胎产指南》：忧愁思虑，伤心不食。

8.《医学心悟》：惊、悸、恐。

9.《叶氏女科证治》：妊娠五六月，平素火盛，或值天时炎热，内外之火相亢而心惊胆怯，烦躁不安，左寸微弱者。

10.《全国中药成药处方集》（杭州方）：血虚肝旺，心神烦乱，惊悸健忘，夜不安床，懊憹时作，怪梦频多。

11.《全国中药成药处方集》（西安方）：轻性贫血，脑贫血，神经过敏，精神不安，心悸亢进，心神烦乱不安，苦闷不眠。

【宜忌】

1.《全国中药成药处方集》（南昌方）：忌食辛辣、烟、酒。

2.《全国中药成药处方集》（西安方）：因消化不良，胃部嘈杂，有似烦闷而怔忡不安，或不眠等症忌服。

3.《全国中药成药处方集》（沈阳方）：忌油腻。

4.《医方发挥》：不宜多服或久服，以防造成汞中毒。

【方论】

1.《内外伤辨惑论》：热淫所胜，治以甘寒，以苦泻之。以黄连之苦寒去心烦，除湿热为君；以甘草、生地黄之甘寒泻火补气，滋生阴血为臣；以当归补其血不足；朱砂纳浮游之火，而安神明也。

2.《医方考》：梦中惊悸，心神不安者，此方主之。梦中惊悸者，心血虚而火袭之也。是方也，朱砂之重，可使安神；黄连之苦，可使泻火；生地之凉，可使清热；当归之辛，可使养血；乃甘草者，一可缓其炎炎之焰，一可以养气而生神也。

3.《古今名医方论》：心为君主之官，主不明则精气乱，神太劳则魂魄散，所以寤寐不安，淫邪发梦，轻则惊悸怔忡，重则痴妄癫狂也。朱砂具光明之体，色赤通心，重能镇怯，寒能胜热，甘以生津，抑阴火之浮游，以养上焦之元气，为安神之第一品；心若热，配黄连之苦寒，泻心热也；更佐甘草之甘以泻之；心主血，用当归之甘温，归心血也，更佐地黄之寒以补之。心血足则肝得所藏而魂自安，心热解则肺得其职而形自正也。

4.《张氏医通》：凡言心经药，都属心包，惟朱砂外禀离明，内含真汞，故能交合水火，直入心脏。但其性徐缓，无迅扫阳焰之速效，是以更需黄连之苦寒以直折其势，甘草之甘缓以款启其微，俾膈上之实火虚火，悉从小肠而降泄之。允为劳心伤神，动作伤气，扰乱虚阳之的方。岂特治热伤心包而已哉？然其奥又在当归之辛温走血，地黄之濡润滋阴，以杜火气复炽之路。其动静之机，多寡之制，各有至理，良工调剂之苦心，其可忽诸！

5.《时方歌括》：东垣之方多杂乱无纪，惟此方用朱砂之重以镇怯，黄连之苦以清热，当归之辛以嘘血，更取甘草之甘以制黄连之太过，地黄之润以助当归所不及。方意颇纯，亦堪节取。

6.《血证论》：朱砂之重以镇怯，黄连之苦以清热，当归之辛以嘘血，更取甘草之甘，以制黄连之太过，地黄之润以助当归所不及，合之养血清火，安镇心神，怔忡昏烦不寐之症，可以治之。

7.《时氏处方学》：血热内扰，发为心神烦乱。朱砂、黄连、生地清热凉血，以安心神。当归补血，甘草和中，此为清热安神之剂。如失眠者，加熟枣仁、知母以安神清热，更为有效。

【实验】

1.安神作用 《中成药》（1995，7：30）：孙氏等采用多导睡眠描记技术研究朱砂安神丸对猫睡眠—觉醒的影响。结果表明，朱砂安神丸能明显地缩短清醒期（W）、延长慢波睡眠Ⅰ期（SWSⅠ）及总睡眠时间，但对慢波睡眠Ⅱ期（SWSⅡ）及异相睡眠（PS）无明显影响；且能缩短SWSⅠ、SWSⅡ及PS的潜伏期，能翻转对氯苯丙氨酸的睡眠剥夺效应。因此认为该丸具有明显的安神作用。

2.对失眠大鼠睡眠时相的影响 《上海中医药杂志》（2008，12：74）：中高剂量的朱砂安神丸水煎剂可明显减少失眠大鼠的觉醒时间，延长失眠大鼠总睡眠时间。并且中剂量对失眠大鼠睡眠周期中的慢波睡眠1期（SWS_1期），高剂量对慢波睡眠2期（SWS_2期）有明显的延长作用。低剂量虽不能减少失眠大鼠的觉醒时间，但对SWS_2期有延长作用。提示朱砂安神丸水煎剂对失眠大鼠的睡眠有明显改善作用。

【验案】

1.夜游症 《中医杂志》（1981，1：62）：龙某某，男，14岁，学生。每于睡梦中惊起，启门而出，跌仆于田野荒丘，仍然沉睡。诊时见患儿神态如常，自觉心烦耳鸣，夜卧而出并不知觉，惟多梦易惊而已。舌红苔黄，脉弦数。今火扰心而心烦；火升木亢而耳鸣；火热扰于心肝，则神失守而魂飘荡，于是梦寐恍惚，变幻游行。治当清心泻火安神，镇肝定魂。予朱砂安神丸合磁朱丸。处方生地60g，黄连18g，当归30g，甘草15g，

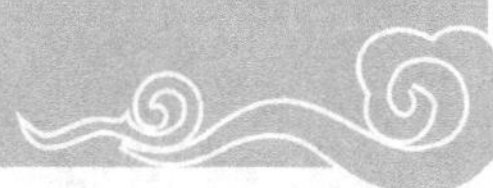

煅磁石30g，建曲18g。研末和蜜为丸，如黄豆大，外以朱砂9g为衣。早晚各服1次，每服30丸。服完二料丸剂，其病竟瘳。

2.病毒性心肌炎 《浙江中医杂志》（1991，5：199）：以本方合黄芪生脉散治疗病毒性心肌炎18例。结果：治愈13例，好转5例，全部有效。

3.心脏早搏 《河北中医》（1993，4：9）：以本方加减，气虚血亏者加服生脉饮；兼有心血瘀阻者加服复方丹参片；1周为1疗程，治疗期间停用其他抗心律失常药，治疗心脏早搏54例。结果：用药1个疗程者16例，2个疗程者22例，3个疗程者16例。显效26例，有效22例，无效6例。

增减敛阳丹

【来源】《普济方》卷二二四引《经验良方》。

【组成】川楝子（去核皮，取净肉，微炒）一两半　沉香　木香（不见火）　茴香（去枝梗，净炒）　旧附子（炮裂，去皮脐）各一两　钟乳粉二帖　破故纸（去皮，炒）一两半　肉豆蔻（面裹煨令赤，去面）一两　厚朴（去粗皮，不见火）一两　葫芦巴（酒炒干，净）一两二分　嫩鹿茸（酒炙，不令伤火）二两　当归头（去芦，酒炙，净）一两半　灵砂（拣墙壁多者，研细）四两

【用法】上为细末，用无灰小酒，煮糯米糊为丸，如梧桐子大，晒干，不可焙。每服五六十丸，空心盐汤或酒送下。

【功用】安神益志，顺气调荣卫。

【主治】诸虚不足，心肾不交。

半夏白术天麻汤

【来源】《脾胃论》（人卫本）卷下。

【别名】半夏茯苓天麻汤（《卫生宝鉴》卷九）、白术半夏天麻汤（《扶寿精方》）、半夏天麻汤（《杏苑生春》卷四）、半术天麻汤（《简明医彀》）。

【组成】黄柏二分　干姜三分　天麻　苍术　白茯苓　黄耆　泽泻　人参各五分　白术　炒曲各一钱　半夏（汤洗七次）　大麦芽面　橘皮各一钱五分

【用法】上锉。每服半两，水二盏，煎至一盏，去滓，食前带热服。

【功用】

1.《脾胃论》：温凉并济，补泻兼施。

2.《中医方剂学讲义》：补脾燥湿，化痰息风。

【主治】痰厥头痛，咳痰稠粘，头眩烦闷，恶心吐逆，身重肢冷，不得安卧，舌苔白腻，脉弦滑。现用于美尼尔综合征见有上述症状者。

【验案】不寐《吉林中医药》（1986，6：20）：丁某某，男，46岁。失眠已三月余，精神恍惚，头晕乏力，心悸气短，胸闷脘胀，嗳气泛恶，纳谷无味，大便不爽，舌质红，苔腻微黄，脉滑数。治拟和胃宁心，用半夏白术天麻汤加减：天麻10g，清半夏、白术、枳壳、黄连、橘皮各7.5g，茯苓、远志、麦芽、瓜蒌、枣仁、竹茹各15g，水煎服。共进24剂，能正常入睡，追访至今，未见复发。

养神汤

【来源】《兰室秘藏》卷中。

【组成】木香　橘皮　柴胡各一分　酒黄芩二分　人参　黄柏　白术　川芎各三分　升麻四分　苍术　麦蘖　当归身　黄连各五分　甘草　半夏各七分　黄耆一钱

【用法】上锉。每服五钱，水二大盏，煎至一盏，去滓，稍热服，不拘时候。

【主治】精神短不得睡，项筋肿急难伸。

【宜忌】禁甘温，宜苦味。

酸枣仁丸

【来源】《济生方》卷一。

【组成】茯神（去木）　酸枣仁（炒，去壳）　远志仁（去心，炒）　柏子仁（炒，别研）　防风（去芦）各一两　生地黄（洗）　枳壳（去瓤）各半两　青竹茹二钱五分

【用法】上为细末，炼蜜为丸，如梧桐子大。每服七十丸，熟水送下，不拘时候。

【主治】胆气实热，不得睡，神思不安。

心　丹

【来源】《永类钤方》卷十三引《济生方》。

【别名】法丹（《普济方》卷十八）。

【组成】朱砂五十两　罗参　远志（去心，甘草煮）　熟地黄（酒蒸，焙）　白术　石菖蒲　黄耆　当归（酒浸，焙）　麦门冬（去心）　茯苓　茯神　柏子仁　木鳖子（炒，去壳）　石莲肉　益智仁各五两

【用法】上先以人参等十四味，各如法修制，锉碎拌匀，次将朱砂滚和，以夹生绢袋盛贮，线缚袋口，却用瓦锅一口，盛水七分，重安银罐一个于锅内，入白沙蜜二十斤，将药袋悬之中心，不令着底，使蜜浸过药袋，以桑柴火烧令滚沸，勿使火歇，煮三日蜜焦黑，再换蜜煮，候七日足，住火取出，淘去众药，洗净朱砂，令干，入牛心内，仍用银罐于重汤内蒸，如汤干，复以热水从锅弦添下，候牛心蒸烂，取砂再换牛心，如前去蒸，凡七次，其砂已熟，即用沸水淘净，焙干，入乳钵玉杵研至十分细，米粽为丸，如豌豆大，阴干。每服二十丸，食后参汤、枣汤、麦门冬汤任下。

【主治】

1.《永类钤方》引《济生方》：男子妇人心气不足，神志不宁，怔忡惊悸，一切心疾。

2.《普济方》：忧愁思虑，谋用过度，或因惊恐，伤神失志，耗伤心血，怔忡恍惚，梦寐不安。

益荣汤

【来源】《医方类聚》卷一五八引《济生方》。

【组成】当归（去芦，酒浸）　黄耆（去芦）　小草　酸枣仁（炒，去壳）　柏子仁（炒）　麦门冬（去心）　茯神（去木）　白芍药　紫石英（细研）各一两　木香（不见火）　人参　甘草（炙）各半两

【用法】上锉。每服四钱，水一盏半，加生姜五片，大枣一个，煎至七分，去滓温服，不拘时候。

【主治】思虑过度，耗伤心血，心帝无辅，怔忡恍惚，善悲忧，少颜色，夜多不寐，小便或浊。

既济丹

【来源】《类编朱氏集验方》卷八。

【组成】磁石（好者，煅，醋淬，研碎，水飞）　辰砂（蜜者尤妙）　酸枣仁　人参各二两　乳香半两

【用法】上为细末，神曲糊为丸，如梧桐子大。每服三五十丸，灯心、枣汤送下，不拘时候。

【功用】升降心肾。

既济丹

【来源】《类编朱氏集验方》卷八。

【组成】灵砂　阳起石（煅）　钟乳粉　磁石（煅）　鹿茸　茯神各一两　沉香半两　朱砂一钱（为衣）

【用法】上为细末，面糊为丸，如绿豆大。每服二十丸，空心，枣汤送下。

【主治】心肾不交。

枣肉灵砂

【来源】《普济方》卷十八引《澹寮方》。

【组成】灵砂二钱（研）　人参半钱　酸枣仁肉一钱

【用法】上为末，枣肉为丸。每服五七丸，临卧时枣汤送下。

【主治】虚人夜不得睡，梦中惊魇，自汗怔忡。

热六合汤

【来源】《医垒元戎》。

【组成】四物汤加黄连　栀子

【主治】发热而烦，不能睡卧者。

宁志膏

【来源】《普济方》卷一九○引《如宜方》。

【组成】人参　酸枣仁各一两　辰砂半两

【用法】上为末，炼蜜为丸，如弹子大。每服一丸，薄荷汤送下。一方灯心汤调琥珀末送下。

【主治】出血失血过多，心神不安，睡卧不得，语言失当。

青灵丸

【来源】《普济方》卷一六五引《如宜方》。

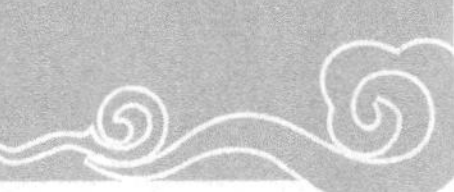

【组成】灵砂　青州白丸子各等分

【用法】上为末，姜汁糊为丸。姜汤送下。

【主治】老人元气衰弱，痰气上攻，睡卧不安。

酸枣粥

【来源】《饮膳正要》卷二。

【组成】酸枣仁一碗

【用法】上一味，用水绞取汁，下米三合煮粥，空腹食之。

【主治】虚劳心烦，不得睡卧。

十味温胆汤

【来源】《世医得效方》卷八。

【组成】半夏（汤洗）　枳实（去瓤，切，麸炒）　陈皮（去白）各三两　白茯苓（去皮）一两半　酸枣仁（微炒）　大远志（去心，甘草水煮，姜汁炒）各一两　北五味子　熟地黄（切，酒炒）　条参各一两　粉草五钱

《金匮翼》有竹茹，无五味子。

【用法】上锉散。每服四钱，水一盏半，加生姜五片，大枣一个煎，不拘时服。

【功用】化痰宁心。

【主治】

1.《世医得效方》：心胆虚怯，触事易惊，梦寐不祥，异象感惑，遂致心惊胆慑，气郁生涎，涎与气搏，变生诸证，或短气悸乏，或复自汗，四肢浮肿，饮食无味，心虚烦闷，坐卧不安。

2.《张氏医通》：寒涎沃胆，胆寒肝热，心悸不眠，短气恶心，耳鸣目眩，四肢浮肿。

【方论】

1.《成方便读》：温胆汤加人参、远志、枣仁、熟地。治惊悸不寐因虚而得，以致梦遗惊惕，虚多邪少之象，恐一于除痰，则虚者益虚，其病益盛。故以人参、熟地之大补气血，协同枣仁以入于肝胆之地；用远志者，取其辛散宣泄之品，一则可行补药之滞，一则可交通心肾，心肾交则魂亦可赖以安身。

2.《天津中医》（1968，3：44）：运用本方时，党参、半夏、茯苓、枳实应重用，并以半夏、茯苓为主药，意在渗燥结合，湿化痰消；取党参益气健脾以治生痰之源；枳实调气行痰，诚如丹溪所云：治痰者，不治痰而治气，气顺则一身之津液亦随之而顺。

3.《中医方剂通释》：方中以半夏、陈皮，燥湿化痰，理气散结，且能降逆止呕；茯苓健脾渗湿，俾其湿无所聚而痰无由生；枳实化痰散结，行气消痞；酸枣仁，远志养心安神；五味子生津敛汗，并有安神之功；熟地滋阴补血；条参，粉草益气。诸药合用，共成养心益胆，化痰宁心之剂。

【验案】

1.痴呆症　《浙江中医杂志》（1965，4：114）：郑某，室女，18岁，学生。其母代诉：病人平日善思多感，去年因受惊恐，常显胆怯不宁，夜寐不安，或发梦呓。近感风邪，发热，神志失常，而语无伦次，忽悲忽喜，失眠厌食，月信四月未至，带下甚多。此乃思虑伤脾，湿热下注所致，当以涤痰清热，兼散风邪为治，方用十味温胆汤加减。连诊3次，进方6剂，诸病尽除，精神恢复正常，继以逍遥散、天王补心丹调治，食欲渐振，月信亦至，情况良好。

2.失眠　《江西中医药》（1986，2：20）：吕某，女，49岁。患精神分裂症反复发作20余年，经常失眠，伴头昏，乏力耳鸣，心烦不安，手足心热，表情呆滞，口干不欲饮，喉中似有物梗阻，吞咽不利，舌红，苔薄黄而腻，脉象细弦。证属阴血不足，兼挟痰湿。治当滋阴安神，祛痰化湿，拟十味温胆汤加淮山、黄连，水煎服，每日2次。服5剂后，寤寐正常，续服5剂，诸症悉减。

3.低血压病　《上海中医药杂志》（1991，4：30）：用十味温胆汤去五味子，治疗低血压病40例。结果：显效22例（收缩压升高1.3千帕，舒张压升高0.8千帕；或收缩压升高0.8千帕，舒张压升高1.0千帕），有效15例（收缩压和舒张压各升高0.8千帕），总有效率为92.5%。服药时间平均35天。

4.冠心病　《实用中西医结合杂志》（1995，7：436）：段氏用本方加减为基本方，药用：人参、熟地、法夏、陈皮、茯苓、竹茹、远志、酸枣仁、丹参、炙甘草，胸痛剧烈者加川芎、红花、赤芍、三七；偏阴虚者加麦冬、五味子；偏

阳虚者加生芪、附子、干姜、薤白、桂枝；心律失常加苦参；高血压者加龙牡、天麻、钩藤；高脂血症加山楂、石决明；心绞痛频繁者加速效救心丸，并配合西药镇痛、抗心律失常等对症治疗。共治疗82例，结果：临床治愈10例，显效32例，好转37例，无效2例，死亡1例，总有效率96.3%。

5.遗精 《北京中医》（1996，2：33）：以本方加减为基本方，药用生熟地、金樱子、芡实、陈皮、炙远志、淡竹茹、炒枳实、莲子芯、酸枣仁、桑寄生，肾阴不足者加枸杞子、女贞子、旱莲草、肉苁蓉，肾阳不足者加仙灵脾、杜仲、仙茅、菟丝子，中气不足者加黄芪、白术、升麻，去枳实，治疗遗精症30例，结果：治愈14例，显效9例，有效5例，无效2例，总有效率93.3%。

6.早搏 《辽宁中医杂志》（1996，10：461）：以本方为基本方，胸闷、胸痛，加全瓜蒌、薤白、郁金；头晕、头痛，加天麻、菊花、钩藤；失眠多梦，加柏子仁、生龙齿、夜交藤；舌红，苔黄腻，加黄连、苦参；舌质瘀黯，口唇发绀，脉沉涩而结，加三七参（冲服）、丹参、川芎，水煎服，每日1剂，治疗早搏42例。结果：显效17例，有效20例，无效5例。总有效率为88.1%。

补心丸

【来源】《丹溪心法》卷三。

【组成】朱砂二钱五分　瓜蒌五钱　黄连三钱　归身尾三钱五分

【用法】上为末，猪心血为丸服。

【功用】补心。

宁心益志丸

【来源】方出《丹溪心法》卷四，名见《丹溪治法心要》卷四。

【别名】人参丸（《景岳全书》卷五十三）。

【组成】人参　茯苓　茯神　牡蛎　酸枣仁　远志　益智各半两　辰砂二钱半

《丹溪治法心要》无茯苓。

【用法】上为末，枣肉为丸服。

【功用】宁心益智。

酸枣仁丸

【来源】《脉因证治》卷上。

【组成】枣仁（炒）一两　参　桂各一钱　茯苓三钱　石膏半两　猪苓三钱

【主治】虚劳，虚烦不得眠。

加味温胆汤

【来源】《伤寒全生集》卷四。

【组成】橘红　半夏　茯苓　甘草　竹茹　人参　黄连　川芎　生地　山栀　软柴胡　当归身　白芍药　酸枣仁　远志

【用法】加生姜、大枣、乌梅，水煎，调辰砂末服。

【主治】汗、吐、下后，虚烦不得眠者。

【加减】有痰，加姜汁炒半夏倍多。

人参汤

【来源】《医方类聚》卷一九七引《御医撮要》。

【组成】人参　白茯苓各二两　橘皮　桑白皮　甘草　杏仁各一两

【用法】上为细末。每服一钱，白汤点进。

【功用】安和心神。

温胆汤

【来源】《明医杂著》卷六。

【组成】半夏　枳实各一两　橘红一两五钱　茯苓七钱半　甘草（炙）四钱

【用法】每服一二钱，加生姜、大枣，水煎服。

【主治】胆气怯弱，惊悸少寐，发热呕痰，饮食少思。

安卧如神汤

【来源】《杂病源流犀烛》卷六。

【别名】安睡如神汤（《医学集成》卷三）。

【组成】茯苓　茯神　白术　山药　寒水石

（煅）枣仁各一钱　远志　炙草各七分　朱砂五分　人参四分

【主治】通宵不寐。

枣仁汤

【来源】《医学集成》卷三。

【组成】枣仁　生地　当归　丹参　人参　茯神　黄连　甘草　竹心

【主治】血不养心。

养荣汤

【来源】《医学集成》卷三。

【组成】生地六钱　茯神五钱　枣仁　麦冬各三钱　五味十粒　桂圆三个　竹茹　灯心

方中竹茹、灯心用量原缺。

【功用】养心安神。

【主治】心血虚少，以致不寐。

交泰丸

【来源】方出《韩氏医通》卷下，名见《四科简效方》甲集。

【组成】川黄连五钱　肉桂心五分

【用法】上为末，炼蜜为丸，空心淡盐汤送下。

【主治】心肾不交，怔忡无寐。

【实验】

1.镇静催眠作用　《中医药学刊》（2002，1：85）：观察交泰丸不同配伍比例的镇静催眠作用，结果发现黄连倍肉桂组成的交泰丸，可明显抑制小鼠的自发活动，协同戊巴比妥纳的催眠作用，作用强于黄连肉桂等量及肉桂倍黄连者。

2.延缓或阻止视网膜病变的作用　《中国中医眼科杂志》（2007，1：27）：交泰丸中、低剂量能够有效抑制链脲佐菌素诱导的1型糖尿病大鼠视网膜血管内皮细胞凋亡，交泰丸低剂量能够有效减轻无细胞毛细血管的形成，从而在一定程度上延缓或阻止视网膜病变的发生发展。

3.对失眠大鼠血清细胞因子的影响　《广州中医药大学学报》（2008，6：525）：研究表明：本方能减少对氯苯丙胺酸致失眠大鼠血清中IL-1、TNF-α的含量，其治疗失眠的作用可能与通过黄连与肉桂的配伍改变了与睡眠有关的细胞因子的含量，从而调节HPA轴的分泌活动有关。

【验案】

1.失眠　《北京医学院学报》（1975，3：162）：应用本方：黄连、肉桂各等分，或黄连三份、肉桂二份研末和匀装胶囊，每囊重0.3g，每服四粒，睡前半小时服用。一般热象不著者用黄连、肉桂各等量所做成的胶囊；热象较著心火亢盛用3：2所构成的胶囊。治疗神经官能症失眠50例。结果：显效17例，有效21例，总有效率为76%，无一例恶化。

2.慢性胃炎　《四川中医》（1997，11：34）：方氏等将交泰丸改为汤剂加味治疗方药：川连、肉桂、甘草各3g。水煎分3次于饭前半小时服，一般不作加减。若腹胀甚者，加广木香；纳呆者，加白蔻仁、神曲；肝胃热偏盛者，加川楝子、黄芩；气虚甚者，加党参、白术；心烦嘈杂甚者，加沙参、麦冬；呕恶泛酸甚者，加炒竹茹、煅瓦楞子；病久者，可加九香虫。15天为一疗程，治疗慢性胃炎60例。结果：经1～2个疗程，治愈19例，显效32例，有效7例，无效2例。总有效达96.7%。

3.心脏神经官能症　《中国中医药信息杂志》（1999，10：67）：用本方敷脐，治疗心脏神经官能症30例，结果：治愈25例，好转4例，无效1例，总有效率96.7%。

天王补心丹

【来源】《陈素庵妇科补解》卷五。

【组成】白芍　当归　生地　熟地　丹参　远志　麦冬　天冬　玄参　枣仁　杜仲　丹皮　菖蒲　茯苓　茯神　桔梗　柏子仁　石莲肉

【用法】辰砂为衣。

【主治】产后血虚，恍惚无主，似惊非惊，似悸非悸，欲安而惚烦，欲静而反扰，甚或头旋目眩，坐卧不宁，夜则更加，饥则尤剧。

安神复睡汤

【来源】《扶寿精方》。

【组成】圆眼肉　当归　熟地黄　白芍药　益智　酸枣仁各一两　川芎　远志各五钱（皆照常制）

【用法】上为细末，山药糊为丸；或炼蜜为丸，如绿豆大。临卧沸汤、酒任下。

【主治】诸虚。

养心丹

【来源】《活人心统》卷下。

【组成】远志（去心）七钱　当归　熟地　阿胶（炒）柏子仁　酸枣仁　黄耆　茯神　龙齿　茯苓　紫石英各一两　丹参五钱（为衣）

【用法】上为末，炼蜜为丸，如梧桐子大。每服五十丸，枣汤送下。

【主治】心血虚少，失心，神不守舍，恍惚，怔忡，健忘。

琥珀安神丸

【来源】《活人心统》卷三。

【组成】琥珀　真珠　生地　甘草各一钱　当归　黄连各三钱　朱砂二钱

【用法】上为末，米糊为丸，如粟米大。每服三十丸，食后麦门冬汤送下。

【主治】病后虚烦不睡。

天王补心丹

【来源】《校注妇人良方》卷六。

【组成】人参（去芦）茯苓　玄参　丹参　桔梗　远志各五钱　当归（酒浸）　五味　麦门冬（去心）　天门冬　柏子仁　酸枣仁（炒）各一两　生地黄四两

【用法】上为末，炼蜜为丸，如梧桐子大，用朱砂为衣。每服二三十丸，临卧竹叶煎汤送下。

【功用】宁心保神，益血固精，壮力强志，令人不忘；清三焦，化痰涎，祛烦热，除惊悸，疗咽干，育养心神。

【主治】

1.《校注妇人良方》：妇人热劳，心经血虚，心神烦躁，颊赤头痛，眼涩唇干，口舌生疮，神思昏倦，四肢壮热，食饮无味，肢体酸疼，心怔盗汗，肌肤日瘦，或寒热往来。

2.《医方考》：过劳伤心，忽忽喜忘，大便难，或时溏利，口内生疮者。

3.《证治宝鉴》：颤振，脉数而无力。

【宜忌】

1.《校注妇人良方》：方内天、麦门冬、玄参、生地虽能降火，生血化痰，然其性沉寒，损伤脾胃，克伐生气，若人饮食少思，大便不实者，不宜用。

2.《摄生秘剖》：忌胡荽、大蒜、萝卜，鱼腥、烧酒。

【方论】

1.《医方考》：人参养心气，当归养心血，天、麦门冬所以益心津，生地、丹、玄所以解心热，柏子仁、远志所以养心神，五味、枣仁所以收心液，茯苓能补虚，桔梗能利膈，诸药专于补心，劳心之人宜常服也。

2.《景岳全书》：此方之传，未考所自，《道藏》偈云：昔志公和尚日夜讲经，邓天王悯其劳者也，赐之此方，因以名焉。

3.《摄生秘剖》：是丸以生地为君者，取其下入足少阴，以滋水主，水盛可以伏火；况地黄为血分要药，又能入手少阴也。枣仁、远志、柏仁，养心神者也；当归、丹参、玄参生心血者也；二冬助其津液；五味收其耗散；参、苓补其气虚；以桔梗为使者，欲载药入心，不使之速下也。

4.《古今名医方论》（引柯琴）：心者主火，而所以主者神也。神衰则火为患，故补心者必清其火而神始安。补心丹用生地黄为君者，取其下足少阴以滋水主，水盛可以伏火，此非补心之阳，补心之神耳；凡果核之有仁，犹心之有神也，清气分无如柏子仁，补血无如酸枣仁，其神存耳；参、苓之甘以补心气，五味酸以收心气，二冬之寒以清气分之火，心气和而神自归矣；当归之甘以生心血，玄参之咸以补心血，丹参之寒以清血中之火，心血足而神自藏矣；更假桔梗为舟楫，远志为向导，和诸药入心而安神明。以此养心则寿，何有健忘，怔忡，津液干涸，舌上生疮，大便不利之虞哉！

5.《医方集解》：此手少阴药也。生地、玄

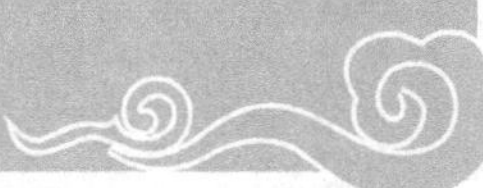

参，北方之药，补水所以制火，取其既济之义也；丹参、当归所以生心血，血生于气；人参、茯苓所以益心气，人参合麦冬、五味又为生脉散，盖心主脉，肺为心之华盖而朝百脉，百脉皆朝于肺，补肺生脉，脉即血也，所以使天气下降也，天气下降，地气上腾，万物乃生；天冬苦入心而寒泻火，与麦冬同为滋水润燥之剂；远志、枣仁、柏仁所以养心神，而枣仁、五味酸以收之，又以敛心气之耗散也；桔梗清肺利膈，取其载药上浮而归于心，故以为使；朱砂色赤入心，寒泻热而重宁神。

6.《绛雪园古方选注》：补心者，补心之用也。心藏神，而神之所用者，魂、魄、意、智、精与志也。补其用而心能任物矣。《本神篇》曰：随神往来者谓之魂，当归、柏子仁、丹参流动之药，以悦其魂；心之所忆谓之意，人参、茯神调中之药，以存其意；因思虑而处物谓之智，以枣仁静招乎动而益其智；并精出入者谓之魄，以天冬、麦冬、五味子宁静之药而安其魄；生之来谓之精，以生地、元参填下之药定其精；意之所存谓之志，以远志、桔梗动生于静而通其志。若是，则神之阳动而生魂，魂之生而为意，意交于外而智生焉；神之阴静而生魄，魄之生而为精，精定于中而志生焉，神之为用不穷矣，故曰补心。

7.《中医方剂通释》：方中生地黄滋阴清热，使心神不为虚火所扰，为主药；玄参、天冬、麦冬养阴清热，当归、丹参补血和血，清热除烦，助主药以增滋阴清热，养血安神之功，俱为辅药；人参、茯苓、五味子益气安神；柏子仁、酸枣仁养血安神；远志交通心肾而安神；朱砂清心重镇以安神，共为佐药。桔梗载药上行，使药力作用于胸膈，是为使药。诸药合用，共成滋阴养血，补心安神之剂。

8.《医略六书》：血虚挟热，虚热生风而心神失养，故怔忡，惊悸不已。生地，元参壮水制火，枣仁、柏仁养心安神，人参助心气，当归养心血，天冬、麦冬清心润燥，茯神、远志渗湿交心，丹参理心血，五味收心阴，少佐桔梗载药上行，俾诸药入心。若心火太旺，加黄连以直折之。此是心虚挟热惊悸，怔忡之专方。炼蜜为丸，朱砂为衣，使火降神宁，则虚风自熄，而心悸诸证无不痊矣。

9.《成方切用》：生地入心肾，滋阴而泻火，故以为君。养阴所以配阳，取即济之义也。丹参、当归，所以生心血；血生于气，人参、茯苓，所以益心气，人参合麦冬、五味，又为生脉散；盖心主脉，肺为心主华盖，而朝百脉，百脉皆朝于肺，补肺生脉，脉即血也；所以使天气下降也，天气下降，地气上腾，万物乃生；天冬、元参，苦寒而泻火，与麦冬同为滋水润燥之剂；远志、枣仁、柏仁，所以养心神，而枣仁、五味，酸以收之，又以敛心气之耗散也；桔梗清肺利膈，取其载药上浮，而归于心，故以为使；朱砂色赤入心，寒泻热而重宁神，读书之人，有宜常服者。今医有谓此方可废，不如以都气统之，亦属异见尔。

10.《时方歌括》：火不欲炎上，故以生地黄补水，使水上交于心；以元参、丹参、二冬泻火，使火下交于肾；又佐参、茯以和心气，当归以生心血，二仁以安心神，远志以宣其滞，五味以收其散；更假桔梗之浮为向导。心得所养，而何有健忘、怔忡、津液干枯、舌疮、秘结之苦哉？

11.《成方便读》：夫心为离火，中含真水。凡诵读吟咏，思虑过度，伤其离中之阴者，则必以真水相济之。故以生地、元参壮肾水。二冬以滋水之上源，当归、丹参虽能入心补血，毕竟是行走之品，必得人参之大力驾驭其间，方有阳生阴长之妙，茯苓、远志，泄心热而宁心神，去痰化湿，清宫除道，使补药得力。但思虑过甚，则心气为之郁结，故以柏子仁之芳香润泽入心者，以舒其神，畅其膈。枣仁、五味，收其耗散之气，桔梗引诸药上行而入心。衣以朱砂，取其重以镇虚逆，寒以降浮阳，且其色赤属离，内含阴汞，与人心同气相求，同类相从之物也。

12.《古今名方发微》：本方为治疗心肾不足，阴虚火动所致心神不宁的重要方剂。在生理情况下，心藏神，心火当下交于肾；肾藏志，肾水当上济于心，心肾相交，水火既济，精血充足，则神志安定。倘思虑过度，耗伤心肾，精血亏耗，水不制火，虚火内动，扰乱神明，而致心悸、失眠、健忘等。《素问·痹论篇》说：阴气者，静则神藏，燥则消亡。既指此等证候而言。

治宜滋阴清热，补心安神。方中生地黄、玄参、二冬皆甘寒多液之品，以之清热滋阴，壮水制火。柯韵伯云：补心者，必清其火，而神始安。丹参、当归养心血以安神。人参、茯苓健脾益气，培后天之本以滋化源，使中焦能受气取汁而化生阴血。远志、柏子仁、五味子、酸枣仁养心安神，收敛心气之耗散。朱砂为衣，重镇安神。桔梗为舟楫之剂，载药上行，使药力留于上焦而不至于趋下。诸药合用，共奏滋阴清热，补心安神之功。心肾不足，阴亏血少之证，服之可获良效，但本方药味偏以寒凉滋腻，故脾胃虚弱者，应当慎用。

【验案】

1.狂证（精神病）《中华神经精神科杂志》（1958，6：434）：本方加味，用于狂证（精神病）恢复期善后调理，如虚弱病人，亦可先用本方，再用吐、下诸法，后再以本方善后，共治62例。结果：全部治愈。复发者，再用此法亦获效。

2.失眠《江苏中医》（1959，1：11）：用本方加味：酸枣仁90g，柏子仁30g，朱茯苓30g，远志肉15g，桂圆肉30g，大生地90g，麦冬60g，五味子45g，当归30g，阿胶30g，磁石300g，潼刺蒺藜各60g，党参30g，改制成合剂，治疗失眠病人76例。结果：有效74例，无效2例。

3.过敏反应《中华皮肤科杂志》（1959，1：60）：一青年学生患失眠症，用本方加炒枣仁、龙眼肉、莲子肉，水煎服；8日后出现全身红疹，如针尖，其痒难忍，微热口渴。停药1周后消退。数月后又服上方，2天后复出红疹，经用桑叶、蝉衣、地肤子、茯苓、甘草、枇杷叶煎服后消失。推测可能是方中朱砂所致。

4.期前收缩《疑难病症中医治验》：邹某某，女，20岁。4月前因风湿性心肌炎、心律失常治疗2月多，症状缓解出院。近来病情加重，心悸心慌，胸背闷胀，针刺样痛；精神疲乏，失眠多梦，烦躁少气，自汗盗汗，劳累尤甚，渴不欲饮，食后腹胀，大便干结。投复脉汤半月未效。诊见，舌尖紫黑瘀点，舌苔少，脉弦细而结，心电图提示："多发性室性期前收缩"，血沉39mm/1h，抗"O"大于800单位，诊断："风湿性心脏病，心律不齐。"证属心脏气阴两虚，脉络瘀阻之心悸，拟天王补心丹加减：黄芪15g，党参12g，丹参12g，酸枣仁10g，玄参12g，麦冬12g，远志6g，五味子6g，当归10g，生地黄16g，茯苓12g，乳没各6g（包煎），桔梗5g，朱砂2g（冲服），前后6诊，共服药32剂。药后病除，血沉正常，抗"O"小于600单位，余无不适，以前方调理半月，日益康复，坚持工作。

5.慢性荨麻疹《上海中医药杂志》（1965，8：26）：杨某某，女，36岁。10年前因胸痛，咳嗽，痰中带血，经X线检查为肺结核病。随即全身发风疹疙瘩，时隐时现，时轻时重，瘙痒甚剧。自发皮疹后即患失眠症，有时初睡即不能安睡，有时睡而易醒，甚则整夜梦幻连绵。后肺结核病经治疗而愈，冬季遇风仍发风疹疙瘩，且以夜间为甚，天气转暖即愈。1962年11月底，前述皮疹又发，瘙痒甚，有灼热感，影响睡眠，头额昏晕，眼花，耳鸣。检查：面色无华，二颊稍泛红晕，体倦神疲，内眦暗陷，全身散发黄豆大小之风疹，或红或白；皮肤划痕征强阳性；X线透视右上肺有钙化点；舌尖红苔薄白，脉细带数，尺脉无力，此由肾水不足，真阴不升致心火亢盛，消耗营阴，阴亏血少则生风，故发瘾疹。按养心法治之：太子参9g，天门冬9g，麦门冬9g，茯苓9g，朱茯神9g，当归9g，丹参9g，酸枣仁15g，五味子4.5g，远志肉9g，大生地12g，桔梗6g，炙甘草3g。服4剂后，皮疹即少发，睡眠时间亦延长，皮疹划痕征明显减轻。原方加熟地9g，杞子9g，又服5剂，皮疹未见再发。此后日服天王补心丹12g，连服2周，药后除夜间时有梦扰外，头额昏晕，耳鸣等症消失，一冬未见瘾疹再发。

6.慢性结膜炎《浙江中医学院学报》（1980，2：67）：张某某，男，39岁，因患急性结膜炎未彻底治疗，并在灯光下坚持工作至深夜，20余天来，目红干涩畏光，视物不清，有异物感，逐渐加重，不肿不痛，无分泌物；午后心烦，夜多噩梦，经用青、链霉素及清心、凉肝、行气、活血、补肾阴等法治疗乏效。来诊时，舌红无苔，脉象弦数，拟滋阴安神，兼以柔肝法，用天王补心丹加味煎服，10剂后，诸症悉除，续服丸剂善后。

7.阳痿《陕西中医》（1990，5：224）：应用本方加生地30g，五味子、当归、天麦冬、柏子

仁、酸枣仁、玄参、党参、茯神各9g，丹参12g，远志6g，桔梗4.5g；口舌生疮，茎中灼痛者加竹叶、木通、朱砂；早泄遗精加金樱子、芡实；眩晕少眠合磁朱丸；心悸怔忡合甘麦大枣汤；水煎服，治疗阳痿37例。结果，治愈30例，显著好转5例，明显改善2例。

8.口疮 《新中医》（1997，9：44）：以本方治疗复发性口疮24例。结果：临床治愈（5天内症状、体征减轻，10天内症状、体征消失，1年以上无复发）15例，好转（服药7天后症状、体征好转或消失，发作次数明显减少且症状体征减轻）8例，无效1例，总有效率为95.8%。

9.神经衰弱 《实用中西医结合杂志》（1998，4：374）：用该药口服，每次1丸，每日4次，连服1个月，治疗神经衰弱36例。结果：临床基本控制者16例，显效18例，无效2例，总有效率为94.4%。

10.心绞痛 《浙江中医杂志》（1998，11：513）：用本方加减：太子参、紫丹参、炒枣仁、天冬、麦冬、桃仁、广郁金、枸杞子、生地黄、当归、茯苓、降香、桔梗、远志，并随症加减，治疗心绞痛35例。结果：临床治愈10例，好转20例，总有效率为85.7%。

11.顽固性室性早搏 《陕西中医》（2005，2：115）：天王补心丹由丸剂改为汤剂；每日1剂，随症加减，水煎2次600ml，分2次服用，治疗顽固性室性早搏50例。结果：治愈（心电图恢复正常，临床症状消失）5例，显效（心电图基本正常、室性早搏≤6次/min、临床症状基本消失）20例，有效（室性早搏明显减少，但早搏>6次/min，临床症状缓解）22例，无效（心电图无明显变化，临床症状无明显改善）3例，总有效率94%。

柏子养心丸

【来源】《医部全录》卷三三一引《体仁汇编》。

【组成】柏子仁（蒸，晒，去壳）四两 枸杞子（酒洗，晒）三两 麦门冬（去心） 当归（酒浸） 石菖蒲（去毛，洗净） 茯神（去皮心）各一两 熟地（酒蒸） 元参各二两 甘草（去粗皮）五钱

【用法】上为末，内除柏子仁、熟地黄蒸过，石器内捣如泥，余药末和匀，加炼蜜为丸，如梧桐子大。每服四五十丸，临睡白汤送下。

【功用】

1.《医部全录》引《体仁汇编》：补血宁神，滋阴壮水。

2.《古今医统大全》：宁心保神，益血固精，祛烦热惊悸，聪明不忘。

酸枣仁汤

【来源】《痘疹心法》卷十二。

【组成】酸枣仁（去壳，取仁） 甘草（炙） 生地黄 栀子仁 麦门冬 人参 当归身各等分

【用法】上锉碎。加灯心，水一盏，煎七分，去滓温服，不拘时候。

【主治】

1.《痘疹心法》：痘疹太密，血虚，烦躁不得眠者。

2.《景岳全书》：心肺虚热，烦躁惊啼；痘疹血热血燥。

养心汤

【来源】《摄生众妙方》卷七。

【组成】酸枣仁（去壳，炒）一钱 人参三钱 当归（酒洗）八分 白茯苓（去皮）八分 茯神（去木）五分 生甘草二分 大黄连（酒炒）五分 麦门冬（去心）七分 白芍药（酒炒）七分 黄柏（酒炒）八分 远志（甘草水煮，去骨）五分 橘仁（去白）八分

【用法】上用水一钟半，加莲肉四个（去心），煎至七分，食远服。

【主治】勤政劳心，痰多少睡，心神不足。

人参竹叶汤

【来源】《保婴撮要》卷二十。

【组成】人参 竹叶 甘草各二钱 半夏二钱五分 小麦 麦门冬各一钱半

【用法】上药每服二三钱，加生姜二片，粳米二撮，水煎服。

【主治】虚烦不得寐，或兼自汗。

养心汤

【来源】《古今医统大全》卷七十。

【组成】当归身　生地黄　熟地黄　茯神各一钱　人参　麦门冬各一钱半　五味子十五粒　柏子仁　酸枣仁各八分　甘草（炙）四分

《证治宝鉴》无柏子仁。

【用法】水一盏半，加灯心、莲子，煎八分，食远服。

【主治】体质素弱，或兼病后思虑过多而不寐者。

【验案】心律失常　《广西中医药》（1996，3：8）：以本方加减：黄芪40g，党参、茯苓、熟地各15g，黄精、丹参、茯神各30g，炙甘草、川芎、苦参、五味子各10g，酸枣仁12g，远志5g，治疗老年心律失常29例，12天为1个疗程，结果：显效18例，有效8例，无效3例，总有效率89.6%。最短1个疗程，最长5个疗程。

养心汤

【来源】《古今医鉴》卷八。

【组成】人参　山药　茯神　麦门冬　当归身　白芍　石莲肉　远志　酸枣仁　鸡头实　莲花须　子芩（酒洗）

【用法】上锉一剂。加生姜三片，大枣一枚，水煎服。

【主治】用心过度，心热遗精，恍惚多梦，或惊而不寐者。

【加减】气虚，加黄耆、白术；血虚，加熟地；遗久气陷，加川芎、升麻，去子芩。

【方论】《古今名医方论》引吴于宣：是方人参、茯神以神养心，枣仁、归、芍以母养肝，山药、门冬、黄芩以清养肺，莲须、芡实、石莲、远志以涩养精而升之，于是神明之君主泰然于天钧之上矣。此养心之旨也。

高枕无忧散

【来源】《古今医鉴》卷八。

【组成】人参五钱　软石膏三钱　陈皮　半夏（姜汁浸，炒）　白茯苓　枳实　竹茹　麦门冬　龙眼肉　甘草各一钱半　酸枣仁（炒）一钱

【用法】上锉。水煎服。

【功用】《杏苑生春》：理痰气。

【主治】

1.《古今医鉴》：心胆虚怯，昼夜不睡，百方无效者。

2.《杏苑生春》：虚烦失志，心气不足。

大黄散

【来源】《云岐子保命集》卷中。

【组成】栀子半两　大黄半两　郁金半两　甘草二钱半

【用法】上为细末。每服五钱，水煎，食后温服。微利则已。

【主治】上焦热而烦，不能睡卧。

六物汤

【来源】《赤水玄珠全集》卷十四。

【组成】四君子加酸枣仁　生姜

【用法】水煎服。

【主治】惊悸不得眠。

远志汤

【来源】《赤水玄珠全集》卷十四。

【组成】远志（去心）　黄耆　当归　麦冬　石斛　酸枣仁（炒）各一钱二分　人参　茯神各七分　甘草五分

方中远志炮制：《证治准绳·类方》用黑豆、甘草同煮，去骨。

【用法】水煎服。

【主治】心虚烦热，夜卧不宁，及病后虚烦。

【加减】烦甚者，加竹叶、知母。

加味温胆汤

【来源】《万病回春》卷四。

【组成】半夏（泡七次）三钱半　竹茹　枳实（麸炒）各一钱半　陈皮二钱二分　茯苓　甘草各一钱一分　酸枣仁（炒）　远志（去心）　五味子　人参　熟地黄各一钱

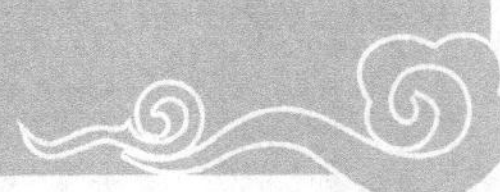

【用法】上锉一剂。加生姜、大枣，水煎服。

【主治】病后虚烦不得卧，及心胆虚怯，触事易惊，短气悸乏。

徐国公仙酒

【来源】《万病回春》卷四引龚豫源方。

【组成】头醑好烧酒一坛　龙眼（去壳）二三斤

【用法】龙眼入酒内浸之，日久则颜色娇红，滋味香美。早、晚各随量饮数杯。

【功用】补气血，壮元阳，悦颜色，助精神。

【主治】怔忡，惊悸，不寐。

温胆汤

【来源】《万病回春》卷四。

【组成】人参　白术（去芦）　茯神（去皮木）　当归（酒洗）　生地黄（酒洗）　酸枣仁（炒）　麦门冬（去心）　半夏（姜汁炒）　枳实（麸炒）　黄连（酒炒）　竹茹　山栀（炒）各等分　甘草三分　辰砂五分（临服研末调入）

【用法】上锉一剂。加生姜一片，大枣一枚，乌梅一个，水煎去滓，入竹沥调辰砂末服。

【主治】内有痰火，惊惕不眠。

度世丹

【来源】《遵生八笺》卷十七。

【组成】枸杞子　甘菊花（去萼用）　远志（用头，捶破，取去心）　车前子　生地黄（用干者，去芦）　巴戟　覆盆子　白术　肉苁蓉（择有肉者，酒浸七日）　石菖蒲（细小九节者）　续断　菟丝子（酒浸七昼夜，晒干，炒令黄色为度）　牛膝（去芦，用酒浸七日）　细辛（去苗）　何首乌　地骨皮（去土）各等分

【用法】上为细末，炼蜜为丸，如梧桐子大。每服三十丸，空心温酒送下。

【功用】安神志，定魂魄，顺五脏，和六腑，添智慧，乌髭须，通脉络，除劳损，续绝补败，驻悦颜色，滋润肌肤，聪明耳目，强健四肢，延年益智。

【主治】瘫痪痛楚，久在床枕，或有恶疾，肢体不安，行步艰辛，饮食少进，或寤寐不安，或痛连筋骨。

【宜忌】戒嗜欲。

【方论】枸杞子是荧之精，益血海，足筋骨，补气安神；甘菊花是木之精，服之聪明耳目，去寒湿手软，利九窍，通三焦；远志治胃膈痞闷，去忧郁，润肌肤，壮筋骨；车前子是镇星之精，益胃，安魂魄，驻颜，去夜惊妄想；生地黄是太阴之精，开心神，去邪，养脾胃荣卫之神；巴戟是黄金之精，去心疾，补血海，轻身延年；覆盆子是神水之精，助阳轻身，安五脏之神；白术是太阳之精，能正气吐逆，消食化痰湿，养荣卫；肉苁蓉入小肠，补下元；石菖蒲能升智慧，添神明，暖下元，补虚减小便；牛膝治湿脚气腰膝疼痛；细辛疗百病，顺气益血海；续断治五劳七伤；何首乌性湿无毒。

朱砂安神丸

【来源】《痘疹传心录》卷十五。

【组成】黄连　朱砂各二钱　当归身三钱　白茯苓二钱　甘草一钱　远志　石菖蒲各二钱　酸枣仁一钱

【用法】上为末，猪心血为丸，如芡实大，朱砂为衣。灯心汤送下。

【功用】安神。

人参安神丸

【来源】《痘疹传心录》卷十八。

【组成】人参一钱　当归三钱　麦冬三钱　黄连二钱　生地三钱　朱砂二钱　茯神二钱　枣仁二钱

【用法】上为末，猪心血为丸，如芡实大，朱砂为衣。灯心汤化下。

【主治】小儿不寐，精神短乏者。

琥珀养心丹

【来源】《证治准绳·类方》卷五。

【组成】琥珀（另研）二钱　龙齿（煅，另研）一两　远志（黑豆、甘草同煮，去骨）　石菖蒲　茯神　人参　酸枣仁（炒）各五钱　当归　生地黄

各七钱　黄连三钱　柏子仁五钱　朱砂（另研）三钱　牛黄（另研）一钱

【用法】上为细末，将牛黄、朱砂、琥珀、龙齿研极细，以猪心血为丸，如黍米大，金箔为衣。每服五十丸，灯心汤送下。

【主治】

1.《证治准绳·类方》：心血虚，惊悸，夜卧不宁，或怔忡心跳。

2.《十二经穴病候撮要》：心虚甚者，多短气自汗，坐卧不安，寐则易觉，多魇。

3.《全国中药成药处方集》（沈阳方）：气血两亏，失眠健忘，四肢倦怠，精神不爽，头晕心烦，口干液短，面黄肌瘦。

【方论】《医略六书》：心虚热炽，心神失养，则心气不宁，故心跳不已，触事易惊焉。生地养心阴以制火，人参补心气以宁心，黄连清心火之妄动，龙齿定魂魄之飞扬，枣仁滋养心神，远志交通心肾，归身养血荣心，茯神安神定志，柏仁养心气，琥珀利心营，菖蒲开心气以通窍，牛黄凉心热以定惊，朱砂镇坠心气、安心神，更以猪心血引之入心，金箔制肝坠热，灯心泄热从小便去也。盖热从下泄，则心火自降而心气和平，安有心跳善惊之患乎？

加味温胆汤

【来源】《证治准绳·伤寒》卷五。

【组成】人参二钱半　橘红　茯苓　黄连（酒炒）　软苗柴胡　当归身　川芎　白芍药　生地黄　酸枣仁各一钱　半夏七分　甘草五分　竹茹一团　生姜三片

【用法】水二钟，煎至一钟，去滓温服。

【主治】虚烦身振不得眠。

琥珀安神丸

【来源】《墨宝斋集验方》。

【别名】安神丸（《奇方类编》卷下）。

【组成】川黄连八两（酒洗）　当归身三两（酒洗）　玄参四两（酒洗）　远志二两（甘草汤泡，去心）　生地黄三两（酒洗）　生甘草一两　琥珀一两　犀角一两（锉末）　酸枣仁一两　白茯神四两　辰砂一两（为衣）

【用法】上为末，莲子、灯心汤为丸，如绿豆大，辰砂为衣。每服五十丸，食远灯心汤送下。

【功用】安神。

【主治】《奇方类编》：神短烦躁不安，夜卧不宁，惊悸怔忡，恍惚健忘。

退热宁神汤

【来源】《杏苑生春》卷三。

【组成】柴胡二钱　黄芩一钱　黄连六分　甘草（生）五分　山栀仁　人参　酸枣仁　麦冬　茯神各一钱

【用法】上锉一剂。水煎热，食前或不拘时候服。

【主治】身热神昏，昼夜不眠。

加味定志丸

【来源】《寿世保元》卷五。

【组成】人参三两　白茯神（去皮木）　远志（汀草水泡，去心）　石菖蒲　酸枣仁（炒）　柏子仁（炒，去壳）各二两

【用法】上为细末，炼蜜为丸，如梧桐子大，朱砂、乳香为衣。每服五十丸，临卧枣汤送下。

【功用】安神定志。

【主治】心气不足，恍惚多忘，或劳心胆冷，夜卧不睡。

养心汤

【来源】《寿世保元》卷五。

【组成】人参　麦门冬（去心）　黄连（微炒）　白茯苓（去皮）　白茯神（去木）　当归（酒洗）　白芍（酒炒）　远志（去心）　陈皮　柏子仁　酸枣仁　甘草各等分

【用法】上锉，加莲肉五个（去心），水煎，温服。

【主治】劳心，痰多少睡，心神不定。

怔忡汤

【来源】《观聚方要补》卷五引《百代医宗》。

【组成】川芎　黄连　生地各八分　茯神　白芍　熟地　当归各一钱　朱砂六分　甘草三分

【用法】水煎服。

【主治】虚烦不眠，惊悸怔忡，健忘。

三阴煎

【来源】《景岳全书》卷五十一。

【组成】当归二三钱　熟地三五钱　炙甘草一钱　芍药（酒炒）二钱　枣仁二钱　人参随宜

【用法】水二钟，煎七分，食远服。

【主治】肝脾虚损，精血不足，及营虚失血。凡中风，血不养筋，及疟疾汗多邪散而寒热犹不能止者；产后阴虚发热，怔忡恍惚。

【加减】如呕恶者，加生姜三五片；汗多烦躁者，加五味子十四粒；汗多气虚者，加黄耆一二钱；小腹隐痛，加枸杞二三钱；如有胀闷，加陈皮一钱；如腰膝筋骨无力，加杜仲、牛膝。

【验案】失眠《吉林中医药》（1986，3：24）：赵某，女，24岁。患失眠证月余，服多种中西药罔效。诊见：每晚不易入睡，入睡即多做噩梦而醒，醒后再难入眠，神疲乏力，心悸纳少，两目干涩，食后腹胀，时有便溏，舌质淡，苔薄白，脉细数。证属肝脾阴虚型失眠。治宜补脾、养肝、安神。方用三阴煎加黄耆、远志，水煎服。每午、晚各服一次。继服十一剂疾愈。

酸枣仁汤

【来源】《景岳全书》卷五十三。

【组成】枣仁（微炒）　人参各一钱　麦冬三钱　竹茹二钱

【用法】加龙眼肉五枚，水煎服，不拘时候。

【主治】病后气血俱虚，内亡津液，烦热，诸虚不眠者。

养心汤

【来源】《丹台玉案》卷四。

【组成】玄参　白术　麦门冬　当归　白芍　生地各一钱　川芎　天麻　紫石英　柏子仁　枣仁　陈皮各八分

【用法】加灯心三十茎，水煎服。

【主治】心虚胆怯，健忘怔忡，不能成寐者。

门冬安神丸

【来源】《症因脉治》卷二。

【组成】拣麦冬　川黄连　生地　白茯神　远志　朱砂　甘草

【主治】心血不足，虚热。

地骨皮散

【来源】《症因脉治》卷三。

【组成】地骨皮　柴胡　知母　黄芩　人参　甘草

【主治】春温夏热，阳火炽盛，气分受邪，发热闷乱，烦躁不宁，不得卧，骨节烦热。

枣仁远志汤

【来源】《症因脉治》卷三。

【组成】枣仁　远志　当归　白茯神　白芍药　麦冬　龙眼肉

【主治】虚烦不得卧，真阳不足，心神失守者。

柴胡引子

【来源】《症因脉治》卷三。

【组成】柴胡　黄芩　广皮　人参　甘草　大黄

【主治】气热不得卧，左关数大。

家秘黄芩汤

【来源】《症因脉治》卷三。

【组成】黄芩　山栀　柴胡　甘草

【主治】少阳里热，不得卧。

清胆竹茹汤

【来源】《症因脉治》卷三。

【组成】柴胡　黄芩　半夏　陈皮　甘草　竹茹

【主治】胆火乘脾，不得卧。

疏肝散

【来源】《症因脉治》卷三。

【组成】柴胡　苏梗　青皮　钩藤　山栀　白芍药　广皮　甘草
【用法】水煎服。
【主治】肝火不得卧。因恼怒伤肝，肝气怫郁。

安神散

【来源】《救偏琐言·备用良方》。
【组成】人参　枣仁　茯神　甘草　当归　麦冬　白芍　柏子仁　灯心　莲肉
【主治】痘后邪毒净尽，心虚不寐。

宁心膏

【来源】《何氏济生论》卷五。
【组成】白茯神（去木）　白茯苓　白术（土蒸）各二两　山药二两　枣仁二两（炒）　寒水石（煅，研末）二两　远志　甘草（炙）各一两五钱　辰砂一两　人参五钱
【用法】上为末，炼蜜为丸，如弹子大。临卧灯心汤化下。
【主治】通宵不寐者。

养心化痰丸

【来源】《何氏济生论》卷五。
【组成】龙齿（煅，研极细）一两　麦冬一两　白芥子一两（焙）　朱砂（水飞，猪心血煮三次）　五味子五钱（拣双核者）　半夏　胆星一两　远志（炒）二两　牡蛎（煅）一两　枣仁（炒）八钱　橘红一两　茯神一两　海粉

方中朱砂、半夏、海粉用量原缺。

【用法】上为细末，用淡竹沥一碗，生姜汁一杯，和匀，蒸饼为丸，如绿豆大。每服二钱，临卧百沸汤下；灯心、竹叶汤亦可。
【主治】痰多不寐，谵妄神昏。

养心汤

【来源】《医林绳墨大全》卷四。
【组成】黄连　白茯苓　茯神　麦冬　当归　芍药　甘草　远志　陈皮　人参　柏子仁　半夏　五味子　川芎　肉桂　莲肉四个（去心）
【用法】水煎服。
【主治】痰多少睡，心神不足。

安寐丹

【来源】《石室秘录》卷一。
【组成】人参三钱　丹参二钱　麦冬三钱　甘草一钱　茯神三钱　生枣仁五钱　熟枣仁五钱　菖蒲一钱　当归三钱　五味子一钱
【用法】水煎服。
【主治】心血少所致心经之病，怔忡、不寐。

宁神安卧丸

【来源】《石室秘录》卷二。
【组成】人参五两　远志二两　枣仁（炒）二两　熟地八两　山茱萸四两　茯神三两　柏子仁一两　麦冬三两　陈皮五钱
【用法】上药各为末，炼蜜为丸。每日服一两，白滚水送下。五日即安。
【主治】卧不安枕。

舒结汤

【来源】《辨证录》卷三。
【组成】柴胡　荆芥各二钱　白芍一两　甘草　半夏　独活各一钱　枣仁四钱　麦冬五钱
【用法】水煎服。一剂目瞑而卧。
【主治】肝胆气结，惊悸之后，目张不能瞑。

解结舒气汤

【来源】《辨证录》卷三。
【组成】白芍一两　当归一两　炒枣仁一两　郁李仁三钱
【用法】水煎服。
【功用】补肝胆之血，解肝胆气结。
【主治】惊悸之后，肝胆气结，致目张不能瞑。

上下两济丹

【来源】《辨证录》卷四。
【组成】人参五钱　熟地一两　白术五钱　山茱萸三钱　肉桂五分　黄连五分
【用法】水煎服。一剂即寐。
【主治】心肾不交，昼夜不能寐，心甚躁烦者。
【方论】黄连凉心，肉桂温肾，二物同用，原能交心肾于顷刻。然无补药以辅之，未免热者有太燥之虞，而寒者有过凉之惧。得熟地、人参、白术、山萸以相益，则交接之时，既无刻削之苦，自有欢愉之庆。然非多用之则势单力薄，不足以投其所好，而厌其所取，恐暂效而不能久效耳。

无忧汤

【来源】《辨证录》卷四。
【组成】白芍五钱　竹茹三钱（炒）　枣仁三钱　人参三钱　当归五钱
【用法】水煎服。
【主治】胆气怯弱，夜不能寐，恐鬼祟来侵，睡卧反侧，辗转不定，或少睡而即惊醒，或再睡而恍如捉拿。

心肾两交汤

【来源】《辨证录》卷四。
【组成】熟地一两　山茱八钱　人参五钱　当归五钱　炒枣仁八钱　白芥子五钱　麦冬五钱　肉桂三分　黄连三分
【用法】水煎服。
【主治】

1.《辨证录》：怔忡，日轻夜重，熟睡不得。
2.《惠直堂方》：彻夜不眠。

【方论】此方补肾之中，仍益以补心之剂。心肾两有余资，主客相得益彰；况益之介绍如黄连、肉桂并投，则两相赞颂和美，有不赋胶漆之好者乎！

引寐汤

【来源】《辨证录》卷四。
【组成】白芍一两　当归五钱　龙齿末（火煅）二钱　菟丝子三钱　巴戟天三钱　麦冬五钱　柏子仁二钱（炒）　枣仁三钱　茯神三钱
【用法】水煎服。
【主治】肝血亏虚有火，神气不安，卧则魂梦飞扬，闻声则惊醒而不寐，通宵不能闭目者。

安睡丹

【来源】《辨证录》卷四。
【组成】白芍　生地　当归各五钱　甘草一钱　熟地一两　山茱萸　枸杞各二钱　甘菊花三钱
【用法】水煎服。
【功用】补肝血，益肾水。
【主治】肝气太燥，忧愁之后，终日困倦，至夜而双目不闭，欲求一闭目而不得。

芡莲丹

【来源】《辨证录》卷四。
【组成】人参　茯苓　玄参　熟地　生地　莲子心　山药　芡实各三钱　甘草一钱
【用法】水煎服。四剂安。
【主治】心肾不交，昼夜不能寐，心甚躁烦。

肝胆两益汤

【来源】《辨证录》卷四。
【组成】白芍一两　远志五钱　炒枣仁一两
【用法】水煎服。
【主治】胆气怯，夜不能寐，睡卧反侧，辗转不安，或少睡而即惊醒，或再睡而恍如捉拿。
【方论】此方白芍入胆，佐以远志、枣仁者，似乎入心而不入胆，不知远志、枣仁既能入心，亦能入胆，况同白芍用之，则共走胆经，又何疑乎。胆得三味之补益，则胆汁顿旺，何惧心肾之相格乎。

济心丹

【来源】《辨证录》卷四。
【组成】熟地二两　麦冬　玄参　生枣仁各五

钱　丹皮　地骨皮　柏子仁　菟丝子　巴戟天各三钱

【用法】水煎服。

【主治】老人因肾水大亏而患虚烦不寐，大便不通，常有一股热气，自脐下直冲于心，便觉昏乱欲绝。

祛风益胆汤

【来源】《辨证录》卷四。

【组成】柴胡二钱　郁李仁一钱　乌梅一个　当归一两　川芎三钱　麦冬五钱　沙参三钱　竹茹一钱　甘草一钱　白芥子二钱　陈皮五分

【用法】水煎服。连服二剂而颤慑止，再服二剂。

【功用】泻胆木之风邪，助胆木之真气。

【主治】胆虚风袭，心颤神慑，如处孤垒，而四面受敌，达旦不能寐，目眵眵无所见，耳愦愦无所闻，欲少闭睫而不可多得。

濯枝汤

【来源】《辨证录》卷四。

【组成】炒栀子三钱　甘草一钱　白芍　当归　炒枣仁各五钱　丹砂一钱　远志八分　柴胡三分　半夏一钱

【用法】水煎服。四剂愈。

【主治】肝经受邪，神气不安，卧则魂梦飞扬，身虽在床，而神若远离，闻声则惊醒而不寐，通宵不能闭目。

解烦汤

【来源】《辨证录》卷五。

【组成】人参　巴戟天　麦冬各五钱　白术一两　炒枣仁三钱　菖蒲五分　神曲一钱　白豆蔻二粒

【用法】水煎服。

【功用】健其脾胃，益其心肾。

【主治】春月伤风，邪不尽散，脾胃既衰，肺肾亦衰，心无水养，肾与心不交，身热下利六七日，咳而呕，心烦不得眠。

心肾两资汤

【来源】《辨证录》卷六。

【组成】人参三钱　茯神三钱　柏子仁一钱　炒枣仁三钱　麦冬五钱　北五味一钱　熟地一两　丹参二钱　沙参三钱　山茱萸三钱　芡实三钱　山药三钱　菟丝子二钱

【用法】水煎服。

【功用】心肾同调。

【主治】火郁心内，夜不能寐，口中无津，舌上干燥，或开裂纹，或生疮点。

【方论】此方心肾同治，补火而水足以相济，补水而火足以相生，故不见焦焚之苦，而反获优渥之欢也。

引交汤

【来源】《辨证录》卷六。

【组成】熟地　麦冬各一两　炒枣仁　山茱萸　沙参各五钱　茯神三钱　玄参五钱　白芍二两　炒栀子三钱　菖蒲　破故纸各五分

【用法】水煎服。

【主治】水火两衰，热极不能熟睡，日夜两眼不闭。

水火两滋汤

【来源】《辨证录》卷六。

【组成】熟地三两　肉桂二钱　菟丝子一两

【用法】水煎服。

【主治】水火两衰，热极不能熟睡，日夜两眼不闭者。

夜清汤

【来源】《辨证录》卷六。

【组成】人参　麦冬各一两　甘草一钱　柏子仁　菟丝子各三钱　玄参　麸炒枣仁各五钱　黄连三分

【用法】水煎服。

【主治】人有夜不能寐，口中无津，舌上干燥，或开裂纹，或生疮点。

润肝汤

【来源】《辨证录》卷十。

【组成】熟地一两　山茱萸四钱　白芍五钱　当归五钱　五味子一钱　玄参三钱　丹皮三钱　炒栀子一钱

【用法】水煎服。

【功用】大滋肾水。

【主治】肾水匮涸，人有晨夕之间，多时易怒，不必有可怒之事而心烦意躁，不能自遣，至夜则口干舌燥，只有一更睡熟，余则终夜常醒。

【方论】此方补肾者六，补肝者四也。绝不去治心，而心气自交于肾者，因肾之足，则心不畏木火之炎，可通其交肾之路也。

萸芍熟地汤

【来源】《辨证录》卷十。

【组成】熟地二两　山茱萸一两　白芍一两

【用法】水煎服。

【主治】晨夕之间，时多怒气，不必有可怒之事而心烦意躁，不能自遣，至夜则口干舌燥，只有一更睡熟，余则终夜常醒。

服元丸

【来源】《冯氏锦囊·杂症》卷十二。

【组成】菖蒲（去毛）　远志（甘草水煮，去心）各一两　白茯神　巴戟天（水煮，去心）各五钱　人参　地骨皮各三钱

【用法】上为末，用白茯苓二两，糯米二两共为粉，用石菖蒲三钱煎浓汤，去滓，打糊为丸。每食后、午时、临睡各服三五十丸。

【主治】不寐。

六君子汤

【来源】《嵩崖尊生全书》卷八。

【组成】人参　白术　茯苓　半夏　陈皮　黄耆　炙甘草　枣仁

【主治】年高不寐。

安枕无忧散

【来源】《良朋汇集》卷二。

【组成】陈皮　半夏（制）　白茯苓　枳实（炒）　竹茹　麦冬（去心）　圆眼肉　石膏各一两五分　人参五钱　甘草一钱

【用法】水二钟，煎八分，温服，滓再煎服。

【主治】心胆虚怯，昼夜不得眠。

龙胆泻肝汤

【来源】《伤寒大白》卷三。

【组成】龙胆草　柴胡　黄芩　川黄连　麦门冬　陈胆星　知母　甘草　真青黛　山栀

【主治】肝胆有火，目不能合；胆涎沃心，目不得瞑。

朱砂安神丸

【来源】《伤寒大白》卷三。

【组成】黄连　白茯神　麦门冬　生地　枣仁

【主治】心火旺，心血虚，不得卧者。

家秘胆星丸

【来源】《伤寒大白》卷三。

【组成】陈胆星　青黛　海石　龙胆草　甘草

【主治】胆火成痰，痰火内扰不得眠。

黄连泻心汤

【来源】《伤寒大白》卷三。

【组成】黄连　麦门冬　赤茯苓　甘草　木通

【主治】热病内伤不得卧。

加减补心丹

【来源】《顾松园医镜》卷十二。

【组成】生地　白芍　丹皮　枣仁　麦冬　茯神　远志　石斛

【用法】加竹叶、桂圆肉，调服朱砂末。

【功用】养血清心安神。

【主治】心虚有热而致的不寐。

【加减】有痰，加竹沥；心火甚者，加犀角、黄连；虚者，加人参。

葱豉益元散

【来源】《麻科活人全书》卷三。

【组成】辰砂一钱　桂府滑石（水飞过）六两　甘草一两　葱　豉

方中葱、豉用量原缺。

【用法】上为细末。每服二三钱，清水调下。散表邪，则以水煎服。

【主治】虚烦不得眠。

地黄酒

【来源】《惠直堂方》卷一。

【组成】熟地八两　枸杞四两　首乌四两（黑豆蒸）　米仁四两（炒）　当归三两　白檀香三钱（或沉香末一钱）　龙眼肉三两

【用法】陈酒三十斤，浸七日可服。饮完，滓捣碎再浸。临卧温服，随量饮之。如一升之量，只可饮二合，不可过。

【主治】虚证不睡。

猴姜丸

【来源】《惠直堂方》卷一。

【组成】鲜猴姜数十斤（去毛洗净，亮去水气，捣烂揉汁听用）　远志肉一斤二两（择肥大者，以甘草四两煎汤泡拌，晒干，加猴姜汁拌透，晒干，再拌再晒，如是数十次，候远志肉至二斤四两为度）　鲜何首乌三斤（用竹刀切片，晒干，浓黑豆汁拌蒸，晒干，再拌再晒，直待首乌心内黑透为度）　补骨脂一斤（以青盐一两，水拌透，炒干）　石菖蒲一斤（蜜酒拌透，炒干）　枸杞子一斤（蜜酒拌炒）

【用法】上为细末，用黑枣肉为丸，如梧桐子大。每服三钱，早、晚用盐汤送下。

【功用】久服宁神喜睡，益记性，补下元。

柴胡温胆汤

【来源】《医宗金鉴》卷五十三。

【组成】柴胡　陈皮　半夏（姜制）　茯苓　甘草（生）　竹茹　枳实（麸炒）

【用法】引用生姜。水煎服。

【主治】小儿感冒夹惊，病虽退，尚觉心惊不寐者。

【验案】疟　《徐渡渔医案》：暑风为疟，疟日作于夜，脉弦而数，寒热俱甚，解达之。柴胡温胆汤加枇杷叶、大麦仁。

安神丸

【来源】《活人方》卷一。

【组成】生地黄六两　枣仁六两　柏子仁一两　茯神一两　麦冬一两　川黄连三两　当归三两　五味子二两　甘草一两　朱砂一两（飞过）

【用法】炼蜜为丸，朱砂为衣。每服三钱，临睡灯心汤吞服。

【功用】清血中之伏热，滋心液之内燥，凉血清心，宁神定志。

【主治】劳烦太过，谋虑不遂，五志之火内炽，而致神明不安；或肝虚胆热，相火行权，包络热而心液竭，而致神明不安，梦寐若惊；或久病血虚，心肾不交，火炎水涸，其神不敛而无睡；或伤寒之后，邪热未尽，遗于心肺，使神明不清而无睡。

无忧散

【来源】《仙拈集》卷二。

【组成】人参一钱　石膏三钱　陈皮　半夏（制）　茯苓　枳实　麦冬（去心）　枣仁　甘草各钱半

【用法】加龙眼五个，水煎服。

【主治】心胆虚怯，昼夜不寐，百方不效者。

熟寐丸

【来源】《仙拈集》卷二。

【组成】人参　乳香　朱砂各三两　枣仁（炒黑）五钱

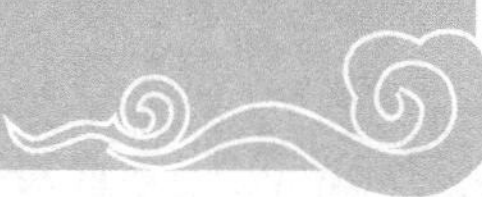

【用法】上为末，炼蜜为丸，如弹子大。临卧龙眼汤送下。
【主治】不寐。

三仙酒

【来源】《仙拈集》卷三。
【组成】圆眼肉一斤　桂花蕊四两　沙糖八两
【用法】浸高粱烧酒一坛，愈久愈妙。
【功用】安神悦颜。

补心丹

【来源】《医林纂要探源》卷四。
【组成】生地黄（酒洗）四两　酸枣仁（炒，去壳）一两　柏子仁（炒，研，去油）一两　当归（酒洗）一两　五味子（炒，研）一两　麦门冬（炒，去心）一两　天门冬（炒，去心）一两　桔梗五钱　远志（炒）五钱　茯神（去木）五钱　丹参（炒）五钱　元参（炒）五钱　人参五钱　黄连（生用）三钱
【用法】炼蜜为丸，如弹子大，朱砂为衣。每服一丸，临卧灯心汤化下。
【功用】补血气，泻心火。
【主治】思虑过多，心血不足。
【方论】方中枣、柏二仁为补心主药，而君以生地黄则补阴生血；佐以当归及丹、元二参，引之以远志、茯神，则皆引肾水以交于心，而节其过，且滋血以供其用，非直以补心也；至用五味、二冬、桔梗，以敛肺清金，而下生肾水，又佐以人参，泄以黄连，则一恐壮火之食气，一恐阴血之难滋，而保金以生水，亦以节火之过炽，而均之以适其平也。

养神酒

【来源】《同寿录》卷一。
【组成】当归身二两　大熟地三两　甘枸杞二两　白茯苓二两　山药二两　苡仁一两　木香五钱　枣仁一两　续断一两　麦冬一两　丁香二钱　建莲肉（去心）二两　大茴五钱　桂圆肉半斤
【用法】上将茯苓、山药、苡仁、建莲为细末，余药切为饮片，全装细绢袋，入好酒二十斤，隔汤蒸透，停数日饮之。
【功用】生津健脾，安神定魄，平人可以常服。

加味养心汤

【来源】《杂病源流犀烛》卷六。
【组成】茯苓　茯神　黄耆　半夏　归身　川芎各二钱半　炙甘草二钱　柏子仁　远志　肉桂　人参　五味子　枣仁各一钱二分　生姜　大枣
【用法】水煎，加羚羊角、犀角，俱磨冲服：
【主治】不寐，心肺有火，方卧即大声鼾睡，少顷即醒者。

安神丸

【来源】《幼科释谜》卷六。
【别名】黄连安神丸。
【组成】黄连　龙胆草　当归　石菖蒲　茯神各一钱半　全蝎七个
【用法】蒸饼杵猪心血为丸，朱砂为衣。灯草汤送下。
【功用】安神。

枣半汤

【来源】《杂病源流犀烛》卷六。
【组成】枣仁二两　半夏二合　地黄汁一合
【用法】将枣仁研极细，入水二杯，取汁，半夏煮烂，入地黄汁更煮。时时呷之。
【主治】虚劳烦热不寐。

泻白散

【来源】《杂病源流犀烛》卷六。
【组成】桑皮　地骨皮　黄芩　灯心　马兜铃　山栀　黄连　桔梗　竹叶　大青　玄参　连翘
【主治】肺盛不寐。

珍珠丸

【来源】《杂病源流犀烛》卷六。

【组成】珍珠　麝香各三钱　熟地　当归各一两半　枣仁　人参　柏子仁各一两　犀角　茯神　沉香各五钱　冰片一钱　虎睛一对

【用法】上为细末，炼蜜为丸，朱砂、金箔为衣。每服五十丸，日午、夜卧各用薄荷汤送下。

【主治】肝虚不寐。

养荣汤

【来源】《杂病源流犀烛》卷六。

【组成】当归　小草　黄耆　枣仁　茯神　木香　人参　白芍　麦冬　炙甘草　柏子仁各一钱

【主治】

1.《杂病源流犀烛》：思虑多而怔忡，兼不寐，便浊。

2.《中国医学大辞典》：劳伤血崩。

鳖甲羌活汤

【来源】《杂病源流犀烛》卷六。

【组成】鳖甲　枣仁　羌活　独活　川芎　防风　人参　甘草　黄耆　牛膝　五味　蔓荆子

【用法】本方改为丸剂，名"鳖甲羌活丸"(《类证治裁》卷四)。

【主治】虚烦不寐，寐即惊醒。

补心丹

【来源】《杂病源流犀烛》卷十八。

【别名】补心丸(《全国中药成药处方集》武汉方)。

【组成】人参　丹参　元参　天冬　麦冬　生地　茯神　远志　枣仁　当归　朱砂　菖蒲　桔梗　柏子仁　五味子

【用法】《医方简义》：炼蜜为丸，如梧桐子大，辰砂为衣。

【主治】

1.《杂病源流犀烛》：读书夜坐，阳气上升，充塞上窍，痰多鼻塞，能食，上盛下衰，寐则阳直降而精下注，有梦而泄。其或真阴损伤，而五志中阳火上燔为喉咙痛，下坠为遗，精髓日耗，骨痿无力，日延枯槁，宜早服补心丹，晚服桑螵蛸散。

2.《医方简义》：癫症与怔忡症。

3.《全国中药成药处方集》：神经衰弱，心血不足，心跳气短，失眠健忘，神志不宁，口燥咽干。

青花龙骨汤

【来源】《杂病源流犀烛》卷十八。

【组成】龟版(去墙，削光)一两　桑螵蛸壳　青花龙骨(飞)各三钱　抱木茯神三钱二分　人参　当归各一钱

【主治】阴精走泄，阳不内依，欲寐即醒，心动震悸，气因精夺。

清肾汤

【来源】《杂病源流犀烛》卷十八。

【组成】焦黄柏　生地　天门冬　茯苓　煅牡蛎　炒山药

【主治】肾中有火，精得热而妄行，频频精泄，心嘈不寐。

加味温胆汤

【来源】《寒温条辨》卷五。

【组成】人参　甘草(炙)　茯苓　远志(去心)　酸枣仁(炒，研)　熟地　枳实(麸炒)　陈皮　半夏(姜汁炒)各一钱　五味子五分　生姜一钱

【用法】水煎，温服。

【主治】汗下后不解，呕而痞闷，或虚烦不眠，肉瞤筋惕者。

枣仁地黄汤

【来源】《会约医镜》卷七。

【组成】枣仁一两　熟地五钱　米二合

【用法】煮粥食之。

【主治】心虚少血，烦躁不寐。

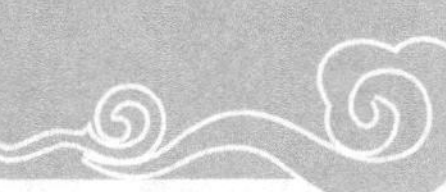

橘红石斛汤

【来源】《会约医镜》卷七。

【组成】橘红二钱　甘草一钱半　石斛二三钱　茯苓一钱半　神曲（炒）　山楂各一钱　半夏一钱八分

【主治】胃不和则卧不安。

【加减】如胃热口渴，加石膏、花粉。

安神饮

【来源】《慈航集》卷下。

【组成】茯神三钱　枣仁八钱（炒，研）　远志肉五分（炙）　麦冬二钱（去心）　当归三钱（酒炒）　乳香一钱（去净油）　益智仁二钱（盐水炒）

【用法】桂圆肉五枚，灯心三分为引，水煎服。

【主治】痢后心肾受亏，阴虚不寐，神气不宁，夜梦多惊。

【加减】如心虚发空，似怔忡相类，加熟地八钱，煅龙齿三钱；如胆怯，加小麦一两。

养神丸

【来源】《眼科锦囊》卷四。

【组成】阿片（极品）一钱　麝香二分　酸枣仁三钱　甘草三分

【用法】上为末，糊为丸，如粟粒大。每服十丸，临卧白汤送下。

【主治】不寝，咳嗽，诸般疼痛，及眼目赤痛，难眠等。

【宜忌】妄用过量，却有害。

血府逐瘀汤

【来源】《医林改错》卷上。

【组成】当归　生地各三钱　桃仁四钱　红花三钱　枳壳　赤芍各二钱　柴胡一钱　甘草二钱　桔梗一钱半　川芎一钱半　牛膝三钱

【用法】水煎服。

【功用】《方剂学》：活血祛瘀，行气止痛。

【主治】头痛，无表证，无里证，无气虚、痰饮等症，忽犯忽好，百方不愈者；忽然胸疼，诸方皆不应者；胸不任物；胸任重物；天亮出汗，用补气、固表、滋阴、降火，服之不效，而反加重者；血府有瘀血，将胃管挤靠于右，食入咽从胸右边咽下者；身外凉，心里热，名灯笼病者；瞀闷，即小事不能开展者；平素和平，有病急躁者；夜睡梦多；呃逆；饮水即呛；不眠，夜不能睡，用安神养血药治之不效者；小儿夜啼，心跳心忙，用归脾、安神等方不效者；夜不安，将卧则起，坐未稳又欲睡，一夜无宁刻，重者满床乱滚者；无故爱生气，俗言肝气病者；干呕，无他症者；每晚内热，兼皮肤热一时者。

【验案】顽固性失眠　《新医药学杂志》（1977，11：32）：病人男性，42岁，顽固性失眠2年余，伴头晕且痛，下肢常麻木。曾用氯丙嗪、异丙嗪、巴氏合剂等多种镇静安神剂治疗，初虽有效，久则无效。中药已用过归脾，交泰、温胆之类亦无效。病人面色黧黑无华，神痿，皮肤甲错，胸背有汗斑，舌质略紫，舌苔黄腻，脉弦细有力。治用本方加磁石。服1剂后病人精神反而兴奋，难以入眠，第2剂始见效，7剂后头晕头痛明显好转，原方去磁石续服14剂。每日能安眠，其他症状亦渐消失。后以补心丹调理。《新中医》（1996，8：33）：以本方加减，治疗顽固性失眠31例，其中兼气虚者11例，本方加党参、炙黄芪；兼血虚者8例，本方加熟地、阿胶；兼阴虚者6例，本方加枸杞子、山萸肉、石菖蒲、远志、北沙参、麦冬；兼痰热者6例，本方加陈皮、法半夏、制南星、黄芩、郁金；结果：各型分别痊愈6例、3例、6例、1例，显效3例、2例、2例、2例，有效2例、1例，以兼血虚型疗效最好。

参归补阴汤

【来源】《医钞类编》卷十三。

【组成】人参　白术　当归　陈皮　黄柏（盐、酒炒）　元参（炙）各少许

【用法】煎服。

【主治】形气俱实，因大恐心不自安，如人将捕之状，夜卧不安，口干不欲食。

【方论】经云："恐伤肾。"此用盐炒黄柏、炙元参引参、术、归、陈等药入补肾足少阴之络也。

维阳感召汤

【来源】《证因方论集要》卷一。

【组成】人参　天冬　麦冬　熟地　生地　茯神　犀角（镑）羚羊角（镑）琥珀（研）龙齿（煅）珍珠（研）龟版（炙）龙眼肉

【主治】阴不维阳，达旦不寐。

【方论】《经》曰：阳不入于阴，则不能寐。人参、天冬、二地乃三才丹，以补手足太阴；麦冬、茯神入心，所谓热淫于内，以清胜之；犀角、羚羊，兽类之灵，凉心清肝；龙齿、龟版，介类之灵，镇心潜阳；琥珀，松脂入土而成实，珍珠，老蚌感月而结胎，故能安魂魄，定心神；龙眼肉，甘以悦脾。此方专用纯甘之味，复以物之灵，引人之灵，两相感召也。

通神补血丸

【来源】《鸡鸣录》。

【组成】生地三两　茯神三两五钱　紫石英（煅，飞）远志　枣仁（炒）各二两　当归一两五钱　人参　麦冬　丹参　制半夏各一两　石菖蒲八钱　胆星四钱　琥珀三钱　川连二钱

【用法】上为细末。用连血猪心一个，入辰砂三钱，煮烂打丸，如干加炼蜜，或独用炼蜜亦可，每丸重一钱五分，辰砂为衣。每服一丸，空心枣汤或盐汤化服。

【主治】神虚血少，惊悸健忘，不寐怔忡，易恐易汗。

甲乙归藏汤

【来源】《医醇剩义》卷一。

【组成】真珠母八钱　龙齿二钱　柴胡一钱（醋炒）薄荷一钱　生地六钱　归身二钱　白芍一钱五分（酒炒）丹参二钱　柏子仁二钱　夜合花二钱　沉香五分　红枣十枚　夜交藤四钱（切）

【主治】身无他苦，饮食如常，惟彻夜不寐，间日轻重，如发疟然，起伏而又延久不愈，左关独弦数，余部平平者。

加味养心汤

【来源】《医醇剩义》卷二。

【组成】天冬一钱五分　麦冬一钱五分　生地五钱　人参一钱　丹参二钱　龟版五钱　当归一钱五分　茯神二钱　柏子仁二钱　枣仁一钱半　远志五分　甘草四分　淡竹叶二十张

【主治】心血大亏，心阳鼓动，舌绛无津，烦躁不寐。

冲和汤

【来源】《医醇剩义》卷二。

【组成】山萸肉二钱　枣仁二钱（炒，研）当归二钱　白芍一钱五分（酒炒）人参二钱　茯神二钱　甘草五分　沙苑蒺藜三钱　红枣五枚　橘饼四钱

【主治】怒甚则胁痛，郁极则火生，心烦意躁，筋节不利，入夜不寐。

离照汤

【来源】《医醇剩义》卷四。

【组成】琥珀一钱　丹参三钱　朱砂五分　茯神三钱　柏仁二钱　沉香五分　广皮一钱　青皮一钱　郁金二钱　灯心三尺　姜皮五分

【主治】心胀。烦心短气，卧不安。

养神膏

【来源】《理瀹骈文》。

【组成】牛心一个（麻油先熬，去滓，无牛心，用龟版、石莲肉、龙眼肉三味代之）党参　熟地　茯苓　黄耆　白术　当归　远志　枣仁　柏子仁　益智仁　麦冬　木鳖仁　半夏各一两　酒芍　五味子　陈皮　甘草各五钱　黄连四钱　肉桂二钱　陈胆星八钱

【用法】麻油熬，黄丹收，入朱砂七钱，生龙齿、郁金、菖蒲各五钱，搅匀，摊贴患处。

【主治】一切神病。如老人心虚不眠者，用之甚妙。

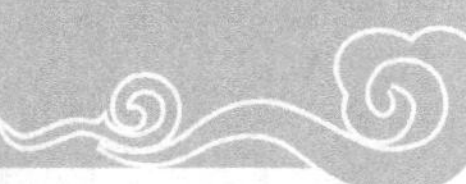

黄连温胆汤

【来源】《六因条辨》卷上。

【组成】温胆汤加黄连

【用法】水煎服。

【主治】伤暑汗出，身不大热，烦闭欲呕，舌黄腻。

【验案】不寐 《吉林中医药》(1986，6：19)：付某某，女，42岁，干部。1979年5月14日初诊。半月前，因事争吵后夜卧不宁，心烦不安，服药无效。治以清肝豁痰安神，予黄连温胆汤加珍珠母、夜交藤，水煎服。3剂后每晚能睡3～4小时；前方加栀子，10剂后，诸症悉和，睡眠正常。随访三年，未复发。

五味迎春膏

【来源】《引经证医》。

【组成】熟地黄 阿胶 香附末 羚羊角 黄连

【用法】煎成浓汁，调涂左胁下。

【主治】血虚，木旺侮土，上吐下注，不能进苦寒药者；及阴虚阳亢，夜不熟寐，左胁有气跳动，甚则发惊者。

补心汤

【来源】《不知医必要》卷二。

【组成】生地（酒炒） 茯苓各二钱 枣仁（即炒、杵） 当归（朱砂末拌） 莲仁（去心） 麦冬（去心）各一钱五分 竹叶十片 甘草七分

【用法】加灯心一团，水煎服。

【主治】思虑过多，心神溃乱，烦躁不寐。

柏子仁粥

【来源】《药粥疗法》引《粥谱》。

【组成】柏子仁10～15g 蜂蜜适量 粳米50～100g

【用法】先将柏子仁去尽皮壳杂质，稍捣烂，同粳米煮粥，待粥将成时，兑入蜂蜜适量，稍煮一、二沸即可。每天服食二次。

【功用】润肠通便，养心安神。

【主治】慢性便秘，心悸，健忘，失眠。

【宜忌】平素大便稀溏者、患病发热者忌食。

【加减】年老体弱者，可将蜂蜜换为胡桃肉。

【方论】柏子仁味甘而有油，气微香，性平无毒，入心、肝、脾经，有一定抗衰老效果，临床实践证明它是一味理想的滋补强壮，养心安神良药。凡是血虚老人，体弱病人，都可经常食用。适用于素体阴亏、年老虚衰、产后羸弱等肠燥便秘之症。另外，蜂蜜甘而滋润，能滑利大肠，内服可使大便通畅。对肠燥便秘，体虚而不宜攻下通便药物者甚为适宜。二药同米煮粥，其味颇佳，病人乐于服食，可收滋补强壮，养心润肠之效。

清心饮

【来源】《血证论》卷八。

【组成】当归三钱 生地三钱 白芍二钱 莲心三钱 连翘心一钱 茯神二钱 枣仁三钱 草节一钱 麦冬三钱 川贝母一钱 竹叶心一钱 龙骨三钱

【功用】清补。

【主治】心血虚，有痰火，不卧寐。

治老人不寐丸

【来源】《外科传薪集》。

【组成】六味地黄丸一料加麦冬四两 黄连三钱 麸炒枣仁五两 肉桂五两 当归三两 甘菊花三两（要家种者） 白芥子三两

【用法】上为细末，炼蜜为丸。每日五钱，饭前以白滚水送下。

【主治】老人不寐。

加味生铁落饮

【来源】《医学碎金录》。

【组成】代赭石五钱 丹参三钱 玄参四钱 远志 菖蒲各二钱 茯神五钱 川贝三钱 胆星二钱 橘红一钱半 麦冬 钩藤各三钱

本方名加味生铁落饮，但方中无生铁落，疑脱。

【用法】水煎二次，分二次服，每次约一茶杯。

【功用】清心、安神、涤痰。

【主治】失眠梦多，属虚火者最宜。

人参健脾丸

【来源】《北京市中药成方选集》。

【组成】人参（去芦）八十两　远志（炙）八十两　砂仁八二两　木香四十两　茯苓一百六十两　酸枣仁（炒）一百六十两　当归一百六十两　橘皮一百六十两　黄耆三百二十两　山药三百二十两　白术（炒）四百八十两

【用法】上为细末，过罗，炼蜜为丸，重三钱。每服一丸，日服二次，温开水送下。

【功用】健脾理气。

【主治】身体瘦弱，失眠健忘，不思饮食，时常作泻。

朱砂安神丸

【来源】《北京市中药成方选集》。

【组成】黄连一钱　甘草二钱五分　熟地三钱　生地二钱　当归五钱　生黄耆一两　枣仁（炒）一两　龙齿（生）六钱　茯苓五钱　柏子仁一两　远志（炙）五钱

【用法】上为细末，炼蜜为丸，朱砂为衣，重三钱。每服一丸，一日二次，温开水送下。

【功用】补气益血，宁心安神。

【主治】气血衰弱，心跳不安，精神恍惚，夜寐难眠。

坎离丸

【来源】《北京市中药成方选集》。

【组成】生地九十两　丹皮二十五两　山药九十两　山萸肉（炙）十四两五钱　茯苓二十五两　知母八十两　泽泻九十两　黄柏八十两　杜仲炭九十两

【用法】上为细粉，过罗，炼蜜为丸，重三钱。每服一丸，温开水送下，一日二次。

【功用】滋阴降火，补肾益气。

【主治】肾气亏损，虚火上炎，心血不足，夜不安眠。

状元丸

【来源】《北京市中药成方选集》。

【组成】熟地三两　白术三两　黄耆三两　当归三两　莲子三两　茯苓四两　生地二两　柏子仁二两　枣仁二两　麦冬二两　天冬二两　琥珀一两六钱　玄参（去芦）一两六钱　甘草一两六钱　丹参一两六钱　桔梗一两六钱　山萸四两　五味子六钱　远志六钱　九菖蒲六钱　人参（去芦）六钱

【用法】上为细末，炼蜜为丸，重二钱五分，朱砂为衣。每服一丸至二丸，温开水送下，一日二次。

【功用】补养心肾，益气定志。

【主治】心血不足，怔忡不安，失眠健忘，目暗耳鸣。

柏子养心丹

【来源】《北京市中药成方选集》。

【别名】柏子养心丸（《中国药典》）。

【组成】柏子仁二钱五分　黄耆一两　茯苓二两　酸枣仁（炒）二钱五分　川芎一两　当归一两　半夏曲一两　甘草一钱　人参（去芦）二钱五分　肉桂（去粗皮）二钱五分　五味子（炙）二钱五分　远志（炙）二钱五分

【用法】上为细粉，炼蜜为丸，重三钱，朱砂为衣。每服一丸，日服二次，温开水送下。

【功用】补气养血，安神益智。

【主治】心血不足，精神恍惚，怔忡惊悸，失眠健忘。

老年延寿丹

【来源】《全国中药成药处方集》（济南方）。

【组成】茯神八两　枣仁（炒黑）　当归　元肉　茯苓　丽参　麦冬　熟地　远志各四两　香附三两（酒制）

【用法】上为极细末，炼蜜为丸，如梧桐子大。每服三钱，小米汤送下。

【主治】老人气血衰弱，失眠无力。

朱砂安神丸

【来源】《全国中药成药处方集》(天津方)。

【组成】当归　生白芍　川贝　炒枣仁各二两　生地三两　陈皮　麦冬各一两五钱　黄连四钱　茯苓(去皮)一两五钱　甘草五钱　川芎一两五钱　远志肉(甘草水制)五钱

【用法】上为细末，炼蜜为丸，三钱重，每斤丸药用朱砂面三钱为衣，蜡皮或蜡纸筒封固。每次服一丸，白开水送下。

【功用】镇静安神。

【主治】神经衰弱，失眠心跳，思虑过度，记忆不强。

安神定志丸

【来源】《全国中药成药处方集》(兰州方)。

【组成】酒地四两　圆肉二两　当归二两　于术一两五钱　川芎一两　菖蒲　茯神　远志(炙)各八钱　枣仁一两　黄耆二两　杭芍　党参　炙草各一两

【用法】上为细末，炼蜜为小丸，或每丸三钱重，蜡皮封固。每服三钱，开水送下，或清水汤送下。

【功用】安神定志，益气养血。

【主治】心脏衰弱，惊悸失眠，精神恍惚。

金钗石斛膏

【来源】《全国中药成药处方集》(南京方)。

【组成】金钗石斛二斤

【用法】金钗不易出汁，必须多煮，时间宜长，用清水煎煮三次成浓汁，去滓滤清，加白蜜三斤收膏。每服二钱，开水和服。

【功用】滋润清火，养胃平肝。

【主治】因肝火所致之头痛，牙痛，口苦咽干，烦躁失眠等症。

济阴丹

【来源】《全国中药成药处方集》(沈阳方)。

【组成】龙骨一两　黄柏(盐酒炒)三两　当归(酒)一两　熟地二两　锁阳(酒)一两　白芍(酒)一两五钱　牛膝三两　虎胫骨(酥炙)一两　知母(盐炒)二两　陈皮(酒)七钱五分　败龟版(酥制)三两

【用法】上为极细末，羊肉二斤酒煮，捣膏为小丸。每服二钱，淡盐汤送下。

【功用】补肾，养血，生精。

【主治】肾虚精亏，房劳过度，遗精，失眠健忘，筋骨痿弱，骨蒸劳热，腰膝酸软，手足发冷。

养血安神丸

【来源】《北京市中成药规范》。

【组成】仙鹤草100斤　墨旱莲60斤　夜交藤60斤　合欢皮60斤　鸡血藤60斤　生地黄60斤　熟地黄60斤

【用法】上七味药材取50%煮提二次，浓缩为稠膏；另50%为细末。每斤药粉对膏半斤为丸，用生赭石粉一两五钱为衣。每服24粒，一日三次，温开水送下。

【功用】益气养血，宁心安神。

【主治】心血不足，精神倦怠，失眠健忘，睡眠多梦，肾虚腰酸，头晕乏力。

珠母补益方

【来源】《临症见解》。

【组成】珍珠母二两　龙骨一两　酸枣仁三钱　五味子二钱　女贞子五钱　熟地五钱　白芍四钱

【功用】育阴潜阳，养血宁神，益肾固精。

【主治】心肝肾虚损诸证。失眠证，阴虚阳亢的高血压，阴虚火旺头痛证，癫痫病，诸痛证，瘿瘤病，瘰疬病，肝虚血少的肝炎病，盗汗证，肾虚证。

震灵丹

【来源】《天津市中成药规范》。

【组成】人参　蛇床子　覆盆子　炒枣仁各十两　生地黄　茯苓(去皮)各五斤　制远志　枸杞子各一斤四两　当归　麦门冬　元参　菟丝子(盐水炒)　补骨脂(盐水炒)各二斤八两

【用法】上为末，冷开水泛为小丸，用桃胶二钱化水，生赭石粉一两三钱，滑石粉七钱，上衣闯亮。每服一钱五分，温开水送下，一日二次。

【功用】补气和血，培元养心。

【主治】肾脏衰弱，梦遗滑精，伤脑健忘，头晕失眠。

养心四物汤

【来源】《张皆春眼科证治》。

【组成】力参1.5g　炙甘草　石菖蒲各3g　远志6g　当归12g　熟地9g　酒白芍6g　川芎1.5g

【功用】补心安神，益目生光。

【主治】视瞻昏渺，神光内沉，兼有心悸心烦，健忘失眠，脉细弱等。

【方论】四物汤为补血的要剂，力参、炙甘草补气以生血，力参且有开心明目之功；石菖蒲、远志养心安神，心中气血充裕，神自安和，神光发越，目自不昏。

朱砂莲心散

【来源】《慈禧光绪医方选议》。

【组成】莲子心二钱（研细末）十包　朱砂一分（细面）十包

【功用】清心安神。

【主治】心经病。

【宜忌】朱砂少量服用为宜，因其含硫化汞等无机物，故不宜过量多服或久服。

【方论】方中莲子心苦寒入心经，可清心火，《本草纲目》谓：清心去热；朱砂亦入心经，可清心定惊安神，《本经》载谓：安魂魄。近人研究，朱砂有镇静之作用。

安神代茶饮

【来源】《慈禧光绪医方选议》。

【组成】龙齿三钱（煅）　石菖蒲一钱

【用法】水煎，代茶。

【功用】宁心安神。

【主治】心经病。

【方论】方中石菖蒲入心、脾经，具开窍安神之作用，《本经》称本药可“开心孔，补五脏”；龙齿归心、肝经，可镇惊安神、平肝潜阳，治心悸、惊痫诸证。

养心延龄益寿丹

【来源】《慈禧光绪医方选议》。

【组成】茯神五钱　柏子仁四钱（炒）　丹参四钱　酒白芍四钱　丹皮四钱　全当归五钱（酒炒）　川芎二钱　干生地四钱（酒洗）　醋柴三钱　香附米四钱（炙）　栀子三钱（炒）　酒条芩三钱　陈皮三钱　野于术二钱（炒）　枳壳四钱（炒）　酸枣仁四钱（炒）

【用法】上为极细末，炼蜜为丸，如绿豆大，朱砂为衣。每服三钱，白开水送下。

【功用】养心安神，补肾滋阴，调肝理脾。

【主治】心肾俱亏，肝脾不调，心烦躁汗，夜寐不实，耳觉作响，梦魇惊怖，醒后筋惕，梦闻金声，偶或滑精，腰膝酸痛，坐立稍久则腰膝酸痛，劳累稍多则心神迷惑，心中无因自觉发笑，有时言语自不知觉，进膳不香。

宁心片

【来源】《中医方剂临床手册》引《中药知识手册》。

【组成】生地　麦冬　丹参　党参　玄参　当归　枣仁　柏子仁　五味子　远志　朱砂

【用法】上为片。每服6片，一日二至三次。

【功用】滋阴补血，养心安神。

【主治】阴血虚，失眠，心悸。

菊花芍药汤

【来源】《中医症状鉴别诊断学》。

【组成】菊花　赤白芍　白蒺藜　丹皮　钩藤　天麻　夜交藤　生地　桑椹子

【功用】养阴平肝定眩。

【主治】阴虚阳亢，头晕目涩，心烦失眠，多梦，或有盗汗，手足心热，口干，舌红少苔，或无苔，脉细数或细弦。

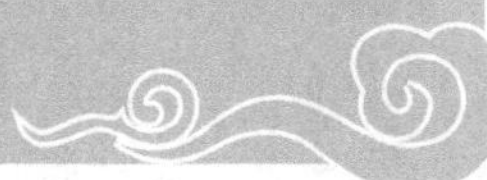

安眠汤

【来源】《临证医案医方》。

【组成】夜交藤 15g　合欢花 9g　炒枣仁 12g　龙齿 9g　茯神 9g　麦冬 9g　石斛 12g　珍珠母 30g（先煎）　白芍 9g　夏枯草 9g　朱砂 1g（冲）　琥珀 1.5g（冲）

【功用】镇静，安神。

【主治】失眠梦多，头昏头胀，舌质红，脉细数。

养阴镇静丸

【来源】《吉林中医》（1986，2：25）。

【组成】当归 100g　生地 50g　茯苓 100g　玄参 75g　寸冬 75g　柏子仁 25g　丹参 75g　五味子 62.5g　党参 100g　桔梗 50g　夜交藤 50g　珍珠母 125g　远志 50g　朱砂 12.5g

【用法】上药共为细末，每 100g 药粉加蜂蜜 110g，制成大蜜丸，每丸重 9g。每次 1 丸，每日 3 次口服，连服 30 丸为 1 疗程。

【主治】失眠。

【验案】失眠 《吉林中医》（1986，2：25）：治疗失眠 100 例，男 36 例，女 64 例；年龄 15 ～ 67 岁；病程 6 个月至 10 余年。结果：症状基本消失为显效，共 19 例；失眠多梦症明显好转，其他症状亦明显减轻者为好转，共 63 例；大部分症状无进步为无效，共 18 例；总有效率为 82%。

和中交泰汤

【来源】《湖北中医杂志》（1992，6：17）。

【组成】制半夏 15 ～ 30g　焦白术 15 ～ 30g　炒枣仁 15 ～ 30g　夜交藤 15 ～ 30g　枸杞子 12g　制香附 12g　佛手 12g　茯神 12g　黄连 2 ～ 5g　肉桂 2 ～ 5g　生甘草 3g

【用法】每日 1 剂，水煎，分 2 次温服，每周服药 6 剂为 1 个疗程。

【主治】失眠。

【用法】血虚加熟地、阿胶（冲服）；阴虚加百合、生地；阳亢加钩藤（后下）、生石决明（先煎）；痰浊甚加远志、石菖蒲；血瘀加丹参、生山楂；火盛加栀子、黄芩；便秘加大黄、火麻仁等。

【验案】《湖北中医杂志》（1992，6：17）：治疗失眠 54 例，男 33 例，女 21 例，病程平均为 4.4 年。结果：每夜入睡 6 小时以上，伴随症状消失为痊愈，共 36 例；每夜入睡少于 6 小时，伴随症状减轻为好转，共 11 例；无效 7 例，总有效率为 87%。

宁神汤

【来源】《湖北中医杂志》（1993，4：12）。

【组成】党参　酸枣仁　茯苓　黄连　菖蒲　远志　紫草　金樱子

【用法】水煎，每日 1 剂，睡前服 1 煎，次日上午复煎再服，15 天为 1 疗程。

【主治】睡眠障碍。

【验案】睡眠障碍 《湖北中医杂志》（1993，4：12）：治疗睡眠障碍 52 例，男 20 例，女 32 例；年龄 25 ～ 62 岁；其中神经衰弱者 31 例，焦虑症 12 例，癔症 4 例，强迫症 5 例。以 1 疗程判定效果。结果：睡眠基本恢复正常，伴随症状消失或明显改善为显效，共 25 例；睡眠明显改善，每天达 4 小时以上，伴随症状部分消失或改善为有效，共 18 例；无效 9 例，总有效率为 82.69%。其中以神经衰弱效果最好，其次为焦虑症。

天王补心丸

【来源】《中国药典》。

【组成】丹参 25g　当归 50g　党参 25g　石菖蒲 25g　茯苓 25g　五味子 50g　麦冬 50g　天冬 50g　地黄 200g　玄参 25g　桔梗 25g　远志（制）25g　甘草 25g　酸枣仁 g（炒）50g　朱砂 10g　柏子仁 50g

【用法】制成浓缩丸，每 8 丸相当于原生药 3g，密封。口服，每次 8 丸，1 日 3 次。

【功用】滋阴养血，补心安神。

【主治】心阴不足，心悸健忘，失眠多梦，大便干燥。

夜宁糖浆

【来源】《中国药典》。

【组成】合欢皮105g　灵芝50g　首乌藤105g　大枣75g　女贞子105g　甘草30g　浮小麦300g

【用法】上药制成糖浆。口服，每次40ml，1日2次。

本方制成冲剂，名“夜宁冲剂”。

【功用】安神养心。

【主治】神经衰弱，头昏失眠，血虚多梦。

脑乐静

【来源】《中国药典》。

【组成】甘草浸膏35.4g　大枣125g　小麦416g

【用法】上药制成口服液。口服，每次30ml，1日3次，小儿酌减。

【功用】养心，健脑，安神。

【主治】精神忧郁，易惊失眠，烦躁及小儿夜不安寐。

除痰安寐汤

【来源】《首批国家级名老中医效验秘方精选》。

【组成】北柴胡10g　枳实10g　制南星6g　珍珠母60g（先下）　青礞石30g（先下）　合欢皮15g　夜交藤3g　葛根30g

【用法】方中珍珠母、青礞石二药，须先放入水中煎沸半小时，然后纳入其余诸药。因此二味为介类及矿物药，非久煎不能奏效。余可按常法煎取浓汁约150毫升，煎两次，分两次服用，距离吃饭约一小时，前后均可。

【功用】祛痰镇静，解郁舒肝，安神除烦。

【主治】由七情六郁而引起的：失眠烦躁，乱梦，头痛昏晕，多愁善感，疑虑妄想，惊悸夜游，无端喜怒悲啼涕泣以及幻睡等症，即现代医学所称神经官能症。

【加减】头痛甚，加钩藤30g，菊花10g，白蒺藜15g，赤芍30g，以舒挛镇痛；大便干结者，加瓜蒌仁12g，生大黄6g，以润肠通便；抽搐动风者，加羚羊角面1g（分冲），以清肝熄风；狂言乱语，躁动不宁，幻视幻听者，则病已由量变到质变，属于癫狂之症，须加菖蒲10g，远志6g，以豁痰开窍，外加礞石滚痰丸6～9g，上午一次服下，下午得泻下二、三次不等，慎不可睡前服用此丸，因为此药起作用时，可见腹痛泻下，影响睡眠，反滋病变。

潜阳宁神汤

【来源】《首批国家级名老中医效验秘方精选》。

【组成】夜交藤30g　熟枣仁20g　远志15g　柏子仁20g　茯苓15g　生地黄20g　玄参20g　生牡蛎25g　生赭石（研）30g　川连10g　生龙骨20g

【用法】每日一剂，水煎服。

【功用】滋阴潜阳，清热宁心，益智安神。

【主治】心烦不寐，惊悸怔忡，口舌干燥，头晕耳鸣，手足烦热，舌红苔薄，脉象滑或弦数。

【加减】若阴亏甚，舌红少苔或无苔者，可加麦冬15g，百合20g，五味子10g；情怀抑郁，烦躁易怒者，可加合欢花15g，柴胡15g，以解郁安神；兼大便秘者多为胃家郁热，所谓“胃不和则卧不安”，可加小量大黄，以泻热和胃。

【方论】本方用黄连以清心火，生地黄、玄参滋阴潜阳，更用龙牡赭石以潜镇阳气，使阳入于阴。然此病日久，思虑过度，暗耗心阴，故再用远志、柏子仁、酸枣仁、夜交藤养心安神。用黄连以直折心火，从而达到泻南补北、心肾相交、阴平阳秘之目的。

【验案】王某，女，47岁。病一年余，心烦不寐，近两个月病情加重，彻夜不能入睡，烦躁多怒，自汗，手足灼热，大便秘结，经用中西安神镇静之剂皆未收效。察其面色不荣，精神萎靡，自述不能入睡，至夜则烦躁难眠。舌光红少津无苔，脉弦数。此属心火上亢，肾阴不济之证，宜清心火，滋阴潜阳，乃出潜阳宁神汤。初服6剂，心烦不寐收效，夜间安稳，能入睡3小时左右，但仍大便秘结，遂原方加大黄5g，嘱继服12剂。复诊便畅症减，又服10剂，睡眠6～7小时，诸症消失而愈。

和中安神汤

【来源】《首批国家级名老中医效验秘方精选·续集》。

【组成】茯苓15g　法夏10g　陈皮10g　郁金10g　胆星10g　石菖蒲10g　枣仁10g　女贞子10g　旱莲草10g　白蔻仁6g

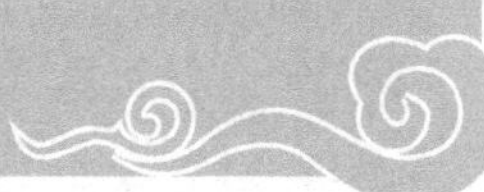

【用法】每日一剂，水煎服。
【功用】化痰渗湿，开窍安神。
【主治】老年五脏俱损，痰湿较盛而致的失眠，脑鸣，痴呆，眩晕等症。
【方论】本方在二陈汤和二至丸的基础上化裁而成，方中以茯苓、法夏、陈皮为君。辅以白蔻仁健脾渗湿，理气化痰，消化生痰之源，湿无所聚而痰无由生。女贞子、旱莲草滋养肝肾；郁金、胆星、石菖蒲化痰醒脑，开窍安神；枣仁养心安神。诸药合用俾邪去正安、脾胃健运则中气复立，四旁得溉，五脏有禀，气血阴阳谐和矣。
【验案】宗某，女，64岁。1992年3月27日初诊。不寐一年，伴脑鸣。病因去年骨折后，疼痛不能安眠，而致长期不寐。通宵达旦不交睫，屡服西药、中成药无效。脑中轰鸣不休，不思饮食，大便2～3次不等，汗出沾衣。舌暗红，苔黄腻，脉滑数。诊断为不寐、脑鸣。证属心脾两虚，痰湿内扰，兼有肝肾不足之象。治宜化痰开窍，和中安神。处方：茯苓15g，陈皮10g，法夏10g，竹茹10g，枳实10g，胆星10g，石菖蒲10g，女贞子10g，旱莲草10g，枣仁10g，佛手10g，白蔻仁6g。药进10剂，诸症大减，夜能安眠2～4小时，随症加减治疗两月余，渐获痊愈。

七叶神安片

【来源】《部颁标准》。
【组成】三七总皂甙50g
【用法】制成糖衣片，每片50mg或100mg，遮光，密封。口服，每次50～100mg，1日3次，饭后服或遵医嘱。
【功用】益气安神，活血止痛，止血。
【主治】心气不足，失眠，心悸，胸痹心痛，或肿瘤，痈肿疮毒及出血症。

五加片

【来源】《部颁标准》。
【组成】卵叶五加
【用法】制成糖衣片，密封。口服，每次4～6片，1日3次。
【功用】益气健脾，补肾安神。
【主治】脾肾阳虚，体虚乏力，食欲不振，腰膝酸痛，失眠多梦。

五加参归芪精

【来源】《部颁标准》。
【组成】刺五加200g　当归100g　黄芪200g
【用法】制成口服液，密封，置阴凉处。口服，每次10ml，1日1～2次。
【功用】扶正固本，补气固表，补血养血。
【主治】久病衰弱，失眠自汗，腰膝酸软，气短心悸。

五味子颗粒

【来源】《部颁标准》。
【组成】五味子
【用法】制成冲剂，每袋（或块）重10g（相当于总药材3g），密封。开水冲服，每次10g，1日3次。

本方制成糖浆，名“五味子糖浆”。
【功用】敛气生津，补益肺肾。
【主治】头晕，失眠，自汗盗汗，气短口干及神经衰弱等。

北芪五加片

【来源】《部颁标准》。
【组成】黄芪干浸膏200g　刺五加浸膏50g
【用法】制成糖衣片。密封。口服，每次4～6片，1日3次。
【功用】益气，健脾，安神。
【主治】体虚乏力，腰膝酸软，失眠多梦，食欲不振等。

宁神丸

【来源】《部颁标准》。
【组成】地黄（酒蒸）555g　陈皮370g　川芎（酒制）259g　当归（酒蒸）370g　白芍（酒炒）370g　远志（制）250g　酸枣仁185g　麦冬370g　平贝母370g　甘草185g　茯苓（炒）370g
【用法】制成水蜜丸或大蜜丸，大蜜丸每丸重5.6g，密封。口服，水蜜丸每次4g，大蜜丸每次1丸，1日2次。

【功用】养血安神。

【主治】心神不宁，烦躁梦多，神经衰弱，惊悸失眠。

朱珀安神丹

【来源】《部颁标准》。

【组成】珍珠50g　白芍750g　红参300g　川芎150g　茯苓150g　黄芪150g　陈皮150g　甘草150g　琥珀150g　丹参150g　当归150g　远志50g　白术150g　地黄150g　六神曲75g　牡蛎750g　朱砂15g

【用法】制成包衣水丸，每100丸重20g，密封。口服，每次10粒，1日2次，小儿酌减。

【功用】宁心安神，益气养血。

【主治】气血双亏，不思饮食引起的夜不安睡，精神不振，心跳气短等症。

【宜忌】高血压及肝肾功能不全者慎用，孕妇忌服。

安康颗粒

【来源】《部颁标准》。

【组成】红参44g　银耳112g　当归112g　山药112g　猪脊髓112g　鹿茸5.6g　山楂56g

【用法】制成颗粒，每袋装20g，密封。用开水冲服，每次20g，1日2～3次。

【功用】安和五脏，健脑安神。

【主治】头目眩晕，耳鸣，四肢乏力疲软，食欲不振，睡眠不深，多梦。

安眠补脑糖浆

【来源】《部颁标准》。

【组成】红参4g　甘草（蜜炙）33g　五味子（醋制）33g　麦冬40g　大枣40g　桑椹67g　远志（制）40g　枸杞子40g　柏子仁40g　制何首乌67g

【用法】制成糖浆，密封，置阴凉处。口服，每次15ml，1日3次；或临睡前服30～50ml。

【功用】益气滋肾，养心安神。

【主治】神经官能症或其他慢性疾病所引起的失眠、头昏、头痛、心慌等症。

寿星补汁

【来源】《部颁标准》。

【组成】山药240g　山楂（炒）120g　制何首乌120g　党参200g　白术（炒）50g　茯苓40g　干姜25g　当归80g　桂枝80g　甘草（蜜炙）50g　白芍（炒）50g　麦冬50g　熟地黄100g

【用法】制成合剂。口服，每次10ml，1日2次。

【功用】益气养血，调理脾胃。

【主治】年老衰弱，病后体虚，疲乏无力，食欲减退，肢痛麻木，失眠多梦。

龟鹿宁神丸

【来源】《部颁标准》。

【组成】龟甲胶61g　鹿角胶61g　酸枣仁（炒）123g　远志（制）31g　茯苓184g　熟地黄737g　当归92g　川芎（酒制）123g　黄芪（炙）184g　党参184g　白芍92g　丹参123g　白术184g　砂仁92g　山药491g　芡实491g　甘草（炙）123g

【用法】制成大蜜丸，每丸重5.6g，密封。口服，每次1丸，1日2次。

【功用】健脾益气，补血养心。

【主治】惊悸失眠，精神恍惚，目眩耳鸣。

龟芪参口服液

【来源】《部颁标准》。

【组成】人参50g　鹿茸2g　黄芪20g　龟甲胶20g　熟地黄20g　牛膝20g　山药20g　丹参30g　枸杞子20g　菟丝子20g　五味子6g　桑寄生20g

【用法】制成液剂，每支10ml，密封，置阴凉处。口服，每次10ml，1日2次。

【功用】滋补阴阳。

【主治】发育不良，久病体重，乏力、失眠等症。

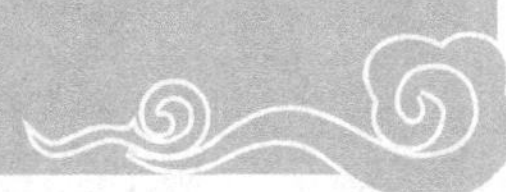

补肾益寿胶囊

【来源】《部颁标准》。
【组成】红参　珍珠　灵芝　制何首乌　淫羊藿　丹参　甘草　黄精
【用法】制成胶囊，每粒装0.3g，密封。口服，每次1～2粒，1日3次。
【功用】补肾益气，能调节老年人免疫功能趋于正常，延缓机体衰老。
【主治】失眠耳鸣，腰酸健忘，倦怠，胸闷气短，夜尿频数，性功能减退等。

灵芝片

【来源】《部颁标准》。
【组成】灵芝1000g
【用法】制成糖衣片，密封。口服，每次3片，1日3次。

本方制成胶囊，名“灵芝胶囊”，制成糖浆，名“灵芝糖浆”，制成颗粒，名“灵芝颗粒”。
【功用】宁心安神，健脾和胃。
【主治】失眠健忘，身体虚弱，神经衰弱，慢性支气管炎，亦可用于冠心病的辅助治疗。

灵芝北芪片

【来源】《部颁标准》。
【组成】灵芝膏粉65g　黄芪膏粉200g
【用法】制成糖衣片，密封。口服，每次4～6片，1日2～3次。
【功用】养心安神，补气益血。
【主治】神经衰弱，失眠健忘，食少体倦，气短多汗等症。亦可用于慢性肾炎、肝炎的辅助治疗。

刺五加胶囊

【来源】《部颁标准》。
【组成】刺五加浸膏
【用法】制成胶囊，密封。口服，每次2～3粒，1日3次。

本方制成颗粒剂，名“刺五加颗粒”；制成注射液，名“刺五加注射液”。
【功用】益气健脾，补肾安神。
【主治】脾肾阳虚，体虚乏力，食欲不振，腰腿酸痛，失眠多梦。

枣仁安神颗粒

【来源】《部颁标准》。
【组成】酸枣仁（炒）250g　丹参50g　五味子（醋炙）50g
【用法】制成冲剂，每袋装5g，密封。开水冲服，每次5g，临睡前服。

本方制成口服液，名“枣仁安神液”。
【功用】补心养肝，安神益智。
【主治】心肝血虚，神经衰弱引起的失眠健忘，头晕，头痛。

和胃安眠丸

【来源】《部颁标准》。
【组成】姜半夏　天南星　茯苓　北秫米　麦冬
【用法】制成大蜜丸，每丸重9g，密封。口服，每次2～3丸，1日1次（睡前服）。
【功用】化痰和胃，宁心安神。
【主治】痰浊内扰，胃失和降，失眠多梦，胃纳不佳，食少呕恶。

泻肝安神丸

【来源】《部颁标准》。
【组成】龙胆9g　黄芩9g　栀子（姜炙）9g　珍珠母60g　牡蛎15g　龙骨15g　柏子仁9g　酸枣仁（炒）15g　远志（去心甘草炙）9g　当归9g　地黄9g　麦冬9g　蒺藜（去刺盐炙）9g　茯苓9g　车前子（盐炙）9g　泽泻（盐炙）9g　甘草3g
【用法】水泛为丸，每100丸重6g，密闭，防潮。口服，每次6g，1日2次。
【功用】清肝泻火，重镇安神。
【主治】失眠，心烦，惊悸。可用于神经衰弱。

定心丸

【来源】《部颁标准》。

【组成】党参 50g　茯苓 100g　地黄 100g　麦冬 100g　柏子仁 150g　石菖蒲 100g　甘草（蜜炙）50g　远志 100g　酸枣仁 100g　黄芩 50g　当归 100g　五味子 25g　琥珀 25g　朱砂 20g　虫白蜡 25g

【用法】制成水蜜丸或大蜜丸，大蜜丸每丸重 6g，密封。口服，水蜜丸每次 4g，大蜜丸每次 1 丸，1 日 2 次。

【功用】益气养血，宁心安神。

【主治】心血不足，烦躁失眠，健忘怔忡，惊悸多梦。

珍珠末

【来源】《部颁标准》。

【组成】珍珠

【用法】制成散剂，每瓶装 0.3g，密闭。口服，每次 1～2 瓶，1 日 1～2 次。外用适量。

【功用】安神定惊，明目消翳，解毒生肌。

【主治】惊悸失眠，惊风癫痫，目生云翳，疮疡不敛。

复方北五味子片

【来源】《部颁标准》。

【组成】五味子流浸膏 300 毫升　刺五加浸膏 50g　甘油磷酸钠 50g　维生素 $B_1$5g

【用法】制成糖衣片，密封。口服，每次 2 片，1 日 2～3 次。

【功用】敛肺补肾，养心安神。

【主治】失眠，心悸，自汗，盗汗等症。

养心安神丸

【来源】《部颁标准》。

【组成】五味子（醋炙）150g　首乌藤 500g　合欢花 250g　黄精（酒炙）200g　当归 250g　丹参 500g　酸枣仁（炒）500g　远志（去心，甘草炙）150g　知母 250g　磁石 500g

【用法】水泛为丸，每 100 丸重 12g，密闭，防潮。口服，每次 6g，1 日 2 次。

【功用】补肾益智，养心安神。

【主治】心肾不交引起的少眠多梦，头晕心悸，耳鸣健忘，倦怠无力。

健脾安神合剂

【来源】《部颁标准》。

【组成】茯苓

【用法】制成合剂，每瓶装 20ml，100ml，120ml，200ml，240ml　5 种规格，密封。口服，每次 20ml，1 日 3 次。

【功用】健脾渗湿，补中，宁心安神。

【主治】脾虚湿滞，食欲不振，失眠健忘，心悸等，以及单纯性消化不良，神经衰弱具有上述症候者。

益虚宁片

【来源】《部颁标准》。

【组成】枸杞子 150g　何首乌（黑豆汁制）150g　党参 150g　当归 100g　地黄 100g　五味子 100g　菟丝子 100g　女贞子 50g　牛膝 50g　牡丹皮 50g　麦冬 50g　甘草 25g

【用法】制成糖衣片，每片 0.35g，密封。口服，每次 5～6 片，1 日 3 次。

【功用】养阴益气，补血安神。

【主治】失眠少寐，头发脱落，耳鸣头晕，腰痛腿软。

甜梦胶囊

【来源】《部颁标准》。

【组成】刺五加 177.59g　黄精 222.01g　蚕蛾 44.39g　桑椹 110.99g　党参 133.20g　黄芪 133.20g　砂仁 17.75g　枸杞子 133.20g　山楂 532.80g　熟地黄 88.81g　淫羊藿（制）88.81g　陈皮 88.81g　茯苓 88.81g　马钱子（制）4.43g　法半夏 88.81g　泽泻 133.20g　山药 88.81g

【用法】制成胶囊，每粒装 0.4g（相当于原药材 2.18g），密封。口服，每次 3 粒，1 日 2 次。

本方制成口服液，名“甜梦口服液”。

【功用】益气补肾，健脾和胃，养心安神。

【主治】头晕耳鸣，视减听衰，失眠健忘，食欲不振，腰膝酸软，心慌气短，中风后遗症；对脑功能减退，冠状血管疾患，脑血管栓塞及脱发也有一定作用。

清脑复神液

【来源】《部颁标准》。

【组成】人参10g　黄芪40g　当归15g　鹿茸（去皮）10g　菊花80g　薄荷80g　柴胡80g　决明子80g　荆芥穗40g　丹参80g　远志100g　五味子25g　枣仁40g　莲子心40g　麦冬60g　百合60g　竹茹20g　黄芩80g　桔梗80g　陈皮20g　茯苓40g　甘草20g　半夏（制）20g　枳壳20g　干姜2.5g　石膏40g　冰片2g　大黄80g　木通10g　黄柏40g　柏子仁40g　莲子肉20g　知母20g　石菖蒲80g　川芎60g　赤芍60g　桃仁（炒）60g　红花60g　山楂80g　牛膝20g　白芷40g　藁本80g　蔓荆子15g　葛根40g　防风20g　羌活80g　钩藤80g　地黄20g

【用法】制成口服液，每支10ml，密封，置阴凉处。口服，轻症每次10ml，重症每次20ml，1日2次。

【功用】清心安神，化痰醒脑，活血通络。

【主治】神经衰弱，失眠，顽固性头痛，脑震荡后遗症所致头痛、眩晕、健忘、失眠等症。

【宜忌】孕妇及对酒精过敏者慎用。

滋补肝肾丸

【来源】《部颁标准》。

【组成】当归90g　熟地黄90g　何首乌（黑豆、酒炙）150g　女贞子（酒炙）150g　墨旱莲150g　五味子（醋炙）90g　北沙参120g　麦冬120g　续断150g　陈皮90g　浮大麦150g

【用法】制成大蜜丸，每丸重9g，密闭，防潮。口服，每次1～2丸，1日2次。

【功用】滋补肝肾，养血柔肝。

【主治】肝肾阴虚，头晕失眠，心悸乏力，胁痛，午后低烧，以及慢性肝炎、慢性肾炎而见阴虚证者。

【宜忌】忌食生冷。

滋补水鸭合剂

【来源】《部颁标准》。

【组成】鸭肉2257g　冬虫夏草3.57g　熟地黄21.4g　枸杞子6.4g　女贞子0.71g　肉苁蓉12.9g　墨旱莲0.71g　黄芪4.3g　生姜适量

【用法】制成合剂，密封，置阴凉处。口服，每次35ml，1日2次。

【功用】益气补血、滋阴壮阳。

【主治】全身无力，失眠多梦，食欲不振和病后身体虚弱等症。

强力宁片

【来源】《部颁标准》。

【组成】刺五加350g　枸杞子350g

【用法】制成糖衣片，密封。口服，每次5～6片，1日3次。

【功用】强身益智，健脑补肾。

【主治】体乏无力，失眠健忘，精神倦怠，过度疲劳，腰膝酸软，脾肾阳虚，食欲不振。

强身健脑片

【来源】《部颁标准》。

【组成】人参10g　鹿茸3g　柏子仁（制霜）80g　当归80g　白芍（土炒）80g　五味子240g　茯苓40g　甘草20g　肉苁蓉40g　地黄80g　川芎（炒）20g　酸枣仁（炒）240g　熟地黄80g　猪脑提取物17g

【用法】制成糖衣片，密封。口服，每次3～4片，1日2次。

【功用】镇静，安神。

【主治】神经衰弱，失眠健忘，头昏目眩，易感疲劳，营养不良，身体虚弱。

退龄颗粒

【来源】《部颁标准》。

【组成】三七 20g　制何首乌 30g　枸杞子 30g　山楂 50g　黄精（制）50g　菟丝子 50g　菊花 30g　黑芝麻（炒）30g　楮实子 30g　桑椹清膏 80g

【用法】制成颗粒，密封，置阴凉干燥处。饭前开水冲服，每次 10g，1 日 2～3 次。

【功用】滋补肝肾，生精益髓。

【主治】肝肾亏损，精血不足引起的神疲体倦、失眠健忘、阳痿早泄，腰膝酸软等症。

蜂皇胎片

【来源】《部颁标准》。

【组成】中华蜜蜂和意大利蜜蜂的蜂皇幼虫

【用法】制成糖衣片，密封。口服，每次 2～3 片，1 日 3 次。

【功用】养血宁神，益肝健脾。

【主治】体虚乏力，神经衰弱，失眠多梦，食少纳呆；亦可用于因放射引起的白细胞减少。

解郁安神冲剂

【来源】《部颁标准》。

【组成】柴胡 40g　大枣 30g　石菖蒲 40g　半夏（制）30g　白术（炒）30g　浮小麦 100g　远志（制）40g　甘草（炙）30g　栀子（炒）40g　百合 100g　胆南星 40g　郁金 40g　龙齿 100g　酸枣仁（炒）50g　茯苓 50g　当归 30g

【用法】制成颗粒剂，每袋重 5g，密封。开水冲服，每次 5g，1 日 2 次。

【功用】舒肝解郁，安神定志。

【主治】情志不舒，肝郁气滞等精神刺激所致的心烦焦虑，失眠健忘，更年期综合征，神经官能症等。

精乌胶囊

【来源】《部颁标准》。

【组成】制何首乌 500g　黄精（制）500g　女贞子（酒蒸）250g　墨旱莲 250g

【用法】制成胶囊剂，每粒装 0.45g，密封。口服，每次 6 粒，1 日 3 次，2 周为 1 疗程。

【功用】补肝肾，益精血，壮筋骨。

【主治】失眠多梦，耳鸣健忘，头发脱落及须发早白。

十七、健　忘

健忘，亦称善忘、喜忘、多忘，是指记忆力差、遇事易忘的病情。《济生方》："夫健忘者，常常喜忘是也。"其成因多为心脾亏损，年老精气不足，脑髓空虚，或瘀痰阻痹等所致。如《医林改错·脑髓说》："所以小儿无记性者，脑髓未满；高年无记性者，脑髓渐空。"《类证治裁》也认为："健忘者，陡然忘之，尽力思索不来也。夫人之神宅于心，心之精依于肾，而脑为元神之府，精髓之海，实记性所凭也"。"小儿善忘者，脑未满也。老人健忘者，脑渐空也。"治疗多以益肾填精，化瘀通窍为基础。

孔子枕中神效方

【来源】《医心方》卷二十六引《葛氏方》。

【别名】孔子大圣知枕中方（《备急千金要方》卷十四）、孔子枕中散（《千金翼方》卷十六）、龟甲散（《圣济总录》卷一八六）、补心汤（《医方类聚》卷一五九引《永类钤方》）、孔子大圣枕中方（《医学纲目》卷十六）、孔子大圣枕中汤（《赤水玄珠全集》卷十四）、枕中丹（《证治宝鉴》卷六）、大聪明枕中方（《医林绳墨大全》卷四）、孔圣枕中丹（《医方集解》）、大圣枕中方（《医略六书》卷二十二）。

【组成】龟甲　龙骨　远志　石菖蒲各等分

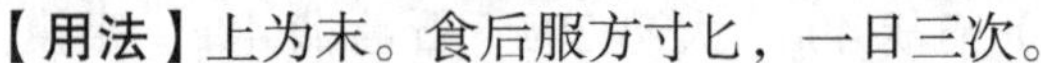

【用法】上为末。食后服方寸匕，一日三次。

本方改为丸剂，名“枕中丸”（《全国中药成药处方集》南京方）。

【功用】

1.《医心方》引《葛氏方》：益智。

2.《圣济总录》：开心智，强力益志。

3.《医方集解》：补心肾。

【主治】

1.《备急千金要方》：好忘。

2.《类证治裁》：癫久不愈。

【方论】《医方集解》：此手足少阴经药也。龟者介虫之长，阴物之至灵者也；龙者鳞虫之长，阳物之至灵者也；借二物之阴阳，以补我身之阴阳，借二物之灵气，以助我心之灵气也；远志苦泄热而辛散郁，能通肾气，上达于心，强志益智；菖蒲辛散肝而香舒脾，能开心孔而利九窍，去湿除痰；又龟能补肾，龙能镇肝，使痰火散而心肝宁，则聪明开而记忆强矣。

【验案】健忘 《广西中医药》（1996，4：19）：以本方改为口服液，治疗心肾不交型健忘证60例。结果：近期治愈21例，显效24例，有效12例，无效3例，总有效率95%。

孔子练精神聪明不忘开心方

【来源】《医心方》卷二十六引《金匮录》。

【组成】远志七分 菖蒲三分 人参五分 茯苓五分 龙骨五分 蒲黄五分

【用法】上药治下筛。每服方寸匕，以井花水调下，一日二次。

【功用】益智。

定志丸

【来源】《古今录验》引陈明方（见《外台秘要》卷十五）。

【别名】开心丸（《医心方》卷二十六引《医门方》）、远志丸（《扁鹊心书·神方》）。

【组成】菖蒲 远志（去心） 茯苓各二分 人参三两

【用法】上为末，炼蜜为丸，如梧桐子大。每服六七丸，一日三次。

【功用】《太平惠民和济局方》：益心强志，令人不忘。

【主治】

1.《古今录验》引陈明方（见《外台秘要》）：心气不定，五脏不足，甚者忧愁悲伤不乐，忽忽喜忘，朝愈暮剧，或暮愈朝发，发则狂眩。

2.《证治准绳·类方》：能近视，不能远视。

【宜忌】忌酢物、羊肉、饧。

【方论】《医方集解》：此手少阴药也。人参补心气，菖蒲开心窍，茯苓能交心气于肾，远志能通肾气于心。心属离火，火旺则光能及远也。

茯神丸

【来源】《古今录验》引陈明进方，见《外台秘要》卷十五。

【别名】定志小丸。

【组成】菖蒲 远志（去心） 茯苓各二分 人参三两

【用法】上为末，炼蜜为丸，如梧桐子大。每服六七丸，一日五次。

【主治】心气不定，五脏不足，甚者忧愁悲伤不乐，忽忽喜忘，朝愈暮剧，暮愈朝发，发则狂眩。

【宜忌】忌酢物、羊肉、饧。

茯神丸

【来源】方出《古今录验》引陈明方（见《外台秘要》卷十五），名见《圣济总录》卷十四。

【组成】茯神一两半 牛黄五铢 菖蒲 远志（去心） 茯苓各二分 人参三两

【用法】先将五味为细末，然后入牛黄同研，再罗，炼蜜为丸，如梧桐子大。每服二十丸，温酒送下，食后良久及夜卧时服。

【主治】心惊恐，志意不定，五脏不足，甚者忧愁恐惧，悲伤不乐，忽忽喜忘，朝愈暮发，甚则狂眩。

【宜忌】忌醋物、羊肉、饧。

大定心汤

【来源】《备急千金要方》卷十四。

【组成】人参　茯苓　茯神　远志　龙骨　干姜　当归　甘草　白术　芍药　桂心　紫菀　防风　赤石脂各二两　大枣二十枚

【用法】上锉。以水一斗升，煮取二升半，分五服，日三夜二。

【主治】心气虚悸，恍惚多忘，或梦寐惊魇，志少不足。

【方论】《千金方衍义》：本方即于小定心汤中加白术以理中气，辅桂心以和营血，更须龙骨、赤脂以镇心肝之怯，其余茯神、防风、当归、紫菀则又桂心、茯苓、芍药、大枣之佐也。

开心散

【来源】《备急千金要方》卷十四。

【别名】远志散（《医方类聚》卷十引《简要济众方》）。

【组成】远志　人参各四分　茯苓二两　菖蒲一两

【用法】上药治下筛。每服方寸匕，饮送下，一日三次。

【主治】好忘。

不忘散

【来源】方出《备急千金要方》卷十四，名见《证治准绳·类方》卷五。

【组成】菖蒲二分　茯苓　茯神　人参各五分　远志七分

【用法】上药治下筛。每服方寸匕，酒送下，一日三次。

【功用】令人不忘。

北平太守八味散

【来源】《备急千金要方》卷十四。

【组成】天门冬六分　干地黄四分　桂心　茯苓各一两　菖蒲　五味子　远志　石韦各三分

【用法】上药治下筛。每服方寸匕，食后酒、水任服。服三十日力倍，六十日气力强，志意足。

【功用】《普济方》：养命，开心益智。

【主治】好忘。

远志汤

【来源】《备急千金要方》卷十四。

【组成】远志　干姜　铁精　桂心　黄耆　紫石英各三两　防风　当归　人参　茯苓　甘草　川芎　茯神　羌活各二两　麦门冬　半夏各四两　五味子二合　大枣十二枚

【用法】上锉。以水一斗三升，煮取三升半，分五服，日三夜一。

【功用】补心。

【主治】心气虚，惊悸喜忘，不进食。

【方论】《千金方衍义》：生脉、保元滋降心火，理中、四君固实脾土，心降则心肺安，土实则肾肝固，五脏相率受其益矣。更须用芎、归、桂心以和营血，远志、茯神以利关窍，羌、防以祛风湿，半夏以涤痰涎，紫石英以镇怯，大枣以和脾气，并和诸药性味也。

苁蓉散

【来源】方出《备急千金要方》卷十四，名见《准绳·类方》卷五。

【组成】肉苁蓉　续断各一分　远志　菖蒲　茯苓各三分

【用法】上药治下筛。每服方寸匕，酒下，一日三次。至老不忘。

【主治】好忘。

养命开心益智方

【来源】《备急千金要方》卷十四。

【组成】干地黄　人参　茯苓各二两　苁蓉　远志　菟丝子各三两　蛇床子二分

【用法】上为末。每服方寸匕，一日二次。

【主治】好忘。

【宜忌】忌兔肉。

【方论】《千金方衍义》：地黄滋心血，人参固中气，茯苓安神志，余皆滋补下元，收摄虚阳，不使上扰灵明也。

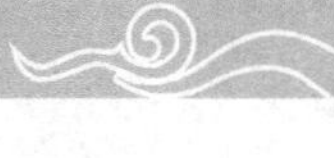

桂心汤

【来源】方出《备急千金要方》卷十四，名见《圣济总录》卷四十三。

【组成】甘草　桂心各二两　龙骨　麦门冬　防风　牡蛎　远志各一两　茯神五两　大枣二十枚

【用法】上锉，以水八升，煮取二升，分二服，相去如行五里许。

【主治】

1.《备急千金要方》：惊劳失志。

2.《圣济总录》：健忘。

【宜忌】《外台秘要》：忌海藻、菘菜、生葱、酢物。

【方论】《千金方衍义》：惊劳失志，总由心肾不交，虚风内动所致。故以茯神、远志交通心肾，龙骨、牡蛎镇慑虚风，桂心、防风遍达肝气，麦冬、甘草、大枣滋益心脾，则虚风无隙可入矣。

菖蒲益智丸

【来源】《备急千金要方》卷十四。

【组成】菖蒲　远志　人参　桔梗　牛膝各五分　桂心三分　茯苓七分　附子四分

【用法】上为末，炼蜜为丸，如梧桐子大。每服七丸，加至二十丸，日二次夜一次。

【功用】破积聚，止痛，安神定志，聪明耳目。

【主治】喜忘恍惚。

【方论】《千金方衍义》：菖蒲益智丸专主肾气虚寒不能上交于心，故全用开心散四味，加牛膝、桂、附导火归源，桔梗开通结气，以《本经》原有惊恐悸气之治，菖、远、参、苓共襄开心利窍之功，以杜虚阳上逆之患。

豫知散

【来源】方出《备急千金要方》卷十四，名见《医方类聚》卷一五九引《永类钤方》。

【组成】龙骨　虎骨　远志各等分

【用法】上药治下筛。每服方寸匕，食后服，一日二次。

《医方类聚》引《永类钤方》：上为细末，生姜汤下。

【功用】聪明益智。

【主治】

1.《备急千金要方》：好忘。

2.《医方类聚》引《永类钤方》：神思虚弱。

【方论】《千金方衍义》：龙骨入肝敛魂；虎骨透骨追风，风从内发而上扰于窍者，非此不治；更取远志交通上下，以病本阴邪，专力久服可以永熄虚阳，恒保贞固。

正禅方

【来源】《千金翼方》卷十二。

【组成】春桑耳　夏桑子　秋桑叶各等分

【用法】上为末。以水一斗，煮小豆一升，令大熟，以桑末一升和煮微沸，着盐豉服之，一日三次。饱服无妨，三日外稍去小豆。

【功用】轻身，明目，益智。

彭祖延年柏子仁丸

【来源】《千金翼方》卷十二。

【组成】柏子仁五合　蛇床子　菟丝子　覆盆子各半升　石斛　巴戟天各二两半　杜仲（炙）　茯苓　天门冬（去心）　远志各三两（去心）　天雄一两（炮，去皮）　续断　桂心各一两半　菖蒲　泽泻　薯蓣　人参　干地黄　山茱萸各二两　五味子五两　钟乳三两（成炼者）　肉苁蓉六两

【用法】上为末，炼蜜为丸，如梧桐子大。先食服二十丸，稍加至三十丸，先斋五日乃服药。

【功用】服后二十日，齿垢稍去，白如银；四十二日，面悦泽；六十日，瞳子黑白分明，尿无遗沥；八十日，四肢偏润，白发更黑，腰背不痛；一百五十日，意气如少年；久服强记不忘。

【宜忌】忌猪、鱼、生冷、酢、滑。

人参汤

【来源】《外台秘要》卷十五引《深师方》。

【组成】人参　甘草（炙）各二两　半夏（洗）一两　龙骨六两　远志八两　麦门冬（洗，去心）一升　干地黄四两　大枣（擘）五十枚　小麦一升　阿胶（炙）三两　胶饴八两　石膏四两（碎，

绵裹）

《圣济总录》有生姜三片。

【用法】上切。以水三斗，煮小麦令熟，去麦纳药，煮取七升，去滓，纳胶饴令烊，一服一升，日三夜一。安卧，当小汗弥佳。

【功用】安志养魂。

【主治】忽忽善忘，小便赤黄，喜梦见死人，或梦居水中，惊恐惕惕如怖，目视䀮䀮，不欲闻人声，饮食不得味，神志恍惚不安。

【宜忌】忌海藻、菘菜、羊肉、芜荑。

龙骨汤

【来源】《外台秘要》卷十五引《深师方》。

【组成】龙骨　茯苓　桂心　远志（去心）各一两　麦门冬（去心）二两　牡蛎（熬）甘草（炙）各三两　生姜四两

【用法】上锉。以水七升，煮取二升，分为二服。

【主治】宿惊失志，忽忽喜忘，悲伤不乐，阳气不起者。

【宜忌】忌海藻、菘菜、醋、生葱。

定志丸

【来源】《医心方》卷三引《深师方》。

【组成】人参二两　茯苓二两　菖蒲二两　远志二两　防风二两　独活二两

【用法】上为末，炼蜜为丸，如梧桐子大。每服五丸，一日二次。

【功用】定风气。

【主治】恍惚健忘，怔忡恐悸，志不定。

人参丸

【来源】《太平圣惠方》卷四。

【组成】人参一两（去芦头）麦门冬一两（去心，焙）茯神一两　龙齿一两　远志一两（去心）黄耆一两（锉）菖蒲一两　赤石脂一两　熟干地黄二两

【用法】上为末，炼蜜为丸，如梧桐子大。每服三十丸，食后以清粥送下。

【功用】

1.《圣济总录》：通行血脉。

2.《医门法律》：安心神，补心血。

【主治】

1.《太平圣惠方》：心气不足，多惊悸，耳目不明，健忘。

2.《圣济总录》：脉痹。

人参丸

【来源】《太平圣惠方》卷四。

【组成】人参一两（去芦头）赤石脂一两　杜仲一两（去粗皮，炙令微黄，锉）远志一两（去心）黄耆三分（锉）白茯苓二分　菖蒲一两　桂心三分　柏子仁三分

【用法】上为末，炼蜜为丸，如梧桐子大。每服二十丸，食前以温粥送下。

【功用】补心益智，强记助神，令身体光润。

大定心散

【来源】《太平圣惠方》卷四。

【组成】人参（去芦头）茯神　熟干地黄　远志（去心）龙齿　白术　琥珀　白芍药　紫菀（净，去苗土）防风（去芦头）赤石脂各一两　柏子仁三分　甘草半两（炙微赤，锉）

【用法】上为散。每服四钱，以水一中盏，加大枣三枚，煎至六分，去滓，不拘时候温服。

【主治】心风虚悸，恍惚多忘，或梦寐惊魇。

白茯苓散

【来源】《太平圣惠方》卷四。

【组成】白茯苓一两　远志三分（去心）甘草二分（炙微赤，锉）桂心一两　人参一两（去芦头）白芍药三分　防风三分（去芦头）熟干地黄一两　铁粉二两　黄耆三分（锉）麦门冬三分（去心）

【用法】上为粗散。每服三钱，以水一中盏，加生姜半分，大枣三个，煎至六分，去滓温服，不拘时候。

【功用】安定神志。

【主治】心脏风虚，惊悸好忘，恍惚。

远志丸

【来源】《太平圣惠方》卷四。

【组成】远志一两（去心） 麦门冬一两（去心，焙） 赤石脂一两 熟干地黄一两 人参一两（去芦头） 茯神一两 甘草半两（炙微赤，锉） 白术一分 薯蓣一两

【用法】上为末，炼蜜为丸，如梧桐子大。每服三十丸，食后以清粥饮送下。

【主治】心气不足，惊悸多忘。

远志散

【来源】《太平圣惠方》卷四。

【组成】远志一两（去心） 人参一两（去芦头） 菖蒲一两 白茯苓一分 决明子三分 薯蓣三分 桂心半两 熟干地黄二两

【用法】上为细散。每服一钱，食前以温粥饮调下。

【功用】补心定志，益智明目。

茯神丸

【来源】《太平圣惠方》卷四。

【组成】茯神一两 人参一两（去芦头） 麦门冬一两（去心，焙） 熟干地黄一两 龙齿一两半（细研如粉） 黄芩一两 防风三分（去芦头） 黄耆三分（锉） 云母粉一两 犀角屑一两 薏苡仁一两 柏子仁一两

【用法】上为末，入研了药令匀，炼蜜为丸，如梧桐子大。每服二十丸，温粥饮调下，不拘时候。

【主治】心脏风虚，惊悸心忪，常多健忘。

茯神散

【来源】《太平圣惠方》卷四。

【组成】茯神三分 熟干地黄一两 人参三分（去芦头） 龙骨三分 菖蒲三分 远志半两（去心） 天门冬一两（去心）

【用法】上为粗散。每服一钱，以水一中盏，加大枣三个，煎至六分，去滓，食前温服。

【功用】补心虚，聪明益智。

【主治】健忘。

菖蒲丸

【来源】《太平圣惠方》卷四。

【组成】菖蒲一两 杜仲三分（去粗皮，炙微黄，锉） 干熟地黄一两 白茯苓三分 人参三分（去芦头） 丹参三分 防风三分（去芦头） 柏子仁三分 百部三分 远志三分（去心） 五味子三分 薯蓣一两 麦门冬一两（去心，焙） 桂心三分

【用法】上为末，炼蜜为丸，如梧桐子大。每服二十丸，食前以温粥饮送下。

【功用】补心益智，除虚烦。

【主治】健忘。

薯蓣丸

【来源】《太平圣惠方》卷四。

【组成】薯蓣一两 牛膝一两（去心） 远志三分（去心） 人参一两（去芦头） 桔梗三分（去芦头） 天门冬三分（去心，焙） 菖蒲三分 桂心三分 白茯苓一两 附子一两（炮裂，去皮脐） 枸杞子一两

【用法】上为末，炼蜜为丸，如梧桐子大。每服三十丸，空心及晚食前以温酒送下。

【功用】补心益智，安神强记。

乌金煎

【来源】《太平圣惠方》卷二十。

【组成】黑豆一升（净淘） 独活一两 荆芥一两 石膏三两 黄芩一两

【用法】上锉细。以水五大盏，煎至一大盏。入无灰酒一升，搅滤去滓，不拘时候，再煎如稀膏，盛于瓷盒中。每服一茶匙，食后用温酒调下。

【主治】风头痛，语涩健忘。

鸡头实粥

【来源】《太平圣惠方》卷九十七。

【别名】鸡头粥（方出《证类本草》卷二十三引《经验后方》，名见《本草纲目》卷三十三）、芡实粥（《遵生八笺》卷十一）、芡实粉粥（《长寿药粥谱》）。

【组成】鸡头实三合

【用法】上煮令熟，去壳，为膏，入粳米一合煮粥，空腹食之。

【功用】益精气，强志意，聪利耳目。

人参远志丸

【来源】《古今医统大全》卷五十引《太平圣惠方》。

【组成】人参　远志　白茯苓　天门冬　黄耆　酸枣仁　石菖蒲　桔梗各一两　丹砂半两　官桂二钱

【用法】上为末，炼蜜为丸，如绿豆大。每服二十丸至三十丸，米汤送下。

【主治】神思不安，健忘惊悸。

排风汤

【来源】《普济方》卷十七引《太平圣惠方》。

【组成】茯苓　茯神　酸枣仁　人参　黄耆　当归　白芍药　远志各半两　甘草二钱　莲肉半两

【用法】上加姜、枣，煎服。

【主治】健忘。

人参散

【来源】《医方类聚》卷十引《简要济众方》。

【别名】人参汤（《圣济总录》卷四十三）。

【组成】人参半两（去芦头）　远志一两（去心）　石菖蒲一两

【用法】上为散。每服二钱，水一中盏，加生姜三片，薄荷三五叶，同煎至七分，去滓温服，不拘时候。

【主治】心脏虚烦，恍惚多忘，神思不宁。

镇心丸

【来源】《养老奉亲书》。

【组成】辰砂一两　桂一两　远志（去心）　人参各一两　茯苓二两　麦门冬（去心）　石菖蒲　干地黄各一两半

【用法】上除辰砂外，并为末和匀，炼蜜为丸，如梧桐子大。朱砂为衣。每服十至十五丸，空心薄荷酒吞下。

【功用】益心气，养心神，聪明耳目。

【主治】老人心气不足，健忘。

夜光育神丸

【来源】《寿亲养老新书》卷二。

【组成】熟地黄（洗，晒干，酒浸）　远志（净洗，就砧上捶碎，取皮去骨木）　牛膝（去芦）　菟丝子（净洗，晒干，以酒浸，别研如泥）　枳壳（净洗，去瓤，麸炒赤色）　地骨皮（须自取，净洗，净砧上捶打取皮）　当归（净洗，晒干，焙亦得）各等分

【用法】除地黄、菟丝子别器用酒浸，其余五味，同锉细，共入一缽内，或瓷瓮内，若每件十两，都用第一等无灰浓酒六升，同浸三宿，取出，文武火焙干，须试火令得所，不可太猛，恐伤药性，十分焙干，捣罗为末，以两手拌令十分匀，炼蜜为丸，如梧桐子大。炼蜜法，冬五滚，夏六七滚，候冷，以纸贴惹去沫。丸后都入微火焙，少顷入瓮收。每服三十丸，空心盐酒送下，加至四五十丸亦不妨。若不饮酒，盐汤亦得，但不如酒胜。常饵如饮食，一日不可辍，惟在修合洗濯洁净，药材须件件正当，不宜草率。

【功用】养神明，育精气，益智聪心，补血不壅燥，润颜色，远视移时，目不䀮䀮，脏腑调适。久服目光炯然，神宇泰定，语音清澈，就灯永夜，眼力愈壮，并不昏涩，不睡达旦，亦不倦怠。服二三月后，愈觉神清眼明，志强力盛，步履轻快，体气舒畅。

【主治】眼昏，健忘。

龙齿镇心丹

【来源】《太平惠民和济局方》卷五（续添诸局经验秘方）。

【组成】龙齿（水飞）　远志（去心，炒）　天门冬（去心）　熟地黄　山药各六两（炒）　茯神　麦

门冬（去心） 车前子（炒） 白茯苓 桂心 地骨皮 五味子各五两

【用法】上为末，蜜为丸，如梧桐子大。每服三十丸至五十丸，空心温酒、米汤任下。

【功用】《普济方》：益精髓，养血气，明视听，悦色驻颜。

【主治】心肾气不足，惊悸健忘，梦寐不安，遗精，面少色，足胫酸疼。

生犀丸

【来源】《传家秘宝》卷中。

【别名】生犀角丸（《圣济总录》卷十四）。

【组成】生犀一两（研为细末） 天麻半两 败龟半两（酥炙） 牛黄一分（别研） 茯神（去皮）一分 远志（去心）一分 人参（去芦头）一分 肉桂（去皮）一分 龙齿（酥炙黄）一分 朱砂一分（别研） 麝香半两（研） 龙脑一分（别研） 石菖蒲半两（细锉，一寸九节者） 金银箔各五十片 羚羊角半两（为末）

【用法】上为极细末，炼蜜为丸，如梧桐子大。每服二丸，食后、临卧温水化下。或加至四丸至七丸。

【功用】聪明耳目，益精神，壮心气，镇心神。

【主治】心虚喜忘，烦悸，风涎不利，诸风颤掉；或多健忘，寝寐多惊，心常似忧，或忪或恸，往往欲倒，状类暗风，四肢颤掉，多生怯惧，每起烦躁，悲涕愁煎，并属心脏气亏。

人参煮散

【来源】《普济方》卷十七引《护命》。

【组成】人参 远志（去心） 桑寄生各半两 牡丹皮一钱 木香一钱半 沉香二钱

【用法】上为散。每服二钱，水一盏，煎八分，温服，不拘时候。

【主治】久怀忧戚，气滞血涩，失志健忘，饮食无味，精神错乱，心中不安。

延龄煮散

【来源】《普济方》卷十七引《护命》。

【组成】茯神（去水） 益智（去皮） 防风（去叉） 人参 桑寄生 藿香叶 甘草（炙，锉） 沉香 熟干地黄各等分

【用法】上为散。每服二钱，水一盏，煎至七分，去滓，空心温服。

【功用】止健忘，安神养气。

【主治】心脏气虚。

茯神汤

【来源】《圣济总录》卷九。

【组成】茯神（去木）三两 防风（去叉） 牛膝（去苗） 枳壳（去瓤，麸炒） 防己（锉） 秦艽（去土） 玄参（坚者） 芍药 黄耆（细锉）白鲜皮（锉） 泽泻 独活（去芦头）各二两 桂（去粗皮）一两半 五味子半升 人参半两 薏苡仁（炒）半升 麦门冬（去心，焙）半两 羚羊角（镑屑）二两 石膏（碎）半斤 甘草（炙，锉）一两半 磁石十二两（烈火烧赤，醋淬十遍，淘用，别捣碎）

【用法】上药除磁石外，为粗末。每用药一两，磁石末半两，别入杏仁七枚（去皮尖，碎），以水四盏，同煎至二盏，去滓分二服，微热服之，空心并午时各一服。每自中春宜服，至季夏即住。

【主治】中风，手足一边不收，精神健忘。

牛黄紫云丸

【来源】《圣济总录》卷十四。

【组成】牛黄（别研） 麝香（别研） 龙脑（别研）各一分 丹砂（别研） 天竺黄（别研） 黄芩（去黑心） 远志（去心） 龙齿各三分 铁粉（别研） 茯苓（去黑皮） 甘草（炙，锉）各一两 甘菊花（择） 马牙消（别研）各半两 银箔十五片（研入药） 金箔十片（为衣）

【用法】上十五味，以十四味捣研为末，和匀，炼蜜为丸，如小弹子大，以金箔为衣。每服一丸，早、晚食后荆芥汤嚼下；薄荷汤亦可。

【功用】解烦躁，清头目，镇心安神。

【主治】风恍惚健忘，心神不宁。

定心丸

【来源】《圣济总录》卷十四。

【组成】茯苓（去黑皮） 茯神（去木）各一两 琥珀（别研） 龙齿 阿胶（炙令燥） 牛黄（别研） 真珠（别研） 犀角（镑） 龙脑（别研） 麝香（别研）各半两 天南星（牛胆内匮者） 甘草（炙，锉）各一两半 远志（去心）一分 金箔三十片（为衣） 银箔二十片（研入药） 菖蒲 酸枣仁（炒） 天竺黄（别研） 人参各三分 虎睛一对（酥炙） 丹砂（别研）四两 龙脑半分 雄黄（别研）二两 苏合香一两 安息香二两（同苏合香以酒一大盏研化，澄去砂脚，熬成膏）

【用法】上药除别研外，为末和匀，以安息香膏炼蜜为丸，如鸡头子大。每服一丸，麝香汤化下，早、晚食后临卧服。

【主治】心虚忧愁不乐，惊悸心忪，恍惚忘误，神情不宁。

七圣丸

【来源】《圣济总录》卷四十三。

【组成】白茯苓（去黑皮）二两 桂（去粗皮） 远志（去心） 人参 天门冬（去心，焙） 菖蒲 地骨皮各一两

【用法】上为末，炼蜜为丸，如梧桐子大。食后茶、酒下二十丸。

【功用】益心智，令人聪明。

【主治】健忘。

乌犀丸

【来源】《圣济总录》卷四十三。

【组成】犀角（镑） 羚羊角（镑）各一分 龙齿 茯神（去木） 人参各半两 远志（去心） 麦门冬（去心） 郁李仁（去皮） 丹砂（研） 铁粉各一分 龙脑一钱

【用法】上为末，炼蜜为丸，如鸡头子大。每服一丸，空心临卧以温酒嚼下；金银薄荷汤亦得。小儿可服半丸。

【功用】安魂定魄。

【主治】心虚惊悸健忘，精神恍惚，言语无度，心中烦闷。

白石英汤

【来源】《圣济总录》卷四十三。

【组成】白石英 人参 藿香叶 白术 川芎 紫石英各一分 甘草一钱半 细辛（去苗叶）一钱 石斛（去根） 菖蒲 续断各一分

【用法】上为粗末。每服二钱匕，水一盏，煎取七分，去滓，空心温服。

【主治】心气虚，精神不足，健忘，阴痿不起，懒语多惊，稍思虑即小便白浊。

龟甲散

【来源】《圣济总录》卷四十三。

【组成】龟甲（炙） 木通（锉） 远志（去心） 菖蒲各半两

【用法】上为细散。每服方寸匕，渐加至二钱匕，空腹酒调下。

【主治】善忘。

应真丸

【来源】《圣济总录》卷四十三。

【组成】琥珀（研） 预知子 远志（去心） 人参 白茯苓（去黑皮） 白术 菖蒲各二两 桂（去粗皮）一两

【用法】上为细末，炼蜜为丸，如梧桐子大。每服二十丸，食前温酒送下。

【功用】安镇魂魄，令人神爽气清，目明耳聪，强记预知。

养神丸

【来源】《圣济总录》卷四十三。

【组成】远志（去心） 麦门冬（去心，焙） 菖蒲 熟干地黄（焙） 山芋 人参 茯神（去木）各一两 甘草（炙）半两 白术三分

【用法】上为末，炼蜜为丸，如梧桐子大。每服三十丸，食后米饮送下。

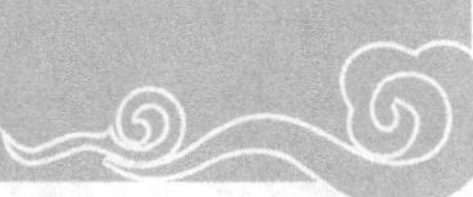

【主治】心气不定，惊悸多忘。

菖蒲散

【来源】《圣济总录》卷四十三。

【组成】菖蒲三分　远志（去心）一两三分　蒲黄　白茯苓（去黑皮）　龙骨（碎研）各一两一分

【用法】上为细散。每服一钱匕，平旦以新水调下。

【功用】开心益智。

麦门冬饮

【来源】《圣济总录》卷八十六。

【组成】麦门冬（去心，焙）　白茯苓（去黑皮）各二两半　人参二两　远志（去心）一两一分　防风（去叉）　赤芍药各一两半　陈橘皮（汤浸去白，焙）一两

【用法】上锉，如麻豆大。每服五钱匕，水一盏半，煎取八分，去滓温服，一日二次。

【主治】心虚劳损，喜忘不乐。

羖羊角饮

【来源】《圣济总录》卷九十七。

【组成】羖羊角（镑）　人参　赤茯苓（去黑皮）　羌活（去芦头）　附子（炮裂，去皮脐）　栀子仁（炒）　牡丹皮　黄芩（去黑心）　麦门冬（去心，炒）　蔷薇根皮　大黄（炒）各一两　防己二两　胡黄连半两　甘草（炙）三分

【用法】上锉，如麻豆大。每服五钱匕，水二盏，加生姜半分（拍破），盐豉四十粒，同煎一盏，去滓，更入淡竹沥少许，搅令匀，食前温服。

【主治】健忘多惊，大便难，口中生疮。

羚羊角丸

【来源】《圣济总录》卷九十七。

【组成】羚羊角（镑）　人参　羌活（去芦头）　苦参（锉）　防风（去叉）　玄参　丹参　大黄（锉）　大麻仁（别研为膏）　栀子仁　升麻　龙齿（研）　麦门冬（去心，焙）各一两　茯神（去木）　枳壳（去瓤，麸炒）　黄连（去须）　犀角（镑）　菊花　天门冬（去心，焙）　郁李仁（去皮双仁，研）　生干地黄各三分

【用法】上为末，与麻仁、龙齿、郁李仁膏同研，炼蜜为丸，如梧桐子大。每服二十丸，加至三十丸，空腹温酒送下。

【主治】热毒风，大便秘涩，及心风健忘，肝风眼暗。

韭子丸

【来源】《圣济总录》卷一八五。

【组成】韭子（微炒）　巴戟天（去心）　桑螵蛸（锉，炒）　菟丝子（酒浸，别捣）　牛膝（酒浸，焙）　牡蛎（左顾者，火煅）　熟干地黄各一两　干姜（炮）半两

【用法】上为末，醋煮面糊为丸，如梧桐子大。每服二十丸，空心盐汤送下。

【功用】秘精，补肾元，强志，解虚烦。

大豆丸

【来源】《圣济总录》卷一八六。

【组成】大豆黄卷一升（微炒）　熏陆香（研）　白龙骨（研）　黄蜡（酒煮过）各一两　蜜二升　真酥半斤　白茯苓（去黑皮）一斤

【用法】上七味，捣研四味为细末，入蜜、蜡、真酥为丸，如鸡子黄大。每日服一丸，空心酒嚼下，食后再服。

【功用】补心气，强力益志。

远志散

【来源】《圣济总录》卷一八六。

【组成】远志（去心）　黄连（去须）各二两　白茯苓（去黑皮）二两半　菖蒲（切，焙）三两　人参一两半

【用法】上为散。每服一钱匕，食后温酒调下。

【功用】补心气，强力益志。

【主治】健忘。

薯蓣丸

【来源】《鸡峰普济方》卷七。

【组成】薯蓣　远志　熟干地黄　天门冬　茯神　龙齿　地骨皮　防风　茯苓　麦门冬　人参　桂各六分　五味子　车前子各五分

【用法】上为细末，炼蜜为丸，如梧桐子大。每服二十丸，食后、临卧酒送下。

【功用】安魂魄。

【主治】健忘。

远志丸

【来源】《鸡峰普济方》卷十一。

【组成】朱砂　远志　人参　茯苓　茯神　甘草　白石英　紫石英　干山药　龙齿各一两

【用法】上为细末，炼蜜为丸，如梧桐子大。每服三十丸，煎人参汤送下，寅、午、戌时服。

【功用】镇心安神，爽识强记。

【主治】心气不定，恍惚健忘，语言错乱，或即謇涩，惊悸心忪，神思不定。

远志煎

【来源】《鸡峰普济方》卷十一。

【组成】薯蓣　远志　熟地黄　天门冬　茯神　龙齿　地骨皮　防风　茯苓　麦门冬　人参　桂各三钱　五味子　车前子各五钱

【用法】上为细末，炼蜜为丸，如梧桐子大。每服二十丸，以酒送下。

【功用】安魂魄。

【主治】健忘。

养心丹

【来源】《鸡峰普济方》卷十一。

【组成】光明朱砂　明净乳香各一分　酸枣仁　白茯苓各半两

【用法】上为细末。以枣为丸，如梧桐子大。每服一丸，空心清净水吞下。

【功用】宽神，消虑，全志，通神明。

【主治】健忘。

山药地黄丸

【来源】《鸡峰普济方》卷十二。

【别名】水芝丹。

【组成】山药　远志　熟地黄　天门冬　龙齿各六分　五味子　白茯苓　麦门冬　车前子　茯神　地骨皮　桂各五分

【用法】上为细末，炼蜜为丸，如梧桐子大。每服二十丸，食前米饮送下。

【主治】心肾气不足，惊悸健忘，梦寐不安，遗精，面少色，胫酸痛。

宁志膏

【来源】《普济本事方》卷二。

【组成】人参（去芦）一两　酸枣仁（微炒，去皮，研）一两　辰砂（水飞）半两　乳香一分（以乳钵坐水盆中研）

【用法】上为细末，炼蜜为丸，如弹子大。每服一丸，薄荷汤化下。

本方方名，据剂型，当作“宁志丸”。

【功用】《普济方》：宁神定志，安眠止痛。

【主治】

1.《普济本事方》：失心。

2.《太平惠民和济局方》（淳祐新添方）：心脏亏虚，神志不守，恐怖惊惕，常多恍惚，易于健忘，睡卧不宁，梦涉危险，一切心疾。

3.《仁斋直指方论》：因惊失心。

4.《普济方》：心气虚耗，赤白浊甚。

5.《寿世保元》：癫狂失心不寐。

【方论】

1.《寿世保元》：此方朱砂能镇心安神；酸可使收引，故枣仁能敛神归心；香可使利窍，故乳香能豁痰达心志；许学士加人参，亦谓人参能宁心耳。

2.《本事方释义》：人参气味甘温，入脾胃；枣仁气味苦平，入心；辰砂气味苦温，入心；乳香气味辛微温，入手足少阴。以薄荷汤送药，乃手太阴之引经药也；甘温护持中土，佐以苦味入心，辛香开窍，使以轻扬为引，表里皆得安妥矣。

【验案】失心予族弟妇缘兵火失心，制此方与之，

服二十粒愈。

定心汤

【来源】《三因极一病证方论》卷八。
【组成】茯苓四两　桂心　甘草（炙）　白芍药　干姜（炮）　远志（去心，炒）　人参各二两
【用法】上锉散。每服四钱，水一盏半，加大枣两个，煎七分，去滓，食前温服。
【主治】心劳虚寒，惊悸，恍惚多忘，梦寐惊魇，神志不定。

水仙丹

【来源】《杨氏家藏方》卷九。
【组成】朱砂不拘多少（细研，水飞过，候干）　木通（令为细末）一两　白及一两（锉，用麻油一小盏同入铫子内煎，令药焦黑色为度，去药，更煎油良久，以木箸点油向冷水中，成花子不散，是成。如未，更煎良久。倾入盏内收之）
【用法】上药将煎来油和研细朱砂、木通末，看多少和如软面剂相似，用浓皂角水洗药剂数遍，令油尽，却以清水浸之。每日旋丸如梧桐子大。每服三丸至七丸，空心新水送下。其浸药水一日一换。
【主治】水火不足，精神恍惚，怔忪健忘，遗精白浊，小便淋沥，消渴，吐血、衄血、溺血，及虚烦发热。

天王补心丸

【来源】《杨氏家藏方》卷十。
【别名】天王补心丹（《世医得效方》卷七）。
【组成】熟干地黄（洗，焙）四两　白茯苓（去皮）　茯神（去木）　当归（洗，焙）　远志（去心）　石菖蒲　黑参　人参（去芦头）　麦门冬（去心）　天门冬（去心）　桔梗（去芦头）　百部　柏子仁　杜仲（姜汁炒）　甘草（炙）　丹参（洗）　酸枣仁（炒）　五味子（去梗）各一两
【用法】上为细末，炼蜜为丸，每一两作十丸，金箔为衣。每服一丸，食后、临卧煎灯心、大枣汤化下。
【功用】宁心保神，益血固精，壮力强志，令人不忘；清三焦，化痰涎，祛烦热，除惊悸，疗咽干口燥，育养心气。
【主治】《张氏医通》：心肾虚耗，怔忡不宁。

四味补心丸

【来源】《杨氏家藏方》卷十。
【组成】当归（酒洗，焙干）二两　朱砂一两（别研）　肉苁蓉（酒浸一宿，焙干）二两　杏仁一百五十枚（汤泡，去皮尖，研成膏）
【用法】上为细末，以杏仁膏同和，如干，以浸药酒煮薄糊添和，杵千余下为丸，如绿豆大。每服三十丸，用米饮或温酒送下，不拘时候。
【功用】益血补心，安神定志。
【主治】怔忪惊悸，恍惚健忘。

远志丸

【来源】《杨氏家藏方》卷十。
【组成】远志（去心）　石菖蒲　茯神（去木）各一两　天竺黄　酸枣仁（炒）各半两　朱砂三分（别研）　犀角屑　龙齿（别研）各一分
【用法】上药除别研外并为细末，炼蜜为丸，如梧桐子大。每服三十丸，食后、临卧温熟水送下。
【主治】忧愁思虑过多，苦劳心神，恍惚健忘，睡卧不宁。

定志丸

【来源】《杨氏家藏方》卷十。
【组成】人参（去芦头）　白茯苓（去皮）　石菖蒲　远志（去心）　龙齿　酸枣仁（微炒）　铁粉（别研）　麦门冬（去心，焙干）　朱砂（飞过）　乳香（别研）　麝香（别研）　琥珀（别研）各等分
【用法】上为细末，次入朱砂、铁粉同研匀，绞生地黄汁浸蒸饼为丸，如梧桐子大，别用朱砂为衣。每服二十丸，食后、临卧温熟水送下。
【主治】怔忡健忘，精神恍惚，睡卧不宁，一切心疾。

养心丸

【来源】《杨氏家藏方》卷十。

【组成】茯神（去木） 人参（去芦头） 绵黄耆（蜜炙） 酸枣仁（去皮，别研成膏）各一两 熟干地黄（洗，焙） 远志（去心） 五味子 柏子仁（别研成膏）各半两 朱砂三分（研细，水飞）

【用法】上为细末，入二膏和匀研细，炼蜜为丸，如梧桐子大。每服五十丸，食后、临卧浓煎人参汤送下。

【主治】忧思太过，健忘怔忡，睡多恐惕，梦涉峻危，自汗不止，五心烦热，目涩昏倦，梦寐失精，口苦舌干，日渐羸瘦，全不思食。

增减定志丸

【来源】《传信适用方》卷二。

【组成】鹿茸半两（酥炙） 远志一两（去心，炒） 菖蒲（炒） 茯神（炒） 酸枣仁（炒） 干地黄（炒） 当归（炒）各一两 人参（炒） 白术（炒）各一两 麝香一分（研入）

【用法】上为末，炼蜜为丸，如梧桐子大。朱砂为衣。每服三十丸，人参汤送下。

【功用】养心肾，安魂魄，滋元气，益聪明。

【主治】健忘差谬，梦寐不宁，怔忡恍惚，精神昏耗。

琼方既济丸

【来源】《普济方》卷十七引《卫生家宝》。

【组成】白茯苓 破故纸各一斤

【用法】上为细末，酒糊为丸，如梧桐子大。每服三四十丸，空心食前以温酒米饮送下。

【功用】益心气，补丹田。妇人常服有子。

【主治】为事健忘，神志不安，梦寐惊悸，不思饮食；肾水无所滋养，腰重脚弱，行履少力，精神恍惚，小便频数。

育神散

【来源】《简易方》引《叶氏录验方》（见《医方类聚》卷九十三）。

【组成】人参（去芦） 白术 白茯苓（去皮） 甘草 当归（酒浸） 干姜（炮） 白茯神（去木） 防风 龙骨（别研如粉，临时入） 远志（去心） 紫菀茸 赤石脂（别研细，临时入） 桂心（去皮） 红芍药各等分

【用法】上为末。每服二钱，水一盏，加生姜三片，大枣一枚，煎七分，食后服。

【主治】心气不宁，怔忡健忘，夜梦惊恐，小便白浊。虚弱多惊，神色昏愦，言语无节，有类癫邪，心志不定，饮食无味。

朱雀丸

【来源】《是斋百一选方》卷一引苏韬光方。

【组成】茯神二两（去皮） 沉香半两

《证治宝鉴》引本方有朱砂。

【用法】上为细末，炼蜜为丸，如小豆大。每服三十丸，食后人参汤送下。

【功用】

1.《是斋百一选方》：消阴火，全心气。

2.《本草纲目》：养心安神。

【主治】

1.《是斋百一选方》：心神不定，恍惚不乐，火不下降，时有振跳。

2.《丹溪心法》：心病，怔忡不止。

3.《医灯续焰》：心肾不交，心神不定，事多健忘。

【方论】《医方考》：因惊而得者，名曰惊气怔忡。《内经》曰：惊则气乱。宜其怔怔忡忡，如物之扑也。是方也，茯神之甘平，可以宁心；沉香之坚实，可使下气，气下则怔忡瘥矣。

芙蓉丹

【来源】《普济方》卷二二四引《济生方》。

【组成】附子一两（炮） 朱砂半两

【用法】上为末，煮糊为丸。每服五十丸。空心盐汤送下。

【主治】心肾不足，气不升降，用心过度，惊悸多忘。

归脾汤

【来源】《济生方》卷四。

【组成】白术　茯苓（去木）　黄耆（去芦）　龙眼肉　酸枣仁（炒，去壳）各一两　人参　木香（不见火）各半两　甘草（炙）二钱半

【用法】上锉。每服四钱，水一盏半，加生姜五片，大枣一枚，煎至七分，去滓温服，不拘时候。

【功用】《仁术便览》：解郁，养脾阴。

【主治】

1.《济生方》：思虑过度，劳伤心脾，健忘怔忡。

2.《世医得效方》：思虑伤脾，心多健忘，为脾不能统摄血，以致妄行，或吐血下血。

3.《杂病源流犀烛》：思虑伤脾而成劳淋。

【方论】《医碥》：脾气虚寒，不能运血归经，故用参、耆、术、草以补脾，又用木香引之；气虚则易散，故用枣仁以敛肝；血不归经则心失所养而不宁，故用圆眼肉、茯神以补心。

【验案】

1.放环后经期延长　《云南中医中药杂志》（1999，3：28）：用本方去木香、远志，加川断、仙鹤草、茜草，治疗放环后经期延长50例，加减：兼见经色黯有块，腹痛明显者加桃仁、益母草；伴月经量多，色红质稠加丹皮、生地、栀子。结果：痊愈38例，占76%，好转10例，占20%，无效2例，占4%，总有效率为96%。

2.心律不齐　《四川中医》（1999，4：31）：用本方治疗心律不齐26例：气血虚弱加重黄芪、当归用量；肝肾阴虚加枸杞、黄精；心阳闭阻加瓜蒌、薤白；心阴不足，加麦冬、五味子；气滞血瘀加桃仁、红花。结果：显效，频发室性早搏、房性早搏完全消失，房室传导阻滞、室上心动过速、心房颤动等心律失常消失，有14例（占54%）。有效，室性早搏、房性早搏、房室传导阻滞等心律失常较前减少，有7例（占27%）；无效，心律失常无改变，有5例（占19%）。

生朱丹

【来源】《御药院方》卷一。

【组成】白附子（炮制，去皮脐）半斤　石膏（烧通红，放冷）半斤　龙脑一字　朱砂一两二钱半（为衣）

【用法】上前三味为细末。烧粟米饭为丸，如小豆大，朱砂为衣。每服三十丸，食后茶、酒任下。

【功用】清神爽气。

【主治】诸风痰甚，头痛目眩，旋晕欲倒，肺气郁滞，胸膈不利，呕哕恶心，恍惚健忘，颈项强直，偏正头痛，面目浮肿，筋脉拘急，涕唾稠粘，咽喉不利。

加味茯苓汤

【来源】《世医得效方》卷九。

【组成】人参（去芦）　半夏（汤洗）　陈皮（去白）各一两半　白茯苓（去皮）一两　粉草五钱　益智仁（去壳）　香附子（炒去毛）各一两

【用法】上锉散。每服四钱，水一盏半，加生姜三片，乌梅半个，同煎，温服，不拘时候。

【主治】痰迷心胞，健忘失事，言语如痴。

远志丸

【来源】《普济方》卷二二三。

【组成】远志　茯苓　细辛　菟丝子　木兰　续断　人参　菖蒲　龙骨　当归　川芎　茯神各五分

【用法】上为细末，炼蜜为丸，如梧桐子大。每服七丸至十丸，日二夜一。

【功用】明目益精，长志倍力，久服长生耐老。满三年益智。

天王补心丹

【来源】《奇效良方》卷三十三。

【组成】人参（去芦）　丹参（洗）　白茯苓（去皮）　酸枣仁（洗）　远志（去心）　百部（洗）　石菖蒲（去毛）　柏子仁　桔梗（去芦）　玄参　天门冬（去心）　五味子　茯神（去木）　当归　熟地各等分

【用法】上为细末，炼蜜为丸，每两作十丸，以金箔为衣。食后临卧用灯心、大枣汤化下；或作梧桐子大丸，吞服亦得。

【功用】宁心保神，益血固精，壮力强志，令人不忘；清三焦，化痰涎，祛烦热，除惊悸，疗咽干口燥，育养心气。

二丹丸

【来源】《云岐子保命集》卷中。

【别名】二丹丹（《医学正传》卷一）、加减固本丸（《医学入门》卷七）、二参丹（《东医宝鉴·杂病篇》卷二）、二参丸（《医灯续焰》卷十八）。

【组成】丹参一两半　丹砂二钱（为衣）　远志（去心）半两　茯神一两　人参五钱　菖蒲五钱　熟地黄一两半　天门冬一两半（去心）　麦冬一两（去心）　甘草一两

【用法】上为细末，炼蜜为丸，如梧桐子大。空心，食前服五十丸至一百丸。

【功用】养神定志和血。内安心神，外华腠理。

【主治】健忘。

【备考】

1.《云岐子保命集》：此治之法，一药安神，一药清肺。故清中清者，归肺以助天真；清中浊者，坚强骨髓；血中之清，荣养于神；血中之浊，荣华腠理。

2.《医学法律》：中风证，心神一虚，百骸无主，风邪扰乱，莫由驱之使出。此方安神益虚，养血清热息风，服之安睡，功见一斑矣。相传用愈风汤吞下，殊失用方之意。

朱雀交泰丸

【来源】《医学集成》卷三。

【组成】茯神四两　沉香（无真沉香，用香附）　黄连各一两　肉桂一钱

【用法】炼蜜为丸。人参汤送下。

【主治】心肾不交。

驻阳小丹

【来源】《韩氏医通》卷下。

【组成】茯神四两（去木）　赤石脂（火煅存性）四两　辰砂（水飞）二两　乳香二两（灯心研）　川椒二两（净，以炭烧黄土地至通红，扫净，置椒于上，以瓦缶掩之，令为出汗）

【用法】上为细末，以人乳和稀剂，入鹅、鸭蛋壳内，糊封完固，加以绛袋，令体洁妇人带于胸乳之间，四十九日，日夕不离，取出干透则成，否则坏。再研，枣肉为丸，如绿豆大。每日空心人乳送下，或人参、麦冬汤代之，临时酒下也可。

【主治】心血不足，怔忡健忘等疾。

归脾汤

【来源】《正体类要》卷下。

【组成】白术　当归　白茯苓　黄耆（炒）　龙眼肉　远志　酸枣仁（炒）各一钱　木香五分　甘草（炙）各三分　人参一钱

《口齿类要》无姜、枣。

【用法】加生姜、大枣，水煎服。

改为丸剂，名归脾丸（见《丸散膏丹集成》）、人参归脾丸（见《北京市中药成方选集》）、白归脾丸（见《全国中药成药处方集》福州方）。

【功用】

1.《兰台轨范》：心脾同治，生血调经。

2.《古今医彻》：益心神，调荣血。

3.《医镜》：养血安神。

【主治】

1.《口齿类要》：思虑伤脾，血耗唇皱；及气郁生疮，咽喉不利，发热便血，盗汗晡热。

2.《正体类要》：跌扑等症，气血损伤；或思虑伤脾，血虚火动，寤而不寐；或心脾作痛，怠惰嗜卧，怔忡惊悸，自汗，大便不调；或血上下妄行。

3.《内科摘要》：思虑伤脾，健忘少食，肢体重痛，月经不调，赤白带下，疟痢。

【验案】神经衰弱　《中华医学杂志》（1958，10：989）：应用归脾丸治疗神经衰弱100例。结果：显效19例，改善72例，无效9例。临床实践表明归脾丸对病程短、病情轻者疗效好。对各种抑郁、倦怠、催眠状态及工作能力低下的病例疗效好；对机体处于兴奋状态，如好急躁、易怒的病例，则效果不满意。用药时间一般需2～4个月，用药总量1000～2000g，但对病程短病情轻者剂量可酌减。

加味宁志丸

【来源】《扶寿精方》。

【别名】加味安志丸（《济阳纲目》卷五十五）。

【组成】白茯苓（去皮） 人参 远志（甘草煎汤，浸软去木） 菖蒲（寸九节者，米泔浸） 黄连（去毛） 酸枣仁（水浸，去红皮） 柏子仁（如法去壳）各一两 当归（酒洗） 生地黄（酒洗）各八钱 木香四钱（不用火） 朱砂（研，水飞）一两二钱（半入药，半为衣）

【用法】上为末，炼蜜为丸，如绿豆大。每服五六十丸，饥时用麦门冬（去心）煎汤送下。

【主治】虚惫精神恍惚，心思昏愦，气不足，健忘怔忡。

加减补心汤

【来源】《扶寿精方》。

【组成】白茯苓 归身 远志（去心） 黄柏 知母 生地黄 陈皮 酸枣仁（去皮） 麦门冬各五钱 人参 石菖蒲 白术 甘草各三钱 白芍药五钱（炒）

【用法】上锉。水二钟，煎八分，三六九日服，暑月尤宜。

【主治】

1.《扶寿精方》：诸虚健忘。

2.《寿世保元》：惊悸怔忡。

壮胆镇惊丸

【来源】《扶寿精方》。

【组成】橘红（水润，去白） 枳实（水浸，去瓤） 当归（酒洗）各五钱 熟地黄（水洗，姜汁浸蒸） 天门冬（泔水润，去心） 白茯苓（去皮木） 远志（甘草水煮软，去木）各一两 甘草（生用）五钱 白石英（火煅，醋淬七次）三钱（如无真者，银箔代之）

【用法】上为末，粳米糊为丸。每服五十丸，饥时以沸汤送下，每日二次。

【主治】诸虚，精神恍惚，心思昏愦，气不足，健忘怔忡。

安神定志丸

【来源】《活人心统》卷下。

【组成】人参七钱 远志（去心）一两 茯神（去木） 龙齿七钱 枣仁一两 当归一两 琥珀三钱 朱砂七钱 麦冬（去心）五钱 金箔十张 银箔十张 甘草五分 天竺黄五钱 生地（酒洗）一钱五分（焙干）

方中茯神用量原缺。

【用法】上为末，炼蜜为丸，如龙眼大，金银箔为衣。每服三丸，灯心汤化下。

【主治】阴虚血少，神不守舍，恍惚怔忡，健忘。

加味宁神丸

【来源】《东医宝鉴·内景篇》卷一引《医方集略》。

【组成】生干地黄一两半 当归 白芍药 白茯神 麦门冬 陈皮 贝母（炒）各一两 远志（姜制） 川芎各七钱 酸枣仁（炒） 黄连 甘草各五钱

【用法】上为末，炼蜜为丸，如绿豆大，朱砂为衣，每服五七十丸，枣汤送下。

【主治】心血不足，惊悸怔忡，健忘恍惚，一切痰火之证。

天王补心丹

【来源】《校注妇人良方》卷六。

【组成】人参（去芦） 茯苓 玄参 丹参 桔梗 远志各五钱 当归（酒浸） 五味 麦门冬（去心） 天门冬 柏子仁 酸枣仁（炒）各一两 生地黄四两

【用法】上为末，炼蜜为丸，如梧桐子大，用朱砂为衣。每服二三十丸，临卧竹叶煎汤送下。

【功用】宁心保神，益血固精，壮力强志，令人不忘；清三焦，化痰涎，祛烦热，除惊悸，疗咽干，育养心神。

【主治】

1.《校注妇人良方》：妇人热劳，心经血虚，心神烦躁，颊赤头痛，眼涩唇干，口舌生疮，神思昏倦，四肢壮热，食饮无味，肢体酸疼，心怔盗汗，肌肤日瘦，或寒热往来。

2.《医方考》：过劳伤心，忽忽喜忘，大便难，或时溏利，口内生疮者。

3.《证治宝鉴》：颤振，脉数而无力。

4.《江苏中医》（1958，2：32）：心肾不交，水火不济之遗泄，性功能失常。

【宜忌】

1.《校注妇人良方》：方内天、麦门冬、玄参、生地虽能降火，生血化痰，然其性沉寒，损伤脾胃，克伐生气，若人饮食少思，大便不实者，不宜用。

2.《摄生秘剖》：忌胡荽、大蒜、萝卜，鱼腥、烧酒。

柏子养心丸

【来源】《医部全录》卷三三一引《体仁汇编》。

【组成】柏子仁（蒸，晒，去壳）四两　枸杞子（酒洗，晒）三两　麦门冬（去心）　当归（酒浸）　石菖蒲（去毛，洗净）　茯神（去皮心）各一两　熟地（酒蒸）　元参各二两　甘草（去粗皮）五钱

【用法】上为末，内除柏子仁、熟地黄蒸过，石器内捣如泥，余药末和匀，加炼蜜为丸，如梧桐子大。每服四五十丸，临睡白汤送下。

【功用】

1.《医部全录》引《体仁汇编》：补血宁神，滋阴壮水。

2.《古今医统大全》：宁心保神，益血固精，祛烦热惊悸，聪明不忘。

养心丸

【来源】《摄生众妙方》卷七。

【组成】柏子仁（择净，微蒸，晒干，去壳）四两　枸杞子（水洗净，晒干）三两　当归（酒浸）二两　麦门冬（去心）一两　茯神（去皮心）一两　熟地黄（酒洗，蒸）二两　甘草（去粗皮）五钱　黑玄参（洗净）二两　石菖蒲（去尾，洗净）五钱

【用法】除柏子仁、熟地黄蒸过，石器内捣如泥外，余药为细末，和匀，炼蜜为丸，如梧桐子大。每服四五十丸，临睡白汤送下。

【功用】宁心保神，益血固精，壮力强志。

益智丸

【来源】《摄生众妙方》卷七。

【别名】朱子读书丸。

【组成】石菖蒲（一寸九节）一两　橘红（去白）七钱　甘草二钱五分　当归身五钱　人参七钱　茯神一两　远志（去心，用甘草汤浸一宿）一两

【用法】上为细末，面糊为丸，如金凤子大，朱砂为衣。每服五丸，卧时用灯心汤送下。

【功用】益智。

三神散

【来源】《古今医统大全》卷五十。

【组成】白茯神　远志（制）　石菖蒲（去毛）各三两

【用法】上为细末。每服四钱，水一盏，煎八分，和滓，食后、空心各一服。

【主治】健忘不记事者。

丹参饮子

【来源】《古今医统大全》卷五十。

【组成】丹参　当归（酒洗）　白术（炒）　天门冬（去心）　麦门冬（去心）各一钱半　贝母　陈皮　知母　甘草各一分　石菖蒲一钱　黄连（姜汁炒）五分　五味子九粒

【用法】以水一盏半，加生姜一片，煎八分，温服，不拘时候。

【主治】健忘。

巴戟天丸

【来源】《古今医统大全》卷五十。

【组成】巴戟天（去心）半两　石菖蒲　地骨皮　白茯苓（为末作糊）　远志（制）　白茯神各一两　人参三钱

【用法】上为末，粘米粉同茯苓末作糊，以菖蒲汤调为丸，如梧桐子大。每服三十丸，酒、白汤任

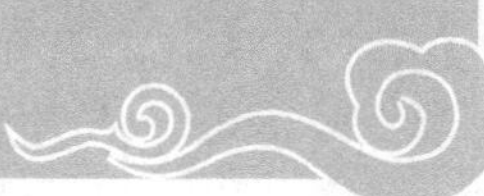

下，一日三次。

【功用】令人聪明善记。

【主治】健忘。

平惊通圣散

【来源】《古今医统大全》卷五十。

【组成】当归　人参　黄连　茯神　远志　甘草（炙）各三钱　石菖蒲　朱砂（另研）各二钱

【用法】上为细末。每服二钱，食后、临卧竹叶煎汤调下。

【主治】惊悸，怔忡，健忘。

读书丸

【来源】《古今医统大全》卷五十。

【组成】人参　远志　石菖蒲　菟丝子　生地黄　地骨皮　五味子　酸枣仁　当归　川芎各等分

【用法】上为细末，炼蜜为丸，如梧桐子大。每服三十丸，空心枣汤送下。

【功用】除百病，日记万言。

【主治】健忘。

【验案】

1.对记忆功能的影响　《中国中西医结合杂志》（1994，4：203）：以用读书丸加味：生地黄15g，五味子10g，菟丝子15g，地骨皮10g，菖蒲5g，远志5g，川芎5g，葛根10g，丹参10g，制成口服液，名健忆口服液，每支10ml，含生药27g，每日3次，每次1支，连续服3个月后，学习与记忆功能均有明显改善，同时老年人血浆与老年鼠脑内去甲肾上腺素、多巴胺、5-羟色胺、环磷酸腺苷及红细胞内超氧化物歧化酶均增高，与服药前或与对照组相比有显著性差异。

2.对记忆的影响　《中国中医基础医学杂志》（1998，2：44）：艾氏等观察了本方加人参、丹参、葛根制成的片剂对动物自主活动和学习记忆的影响。结果发现：本方能明显改善利血平、东莨菪碱和阿扑吗啡诱导的小鼠记忆障碍，且显著提高阴虚小鼠学习记忆能力，与本方的临床作用基本一致。其剂量为20g/kg时作用与脑复康剂量为0.5g/kg时作用相似，但剂量较小时改善学习记忆的作用不明显。本方能明显减少阴虚小鼠的自发活动，对正常小鼠的自发活动无明显影响，不增强镇静药的诱导催眠作用。表明本方在改善学习记忆的同时，并可纠正因心肾阴虚所致的躁动。

琥珀多寐丸

【来源】《古今医统大全》卷七十。

【组成】真琥珀　真羚羊角（细镑）　人参　白茯神　远志（制）　甘草各等分

《医钞类编》无白茯神，有茯苓。《外科传薪集》有白术。

【用法】上为细末，猪心血和炼蜜为丸，如芡实子大，金箔为衣。每服一丸，灯心汤嚼下。

【功用】

1.《饲鹤亭集方》：清心养营，安神定魄。

2.《中药成方配本》：平肝安神。

【主治】

1.《古今医统大全》引《秘验》：健忘恍惚，神虚不寐。

2.《中药成方配本》：肝阳上僭，心神不守，惊悸怔忡。

安神定志丸

【来源】《医便》卷一。

【组成】人参一两五钱　白茯苓（去皮）　白茯神（去心）　远志（去心）　白术（炒）　石菖蒲（去毛，忌铁）　酸枣仁（去壳，炒）　麦门冬（去心）各一两　牛黄一钱（另研）　辰砂二钱五分（水飞，另研，为衣）

【用法】上为末，龙眼肉四两熬膏，和炼蜜三四两为丸，如梧桐子大，朱砂为衣。每服三十丸，清米汤送下，每日三次，不拘时候。

【功用】

1.《医便》：清心肺，补脾肾，安神定志，消痰去热。

2.《寿世保元》：宁心保神，益血固精，壮力强志，清三焦，化痰涎，育养心神，大补元气。

【主治】

1.《寿世保元》：咽干，惊悸，怔忡。

2.《医碥》：健忘。

腽肭补天丸

【来源】《医学入门》卷七。

【组成】腽肭脐　人参　白茯苓（姜汁煮）　当归　川芎　枸杞　小茴香各一两半　白术二两半　粉草（蜜炙）　木香　茯神各一两　白芍　黄耆　熟地黄　杜仲　牛膝　故纸　川楝　远志各二两　胡桃肉三两　沉香五钱

【用法】上为末，用制腽肭酒煮面糊为丸，如梧桐子大。每服六十丸，空心盐酒送下。

【主治】男妇亡阳失阴，诸虚百损，阴痿遗精，健忘白带，子宫虚冷。

【加减】男，加知、柏；女，加附子。

加味定志丸

【来源】《古今医鉴》卷八引陈白野方。

【组成】当归身（酒洗）　川芎　白芍药　生地黄（酒洗，切）各二两　人参六钱　石菖蒲二两　远志（甘草水泡，去骨，姜汁炒）三两

【用法】上为细末，炼蜜为丸，如梧桐子大。每服二钱，临卧白汤送下。

【主治】健忘。

状元丸

【来源】《古今医鉴》卷八。

【组成】石菖蒲（去毛，一寸九节者佳）　地骨皮（去木）　白茯神（去皮木）　远志肉（甘草水泡，去心）各一两　人参（去芦）三钱　巴戟天（去骨）五钱

【用法】上为末，用白茯苓（去皮）二两、粘米二两共打粉，外用石菖蒲三钱打碎煎浓汤，去滓，煮糊为丸。每服三五十丸，食后、午时、卧时服。

【功用】开心通窍，定智宁神。

【主治】健忘。

聪明汤

【来源】《古今医鉴》卷八。

【组成】白茯神　远志肉（甘草水泡）　石菖蒲（去毛，一寸九节者）各三两

【用法】上为极细末。每日三五钱，煎汤，空心食后服，不拘次数。

【主治】不善记而多忘者。

养神汤

【来源】《仁术便览》卷三。

【组成】天门冬（去心）　麦门冬（去心）各一钱　归身一钱　丹参五分　贝母（去心）一钱　黄连五分　白术一钱　知母（去毛，酒炒）一钱　陈皮一钱　菖蒲五分　五味子九粒

【用法】加生姜三片，水煎，食远服。

【功用】清爽精神。

【主治】勤读诵，劳苦者。

健忘丹

【来源】《仁术便览》卷三。

【组成】远志（去心）一两　石菖蒲（去毛）一两　黄连（姜炒）五钱　归身（酒洗）二两　枸杞（甘州者）二两　酸枣仁（炒）一两　麦冬（去心）一两　甘菊花五钱　生地黄五钱　人参五钱

【用法】炼蜜为丸，朱砂三钱为衣。每服五十丸，茶送下。

【主治】心虚损，遇事多惊，做事健忘，读诵诗书健忘。

归脾丸

【来源】《医学六要·治法汇》卷七。

【组成】黄耆　龙眼肉　酸枣仁（炒）　人参各一钱　木香二分　甘草（炙）二分半

【用法】加生姜三片，水煎服。

【主治】思伤脾，神不归于脾而健忘怔忡。

天王补心丹

【来源】《万病回春》卷四。

【组成】人参五钱　五味子　当归（酒洗）　天门冬（去心）　麦门冬（去心）　柏子仁　酸枣仁（炒）　玄参　白茯神（去皮）　丹参　桔梗（去

芦） 远志（去心）各五钱 黄连（去毛，酒炒）二两 生地黄（酒洗）四两 石菖蒲一两

【用法】上为细末，炼蜜为丸，如梧桐子大，朱砂为衣。每服三十丸，临卧时灯心、竹叶煎汤送下。

【功用】宁心安神，益血固精，壮力强志，令人不忘，除怔忡，定惊悸，清三焦，化痰涎，祛烦热，疗咽干，养育精神。

【主治】

1.《万病回春》：健忘。

2.《症因脉治》：内伤嗽血。

状元丸

【来源】《万病回春》卷四。

【别名】状元丸（《东医宝鉴·内景篇》）。

【组成】人参二钱 白茯神（去皮木） 当归（酒洗） 酸枣仁（炒）各三钱 麦门冬（去心） 远志（去心） 龙眼肉 生地黄（酒洗） 玄参 朱砂 石菖蒲（去毛，一寸九节者佳）各三钱 柏子仁（去油）二钱

【用法】上为细末，猪心血为丸，如绿豆大，金箔为衣。每服二三十丸，糯米汤送下。

【功用】补心生血，宁神定志，清火化痰。

【主治】台阁勤政，劳心灯窗，读书辛苦，致健忘，怔忡不寐，及不善记而多忘者。

大益智散

【来源】《证治准绳·类方》卷五。

【组成】熟地黄 人参（去芦） 白茯苓（去皮） 苁蓉（酒浸）各二两 菟丝子（酒浸） 远志（去心）各七钱半 蛇床子二钱半

【用法】上为细末。每服一钱，食后米饮调下，一日二次。

【主治】心志不宁，语言健忘。

【宜忌】忌食猪肉。

天王补心丸

【来源】《证治准绳·类方》卷五。

【组成】人参（去芦）五钱 当归（酒浸） 五味子 麦门冬（去心） 天门冬（去心） 柏子仁 酸枣仁各一两 白茯苓（去皮） 玄参 丹参 桔梗 远志各五钱 生地黄四两 黄连（酒洗，炒）二两

【用法】上为末，炼蜜为丸，如梧桐子大，朱砂为衣。每服二三十丸，临卧用灯草、竹叶煎汤送下。

【功用】宁心保神，益血固精，壮力强志，令人不忘；除怔忡，定惊悸，清三焦，化痰涎，祛烦热，疗咽干，育养心神。

读书丸

【来源】《证治准绳·类方》卷五。

【组成】石菖蒲 菟丝子（酒煮） 远志各一两 地骨皮二两 生地黄 五味子 川芎各一两

【用法】上为末，薄糊为丸，如梧桐子大。每服七八十丸，临卧白汤送下。

【主治】健忘。

加味定志丸

【来源】《杏苑生春》卷六。

【组成】人参二两 白术一两 白茯一两五钱 菖蒲七钱 远志五钱 茯神一两 牛黄一钱 麦冬一两

【用法】上锉，共为末，炼蜜为丸，如梧桐子大，朱砂为衣。每服三五十丸，食后白汤送下。

【主治】心气不足，恍惚多忘。

安神醒心丸

【来源】《寿世保元》卷五。

【组成】南星末五两 川连末一两五钱（先以姜汁拌浸半日，入南星末调，和匀成饼，于饭甑内蒸半日） 人参末一两五钱 制远志末一两五钱 飞过辰砂（研）七钱五分 琥珀七钱五分 酸枣仁（炒，研末）一两

【用法】上用雄猪心血三个，入竹沥，面糊为丸，如梧桐子大，金箔为衣。每服五十丸，食远白汤送下，小者二三十丸。

【主治】

1.《寿世保元》：小儿大人被惊，神不守舍，痰迷心窍，恍惚健忘，诸痫痴风心风等症。

2.《医学集成》：痰迷心窍所致惊悸。

怔忡汤

【来源】《观聚方要补》卷五引《百代医宗》。

【组成】川芎　黄连　生地各八分　茯神　白芍　熟地　当归各一钱　朱砂六分　甘草三分

【用法】水煎服。

【主治】虚烦不眠，惊悸怔忡，健忘。

天王补心丹

【来源】《先醒斋医学广笔记》卷二。

【组成】人参　怀山药（坚白者）　麦门冬（去心）　当归身（酒洗）各一两　怀生地　天门冬（去心）各一两三钱三分　丹参（去黄皮）八钱　百部（去芦土）　白茯神（去粗皮，坚白者良）　石菖蒲（去毛）　柏子仁（去油者佳，另研）　甘草（长流水润，炙）　北五味（去枯者）　杜仲各六钱六分　远志三钱三分　白茯苓一两五钱四分（净末）

【用法】炼蜜为丸，如弹子大，重一钱，朱砂一两研极细为衣。食远、临卧时噙化，后饮灯心汤一小杯。

【功用】宁心保神，益气固精，壮力强志，令人不忘，清三焦，化痰涎，去烦热，除惊悸，疗咽干，养育心神。

【主治】

1.《先醒斋医学广笔记》：虚弱。

2.《冯氏锦囊秘录》：思虑过度，心血不足，怔忡健忘。

安志膏

【来源】《济阳纲目》卷五十五。

【组成】人参　酸枣仁（炒）各一钱　辰砂（研细，水飞）　乳香（另研）各半两

【用法】上为末，和匀，炼蜜为丸，如弹子大。每服一丸，空心以温酒或大枣汤送下。

【主治】心神恍惚，一时健忘。

养心汤

【来源】《丹台玉案》卷四。

【组成】玄参　白术　麦门冬　当归　白芍　生地各一钱　川芎　天麻　紫石英　柏子仁　枣仁　陈皮各八分

【用法】加灯心三十茎，水煎服。

【主治】心虚胆怯，健忘怔忡，不能成寐者。

益明长智丸

【来源】《证治宝鉴》卷三。

【组成】龟心九枚　龙骨　远志　龟版　辰砂　石菖蒲　天门冬　麦门冬　柏子仁　白茯苓　玄参　桔梗　人参　丹参　酸枣仁　胆南星　熟地黄　五味子　川当归　茯神　甘草　熊胆

【用法】上为末，炼蜜为丸，如龙眼大。灯心，大枣煎汤送下。

【功用】清心益智。

【主治】健忘。

健脾汤

【来源】《何氏济生论》卷五。

【组成】人参　茯神　龙眼肉　黄耆　枣仁（炒，研）　白术各二钱五分　木香　炙甘草各五分

【用法】生姜、大枣为引，水煎服。

【主治】健忘。

遗忘双痊丹

【来源】《石室秘录》卷一。

【组成】人参三两　莲须二两　芡实三两　山药四两　麦冬三两　五味子一两　生枣仁三两　远志一两　菖蒲一两　当归三两　柏子仁（去油）一两　熟地五两　山茱萸三两

【用法】上为末，炼蜜为丸。每服五钱，早、晚用白滚水送下。半料两症俱痊。

【主治】遗精，健忘。

天丝饮

【来源】《辨证录》卷四。
【组成】巴戟天一两　菟丝子一两
【用法】水煎服。
【主治】健忘。

生气汤

【来源】《辨证录》卷四。
【组成】人参二钱　白术一钱　茯苓三钱　远志八分　炒枣仁二钱　熟地五钱　山茱萸二钱　甘草三分　神曲三分　半夏三分　麦冬一钱　肉桂三分　菖蒲三分　芡实三钱　广木香一分
【用法】水煎服。
【主治】壮年得伤寒后，或酒色过度，五脏俱伤而善忘。

生慧汤

【来源】《辨证录》卷四。
【组成】熟地一两　山茱萸四钱　远志二钱　生枣仁五钱　柏子仁（去油）五钱　茯神三钱　人参三钱　菖蒲五分　白芥子二钱
【用法】水煎服。连服一月，自然不忘矣。
【主治】心肾不足，老年健忘，近事多不记忆，虽人述其前事，犹若茫然。
【方论】此方心肾兼补，上下互资，实治健忘之圣药。苟能日用一剂，不特却忘，并有延龄之庆矣。

存注丹

【来源】《辨证录》卷四。
【组成】白芍　白术　生地各三钱　麦冬　柏子仁各五钱　菖蒲　甘草各一钱　柴胡　花粉各二钱　青皮三钱
【用法】水煎服。
【主治】气郁不舒，忽忽如有所失，目前之事，竟不记忆，一如老人之善忘者。

扶老丸

【来源】《辨证录》卷四。
【组成】人参三两　白术三两　茯神二两　黄耆三两　当归三两　熟地半斤　山茱萸四两　玄参三两　菖蒲五钱　柏子仁三两　生枣仁四两　麦冬三两　龙齿三钱　白芥子一两
【用法】上药各为细末，炼蜜为丸，丹砂为衣。每晚服三钱，白滚水送下。老年之人，服生慧汤之后，以本方继之，始获永远之效也。
【主治】老年健忘。
【方论】此方老少俱可服，而老年人尤宜，盖补肾之味多于补心，精足而心之液生，液生而心之窍启，窍启而心之神清，何至昏昧而善忘哉。

神交汤

【来源】《辨证录》卷四。
【组成】人参一两　麦冬一两　巴戟天一两　柏子仁五钱　山药一两　芡实五钱　玄参一两　丹参三钱　茯神三钱　菟丝子一两
【用法】水煎服。连服十剂，即不忘矣，服一月不再忘。
【功用】大补心肾。
【主治】健忘。心肾两开，对人说话，随说随忘，人述其言，杳无记忆，如从前并不道及。

强记汤

【来源】《辨证录》卷四。
【组成】熟地　麦冬　生枣仁各一两　远志二钱
【用法】水煎服。三十剂不忘矣。
【功用】补心肾。
【主治】健忘。因年老肾水竭，心血涸，致近事多不记忆，虽人述其前事，犹若茫然。

益心丹

【来源】《辨证录》卷八。
【组成】人参　当归各五钱　麦冬　炒枣仁各一两　天花粉　北五味　远志　神曲　丹砂各一两　菖蒲五分　菟丝子三钱
【用法】水煎服。
【主治】劳心思虑，心血亏损，心火沸腾，夜梦不安，久侧惊悸健忘，形神憔悴，血不华色。

坎离两补汤

【来源】《辨证录》卷九。
【组成】人参五钱　熟地一两　菟丝子三钱　生地五钱　麦冬五钱　丹皮二钱　炒枣仁三钱　北五味子一钱　茯苓二钱　桑叶十四片　山药五钱　白术三钱
【用法】水煎服。连服数十剂而愈。
【功用】补心气，滋肾水。
【主治】思虑过度，怔忡善忘，口淡舌燥，多汗，四肢疲软，发热，小便白而浊，脉虚大而数。

镇神汤

【来源】《辨证录》卷九。
【组成】人参　炒枣仁　茯苓　山药各五钱　远志一钱　巴戟天三钱　甘草五分　黄连三分
【用法】水煎服。
【主治】怔忡善忘，口淡舌燥，发热多汗，四肢疲软，小便白而浊，脉虚大而数，由思虑过度而成者。

平补镇心丹

【来源】《郑氏家传女科万金方》卷五。
【组成】桂圆肉十四两　龙齿（另研）二两　茯苓　远志　枣仁　茯神　肉桂　熟地　人参　黄耆　柏子仁（另研）　辰砂　阿胶　紫石英各一两
【用法】上为末，炼蜜为丸，如梧桐子大。每服三十丸。
【主治】妇人怔忡惊悸，健忘。

正诚丹

【来源】《重庆堂随笔》卷上。
【别名】正诚露珠丹（《重订通俗伤寒论》）。
【组成】透明辰砂（研极细，每砂一两用甘草水一两煎汤飞净，去头底，晒干，再研再飞，三次为度）　猿猪心中血（丝绵绞去滓，凡砂一两用心血三个，每次一个，拌砂晒干，再拌再晒，三个用讫，再研极细末）
【用法】上以糯米糊为丸，每重七分，阴干得五分，瓷瓶密收。每临文应事或卧时，以一丸噙化。
【主治】殚虑劳神，火升心悸，震惕不寐，遇事善忘。

十补丸

【来源】《医学心悟》卷三。
【组成】黄耆　白术各二两　茯苓　山药各一两五钱　人参一两　大熟地三两　当归　白芍各一两　山萸肉　杜仲　续断各二两　枣仁二两　远志一两　北五味　龙骨　牡蛎各七钱五分
【用法】金樱膏为丸。每服四钱，开水送下。或用石斛四两熬膏和炼蜜为丸。每早开水送下四钱。
【主治】

1.《医学心语》：体虚遗精。

2.《笔花医镜》：血气大亏，健忘，心肾不交者。

猴姜丸

【来源】《惠直堂方》卷一。
【组成】鲜猴姜数十斤（去毛洗净，亮去水气，捣烂揉汁听用）　远志肉一斤二两（择肥大者，以甘草四两煎汤泡拌，晒干，加猴姜汁拌透，晒干，再拌再晒，如是数十次，候远志肉至二斤四两为度）　鲜何首乌三斤（用竹刀切片，晒干，浓黑豆汁拌蒸，晒干，再拌再晒，直待首乌心内黑透为度）　补骨脂一斤（以青盐一两，水拌透，炒干）　石菖蒲一斤（蜜酒拌透，炒干）　枸杞子一斤（蜜酒拌炒）
【用法】上为细末，用黑枣肉为丸，如梧桐子大。每服三钱，早、晚用盐汤送下。
【功用】久服宁神喜睡，益记性，补下元。

灵砂安神丸

【来源】《惠直堂方》卷二。
【组成】灵砂一两（一半留为衣）　茯神（乳制）　远志　枣仁（炒）　生地　麦冬　石菖蒲　熟地　天冬各二两　熊胆八钱
【用法】上为末，炼蜜为丸，如梧桐子大，灵砂为衣。每服五十丸，酒送下。

【主治】癫痫。兼治心肾不交，怔忡恍惚，忘事，惊悸恐怖，吐血，劳瘵，怯弱。

定志丸

【来源】《医碥》卷七。

【组成】人参一两五钱　菖蒲　远志　茯苓　茯神各一两　朱砂一钱　白术　麦冬各五钱

【用法】炼蜜为丸服。

【功用】《方剂学》：补心益智，镇怯安神。

【主治】

1.《医碥》：悸。

2.《杂病源流犀烛》：思虑太甚，致心气不足，忽忽善忘，恐怯不安，梦寐不祥者。

补心丹

【来源】《医林纂要探源》卷四。

【组成】生地黄（酒洗）四两　酸枣仁（炒，去壳）一两　柏子仁（炒，研，去油）一两　当归（酒洗）一两　五味子（炒，研）一两　麦门冬（炒，去心）一两　天门冬（炒，去心）一两　桔梗五钱　远志（炒）五钱　茯神（去木）五钱　丹参（炒）五钱　元参（炒）五钱　人参五钱　黄连（生用）三钱

【用法】炼蜜为丸，如弹子大，朱砂为衣。每服一丸，临卧灯心汤化下。

【功用】补血气，泻心火。

【主治】思虑过多，心血不足。

【方论】方中枣、柏二仁为补心主药，而君以生地黄则补阴生血；佐以当归及丹、元二参，引之以远志、茯神，则皆引肾水以交于心，而节其过，且滋血以供其用，非直以补心也；至用五味、二冬、桔梗，以敛肺清金，而下生肾水，又佐以人参，泄以黄连，则一恐壮火之食气，一恐阴血之难滋，而保金以生水，亦以节火之过炽，而均之以适其平也。

养血宁心汤

【来源】《医部全录》卷三二〇。

【组成】当归一钱二分　白芍药（酒炒）　栀子各七分　黄芩　黄连各八分　枣仁　生地各一钱　远志　麦冬各二钱

【用法】加生姜、大枣，水煎服。

【主治】惊悸，怔忡，健忘。

龙眼肉粥

【来源】《药粥疗法》引《老老恒言》。

【组成】龙眼肉 15g　红枣 3～5 枚　粳米二两

【用法】一同煮粥，如爱好食甜病者，可加白糖少许。

【功用】养心安神，健脾补血。

【主治】心血不足之心悸、心慌、失眠、健忘、贫血，脾虚腹泻，浮肿，体质虚羸，以及神经衰弱，自汗盗汗。

【宜忌】龙眼粥每次用量不宜过大，根据各人食量，每天早晚可各服一二饭碗，并须热服，量过了会引起中满气壅。凡风寒感冒，恶寒发热，或舌苔厚腻者忌用。

龙眼汤

【来源】《杂病源流犀烛》卷六。

【组成】龙眼　丹参　人参　远志　麦冬　茯神　黄耆　甘草　升麻　柴胡

【主治】健忘，上虚下盛者。

茯苓汤

【来源】《杂病源流犀烛》卷六。

【组成】半夏　陈皮　茯苓　甘草　香附　益智仁　人参各一钱　乌梅一个　竹沥二匙　生姜汁二匙

【用法】水煎服。

【主治】素多痰饮，心肾不交，健忘。

养心汤

【来源】《杂病源流犀烛》卷六。

【组成】天冬　麦冬　菖蒲　远志　白术　熟地　人参　茯神　牛膝　当归　黄耆　木通

【主治】健忘，或上盛下虚。

加减固本丸

【来源】《类证治裁》卷四。

【组成】熟地　天冬各一两半　麦冬　炙草　茯苓各一两　人参　菖蒲　远志　朱砂各五钱

【用法】蜜为丸服。

【主治】年老神衰健忘。

天真丸

【来源】《良方集腋》卷上。

【组成】肉苁蓉二两（酒洗、去鳞甲及肉中白筋，净）　甘枸杞五钱（酒蒸合研）　独活二钱（酒蒸）　沉香一钱五分（要将军帽油结者佳，忌火）　芡实五钱（炒，研）　巴戟五钱（去硬心，酒蒸）　朱砂一钱五分（镜面者佳）　母丁香一钱五分　菟丝饼五钱　阳起石二钱五分（煅红，盐水淬七次）　锁阳三钱五分（酒蒸，焙，研，红者佳）　知母七钱五分（去毛，忌铁，酒蒸，焙，研末合之）　麝香一分（真当门子佳）

【用法】如法制准，饴糖为丸。每晚好酒调服。

【功用】补益，固精，益智。

【主治】虚劳。

【验案】虚劳　壬年之春，与苏司马共任钦差，羡其不畏劳顿，气足神完。据云弱冠时多病，渐至饮食难受，气短形枯，诸药罔效，见者咸称不寿。承知友访知嵩山老人有天真丸，求药服两月后，身体渐康，饮食大进，复往虔求，始授此方，并以勿轻易予人，勿擅意增改，勿忽略间断为嘱。于是照方制服年余，竟称强健，自后娶室生子，获名出仕，二十余年以来，守而不失，亦从无染疾，极称应验。余即抄方遵服十余年，亦颇安顺。

【方论】须查明六气，依天地阴阳五行配合君臣佐使，每气为君者之药，照分两加一倍。

健忘预知散

【来源】《医方易简》卷六。

【组成】虎骨（酥炙）　白龙骨　远志肉各等分

【用法】上为末。生姜汤调服，一日三次。

【主治】健忘。

通神补血丸

【来源】《鸡鸣录》。

【组成】生地三两　茯神三两五钱　紫石英（煅，飞）　远志　枣仁（炒）各二两　当归一两五钱　人参　麦冬　丹参　制半夏各一两　石菖蒲八钱　胆星四钱　琥珀三钱　川连二钱

【用法】上为细末。用连血猪心一个，入辰砂三钱，煮烂打丸，如干加炼蜜，或独用炼蜜亦可，每丸重一钱五分，辰砂为衣。每服一丸，空心枣汤或盐汤化服。

【主治】神虚血少，惊悸健忘，不寐怔忡，易恐易汗。

琥珀定志丸

【来源】《饲鹤亭集方》。

【组成】人参二两　琥珀五钱　麦冬（辰砂三钱拌）一两　冬术一两五钱　茯苓二两　远志八钱　菖蒲五钱　甘草八钱

【用法】上炼蜜为丸。每服三钱，桂圆汤送下。

【功用】补益虚损。

【主治】思虑恐惧，神志不宁，疲倦善忘，寐中多梦，盗汗遗精。

黑归脾丸

【来源】《饲鹤亭集方》。

【组成】熟地四两　人参　冬术　茯神　枣仁　远志各二两　黄耆一两五钱　当归一两　木香　炙草各五钱　桂元　生姜各一两　大枣五十枚

【用法】炼蜜为丸服。

《中药成方配本》：将熟地、龙眼肉、枣子同半烂，枣子半烂后去皮核，与诸药打和晒干研末，用生姜煎汤泛丸，如绿豆大，约成丸十五两。每日二次，每次二钱，开水吞服。

【功用】《中药成方配本》：补脾益肾，养心宁神。

【主治】心肾不交，劳伤过度，精血虚损，怔忡健忘，惊悸盗汗，发热体倦，食少不眠，肠红痔血，三阴亏损，疟疾不愈，及妇人带下。

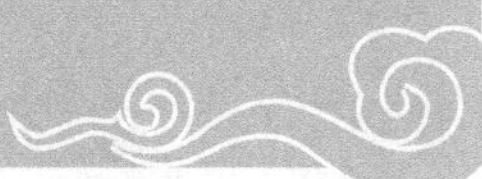

人参健脾丸

【来源】《北京市中药成方选集》。

【组成】人参（去芦）八十两　远志（炙）八十两　砂仁八二两　木香四十两　茯苓一百六十两　酸枣仁（炒）一百六十两　当归一百六十两　橘皮一百六十两　黄耆三百二十两　山药三百二十两　白术（炒）四百八十两

【用法】上为细末，过罗，炼蜜为丸，重三钱。每服一丸，日服二次，温开水送下。

【功用】健脾理气。

【主治】身体瘦弱，失眠健忘，不思饮食，时常作泻。

朱珀镇神丹

【来源】《全国中药成药处方集》（沈阳方）。

【组成】胆南星三钱　朱砂五钱　琥珀四钱　黄连　竺黄　远志　节蒲各三钱　茯神五钱　枣仁三钱　甘草二钱　金箔一钱

【用法】上为极细末，炼蜜为丸，七分重。每服一丸，饭后一时白开水送下。

【功用】镇静，强心，除烦。

【主治】心悸亢进，夜卧不宁，精神恍惚，惊惧多梦，伤脑过度，心跳失眠，怔忡健忘，躁烦急惊。

朱砂安神丸

【来源】《全国中药成药处方集》（天津方）。

【组成】当归　生白芍　川贝　炒枣仁各二两　生地三两　陈皮　麦冬各一两五钱　黄连四钱　茯苓（去皮）一两五钱　甘草五钱　川芎一两五钱　远志肉（甘草水制）五钱

【用法】上为细末，炼蜜为丸，三钱重，每斤丸药用朱砂面三钱为衣，蜡皮或蜡纸筒封固。每次服一丸，白开水送下。

【功用】镇静安神。

【主治】神经衰弱，失眠心跳，思虑过度，记忆不强。

养心四物汤

【来源】《张皆春眼科证治》。

【组成】力参1.5g　炙甘草　石菖蒲各3g　远志6g　当归12g　熟地9g　酒白芍6g　川芎1.5g

【功用】补心安神，益目生光。

【主治】视瞻昏渺，神光内沉，兼有心悸心烦，健忘失眠，脉细弱等。

【方论】四物汤为补血的要剂，力参、炙甘草补气以生血，力参且有开心明目之功；石菖蒲、远志养心安神，心中气血充裕，神自安和，神光发越，目自不昏。

延龄益寿丹

【来源】《慈禧光绪医方选议》。

【组成】茯神五钱　远志肉三钱　杭白芍四钱（炒）　当归五钱　党参四钱（土炒焦）　黄耆三钱（炙焦）　野白术四钱（炒焦）　茯苓五钱　橘皮四钱　香附四钱（炙）　广木香三钱　广砂仁三钱　桂圆肉三钱　枣仁四钱（炒）　石菖蒲三钱　甘草二钱（炙）

【用法】上为极细末，炼蜜为丸，如绿豆大。朱砂为衣。每服二钱五分，白开水送下。

【功用】《古今名方》：甘温养神，养心安神，畅利气机，延年益寿。

【主治】思虑太过，伤及心脾两脏，食少体倦，大便不调，健忘怔忡，惊悸少寐，脾虚不能统血，妇女月经不调与带下。

【方论】本方参、耆、术、草、茯苓、茯神甘温益脾；当归、远志、枣仁、桂圆濡润养心；木香之外又加石菖蒲、香附，更可畅利气机，是妇人长寿好方。

养血安神丸

【来源】《北京市中药成药规范》。

【组成】仙鹤草100斤　墨旱莲60斤　夜交藤60斤　合欢皮60斤　鸡血藤60斤　生地黄60斤　熟地黄60斤

【用法】上七味药材取50%煮提二次，浓缩为稠膏；另50%为细末。每斤药粉对膏半斤为丸，用生赭石粉一两五钱为衣。每服24粒，一日三次，温开水送下。

【功用】益气养血，宁心安神。

【主治】心血不足，精神倦怠，失眠健忘，睡眠多梦，肾虚腰酸，头晕乏力。

震灵丹

【来源】《天津市中成药规范》。

【组成】人参　蛇床子　覆盆子　炒枣仁各十两　生地黄　茯苓（去皮）各五斤　制远志　枸杞子各一斤四两　当归　麦门冬　元参　菟丝子（盐水炒）　补骨脂（盐水炒）各二斤八两

【用法】上为末，冷开水泛为小丸，用桃胶二钱化水，生赭石粉一两三钱，滑石粉七钱，上衣闯亮。每服一钱五分，温开水送下，一日二次。

【功用】补气和血，培元养心。

【主治】肾脏衰弱，梦遗滑精，伤脑健忘，头晕失眠。

羚灵聪明丹

【来源】《陕西中医》（1993，8：364）。

【组成】羚灵角 10g　木灵芝 100g　茯苓 30g　菖蒲　远志　人参各 30g　五味子　黄连各 20g　桂心 5g

【用法】上为细末，炼蜜为丸，朱砂为衣。每次 15g，早晚空腹时服。

【主治】健忘。

【验案】健忘　《陕西中医》（1993，8：364）：以本方治疗健忘症 89 例，结果痊愈 52 例，显效 11 例，总有效率 71%。

天王补心丸

【来源】《中国药典》。

【组成】丹参 25g　当归 50g　石菖蒲 25g　党参 25g　茯苓 25g　五味子 50g　麦冬 50g　天冬 50g　地黄 200g　玄参 25g　远志（制）25g　酸枣仁（炒）50g　柏子仁 50g　桔梗 25g　甘草 25g　朱砂 10g

【用法】上药朱砂水飞或粉碎成极细粉，其余丹参等十五味粉碎成细粉，与上述粉末配研，过筛混匀；每 100g 粉末加炼蜜 20～30g 与适量的水，泛丸，干燥；或加炼蜜 50～70g，制成小蜜丸或大蜜丸即得。口服，水蜜丸 1 次 6g，小蜜丸每次 9g，大蜜丸每次 1 丸，1 日 2 次。

【功用】滋阴养血，补心安神。

【主治】心阴不足，心悸健忘，失眠多梦，大便干燥。

长春益寿膏

【来源】《部颁标准》。

【组成】天冬 100g　麦冬 100g　熟地黄 100g　山药 100g　牛膝 100g　地黄 100g　杜仲叶 100g　制何首乌 100g　茯苓 100g　人参 50g　木香 100g　柏子仁 100g　五味子 100g　狗脊 100g　花椒 50g　泽泻 50g　石菖蒲 50g　远志（炙）50g　菟丝子 200g　金樱子 200g　枸杞子 75g　覆盆子 75g　地骨皮 75g

【用法】制成膏剂，密封，置阴凉处。开水冲服，每次 30g，1 日 2 次，早晚各 1 次。

【功用】补五脏，调阴阳，益气血，壮筋骨。

【主治】体虚倦怠，早衰健忘，心悸失眠，头晕目眩，腰膝酸软等症。

加味龟龄集酒

【来源】《部颁标准》。

【组成】龟龄集药粉 48g　熟地黄 90g　肉苁蓉 90g　薄荷脑 0.1g

【用法】制成酒剂，每瓶装 500ml 或 750ml，密封。口服，每次 15～30ml，1 日 3～4 次，可佐膳饮用。

【功用】补脑固肾，强壮机能，延年益寿。

【主治】气虚血亏，健忘失眠，食欲不振，腰酸背痛，阴虚阳弱，阳痿早泄，宫冷腹痛，产后诸虚。

【宜忌】伤风感冒者停服；孕妇忌服。

回春如意胶囊

【来源】《部颁标准》。

【组成】鹿茸 60g　熟地黄 100g　狗肾 60g　锁阳 80g　羊肾 60g　菟丝子 80g　山药 100g　何首乌 100g　槐米 50g　巴戟天 50g　枸杞子 100g　肉苁蓉 30g　黄精 80g　黄芪 80g　狗脊 50g　补骨脂 70g

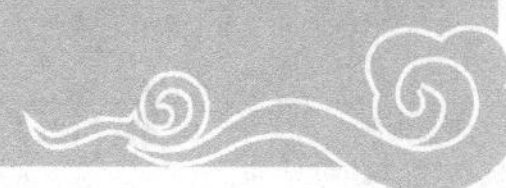

【用法】制成胶囊，每粒装0.25g，密封。口服，每次2～3粒，1日2～3次。

【功用】补血养血，助肾壮阳，益精生髓，强筋健骨。

【主治】头晕健忘，体虚乏力，肾虚耳鸣，腰膝酸痛，阳痿早泄等症。

补脑丸

【来源】《部颁标准》。

【组成】当归75g　胆南星30g　酸枣仁（炒）120g　益智仁（盐炒）45g　枸杞子60g　柏子仁（炒）45g　龙骨（煅）30g　石菖蒲30g　肉苁蓉（蒸）60g　五味子（酒炖）45g　核桃仁60g　天竺黄30g　远志（制）30g　琥珀30g　天麻30g

【用法】制成糖衣浓缩丸，每10丸重1.5g，密闭，防潮。口服，每次2～3g，1日2～3次。

【功用】滋补精血，健脑益智，安神镇惊，化痰熄风。

【主治】迷惑健忘，记忆减退，头晕耳鸣，心烦失眠，心悸不宁，癫痫头痛，神烦胸闷。

参茸安神丸

【来源】《部颁标准》。

【组成】红参100g　丹参100g　玉竹200g　柏子仁60g　山药120g　玄参60g　芡实（炒）100g　酸枣仁（炒）80g　肉苁蓉（制）100g　远志（制）80g　五味子160g　白术（炒）60g　菟丝子（炒）160g　石菖蒲60g　地黄120g　桔梗100g　鹿茸20g　琥珀20g

【用法】制成大蜜丸，每丸重9g，密封。口服，每次1丸，1日2次。

本方制成片剂，名“参茸安神片”。

【功用】养心安神。

【主治】身体虚弱，神志不宁，心烦不安，心悸失眠，健忘。

【宜忌】孕妇忌服。

参芪五味子糖浆

【来源】《部颁标准》。

【组成】五味子酊300ml　党参流浸膏30ml　黄芪流浸膏60ml　酸枣仁流浸膏15ml

【用法】制成糖浆，密封，置阴凉处。口服，每次5～10ml，1日3～4次。

【功用】益气安神。

【主治】疲劳过度，神经衰弱，健忘失眠等症。

复方天麻颗粒

【来源】《部颁标准》。

【组成】天麻100g　五味子50g　麦冬100g

【用法】制成冲剂，每袋装15g，密闭，防潮，在干燥处保存。口服，每次15g，早晚各1次。

【功用】健脑安神。

【主治】失眠健忘，神经衰弱，以及高血压引起的头昏头痛。

复方五味子酊

【来源】《部颁标准》。

【组成】五味子63g　党参23.4g　枸杞子15.6g　麦冬15.6g

【用法】制成酊剂，密封，置阴凉处。口服，每次5ml，1日2～3次。

【功用】养阴补血，宁心安神。

【主治】过度疲劳，神经衰弱，健忘失眠等症。

养阴镇静丸

【来源】《部颁标准》。

【组成】当归100g　麦冬75g　五味子62.5g　首乌藤50g　生地黄50g　茯苓100g　柏子仁25g　党参100g　珍珠母125g　玄参75g　丹参75g　远志50g　桔梗50g　朱砂125g

【用法】制成大蜜丸，每丸重9g，密闭，防潮。口服，每次1丸，1日3次。

本方制成片剂，名“养阴镇静片”。

【功用】滋阴养血，镇静安神。

【主治】心血不足，健忘，心惊不安，心悸失眠。

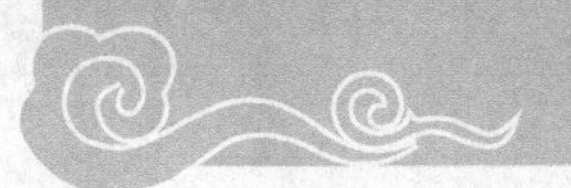

活力源口服液

【来源】《部颁标准》。

【组成】人参茎叶总皂甙 12.5g 黄芪 25g 五味子 60g 麦冬 120g 附片 2.5g

【用法】制成口服液，每支装 10ml，密封，置阴凉处。口服，每次 20ml，1 日 2～3 次。

本方制成片剂，名"活力源片"。

【功用】益气养阴，强心益肾。

【主治】气阴两虚，心肾两亏的健忘失眠，记忆力减退，冠心病，慢性肝炎，糖尿病及更年期综合征而见上述证候者。

健脑补肾口服液

【来源】《部颁标准》。

【组成】人参 110g 鹿茸 26g 狗肾 52g 肉桂 111g 金牛草 44g 牛蒡子（炒）66g 金樱子 45g 杜仲（炭）133g 川牛膝 133g 金银花 96g 连翘 88g 蝉蜕 88g 山药 176g 远志（甘草水制）154g 酸枣仁（炒）155g 砂仁 154g 当归 132g 龙骨（煅）129g 牡蛎 155g 茯苓 309g 白术（麸炒）155g 桂枝 129g 甘草 103g 白芍 129g 豆蔻 128g

【用法】制成口服液，每支装 10ml，密封，置阴凉处。口服，每次 10ml，1 日 2～3 次。

【功用】健脑补肾，益气健脾，安神定志。

【主治】健忘失眠，头晕目眩，耳鸣心悸，腰膝酸软，肾亏遗精，神经衰弱和性功能障碍等病症。

脑力宝丸

【来源】《部颁标准》。

【组成】远志 150g 地黄 100g 五味子 150g 地骨皮 200g 菟丝子 100g 茯苓 100g 石菖蒲 100g 川芎 100g 维生素 E5g 维生素 $B_1$2g

【用法】制成包糖衣的浓缩丸，每丸（素丸）重约 0.2g，避光，密封。口服，每次 4 丸，1 日 3 次。

【功用】滋补肝肾，养心安神。

【主治】肝肾不足，心神失养，健忘失眠，烦躁梦多，潮热盗汗，神疲体倦，神经衰弱属上述证候者。

滋补参茸丸

【来源】《部颁标准》。

【组成】人参 15g 鹿茸（去毛）15g 熟地黄 50g 龟版（醋淬）40g 山药 40g 当归 40g 茯苓 25g 朱砂 25g 益智仁（盐制）25g 补骨脂（盐制）25g 龙眼肉 25g 枸杞子 25g 苍术 25g 牛膝 25g 栀子（炒焦）15g 甘草 15g 黄柏（酒炒）15g 柏子仁 15g 知母（酒炒）15g 远志（甘草制）15g 酸枣仁（炒）15g 肉桂 10g 琥珀 10g 砂仁（盐制）10g

【用法】制成大蜜丸，每丸重 9g，密封。空腹服用，每次 1 丸，1 日 2 次。

【功用】补气养血，壮阳添精。

【主治】气血衰弱，体倦乏力，肌肉消瘦，怔忡健忘，失眠惊悸，肾虚滑精，阳痿不举。

【宜忌】忌食生冷物。

强心丸

【来源】《部颁标准》。

【组成】当归 150g 紫河车 150g 阿胶 300g 牡蛎（煅）150g 熟地黄 150g 麦冬 150g 党参 300g 白芍 300g 黄芩 150g 陈皮 75g 龙骨（煅）150g 枸杞子 150g 龙眼肉 300g 酸枣仁（炒）600g 蒺藜（盐炙）300g 女贞子（酒炙）300g 地锦草 600g 鹿角霜 150g 黄芪（蜜炙）300g 白术（麸炒）150g 地黄 150g 天冬 150g 远志（甘草炙）150g 丹参 300g 石斛 150g 人参 30g 黄柏 75g 甘草（蜜炙）5g 乌梅 60g 何首乌 300g 菟丝子 150g 木蝴蝶 150g 仙鹤草 450g 五味子（醋炙）120g 墨旱莲 150g 茯神 300g 柴胡 45g 肉桂 30g 白附片 30g 磁朱丸 30g 玉竹 300g 知母 60g

【用法】水泛为丸，每 100 丸重 15g，密封。口服，每次 20 粒，1 日 2 次。

【功用】滋阴补气，强心安神。

【主治】气血虚弱，虚火上升引起的健忘失眠，心跳气短，惊悸不安，遗精盗汗，目暗耳鸣，腰酸腿软，午后发热，肢体倦怠。

【宜忌】孕妇忌服。

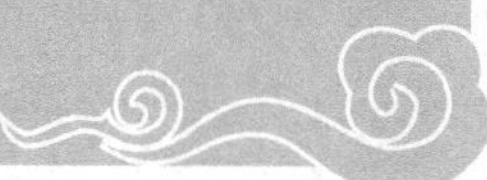

十八、喜笑不休

喜笑不休，又称多喜、喜伤，是指喜笑不能自制的神情失常病情。《灵枢经》："心主手厥阴心包络之脉，是动则病手心热，喜笑不休。"《黄帝内经·素问·调经论篇》："神有余则笑不休，神不足则悲。"然若心之阴血不足，不能制阳，虚阳鸱张也可致喜笑异常。《张氏医通》："若肾水亏涸，不胜心火，而喜笑不休。"本病成因多为心火偏亢，痰热壅盛所致；或因肾亏肝旺，水不制火，虚阳上亢而成。其治疗，当以宁心安神为先，实者宜清热泻火，虚者宜养血补阴。

瓜蒂散

【来源】《伤寒论》。

【组成】瓜蒂一分（熬黄） 赤小豆一分

【用法】上二味，各别捣筛，为散已，合治之。取一钱匕，以香豉一合，用热汤七合，煮作稀糜，去滓，取汁合散，温，顿服之。不吐者，少少加；得快吐，乃止。

【功用】涌吐。

【主治】病如桂枝证，头不痛，项不强，寸脉微浮，胸中痞硬，气上冲咽喉不得息者，此为胸中有寒，当吐之；病人手足厥冷，脉乍紧者；邪结在胸中，心下满而烦，饥不能食者。

【宜忌】诸亡血、虚家，不可与。

【验案】笑证 《伤寒论今释》引《生生堂治验》：绵屋弥三郎之妻，善笑，凡视听所及，悉成笑料，笑必捧腹绝倒，甚则胁腹吊痛，为之不得息。常自以为患，请师治之，即与瓜蒂散，吐二升余，遂不再发。

五邪汤

【来源】《外台秘要》卷十五引《深师方》。

【别名】禹余粮饮（《圣济总录》卷十四）。

【组成】禹余粮（研） 防风 桂心 芍药 远志（去心） 独活 甘草（炙） 人参 石膏（碎，绵裹） 牡蛎（熬） 秦艽各一两 白术 防己 菖蒲 黄丹 茯神 蛇蜕皮（炙）各一两

《外台秘要》引《古今录验》有雄黄，无黄丹。

【用法】上为粗末。以水一升半，纳三方寸匕，煮二沸，去滓服之，一日四次。

【主治】《外台秘要》引《深师方》：邪气啼泣，或歌或哭。

【宜忌】忌生葱、海藻、菘菜、桃李、雀肉、饧、醋等。

【方论】《千金方衍义》：五邪者，肝风内发则为风邪，治以防风、独活、蛇蜕之属；二火交煽则为热邪，治以桂心、石膏、芍药之属；脾湿生风则为湿邪，治以防己、秦艽、白术之属；痰迷心窍则为惊邪，治以雄黄、牡蛎、禹余粮之属；惊啼歌哭则为虚邪，治以远志、菖蒲、茯神之属；凡此五邪，靡不由心神怯弱所致，甘草、人参非特安神，并佐诸药之力，病久正虚者，非此不能克应。

麻黄止烦下气汤

【来源】《外台秘要》卷十六引《删繁方》。

【组成】麻黄（去节） 栀子仁 茯苓 子芩 白术各三两 石膏八两（碎，绵裹） 桂心二两 芒消三两 生地黄（切）一升 大枣三十枚 鸡子二枚 甘草一两（炙） 赤小豆二合

【用法】上切，以水一斗煎和，下鸡子白搅调，去沫，下诸药，煎取二升五合，去滓，下竹沥、芒消，煎一沸，分三次服。

【主治】心劳实热，好笑无度，自喜，四肢烦热。

【宜忌】忌生葱、酢物、桃、李、雀肉、海藻、菘菜等。

龙胆丸

【来源】《圣济总录》卷四十二。

【组成】龙胆 山栀子仁 白薇 茯神（去木） 大黄（锉，炒）各二两 麦门冬（去心，焙）三两 人参 甘草（炙，锉）各一两半 玄参 羚羊角（镑）各二两半

【用法】上为细末，炼蜜为丸，如梧桐子大。每服三十丸，食后煎大枣汤送下。

【主治】心实热，惊悸善笑。

龙齿丸

【来源】《圣济总录》卷四十三。

【组成】龙齿　远志（去心）　生干地黄（焙）　白茯苓（去黑皮）　天门冬（去心，焙）　山芋　防风（去叉）　五味子　车前子　麦门冬（去心，焙）　地骨皮（去土）　人参各等分

【用法】上为细末，炼蜜为丸，如梧桐子大。每日二十丸，空心竹叶汤送下，一日二次。

【主治】心神狂越，多喜善笑。

降气汤

【来源】《圣济总录》卷四十三。

【组成】麻黄（去根节）　栀子仁　白茯苓（去黑皮）　黄芩（去黑心）　白术（锉）　芒消各三两　石膏八两（碎研）　桂（去粗皮）二两　生地黄（切，焙）一升　甘草（炙，锉）一两　赤小豆二合

【用法】上为粗末。每服五钱匕，水二盏，大枣二个，煎取一盏，下竹沥少许，再煎，去滓温服。

【主治】心热多汗，言笑无度，四肢烦热。

麻黄汤

【来源】《圣济总录》卷八十六。

【组成】麻黄（去根节）一两半　栀子仁一两半　赤茯苓（去黑皮）一两半　黄芩（去黑心）一两　白术一两半　石膏一两　桂（去粗皮）一两半　生干地黄（焙）五两　甘草（炙）一两　赤小豆一合

【用法】上为粗末。每用药末十钱匕，加鸡子白一枚，竹沥半合，以水三盏，煎至二盏，去滓，下芒消一钱，再上火令沸，分三次温服，空腹、日午、夜卧各一次。

【功用】止烦下气。

【主治】心劳烦多热，喜笑无度，四肢烦热。

参术二仁汤

【来源】《辨证录》卷六。

【组成】人参　茯神　麸炒枣仁各三钱　白芍九钱　远志　半夏各一钱　砂仁二粒

【用法】水煎服。

【主治】心包、膻中之火炽甚，口干舌燥，面目红赤，易喜易笑。

通泉饮

【来源】《辨证录》卷八。

【组成】炒枣仁一两　麦冬一两　天门冬三钱　北五味一钱　人参三钱　丹参三钱　远志一钱　当归五钱　甘草一钱　柏子仁三钱

【用法】水煎服。一剂口润，再剂心头之汗止，三剂诸症痊愈。

【功用】补心气，生津液。

【主治】过于欢娱，大笑不止，阳旺火炎，心中无液，心气损伤，遂致唾干津燥，口舌生疮，渴欲思饮，久则形容枯槁，心头出汗。

正笑丹

【来源】《辨证录》卷十。

【组成】生枣仁三钱　黄连二钱　犀角屑五分　丹砂末一钱　丹皮三钱　生甘草一钱　麦冬三钱　茯神三钱　丹参二钱　天花粉二钱

【用法】水煎服。

【主治】心包火盛，无端大笑不止，或背人处自笑，异于平素者。

加味参茯饮

【来源】《辨证录》卷十。

【组成】人参　茯苓各五钱　半夏三钱　天花粉三钱　甘草一钱　竹沥二合　附子一片

【用法】水煎服。

【主治】痰积上焦，哭笑无常。

蒲柏饮

【来源】《辨证录》卷十。

【组成】菖蒲一钱　玄参　麦冬各一两　柏子仁三钱　贝母一钱

【用法】水煎服。四剂愈。

【主治】心包火盛，无端大笑不止，或背人处自笑，异于平素。

金花汤

【来源】《一见知医》卷四。

【组成】黄连　黄柏　栀子　黄芩　半夏　竹沥　姜汁

【主治】心火盛，笑不休。

十九、恍　惚

恍惚，是指神思不定，迷乱无主之病情。《伤寒论·辨太阳病脉证并治》："汗家重发汗，必恍惚心乱"。《医林绳墨》卷三："恍者，疑而未定之象；惚者，似物所有之谓。"病发之因多为七情内伤，或外邪内干，致心气不足，心血虚亏而成。治宜养心安神。

鹿角散

【来源】方出《肘后备急方》卷三，名见《圣济总录》卷十四。

【组成】鹿角屑

【用法】上为散。每服三指撮，酒调服，一日三次。

【主治】

1.《肘后备急方》：男女喜梦与鬼通，致恍惚者。

2.《圣济总录》：诸脏虚邪，夜卧恍惚，精神不安。

麻子汤

【来源】《外台秘要》卷十五引《肘后备急方》。

【组成】麻子五合（熬）　橘皮　芍药　生姜　桂心　甘草（炙）各三两　半夏五两（洗）　人参一两　当归二两

【用法】上切。以水九升，煮取三升，分三次服。

【主治】风邪感结众殃，恍惚不安，气欲绝，水浆不入口。

【宜忌】忌海藻、菘菜、羊肉、饧、生葱等物。

茯神汤

【来源】《外台秘要》卷十五引《古今录验》。

【组成】茯神　人参　菖蒲　茯苓各三两　赤小豆四十枚

【用法】上锉。以水一斗，煮取二升半，分三服。

【主治】

1.《外台秘要》引《古今录验》：五邪气入人体中，见鬼妄语，有所见闻，心悸跳动，恍惚不定。

2.《张氏医通》：心虚神气不宁，烦热惊悸。

【宜忌】忌羊肉，饧。

人参丸

【来源】《备急千金要方》卷十四引徐嗣伯。

【组成】上党人参　铁精　牛黄　丹砂　雄黄　菖蒲　防风　大黄各一两　赤足蜈蚣　蜥蜴各一枚　鬼臼一两

【用法】上为末，炼蜜为丸，如梧桐子大。每服七丸，日三夜一，用菊花酒送下。稍增之。

【主治】心中时恍惚不定。

【方论】《千金方衍义》：九味祛风镇心药中，独取上党人参，以护心安神，大黄辟除风毒，用菊花酒专清头目之风也。

菖蒲益智丸

【来源】《备急千金要方》卷十四。

【组成】菖蒲　远志　人参　桔梗　牛膝各五分　桂心三分　茯苓七分　附子四分

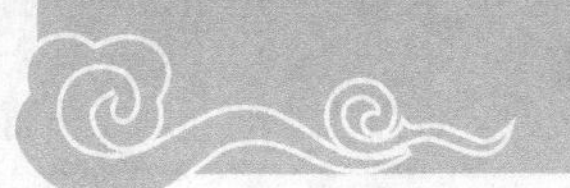

【用法】上为末，炼蜜为丸，如梧桐子大。每服七丸，加至二十丸，日二次夜一次。
【功用】破积聚，止痛，安神定志，聪明耳目。
【主治】喜忘恍惚。
【方论】《千金方衍义》：菖蒲益智丸专主肾气虚寒不能上交于心，故全用开心散四味，加牛膝、桂、附导火归源，桔梗开通结气，以《本经》原有惊恐悸气之治，菖、远、参、苓共襄开心利窍之功，以杜虚阳上逆之患。

镇心汤

【来源】《外台秘要》卷十五引《崔氏方》。
【组成】茯神　半夏（洗）　生姜各四两　羚羊角（屑）　当归　人参　防风　川芎　杏仁（去皮尖）　桔梗各二两　龙齿（碎，绵裹）　石膏（碎，绵裹　）各三两　防己　桂心各一两半　竹沥一升
【用法】上切。以水一斗，煮减半，纳竹沥，煎取二升八合，去滓，分温三服，相去如人行十里。
【主治】风邪虚悸，恍惚悲伤，梦寐不安。
【宜忌】忌酢物、羊肉、猪肉、饧、生葱等。

五邪汤

【来源】《外台秘要》卷十五引《深师方》。
【别名】五邪菖蒲散（《太平圣惠方》卷六十九）、五邪菖蒲汤（《圣济总录》卷十四）、菖蒲汤（《圣济总录》卷一二四）、菖蒲散（《普济方》卷三一七）。
【组成】菖蒲　秦艽　桂心　当归　禹余粮　人参　附子（炮）　黄芩　甘草（炙）　远志（去心）　防风各一两　龙骨　赤石脂　茯苓　芍药　芎藭　防已各二两
【用法】上药治下筛，作粗散调和，取水二升（一方取东流水煮小沸），纳散二两，煮取一升五合，未食服五合，日再夜一。
【主治】风邪恍惚，悲涕泣，狂走，如有神之状，身体强直或疼痛，口噤喉痹，水浆不通，面目变色，甚者不识人。
【宜忌】忌羊肉、饧、海藻、菘菜、酢物。

小灵宝丹

【来源】《普济方》卷二三五引《海上名方》。
【别名】辟邪丹。
【组成】天灵盖一枚（得蔡州者良，涂酥，炙令黄）　虎头骨一两（涂酥，炙令黄）　鬼箭一两　白术一两（涂酥，酥炙令黄赤）　朱砂一两（上品者，别研）　雄黄一两（上品者，别研）　麝香一两（择真者，别研）
【用法】上择于寅辰午申戌日午时前修合，静室中勿语，依法杵罗前四味为末，同后三味末合匀，研细，炼蜜为丸，如梧桐子大。每服七丸，渐加至十丸，食后煎安息汤送下，一日二次。
【功用】去邪梦，安精神。
【主治】传染疾，恍惚。

升麻丸

【来源】《太平圣惠方》卷三。
【组成】川升麻一两　羚羊角屑一两　茯神一两　柴胡一两（去苗）　栀子仁一两　黄连半两（去须）　麦门冬一两（去心，焙）　牛黄一分（细研如粉）　龙脑一钱（细研如粉）　甘草半两（炙微赤，锉）　朱砂一两（细研，水飞过）
【用法】上为细末，入牛黄等同研合匀，炼蜜为丸，如梧桐子大。每服十五丸，食后煎竹叶汤送下。
【主治】肝脏壅热，心膈烦躁，恍惚，头目不利。
【宜忌】忌猪肉、羊血。

人参丸

【来源】《太平圣惠方》卷四。
【组成】人参一两（去芦头）　茯神一两半　龙齿一两（研细如粉）　白术半两　防风三分（去芦头）　金银箔各五十片（研细）　麦门冬半两（去心，焙）　甘草半两（炙微赤，锉）　熟干地黄一两
【用法】上为末，入研了药令匀，炼蜜为丸，如梧桐子大。每服二十丸，不拘时候，以粥饮送下。
【主治】心脏风虚，心忪惊悸；或因忧虑之后，时有恍惚，心神不安。

牛黄散

【来源】《太平圣惠方》卷四。

【组成】牛黄（细研） 龙脑（细研） 朱砂（细研） 雄黄（细研） 麝香（细研）各一分 沙参（去芦头） 独活 羚羊角屑 犀角屑 乌蛇（酒浸，去皮骨，炙令黄） 蝉壳 天竺黄（细研） 防风（去芦头） 柏子仁 细辛 麦门冬（去心，焙） 茯神 人参（去芦头）各一两

【用法】上为细散，入研了药，都研令匀。每服一钱，煎金银汤调下，不拘时候。

【主治】心脏风邪，神魂恍惚，心烦语涩。

龙齿散

【来源】《太平圣惠方》卷四。

【组成】龙齿三分（细研如粉） 汉防己三分 麦门冬三分（去心） 黄耆三分（锉） 人参一两（去芦头） 独活一两 羚羊角屑一两 甘草三分（炙微赤，锉） 细辛三分 桂心三分 生干地黄一两 远志三分（去心） 白茯苓一两 杏仁四十九枚（汤浸，去皮尖双仁，麸炒微黄）

【用法】上为粗散。先以水一大盏，加银一两，煎至六分，去银；次加药末四钱，又煎至四分，去滓；加竹沥半合，更煎一两沸，不拘时候温服。

【主治】心风。恍惚惊恐，心气不安。

龙骨散

【来源】《太平圣惠方》卷四。

【组成】龙骨一两 牡蛎粉一两半 远志三分（去心） 白茯苓一两 柏子仁一两 麦门冬一两（去心，焙） 寒水石一两 犀角屑一两 甘草半两（炙微赤，锉）

【用法】上为细散。每服一钱，以金银汤放温调下，不拘时候。

【主治】心风恍惚，惊恐妄语，忽喜忽嗔，悲伤不乐。

杨上寄生散

【来源】《太平圣惠方》卷四。

【组成】杨上寄生 菖蒲 细辛 附子（炮裂，去皮脐） 干姜（炮裂，锉） 天雄（炮裂，去皮脐） 桂心 莽草（炙） 白术 远志 甘草（炙微赤，锉）各一两

【用法】上为散。每服三钱，以水一中盏，煎至六分，去滓，不拘时候服。

【主治】心脏风邪，神思恍惚，悲愁忧恚，喜怒失常。

真珠丸

【来源】《太平圣惠方》卷四。

【组成】真珠一两（细研如粉） 玳瑁一两 雄黄半两（细研如粉） 虎睛一对（酒浸一宿，微炙） 胡黄连半两 远志半两（去心） 乌犀角屑半两 朱砂一两（细研，水飞过） 牛黄半两（细研如粉） 马牙消半两 铁粉半两（细研） 龙脑一钱（细研） 麝香一钱（细研）

【用法】上为末，炼蜜为丸，如绿豆大。每服十丸，温酒送下，不拘时候。

【主治】心脏风邪，恍惚，夜卧惊恐，不得眠卧。

菖蒲散

【来源】《太平圣惠方》卷四。

【组成】菖蒲 秦艽（去苗） 桂心 当归（锉，微炒） 蔓荆子 人参（去芦头） 附子（炮裂，去皮脐） 黄芩 甘草（炙微赤，锉） 远志（去心） 防风（ 去芦头）各半两 赤石脂 白茯苓 白芍药 芎䓖 汉防己各三分

【用法】上为散。每服三钱，以水一中盏，煎至六分，去滓温服，不拘时候。

【主治】心脏风虚邪气，恍惚悲泣狂走，如有神鬼之状，身体强直，或疼痛，口噤喉痹，水浆不通，面目变色，不识人者。

黄耆散

【来源】《太平圣惠方》卷四。

【组成】黄耆一两（锉） 龙骨一两 防风一两（去芦头） 远志一两（去心） 茯神一两 麦门冬一两（去心） 牡蛎一两半（烧为粉） 甘草半

两（炙微赤，锉）

【用法】上为散。每服三钱，以水一中盏，加大枣三枚，煎至六分，去滓温服，不拘时候。

【主治】心风虚烦，神思恍惚不安。

熟干地黄散

【来源】《太平圣惠方》卷四。

【别名】熟地黄散（《普济方》卷十六）。

【组成】熟干地黄三分　远志半两（去心）　菖蒲一两　陈橘皮三分（汤浸，去白瓤，焙）　川芎半两　桂心半两　人参一两（去芦头）　白茯苓一两　白芍药半两

【用法】上为散。每服三钱，水一中盏，煎至六分，去滓温服，不拘时候。

【主治】心气虚，忧恐恍惚，心腹痛，胀满食少。

熟干地黄散

【来源】《太平圣惠方》卷四。

【组成】熟干地黄一两　当归一两（锉，微炒）　龙骨一两　人参一两（去芦头）　甘草一两（炙微赤，锉）　桔梗一两（去芦头）　黄耆二两（锉）　桂心一两　半夏三分（汤洗七遍去滑）　茯神一两　远志半两（去心）　枳壳一两（麸炒微黄，去瓤）　白术半两

【用法】上为散。每服三钱，以水一中盏，加生姜半分，枣三枚，白粳米五十粒，煎至六分，去滓温服，不拘时候。

【主治】心气不足，恍恍惚惚，朝瘥暮甚，心中憧憧，胸满，不下食饮，阴阳气虚，脾胃不磨，不欲闻人声。

【宜忌】忌炙爆，热面。

茯神丸

【来源】《太平圣惠方》卷十。

【组成】茯神一两　麦门冬一两（去心，焙）　羚羊角屑　栀子仁　白鲜皮　川升麻　玄参各二分　车前子半两　铁粉半两（细研）　朱砂半两（细研）

【用法】上为末，与铁粉、朱砂，同研令匀，炼蜜为丸，如梧桐子大。每服二十丸，食后煎桑根白皮汤送下。

【主治】伤寒汗后，热不除，心神不安。

牛黄散

【来源】《太平圣惠方》卷二十。

【组成】牛黄一分（细研）　防风三分（去芦头）　白僵蚕半两（微炒）　朱砂三分（细研）　远志半两（去心）　黄连三分（去须）　玄参三分　川升麻三分　天门冬一两（去心，焙）　犀角屑三分　天竹黄半两（细研）　白龙脑一钱（细研）

【用法】上为细散，入研了药，都研令匀。每服一钱，煎竹叶温水调下，不拘时候。

【主治】风恍惚，惊悸狂乱。

【宜忌】忌生血、猪肉、鲤鱼。

茯神丸

【来源】《太平圣惠方》卷二十。

【组成】茯神一两　牛黄一两（细研）　虎肢一对（酒浸一宿微黄）　石膏二两（细研）　川升麻一两　麦门冬一两半（去心，焙）　玄参一两　铁粉二两（细研）　生干地黄一两　龙齿二两　金箔五十片（细研）　银箔五十片（细研）

《普济方》有虎睛、樟脑，无虎肢、龙齿。

【用法】上为末，入研了药令匀，炼蜜为丸，如梧桐子大。每服二十丸，人参汤送下，不拘时候。

【主治】风惊恍惚，心神不安。

茯神散

【来源】《太平圣惠方》卷二十。

【别名】茯神饮（《圣济总录》卷十四）。

【组成】茯神一两　生干地黄一两　人参一两（去芦头）　石菖蒲一两　沙参一两（去芦头）　天门冬一两半（去心，焙）　犀角屑半两　远志半两（去心）　甘草半两（炙微赤，锉）

【用法】上为粗散。每服三钱，以水一中盏，加赤小豆二七粒，煎至六分，去滓温服，不拘时候。

【主治】风惊，心神不安，恒多恐怖。

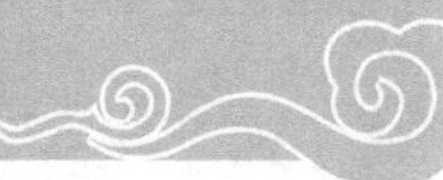

茯神散

【来源】《太平圣惠方》卷二十。

【组成】茯神一两　人参一两（去芦头）　防风半两（去芦头）　远志半两（去心）　天麻一两　羚羊角屑三分　白鲜皮半两　龙骨一两　酸枣仁一两（微炒）　桂心一两　独活一两　甘草半两（炙微赤，锉）

【用法】上为散。每服三钱，以水一中盏，加生姜半分，煎至六分，去滓温服，不拘时候。

【主治】风经五脏，恍惚惊悸，神思不安。

茯神散

【来源】《太平圣惠方》卷二十。

【组成】茯神一两　麦门冬一两半（去心，焙）　龙齿二两　黄耆一两（锉）　甘草半两（炙微赤，锉）　石菖蒲一两　人参一两（去芦头）　防风三分（去芦头）　远志半两（去心）　熟干地黄一两　石膏二两　羚羊角屑一两

【用法】上为粗散。每服四钱，以水一中盏，加生姜半分，大枣三个，煎至六分，去滓温服，不拘时候。

【主治】风恍惚，心神烦乱，志意不安，或卧惊恐。

铁粉丸

【来源】《太平圣惠方》卷二十。

【组成】铁粉一两（细研）　茯神一两　远志半两（去心）　人参一两（去芦头）　防风三分（去芦头）　麦门冬一两半（去心，焙）　羚羊角屑三分　桑螵蛸三分（微炒）　龙齿一两　熟干地黄一两　朱砂一两（细研，水飞过）

【用法】上为末，入研了药，都研令匀，炼蜜为丸，如梧桐子大。每服二十丸，以清粥饮送下，不拘时候。

【主治】风邪经五脏，恍惚，坐卧不安。

【宜忌】忌生血。

菖蒲散

【来源】《太平圣惠方》卷二十。

【组成】菖蒲半两　秦艽半两（去苗）　桂心半两　当归半两（锉，微炒）　禹余粮一两（烧醋淬三遍）　人参半两（去芦头）　附子半两（炮裂，去皮脐）　黄芩半两　甘草半两（炙微赤，锉）　远志半两（去心）　防风半两（去芦头）　龙齿一两　犀角屑一两　赤茯苓一两　赤芍药一两　芎藭一两　汉防己一两

【用法】上为粗散。每服四钱，以东流水一中盏，加黍米一茶盅，煎至六分，去滓温服，不拘时候。

【主治】风邪所伤，恍惚悲泣，或狂走不定，如有鬼神所着，或身体强直，或日夜疼痛，水浆不下，面目变色，甚者不识人。

羚羊角散

【来源】《太平圣惠方》卷二十。

【组成】羚羊角屑一两　麻黄一两半（去根节）　防风一两（去芦头）　茯神一两　羌活一两　芎藭一两　石膏二两　甘草一两（炙微赤，锉）

【用法】上为粗散。每服四钱，以水一中盏，加生姜半分，煎至五分，去滓，入竹沥一合，更煎二三沸，温服，不拘时候。

【主治】风邪入脏，心神烦乱恍惚，头目眩痛。

羚羊角散

【来源】《太平圣惠方》卷二十。

【组成】羚羊角屑三分　黄耆三分　熟干地黄一两　酸枣仁一两（微炒）　茯神一两　铁粉一两　防风半两（去芦头）　黄连三分（去须）　麦门冬一两（去心，焙）　黄芩半两　远志半两（去心）　甘草半两（炙微赤，锉）

【用法】上为粗散。每服三钱，以水一中盏，煎至六分，去滓温服，不拘时候。

【主治】风恍惚。妄语多言，夜不得寐。

雄黄丸

【来源】《太平圣惠方》卷二十。

【组成】雄黄三分（细研）　人参一两（去芦头）　安息香一两　川椒一分（去目及闭口者，微

炒出汗）　川大黄三分（锉，微炒）　铁粉半两（细研）　沉香三分　防风半两（去芦头）　薯蓣三分　附子半两（炮裂，去皮脐）　白茯苓半两　朱砂三分（细研）

【用法】上为末，入研了药令匀，炼蜜为丸，如梧桐子大。每服二十丸，以人参茯苓汤送下，不拘时候。

【主治】五脏风虚，六腑邪热，风热相搏，令人寐即惊恐忧恚，寤即恍惚怔忪，忽恐忽喜，恒怖如狂。

茯神散

【来源】《太平圣惠方》卷二十三。

【组成】茯神一两　防风一两（去芦头）　黄芩一两　葳蕤一两　人参一两（去芦头）　羚羊角屑一两　酸枣仁一两（微炒）　白鲜皮一两　甘草半两（炙微赤，锉）

【用法】上为粗散。每服五钱，以水一大盏，加葱白二茎，豉五十粒，煎至五分，去滓温服，不拘时候。

【主治】风热，恍惚烦躁，及筋脉拘急。

牛黄散

【来源】《太平圣惠方》卷八十三。

【组成】牛黄半两（细研）　白龙脑一钱（细研）　金箔五十片（细研）　朱砂二两（细研，水飞过）　寒水石半两　真珠末　铅霜（细研）　犀角屑　甘草　防风（去芦头）　黄芩各一分

【用法】上为细散，入研了药，都研令匀。每服半钱，以蜜水调下。

【主治】小儿心脏风热，神思恍惚，夜多狂语，不得安眠。

煮梨汤

【来源】《太平圣惠方》卷九十六。

【组成】梨子三枚（切）　沙糖半两

【用法】以水一大盏，煎至六分，去滓，食后分二次温服。

【主治】风热攻心，烦闷恍惚，神思不安。

黑豆羹

【来源】《太平圣惠方》卷九十六。

【组成】黑豆三合　淡竹叶五十片　枸杞茎叶五两（切）

【用法】以水二大盏煮二味，取一大盏，去滓，下枸杞叶，煮熟，入五味作羹，放温食之。

【主治】壅毒攻心，烦热恍惚。

淡竹叶粥

【来源】《太平圣惠方》卷九十七。

【组成】淡竹叶一握　粳米一合　茵陈半两

【用法】上以水二大盏，煎二味，取汁一盏，去滓，投米作粥食之。

【主治】小儿心脏风热，精神恍惚。

丹砂丸

【来源】《普济方》卷十八引《博济方》。

【组成】丹砂（研）　乳香（研）　酸枣仁（去皮，研）各半两

【用法】上为末，酒面糊为丸，如梧桐子大。每服十丸，冷水送下，不拘时候。

【主治】心神恍惚，自语自笑，举止不常。

镇心大牛黄丸

【来源】《普济方》卷十六引《博济方》。

【组成】牛黄半两　真珠　琥珀　朱砂　麝香　天竺黄　石膏　龙齿　雄黄各一两　马牙消一两　铁粉二两（以上并各研如粉）　天门冬（去心）　龙胆　防风　升麻　人参　黄芩　甘草（炙）　茯神（去皮木）　菖蒲　远志（去心）　露蜂房　秦艽　知母　犀角（末）　钩藤各半两　川大黄一两　金箔五十片　银箔五十片　麦门冬半两（去心）

【用法】上依法修制，麦门冬至大黄等味为细末，与上诸药同研匀细为度，炼蜜为丸，如梧桐子大。每服二十丸，温水送下，一日三次。

【主治】心脏虚风，神情恍惚，往往惊悸，狂言妄语，或似癫痫。

薯蓣丸

【来源】《医方类聚》卷十引《简要济众方》。

【组成】薯蓣一两　熟干地黄一两　菖蒲半两　远志一两半（去心）　黄耆一两（锉）

【用法】上为末，炼蜜为丸，如梧桐子大。每服二十丸，温酒送下，米饮亦得，不拘时候。

【主治】心脏气虚，恐怖惊悸，恍惚谬忘，烦闷羸瘦。

保真散

【来源】《普济方》卷十九引《护命》。

【组成】黄芩　沉香　木香各三铢　牡丹皮（去心）　前胡（去毛）　桔梗　柴胡（去毛）　贝母（去心）　天灵盖（酥炙黄黑色）　鳖甲（醋炙黄色）　麦门冬（去心）　杏仁（去尖双仁者）　茯苓　官桂　荆芥穗各一分　麻黄四铢

【用法】上为细末。每服一钱，水一盏，煎取八分，去滓，食后服。宜先吃去肾邪方，渐吃清心脏解邪气药。若病证已传在心，即宜服此方。须是大腑热，脉气数，有骨力，方可吃。

【功用】去火毒。

【主治】一切男子、女人肾病传心，心受劳气，五心烦躁，唇口干焦，精神不足，恍惚健忘，少喜多嗔，口无滋味，小便忽赤忽白，忽多忽少。

人参丸

【来源】《圣济总录》卷十四。

【组成】人参　桂（去粗皮）各二两　桔梗（炒）　白蔹　白茯苓（去黑皮）　防风（去叉）　大黄（蒸三度，熬）　防己　干姜（炮）各一两　银箔十五片（研）　牛膝（酒浸，切，焙）　远志（去心）各一两一分

【用法】上为末，炼蜜为丸，如梧桐子大。每服二十丸，食后米饮送下，一日二次。

【主治】惊悸恍惚，喜忘心怖，神不安；及风邪胸胁满，不思饮食。

牛黄丸

【来源】《圣济总录》卷十四。

【组成】牛黄（研）一钱　地榆三两　白附子（炮）三两　丁香半两　麝香（研）半字　黄耆（细锉）二两　雄黄（研，水飞过）一两　天麻　羌活（去芦头）　芎藭各二两

【用法】上十味，将七味为细末，入研者三味和匀，以蜜水熬甘草成膏，和众药为丸，如樱桃大。每服一丸，茶酒嚼下。

【主治】风邪客于五脏，精神恍惚不宁。

牛黄紫云丸

【来源】《圣济总录》卷十四。

【组成】牛黄（别研）　麝香（别研）　龙脑（别研）各一分　丹砂（别研）　天竺黄（别研）　黄芩（去黑心）　远志（去心）　龙齿各三分　铁粉（别研）　茯苓（去黑皮）　甘草（炙，锉）各一两　甘菊花（择）　马牙消（别研）各半两　银箔十五片（研入药）　金箔十片（为衣）

【用法】上十五味，以十四味捣研为末，和匀，炼蜜为丸，如小弹子大，以金箔为衣。每服一丸，早、晚食后荆芥汤嚼下；薄荷汤亦可。

【功用】解烦躁，清头目，镇心安神。

【主治】风恍惚健忘，心神不宁。

丹砂煎

【来源】《圣济总录》卷十四。

【组成】丹砂（别研）　真珠（别研）　犀角（镑）　玳瑁（镑）　阿胶（炙燥）各一两　龙脑（别研）　麝香（别研）各一钱

【用法】上为末，和匀，用安息香一两，汤一盏，化去滓，加蜜二两，于一处于重汤内煮令化，然后下前五味末，熬成煎，候冷，方入脑、麝末搅匀，入瓷盒内。每服一皂子大，用温薄荷汤化下。

【功用】化痰涎，利胸膈。

【主治】心神恍惚。

丹砂茯神丸

【来源】《圣济总录》卷十四。

【组成】丹砂（别研）　茯神（去木）　人参各一两　干蝎二十一枚（全者，去土，炒）　牛黄（别

研）半两

【用法】上为末，和匀，炼蜜为丸，如梧桐子大。每服十丸，温金银薄荷汤送下；人参汤化下亦得。

【功用】镇惊悸，补不足。

【主治】神志不宁，风虚恍惚。

丹砂镇心丸

【来源】《圣济总录》卷十四。

【组成】丹砂（别研）一两　牛黄（别研）　龙脑（别研）　麝香（别研）各一钱　铅白霜（别研）二钱　天麻（酒炙）二两　天竺黄二钱　人参　茯苓（去黑皮）　甘草（炙，锉）各半两

【用法】上为末，和匀，炼蜜为丸，如鸡头子大。每服三丸，食后、夜卧煎金银薄荷汤化下。

【功用】

1.《圣济总录》：化痰涎，利咽膈。

2.《御药院方》：安镇心神，罢惊止搐。

【主治】

1.《圣济总录》：诸风惊悸，或忧愁思虑，心神恍惚，狂言烦闷，口眼歪斜。

2.《御药院方》：小儿心神不宁，有时惊悸，目睛偏视，痰涎不利，甚则瘈疭。

羖羊角散

【来源】《圣济总录》卷十四。

【组成】羖羊角（镑，微炒）一两

【用法】上为散。每服一钱匕，温酒调下，一日三次。

【主治】诸脏虚邪，夜卧恍惚，神不安。

黄芩汤

【来源】《圣济总录》卷十四。

【组成】黄芩（去黑心）一两半　麦门冬（去心，焙）　白茯苓（去黑心）各二两　淡竹茹三分　羚羊角（镑）　防风（去叉）各一两半　石膏（碎，研）三两

【用法】上药各为末。每服六钱匕，以水二盏，煎取一盏半，去滓，下朴消一钱匕，食后分三服，如人行四五里一服。

【主治】风邪，心热，神不安。

镇心当归汤

【来源】《圣济总录》卷十四。

【组成】当归（切，焙）　羚羊角（镑）各二两　龙齿（碎）三两　茯神（去木）四两　人参一两　防风（去叉）　川芎　杏仁（汤退去皮尖双仁，炒）各二两　半夏（汤洗去滑七遍）　生姜（与半夏同捣，炒干）各四两　桔梗（炒）二两　石膏（碎）三两　防己（锉）二两　桂（去粗皮）一两半

【用法】上为粗末。每服十钱匕，以水三盏煎至二盏，去滓，入竹沥一合更煎两沸，分三服，每日空心、午时、夜卧各一服。

【主治】中风邪，虚悸恍惚，悲伤，或梦寐不安。

丹砂茯神丸

【来源】《圣济总录》卷四十三。

【组成】丹砂（别研）　茯神（去木）　人参　天麻　白僵蚕（微炒）各一两　天竺黄（研）　珍珠末　琥珀（研）　菖蒲　远志（去心）各半两　铅霜（研）　麝香（研）　水银沙子　干蝎（去肚泥，炒）　牛黄（别研）各一分

【用法】上为细末，炼蜜为丸，如梧桐子大。每服十丸至十五丸，食后、临卧煎人参、茯苓汤送下。

【功用】安定神志，补心不足。

【主治】心气虚弱，时发昏闷，惊悸恍惚，忘误，心忪。

远志丸

【来源】《圣济总录》卷四十三。

【组成】远志（去心）一两半　麦门冬（去心）一两　人参　熟干地黄（焙）　地榆　甘草（炙）各半两

【用法】上为末，炼蜜为丸，如梧桐子大。每服二十丸，食后、临卧煎茯苓汤送下。

【功用】镇心安神。

【主治】精神恍惚，坐卧不宁。

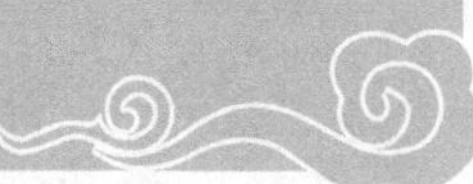

菖蒲散

【来源】《圣济总录》卷四十三。

【组成】菖蒲（锉） 人参 生干地黄（洗，切，焙） 远志（去心） 白茯苓（去黑皮） 山芋各一两 桂（去粗皮）半两

【用法】上为细散。每服一钱匕，食后、临卧，粥饮调下。

【功用】补心益志。

【主治】精神恍惚，或爽或昏，意思不佳，日多伸欠，眠食不时。

黄芩汤

【来源】《圣济总录》卷四十三。

【组成】黄芩（去黑心） 贝母（去心） 升麻 玄参 麦门冬（去心，焙） 紫菀（去苗土） 柴胡（去苗） 桔梗（去芦头，炒） 牡丹（去心） 木香 胡黄连各等分

【用法】上为粗末。每服三钱匕，水一盏，煎取七分，去滓温服，不拘时候。

【主治】心热恍惚，烦躁面赤，小便涩。

镇心丸

【来源】《圣济总录》卷一〇〇。

【组成】紫石英二两（研） 丹砂一两（研） 雄黄（研） 白茯苓（去黑皮） 茯神（去木） 银屑 菖蒲 桔梗（去芦头，炒） 人参 干姜（炮） 远志（去心） 甘草（炙，锉）各二两 防风（去芦头） 防己 当归（切，焙） 桂（去粗皮） 铁精 细辛（去苗叶）各一两

【用法】上为末，炼蜜为丸，如梧桐子大。每服十丸，食后熟水送下，一日三次，稍增之。

【主治】心气怯弱，常多魇梦，恍惚谬忘。

茯神汤

【来源】《圣济总录》卷一六〇。

【组成】茯神（去木）二两 人参 芍药（锉）各一两半 甘草（炙，锉） 当归（切，焙） 桂（去粗皮）各一两

【用法】上为粗末。每服二钱匕，水一盏，加生姜三片，大枣二个（擘破），同煎至七分，去滓温服，不拘时候。

【主治】产后血虚乱语，心志不宁。

茯神汤

【来源】《圣济总录》卷一六四。

【组成】茯神（去木）二两 人参 白茯苓（去黑皮）各一两半 芍药（锉） 甘草（炙，锉） 当归（锉，焙） 桂（去粗皮）各一两

【用法】上为粗末。每服二钱匕，水一盏，煎至七分，去滓温服，不拘时候。

【主治】产后虚惊，心气不安。

远志丸

【来源】《鸡峰普济方》卷十一。

【组成】朱砂 远志 人参 茯苓 茯神 甘草 白石英 紫石英 干山药 龙齿各一两

【用法】上为细末，炼蜜为丸，如梧桐子大。每服三十丸，煎人参汤送下，寅、午、戌时服。

【功用】镇心安神，爽识强记。

【主治】心气不定，恍惚健忘，语言错乱，或即謇涩，惊悸心忪，神思不定。

远志丸

【来源】《鸡峰普济方》卷十一。

【组成】远志 菖蒲 龙齿 茯神 黄耆 人参 赤石脂各一两 干地黄二两 麦门冬半两

【用法】上为细末，炼蜜为丸，如梧桐子大。每服二三十丸，米饮送下。

【主治】心中恍惚不宁。

人参饮

【来源】《三因极一病证方论》卷十。

【组成】人参 白芍药 栝楼根 枳壳（麸炒，去瓤） 茯神 酸枣仁 甘草（炙）各一两 熟地黄二两

【用法】上锉散。每服四大钱，水一盏，煎七分，

去滓，食后、临卧温服。

【主治】饮酒房劳，酒入百脉，令人恍惚失常。

水仙丹

【来源】《杨氏家藏方》卷九。

【组成】朱砂不拘多少（细研，水飞过，候干） 木通（令为细末）一两 白及一两（锉，用麻油一小盏同入铫子内煎，令药焦黑色为度，去药，更煎油良久，以木箸点油向冷水中，成花子不散，是成。如未，更煎良久。倾入盏内收之）

【用法】上药将煎来油和研细朱砂、木通末，看多少和如软面剂相似，用浓皂角水洗药剂数遍，令油尽，却以清水浸之。每日旋丸如梧桐子大。每服三丸至七丸，空心新水送下。其浸药水一日一换。

【主治】水火不足，精神恍惚，怔忪健忘，遗精白浊，小便淋沥，消渴，吐血、衄血、溺血，及虚烦发热。

远志丸

【来源】《杨氏家藏方》卷十。

【组成】远志（去心） 石菖蒲 茯神（去木）各一两 天竺黄 酸枣仁（炒）各半两 朱砂三分（别研） 犀角屑 龙齿（别研）各一分

【用法】上药除别研外并为细末，炼蜜为丸，如梧桐子大。每服三十丸，食后、临卧温熟水送下。

【主治】忧愁思虑过多，苦劳心神，恍惚健忘，睡卧不宁。

茯神丸

【来源】《杨氏家藏方》卷十。

【组成】人参（去芦头） 茯神（去木） 黄耆（蜜炙） 熟干地黄（洗，焙） 当归（洗，焙） 酸枣仁（去皮，炒） 朱砂（别研，一半入药，一半为衣）各等分

【用法】上为细末，炼蜜为丸，如梧桐子大。每服三十丸，煎人参汤送下，不拘时候。

【主治】心虚血少，神不守舍，多惊恍惚，睡卧不宁。

镇心爽神汤

【来源】《简易方》引《叶氏方》（见《医方类聚》卷一五〇）。

【组成】石菖蒲（去毛）半两 甘草（炙黄）四钱 人参（去芦） 赤茯苓（去皮） 当归（酒浸）各三钱 南星（炮）一分 橘皮（去白） 干山药 紫菀（去芦） 半夏（汤洗七次） 川芎（不见火） 五味子（去梗） 细辛（去苗） 柏子仁（微炒） 枸杞子各二钱 酸枣仁（浸，去壳，炒） 通草 麦冬（去心） 覆盆子各一钱半

【用法】上为粗散。每服三钱，水一大盏，加蜜一匙，煎取五分，去滓，入麝香少许，再煎一二沸，放温服，不拘时候。

【功用】镇心安神。

【主治】心肾不交，上盛下虚，心神恍惚，多惊悸，小便频数，遗泄白浊。

心肾丸

【来源】《医方大成》卷四引《究原方》。

【组成】牛膝（去苗，酒浸） 熟地黄（洗，再蒸） 苁蓉（酒浸）各二两 鹿茸（燎去毛，好酒涂炙） 附子（炮，去皮脐） 五味子（去枝） 人参（去芦） 远志（去苗，甘草水煮，捶去骨） 黄耆（蜜炙） 白茯神（去木） 山药（炒） 当归（去芦，酒浸） 龙骨（煅）各一两 菟丝子（酒浸、蒸，碾成饼）三两

【用法】上为细末，用浸药酒，煮薄面糊为丸，如梧桐子大。每服五、七十丸，空心，食前枣汤送下。常服。

【功用】

1.《医方类聚》引《究原方》：养心神，补气血，生津液，进饮食，安神定志。

2.《医方大成》：调阴阳，补心肾。

【主治】水火不既济，恍惚多忘，心忪盗汗，夜梦惊恐，目暗耳鸣，悲忧不乐，腰膝缓弱，四肢痠疼，小便数而赤浊，精滑梦遗。

心 丹

【来源】《永类钤方》卷十三引《济生方》。

【别名】法丹（《普济方》卷十八）。

【组成】朱砂五十两　罗参　远志（去心，甘草煮）　熟地黄（酒蒸，焙）　白术　石菖蒲　黄耆　当归（酒浸，焙）　麦门冬（去心）　茯苓　茯神　柏子仁　木鳖子（炒，去壳）　石莲肉　益智仁各五两

【用法】上先以人参等十四味，各如法修制，锉碎拌匀，次将朱砂滚和，以夹生绢袋盛贮，线缚袋口，却用瓦锅一口，盛水七分，重安银罐一个于锅内，入白沙蜜二十斤，将药袋悬之中心，不令着底，使蜜浸过药袋，以桑柴火烧令滚沸，勿使火歇，煮三日蜜焦黑，再换蜜煮，候七日足，住火取出，淘去众药，洗净朱砂，令干，入牛心内，仍用银罐于重汤内蒸，如汤干，复以热水从锅弦添下，候牛心蒸烂，取砂再换牛心，如前去蒸，凡七次，其砂已熟，即用沸水淘净，焙干，入乳钵玉杵研至十分细，米粽为丸，如豌豆大，阴干。每服二十丸，食后参汤、枣汤、麦门冬汤任下。

【主治】

1.《永类钤方》引《济生方》：男子妇人心气不足，神志不宁，怔忡惊悸，一切心疾。

2.《普济方》：忧愁思虑，谋用过度，或因惊恐，伤神失志，耗伤心血，怔忡恍惚，梦寐不安。

固心丹

【来源】《类编朱氏集验方》卷八。

【组成】通明朱砂三两（用生绢袋盛，浸于无灰酒二碗半中七日，入银石器内慢火煮令九分干，再以井水浸一宿，研成膏）　乳香（以人参汤研如粉，入于朱砂内）　茯神　人参各一两半（并入朱砂、乳香膏内，研）

【用法】上药和匀，入猪、羊心血为丸，如小鸡头子大。每服三二丸，食后临卧以人参、炒酸枣仁煎汤送下。

【功用】益心志，壮心肾，除恍惚惊悸。

既济固真丹

【来源】《类编朱氏集验方》卷八。

【组成】北五味子　白茯苓　附子　沉香　龙骨　苁蓉（酒浸一宿，如无以鹿茸酥炙代之）各一两　益智仁　柏子仁（去壳，炒）　补骨脂（炒）　酸枣仁（去壳，炒）　金铃子（去核，炒）　红椒（去目）　当归（酒浸）　川巴戟（去心）各半两　菟丝子（酒浸，合研）一两半

【用法】上为细末，酒糊为丸，如梧桐子大，以辰砂末三钱为衣。每服五十至七十丸，空心盐、酒任下。

【功用】壮阳固气，温脾益血。

【主治】水火不济，精神恍惚，头目昏暗，阳道痿弱，阴湿多汗，遗沥失精，脾胃虚怯，心肾不宁。

引气丸

【来源】《御药院方》卷四。

【组成】磁石二两（水飞）　人参（去芦头）　半夏（生姜制）　生地黄　麦门冬（去心）　青皮（去白）各一两

【用法】上为细末，面糊为丸，如梧桐子大，朱砂为衣。每服五十丸，空心、食前温米饮送下。

【主治】痰气不下，心虚生热，神气怯浮，恍惚多惊者。

保神丹

【来源】《御药院方》卷六。

【组成】白术半斤（去皮）　鹿茸四两（酥炙）　柏子仁四两

【用法】上为细末，用菖蒲末四两，酒蒸作薄膏，加白面四两，熬成膏子，和如硬剂，加熟蜜六钱为丸，如梧桐子大。每服五十丸，食前温酒送下。

【功用】壮气养精，调和心肾。

补心散

【来源】《活幼口议》卷二十。

【组成】四圣汤加石菖蒲　石莲肉　石膏

【主治】小儿心气不足，神情恍惚。

加减小柴胡汤

【来源】《云岐子脉诀》卷三。

【组成】柴胡（去苗） 黄芩各一两 地骨皮 人参 知母 半夏（制） 茯苓各半两 炙甘草三钱 白芍药八钱

【用法】上锉。每服一两，加生姜，水煎服。

【主治】心中恍惚，多悸惊，血虚烦热。

人参散

【来源】《世医得效方》卷三。

【组成】人参 白芍药 栝楼根 枳壳（麸炒，去瓤） 茯神 酸枣仁 甘草（炙）各一两 熟地黄二两

【用法】上锉散。每服四大钱，水一盏，煎至七分，食后、临卧温服。

【主治】饮酒房劳，酒入百脉，令人恍惚失常。

镇心丹

【来源】《卫生家宝》引俞山人方（见《普济方》卷十六）。

【组成】苁蓉一两（焙干） 牛膝一两（细锉，酒浸，焙） 菟丝子一两（酒浸，煮研） 五味子半两（拣） 人参二两（去芦头） 山药二两 鹿角霜二两 远志二两（去心） 龙齿一两（飞） 黄耆半两（蜜炙） 茯苓二两（白者） 石菖蒲半两 茯神二两（同茯苓一处用柏叶裹定蒸九次）

【用法】上为细末，炼蜜为丸，如梧桐子大。每服三十丸，空心盐米饮或酒盐汤吞下，渐加至四十丸；用辰砂为衣，食后人参汤下，闭目良久。

【功用】常服安神，去百邪，调顺荣卫，补养真气。

【主治】忧愁思虑过伤，心气不足，恍惚惊悸，骨热诸劳，失精乱梦，飞尸鬼疰，肌瘦色黄，食衰倦怠，心腑不利，以致大恐所伤，及吐血便血，种种心疾。

羚羊角散

【来源】《普济方》卷一〇二。

【组成】羚羊角（镑，微炒）一两

【用法】上为散。每服一钱，盐温酒调下，每日三次。

【主治】诸脏虚邪，夜卧恍惚，精神不安；及因风心烦恍惚，腹中痛，或时闷绝而复苏。

安神丸

【来源】《疮疡经验全书》卷十三。

【组成】人参 柏子 当归 麦门冬 酸枣仁各一两 生地黄 远志 石菖蒲 玄参 贝母 黄连 五味子各七钱

【用法】上为细末，龙眼肉七两熬膏为丸，如绿豆大，辰砂为衣。每服五十丸，灯心汤送下。

【主治】霉疮愈后，精神恍惚，升痰动火，烦渴者。

加味牛黄散

【来源】《奇效良方》卷一。

【组成】牛黄（另研） 麝香（另研） 犀角屑 羚羊角屑 龙齿（另研） 防风（去芦） 天麻 独活（去芦） 人参（去芦） 茯神（去木） 川升麻 甘草（炙） 白鲜皮 远志（去心） 天竺黄各二钱半（另研） 朱砂（水飞） 铁粉（另研） 麦门冬（去心）各半两

【用法】上为细末，研匀。每服二钱，煎麦门冬汤调下，不拘时服。

【主治】

1.《奇效良方》：心脏中风，恍惚恐惧，闷乱不得睡卧，志意不定，语言错乱。

2.《校注妇人良方》：骨蒸肌热，烦躁，劳热口干；或恍惚恐惧，睡卧不得，志意不定。

加味宁志丸

【来源】《扶寿精方》。

【别名】加味安志丸（《济阳纲目》卷五十五）。

【组成】白茯苓（去皮） 人参 远志（甘草煎汤，浸软去木） 菖蒲（寸九节者，米泔浸） 黄连（去毛） 酸枣仁（水浸，去红皮） 柏子仁（如法去壳）各一两 当归（酒洗） 生地黄（酒洗）各八钱 木香四钱（不用火） 朱砂（研，水飞）一两二钱（半入药，半为衣）

【用法】上为末，炼蜜为丸，如绿豆大。每服五六十丸，饥时用麦门冬（去心）煎汤送下。

【主治】虚惫精神恍惚，心思昏愦，气不足，健忘

怔忡。

加味宁神丸

【来源】《东医宝鉴·内景篇》卷一引《医方集略》。

【组成】生干地黄一两半 当归 白芍药 白茯神 麦门冬 陈皮 贝母（炒）各一两 远志（姜制） 川芎各七钱 酸枣仁（炒） 黄连 甘草各五钱

【用法】上为末，炼蜜为丸，如绿豆大，朱砂为衣，每服五七十丸，枣汤送下。

【主治】心血不足，惊悸怔忡，健忘恍惚，一切痰火之证。

龙脑安神丸

【来源】《痘疹心法》卷二十三。

【别名】龙脑膏（《痘科类编》卷三）。

【组成】大辰砂一钱 龙脑五厘 牛黄五厘

本方原名龙胆安神丸，但方中无龙胆而有龙脑，据《景岳全书》改。

【用法】上为细末，取豮猪心中血、小猪尾尖血为丸，如绿豆大。每服一丸，新汲水化下，灯心煎汤亦可。

【主治】痘中昏闷谵妄。

加味定志丸

【来源】《杏苑生春》卷六。

【组成】人参二两 白术一两 白茯一两五钱 菖蒲七钱 远志五钱 茯神一两 牛黄一钱 麦冬一两

【用法】上锉，共为末，炼蜜为丸，如梧桐子大，朱砂为衣。每服三五十丸，食后白汤送下。

【主治】心气不足，恍惚多忘。

清神养荣汤

【来源】《杏苑生春》卷八。

【组成】川芎 当归各一钱五分 白芍药 熟地黄 人参 茯神各一钱 橘红 柴胡 羌活 甘草（炙） 香附子各五分

【用法】上锉。水煎熟，食前温服。

【主治】神思昏愦，每日上午不得清爽，怕见明处，恶闻人语，至午后方可，常常腹疼，头亦昏重，睡卧惊惕，但加之劳动，或值月经来时，其症尤剧，此为不得遂意之所致也，主乎血虚。

【加减】如心下不宽，加缩砂仁七枚，白豆蔻三分；如有痰，加南星、半夏（俱姜制）各五分；如气升，加沉香磨浓汁加入。

加味定志丸

【来源】《寿世保元》卷五。

【组成】人参三两 白茯神（去皮木）二两 远志（汀草水泡，去心） 石菖蒲各二两 酸枣仁（炒）二两 柏子仁（炒，去壳）二两

【用法】上为细末，炼蜜为丸，如梧桐子大，朱砂、乳香为衣。每服五十丸，临卧枣汤送下。

【功用】安神定志。

【主治】心气不足，恍惚多忘，或劳心胆冷，夜卧不睡。

安神醒心丸

【来源】《寿世保元》卷五。

【组成】南星末五两 川连末一两五钱（先以姜汁拌浸半日，入南星末调，和匀成饼，于饭甑内蒸半日） 人参末一两五钱 制远志末一两五钱 飞过辰砂（研）七钱五分 琥珀七钱五分 酸枣仁（炒，研末）一两

【用法】上用雄猪心血三个，入竹沥，面糊为丸，如梧桐子大，金箔为衣。每服五十丸，食远白汤送下，小者二三十丸。

【主治】

1.《寿世保元》：小儿大小被惊，神不守舍，痰迷心窍，恍惚健忘，诸痫痴风心风等症。

2.《医学集成》：痰迷心窍所致惊悸。

安神散

【来源】《寿世保元》卷八。

【组成】人参 茯苓（去皮） 远志（去心） 天麻 白附子 麦门冬 全蝎 莲肉 茯神（去皮木） 朱砂各等分

【用法】上为细末。灯心汤调下。

【功用】安神定志。

【主治】惊风退后，恍惚虚怯。

加味四君汤

【来源】《辨证录》卷七。

【组成】人参　远志　山药各三钱　白术五钱　甘草　枳壳各一钱　茯苓五钱　菖蒲一钱　山楂二十粒　神曲一钱

【用法】水煎服。

【主治】心疑而物不化，食蔬菜之类，觉胸膈有碍，遂疑有虫，因而作痞。

龙齿安神丹

【来源】《辨证录》卷八。

【组成】人参　麦冬各一两　黄连二钱　柏子仁三钱　龙齿（火煅，醉焠，为末）一钱　炒枣仁三钱　甘草五分　北五味子一钱

【用法】水煎服。

【主治】用心太过，思虑终宵，以至精神恍惚，语言倦怠，忽忽若有所失，腰脚沉重，肢体困惫。

加味归脾汤

【来源】《医宗金鉴》卷四十八。

【组成】归脾汤加朱砂　龙齿

【主治】妇人产后，忧愁思虑伤心脾，惊悸恍惚者。

地魄汤

【来源】《血证论》卷八。

【组成】甘草一钱　半夏三钱　麦冬三钱　芍药三钱　五味子一钱　元参三钱　牡蛎三钱

【功用】补阴，清君相之火，降肺胃之逆，益水敛神而生津。

【主治】失血家，阴脉受伤，恍惚不宁。

萃仙丸

【来源】《饲鹤亭集方》。

【组成】潼蒺藜　山萸肉　芡实　连须　枸杞子　菟丝子　川断　覆盆　金樱子

【用法】炼蜜为丸。淡盐汤送下。

【主治】神思恍惚，夜多异梦，腰腿酸软，精泄不收者。

龙蚝理痰汤

【来源】《医学衷中参西录》上册。

【组成】清半夏四钱　生龙骨六钱（捣细）　生牡蛎六钱（捣细）　生赭石三钱（轧细）　朴消二钱　黑脂麻三钱（炒，捣）　柏子仁三钱（炒，捣）　生杭芍三钱　陈皮二钱　茯苓二钱

【主治】因思虑生痰，因痰生热，神志不宁。

【方论】此方，即理痰汤以龙骨、牡蛎代芡实，又加赭石、朴消也。其所以如此加减者，因此方所主之痰，乃虚而兼实之痰。实痰宜开，礞石滚痰丸之用消、黄者是也；虚痰宜补，肾虚泛作痰，当用肾气丸以逐之者是也。至虚而兼实之痰，则必一药之中，能开痰亦能补虚，其药乃为对证，若此方之龙骨、牡蛎是也。盖人之心肾，原相助为理。肾虚则水精不能上输以镇心，而心易生热，是由肾而病及心也；心因思虑过度生热，必暗吸肾之真阴以自救，则肾易亏耗，是由心而病及肾也。于是心肾交病，思虑愈多，热炽液凝，痰涎壅滞矣。惟龙骨、牡蛎能宁心固肾，安神清热，而二药并用，陈修园又称为治痰之神品，诚为见到之言，故方中用之以代芡实，而犹恐痰涎过盛，消之不能尽消，故又加赭石、朴消以引之下行也。

镇心安神丸

【来源】《部颁标准》。

【组成】朱砂 50g　黄连 10g　甘草 25g　当归 50g　生龙齿 60g　茯苓 60g　熟地黄 30g　地黄 20g　黄芪 100g　远志（炒）50g　柏子仁 100g　酸枣仁 100g

【用法】制成水蜜丸或大蜜丸，水蜜丸每 5～6 丸 1g，大蜜丸每丸重 9g，密闭，防潮。口服，水蜜丸 1 次 20 丸，大蜜丸 1 次 1 丸，每日 2 次。

【功用】镇心安神，养血除烦。

【主治】心血不足，精神恍惚，惊悸怔忡，烦躁不眠。

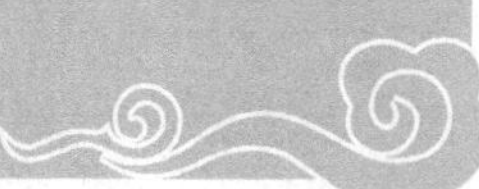

二十、神昏谵语

神昏谵语，是指神志昏迷，谵妄躁扰，胡言乱语的病情，是多种疾病过程中可能出现的一个症状。其成因或为湿热酿痰，蒙蔽心包；或邪热炽盛，内扰心包；或邪热极盛，内陷心窍；或邪势过盛，正气不支，阴竭阳脱，心气涣散；或瘀热互结，瘀热上冲，扰乱心神。其治疗，除解除基本病因外，多以镇静安神为主。

五邪汤

【来源】《外台秘要》卷十五引《范汪方》。

【组成】人参　白术　茯苓　菖蒲　茯神各三两

【用法】上切。以水一斗，煮取三升。先食服八合，一日三次。

【主治】五邪气入人体中，鬼语诸妄有所语，闷乱恍惚不足，意志不定，发作往来有时。

【宜忌】忌桃、李、雀肉、羊肉、饧、醋物。

犀角散

【来源】《太平圣惠方》十八。

【组成】犀角屑半两　川大黄三分（锉碎，微炒）　龙胆半两（去芦头）　黄芩一两　人参半两（去芦头）　甘草半两（生用）　不灰木一两（以羊粪火焙为灰，细研）

【用法】上为粗散。每服三钱，以水一中盏，加竹叶二七片，煎至六分，去滓温服，不拘时候。

【主治】热病。目赤，烦躁狂语，坐卧不得。身生赤斑。

藕　羹

【来源】《太平圣惠方》卷九十六。

【组成】藕半斤（去皮，薄切）　薄荷一握　莼菜半斤　豉二合

【用法】以水浓煎，豉汁中作羹，入五味。饱食之，饥即再作食之。

【主治】心中烦热，狂言目眩。

预知子丸

【来源】《太平惠民和济局方》卷五。

【别名】镇心丸（《御药院方》卷六）。

【组成】枸杞子（净）　白茯苓（去皮）　黄精（蒸熟）　朱砂（研，水飞）　预知子（去皮）　石菖蒲　茯神（去木）　人参（去芦）　柏子仁　地骨皮（去土）　远志（去心）　山药各等分

【用法】上为细末，炼蜜为丸，如龙眼核大，更以朱砂为衣，每服一丸，细嚼，人参汤送下，不拘时候。

【主治】心气不足，志意不定，神情恍惚，语言错妄，忪悸烦郁，愁忧惨戚，喜怒多恐，健忘少睡，夜多异梦，寤即惊魇，或发狂眩，暴不知人。

化铁丸

【来源】《圣济总录》卷四十三。

【组成】铁粉（研）　蛇黄（煅，出火毒）各一两　牛黄（研）丹砂（研）各一分　麝香（研）半分　金箔　银箔各十片

【用法】上各为末，再同研匀，用粟米糊为丸，如梧桐子大。每服五丸，竹沥酒送下。

【主治】心脏风热，惊惕不安，言语谵妄。

黄耆汤

【来源】《圣济总录》卷四十三。

【组成】黄耆（锉）　麦门冬（去心，焙）各二两　人参　白茯苓（去黑皮）　芍药　当归（切，焙）　桂（去粗皮）　甘草（炙，锉）各一两

【用法】上为粗末。每服五钱匕，水一盏半，加大枣二枚（擘），煎至一盏，去滓温服，不拘时候。

【主治】心虚言语错谬，精神恍惚，多惊。

玉螺丸

【来源】《圣济总录》卷五十四。

【组成】井泉石（研）五两　丹砂（研）三两　铁

精（研） 芒消（研） 黄环各二两 大黄（锉，炒） 黄连（去须） 丹参 地龙（炒）各一两

【用法】捣罗五味为末，与四味研者和匀，炼蜜为丸，如绿豆大。每服十丸，平旦时及初更后浓煎麦门冬汤送下。以知为度。

【主治】上焦热结，心气懊憹，振掉谵语。

酸枣仁饮

【来源】《圣济总录》卷一六八。

【组成】酸枣仁一两 蛇蜕皮（炙）三条 人参 羌活（去芦头）各半两 甘草（炙）一分

【用法】上为粗末。每服二钱匕，水一盏，入薄荷三叶，同煎至七分，去滓，分温三服。

【主治】小儿风虚潮热，齘齿谵语。

泻心汤

【来源】《小儿药证直诀》卷下。

【别名】黄连汤（《济阳纲目》卷二十五）。

【组成】黄连一两（去须）

【用法】上为末。每服五分，临卧取温水化下。

【主治】

1.《小儿药证直诀》：小儿心气实，则气上下行涩，合卧则气不得通，故喜仰卧，则气上下通。

2.《济阳纲目》：心热颠狂谵语，二府涩黄者。

补心汤

【来源】《鸡峰普济方》卷十一。

【组成】人参 白术 茯苓 茯神 菖蒲各半两 远志四钱 甘草 桂各三钱

【用法】上为细末，每服二钱，水一盏，加生姜三片，大枣一枚（擘破），同煎至七分，食后温服。

【主治】心气不足，惊悸汗出，心中烦闷，短气，悲忧、独语、自梦悉不自知，及诸失血舌本强直。

安志膏

【来源】《济阳纲目》卷四十六。

【组成】辰砂（研） 酸枣仁（炒） 人参 茯神（去木） 琥珀各七钱半 滴乳香（研）一钱

【用法】上为末，和匀。每服一钱，空心浓煎灯心、大枣汤调下。

【主治】妇人因去血过多，心神不安，言语不常，不得睡卧。

加味茯神散

【来源】《证治宝鉴》卷二。

【组成】沙参 黄连 人参 甘草 菖蒲 茯神 远志 羚羊角 赤小豆

【主治】妄言妄见妄闻挟热者。

平阳汤

【来源】《辨证录》卷一。

【组成】桂枝二分 麻黄一钱 甘草一钱 青蒿三钱 天花粉一钱

【用法】水煎服。

【主治】素有阳明胃火，冬月伤寒，身热一日，即发谵语。

【方论】此方少用桂枝，而多用麻黄者，以寒轻而热重也。用青蒿为君者，青蒿退热而又能散邪，且又能入膀胱而走于胃，即解膀胱之邪，而又解胃中之火，不特不引邪以入阳明，而兼且散邪，以出阳明也。方中又加天花粉者，以谵语必带痰气，天花粉善消膈中之痰，而复无增热之虑，入于青蒿、桂枝、麻黄之内，通上达下，消痰而即消邪也。痰邪两消，又何谵语乎！

安魂散

【来源】《辨证录》卷十。

【组成】桔梗三钱 甘草一钱 青黛五钱 百部一钱 山豆根一钱 人参三钱 茯苓五钱 天花粉三钱

【用法】水煎服。

【功用】补土泻火，消痰逐邪。

【主治】肺气虚而中邪，目见鬼神，口出胡言，或说刀斧砍伤，或言弓矢射中，满身疼痛，呼号不已。

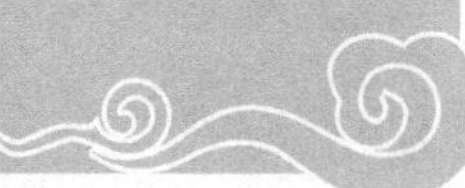

逐客汤

【来源】《辨证录》卷十。

【组成】柴胡二钱　茯苓五钱　半夏三钱　白芍一两　炒栀子三钱　菖蒲一钱　枳壳一钱　神曲三钱　甘草一钱　白术三钱　白矾二钱

【用法】水煎服。

【主治】中肝气之邪，无端见邪，口中大骂，以责自己，口吐顽涎，眼目上视，怒气勃勃，人不可犯。

【方论】此方平肝气而泻火，补肝血而化痰，痰火既清，邪又何藏？况方中半是攻邪之药，木邪即旺，何敢争战乎？

捣关救肾汤

【来源】《辨证录》卷十。

【组成】人参五钱　白术一两　山药一两　芡实五钱　薏仁一两　白芥子三钱　泽泻三钱　半夏三钱　玄参五钱　知母一钱　厚朴一钱

【用法】水煎服。一剂痰涎消，二剂心魂定，三剂痊愈。

【功用】补肾攻胃。

【主治】卒中肾气之水邪，眼目昏花，遂至心魂牵缠，谵语淫乱，低声自语，忽忽如失。

益智助神汤

【来源】《辨证录》卷十。

【组成】白术　熟地各一两　白芥子　天花粉　炒黑荆芥各三钱　山茱萸　巴戟天各五钱

【用法】水煎服。

【主治】猝中邪气，眼目昏花，遂至心魂牵缠，谵语淫乱，低声自语，忽忽如失。

增减黄连泻心汤

【来源】《重订通俗伤寒论》。

【组成】小川连八分　青子芩一钱半　飞滑石六钱　淡竹沥两瓢　小枳实一钱半　仙半夏一钱半　生苡仁五钱

【用法】先用冬瓜子一两，丝通草二钱，灯心五分，煎汤代水，再煎上药，去滓，加生姜汁两滴，鲜石菖蒲叶一钱半搓熟生冲。

【功用】清泄包络心径实火。

【主治】肺胃痰火湿热，内蕴心经包络，致神昏谵语，心烦懊憹，舌苔黄腻。

【方论】何秀山：方以连、芩、枳、半苦辛通降以除痰火为君；臣以滑、苡、瓜、通凉淡泄湿；佐以姜、沥二汁辛润涤痰；妙在使以菖蒲、灯心芳淡利窍，通神明以降心火。此为泻心通络，蠲痰泄湿之良方。

指迷丸

【来源】《伤寒大白》卷二。

【组成】半夏　陈皮　甘草　白茯苓　枳实　玄明粉

【主治】热痰下结大肠，谵语。

清胃汤

【来源】《伤寒大白》卷二。

【组成】川连　升麻　生地　山栀　甘草

【主治】胃热谵语。

醒神益气汤

【来源】《古今名方》引《肝硬变腹水证治》。

【组成】炙远志　炒枣仁　石菖蒲　石柱参各9g　茯神12g　熟附片6g　犀角粉　羚羊角粉各0.9g（冲服）　广陈皮3g

【用法】浓煎，温服。若深度昏迷，另用人参15g煎水化服至宝丹一丸。

【功用】开窍醒神，清心益气。

【主治】肝昏迷。

加味清肝开窍汤

【来源】《千家妙方》卷上引关幼波方。

【组成】生耆15g　当归10g　赤芍15g　白芍15g　何首乌藤30g　茵陈15g　藿香10g　佩兰10g　杏仁10g　橘红10g　郁金10g　远志10g　菖蒲10g　川连4.5g　琥珀粉1.2g（冲服）　羚羊粉0.6g（冲服）

【用法】水煎服，每日一剂。
【功用】调补气血，芳化痰湿，清肝开窍。
【主治】气血两虚，肝胆余热未清，湿痰蒙窍引起的慢性肝昏迷。
【验案】慢性肝昏迷　刘某，男，37岁。于1975年5月30日初诊。病人因肝硬化于1972年行脾切除术，术后逐渐失眠，甚至通宵不寐，渐至夜间发作性舌謇，上唇麻木，两臂不能抬高，有时出现无意识动作，说胡话，白天头晕头痛，记忆力极差，缺乏思考能力，急躁易怒，鼻衄，视物不清，大便干硬难解，曾经中西医多方治疗未效。来诊时，血液检查：谷丙转氨酶180单位，血氨0.18毫克%，舌苔黄，脉沉弦，投以加味清肝开窍汤，加枣仁15g，百合12g，合欢皮12g，服药百剂左右，睡眠日渐好转，头痛头晕，急躁易怒等症状基本消失，视物清楚，记忆力和思考力有所恢复，舌苔薄白，脉转沉滑，谷丙转氨酶正常，血氨降至0.1毫克%，追访半年未再发作。

八味沉香散

【来源】《中国药典》。
【组成】沉香200g　肉豆蔻100g　广枣100g　石灰华100g　乳香100g　木香100g　诃子（煨）100g　木棉花100g
【用法】上为细末，过筛，混匀即得。口服，1次0.9～1.5g，1日2～3次。
【功用】清心热，养心，安神，开窍。
【主治】热病攻心，神昏谵语；冠心病心绞痛。

牛黄安心丸

【来源】《部颁标准》。
【组成】牛黄20g　黄连190g　朱砂120g　黄芩190g　胆南星50g　郁金190g　栀子190g　雄黄80g　冰片56g　甘草50g　珍珠5g　琥珀50g
【用法】制成丸剂，每丸重3.5g，密封。口服，每次1丸，1日2次。
【功用】清热解毒，镇静安神。
【主治】神昏谵语，惊厥抽搐，心悸失眠。

牛黄净脑片

【来源】《部颁标准》。
【组成】牛黄0.21g　金银花21.21g　连翘30.30g　黄芩51.52g　黄连5.30g　石膏51.52g　蒲公英72.73g　珍珠2.12g　朱砂2.12g　石决明（煅）10.61g　磁石（煅）21.20g　赭石51.52g　猪胆膏2.12g　冰片5.30g　雄黄56.06g　麦冬51.52g　天花粉51.52g　葛根30.30g　地黄37.12g　板蓝根50.00g　玄参51.52g　栀子30.30g　大黄37.12g　郁金40.91g　甘草51.52g
【用法】制成素片或糖衣片，密封，防潮。口服，每次2～4片，1日3次，小儿酌减，或遵医嘱。
【功用】清热解毒，镇惊安神。
【主治】热盛所致的神昏狂躁，头目眩晕，咽喉肿痛等症。
【宜忌】体弱或低血压者慎用，孕妇忌服。

二十一、离魂症

离魂症，是指神情不宁，感觉虚幻之病情。肝藏魂，如因肝虚邪袭，神魂离散则可诱发本证。《杂病源流犀烛》：“有神气不宁，每卧则魂魄飞扬，觉身在床而神魂离体，惊悸多魇，通夕不寐者，此名离魂症。”《辨证录》指出：“人有心肾两伤，一旦觉自己之身分而为两，他人未见而已独见之，人以为离魂之症也；谁知心肾不交乎。”治宜滋补肝肾、养血安神。

真珠丸

【来源】《普济本事方》卷一。
【别名】真珠母丸（《保婴撮要》卷十）、真珠丹（《丹溪心法附余》卷十）、珍珠母丸（《张氏医

通》卷十四)。

【组成】真珠母三分(未钻真珠也,研如粉,同碾) 当归(洗,去芦,薄切,焙干后称) 熟干地黄(酒洒,九蒸九晒,焙干)各一两半 人参(去芦) 酸枣仁(微炒,去皮,研) 柏子仁各一两 暹逻犀角(镑为细末) 茯神(去木) 沉香(忌火) 龙齿各半两

【用法】上为细末,炼蜜为丸,如梧桐子大,辰砂为衣。每服四五十丸,日午、夜卧金银薄荷汤送下。

【功用】《本事方释义》:安神熄风。

【主治】

1.《普济本事方》:肝经因虚,内受风邪,卧则魂散不守,状若惊悸。

2.《女科百问》:小便赤色,不痛不涩。

【方论】《本事方释义》:此安神熄风之方也。真珠母气味咸寒,入足厥阴,以之为君;熟地黄气味甘寒微苦,入足少阴,当归气味苦辛甘微温,入少阴,二味为臣;人参气味甘微温,入足阳明,柏子仁气味苦辛微温,入足厥阴,枣仁气味苦平,入手少阴,茯神气味甘平,入手少阴,犀角气味苦酸咸寒,入足厥阴,龙齿气味凉涩,入足厥阴,沉香气味辛微温,入足少阴,以之为佐使者。因肝虚受邪,内风鼓动,致神魂不守,藉水之滋养,肝风得熄,飞扬者得以镇静,使坎离交合,神旺气和,自然安适矣。

合魂丹

【来源】《辨证录》卷十。

【组成】人参五钱 茯神三钱 炒枣仁一两 熟地二两 莲子心五钱 巴戟天一两

【用法】水煎服。

【主治】心肾不交,觉自己之身分而为两,他人不见而己独见之。

舒魂丹

【来源】《辨证录》卷十。

【组成】人参一两 白芍一两 当归五钱 白术五钱 茯苓五钱 麦冬五钱 丹砂末一钱 菖蒲一钱 柴胡一钱 郁金一钱 天花粉一钱 甘草一钱

【用法】水煎服。一剂而魂定,二剂而身合为一矣。

【功用】舒肝之郁,滋心气之燥,兼培其脾土,使土气得养,生津即能归魂。

【主治】离魂症,心肝气郁。终日思想情人,杳不可见,以至梦魂交接,日日相思,宵宵成梦,忽忽如失,遂觉身分为两,能知户外之事。

摄魂汤

【来源】《辨证录》卷十。

【组成】生枣仁五钱 麦冬一两 熟地一两 白芍一两 当归五钱 山茱萸五钱 人参一两 茯神五钱 远志二钱 巴戟天五钱 柏子仁三钱 白芥子二钱

【用法】水煎服。

【主治】离魂症。心肾两伤,水火不交,觉自己之身分而为两,他人未见而己独见者。

二十二、多寐

多寐,亦称嗜睡、多卧、嗜眠、多眠等,是指不分昼夜,时时欲睡,呼之即醒,醒后复睡的病情。《灵枢经·大惑论》曰:“人之多卧者,何气使然?岐伯曰:此人肠胃大而皮肤湿,而分肉不解焉。……肠胃大,则胃气行留久,皮肤湿,分肉不解,则行迟。留于阴也久,其气不清,则欲瞑,故多卧矣。”明确指出阳气受阻,久留于阴,是造成多寐的主要病机。后世医家对本病病机进一步进行了阐述,如《脾胃论》所谓:“脾胃之虚,怠惰嗜卧。”又如《丹溪心法》认为:“脾胃受湿，沉困无力，怠惰好卧。”指出脾胃亏虚和脾胃受湿均可导致多寐。

本病成因为湿、浊、痰、瘀困滞阳气，心阳不振，或阳虚气弱，心神失荣。病位在心、脾，与肾关系密切，多属本虚标实。本虚主要为心、脾、肾气虚弱，心窍失荣；标实则为湿邪、痰浊、瘀血等阻滞脉络，蒙塞心窍。治宜健脾化湿，养血通阳为基础。

大建中汤

【来源】《金匮要略》卷上。

【别名】三物大建中汤（《张氏医通》卷十六）。

【组成】蜀椒二合（去汗） 干姜四两 人参二两

【用法】以水四升，煎取二升，去滓，纳胶饴一升，微火煮取一升半，分温再服。如一炊顷，可饮粥二升，后更服。当一日食糜，温覆之。

【功用】

1.《医方论》：补心脾，祛寒气。

2.《中医方剂学讲义》：温中补虚，降逆止痛。

【主治】心胸中大寒痛，呕不能饮食，腹中寒，上冲皮起，出见有头足，上下痛而不可触近。

【宜忌】《医方发挥》：实热内结，湿热积滞，阴虚血热等腹痛忌用。

【验案】嗜睡 《新中医》（1986，5：50）：刘某，女，18岁。患病半年。起初胸脘闷痛，渐次困顿喜卧，多眠睡。近一月余来，无论上课或进餐行路时均不自主地入睡，以致辍学。神经科诊断为“发作性睡病”。刻诊精神困顿，时时入睡，呼之蒙昧，胸腹时时窜痛，余无所苦。舌质淡，苔白润，脉沉缓。此乃脾胃阳衰，中焦寒甚，阳为阴困，不得舒展，阳入于阴则寐；中阳虚衰，阴寒之气攻冲则胸腹窜痛。治拟温中健脾，大健中阳。人参、蜀椒各9g，干姜12g，饴糖30g，水煎服。服药五剂后，胸腹窜痛消失，嗜睡稍减，舌质淡，苔薄白，脉沉缓。原方继进五剂，嗜睡大减，精神振作，舌质淡，苔薄，脉沉。更以原法加减服药十余剂，诸恙悉平。半年后随访无复发。

人参散

【来源】《太平圣惠方》卷三。

【组成】人参三分（去芦头） 赤茯苓一两 牛黄一分（细研如粉） 羌活三分 远志三分（去心） 川升麻半两 麦门冬一两（去心，焙） 犀角屑半两

方中赤茯苓，《普济方》引作赤芍药。

【用法】上为细散。每服一钱，食后用薄荷温水调下。

【主治】胆热，心神昏闷，多睡。

【宜忌】忌猪肉、湿面等。

远志丸

【来源】《太平圣惠方》卷三。

【组成】远志三分（去心） 人参一两（去芦头） 苦参三分（锉） 马头骨灰三分 茯神三分 菖蒲半两 朱砂半两（细研，水飞过） 铁粉半两

【用法】上为末，入朱砂等令匀，炼蜜为丸，如梧桐子大。每服十丸，食后煎木通汤送下。

【主治】胆热多睡。

羚羊角散

【来源】《太平圣惠方》卷三。

【别名】麦门冬汤（《圣济总录》卷四十二）。

【组成】羚羊角屑三分 麦门冬三分（去心） 川大黄半两（锉碎，微炒） 木通三分（锉） 甘草半两（炙微赤，锉） 天门冬半两（去心） 防风半两（去芦头） 前胡半两（去芦头） 半夏半两（汤浸七遍，去滑）

【用法】上为散。每服三钱，以水一中盏，加生姜半分，煎至六分，去滓，食后温服。

【主治】

1.《太平圣惠方》：胆热，心胸烦壅，多睡，头目昏重。

2.《圣济总录》：荣卫气涩，精神不爽，胆热多睡，头目昏塞。

【宜忌】忌羊血。

酸枣仁汤

【来源】方出《证类本草》卷十二引《简要济众方》，名见《圣济总录》卷四十二。

【别名】酸枣仁散（《医方类聚》卷十）、生枣汤（《冯氏锦囊·杂症》卷十二）。

【组成】酸枣仁一两（研，生用） 腊茶二两（以生姜汁涂，炙令微焦）

【用法】上为粗末。每服二钱匕，水七分，煎至六分，去滓温服，不拘时候。

【主治】胆风毒气，虚实不调，昏沉睡多。

地黄散

【来源】《医方类聚》卷十引《神巧万全方》。

【组成】地黄 麦门冬各二两 地骨皮 黄芩 茯神各一两 酸枣仁（生用） 白鲜皮 沙参半两 甘草（炙） 羚羊角屑各半两

方中酸枣仁、白鲜皮用量原缺。

【用法】上为粗散。每服三钱，以水一中盏，煎至六分，去滓，食后温服。

【主治】胆热，神思不爽，昏闷如醉，多睡少起。

远志丸

【来源】《圣济总录》卷四十二。

【组成】远志（去心） 人参 山芋 防风（去叉） 玄参各二两半 苦参 铁粉（细研） 乌头（烧灰存性）各三两

【用法】上为末，炼蜜为丸，如梧桐子大。每服二十丸，食后米饮送下，一日二次。渐加至三十丸。

【主治】气昏多睡，昼夜不足。

仙乳丸

【来源】《圣济总录》卷五十四。

【组成】伏翼一枚（重五两者。连肠胃，炙燥） 营实（微炒）五两 威灵仙（去土）三两 牵牛子（炒） 苋实各二两 丹砂（研） 雄黄（研） 铅丹各一两 腻粉半两

【用法】上为末，炼蜜为丸，如绿豆大。每服七丸，食后温木通汤送下。稍增至十五丸。小儿每服三丸。以知为度。

【主治】热结上焦，昼常多瞑。

酸枣仁汤

【来源】方出《本草纲目》卷三十六引《简便方》，名见《万病回春》卷四。

【组成】酸枣仁 人参 茯苓各等分

【用法】上为末。每服一钱，米饮调下。

《万病回春》：水煎服。如不要睡，即热服；如要睡，即冷服。

【主治】

1.《本草纲目》引《简便方》：睡中汗出。

2.《万病回春》：多睡及不睡。

醒睡散

【来源】《普济方》卷四〇〇引危氏方。

【组成】白僵蚕二钱 威灵仙三钱 大戟一钱

【用法】上为末。每服半钱，腊茶清调下，二服便醒。

【主治】小儿诸病后多睡。

醒睡汤

【来源】《赤水玄珠全集》卷十四。

【组成】酸枣仁 沙参各一钱半 麦冬一钱 茯神 甘草各五分

【用法】加生姜一片，水煎服。

【主治】多卧。

茯神麦冬汤

【来源】《杏苑生春》卷五。

【组成】茯神 麦门冬各一钱五分 地骨皮 茯苓各一钱 黄芩 酸枣仁各六分 沙参 白鲜皮 羚羊角各五分 甘草三分

【用法】上锉。水煎熟，食远温服。

【主治】胆热多睡，神思昏闷。

宁神汤

【来源】《嵩崖尊生全书》卷九。

【组成】人参　青皮各五分　黄耆二钱　神曲七分　黄柏　当归　柴胡　升麻各三分　苍术　炙草各一钱

【用法】水煎服。

【主治】食后昏沉，懒动嗜卧。

沈氏葳蕤汤

【来源】《杂病源流犀烛》卷六。

【组成】葳蕤　茯苓　枣仁　石膏各一钱　人参七分

【用法】热服。

【主治】病后余邪未清，正气未复，多眠，身犹灼热。

葳蕤汤

【来源】《杂病源流犀烛》卷六。

【组成】葳蕤　茯苓　枣仁　石膏各一钱　人参七分

【用法】热服。

【主治】病后多寐，身犹灼热，余邪未清，正气未复。

生枣仁汤

【来源】《会约医镜》卷七。

【组成】杏仁（生）

【用法】上为末。茶清调服，一日三钱。

【主治】胆热多睡。

二十三、多　梦

多梦，是指睡眠梦境连绵不绝或有异梦、恶梦的病情。正常人睡眠中也会做梦，不为病态，但如果梦境纷纭甚至异梦不断，则为病情。故《黄帝内经》称之为“喜梦”，《黄帝内经·灵枢经·淫邪发梦》：“正邪从外袭内，而未有定舍，反淫于藏，不得定处，与营卫俱行，而与魂魄飞扬，使人卧不得安而喜梦。”不同的梦境，常是特定疾病的反应，如《黄帝内经·素问·脉要精微论》指出：“是知阴盛则梦涉大水恐惧，阳盛则梦大火燔灼，阴阳俱盛则梦相杀毁伤；上盛则梦飞，下盛则梦堕；甚饱则梦予，甚饥则梦取；肝气盛则梦怒，肺气盛则梦哭；短虫多则梦聚众，长虫多则梦相击毁伤。”《杂病源流犀烛》进一步阐述：“夫梦者，亦神不安之一验耳。神役乎物，则魂魄因而不安。魂魄不安则飞扬妄行，合目而多梦。又况七情扰之，六淫感之，心气一虚，随感而应。谚云‘日之所接，夜之所梦’，洵有然也。”

本病的发生，多因心气或心血虚衰，心失藏神之职；或因脏腑失和，影响心神安宁而致病。其治疗，多以养心安神大法。

别离散

【来源】《医心方》卷十三引《小品方》。

【别名】寄生散（《圣济总录》卷十四）。

【组成】杨上寄生三两　术三两　桂心一两（一方三两）　茵芋一两　天雄一两（炮）　蓟根一两　菖蒲一两　细辛一两　附子一两（炮）　干姜一两

方中杨上寄生、蓟根，《备急千金要方》作“桑寄生”、“茜根”。

【用法】上为末。每服半方寸匕，一日三次、酒调服。

【主治】男女风邪，男梦见女，女梦见男，悲愁忧恚，怒喜无常，或半年或数月日复发者。

牛黄散

【来源】《外台秘要》卷十三引《深师方》。

【组成】牛黄（研） 鬼箭羽 王不留行 徐长卿 远志（去心） 干姜 附子（炮） 五味子 石苇（刮去黄皮） 黄芩 茯苓各二分 桂心一分 代赭三分 菖蒲四分 麦门冬六分（去心）

【用法】上为末。以蜜、生地黄汁相拌合，复令相得。以酒服方寸匕，一日三次。

【主治】梦寤纷纭，羸瘦，往来寒热，嘿嘿烦闷，欲寝复不能，手足热，不能食，或欲向壁悲涕，或喜笑无常。

【宜忌】忌猪肉、冷水、生葱、羊肉、饧、醋物。

保神丹

【来源】《太平圣惠方》卷九十五。

【组成】金箔二百片 腻粉半两

【用法】上以新小铛子中，先布金箔一重，掺腻粉；又铺金箔、腻粉，如此重重铺了。用牛乳可铛子多少浸之，以慢火煎至乳尽，金箔如泥即成。便以火上逼干，研之。更入朱砂半两，麝香一分，同研令细，以水浸蒸饼为丸，如绿豆大。每服三丸，空心以新汲水送下。

【功用】镇心安神。

【主治】惊邪狂妄，夜多魇梦，精神恍惚，小儿惊啼，心脏壅热。

香甲丸

【来源】《普济方》卷二二九引《护命》。

【组成】川楝子十个（炒） 葫芦巴一分 上茴香一两 附子一个（炮，去皮脐） 柴胡半两 宣连半两 鳖甲二两（醋炙令黄）

【用法】上为末，煮面糊为丸，如梧桐子大。每服五丸，茶、酒任下。

【主治】男子热劳，四肢无力，手足浑身壮热，不思饮食，口苦舌干，夜梦鬼交，多饶惊魇。

茸朱丹

【来源】《医方类聚》卷一五〇引《济生续方》。

【组成】鹿茸（去毛，酒蒸）一两 朱砂半两（细研，水飞，蜜炒尤佳）

【用法】上为细末，煮枣圈肉为丸，如梧桐子大。每服四十丸，午前、临卧炒酸枣仁煎汤送下。

【主治】心虚血少，神志不宁，惊悸恍惚，夜多异梦，睡卧不安。

养心安神丸

【来源】《古今医统大全》卷七十。

【组成】当归身 白茯苓 酸枣仁 五味子 犀角 琥珀 玄明粉 黄连 朱砂（为衣） 甘草（熬膏）各等分

【用法】上为细末，甘草膏和炼蜜为丸，如黍米大。每服二十丸，夜卧时津吞下。

【功用】除乱梦、恶梦。

【主治】心虚多梦。

益气安神汤

【来源】《万病回春》卷四。

【组成】黄连八分 生地黄 麦门冬（去心） 酸枣仁（炒） 远志（去心） 人参 黄耆（蜜炙） 淡竹叶 胆星各一钱 小草六分 当归一钱二分 茯神（去皮木）二钱一分

【用法】上锉一剂。加生姜一片，大枣一个，水煎服。

【主治】七情六淫相感而心虚，夜多梦寐，睡卧不宁，恍惚惊怖，痰迷痴呆。

安神定志丸

【来源】《全国中药成药处方集》（济南方）。

【组成】党参 茯苓 柏子仁 远志 枣仁 茯神 当归各一两 琥珀 石菖蒲 乳香各五钱

【用法】上为细末，炼蜜为丸，朱砂三钱为衣，每丸重三钱。每服一丸，每日二次，温开水送下。

【主治】神志不足，心虚多梦，烦躁盗汗。

安眠汤

【来源】《临证医案医方》。

【组成】夜交藤 15g 合欢花 9g 炒枣仁 12g 龙齿 9g 茯神 9g 麦冬 9g 石斛 12g 珍珠母 30g（先煎） 白芍 9g 夏枯草 9g 朱砂 1g（冲） 琥

珀 1.5g（冲）

【功用】镇静，安神。

【主治】失眠，梦多，头昏，头胀，舌质红，脉细数。

二十四、梦　魇

梦魇，是指在睡眠中被噩梦困扰，惊叫、呻吟，感觉想喊不能喊，手足被困，无力运动，惊醒后对梦境中的恐怖内容能清晰回忆，并心有余悸，通常在夜间睡眠的后期发作。重者被称为五绝之一。《杂病源流犀烛·不寐多寐源流》："梦而魇，则更甚者，或由心实，则梦惊忧奇怪之事而魇。或由心虚则梦恍惚幽昧之事而魇。甚有精神衰弱，当其睡卧，魂魄外游，竟为鬼邪侵迫而魇者，此名鬼魇"。本病成因多为外界的生理刺激，内在的心理创伤。治疗宜养心开窍。

伏龙肝散

【来源】方出《备急千金要方》卷二十五，名见《普济方》卷二五四。

【组成】伏龙肝

【用法】上为末。吹鼻中。

【主治】鬼魇不寤。

雄黄散

【来源】方出《太平圣惠方》卷五十六，名见《普济方》卷二五四。

【组成】雄黄

【用法】上为末，细研。以芦管吹入两鼻中。

【主治】

1.《太平圣惠方》：卒魇。

2.《普济方》：鬼迷不寤。

麝香散

【来源】方出《太平圣惠方》卷五十六，名见《普济方》卷二五四引《十便良方》。

【组成】麝香一脐

【用法】置枕头边佳。

【主治】卒魇。

镇心丸

【来源】《圣济总录》卷一〇〇。

【组成】紫石英二两（研）　丹砂一两（研）　雄黄（研）　白茯苓（去黑皮）　茯神（去木）　银屑　菖蒲　桔梗（去芦头，炒）　人参　干姜（炮）　远志（去心）　甘草（炙，锉）各二两　防风（去芦头）　防己　当归（切，焙）　桂（去粗皮）　铁精　细辛（去苗叶）各一两

【用法】上为末，炼蜜为丸，如梧桐子大。每服十丸，食后熟水送下，一日三次，稍增之。

【主治】心气怯弱，常多魇梦，恍惚谬忘。

半夏丸

【来源】《类编朱氏集验方》卷十五引南岳魏夫人方。

【别名】半仙丸（《济阳纲目》卷一〇二）。

【组成】半夏一两

【用法】上为末，水为丸，如豆大。纳鼻孔中。

【主治】五绝：自缢、墙压、溺水，魇魅、产乳。

雄朱散

【来源】《普济方》卷二五四引《卫生家宝》。

【组成】牛黄　雄黄各一钱　大朱砂半钱

【用法】上为末。每挑一钱，床下烧；一钱用酒调灌之。

【主治】鬼魇。夜住客官驿，及久无人居冷房，睡中为鬼物所魇，且闻其人呃呃作声，叫唤不醒者。

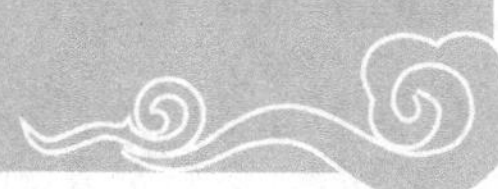

搐鼻散

【来源】《济阳纲目》卷一〇二。

【别名】搐鼻通天散（《医学心悟》卷六）。

【组成】细辛（去叶） 皂角（去皮弦）各一两 半夏（生用）五钱

【用法】上为极细末，瓷瓶收贮，勿泄气。每用一二分，吹入鼻孔中取嚏。

【主治】

1.《医学心悟》：魇梦不醒。

2.《医钞类编》：缢死、压死、中恶。

3.《喉证指南》：诸喉证，牙关紧急，不省人事。

五绝透关散

【来源】《疑难急症简方》卷一。

【组成】生半夏 牙皂各五分

【用法】上为末。取黄豆大吹鼻中，男左女右。得嚏即苏。

【主治】一自缢，二墙壁压，三溺水，四魇魅，五冻死，并一切中风尸厥，暴厥不省人事。

【宜忌】产晕忌用。

二十五、心 劳

心劳，又称神劳，是指因长期神情紧张，劳神思虑过度，导致阴阳失调，神气亏虚而出现神疲，失眠，健忘或情志改变的病情。《诸病源候论·虚劳病诸候》曰："心劳者，忽忽喜忘。"《外台秘要》："心劳实热，好笑无度，自喜，四肢烦热。"《圣济总录》："心劳，多言喜乐过度伤心，或愁忧思虑伤血，不欲视听，心烦惊悸，言语谬误。"本病成因，有虚实不同，其治疗，实者宜清心泻火，虚者宜养血宁心。

麦门冬饮

【来源】《外台秘要》卷十六引《删繁方》。

【别名】麦门冬汤（《圣济总录》卷八十六）。

【组成】生麦门冬一升（去心） 陈粟米一升 鸡子二七枚（取白） 淡竹叶（切）三升

【用法】先以水一斗八升，煮粟米、竹叶，取九升，去滓澄清，接取七升，冷下鸡子白，搅五百转，去上白沫，下麦门冬，煮取三升，去滓，分三次服。

【主治】心劳。热不止，肉毛焦色无润，口赤干燥，心闷。

麻黄止烦下气汤

【来源】《外台秘要》卷十六引《删繁方》。

【组成】麻黄（去节） 栀子仁 茯苓 子芩 白术各三两 石膏八两（碎，绵裹） 桂心二两 芒消三两 生地黄（切）一升 大枣三十枚 鸡子二枚 甘草一两（炙） 赤小豆二合

【用法】上切，以水一斗煎和，下鸡子白搅调，去沫，下诸药，煎取二升五合，去滓，下竹沥、芒消，煎一沸，分三次服。

【主治】心劳实热，好笑无度，自喜，四肢烦热。

【宜忌】忌生葱、酢物、桃、李、雀肉、海藻、菘菜等。

雷丸丸

【来源】《外台秘要》卷十六引《删繁方》。

【组成】雷丸（熬） 橘皮 石蚕（炙） 桃皮（炙）各五分 狼牙六分 贯众二枚 芫荑（熬） 青葙子 蜀漆各四分 僵蚕三七枚（熬） 茱萸根皮七分 乱发如鸡子大（烧末）

【用法】上蒸，切，为末，白蜜为丸，如梧桐子大。每服七丸，清白饮送下，不觉，更加至二七丸为度，一日二次

【主治】心劳热伤心，有长虫名蛊虫，长一尺，贯心为病。

人参散

【来源】《太平圣惠方》卷二十六。

【组成】人参一两（去芦头） 石膏五两 沙参一两（去芦头） 茯神一两半 赤芍药一两 栀子仁半两 赤石脂一两 犀角屑半两 紫菀一两（洗，去苗土） 远志半两（去心） 甘草半两（炙微赤，锉）

【用法】上为散。每服五钱，以水一大盏，煎至六分，去滓，加竹沥半合，生地黄汁半合，搅匀，食后分温二服。

【主治】心劳实热，多惊，梦中恐畏不安。

大黄散

【来源】《太平圣惠方》卷二十六。

【组成】川大黄一两（锉碎，微炒） 泽泻一两 黄芩一两 栀子仁一两 柴胡一两（去苗） 羚羊角屑一两 木香（石膏）二两 甘草一两（炙微赤，锉） 木通一两

【用法】上为粗散。每服四钱，以水一中盏，加淡竹叶二七片，煎至六分，去滓，食前温服。

【主治】心劳热，口疮，心烦腹满，小肠不利。

【宜忌】忌炙煿、热面、生果。

石膏饮子

【来源】《太平圣惠方》卷二十六。

【组成】石膏四两（捣碎） 茯神一两 犀角屑一两 川芒消一两 栀子仁一两半 生地黄（切）三大合 甘草半两（炙微赤，锉） 赤小豆一合

【用法】上锉细和匀，每服半两，以水一大盏，煎至五分，去滓，加堇竹沥半合，更煎一沸，不拘时候温服。

【主治】心劳实，好笑，四肢烦热。

茯神散

【来源】《太平圣惠方》卷二十六。

【组成】茯神一两 木通一两（锉） 川升麻一两 犀角屑半两 赤石脂一两 远志一两（去心） 麦门冬一两半（去心，焙） 桂心半两 甘草半两（炙微赤，锉）

【用法】上为粗散。每服四钱，以水一中盏，加竹茹一分，煎至六分，去滓，食后温服。

【主治】心劳实热，皮毛干焦，色无润泽，心神不安。

犀角散

【来源】《太平圣惠方》卷二十六。

【组成】犀角屑一两 远志三分（去心） 麦门冬一两半（去心，焙） 桃花三分 酸枣仁三分（微炒） 黄耆三分（锉） 地骨皮一两 真珠末半两 石膏一两 川升麻一两 葳蕤一两 甘草半两（炙微赤，锉）

【用法】上为细散。每服三钱，食后以温酒调下。

【主治】心劳，或风热，心神不安，少得睡卧。

人参汤

【来源】《圣济总录》卷八十六。

【组成】人参一两半 木通（锉）一两半 茯神（去木）一两 麦门冬（去心，焙）一两半 百合一两 龙齿一两半 柴胡（去苗）一两

【用法】上为粗末。每服五钱匕，用水一盏半，加大枣三枚（擘破），煎至一盏，去滓，分温二服，食后相次服之。

【主治】心劳。多言喜乐过度伤心，或愁忧思虑伤血，不欲视听，心烦惊悸，言语谬误。

人参汤

【来源】《圣济总录》卷八十六。

【组成】人参 白茯苓（去黑皮） 前胡（去芦头） 麦门冬（去心，焙） 黄芩（去黑心） 枳壳（去瓤，麸炒） 木通（锉） 甘草（炙，锉） 生干地黄（焙） 防风（去叉） 独活（去芦头）各一两 陈橘皮（汤浸，去白，焙） 旋覆花各一两半

【用法】上为粗末。每服五钱匕，水一盏半，加生姜半分（切），煎至八分，去滓，食后温服。

【主治】心劳，烦闷虚满，胸膈痞塞，饮食不下，气噎。

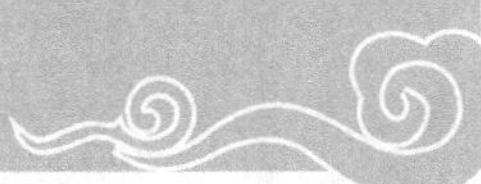

竹茹汤

【来源】《圣济总录》卷八十六。

【组成】竹茹　前胡（去芦头）　白茯苓（去黑皮）　人参各一两　甘草（炙，锉）　贝母（去心，炒）各三分　桑根白皮（锉）　赤小豆各一两半　柴胡（去苗）　麦门冬（去心，焙）各半两

【用法】上为粗末。每服三钱匕，水一盏，加生姜、竹叶各五片，煎至七分，去滓温服，不拘时候。

【主治】心劳潮热，肌瘦，四肢烦疼。

朱雀汤

【来源】《圣济总录》卷八十六。

【组成】雄雀一只（取肉炙）　赤小豆一合　赤茯苓（去黑皮）　人参　大枣（去核）　紫石英各一两　远志（去心）　紫菀（去苗土）　丹参各半两　小麦一两　甘草（炙，锉）一分

【用法】上锉细，拌匀。每服三钱匕，用水一盏，煎取六分，去滓温服。

【主治】心气劳伤。

远志汤

【来源】《圣济总录》卷八十六。

【组成】远志（去心）一两　赤茯苓（去黑皮）三分　犀角屑一两　人参半两　知母（焙）半两　芍药一两　黄芩（去黑心）三分　前胡（去芦头）三分　麦门冬（去心，焙）一两半

【用法】上为粗末。每服五钱匕，用水一盏半，煎至一盏，去滓，食后分二次温服。如人行三五里再服。

【主治】心劳，多烦躁，背膊妨闷，面色数变，乍赤乍黑，或笑或歌。

赤芍药丸

【来源】《圣济总录》卷八十六。

【组成】赤芍药一两半　苦参三两　黄芩（去黑心）　山栀仁　车前子（微炒）　瞿麦穗各一两　冬葵子（炒令香）一两半　大黄（炒）一两半

【用法】上为末，炼蜜为丸，如梧桐子大。每服三十丸，食后温水送下，夜卧再服。

【主治】心脏劳热，久积毒气，小肠气癃结，少腹急，小便淋沥，白浊疼痛。

补心麦门冬丸

【来源】《圣济总录》卷八十六。

【别名】麦门冬丸（《普济方》卷十九）。

【组成】麦门冬（去心，焙）一两半　石菖蒲一两　远志（去心）一两半　人参一两　白茯苓（去黑皮）一两　熟干地黄一两半　桂（去粗皮）半两　天门冬（去心，焙）一两半　黄连（去须）一两半　升麻一两半

【用法】上为末，炼蜜为丸，如梧桐子大。每日二十丸，食后夜卧时用熟水送下。

【功用】兼开心气，使人多记不忘。

【主治】心劳多惊悸，心气不足。

前胡麦门冬饮

【来源】《圣济总录》卷八十六。

【组成】前胡（去芦头）　麦门冬（去心，焙）　葳蕤　玄参　升麻　人参　射干　芍药　甘草（炙）各一两

【用法】上为粗末。每服五钱匕，水一盏半，入生姜半分（切），赤小豆三十粒，煎至八分，去滓，食后服。

【主治】心劳客热，烦躁，头目昏眩。

獭肝丸

【来源】《圣济总录》卷八十六。

【组成】獭肝（切碎，炙黄）一两半　胡黄连一两　鳖甲（去裙襕，醋炙）一两半　柴胡（去苗）一两半　犀角屑一两　知母（焙）一两　天门冬（去心，焙）一两　地骨皮一两半　升麻一两半　茯神（去木）一两　紫菀（去苗土）一两　百合一两　杏仁（汤浸，去皮尖双仁，炒令黄色，别研）一两　黄连（去须）一两半　前胡（去芦头）一两　贝母（去心，焙）一两　天灵

盏（酥炙令黄）一两半　槟榔（锉）三两　麻仁（研）一两　甘草（炙）一两　生干地黄（焙）三两

【用法】上为末，炼蜜为丸，如梧桐子大。每服三十丸，食后温水送下，夜卧再服。

【主治】心劳热，胸膈聚痰，头目微痛，手足时烦，肌肤渐觉羸瘦。

守灵散

【来源】《鸡峰普济方》卷十一引《真君脉诀》。

【组成】茯苓（白者）　丁香　诃子各半两　桔梗　芍药（白者）　羌活　甘草各一分

【用法】上为细末。每服二钱，水一盏，用银耳环一只，葱白一寸，煎至八分，通口服，不拘时候。

【功用】补心脏劳极。

烧肝散

【来源】《普济方》卷十九引《家藏经验方》。

【组成】银州柴胡（去芦）　白术　红芍药　牡丹皮　人参（去芦）　苍术各一两　黑附子（炮，去皮脐）　石斛（去浮膜）各半两

【用法】上为末。用獖猪肝，薄批去血水，掺药在上，匀遍，以荷叶裹定，湿纸包之，慢火煨令过熟，空心、食前以米饮调下。

【主治】久年不愈心劳，口疮。

远志饮子

【来源】《济生方》卷一。

【别名】远志引子（《金匮翼》卷三）。

【组成】远志（去心，甘草煮干）　茯神（去木）　桂心（不见火）　人参　酸枣仁（炒，去壳）　黄耆（去芦）　当归（去芦，酒浸）各一两　甘草（炙）半两

【用法】上锉。每服四钱，水一盏半，加生姜五片，煎至七分，去滓温服，不拘时候。

【主治】心劳虚寒，惊悸恍惚，多忘不安，梦寐惊魇。

黄芩汤

【来源】《济生方》卷一。

【组成】泽泻　栀子仁　黄芩　麦门冬（去心）　木通　生干地黄　黄连（去须）　甘草（炙）各等分

【用法】上锉。每服四钱，水一盏半，加生姜五片，煎至八分，去滓温服，不拘时候。

【主治】

1.《济生方》：心劳实热，口疮，心烦腹满，小便不利。

2.《仁斋直指方论》：心肺蕴热，咽痛膈闷，小便淋浊不利。

护肺饮

【来源】《辨证录》卷八。

【组成】白术　人参　百合各二钱　白薇　天冬各一钱　麦冬三钱　款冬花五分　天花粉　桔梗各六分

【用法】水煎服。

【主治】心痨而传之肺，咳嗽吐痰，气逆作喘，卧倒更甚，鼻口干燥，不闻香臭，时偶有闻，即芬郁之味，尽是腐朽之气，恶心欲吐，肌肤枯燥，时作疼痛，肺管之内，恍似虫行，干皮细起，状如麸片。

健土杀虫汤

【来源】《辨证录》卷八。

【组成】白术五钱　人参二钱　白薇二钱　万年青一片　熟地一两　麦冬一两　山茱萸三钱　生枣仁三钱　车前子二钱　贝母一钱

【用法】水煎服。

【主治】心痨而传之肺，咳嗽吐痰，气逆作喘，卧倒更甚，鼻口干燥，不闻香臭，时偶有闻，即芬郁之味，尽是朽腐之气，恶心欲吐，肌肤枯燥，时作疼痛，肺管之内，恍似虫行，干皮细起，状如麸片。

宅中汤

【来源】《医醇剩义》卷二。

【组成】天冬二钱　紫河车二钱（切）　人参二钱　茯神二钱　黄耆二钱　当归二钱　白芍一钱　丹参二钱　柏仁二钱　远志五分（甘草水炒）　莲子二十粒（去心）

【功用】调补营卫，安养心神。

【主治】心劳。营血日亏，心烦神倦，口燥咽干。

二十六、心　风

心风，是指心脏受风邪侵袭所致的病患。《黄帝内经·素问·风论》："心风之状，多汗恶风，焦绝，善怒吓，赤色，病甚则言不可快，诊在口，其色赤。"此乃外风袭人的一种病情。而心风又指情志异常的病状。如《太平圣惠方》："心风狂言，恍惚恐惧"，"心脏风邪气，神思不安，悲啼歌笑，志意不定，精神恍惚。"本病成因，或为外风入内，或情志抑郁，所欲不遂，或痰浊阻滞，以致神不守，出现精神恍惚，喜怒不常，无语，时或错乱等症状。治宜疏风散邪，补益心脾，化痰宣窍，清心安神。

镇心丸

【来源】《千金翼方》卷十六。

【组成】秦艽　柏实　当归　干漆（熬）　白蔹　杏仁（去皮尖双仁，熬）　芎藭各三分　泽泻一两　干地黄六分　防风　人参各四分　甘草一两（炙）　白术　薯蓣　茯苓　干姜各二分　麦门冬（去心）二两　前胡四分

【用法】上为末，炼蜜为丸，如梧桐子大。每服十丸，食前以饮送服，一日三次，不知，稍增之。

【主治】胃气厥实，风邪入脏，喜怒愁忧，心意不定，恍惚喜忘，夜不得寐，诸邪气病。

【宜忌】忌海藻、菘菜、芜荑、桃李、雀肉、酢物等。

镇心省睡益智方

【来源】《千金翼方》卷十六。

【组成】远志五十两（去心）　益智子　菖蒲各八两

【用法】上为末，每服方寸匕，醇酒送服。一百日有效。

【主治】

1.《千金翼方》心风。

2.《医钞类编》：风湿多眠，狐惑多眠。

五邪丸

【来源】《外台秘要》卷十五引《深师方》。

【组成】芎藭　龙角（无角用齿）　茯苓　紫石英（研）　防风　厚朴（炙）　铁精（研）　甘草（炙）各四分　远志六分（去心）　丹参　大黄　栀子仁　桂心　细辛　菖蒲　椒（汗，去目）　人参　干姜　附子（炮）　吴茱萸各五分　芥子三分　禹余粮七分（研）

【用法】上药治下筛，和以蜜为丸，如梧桐子大。末食，服二十丸，夜服十丸，枣汤送下。不知，增之。

【主治】邪气所中，涉于脏腑，心惊恐怖，梦寤愁忧，烦躁不乐，心神错乱，邪气经入五脏，往来烦闷，悲哀啼泣，常如苦怖，吸吸短气。当发之时，恍惚喜卧，心中踊踊，忽然欲怒，颠倒手足，冷清气乏，食即呕逆。

【宜忌】忌海藻、菘菜、生葱、生菜、猪羊肉、饧等物。

人参丸

【来源】《太平圣惠方》卷四。

【组成】人参一两（去芦头）　茯神一两半　龙齿一两（研细如粉）　白术半两　防风三分（去芦头）　金银箔各五十片（研细）　麦门冬半两（去心，焙）　甘草半两（炙微赤，锉）　熟干地黄一两

【用法】上为末，入研了药令匀，炼蜜为丸，如梧桐子大。每服二十丸，不拘时候，以粥饮送下。

【主治】心脏风虚，心忪惊悸；或因忧虑之后，时有恍惚，心神不安。

人参散

【来源】《太平圣惠方》卷四。

【组成】人参三分（去芦头） 犀角屑三分 赤茯苓三分 菖蒲三分 鬼箭羽三分 龙齿一两

【用法】上为细末。每服四钱，以水一中盏，煎至六分，去滓，不拘时候温服。

【主治】心脏风邪，有如鬼语，闷乱恍惚。

人参散

【来源】《太平圣惠方》卷四。

【组成】人参一两（去芦头） 沙参一两（去芦头） 赤茯苓一两 黄耆一两（锉） 地骨皮一两 麦门冬一两（去心） 柴胡一两（去芦头） 羚羊角屑一两 甘草半两（炙微赤，锉）

【用法】上为散。每服三钱，以水一中盏，煎至六分，去滓，不拘时候温服。

【主治】心胸烦热，不思饮食。

小草汤

【来源】《太平圣惠方》卷四。

【组成】小草一两 柏子仁一两 犀角屑半两 赤茯苓一两 铁精一两（细研） 龙齿三分（细研）天竺黄一两（细研） 生干地黄一两 琥珀末一两（细研）

【用法】上为细散，入研了药令匀。每服一钱，以竹叶汤调下，不拘时候。

【主治】心风烦热，恍惚，狂言狂语，时复惊恐，不自觉知，发作有时。

升麻散

【来源】《太平圣惠方》卷四。

【组成】川升麻半两 朱砂三分（细研如粉） 犀角屑三分 茯神三分 甘草三分（炙微赤，锉） 龙胆三分（去芦头） 人参三分（去芦头） 麦门冬三分（去心，焙） 寒水石三分 天竺黄三分（细研） 牛黄一分（细研）

【用法】上为细散。入研了药，都研令匀。每服一钱，食后以薄荷汤调下。

【主治】心风热狂言，神思不定，口干烦闷。

朱砂散

【来源】《太平圣惠方》卷四。

【组成】朱砂一两（细研如粉） 牛黄一分（细研） 龙脑一分（细研） 麝香一分（细研） 茯神一两 人参一两（去芦头） 犀角屑一两 防风一两（去芦头） 铅霜一分（细研） 麦门冬一两（去心，焙） 真珠末一两 羚羊角屑一两 子芩一两 玄参一两 天竺黄一两（细研） 甘菊花一两 川升麻一两 甘草半两（炙微赤，锉）

【用法】上为细散，入研了药，都研令匀。每服一钱，煎金银汤调下，不拘时候。

【主治】心风。烦躁狂言，胸膈壅滞，神思不安。

柏子仁散

【来源】《太平圣惠方》卷四。

【组成】柏子仁 桂心 赤芍药 半夏（汤浸洗七次去滑） 人参（去芦头） 当归（锉，微炒） 独活各一两 甘草半两（炙，微赤，锉） 犀角屑 远志（去心） 麦门冬（去心） 麻仁各一两

方中柏子仁至独活七味用量原缺，据《普济方》补。

【用法】上为散。每服三钱，以水一中盏，加生姜半分，煎至六分，去滓温服，不拘时候。

【主治】心脏风邪，恍惚迷闷，饮食不下。

茯神散

【来源】《太平圣惠方》卷四。

【组成】茯神一两 人参三分（去芦头） 菖蒲三分 羚羊角屑三分 赤小豆四十五粒（炒熟） 远志半两（去心） 黄连半两（去须） 沙参半两（去芦头） 甘草一分（炙微赤，锉）

【用法】上为粗散。每服三钱，以水一中盏，煎至

六分，去滓温服，不拘时候。

【主治】心脏风邪，见鬼妄语，有所见闻，心悸恍惚。

茯神散

【来源】《太平圣惠方》卷四。

【组成】茯神　杏仁（汤浸，去皮尖双仁，麸炒微黄）　川升麻　白鲜皮　沙参（去芦头）各半两　龙齿一两　石膏二两　远志一两（去心）　犀角屑一两

【用法】上为粗散。每服三钱，以水一中盏，加生姜半分，煎至六分，去滓，食后温服。

【主治】心风狂言，恍惚恐惧。

茯神散

【来源】《太平圣惠方》卷四。

【组成】茯神一两　人参一两（去芦头）　赤小豆半两　菖蒲三分　龙骨一两　犀角屑一两　铁粉半两（研）　金箔三十片（研）

【用法】上为细散，入研了药令匀。每服一钱，以金银汤放温调下，不拘时候。

【主治】心风，恍惚妄语，有所见闻，心悸，志意不定。

茯神散

【来源】《太平圣惠方》卷四。

【组成】茯神一两　龙齿二两　川升麻一两　人参三分（去芦头）　白鲜皮三分　麦门冬一两（去心）　杏仁三分（汤浸，去皮尖双仁，麸炒微黄）　防风三分（去芦头）　黄芩三分　羚羊角屑半两　甘草半两（炙微赤，锉）　铁粉一两

【用法】上为粗散。每服三钱，以水一中盏，加生姜半分，大枣三个，煎至六分，去滓温服，不拘时候。

【主治】心脏风虚，四肢惊掣，心忪恐悸，或狂呼急走，如见鬼神，状似癫痫，时时发动。

禹余粮散

【来源】《太平圣惠方》卷四。

【组成】禹余粮一两半（烧，醋淬三遍）　白芍药一两半　石膏一两半　牡蛎一两半（烧为粉）　秦艽一两半（去苗）　桂心　防风（去芦头）　远志（去心）　独活　甘草（炙微赤，锉）　人参（去芦头）　麦门冬（去心，焙）　菖蒲　茯神　铁粉（细研）　朱砂（细研如粉）　雄黄（细研如粉）各一两　蛇蜕皮一尺（烧为灰）

【用法】上为细散。每服一钱，以麦门冬汤调下，不拘时候。

【主治】心脏风邪气，神思不安，悲啼歌笑，志意不定，精神恍惚。

镇心丸

【来源】《太平圣惠方》卷四。

【组成】犀角屑一两　天竺黄半两（细研）　朱砂半两（细研如粉）　铅霜一分（细研）　牛黄一分（细研）　龙齿半两　金箔五十片（研）　人参一两（去芦头）　茯神一两　远志半两（去心）　生干地黄半两　龙胆半两（去芦头）　铁粉三分（细研）

【用法】上为末，入研了药，和研令匀，炼蜜为丸，如小豆大。每服七分，煎竹叶汤送下，不拘时候。

【主治】心风。狂言多惊，迷闷恍惚。

镇心丸

【来源】《太平圣惠方》卷四。

【组成】紫石英（细研，水飞）　朱砂（细研，水飞）　白石英（细研，水飞）　龙齿（细研）　人参（去芦头）　细辛　赤箭　天门冬（去心，焙）　干熟地黄　白茯苓　犀角屑　沙参（去芦头）　菖蒲　防风（去芦头）各一两　远志半两（去心）

【用法】上为末，都研令匀，炼蜜为丸，如梧桐子大。每服三十丸，温酒送下，不拘时候。

【主治】心风。恍惚，惊恐失常，或瞋恚悲愁，情意不乐。

人参散

【来源】《太平圣惠方》卷二十。

【组成】人参三分（去芦头） 防风半两（去芦头） 桂心半两 细辛半两 石菖蒲半两 杨上寄生一两 附子半两（炮裂，去皮脐） 干姜半两（炮裂，锉） 莽草一两（微炒） 鬼箭半两 茯神三分 甘草半两（炙微赤，锉）

【用法】上为粗散。每服三钱，以水一中盏，煎至六分，去滓，不拘时候温服。

【主治】风邪入心，神思恍惚，悲愁不乐，喜怒无常。

镇心丸

【来源】《医方类聚》卷二十引《神巧万全方》。

【组成】牛黄 铅霜各一分（研入） 天竹黄 朱砂 龙齿 远志（去心） 生干地黄 松脂（研）各半两 铁粉三分 犀角屑 人参 茯神 麦门冬（去心）各一两 金箔五十片

【用法】上为末，和匀，炼蜜为丸，如小豆大。每服七丸，煎竹叶汤送下，不拘时候。

【主治】心风。狂言多惊，迷闷恍惚。

人参丹砂丸

【来源】《圣济总录》卷五。

【组成】人参 丹砂（研）各二两 紫石英（研） 白石英（研） 龙齿（研） 细辛（去皮叶） 赤箭 天门冬（去心，焙） 远志（去心） 生干地黄（焙） 菖蒲（九节者，米泔浸，切，焙） 龙脑（研）各一分 白茯苓（去黑皮）三两 犀角（镑） 沙参 防风（去叉）各半两 麝香（研）半分

【用法】上为末，炼蜜为丸，如小鸡头子大。每服一丸，温酒嚼下，不拘时候。

【功用】安神志，化痰涎。

【主治】心中风，恍惚惊悸。

人参太乙丹

【来源】《圣济总录》卷十四。

【别名】太乙丹（《普济方》卷一四七）。

【组成】人参 酸枣仁（炒） 山栀子仁 阿胶（炒令燥）各半两 甘草（微炙） 天南星（牛胆制者）各一两 玄精石（研） 麝香（研） 龙脑（研）各一分 丹砂（研）三两

【用法】上为细末，炼蜜为丸，如小弹子大，以金箔为衣。每服一丸，食后荆芥汤嚼下。

【功用】消化痰涎，清利头目。

【主治】心经风邪，其发不自觉知，狂惑妄言，悲喜无度。

小补心丸

【来源】《是斋百一选方》卷一引钱文子方。

【组成】天门冬 麦门冬 干山药各一斤 熟干地黄 五味子 石菖蒲各二十两 人参（去芦） 茯神（去土） 茯苓各十两 远志（去心） 官桂（去皮）各六两 地骨皮 酸枣仁 龙齿各四两 柏子仁三两

【用法】上为细末，炼蜜为丸，如梧桐子大，朱砂、麝香为衣。每服三十丸，温酒、盐汤送下。

【主治】心气、心风。

人参南星丸

【来源】《类编朱氏集验方》卷一。

【组成】天南星（生） 白附子（生） 白茯苓 天麻 人参 远志肉 酸枣仁（炒，熟）各等分

【用法】上为细末，薄荷水糊为丸，如梧桐子大，用生朱砂为衣。每服三五十丸，食后或卧时用姜汤吞下。

【主治】心虚，因为惊气所触，风邪乘虚而入，或因气触，或因惊触，或因微热流入心经，则神志昏乱，涎潮，手足搐搦，如风之状。

星黄汤

【来源】《赤水玄珠全集》卷十四。

【组成】南星 大黄各等分

【用法】水煎服。

【功用】吐痰。

【主治】心风。

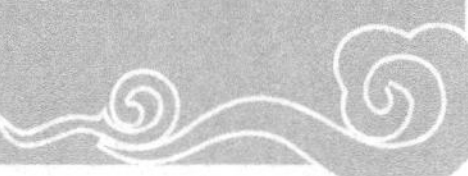

二十七、风 惊

风惊，是指因体虚风袭所见惊悸不安的病情。《诸病源候论·风病诸候》："风惊者，由体虚心气不足，为风邪所乘也。心藏神，而主血脉。心气不足则虚，虚则血乱，血乱则气并于血，气血相并，又被风邪所乘，故惊不安定，名为风惊。"《圣济总录》："心气不足，风邪乘之，神魂不安，惊怖悸动，目睛不转，不能呼者。"治宜养心安神，祛风定惊。

人参散

【来源】《太平圣惠方》卷二十。

【组成】人参二两（去芦头） 生干地黄一两 麦门冬一两半（去心，焙） 白茯苓一两 龙齿二两 犀角屑一两 小草一两

【用法】上为粗散。每服三钱，以水一中盏，煎至六分，去滓，不拘时候温服。

【主治】风惊，闷乱恍惚。

铁粉散

【来源】《太平圣惠方》卷二十。

【组成】铁粉一两 光明砂一两 天竹黄一两 铅霜一两

【用法】上为细末。每服半钱，以竹沥汤调下，不拘时候。

【主治】风惊，心神不安。

菖蒲丸

【来源】《太平圣惠方》卷二十。

【别名】石菖蒲丸（《圣济总录》卷十四）。

【组成】石菖蒲一两 远志一两（去心） 白茯苓一两半 人参一两半（去芦头） 防风三分（去芦头） 羚羊角屑三分 铁粉一两 朱砂一两（细研） 金箔五十片（研入）

【用法】上为末，入研了药令匀，炼蜜为丸，如梧桐子大。每服二十丸，粥饮送下，不拘时候。

【主治】风惊。恍惚，寝寐不安。

犀角丸

【来源】《太平圣惠方》卷二十。

【组成】犀角屑半两 人参半两（去芦头） 茯神半两 川升麻半两 槟榔半两 龙齿半两 朱砂半两（细研） 金箔三十片（细研） 银箔五十片（细研）

【用法】上为末，入研了药令匀，炼蜜为丸，如梧桐子大。每服二十丸，以人参、竹叶汤送下，不拘时候。

【主治】风惊。心神惊恐，睡卧不安，四肢烦热。

天南星丸

【来源】《圣济总录》卷十四。

【组成】天南星（大者，逐日换水浸五日，慢火煮五、七沸，切作片子，曝干，麸炒令黄香） 乌蛇（酒浸，取肉炙干） 白僵蚕（直者，麸炒令黄） 天麻各一两 干蝎（全者，擘破，炒黄色） 白附子（炮） 雄黄（研） 琥珀（杵，研）各三两 麝香一分（研） 牛黄（研） 龙脑（研）各半两 丹砂一两半（研）

【用法】上药除研者外，捣罗为末，合研匀，干瓷器收，密封勿令透气，旋炼蜜为丸，如鸡头子大。每服一丸，荆芥、人参汤化下。

【功用】镇心化涎。

【主治】风惊。

牛黄真珠丸

【来源】《圣济总录》卷十四。

【组成】牛黄（研） 真珠（研） 琥珀（研） 麝香（研） 天麻 天竺黄（研） 甘草（炙，锉） 铅霜（研） 雄黄（研） 铁粉（研）各一钱 人参 茯神（去木） 天南星（牛胆制者）各二钱 丹砂（研）半两 龙脑（研）一钱半 金箔 银箔各十片（同研入药）

【用法】上为末。同拌匀，炼蜜为丸，如鸡头子大，用大金箔五片，滚为衣。每服一丸细嚼，人

参、薄荷汤化下，小儿半丸。

【功用】镇心安神，化涎。

【主治】风惊。

茯神汤

【来源】《圣济总录》卷十四。

【组成】茯神（去木） 人参各一两 白鲜一分 麦门冬（去心，焙）三分 枳实（麸炒） 羚羊角屑 甘草（炙，锉） 龙齿各半两 防风（去叉）三分 黄芩（去黑心）一分

【用法】上为粗末。每服三钱匕，水一盏，加竹叶十片，煎至七分，去滓，食后、临卧温服。

【功用】调心气，安神志，化痰，止烦渴。

【主治】风惊。

雄黄丸

【来源】《圣济总录》卷十四。

【组成】雄黄一分（别研细） 巴豆（去皮心膜，醋熬令赤黄，净洗压去油，取末）二钱 郁金（末）一两

【用法】上研匀，炼蜜为丸，如绿豆大。每服五七丸，荆芥汤送下，临卧服。若当病发，煎槐胶、薄荷酒调下一钱或半钱，当吐利风涎痰涕等；小儿每服一丸至二丸，冷荆芥汤送下，以利为效，仍节乳食，无令儿饱。

【主治】因风致惊，眼斜反张，手足瘛瘲，背急发搐。

雄黄丸

【来源】《圣济总录》卷十四。

【组成】雄黄（研） 丹砂（研） 龙脑（研） 麝香（研）各一钱 乌蛇（去皮骨，生用） 白附子（生用） 天南星（去黑皮，生用） 白僵蚕（去丝，生用）各半两

【用法】上为末，再同和匀，炼蜜和丸，如梧桐子大。每服一丸，薄荷酒化下。如中风涎潮，牙关不开者，先用大蒜一瓣，捣烂，涂两牙关外腮上，次用豆淋酒化一丸，揩在牙龈上，即便开口，续用薄荷酒化服两丸。

【主治】心气不足，风邪乘之，神魂不安，惊怖悸动，目睛不转，不能呼者。

镇心丸

【来源】《圣济总录》卷十四。

【组成】银箔五十片 水银 黑锡各半两（同水银结砂子，与银箔共研） 龙齿 人参 远志（去心） 麝香（研） 丹砂（研） 犀角（镑） 牛黄（研）各半两 虎睛一对（酒浸一宿，炙微黄）

【用法】上为末，同研令匀，炼蜜和丸，如梧桐子大。每服三丸，食后、临卧荆芥汤送下。

【功用】化利风涎。

【主治】风邪惊冒，郁闷心烦，伸欠倦怠。

二十八、眩　晕

眩晕，眩即目眩，晕指头晕，两者常同时并见，故合称，是指头晕目眩为主要临床表现的病情。其轻者闭目可止，重者如坐车船，旋转不定，不能站立，或伴有恶心、呕吐、汗出、面色苍白等症状。《黄帝内经》对本病涉及脏腑、病性归属方面均有记述，《黄帝内经·素问·至真要大论》说“诸风掉眩，皆属于肝”，指出眩晕与肝关系密切。《灵枢经·卫气》认为“上虚则眩”，《灵枢经·口问》说：“上气不足，脑为之不满，耳为之苦鸣，头为之苦倾，目为之眩”，《灵枢经·海论》认为“脑为髓海”“髓海不足，则脑转耳鸣”，诸论皆认为眩晕一病以虚为主。汉代张仲景认为痰饮是眩晕发病的原因之一，《金匮要略·痰饮咳嗽病篇》有“心下有支饮，其人苦冒眩”，为后世“无痰不作眩”的论述提供了理论基础。宋代以后，进一步丰富了对眩晕的认

识。《重订严氏济生方·眩晕门》指出："所谓眩晕者，眼花屋转，起则眩倒是也，由此观之，六淫外感，七情内伤，皆能导致"，第一次提出外感六淫和七情内伤致眩说。《丹溪心法·头眩》倡导痰火致眩说："头眩，痰挟气虚并火，治痰为主，挟补气药及降火药。无痰不作眩，痰因火动，又有湿痰者，有火痰者。"明代张景岳在《内经》"上虚则眩"的理论基础上，对下虚致眩作了详尽论述，《景岳全书·眩晕》说："头眩虽属上虚，然不能无涉于下。盖上虚者，阳中之阳虚也；下虚者，阴中之阳虚也。然伐下者必枯其上，滋苗者必灌其根。所以凡治上虚者，犹当以兼补气血为最。"

本病成因多为情志、饮食内伤、体虚久病、失血劳倦及外伤、手术等，引起风、火、痰、瘀上扰清空或精亏血少，清窍失养而致。其治疗，主要是补虚泻实，平调阴阳。精虚者填精生髓，滋补肝肾；气血虚者宜益气养血，调补脾肾。实证则以泻火潜阳，化痰逐瘀为根本。

五苓散

【来源】《伤寒论》。

【组成】猪苓十八铢（去皮） 泽泻一两六铢 白术十八铢 茯苓十八铢 桂枝半两（去皮）

【用法】上为散。以白饮和服方寸匕，一日三次。多饮暖水，汗出愈。

【功用】

1.《古今名医方论》引程郊倩：开结利水，化气回津。

2.《慈禧光绪医方选议》：健脾祛湿，化气利水。

【主治】

1.《伤寒论》：太阳病，发汗后，脉浮，小便不利，微热，消渴者；中风发热，六七日不解而烦，有表里证，渴欲饮水，水入则吐者；霍乱头痛发热，身疼痛，热多欲饮水者。

2.《金匮要略》：瘦人脐下有悸，吐涎沫而颠眩。

甘草干姜汤

【来源】《伤寒论》。

【组成】甘草四两（炙） 干姜二两

【用法】以水三升，煮取一升五合。去滓，分温再服。

【功用】复阳气。

【主治】

1.《伤寒论》：伤寒脉浮，自汗出，小便数，心烦，微恶寒，脚挛急，反与桂枝，欲攻其表，此误也，得之便厥，咽中干，烦躁吐逆者。

2.《类聚方广义》老人小便频数，吐涎，短气眩晕，难以起步者。

【宜忌】《外台秘要》引《备急》：忌海藻、菘菜。

【验案】眩晕 《新中医》(1983，10：20)：何某某，男，80岁，农民。素患慢性支气管炎，年老体弱，卧床已半年，近出现头晕耳鸣，如坐舟车之中，觉物旋转，耳鸣如潮水，不能起床，不敢张目，同时伴咳嗽气急，咳唾涎沫和胸闷不适感。听诊右中下肺野有散在中小水泡音，曾用四环素、磺胺嘧啶、麻杏止咳糖浆等消炎止咳药无效；又用天麻钩藤饮、百合固金汤等加减方亦无效。眩晕日见加重，咳唾涎沫不止，思热饮，不欲食。面色萎黄，舌苔薄白，脉沉细。拟诊眩晕病，肺中虚冷，水气不化，清阳不升，浊阴不降。处方：炙甘草15g，炮姜12g，三剂。服一剂后，眩晕锐减，咳唾涎沫好转，服完二剂，能起床活动，三剂眩晕除，诸症基本消失，精神大振。

甘草附子汤

【来源】《伤寒论》。

【组成】甘草二两（炙） 附子二枚（炮，去皮，破） 白术二两 桂枝四两（去皮）

【用法】以水六升，煮取三升，去滓，温服一升，一日三次。初服得微汗则解，能食汗止；复烦者，将服五合；恐一升多者，宜服六七合为妙。

【功用】《外台秘要》引《近效》：暖肌补中，益精气。

【主治】

1.《伤寒论》：风湿相搏，骨节疼烦，掣痛不得屈伸，近之则痛剧，汗出短气，小便不利，恶风不欲去衣，或身微肿者。

2.《外台秘要》引《近效方》：风虚头重眩，苦极不知食味。

【宜忌】《外台秘要》引《近效》：忌海藻、菘菜、猪肉、生葱、桃、李、雀肉等。

旋覆代赭汤

【来源】《伤寒论》。

【组成】旋覆花三两　人参二两　代赭石一两　甘草三两（炙）　半夏半升（洗）　生姜五两　大枣十二枚（擘）

【用法】以水一斗，煮取六升，去滓，再煎取三升，温服一升，一日三次。

【功用】《方剂学》：降逆化痰，益气和胃。

【主治】伤寒发汗，若吐若下解后，心下痞硬，噫气不除者。

【验案】

1.眩晕呕吐　《浙江中医杂志》（1966，7：30）：用本方适当加减治疗眩晕呕吐50例，其中经西医诊断的属急慢性胃炎和溃疡6例，神经官能症11例，高血压、美尼尔症、癔病及脑膜炎后遗症各1例。不论原发并发，均以此次发病的眩晕呕吐为主证。主要脉证为头晕目眩，胸痞呕恶，口淡，脉象弦缓、弦滑，舌苔白薄滑腻。部分病例兼见咳唾粘痰，食欲不振，胃痛泛酸，耳鸣心悸，失眠多梦。治疗效果：50例中服药最少为2剂，最多为18剂，平均6剂，一般3～6天见效。治后34例眩晕呕吐俱止，14例眩晕呕吐减轻，2例无效。

2.内耳眩晕　《陕西中医》（1997，1：12）：用本方加减：旋覆花、代赭石、磁石、泽泻、党参、姜半夏、炙甘草、红枣、生姜，每日1剂，水煎服，3天为1个疗程，治疗内耳眩晕57例。结果：显效40例，有效17例。

术附汤

【来源】《金匮要略》卷上（附方）引《近效方》。

【别名】白术附子汤（《鸡峰普济方》卷五）。

【组成】白术二两　附子一枚半（炮，去皮）　甘草一两（炙）

【用法】上锉。每服五钱匕，加生姜五片，大枣一枚，水一盏半，煎七分，去滓温服。

【功用】暖肌，补中，益精气。

【主治】

1.《金匮要略》（附方引《近效方》）：风虚头重眩苦极，不知食味。

2.《济生方》：中湿脉细，自汗体重。

3.《古今医统大全》：小儿身冷，泄泻慢惊。

4.《保命歌括》：寒厥暴痛。

【方论】

1.《医门法律》：肾气空虚之人，外风入肾，风挟肾中浊阴之气，厥逆上攻，其头间重眩之苦至极难耐，兼以胃气亦虚，不知食味。故方中全不用风门药，但用附子暖其水脏，白术、甘草暖其土脏，水土一暖，则阴浊之气，尽陷于下，而头苦重眩，及不知食味之证除矣。

2.《金匮要略心典》：身体疼痛烦不能转侧者，邪在表也。不呕不渴，里无热也。脉浮虚而涩，知其风湿外持而卫阳不振，故以桂枝汤去芍药之酸收，加附子之辛温以振阳气而敌阴邪。若大便坚，小便自利，知其在表之阳虽弱，而在里之气犹治，则皮中之湿，自可驱之以里，使从水道而出，不必更发其表，以危久弱之阳矣。故以前方去桂枝之辛散，加白术之苦燥，合附子之大力健行者，于以并走皮中而逐水气，亦因势利导之法也。

3.《伤寒溯源集》：湿在里则小便不利，大便反快。大便硬则湿不在里，小便利则湿气已去。不须汗泄，故去桂枝。想风湿之后，寒湿之余气未尽，身体尚疼，转侧未便，故仍用去桂枝之白术附子汤也。

4.《绛雪园古方选注》：湿胜于风者，用术附汤。以湿之中人也，太阴受之，白术健脾去湿，熟附温经去湿，佐以姜、枣和表里，不必治风，但使湿去，则风无所恋而自解矣。

5.《金匮要略方义》：本方即桂枝汤去桂枝加白术而成，各药用量减半，服量亦少，说明该证较桂枝附子汤证既轻且缓。方中仍以附子为君药，而臣以白术，二药配合，重在温经祛湿，用于寒湿痹阻之证。佐以姜、枣调和营卫，尚可配附子以除风湿。使以甘草培土胜湿，调和诸药。综观此方，乃以祛寒湿为主，与桂枝附子汤之重在祛风湿者不同。此系服前方（桂枝附子汤）后，风邪十去八九，寒湿尚未尽除，病势已减之证。故于前方去桂枝之表散，加白术之燥湿，以量轻力缓之方善其后矣。原文曰：大便坚，小便自利者，提示湿邪未入于里，仍在肌表，与前文湿痹之候，小便不利，大便反快，但当利其小便之里湿证相对照而言。服汤后其人如冒状者，乃阳气升发，将败之湿随之上冒，扰动清空，遂觉头晕目眩。少顷，邪气尽去，阴阳调和，则自轻快，故曰：勿怪。此仅间有之象，不尽如此。

【验案】类风湿性关节炎《国外医学·中医中药分册》（1996，3：36）：以本方加桂枝，7.5g/d，分3次服，给药4～12周，每4周进行疗效评价；治疗类风湿性关节炎37例，平均年龄为60.5岁，平均患病时间为75.7个月，21例服用类固醇剂。结果：改善以上14例，占37.8%，轻度改善以上20例，占54.1%。

生姜半夏汤

【来源】《金匮要略》卷中。

【别名】生姜汁半夏汤（《外台秘要》卷二）、小半夏汤（《普济方》卷一三八引《类证活人书》）。

【组成】半夏半升　生姜汁一升

【用法】以水三升，煮半夏取二升，纳生姜汁，煮取一升半，小冷分四服，日三夜一服。止，停后服。

【主治】

1.《金匮要略》：病人胸中似喘不喘，似呕不呕，似哕不哕，彻胸中愦愦然无奈者。

2.《医学正传》：风痰上攻，头旋眼花，痰壅作嗽，面目浮肿，咳逆欲死。

【方论】

1.《金匮方论衍义》：夫阳气受于胸中，布息为呼吸。其胸中，心肺之分，清气之道也，不宜阴邪闭之，邪闭之则阻其布息，呼吸往来之气或促，或搏，或逆之，则若哕。心，舍神者也，聚饮停痰则灵识不宁，故彻心愦愦然无奈。是所用半夏之辛温，燥其湿饮；生辛之辛热，以散寒，折其逆，则阳得以布，气得以调，而病愈矣。

2.《金匮玉函经二注》：此方与小半夏汤相同，而取意少别。小半夏汤宣阳明之气上达，故用半夏为君，生姜为佐；半夏汤通阳明之经，故用姜汁为君，半夏为佐，取其行于经络，故用汁也。

3.《金匮要略心典》：生姜半夏汤，即小半夏汤而生姜用汁，则降逆之力少而散结之力多，乃正治饮气相搏，欲出不出者之良法也。

4.《医宗金鉴》：生姜、半夏，辛温之气，足以散水饮而舒阳气。然待小冷服者，恐寒饮固结于中，拒热药而不纳，反致呕逆。今热药冷饮下嗌之后，冷体既消，热性便发，情且不违，而致大益，此《内经》之旨也。此方与前半夏干姜汤略同，但前温中气，故用干姜，此散停饮，故用生姜；前因呕吐上逆，顿服之则药力猛峻，足以止逆降气，呕吐立除；此心中无奈，寒饮内结，难以猝消，故分四服，使胸中邪气徐徐散也。

5.《高注金匮要略》：门人问曰：胃寒而上沁下吸，温之降之，固为正治。其温胃而不用甘草者何也？答曰：生姜辛温而性善走，取汁用之，则过嗓即发，是所以温上焦之似喘似呕也；配半夏以降之，则辛温之性渐渐下沉，是温胃之外，尤欲以辛胜肝，而并治其下焦之欲哕。故于甘草之守中者无取焉。

6.《金匮要略方义》：本方即小半夏汤将生姜改为生姜汁，且姜汁之用量倍于半夏，较小半夏汤之半夏倍于生姜有别，故方名称之为生姜半夏汤。方中以生姜汁为君药，意在宣通阳气，开郁散结为主，而降逆次之，是为饮阻胸阳，气机不畅而设。胸者宗气之府，胸阳被阻，气不宣通，则胸中烦闷，似喘不喘，似呕不呕，似哕不哕，无可奈何之状。生姜汁之力迅而猛，孟诜谓生姜汁作煎服，下一切结实，冲胸膈恶气，神验。与半夏同用，则善能豁痰开郁，通阳散结，对于饮阻阳气，胸烦愦愦不柰者，实属至捷之剂。然姜汁辛烈之气较强，且方中用量较大，故需小冷，分四次服之，呕哕止即应停药。其中热药冷服，亦寓有反佐之意，恐寒饮搏结，拒药不纳，而引起呕吐。

【验案】眉棱角痛《新中医》（1991，5：56）：以鲜生姜30～50g，生半夏30～60g，为1剂量，用沸水泡后频频服用，或用武火煎半小时后频频服用。治疗眉棱角痛108例，年龄17～65岁；病程5天至8年。结果服药1～3剂愈者59例，

4～6剂愈者32例，8剂以上愈者17例。其中复发者32例，仍按原方治愈。

泽泻汤

【来源】《金匮要略》卷中。

【别名】泽泻散（《普济方》卷一九一）、泽泻饮（《杏苑生春》卷四）、白术汤《医钞类编》卷九。

【组成】泽泻五两　白术二两

【用法】上二味，以水二升，煮取一升，分温再服。

【功用】《金匮辨解》：利水除饮，健脾制水。

【主治】《金匮要略》：心下有支饮，其人苦冒眩。

【验案】内耳眩晕　《陕西中医》（1989，12：534）：应用本方：泽泻、白术各60g，加500ml水，煎至100ml，每日1剂，12天为1疗程，治疗内耳眩晕92例，男36例，女56例；年龄28～52岁；病程1～6年。结果：诸症在1天内消失，观察1年未复发为临床近期治愈，共51例；诸症在1天内消失或减轻，1年内偶有复发，但发作次数显著减少，程度减轻为显效，共33例；眩晕在3天内未见减轻，其发作次数与程度同治疗前为无效，共8例；总有效率91.3%。

半夏厚朴汤

【来源】《金匮要略》卷下。

【组成】半夏一升　厚朴三两　茯苓四两　生姜五两　干苏叶二两

【用法】以水七升，煮取四升，分温四服，日三夜一服。

【功用】《中医方剂学讲义》：行气开郁，降逆化痰。

【主治】

1.《金匮要略》：妇人咽中如有炙脔。

2.《易简方论》：喜、怒、悲、思、忧、恐、惊之气结成痰涎，状如破絮，或如梅核，在咽喉之间，咯不出，咽不下，此七气所为也。或中脘痞满，气不舒快，或痰涎壅盛，上气喘急，或因痰饮中结，呕逆恶心。

【验案】眩晕　《江苏中医杂志》（1980，6：32）：徐某，男，46岁，头晕，目眩，耳鸣，作泛呕吐2天，视物旋转，头不能转侧，动则眩晕更甚，不思食，食入作泛呕吐。西医诊断为梅尼埃病。中医会诊，除上述症状外，观形体稍胖，闭目怕睁，时有干恶，苔白腻，舌质稍胖淡，脉弦滑。拟下气消痰，降逆和胃，佐平肝熄风。取半夏厚朴汤加减：制半夏10g，川厚朴10g，云茯苓10g，老苏梗10g，珍珠母（先煎）30g，双钩藤（后入）15g，代赭石（先煎）15g，广皮5g，炒苍术10g，建泽泻10g，5剂。服3剂后，自觉眩晕好转，能进些饮食，5剂毕，行动自如。

防风汤

【来源】《备急千金要方》卷十四引《徐嗣伯方》。

【组成】防风　赤石脂　石膏　人参　生姜　白石脂　寒水石　龙骨　茯苓各三分　桂心二分　紫石一分

【用法】上锉。以水八升，煮取三升，分三服。

此汤大都宜长将服，但药中小小消息之，随冷暖耳。

【主治】风眩，服薯蓣汤后，四体尚不凉冷头目眩动者。

【方论】《千金方衍义》：服薯蓣汤，四肢热尚未除，头目转觉眩晕，虚阳不能即敛故取风引汤中四石、龙骨、桂心，加参、苓以镇固之，生姜开发中气，防风开发表气，风引汤专取大黄引风热下行，此以人参助防风上泄，仍取江水煮取，乃薯蓣汤之成法，半夏汤之变法也。

地黄丸

【来源】《小儿药证直诀》卷下。

【别名】补肾地黄丸（《幼幼新书》卷六引《集验方》）、补肝肾地黄丸（《奇效良方》卷六十四）、六味地黄丸（《正体类要》卷下）、六味丸（《校注妇人良方》卷二十四）。

【组成】熟地黄八钱　山萸肉　干山药各四钱　泽泻　牡丹皮　白茯苓（去皮）各三钱

【用法】上为末，炼蜜为丸，如梧桐子大。每服三丸，空心温水化下。

【功用】

1.《小儿药证直诀》：补肾，补肝。

2.《校注妇人良方》：壮水制火。

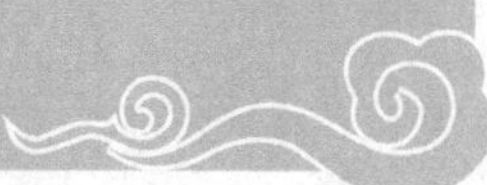

3.《保婴撮要》：滋肾水，生肝木。

4.《东医宝鉴·内景篇》：专补肾水，能生精补精，滋阴。

【主治】

1.《小儿药证直诀》：肾怯失音，囟开不合，神不足，目中白睛多，面色白。

2.《校注妇人良方》：肾虚发热作渴，小便淋秘，痰壅失音，咳嗽吐血，头目眩晕，眼花耳聋，咽喉燥痛，口舌疮裂，齿不坚固，腰腿痿软，五脏亏损，自汗盗汗，便尿诸血。

3.《万氏女科》：女子冲任损伤，及肾虚血枯，血少血闭之症。

【宜忌】

1.《审视瑶函》：忌萝卜。

2.《寿世保元》：忌铁器，忌三白。

3.《医方发挥》：本方熟地滋腻滞脾，有碍消化，故脾虚食少及便溏者慎用。

4.《中医方剂选讲》：阴盛阳衰，手足厥冷，感冒头痛，高热，寒热往来者不宜用。又南方夏季暑热湿气较盛时，宜少服用。

防风枳实汤

【来源】《医心方》卷三引《集验方》。

【别名】防风汤（《备急千金要方》卷十三）、防风枳实散（《普济方》卷四十七）。

【组成】防风三两　枳实三两（炙）　茯神四两　麻黄四两（去节）　细辛二两　芎䓖三两　前胡四两　生姜四两　半夏四两（洗）　杏仁三两　竹沥三升

【用法】上切。以水六升，合竹沥煮取二升七合，分三服。频服两三剂尤良。

【主治】风头眩欲倒，眼旋屋转，头脑痛。

十善散

【来源】《医心方》卷三引《耆婆方》。

【别名】十方散。

【组成】秦艽　独活　茯神　薯蓣　山茱萸　藁本　天雄　钟乳（研七日）　芍药　干姜

【用法】上铿散。以酒服一方寸匕，每日二次。

【主治】风气、风眩、头面风、中风脚弱，风湿痹弱，房劳少精，伤寒心痛，中恶冷病。

三光散

【来源】《医心方》卷三引《耆婆方》。

【组成】秦艽十二分　茯神十二分　独活八分

【用法】上为散。每服方寸匕，酒送下，一日三次。

【主治】一切风气、风眩病。

六时散

【来源】《医心方》卷三引《耆婆方》。

【组成】秦艽　独活　茯神　薯蓣　山茱萸　藁本春各四分、夏各二分、秋各八分、冬各十二分

【用法】上切，捣筛为散。每服一方寸匕，以酒下，一日二次。

【主治】风气、风眩，头面风，头中风病。

四时散

【来源】《医心方》卷三引《耆婆方》。

【组成】秦艽　独活　茯神　薯蓣春各四分，夏各二分，秋各八分，冬各十二分

【用法】上为散。以酒服一方寸匕，一日二次。

【主治】风气、风眩，头面病。

沃雪汤

【来源】《东医宝鉴·外形篇》卷一引《类聚方》。

【组成】薄荷三两　甘草一两四钱　荆芥穗　白盐各一两二钱　天花粉二钱七分　缩砂仁一钱

【用法】上为末。每服一钱，汤点服。

【主治】头目昏眩，精神不爽，咽干鼻塞。

防风汤

【来源】《外台秘要》卷十五引《古今录验》。

【组成】防风　白术　防己　干姜　甘草（炙）各一两　附子（炮）桂心各半两　蜀椒一百枚（汗）

【用法】上切。以水四升，煮取一升半，分为三服。

【主治】风眩呕逆，水浆不下，食辄呕，起即眩倒，发作有时，手足厥。

【宜忌】忌猪肉、冷水、生葱、海藻、菘菜、桃、李、雀肉等。

独活散

【来源】《外台秘要》卷十五引《古今录验》。

【别名】独活白术散（《圣济总录》卷十六）。

【组成】独活四分　白术十二分　防风八分　细辛　人参　干姜各四分　蜀天雄（炮）　桂心各一分　栝楼六分

【用法】上为细末。每服半方寸匕，早晨以清酒送下，一日二次。

【主治】

1.《外台秘要》引《古今录验》：风眩厥逆，身体疼痛，百节不随，目眩心乱，反侧若癫，发作无常。

2.《圣济总录》：风眩厥逆，身体疼痛，骨节沉重，目痛心乱。

【宜忌】忌桃、李、雀肉、猪肉、冷水、生菜、生葱等物。

桃花散

【来源】《医心方》卷三引《古今录验》。

【组成】石南五两　薯蓣四两　黄耆三两　山茱萸三两　桃花半升　菊花半升　真珠半两　天雄一两（炮）

【用法】上药治下筛。每服半钱止，食竟酒调下，一日三次。稍增之。

【主治】风头眩倒，及身体风痹，走在皮肤中。

石南酒

【来源】方出《备急千金要方》卷三，名见《普济方》卷三一七。

【组成】石南（一方用石韦）　细辛　天雄　茵芋各二两　山茱萸　干姜各三两　薯蓣　防风　贯众　独活　蘼芜各四两

【用法】上锉，以酒三斗，渍五日。初饮二合，一日三次，稍稍加之。

【主治】妇人自少患风，头眩眼痛。

芎藭汤

【来源】方出《备急千金要方》卷四，名见《太平惠民和济局方》卷九。

【别名】当归汤（《圣济总录》卷一五九）、立效散（《保命集》卷下）、芎归汤、君臣散（《易简方论》）、一奇散（《妇人大全良方》卷二十二）、佛手散（《医方类聚》卷二二九引《胎产救急方》）、芎藭散（《普济方》卷三〇三）、川芎汤（《普济方》卷三四八）、二奇散（《普济方》卷三五一）、川芎当归汤（《金匮翼》卷五）。

【组成】当归　川芎各三两

【用法】以水四升，煮取二升，去滓，分二服即定。展转次合诸汤治之。

【功用】《医略六书》：养荣活血。

【主治】

1.《备急千金要方》：妇人产乳去血多、伤胎去血多、崩中去血多、金疮去血多、拔牙齿去血多未止，心中悬虚，心闷眩冒，头重目暗，耳聋满、举头便闷欲倒。

2.《圣济总录》：难产，疑胎毙腹中。

3.《保命集》：产前证，胎不动，如重物下坠，腹冷如冰。

4.《妇人大全良方》：产后头痛。

5.《医方类聚》引《胎产救急方》：产时将至，浆破血下，腹中作阵数疼痛，渐至腰痛极甚，儿身已转，眼如出火，谷道挺迸。

6.《类编朱氏集验方》：妇人头晕痛，诸脉平和，惟肝脉独弱，预见崩疾来。

【方论】

1.《医方类聚》引《胎产救急方》：大凡难产，皆因产时未至，浆破血下过多，以致产道干涩。此方将产则先固其血，令儿易转动；临产进此以行血，令儿随血出，决无留难。处方之巧，无以逾此。

2.《医略六书》：血不配气，阴不维阳，不能荣经络以上牵于头，故头痛不止焉。当归身养血脉，滋血室，而经络可充，清阳得位；小川芎活血气，运营血，而上行头角，下行血海，使血盛气行，则清阳分布而经脉融和，安有头痛之患乎。此养荣活血之剂，为血不配气头痛之专方。

【实验】分煎与合煎的化学成分比较 《中成药》（1996，12：34）：王氏等对古方"佛手散"中的当归、川芎进行分煎与合煎，其煎液的高效液相色谱和薄层层析分析结果表明，两种煎剂的化学组成基本一致。高效液相色谱图中各色峰峰面积的分析结果表明亦无显著差异。

太傅白膏

【来源】《备急千金要方》卷七。

【别名】太一神膏。

【组成】蜀椒一升　附子三两　升麻（切）一升　巴豆　芎藭各三十铢　杏仁五合　狸骨　细辛各一两半　白芷半两　甘草二两　白术六两（一方用当归三两）

【用法】上锉，苦酒淹渍一宿，以猪脂四斤，微火煎之。先削附子一枚，以绳系著膏中，候色黄膏成，去滓。伤寒心腹积聚，诸风肿疾，颈项腰脊强，偏枯不仁，皆摩之，每日一次；痈肿恶疮，鼠瘘瘰疬，炙手摩之；耳聋，取如大豆，灌之。目痛炙，缈缥白瞖如珠当瞳子，视无所见，取如禾祭米，敷白上，令其人自以手掩之；须臾即愈，便以水洗，视如平复，且勿当风，三十日后乃可行；鼻中痛，取如大豆纳鼻中，并以摩之；龋齿痛，以绵裹如大豆，着痛齿上，咋之；中风，面目鼻口㖞僻，以摩之；若晨夜行，辟霜雾，眉睫落，数数以铁浆洗，用膏摩之。

【主治】伤寒咽喉不利，头项强痛，腰脊两脚疼，有风痹湿肿难屈伸，不能行步，若风头眩，鼻塞，有附息肉生疮，身体隐疹风搔，鼠漏瘰疬，诸疽恶疮，马鞍牛领肿疮；及久寒结坚在心，腹痛胸痹，烦满不得眠，饮食咳逆上气，往来寒热；妇人产后余疾，耳目鼻口诸疾。

鲁王酒

【来源】《备急千金要方》卷八。

【别名】鲁公酒（《千金翼方》卷十六）。

【组成】茵芋　乌头　踯躅各三十铢　天雄　防己　石斛各二十四铢　细辛　柏子仁　牛膝　甘草　通草　桂心　山茱萸　秦艽　黄芩（胡洽作黄耆）　茵陈　附子　瞿麦　杜仲　泽泻　王不留行（胡洽作天门冬，《千金翼方》作王荪）　石南　防风　远志　干地黄各十八铢

方中甘草，《千金翼方》作干姜。

【用法】上锉，以酒四斗，渍之十日。每服一合，加至四五合，以知为度。

【主治】风眩心乱，耳聋，目暗泪出，鼻不闻香臭，口烂生疮，风齿瘰疬，喉下生疮，烦热，厥逆上气，胸胁肩胛痛，手不上头，不自带衣，腰脊不能俯仰，脚痠不仁，难以久立；八风十二痹，五缓六急，半身不遂，四肢偏枯，筋挛不可屈伸；贼风咽喉闭塞，哽哽不利，或如锥刀所刺，行人皮肤中，无有常处，久久不治，入人五脏，或在心下，或在膏肓，游走四肢，偏有冷处，如风所吹，久寒积聚，风湿五劳七伤，虚损百病。

人参汤

【来源】方出《备急千金要方》卷十三，名见《千金翼方》卷十六。

【组成】人参　当归　防风　黄耆　芍药　麦门冬各二两　独活　白术　桂心各三两

【用法】上锉。以水一斗，煮取三升，分三服。

【主治】风眩屋转，眼不得开。

【方论】《千金方衍义》：方合保元、生脉、四君、四物、建中等分，平调津液血气，兼取独活、防风透入参、耆、归、芍剂中，并赖桂心以行其势，允为虚风眩晕之神丹也。

大三五七散

【来源】《备急千金要方》卷十三。

【别名】天雄散（《太平圣惠方》卷二十二）、三五七散（《圣济总录》卷五十一）。

【组成】天雄　细辛各三两　山茱萸　干姜各五两　薯蓣　防风各七两

【用法】上药治下筛。每服五分匕，清酒送下，一日二次。不知稍加。

【主治】

1.《备急千金要方》：头风眩，口㖞目斜，耳聋。

2.《千金翼方》：面骨痛，风眩痛。

3.《医方类聚》引《济生方》：阳虚风寒入脑，头痛目眩，如在舟车之上，耳内蝉鸣，或如风雨之声应，风寒湿痹，脚气缓弱。

4.《普济方》：产后风。

【方论】《医方考》：大寒中于风府，令人头痛，项筋紧急者，此方主之。风府，脑后之穴，督脉之所主也。寒者，天地严凝之气，故令项筋紧急。干姜、附子，辛热之物也，可以散真寒；细辛、防风气薄之品也，可使至高巅；山萸养督脉之服，茯苓和督脉之阳。

小三五七散

【来源】《备急千金要方》卷十三。

【组成】天雄二两　山茱萸五两　薯蓣十两

【用法】上药治下筛。每服五分匕，以清酒下，一日二次。不知稍增，以知为度。

【主治】头风目眩，耳聋。

【方论】《千金方衍义》：小三五七散专主肾肝虚风，原无客邪侵扰，故去大三五七散之细辛、干姜、防风，但取薯蓣、山萸以缓天雄之性，虚风得以自除矣。

防风散

【来源】《备急千金要方》卷十三。

【组成】防风五两　桂心　天雄　细辛　朱砂　干姜　人参　乌头　附子　莽草　茯苓　当归各二两

【用法】上药治下筛。每服方寸匕，酒送下，一日三次。

【主治】头面风在眉间，得热如虫行，或头眩目中泪出。

【方论】《千金方衍义》风眩泪出，乃风毒外扰，所以眉间如虫行状。故用三建汤之天雄、乌、附佐莽草、辛、防以搜风毒，参、苓、干姜兼当归、桂心以温血气，丹砂一味安镇心神，不使毒邪干犯君主也。

防风散

【来源】《备急千金要方》卷十三。

【组成】防风二两　泽泻　细辛　附子　薯蓣　茯苓　天雄各一两　白术二两半　桂心一两半　干姜半两

方中泽泻、天雄，《千金翼方》作泽兰、人参。

【用法】上药治下筛。每服方寸匕，酒送下，当令酒气相接，则脱巾帽，解发梳头百过，复投一升酒，便洗手足，须臾自热，解发以粉粉之，快然，便熟眠愈。亦可洗头面汗出。

【主治】风头眩，恶风，吐冷水，心闷。

【方论】《千金方衍义》：风眩恶风，吐水心闷，此阳虚水停心下。故用五苓散中之四并雄、附、姜、辛以散水逆，薯蓣以疗虚风，防风以祛风湿也。至于方后服法，岂非宿有成验而为详述如此。

茵芋汤

【来源】《备急千金要方》卷十三。

【组成】茵芋一分　人参　甘草　苁蓉　黄耆　茯苓　秦艽　厚朴各一两　防风十两　乌喙二两　松实　山茱萸各三两

【用法】上锉。以水一斗，煮取二升半，分三服，强人令日夜尽；劣人分五服，二日尽。

【主治】风虚眩，眼暗。

茯神汤

【来源】《备急千金要方》卷十三。

【组成】茯神　独活各四两　黄耆　远志　防风各五两　生姜三两　甘草　人参　当归　牡蛎　白术　苁蓉　附子各二两

【用法】上锉。以劳水一斗二升，煮取三升，服五合，昼夜尽。

【主治】风眩倒，屋转，吐逆，恶闻人声。

鸱头酒

【来源】《备急千金要方》卷十三。

【组成】飞鸱头五枚　防风　芎䓖　薯蓣　茯神各四两　葛根　桂心　细辛　人参　天雄　干姜　枳实　贯众　蜀椒各二两　麦门冬（一作天门冬）　石南各五两（一作石膏）　山茱萸一

升　独活二两（一方无茯神）

【用法】上锉。绢囊盛，清酒四升渍六宿，初服二合，日再服，稍加，以知为度。

【主治】风头眩转，面上游风。

茼茹膏

【来源】方出《备急千金要方》卷十三，名见《太平圣惠方》卷四十一。

【别名】摩膏（《普济方》卷四十六）。

【组成】蜀椒　莽草各二两　桂心　茼茹　附子　细辛各一两半　半夏　干姜各一两

【用法】上锉。以猪生肪二十两合捣，令肪消尽药成。沐头令净，以药摩囟上，每日一次。如非十二月合，则用生乌麻油和，涂头皮，沐头令净乃揩之，顿生如昔也。

【主治】头中二十种病，头眩，发秃落，面中风。

薯蓣煎

【来源】《备急千金要方》卷十三引徐嗣伯方。

【组成】薯蓣二十分　甘草十四分　泽泄　人参　黄芩各四分　当归　白蔹　桂心　防风　麦门冬各三分　大豆黄卷　桔梗　芍药　山茱萸　紫菀　白术　芎藭　干姜　蜀椒　干地黄各二分（上二十味捣筛）生地黄十八斤（　捣绞取汁，煎令余半）麻子仁三升（研）大枣八十枚　蜜三升　獐鹿杂髓八两　鹿角胶八两　桑根皮五升（忌冈上自出土者，大毒，大忌离屋垣墙下沟渎边者，皆不中用）

【用法】以清酒二斗四升，煮桑白皮、麻子、枣，得一斗，去滓，乃下地黄汁、胶、髓、蜜，煎减半，纳前诸药末煎之，令可丸，如鸡子黄大。每服一枚，一日三次，稍加至三枚。

【主治】风眩。

天雄散

【来源】《备急千金要方》卷十四引徐嗣伯方。

【别名】远志散（《太平圣惠方》卷二十二）。

【组成】天雄　防风　芎藭　人参　独活　桂心　葛根各三分　白术　远志　薯蓣　茯神　山茱萸各六分　莽草四分

【用法】上药治下筛。每服方寸匕，先食以菊花酒送下，一日二次。渐加至三匕，以知为度。

菊花酒法：九月九日取邓州甘菊花晒干，作末，以米饙中蒸作酒。

【主治】

1.《备急千金要方》引徐嗣伯：头目眩晕，屋转旋倒者。

2.《圣济总录》：目昏暗，眩转倒仆，或三两日却明，发动无定，久成青盲。

【方论】《千金方衍义》：真元下虚，风毒上盛，而致头目眩晕，屋转旋倒。故用人参、茯神、薯蓣、白术、山萸、桂心、芎藭、远志填补脾肾，莽草、天雄、独活、防风、葛根专祛风毒也。

菊花酒

【来源】《备急千金要方》卷十四引徐嗣伯方。

【别名】菊花酝酒（《太平圣惠方》卷二十二）。

【组成】甘菊花（九月九日取邓州者，晒干）

【用法】上为末，以米泔中蒸作酒服。

【主治】风眩。

薯蓣丸

【来源】《备急千金要方》卷十四引徐嗣伯方。

【组成】薯蓣二十八分　桂心　大豆黄卷　鹿角胶各七分　当归　神曲　人参　干地黄各十分　防风　黄芩　麦门冬　芍药　白术各六分　甘草二十分　柴胡　桔梗　茯苓　杏仁　芎藭各五分　白蔹　干姜各三分　大枣一百枚（取膏）

【用法】上为末，合白蜜枣膏为丸，如弹子大。先食服一丸，一日三次。

【主治】头目眩冒，心中烦郁，惊悸狂癫。

前胡汤

【来源】《外台秘要》卷八引《延年方》。

【组成】前胡三两　枳实（炙）　细辛　杏仁（去皮尖，碎）芎藭　防风　泽泻　麻黄（去节）　干姜　芍药各三两　茯苓（一作茯神）　生姜各四两　桂心　甘草（炙）各二两

【用法】上切。以水九升，煮取二升六合，分三服，微汗。

【主治】胸背气满，膈上热，口干，痰饮气，头风旋。

【宜忌】忌生冷、油滑、猪牛肉、面、海藻、菘菜、生葱、生菜、酢物。

白术丸

【来源】《外台秘要》卷十二引《延年秘录》。

【组成】白术六分　厚朴二分（炙）　人参五分　白芷三分　橘皮四分　防风五分　吴茱萸四分　芎藭四分　薯蓣四分　茯神五分　桂心四分　大麦四分（熬）　干姜四分　防葵四分（炙）　甘草五分（炙）

【用法】上药治下筛，炼蜜为丸，如梧桐子大。每服十五丸，酒送下，一日两次。加至二十丸。

【主治】宿冷癖气，因服热药发热，心惊虚悸，下冷上热，不能食饮，频头风旋，喜呕吐。

【宜忌】《鸡峰普济方》：忌桃、李、雀肉、海藻、菘菜、醋物、生葱。

薯蓣酒

【来源】《外台秘要》卷十五引《延年秘录》。

【组成】薯蓣　白术　五味子（碎）　丹参各八两　防风十两　山茱萸二斤（碎）　人参二两　生姜（屑）六两

【用法】上切，以绢袋盛，酒二斗五升，浸五日。每次温服七合，一日二次，稍加。

【功用】补益气力。

【主治】头风眩，不能食。

【宜忌】忌桃、李、雀肉等。

松花酒

【来源】《元和纪用经》。

【组成】松树始抽花心（状如鼠尾者佳，蒸细，切）二升

【用法】上用绢囊裹，入酒五升，浸五日。每服三合，空腹饮；再服尤妙。

【主治】风眩头旋，肿痹，皮肤痛急。

五藏散

【来源】《医心方》卷三。

【组成】秦艽　独活　茯神　薯蓣　山茱萸（春各四分，夏各二分，秋各八分，冬各十二分）

【用法】上切，捣筛为散。每服一方寸匕，酒送下，一日二次。

【主治】风气，风眩，头面风病。

酸枣仁散

【来源】《太平圣惠方》卷三。

【组成】酸枣仁一两（微炒）　羌活一两　柏子仁三分　白芍药半两　茯神三分　熟干地黄三分　甘菊花三分　防风三分（去芦头）　当归半两（锉，微炒）　人参三分（去芦头）　黄耆一两（锉）　甘草半两（炙微赤，锉）

【用法】上为散。每服三钱，以水一中盏，煎至六分，去滓温服，不拘时候。

【主治】胆虚冷，精神不宁，头目昏眩，恒多恐畏。

【宜忌】忌生冷、猪、鱼等。

旋覆花散

【来源】《太平圣惠方》卷五。

【组成】旋覆花半两　细辛半两　前胡三分（去芦头）　赤茯苓一两　半夏半两（汤浸洗七遍去滑）　犀角屑半两　防风半两（去芦头）　枳壳半两（麸炒微黄，去瓤）　槟榔半两

【用法】上为散。每服三钱，以水一中盏，入生姜半分，煎至六分，去滓温服，不拘时候。

【主治】脾脏风壅多涎，心胸不和，头目昏重。

【宜忌】忌生冷、油腻、粘食、饴糖。

旋覆花散

【来源】《太平圣惠方》卷六。

【组成】旋覆花半两　人参半两（去芦头）　枇杷叶半两（拭去毛，炙微黄）　赤茯苓一两　蔓荆子一两　前胡一两（去芦头）　桔梗半两（去芦头）　防风半两（去芦头）　甘草半两（炙微赤，

锉） 枳壳一两（麸炒微黄，去瓤） 半夏三分（汤洗七遍去滑）

【用法】上为散。每服四钱，以水一中盏，入生姜半分，煎至六分，去滓温服，不拘时候。

【主治】肺脏痰毒壅滞，头旋目眩。

【宜忌】忌炙煿、热面。

天雄散

【来源】《太平圣惠方》卷七。

【别名】石龙芮汤（《圣济总录》卷十九）。

【组成】天雄一两（炮裂，去皮脐） 石龙芮三分 独活三分 防风三分（去芦头） 麻黄一两（去根节） 茯神三分 杜仲三分（去粗皮，炙微黄，锉） 萆薢三分（锉） 丹参三分 桂心一两 羌活三分 五味子三分 细辛三分 牛膝三分（去苗） 当归三分（锉，微炒） 人参三分（去芦头） 枳壳半两（麸炒微黄，去瓤）

【用法】上为散。每服四钱，以水一中盏，加生姜半分，煎至六分，去滓温服，不拘时候。

【主治】肾脏风邪所伤，语言謇急，腰脊不可转侧，腰膝缓弱疼痹，头旋耳鸣，身体沉重无力。

天南星丸

【来源】《太平圣惠方》卷二十。

【组成】天南星半两（炮裂） 细辛半两 附子半两（炮裂，去皮脐） 防风半两（去芦头） 天麻一两 半夏半两（汤浸七遍，去滑） 白附子半两（炮裂） 旋覆花半两 芎藭半两

【用法】上为末，炼蜜为丸，如绿豆大。每服十丸，以荆芥、薄荷汤送下，不拘时候。

【主治】风痰。头目旋晕，肢节拘急。

半夏散

【来源】《太平圣惠方》卷二十。

【组成】半夏半两（汤洗七遍去滑） 川芎三分 甘草半两（炙微赤，锉） 汉防已半两 干姜半两（炮裂，锉） 防风三分（去芦头） 桂心半两 川椒五十枚（去子及闭口者，微炒去汗） 附子三分（炮裂，去皮脐）

【用法】上为散。每服三钱，以水一中盏，煎至六分，去滓温服，不拘时候。

【主治】风痰呕逆，汤饮不下，起则眩倒。

芎藭散

【来源】《太平圣惠方》卷二十。

【别名】川芎散（《普济方》卷一〇一）。

【组成】芎藭三分 独活三分 防风三分（去芦头） 白术半两 杏仁三分（汤浸，去皮尖双仁，麸炒微黄） 汉防已半两 枳壳三分（麸炒微黄，去瓤） 茯神一两 羚羊角屑三分 甘草半两（炙微赤，锉） 桂心半两

【用法】上为粗散。每服三钱，以水一中盏，加生姜半分，煎至六分，去滓温服，不拘时候。

【主治】风虚邪气所攻，发即腹满急，头旋眼晕欲倒。

防风散

【来源】《太平圣惠方》卷二十。

【组成】防风半两（去芦头） 茯神一两 羚羊角屑半两 芎藭半两 人参三分（去芦头） 细辛半两 桂心半两 枳实半两（麸炒微黄） 半夏半两（汤洗七遍去滑） 天麻三分 山茱萸三分 龙齿一两 甘菊花半两甘草半两（炙微赤，锉）

【用法】上为粗散。每服三钱，以水一中盏，加生姜半分，煎至六分，去滓温服，不拘时候。

【主治】风虚恍惚，多痰晕闷，不欲饮食。

【宜忌】忌羊肉、饴糖。

旋覆花散

【来源】《太平圣惠方》卷二十。

【组成】旋覆花半两 半夏半两（汤洗七遍去滑） 白附子半两（炮裂） 防风三分（去芦头） 羚羊角屑三分 前胡一两（去芦头） 枳壳三分（麸炒微黄，去瓤） 枇杷叶三分（拭去毛，炙微黄） 甘草半两（炙微赤，锉） 川大黄三分（锉碎，微炒） 赤茯苓三分

【用法】上为粗散。每服三钱，以水一中盏，入生姜半分，煎至六分，去滓温服，不拘时候。

【主治】风痰气壅，不下饮食，头目昏闷，四肢烦疼。

山茱萸散

【来源】《太平圣惠方》卷二十二。

【组成】山茱萸一两　防风一两（去芦头）　薯蓣半两　芎䓖半两　细辛半两　甘菊花半两　天雄半两（炮裂，去皮脐）

【用法】上为细散。每服二钱，以温酒调下，不拘时候。

【主治】风头旋，目疼，身体痛。

甘菊花散

【来源】《太平圣惠方》卷二十二。

【组成】甘菊花三分　天麻一两　石膏二两　川芎三分　独活二分　防风三分（去芦头）　白术三分　杏仁半两（汤浸，去皮尖双仁，麸炒微黄）　茯神一两　羚羊角屑三分　杜若三分　黄芩三分　甘草半两（炙微赤，锉）

【用法】上为粗散。每服三钱，以水一中盏，加生姜半分，煎至六分，去滓温服，不拘时候。

【主治】风头旋，忽忽如醉，痰逆，不下饮食。

白术散

【来源】《太平圣惠方》卷二十二。

【组成】白术一两　前胡一两（去芦头）　防风三分（去芦头）　枳壳三分（麸炒微黄，去瓤）　赤茯苓一两　蔓荆子三分　甘草半两（炙微赤，锉）　半夏半两（汤洗七遍去滑）　芎䓖三分

【用法】上为粗散。每服三钱，以水一中盏，加入生姜半分，煎至六分，去滓温服，不拘时候。

【主治】风头眩，心胸不利。

白芷散

【来源】《太平圣惠方》卷二十二。

【组成】白芷半两　防风一两（去芦头）　白茯苓一两　细辛一两　芎䓖一两　天雄一两（炮裂，去皮脐）　薯蓣一两　人参一两（去芦头）　杜若半两　桂心三分　白术一两　前胡一两（去芦头）

【用法】上为细散。每服二钱，以暖酒调下，不拘时候。

【主治】头风目眩，恶风冷，心烦，不下饮食。

汉防己散

【来源】《太平圣惠方》卷二十二。

【组成】汉防己一两　羚羊角屑三分　人参三分（去芦头）　荆芥二分　芎䓖三分　半夏半两（汤洗七遍去滑）　赤茯苓三分　旋覆花半两　防风半两（去芦头）　前胡一两（去芦头）　细辛半两　麦门冬一两（去心焙）　枳实三分（麸炒微黄）　甘草半两（炙微赤，锉）

【用法】上为粗散。每服三钱，以水一中盏，加入生姜半分，煎至六分，去滓温服，不拘时候。

【主治】上焦痰攻，头目旋晕，心神烦乱。

【宜忌】忌饴糖、羊肉。

汉防己散

【来源】《太平圣惠方》卷二十二。

【组成】汉防己一两　杜若一两　防风一两（去芦头）　细辛半两　虎掌半两（汤洗七遍，生姜汁拌炒令黄）　附子半两（炮裂，去皮脐）　桂心半两　甘草一分（炙微赤，锉）　芎䓖三分

【用法】上为粗散。每服三钱，以水一中盏，煎至六分，去滓温服，不拘时候。

【主治】头风目眩，水浆不下，食辄呕吐，即眩倒。

芎䓖散

【来源】《太平圣惠方》卷二十二。

【组成】芎䓖三分　独活半两　防风半两（去芦头）　赤茯苓三分　杏仁半两（汤浸，去皮尖双仁，麸炒微黄）　白术半两　枳壳三分（麸炒微黄，去瓤）　黄芩半两　羚羊角屑半两

【用法】上为粗散。每服三钱，以水一中盏，加生姜半分，煎至六分，去滓温服，不拘时候。

【主治】风头旋，发则心腹满急，眼晕欲倒。

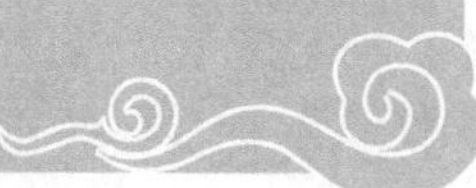

防风散

【来源】《太平圣惠方》卷二十二。

【组成】防风一两（去芦头） 枳壳三分（麸炒微黄，去瓤） 麻黄三分（去根节） 茯神一两 芎䓖半两 前胡半两（去芦头） 细辛半两 石膏二两 虎掌半两（汤浸洗七遍，生姜汁拌炒令黄） 黄芩半两 甘草半两（炙微赤，锉）

【用法】上为粗散。每服三钱，以水一中盏，煎至六分，去滓，加淡竹沥、荆沥各半合，更煎二三沸，不拘时候温服。

【主治】头风，目眩眼旋欲倒，头痛。

杜若散

【来源】《太平圣惠方》卷二十二。

【组成】杜若一两 防风一两（去芦头） 赤茯苓一两 山茱萸一两 蔓荆子三分 茵芋三分 天雄三分（炮裂，去皮脐） 飞廉三分 石膏一两 藁本半两 甘草半两（炙微赤，锉） 芎䓖半两

【用法】上为粗散。每服三钱，以水一中盏，加生姜半分，煎至六分，去滓温服，不拘时候。

【主治】头风目眩，心胸痰壅，不下饮食，及四肢不利。

青莲摩顶膏

【来源】《太平圣惠方》卷二十二。

【组成】生油一升 真酥三两 莲子草汁一升 吴蓝一两 大青一两 葳蕤一两 槐子仁一两（微炒） 山栀子仁一两 淡竹叶一握（以上六味细锉，绵裹） 长理石一两 盐花二两 曾青一两 川朴消二两

【用法】上件药，先取油、酥、莲子草汁三味，放铜锅中，以慢火熬令如鱼眼沸，即入绵袋，纳药煎之半日，去药，别用绵滤过，又净拭铛，却入药、油，煎令微沸，即下长理石等四味，以柳木篦轻搅十余沸，膏成，收于不津器中。每用涂顶及无发处，匀涂，以铁匙摩之，令膏入脑即止，亦不得频，每二三夜一度摩之，摩膏后，头稍垢腻，任依寻常洗之，用桑柴炭洗头，更益眼矣。

【功用】生发，明目，去诸疾。

【主治】头风目眩，风毒冲脑户留热，及脑中诸疾，或脑脂流入目中，致令昏暗，往往头痛旋闷，脑痛兼眼诸疾，及发生白屑，目中风泪。

枳实散

【来源】《太平圣惠方》卷二十二。

【组成】枳实三分（微炒令黄） 独活一两半 石膏一两 蒴藋一两

【用法】上为粗散。每服三钱，以酒一中盏，煎至六分，去滓温服，不拘时候。

【主治】风头晕，起倒无定。

茯神散

【来源】《太平圣惠方》卷二十二。

【组成】茯神一两 甘菊花一两 蔓荆子一两 白蒺藜一两（微炒，去刺） 地骨皮一两 石膏二两 防风三分（去芦头） 甘草三分（炙微赤，锉） 枳壳三分（麸炒微黄，去瓤）

【用法】上为细散。每服二钱，以熟水调下，不拘时候。

【主治】头风目眩。

前胡散

【来源】《太平圣惠方》卷二十二。

【组成】前胡一两（去芦头） 白术一两 防风一两（去芦头） 枳壳一两（麸炒微黄，去瓤） 茯神一两 细辛半两 蔓荆子三分 半夏三分（汤洗七遍去滑） 甘草半两（炙微赤，锉）

【用法】上为粗散。每服三钱，以水一大盏，入生姜半分，薄荷三七叶，煎至六分，去滓温服，不拘时候。

【主治】上焦风痰，头旋目晕，不欲饮食。

前胡散

【来源】《太平圣惠方》卷二十二。

【组成】前胡一两半（去芦头） 旋覆花三分 防风一两（去芦头） 甘草半两（炙微赤，锉）飞

廉半两　黄芩半两　杜若半两　防己半两　赤茯苓一两　石膏二两　芎藭半两

【用法】上为粗散。每服三钱，以水一中盏，入甜竹茹一分，煎至六分，去滓温服，不拘时候。

【主治】头风头眩，痰逆头痛，水浆不下。

鸱头丸

【来源】《太平圣惠方》卷二十二。

【组成】鸱头一枚（炙令黄）　蔄茹一两　白术一两　川椒一两（去目及闭口者，微炒去汗）

【用法】上为末，炼蜜和为丸，如梧桐子大。每服二十丸，食前以温酒送下。

【主治】风头旋，毒发眩冒。

旋覆花丸

【来源】《太平圣惠方》卷二十二。

【组成】旋覆花半两　枳壳一两（麸炒微黄，去瓤）　石膏二两　川椒半两　前胡一两（去芦头）　防风一两（去芦头）　羚羊角屑三分　赤茯苓三分　黄芩三分　白蒺藜三分（微炒去刺）　川大黄三分（锉碎，微炒）　甘草半两（炙微赤，锉）

【用法】上为末，炼蜜为丸，如梧桐子大。每服三十丸。食后煎竹叶汤送下。

【主治】肺脾风痰攻心膈，烦满，头目眩晕，不纳饮食。

旋覆花散

【来源】《太平圣惠方》卷二十二。

【组成】旋覆花半两　蔓荆子半两　白术三分　麦门冬一两（去心，焙）　前胡一两（去芦头）　枳壳三分（麸炒微黄，去瓤）　甘菊花三分　半夏半两（汤洗七遍去滑）　防风半两（去芦头）　川大黄一两（锉碎，微炒）　独活半两　甘草半两（炙微赤，锉）

【用法】上为粗散。每服三钱，以水一中盏，入生姜半分，煎至六分，去滓温服，不拘时候。

【主治】风热上攻，头旋晕闷，喜卧怔忡，起即欲倒，项背急强。

羚羊角散

【来源】《太平圣惠方》卷二十二。

【组成】羚羊角屑一两　防风半两（去芦头）　枳壳三分（麸炒微黄，去瓤）　半夏半两（汤洗七遍，去滑）　茯神一两　白芷半两　甘草半两（炙微赤，锉）　附子三分（炮裂，去皮脐）　芎藭三分

【用法】上为粗散。每服三钱，以水一中盏，加生姜半分，煎至六分，去滓温服，不拘时候。

【主治】

1.《太平圣惠方》：风头眩，上膈多痰。

2.《普济本事方》：一切头旋，本因体虚，风邪乘于阳经，上注于头面，遂入于脑；亦因痰水在于胸膈之上，犯大寒，使阳气不行，痰水结聚，上冲于头目，令头转旋。

3.《医钞类编》：风火痰涎，一切头眩。

【方论】《本事方释义》：羚羊角气味辛咸微寒，入足厥阴；茯神气味甘平，入心；芎藭气味辛温，入肝胆；防风气味辛甘平，入足太阳；半夏气味辛温，入胃；白芷气味辛温，入手足阳明；甘草气味甘平，入足太阴；枳壳气味苦寒，入脾；附子气味辛咸大热，入手足少阴；佐以生姜之达表。此因风邪乘于阳位，窃据清虚之府，使阳气不能流行，阴寒之气结聚而不化，故辛散之药少佐以辛热温通之品，则结聚者开，而阳气得行，风无不去矣。

蔓荆子散

【来源】《太平圣惠方》卷二十二。

【组成】蔓荆子三分　赤箭半两　细辛半两　麦门冬一两（去心，焙）　地骨皮半两　石膏一两　黄芩三分　防风三分（去芦头）　羚羊角屑三分　枳壳三分（麸炒微黄，去瓤）　芎藭三分　茯神三分　甘菊花三分　甘草半两（炙微赤，锉）　半夏三分（汤洗七遍去滑）

【用法】上为粗散。每服三钱，以水一中盏，入生姜半分，煎至六分，去滓温服，不拘时候。

【主治】风头旋，晕闷，起则欲倒。

【宜忌】忌热面、饴糖、羊肉。

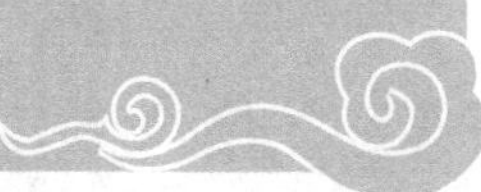

蝉壳散

【来源】《太平圣惠方》卷二十二。
【组成】蝉壳二两（微炒）
【用法】上为细散。每服一钱，以温酒调下，不拘时候。
【主治】风，头旋脑转。

踯躅散

【来源】《太平圣惠方》卷二十二。
【组成】踯躅花一两（酒拌，微炒） 白花蛇肉一两（酒浸，炙令微黄） 天雄一两（炮裂，去皮脐） 甘菊花半两 天麻一两 肉桂一两（去皱皮） 藁本一两 细辛三分 羌活一两 秦艽一两（去苗） 防风三分（去芦头） 羚羊角屑三分 甘草半两（炙微赤，锉）
【用法】上为细散。每服二钱，以温酒调下，不拘时候。
【主治】风毒气上攻，头痛目眩。

摩顶细辛膏

【来源】《太平圣惠方》卷二十二。
【组成】细辛三两 当归三两 桂心二两 天雄二两（去皮脐，生用） 白芷一两半 芎藭一两 干姜一两 乌头二两（去皮脐，生用） 松柏叶四两 生地黄五斤（取自然汁） 朱砂一两（细研） 猪肪三斤
【用法】上捣筛如麻子大，以地黄汁浸一宿，先煎猪肪，销去筋膜，下火停冷，下地黄汁并浸者药同煎令白芷色黄，去滓，入朱砂末，用柳木篦不住手搅，令凝，收于瓷盒内。用摩头顶。
【主治】风头眩。

摩顶膏

【来源】《太平圣惠方》卷三十二。
【组成】青盐 莲子草 牛酥各三两 吴蓝 葳蕤 栀子仁 槐子 犀角屑 络石 玄参 川朴消（别研） 大青 空青（细研）各二两 竹叶两握 石长生一两
【用法】上药以油三升，先微火煎熟，次下诸药，添火煎炼三十余沸，布绞去滓，拭铛，更微火炼之，入酥及盐、朴消、空青等味，炼如稀饧。又以绵绞，纳瓷器中盛。欲卧时用摩顶上。
【主治】脑热，眼睛头旋，发落，心中烦热。

犀角散

【来源】《太平圣惠方》卷三十六。
【别名】犀角汤（《圣济总录》卷十二）。
【组成】犀角屑半两 甘菊花半两 前胡半两（去芦头） 枳壳半两（麸炒微黄，去瓤） 菖蒲半两 麦门冬一两（去心） 泽泻半两 羌活半两 木通半两（锉） 生干地黄半两 甘草一分（炙微赤，锉）
【用法】上为散。每服三钱，以水一中盏，煎至五分，去滓，食后服。
【主治】风毒壅热，胸心痰滞，两耳虚鸣，头重目眩。

汉防己散

【来源】《太平圣惠方》卷五十一。
【组成】汉防己一两 羚羊角屑一分 人参三分（去芦头） 桂心三分 芎藭三分 半夏半两（汤洗七遍去滑） 赤茯苓三分 旋覆花半两 防风半两（去芦头） 白术半两 细辛半两 麦门冬半两（去心） 赤芍药三分 羌活三分 枳实三分（麸炒微黄） 甘草半两（微炙赤，锉）
【用法】上为粗散。每服三钱，以水一中盏，加生姜半分，煎至六分，去滓温服，不拘时候。
【功用】化痰，利胸膈，除头目旋眩，令思饮食。
【主治】风。

旋覆花散

【来源】《太平圣惠方》卷五十一。
【组成】旋覆花三分 半夏半两（汤浸七遍去滑） 白附子半两（炮裂） 防风三分（去芦头） 羚羊角屑三分 前胡三分（去芦头） 枳壳三分（麸炒微黄，去瓤） 枇杷叶三分（拭去毛，炙微黄） 川大黄三分（锉碎，微炒） 赤茯苓三

分　甘草半两（炙微赤，锉）　赤芍药二分

【用法】上为粗散。每服三钱，以水一中盏，入生姜半分，煎至六分，去滓温服，不拘时候。

【主治】肺脾风壅痰膈，不下食饮，头目昏闷，四肢烦疼。

旋覆花散

【来源】《太平圣惠方》卷五十一。

【组成】旋覆花半两　石膏二两（细研入）　枳壳一两（麸炒微黄，去瓤）　赤茯苓一两　人参一两（去芦头）　麦门冬一两（去心）　黄芩三分　柴胡一两（去苗）　犀角屑三分　甘草半两（炙微赤，锉）　防风三分（去芦头）

【用法】上为散。每服五钱，以水一大盏，入生姜半分，煎至五分，去滓，食后良久温服。

【主治】心胸痰热，头目旋痛，饮食不下。

石膏散

【来源】《太平圣惠方》卷六十九。

【组成】石膏二两　羌活半两　防风半两（去芦头）　桑根白皮三分（锉）　赤茯苓三分　枳壳三分（麸炒微黄，去瓤）　赤芍药三分　川芎三分　黄芩三分　当归三分（锉，微炒）　甘草半两（炙微赤，锉）　柴胡一两（去苗）　羚羊角屑半两　酸枣仁半两（微炒）　甘菊花半两

【用法】上为粗散。每服四钱，以水一中盏，加生姜半分，煎至六分，去滓，不拘时候温服。

【主治】妇人风眩头疼，心神闷乱，肩背四肢烦疼，不欲饮食。

赤茯苓散

【来源】《太平圣惠方》卷六十九。

【组成】赤茯苓一两　蔓荆子半两　细辛半两　人参三分（去芦头）　白术半两　前胡一两（去芦头）　枇杷叶二分（拭去毛，炙微黄）　芎䓖三分　半夏半两（汤洗七遍去滑）　防风半两（去芦头）　陈橘皮半两（汤浸，去白瓤，焙）　甘草半两（炙微赤，锉）

【用法】上为散。每服三钱，以水一中盏，加生姜半分，煎至六分，去滓温服，不拘时候。

【主治】妇人风痰，心胸不利，头目昏重，时欲呕吐，不下饮食。

金乌散

【来源】《太平圣惠方》卷六十九。

【组成】乌鸦一只（去嘴足）　狐肝一具（同入罐子内，用细泥固济，候干烧令稍赤，抽火，以土内窨定罐子，候冷取出，捣罗为末，入后药）　天麻半两　白附子半两（炮裂）　天南星半两（炮裂）　白僵蚕半两（微炒）　桑螵蛸半两（微炒）　甘菊花半两　麝香一分（细研）

【用法】上为末，入前烧了药末及麝香，更研令匀。每服一钱，以豆淋薄荷酒调下，不拘时候。

【主治】妇人风眩，头旋卒倒，痰涎壅滞，四肢拘急。

茯神散

【来源】《太平圣惠方》卷六十九。

【组成】茯神一两　黄耆三分（锉）　赤芍药三分　麦门冬三分（去心）　石膏一两半　蔓荆子三分　人参一两（去芦头）　防风半两（去芦头）　酸枣仁三分（微炒）　羚羊角屑三分　柴胡一两（去苗）　甘草半两（炙微赤，锉）

【用法】上为粗散。每服四钱，以水一中盏，加生姜半分，煎至六分，去滓温服，不拘时候。

【主治】妇人风眩头疼，心神烦热，恍惚不得睡卧，少思饮食。

独活散

【来源】《太平圣惠方》卷六十九。

【组成】独活一两　白术三分　防风二分（去芦头）　细辛三分　人参三分（去芦头）　石膏二两　半夏半两（汤洗七遍去滑）　赤芍药半两　甘草半两（炙微赤，锉）　芎䓖三分　荆芥三分

【用法】上为粗散。每服三钱，以水一中盏，加生姜半分，薄荷七叶，煎至六分，去滓温服，不拘时候。

【主治】妇人风眩，头痛呕逆，身体时痛，情思

昏闷。

旋覆花散

【来源】《太平圣惠方》卷六十九。

【组成】旋覆花半两　白芷半两　芎藭半两　藁本半两　蔓荆子半两　赤茯苓一两　防风半两（去芦头）　枳壳半两（麸炒微黄，去瓤）　独活半两　细辛半两　羌活半两　石膏二两　半夏半两（汤洗七遍去滑）　前胡一两（去芦头）　羚羊角屑二分　杜若三分　甘草半两（炙微赤，锉）　甘菊花半两

【用法】上为粗散。每服三钱，以水一中盏，入生姜半分，薄荷七叶，煎至六分，去滓温服，不拘时候。

【主治】妇人风眩头疼，痰壅烦闷，不下饮食。

羚羊角散

【来源】《太平圣惠方》卷六十九。

【组成】羚羊角屑半两　人参三分（去芦头）　茯神二分　半夏半两（汤洗七遍，去滑）　防风半两（去芦头）　犀角屑半两　赤箭一两　枳壳半两（麸炒微黄，去瓤）　蔓荆子半两　石膏二两　芎藭三分　杜若三分　细辛半两　前胡一两（去芦头）　甘草半两（炙微赤，锉）

【用法】上为粗散。每服三钱，以水一中盏，加生姜半分，煎至六分，去滓温服，不拘时候。

【主治】妇人风眩头疼，四肢烦热疼痛，痰逆不思饮食。

蔓荆子散

【来源】《太平圣惠方》卷六十九。

【组成】蔓荆子三分　防风三分（去芦头）　羌活三分　芎藭二分　羚羊角屑三分　细辛半两　枳壳二分（麸炒微黄，去瓤）　甘菊花半两　前胡三分（去芦头）　白芷半两　藁本半两　石膏二两　赤茯苓三分　旋覆花三两　麻黄三分（去根节）　荆芥三分　甘草半两（炙微赤，锉）

【用法】上为散。每服四钱，以水一中盏，入生姜半分，煎至六分，去滓温服，不拘时候。

【主治】妇人风眩，头目昏闷烦疼，言语謇涩，痰逆，不下饮食。

藕　羹

【来源】《太平圣惠方》卷九十六。

【组成】藕半斤（去皮，薄切）　薄荷一握　莼菜半斤　豉二合

【用法】以水浓煎，豉汁中作羹，入五味。饱食之，饥即再作食之。

【主治】心中烦热，狂言目眩。

荆芥汤

【来源】《普济方》卷十五引《太平圣惠方》。

【组成】荆芥穗　牡丹皮（去心）　川芎　蔓荆子　柴胡（去毛）　羌活　鳖甲（醋炙）　天灵盖（酥炙，炒黑色）　沉香　甘草　当归各一钱　连翘子半两　秦艽三铢

【用法】上为细末。每服二钱，水一盏，先煎令沸后，入药末，一搅便泻出，食后、临卧时和滓服。一方，去滓温服。

【主治】一切男子肝脏壅热，血气皆滞，有所劳伤，肝家自感风劳之气，筋脉羸弱，目视昏暗，欲睡还觉，常多嗔怒，头旋目晕，面色青，浑身瘘瘁，口中多涎，小便黄赤。

人参荆芥散

【来源】《博济方》卷二。

【组成】人参　柴胡（去苗）　羌活　荆芥　旋覆花　甘菊　桑白皮各等分

【用法】上为末。每服二钱，水一盏，煎七分，食后、临卧温服。

【主治】上焦壅滞，头目昏眩，涕唾稠粘，心胸烦满。

大效香砂丸

【来源】《博济方》卷三。

【组成】巴豆（生，出油，去皮）　生珠　乳香　细辛　当归（去苗）各等分　丁香少许　官

桂少许（去皮） 龙脑五十文 麝香五十文 槟榔少许

【用法】上为末，以水浸蒸饼和为丸，如梧桐子大。发病日，用好茶送下一丸。额上汗出即愈。

【主治】头风眩晕，头面多汗，恶风，甚则头痛心烦闷，脉寸口洪大而长。

蛜蝌丸

【来源】《博济方》卷三。

【组成】蛜蝌半两（点醋微炒） 穿心巴戟（糯米炒，候赤黄色，米不用） 黑附子（炮，去皮脐） 羌活 沙苑 白蒺藜（慢火微炒）各一两

【用法】上为末，炼蜜为丸，如梧桐子大。每服十五丸至二十丸，空心盐酒送下，食后临卧米饮送下。

【主治】肝肾虚风上攻，头旋，项筋急，眼有黑花，耳内虚鸣。

金旋散

【来源】《博济方》卷四。

【组成】白附子（炮） 木香 肉豆蔻（去皮） 猪牙皂角（去皮，生） 桔梗 吴茱萸（麸炒） 肉桂（取心） 大黄（生） 川芎（净） 知母 白茯苓 当归 槟榔二个（一个生，一个熟） 巴豆（去皮，日日换汤，浸二七日，又用麦麸水，煮一日，细研） 白芜荑（取仁） 芍药 白僵蚕二分（直者） 黄连（取净）二两

方中除槟榔、白僵蚕、黄连，诸药用量原缺。

【用法】上为细末。入巴豆于乳钵内同研令匀，然后入瓷器中密封，候至一七日后，每用一字，汤使如后：卒中风，羊髓酒送下；头旋，菊花酒送下；血淋，大黄汤送下；腰膝痛，醋汤送下；吐血，竹茹汤送下；肠风，背阴繁柳草自然汁入热酒，又槲叶烧灰，调酒送下；寸白虫，先吃牛脯，后以芜荑汤送下；霍乱吐泻，新汲水送下；肺气喘，杏仁汤送下；小儿一切疾，米饮送下；小儿薄，蜜汤送下；小儿误吞钱，腻粉汤送下；小儿天钓风，以蝉壳烧灰入小便调下。

【主治】卒中风，头旋，血淋，腰膝痛，肠风背阴，寸白虫，霍乱吐泻，肺气喘，小儿齁，小儿误吞钱及小儿天钓风。

干蝎丸

【来源】《普济方》卷十四引《博济方》。

【组成】干蝎（醋炒）半两 巴戟天（去心，糯米炒，候米赤黄，去米不用） 附子（炮裂，去皮脐） 羌活（去芦头） 白蒺藜（炒）各一两

【用法】上为细末，炼蜜为丸，如梧桐子大。每服十五丸至二十丸，空心盐汤送下；食后、临卧米饮送下。

【主治】肝脏虚风上攻，头旋项筋急，眼有黑花，耳内虚鸣。

必效丸

【来源】《普济方》卷四十六引《博济方》。

【组成】巴豆（去皮，出油）一分 丹砂（研） 乳香（研） 细辛（去苗叶） 当归（切，焙） 槟榔各半两 丁香桂（去粗皮） 龙脑（研）各一钱（一方有麝香）

【用法】上为末，蒸饼为丸，如梧桐子大。每发日服一丸，用好茶清送下。须是当门齿嚼，冷茶下之。十年病只用一粒，额上汗出即愈。

【主治】头风眩晕。

白茯苓丸

【来源】《医方类聚》卷十引《简要济众方》。

【组成】白茯苓一两 人参一两（去芦头） 麦门冬一两（去心，焙） 酸枣仁一两（微炒） 甘草三分（微炙黄，锉） 朱砂三分（别研） 生龙脑一分（别研）

【用法】上七味，除别研药外，同捣为细末，入研了药，再研令匀，炼蜜为丸，如鸡头子大。每服一丸，食后、临卧乳香汤送下。

【功用】化痰、镇心安神。

【主治】肝脏实热上攻，头目昏眩；兼治风。

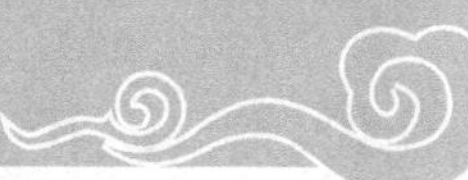

白菊花酒

【来源】《证类本草》卷六引《本草图经》。

【组成】菊花（秋八月合花收，晒干，切）三大斤

【用法】以生绢袋盛，贮三大斗酒中，经七日。日服三次。常令酒气相续为佳。

【主治】丈夫、妇人久患头风眩闷，头发干落，胸中痰结，每发即头旋眼昏，不觉欲倒者。

草乌头汤

【来源】《全生指迷方》卷三引《指南方》。

【别名】草乌头散《普济方》（卷四十四）。

【组成】草乌头（去皮尖，生用）　细辛（去苗）　茶芽各等分

【用法】上为散。每服五钱，水二盏，煎至一盏，去滓，缓缓服尽。

【主治】气晕。但晕而不眩，发则伏地昏昏，食顷乃苏，由荣卫错乱，气血溷浊，阳气逆行，上下相隔，气复通则苏，脉虚大而涩。

顺元散

【来源】《苏沈良方》卷三。

【别名】顺元煮散（《圣济总录》卷二十七）、顺气散（《普济方》卷一六二）。

【组成】乌头二两　附子（炮）　天南星各一两（炮）　木香半两

【用法】上用药一钱，五积散同煎热服。或以水七分，酒三分，煎服。

【功用】能温里外，和一切气，通血络。

【主治】

1.《苏沈良方》：内外感寒，脉迟细沉伏，手足厥冷，虚汗不止，毛发恂慄，面青呕逆，产妇陈疏难产，经三二日不生，胎死腹中，或产母气乏委顿，产道干涩。

2.《医方大成》：体虚痰气不顺，头目眩晕。气虚痰盛，不得眠卧，气中痰厥。

3.《普济方》：一切气滞血络及脾胃冷，停痰作痛。

白雪丸

【来源】《苏沈良方》卷五。

【组成】天南星（炮）　乌头（炮，去皮）　白附子（生）　半夏（洗）各一两　滑石（研）　石膏　龙脑　麝香（研）各一分

《御药院方》无乌头。

【用法】上为末，稀面糊为丸，如绿豆大。每服三十丸，姜腊茶或薄荷茶送下。

【主治】痰壅胸膈，嘈逆及头目昏眩困倦，头目胀痛。

【宜忌】食后服为佳。

【验案】头目昏眩　予每遇头目昏困，精神懵冒，胸中痰逆，愦愦如中酒，则服此药，良久间如褰一重裘，豁然清爽，顿觉夷畅。

半夏丸

【来源】《医方类聚》卷十引《神巧万全方》。

【组成】半夏（汤洗去滑）　人参　白茯苓　麦门冬（去心）　酸枣仁（微炒）　甘菊花各一两　朱砂三分（研入）　龙脑一分（研入）

【用法】上药除别研药外，同杵罗为末，入研了药，再研和匀，炼蜜为丸，如鸡头子大。每服一丸，乳香汤嚼破；薄荷汤送下亦得。

【主治】肝实热上攻，头目昏眩，风痰。

八风散

【来源】《太平惠民和济局方》卷一。

【别名】八风汤（《保婴撮要》卷二十）。

【组成】藿香（去土）半斤　白芷　前胡（去芦）各一斤　黄耆（去芦）　甘草（炙）　人参（去芦）各二斤　羌活（去芦）　防风（去芦）各三斤

【用法】上为细末。每服二钱，水一中盏，入薄荷少许，同煎至七分，去滓，食后温服；或以腊茶清调一大钱亦得。小儿虚风，乳香、腊茶清调下半钱。

【主治】

1.《太平惠民和济局方》：风气上攻，头目昏眩，肢体拘急烦疼，或皮肤风疮痒痛，及治寒壅不调，鼻塞声重。

2.《保婴撮要》：疮疹既发，声音不出，形气俱病。

【验案】眩晕瘙痒 《续名医类案》：薛立斋治一人头目晕眩，皮肤瘙痒，搔破成疮，以八风散治之即愈。

天南星丸

【来源】《太平惠民和济局方》卷一。

【组成】天南星一斤（每个重一两上下者，用温汤浸洗，刮去里外浮皮并虚软处，令净。用法：酒浸一宿，用桑柴蒸，不住添热汤，令釜满，甑内气猛，更不住洒酒，常令药润，七伏时满，取出，用铜刀切开一个大者，嚼少许，不麻舌为熟，未即再炊，候熟，用铜刀切细，焙干） 辰砂（研飞）二两（一半为衣） 丁香 麝香（研）各一两 龙脑（研）一两半

【用法】上为细末，入研药匀，炼蜜并酒搜和为丸，每两作五十丸，以朱砂末为衣。每服一丸，烂嚼，浓煎生姜汤送下，不拘时候。

【功用】治风化痰，精神爽气，利胸膈；消酒毒，酒后含化，除烦渴，止呕逆。

【主治】

1.《太平惠民和济局方》：痰逆恶心，中酒呕吐。

2.《圣济总录》：风痰胸膈烦满，头目昏眩。

3.《仁斋直指小儿方论》：慢惊痰壅，身热。

牛黄生犀丸

【来源】《太平惠民和济局方》卷一。

【组成】黄丹（研） 雄黄（研，飞） 腻粉（研） 羚羊角（镑）各五两 铅水银（与铅同结成沙子） 朱砂（研，飞） 龙齿（研，飞）各十两 天麻（去苗） 牙消（研） 半夏（白矾制）各二十两 生犀（镑） 龙脑（研）各二两半 牛黄（研）二钱半

【用法】上为末，炼蜜为丸，每两作二十丸。每服一丸，温薄荷汤化下。中风涎潮，牙关紧急，昏迷不省，服三丸，用腻粉一钱，生姜自然汁七滴，薄荷水同化下，得吐或利，逐出痰涎即愈。小儿风热痰壅，睡卧不安，上窜龂齿，每服半丸。如急惊风，涎潮搐搦，眼目戴上，牙关紧急，服一丸，用腻粉半钱，生姜自然汁三五点，薄荷水同化下。量岁数加减服。

【主治】风盛痰壅，头痛目眩，咽膈烦闷，神思恍惚，心忪面赤，口干多渴，睡卧不安，小便赤涩，大便多秘。

防风丸

【来源】《太平惠民和济局方》卷一。

【别名】天麻丸（《普济方》卷一〇五）。

【组成】防风（洗） 川芎 天麻（去苗，酒浸一宿） 甘草（炙）各二两 朱砂（研为衣）半两

【用法】上为末，炼蜜为丸，每两作十丸，以朱砂为衣。每服一丸，荆芥汤化服，茶酒嚼下亦得，不拘时候。

【主治】一切风及痰热上攻，头痛恶心，项背拘急，目眩旋运，心忪烦闷，手足无力，骨节疼痹，言语謇涩，口眼瞤动，神思恍惚，痰涎壅滞，昏愦健忘，虚烦少睡。

辰砂天麻丸

【来源】《太平惠民和济局方》卷一。

【组成】川芎二两半 麝香（研） 白芷各一两一分 辰砂（研，飞，一半入药，一半为衣） 白附子（炮）各五两 天麻（去苗）十两 天南星（拌汁浸，切，焙干）二十两

方中"川芎"，《普济方》作"川乌"。

【用法】上为细末，面糊为丸，如梧桐子大。每服二十丸，温荆芥汤送下，不拘时候。

【功用】除风化痰，清神思，利头目。

【主治】诸风痰盛，头痛目眩，眩晕欲倒，呕哕恶心，恍惚健忘，神思昏愦，肢体疼倦，颈项拘急，头面肿痒，手足麻痹。

皂角丸

【来源】《太平惠民和济局方》卷一。

【组成】皂角（捶碎，以水十八两六钱揉汁，用蜜一斤，同熬成膏） 干薄荷叶 槐角（爁）各五两 青橘皮（去瓤） 知母 贝母（去心，炒

黄） 半夏（汤洗七次） 威灵仙（洗） 白矾（枯过） 甘菊（去枝）各一两　牵牛子（爁）二两

【用法】上为末，以皂角膏搜和为丸，如梧桐子大。每服二十丸，食后生姜汤送下；痰实咳嗽，用蛤粉汁送下；手足麻痹，用生姜薄荷汤送下；语涩涎盛，用荆芥汤送下；偏正头痛、夹脑风，用薄荷汤送下。

【主治】风气攻注，头面肿痒，遍身拘急，痰涎壅滞，胸膈烦闷，头痛目眩，鼻塞口干，皮肤瘙痒，腰脚重痛，大便风秘，小便赤涩，及咳嗽喘满，痰吐稠浊，语涩涎多，手足麻痹，暗风痫病，偏正头痛，夹脑风；妇人血风攻注，遍身疼痛，心怔烦躁，瘾疹瘙痒。

羌活散

【来源】《太平惠民和济局方》卷一。

【组成】前胡（去芦） 羌活（去芦） 麻黄（去根节） 白茯苓（去皮） 川芎　黄芩　甘草（爁） 蔓荆子（去白皮） 枳壳（去瓤，麸炒） 细辛（去苗） 石膏（别研） 菊花（去梗） 防风（去芦）各一两

《鸡峰普济方》有白僵蚕。

【用法】上为末。入石膏研匀。每服二钱，水一大盏，加生姜三四片，薄荷三两叶，同煎至七分，稍热服，不拘时候。

本方改为丸剂，名“羌活丸”（《御药院方》卷一）。

【主治】

1.《太平惠民和济局方》：风气不调，头目昏眩，痰涎壅滞，遍身拘急，及风邪寒壅，头痛项强，鼻塞声重，肢节烦疼，天阴风雨，预觉不安。

2.《鸡峰普济方》：伤寒头痛，体倦发寒热。

追风散

【来源】《太平惠民和济局方》卷一（续添诸局经验秘方）。

【组成】白僵蚕（去丝嘴，炒） 全蝎（微炒） 甘草（炙） 荆芥各二两　川乌（炮，去皮脐） 防风（去芦叉） 石膏（研）各四两　川芎三两　麝香（研）一两

【用法】上为细末。每服半钱，食后、临卧好茶调下。

【功用】清头目，利咽膈，消风壅，化痰涎。

【主治】年深日近，偏正头痛；肝脏久虚，血气衰弱，风毒之气上攻头痛，头眩目晕，心忪烦热，百节酸疼，脑昏目痛，鼻塞声重，项背拘急，皮肤瘙痒，面上游风，状如虫行；一切头风；兼治妇人血风攻注，头目昏痛。

清神散

【来源】《太平惠民和济局方》卷一。

【组成】檀香（锉） 人参（去芦） 羌活（去苗） 防风（去苗）各十两　薄荷（去土） 荆芥穗　甘草各二十两　石膏（研）四十两　细辛（去苗，洗，焙）五两

【用法】上为末。每服二钱，食后沸汤点服；或入茶末点服亦得。

【功用】消风壅，化痰涎。

【主治】头昏目眩，心忪面热，脑痛耳鸣，鼻塞声重，口眼瞤动，精神昏愦，肢体疼倦，颈项紧急，心膈烦闷，咽嗌不利。

沉香降气汤

【来源】《太平惠民和济局方》卷三（绍兴续添方）。

【别名】沉香降气散（《证治准绳·类方》卷二引《说约》）、沉香降气丸（《丸散膏丹集成》）。

【组成】香附子（炒，去毛）四百两　沉香十八两半　缩砂仁四十八两　甘草一百二十两（爁）

【用法】上为细末。每服一钱，加盐少许，凌旦雾露，空心沸汤点服。

【功用】

1.《太平惠民和济局方》（绍兴续添方）：开胃消痰，散壅思食。

2.《丸散膏丹集成》：通顺气血。

【主治】

1.《太平惠民和济局方》（绍兴续添方）：阴阳壅滞，气不升降，胸膈痞塞，心腹胀满，喘促短气，干哕烦满，咳嗽痰涎，口中无味，嗜卧减食；及胃痹留饮，噫醋闻酸，胁下支结，常觉妨闷；及中寒咳逆，脾湿洞泄，两胁虚鸣，脐下撮

痛；及脚气，毒气上冲，心腹坚满，肢体浮肿。

2.《普济方》：小儿因乳母忧闷愁思虑，或有忿怒之气乳儿，随气而上，不能剋化而致气奶呕吐。

3.《医略六书》：气逆眩晕，脉沉涩者。

4.《丸散膏丹集成》：妇人经水不调，小腹刺痛。

【方论】《医略六书》：气逆于中，肝气不降，此眩晕之发于气逆焉，郁怒人多此。沉香降气以疏逆，香附调气以解郁、砂仁理气醒脾胃，甘草缓中和脾胃也，为散沸汤下，使逆气降而肝气平，则脾胃调而运化如常，何气逆眩晕之不已哉。

二陈汤

【来源】《太平惠民和济局方》卷四（绍兴续添方）。

【组成】半夏（汤洗七次） 橘红各五两 白茯苓三两 甘草（炙）一两半

【用法】上铿。每服四钱，用水一盏，生姜七片，乌梅一个，同煎至六分，去滓热服，不拘时候。

本方改为丸剂，名“二陈丸”（《饲鹤亭集方》）。

【功用】

1.《玉机微义》：去痰和中。

2.《外科发挥》：和中理气，健脾胃，消痰，进饮食。

3.《证治汇补》：健脾燥湿，顺气和中化痰，安胃气，降逆气。

【主治】痰饮为患，或呕吐恶心，或头眩心悸，或中脘不快，或发为寒热，或因食生冷，脾胃不和。

【宜忌】

1.《医学入门》：酒痰、燥痰不宜。

2.《济阳纲目》：劳疾吐血诸血证皆不可用，以其能燥血气，干津液也。天道暑热之时亦当禁用。丹溪云，阴虚、血虚、火盛干咳嗽者勿用。

3.《医林纂要探源》：阴虚火炎，至有火痰及肺伤干咳烦渴者，自非所宜。

4.《会约医镜》：肺经燥痰，肾经虚痰不用。

化痰玉壶丸

【来源】《太平惠民和济局方》卷四。

【别名】玉壶丸（《传家秘宝》卷三）、玉壶丹《中国医学大辞典》。

【组成】天南星（生） 半夏（生）各一两 天麻半两 头白面三两

【用法】上为细末，滴水为丸，如梧桐子大。每服三十丸，用水一大盏，先煎令沸，下药煮五七沸，候药浮即熟，滤出放温，别用生姜汤下，不拘时候服。

【主治】

1.《太平惠民和济局方》：风痰吐逆，头痛目眩，胸膈烦满，饮食不下，及咳嗽痰盛，呕吐涎沫。

2.《幼幼新书》卷二十七引《王氏手集》：小儿久吐。

【验案】风痰眩晕 《金匮翼》：东垣壮岁病头痛，每发时，两额尽黄，眩晕，目不欲开，懒于言语，身体沉重，兀兀欲吐，数日方过。洁古老人曰：此厥阴、太阴合而为病，名曰风痰。以《太平惠民和济局方》玉壶丸加雄黄、白术治之。

金珠化痰丸

【来源】《太平惠民和济局方》卷四。

【组成】皂荚仁（炒） 天竺黄 白矾（光明者，放石铁器内熬汁尽，放冷，研） 铅白霜（细研）各一两 半夏（汤洗七次，用生姜二两洗，刮去皮， 同捣细作饼子，微炙黄色）四两 生白龙脑（细研）半两 辰砂（研，飞）二两 金箔（为衣）二十片

【用法】上以半夏、皂荚子仁为末，与诸药同拌研匀，生姜汁煮曲糊为丸，如梧桐子大。每服十丸至十五丸，生姜汤送下，食后、临卧服。

【功用】清痰热，安神志，除头痛。

【主治】头痛眩运，心忪恍惚，胸膈烦闷，涕唾稠粘，痰实咳嗽，咽喉不利。

渫白丸

【来源】《太平惠民和济局方》卷四（淳祐新添方）。

【组成】附子一枚（六钱重者，生，去皮脐） 生硫黄（别研） 天南星（生） 半夏（生）各一两 盆消 元精石各半两

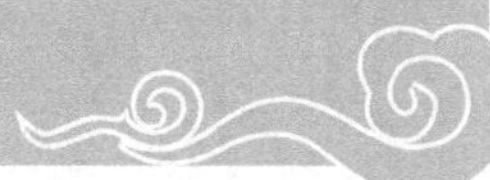

【用法】上为细末，入细面三两，水糊为丸，如梧桐子大。每服三十丸，沸汤内煮令浮，滤出，食后生姜汤送服。

【主治】膈脘痰涎不利，头目昏晕，吐逆涎沫。

黄耆丸

【来源】《太平惠民和济局方》卷五。

【组成】黄耆　杜蒺藜（炒，去刺）　川楝子　茴香（炒）　川乌（炮，去皮脐）　赤小豆　地龙（去土，炒）　防风（去芦叉）各一两　乌药二两

【用法】上为细末，酒煮面糊为丸，如梧桐子大。每服十五丸，空心以温酒送下，盐汤亦得，妇人醋汤送下。

【主治】

1.《太平惠民和济局方》：丈夫肾脏风虚，上攻头面虚浮，耳内蝉声，头目昏眩，项背拘急；下注腰脚，脚膝生疮，行步艰难，脚下隐疼，不能踏地，筋脉拘挛，不得屈伸，四肢少力，百节酸疼，腰腿冷痛，小便滑数；及瘫缓风痹，遍身顽麻；妇人血风，肢体痒痛，脚膝缓弱，起坐艰难。

2.《圣济总录》：刺风，气血内虚，风寒蕴滞，寒热相搏，遍身如针刺；肾脏风攻注腰脚生疮，或虚肿热痛，行步不得。

抱龙丸

【来源】《太平惠民和济局方》卷六。

【组成】雄黄（研，飞）四两　白石英（研，飞）　生犀角　麝香（研）　朱砂（研，飞）各一两　藿香叶二两　天南星（牛胆制）十六两　牛黄（研）半两　阿胶（碎，炒如珠）三两　金箔（研）　银箔（研）各五十片

【用法】上为细末，入研者药令匀，用温汤为丸，如鸡头子大。每服一丸，用新汲水化破，入盐少许，食后服。

【主治】风痰壅实，头目昏眩，胸膈烦闷，心神不宁，恍惚惊悸，痰涎壅塞；及治中暑烦渴，阳毒狂躁。

消毒麻仁丸

【来源】《太平惠民和济局方》卷六（宝庆新增方）。

【组成】杏仁（生，去皮尖）二两　大黄（生）五两　山栀子仁十两

【用法】上药炼蜜为丸。每服三十至五十丸，夜卧温汤吞下，利下赤毒胶涎为效；治小儿惊热，每服三五丸，以蜜汤化下极效。

【功用】搜风，顺气，解毒。

【主治】

1.《太平惠民和济局方》（宝庆新增方）：诸般风气上壅，久积热毒，痰涎结实，胸膈不利，头旋目运；或因酒、面、炙煿、毒食所伤，停留心肺，浸渍肠胃，蕴蓄不散，久则内郁血热，肠风五痔，外则发疮疡痈疽，赤斑游肿，浑身躁闷，面上齇赤，口干舌裂，咽喉涩痛，消中引饮；或伤寒时疫，口鼻出血烦躁者；及风毒下注，疮肿疼痛，脚气冲心闷乱；一切风热毒气，并皆主之。

2.《仁斋直指方论》：肝热风毒，攻眼赤痛。

薄荷汤

【来源】《太平惠民和济局方》卷十。

【组成】缩砂仁三两　瓜蒌根十一两　甘草（炒，锉）四斤　鸡苏叶七斤半　荆芥穗　盐（炒）各三斤

【用法】上为末。每服一钱，食后沸汤点服。

【功用】消风壅，化痰涎。

【主治】头昏目眩，鼻塞咽干，心胸烦闷，精神不爽。

檀香汤

【来源】《太平惠民和济局方》卷十（宝庆新增方）。

【组成】川芎（不见火）　白芷（不见火）各二两　桔梗（焙）三十两　檀香（不见火）三两　甘草（炒）六两

【用法】上为细末。每服一钱，入盐少许，沸汤点服。

【功用】调中顺气，安神定志，清爽头目。

【主治】精神不爽，头目昏眩，心忪烦躁，志意

不定。

消风散

【来源】《丹溪心法附余》卷一引《太平惠民和济局方》。

【组成】天麻（去苗）一两　防风（去芦）二两　细辛（去苗叶土）半两　薄荷叶半两　川芎一两　甘草（炙）一两　吴白芷一两　朱砂一两（为衣）

【用法】上为细末。炼蜜为丸，如弹子大，朱砂为衣。每服一丸，细嚼，食后生姜汤送下；茶清亦可。

本方方名，据剂型当作“消风丸”。

【主治】诸风上攻，头目昏眩，项背拘急，鼻嚏声重，耳作蝉鸣；及皮肤顽麻，瘙痒瘾疹；妇人血风，头皮肿痒。

太阳丹

【来源】《证治要诀类方》卷四引《太平惠民和济局方》。

【组成】川乌　南星等分

【用法】上为末，连须葱白捣烂。调贴太阳痛处。

本病宜服芎辛汤，间进太阳丹。

【主治】偏正头风作痛，痛连于脑，常如牵引之状，发则目不可开，眩晕不能抬举。

白芷丸

【来源】《寿亲养老新书》卷四。

【组成】白芷　石斛　干姜各一两半　细辛　五味子　厚朴　肉桂　防风　茯苓　甘草　陈皮各一两　白术一两一分

【用法】上为细末，炼蜜为丸，如梧桐子大。每服三十丸，不饥不饱时清米饮送下。

【主治】老人气虚头晕。

【方论】《本事方释义》：白芷气味辛温，入手足阳明，引经之药；石斛气味甘平微咸，入肝脾肾三经；干姜气味辛温，入手足太阴；细辛气味辛温，入足少阴；五味子气味酸咸温，入肾；厚朴气味辛温，入足太阴阳明；肉桂气味辛甘热，入肝；防风气味辛甘平，入手足太阳；茯苓气味甘平，淡渗入胃，能引诸药入于至阴之处；甘草气味甘平，入脾，通行十二经络，能缓诸药之性；陈皮气味辛平微温，入脾胃；白术气味甘温，入手足太阴。此治气虚头晕之方也。诸经络皆有赖于中土，故守中之药居多，中宫气旺，则辛热之品得各行其志，而病情中矣。

十全散

【来源】《传信适用方》卷二。

【别名】十补汤（《易简方论》）、十全大补汤（《太平惠民和济局方》卷五吴直阁增诸家名方）、十全饮（《太平惠民和济局方》卷五续添诸局经验秘方）、大补十全散（《医垒元戎》）、千金散（《丹溪心法附余》卷二十一）、十全大补散（《证治准绳·类方》卷一）、加味八珍汤（《会约医镜》卷十四）。

【组成】人参（去芦）　白术　白芍药　白茯苓　黄耆　川芎　干熟地黄　当归（去芦）　桂（去皮）　甘草（炒）各等分

【用法】上锉。每服三钱，加生姜三片，大枣二个（擘破），水一盏半，煎八分，去滓温服，不拘时候。

【功用】

1.《传信适用方》：补诸虚不足，养荣卫三焦，五脏六腑，冲和清快。

2.《太平惠民和济局方》（吴直阁增诸家名方）：养气育神，醒脾止渴，顺正辟邪，温暖脾肾。

3.《外科理例》：生血气。

4.《医方集解》：助阳固卫。

5.《傅青主女科》：壮其元阳。

【主治】

1.《太平惠民和济局方》（吴直阁增诸家名方）：男子、妇人诸虚不足，五劳七伤，不进饮食；久病虚损，时发潮热，气攻骨脊，拘急疼痛，夜梦遗精，面色萎黄，脚膝无力，一切病后气不如旧；忧愁思虑伤动血气，喘嗽中满，脾肾气弱，五心烦闷。

2.《普济方》：久嗽生寒热，似痨瘵。

3.《外科发挥》：溃疡发热，或恶寒，或作痛，或脓多，或清，或自汗盗汗；及流注、瘰疬、便毒久不作脓，或脓成不溃，溃而不敛。

4.《内科摘要》：遗精白浊，自汗盗汗；或内热、晡热、潮热、发热；或口干伴渴、喉痛舌裂；或胸乳膨胀，胁肋伴痛；或脐腹阴冷，便溺余滴。

【验案】眩晕 《杏苑生春》：有一证，卒然晕倒，冷汗自出，气定复醒，不时举作，似乎中风，乃气虚阳衰之故，不可用治风治气之药。以十全大补汤主之。甚则加黑附子。

牛黄丸

【来源】《圣济总录》卷六。

【组成】牛黄（研）一钱　乌头（炮令开拆，去皮脐）一两　粉霜（研）半两　半夏（汤洗七遍，焙干）一分　麝香（研）一钱　丹砂（研细）一分

【用法】上为末，和匀，生姜自然汁为丸，如梧桐子大。每服一丸，研薄荷自然汁少许，和温酒送下；疾甚者，每服三丸，研灌之。

【主治】卒中暗风眩晕，痰厥头痛，胸膈涎壅，言语謇涩。

生犀丸

【来源】《圣济总录》卷十二。

【组成】犀角（镑屑）　芎䓖　羌活（去芦头）各一两　白僵蚕（炒）　防风（去叉）　荆芥穗各半两　干蝎（炒）　白芷　藁本（去土）　龙脑（研）　麝香（研）　牛黄（研）各一分　鸡苏叶二两　天麻（酒浸一宿，锉，焙）二两（别捣为细末）

【用法】上药除天麻别捣外，先以十味捣罗为细末，再入三味研者药，炼蜜半斤，入天麻末，更入河水并真酥各少许，置于重汤内煎炼成膏，候冷和搜成剂，入臼内杵数百下为丸，如鸡头子大。每服一丸，细嚼，腊茶清下，不拘时候。

【主治】风虚肉瞤，头目昏眩，四肢拘急，或时麻痹，旋运多痰，牙关紧痛，欠伸倦怠。

芎犀丸

【来源】《圣济总录》卷十二。

【组成】犀角（镑屑）一分　芎䓖三两　桔梗（锉，炒）一分　甘草（炙）一分　鸡苏叶（罗去土）三两　丹砂（别研，水飞）半两　细辛（去苗叶）一分　天麻半两　白芷一分　防风（去叉，锉）一分

【用法】除丹砂另研外，上为细末，和匀，炼蜜为丸，如樱桃大。每服一丸，食后细嚼，茶、酒任下。

【功用】治风化痰，清神志。

【主治】头目运眩欲倒，痰逆恶心，偏正头痛，眉骨痛，肢体倦怠，鼻塞气道不通，或面上游风，目瞤。

茯苓散

【来源】《圣济总录》卷十二。

【组成】赤茯苓（去黑皮）　茯神（去木）各一两　人参　远志（去心）　海金沙各半两

【用法】上为细散。每服二钱匕，食后、临卧煎瞿麦汤调下。

【主治】上焦风热壅盛，头目眩运，烦躁饮水，小肠结涩。

槐实丸

【来源】《圣济总录》卷十二。

【组成】槐实四两（干肥者，拣令净，水洗过，放干，慢火上麸炒令焦，微似黑色）　皂荚六两（不蚛者，锉，长三四寸，用长流水五升，黑豆一升同煮令豆香熟为度，去黑豆不用，取皂荚焙干，刮去黑皮涂酥，慢火炙令焦）　木香半两　芎䓖　枳壳（去瓤，麸炒）　菊花各一两　牵牛子二两（慢火炒令微焦黑色，别捣罗，取末一两用）　槟榔三分（鸡心者，锉）

【用法】上为末，炼蜜成剂，再入臼内，捣令熟，丸如梧桐子大。每服二十丸，食后、临卧荆芥汤送下。

【功用】化痰涎，利胸膈。

【主治】风气头目昏眩。

黄耆丸

【来源】《圣济总录》卷十三。

【组成】黄耆（锉） 防风（去叉） 麦门冬（去心，焙） 羌活（去芦头）各二两 五加皮一两半 甘草（炙，锉） 升麻 苦参 白鲜皮 菊花 枳壳（去瓤，麸炒） 黄连（去须，炒） 车前子各一两 葶苈（隔纸炒）半两

【用法】上为末，炼蜜为丸，如梧桐子大。每服二十丸，空心食前以温酒送下，加至三十丸。

【主治】热毒风上攻，头旋目眩，耳聋心烦，手足痛痹，皮肤瘙痒。

旋覆花汤

【来源】《圣济总录》卷十三。

【组成】旋覆花一两 前胡（去芦头）半两 甘菊花（未开者）一两半 防风（去叉） 生干地黄（洗，切，焙） 羌活（去芦头） 杏仁（汤浸，去皮尖双仁，炒）各一两 玄参 白僵蚕（炒） 黄芩（去黑心） 半夏（为末，姜汁作饼，晒干） 白术 藁本（去苗土） 甘草（炙，锉） 当归（切，焙） 人参 赤茯苓（去黑皮）各半两

【用法】上为粗末。每服五钱匕，以水一盏半，煎取一盏，去滓。食后良久服，一日二次。

【主治】热毒风上攻，头旋倒仆，或吐不止，畏见日光，不喜喧处，不欲饮食，时时发动。

解风汤

【来源】《圣济总录》卷十三。

【组成】人参 芎藭 石膏（碎，研）各二两 防风（去叉） 独活（去芦头） 甘草（炙，锉） 麻黄（去根节，汤煮，掠去沫，焙）各一两 细辛（去苗叶）半两

【用法】上为粗末。每服三钱匕，水一盏，生姜三片，薄荷五叶，煎至七分，去滓温服，不拘时候。

【主治】中风寒热，头目昏眩，肢体疼痛，手足痹，上膈壅滞。

大芎丸

【来源】《圣济总录》卷十五。

【组成】芎藭一斤（大者） 天麻四两

【用法】上为末，炼蜜为丸，如樱桃大。每服一丸，茶酒嚼下；荆芥汤嚼下亦得。不拘时候。

【功用】宣行阳经风寒，化导胸膈痰饮，清爽神志，通利关窍。

【主治】偏正头痛，头风眩晕，目系眩急，身体拘倦。

生犀香芎丸

【来源】《圣济总录》卷十五。

【组成】生犀半两（镑） 荆芥穗十五两 细辛（去土叶）十两 白芷十两 香附子二十两（炒） 龙脑薄荷叶五两 甘草（炙）五两 川芎半两

【用法】上为末，水煮面糊为丸，如梧桐子大。每服三十丸，生姜汤送下，不拘时候。

【功用】清神志，明耳目。

【主治】风痰上壅，头昏时痛，鼻出清涕，语声不出，咽喉不利，咳嗽涎喘，头目熻赤，肌肉蠕动，痒如虫走。

茶调散

【来源】《圣济总录》卷十五。

【别名】茶酒调散（《古今医统大全》卷五十三引《医林》）。

【组成】菊花 细辛（去苗叶） 石膏（研） 莎草根（炒去毛）各等分

【用法】上为细散。每服一钱匕，食后茶清调下。

《古今医统大全》：为细末，茶、酒任调服。

【功用】

1.《圣济总录》：定偏正头痛。

2.《普济方》：清爽神志，通和关窍，消恶汗。

【主治】

1.《圣济总录》：首风。

2.《普济方》：诸风，痰壅目涩，昏眩头疼，

心愦烦热，皮肤痛痒，风毒壅滞。

人参汤

【来源】《圣济总录》卷十六。

【组成】人参　柴胡（去苗）　羌活（去芦头）　荆芥穗　旋覆花　甘菊花（择去梗）　桑白皮（锉）各等分

【用法】上为粗末。每服三钱匕，水一盏，煎至七分，去滓，早晚食后、临卧温服。

【主治】风头眩，涕唾稠粘，心胸烦闷。

山芋散

【来源】《圣济总录》卷十六。

【组成】山芋二两　防风（去叉）二两半　升麻　山茱萸各一两半　细辛（去苗叶）　甘菊花（择）各一两　蔓荆实一两一分

【用法】上为细散。每服三钱匕，食前温酒调下，一日二次。

【主治】风头眩转耳聋。

天麻羌活丸

【来源】《圣济总录》卷十六。

【组成】天麻　羌活（去芦头）　白芷　芎藭　藁本（去苗土）　芍药　细辛（去苗叶）　麻黄（去根节）各二两　麝香（研）　牛黄（研）各等分

【用法】上为末，炼蜜为丸，如皂子大。每服一丸，研薄荷酒下。

【主治】头目风眩，邪气鼓作，时或旋运。

太白丸

【来源】《圣济总录》卷十六。

【别名】太白丹。

【组成】天麻一两半　细辛（去苗叶）二两　芎藭一两半　白附子五两　天南星二十两　半夏（煮软，焙干）十五两　蝎梢一两（炒）　寒水石（烧熟）五十两　附子（炮裂，去皮脐）二两　白僵蚕三两（炒）　阿胶三分（炙令燥）　人参半两

【用法】上为末，水煮面糊为丸，如梧桐子大。每服三十丸，生姜汤送下，不拘时候。

【功用】清爽神志，解利四时邪气。

【主治】诸风头旋，额角偏痛，肢体拘踡，痰盛气壅，鼻塞声重，咽膈不利。

六神散

【来源】《圣济总录》卷十六。

【组成】芎藭　羌活（去芦头）　防风（去叉）　甘草（炙，锉）各一两　荆芥穗　鸡苏（干者）各一两半

【用法】上为细散。每服一钱匕，米饮、温水调下，不拘时候。

【主治】风眩烦闷，头晕转不止。

四神汤

【来源】《圣济总录》卷十六。

【组成】独活（去芦头）六两　石膏四两（碎）　枳实（去瓤，麸炒）　麻黄（去根节，先煮，掠去沫，焙）各三两

【用法】上为粗末。每服五钱匕，水一盏，酒半盏，同煎至一盏，去滓温服，一日三次。

【主治】风头眩运，倒仆不定。

生犀鸡苏丸

【来源】《圣济总录》卷十六。

【组成】犀角屑半两　鸡苏叶　荆芥穗　天麻各一两　细辛（去苗叶）半两　独活（去芦头）一两　甘草（炙）　人参　芎藭各一两

【用法】上为末，炼蜜为丸，如鸡头子大。每服一丸，食后茶清嚼下。

【主治】风壅，头痛目眩。

芍药汤

【来源】《圣济总录》卷十六。

【组成】芍药　防风（去叉）　石膏（研碎）　木通　麻黄（去根节）各一两　甘菊花（择）　葛根各半两　甘草（炙，锉）　前胡（去芦头）各三分

【用法】上为粗末。每服五钱匕，水一盏半，加生

姜三片，大枣一枚（去核），煎至一盏，去滓，入荆沥半合，重煎令沸。早晚食后、临卧温服。

【主治】风眩暗倒，眼旋屋转，脑痛。

芎藭散

【来源】《圣济总录》卷十六。

【组成】芎藭　菊花　荆芥穗　石膏（研细）　甘草各等分

【用法】上为细散。每服一钱匕，热汤调下。

【主治】头目昏眩，肢体烦倦。

守中丸

【来源】《圣济总录》卷十六。

【别名】五芝地仙金髓丸。

【组成】白茯苓（去黑皮）十两　麦门冬（去心，焙）三两　白术　人参　甘菊花（择去梗）　山芋　枸杞子各二两　生地黄二十斤（绞取汁）

【用法】前七味为末，先用生地黄汁于银器内入酥三两、白蜜三两同煎，逐旋掠取汁上金花令尽，得五升许，于银石器内拌炒前七味药，渐渐令尽，候干入白蜜同捣为丸，如梧桐子大。每服五十丸，空心或食后以清酒送下。

【主治】风头眩，脑转目系急，忽然倒仆。

防风汤

【来源】《圣济总录》卷十六。

【组成】防风（去叉）　赤茯苓（去黑皮）　芎藭各二两　枳壳（去瓤，麸炒）　麻黄（去根节，先煎，掠去沫，焙）各一两半　前胡（去芦头）一两半　细辛（去苗叶）一两　石膏（研碎）二两半

【用法】上为粗末。每服五钱匕，水一盏半，煎至一盏，加竹沥半合，再煎令沸，去滓温服，一日三次，不拘时候。

【主治】风头眩欲倒，眼旋脑痛。

防风散

【来源】《圣济总录》卷十六。

【组成】防风（去叉）　芎藭　山芋　人参　白术　远志（去心）　独活（去芦头）　桂（去粗皮）　茯神（去木）各三分　莽草（去根，酒洒，焙）　天雄（炮裂，去皮脐）各半两

【用法】上为细散。每服一钱半匕至二钱匕，食前浸菊花酒调下，日再夜一。

【主治】风头眩，旋运欲倒。

防风散

【来源】《圣济总录》卷十六。

【组成】防风（去叉）　羌活（去芦头）　甘菊花（择去梗）　白附子（炮）　山芋　藁本（洗，切，焙）　附子（炮裂，去皮脐）　蒺藜子（炒，去角）各半两　麝香（研）一分

【用法】上为细散。每服一钱匕，食后茶清调下。或炼蜜为丸，如梧桐子大。每服二十丸，茶、酒任下。

【主治】风头眩，目昏痛。

附子散

【来源】《圣济总录》卷十六。

【组成】附子（炮裂，去皮脐）　干姜（炮）　细辛（去苗叶）　防风（去叉）各一两　山茱萸一两　山芋一两半

【用法】上为细散。每服一钱匕，空心温酒调下。

【主治】风眩目疼耳聋。

鸡苏羌活丸

【来源】《圣济总录》卷十六。

【组成】鸡苏叶二两　羌活（去芦头）　芎藭各一两半　羚羊角（镑）　防风（去叉）　天麻　人参　丹砂（研）各一两　白僵蚕（微炒）　天南星（炮）　干蝎（去土，微炒）　牛黄（研）　麝香（研）　龙脑（研）各半两　犀角（镑）一两

【用法】上为末，炼蜜为丸，如梧桐子大。每服二十丸，食后、临卧腊茶清送下。

【主治】风邪鼓作，头目眩运，目系急痛，甚则倒仆。

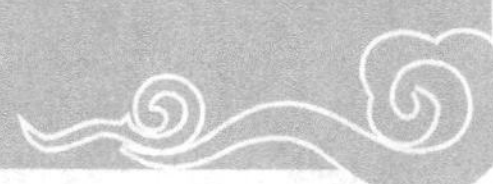

枳实汤

【来源】《圣济总录》卷十六。

【组成】枳实（去瓤，麸炒） 防风（去叉） 麻黄（去根节，先煎，掠去沫，焙干） 芎藭各一两半 杏仁（去皮尖双仁，炒）一两 半夏（为末，生姜汁和作饼，晒干） 细辛（去苗叶）各二两

【用法】上为粗末。每服五钱匕，以水一盏半，煎至一盏，去滓，入竹沥半合，更煎沸，早、晚食前温服。

【主治】风头晕倒眼眩，脑项急痛。

独活汤

【来源】《圣济总录》卷十六。

【组成】独活（去芦头） 茯神（去木）各半两 甘草（炙） 当归（酒洒，切，焙） 牡蛎（煅） 白术 附子（炮裂，去皮脐） 肉苁蓉（酒浸，切，焙）各一两 黄耆（薄切）一两半 防风（去叉） 远志（去心）三分 人参二两半

方中防风用量原缺。

【用法】上锉，如麻豆大。每服五钱匕，以水一盏半，加生姜三片，大枣一枚（去核），煎至一盏，去滓温服，不拘时候。

【主治】风头眩，仆倒屋转，呕吐痰涎，恶闻人声。

前胡汤

【来源】《圣济总录》卷十六。

【组成】前胡（去芦头） 旋覆花 黄耆（薄切） 防己 桂（去粗皮） 竹茹 防风（去叉）各三分 甘草（炙，锉）半两 赤茯苓（去黑皮） 石膏（研碎）一两

方中赤茯苓用量原缺。

【用法】上为粗末。每服五钱匕，水一盏半，煎至一盏，去滓，早、晚食后、临卧温服。

【主治】风头眩，饮食不下。

菊花丸

【来源】《圣济总录》卷十六。

【组成】甘菊花（择去梗） 羌活（去芦头） 枳壳（去瓤，麸炒） 芎藭 防风（去叉） 桂（去粗皮）各半两 细辛（去苗叶）一两 槟榔（锉）一枚

【用法】上为末，以生姜汁煮薄面糊为丸，如梧桐子大。每服二十丸，空心酒送下，一日二次。

【主治】风邪注头，头目俱晕，轻则心闷，重则倒仆。

菊花汤

【来源】《圣济总录》卷十六。

【别名】救生散（《普济方》卷四十五）。

【组成】甘菊花（去梗） 细辛（去苗叶）各半两 防风（去叉） 前胡（去芦头） 茯神（去木） 白术 麻黄（去根节）各一两 芎藭 杏仁（汤浸，去皮尖双仁）各三分

【用法】上为粗末。每服五钱匕，水一盏半，煎至一盏，去滓，入竹沥半合，更煎沸，食前温服，日二次，夜一次。

【主治】风头眩闷，起即欲倒，头痛眼疼，视屋转动。

葛根汤

【来源】《圣济总录》卷十六。

【组成】葛根 木通（锉） 芍药 防风（去叉）各二两 甘菊花（择去梗）一两 麻黄（去根节，先煮，掠去沫，焙）一两一分 石膏（研碎）五两 前胡一两半

【用法】上为粗末。每服五钱匕，水一盏半，入生姜二片、大枣一枚（去核），煎至一盏，去滓温服，不拘时候。

【主治】风头眩欲倒，眼旋屋转，脑痛。

犀角汤

【来源】《圣济总录》卷十六。

【组成】犀角（镑） 甘菊花（择） 玄参各三分 茯神（去木） 石膏（研）各一两半 防风（去叉） 升麻 葛根各一两

【用法】上为粗末。每服三钱匕，水一盏，加芒消

末半钱匕，竹叶十片，煎至七分，去滓温服，不拘时候。

【主治】风头眩，目痛。

摩头附子膏

【来源】《圣济总录》卷十六。

【组成】附子（炮裂，去皮脐） 盐花各半两

【用法】上为细末，以麻油和如稀饧。洗头摩之，每日三次。

【主治】风头眩。

薄荷散

【来源】《圣济总录》卷十六。

【组成】薄荷叶 甘菊花（择去梗） 甘草（炙，锉） 白芷 石膏（碎） 芎䓖各等分

【用法】上为散。每服一钱匕，荆芥茶调下。

【主治】风邪上攻，头目眩运，心膈烦闷。

八风散

【来源】《圣济总录》卷十七。

【组成】荆芥穗 川芎 防风（去叉） 独活（去芦头） 甘草（炙，锉） 麻黄（去根节）各一两 人参二两

【用法】上为散。每服二钱匕，水一盏，加生姜三片，薄荷三叶，煎至七分，去滓温服。

【主治】风头旋，目暗昏眩，肢节疼痛，手足麻木，上膈壅滞，或发寒热。

人参丸

【来源】《圣济总录》卷十七。

【组成】人参 甘草（炙，锉） 白术 旋复花（微炒）各一两 麦门冬（去心，焙） 前胡（去芦头） 枳壳（去瓤，麸炒）各二两 木香半两

【用法】上为细末，以汤浸炊饼为丸，如梧桐子大。每服二十丸，食后温生姜汤送下。

【主治】风头旋目眩，痰逆恶心，胸膈痞滞，咳嗽痰涎，喘满呕逆，不欲饮食。

木香汤

【来源】《圣济总录》卷十七。

【组成】木香 枳壳（去瓤，麸炒） 旋复花 白术 桑根白皮（锉） 半夏曲各半两 人参一两 赤茯苓（去黑皮） 槟榔（锉） 前胡（去芦头） 甘草（炙）各三分 细辛（去苗叶）一分

【用法】上为粗末。每服三钱匕，水一盏，加生姜一枣大（拍碎），同煎至六分，去滓，不拘时候，稍热服。

【主治】风痰心胸不利，头目昏疼，呕吐痰涎。

丹砂丸

【来源】《圣济总录》卷十七。

【组成】丹砂（研） 雄黄（研） 牛黄（研） 乳香（研）各半两 天麻（酒浸，炙） 阿胶（炙燥） 白附子（炮）各一两 龙脑（研） 丁香 麝香（研） 白矾各半两（细研）

【用法】上为末，合和再研令匀，用獖猪胆汁和研匀，以枣肉为丸，如绿豆大。每服五丸至七丸，薄荷温酒送下，不拘时候。

【主治】风痰头目眩运，心胸烦满，肢体怠倦。

丹砂丸

【来源】《圣济总录》卷十七。

【组成】丹砂（细研，水飞过）二两 半夏曲三两 人参 天南星（炮裂）各一两半 皂荚子（炮裂，去皮取黄）一两 青橘皮（汤浸去白，细切，焙干）二两 腻粉一钱

【用法】上七味，除丹砂、腻粉外，捣罗为细末，入上二味和匀，用汤浸炊饼为丸，如梧桐子大。每服二十丸，生姜汤送，不拘时候。

【主治】风痰胸膈不利，呕逆头眩。

水煮丸

【来源】《圣济总录》卷十七。

【组成】半夏（汤洗去滑，焙干）二两 天南星（生，去皮脐）半两 腻粉一钱 桑根白皮（锉）一分 丁香一钱 人参三钱

【用法】上为末，用生姜自然汁调生面和丸，如豌豆大。每服十五丸至二十丸，浆水内煮三二沸，漉出，别用生姜、人参汤送下，不拘时候。
【主治】痰逆胃虚，不下粥食，兼疗风痰，头目昏运。

甘菊散

【来源】《圣济总录》卷十七。
【别名】甘菊花散（《普济方》卷四十五）。
【组成】甘菊花（择） 旋覆花 防风（去叉） 石膏（碎研）各等分
【用法】上为散。每服二钱匕，腊茶调服。如煎此药沐发，大去白屑。
【主治】头面风，头目昏眩。

白术饮

【来源】《圣济总录》卷十七。
【别名】白术散（《古今医统大全》卷五十三）。
【组成】白术 厚朴（去粗皮，生姜汁炙） 甘菊花各半两 人参 白芷 防风（去叉）各一两
【用法】上锉，如麻豆大。每服五钱匕，水一盏半，加生姜五片，煎至一盏，去滓，食前温服。
【主治】风邪在胃，头旋不止，复加呕逆。

白蒺藜丸

【来源】《圣济总录》卷十七。
【组成】蒺藜子（炒，去角） 旋覆花（择） 皂荚（去皮子，烧为灰） 恶实（炒）各一两 龙脑（研）二钱 麝香（研）一钱 菊花（择）二两
【用法】上为细末，炼蜜为丸，如鸡头子大。每服一丸，食后嚼细，温酒送下。
【主治】风头旋，目运痰逆。

芎菊散

【来源】《圣济总录》卷十七。
【组成】芎藭 甘菊花（择）各一两 羌活（去芦头）三钱 防风（去叉）三分 细辛（去苗叶） 白僵蚕（炒）各三两 草决明 旋覆花（择） 蝉蜕（洗，焙）各一钱 密蒙花（择） 天麻 荆芥穗 甘草（炙）各半两
【用法】上为细散。每服二钱匕，水一盏，煎至七分，食后温服；汤点亦得。
【主治】诸阳受风，头目旋运，目视昏暗，肝气不清。

芎藭散

【来源】《圣济总录》卷十七。
【组成】芎藭 人参 前胡（去芦头） 白僵蚕（炒）各一两 防风（去叉） 蔓荆实 天麻（酒浸一宿，焙）各半两
【用法】上为散。每服二钱匕，食后温酒调下。
【主治】风头旋，眼目昏痛，眩运，倦怠，心松。

防风丸

【来源】《圣济总录》卷十七。
【组成】防风（去叉） 甘草（炙）各一两 羌活（去芦头） 独活（去芦头） 桔梗（去芦头，炒）各半两 芎藭 白芷各三分
【用法】上为末，炼蜜为丸，如樱桃大。每服一丸，食后荆芥汤嚼下。
【主治】风头旋，眩晕，肩背拘急，发热恶寒，肢节疼痛。

羌活丸

【来源】《圣济总录》卷十七。
【组成】羌活（去芦头） 防风（去叉） 桔梗 白附子 枳壳（去瓤，麸炒） 白蒺藜各半两 蔓荆实一分半 不蚛皂荚半斤（用新汲水浸一宿，揉取汁，以绢滤入铛中，投少许面，慢火煎成膏）
【用法】前七味为末，将皂荚膏为丸，如梧桐子大。每服二十丸，食后温水送下。
【主治】风痰头痛目晕，倦怠无力。

松香散

【来源】《圣济总录》卷十七。
【组成】松实（去壳） 白芷 当归（切，焙） 芎

藭　甘草（炙）各三两　甜瓜子（洗）一升

【用法】上为细散。每服二钱匕，食后以荆芥、薄荷、茶清调下。

【主治】风头旋，肩背拘急，肢节疼痛，鼻塞耳鸣，面赤咽干，心忪痰逆，眼见黑花，当风泪出。

泽泻汤

【来源】《圣济总录》卷十七。

【组成】泽泻　前胡（去芦头）　白术　赤茯苓（去黑皮）甘草（炙）　人参　半夏（汤洗七度，切作片，以生姜汁浸，焙干，炒）各一两　槟榔（锉）　陈橘皮（汤浸，去白，焙）各三分　枳壳（去瓤，麸炒）半两

【用法】上为粗末。每服二钱匕，以水一盏，加生姜半分（拍碎），煎至六分，去滓温服，不拘时候。

【主治】风痰壅滞，胸膈不利，头目昏眩，不思饮食。

荆芥丸

【来源】《圣济总录》卷十七。

【组成】荆芥穗四两　细辛（去苗叶）芎藭　白僵蚕（炒）各一两　天麻一两半　羌活（去芦头）　防风（去叉）　蒺藜子（炒，去角）各二两

【用法】上为末，炼蜜为丸，如鸡头子大。每服一丸，食后细嚼，荆芥茶送下；温酒亦得。

【主治】诸风头旋，目痛眩，肢体拘急，手足少力。

贴顶膏

【来源】《圣济总录》卷十七。

【组成】蓖麻子（去壳，研）　杏仁（去皮，研）　食盐　芎藭（为末）　松脂（研）各等分

【用法】先捣食盐，次下四味杵匀，即涂于腊纸上。有病者先灸百会三壮讫，将腊纸药于灸处贴之，每日一易，得脓血出效。

【主治】头旋脑闷，鼻塞眼运。

前胡丸

【来源】《圣济总录》卷十七。

【组成】前胡（去芦头）　白术　枳壳（去瓤，麸炒）　半夏（汤洗七次，去滑）　赤茯苓（去黑皮）　人参各三分　白矾半两（枯）　丁香一分

【用法】上为末，枣肉为丸，如梧桐子大。每服二十丸，煎生姜、竹茹汤送下，食后服。

【主治】风头旋。风痰不散，食逆呕吐。

祛痰丸

【来源】《圣济总录》卷十七。

【组成】天南星（生）　半夏（生）　赤茯苓（去黑皮）　干姜（炮）　陈橘皮（汤浸去白，焙）各等分

【用法】上为细末，面糊为丸，如梧桐子大。每服三十丸，加至四十丸，温米饮送下，不拘时候。

【主治】风头旋，痰逆恶心，咽膈不利。

消痰丸

【来源】《圣济总录》卷十七。

【组成】皂荚（去皮，生用）　天南星（生用）　干薄荷叶　白附子（生用）各一两　半夏（生用）二两　人参三分　白矾（生用）　防风（去叉）各半两

【用法】上为末，以生姜汁煮面糊为丸，如梧桐子大。每服十五丸，食后、临卧生姜汤送下。

【主治】风痰头目眩晕，神思昏愦。

菊花丸

【来源】《圣济总录》卷十七。

【组成】甘菊花（择）　枸杞子（择）　天麻（酒浸，切，焙）　独活（去芦头）　蔓荆实（去皮）　木香　芎藭　防风（去叉）　羌活（去芦头）　天竺黄（研）　赤茯苓（去黑皮）　藁本（去土）各等分

【用法】上为细末，炼蜜为丸，如梧桐子大。每服十丸，荆芥汤送下，不拘时候。

【主治】风头旋。目晕欲倒，胸中痰逆，筋骨

疼痛。

蛇蜕饮

【来源】《圣济总录》卷十七。

【组成】蛇蜕（去土，炙皮）二两　蚱蝉（去头翅足，炙）四十枚　柴胡（去苗）　赤芍药　沙参　葛根各二两　杏仁（去皮尖双仁，炒黄）　石膏（碎）各三两　牛黄如大豆粒十枚（研，汤成下）　麻黄（去根节）三分

【用法】上除牛黄外，为粗末。每服五钱匕，加水一盏半，煎至八分，入蜜、竹沥、牛黄各少许，更煎三两沸，去滓温服。

【主治】头旋心闷，发即欲倒。

羚犀汤

【来源】《圣济总录》卷十七。

【组成】羚羊角（镑）　石膏（碎）　甘草（炙，锉）　旋覆花　紫菀（去苗）各一两　前胡（去芦头）三分　细辛（去苗叶）半两　犀角（镑）一分

【用法】上为粗末。每服三钱匕，以水一盏，加生姜一枣大（拍碎），煎至七分，去滓，食后温服。

【主治】暗风。头旋眼黑，昏眩倦怠，痰涎壅盛，骨节疼痛。

羚羊角汤

【来源】《圣济总录》卷十七。

【组成】羚羊角（镑）二两　菊花三两　防风（去叉）　羌活（去芦头）　前胡（去芦头）　藁本（去苗土）　玄参　黄芩（去黑心）　杏仁（去皮尖双仁，炒令黄）　菖蒲　甘草（炙，锉）各一两

【用法】上为粗末。每服五钱匕，以水一盏半，煎至八分，去滓，食后温服。

【主治】热毒风上攻，头旋目运，耳内虚鸣，或身体瘾疹麻痹。

藿香散

【来源】《圣济总录》卷十七。

【组成】藿香叶　零陵香　莎草根（炒去毛）各等分

【用法】上为散。每服二钱匕，食后腊茶清调下，一日三次。

【主治】风，头旋目眩，痰逆恶心，不思饮食。

麝香天麻丸

【来源】《圣济总录》卷十七。

【组成】麝香（研）一钱半　天麻　天南星（炮）　白附子（炮）　羌活（去芦头）　赤茯苓（去黑皮）　干蝎（去土，炒）　丹砂（研）　防风（去叉）　桂（去粗皮）　蝉蜕（洗、炒）各半两　乌蛇（酒浸，去皮骨、炙）二两　铅霜（研）一分

【用法】上药除研者外，捣罗为末。再同研匀，炼蜜为丸，如梧桐子大。每服二十丸，温酒送下，荆芥汤亦得，不拘时候。

【主治】风头眩目黑，肩背拘急，恍惚忪悸，肢节疼痛。

安息香丸

【来源】《圣济总录》卷十二。

【组成】安息香（研）　肉苁蓉（酒浸，切，焙）　白附子（炮）　羌活（去芦头）各半两　当归（切，焙）　茴香子（炒）　木香　天麻　桂（去粗皮）　沉香各三分　槟榔（锉）　干蝎（去土）各一两　白花蛇（酒浸，去皮骨，炙）二两　芎藭三分（十四味为末）　桃仁（去皮尖并双仁，研如膏）三两　阿魏（白面裹，灰火内炮令黄熟为度，去面，研）　硇砂（研）　硫黄（研）各一分

【用法】先将桃仁、阿魏、硇砂、硫黄，用好酒五升，于银石器内慢火熬成膏，和前药末十四味；如硬，入炼蜜少许，为丸，每一两分作十五丸。每服一丸，空心、食前以温酒送下嚼服；以姜盐汤送下亦得。

【主治】风冷及虚风头昏，心胸痞闷，痰唾不下，饮食气胀，腰腹疼痛。

天麻汤

【来源】《圣济总录》卷四十一。

【组成】天麻　独活（去芦头）　酸枣仁（炒）　薏苡仁　防风（去叉）各一两　赤茯苓（去黑皮）　芎䓖　羚羊角（镑）甘草（微炒，锉）　桂（去粗皮）　麻黄（去节，煎，掠去沫，焙）各半两

【用法】上为末。每服三钱匕，水一盏，加薄荷少许，同煎至六分，去滓，食后温服。

【主治】肝脏风毒流注，四肢拘急，筋脉抽掣，百节麻木，身体疼痛，头目昏眩。

沉香煮散

【来源】《圣济总录》卷四十一。

【别名】沉香豆蔻散（《鸡峰普济方》卷十二）、沉香白豆蔻散（《普济方》卷十四）。

【组成】沉香（锉）三分　桂（去粗皮）一两　白豆蔻仁　石斛（去根）各半两　巴戟天（去心）一两　附子（炮裂，去皮脐）半两　赤茯苓（去黑皮）一两半　木香一两　人参三分　芎䓖一两　五味子三分　白术　青橘皮（汤浸，去白，焙）各一两　厚朴（去粗皮，姜汁炙）　黄耆（细锉）各半两　藿香叶三分　荜澄茄　肉豆蔻（去皮）各三两

【用法】上为细散。每服三钱匕，水一盏，加生姜、大枣，煎七分，食前温服，一日二次。

【主治】肝元风虚上攻，头目昏眩，肩背拘急，及脾气不和。

天麻汤

【来源】《圣济总录》卷四十二。

【别名】天麻煮散（《普济方》卷十五）。

【组成】天麻（酒炙）　附子（炮裂，去皮脐）各一两半　干蝎（去土，炒）　羌活（去芦头）　芎䓖　白附子（炮）　牛膝（去苗，酒浸，切，焙）　麻黄（去根节）　白花蛇（酒浸，去皮骨，炙焦）　枸杞　白芷　人参　萆薢　海桐皮　防风（去叉）　桂（去粗皮）　酸枣仁（炒）　白蒺藜（炒）　当归（切，焙）　甘草（炙）各一两　乳香（研）一两半

【用法】上药除研者外，锉如麻豆大。每服五钱匕，水一盏半，加生姜三片，煎取八分，去滓温服。其煎药水，每用桃、柳、桑枝嫩者各一两（净洗细锉），甘菊叶半两，如无叶以花代，用水二升，煎取一升，去滓，若冬月，十日为一料；夏月，逐日修事服之。

【主治】肝脏风毒气注手臂、头项、肩髆、腰足，筋脉拳急，攻刺疼痛，或四肢虚肿、头目旋运，黑花昏暗，呕逆食减。

沉香汤

【来源】《圣济总录》卷四十二。

【组成】沉香（锉）　白茯苓（去黑皮）　黄耆（锉）　白术各一两　芎䓖　熟干地黄（切，焙）　五味子各三分　枳实（去瓤，麸炒）桂（去粗皮）各半两

【用法】上为粗末。每服三钱匕，水一盏，加生姜二片，同煎至七分，去滓温服，不拘时候。

【主治】足少阳经不足，目眩痿厥，口苦太息，呕水多唾。

仙灵脾丸

【来源】《圣济总录》卷五十一。

【组成】仙灵脾　威灵仙（去土）　赤茯苓（去黑皮）　茯神（去木）天麻　蔓荆实　香白芷　山栀子仁　大黄（锉，炒）　益智（去皮）各一两　乌头（炮裂，去皮脐）四枚　麝香（研）半两

【用法】上为末，炼蜜为丸，如梧桐子大。每服三丸至五丸，空心温酒送下。

【主治】肾脏壅盛，上攻头目，胸膈咽嗌，痰实不利。

羌活散

【来源】《圣济总录》卷五十二。

【组成】羌活（去芦头）一两　干蝎（炒）三两　楝实（锉，炒）一两半　硇砂（飞，炼成霜）一分　桃仁（去皮尖双仁，炒，研）二两　附子

（炮裂，去皮脐） 天麻　白附子（炮） 桂（去粗皮） 槟榔（锉） 芎藭　地龙（去土，炒） 木香　沉香各一两　阿魏（用醋化面拌作饼子，炙）半两

【用法】上为散。每服二钱匕，温酒调下。

【主治】肾脏风毒气流注，腰脚虚肿疼痛，或上攻头目昏眩，耳聋生疮；及脚气上冲，心头迷闷，腹肚坚硬，冷汗出者。

前胡汤

【来源】《圣济总录》卷五十三。

【组成】前胡（去芦头）一两　白茯苓（去黑皮）三分　木香半两　大腹一两　附子（炮裂，去皮脐）三分　桔梗半两（炒） 枳壳（去瓤，麸炒）半两　五味子一两　甘草（炙，锉）半两　半夏半两（生姜自然汁四两，浆水一升，于银器内慢火煮令水尽，切，焙）

【用法】上锉，如麻豆大。每服五钱匕，水二盏，入生姜三片，同煎至一盏，去滓，食前稍热服。

【功用】顺三焦气，利胸膈，进饮食。

【主治】肾脏虚壅多唾，头目昏眩。

芎藭散

【来源】《圣济总录》卷五十七。

【组成】芎藭　莎草根（炒） 青橘皮（去白，焙） 蓬莪术（炒）各一两　乌药二两

【用法】上为散。每服二钱匕，甚者三钱匕，温酒调下，更饮五合暖酒。得吐愈；未退更服，只三服止。

【主治】冷气攻冲，心腹疞痛，短气汗出。

丹砂丸

【来源】《圣济总录》卷六十四。

【组成】丹砂（研）半两　半夏（汤洗七遍，焙） 天南星（炮） 蝎梢（炒） 白附子（炮） 白僵蚕（炒）各一分　硼砂（研） 牛黄（研）各一钱

【用法】上药各为末，合研令匀，面糊为丸，如梧桐子大。每服五七丸，食后荆芥汤送下。

【主治】膈痰结实，头旋恶心，肢节疼痛。

菊花散

【来源】《圣济总录》卷六十四。

【组成】菊花一两　白附子（炮）三分　防风（去叉）半两　甘草（炙）一分　枳壳（去瓤，麸炒）三分

【用法】上为散。每服二钱匕，以蜡茶清调下，不拘时候。

【主治】风痰气厥，头疼昏眩。

麝香天麻丸

【来源】《圣济总录》卷六十四。

【组成】天麻（酒浸一宿，焙干） 芎藭　防风（去叉）各一两　甘菊花三分　麝香二钱（研） 天南星一个（及一两者，先用白矾汤洗七遍，然后水煮软，切作片，焙干）

【用法】上为末，拌匀，炼蜜为丸，如鸡头实大。每服一丸，细嚼，荆芥汤送下，不拘时候。

【主治】风痰气厥，头痛目眩，旋晕欲倒，四肢倦怠，精神不爽，多饶伸欠，眠睡不宁。

藿香汤

【来源】《圣济总录》卷六十七。

【组成】藿香叶　白术各二两　人参　白茯苓（去黑皮）各一两　丁香　甘草（炙）各半两

【用法】上为粗末。每服三钱匕，水一盏，加生姜三片，同煎至七分。去滓温服，不拘时候。

【功用】调中顺气，消痰利膈。

【主治】气逆上盛，头目昏眩，不思饮食，时发恶心，或作中满。

天麻丸

【来源】《圣济总录》卷一〇八。

【组成】天麻一两半　羌活（去芦头）一两半　芎藭一两半　羚羊角（镑）一两　干薄荷叶二两　人参一两　干蝎（炒）四钱　白僵蚕（直者，微炙）一两　天南星（牛胆制者）半两　龙

脑　麝香各二钱（研）

【用法】上十一味，先将九味捣罗为末，入龙脑、麝香同研匀，炼蜜为丸，如鸡头子大，以丹砂为衣。每服一丸，细嚼，茶、酒任下，食后服。

【主治】胸膈风痰，头目旋运，时发昏痛。

神仙灵砂丹

【来源】《圣济总录》卷二〇〇。

【别名】灵砂（《太平惠民和济局方》卷五续添诸局经验秘方）、灵砂丹（《世医得效方》卷四）、灵砂丸（《古今医统大全》卷十四）、灵妙丹（《医宗必读》卷九）。

【组成】水银四两　硫黄一两半

【用法】上先熔开硫黄即投水银，以铁匙炒作青砂子，称定四两，如重再炒，去尽黄乃已；方用煅药盒子一只，口差小者，入青砂在内，用新茶盏一只，底差大，平净而厚者，盛新汲水七分许，安盛砂盒上，以细罗赤石脂末水拌作泥，厚粘外缝令周密，盒下坐熟火猛炎得所，微扇熁之，盏中水耗旋添，令常有水，约半日许，令火自冷，取出盏底成灵砂一簇，打下称得多少，未尽者再用火依前熁之，砂成以绢袋盛，水煮三五沸，或浸半日，滤干细研如粉，水煮半夏糊为丸，如梧桐子大。每服一丸，空心井水送下。直到中脘，旋下丹田，当觉温暖。

《太平惠民和济局方》（续添诸局经验秘方）：糯米糊为丸，如麻子大。每服三丸，空心枣汤、米饮、井华水、人参汤任下。

【功用】

1.《圣济总录》：延年益寿，悦颜色，坚脏腑，壮腰脚，益血固精。

2.《太平惠民和济局方》（续添诸局经验秘方）益精养神，神气明目，安魂魄，通血脉，止烦满，杀邪魅，久服通神，轻身不老。

【主治】

1.《太平惠民和济局方》（续添诸局经验秘方）：五脏百病，营卫不交养，阴阳不升降，上盛下虚，头旋气促，心腹冷痛，翻胃吐逆，霍乱转筋，脏腑滑泄，赤白下痢。

2.《世医得效方》：痰涎壅盛，诸虚痼冷。

【宜忌】

1.《圣济总录》：忌羊血。

2.《太平惠民和济局方》（续添诸局经验秘方）：忌猪、羊血，绿豆粉，冷滑之物。

香芎散

【来源】《全生指迷方》卷三。

【组成】芎藭　独活　旋覆花　藁本（去苗）　细辛（去苗）　蔓荆子各一两　石膏（研）　甘草（炙）　荆芥穗各半两

【用法】上为末。每服三钱，以水一盏，加生姜三片，同煎至七分，去滓温服，不拘时候。

【主治】肝虚血弱，风邪乃生。头晕目眩，不能俯仰，头重不能举，目不能开，开则不能视物，或身如在舟车上，是谓徇蒙招尤，目瞑耳聋，下实上虚，过在足少阳、厥阴，左手关脉虚弦。

桃红散

【来源】《全生指迷方》卷三。

【组成】白附子（新罗者）　黄丹各等分

【用法】上同炒，候黄丹深紫色，筛出黄丹不用，只将白附子为末。每服一钱匕，茶清调下。

【主治】风眩，左手关脉虚弦。

流气饮子

【来源】《全生指迷方》卷三。

【组成】紫苏叶　青皮　当归（洗）　芍药　乌药　茯苓　桔梗　半夏（汤洗七遍，焙干为末，姜汁和，阴干）　黄耆　枳实（麸炒，去瓤）　防风各半两　甘草（炙）　橘皮（洗）各三分　木香一分　连皮大腹（锉，姜汁浸一宿，焙）一两　川芎三分

【用法】上为散。每服五钱，水二盏，加生姜三片，大枣一个，同煎至一盏，去滓温服。

【主治】

1.《全生指迷方》：气晕。但晕而不眩，发则伏地昏昏，食顷乃苏，脉虚大而涩。由荣卫错乱，气血溷浊，阳气逆行，上下相隔；气复通则苏。

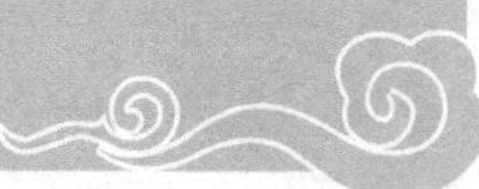

2.《妇人大全良方》：妇人臂痛。

治痰茯苓丸

【来源】《是斋百一选方》卷五引《全生指迷方》。

【别名】茯苓丸（《妇人大全良方》卷三）、消痰茯苓丸（《仁斋直指方论》卷十八）、指迷茯苓丸（《玉机微义》卷四）、千金指迷丸（《医学入门》卷七）、世传茯苓丸（《准绳·女科》卷二）、茯苓指迷丸（《不居集》上集卷十七）、指迷丸（《医宗金鉴》卷四十一）。

【组成】茯苓一两　枳壳（麸炒，去瓤）半两　半夏二两　风化朴消一分

【用法】上为细末，生姜自然汁煮糊为丸，如梧桐子大。每服三十丸，以生姜汤送下。

【功用】

1.《医学入门》：潜消痰积。

2.《中医治法与方剂》：燥湿导痰。

【主治】

1.《是斋百一选方》引《指迷方》：臂痛不能举手，或左右时复转移，由伏痰在内，中脘停滞，脾气不流行，与上气搏，四肢属脾，滞而气不下，故上行攻臂。其脉沉细。

2.《中医治法与方剂》：痰浊内阻的眩晕及颠疾。

【宜忌】《医方论》：非大实者不可轻投。

活血汤

【来源】《中国医学大辞典》引《全生指迷方》。

【组成】红花三分　蔓荆子　细辛各五分　生地黄（夏月加之）　熟地黄各一钱　藁本　川芎各一钱五分　防风　羌活　独活　甘草（炙）　柴胡（去苗）　当归身（酒洗）　葛根各二钱　白芍药（炒）　升麻各三钱

【用法】上锉。每服五钱，清水二盏，煎至一盏，去滓，食前稍热服。

【功用】补血养血，生血益阳。

【主治】发热，自汗，盗汗，目䀮䀮，头晕口干，四肢无力；妇女崩漏太多，昏冒不省。

四神散

【来源】《妇人大全良方》卷四引《九籥卫生》。

【组成】菊花　当归　旋覆花　荆芥穗各等分

【用法】上为细末。每服一钱，水一盏，加葱白三寸，茶末一钱，煎至七分，通口服。良久，去枕仰卧少时。

【主治】妇人血风，眩晕头痛。

二乌丸

【来源】《中藏经》卷下。

【组成】川乌头　草乌头各四两　青盐四两　黑豆半斤

【用法】用水一升，同煮四味，水耗，即用温水添之，候川乌头半软四破之，更煮以透烂为度，去皮，同煎乌头并黑豆，于石臼或木臼内捣令极烂，不见白星，即就丸，干即以煮药水添湿同捣（煮时留一盏以下水以备添，勿令煮干），丸如梧桐子大。每服二三十丸，食前盐酒、盐汤任下。

【主治】风痰眩晕。

毗沙门丸

【来源】《鸡峰普济方》卷七。

【组成】熟干地黄二分　阿胶一分　黄耆　五味子　天门冬　山药各二分　柏子仁　茯神　百部　丹参　远志　人参　麦门冬各一分　防风二分

【用法】上为细末，炼蜜为丸，如樱桃大。每服一丸，水八分，煎至五分，临卧和滓热服。

【主治】诸虚热，头昏眩运，耳鸣作声，口干微嗽，手足烦热，松悸不安。

红花胜金散

【来源】《鸡峰普济方》卷十五。

【组成】红花　菊花　枳壳　茯苓　川芎　羌活　羚羊角　当归　款冬花　莪术　红芍药　乌蛇　桂

【用法】上为细末。每服二钱，炒小麦酒调下，不拘时候。

【主治】血虚寒热，头目昏眩，手足疼，心腹痛。

二生散

【来源】《鸡峰普济方》卷十七。

【组成】生地黄　生姜各三两

【用法】上药相拌和匀，同炒干，研为末。每服二钱，研木香酒一盏，同煎三两沸，通口服之，压下血，立愈。木香不须多用。

【主治】妇人血晕。

甘松香丸

【来源】《鸡峰普济方》卷十八。

【组成】半夏曲　天南星各二两　甘松一两　陈橘皮一两半

【用法】上为细末，水煮面糊为丸，如梧桐子大。每服二十丸，食后生姜汤送下。

【主治】痰眩。

白术茯苓汤

【来源】《鸡峰普济方》卷十八。

【别名】白术汤（《医略六书》卷二十五）。

【组成】白术四两　茯苓　甘草各二两

【用法】上为粗末。每服三钱，水一盏半，煎至八分，去滓，稍热服，不拘时候。

【功用】逐支饮，通利小便。

【主治】

1.《鸡峰普济方》：饮积胸痞，痰停膈上，头痛目眩，噫醋吞酸，嘈烦忪悸，喘咳呕逆，体重胁痛，腹痛肠鸣，倚息短气，身形如肿。及时行若吐若下后，心下逆满，气上冲胸，起则头眩，振振身摇。

2.《医略六书》：脾虚泄泻，脉缓者。

【方论】《医略六书》：泻由乎湿，脾土虚弱，不能制御于中，故偏渗大肠，泄泻不止焉。白术崇土燥湿，茯苓渗湿和脾，炙草缓中益胃，兼益中州之气也。水煎温服，使湿去土强，则脾能健运而敷化有权，泄泻无不自止矣。此健脾渗湿之剂，为脾亏泄泻之专方。

对姜丸

【来源】《鸡峰普济方》卷十八。

【组成】半夏　天南星各半斤　干姜一斤

【用法】上为细末，生姜汁糊为丸，如梧桐子大。每服二五十丸，米饮送下，不拘时候。

【主治】膈有寒痰，呕逆眩运。

前胡半夏汤

【来源】《鸡峰普济方》卷十八。

【组成】前胡　人参各三分　陈橘皮　半夏曲　枳壳　甘草　木香各半两　紫苏叶　茯苓各三分

【用法】上为细末。每服三钱，水一盏半，生姜七片，煎至一盏，去滓，取七分热服，一日二三次。

【主治】

1.《鸡峰普济方》：痰气客于上焦，呕逆不思饮食，头目昏眩。

2.《古今医统大全》：感冒停痰，咳逆。

清神散

【来源】《鸡峰普济方》卷十八。

【组成】川芎　川乌头　苍术　滑石　瓜蒌根　白芷各半两　绿豆一合

【用法】上为细末。每服二钱，擦于头上，候少时篦之。

【主治】头疾。

清神散

【来源】《鸡峰普济方》卷十八。

【组成】川芎　芥穗　香附子各一两　防风　泽泻　甘草　石膏　蒺藜各一两

【用法】上为细末。每服一钱，茶清调下，不拘时候。

【主治】头目不清，精神昏愦。

空青散

【来源】《鸡峰普济方》卷二十一。

【组成】空青（研）　牛黄（研）　细辛（去叶）各

等分

【用法】上为末。每服半钱，薄荷汤调下。

【功用】养肝气，去虚风。

【主治】徇蒙招尤。儿自生下之后至四五岁，合眼连点头，不言。

定风饼子

【来源】《普济本事方》卷一。

【组成】天麻　川乌（去皮尖）　南星　半夏　川姜　川芎　白茯苓　甘草各等分（并生）

【用法】上为细末，生姜汁为丸，如龙眼大，作饼子，生朱为衣。每服一饼，细嚼，热生姜汤送下，不拘时候。

【功用】常服解五邪伤寒，辟雾露瘴气，爽慧神志，诸风不生。

【主治】风客阳经，邪伤腠理，背膂强直，口眼喎斜，体热恶寒；痰厥头痛，肉瞤筋惕，辛頞鼻渊；及酒饮过多，呕吐涎沫，头目眩晕，如坐车船。

透顶散

【来源】《普济本事方》卷一。

【组成】胆子矾一两（细研）

【用法】前胡饼剂子一个，按平，一指厚，以篦子勒成骰子大块，勿界断，于瓦上焙干。每服一骰子，为末，灯心、竹茹汤调下。

【主治】女人头运，天地转动，名曰心眩。

川芎散

【来源】《普济本事方》卷二引庞先生方。

【组成】山茱萸一两　山药　甘菊花（去萼梗，不可误用野菊）　人参（去芦）　茯神（去木）　小川芎各半两

【用法】上为细末。每服二钱，温酒调下，不拘时候，一日三次。

【主治】风眩头晕。

【方论】《本事方释义》：川芎气味辛温，入肝胆；山茱萸气味酸甘平微温，入肝；山药气味甘平，入脾；人参气味甘温，入脾胃；甘菊花气味辛凉，入肝胆；茯神气味甘平，入心；以酒送药，亦取其升也。风眩头晕，以辛温辛凉之药升散其风；以酸甘甘温之药调和中宫正气，则厥功奏捷矣。

白芷丸

【来源】《东医宝鉴·外形篇》卷一引《普济本事方》。

【组成】新白芷不拘多少

【用法】上锉，以萝卜汁浸，晒干，为末，炼蜜为丸，如弹子大。每服一丸，细嚼，以茶清或荆芥汤送下。

【主治】沐浴后眩晕头痛，或头风眩痛，及暴寒乍暖，神思不清，头目昏晕。

附子半夏汤

【来源】《扁鹊心书·神方》。

【组成】川附　生姜各一两　半夏　陈皮（去白）各二两

【用法】上为末。每服七钱，加生姜七片，水煎服。

【主治】胃虚冷痰上攻，头目眩晕，眼昏呕吐等证。

碧云汤

【来源】《扁鹊心书·神方》。

【组成】荆芥穗二两　牛蒡子（炒）一两　真薄荷一两

【用法】上为末。每服三钱，食后茶送下。

【主治】风痰上攻，头目昏眩，咽喉疼痛，涎涕稠粘。

细辛散

【来源】《普济方》卷四十六引《海上方》。

【组成】细辛半两（去叶）　川芎　白芷各一分

【用法】上为末。齅鼻中。仍以川芎、细辛、甘草为末，薄荷汤调服。

【主治】八般头风，及眩晕恶心吐逆。

菊花散

【来源】《普济方》卷八十五引《海上方》。

【组成】甘草一两半　川芎　苍术　甘菊各一两　防风　白蒺藜　羌活　木贼　麻黄　黄连各三钱

【用法】上为细末。每服三钱，食后、临卧酒茶吞下，一日三四次。

【主治】头目眩。

升麻前胡汤

【来源】《宣明论方》卷二。

【组成】升麻　前胡各一两半　玄参　地骨皮各一两　羚羊角　葛根各二两　酸枣仁一钱

【用法】上为末。每服三钱，水一盏半，煎至八分，去滓，再煎三五沸，食后温服，如行五六里更进一服。

【主治】

1.《宣明论方》：肝风虚所中，头痛目眩，胸膈壅滞，心烦痛昏闷，屈伸不便。

2.《普济方》：诸痹证，主风痹及风寒湿三气相合而为痹，常汗恶风，目瞤胁痛，或走注四肢，皮肤不仁，屈伸不定。

秘方茶酒调散

【来源】《宣明论方》卷二。

【组成】石膏（另为细末）　菊花　细辛（去苗）　香附子（去须，炒）各等分

【用法】上为末。每服二钱，食后以温茶酒调下，一日三次。

【功用】清爽神志，通和开窍。

【主治】诸风痰壅，目涩，昏眩头疼，心愦烦热，皮肤痛痒，风毒壅滞，及恶汗。

瓜蒂神妙散

【来源】《宣明论方》卷三。

【组成】瓜蒂　焰消　雄黄　川芎　薄荷叶　道人头　藜芦各一分　天竺黄一钱半（如无，以郁金代之）

方中瓜蒂原缺，据《奇效良方》补。

【用法】上为细末。含水，鼻中搐一字。

【主治】头目昏眩，偏正头痛。

菊叶汤

【来源】《宣明论方》卷三。

【别名】新补菊叶汤（《普济方》卷一一五）、菊花散（《证治准绳·类方》卷五）。

【组成】菊花（去梗）　羌活　独活　旋覆花　牛蒡子　甘草各等分

【用法】上为末。每服二钱，加生姜三片，水一盏，同煎至七分，去滓，食后温服。

【主治】一切风，头目昏眩，呕吐，面目浮肿者。

清风散

【来源】《宣明论方》卷三。

【组成】石碌一钱　朱砂　牙消　雄黄各三字　龙脑一钱　瓜蒂二钱　滑石　赤小豆各半钱　皂角一挺（去皮，炙黄，取末）

方中滑石用量原缺，皂角作一字，据《普济方》补改。

【用法】上为极细末。每服半钱，新汲水调下。如口噤不省人事，滴水鼻中。

【主治】头目昏眩，咽膈不利，痰涎壅塞。

搜风丸

【来源】《宣明论方》卷三。

【组成】人参　茯苓　天南星各半两　干生姜　藿香叶各一分　白矾二两　蛤粉二两　寒水石一两　大黄　黄芩各二两　牵牛四两　薄荷叶半两　滑石四两　半夏四两

【用法】上为末，滴水为丸，如小豆大。每服十丸，加至二十丸，生姜汤送下，一日三次。

【功用】《普济方》引《经验良方》：清利头目，开通鼻窍，聪耳明目，宣通血气。

【主治】邪气上逆，上实下虚，风热上攻，眼目昏花，耳鸣鼻塞，头痛眩晕，燥热上壅，痰逆涎嗽，心腹痞痛，大小便结滞。

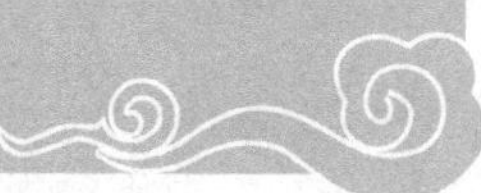

木香万安丸

【来源】《宣明论方》卷四。

【组成】木香　拣桂　甘遂各一分　牵牛二两　大戟半两　大黄　红皮　槟榔各一两　皂角二两（要得肥好者，洗净，水三盏，煮三二沸，取出捣碎，揉取汁，再煮成稠膏，下蜜熬二沸，便取出）半夏　蜜各一两

【用法】上膏为丸，如小豆大。每服十丸至十五丸，生姜汤送下；小儿丸如麻子大。水肿痫病诸积，快利为度。

【主治】一切风热怫郁，气血壅滞，头目昏眩，鼻塞耳鸣，筋脉拘倦，肢体焦痿，咽嗌不利，胸膈痞塞，腹胁痛闷，肠胃燥涩，淋秘不通，腰脚重痛，疝瘕急结，痃癖坚积，肠滞胃满，久不了绝，走注疼痛，暗风痫病，湿病腹胀水肿。

开结妙功丸

【来源】《宣明论方》卷七。

【别名】妙功丸（《儒门事亲》卷十二）、妙效丸（《普济方》卷一七一）。

【组成】荆三棱（炮）　茴香各一两（炒）　川乌头四两　神曲　麦芽　大黄各一两（好醋半升熬成稠膏。不破坚积，不须熬膏）干姜二钱　巴豆二个（破坚积用四个）半夏半两　桂二钱　牵牛三两

方中川乌头，《御药院方》用四钱，《普济方》用四分。

【用法】上为末，膏为丸，如小豆大。每服十丸、十五丸，生姜汤送下；温水、冷水亦得。或心胃间稍觉药力暖性，却减丸数，以加至快利三五行，以意消息，病去为度。

【功用】《卫生宝鉴》：宣通气血，消酒进食，解积。

【主治】怫热内盛，痃癖坚积，肠结，癥瘕积聚，疼痛胀闷，作发有时，三焦壅滞，二肠闭结，胸闷烦心不得眠，咳喘哕逆不能食；或风湿气两腿为肿胀，黄瘦，眼涩昏暗，一切所伤心腹暴痛，肝肾燥郁，偏正头疼，筋脉拘痪，肢体麻痹，走注疼痛，头目昏眩，中风偏枯，邪气上逆，上实下虚，腰膝麻木，不通气血。

“心腹暴痛”，原作“心腹暴热”，据《卫生宝鉴》改。

当归川芎散

【来源】《宣明论方》卷十一。

【组成】当归　川芎各半两　甘草二两　黄芩四两　薄荷一两　缩砂仁一分

【用法】上为末。每服一钱，食后温水调下，渐加至二钱，一日三次。

【功用】保护胎气，调和营卫。

【主治】风壅头目，昏眩痛闷，筋脉拘倦，肢体麻痹。

防风当归饮子

【来源】《宣明论方》卷十二。

【别名】防风当归饮（《医学入门》卷七）。

【组成】防风　当归　大黄　柴胡　人参　黄芩　甘草（炙）芍药各一两　滑石六两

方中“防风”原脱，据《袖珍方》补。《杂病源流犀烛》有赤苓，无黄芩。

【用法】上锉。每服三钱至五钱，水一大盏，加生姜三片，同煎至七分，去滓温服。

【功用】

1.《宣明论方》：宣通气血，调顺饮食。

2.《丹溪心法附余》：泻心肝之阳，补脾肾之阴。

【主治】脾肾真阴损虚，肝心风热郁甚，阳盛阴衰，邪气上逆，上实下虚，怯弱不耐；或表热而身热恶寒；或里热而燥热烦渴；或邪热半在表，半在里，进退出入不已，而为寒热往来；或表多则恶寒，里多则发热；或表之阳分正气与邪相助，并甚于里，蓄热极深而外无阳气，里热极甚，阳极似阴而寒战，腹满，烦渴者；或里之阴分正气反助邪气并甚于表，则燥热烦渴而汗出也；或邪热壅塞者；或烦热痛者；或热结极甚，阳气不通而反觉冷痛；或中外热郁烦躁甚，喜凉畏热者；或热极闭寒不得宣通，阳极似阴，中外喜热而反畏寒者；或燥热烦渴者；或湿热极甚而腹满不渴者；或一切风热壅滞，头目昏眩，暗风眼黑，偏正头痛，口干鼻塞，耳鸣耳聋，咽嗌不利；或目赤肿痛，口疮舌痹；或上气痰嗽，心胁郁痞，肠

胃燥涩，便溺淋秘；或是皮肤瘙痒，手足麻痹；又或筋脉拘急，肢体倦怠；或浑身肌肉跳动，心忪惊悸；或口眼㖞斜，语言謇涩；或狂妄昏惑，健忘失志；及或肠胃燥热，怫郁而饥，不欲食，或湿热内余而消谷善饥，然能食而反瘦弱；或误服燥热毒药，及妄食热物过多而耗损脾肾，则风热郁甚而多有如此，不必全见也。

【方论】《丹溪心法附余》：大黄泻阳明之湿热从大便出，滑石降三焦之妄火从小便出，黄芩以凉膈，柴胡以解肌，防风以清头目，人参、甘草以补气，当归、芍药以补血，无半味辛香燥热之谬药也。

仙术芎散

【来源】《袖珍方》卷一引《宣明论方》。

【组成】川芎　连翘　黄芩　山栀子　菊花　防风　大黄　当归　芍药　桔梗　藿香叶各五钱　石膏二两　苍术一两　甘草　滑石各三两　荆芥穗　薄荷叶　缩砂仁各二钱半

【用法】上锉。每服三钱，水一盏，煎至七分，去滓，通口食后服；细末点服亦得。

【功用】明耳目，消痰饮，清神。

【主治】风热壅塞，头目昏眩。

独活散

【来源】《三因极一病证方论》卷二。

【组成】独活　地骨皮　细辛　芎藭　菊花　防风（去叉）　甘草（炙）各等分

【用法】上为末。每服三钱，水一盏半，煎至一盏，去滓，取六分清汁，入少竹沥，再煎，食后温服，一日二次。

【主治】气虚感风，或惊恐相乘，肝胆受邪，使上气不守正位，致头招摇，手足颤掉，渐成目昏。

曲术散

【来源】《三因极一病证方论》卷七。

【组成】神曲二两（炒）　白术三两

【用法】上为末。每服二钱，生姜煎汤调下，或以酒糊为丸，如梧桐子大。每服三五十丸，汤饮任下。

【主治】冒湿头眩晕，经久不愈，呕吐涎沫，饮食无味。

黑锡丸

【来源】《三因极一病证方论》卷七。

【组成】硫黄二两（椎如皂荚子大，候铅成汁，入硫黄在内，勿令焰起，候硫黄化，倾出于九重纸，纳入一地坑，以碗盖火出）　川楝子　黑铅（不夹锡者，先熔成汁）各二两　阳起石（煅）　木香　沉香　青皮（炒）各半两　肉豆蔻一两　茴香（炒）　官桂（去皮，不见火）　附子（炮，去皮脐）　葫芦巴（炒）　破故纸（炒）各一两　乌药（去木，锉）一分

【用法】上为细末，酒糊为丸，如梧桐子大。每服三五十丸至一百丸，食前浓煎人参、茯苓、姜、枣汤送下。

【主治】阴阳不升降，上热下冷，头目眩晕，病至危笃，或服暖药，僭上愈甚者。

薯蓣汤

【来源】《三因极一病证方论》卷七。

【组成】薯蓣　人参　麦门冬（去心）各四两　前胡　白芍药　熟地黄各二两　枳壳（麸炒，去瓤）　远志（去心，姜汁制炒）各三分　白茯苓　茯神各一两半　半夏（汤洗去滑）一两一分　甘草半两（炙）　黄耆一两（炙）

【用法】上锉散。用千里流水一盏半，加生姜七片，秫米一撮，煎七分，去滓，食前服。

【主治】七情致脏气不行，郁而生涎，结为饮，随气上厥，伏留阳经，心中忪悸，四肢缓弱，翕然面热，头目眩晕，如欲摇动。

温胆汤

【来源】《三因极一病证方论》卷八。

【组成】半夏（汤洗去滑）　麦门冬（去心）各一两半　茯苓二两　酸枣仁三两（炒）　炙甘草　桂心　远志（去心，姜汁炒）　黄芩　萆薢　人参各一两

【用法】上锉为散。每服四大钱，用长流水一斗，

糯米一升，煮蟹眼沸，扬二三千遍，澄清，取二盏，入药在内，加生姜七片，煎七分，去滓。不以时服。

【主治】胆虚寒，眩厥，足痿，指不能摇，褒不能起，僵仆，目黄，失精，虚劳烦扰，因惊胆慑，奔气在胸，喘满，浮肿，不睡。

芎术汤

【来源】《三因极一病证方论》卷十六。

【组成】川芎半两　白术半两　附子（生，去皮尖）半两　甘草　桂心一分

方中甘草用量原缺。

【用法】上为散。每服四大钱，水二盏，加生姜七片，大枣一个，煎七分，去滓，食前服。

【功用】暖肌，补中，益精气。

【主治】着湿，头重眩晕，苦极不知食味。

雄黄丸

【来源】《三因极一病证方论》卷十六。

【组成】通明雄黄一两　川乌头（生，去皮尖）一两半

【用法】上为末，滴水为丸，如梧桐子大，每服十丸，煨葱白茶清送下。

【主治】八般头风，及眩晕，恶心吐逆，诸药不治。

搐鼻药

【来源】《三因极一病证方论》卷十六。

【组成】荜拨　良姜各一分　白芷一钱　细辛半钱

【用法】上为末。每服一小字。先含水一口，分搐鼻内，吐水即止。

【主治】八般头风，及眩晕、恶心吐逆、诸药不治者。

十珍丸

【来源】《杨氏家藏方》卷二。

【组成】草乌头八两（半生，去皮脐尖，半炮）天南星五两三钱（河水浸三日，炮）　缩砂仁一两　肉桂（去粗皮）　川芎　防风（去芦头）　香白芷　桔梗（去芦头）各二两七钱　细松烟墨二两（烧留性）　麻黄（去根节）七两

【用法】上为细末，炼蜜为丸，每一两作三十丸。每服一丸，食后细嚼，茶、酒任下。

【主治】诸风掉运，痰厥头旋，项背拘急，肢体疼痛，麻木不仁。

三才丸

【来源】《杨氏家藏方》卷二。

【组成】天麻（去苗）　人参（去芦头）　干熟地黄（洗，焙）各等分

【用法】上为细末，炼蜜为丸，每一两作十丸。每服一丸，临睡含化。

【主治】肺气不和，上焦壅盛，头目昏重。

大防风丸

【来源】《杨氏家藏方》卷二。

【组成】防风（去芦头）　山药　甘草（炙）各二两半　川芎　蔓荆子　香白芷　独活（去芦头）　藁本（去土）各一两半　天麻（去苗）　肉桂（去粗皮）　白附子（炮）各一两　全蝎（去毒，微炒）　细辛（去叶土）大豆黄卷（炒）　雄黄各半两

【用法】上为细末，炼蜜为丸。每一两作十丸，朱砂一分为衣。每服一丸，细嚼，食后茶、酒任下。

【主治】风邪上攻，头目昏眩，鼻塞耳鸣，项背拘急。

天麻除风丸

【来源】《杨氏家藏方》卷二。

【组成】天麻（去苗）　防风（去芦头）　细辛（去叶土）　藁本（去土）　川芎　香白芷　干山药　黄耆（蜜炙）　蝎梢（略炒，去毒）　当归（洗，焙）各一两　甘草八钱（炙）　白附子半两（炮）

【用法】上为细末，炼蜜为丸，每一两作一十丸。每服一丸，食后茶、酒任下。

【功用】疏风顺气，清利头目。

【主治】一切风气上壅，头昏目涩，鼻塞耳鸣，项背拘急，肢体倦怠。

化风丸

【来源】《杨氏家藏方》卷二。

【组成】藁本（去土） 川芎 荆芥穗 细辛（去叶土） 甘草（炙） 草乌头（炮，去皮尖） 香白芷各一两

【用法】上为细末，汤浸蒸饼为丸，每一两作一十丸，朱砂为衣，阴干。每服一丸，细嚼，食后茶清送下。

【主治】风气上攻，头目旋晕，项背拘急，鼻塞不通，神志不爽。

芎辛煎

【来源】《杨氏家藏方》卷二。

【组成】桔梗二两（微炒） 川芎一两半 甘草七钱（微炙） 防风（去芦头）半两 细辛（去叶土）一钱 麝香半钱（别研）

【用法】上为细末，入麝香研匀，炼蜜为丸，每一两作十丸，朱砂为衣。每服一丸，食后细嚼，温酒或茶清送下。

本方方名，据剂型当作"芎辛丸"。

【主治】风热上攻，肌肉瞤动，头昏旋运，鼻塞声重。

百嚼丸

【来源】《杨氏家藏方》卷二。

【组成】槐角（炒） 槐花（炒） 桔梗（炒） 薄荷叶（去土） 蝉蜕（净洗）各半斤 荆芥穗 甘草（炙） 枳壳（麸炒，去瓤） 白僵蚕（炒去丝嘴）各四两 川芎 羌活（去头芦） 防风（去头芦） 香白芷 白茯苓（去皮）各二两 天麻一两（去苗） 细辛（去叶土） 藁本（去土） 白附子（炮） 细松烟墨（烧红，醋淬）各半两

【用法】上为细末，炼蜜为丸，每一两作十丸。每服一丸，食后、临睡细嚼，茶清送下。

【主治】风壅涎实，头目昏晕，眼多紧涩，肌肉瞤动，手足烦热，浑身疼痛，腰重脚弱，大便多秘，夜间少睡。

拒风丸

【来源】《杨氏家藏方》卷二。

【别名】拒风丹（《类编朱氏集验方》卷一）。

【组成】天南星 半夏（汤洗七次，切，焙）各二两 藁本（去土） 细辛（去叶土） 川芎 防风（去芦头） 羌活（去芦头） 独活（去芦头）各一两

【用法】上为细末，生姜自然汁煮面糊为丸，如梧桐子大。每服三十丸，食后生姜汤送下。

【主治】风虚痰厥，头疼旋运，如在舟车之上。

荆芥丸

【来源】《杨氏家藏方》卷二。

【组成】荆芥穗十二两 天麻（去苗） 附子（炮，去皮脐） 白附子（炮） 乌药（洗，焙） 当归（洗，焙） 川芎各一两

【用法】上为细末，炼蜜为丸，每一两作十丸，朱砂为衣。每服一丸，食后细嚼，茶、酒任下。

【主治】一切风邪，上攻头面，眩晕多痰，咽膈不利，口目瞤动，偏正头痛；或伤风头痛，发热鼻塞声重。

独活散

【来源】《杨氏家藏方》卷二。

【组成】川芎 独活（去芦头） 防风（去芦头） 藁本（去土） 旋覆花 蔓荆子 细辛（去叶土）各一两 石膏（研） 甘草（炙）各半两

【用法】上为细末。每服二钱，以水一大盏，加生姜三片，煎至七分，食后热服。

【功用】消风化痰。

【主治】

1.《杨氏家藏方》：头目旋晕。

2.《普济方》：风头眩，手足厥逆，身体疼痛，心乱反侧如癫，发歇无恒。

3.《证治宝鉴》：心肝俱虚，中风颤振无热者。

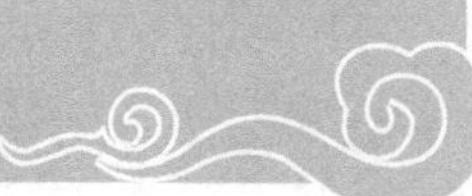

槐角煎

【来源】《杨氏家藏方》卷二。
【组成】槐角四两（慢火麸炒黄黑） 荆芥穗三两 菊花二两 皂角（去皮弦子，酥炙黄）一两
【用法】上同为细末，炼蜜为丸，每一两作十丸。每服一丸，细嚼，食后茶清送下。
【功用】治风凉血。
【主治】头目旋运，涕唾稠粘，皮肤瘙痒。

愈风丸

【来源】《杨氏家藏方》卷二。
【组成】天麻（去苗） 白附子（炮） 羌活（去芦头） 天南星（炮） 川芎 细辛（去叶土） 香白芷 槟榔子各一两 白蒺藜（微炒，去刺）二钱半 肉桂（去粗皮） 半夏（汤洗七次） 陈橘皮（去白）各七钱半
【用法】上为细末，生姜自然汁煮面糊为丸，如梧桐子大。每服三十丸，食后生姜汤送下。
【主治】风运气滞，头目不清，痰多上壅。

六君子汤

【来源】《杨氏家藏方》卷六。
【别名】六物汤（《普济方》卷一六四）。
【组成】枳壳（去瓤，麸炒） 陈橘皮（去白） 人参（去芦头） 白术 白茯苓（去皮） 半夏（汤洗七遍，切作片子）各等分。
【用法】上为粗末。每服五钱，水二盏，加生姜五片，同煎至一盏，去滓温服，不拘时候。
【主治】

1.《杨氏家藏方》：胸膈痞塞，脾寒不嗜食，服燥药不得者。

2.《普济方》：痰气上攻，头眩目晕，呕吐，胸膈不快；及痰疟潮作，寒热往来，头痛不止。

天麻白术丸

【来源】《杨氏家藏方》卷八。
【组成】天麻（去苗） 白术 天南星（炮） 半夏（汤洗涤） 白附子（炮） 川芎 白僵蚕（炒，去丝嘴） 寒水石（煅过） 薄荷叶（去土） 赤茯苓（去皮） 旋覆花各等分
【用法】上为细末，以生姜自然汁煮面糊为丸，如梧桐子大，细研雄黄为衣。每服四十丸，食后温生姜、紫苏汤送下。
【主治】风湿痰饮，攻冲头目，昏运重痛，咽膈壅滞不利，及一切痰饮。

五生丸

【来源】《杨氏家藏方》卷八。
【组成】天南星（生姜汁浸一宿，焙干） 半夏（汤洗七次） 附子（炮，去皮脐） 白附子 天麻 白矾（枯）各一两 朱砂二钱（别研为衣）
【用法】上为细末，生姜自然汁煮面糊为丸，如梧桐子大，朱砂为衣。每服三十丸，食后生姜汤送下。
【功用】消风化痰。
【主治】

1.《杨氏家藏方》：头目旋运，呕吐涎沫。

2.《医方类聚》引《澹寮方》：风痰，头旋臂痛，呕吐咳嗽。

白术半夏汤

【来源】《杨氏家藏方》卷八。
【组成】白术一两 丁香一两 赤茯苓（去皮）一两 半夏二两（汤洗七次，焙干） 肉桂（去粗皮）半两 陈橘皮（去白）一两半
【用法】上锉。每服五钱，水二盏，加生姜十片，同煎至一盏，去滓温服，不拘时候。
【主治】胃虚停饮，痰逆恶心，中满疠刺，胁肋疼痛，头目昏运，肢节倦怠，全不思食。

白附子化痰丸

【来源】《杨氏家藏方》卷八。
【组成】半夏（汤洗七次，生姜自然汁制） 天南星（炮） 石膏 细辛（去叶土） 白茯苓（去皮） 肉桂（去粗皮） 白僵蚕（炒，去丝嘴） 白附子（炮） 川芎各等分 香白芷一分 麝香一钱（别研）

【用法】上为细末，同麝香研匀，取生姜汁煮面糊为丸，如梧桐子大。每服三十丸，食后熟水送下。

【主治】风痰积于胸膈，头疼目运。

祛涎丸

【来源】《杨氏家藏方》卷八。

【组成】天南星四两　半夏九两半　白附子二两六钱　川乌头七钱半（上并生为细末，用生绢袋盛，以井花水揉洗澄滤，有滓更研，再入袋摆洗尽，瓷盆中日晒夜露，每至晓澄去宿水，别换井花水，搅匀晒，春五日，夏三日，秋七日，冬十日，去水晒干如玉片，方入后诸药）　白花蛇（酒浸，去皮骨，焙干，称）一两　剑背乌梢蛇（酒浸一宿，去皮骨，焙干，称）一两　白僵蚕一两（炒去丝嘴）　全蝎一两（去毒，微炒）　川芎二两　天麻二两

【用法】上为细末，生姜自然汁煮糊为丸，如绿豆大，以飞研细朱砂一两，麝香末二钱为衣，风干，密器中盛之。每服三十丸，食后生姜、薄荷汤送下。

【主治】风痰壅盛，头目昏痛，旋晕欲倒，呕哕恶心，恍惚健忘，神思昏愦，肢体烦疼，颈项拘急，头面肿痒，手足不举，或时麻痹。

一品丸

【来源】《传信适用方》卷上。

【组成】大香附子（去皮毛，用水煮一时久，细切，焙干）

【用法】上为细末，炼蜜为丸，如弹子大。每服一丸，水一盏，煎至八分，通口服；妇人用醋汤煎服。

【主治】风热上攻，头目昏眩，及偏正头疼。

太一丹

【来源】《传信适用方》卷上。

【组成】川芎　川乌（去皮尖）　草乌（去皮尖）　白芷　白附子　黑附子（去皮脐）　细辛（去叶，洗）　半夏（洗）　天南星（洗）　天麻等分

【用法】上并生为细末。如药二十两，即入白面二十两，同拌匀，滴水为丸，如弹子大，日中晒干。每服一粒，茶、酒任嚼下；荆芥、薄荷茶亦得。如伤风、伤寒，头目昏疼，用生葱白一茎同嚼，热茶清送下，不拘时候。

【功用】消风化痰，清头目，利胸膈。

【主治】诸风及瘫痪偏风，手足顽麻，肢节缓弱，骨肉疼痛；并治头风；偏正头痛，项颈拘急，头旋目晕，呕吐痰水，或耳鸣耳聋，风痰上盛；及伤风、伤寒，头疼不可忍者。

止逆汤

【来源】《传信适用方》卷上。

【组成】川干姜二两（炮）　甘草一两（炙赤色）

【用法】上为粗末。每服四五钱，用水二盏，煎至八分，食前热服。

【主治】胃冷生痰，致头目眩晕，吐逆。

灵砂丹

【来源】《医学启源》卷中。

【别名】辰砂羌活丸（《摄生众妙方》卷三）、大灵砂丹《北京市中药成方选集》。

【组成】独活　羌活　细辛　石膏　防风　连翘　薄荷各三两　川芎　山栀　荆芥　芍药　当归　黄芩　大黄（生）　桔梗各一两　全蝎（微炒）半两　滑石四两　菊花　人参　白术各半两　寒水石一两（生用）　砂仁一钱　甘草三两（生）　朱砂一两为衣

【用法】上为细末，炼蜜为丸，每两作十丸，朱砂为衣。每服一丸，食后茶清嚼下。

【主治】风热郁结，血气蕴滞，头目昏眩，鼻塞清涕，口苦舌干，咽嗌不利，胸膈痞闷，咳嗽痰实，肠胃燥涩，小便赤；或肾水阴虚，心火炽甚，及偏正头风痛，发落齿痛，遍身麻木，疥癣疮疡，一切风热。

半夏橘皮汤

【来源】《伤寒直格》卷下。

【组成】半夏（炮如法）　陈皮（汤浸洗去瓤）　甘

草（炙） 人参 茯苓 黄芩（去其腐心）各一两 葛根半两 厚朴（去皮）一分

【用法】上锉，麻豆大。用水三盏，生姜一分（切），煎至一盏半，绞取汁，分作四份，食后温服。

【主治】伤寒杂病，呕哕，风眩，痰逆咳喘，头痛，并风热反胃吐食诸证。

芎术除眩汤

【来源】《易简方论》。

【别名】芎术除眩散（《丹溪心法》卷四）、芎术除湿汤（《医钞类编》卷十三）。

【组成】川芎 白术 生附各等分 官桂 甘草各减半

【用法】每服四钱，加生姜十片，水煎服。

【主治】着湿头重眩晕。

桂辛汤

【来源】《是斋百一选方》卷五引邓左亟方。

【别名】桂心汤（《普济方》卷一六四）。

【组成】桂（去粗皮） 细辛（去苗土） 干姜（炮） 人参（去芦） 白茯苓（去皮） 甘草（炙）各二两 五味子 陈皮（去白） 白术 半夏（汤浸洗七遍，细切如豆，不捣）各三分

【用法】除半夏外，上为粗末，再同拌匀。每服二钱，水二盏，同煎至一盏，去滓，食前温服。

【功用】下痰饮，散风邪，止涎嗽，聪耳鼻，宣关窍，利咽膈，清头目，解冒眩，进饮食。

都梁丸

【来源】《是斋百一选方》卷九引杨吉老方。

【别名】芷弹丸（《仁斋直指方论》卷十一）、都艮丸（《摄生众妙方》卷七）

【组成】香白芷大块（择白色新洁者，先以棕刷刷去尘土，用沸汤泡洗四五遍）

【用法】上为细末，炼蜜为丸，如弹子大。每服一丸，食后常服，多用荆芥点腊茶细嚼下；只干嚼咽亦可。

【主治】诸风眩晕，妇人产前产后乍伤风邪，头目昏重，及血风头痛，暴寒乍暖，神思不清，伤寒头目昏晕。

【验案】头痛 王定国因被风吹，项背拘急，头目昏眩，太阳并脑俱痛，自山阳挈舟至泗州求医，杨吉老既诊脉，即与药一弹丸，便服，王因款话，经一时再作，并进两丸，痛若失去。王甚喜，问为何药？答云，但一味白芷耳。是药出自都梁名人，可名都梁丸也。

桃红散

【来源】《女科百问》卷上。

【组成】川乌一两 草乌八钱 天南星半两（以上三味，水洗三次） 麝香 脑子一钱 朱砂半两（别研细）

方中麝香用量原缺。

【用法】上为细末。每服半钱，薄荷茶调下；温酒亦得。

【主治】男子、妇人气虚，头目昏眩，偏正头疼，夹脑风，两太阳穴疼，眉棱骨疼；及风痰恶心，头运欲倒；小儿伤风鼻塞，痰涎咳嗽。

醉头风饼儿

【来源】《女科百问》卷上。

【组成】僵蚕（去丝嘴） 天南星各等分

【用法】上为细末，生姜自然汁和作饼，如钱大，厚五分，阴干。每服一饼，用平胃散三钱，生姜五片，大枣二个，水三大盏，先煎一沸，次将饼捶碎入汤同煎一二沸。

【主治】妇人头晕，挟痰多呕吐者，状若醉头风。

省风汤

【来源】《魏氏家藏方》卷一引姜居士方。

【组成】天南星一枚（半两重者，生用）

【用法】上切片子，用水三大盏，加生姜三大片，同煎至一大盏，去滓，稍热服，不拘时候。

【主治】头目眩，或游风，或口眼瞤动，非痰乃风之渐。

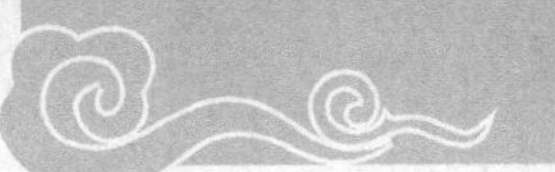

星附定晕汤

【来源】《魏氏家藏方》卷上。

【组成】大天南星一两（劈作两片，一半炮，一半生） 附子 天雄各一只（并生作两，一半生，一半炮） 川芎（半生，半炒） 橘红（半生，半炒） 川当归各半两（去芦） 丁香四十九粒（半生半微炒） 半夏（团大者） 三十枚（一半姜汁同研为饼子，一半白矾汤煮片时）白附子十四枚（半生，半泡） 蝎稍二十枚（半生，半炒）甘草十寸（半生，半炙）

【用法】上锉。每服三大钱，生姜十片，枣子一枚，水一盏半，煎至七分，去滓。不拘时候服。

【主治】风邪痰饮伏留于三阳之经，每遇将息失宜，或有感冒，饮食不调，则头晕呕吐，心胸痞闷，甚至旋晕呕逆，如屋旋倒者。

蠲痹汤

【来源】《魏氏家藏方》卷八。

【组成】当归（去芦，酒浸） 羌活 甘草各半两（炙） 白术（炒） 芍药 附子（生，去皮脐）各一两 黄耆（蜜炙） 防风（去芦） 姜黄 薏苡仁各三钱

【用法】上锉。每服三钱，水两盏，加生姜五片，枣子一个，慢火煎至一盏，取清汁服，不拘时候。

【主治】气弱当风饮啜，风邪容于外，饮湿停于内，风湿内外相搏，体倦舌麻，甚则恶风多汗，头目昏眩，遍身不仁。

蔚金散

【来源】《儒门事亲》卷十二。

【别名】郁金散（《普济方》卷一六六）。

【组成】蔚金（即郁金） 滑石 川芎各半两

【用法】上为细末。每服一二钱，量虚实加减，以韭汁调，空心服之。

【主治】头痛眩晕，头风恶心，沐浴风；风寒湿三气合而为痹，及手足麻木不仁者。

芎黄汤

【来源】《儒门事亲》卷十五。

【组成】大黄 荆芥穗 贯芎 防风各等分

【用法】上为粗末，大作剂料，水煎，去滓服之。以利为度。

【主治】头目眩运。

大芎犀丸

【来源】《普济方》卷四十七引《经验良方》。

【组成】川芎二两 生犀屑三分 防风半两 白菊花（邓州者）三两 香白芷（略炒）半两（蔡州者，锉细） 细辛（华荫者，去苗）一分 甘草（炙）一分 龙脑（研）一钱

【用法】上为末，炼蜜为丸，如半弹子大，朱砂为衣。每服一丸，细嚼，食后煎荆芥汤送下。

【功用】清头目，化痰。

【主治】风虚，头目昏眩，肢节烦倦，痰涎壅盛，意思昏倦，或头痛。

半夏白术天麻汤

【来源】《脾胃论》（人卫本）卷下。

【别名】制半夏白术天麻汤（《脾胃论》济生拔萃本）、半夏茯苓天麻汤（《卫生宝鉴》卷九）、白术半夏天麻汤（《扶寿精方》）、半夏天麻汤（《杏苑生春》卷四）、半术天麻汤（《简明医彀》）、半夏天麻白术汤（《医方集解》）。

【组成】黄柏二分 干姜三分 天麻 苍术 白茯苓 黄耆 泽泻 人参各五分 白术 炒曲各一钱 半夏（汤洗七次） 大麦芽面 橘皮各一钱五分

【用法】上锉。每服半两，水二盏，煎至一盏，去滓，食前带热服。

本方改为丸剂，名“半夏天麻丸”（《北京市中药成方选集》）。

【功用】

1.《脾胃论》：温凉并济，补泻兼施。

2.《中医方剂学讲义》：补脾燥湿，化痰息风。

【主治】痰厥头痛，咳痰稠粘，头眩烦闷，恶心吐逆，身重肢冷，不得安卧，舌苔白腻，脉弦滑。现用于美尼尔综合征见有上述症状者。

【实验】降血压作用 《黑龙江中医药》（2008，3：

39）：用半夏白术天麻汤给实验性高血压大鼠灌胃6周，结果显示，本方能降低模型大鼠血清中血管紧张素Ⅱ（Ang Ⅱ）、内皮素（ET）含量，而使一氧化氮（NO）含量升高，从而达到降低血压的作用。

【验案】

1.美尼尔综合征 《安徽中医学院学报》（1985，1：17）：张某某，女，70岁。冬月冒寒，头昏头痛，视物旋转十天。西医诊为“美尼尔综合征”，眼药罔效。刻下眩晕未减，泛恶干呕吐涎沫，心悸气短，胸痞纳差，口中粘腻，舌尖发麻，屡欲更衣，大便量少而细软，形体丰腴，舌苔白腻，六脉濡弱，诊为风痰上犯，中气素匮。处方：法半夏、天麻、陈皮各10g，白术12g，茯苓、党参、山楂各15g，吴茱萸5g，生姜6g，炙甘草3g。服药三剂，诸症大减，已不泛恶，继服三剂而愈。

2.耳源性眩晕 《天津中医》（1995，2：16）：用本方随症加减，治疗耳源性眩晕50例。结果：治愈28例，显效21例，总有效率98%。

3.头痛 《中国民间疗法》（2005，2：50）：用半夏白术天麻汤加减，治疗血管性头痛34例，结果：痊愈25例，有效7例，无效2例，与对照组比较有显著性差异。

4.高血压病并高脂血症 《河北中医》（2005，10：751）：病人120例，随机分为治疗组80例，服用加味半夏白术天麻汤：天麻、半夏、白术各9g，丹参、红花、茯苓各12g，山楂、钩藤各15g，橘皮6g，地龙9g，每日1剂，饭前热服，2周1个疗程，连服3个疗程。对照组40例，服用长效降压片及血脂康胶囊。2组均治疗6周观察疗效。结果：治疗组血压、血脂水平与对照组比较均有明显降低，中医临床症状改善显著（$P<0.05$）。

5.脑动脉硬化 《实用中西医结合临床》（2009，1：22）：用半夏白术天麻汤治疗脑动脉硬化症80例，结果：显效率、有效率分别为33.75%、83.75%，治疗后平均血流速度、微循环值均显著改善（$P<0.01$），并可明显降低胆固醇、甘油三酯、低密度脂蛋白和升高高密度脂蛋白，疗效均优于对照组。

加味败毒散

【来源】《普济方》卷一〇五引《余居士选奇方》。

【组成】前胡（去芦） 柴胡（银州者，去苗） 人参 甘草（冬服用炙，夏月不用） 羌活 独活 桔梗 茯苓（去皮） 枳壳（汤浸，去瓤，麸炒令香） 川芎各一两 半夏（汤洗七次） 苍术（米泔浸炒）各等分

【用法】上为细末。每服二钱，水一盏，入生姜、薄荷，同煎至八分，去滓温服。如觉着风，即并热进三两服。微汗出立愈。

【主治】风气上攻头目，咽燥舌涩，心胸烦满，痰涎不利，头旋目眩；兼解伤寒阳证，脚气，踝上赤肿疼痛，寒热如疟，自汗恶风，或无汗恶风。

【加减】热甚者，加大黄。

选奇汤

【来源】《兰室秘藏》卷上。

【别名】羌活选奇汤（《伤寒大白》卷一）。

【组成】炙甘草（夏月生用） 羌活 防风各三钱 酒黄芩一钱（冬月不用，如能食，热痛者加之）

【用法】上锉。每服五钱，以水二盏，煎至一盏，去滓，食后服。

【主治】

1.《兰室秘藏》：眉痛不可忍。

2.《内科摘要》：风热上壅，头目眩晕。

3.《古今医鉴》：眉棱骨痛，属风热与痰，痛不可忍者。

4.《伤寒大白》：太阳风热头痛。

旋覆花汤

【来源】《济生方》卷二。

【组成】旋覆花（去梗） 半夏（汤泡七次） 橘红 干姜（炮）各一两 槟榔 人参 甘草（炙） 白术各半两

【用法】上锉。每服四钱，水一盏半，加生姜七片，煎至七分，去滓温服，不拘时候。

【主治】中脘伏痰，吐逆眩晕。

抑气散

【来源】《济生方》卷六。
【组成】香附子（炒净）四两　茯神（去木）一两　橘红二两　甘草（炙）一两
【用法】上为末。每服二钱，食前用沸汤调服。

本方改为汤剂，名“抑气汤”（《中国医学大辞典》）。
【主治】

1.《济生方》：妇人气盛于血，变生诸证，头晕膈满。

2.《医方一盘珠》：气盛血衰，月经前后不如期，不孕。
【方论】《医方集解》：此手太阴少阳药也。经曰：高者抑之。香附能散郁气，陈皮能调诸气，茯神能安心气，甘草能缓逆气，气得其平，则无亢害之患矣。

玉液汤

【来源】《医方类聚》卷一〇九引《济生方》。
【组成】半夏（洗净，汤泡七次，切作片子）
【用法】每服四钱，水二盏，加生姜十片，煎至七分，去滓，入沉香水一呷温服，不拘时候。
【主治】七情伤感，气郁生涎，随气上逆，头目眩晕，心嘈忪悸，眉棱骨痛。

沉香磁石丸

【来源】《医方类聚》卷一〇九引《济生方》。
【组成】沉香半两（别研）　磁石（火煅，醋淬七次，细研，水飞）　葫芦巴（炒）　川巴戟（去心）　阳起石（火煅，研）　附子（炮，去皮脐）　椒红（炒）　山茱萸（取肉）　山药（炒）各一两　青盐（别研）　甘菊花（去枝萼）　蔓荆子各半两
【用法】上为细末，酒煮米糊为丸，如梧桐子大。每服七十丸，空心以盐汤送下。
【功用】《慈禧光绪医方选议》：温肾壮阳。
【主治】

1.《济生方》：上盛下虚，头目眩晕，耳鸣耳聋。

2.《慈禧光绪医方选议》：阳虚肾弱，精冷囊湿，阳萎滑泄。

小芎辛汤

【来源】《普济方》卷四十六引《济生方》。
【别名】芎辛汤（《医方类聚》卷八十一）。
【组成】川芎一两　细辛（去芦）　白术（去芦，炒）　甘草（炙）各半两
【用法】上锉散。每服四钱，水一盏半，加生姜五片，茶芽少许，煎至七分，不拘时候温服。
【主治】

1.《普济方》引《济生方》：风寒在脑，或感湿头重头痛，眩晕欲倒，呕吐不定。

2.《杏苑生春》：眼眶疼，身重有痰者。

人参前胡汤

【来源】《仁斋直指方论》卷十一。
【组成】前胡　橘红　半夏曲　木香　枳壳（制）　紫苏叶　赤茯苓　南星（炮）　甘草（炙）各半两　人参三钱
【用法】上为粗末。每服三钱，水一盏半，加生姜七厚片，慢火熟煎服。
【主治】风痰头晕目眩。

白附子丸

【来源】《仁斋直指方论》卷十一。
【组成】白附子（炮）　南星（炮）　半夏（汤七次）　旋覆花　甘菊　天麻　川芎　橘红　僵蚕（炒，去丝嘴）　干姜（生）各一两　全蝎半两（焙）
【用法】上为末，用生姜半斤，取汁打面糊为小丸。每服五十丸，食后荆芥汤送下。
【主治】风痰上厥，眩运头疼。

香橘饮

【来源】《仁斋直指方论》卷十一。
【别名】香橘散（《普济方》卷四十七）。
【组成】木香　白术　半夏曲　橘皮　白茯苓　缩

砂各半两　丁香　甘草（炙）各一分

【用法】上为散。每服三钱，加生姜五厚片同煎，吞苏合香丸。

【主治】气虚眩晕。

【加减】血虚眩晕，加当归、川芎各三分，官桂半两。

蒺藜散

【来源】《仁斋直指方论》卷十九。

【组成】蒺藜（杵去刺）　草乌头（水浸三日，逐日换水，去皮，晒）各半两　白芷　白附（生）　苍术（炒）　荆芥穗各二钱半

【用法】上为末，米糊为丸，如梧桐子大。每服三十丸，上则茶清，下则盐酒送服。

【主治】頳风上攻，耳鸣目眩，下注阴湿疮痒。

半夏橘皮汤

【来源】《女科万金方》。

【组成】四君子汤加陈皮　半夏　紫苏十一叶　砂仁五粒

方中陈皮、半夏用量原缺。

【用法】加生姜三片，水煎，食远服。

【主治】头昏呕吐。

省风散

【来源】《类编朱氏集验方》卷一。

【组成】羌活　防风　甘草　白茯苓各半钱　木香一分　人参　陈皮各三钱　天台乌药三钱　白术一两（面炒）　南星半两（重者一只，炮，去皮，切如豆大）　附子九钱（炮，去皮脐，切）

【用法】上锉。每服四钱，加生姜十片，大枣二个，水煎服，不拘时候。

【主治】气不和，为风寒邪湿之气着于手足，麻痹，头重偏疼，起居旋运，四肢倦怠，足胫缓弱，掣痛无时，每遇阴晦风寒，神思不清，痰气相逆。

煮浮丸

【来源】《类编朱氏集验方》卷五。

【组成】南星（生）　半夏（生）　防风　天麻　面（生）各等分

【用法】上为末，滴水为丸，如梧桐子大。每服四五十丸，先煮汤令沸滚，方下药，煮一二滚，药浮即漉出。用生姜汤吞下，不拘时候。

【主治】痰壅眩晕。

上清白附子丸

【来源】《御药院方》卷一。

【组成】白附子（炮）　半夏（汤洗七次）　川芎　天南星（炮）　白僵蚕（炒）　菊花　陈皮（去白）　旋覆花　天麻各一两　全蝎（炒）半两

【用法】上为细末，生姜汁浸蒸饼为丸，如梧桐子大。每服三十丸，食后生姜汤送下。

【功用】常服除风化痰，清利头目。

【主治】诸风痰甚，头痛目眩，旋晕欲倒，呕哕恶心，恍惚不宁，神思昏愦，肢体倦疼，颈项强硬，手足麻痹。

太白丹

【来源】《御药院方》卷一。

【组成】天南星二十两（炮）　细辛（去土）　附子（炮，去皮脐）各二两　芎藭　天麻各二两半　半夏十五两（汤浸，洗去滑，切作片子，焙干）　白附子五两（炮）　蝎梢一两（炒）　青皮（去白）　木香各三两　寒水石（烧）十两（一半为衣）　白僵蚕（炒去丝）三两

【用法】上为细末，生姜汁面糊为丸，如梧桐子大，用寒水石为衣。每服三十丸，生姜汤送下，不拘时候。

【功用】清爽神志，解利四时邪气。

【主治】诸风头目旋晕，偏正头痛，肢体拘踡，痰盛气壅，鼻塞声重，咽膈不利。

石膏丸

【来源】《御药院方》卷一。

【组成】石膏（别研）　白附子（炮）　半夏（汤洗七次）　川芎　天南星（炮）　白僵蚕（炒去丝）　菊花（拣净）　陈皮（去白）　旋复花　天麻

各一两　全蝎（炒）半两

【用法】上为细末，生姜汁浸，蒸饼为丸，如梧桐子大。每服五十丸，渐加至一百丸，食后生姜汤送下。

【主治】诸风痰涎，头痛目眩，旋晕欲倒，心忪悸动，恍惚不宁，神思昏愦，肢体倦疼，颈项强硬，手足麻痹。常服治偏正头痛。

【宜忌】忌粘滑、生硬等物。

生朱丹

【来源】《御药院方》卷一。

【组成】白附子（炮制，去皮脐）半斤　石膏（烧通红，放冷）半斤　龙脑一字　朱砂一两二钱半（为衣）

【用法】上前三味为细末。烧粟米饭为丸，如小豆大，朱砂为衣。每服三十丸，食后茶、酒任下。

【功用】清神爽气。

【主治】诸风痰甚，头痛目眩，旋晕欲倒，肺气郁滞，胸膈不利，呕哕恶心，恍惚健忘，颈项强直，偏正头痛，面目浮肿，筋脉拘急，涕唾稠粘，咽喉不利。

加减薄荷煎丸

【来源】《御药院方》卷一。

【别名】龙脑川芎丸。

【组成】薄荷叶八两　川芎一两　桔梗二两　防风一两　甘草半两　缩砂仁半两　脑子半两　白豆蔻仁一两

【用法】上为细末，炼蜜和，每两分作二十丸，每服一丸，噙化服。

【功用】除风热，消疮疹，通利七窍，爽气清神。

【主治】头目昏眩，口舌生疮，痰涎壅塞，咽喉肿痛。

芎藭天麻丸

【来源】《御药院方》卷一。

【组成】芎藭二两　天麻半两

【用法】上为细末，炼蜜为丸，每一两半作二十丸。每服一丸，食后细嚼，茶、酒任下。

【功用】清利头目，消风化痰，宽胃利膈。

【主治】心忪烦闷，旋运欲倒，颈项紧急，肩背拘倦，神昏多睡，肢体烦痛，皮肤瘙痒，偏正头痛，鼻塞声重，面目浮肿。

乳香消风散

【来源】《御药院方》卷一。

【组成】乳香（研）　细辛（去叶）各一分　川芎半两　吴白芷（好者）二两　熟白天南星一两（捣为细末，以生姜一两，去皮，细切，与天南星一处捣为泥，焙干，如此制三次讫，焙干，杵碎，炒令微黄为度）

【用法】上为细末。每服一钱，或加二钱，擦生姜热茶点下。消风并服出汗。

【主治】诸风眩，偏正头疼，项背拘急，肢体烦疼，肌肉蠕瘦，巨阳风虚，耳作蝉鸣，目涩多睡，鼻塞声重，清涕不止。

通顶散

【来源】《御药院方》卷一。

【组成】藜芦（去苗土）半两　踯躅花（去土）一钱　藿香叶（去土）二钱

【用法】上为细末。每用纸拈蘸药，鼻内搐，不拘时候。

【主治】风痰眩晕，头目大痛及偏正不定发作，神志昏愦，或冒风寒，鼻塞声重。

旋覆花丸

【来源】《御药院方》卷一。

【组成】旋覆花二两　防风（去芦头）　吴白芷　甘菊花　天麻　天南星（炮）　白附子（炮）　半夏（汤洗）　陈皮（去白）　芎藭　蝎梢（去毒，炒）　僵蚕（炒去丝）　石膏（研）各一两

【用法】上为细末，生姜汁煮面糊为丸，如梧桐子大。每服三四十丸，食后温生姜汤送下；或茶清亦得。

【功用】除风化痰，清利头目。

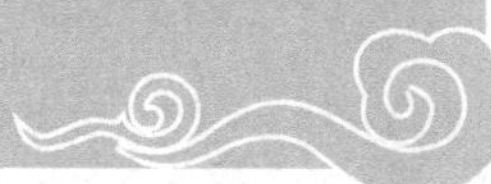

【主治】

1.《御药院方》：诸风痰实，头目昏眩，旋运欲倒，呕哕恶心，恍惚不宁，神志昏愦，肢体倦怠，颈项强硬，手足麻痹；偏正头痛。

2.《济阳纲目》：身生小癞，大如酸枣，或如豆，色赤而内有脓血，此名痱痤。

清神散

【来源】《御药院方》卷一。

【组成】王瓜（细碎，炒令黑色）一两　川芎一两　香附子二两（炒）　防风　薄荷叶　白芷　荆芥穗　羌活　细辛（去叶）　甘草（炙）各一两

【用法】上为细末。每服一大钱，食后茶清点服；或温水亦得。

【主治】头风旋晕，面目瞤动，神志不清，鼻塞声重。

化痰铁刷丸

【来源】《御药院方》卷五。

【组成】白附子（炮）　南星（炮）　半夏（汤洗）　白矾（生用）各半两　寒水石一两（烧）　干生姜七钱半　硇砂　轻粉各一钱　皂角一两（去皮子）

【用法】上为细末，水面糊为丸，如梧桐子大。每服二三十丸，食后生姜汤送下。

【功用】化痰堕痰，止嗽定喘。

【主治】男子妇人风痰、酒痰、茶痰、食痰、气痰，一切痰逆呕吐，痰厥头痛，头目昏眩，肺痿咯脓，声如拽锯。

白云丸

【来源】《御药院方》卷五。

【组成】大南星（炮）　川乌（炮，去皮）　白附子（生）　半夏（洗）各二两　滑石（研）　石膏（研）各三两　麝香　龙脑各一分

【用法】上药稀面糊为丸，极稀为妙，如绿豆大。每服五十丸，姜、酒、茶或薄荷茶下，食后服为佳。每遇头目昏困，精神懵冒，胸中痰逆，愦怖如中酒痢，服此药，良久间如搴去重裘，豁然清爽，颜色夷畅。

【主治】痰实胸膈嘈逆，及头昏眩困倦，头目胀痛。

白术茯苓丸

【来源】《御药院方》卷五。

【组成】白茯苓　白术各半两（白者）　天南星　白附子各一两　白矾三分　半夏三两（并生用）

【用法】上为细末，白面糊为丸，如梧桐子大。每服二三十丸，生姜汤送下，不拘时候。

【主治】三焦气涩，停痰不清，胸膈痞闷，腹胁胀满，咳嗽涎甚，咽嗌干痛，心忪悸动，头目眩运，寒热时作，肢节疼痛，呕吐清水，神昏多倦，不欲饮食。

半夏利膈丸

【来源】《御药院方》卷五。

【组成】白术　人参　白茯苓（去皮）　白矾（生）　滑石　贝母各一两　天南星（生用）一两半　白附子（生）二两　半夏（汤洗）二两

【用法】上为细末，水面糊为丸，如梧桐子大。每服三十丸，食后生姜汤送下。

【功用】止嗽化痰。

【主治】风痰郁甚，头疼目眩，咽膈不利，涕唾稠粘，胸中烦满，酒癖停饮，呕逆恶心，胁下急痛，腹中水声，神思昏愦，心忪面热。

皂白丸

【来源】《御药院方》卷五。

【组成】天南星（生）三两　半夏（生）七钱　白附子（生）二两　川乌头半两（生用，去皮脐）　生姜二斤（取汁）　皂角二斤（肥者，去皮子，水一升浸一宿，三次约水一斗，煮药）

【用法】上锉，以皂角同煮干，为细末，以生姜汁煮面糊为丸，如梧桐子大。每服三十丸，食后生姜汤送下。

【功用】宽利胸膈，进美饮食，不生风痰。

【主治】诸风痰、酒痰、茶痰、食痰，头痛目眩、

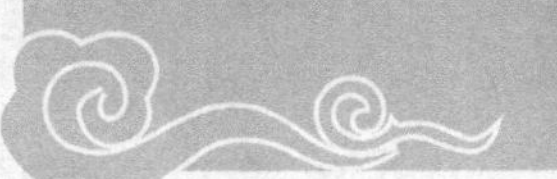

旋晕欲倒，手足顽麻，痰涎壅塞，并诸风，他药所不能疗者。

遇明丸

【来源】《御药院方》卷十。

【组成】皂角三斤（二斤烧成灰，装在新瓷罐内，用瓷碟盖口，不令出烟，不用碟子后，用纸二张，水湿过，盖罐口，纸干罐冷为度） 何首乌（去粗皮） 六两 牵牛头末三两（黑白各半） 薄荷叶（去土）三两

【用法】上为细末，后用皂角一斤，热水浸软，去皮弦子，用瓢，以酒二升，搓揉成浓汁，用新布滤去滓，入面一匙，同熬成膏子，入上四味为丸，如小豆大。每服二十丸。食后煎生姜汤送下，渐加至三十丸，一日一次。

【功用】清神水，行滞气，下流饮。

【主治】风痰，头目昏眩，视物䀮䀮，目见黑花飞蝇。

神清散

【来源】《卫生宝鉴》卷九。

【组成】檀香 人参 羌活 防风各十两 薄荷 荆芥穗 甘草各二十两 石膏（研）四十两 细辛五两

【用法】上为末。每服二钱，沸汤点服。

【功用】消风壅，化痰涎。

【主治】头昏目眩，脑痛耳鸣，鼻塞声重。

天麻半夏汤

【来源】《卫生宝鉴》卷二十二。

【组成】天麻 半夏各一钱 橘皮（去白） 柴胡各七分 黄芩（酒制，炒） 甘草 白茯苓（去皮） 前胡各五分 黄连三分（去须）

【用法】上锉，都为一服，水二盏，加生姜三片，煎至一盏，去滓，食后温服。

【主治】风痰内作，胸膈不利，头旋眼黑，兀兀欲吐，上热下寒，不得安卧。

【宜忌】忌酒、面、生冷物。

【方论】《历代名医良方注释》：柴胡有调节全身功能失调的作用，疗效确切。天麻为祛风药，前胡佐之；黄连清热，黄芩佐之；半夏降逆，陈皮佐之；茯苓渗湿利尿。因全身功能失调引起的眩晕，本方的疗效是可靠的。

【验案】风痰 参政杨公，七旬有二，宿有风疾，于至元戊辰春，或病头旋眼黑，目不见物，心神烦乱，兀兀欲吐，复不吐，心中如懊憹之状，头偏痛，微肿而赤色，腮颊亦赤色，足月冷。命予治之。予料之：此少壮之时，喜饮酒，久积湿热于内，风痰内作，上热下寒，是阳不得交通，否之象也。《经》云：治热以寒。虽良工不敢废其绳墨而更其道也。然而病有远近，治有轻重，参政今年高气弱，上焦虽盛，岂敢用寒凉之剂损其脾胃。《经》云：热则疾之。又云：高巅之上，射而取之。予以三棱针约二十余处刺之，其血紫黑，如露珠之状；少顷，头目便觉清利，诸证悉减。遂处方云：眼黑头旋，虚风内作，非天麻不能除，天麻苗谓之定风草，此草独不为风所摇，故以为君；头偏痛者，乃少阳也，非黄芩（酒制）、柴胡不能治，黄连苦寒，酒炒以治上热，又为因用，故以为臣；橘皮苦辛温，炙甘草甘温补中益气，为佐；生姜、半夏辛温，能治风痰，茯苓甘平利小便，导湿热引而下行，故以为使。服之数服，邪气平，生气复而安矣。

风六合汤

【来源】《医垒元戎》。

【别名】六合汤（《增补内经拾遗》卷三）。

【组成】四物汤加秦艽 羌活

【用法】《增补内经拾遗》：水二钟，煎八分，食后温服。

【主治】

1.《医垒元戎》：风眩晕。

2.《增补内经拾遗》：风虚眩晕，血虚眩晕，及死血眩晕。

补肝丸

【来源】《瘫论萃英》。

【组成】四物汤加防风 羌活各等分

【用法】上为细末，炼蜜为丸服。

本方改为汤剂，名“治风六合汤”（《医方集解》）；改为散剂，名“补肝散”（《杂病源流犀烛》卷十）。

【主治】

1.《医方集解》：风虚眩运，风秘便难。

2.《杂病源流犀烛》：酒色过度，当胁一点痛不止，名干胁痛。

川芎散

【来源】《云岐子保命集》卷下。

【组成】川芎　槐子各一两

【用法】上为细末。每服三钱。如胸中气滞不利，生姜汤调；目疾，茶调；风热上攻，锉一两，水煎，食后服。

【主治】风热上冲，头目眩热，肿及胸中不利。

半夏利膈丸

【来源】《普济方》卷一〇四引《医方集成》。

【组成】防风（去芦头）半夏（汤洗七遍去滑）各一两

【用法】上为末，入膏中，和捣百余杵为丸如梧桐子大。每服十丸，以荆芥、薄荷汤送下，不拘时候。

【功用】止嗽化痰。

【主治】风痰壅甚，头疼目眩，咽膈不利，涕唾稠粘，胸中烦满，酒癖停饮，呕逆恶心，胁下急痛，肠中水声，神思昏愦，心忪面热。

滚痰丸

【来源】《玉机微义》卷四引《养生主论》。

【别名】沉香滚痰丸（《墨宝斋集验方》卷上）、礞石滚痰丸（《痘疹金镜录》卷上）。

【组成】大黄　黄芩各八两　沉香半两　青礞石（消煅）一两

《伤寒大白》有黄柏。

【用法】上为细末，水丸，如梧桐子大。

【主治】

1.《玉机微义》引《养生主论》：痰证，变生千般怪症。

2.《摄生秘剖》：头风目眩，耳鸣，口眼蠕动，眉棱耳轮痛痒；四肢游风，肿硬；噫气吞酸，心下嘈杂，心气疼痛，梦寐奇怪，手麻臂痛，口糜舌烂喉闭，或绕项结核，胸腹间如二气交纽，噎塞烦闷，失志癫狂，心下怔忡，喘咳呕吐等证。

滚痰丸

【来源】《证治准绳·类方》卷二引《养生主论》。

【别名】神秘沉香丸（原书同卷）、沉香礞石滚痰丸（《不居集》下集卷八）。

【组成】大黄（蒸少顷，翻过再蒸少顷，即取出，不可过）黄芩各八两　青礞石（消煅如金色）沉香　百药煎（此用百药煎，乃得之方外秘传，　盖此丸得此药，乃能收敛周身顽涎，聚于一处，然后利下，甚有奇功，曰倍若沉者，言五倍子与沉香，非礞倍于沉之谓也）各五钱

【用法】上为末，水为丸，如梧桐子大。食后、空心白汤送服。一切新旧失心丧志，或癫或狂，每服一百丸；气盛能食，狂甚者，加二十丸，临时加减消息之；一切中风瘫痪，痰涎壅塞，大便或通或结者，每服八九十丸，或加至百丸，永无秘结之患；一切阳证风毒脚气，遍身游走疼痛，每服八九十丸，未效，加至百丸；一切无病之人，遍身筋骨疼痛不能名者，或头疼牙痛，或摇或痒风注等证，风寒鼻塞，身体或疼或不疼，非伤寒证者，服八九十丸，痰盛气实者加之；一切吞酸嗳逆，膈气及胸中疼闷，腹中气块冲上，呕沫吐涎，状如反胃，心下恍惚，如畏人捕，怵惕不安，阴阳关格，变生乖证，食饥伤饱，忧思过虑，心下嘈杂，或痛或哕，或昼夜虚饱，或饥不喜食，急慢喉闭，赤眼，每用加减服；一切新旧痰气喘嗽，或呕吐，头运目眩，加减服之；一切腮颔肿硬，若瘰疬者，及口糜舌烂，咽喉生疮者，每服六七十丸，加蜜少许，一处嚼碎噙化，睡时徐徐咽之；一切男妇大小虚实，心疼连腹，身体羸瘦，发时必呕绿水黑汁冷涎，乃至气绝，心下温暖者，量虚实加减服之；若事属不虞之际，至于百丸，即使回生，未至颠危者，虚弱疑似之间，只服三十丸或五十丸，立见生意，然后续续进之，以愈为度，兼服生津化痰，温中理气之药；一切荏

苒疾病，凡男妇患非伤寒内外等症，或酒色过度，或吐血，或月事愆期，心烦志乱，或腹胀胁痛，劳倦痰眩，或暴行日中，因暑伏痰，口眼喎斜，目痛耳愦鼻塞，骨节愦疼，干呕恶心，诸般内外疼痛，百药无效，众医不识者，依前法加减服之。大抵服药，须临卧在床，用熟水一口许咽下便卧，令药在喉膈间徐徐而下；如日间病出不测，疼痛不可忍，必欲急除者，须是一依前卧法服，大半日不可食汤水及不可起身行坐言语，直候药丸除逐上焦痰滞恶物，过膈入腹，然后动作，方能中病，每夜须连进二次，次日痰物既下，三五次者，仍服前数，下五七次或直下二三次而病势顿已者，次夜减二十丸；头夜所服，并不下恶物者，次夜加十丸；人壮病实者，多加至百丸，惟候虚实消息之。或服过仰卧，咽喉稠粘，壅塞不利者，痰气泛上，乃药病相攻之故也；少顷，药力即胜，自然宁贴。往往病久结实于肺胃之间，或只暴病全无泛滥者，服药下咽即仰卧，顿然百骸安静，五脏清宁，次早先去大便一次，其余遍数皆是痰涕恶物，看什么粪，用水搅之，尽是痰片粘涎，或稍稍腹痛，腰肾拘急者，盖有一种顽痰恶物，闭气滑肠，里急后重者，状如痢疾，片饷即已，若有痰涎易下者，快利不可胜言，顿然满口生津，百骸爽快，间有片时倦怠者，盖因连日病苦不安，一时为药力所胜，气体暂和，如醉得醒，如浴方出，如睡方起，此药并不洞泄刮肠大泻，但取痰积恶物，自肠胃次第而下，腹中糟粕，并不相伤，其推下肠腹之粪，则药力所到之处，是故先去其粪，其余详悉，不能备述者，当自知之。

【主治】痰之为病，或偏头风，或雷头风，或太阳头痛，眩晕如坐舟车，精神恍惚；或口眼瞤动，或眉棱耳轮俱痒，或颔腮四肢游风肿硬，似疼非疼；或浑身燥痒，搔之则瘾疹随生，皮毛烘热，色如锦斑；或齿颊似痒似痛而无定所，满口牙浮，痛痒不一；或嗳气吞酸，鼻闻焦臭，喉间豆腥气，心烦鼻塞，咽嗌不利，咯之不出，咽之不下，或因喷嚏而出，或因举动而吐，其痰如墨，又如破絮，或如桃胶，或如蚬肉；或心下如停冰铁，闭滞妨闷，嗳嚏连声，状如膈气；或寝梦刑戮刀兵剑戟，或梦入人家，四壁围绕，暂得一窦，百计得出，则不知何所；或梦在烧人地上，四面烟火枯骨，焦气扑鼻，无路可出；或不因触发忿怒悲啼下泪而瘖；或时郊行，忽见天边两月交辉，或见金光数道，回头无有；或足膝酸软，或骨节腰肾疼痛，呼吸难任；或四肢肌骨间痛如击戳，乍起乍止，并无常所；或不时手臂麻疼，状如风湿，或卧如芒刺不安；或如毛虫所螫，或四肢不举，或手足重滞；或眼如姜蜇胶粘痒涩，开合甚难；或阴晴交变之时，胸痞气结闭而不发，则齿痒咽痛，口糜舌烂，及其奋然而发，则喷嚏连声，初则涕唾稠粘，次则清水如注；或眼前黑暗，脑后风声，耳内蝉鸣，眼瞤肉跳。治之者或曰腠理不密，风府受邪；或曰上盛下虚，或曰虚，或曰寒，或曰发邪，病势之来，则胸腹间如有二气交纽，噎塞烦郁，有如烟上冲头面烘热，眼花耳鸣，痰涎涕泪，并从肺胃间涌起，凛然毛竖，喷嚏千百，然后遍身烦躁，则去衣冻体，稍止片时，或春、秋乍凉之时，多加衣衾，亦得暂缓，或顿饮冰水而定，或痛一醉而宁，终不能逐去病根。

祛风导气化痰丸

【来源】《普济方》卷九十四引《瑞竹堂经验方》。

【组成】大川乌头半两（炮，去皮脐用） 乌迭泥 天南星 白附子各三两（生用） 天麻（酒浸，焙）一两 全蝎一两（不去毒，用薄荷叶炒） 半夏七两

【用法】上各取净末，除南星、半夏生取末，以绢袋盛，安瓷器中，新水浸，日晒夜露三昼夜，每早换水，三日取出，晒干为细末，各依分两称，相和重罗，用苏合香油三两，如无苏合香丸，膏子亦可。如不敷，入糯米粉打薄糊为丸，如梧桐子大。每服五七十丸，食后临卧用姜汤送下，一日二次。药只阴干，不要晒干及焙。

【主治】咳嗽气积，呕吐痰涎，头目昏晕，半身不遂，偏废，口眼歪斜，他药不疗者。

三五七散

【来源】《世医得效方》卷三。

【组成】人参 附子 北细辛各三钱 甘草 干姜 山茱萸 防风 山药各五钱

【用法】上锉散。每服四钱，加生姜五片，大枣二枚，水煎，食前服。

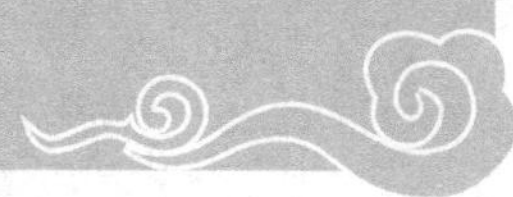

【主治】阳虚眩晕，头痛恶寒，耳鸣或耳聋。

川芎散

【来源】《世医得效方》卷三。

【组成】川芎一两　北细辛三分　白茯苓一两　白术一两　粉草半两　桂枝三分

【用法】上锉散。每服四钱，水一盏半，加生姜三片，煎，不拘时候服。有痰，兼服青州白丸子。

【主治】眩晕，恶风自汗，或身体不仁，气上冲胸，战摇如在舟船之上。

加味二陈汤

【来源】《世医得效方》卷三。

【组成】陈皮　半夏　白茯苓各一两　甘草五钱　丁香　胡椒各三钱

【用法】上锉散。每服四钱，加生姜三片，乌梅一个同煎，不拘时热服。

【主治】痰晕，或因冷食所伤。

增损黑锡丹

【来源】《世医得效方》卷三。

【组成】黑锡丹头二两　川楝子　阳起石　木香　沉香　青皮（炒）各半两　白豆蔻　茴香　官桂（去粗皮，不见火）　绵附（炮，去皮脐）　葫芦巴　破故纸（炒）各一两　乌药（去木，锉）一分　磁石（火煅、醋淬七次，细研水飞）

方中磁石用量原缺。

【用法】上为末，酒糊为丸，如梧桐子大。每服五十丸，加至七十丸，浓煎人参、茯苓、姜、枣汤空心吞下。

【主治】下虚，阴阳不升降，上热下寒，头目眩晕，病至危笃，或服暖药上怫愈甚者。

乳香寻痛丸

【来源】《世医得效方》卷十三。

【组成】乳香　川乌　没药　五灵脂　白胶香　地龙　白姜　半夏　五加皮　赤小豆各等分

【用法】上为细末。面糊为丸，随证汤引空心服。如瘫痪不遂，手足亸曳，口眼㖞斜，或旋运僵卧，涎潮搐搦，卒中急风，不省人事，每服二十丸，黑豆淋酒送下；风虚眩晕，项筋拘急，太阳穴疼痛，宜用生地黄汁调酒送下；腰胠疼重，行步艰辛，筋脉挛促，俯仰不利，贼风所中，痛如锥刺，皮肤顽厚，麻痹不仁，或血脉不行，肌拘干瘦，生葱酒送下，或生葱茶亦可；风湿脚气，腿膝无力，或肿或疼，不能举步，两脚生疮，脓血浸渍，痒痛无时，愈而又发，温盐酒送下；打扑闪肭，筋骨内损，已经多年，每遇天寒，时发疼痛，没药酒送下。

【主治】中风，瘫痪不遂，手足亸曳，口眼㖞斜，或旋运僵卧，涎潮搐搦，卒中急风，不省人事；风虚眩晕，项筋拘急，太阳穴疼痛；腰胠疼重，行步艰辛，筋脉挛促，俯仰不利，贼风所中，痛如锥刺，皮肤顽厚，麻痹不仁，或血脉不行，肌拘干瘦；风湿脚气，脚膝无力，或肿或疼，不能举步，两脚生疮，脓血浸渍，痒痛无时，愈而又发；打扑闪肭，筋骨内损，已经多年，每遇天寒，时发疼痛。

加味磁朱丸

【来源】《世医得效方》卷十六。

【组成】神曲四两　辰砂一两　磁石二两（煅，醋淬七次）

【用法】上为末，炼蜜为丸，如梧桐子大。每服五十丸，食前米饮服，一日三次。

【功用】益眼力。

【主治】脾胃有痰饮，渍侵于肝，久则昏眩。

【方论】丹砂之畏磁石，犹火之畏水，今合用之，砂法火人心，磁法水人肾，心肾各得其养，则目自然明；神曲倍于二味，用以健脾胃，消痰饮，极有方效。

增损黑锡丹

【来源】《医学启蒙》卷三。

【组成】黑锡砂　磁石各一两　巴戟天　附子　破故纸　川楝子　肉豆蔻　木香　沉香　桂心各一钱　小茴香二钱

【用法】上为末，酒糊为丸，如梧桐子大。每服五十丸，盐汤送下。

【主治】上盛下虚，水火不济，阴阳不交，上重下轻，头目眩运，心慌神乱，睡卧不安。

白附子丸

【来源】《普济方》卷四十七引《经效济世方》。

【组成】天南星（生） 天麻 半夏（汤洗七遍） 川乌头（生，去皮脐） 白附子（生用）各等分

【用法】上为细末，加脑子、麝香少许，瓷盒内闭一二宿，清水为丸，如梧桐子大，朱砂为衣。每服五七丸，加至十丸，食后茶清或姜汤送下。服时微以齿碎之。

【主治】风虚痰盛，头目昏眩。

菊花散

【来源】《普济方》卷一〇五引《经效济世方》。

【组成】菊花 芎藭各等分

【用法】上为细散。每服一二钱，食后、临卧茶清调下。

【主治】风毒上攻，头昏眼晕。

祛痰三生丸

【来源】《普济方》卷一〇四引《德生堂方》。

【组成】皂角半斤（去皮弦） 牵牛一斤 白矾四两 萝卜子四两（合研） 木香二两 朱砂一两（另研，为衣）

【用法】用萝卜熬水打面糊为丸，如梧桐子大。每服三四十丸，加至五十丸，食后临卧温水送服。量气虚实加减丸数。

【主治】中风后，痰涎壅塞胸膈之间，令人头目昏眩，手臂肩背腰腿疼痛，麻痹不仁，不能动止，大便实者；又治风痫不时发作。

青礞石丸

【来源】《医学纲目》卷二十六。

【组成】青礞石（消煅）五钱 半夏二两 风化消二钱 陈皮七钱半 白术一两 茯苓七钱半 黄芩半两

【用法】上炒神曲，生姜糊为丸服。

【功用】去痰。

【主治】痞痛，经络中有痰。

【方论】《医略六书》：老痰滞膈，抑遏清阳，经络之气不能通畅，故眩晕而四肢不举焉。青礞石专消顽痰，风化消善涤热痰，半夏化湿痰，橘红利气痰，白术健脾元，黄芩清里热，茯苓渗湿热以清治节也。丸以神曲，下以姜汤，使痰化滞行，则经络清和，而清阳自泰，眩晕肢废无不并瘳矣。此消化老痰之剂，为顽痰、眩晕、肢废之专方。

水苏方

【来源】《普济方》卷四十七。

【组成】水苏一升 酒二升

【用法】煮汁一升半，顿服之。

【主治】风头眩。

芎藭汤

【来源】《普济方》卷四十七。

【组成】芎藭 当归（去芦头，酒浸） 白芷 甘草各等分

【用法】上锉。每服四钱，水一盏半，煎至八分，去滓温服，不拘时候。

【主治】一切失血多，眩晕不苏。

茵陈汤

【来源】《普济方》卷四十七。

【组成】茵陈一分 人参 甘草 苁蓉 黄耆 茯苓 秦艽 厚朴 乌喙各二两 防风六两 山茱萸 松实各三两

【用法】上锉。以水一斗，煮取二升半，分五服，强者一日夜尽，羸劣分五服，二日尽。

【主治】风头眩眼暗。

附子汤

【来源】《普济方》卷一一六。

【组成】生附子六七钱者

【用法】上用半个切碎，以水二盏，加生姜十片，煎至一盏以下，滤过，盏盛，水中沉微冷服。若不去皮脐，及临服入盐少许，效尤速。

【主治】一切风疾痰眩。

龙脑丸

【来源】《普济方》卷一六七。

【组成】草龙脑　白矾（烧沸定）各四两　天南星二两　半夏二两半（水浸，切作片，用浆水、雪水一钟半同煎三五沸，焙干，各称二两）

【用法】上为细末，面糊为丸，如梧桐子大。每服三十丸，食后、临卧腊茶清送下。

【功用】解暴热，化痰凉膈，清头目。

【主治】热痰壅膈，头目眩重；岭南瘴气，意思昏闷；咽喉肿疼，口舌生疮。

白芥丸

【来源】方出《普济方》卷一六七，名见《本草纲目》卷二十六。

【组成】甘遂　朱砂　风化朴消　大戟　白芥子　黑芥子各等分

【用法】上为细末，水糊为丸，如梧桐子大。每服二十丸，生姜汤送下。

【主治】热痰烦闷，头晕眼花，四肢不用。

桃仁丸

【来源】《普济方》卷三一九。

【组成】桃仁一两（汤浸，去皮尖双仁，麸炒微黄）芎藭　白术各半两　赤茯苓三分　枳壳半两（麸炒微黄，去瓤）赤芍药半两　柴胡一两（去黄）诃黎勒皮三分　人参一两（去芦头）酸枣一两（微炒）生干地黄一两

【用法】上为末，炼蜜为丸，如梧桐子大。每服三十丸，以生姜、荆芥、薄荷汤送下，不拘时候。

【主治】妇人头目昏重，心神烦乱，或时寒时热，骨节疼痛，不欲饮食。

天南星丸

【来源】《普济方》卷三七八。

【组成】天南星四两（汤浸，去皮脐）齐州半夏二两

【用法】上焙干，以生薄荷叶五升，捣取自然汁一大碗浸药，焙，直候汁尽，捣罗为末，炼蜜为丸，如梧桐子大。每服五丸至十丸，生姜、薄荷汤吞下。小儿丸如黍米大，每服七丸至十丸，惊风，金钱薄荷汤送下；心脏壅热，荆芥、薄荷汤吞下，食后临卧服。

【主治】男子妇女上膈痰壅，头目昏眩，咽喉肿痛；小儿惊痫潮热，一切涎积。

天麻丸

【来源】《本草纲目》卷十二引《普济方》。

【组成】天麻半两　芎藭二两

【用法】上为末，炼蜜为丸，如芡实大。每食后嚼一丸，茶、酒任下。

【功用】消风化痰，清利头目，宽胸利膈。

【主治】心忪烦闷，头运欲倒，项急，肩背拘倦，神昏多睡，肢节烦痛，皮肤瘙痒，偏正头痛，鼻齆，面目虚浮。

荆黄汤

【来源】《袖珍方》卷二引张子和方。

【组成】大黄　荆芥穗　防风各等分

【用法】上为粗末。水煎，去滓服。以利为度。

【主治】头目眩晕。

当归活血散

【来源】《永乐大典》卷一一四一二引《黄帝七十二证眼论》。

【组成】当归　黄耆　没药　川芎　羌活　苍术（米泔水浸七日）麻黄　熟地黄各等分

【用法】上为末。每服二钱，茶清调下。

【主治】血虚头晕目昏，见赤白星乱者。

加味导痰汤

【来源】《伤寒六书》卷三。

【组成】茯苓　半夏　南星　枳实　黄芩　白术　陈皮　甘草　桔梗　黄连　瓜蒌仁　人参

【用法】水二钟，加生姜三片，大枣二个，水煎服。临服捶法入竹沥、姜汁温服，年力壮盛，先用吐痰法，次服此汤。

【主治】

1.《伤寒六书》：因内伤七情，致痰迷心窍。神不守舍，而憎寒壮热，头痛，昏沉迷闷，上气喘急，口出涎沫。名曰挟痰。

2.《证治宝鉴》：痰饮而致怔忡，心中惕惕然摇动，不得安静，无时而作，头时眩，或时头痛，或吐痰，或气口大滑于人迎，其人喜暗恶明。痰证而致多卧，恶亮羞明，喜朝里睡。

3.《张氏医通》：湿热痰饮，眩晕痰窒。

娄金丸

【来源】《医方类聚》卷二一七引《仙传济阴方》。

【组成】茴香半钱　香附子半钱　草乌一个　半夏曲一两　白茯苓半两　细辛半两

【用法】酒糊为丸。每服二十丸，食后酒送下，仍以三五七散补之。

【功用】补肝行风化痰。

【主治】妇人头晕眼花，不得起止，心中欲吐，是肝虚受痰饮所致。

半夏白术天麻汤

【来源】《奇效良方》卷二十五。

【组成】半夏一钱半　白术二钱　天麻　茯苓（去皮）　橘皮　苍术　人参　神曲（炒）　麦芽（炒）　黄耆　泽泻各一钱　干姜　草果各半钱

【用法】上作一服。水二钟，加生姜三片，煎至一钟，食远服。

【主治】头眩恶心烦闷，气喘短促，心神颠倒，兀兀欲吐，目不敢开，如在风云中，苦头痛眩晕，身重如山，不得安卧。

松花浸酒

【来源】《奇效良方》卷二十五。

【组成】松花并台（春三月取五六寸如鼠尾者）不拘多少

【用法】蒸，细切一升，用生绢囊贮，以酒三升浸五日。每日服五合，空心暖饮，晚食前再服。

【主治】风头旋，脑皮肿痹。

防眩汤

【来源】《医学集成》卷三。

【组成】熟地　当归　白芍　焦术各一两　川芎　枣皮　半夏各五钱　人参三钱　天麻一钱　陈皮五分

【主治】眩晕。

清晕化痰汤

【来源】《医学集成》卷三。

【组成】陈皮　半夏　茯苓　川芎　白芷　羌活　防风　枳实　南星　黄芩　天麻　细辛　生姜

【主治】眩晕。

【加减】火盛，加黄连、炒栀；痰盛，加姜汁、竹沥；血虚，去羌、防、星、芷，加归、地；气虚，去羌、防、白芷，加参、术。

天王补心丹

【来源】《陈素庵妇科补解》卷五。

【组成】白芍　当归　生地　熟地　丹参　远志　麦冬　天冬　玄参　枣仁　杜仲　丹皮　菖蒲　茯苓　茯神　桔梗　柏子仁　石莲肉

【用法】辰砂为衣。

【主治】产后血虚，恍惚无主，似惊非惊，似悸非悸，欲安而愡烦，欲静而反扰，甚或头旋目眩，坐卧不常，夜则更加，饥则尤剧。

参术汤

【来源】《扶寿精方》。

【组成】人参　白术　黄芩（酒炒）　黄连　黄

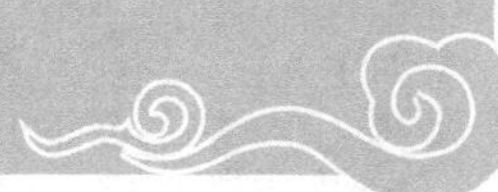

耆　生地黄（酒洗）各等分

【用法】水煎服。

【主治】气虚头痛眩晕。

枳实天麻汤

【来源】《活人心统》。

【组成】白术　陈皮　半夏　天麻　人参　甘草（炙）　枳实（炒）　茯苓（去木）　川芎

【用法】上用水二钟，加生姜三片，煎七分服，滓再煎服。

【主治】痰湿气虚所致之眩晕。

【加减】痰火脉数口干，去半夏，减人参，加贝母、酒炒黄连；手足厥冷脉迟者，加附子。

灵砂丹

【来源】《活人心统》卷下。

【组成】磁石二两（煅七次，醋）　沉香　熟地　茯苓各一两　甘草五钱　阳起石一两（煅）　附子八钱（炮）　青盐五钱　石斛　麦门冬（去心）　肉苁蓉　葫芦巴各一两　白术八钱　芍药　蒿本　续断各一两　远志（去心）一两　灵砂五钱　（一方有酒柏七钱）

【用法】上为末，酒为丸，如梧桐子大。每服四十丸，早晨莲子汤送下。

【主治】阳气虚，痰气上攻头脑，精冷无子，眩晕。

一味大黄散

【来源】方出《丹溪治法心要》卷三，名见《医学实在易》卷五。

【组成】大黄（酒浸，炒三次）

【用法】上为末。茶调服。

【主治】眩晕。

清神养营汤

【来源】《东医宝鉴·外形篇》卷一引《医方集略》。

【组成】麦门冬　当归各一钱二分　川芎一钱　白芷七分　薄荷　甘菊　羌活　栀子各五分　甘草四分　升麻二分

【用法】上锉作一帖。加生姜三片，茶一撮，水煎服。

【功用】清头目，聪耳窍，助精神。

【主治】头目不清利。由风湿热、痰涎郁于精明之府所致。

三五七散

【来源】《校注妇人良方》卷四。

【组成】附子（炮）　细辛各三两　山茱萸　干姜（炮）各五两　防风　山药（炒）各七两

【用法】上为末。每服二钱，温酒调服。

【主治】八风五痹，肢体不仁，或风寒入脑，头痛目旋，耳内蝉鸣。

正元饮

【来源】《校注妇人良方》卷四。

【组成】红豆（炒）二钱　人参（去芦）二两　附子（炮，去皮尖）一两　茯苓　甘草（炙）各二两　肉桂五钱　川芎　山药（姜汁炒）　乌药　干葛各一两　白术二两　干姜（炮）三钱　黄耆（炙）一两半

【用法】每服三钱，加生姜、大枣，水入盐少许煎，送服，黑锡丹。

【主治】妇人下元虚败，痰气上涌，头目眩晕，脏腑滑泄，时或自汗，手足逆冷，霍乱转筋。

加味坎离丸

【来源】《摄生众妙方》卷二。

【组成】人参二两　五味子（去梗）一两　麦门冬二两　牛膝（酒浸）二两　黄耆（蜜炙）一两　菟丝子（酒浸，成饼用）二两　小茴香（盐炒）二两　当归（酒浸）二两　白茯苓（去皮）二两　木香一两　川椒（去目合口，微炒）　黄柏（酒浸，炒）四两　天门冬（去心）五两　肉苁蓉（酒浸）二两　山茱萸（去核）二两　杜仲（炒断去丝）二两　巴戟（去皮，酒浸）二两

方中川椒用量原缺。

【用法】上为细末，秋、冬酒糊为丸，春、夏蜜为丸，如梧桐子大。每服五七十丸，空心盐汤或好酒任下。

【功用】下滋肾水，上降心火，中补脾土，除风，添精补髓，强阴壮阳，杀九虫，通九窍，补五脏，益精气，止梦遗，身轻体健，延年增寿。

【主治】酒色过度，劳心费力，精耗神衰，心血少而火不能下降，肾气衰而水不能上升，脾土无所滋养，渐至饮食少进，头目昏花，耳作蝉声，脚力酸软，肌肤黄瘦，遍身疼痛，吐痰咳嗽，胃脘停积，梦遗盗汗，泄泻，手足厥冷。

养营清热和中汤

【来源】《摄生众妙方》卷四。

【组成】当归（酒洗）一钱　白芍药（炒）八分　生地黄（酒洗）一钱　白术一钱　白茯苓八分　黄芩（炒）八分　黄柏（炒）七分　生甘草五分　香附（童便浸）四分　陈皮（去白）四分　贝母五分　山栀仁（炒）六分　麦门冬（去心）七分

【用法】用水一钟半，加生姜三片煎，食远服。

【功用】养阴，清热，和中。

【主治】风热郁结，头目昏眩，咳嗽。

清空化痰汤

【来源】《摄生众妙方》卷六。

【组成】防风　川芎　人参　柴胡　羌活各一钱　天麻　白术　橘红　半夏　茯苓　桔梗　枳实各一钱半

【用法】水二钟，加生姜三片，煎至八分，空心温服。

【主治】头目虚暗浮晕。

清暗化痰汤

【来源】《摄生众妙方》卷六。

【组成】橘红　半夏　茯苓　桔梗各一钱五分　天麻　薄荷　防风各一钱　甘草五分　川芎　黄连　黄芩　枳实各二钱五分

【用法】上用水二钟，加生姜三片，煎至八分，温服。

【主治】头暗晕有痰，上焦有热。

【加减】如痰盛，加瓜蒌仁一钱。

茯神汤

【来源】《古今医统大全》卷二十三。

【组成】茯神（去心）　酸枣仁（炒，研）　人参　当归各一钱　麦门冬（去心）八分　五味子十五粒　芍药　生地黄　川芎　陈皮　山栀仁（炒）　甘草各六分

【用法】上药以水一钟半，加生姜三片，煎八分，温服。

【主治】劳心思虑，伤损精神，头眩目昏，心虚气短，惊悸烦热。

加味二陈汤

【来源】《古今医统大全》卷五十三。

【组成】陈皮　半夏　人参　茯苓　黄芩　川芎各一钱　甘草　木香各五分（磨汁）

【用法】用水二盏，加生姜三片，煎七分，食后服。

【主治】气郁痰火眩运。

加味六君子汤

【来源】《古今医统大全》卷五十三引丹溪方。

【组成】人参　白术　茯苓各一钱　甘草五分　陈皮　半夏各钱半　荆芥穗五分

【用法】以水二盏，加生姜三片，大枣二枚，煎一盏，去滓，入竹沥二匙温服。

【主治】气虚痰盛，风邪眩运不休者。

加味半硫丸

【来源】《医学入门》卷七。

【组成】硫黄一两（人猪脏内缚定，以米泔、童便、水酒各一碗，煮干一半，取出洗净晒干）　半夏　人参　白茯苓各一两　石膏一分

【用法】上为末，姜汁浸蒸饼为丸，如梧桐子大。每服五十丸至一百丸，空心米汤送下。

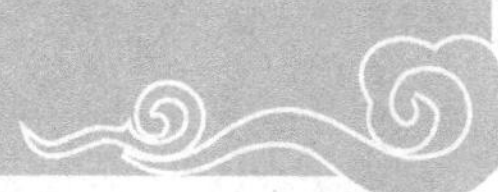

【主治】忧思过度，脾肺气闭，结聚痰饮，留滞肠胃，吐利交作，四肢厥冷，头目眩晕，或复发热。

抑上丸

【来源】《医学入门》卷七。

【组成】白术　黄芩　黄连各一两　石膏二两　青黛五钱

【用法】上为末，蒸饼为丸服。

【主治】痰因火动，胸膈痞满，头目昏眩。

滋阴宁神汤

【来源】《医学入门》卷七。

【组成】当归　川芎　白芍　熟地　人参　茯神　白术　远志各一钱　酸枣仁　甘草各五分　黄连（酒炒）四分

【用法】姜煎温服。

【主治】不时晕倒，搐搦痰壅。

【加减】有痰，加南星一钱。

山茱萸散

【来源】《医学入门》卷八。

【组成】山茱萸一两　甘菊　人参　山药　茯神　川芎各五钱

【用法】上为末。每服二钱，茶清或酒调服。

【主治】风眩头晕。

清气化痰丸

【来源】《古今医鉴》卷四引刘少保方。

【组成】南星　半夏　白矾　芽皂（不锉）　生姜各二两（上将南星、半夏、芽皂、生姜用水浸一宿，将星、半、姜锉作粗片，入白矾同煮，至南星无白点，去皂不用，余者晒干，入后药）　青皮（麸炒）五钱　陈皮（去白）一两　枳实（麸炒）一两　白术一两　干葛五钱　白茯苓一两　苏子（炒）一两　莱菔子（炒）一两　瓜蒌仁一两　黄芩八钱　黄连五钱　海粉七钱　香附一两　神曲（炒）二两　麦芽（炒）二两　山楂肉一两

【用法】共为细末，以竹沥、生姜汁调，蒸饼为丸，如梧桐子大。每服五七十丸，食后生姜汤送下。

【主治】一切痰饮咳嗽，头旋目眩，胸膈痞闷气滞、食积酒积，呕吐恶心。

【加减】气滞；加白豆蔻一两。

仙术通神散

【来源】《古今医鉴》卷七。

【组成】防风通圣散去麻黄、芒消，加藿香　砂仁　甘菊花　苍术

【主治】风热上壅，头旋目眩，起则欲倒。

【加减】如风热上攻，头目昏眩闷痛，痰喘咳嗽，去藿香、苍术，加人参、寒水石。

半夏白术天麻汤

【来源】《古今医鉴》卷七。

【组成】半夏（制）一钱半　白术（炒）二钱　天麻一钱半

【用法】上锉一剂。加生姜三片，水二钟，煎八分，食后温服。

【主治】头眩眼黑，恶心烦闷，气促上喘，心神颠倒，目不敢开，头痛如裂，身重如山，四肢厥冷，不能安睡。

黑将军散

【来源】《古今医鉴》卷七。

【别名】大黄汤（《济阳纲目》卷七十）。

【组成】大黄（酒炒）

【用法】上为末。清茶调下；或用酒浸，九蒸九晒，为末，水丸如绿豆大。每服百丸，食后临卧清茶送下。

【主治】痰火太盛，眩晕难当。

补血祛风汤

【来源】《古今医鉴》卷九。

【别名】养血祛风汤（《东医宝鉴·外形篇》卷一）。

【组成】当归　川芎　生地黄　防风　荆芥　细辛　藁本　蔓荆子　半夏　石膏　甘草　旋覆花（一方加羌活）

【用法】上锉。加生姜、大枣，水煎，食后服。

【主治】妇人肝血虚损，风邪乘虚而袭，而患头风，每发必掉眩，如立舟车之上。

栗子粥

【来源】《本草纲目》卷二十五。

【组成】栗子　粳米

【用法】煮粥食之。

《济众新编》：黄粟细米不拘多少，和水煮，入碎米心或米泔心煮粥。和蜜服。

【主治】

1.《济众新编》：一切风头风旋，手战，筋惕肉瞤，恶心厌食，气虚嘈杂，风痹麻木不仁，偏枯。

2.《长寿药粥谱》：老年肾虚，腰酸腰痛，腿脚乏力，脾虚泄泻。

薯蓣酒

【来源】《本草纲目》卷二十五。

【组成】薯蓣粉

【用法】同曲、米酿酒。或同山茱萸、五味子、人参诸药浸酒煮饮。

【功用】益精髓，壮脾胃。

【主治】诸风眩运。

苏青丸

【来源】《保命歌括》卷二十九。

【组成】真苏合香丸　真青州白丸子各三十丸　全蝎一枚（炙，为末）

【用法】上为末。每服一钱，用紫苏、橘皮煎汤，入姜汁少许调服。

【主治】因气因痰成眩运者。

加味参夏汤

【来源】《赤水玄珠全集》卷十六。

【组成】人参　半夏各一两半　肉桂一两　甘草（炙）五钱　乳香三钱

【用法】每服五钱，加生姜五片，水煎服。

【主治】七情相干，眩晕欲倒；又治七情之气郁于心腹，不可忍，脉沉迟者。

补肝养荣汤

【来源】《赤水玄珠全集》卷十六。

【别名】补肝益荣汤（《济阳纲目》卷七十一）。

【组成】当归　川芎各二钱　芍药　熟地黄　陈皮各一钱半　甘菊花一钱　甘草五分

【用法】水煎，食前服。

【主治】

1.《赤水玄珠全集》：吐衄崩漏，肝家不能收摄荣气，使诸血失道妄行，致生血虚眩晕。

2.《杂症会心录》：亡血血虚，眩晕心烦，如坐舟车，举头欲倒。

【加减】若肾气不降者，去菊花，入前补肾汤。

枯矾散

【来源】《赤水玄珠全集》卷十六。

【组成】枯矾

【用法】上为末。每服一钱，生姜汤调下。吐之立愈。

【主治】痰晕。

益气补肾汤

【来源】《赤水玄珠全集》卷十六。

【组成】人参　黄耆（蜜炙）各一钱二分　白术二钱　白茯苓一钱　甘草（炙）五分　山药　山茱萸肉各一钱半

【用法】水二钟，加大枣二枚，煎八分，食前服。

【主治】淫欲过度，肾家不能纳气归元，使诸气逆奔而上，头痛眩晕。

清上丸

【来源】《赤水玄珠全集》卷十六。

【组成】石菖蒲　酸枣仁　胆星　茯苓　黄连　半夏　神曲　橘红各一两　僵蚕　青黛　木香各五钱　柴胡七钱半

【用法】上用竹沥打糊为丸。食后茶下一钱五分。

【功用】安神。

【主治】痰火眩晕。

清眩化痰汤

【来源】《赤水玄珠全集》卷十六。

【组成】川芎　酒芩各一钱半　天麻一钱　半夏（汤泡）二钱　白茯苓　橘红各一钱二分　桔梗　枳壳各一钱　甘草四分

【主治】痰火上攻作眩，及气不降，胸满者。

【加减】痰结眩晕甚者，加南星、旋覆花各一钱。

加减八物汤

【来源】《仁术便览》卷三。

【组成】人参　川芎　白术　白茯　白芍　陈皮　当归　甘草　香附　黄连　黄芩　山栀各等分

【用法】水煎服。

【主治】男子妇人肌体消瘦，气血俱虚，头眩目昏，脚腿软弱，四肢无力。

人参散

【来源】《医学六要·治法汇》卷七。

【组成】人参　甘菊花　柏子仁　熟地黄　枳壳　五味子　枸杞子　山萸肉　桂心

【用法】上为细末。每服二钱，温酒调下。

【主治】肝虚，头眩而恐，多畏惧，脉弦无力。

加味四物汤

【来源】《万病回春》卷二。

【组成】当归　川芎　白芍（炒）　生地黄　熟地黄　黄耆（蜜炙）　人参　白术（去芦）　陈皮　白茯苓（去皮）　荆芥　甘草（炙）各等分

【用法】上锉。加大枣二枚，乌梅一个，水煎服。

【主治】血虚眩晕卒倒，脉微涩。

【宜忌】不可艾灸、惊哭叫动，动则乘虚而死。

【加减】饱闷，加香附、砂仁，去黄耆、白术。

四君子汤

【来源】《万病回春》卷四。

【组成】人参（去芦）　白术（去芦）　茯苓（去皮）　黄耆（蜜炒）　川芎　陈皮　半夏（姜制）　天麻　桔梗（去芦）　白芷　当归各等分　甘草减半

【用法】上锉一剂。加生姜一片，大枣一枚，水煎，温服。

【主治】气虚湿痰头眩。

清晕化痰汤

【来源】《万病回春》卷四。

【组成】陈皮（去白）　半夏（姜汁炒）　茯苓（去皮）各一钱半　甘草三分　川芎八分　白芷　羌活各七分　枳实（麸炒）一钱　南星（姜汁炒）　防风　细辛各六分　黄芩（酒炒）八分

【用法】上锉一剂。加生姜三片，水煎，温服。以此作丸亦可。

【主治】肥人气虚痰湿，头目眩晕。

【加减】气虚，加人参七分，白术一钱；有热，加黄连六分；血虚，加川芎、当归各一钱。

滋阴健脾汤

【来源】《万病回春》卷四。

【组成】当归（酒洗）一钱　川芎五分　白芍（酒炒）八分　人参七分　白术一钱五分　生地（酒洗）八分　白茯苓（去皮）　陈皮（盐水洗，去白）各一钱　半夏（姜制）　甘草（炙）四分　麦冬（去心）　远志（去心）　白茯神（去皮木）各七分

【用法】上锉一剂。加生姜、大枣，水煎，早、晚服。

【主治】气血虚损，有痰作眩晕。

将军久战丸

【来源】《鲁府禁方》卷一。

【组成】大黄不拘多少（拌九次，蒸九次，以黑为度，晒干）

【用法】上为末，水为丸。每服五十丸，临卧时白水送下。

【主治】痰火所致之头目眩晕。

驱风四物汤

【来源】《鲁府禁方》卷三。

【组成】生地黄（酒洗）一钱　川芎一钱　赤芍八分　当归（酒洗）一钱　荆芥八分　防风（去芦）七分　羌活八分　独活八分　白芷七分　藁本八分

【用法】上锉。水煎，量疾轻重，食前后温服。

【主治】血虚，头目眩晕，头风头痛，或时头面作痒，或肌肤痒。

除眩四物汤

【来源】《鲁府禁方》卷三。

【组成】当归身（酒洗）　川芎　赤芍　生地黄各一钱　羌活八分　细辛五分　藁本七分　蔓荆子一钱　白芷一钱　甘草三分

【用法】上锉。水煎服。

【主治】头目昏眩。

清晕四物汤

【来源】《鲁府禁方》卷三。

【组成】当归　川芎　白芍（酒炒）　熟地黄　蔓荆子各一钱　细辛五分　金沸草六分　半夏（汤泡透，切片，姜汁炒）一钱　荆芥　防风　羌活　独活各六分，甘草三分

【用法】上锉散。加生姜三片，水煎服。

【主治】血虚，时时昏晕，不得清爽。

独圣散

【来源】《证治准绳·类方》卷五。

【组成】瓜蒂　郁金各等分

【用法】上为细末。每服一钱或二钱，韭汁调下，用鸡翎探吐。后服愈风饼子。

【主治】眩晕。

天麻二陈汤

【来源】《杏苑生春》卷六。

【组成】防风　白术　茯苓　川芎各一钱　橘红　半夏各一钱五分　白芷五分　天麻六分　甘草三分

【用法】上锉，加生姜五片，水煎熟，食后温服。

【主治】痰火眩晕。

六合汤

【来源】《杏苑生春》卷六。

【组成】羌活　秦艽　白芍药　防风各一钱　当归　川芎　熟地黄各一钱五分

【用法】上锉。水煎熟，食前服。

【主治】失血过多，眩晕不苏。

上池饮

【来源】《寿世保元》卷二。

【组成】人参（去芦）二钱　台白术（去芦，炒）一钱五分　白茯苓（去皮）五钱　当归（酒洗）一钱二分　川芎一钱二分　杭白芍（酒炒）一钱　怀生地黄（姜汁炒）一钱　熟地黄（姜汁炒）一钱　南星（姜汁炒）一钱　半夏（姜制）一钱　陈皮（盐水洗）八分　羌活六分　防风六分　天麻一钱（去油）　牛膝（去芦，酒洗）八分　川红花（酒洗）四分　柳枝六分（寒月一分）　黄芩（酒炒）八分　黄柏（酒炒）三分（夏月加一分）　酸枣仁（炒）八分　乌药四分　甘草（炙）四分

【用法】上锉一剂。水煎，入竹沥、姜汁，清旦时温服。

【主治】一切中风，左瘫右痪，半身不遂，口眼歪斜，语言謇涩，呵欠喷嚏，头目眩晕，筋骨时痛，头或痛；心中忪悸，痰火炽盛。

【加减】言语謇涩，加石菖蒲。

驱风化痰汤

【来源】《寿世保元》卷五。

【组成】人参　白术（去芦）　白茯苓（去皮）　半

夏（姜炒） 陈皮 枳实（酒炒） 当归（酒洗） 川芎 白芍（酒炒） 桔梗（去芦） 南星 远志（甘草水泡，去心） 瓜蒌仁 白附子 僵蚕 天麻 黄连（酒炒） 黄芩（酒炒） 甘草 怀生地

【用法】上锉一剂。加生姜五片，水煎，温服。

【主治】癫狂、五痫、眩晕，气血虚，挟风痰郁火，时作时止，痰涎壅盛，心神昏愦。

清阳除眩汤

【来源】《寿世保元》卷五。

【组成】人参六分 白术（去芦）一钱 白茯苓一钱 陈皮一钱 半夏（汤泡）一钱 明天麻八分 槟榔八分 旋覆花八分 甘草四分

【用法】上锉一剂。加生姜三片，水煎服。

【主治】气虚，痰火炎上，眩晕。

清痰祛眩汤

【来源】《寿世保元》卷五。

【组成】天南星（姜泡） 半夏（姜汁制） 天麻 苍术（米泔浸） 川芎 陈皮 茯苓（去皮） 桔梗 枳壳（去瓤） 乌药 酒芩 羌活各八分 甘草三分

【用法】上锉一剂。加生姜，水煎，临服入竹沥、姜汁同服。

【主治】肥白人日常头旋目花，卒时晕倒者，名曰痰晕。

茯苓佐经汤

【来源】《外科正宗》卷三。

【组成】茯苓 陈皮 半夏 白术 苍术各一钱 藿香 泽泻 甘草 葛根 柴胡 厚朴 木瓜各五分

【用法】水二钟，加生姜二片，煎八分，食前服。

【主治】足少阳经为四气所乘，以致腰腿发热疼痛，头目昏眩，呕吐不食，胸膈不利，心烦热闷。

天麻饼子

【来源】《外科正宗》卷四。

【别名】天麻饼（《疡科捷径》卷下）。

【组成】天麻 草乌（汤泡，去皮） 川芎 细辛 苍术 甘草 川乌（汤泡，去皮） 薄荷 甘松 防风 白芷 白附子（去皮）各五钱 雄黄 全蝎各三钱

【用法】上为细末，寒食面打糊捣稠，捻作饼子，如寒豆大，每服二三十饼，食后细嚼，葱头汤送下；属火热痰痛者，茶汤送下。甚者日进二服。

【主治】因风火湿痰上攻及杨梅疮毒所致头痛；兼治头目昏眩，项背拘急，肢体烦痛，肌肉蠕动，耳哨蝉鸣，鼻塞多嚏，皮肤顽麻，瘙痒瘾疹；又治妇人头风作痛，眉棱骨疼，牙齿肿痛，痰逆恶心。

【宜忌】忌诸般发物。

二仙丹

【来源】《济阳纲目》卷二十四。

【组成】吴茱萸 白茯苓各等分

【用法】上为末，炼蜜为丸，如梧桐子大。每服三十丸，熟水，温酒任下。

【主治】痰饮上气，不思饮食，小便不利，头目昏眩。

止旋饮

【来源】《丹台玉案》卷四。

【组成】大黄（酒炒）五钱 山介茶八钱 枳实三钱 生姜七片

【用法】水煎服。

【主治】冒雨中湿，实火上炎，头眩不可当者。

补荣汤

【来源】《丹台玉案》卷三。

【组成】天门冬 人参 麦门冬 五味子 沙参 枣仁 远志各一钱五分 地骨皮 生地 当归 柏子仁 茯神各一钱

【用法】加大枣二枚，水煎服。

【主治】五脏俱虚，思虑过度，伤精损血，头眩目昏，睡卧不宁。

和荣汤

【来源】《丹台玉案》卷四。
【组成】人参　当归　白术　生地　天门冬　麦门冬　五味子各二钱
【用法】水煎，温服。
【主治】气血两虚头眩。
【加减】如有痰，加生姜汁、竹沥。

定眩饮

【来源】《丹台玉案》卷四。
【组成】明天麻　青皮　薄荷　柴胡　半夏各二钱　山茱萸　龙胆草　枳壳　黄连各一钱
【用法】水煎，温服。
【主治】头眩眼花。

干葛防风汤

【来源】《症因脉治》卷二。
【组成】干葛　石膏　知母　甘草　防风
【主治】外感眩晕，头痛额痛，骨节烦痛，身热多汗，上气喘逆，躁扰时眩。

干葛清胃散

【来源】《症因脉治》卷二。
【组成】升麻　丹皮　生地　当归　石膏　川黄连　干葛　甘草
【主治】脾胃火冲，眩晕，右关数大者。

归芍大黄汤

【来源】《症因脉治》卷二。
【组成】当归身　白芍药　川大黄　丹皮
【主治】眩晕，左手脉数，燥火伤血者。

竹叶石膏汤

【来源】《症因脉治》卷二。
【组成】知母　石膏　辣冬　竹叶
【主治】火冲眩晕，暴发倒仆，昏不知人，甚则遗尿不觉，少顷汗出而醒，仍如平人。
【加减】三焦热甚，右尺实数者，加山栀、黄芩。

青黛胆星汤

【来源】《症因脉治》卷二。
【组成】胆星汤加青黛
【主治】痰饮眩晕，左关滑数，肝胆有痰。

知柏戊己汤

【来源】《症因脉治》卷二。
【组成】知母　黄柏　甘草　白芍药
【主治】脾阴不足，火冲眩晕，暴发倒仆，昏不知人，甚则遗尿不觉，少倾汗出而醒，仍如平人，右关细数。

知柏导赤散

【来源】《症因脉治》卷二。
【组成】生地　木通　甘草　知母　黄柏
【主治】火冲眩晕，左尺数大，膀胱小肠实热者；热结中焦，小便不利。

知柏补血汤

【来源】《症因脉治》卷二。
【组成】知母　黄柏　黄耆　当归身
【主治】脾阴不足，火冲眩晕，暴发倒仆，昏不知人，甚则遗尿不觉，少倾汗出而醒，仍如平人，右关脉细数。

柴胡羌活汤

【来源】《症因脉治》卷二。
【组成】柴胡　羌活　防风　川芎
【主治】少阳风寒眩晕，左脉弦紧。

巨胜丸

【来源】《医灯续焰》卷十八。

【组成】巨胜子　白茯苓　甘菊花各等分
【用法】炼蜜为丸，如梧桐子大。每服三钱，清晨白汤送下。
【功用】返白发为黑。
【主治】风眩，白发。

川芎散

【来源】《证治宝鉴》卷十一。
【组成】旋覆花　半夏　甘草　石膏　细辛　蔓荆子　藁本　羌活　荆芥　地黄　当归　川芎
【主治】眩运，肝家风热者；亦治头痛。

加减四物汤

【来源】《证治宝鉴》卷十一。
【组成】人参　甘草　茯苓　熟地黄　芍药　川芎　当归　天麻　黄芩　橘皮　栀子
【用法】加生姜、大枣，水煎服。
【主治】血虚眩晕，因于吐衄崩漏，或产后失血，脾虚不能收摄荣气，诸血妄行，并夹风邪者。

连柏丸

【来源】《证治宝鉴》卷十一。
【组成】黄连　黄柏
【用法】皆用姜汁炒，姜汁糊为丸。每服三十丸，用人参、黄耆、当归、白术、芍药作大剂浓煎汤送下。
【主治】亡血大虚所致眩晕。
【加减】冬加干姜少许。

补肝汤

【来源】《证治宝鉴》卷十一。
【组成】四物汤加陈皮　甘菊
【主治】眩晕，血虚微热者。

黄耆补气汤

【来源】《证治宝鉴》卷十一。
【组成】当归　黄耆　白术　甘草　菊花　防风　麻黄
【用法】加生姜、大枣，水煎服。
【主治】汗多亡阳而眩者。

清气天麻汤

【来源】《何氏济生论》卷一。
【组成】香附子　苍术　天麻　陈皮　茯苓　僵蚕　半夏　川芎　天南星　防风　甘草　黄连　枳实　白芷　山栀
【主治】因气怒头眩，胸满气胀，手足麻木。

清眩养荣汤

【来源】《何氏济生论》卷三。
【组成】生地　花粉　白芍　柴胡　防风　麦冬　茯苓　天麻　川芎　枳壳　枣仁　香附　川连　甘草　当归
【主治】男妇血虚，内热头眩，神不清。

天麻防风丸

【来源】《医林绳墨大全》卷五。
【组成】防风　天麻　川芎　羌活　白芷　草乌头　白附子　荆芥　当归　甘草（炙）各五钱　白滑石二两
【用法】上为末，炼蜜为丸。酒送下。
【主治】风湿麻痹，肢节走痛、注痛，中风偏枯，或内外风热壅滞，昏眩。

定风去晕丹

【来源】《石室秘录》卷一。
【组成】熟地九钱　山茱萸四钱　山药三钱　北五味二钱　麦冬二钱　玄参三钱　川芎三钱　当归三钱　蒺藜一两
【功用】补肝，补肾，滋肺金。
【主治】肾水不足而邪火冲入于脑，终朝头晕，似头痛而非头痛。

六合汤

【来源】《郑氏家传女科万金方》卷五。

【组成】四物汤加茶膏　羌活

【主治】妇人头风眩晕。

白术除眩汤

【来源】《杂证大小合参》卷六。

【组成】甘草　川芎　附子　白术　官桂

【用法】加生姜，水煎，食前服。

【主治】感寒湿，头目眩晕。

固本理眩汤

【来源】《冯氏锦囊·杂症》卷六。

【组成】人参一钱五分　天麻（煨）一钱二分　当归一钱　白术（炒）一钱　橘红（盐汤煮）五分　白芍（酒炒）一钱五分　茯神一钱二分　半夏一钱　五味子四分

【用法】加生姜、大枣，水煎服。

【主治】气虚头眩。

十味导痰汤

【来源】《张氏医通》卷十六。

【组成】导痰汤加羌活　天麻　蝎尾

【用法】临服入雄黄末少许。

【功用】《医略六书》：祛风豁痰。

【主治】

1.《张氏医通》：痰湿上盛，头目不清。

2.《医略六书》：风湿痰盛，脉弦浮滑者。

【方论】《医略六书》：痰湿内壅，挟风邪而胸胁满闷，经气不能布护，故手足抽搐不已焉。南星散风痰之闭遏，半夏燥湿痰之内壅，枳实破滞气以降下，羌活疏经络以散风，茯苓渗湿和中，天麻疏风化痰，陈皮利气和胃，甘草缓中和解，蝎尾祛风清经络，雄黄燥湿豁痰涎，内化则风自外解而经络清和，何有胁满抽搐之患哉。

香茸八味丸

【来源】《张氏医通》卷十六。

【组成】八味丸去桂、附，加沉香一两　鹿茸一具

【主治】肾与督脉皆虚，头旋眼黑。

钩藤饮

【来源】《嵩崖尊生全书》卷六。

【组成】钩藤　陈皮　半夏　麦冬　茯苓　石膏各一钱　人参　菊花　防风各一钱　甘草五分

【主治】头目不清。

从种救急汤

【来源】《嵩崖尊生全书》卷十四。

【组成】川芎三钱　当归六钱　炮姜四分　桃仁十粒　炙草　荆芥各五分

【用法】水煎服。

【主治】血晕，劳倦气竭，血脱气绝，痰火乘虚泛上。

【加减】如劳甚或血崩，或汗多，形气脱而晕，加人参三钱，肉桂四分；痰泛上，加橘红四分；虚甚，亦可加人参八分；肥人，加竹沥；如瘀血不下，加血竭、没药、当归、玄胡。

香茸六味丸

【来源】《重订通俗伤寒论》。

【组成】鹿茸血片一钱　生地　熟地各一两　山萸肉四钱　淮山药　茯神各八钱　桑叶　丹皮各四钱　定风草三钱　真麝香五厘

【用法】上为细末，豆淋酒糊为丸。每服三钱，细芽茶五分，杭茶菊五朵，泡汤送下。

【主治】内风挟痰，上冲头脑，抬头屋转，眼常黑花，见物飞动，猝然晕倒者。

麻菊二陈汤

【来源】《重订通俗伤寒论》。

【组成】明天麻一钱　滁菊花一钱半　钩藤钩　茯神木各四钱　荆芥一钱半　川芎八分　姜半夏三钱　广皮红一钱　清炙草四分

【功用】祛风平晕。

【主治】外风挟痰上扰巅顶，抬头屋转，眼常黑花，见物飞动，猝然晕倒者。

羚角钩藤汤

【来源】《重订通俗伤寒论》。

【别名】羚羊钩藤汤（《谦斋医学讲稿》）。

【组成】羚角片一钱半（先煎） 霜桑叶二钱 京川贝四钱（去心） 鲜生地五钱 双钩藤三钱（后入） 滁菊花三钱 茯神木三钱 生白芍三钱 生甘草八分 淡竹茹五钱（鲜刮，与羚羊角先煎代水）

【用法】水煎服。

【功用】凉肝熄风。

【主治】

1.《重订通俗伤寒论》：肝风上翔，头晕胀痛，耳鸣心悸，手足躁扰，甚则瘈疭，狂乱痉厥；及孕妇子痫、产后惊风。

2.《浙江中医杂志》（1982，9：413）：癔病属阴虚火旺、肝阳浮越者。

【方论】

1.《重订通俗伤寒论》何秀山按：以羚、藤、桑、菊熄风定惊为君；臣以川贝善治风痉，茯神木专平肝风；但火旺生风，风助火势，最易劫伤血液，尤必佐以芍药、甘草、鲜生地酸甘化阴，滋血液以缓肝急；使以竹茹，不过以竹之脉络通人之脉络耳。

2.《谦斋医学讲稿》：本方原为邪热传入厥阴、神昏抽搦而设。因热极伤阴，风动痰生，心神不安，筋脉拘急，故用羚羊、钩藤、桑叶、菊花凉肝熄风为主。佐以生地、白芍、甘草甘酸化阴，滋液缓急；川贝、竹茹、茯神化痰通络，清心安神。由于肝病中肝热风阳上逆，与此病机一致，故亦常用于肝阳重证，并可酌加石决明等潜镇。

3.《古今名方发微》：本方证系邪热入厥阴，阳热亢盛，热极动风所致。病情属热属实，故治宜清热凉肝熄风。方中羚羊角为清热平肝熄风之要药，钩藤可清热平肝，熄风定惊，二药相伍，则清热凉肝，熄风止痉的作用更著。桑叶既能散风热，又可凉肝，菊花亦具凉肝熄风之功，二药合用，以加强主药凉肝熄风之作用。热邪亢盛，必致阴液耗伤，故用白芍、生地、甘草酸甘合化，滋养阴液，以柔肝舒筋，缓解挛急。津为热灼则为痰，痰浊壅盛又可动风，故用竹茹、贝母清热化痰。热邪上扰心神，故以茯神平肝安神。诸药合用，共奏清热凉肝熄风之功。服之可使热去阴复，痰消风熄。凡热病过程中，出现高热烦躁、手足抽搐者，均可用之。但综观本方的药物配伍，其清热凉血解毒之力尚嫌不足，临证之时，可适当加入清热凉血解毒之品，以加强其疗效。此方虽伍有养阴之品，但整个方剂仍是以清热凉肝熄风为主，故多用于热盛动风者。若邪热久羁，耗伤真阴，以致虚风内动者，又非本方所宜。

【验案】

1.癔病 《浙江中医杂志》（1982，9：413）：梁某，男，24岁。1980年8月15日入院。病人双夏期间劳累过度，加上情志不畅，导致旧病复发。症见彻夜不眠，惊惕不安，抽搐频频，不能自主，口角流涎，沉默不语，偶有大小便失禁，进食被动，病已1周。舌质红，苔薄黄，脉弦滑。证属肝阳浮越，内风扰动。治宜熄风止痉，清热化痰，羚羊钩藤汤加减：羚羊角2g，钩藤、茯苓、僵蚕、天竺黄各12g，生地30g，石决明20g，生白芍15g，象贝、竹茹、地龙各10g，冬桑叶6g，蜈蚣2条。并结合针刺。前后用药20余剂，痊愈出院。

2.老年头面部带状疱疹 《江苏中医》（1998，5：32）：用本方加减：桑叶、川贝、生地、钩藤、菊花、茯神、生白芍、淡竹茹、生甘草，羚角粉（吞服）为基本方；痛甚加柴胡、延胡索；兼高血压病加天麻、石决明、牛膝；兼冠心病加丹参、郁金；兼胆囊炎加龙胆草、金钱草、生大黄；治疗老年头面部带状疱疹50例。结果：服上方7剂好转者45例，14剂痊愈27例，好转22例。

天麻汤

【来源】《眼科阐微》卷三。

【组成】天麻 白蒺藜（炒） 广陈皮（盐制）各等分

【用法】水煎，食后服。

【主治】痰盛，头眩，目昏。

石膏汤

【来源】《伤寒大白》卷二。
【组成】石膏　白芍药　柴胡　升麻　黄芩　甘草　白术　茯苓　附子
【主治】阳虚寒湿之眩晕。

建中汤

【来源】《伤寒大白》卷二。
【组成】白芍药　桂枝　甘草
【主治】阳虚眩晕；肝脾血分虚寒腹痛。
【加减】气虚，加人参、白术；血虚，加当归、黄耆。

桔梗汤

【来源】《伤寒大白》卷二。
【组成】桔梗　半夏　陈皮　枳实
【主治】痰结饱闷眩晕者。
【加减】若恶寒发热，加羌活、防风；里有积热，加栀、连；阳明见症，加白芷、天麻；少阳见症，加柴胡、川芎。

六龙固本丸

【来源】《女科指掌》卷一。
【组成】山药　巴戟　萸肉各四两　人参　黄耆　莲肉　川楝　补骨脂各二两　小茴　川芎　木瓜各一两　青盐三钱
【用法】加猪、羊脊髓蒸熟，炼蜜为丸。每服五十丸，饮送下。
【功用】固本培元。
【主治】妇人脾虚下陷，气血亏虚，白浊、白淫，头晕心嘈，四肢乏力，时常麻木，精神少者。

生地汤

【来源】《幼科直言》卷五。
【组成】玄参　当归　生地黄　黄芩　陈皮　甘草　薄荷　柴胡
【用法】水煎服。
【主治】小儿气壮，面红火盛，作头晕者。

加味四物汤

【来源】《幼科直言》卷五。
【组成】熟地黄　川芎（少许）　白芍（炒）　当归　白茯苓　白扁豆（炒）
【用法】水煎服。
【主治】小儿病后元气有亏而作晕者。

养血健脾汤

【来源】《幼科直言》卷五。
【组成】白术（炒）　白茯苓　当归　沙参　丹皮　黄耆　陈皮　甘草　白扁豆（炒）
【用法】水煎服。
【主治】头晕，唇白，气虚而作晕者。

鹿茸肾气丸

【来源】《医略六书》卷二十一。
【组成】熟地五两　萸肉三两　鹿茸三两（锉）　丹皮一两半　山药三两（炒）　茯苓一两半（蒸）　泽泻半两　菟丝三两（焙）　龟版三两（盐水炙）　巴戟三两（炒）　石斛三两（焙）
【用法】上为末，炼蜜为丸。每服三五钱，淡盐汤送下。
【主治】肾虚不能纳气，眩晕脉虚者。
【方论】熟地补阴滋肾脏，萸肉秘气涩精海；鹿茸壮元阳以归肾，龟版壮肾水以滋阴；山药益脾阴，茯苓渗湿热，丹皮平相火，泽泻泻浊阴；菟丝补肾填精，巴戟补火温肾，石斛以退虚热也。丸以白蜜，下以盐汤，使肾水充足，则虚炎自退，而真气无不归原，何眩晕之有？此补肾纳气之剂，为肾虚眩晕之专方。

芎麻汤

【来源】《医宗金鉴》卷四十三。
【组成】川芎　天麻
【用法】以此方送下青州白丸子。
【主治】风痰头痛，眩晕欲吐。

芎芷石膏汤

【来源】《医宗金鉴》卷四十三。

【组成】川芎　白芷　石膏　菊花　羌活　藁本

【主治】头痛眩晕，头风盛时发作，日久不愈。

【加减】苦痛者，加细辛；风盛目昏，加防风、荆芥穗；热盛，加栀子、连翘、黄芩、薄荷、甘草；大便秘，小便赤，加消、黄攻之，自愈也。

荆穗四物汤

【来源】《医宗金鉴》卷四十三。

【组成】当归　川芎　白芍　熟地黄　荆芥穗

【主治】血虚头晕。

眩晕汤

【来源】《脉症正宗》卷一。

【组成】生地二钱　当归一钱　川芎八分　藁本六分　丹参一钱　麦冬六分　陈皮八分　升麻三分

【用法】水煎服。

【主治】血虚眩晕。

眩晕汤

【来源】《脉症正宗》卷一。

【组成】黄耆二钱　玉竹三钱　白术一钱　香附一钱　川芎八分　半夏八分　山药一钱　吴萸八分

【用法】水煎服。

【主治】气虚眩晕。

加减人参养营汤

【来源】《医方一盘珠》卷三。

【组成】当归　熟地　白芍　白苓各一钱　人参　甘草各七分　麦冬（去心）　五味九粒　陈皮　半夏　枣仁　志肉（去骨，甘草水炒）各一钱　肉桂　附子　制南星　天麻（煨）各八分

方中麦冬用量原缺。

【主治】虚痰、虚火、心虚、眩晕等症。

羚羊角汤

【来源】《金匮翼》卷五。

【组成】羚羊角二两　菊花三两　防风　藁本　元参　黄芩　杏仁（去皮尖）　石菖蒲　炙甘草各一两

【用法】每服五钱，水煎，食后温服。

【主治】热毒风上冲，头目旋晕，耳内虚鸣。

温胆汤

【来源】《活人方》卷六。

【组成】半夏三钱　橘红一钱五分　枳实一钱　黄连一钱　天麻二钱　苏子一钱五分　厚朴一钱　黄芩一钱　竹茹一钱　生姜汁五匙（泡用）

【用法】上水煎泡，加姜汁午前后服。

【主治】痰气火并结于中宫，在上则眩晕，干呕作酸；在下则腹痛便燥。

八味养血汤

【来源】《杂症会心录》卷上。

【组成】熟地五钱　当归三钱　山药二钱（炒）　肉桂五分　茯苓一钱五分　白芍一钱五分（炒）　附子五分　丹皮一钱　泽泻五分　山萸肉一钱

【用法】水二钟，煎七分，食远服。

【主治】阳亏眩晕。

【方论】《证因方论集要》：地黄、萸肉、山药补足三阴经，泽泻、丹皮、茯苓补足三阳经。脏者，藏精气而不泄，以填塞浊阴为补；腑者，如府库之出入，以通利清阳为补。复以肉桂从少阳纳气归肝，附子从太阳纳气归肾。加归、芍者养血生精，并可以柔桂、附之刚也。

独黄散

【来源】《方症会要》卷三。

【组成】大黄（酒炒）

【用法】上为末。每服三钱，茶酒调下。服下立愈。

【主治】眩晕不可当。

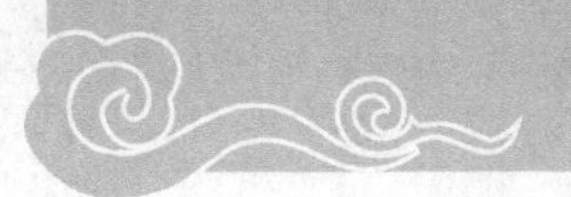

【宜忌】虚者不可轻用。

黑锡丹

【来源】《医部全录》卷一五四。

【别名】二味黑锡丹（《饲鹤亭集方》）、黑铅丹（《成方切用》）。

【组成】黑铅　硫黄各二两

【用法】上将铅熔化，渐入硫黄，候结成片，倾地上出火毒，研至无声为度。

【主治】

1.《医部全录》：口疮。

2.《医方集解》：阴阳不升降，上盛下虚，头目眩晕。

清心补血汤

【来源】《杂病源流犀烛》卷六。

【组成】人参　当归　茯神　白芍　枣仁　麦冬　川芎　生地　陈皮　山栀　炙草　五味子

【用法】水煎服。

【主治】劳心思虑，损伤精神，头眩目昏，心虚气短，惊悸烦热。

牛脑丸

【来源】《医级》卷八。

【组成】熟地四两　杞子　萸肉　山药各二两　鹿胶　菟丝子各两半　龙齿一两　牛脑一个（蒸）　黄耆二两

【用法】上为末，先将前地黄和牛脑捣烂，入末为丸。每服六七十丸，空心白汤送下。

【主治】脑鸣眩晕，髓枯精涸。

归鳢饮

【来源】《医级》卷八。

【组成】当归三五钱　熟地四钱　川芎　乌药各一钱　红花五七分　女贞子　钩藤各三钱　全蝎二个　鳢鱼头一个

【用法】水、酒各半煎，调指甲灰服。

【主治】血虚挟风成痉，或厥气肝风眩晕；及破损经风。

加味益气汤

【来源】《会约医镜》卷六。

【组成】人参（无参者，以淮山药三钱代之，或以时下生条参三钱代之）　当归　甘草（炙）各一钱　白术一钱半　陈皮八分　川芎六分　黄耆（蜜炙）二钱　升麻（蜜炒）柴胡（酒炒）各三分　石菖蒲六分

【用法】生姜、大枣为引，水煎服。

【主治】劳苦太过，气虚耳聋，或耳鸣眩运，倦怠。

驴耳饮

【来源】《产科发蒙》卷二。

【组成】枇杷叶上　半夏上（姜制）　吴茱萸下　桂枝下　莪术中　木香下　槟榔中

【用法】加生姜三片，水煎服。

【主治】饮食停滞，呕吐腹痛，或眩晕头痛。

回元饮

【来源】《古方汇精》卷一。

【组成】熟地十两　萸肉四两　北五味　麦冬　甘菊各二两　川芎　玄参　山药　当归各三两　玉竹八两　鸱枭脑一个（酒蒸，炙，研）

【用法】上为末，炼蜜为丸。每服三钱，盐汤送下。

【主治】经年头疼，终朝眩晕，诸虚百损，火嗽潮热。

一味鹿茸酒

【来源】《医学实在易》卷五。

【组成】鹿茸半两

【用法】酒煎去滓，入麝香少许服。

【主治】头晕。

加味左归饮

【来源】《医学从众录》卷四。

【组成】熟地七钱 山茱萸 怀山药 茯苓 枸杞各三钱 肉苁蓉（酒洗，切片）四钱 细辛 炙草各一钱 川芎二钱

【用法】水三杯，煎八分，温服。

【主治】肾虚头痛，及眩晕目痛。

葛花清脾汤

【来源】《笔花医镜》卷二。

【组成】葛花一钱 枳椇子三钱 赤苓三钱 泽泻 茵陈 酒苓各二钱 山栀 车前子各一钱五分 甘草五分 橘红 厚朴各一钱

【主治】酒湿生热生痰，头眩头痛。

黄金顶

【来源】《串雅补》卷一。

【组成】番木鳖一斤（水浸胀，去毛，拣选大中小三等。用真麻油一斤盛于铜勺内，放风炉中炭火上，熬滚沸，投入大等木鳖，候其浮起，以打碎黄色为度，如黑色则过于火候，失药之灵性矣，取起；次下中等木鳖，亦如是法；三下小等木鳖，亦如是法。）

【用法】上为细末，临用须分年少老幼，用以二分为率，少壮音可用三四分，或在跌打重伤，义作此例，以陈年老黄米粉糊为丸，如卜子大，烈日晒干，藏贮。感冒发热，姜汤送下；狂热不识人事，薄荷汤送下；呕吐，砂仁、煨姜汤送下；头痛，川芍、白芷、老姜、葱白汤送下；口渴，干葛、薄荷、老姜、乌梅汤送下；头晕，不省人事，半夏、陈皮汤送下；骨节风痛，防风、羌活、姜皮汤送下；火气暴升，黄柏汤和童便送下；哮喘痰火，陈皮汤送下；伤食，神曲、山楂汤送下；痰多气多，白芥子、半夏、南星泡汤和姜汁送下；小便秘涩，木通、灯心汤送下；不通，和淡竹叶汤送下；冷汗不止，炙黄耆汤送下；食隔，神曲、麦芽汤送下；四肢身背风痛，防风、薄荷、羌活、老姜汤送下；鼻塞，细辛、辛夷汤送下；去邪退热，远志、朱砂、竹茹汤送下；恶寒，老姜汤送下；咳嗽，姜汤送下；霍乱吐泻，茴香汤送下；水泻，浓茶汁送下；大便秘涩，芝麻三钱研末，白汤送下；牢久热痰，积滞腹痛，牙皂汤送下；酒醉呕吐，公英、枇杷叶、竹茹汤送下；耳聋眩晕，竹沥汤送下；痰多盗汗，黑豆汤送下；阴证热燥，荆芥、丹皮、竹茹、淡豉汤送下；头风痛甚，防风，蔓荆、寄生、川芍、白芷汤送下；遍身骨节疼痛，又兼畏寒怕热，老酒送下；风气疼痛，腰寒怕冷，烧酒送下；年久腹痛，山楂、乳香汤送下；年久风气痛，手足拘挛难伸，寄生、河车酒送下；手足痿弱难伸，牛膝汤送下；皮肤痒极，桑白皮汤送下；胁痛，木香、乳香汤送下；半身不遂，莫能起止，若冷痛，五加皮、地榆制酒服，半月愈；如热痛，菊花、豨莶浸酒送服，二十日愈；中风口哑，生黄耆汤送下；不语，薄荷汤送下；腰骨痛，羌活汤送下；阳证，寒热不调，川芍汤送下；遍身风痛，怕热，菊花酒送下；心气走痛，川椒、乌梅汤送下；腰眼痛，乳香汤送下；阳证结胸，大黄汤送下；积痛走动者，莪术、老姜汤送下；腹痛难忍，姜皮汤调木香末送下；又川楝子、使君子、木香、乳香汤送下；经年腹痛，诸医不效，黑栀、明矾汤送下；痰郁积滞年深，黑栀明矾汤送下；伤寒阳证痰多者，萝卜子、半夏、老姜汤送下；痰渴，硼砂汤送下；阳证热多，黄柏、黄芩汤送下；或葱头汤送下；阳证狂热口渴，元明粉泡新汲水送下；阳证大便干涩、闭结，麻仁研新汲水送下；阳证小便干涩不利，六一散一钱新汲水调下；阳证转作疟疾，取东向桃柳枝各二寸，露水煎送；若阴证变疟，半夏、陈皮、山楂、艾叶汤送下；阳证转痢，苦参、艾叶、木香汤送下；如红，加银花；白，加姜；阴证沉重昏睡，参，耆汤送下；若痰甚，姜汁、竹沥汤送下；阴证冷汗常流，参、耆汤送下；外用陈小麦煎汤洗澡；阴证痰盛，南星、半夏、老姜汤送下；又陈皮、半夏汤亦效；阴证转痢，苍术、半夏、陈皮、木香汤送下；伤暑口渴甚，呼水不止，六一散一钱新汲水送下；伤暑面红眼昏，气喘者，新汲水泡元明粉送下；伤暑劳力发痧，面嘴手足变色青黑，心窝尚暖，用前末调赤泥水灌下，俄顷战汗如水即苏；中暑，地浆水送下；素中寒而中暑者，蒜头捣烂冷水调下；隔食翻胃，竹茹、枇杷叶、南枣汤送下；寒热疟症，逐日来者，陈皮、半夏汤送下；间日或二三日一发，厚朴、槟榔、山檀。半夏汤送下；山岚瘴气，槟榔汤送下；呕水清水，乌梅、诃子汤送下；瘟疫时症，凉水送下；小肠疝气，小茴香汤送下；呕血，白茅根一斤许煎浓汤送下；吐血不止，京墨汁送下；劳伤虚损，咳痰带血丝者，知母、麦芽、童便送下；痰咳，柏叶、茅根汤送下；鼻流血不止，硼砂一钱为末，白汤送下；火眼痛，甘菊花汤送下；肠风下血，沥脓不止，生地、归尾汤送下；吐血发热，扁柏叶、茅根、藕节汤送下；粪后下血不止，生地榆汤送下；大便下血，槐花、大蓟汤送下；患病日久，梦与鬼交，朱砂茯神汤送下；梦泄遗精，莲须汤送下；寝卧乱言，桃柳枝汤送下；羞见三光，眼痛，白芍、甘菊花汤送下；痰迷心窍，琥珀汤送下；目病赤涩，甘菊、桑皮汤送下；眼患热痛，水煎百沸汤，置天井中露一宿，温热，调药末如浆，擦敷眼眶，的有明验；月经凝滞不行，红花酒送下；血热未及信期而来，苏木汤送下；血虚过期不来，益母草汤送下；赤白带下血淋不止，硫黄汤送下；单白带，胡椒汤送下；苦热又吐血，乌梅、牡蛎、童便送下；热淋痛甚，车前、地肤子草捣汁和陈酒送下；血崩，侧柏叶、山茶花、归顶汤送下；乳痛，鹿角屑焙干焦，为末，酒调下；治胎衣不下，石花水澄清送下；产后血痛，益母草泡姜汁送下；肚痛难忍，栀子汤送下；血毒，硫黄汤送下；妇人梦与鬼交，安息香汤送下；小儿每服三、四、五、六、七厘为则，啼哭无常，雄黄汤送下；惊风发热，薄荷、灯心汤送下，或加姜汁一匙；惊风危甚，抱龙丸淡姜汤送下；慢脾风，泄泻，莲子薄荷老姜汤送下；发热惊叫，银花朱砂汤送下；大头瘟，瓮菜汤送下，仍研末醋调敷患处，（瓮菜即大头菜）；咳嗽痰升喘急，贝母知母汤送下；痰迷心窍，四肢逆冷，灯心、姜皮泡麝香半厘送下；吐乳夜啼，薄荷、砂仁、半夏、蝉蜕汤送下；疳积潮热时剧，麦冬、黄连汤送下；肚腹虚胀，茯苓汤送下；疳病腹痛，使君子汤送下；伤风，恐怖惊惶，茯苓琥珀汤送下；食积肚痛，五灵脂汤送下；水泻不止，白术汤送下；冷泻如水直出，参、术汤送下；小儿耳内流脓臭，用药末和麝香少许，吹入耳内自干；急惊风，朱砂、金箔汤送下，再用末吹鼻；无名肿毒，银花汤送下；结核走窜，防风汤送下；跌扑头面身黑肿痛，用烧酒调服，仍用酒送服；肿毒，背肿毒，皂角汤送下；痈疽势危，皂刺汤送下；背疮疔毒走注，山茶花、银花汤送下；杨梅天泡等浸酒送下；疬疮结核并秽烂不堪，土茯苓汤送下；疬疽臭烂，不生肌肉，土茯苓汤送下；喉癣等疮，银花汤送下；再用末吹喉，立除；双单喉蛾，明矾汤送下；喉黄，生草汤送下；五蛊肿胀，不论久近，五加皮汤送下；五淋痛甚，生车前草捣汁送下；通肠痔漏，脓血滴沥，秽痛难忍，土茯苓汤送下；四肢浮肿，木瓜汤送下；食蛊，石燕汤送下。

【主治】各科诸证。

壮脑散

【来源】《眼科锦囊》。

【组成】胡椒　丁子各五分　肉豆蔻一钱　干姜五分　胡荽子　小茴香各五钱

【用法】上为末。白汤送下。

【主治】头痛眩晕，眼常带赤色，视物濛濛，时吐黄水者。

半夏南星白附丸

【来源】《医钞类编》卷十。

【组成】半夏　南星　白附各等分

【用法】上药生用，为末，水为丸，以生面为衣，阴干。生姜汤送下。

【主治】痰眩冒，头痛，恶心，吐酸水。

二陈四物去熟地加天麻汤

【来源】《证因方论集要》卷一。

【组成】陈皮　半夏　茯苓　当归　白芍（炒）天麻　川芎　甘草（炙）

【用法】加生姜、大枣，水煎服。

【主治】血少痰多之眩晕。

【方论】二陈汤化痰神剂也，四物汤养血要药也，去熟地之滞，加天麻之润，故能治眩晕而效。

贝母瓜蒌散

【来源】《证因方论集要》卷一。

【组成】贝母　瓜蒌霜　茯苓　橘红　桔梗

【主治】肺火壅遏，头眩。

【方论】贝母、瓜蒌辛苦以宣肺壅，茯苓、橘红甘辛以通肺气，桔梗上开肺郁，而痰饮自祛矣。

六味生脉汤

【来源】《证因方论集要》卷一。

【组成】熟地　茯苓　山药　萸肉　丹皮　泽泻　人参　麦冬　五味子

【主治】阴虚眩晕。

【方论】精不足者补之以味。六味汤为补肾之圣药；复以生脉散得金水相生之妙用也。

滋阴安神汤

【来源】《类证治裁》卷四。

【组成】熟地　白芍　当归　川芎　人参　白术　茯神　远志　南星各一钱　枣仁　甘草各五分　黄连四分

【用法】《济阳纲目》：上作一服。加生姜三片，水煎服。

【功用】养阴。

【主治】

1.《类证治裁》：癫症，阴亏晕仆者。
2.《济阳纲目》：血气两虚，不时怔忡眩晕。

秘传延寿丹

【来源】《良方集腋》卷上。

【别名】延寿丹（《世补斋医书·文集》卷八）、首乌延寿丹（《中药成方配本》）。

【组成】何首乌（取赤白两种，黑豆汁浸一宿，竹刀刮皮，切薄片晒干，又用黑豆汁浸一宿，次早柳木甑桑柴火蒸三柱香，如是九次，晒干）共七十二两　菟丝子（先淘去浮空者，再用清水淘，挤去沙泥，五六次，取沉者晒干，逐粒拣去杂子，取坚实腰样有丝者，用无灰酒浸七日方入甑，蒸七炷香，晒干，再另酒浸一宿，入甑蒸六炷香，晒干，如是九次，晒干磨细末）一斤　豨莶草（五六月采叶，长流水洗净，晒干，蜂蜜同无灰酒和匀拌潮一宿，次早蒸三炷香，如是九次，晒干为细末）一斤　桑叶（四月采取嫩叶，长流水洗净，晒干，照制豨莶法九制，取细末）八两　女贞实（冬至日摘腰子样黑色者，剥去粗皮，酒浸一宿，蒸三炷香，晒干，为细末）八两　忍冬花（一名金银花，摘取阴干，照豨莶草法九制，晒干，细末）四两　川杜仲（厚者是，去粗皮，青盐同姜汁拌潮，炒断丝）八两　雄牛膝（怀庆府产者佳，去根芦净，肉屈而不断，粗而肥大为雄，酒拌，晒干）八两　怀庆生地（取钉头鼠尾或原枝末，入水曲成大枝者有效，掐如米粒者，晒干，为细末）四两

【用法】用四膏子（旱莲草熬膏一斤，金樱子熬膏一斤，黑芝麻熬膏二斤，桑椹子熬膏一斤）同前药末为丸，如膏不足，白蜂蜜增补，捣润方足。

【功用】乌须黑发，却病延年。

【主治】阴虚，脾虚，麻木，头晕，目昏，肥人痰湿多。

【加减】阴虚，加熟地黄一斤；阳虚，加附子四两；脾虚，加人参、黄耆各四两，去地黄；下元虚，加虎骨一斤；麻木，加明天麻、当归各八两；头晕，加玄参、明天麻各八两；目昏，加黄甘菊、枸杞子各四两；肥人痰湿多，加半夏、陈皮各八两。

滋阴百补丸

【来源】年氏《集验良方》卷二。

【组成】鱼鳔一斤（蛤粉炒成珠，极焦为度）菟丝子（酒煮透，晒干）沙苑蒺藜（洗净，焙）枸杞子（酒拌，焙）肉苁蓉（酒煮透，晒干）女贞子（酒浸）覆盆子（酒浸，去底，焙）锁阳（酒浸）知母（酒浸）麦门冬（去心）远志肉（甘草水泡，去骨）当归身（酒洗）牛膝（酒浸）柏子仁（去油）枣仁（去壳，炒黑）巴戟（酒浸去骨，焙）莲须　芡实（去壳）丹皮（酒浸，炒）山萸肉（酒浸蒸，去核）白茯苓各四两

【用法】上为细末，酒糊为丸，如梧桐子大。每服三钱，空心白汤送下。

【功用】《饲鹤亭集方》：养心神，清诸热，调和血气，疏肝明目。

【主治】

1.年氏《集验良方》：一切阴虚、肾水不足之证。

2.《饲鹤亭集方》：阴亏热炽，咳嗽，眩晕。

滋肾熄风汤

【来源】《医醇剩义》卷一。

【组成】熟地四钱　当归二钱　枸杞子三钱　菟丝四钱　甘菊二钱　巴戟天三钱　豨莶草三钱　天麻八分　独活一钱（醋炒）　红枣十枚　生姜三片

【主治】肾风。头目眩晕，心中悬悬，惊恐畏人，常欲蒙被而卧。

清肝膏

【来源】《理瀹骈文》。

【组成】鳖甲一个（用小磨麻油三斤，浸熬听用）　柴胡四两　黄连　龙胆草各三两　元参　生地　川芎　当归　白芍　郁金　丹皮　地骨皮　羌活　防风　胆南星各二两　薄荷　黄芩　麦冬　知母　贝母　黄柏　荆芥穗　天麻　秦艽　蒲黄　枳壳　连翘　半夏　花粉　黑山栀　香附　赤芍　前胡　橘红　青皮　瓜蒌仁　桃仁　胡黄连　延胡　灵脂（炒）　莪术（煨）　三棱（煨）　甘遂　大戟　红花　茜草（即五爪龙）　牛膝　续断　车前子　木通　皂角　细辛　蓖麻仁　木鳖仁　大黄　芒消　羚羊角　犀角　山甲　全蝎　牡蛎　忍冬藤　甘草　石决明各一两　吴萸　官桂　蝉蜕各五钱　生姜　葱白　大蒜头各二两　韭白四两　槐枝　柳枝　桑枝　冬青枝　枸杞根各八两　凤仙（全株）　益母草　白菊花　干桑叶　蓉叶各四两　侧柏叶二两　菖蒲　木瓜各一两　花椒　白芥子　乌梅各五钱

【用法】以上两料共用油二十四斤分熬，丹收。再入煅青礞石四两，明雄黄、漂青黛各二两，芦荟、青木香各一两，牛胶四两（酒蒸化），俟丹收后，搅至温温，以一滴试之不爆，方取下。再搅千余遍，令匀，愈多愈妙，勿炒珠。量部位大小摊贴。头眼病贴两太阳，耳病夹耳门贴。内症上贴胸口，并两胁、背心（肝俞）、脐上、脐下，余贴患处。加锭子，醋磨敷。

【主治】肝经血虚有怒火，或头晕头痛，眼花目赤，耳鸣耳聋，耳前后痛，面青口酸，寒热往来，多惊不睡，善怒，吐血，胸中痞塞，胁肋乳旁痛，大腹作痛，少腹作痛，阴肿阴疼，小儿发搐，肝疳。外症颈上生核。

天麻六君子汤

【来源】《不知医必要》卷二。

【组成】党参（去芦，米炒）二钱　白术（净）二钱　半夏（制）　天麻　茯苓各一钱五分　陈皮　炙草各一钱

【用法】加生姜二片，红枣二个，水煎服。

【主治】眩晕兼有痰或呕者。

补中益气加减汤

【来源】《不知医必要》卷二。

【组成】炙耆一钱五分　党参（去芦，米炒）归身　白术（饭蒸）　天麻　钩藤各一钱五分　陈皮七分　炙草六分

【用法】加生姜二片，红枣二枚，煎服。

【主治】气虚眩晕

山萸肉粥

【来源】《药粥疗法》引《粥谱》。

【组成】山茱萸肉 15 ～ 20g　粳米 60g　白糖适量

【用法】先将山萸肉洗净，去核，与粳米同入砂锅煮粥，待粥将熟时，加入白糖稍煮即可。3 ～ 5 天为一疗程，疾病完全治愈后，即可停服。或再间断食用一个时期，以巩固疗效。

【功用】补益肝肾，涩精敛汗。

【主治】肝肾不足，头晕目眩，耳鸣腰酸，遗精，遗尿，小便频数，虚汗不止，肾虚带下。

【宜忌】在发热期间，或小便淋涩的病人，均不可服食。

【加减】肾虚病人，特别是老年肾虚病人，腰酸腿软，头晕耳鸣，配合枸杞子一同煮粥则更好；如出现遗精、遗尿、小便次数过多，可配合芡实煮粥尤妙；如虚汗不止，盗汗过久，则配合浮小麦煮粥。

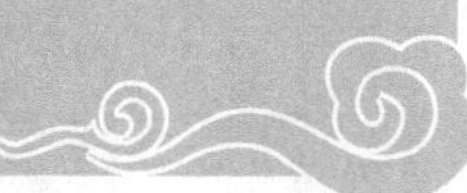

桑仁粥

【来源】《药粥疗法》引《粥谱》。

【组成】桑椹子20～30g（鲜者30～60g） 糯米2两 或加冰糖少许

【用法】先将桑椹浸泡片刻，洗净后与米同入砂锅内煮粥，粥熟加冰糖稍煮即可。每日二次，空腹食之，5～7天为一疗程。

【功用】补肝滋肾，养血明目。

【主治】肝肾血虚，头晕目眩，视力减退，耳鸣腰痠，须发早白，及肠燥便干。

【宜忌】煮粥忌用铁锅，以砂锅为好；桑椹以紫者为佳，红者次之，青者不可用；平素大便稀溏或泄泻者不宜服。

【方论】桑椹味甘性寒无毒，入肝肾经，有滋补肝肾，养血明目作用。用于头晕目暗，失眠贫血，腰膝痠软，须发早白，及老人便秘。

调元汤

【来源】《医方简义》。

【组成】生地四钱 阿胶（烊冲）一钱 白芍（酒炒）二钱 当归二钱 茺蔚子（炒）三钱 泽兰二钱 杜仲（盐水炒）二钱 天冬三钱 鹿角霜二钱

【用法】加桂圆肉五个，水煎服。

【主治】奇脉亏损，经水不调，肢节酸痛，腰痛气滞，心摇神怯，晕眩。

天麻琥珀丸

【来源】《医方简义》卷三。

【组成】煨天麻二两 琥珀二两 乌药一两 茯神三两 肉桂五两 黄柏五钱 防己五钱 秦艽一两 煅牡蛎三两 豨莶草二两 钩藤一两 柴胡八钱 广郁金一两 怀牛膝二两

【用法】上为细末，炼蜜为丸。每丸二钱，金箔为衣，白蜡封固。每服一丸，去蜡，水化服，加酒少许。

【功用】祛风降逆。

【主治】

1.《医方简义》：厥证，风动阳升，冲气上逆，足冷而厥。

2.《全国中药成药处方集》：头眩头昏，肩背疫痛，四肢麻木，手足厥冷，心腹串痛，腰膝无力，逆气上冲，肌肉刺痛，中风中寒，中湿中气。

【加减】本方加麝香一钱，蜡丸更妙。

【宜忌】忌食葱、蒜。

清肝煎

【来源】《医方简义》卷四。

【组成】生牡蛎五钱 琥珀八分 焦栀子三钱 丹皮二钱 黄芩（炒）一钱 桑叶一钱五分 鲜生地八钱 煨天麻八分 羚羊角（先煎）一钱五分

【用法】上加竹叶二十片，灯心一团，水煎服。

【主治】肝火内炽，晕眩欲厥。

下痰丸

【来源】《增补验方新编》卷四。

【组成】白矾一两 细茶叶五钱

【用法】上为末，炼蜜为丸，如梧桐子大。每服五十丸，食远姜汤送下。

【主治】风痰眩晕，癫痴，久不愈者。

黑逍遥散

【来源】《医宗己任篇》卷一。

【组成】逍遥散加熟地

【用法】水煎，去滓，微微温服。

【主治】肝胆两经郁火，以致胁痛头眩，或胃脘当心而痛，或肩胛绊痛，或时眼赤痛，连太阳，无论六经伤寒，但见阳证；妇人郁怒伤肝，致血妄行，赤白淫闭，沙淋崩浊等症。

【方论】《医略六书》：任劳多郁，亏损肝脾，致经气不调，经行失其常度而崩漏不已焉。生地壮水滋阴，兼能凉血止血；白术健脾燥湿，即可止漏定崩；白芍敛阴和血；当归养血归经；柴胡升阳解郁；茯苓渗湿和脾；甘草缓中和胃也。

小菟丝丸

【来源】《饲鹤亭集方》。

【组成】苁蓉二两　鹿茸　五味子　川附子　菟丝子　牡蛎各一两　鸡内金　桑螵蛸各五钱

【用法】酒糊为丸服。

【主治】肾气虚损，目眩耳鸣，四肢倦怠，夜梦泄精，小便不禁。

建瓴汤

【来源】《医学衷中参西录》中册。

【组成】生怀山药一两　怀牛膝一两　生赭石八钱（轧细）　生龙骨六钱（捣细）　生牡蛎六钱（捣细）　生怀地黄六钱　生杭芍四钱　柏子仁四钱

【用法】磨取铁锈浓水以之煎药。

【主治】（脑充血）头目时常眩晕，或觉脑中昏愦，多健忘，或常觉疼，或耳聋目胀；胃中时觉有气上冲，阻塞饮食不能下行，或有气起自下焦，上行作呃逆；心中常觉烦躁不宁，或心中时发热，或睡梦中神魂飘荡；或舌胀、言语不利，或口眼歪斜，或半身似有麻木不遂，或行动脚踏不稳，时欲眩仆，或自觉头重脚轻，脚底如踏棉絮，脉弦硬而长，或寸盛尺虚，或大于常脉数倍，而毫无缓和之意。

【加减】若大便不实去赭石，加建莲子（去心）三钱；若畏凉者，以熟地易生地。

【验案】

1.高血压　《光明中医》（1992，5：36）：应用本方加减：生怀山药30g，怀牛膝30g，生赭石（轧细）24g，生龙骨（轧细）18g，生牡蛎18g，生地18g，生杭芍12g，柏子仁12g。便溏者可去赭石；身体壮实，大便秘结者可加大黄等随证配之。每日1剂，水煎，每日服2次。治疗高血压32例，男14例，女18例；年龄最大者73岁，最小36岁。结果：服药3剂后血压正常者9例，占28.1%；服6剂血压降至正常者15例，占46.9%；服药9剂血压降至正常者6例，占18.7%；2例血压下降但未达正常。服药3剂后，症状明显改善者23例，占71.9%；服药6剂后症状明显改善者9例，占28.1%；症状明显改善率为100%。

2.眩晕　《北京中医》（1996，5：15）：以本方加减：生山药、怀牛膝、生地、熟地、杭白芍、柏子仁、生赭石、生龙骨、生牡蛎为基本方，头晕且胀加生赭石、生龙骨、生牡蛎用量；肝肾阴虚加重山药、牛膝用量，加山萸肉；阴血不足重用生地，加当归，或加肉苁蓉、锁阳；血瘀加川芎、郁金、清半夏、陈皮；治疗老年性眩晕27例。结果：痊愈6例，显效和有效18例，无效3例，总有效率88.9%。

3.中风　《北京中医》（1999，1：26）：用本方加减治疗中风104例。结果：痊愈（神志清楚，语言正常，肢体活动自如，生活自理，肌力提高二级以上）30例（28.8%），好转（症状体征有改善，肌力提高一级）68例（65.4%），无效（虽生命体征平稳，但肌力无改变）6例（5.8%）。

清降汤

【来源】《医学衷中参西录》上册。

【组成】生山药一两　清半夏三钱　净萸肉五钱　生赭石六钱（轧细）　牛蒡子二钱（炒、捣）　生杭芍四钱　甘草一钱半

【主治】因吐衄不止，致阴分亏损，不能潜阳而作热，不能纳气而作喘，甚或冲气因虚上干，为呃逆、为眩晕；心血因虚甚不能内荣，为怔忡、为惊悸不寐；或咳逆，或自汗，诸虚蜂起之候。

乙癸汤

【来源】《内科概要》。

【组成】生地　丹皮　脂麻　石决明　玄参　蝉衣　山药　石蟹　菊花　茯神

【主治】肝肾两亏，虚火上浮，目赤，眩晕，耳鸣，久不治，便生内障。

痫症镇心丹

【来源】《中药成方配本》（苏州方）。

【组成】犀牛角五钱　西牛黄七分　珠粉二钱　黄连三钱　胆星五钱　茯苓七钱　炒远志二钱　枣仁一两　麦冬七钱　石菖蒲二钱　甘草一钱　飞朱砂三钱

【用法】上各研细，取净粉和匀，用白蜜二两，炼熟打和成丸，分做一百一十粒，蜡壳封固。每服一粒，重症加倍，开水化服。

【功用】镇心化痰。

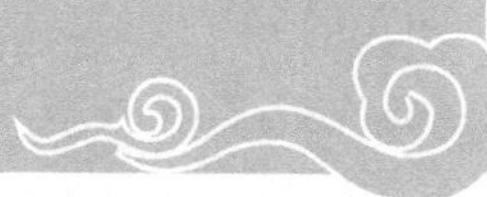

【主治】痰火愧闭，神识瞀乱，眩晕猝倒；及一切痫症痰多，神志昏迷，四肢抽搐。

天麻钩藤饮

【来源】《杂病证治新义》。

【组成】天麻　钩藤　生决明　山栀　黄芩　川牛膝　杜仲　益母草　桑寄生　夜交藤　朱茯神

【用法】水煎服。

【功用】

1.《杂病证治新义》：平肝降逆，镇静精神，降压缓痛。

2.《中医伤科学》：清热化痰，平肝潜阳。

【主治】

1.《杂病证治新义》：高血压，头痛，晕眩，失眠。

2.《古今名方》：耳鸣眼花，震颤或半身不遂，舌红，脉弦数。

3.《中医伤科学》：脑震荡引起的眩晕、抽搐。

【加减】重症者，可易决明为羚羊角，则药力益著；若进入后期血管硬化之症，可酌入槐花、海藻。

【方论】

1.《杂病证治新义》：本方以天麻、钩藤、生决明之平肝祛风降逆为主，辅以清降之山栀、黄芩，活血之牛膝，滋肝肾之桑寄生、杜仲等，滋肾以平肝之逆，并辅夜交藤、朱茯苓，以安神安眠，缓解其失眠，故为用于肝厥头痛、晕眩之良剂。若以现代之高血压头痛而论，本方所用黄芩、杜仲、益母草、桑寄生等，均经研究有降低血压之作用，故有镇静精神、降压缓痛之功。

2.《中医方剂通释》：本方所治之证属肝经有热，肝阳上亢，肝风内动所致，治宜平肝潜阳，清热息风。方中天麻、钩藤、石决明为主药，平肝潜阳以平息内风。山栀、黄芩清泄肝热，以利肝阳之平降；川牛膝活血，并能引血下行，以平降肝阳；桑寄生、杜仲滋养肝肾，共为辅药。并以夜交藤、朱茯神宁心安神，益母草行血去瘀，且能“入肝清热疏散”（《辨药指南》），共为佐使药。诸药相合，共成清热平肝，潜阳息风之功效。

3.《方剂学》：本方为肝阳偏亢，风阳上扰，以致头部胀痛，眩晕；肝阳偏亢，影响神志，故夜寐多梦，甚至失眠。治宜平肝熄风为主，配合清热活血，补肝益肾。方中天麻、钩藤、石决明均有平肝熄风之效，用以为君。山栀、黄芩清热泻火，使肝经之热不致偏亢，是为臣药。益母草活血利水；牛膝引血下行，配合杜仲、桑寄生能补益肝肾；夜交藤、朱茯神安神定志，俱为佐使药。如病重者，加羚羊角。

【实验】

1.对生理生化指标的影响　《药学通报》（1963，1：25）：实验结果表明：天麻钩藤饮对二氧化碳吸入反应、血清胆碱酯酶活性、尿中17羟类固醇排出量和肾血流量没有显著影响，其降压作用与这几项指标的生理功能无关。其降压机理可能是影响其他生理功能作用所致。

2.降压与调节高级神经活动　《中医药研究参考》（1975，9：25）：本方200%水煎剂能降低高血压狗和大白鼠的血压；对血压正常的动物则无明显变化。当高血压动物的高级神经活动发生障碍时，本方可改善皮层的功能状态，出现阳性条件反射量增加，分化抑制加强，力的关系改变；当动物的皮层功能状态正常时，本方对高级神经活动没有明显影响。实验结果表明：本方既有降压作用，又有调节高级神经活动的作用。这为本方用于某些类型高血压的疗效提供了一些药理理论基础。

3.对组织脂质过氧化作用的影响　《中国中药杂志》（1991，8：497）：对组织脂过氧化作用的影响实验表明，天麻钩藤饮提取液体外给药能显著抑制大鼠心、肝、脑、肾组织过氧化脂质的生成，体内给药能显著抑制小鼠心、肝、脑组织过氧化脂质的生成，但其作用较维生素E弱。

【验案】

1.高血压病　《江西中医药》（1959，10：19）：袁某某，男性，43岁。主诉：经常头昏1年。体检：心尖搏动在左第五肋间锁骨中线上，无异常杂音，下肢浮肿。眼底检查无异常发现，X线见左心室轻度扩大，心电图检查提示心肌损害。治疗前每日上午八九时测量血压，共测8次，其平均血压为154/105mmHg，脉浮滑。给予本方1剂后，血压下降为130/80mmHg。以后再服3周，其间平均血压为131/85mmHg，自觉症状消失。

2.美尼尔病　《乡村医学》（1985，12：18）：徐某，女，39岁。初患眩晕证，经确诊为“美尼尔病”，经治疗稍有好转。本年6月12日，病情突然加重，头晕目眩，耳鸣，两太阳穴部位疼痛，两眼视物昏花，斜视建筑物时则有旋转感，行路不稳，转弯时需十分谨慎，心悸，少寐，多梦，时口渴，尿黄，体型丰腴，舌质红，舌苔薄黄，脉象弦数。中医辨证属肾阴不足，水不涵木，肝阳偏亢。治宜滋水涵木，平肝熄风，予天麻钩藤饮加熟地20g，枸杞20g；先后共服药15剂，眩晕心悸，少寐多梦诸证悉除，病愈而恢复工作。

3.小儿头痛型癫痫　《天津中医》（1995，6：25）：用本方加减：天麻、钩藤、石决明、黄芩、茯苓、石菖蒲、白芍、菊花、女贞子、胆星；1个月为1疗程；治疗小儿头痛型癫痫15例。结果：显效（发作减少75%以上）8例，有效4例，显效率达53.3%。

4.高血压病　《山东中医杂志》（2005，6：336）：将高血压病90例随机分为治疗组45例，对照组45例。治疗组口服天麻钩藤饮原方，对照组口服卡托普利。结果：治疗组显效30例，有效10例，无效5例，总有效率88.90%；对照组显效31例，有效11例，无效3例，总有效率93.33%。$P>0.05$。

加减辛芎导痰汤

【来源】《杂病证治新义》。

【组成】辛芎导痰汤去细辛、川芎，加天麻、钩藤、蔓荆

【用法】水煎服。

【主治】风痰，头目眩晕。

牛黄解毒丸

【来源】《北京市中药成方选集》。

【组成】防风三钱　赤芍五钱　黄连五钱　黄芩五钱　大黄一两　钩藤五钱　生石膏一两　连翘一两　黄柏五钱　生栀子五钱　金银花一两　麦冬三钱　桔梗四钱　甘草三钱　当归尾五钱

【用法】上为细末，过罗。每八两八钱细末兑牛黄一钱，冰片五钱，雄黄五钱，薄荷冰一钱，朱砂一两，麝香五分。研细，混合均匀，炼蜜为丸，重一钱，蜡皮封固。每服一丸，一日二次，温开水送下。

【功用】清热解毒。

【主治】头晕目赤，咽干咳嗽，风火牙痛，大便秘结。

【宜忌】孕妇忌服。

栀子金花丸

【来源】《北京市中药成方选集》。

【组成】栀子（炒）二百八十八两　黄柏一百四十四两　黄连十二两　黄芩二百八十八两　天花粉一百四十四两　大黄二百八十八两　知母九十六两

【用法】上为细粉，过罗，用冷开水泛为小丸。每服二钱，日服二次，温开水送下。

【功用】泻热润燥，生津止渴。

【主治】头晕目眩，鼻干出血，牙痛咽肿，口舌生疮。

【宜忌】忌辛辣食物。孕妇忌服。

黄连上清丸

【来源】《北京市中药成方选集》。

【组成】黄连八两　大黄二百五十六两　连翘六十四两　薄荷三十二两　防风三十二两　复花十六两　黄芩六十四两　芥穗六十四两　栀子（炒）六十四两　桔梗六十四两　生石膏三十二两　黄柏三十二两　蔓荆子（炒）六十四两　白芷六十四两　甘草三十二两　川芎三十二两　菊花一百二十八两

【用法】上为细粉，过罗，用冷开水泛小丸；或炼蜜为大丸，重二钱。每服水丸二钱或蜜丸二丸，每日二次，温开水送下。

【功用】

1.《北京市中药成方选集》：清热通便。

2.《全国中药成药处方集》（天津方）：消炎解热，清火散风。

【主治】头目眩晕，暴发火眼，牙齿疼痛，口舌生

疮，二便秘结。

【宜忌】孕妇忌服。

黄连上清膏

【来源】《北京市中药成方选集》。

【组成】黄连二两七钱　黄芩十一两　大黄十一两　赤芍十一两　生栀子三两四钱　川芎三两四钱　当归三两四钱　连翘三两四钱　菊花三两四钱　花粉三两四钱　甘草一两八钱　黄柏四两四钱　玄参（去芦）三两四钱　桔梗三两四钱　芥穗三两四钱　薄荷三两四钱　银花四两三钱　生石膏四两三钱

【用法】上药切碎，水煎三次，分次过滤，去滓，取滤液合并，用文火煎熬浓缩至膏状，以不渗纸为度，每两清膏兑炼炼蜜一两，装瓶重二两。每服三至五钱，温开水冲服。

【功用】清火散风，泻热消肿。

【主治】实火里热，头晕耳鸣，口舌生疮，牙龈肿烂，暴发火眼，大便秘结，小便赤黄。

清眩丸

【来源】《北京市中药成方选集》。

【组成】川芎二百两　薄荷九十二两　白芷二百两　荆芥穗九十二两　石膏（生）一百两

【用法】上为细末，炼蜜为丸，每丸重二钱。每服二丸，温开水送下。

本方改为片剂名“清眩片”（《北京市中成药规范》）。

【功用】解热散风。

【主治】风热上攻，头晕目眩，偏正头痛，鼻塞不通。

清巅丸

【来源】《北京市中药成方选集》。

【组成】川芎三钱　柴胡三钱　白芍三钱　菊花四钱　白芷三钱　生石决明三钱　当归三钱　天麻三钱　黄芩二钱　法半夏二钱　白茅根三钱　磁石（煅）三钱　甘草二钱

【功用】清热散风。

【主治】风热郁结，头目眩晕。

牛黄上清丸

【来源】《全国中药成药处方集》（兰州、天津方）。

【组成】黄连八钱　生石膏四两　黄芩二两五钱　薄荷叶一两五钱　莲子心二两　白芷八钱　桔梗八钱　菊花二两　川芎八钱　赤芍八钱　当归二两五钱　黄柏五钱　芥穗八钱　生栀子二两五钱　大黄四两　甘草五钱　连翘（去心）二两五钱

【用法】上为细末，每细末一斤十三两三钱，兑朱砂面六钱，雄黄面六钱，牛黄一钱，冰片五钱。共研细和匀，炼蜜为丸，二钱重，蜡皮及蜡纸筒封固。每服一丸，白开水送下，早、晚各服一次。

【功用】清火散风，润便解热。

【主治】头脑昏晕，暴发火眼，口舌生疮，咽喉肿痛，牙齿疼痛，头面生疮，大便燥结，身热口渴。

【宜忌】孕妇忌服。

白云平安散

【来源】《全国中药成药处方集》（沈阳方）。

【组成】净滑石粉五钱　杭白芷一钱　净绿豆粉　生月石各五两　薄荷冰　梅片各三钱

【用法】上为极细末，装瓷罐内，入土中埋三日，以去燥气，再加梅片四两，台麝香四分，共研一处。每用少许纳入鼻孔中。

【功用】芳香解秽，避温祛暑。

【主治】鼻窍壅塞，头晕目痛。

济世丹

【来源】《全国中药成药处方集》（禹县方）。

【组成】西滑石二两　粉甘草一两　丁香二钱五分　儿茶五钱　樟脑一钱　紫蔻二钱　砂仁二钱　广木香一钱五分　薄荷冰二分　朱砂二钱　麝香一厘五毫

【用法】上为细末，水为丸，如莱菔子大。每服二十丸，白开水送下。

【主治】头晕恶心，胃口不开，胸腹膨胀，口臭喉热，饮食不消，中暑吐泻。

【宜忌】孕妇忌用。

健民丹

【来源】《全国中药成药处方集》（禹县方）。

【组成】粉甘草一两　西滑石一两　朱砂一钱　紫蔻仁三钱　丁香一钱五分　薄荷冰二分

【用法】上为细末，水为丸，滑石、朱砂为衣，如莱菔子大。每服十五丸或二十丸，白开水送下，一岁服三丸，大者酌加。

【主治】中暑吐泻，晕车晕船，呕吐恶心，胃口不开，饮酒过度，小儿风热，夏令暑热。

【宜忌】寒症忌用。

通络益气丹

【来源】《全国中药成药处方集》（天津方）。

【组成】生山甲六两　豨莶草一斤八两　木瓜一斤十二两　苏地龙一斤二两　灵仙一斤八两　海风藤一斤十二两　麻黄三两　橘红一斤二两　僵蚕一斤八两　薄荷一斤八两　生牡蛎三斤　生龙骨一斤八两　玄明粉一斤八两　黄柏十二斤　川牛膝一斤二两　黑郁金十二两　蒺藜一斤八两　生磁石一斤二两　生鳖甲四斤　夜交藤三斤　龙胆草一斤八两　生栀子一斤八两　车前子一斤一两　菟丝子四斤　蕲蛇肉四两五钱　紫贝齿一斤三两　乌药一斤三两　莲子心一斤一两　法半夏一斤八两　藿香一斤八两　砂仁一斤三两　生白芍一斤八两　黄豆卷十二两　生赭石一斤三两　广寄生六斤　旋覆花十二两　全蝎十二两　鸡血藤二斤四两　生石决明二斤　茯苓（去皮）二斤四两　青皮（醋炒）一斤二两（共为细粉，每细粉七十六斤五两五钱兑以下药物）琥珀面四两　朱砂面九两　瓜蒌三斤　胆星三斤　竹沥水一两五钱　生石决明六斤

【用法】将以上熬清膏和水打小丸。再用滑石四斤、生石膏八斤、知母四斤、花粉四斤、竺黄一斤八两、竹茹粉四斤研细为衣，装盒，每盒二两重。每服四钱，白开水送下，一日二次。

【功用】除湿祛风，活络豁痰，镇静安神。

【主治】风湿内闭，痰涎壅盛，周身麻木，神志昏乱，肝热上冲，头晕头眩，身重脚轻。常服预防血压高。

【宜忌】孕妇忌服。

黄连上清丸

【来源】《全国中药成药处方集》（抚顺方）。

【组成】黄连五两（一方一两半）　薄荷五两　羌活三两　归尾八两　大黄十两　荆芥四两　木贼三两　桔梗四两　菊花　生地各五两　黄柏　防风　黄芩　山栀　连翘各五两　白芷三两　荆子三两　川芎三两　甘草二两

【用法】上为细面，水泛小丸，黄连面为衣。每服二钱，茶水送下。

【功用】清火生津，辛凉解热。

【主治】郁火上灼，头晕目眩，火眼暴发，耳鸣鼻干，口疮唇裂，牙痛龈肿，鼻衄烦热，舌干喜冷，燥渴贪饮。

【宜忌】忌食辛辣。

清眩丸

【来源】《全国中药成药处方集》（天津方）。

【组成】川芎　白芷各一斤四两　薄荷九两五钱　芥穗九两六钱　生石膏　大黄各十两　天麻八两　菊花十两　元参（去芦）十两

【用法】上为细末，炼蜜为丸，每丸三钱重，蜡皮或蜡纸筒封固。每次服一丸，白开水送下。

【功用】清火散风，解热止痛。

【主治】风热上攻，头晕头眩，偏正头痛，鼻塞不通，二便不利。

【宜忌】贫血性头眩头痛症及孕妇忌服。

牛黄清火丸

【来源】《北京市中成药规范》。

【组成】黄芩四十八两　大黄四十八两　山药四十八两　桔梗四十八两　丁香二十四两　雄黄二十四两　牛黄一钱二分　冰片二两六钱　薄荷冰一两八钱

【用法】将药材加工洁净。桔梗、黄芩煮提二次，分别为 2.5 小时、1.5 小时，山药热浸取药液，过滤沉淀，丁香提油，8 ～ 16 小时，油尽收药液。

合并以上药液，过滤沉淀，成压浓缩至比重 1.40，温度 50℃的稠膏。原粉：大黄，山药 16 两粉碎为细粉，过一百目孔罗，用牛黄套研均匀加入冰片，薄荷水，混合均匀，过重罗。取原粉及稠膏按比例制丸。取处方内雄黄八两为衣，占全部药材 3.2%，每百粒重五钱。日服二次，温开水送下。

【功用】清热、散风、解毒。

【主治】胃肺蕴热，头晕目眩，口鼻生疮，风火牙疼，咽喉疼痛，痄腮红肿，耳鸣肿痛，大便秘结。

【宜忌】忌辛辣厚味。孕妇勿服。

清眩止痛汤

【来源】《赵炳南临床经验集》。

【组成】茺蔚子三至五钱　制香附三至五钱　钩藤三至五钱　川芎一至三钱　桂枝二至四钱　菊花三至五钱　生甘草三钱

【功用】调气和营，消风止痛。

【主治】由于外科、皮肤科某些严重疾患而引起的头痛、眩晕等。

【方论】方中茺蔚子活血止痛；香附理气止痛；菊花、钩藤平肝熄风止痛；桂枝、川芎和营，调和气血而止痛。

平肝潜阳汤

【来源】《常见病的中医治疗研究》。

【组成】生牡蛎　夏枯草各 30g　石决明 24g　桑寄生　生地　生杜仲各 15g　黄芩 12g　草决明　菊花　茺蔚子各 9g

【功用】平肝潜阳。

【主治】肝阳上亢，头晕头痛，心悸怔忡，失眠多梦，舌红脉弦。

冬青补汁

【来源】《湖南省中成药规范》。

【组成】女贞子（酒蒸）200g　金樱肉 200g　红枣 200g　桑椹 100g　菟丝子 50g

【用法】上药酌予碎断，煮提两次，过滤。滤液合并，浓缩成清膏，静置过滤。另取蔗糖 500g 制成糖浆，加入清膏继续浓缩成 800 毫升，即得。每次一汤匙，每日三次。

【功用】补肾益精，滋养肝肾。

【主治】阴虚体弱，肾亏目眩，小便频繁，高血压，神经衰弱。

化痰清眩丸

【来源】《慈禧光绪医方选义》。

【组成】法夏二两　云茯苓一两　炒枳壳五钱　元明粉三钱　胆星五钱

【用法】上为细末，神曲糊为丸，如绿豆大。每服二钱，早、晚米汤送下。

【主治】脾胃虚热，运化失司，致湿聚生痰，阻于中州，升降失和，而致头晕目眩。

【方论】本方宗导痰汤化裁，加元明粉为增清热邪、除水饮之力，俾痰湿消除，中州升降调和，而眩晕自愈。

和中止眩丸

【来源】《慈禧光绪医方选议》。

【组成】旋覆花三钱　天麻一钱五分　川芎二钱　菊花四钱　全当归四钱　杭芍三钱（酒炒）　生地四钱　洋参五钱　麸炒于术三钱　云苓四钱　橘红二钱　炙草一钱

【用法】上为细末，炼蜜为丸，如绿豆大。每晚服三钱，白开水送服。

【主治】因风痰引起的头痛眩晕。

【方论】本方为八珍汤化裁。方中以八珍补益气血，意在固本；加陈皮、旋复花以健脾化痰降逆；菊花、天麻以平肝止眩；其中天麻配川芎，暗寓《普济方》天麻丸之意。

泡酒方

【来源】《慈禧光绪医方选议》。

【组成】石菖蒲（鲜）六钱　鲜木瓜六钱　桑寄生一两　小茴香二钱　九月菊根六钱

【用法】烧酒三斤，泡七日。早服一盏。

【功用】清心，柔肝，补肾。

【主治】肾元素弱，脾不化水，郁遏阳气，眩晕，阳虚恶风，谷食消化不快，步履无力，耳鸣，脉息左部沉弦而细，右寸关沉滑。

【加减】如腿疼，加川牛膝二钱。

清上止晕沐方

【来源】《慈禧光绪医方选议》。

【组成】明天麻二钱　薄荷二钱　甘菊二钱　桑叶一钱　炒蔓荆三钱　川芎二钱　藁本二钱

【用法】水煎，沐之。

【功用】清热散风止晕。

【主治】肝阴不足而兼有风热之眩晕头痛。

清风镇逆养阴丸

【来源】《慈禧光绪医方选议》。

【组成】生地黄二两　归身一两五钱（酒洗）　抚芎一两　生白芍一两五钱　醋柴胡八钱　黄芩一两（酒炒）　石菖蒲五钱　制半夏一两五钱　煅磁石二两（另研极细，水飞）　云神二两　建曲一两五钱（炒）　甘杞子一两　黑栀八钱

【用法】上研极细面，炼蜜为丸，朱砂为衣，如绿豆大。每服三钱，临卧淡盐汤送下。

【功用】养阴平肝潜阳。

【主治】头晕目眩，眼目昏糊，耳鸣耳聋，及神志不安，失眠心悸。

清热养肝和络膏

【来源】《慈禧光绪医方选议》。

【组成】川郁金三钱（研）　霜桑叶四钱　生于术三钱　细生地三钱　生杭芍四钱　酒当归三钱　羚羊二钱五分　明天麻二钱　川秦艽二钱　炒僵蚕三钱　橘红二钱　川贝母三钱（研）　炒枳壳二钱　炒建曲三钱　生甘草一钱

【用法】以水煎透，去滓，再熬浓汁，炼蜜为膏。每服三钱，白开水送服。

【功用】清热养肝和络。

【主治】肝热头晕微疼，目不清爽。

清热养肝活络膏

【来源】《慈禧光绪医方选议》。

【组成】细生地五钱　杭芍四钱　酒当归四钱　羚羊二钱五分　明天麻二钱　僵蚕三钱（炒）　川秦艽二钱　橘红二钱　川贝母三钱（研）　枳壳二钱（炒）　炒建曲三钱　生草一钱

【用法】以水煎透，去滓，再熬浓汁，炼蜜为膏。每服三钱，白开水冲服。

【功用】清热养肝活络。

【主治】肝热头晕微疼，目不清爽。

豨莶至阴汤

【来源】《千家妙方》。

【组成】制豨莶草 50g　干地黄 15g　盐知母 20g　当归 15g　枸杞子 15g　炒赤芍 29g　龟版 10g　牛膝 10g　甘菊花 15g　郁金 15g　丹参 15g　黄柏 5g

【用法】水煎服，每日一剂。

【功用】养阴清热，通经活血。

【主治】脑血栓，属阴虚热亢，内风暗动，经脉血滞。

菊花芍药汤

【来源】《中医症状鉴别诊断学》。

【组成】菊花　赤白芍　白蒺藜　丹皮　钩藤　天麻　夜交藤　生地　桑椹子

【功用】养阴平肝定眩。

【主治】阴虚阳亢，头晕目涩，心烦失眠，多梦，或有盗汗，手足心热，口干，舌红少苔，或无苔，脉细数或细弦。

自拟降压汤

【来源】《古今名方》引《郑侨医案选》。

【组成】菊花 12g　白芍　玄参　怀牛膝各 15g　炒黄芩 9g　石决明 30g　甘草 6g

【功用】平肝镇静，滋阴潜阳。

【主治】肝阳上扰之眩晕头痛，高血压病。

【加减】若血压过高，加代赭石、生地；头痛甚，加蔓荆子、白蒺藜；胃脘烦闷，加竹茹；目赤痛，加龙胆草、草决明；鼻衄，加藕节。

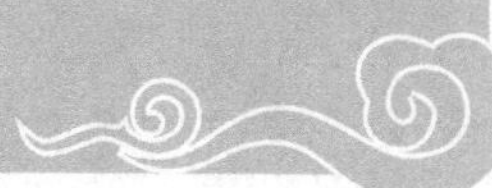

滋阴定眩汤

【来源】《千家妙方》引刘强方。

【组成】珍珠母30g　菊花10g　沙参30g　白芍24g　枸杞15g　山茱萸15g

【用法】每日一剂，水煎服。

【功用】滋补肝肾，平肝定眩。

【主治】肝肾阴虚，肝阳上亢，髓海不足，美尼尔综合征或高血压病。

【验案】李某某，女，49岁。头目眩晕，时作时止，且发作时伴耳鸣，呕吐，多梦，倦怠，口干。病已二年余，近日来又发作，症状较前为重。经临床诊断为美尼尔综合征，投以滋阴定眩汤，服药十余剂，其病获愈。

仙芪汤

【来源】《陕西中医》(1984，7：20)。

【组成】仙鹤草60g　生黄芪30g　当归10g　白术15g

【用法】水煎300ml，早晚分服，每日1剂，10天为1疗程。

【主治】眩晕。

【加减】头痛，加川芎、丹参；心烦眠差，加生石决明、菊花；呕恶严重者，加茯苓、泽泻；耳鸣耳聋者，加黄精、蔓荆子。

【验案】眩晕　《陕西中医》(1984，7：20)：治疗眩晕30例，男17例，女13例；年龄29～65岁；病程最短15天，最长15年。结果：病人多在服用本方3剂即出现疗效，其中治愈（自觉症状完全消失，精神、食欲及睡眠完全恢复至病前水平）16例，显效（症状基本消失，仍时有轻度耳聋，偶尔头晕）12例，减轻（眩晕减轻，发作间隔延长，发作时间缩短）2例。

清肝汤

【来源】《中医杂志》(1986，2：118)。

【组成】葛根12g　钩藤12g　白薇12g　黄芩12g　茺蔚子12g　白蒺藜12g　桑寄生12g　磁石30g　牛膝12g　泽泻12g　川芎12g　野菊花12g

【用法】水煎服。

【主治】眩晕。

【验案】眩晕　《中医杂志》(1986，2：118)：治疗眩晕21例，男13例，女8例；年龄40～60岁。结果：经治疗后，正常4例，眩晕减轻16例。

益气豁痰汤

【来源】《国医论坛》(1986，3：39)。

【组成】太子参20g　麦冬20g　五味子20g　茯神30g　胆南星3g　橘红15g　石菖蒲15g　泽泻15g　炙甘草15g　白芍20g　天竺黄8g　川芎15g

【用法】每日1剂，水煎服。

【主治】美尼尔综合征。

【验案】美尼尔综合征　《国医论坛》(1986，3：39)：治疗美尼尔综合征40例，男6例，女34例；年龄在35岁以下5例，35～55岁25例，55岁以上10例。结果：基本治愈20例，好转13例，有效5例，无效2例，总有效率95%。

眩晕丸

【来源】《浙江中医杂志》(1987，3：106)。

【组成】当归　五味子　淮山药　酸枣仁　龙眼肉各等分

【用法】上药共研细末，过80目筛，蜜制为丸，每丸重5g。每次2丸，温水送下，1日3次。

【主治】眩晕。

【验案】眩晕　《浙江中医杂志》(1987，3：106)：治疗眩晕100例。结果：显效（服药5天内症状消失者）21例，有效（服药10天内症状消失或减轻者）71例，无效（15天内症状未见减轻或反加重者）8例。

化痰通窍汤

【来源】《湖南中医杂志》(1989，5：36)。

【组成】半夏20g　白术12g　生南星1.2g　泽泻12g　石菖蒲20g　桂枝10g　菊花15g

【用法】每日1剂，水煎服。

【主治】耳源性眩晕。

【加减】头痛甚者，加蔓荆子；肝火甚者，加龙胆草、丹皮；气虚者，加黄芪、党参；呕吐甚者，加生姜、赭石；耳鸣重听者，加郁金、葱白；脘闷不食者，加砂仁。

【主治】耳源性眩晕。

【验案】耳源性眩晕 《湖南中医杂志》(1989，5：36)：治疗耳源性眩晕114例，男51例，女63例，年龄23～50岁。结果：痊愈（临床症状消失，随访1年内未复发者）103例，占93.35%；有效（服药后症状消失，1年内复发者）11例，占9.65%。

耳眩汤

【来源】《陕西中医》(1989，11：515)。

【组成】泽泻40g　白术　丹参　磁石　代赭石各30g　天麻15g

【用法】每日1剂，水煎服。

【主治】美尼尔综合征。

【用法】肝阳上亢加钩藤；气血亏虚加黄芪、党参；肾阴不足加五味子；自汗多加龙牡；热甚加龙胆草；失眠加酸枣仁；耳鸣耳聋较重加菖蒲；呕吐剧加半夏。

【验案】美尼尔综合征 《陕西中医》(1989，11：51)：治疗美尼尔综合征50例，结果：治愈（眩晕、呕吐消失，耳鸣、听力恢复如常，1年内未复发）46例，有效（诸症消失，半年内未复发）4例；总有效率为100%。

五味子合剂

【来源】《陕西中医》(1989，12：535)。

【组成】酸枣仁　淮山药　当归　五味子　山萸肉各10g

【用法】水煎服，每日1剂。

【主治】内耳眩晕病。

【加减】兼痰涎壅盛者，加天竺黄、姜半夏；兼气虚，加党参、黄芪；血虚，加熟地、丹参；兼肝阳上亢，加罗布麻、夏枯草、羚羊角粉（吞服）。

【验案】内耳眩晕病 《陕西中医》(1989，12：53)：治疗内耳眩晕病42例，男19例，女23例；年龄28～65岁；病程半月至20年。结果：治愈（服药后症状消失，3月内无复发）15例，有效（症状基本消失，发作次数较前减少）24例，无效（病情变化不明显，仍发作如故）3例。

镇眩汤

【来源】《新中医》(1991，3：34)。

【组成】川芎　白芍各10～16g　当归　生地　桂枝各10～12g　白茯苓12～18g　白术　甘草各10g　生龙骨　生牡蛎各30～60g

【用法】每日1剂，水煎2次，每次煎汤200～300ml，早晚各服1次，15天为1疗程。

【主治】眩晕症。

晕平汤

【来源】《中国医药学报》(1992，4：30)。

【组成】桑叶10g　白菊花6g　防风6g　白芷5g　车前子12g（包煎）　泽泻25g　白术5g　丹皮5g　焦栀子10g　钩藤12g　代赭石15g　丹参20g　路路通10g　炙甘草5g

【用法】1日1剂，水煎，分2次服。10天为1疗程，一般治疗2疗程。症状缓解后，防复发以治本为主，晕平汤渐停服用。气阴两虚者用补中益气丸、六味地黄丸；阳虚用金匮肾气丸；血虚用当归养血膏。服用15天，然后间断用药。

【主治】美尼尔综合征。

【加减】肝火重者，加龙胆草；耳部闷胀顽固重症，加红花、王不留行。

【验案】美尼尔综合征 《中国医药学报》(1992，4：30)：治疗美尼尔综合征90例，年龄17～72岁，平均年龄41岁。其中伴乏力、少气懒言、脉虚无力者43例；乏力、舌肿有齿印、脉虚无力22例；乏力、自汗、脉虚无力13例；面色苍白、唇舌色淡、脉细22例。属气阴两虚证58例，气血两虚证23例，血虚证9例。根据美国1985年听力和平衡委员会（CHE）的疗效标准评定方法。结果：痊愈38例，好转49例，无效3例，总有效率为96.7%。

清眩宁

【来源】《山东中医杂志》(1992，6：16)。

【组成】天麻10g　钩藤12g　丹参30g　磁石30g　菊花12g　远志12g　泽泻12g　陈皮10g　白术12g　茯苓12g　山栀6g　甘草6g

【用法】每日1剂，水煎，分3次温服，连服6日为一疗程，最多服两个疗程，为防止复发，亦可制成丸剂，适量服用。

【主治】老年血循环障碍性眩晕。

【验案】老年血循环障碍性眩晕 《山东中医杂志》（1992，6：16）：治疗老年血循环障碍性眩晕45例，男21例，女24例，年龄61～74岁，病程6个月～12年。结果：治愈（临床症状完全消失）13例，显效（临床症状明显减轻，病情稳定）21例，有效（临床症状基本得到控制，时有头晕，少寐多梦，纳呆等兼证）9例，无效2例。总有效率95.6%。

菊花帽

【来源】《贵阳中医学院学报》（1993，1：18）。

【组成】夏枯草　菊花　淡竹叶　谷精草各30g（切碎）　黄芩30g　白芷30g　川芎30g　当归30g　丹参30g（各为粗末，筛除粉尘）　防风20g　牛膝20g　钩藤20g　薄荷20g　透骨草20g　决明子20g　细辛3g　藁本20g　冰片3g

【用法】上药研极细末，分别装入帽带（长50厘米，宽8厘米）和帽盖（呈圆形直径15厘米）中，或用菊花60g，白芷60g水煎液泡2小时后，加热或冰冻外用。

【主治】脑血管病，血管神经性头痛，神经衰弱，眩晕症。

利湿定眩汤

【来源】《山东中医杂志》（1993，2：16）。

【组成】肿足蕨30g　白术12g　泽泻40g　葛根30g　钩藤30g

【用法】上药混合，常规法煎汤400ml，症状发作期每日1剂，分3次服，症状缓解后每日1剂，分2次服，继服5剂以巩固疗效。

【主治】美尼尔综合征。

【验案】美尼尔综合征 《山东中医杂志》（1993，2：16）：治疗美尼尔综合征76例，男31例，女45例；年龄15～60岁；病史2～18年。结果：临床痊愈（自觉症状全部消失，听力及前庭功能检查正常，观察2年以上未复发者）67例，显效（自觉症状消失，听力及前庭功能检查有好转，观察1年以上未复发者）5例，有效（自觉症状基本消失，听力及前庭功能检查进步，半年以上未复发者）2例，无效2例；总有效率97.37%。

益气定眩汤

【来源】《陕西中医》（1993，3：107）。

【组成】黄芪25g　党参　天麻　丹参各15g　白术　葛根各12g　柴胡　川芎　当归各10g　升麻6～10g　泽泻20g

【用法】水煎，日服1剂。属痰浊中阻者加竹茹、橘红；属瘀血者加桃仁、红花；肝阳上亢者加山栀、石决明，去升麻；肾精不足偏于阴虚者加知母、鹿角胶，偏阳虚者加肉桂、仙灵脾。

【主治】眩晕。

【加减】属痰浊中阻者，加竹茹、橘红；属瘀血者，加桃仁、红花；肝阳上亢者，加山栀、石决明，去升麻；肾精不足偏于阴虚者，加知母、鹿角胶；偏阳虚者，加肉桂、仙灵脾。

五味定眩汤

【来源】《四川中医》（1993，6：48）。

【组成】丹参　泽泻各60g　黄芪　半夏　天麻各30g

【用法】每日1剂，水煎2次，兑匀频服。

【主治】美尼尔病。

【验案】美尼尔病 《四川中医》（1993，6：48）：所治美尼尔病52例，男18例，女34例；年龄最小20岁，最大54岁；病程最短半年，最长20年。结果：痊愈38例，占73%；有效12例，占23%；无效2例，占4%；总有效率为96%。平均用药3剂。

晕宁丸

【来源】《陕西中医》（1993，8：352）。

【组成】生黄芪　丹参　仙鹤草　葛根各30g　当归　菟丝子　五味子　女贞子　枸杞子　酒大黄各10g

【用法】上药研末，水泛为丸，每丸0.1g，每次

30g，每日3次，温开水冲服。1个月为1疗程。

【主治】眩晕。

【验案】眩晕《陕西中医》(1993，8：352)：治疗眩晕180例，男性114例，女性66例；病程1.5小时至3年。其中动脉硬化58例；颈椎病49例，高血压病31例，脑血管病33例，其他9例。全部病人在治疗1个月后进行复查。结果：基本治愈（眩晕及主要症状消失，能恢复正常工作和操持家务）102例，好转（眩晕及主要症状减轻，能坚持工作）65例，无效（眩晕及主要症状无明显变化）13例；总效率为92.78%。

二十五味珊瑚丸

【来源】《中国药典》。

【组成】珊瑚75g　珍珠15g　青金石20g　珍珠母50g　诃子100g　广木香60g　红花80g　丁香35g　沉香70g　朱砂30g　龙骨40g　炉甘石25g　脑石25g　磁石25g　禹粮土25g　芝麻40g　葫芦30g　紫菀花45g　獐马菜80g　藏菖蒲50g　草乌45g　打箭菊75g　甘草75g　西红花25g　麝香2g

【用法】上二十五味，除珊瑚、珍珠、西红花、麝香别研细外，其余二十一味粉碎成细粉，再共混匀，用水泛为丸，每丸重1g，阴干即得。口服，每次1丸，1日1次。

【功用】开窍，通络，止痛。

【主治】“白脉病”，神志不清，身体麻木，头昏目眩，脑部疼痛，血压不调，头痛，癫痫及各种神经性疼痛。

牛黄降压丸

【来源】《中国药典》。

【组成】牛黄　羚羊角　珍珠　冰片　黄芪　郁金　白芍等

【用法】上药制成丸剂，小蜜丸每20丸重1.3g，大蜜丸每丸重1.6g。口服，小蜜丸每次20～40丸，1日2次；大蜜丸每次1～2丸，1日1次。

【功用】清心化痰，镇静降压。

【主治】肝火旺盛，头晕目眩，烦躁不安，痰火壅盛，高血压症。

【宜忌】腹泻者忌服。

脑立清丸

【来源】《中国药典》。

【组成】磁石200g　赭石350g　珍珠母100g　清半夏200g　酒曲200g　酒曲（炒）200g　牛膝200g　薄荷脑50g　冰片50g　猪胆汁350g（或猪胆膏50g）

【用法】水泛为丸，10丸重1.1g，密闭，防潮。口服，每次10丸，1日2次。

【功用】平肝潜阳，醒脑安神。

【主治】肝阳上亢引起的头晕目眩，耳鸣口苦，心烦难寐及高血压等症。

【宜忌】孕妇及体弱虚寒者忌服。

黄精四草汤

【来源】《首批国家级名老中医效验秘方精选》。

【组成】黄精20g　夏枯草15g　益母草15g　车前草15g　豨莶草15g

【用法】每日一剂，水煎服。

【功用】平肝补脾，通络降压。

【主治】眩晕，手麻，肿胀兼有高血压者。

滋补肝肾丸

【来源】《首批国家级名老中医效验秘方精选》。

【组成】北沙参12g　麦冬12g　当归12g　五味子10g　何首乌15g　熟地10g　女贞子15g　川断15g　陈皮10g　旱莲草15g　浮小麦15g

【用法】每日一剂，水煎服。或倍其量，共研细末炼蜜为丸，每丸10g，每服1～2丸，1日2次。或作蜜膏，每服一匙(10g)，1日3次。

【功用】养血柔肝，滋阴补肾。

【主治】肝病后，腰酸腿软，头晕失眠，倦怠纳呆者。临床多用于肝炎恢复期，肝功能已恢复正常，见有体虚、消瘦，神经衰弱者。

定眩汤

【来源】《首批国家级名老中医效验秘方精

选·续集》。

【组成】桂枝6g 茯苓30g 泽泻30g 白术15g 半夏20g 人参10g 天麻10g

【用法】每日1剂，水煎2次，分2次温服。如恶心呕吐药汁难以咽下，可口含生姜1片，再饮药徐徐下咽。

【功用】补虚泄浊，定神定眩。

【主治】美尼尔综合征，又称内耳眩晕症。以头晕目眩，伴耳鸣、恶心、呕吐，闭目静卧稍安，开眼、运动则症状明显加剧为主要临床特点。

【加减】舌苔白滑而外感症状较重者，桂枝用量加倍，人参用量减半；舌红苔黄，有热象者，去桂枝，加桔梗10g，薄荷10g，淡竹叶10g；舌苔厚腻者，加苍术15g，紫苏梗15g，藿香15g。

【验案】郑某，57岁，干部，1992年2月3日因眩晕月余就诊。自述月前某日晨，醒来即头晕目眩，动则天旋地转，恶心呕吐，遂投西医治疗，被诊为美尼尔病，先后给予苯巴比妥、安定、抗眩定、谷维素等药，历时旬余，症状略有缓解，可下床行走，于是改投中医治疗。服镇肝熄风汤、知柏地黄汤20余剂，症状未见明显改善。询知既往并无此病史，此次发病亦无明显诱因；观其神气清朗，舌质无异，苔薄白润；察六脉浮细而滑。似此如寒无寒，如热无热，似虚非虚，似实非实之证，最难辨识。断为气虚表郁湿滞，以定眩饮倍桂枝，加紫苏投之，首煎服后，小便畅解，量倍于常，立感神定晕止，全身轻快。

山绿茶降压片

【来源】《部颁标准》。

【组成】山绿茶

【用法】制成糖衣片，每片相当于原药材1.8g，密封。口服，每次2～4片，1日3次。

【功用】清热解毒，平肝潜阳。

【主治】眩晕耳鸣，头痛头胀，心烦易怒，少寐多梦及高血压、高血脂见有上述证候者。

久芝清心丸

【来源】《部颁标准》。

【组成】大黄720g 黄芩720g 桔梗720g 山药720g 丁香360g 牛黄1.8g 麝香1.8g 冰片54g 朱砂180g 雄黄360g 薄荷脑27g

【用法】制成大蜜丸，每丸重3g，密封。口服，每次2丸，1日2次。

【功用】清热，泻火，通便。

【主治】内热壅盛引起的头晕脑胀，口鼻生疮，咽喉肿痛，风火牙疼，耳聋耳肿，大便秘结。

【宜忌】孕妇忌服。

天麻首乌片

【来源】《部颁标准》。

【组成】天麻 白芷 何首乌 熟地黄 丹参 川芎 当归 制蒺藜 桑叶 墨旱莲 女贞子 白芍 黄精 甘草

【用法】制成糖衣片或薄膜衣片，密封。口服，每次6片，1日3次。

【功用】滋补肝肾，养血熄风，定眩止痛，乌须黑发。

【主治】肝肾不足所致的眩晕头痛，口苦咽干，耳鸣耳聋，视物昏花，神疲健忘，鬓发早白，舌红少苔，脉象弦细；脑动脉硬化，早期高血压，血管性头痛，溢脂性皮炎属上述证候者。

天麻祛风补片

【来源】《部颁标准》。

【组成】天麻（姜汁制）60g 当归160g 附片（砂炒）60g 杜仲（盐炙）70g 独活50g 茯苓60g 川牛膝（酒炙）60g 生地黄160g 肉桂60g 羌活80g 玄参60g

【用法】制成糖衣片，密封。口服，每次6片，1日3次。

【功用】温肾养肝，除湿止痛。

【主治】肝肾亏损之头昏、头晕，耳鸣，畏寒肢冷，四肢关节疼痛，腰酸膝软，手足麻木等症。

【宜忌】感冒忌用。

天麻头风灵胶囊

【来源】《部颁标准》。

【组成】天麻 牛膝 玄参 地黄 当归 杜

仲　川芎　槲寄生　野菊花　钩藤

【用法】制成胶囊，每粒装0.2g。口服，每次4粒，1日2次。

【功用】滋阴潜阳，祛风，强筋骨。

【主治】顽固性头痛，长期手足麻木，慢性腰腿酸痛。

天麻眩晕宁合剂

【来源】《部颁标准》。

【组成】天麻50g　钩藤100g　泽泻（制）200g　半夏（制）100g　白术120g　茯苓120g　白芍100g　竹茹100g　川芎30g　甘草（炙）30g　陈皮60g　生姜45g

【用法】制成合剂，密封。口服，每次30ml，1日3次。

【功用】祛痰定喘，和胃止呕。

【主治】眩晕，恶心呕吐，舌淡，苔白滑。尤适用于美尼尔综合征。

牛黄西羚丸

【来源】《部颁标准》。

【组成】牛黄20g　水牛角浓缩粉120g　羚羊角10g　朱砂100g　冰片20g　麝香12g　雄黄100g　麦门冬100g　甘草120g　黄芩75g　白芍（酒炒）75g　陈皮150g　枳壳150g　防风75g　清半夏75g　桔梗150g　黄柏100g　黄连150g　茯苓75g　栀子100g　苦杏仁（清炒）75g　瓜蒌150g　当归75g　木通75g

【用法】制成大蜜丸，每丸重3g，密封。口服，每次1丸，1日2次，小儿减半。

【功用】解热祛风，清心降火，宁志安神，舒气止嗽。

【主治】心火上炎，头眩目赤，烦热口渴，痘疹火毒，牙龈肿痛。

【宜忌】忌食油腻辛辣食物；孕妇忌服。

牛黄降压胶囊

【来源】《部颁标准》。

【组成】牛黄　羚羊角　珍珠　冰片　黄芪　郁金等

【用法】制成胶囊，每粒装0.4g，密封。口服，每次2～4粒，1日1次。

【功用】清心化痰，镇静降压。

【主治】肝火旺盛，头晕目眩，烦躁不安，痰火壅盛，高血压症。

【宜忌】腹泻者忌服。

长春宝丸

【来源】《部颁标准》。

【组成】人参60g　枸杞子60g　山药40g　五味子30g　天冬60g　麦冬60g　地黄60g　熟地黄60g　制何首乌90g　茯苓60g　牛膝60g　当归60g　补骨脂60g　杜仲（制）40g　巴戟天30g　知母45g　黄柏45g　仙茅30g　淫羊藿30g　泽泻（制）90g　丹参60g　黄芪60g　桑寄生60g　女贞子70g　墨旱莲70g

【用法】制成浓缩水蜜丸，密闭，防潮。口服，每次4g，1日2次。

本方制成口服液，名“长春宝口服液”。

【功用】补益气血，调和阴阳，滋肝肾，健脾胃，强筋骨。

【主治】中老年人身体虚弱，肝肾亏损所致的精神疲乏，头晕目眩，腰腿酸软，眼花耳鸣，健忘失眠，心悸，气短，浮肿，夜多小便等症，也可作为高脂血症及高血压病人的辅助治疗药。

【宜忌】感冒发热或燥热时暂停服药。

心脑健片

【来源】《部颁标准》。

【组成】茶叶提取物100g

【用法】制成片剂，每片含茶叶提取物0.1g，遮光，密封。口服，每次2片，1日3次。

本方制成胶囊，名“心脑健胶囊”。

【功用】清利头目，醒神健脑，化浊降脂。即具有抗凝，促进纤维蛋白原溶解，防止血小板粘附，降低血浆纤维蛋白原的作用，对心血管病伴高纤维蛋白原症及动脉粥样硬化，肿瘤放疗、化疗所致的白细胞减少症有防治作用。

【主治】头晕目眩，胸闷气短，倦怠乏力，精神不振，记忆力减退等症。

心脑静片

【来源】《部颁标准》。

【组成】莲子心 15g　珍珠母 65g　槐米 90g　黄柏 90g　木香 10g　黄芩 400g　夏枯草 300g　钩藤 300g　龙胆 100g　淡竹叶 50g　铁丝威灵仙 250g　天南星（制）80g　甘草 20g　牛黄 10g　朱砂 10g　冰片 27g

【用法】制成糖衣片，每片重 0.4g，密封。口服，每次 4 片，1 日 1 ～ 3 次。

【功用】清心清脑，镇惊安神，降低血压，疏通经络。

【主治】头晕目眩，烦躁不宁，风痰壅盛，言语不清，手足不遂。

【宜忌】孕妇忌服。

心脑舒口服液

【来源】《部颁标准》。

【组成】人参 140g　麦冬 275g　五味子 185g　党参 185g　黄芪 95g

【用法】制成口服液，每支装 10ml，密封，置阴凉处。口服，每次 10ml，1 日 2 次；短期突击服用药：1 次 20ml，每日 2 ～ 3 次。

【功用】补气养阴。

【主治】气阴两虚而致的头晕目眩，失眠健忘，心悸怔忡，短气肢倦，自汗盗汗，不耐烦劳等症。

古汉养生颗粒

【来源】《部颁标准》。

【组成】人参　黄芪（蜜炙）　金樱子　枸杞子　女贞子　菟丝子　淫羊藿　白芍　甘草（蜜炙）　麦芽（炒）　黄精（制）

【用法】制成冲剂，每袋 10g 或 5g，密封。开水冲服，每次 10 ～ 20g，1 日 2 次。

【功用】滋肾益精，补脑安神。

【主治】头晕心悸，目眩耳鸣，健忘失眠，阳痿遗精，疲乏无力，病后虚弱。

冬青补汁

【来源】《部颁标准》。

【组成】女贞子（酒蒸）200g　金樱子肉 200g　大枣 200g　桑椹 100g　菟丝子 50g　黄精（蒸制）50g　锁阳 35g　熟地黄 30g　胡芦巴 30g　淫羊藿 30g　五味子 15g

【用法】制成煎膏剂，密封，置阴凉处。口服，每次 10g，1 日 3 次。

【功用】温补肝肾，滋阴益精。

【主治】肝肾不足，头昏目眩，小便频数，腰膝酸软，高血压病，神经衰弱。

加减地黄丸

【来源】《部颁标准》。

【组成】女贞子 128g　郁金（醋制）32g　茯苓 32g　熟地黄 40g　地骨皮 56g　五味子（醋制）32g　地黄 92g　山药（麸炒）160g　泽泻（麸炒）120g

【用法】制成水蜜丸或大蜜丸，大蜜丸每丸重 9g，密封。口服，水蜜丸每次 9g，大蜜丸每次 1 丸，1 日 2 次。

【功用】滋补肝肾。

【主治】肝肾不足，头晕耳鸣，潮热，盗汗遗精。

血压平片

【来源】《部颁标准》。

【组成】毛冬青 136g　钩藤 27.2g　墨旱莲 34g　升麻 6.8g　谷精草 27.2g　夏枯草 34g　牛膝 13.6g　槐米 34g　桑寄生 68g　黄芩 20.4g　黄精 34g　珍珠层粉 10g

【用法】制成糖衣片，密闭，防潮。口服，每次 3 片，1 日 3 次。

【功用】平肝潜阳，通血活络。

【主治】头晕目眩等症。

抗衰灵膏

【来源】《部颁标准》。

【组成】黄芪 40g　白术 20g　枸杞子 40g　地

黄 20g　桑椹 40g　菟丝子 20g　茯神 40g　熟地黄 10g　芡实 40g　麦冬 10g　党参 20g　莲子 10g　黄精 20g　山茱萸 10g　何首乌 20g　甘草 10g　五味子 20g　山药 10g　玉竹 20g　柏子仁 10g　紫河车 20g　龙眼肉 10g　葡萄干 20g　丹参 10g　黑豆 20g　乌梅 4g

【用法】制成膏剂，密封，置阴凉处。口服，每次 10g，1 日 2 次。

【功用】滋补肝肾，健脾养血，宁心安神，润肠通便。

【主治】头晕眼花，精力衰竭，失眠健忘，各种原因引起的身体虚弱。

【宜忌】脾胃寒湿，脘痞纳呆，舌苔厚腻，大便溏薄者慎用。

肝肾滋

【来源】《部颁标准》。

【组成】枸杞子 800g　黄芪 20g　党参 100g　麦冬 50g　阿胶 90g

【用法】制成煎膏剂，每支重 10g，每瓶重 200g，密封，置阴凉处。每早晚用开水冲服，每次 10g，1 日 2 次。

【功用】益肝明目，滋阴补肾。

【主治】肾阴不足，气血两亏，目眩昏暗，心烦失眠，肢倦乏力，腰腿酸软。

【宜忌】高血压病人慎用。

肝肾膏

【来源】《部颁标准》。

【组成】女贞子 105g　熟地黄 105g　墨旱莲 105g　桑叶 105g　玉竹 105g

【用法】制成煎膏剂，密封，置阴凉处。口服，每次 10～20g，1 日 2 次。

【功用】滋补肝肾。

【主治】肝肾阴虚之精神不振，头昏目眩，五心潮热，咽干少津，腰膝酸软。

肝肾安糖浆

【来源】《部颁标准》。

【组成】（制）何首乌 293g　黑芝麻 203g　墨旱莲 122g　桑椹 65g　金樱子 65g　菟丝子 65g　豨莶草 65g　桑叶 33g　牛膝 33g　女贞子 33g　杜仲 33g　地黄 16g　金银花 16g　黑豆 16g

【用法】制成糖浆剂，密封，置阴凉处。口服，每次 10ml，1 日 2 次。

【功用】补肝肾，强筋骨，乌须发，抗衰老。

【主治】头晕眼花，耳鸣，腰酸肢麻，头发早白。

龟鹿滋肾丸

【来源】《部颁标准》。

【组成】龟甲胶（炒）10g　鹿角胶（炒）10g　人参 4g　鹿茸 20g　熟地黄 80g　沉香 4g　天冬 20g　当归 30g　五味子 10g　陈皮 10g　肉桂 10g　茯苓 20g　麦冬 20g　枸杞子 20g　山药 20g　黄芪 20g　巴戟天 20g　芡实 20g　枳实 20g　牛膝 20g　白术 20g　附子（制）20g　锁阳 20g　小茴香（炒）15g　杜仲（盐水制）20g　葫芦巴（盐水炒）20g　莲须 20g　甘草 20g　补骨脂（盐炒）20g　白芍 20g　食盐 20g　覆盆子 20g　棉子仁 20g　远志 15g　党参 40g　川芎 20g　菟丝子 20g

【用法】水泛为丸或大蜜丸，大蜜丸每丸重 9g，密封。口服，水蜜丸每次 6～12g，大蜜丸每次 2 丸，1 日 3 次。

【功用】温肾固精。

【主治】心肾衰弱，目眩耳鸣，腰膝酸痛，四肢无力，遗精滑精，阳痿少寐，夜寐过频。

补血当归精

【来源】《部颁标准》。

【组成】当归 400g　熟地黄（酒蒸制）24g　白芍（酒炒）24g　川芎（酒炒）12g　党参 24g　甘草（蜜炙）12g　黄芪（蜜炙）24g

【用法】制成液剂，密封，置阴凉处。口服，每次 5ml，1 日 2 次。

【功用】滋补气血。

【主治】头晕，身体衰弱，妇女月经不调，产后血虚体弱，贫血。

【宜忌】伤风感冒者勿用。

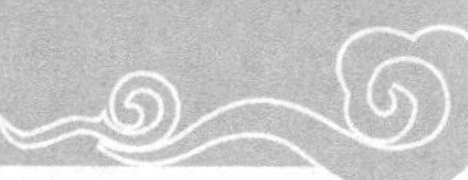

补肾益精丸

【来源】《部颁标准》。

【组成】女贞子 150g 菟丝子（酒炒）300g 墨旱莲 150g 五味子（醋制）150g 桑椹（黑）150g 覆盆子 150g 肉苁蓉（酒制）150g 熟地黄 150g

【用法】制成水蜜丸或大蜜丸，大蜜丸每丸重 9g，密封。口服，水蜜丸每次 6g，大蜜丸每次 1 丸，1 日 2 次。

【功用】滋肾填精，补髓养血。

【主治】肾精不足，头晕目眩，腰膝酸软，遗精梦泄。

【宜忌】伤风感冒病人忌服。

阿归养血颗粒

【来源】《部颁标准》。

【组成】当归 386g 党参 24g 白芍 24g 甘草（蜜炙）12g 茯苓 24g 黄芪 24g 熟地黄 24g 川芎 12g 阿胶 24g

【用法】制成冲剂，每袋装 10g，密封。口服，每次 10g，1 日 3 次。

本方制成糖浆，名“阿归养血糖浆”；制成合剂，名“阿胶当归合剂”。

【功用】补养气血。

【主治】气血亏虚，面色萎黄，眩晕乏力，肌肉消瘦，经闭，赤白带下。

罗黄降压片

【来源】《部颁标准》。

【组成】罗布麻叶 400g 菊花 100g 决明子 200g 熟大黄 100g 当药 100g 丹参 100g 川芎 100g 槐米 100g 葛根 100g 山楂 100g 牛膝 150g 地黄 150g 牛黄 10.5g 冰片 5.25g

【用法】制成糖衣片，密封，置阴凉干燥处。口服，每次 4～6 片，1 日 2 次。

【功用】清肝降火，活血化瘀。

【主治】肝火上炎引起的头晕目眩，心烦少眠，大便秘结。

【宜忌】孕妇慎服。

罗布麻降压片

【来源】《部颁标准》。

【组成】罗布麻 370g 夏枯草 80g 钩藤 80g 泽泻 70g 珍珠母 50g 牛膝 50g 山楂 50g 菊花 50g

【用法】制成糖衣片，密封。口服，每次 4～6 片，1 日 3 次。

【功用】平肝潜阳，息风活血，通络止痛。

【主治】肝阳上亢，瘀血阻络，头晕目眩，头痛，烦躁及高血压、高血脂、动脉硬化见上述证候者。

降压丸

【来源】《部颁标准》。

【组成】珍珠母 200g 龙胆 60g 槐米 200g 夏枯草 200g 地黄 100g 牛膝 80g

【用法】制成浓缩丸，每 100 丸重 12g，密闭，防潮。口服，每次 6g，1 日 2～3 次。

【功用】滋肾，清肝泻火。

【主治】肝阳、肝火上炎所致头痛眩晕，目赤耳鸣，血压升高。

【宜忌】孕妇慎服。

降脂灵片

【来源】《部颁标准》。

【组成】制何首乌 222g 枸杞子 222g 黄精 296g 山楂 148g 决明子 44g

【用法】制成糖衣片，密封。口服，每次 5 片，1 日 3 次。

【功用】补肝益肾，养血，明目，降脂。

【主治】肝肾阴虚，头晕，目昏，须发早白，高脂血症。

降舒灵片

【来源】《部颁标准》。

【组成】黄瓜藤 1000g

【用法】制成糖衣片，密封。口服，每次 3～6 片，1 日 3 次。

【功用】清热利水，平肝潜阳。

【主治】头晕，心烦，高血压。

枸杞膏

【来源】《部颁标准》。
【组成】枸杞子
【用法】制成煎膏剂，密闭，防热。口服，每次9～15g，1日2次。
【功用】滋补肝肾，润肺明目。
【主治】头目眩晕，虚损及咳等症。

晕可平冲剂

【来源】《部颁标准》。
【组成】赭石750g　夏枯草300g　法半夏300g　车前草300g
【用法】制成颗粒剂，每袋重10g，每瓶重100g，密封。开水冲服，每次10g，1日3次。
　　本方制成糖浆，名“晕可平糖浆”。
【功用】潜阳镇肝。
【主治】内耳眩晕症，头晕目眩。

脑立清丸

【来源】《部颁标准》。
【组成】磁石200g　赭石350g　珍珠母100g　清半夏200g　酒曲200g　牛膝200g　薄荷脑50g　冰片50g　猪胆汁350g（或猪胆膏50g）
【用法】水泛为丸，10丸重1.1g，密闭，防潮。口服，每次10丸，1日2次。
【功用】平肝潜阳，醒脑安神。
【主治】肝阳上亢引起的头晕目眩，耳鸣口苦，心烦难寐及高血压等症。
【宜忌】孕妇及体弱虚寒者忌服。

康氏牛黄解毒片

【来源】《部颁标准》。
【组成】大黄　黄芩　白芍　钩藤　防风　桔梗　山药　丁香　肉桂　甘草　雄黄　牛黄　朱砂　冰片　薄荷脑　麝香
【用法】制成糖衣片，密封。口服，每次5片，1日2次。
【功用】清热解毒，凉肝泻肺，散风止痛。
【主治】肝肺蕴热，风火上扰，头目眩晕，口鼻生疮，风火牙痛，暴发火眼，皮肤刺痒。
【宜忌】孕妇忌服。忌食油腻厚味。

清眩片

【来源】《部颁标准》。
【组成】川芎200g　白芷200g　薄荷100g　荆芥穗100g　石膏100g
【用法】制成片剂，密封。口服，1次4片，每日2次。
　　本方制成丸剂，名“清眩丸”。
【功用】散风解热。
【主治】风热头晕目眩，偏正头痛，鼻塞牙痛。

清热凉血丸

【来源】《部颁标准》。
【组成】黄芩500g　地黄500g
【用法】水泛为丸，每瓶装6g，密闭，防潮。口服，每次6g，1日1～2次。
　　本方制成膏剂，名“清热凉血膏”。
【功用】滋阴清热，凉血。
【主治】孕妇上焦火盛，头晕目眩，口舌生疮，耳鸣牙痛，孕妇血热子烦。
【宜忌】痰湿气郁之子烦者忌服。

清眩治瘫丸

【来源】《部颁标准》。
【组成】天麻24g　蕲蛇（酒炙）24g　僵蚕24g　全蝎12g　地龙24g　铁丝威灵仙28g　白附子（矾炙）24g　决明子36g　牛膝36g　没药（醋炙）24g　血竭24g　丹参36g　川芎36g　赤芍24g　玄参24g　桑寄生36g　葛根28g　香附（醋炙）36g　骨碎补28g　槐米28g　郁金24g　沉香12g　枳壳（炒）72g　安息香10g　人参（去芦）12g　白术（炒）36g　麦冬24g　茯苓36g　黄连24g　黄芩24g　地黄24g　泽泻36g　法半夏20g　黄芪72g　山楂36g　水牛角浓缩粉12g　牛

黄10g　珍珠10g　冰片3g

【用法】制成大蜜丸，每丸重9g，密封。用温开水或黄酒送服，每次1丸，1日2次。

【功用】活血通络，化痰熄风。

【主治】肝阳上亢，肝炎内炽引起：头目眩晕、项强脑胀，胸中闷热，惊恐虚烦，半身不遂，口眼歪斜，痰涎壅盛，言语不清，血压升高。

蛤蚧大补丸

【来源】《部颁标准》。

【组成】蛤蚧52g　党参50g　黄芪50g　枸杞子50g　当归50g　茯苓50g　熟地黄75g　女贞子63g　甘草25g　山药50g　木瓜38g　狗脊63g　巴戟天（盐制）38g　白术25g　续断（盐制）63g　杜仲63g　黄精63g　骨碎补（炒）63g

【用法】制成胶囊，每粒装0.5g，密封。口服，每次3～5粒，1日2次。

【功用】补血益气，健脾暖胃，祛风湿，壮筋骨。

【主治】男女体弱，头晕目眩，食欲不振，腰酸骨痛。

强力健身胶囊

【来源】《部颁标准》。

【组成】鸡血藤277g　黄精55g　金樱子（盐水制）55g　牛大力249g　女贞子（盐水制）55g　鸡睾丸44g　菟丝子（盐水制）55g　甘草166g　远志（甘草制）111g　独脚球165g　肉苁蓉（盐水制）55g　黑老虎根138g　熟地黄138g　淫羊藿111g　蚕蛾（炒）11g

【用法】制成胶囊，每粒装0.3g，密封。温开水或淡盐水送服，每次3粒，1日3次。

【功用】益肾，养血，熄风。

【主治】肝肾亏损，阴血不足，头晕目眩，面色萎黄，健忘失眠，肾虚腰痛。

全天麻胶囊

【来源】《新药转正标准》。

【组成】天麻

【用法】制成胶囊。口服，1次2～6粒，每日3次。

【功用】平肝息风止痉。

抑眩宁胶囊

【来源】《新药转正标准》。

【组成】苍耳子（炒）　菊花　胆南星　黄芩　竹茹　牡蛎（煅）　山楂　陈皮　白芍　生铁落　茯苓　枸杞子

【用法】制成胶囊。口服，每次4～6粒，1日3次。

【功用】平肝潜阳，降火涤痰，养血健脾，祛风清热。

【主治】肝阳上亢，气血两虚型眩晕症。

脂可清胶囊

【来源】《新药转正标准》。

【组成】葶苈子　山楂　茵陈蒿　黄芩　泽泻　大黄　木香

【用法】制成胶囊。口服，每次2～3粒，1日3次，30日为1疗程。

【功用】宣通导滞，通络散结，消痰渗湿。

【主治】痰湿证引起的眩晕，四肢沉重，神疲少气，肢麻胸闷，舌苔黄腻或白腻等症，临床见于高脂血症。

【宜忌】服药后如大便次数增加，可减量或停药，待症状缓解后再继续用药。体弱者及孕妇忌用。

清眩治瘫丸

【来源】《新药转正标准》。

【组成】天麻24g　蕲蛇（酒炙）24g　僵蚕24g　全蝎12g　地龙24g　铁丝威灵仙28g　白附子（矾炙）24g　决明子36g　牛膝36g　没药（醋炙）24g　血竭24g　丹参36g　川芎36g　赤芍24g　玄参24g　桑寄生36g　葛根28g　香附（醋炙）36g　骨碎补28g　槐米28g　郁金24g　沉香12g　枳壳（炒）72g　安息香10g　人参（去芦）12g　白术（炒）36g　麦冬24g　茯苓36g　黄连24g　黄芩24g　地黄24g　泽泻36g　法半夏20g　黄芪72g　山楂36g　水牛角浓缩粉12g　牛黄10g　珍珠10g　冰片3g

【用法】制成大蜜丸，每丸重9g，密封。用温开水或黄酒送服，每次1丸，1日2次。

【功用】活血通络，化痰熄风。

【主治】肝阳上亢，肝火内炽引起：头目眩晕、项强脑胀，胸中闷热，惊恐虚烦，半身不遂，口眼歪斜，痰涎壅盛，言语不清，血压升高。

羚羊角口服液

【来源】《新药转正标准》。

【组成】羚羊角

【用法】制成口服液。口服，每次5ml，1日2次。

本方制成注射液，名“羚羊角注射液”。

【功用】平肝熄风，散血镇惊。

【主治】高热及高热引起的头痛眩晕，神昏惊厥等症。

二十九、中 风

中风，是指以突然昏仆、半身不遂、口舌歪斜、言语謇涩或不语、偏身麻木为主要临床表现的病情。根据脑髓神机受损程度的不同，有中经络、中脏腑之分。《金匮要略·中风历节病脉证并治》：“夫风之为病，当半身不遂，或但臂不遂者，此为痹。脉微而数，中风使然。”《黄帝内经》对本病的病因病机也有所表述，如《灵枢经·刺节真邪》曰：“虚邪偏客于身半，其入深，内居营卫，营卫稍衰，则真气去，邪气独留，发为偏枯。”《黄帝内经·素问·通评虚实论》明确指出：“仆击、偏枯……肥贵人则膏粱之疾也。”认识到本病的发生与个人的体质、饮食等有关；《黄帝内经·素问·调经论》又说：“血之与气，并走于上，则为大厥，厥则暴死”明确指出中风的病变部位在头部，是由气血逆上而不降所致。

本病成因多为年老体弱，或久病气血亏损，脑脉失养，或烦劳过度，伤耗阴精，阴虚而火旺，或阴不制阳，阳气鸱张，或兼挟痰浊、瘀血上壅清窍脉络；或素体肝旺，气机郁结，克伐脾土，痰浊内生；或肝郁化火，烁津成痰，痰郁互结，携风阳之邪，窜扰经脉所致。

本病急性期标实为主，急则治其标，治疗当以祛邪为主，常用平肝熄风，清化痰热，化痰通腑，活血通络，醒神开窍等方法。闭、脱二证当分别治以祛邪开窍醒神和扶正固脱，救阴回阳。内闭外脱则醒神开窍与扶正固本可以兼用。在恢复期及后遗症期，多为虚实夹杂，邪实未清而正虚已现，治宜扶正祛邪，常用育阴熄风、益气活血等法。

侯氏黑散

【来源】《金匮要略》卷上。

【组成】菊花四十分　白术十分　细辛三分　茯苓三分　牡蛎三分　桔梗八分　防风十分　人参三分　矾石三分　黄芩五分　当归三分　干姜三分　芎藭三分　桂枝三分

《外台秘要》有“钟乳”。

【用法】上为散。每服方寸匕，酒送下，每日一次，初服二十日，温酒调服。常宜冷食六十日止。药积在腹中不下也，热食即下矣，冷食自能助药力。

【功用】《全国中药成药处方集》（沈阳方）：驱风除热，通经活络。

【主治】

1.《金匮要略》：大风四肢烦重，心中恶寒不足者。

2.《外台秘要》引《古今录验》：风癫。

3.《全国中药成药处方集》：左瘫右痪，半身不遂，中风不语，手足拘挛，口眼歪斜，麻木不仁。

【宜忌】

1.《金匮要略》：忌一切鱼、肉、大蒜。

2.《外台秘要》：忌桃、李、雀肉、胡荽、青鱼，鲊酢物。

3.《全国中药成药处方集》：孕妇忌服。

【方论】

1.《医方集解》：此手太阴、少阴、足厥阴药也。菊花秋生，得金水之精，能制火而平木，木平则风息，火降则热除，故以为君；防风、细辛以祛风；当归、川芎以养血；人参、白术以补气；黄芩以清肺热，桔梗以和膈气，茯苓通心气而行脾湿，姜、桂助阳分而达四肢，牡蛎、白矾酸敛涩收，又能化顽痰，加酒服者，以行药势也。

2.《张氏医通》：方中用菊花四十分为君，以解心下之蕴热；防、桂、辛、桔以升发腠理；参、苓、白术以实脾杜风；芎、归以润燥熄火；牡蛎、矾石，以固涩肠胃，使参术之性留积不散，助其久功；干姜、黄芩，一寒一热，寒为风之响导，热为火之反间。用温酒服者，令药性走表以开其痹也。郭雍曰：黑散本为涤除风热，方中反用牡蛎、矾石止涩之味，且令冷食，使药积腹中，然后热食，则风热痰垢与药渐而下之也。

3.《医方论》：此方刘宗厚与喻嘉言俱谓其风药太多，不能养血益筋骨；汪讱庵谓用此方者，取效甚多。各执一见。予谓方中四物咸备，不可谓无血药也。若中风初起表邪重者，用之尚可取效，然石膏、细辛二味，必须减去。

4.《绛雪园古方选注》：《金匮要略》侯氏黑散，系宋人较正附入唐人之方，因逸之，其辨论颇详。而喻嘉言独赞其立方之妙，驱风补虚，行堵截之法，良非思议可到。方中取用矾石以固涩，诸药冷服四十日，使之留积不散，以渐填其空窍，则风自熄而不生矣。此段议论，独开千古之秘，诚为治中风之要旨。余读是方，补气养血，散表驱风，入走经络，殊觉涵乱。顾以黑名意者，药多炒黑，不从气而从味，取其苦涩以走于空窍耳。再读方下云，初服二十日，用温酒调，是不欲其遽填也；后服六十日，并禁热食，则一任填空窍矣。夫填窍本之《内经》久塞其空，是谓良工之语，煞有来历，余故选之。

【实验】

1.抑制脂质过氧化物　《实验研究》（1991，5：29）：研究表明：侯氏黑散可降低组织匀浆液脂质氧化物的含量，与生理盐水组比较有显著差异，提示本品有较强抑制脂质过氧化反应的作用，故可减轻组织缺血造成的损伤，这可能是其治疗缺血性脑病的机理之一。

2.对缺血性脑中风大鼠模型的保护作用　《辽宁中医杂志》（2005，10：1093）：研究表明：侯氏黑散可以明显提高大鼠大脑中动脉闭塞模型大鼠的存活率，降低大鼠大脑中动脉闭塞模型大鼠的神经功能评分及其血清乳酸脱氢酶水平。

【验案】

1.风湿性关节炎　《中国民间疗法》（1999，1：38）：用侯氏黑散治疗风湿性关节炎46例，结果：治愈28例，占61%；显效12例，占26%；无效6例，占13%。

2.血脂异常综合征　《中国中医药科技》（2007，14：432）：侯氏黑散为末，装胶囊或温酒（黄酒）调服，每次3～5g，早晚各1次。治疗血脂异常综合征56例。30天为1个疗程，可连用1～2个疗程。观察TC、TG变化。结果：基本控制34例（60.71%），显效9例（16.07%），有效6例（10.71%），总有效率87.5%。治疗后TC、TG均明显下降，与治疗前比较$P<0.01$。

三黄汤

【来源】《备急千金要方》卷八引张仲景方。

【别名】千金三黄汤（《金匮要略》卷上附方）、加减三黄汤（《圣济总录》卷十）、三黄散（《普济方》卷三一六）、三黄独活汤（《校注妇人良方》卷三）。

【组成】麻黄三十铢（去节）　黄耆十二铢　黄芩十八铢　独活一两　细辛十二铢

【用法】以水五升，煮取二升，分二服。一服小汗出，两服大汗。

【主治】

1.《备急千金要方》引张仲景方：中风，手足拘挛，百节痛烦，烦热心乱，恶寒经日，不欲饮食。

2.《普济方》：贼风偏猥腿风，半身不遂，失音不语。

【加减】《备急千金要方》引仲景：心中热，加大黄半两；胀满，加枳实六铢；气逆，加人参十八铢；心悸，加牡蛎十八铢；渴，加栝楼十八铢；

先有寒，加八角附子一枚。

【方论】

1.《张氏医通》：此方《备急千金要方》云仲景三黄汤，治恶寒经日不止，不欲饮食，全似内外虚寒之候，而方中仅用黄芩之苦寒，岂不疑麻黄辈之温散乎？既用麻黄，复用黄耆，岂不疑表之闭拒乎？曷知恶寒经日不止，虽有似乎虚寒，而实卫虚不能胜邪所致；不欲饮食，亦是风热内蕴之故；观烦热心乱一语，病情灼然。故方中虽以麻黄、独活、细辛开发腠理于外；即以黄芩清解风热于内，更虑卫虚难于作汗，乃以大剂黄耆助之，与黄耆建中之义不殊。其用黄耆之意有二：一以佐麻黄开发之权，一以杜虚风复入之路也。方后复云，心热加大黄。言服前药后心中烦热不除，知黄芩不能祛之外散，即以本方加大黄以引之下泄也。其加枳实、加人参、加牡蛎、加栝楼等法，或治旺气，或助本元，各随标本而施。加附子者，专佐麻黄之蒸发，助黄耆温经，殊非阴寒之谓，与麻黄附子细辛汤同源异流。

2.《医门法律》：此方治风入荣卫肢节之间，扰乱既久，证显烦热恶寒不食，邪盛正虚可知。其用麻黄为君者，以麻黄能通阳气而开痹也；故痹非得汗不开，然内虚当虑，须用参、耆以佐之；而虚复有寒热之不同，虚热则用黄芩，虚寒则加附子。

附子散

【来源】方出《肘后备急方》卷一，名见《圣济总录》卷六。

【组成】生附子

【用法】上为末，置管中。吹口内舌下。

【主治】

1.《肘后备急方》：卒忤，口噤不开。

2.《圣济总录》：中风，口噤不开。

大豆酒

【来源】方出《肘后备急方》卷三，名见《普济方》卷九十二。

【别名】豆淋酒（《证类本草》卷二十五引《产书》）、豆淋紫酒（《卫生家宝产科备要》卷七）。

【组成】大豆五升（熬令黄黑）

【用法】以酒五升渍，取汁，以物强发口而灌之。取汁。

《备急千金要方》：炒豆令焦，以酒淋汁顿服；豆熬，捣末，熟蒸，以酒淋之温服。《卫生家宝产科备要》：豆炒出烟，以好酒浸，即漉出豆，饮之。《医方类聚》引《必用全书》：豆熬熟，下无灰好酒煮沸顿服。《普济方》：豆炒至无声，乘热入清酒中，密泥头七日温服；豆炒极熟，以清酒沃之，旋旋温服。

【主治】

1.《肘后备急方》：卒中风，口噤不开。

2.《备急千金要方》：卒中风，口喎；头破脑出，中风口噤。

3.《医方类聚》引《必用全书》：阴证急伤寒。

4.《普济方》：头风；伤风湿，身体痛痹。

5.《本草纲目》：阴毒腹痛，小便尿血，妇人产后一切中风诸病。

【方论】《千金方衍义》：黑大豆去风活血，更兼酒沃，通行经络。产蓐前后，一切虚风关节不利，无不宜之。

生姜生附汤

【来源】方出《肘后备急方》卷三，名见《三因极一病证方论》卷二。

【组成】附子六分　生姜三两（切）

【用法】上切。以水二升，煮取一升，分为再服。凡中风，无问冷热虚实皆可服。

【功用】《三因极一病证方论》：正气，消痰，散风。

【主治】

1.《肘后备急方》：中风，头身无不痛，颠倒烦满欲死，及但腹中切痛者。

2.《三因极一病证方论》：卒中风，涎潮昏塞不知人；并主痃冷癖气，胸满呕沫头痛，饮食不消。

【宜忌】《普济方》：忌猪肉、冷水。

白矾散

【来源】方出《肘后备急方》卷三，名见《太平圣惠方》卷三十六。

【别名】矾石散（《圣济总录》卷一一九）

【组成】矾石　桂

《太平圣惠方》本方用矾石一分（烧灰），桂一分。

【用法】上为末。绵裹如枣，纳舌下，有唾出之。

【主治】

1.《肘后备急方》：中风，卒失声，声噎不出。

2.《太平圣惠方》：舌强不能语。

白薮散

【来源】方出《肘后备急方》卷三，名见《备急千金要方》卷八。

【组成】白蔹二分　附子一分

【用法】上为末。每服半刀圭，一日三次。

《备急千金要方》：每服半刀圭，酒下，一日三次，不知增至一刀圭，身中热行为候，十日便觉。

【主治】

1.《肘后备急方》：中风肿痹虚者。

2.《备急千金要方》：风痹肿筋急，展转易常处。

3.《永乐大典》引《风科集验》：肝痹。

【宜忌】《外台秘要》：忌猪肉、冷水。

伏龙肝汤

【来源】方出《肘后备急方》卷三，名见《普济方》卷一〇一。

【别名】伏龙肝散（《普济方》卷二五四）、伏龙肝饮（《济阳纲目》卷六十）、伏龙散（《外科大成》卷三）。

【组成】釜下土五升

【用法】上药治下筛。以冷水八升和之，取汁尽服之。口已噤者，强开以竹筒灌之，使得下入便愈。

【主治】

1.《肘后备急方》：中风，心烦恍惚，腹中痛满，或时绝而复苏者。

2.《备急千金要方》：中毒，蛊毒。

3.《太平圣惠方》：风痱，卒不能语，手足不能自收。

4.《济阳纲目》：衄血。

5.《外科大成》：血崩。

豆豉饮

【来源】方出《肘后备急方》卷三，名见《采艾编翼》卷二。

【组成】豉三升

【用法】上药用水九升，煮取三升。分为三服，日二作之；亦可酒渍煮饮之。

【主治】中缓风，四肢不收者。

吴茱萸汤

【来源】方出《肘后备急方》卷三，名见《圣济总录》卷六。

【组成】豆豉　茱萸各一升

【用法】以水五升，煮取二升，稍稍服。

【主治】

1.《肘后备急方》：中风，不能语者。

2.《圣济总录》：中风口噤，闷乱不知人，汤饮不下。

枳皮酒

【来源】方出《肘后备急方》卷三，名见《世医得效方》卷十三。

【组成】枳树皮一升

【用法】上细切。以酒一升，渍一宿，每服五合至一升。酒尽更作。

【主治】中风，身体强直，不得屈伸，反复者。

紫　酒

【来源】方出《肘后备急方》卷三，名见《本草纲目》卷二十五。

【组成】清酒五升　鸡白矢一升

【用法】上为末，合和扬之千遍乃饮之。大人每服一升，少小五合，一日三次。

【主治】

1.《肘后备急方》：中风，身体角弓反张，四肢不随，烦乱欲死。

2.《本草纲目》：卒风，口偏不语；及臌胀不消。

紫　汤

【来源】《外台秘要》卷十四引《肘后备急方》。

【别名】紫方（《金匮翼》卷一）。

【组成】鸡屎二升　大豆一升　防风三两（切）

【用法】以水三升，先煮防风取三合汁，豆、鸡屎二味锅中熬之令黄赤色，用酒二升淋之，去滓，然后用防风汁和，分为二服，相去如人行六七里。衣覆取汗，忌风。

【主治】中风。无问男子妇人，中风脊急，身矮如弓。

独活葛根汤

【来源】《外台秘要》卷十四注文引《范汪方》。

【别名】独活汤（《备急千金要方》卷七）。

【组成】独活　桂心　干地黄　葛根　芍药各三两　生姜六两　麻黄（去节）甘草（炙）各二两

方中独活，原作羌活，据《备急千金要方》改。

【用法】上切。以清酒三升，水五升，煮取三升，温服五合，一日三次。

【主治】

1.《外台秘要》引《古今录验》：中柔风，身体疼痛，四肢缓弱欲不随，产后中柔风。

2.《备急千金要方》：恶风毒气，脚弱无力，顽痹，四肢不仁，失音不能言，毒气冲心。

【宜忌】忌生葱、芜荑、海藻、菘菜。

大风引汤

【来源】《备急千金要方》卷七引《胡洽方》。

【组成】独活　茯苓　人参各三两　防风　当归　甘草　桂心　黄耆各二两　附子一枚　大豆二升

【用法】上锉。以水九升，酒三升，煮取三升，分四服。服别相去如人行十里久。

【主治】中风腰脚疼痛弱者。

小风引汤

【来源】《备急千金要方》卷七引《胡洽方》。

【组成】独活　茯苓　人参各三两　防风　甘草　干姜各二两　附子一枚　大豆二升

【用法】上锉。以水九升，酒三升，煮取三升，分四服。

【主治】中风腰脚疼痛弱者。

小续命汤

【来源】《备急千金要方》卷八（注文）引《胡洽方》。

【别名】续命汤（《外台秘要》卷十四引《深师方》）、黄芩汤（《圣济总录》卷七）、小续命加姜汁汤（《伤寒图歌活人指掌》卷四）。

【组成】麻黄　桂心　甘草各二两　生姜五两　人参　芎藭　白术　附子　防己　芍药　黄芩各一两　防风一两半

【用法】上锉。以水一斗二升，煮取三升，分三服。

【主治】

1.《备急千金要方》注文引《胡洽方》：中风冒昧，不知痛处，拘急不得转侧，四肢缓急，遗失便利。

2.《伤寒图歌活人指掌》：脚气寒中。

大岩蜜汤

【来源】《外台秘要》卷十四引《小品方》。

【组成】茯苓　芎藭　当归　甘草各一两（炙）　桂心二两半　栀子十四枚（擘）　吴茱萸三两　细辛　干姜　干地黄各二两

【用法】上切。以水八升，煮取三升，分为三服。

【主治】中风，身如角弓反张；并主卒心腹绞痛。

【宜忌】忌酢、生葱、生菜、海藻、菘菜。

【加减】若痛甚者，加羊脂三两，当归、芍药、人参各一两；心腹胀满坚急者，加大黄三两。

小续命汤

【来源】《备急千金要方》卷八（注文）引《小

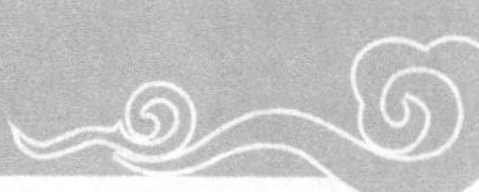

品方》。

【组成】麻黄　防己　人参　黄芩　桂心　甘草　芍药　芎藭　杏仁各一两　附子一枚　防风一两半　生姜五两

【用法】上锉，以水一斗二升，先煮麻黄三沸，去沫，纳诸药，煮取三升，分三服，甚良；不愈，更合三四剂，必佳。取汁随人风轻重虚实也。诸风服之皆验，不令人虚。

【功用】《中医方剂学讲义》：扶正祛风。

【主治】

1.《备急千金要方》：（注文）引《小品方》：卒中风欲死，身体缓急，口目不正，舌强不能语，奄奄忽忽，神情闷乱。

2.《仁斋直指小儿方论》：中风不省人事，涎鸣，反张，失音，厥冷。

3.《证治准绳·类方》：八风五痹，痿厥。

4.《济阴纲目》：产后中风。

5.《医方集解》：风湿腰痛，痰火并多，六经中风，及刚柔二痉。

【方论】

1.《医方考》：麻黄、杏仁，麻黄汤也，仲景以之治太阳证之伤寒；桂枝、芍药，桂枝汤也，仲景以之治太阳证之中风。中风而有头疼、身热、脊强者，皆在所必用也。人参、甘草，四君子之二也，《太平惠民和剂局方》用之以补气；芍药、川芎，四物汤之二也，《太平惠民和剂局方》用之以养血。中风而有气虚、血虚者，皆在所必用也。风淫末疾，故佐以防风；湿淫腹疾，故佐以防己；阴淫寒疾，故佐以附子；阳淫热疾，故佐以黄芩。盖病不单来，杂揉而至，故其用药，亦兼该也。

2.《医方集解》：六经有余之表证，须从汗解。如有便溺阻隔，宜三化汤、麻仁丸通利之。然邪之所凑，其气必虚，世间内伤者多，此方终不可轻用也。昂按：此方为治风套剂，今人罕用，然古今风方多从此方损益为治。喻嘉言曰：中风之脉，必有所兼，兼寒则浮紧，兼风则浮缓，兼热则浮数，兼痰则浮滑，兼气则浮涩，兼火则盛大，兼阳虚则脉微，兼阴虚则脉数或细如丝；虚滑为头痛，缓迟为营卫衰。然虚浮迟缓，正气不足，尚可补救，急大数疾，邪不受制，必死无疑。若数大未至急疾，尚有不死者。《保命集》曰：厥阴泻痢不至，脉沉迟，手足厥逆，脓血稠粘，此为难治，宜麻黄汤、小续命汗之；谓有表邪宿于内，当散表邪，则脏腑自安矣。又曰：厥阴风泻，以风治风，小续命、消风散主之。

3.《千金方衍义》：小续命汤虽本古方，而麻黄、桂枝两方皆在其中。以其本虚，必加人参驾驭麻、桂，发越在表之邪，又需附子直入少阴，搜逐在里之邪，不使外内交攻，正气立断，续命之名，信乎不虚。其余川芎、黄芩、防风、防己，不过为麻黄之使，以袪标热耳。方治卒中风欲死，病死于暴，故用麻黄必兼杏仁开发肺气之逆满，殊不可缺。

4.《医方论》：天地之气，郁而必宣。风也者，乃大块噫气，鼓荡万物者也。然有和风，有烈风，有怪厉之风，有微柔之风。和风，则不疾不徐，人纵感之，不为大害；烈风，则咸知畏避，受者反少；怪厉之风本不常有；惟微柔直风，最易中人，微则难防，柔则善入。虚人腠理不密，外风乘隙而投，由表及里，病亦由浅入深。前于《医醇乘义》中已将中络、中经、中腑、中脏之症，缕析条分，兹不复赘。但于各方后，窃附管见。小续命汤，乃治六经中风之通剂，方中补气血，去风寒，清湿热之药俱备，非各分门类之专方。易老加减法，亦不过示人以用药之大凡。至于入腑、入脏之症，则固未尝议及也。

5.《成方便读》：方中用麻黄、桂枝、防风、防己大队入太阳之经祛风逐湿者，以开其表；邪壅于外，则里气不宣，里既不宣，则郁而为热，故以杏仁利之，黄芩清之；而邪之所凑，其气必虚，故以人参、甘草，益气而调中；白芍、川芎，护营而和血；用附子者，既可助补药之力，又能济麻黄以行表也；姜、枣为引者，亦假之以和营卫耳。

6.《汤头歌诀详解》：古人说本方通治六经风中。这里所谓六经，是表证的代词。因为六经与脏腑相对，前者属表，后者属里。所以本方是主治贼风中表的方剂。方中桂、芍、麻、杏、姜、枣、草，是桂枝、麻黄二汤合用，功能祛风散寒，发汗解表。附子合姜、草，为四逆汤方干姜易生姜，温中固本，助阳胜寒。人参合甘草，补中益气；川芎配白芍，养血行血（血行风自灭）。防风驱周身之风，防己散风祛表湿。黄芩散风动火升之热，并缓麻、桂、附子之辛燥。总观本方，是一首多方混合的大复方。其主要功用祛风散寒，发汗解表，温补扶正，使邪去而正不伤，为治疗正气内虚，风邪外袭，呈现表实证的真中风的主方。同时，还可用它在治疗感受风寒湿邪，周身骨节酸痛之症。但由于其药味较多，在临床运用时，随症加减，方不致误。

【验案】

1.《备急千金要方》引《小品方》：有人脚弱，服此方至六七剂得愈；有风疹家，天阴即变，辄合服之，可以防瘖。

2.历节风 《女科撮要》：一妇人自汗盗汗，发热晡热，体倦少食，月经不调，吐痰甚多，二年矣。遍身作痛，天阴风雨益甚。用小续命汤而痛止，用补中益气、加味归脾二汤；三十余剂而愈。

3.中风偏枯 《国医论坛》（1989，6：22）：应用麻黄3g，桂枝、防风、杏仁、川芎、附子各10g，防己、黄芩、党参、白芍各15g，甘草8g，生姜10g，每日1剂，水煎服，附子另包先煎40分钟。服药期间忌食辛辣油腻之品，加强患肢功能的主动或被动锻炼。治疗中风偏枯88例。结果：治愈46例，好转41例，无效1例；总有效率为98.86%。

4.高血压病 《上海中医药杂志》（1994，5：7）：应用小续命汤加减：麻黄9g，防己12g，新参12g，黄芩12g，桂心6g，甘草3g，芍药12g，川芎12g，杏仁9g，附子9g，防风12g，生姜3g，治疗高血压病30例；并设对照组20例，服用复方罗布麻片。结果：降压疗效：治疗组显效14例，有效12例，无效4例；对照组显效4例，有效5例，无效11例。症状疗效：治疗组显效18例，有效10例，无效2例；对照组显效6例，有效6例，无效8例。降压有效率治疗组为86.7%，对照组为45.0%。两组间有显著差异，$P<0.05$。

5.脑梗死 《湖南中医杂志》（1996，6：21）：以本方加减，治疗脑梗死30例，结果：痊愈20例，显效6例，有效4例，总有效率100%；对照组28例用补阳还五汤加减治疗，痊愈12例，显效4例，有效6例，无效6例，总有效率78.57%，两组间有显著差异，$P<0.05$。

远志汤

【来源】《医心方》卷三引《小品方》。

【别名】远志散（《普济方》卷一〇二）。

【组成】远志三两（去心） 茯苓二两 独活四两 甘草二两 芍药三两 当归二两 肉桂三两 麦门冬三两半（去心） 生姜五两 人参二两 附子一两（炮） 黄耆三两

【用法】以水一斗二升，煮取四升，每服八合，人羸可服五合，日三夜一。

【主治】中风心气不定，惊悸，言语谬误，恍恍惚惚，心中烦闷，耳鸣。

八风散

【来源】《医心方》卷三引《耆婆方》。

【组成】秦艽 独活 茯神 薯蓣 山茱萸 藁本 天雄 钟乳（研七日）春各四分、夏各二分、秋各八分、冬各十二分

【用法】上为散。以酒服方寸匕，一日二次。

【主治】风气，风眩，头面风，中风，温痹，脚弱，房少精。

三阳汤

【来源】《外台秘要》卷十四引《古今录验》。

【组成】当归一两 生姜二两 甘草五分（炙） 麻黄五两（去节） 杏仁四十枚（去尖皮两仁，碎） 石膏二两（碎，绵裹）

【用法】上切。以水六升，煮取三升，再服。

【主治】中风发三夏，脉沉紧，恶寒不汗，烦。

【宜忌】忌海藻、菘菜等物。

西州续命汤

【来源】《外台秘要》卷十四引《古今录验》。

【组成】麻黄（去节） 干姜各三两 附子一两（炮） 防风 桂心 白术 人参 芎䓖 当归 甘草（炙）各一两 杏仁四十枚（去皮尖及两仁，碎）

【用法】上切。以水九升，煮取三升，未食分再服。覆令汗出。
【主治】卒中风，身体直，角弓反张，口噤。

西州续命汤

【来源】《外台秘要》卷十九引《古今录验》。
【组成】麻黄三两（去节） 石膏二两 芎藭一两 生姜三两 黄芩一两 甘草一两（炙） 芍药一两 桂心一两 郁李仁三两（去皮） 防风一两 杏仁四十枚 当归一两
【用法】上切。以水九升，煮麻黄，去上沫，纳诸药煮取三升，分四服。初服取汗，米粉于衣里粉之。
【主治】中风入脏，及四肢拘急不随。
【宜忌】忌海藻、菘菜、生葱。

扶金汤

【来源】《外台秘要》卷十四引《古今录验》。
【组成】葛根三两 独活二两 附子一两（炮四破） 石膏二两（碎，绵裹）
【用法】上切。以水八升，煮取三升，每服九合，昼二次，夜一次。
【主治】中风发三秋，脉浮大而洪长。
【宜忌】忌猪肉、冷水等物。

独活汤

【来源】《外台秘要》卷十四引《古今录验》。
【别名】桂心散（《普济方》卷九十四）。
【组成】独活四两 生葛根半斤 芍药三两 防风二两 半夏一斤（洗） 桂心五两 当归 附子（炮） 甘草（炙）各二两 生姜十两 （一方去半夏，用麻黄三两）
【用法】上切。以水一斗五升，煮取三升，每服一升，一日三次。
【主治】

1.《外台秘要》引《古今录验》：中风，半身不遂，口不能语。

2.《圣济总录》：风嚲曳，肢体不能收摄。

【宜忌】忌羊肉、餳、生葱、海藻、菘菜、猪肉、冷水等。

续命汤

【来源】《外台秘要》卷十四引《古今录验》。
【组成】甘草（炙） 黄芩各二两 防风一两半 生姜五两 人参 芎藭 芍药 麻黄（去节）木防己各一两 大附子一枚（炮）
【用法】上切。以水一斗二升，煮取三升，分为三服，一日令汗，可服三剂，不令人虚。
【主治】中风。贼风入腹，角弓反张，口噤不停，目视不见，不能语，举身不仁，或心腹绞痛。
【宜忌】忌海藻、猪肉、菘菜、冷水、鱼等物。

续命汤

【来源】《外台秘要》卷十四引《古今录验》。
【组成】麻黄三两（去节） 防风二两 石膏（碎，绵裹） 黄芩 干地黄 芎藭 当归 甘草（炙）各一两 杏仁四十枚（去皮尖双仁） 桂心二两
【用法】上锉。以水一斗，煮取四升，服一升，日再服之。当汗出，气下自覆，当慎护风寒，不可见风。
【主治】大痹，一身不随，或半身一手一臂，口不能言，习习不知人，不觉痛痒；并疗上气咳逆，面目大肿，但得伏，不得卧。
【宜忌】忌海藻、菘菜、生葱、芜荑。

温脾汤

【来源】《外台秘要》卷十四引《古今录验》。
【组成】芎藭二两 石膏四分（碎，绵裹） 甘草四分 黄芩三两 杏仁十四枚（去皮尖，双仁，碎） 麻黄六分（去节） 蜀椒二分（去目及闭口者，汗） 防风四分 桂心五分
【用法】上切。以水八升，煮取三升，分三服。
【主治】中风发三冬，脉浮大者。
【宜忌】忌海藻、菘菜、生葱等物。

五石汤

【来源】《备急千金要方》卷三。

【组成】白石英　钟乳　赤石脂　石膏各二两　紫石英三两　牡蛎　人参　黄芩　白术　甘草　栝楼根　芎藭　桂心　防己　当归　干姜各二两　独活三两　葛根四两（一方有滑石、寒水石各二两，枣二十枚）

【用法】上药以五石为末，㕮诸药。以水一斗四升，煮取三升半，分五次服，日三夜二。

【主治】产后卒中风，口噤，倒闷吐沫，瘛疭，眩冒不知人，及湿痹缓弱，身体痉，妊娠百病。

【方论】

1.《千金方衍义》：产后非极虚寒，何致卒然口噤？五石汤治证最剧，急需钟乳、白术相反之性，激发二英、脂、膏、姜、桂、人参奋力祛风，则防己、独活方克有济。

2.《中风斠诠》：方以五石为君，明是潜阳镇逆之意，而黄芩、蒌根、人参、甘草，又皆清热养阴之品，则所谓治产后中风，口噤倒闷等证者，岂非血去阴伤，肝阳暴动，内热生风之病，是与古方之豆淋酒、独活紫汤等法治外感风邪而痉厥、瘛疭者不同，惟桂心、干姜终不脱惯用温药之套法。善学古人者，必不可不知所变化也。

大竹沥汤

【来源】《备急千金要方》卷七。

【组成】竹沥一斗四升　独活　芍药　防风　茵芋　甘草　白术　葛根　细辛　黄芩　芎藭各二两　桂心　防己　人参　石膏　麻黄各一两　生姜　茯苓各三两　乌头一枚

【用法】上锉。以竹沥煮取四升，分六服，先未汗者取汗，一状相当即服。

【主治】

1.《备急千金要方》：卒中风。口噤不能言，四肢缓纵，偏痹挛急，风经五脏，恍惚恚怒无常，手足不随。

2.《太平圣惠方》：脚气痹挛，风毒所致。口噤不能语，四肢顽痹缓弱，挛急疼痛。

小风引汤

【来源】《备急千金要方》卷七。

【组成】独活　茯苓　人参各三两　防风　当归　甘草　干姜　石斛各二两　附子一枚　大豆二升

【用法】上锉。以水九升，酒三升，煮取三升，分四服。服别相去如人行十里久。

【主治】中风，腰脚疼痛弱者。

【宜忌】《外台秘要》：忌海藻、菘菜、猪肉、冷水、醋等。

【方论】《千金方衍义》：此本长沙四逆加人参汤以攻伏匿之本邪，加独活、防风以祛下部之贼风，茯苓、石斛以化外淫之标热，当归、大豆以润血脉之引急也。

枸杞菖蒲酒

【来源】《备急千金要方》卷七。

【组成】枸杞根一百斤　菖蒲五斤

【用法】上细锉，以水四石，煮取一石六斗，去滓，酿二斛米酒熟。稍稍饮之。

【主治】缓急风，四肢不随，行步不正，口急及四体不得屈伸。

神明白膏

【来源】《备急千金要方》卷七。

【别名】白膏（《普济方》卷三一五）。

【组成】吴茱萸　蜀椒　芎藭　白术　白芷　前胡各一升　附子三十枚　桂心　当归　细辛各二两

【用法】上锉，醇苦酒于铜器中淹浸诸药一宿，以成煎猪膏十斤，炭火上煎三沸，三上三下，白芷色黄为候。病在腹内，温酒服如弹丸一枚，一日三次；目痛，取如黍米纳两眦中，以目向风，无风可以扇扇之；诸疮、痔、龋齿、耳鼻百病，皆以膏敷；病在皮肤，炙手摩病上，一日三次。

【功用】《普济方》：清头风。

【主治】中风恶气，头面诸病，青盲，风目，烂眦，管翳，耳聋，鼻塞，龋齿，齿根挺痛，及痈、痔、疮、癣、疥等。

第二大竹沥汤

【来源】《备急千金要方》卷七。

【组成】竹沥一斗四升　独活　芍药　防风　茵芋　甘草　白术　葛根　细辛　黄芩　芎藭各二

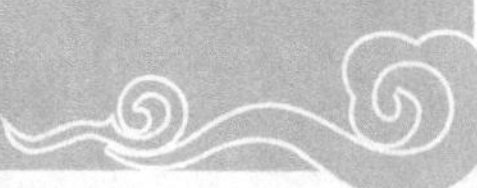

两 桂心 防己 人参 石膏 麻黄各一两 生姜 茯苓各三两 乌头一枚

【用法】上锉。以竹沥煮取四升，分六服。

【主治】脚气。中风口噤不能言，四肢缓纵，偏痹挛急，风经五脏，恍惚恚怒无常，手足不随。

【方论】《千金方衍义》：其第二方乃以乌头代附子，生姜代干姜；盖乌头辛烈，祛风之力迅于附子，生姜性暴，开痰之功速于干姜，即二味之变通；又于《古今录验》续命方中采取人参、石膏、芎藭三味，以人参助麻黄、乌头，力开痹着；石膏佐黄芩、竹沥，涤除旺气；越婢全方，但少大枣一味；并采小续命中芍药佐芎藭入血搜风，复采《金匮要略》防己茯苓汤中茯苓，佐桂心逐湿安中土；《备急千金要方》防己汤全在其中，但不用苦酒煎服；更采仓公当归汤中独活，专祛下部风湿；且参茵芋一味，专通关节拘挛，性味虽劣，《外台秘要》、《备急千金要方》恒用之，惜乎近世药肆罕得。

一得散

【来源】方出《备急千金要方》卷八，名见《世医得效方》卷十三。

【组成】白术四两

【用法】以酒三升，煮取一升，顿服之。

【主治】

1.《备急千金要方》：中风口噤不知人。

2.《世医得效方》：产后中风。

干姜附子汤

【来源】《备急千金要方》卷八。

【别名】姜附汤（《外台秘要》卷十四）。

【组成】干姜 附子各八两 桂心 麻黄各四两 芎藭三两

【用法】上锉。以水九升，煮取三升，分三服。三日后服一剂。

【主治】心虚寒风，半身不遂，骨节离解，缓弱不收，便利无度，口面喎斜。

【方论】《千金方衍义》：方下虽言心虚，而实少火气衰，不能代天宣化。故用干姜附子汤峻补命门之阳；兼桂心，助姜、附益火消阴；肾气有权，则麻黄得以振发表之力；心主血，芎藭既能治风，又能和血。

大八风汤

【来源】《备急千金要方》卷八。

【组成】当归一两半 升麻 五味子各一两半 乌头 黄芩 芍药 远志 独活 防风 芎藭 麻黄 秦艽 石斛 人参 茯苓 石膏 黄耆 紫菀各一两 杏仁四十枚 甘草 桂心 干姜各二两 大豆一升

【用法】上锉。以水一斗三升，酒二升，合煮取四升，强人分四服，羸人分六服。

【功用】《千金方衍义》：排风散邪。

【主治】

1.《备急千金要方》：外中毒风，顽痹軃曳，手脚不遂，身体偏枯，或毒弱不任，或风入五脏，恍恍惚惚，多语喜忘，有时恐怖；或肢节疼痛，头眩烦闷；或腰脊强直，不得俯仰，腹满不食，咳嗽；或始遇病时，卒倒闷绝，即不能语，便失瘖，半身不遂，不仁沉重。皆由体虚恃少，不避风冷所致。

2.《普济方》：脚气上攻心腹，语言謇涩。

【方论】《千金方衍义》：方下见证，浑是湿著为患，故于续命方中兼取大秦艽汤之制，其妙用尤在黑大豆一味，及和酒煮服，为开发毒风脚气之捷径，亦量人元气用药之的诀。

大防风汤

【来源】《备急千金要方》卷八。

【组成】防风 当归 麻黄 白术 甘草各十八铢 黄芩三十铢 茯苓 干地黄 附子 山茱萸各一两

【用法】上锉。以水九升，煮取二升半，一服七合。

【主治】中风，发热无汗，肢节烦，腹急痛，大小便不利。

【加减】大小便不利，纳大黄、人参各十八铢，大枣三十枚，生姜三两，煮取三升，分三服。《深师》加天门冬一两。

【方论】《千金方衍义》：中风外有六经形证，故用麻黄、防风；内有便溺阻隔，故用地黄、当归；肾主二便，大小便不利多属肾虚风燥，故用术、附为主，加茯苓、甘草，则真武汤中之二也；山茱萸，《本经》治心下邪气，温中逐寒湿痹，去三虫，佐地黄则有酸收肝肾虚风之功；黄芩，《本经》治诸热、黄疸，逐水，下血闭，佐麻黄则有解散肌表风热之用。

大续命汤

【来源】《备急千金要方》卷八。

【组成】麻黄八两　石膏四两　桂心　干姜　芎藭各二两　当归　黄芩各一两　杏仁三十枚　荆沥一升

《千金翼方》有甘草。

【用法】上锉。以水一斗，先煮麻黄两沸，掠去沫，下诸药，煮取四升，去滓，又下荆沥煮数沸，分四服。

【主治】

1.《备急千金要方》：卒然喑哑，五脏偏枯贼风。

2.《圣济总录》妇人产后中风。

3.《张氏医通》：中风肥盛，多痰多渴，肢体不遂。

4.《医林纂要探源》：风中五脏，舌纵难言，昏迷不省，半身不遂，口眼歪斜。

大续命汤

【来源】《备急千金要方》卷八。

【组成】独活　麻黄各三两　芎藭　防风　当归　葛根　生姜　桂心各一两　茯苓　附子　细辛　甘草各一两

【用法】上锉。以水一斗二升，煮取四升，分五服，老小半之。

【主治】大风经脏，奄忽不能言，四肢軃曳，皮肉痛痒不自知。

【加减】若初得病，便自汗者，加麻黄，不汗者，依方；上气者，加吴茱萸二两，厚朴一两；干呕者，倍加附子一两；啘者，加橘皮一两；若胸中吸吸少气者，加大枣十二枚；心下惊悸者，加茯苓一两；若热者，可除生姜，加葛根。

大戟洗汤

【来源】《备急千金要方》卷八。

【组成】大戟　苦参等分

【用法】上为末，以药半升　白酢浆一斗，煮三沸。适寒温洗之，从上而下，寒乃止。小儿用药三指撮，浆水四升煮洗之。

【主治】中风发热。

【方论】《千金方衍义》：中风发热不止，用大戟、苦参为散煮汤以涤肢体，而祛毒邪。专取大戟以治中风皮肤疼痛，苦参以治结气，皆《本经》主治也。

白术酒

【来源】方出《备急千金要方》卷八，名见《三因极一病证方论》卷二。

【别名】白术饮（《普济方》卷九十二）、一味白术酒（《时方歌括》卷下）。

【组成】白术四两

【用法】以酒三升，煮取一升，顿服之。

【主治】

1.《备急千金要方》：中风，口噤不知人。

2.《三因极一病证方论》：中湿，口噤不知人。

3.《医方大成》：中湿，骨节疼痛。

4.《寿世保元》：中湿，遍身疼痛不能转侧，及皮肉痛难忍者。

5.《济阳纲目》：破伤湿。

6.《不居集》（下集）：感湿咳嗽，身体重痛。

【宜忌】忌桃、李、雀肉。

【方论】《医门法律》：此方专一理脾，不分功于利小便。盖以脾能健运，自湿不留而从水道出耳。然则胃中津液不充，不敢利其小便者，得此非圣药乎！

白术酿酒

【来源】《备急千金要方》卷八。

【别名】白术酝酒（《圣济总录》卷八）、白术酒（《普济方》卷十六）。

【组成】白术（切） 地骨皮 荆实各五斗 菊花二斗

【用法】以水三石，煮取一石五斗，去滓澄清，取汁酿米一石，用曲如常法。酒熟，多少随能饮之，常取半醉，勿令至吐。

【功用】补心志，定气。

【主治】

1.《备急千金要方》：厉风损心，心虚寒，气性反常，心手不随，语声冒昧。

2.《普济方》：中风，手足不遂，神识冒昧，及心风虚寒。

【方论】《千金方衍义》：白术治风寒湿痹，地骨皮治五内邪气周痹风湿，荆实治筋骨间寒热湿痹拘急，菊花治诸风头眩肿痛恶风湿痹。

芎藭汤

【来源】《备急千金要方》卷八。

【组成】芎藭一两半 黄芩 石膏 当归 秦艽 麻黄 桂心各一两 杏仁二十一枚 干姜 甘草各一两（一方无石膏，用黄连）

【用法】上㕮咀。以水九升，煮取三升，分三服。

【主治】卒中风，四肢不仁，善笑不息。

【方论】《千金方衍义》：卒中风，善笑不息，土困木乘，心火炽然之象。乃汇取麻黄、越婢、麻杏甘石之制，专以干姜实脾杜风，麻黄开肺泄热，石膏清胃化火，具列鼎分之势。余药各随寒热佐使，标本兼赅。此长沙密谛真诠，不觉为之吐露，奈何千载尘埋，能不为之心折。

苍耳散

【来源】《备急千金要方》卷八。

【组成】苍耳叶

【用法】当以五月五日午时，干地刈取苍耳叶，洗，晒燥，捣下筛。每服一方寸匕，酒若浆下，一日三次。若吐逆，可蜜和为丸，每服十丸，准前计一方寸匕数也。风轻易治者日二服，若身体有风处，皆作粟肌出，或如麻豆粒，此为风毒出也，可以铍针刺溃去之，皆黄汁出尽乃止。五月五日多取阴干之，着大瓮中，稍取用之。若欲看病省疾者，便服之，令人无所畏；若时气不和，举家服之；若病胃胀满，心闷发热即服之，七月七，九月九皆可采用。

本方改为丸剂，名“苍耳丸”（《丹溪心法附余》卷四）。

【功用】

1.《备急千金要方》：辟恶，杀三虫，进食。

2.《医方类聚》引《王氏集验方》：令人省睡，除诸毒螫，杀疳湿䘌。久服益气，耳目聪明，轻健，强志，去狂狗毒。

【主治】

1.《备急千金要方》：诸风。

2.《医方类聚》引《王氏集验方》：大风癞、痫、头风湿痹，毒在骨髓。

3.《普济方》：半身不遂，口面㖞斜，肢体麻痹。

4.《丹溪心法附余》：诸风疮瘾疹，白紫癜风。

【宜忌】《医方类聚》引《王氏集验方》：忌猪肉、米泔。

皂角膏

【来源】方出《备急千金要方》卷八。名见《普济方》卷九十二。

【别名】皂荚摩膏（《圣济总录》卷六）、皂荚膏（《普济方》卷九十一）

【组成】大皂角一两（去皮子）

【用法】下筛，以三年米酢和。左㖞涂右，右㖞涂左，干更涂之。

《圣济总录》：皂荚炙黄，为末，以酽醋调和如膏。左㖞摩右，右㖞摩左。

【主治】

1.《备急千金要方》：卒中风，口㖞。

2.《普济方》：居处不便，因卧而孔风入耳，客于阳明之径致中风，口㖞不正，语则牵急四肢。

羌活汤

【来源】《备急千金要方》卷八。

【别名】葛根汤（原书同卷）、羌活散（《太平圣惠方》卷二十二）。

【组成】羌活　桂心　芍药　葛根　麻黄　干地黄各三两　甘草二两　生姜五两

【用法】上锉。以清酒三升，水五升，煮取三升，温服五合，每日三次。

【主治】中风身体疼痛，四肢缓弱不遂，及产后中风。

【宜忌】《太平圣惠方》：忌生冷、油腻、猪、鸡、鱼等。

【方论】《千金方衍义》：此葛根汤之变法，故下卷又名葛根汤。本太阳、阳明开肌表药方中，独去大枣，加羌活以治身体之痛，地黄以和经脉之血，即防风汤中知母之意，妙在地黄之滋降以制麻、葛之升发也。

附子散

【来源】《备急千金要方》卷八。

【组成】附子　桂心各五两　细辛　防风　人参　干姜各六两

【用法】上药治下筛。每服方寸匕，酒送下，一日三次。稍增之。

【主治】中风，手臂不仁，口面喎僻。

【方论】《千金方衍义》：附子复阳胜阴，佐桂、姜和营开痹，辛、防祛风逐湿，人参助诸药力也。

金牙酒

【来源】《备急千金要方》卷八。

【组成】金牙（碎如米粒，用小绢袋盛）　细辛　地肤子（无子用茎）　附子　干地黄　防风　莽草　蒴藋根各四两　蜀椒四合　羌活一斤

【用法】上锉。盛以绢袋，以酒四斗，瓷甇中渍，密闭头，勿令泄气，春夏三四宿，秋冬六七宿，酒成去滓。日服一合。此酒无毒，及可小醉，常令酒气相接，不尽一剂。

【主治】积年八风五疰，举身亸曳，不得转侧，行步跛，不能收摄；又暴口噤失音，言语不正，四肢背脊筋急肿痛，流走不常；劳冷积聚少气，乍寒乍热，三焦不调，脾胃不磨，饮澼结实，逆害饮食，酢咽呕吐，食不生肌，医所不能治者。

【加减】冷，加干姜四两。

枳茹酒

【来源】《备急千金要方》卷八。

【组成】枳实（上青）

【用法】取上药刮取末，欲至心止，得茹五升，微火炒去湿气，以酒一斗渍，微火暖令得药味。随性饮之。

【主治】急风缓风，口僻眼急。

排风汤

【来源】《备急千金要方》卷八。

【别名】排风饮（《圣济总录》卷八十七）。

【组成】白鲜皮　白术　芍药　桂心　芎藭　当归　杏仁　防风　甘草各二两　独活　麻黄　茯苓各三两　生姜四两

方中茯苓，《千金翼方》作“茯神”。

【用法】上锉。以水一斗，煮取三升，每服一升。覆取微汗，可服三剂。

【功用】安心定志，聪耳明目，通脏腑。

【主治】男子、妇人风虚湿冷，邪气入脏，狂言妄语，精神错乱，其肝风发，则面青心闷乱，吐逆呕沫，胁满头眩，重耳不闻人声，偏枯筋急，曲拳而卧；其心风发，则面赤翕然而热，悲伤嗔怒，目张呼唤；其脾风发，则面黄身体不仁，不能行步，饮食失味，梦寐倒错，与亡人相随也；其肺风发，则面白咳逆唾脓血，上气奄然而极也；其肾风发，则面黑手足不遂，腰痛难以俯仰，痹冷骨痛。诸有此候，令人心惊，志意不安，恍惚多忘。

【验案】中风　《妇人大全良方》：癸丑春，有一妇人，年四十四、五，其证说话短气，足弱，行得数步则口苦含霜，七十日内三次经行，遇行则口冷，头目眩晕，足冷则透心冷痛，每行则口中冷，气不相续，有时鼻中热，面赤翕然而热，身体不仁，不能行步，手足不随，不能俯仰，冷痹骨痛，有时悲伤，梦与前夫相随，则上气奄然而极，心惊，志意不定，恍惚多忘，却能食，如此仅一年许。医者投热药则面翕然而热，气满胸中，咽中窒塞，闷厥；投冷药则泻。又一医者以十全汤服之，则发烦躁，心惊而跳。一医者以双和汤服之，觉得面上与腹中甚如火燂，心愈惊，欲吐不吐，大便秘，里急后重。求仆诊之，六脉弦缓，

喜见于春，此是可治之疾。未供药间，忽然吐泻，泻后觉肛门如火，虽泻六次，却不多。仆一时识证未尽，且与俞山人降气汤八服。次日诊之，脉差有力，云服药之后，觉鼻中热，心烦闷绝，齿噤。与参苏饮八服，黄连丸二两许。越三日，云服药之后，其疾如故。与茯苓补心汤服之，皆无效。仆以脉证详之，只有排风汤甚对此证。或曰：何以见得是此证？一、能食饮，此风饥也；二、七十日三次经行，此是荣经中风，血得风散也；三、头目眩晕，此肝风也；四、面赤翕然而热，悲伤，此心风也；五、身体不仁，不能步行，梦与前夫相随，此脾风也；六、手足不随，腰痛难以俯仰，冷痹骨疼，此肾风也。诸有此疾，令人心惊，志意不定，恍惚多忘，真排风汤证也。或曰风脉当浮，今脉弦缓微弱，恐非风也。答曰：风无一定之脉，大抵此证虚极生风。然排风汤所用之药有十全大补汤料，亦有平补之意，却不僭燥。共十服。越三日，云服之有效，脉亦差胜，只是心中如烟生，似有微热，大便尚秘。此真是风证，再与排风汤十服，兼牛黄清心丸、皂角丸助之。越三日，云服前药一、二日，大烦躁，于热诸证悉除。只是足弱不能支持，脉亦弱，予秘传降气汤十服。又越三日云诸证悉退，只是梦里虚惊，大便滑泄，如食伤相似，奏厕频数，脉尚弱。与五积散数服，加人参、盐煎，兼感应丸即愈。自后云，皆无恙矣。但上重而头眩，不能久立久坐，服与排风汤，则脱然安矣。

续命煮散

【来源】《备急千金要方》卷八。

【组成】麻黄　芎䓖　独活　防己　甘草　杏仁各三两　桂心　附子　茯苓　升麻　细辛　人参　防风各二两　石膏五两　白术四两

【用法】上为粗散。以五方寸匕，纳小绢袋子中，以水四升和姜三两，煮取二升半，分三服。日日勿绝，慎风冷。

【主治】中风言语謇涩，四肢亸曳。

蓖麻酒

【来源】方出《备急千金要方》卷八，名见《圣济总录》卷十一。

【组成】蓖麻子脂一升　酒一斗

【用法】上以铜钵盛，著酒中一日，煮之令熟。服之。

【主治】猥退风，半身不遂，失音不语。

续命汤

【来源】《备急千金要方》卷十四引徐嗣伯方。

【组成】竹沥一升二合　生地黄（汁）一升　龙齿　生姜　防风　麻黄各四两　防己三两　附子三分　石膏七两　桂心二两

【用法】上锉。以水一斗，煮取三升，分三服。

【主治】风眩。发则烦闷无知，口沫出，四体角弓，目反上，口噤不得言。

【加减】有气，加附子一两，紫苏子五合，橘皮半两。

【方论】《千金方衍义》：此续命汤治风眩烦闷，但取麻黄、防风、桂心、附子、石膏、生姜六味开拓表里阴阳，调适经腑寒热，乃加竹沥以治经络四肢膜外之痰，地黄以治周身脏腑痹着之血，龙齿以治惊痫诸痉、癫疾狂走，防己以治中风挛急、风热诸癫。

续命风引汤

【来源】《备急千金要方》卷十四。

【组成】麻黄　芎䓖　石膏　人参　防风各三两　甘草　桂心　独活各二两　防己　附子　当归各一两　杏仁三十枚　陈姜五两

【用法】上锉。以酒三升，水一斗，合煎取四升，分四服，日三次，夜一次。

【主治】中风癫眩，不知人，狂言，舌肿出。

人参散

【来源】《千金翼方》卷十六。

【组成】人参　当归各五分　天雄（炮，去皮）前胡　吴茱萸　白术　秦艽　乌头（炮，去皮）细辛各二分　附子一两（炮，去皮）独活一分　防风　麻黄（去节）莽草　蜀椒（去目、闭口者，汗）桔梗　天门冬（去心）五味

子　白芷各三两　芎藭一两

【用法】上为散。每服方寸匕，酒送下，一日三次。中热者，加减服之。若卒中风、伤寒鼻塞者，服讫覆取汗，即愈。

【主治】一切诸风。

入顶散

【来源】《千金翼方》卷十六。

【组成】天雄（炮，去皮）　山茱萸各一两半　麻黄一两（去节）　薯蓣二两　细辛　石南　牛膝　莽草各半两　蜀椒（去目、闭口者，汗）　白术　乌头（炮，去皮）　桔梗　防风　甘草（炙）各四两

【用法】上为散。以酒服方寸匕，一日三次。

【主治】三十六种风，偏枯不遂。

万金散

【来源】《千金翼方》卷十六。

【组成】石斛　防风　巴戟天　天雄（炮，去皮）　干地黄　石南　远志（去心）　踯躅　乌头（炮去皮）　干姜　桂心各一两半　蜀椒半升（汗，去目、闭口者）　瞿麦　茵陈　秦艽　茵芋　黄耆　蔷薇　独活　细辛　牛膝各一两　柏子　泽泻　杜仲各半两（炙）　山茱萸　通草　甘草各三分

【用法】上为散。每用五分匕，冷酒调服，鸡未鸣时一次，白天三次。加至一匕。

【主治】头痛眩乱耳聋，两目泪出，鼻不闻香臭，口烂恶疮，鼠漏瘰疬，喉咽生疮，烦热咳嗽，胸满脚肿，半身偏枯不遂，手足筋急缓不能屈伸，贼风猥退，飞尸蛊疰，江南恶气在人心下，或在膏肓，游走四肢，针灸不及，积聚僻戾，五缓六急，湿痹，女人带下积聚，生产中风，男女五劳七伤。

开心肥健方

【来源】《千金翼方》卷十六。

【组成】人参五两　大猪肪八枚

【用法】捣人参为散，猪脂煎取凝。每服以人参一分，猪脂十分，以酒半升和服之。

【功用】补益，服百日，骨髓充溢，日记千言，身体润泽；去热风、冷风、头心风。

【主治】

1.《千金翼方》：中风。

2.《兰台轨范》：老人及风燥者最宜。

乌头膏

【来源】《千金翼方》卷十六。

【别名】乌头摩风膏（《太平圣惠方》卷二十五）。

【组成】乌头（去皮）五两　野葛　莽草各一斤

【用法】上切，以好酒二斗五升淹渍再宿，三日以猪膏五斤煎成膏；合药作东向露灶，以苇火煎之，三上三下，膏药成。有病者，向火摩三千过，汗出即愈；若触寒雾露，鼻中塞，向火膏摩指头，入鼻孔中，即愈。

【主治】贼风，身体不遂，偏枯口僻；及伤寒，其身强直。

【宜忌】勿令入口、眼。

防风散

【来源】《千金翼方》卷十六。

【组成】防风　蜀椒（去目、闭口者，汗）　麦门冬（去心）各一两　天雄（炮，去皮）　附子（炮，去皮）　人参　当归各五分　五味子　干姜　乌头（炮，去皮）　细辛　白术各三两　柴胡　山茱萸　莽草　麻黄（去节）　桔梗　白芷各半两

【用法】上为散。每服方寸匕，酒送下，一日三次。不知稍增，以知为度。

【主治】风所为，猝起眩冒不知人，四肢不知痛处，不能行走，或身体偏枯不遂，口吐涎沫出，手足拘急。

秦王续命大八风散

【来源】《千金翼方》卷十六。

【组成】秦艽二两　防风二两　附子二两（炮，去皮）　菖蒲二两　茯苓二两　牛膝二两　桔梗二两　细辛一两　乌头二两（炮，去皮）　薯蓣一

两　芎藭一两　远志二两半（去心）　天雄一两（炮）　石龙芮一两　蜀椒一两（去目及闭口者，汗）　石斛二两　白芷一两　龙胆一两　白术一两　山茱萸一两　桂心一两　菊花一两　女萎一两　厚朴一两（炙）　巴戟天一两　萆薢一两　牡荆子一两（无，用柏子仁）　干漆一两（熬）　肉苁蓉一两　五味子一两半　芍药一两　黄芩一两　白矾一两（烧汁尽）　续断一两　白蔹一两　黄耆一两半

【用法】上为散。每服方寸匕，温清酒调下，一日三次，不知，稍增之，可至二三匕，以知为度。若苦心闷者，饮少冷水。

【功用】调和五脏，便利六腑。

【主治】诸风，五缓六急，或浮肿嘘唏，微痹，风虚不足，并风消胀满。

【宜忌】宜断房室百日；禁生鱼、猪肉、菘菜；热人禁用。

【加减】心气不足，短气，加人参、甘草各一两；腹痛，加杜仲、羊肾各二两

大排风汤

【来源】《千金翼方》卷十七。

【组成】白鲜皮　附子（炮，去皮）　麻黄（去皮）　杏仁（去皮尖，熬）　白术　防风　葛根　独活　防己　当归　人参　茯神　甘草（炙）各三两　石膏六两（碎）　桂心二两　白芷一两

【用法】上锉。以水一斗七升，先煮麻黄，取一升半，去沫澄清，纳药煮取四升，分四服，日三夜一服。

【主治】半身不遂，口不能言，及诸偏枯。

续命汤

【来源】《外台秘要》卷十四引《崔氏方》。

【组成】麻黄（去节）　茯神　生姜各三两　附子（炮）　防己　甘草（炙）各两半　芎藭　细辛　白鲜皮　杏仁（去皮尖双仁，碎）　人参　羌活　桂心各三两

【用法】上切。以水八升，煮取二升八合，去滓。分三服，服别相去八九里许，覆取汗。可服三剂，间五日一进，慎如药法。若老弱虚羸，非间十日以上，不可频服。

【主治】卒中风欲死，身体缓急，口目不正，舌僵不能语，奄奄惚惚，神情闷乱。

【宜忌】忌猪肉、冷水、海藻、菘菜、生葱、生菜、大酢。

大麻丸

【来源】《医方类聚》卷九十六引《千金月令》。

【别名】大黄丸（《太平圣惠方》卷二十三）、搜风顺气丸（《仁斋直指方论》卷三引《太平圣惠方》）、顺气丸（《袖珍方》卷一引《简易》）、消风顺气丸（《医林绳墨大全》卷六）、镇风润气丸（《杂病源流犀烛》卷十七）。

【组成】大黄十五两　枳壳三两（炒）　槟榔五两　郁李仁五两　薯蓣五两　牛膝五两　独活三两　防风三两　山茱萸三两　麻仁十两（别研）　菟丝子四两（酒浸，别捣粉）　车前子六两

《仁斋直指方论》引《太平圣惠方》此方中无山茱萸、菟丝子，疑脱。

【用法】上为散，炼蜜为丸，如梧桐子大。每服四十丸，加至五十丸，空腹温水送下；如腹脏热，即浆水下。自然微利。

《医方类聚》引《简易》：上为末，炼蜜为丸，如梧桐子大。每服二十丸，茶、酒、粥饮送下，百无所忌，平旦、临卧各一服。服经一月消食，二月去肠内宿滞，三月无倦少睡，四月精神强盛，五月耳目聪明，六月腰腿轻健，一年百病皆除，老者返少。

【功用】

1.《袖珍方》引《简易》：补精驻颜，疏风顺气。

2.《普济方》引《如宜方》：补益通利。

3.《明医指掌》：润三焦，和五脏，润肠，除风湿。

【主治】

1.《医方类聚》引《千金月令》：脚气，及一切风气虚损。

2.《太平圣惠方》：风壅大肠涩滞。

3.《医方类聚》引《简易》：三十六种风，七十二般气，上热下冷，腰脚疼痛，四肢无力，多睡少食，渐加羸瘦，颜色不定，或黄或赤，恶

疮下疰，口苦无味，憎寒毛耸，积年癥癖气块，丈夫世事断绝，女子久无子息，久患寒疟，吐逆泻利，变成劳疾，百节酸疼。

4.《普济方》引《如宜方》：腰膝无力，大肠闭则痛发，膝下似水冷。

5.《普济方》：脚气欲发，大便先闭。

6.《医方集解》：中风，风秘，气秘；便溺阻隔，遍身虚痒，脉来浮数。亦治肠风下血，中风瘫痪。

【宜忌】

1.《医方类聚》引《千金月令》：忌牛肉生。

2.《医方类聚》引《简易》：孕妇勿服。如服药觉脏腑微动，以羊肚肺羹补之。

【方论】《医方集解》：此手足阳明药也。大黄苦寒峻猛，能下燥结而祛瘀热，加以蒸晒，则性稍和缓，故以为君；麻仁滑利，李仁甘润，并能入大肠而润燥通幽；车前利水，牛膝下行，又能益肝肾而不走元气；燥本于风，独活、防风之辛以润肾而搜风；滞由于气，枳壳、槟榔之苦以破滞而顺气；数药未免攻散，故又用山药益气固脾，山茱温肝补肾，菟丝益阳强阴，以补助之也。

【验案】

1.便秘 《医方类聚》引《简易方》：教授韩远举，福唐人，言渠祖母昔年常苦大便闭涩，初作即腰足冷痛，久遂不能行。渠取游氏与蔡君谟所藏异方，服之一日，而腰膝温暖如初。即从此大肠复无前日之苦，平时头风、血气诸疾，消除殆尽。饮食快美，肌肤充肥，追今七十七，而步履轻健，耳目聪明，皆韩同年所传药功力之效。

2.言语謇涩 《医方类聚》引《简易》：予通判邵阳，日遇王仲及舍人，自靖解官还郡中。见其手颤，言语謇涩，似有瘫痪候，授以此方，随即平复如常。

十九味丸

【来源】《外台秘要》卷十四引《张文仲方》。

【别名】防风羌活丸（《普济方》卷一一四）。

【组成】防风　羌活　五加皮　芍药　人参　丹参　薏苡仁　玄参　麦门冬（去心）　干地黄　大黄　青木香各六分　松子仁　磁石各八分（研）　槟榔子十分　枳实（炙）八分　牛膝八分　茯神八分　桂心八分

【用法】上药治下筛，炼蜜为丸，如梧桐子大。每服十五丸，以酒送下，每日二次。稍稍加至三十丸为度。

【主治】诸风。

【宜忌】忌猪肉、鱼、蒜、生葱、酢、芜荑。

寒水石煮散

【来源】《外台秘要》卷十四引《张文仲方》。

【组成】寒水石　石膏　滑石　白石脂　龙骨各八两　桂心　甘草（炙）　牡蛎各三两（熬）　赤石脂　干姜　大黄各四两　犀角一两（屑）

【用法】上捣，以马尾罗筛之，将皮囊盛之。急系头，挂著高凉处。欲服，以水一升，煮五六沸，纳一方寸匕药，煮七八沸，下火澄清，泻出顿服，每日服亦得，百无所忌；小儿服之，即以意斟酌多少。

【主治】诸风。

【宜忌】忌生葱、海藻、菘菜。

竹沥汤

【来源】《妇人大全良方》卷三引《必效方》。

【别名】小竹沥汤（《三因极一病证方论》卷二）。

【组成】秦艽　防风　独活　附子各一分

【用法】上锉。以水四盏，煎至二盏，加生地黄汁、淡竹沥各半盏，再煎四五沸，去滓，分作四服，不拘时候，温服。病势去，以他药扶持，未愈再作。

【主治】中风涎潮，谵语昏塞，四肢缓纵。

吃力伽丸

【来源】《外台秘要》卷十三引《广济方》。

【别名】安息香丸（《中藏经》卷下）、苏合香丸（《苏沈良方》卷五）、乞力伽丸（《普济方》卷二三七）、苏合丸（《赤水玄珠全集》卷四）。

【组成】吃力伽（即白术）　光明砂（研）　麝香（当门子）　诃梨勒皮　香附子（中白）　沉香（重者）　青木香　丁子香　安息香　白檀香　荜茇（上者）　犀角各一两　薰陆香　苏合香　龙脑

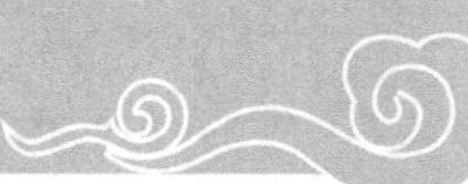

香各半两

【用法】上为极细末，炼蜜为丸，如梧桐子大。腊月合之，藏于密器中，勿令泄气。每朝用四丸，取井花水于净器中研破服。老小每碎一丸服之，另取一丸如弹丸，蜡纸裹，绯袋盛，当心带之，冷水暖水，临时斟量。

【功用】

1.《世医得效方》：散疫气。

2.《奇效良方》：顺气化痰。

3.《中医方剂学》：解郁开窍。

【主治】

1.《外台秘要》卷十三引《广济方》：传尸骨蒸，殗殜肺痿，疰忤鬼气，卒心痛，霍乱吐痢，时气鬼魅，瘴疟，赤白暴痢，瘀血月闭，痃癖疔肿，惊痫，鬼忤中人，吐乳狐魅。

2.《普济方》：从高坠下，挟惊悸，血气错乱，昏迷不醒。

3.《丹台玉案》：厥证。

4.《会约医镜》：梦与鬼交，脉息乍大乍小，乍有乍无，或绵绵不知度数，时常悲笑，其状不欲见人。

【宜忌】忌生血肉、桃、李、雀肉、青鱼、酢等。

【方论】

1.《医方考》：病人初中风，喉中痰塞，水饮难通，非香窜不能开窍，故集诸香以利窍；非辛热不能通塞，故用诸辛为佐使。犀角虽凉，凉而不滞；诃黎虽涩，涩而生津。世人用此方于初中之时，每每取效。丹溪谓辛香走散真气，又谓脑、麝能引风入骨，如油入面，不可解也。医者但可用之以救急，慎毋令人多服也。

2.《成方便读》：此为本实先拨，故景岳有非风之名；若一辨其脱证。无论其为有邪无邪，急以人参、桂、附之品，回阳固本，治之尚且不暇，何可再以开泄之药，耗散真气乎？须待其根本渐固，正气渐回，然后再察其六淫七情，或内或外，而缓调之，则庶乎可也。此方汇集诸香以开其闭，而以犀角解其毒，白术、白蜜匡其正，朱砂辟其邪，性偏于香，似乎治邪中气闭者为宜耳。

3.《绛雪园古方选注》：苏合香丸能通十二经络、三百六十五窍，故君之以名其方，与安息香相须，能内通脏腑。龙脑辛散轻浮，走窜经络，与麝香相须，能内入骨髓。犀角入心，沉香入肾，木香入脾，香附入肝，熏陆香入肺。复以丁香入胃者，以胃亦为一脏也。用白术健脾者，欲令诸香留顿于脾，使脾转输于各脏也。诸脏皆用辛香阳药以通之，独心经用朱砂寒以通之者，以心为火脏，不受辛热散气之品，当反佐之，以治其寒阻关窍，乃寒因寒用也。

4.《医略六书》：苏合香丸诸香凑合，白术健中，攻专温中通窍，善开寒闭厥晕，为中风斩关夺门之将。独用犀角1味，为热因寒用之向导。白蜜润燥，朱砂安神，菖蒲通窍，酒以行其药力也。洵为崇乘诸中窍闭厥晕之专方。

5.《医方概要》：苏合香丸用诸香合成，苏合香出自外国。安息香出自安息国，并能透窍开闭，犀角、龙脑、麝香幽香凉心肺，香附、木香、丁香、沉香，宣气通窍化痰，以白术1味，坐镇中宫，朱砂宁心安神。而后诸香彻上彻下，无所不通，亦无所不开，斯气厥、痰秘、尸厥、一切不正之邪，无所不祛矣。此方专治气分闭结，不入血分。一方加檀、荜、勒，则燥涩太过，不相宜矣。

6.《古今名方发微》：苏合香丸用药虽多，但不杂乱，方剂配伍合于法度。其组方有以下几个特点：其一，以温热之性的药物为主，少佐寒凉之品，符合寒者热之之旨。以八法划分，本剂属温法的范畴。此因寒邪蒙蔽心包，故用苏合香、麝香等温散寒邪，以复神明。其二，多用辛香之品，辛能散能行，痰湿阻滞，得辛则通，湿化痰消，神昏可苏，故用檀香、丁香等辛香之品，以治痰湿蒙蔽心包。其三，仅用诃子之酸敛，与诸香配伍，可防止辛香太过，可伐正气，寓有散中有敛之意。总之，本方有温通开窍，行气化浊之功。对于寒邪或痰湿闭塞气机，蒙蔽神明，属于闭证者，用之较为恰当。

【验案】

1.中风 《名医类案》：邱信，年43岁，患中风，肚甚疼，口眼㖞斜，苏合香丸服之就愈。后加姜汁、竹沥痊愈。

2.木薯中毒 《广东医学》（1966，1：15）：刘某之子，一为7岁，一为10岁，二孩乘家长外出，共煮未去毒的木薯同食。饱食后，至黄昏时，突觉发冷、头晕、胸闷、呕吐，其家长收工回家，始发觉是木薯中毒。当天晚上即邀我们前往抢救。一因呕吐较多，中毒较浅，当时除给予盐汤探吐，使之继续吐出一些清涎外，复磨服苏合香丸2枚，即安然无事。另一病孩因食木薯较多，中毒较重，当时已肢冷，脉伏，手足微抽，面青、唇绀，鼻煽，气促，呈半昏迷状态，情况十分严重。当即注射可拉明1支急救。注射后，情况未见好转。复以针刺人中穴，反复行针数次，虽有功效，但是未脱离危险。因山区交通不便，离城市较远，购药较难。后来细辨其表现症状，属痰厥气闭的寒证，根据中医辨证施治的原则，即用温开水磨苏合香丸1枚灌服，边磨边灌。服1丸后，其气即顺，效果十分显著，迅即温回脉复，神态安和，语言亦甚清楚，再无中毒症状。为着确保病孩安全，使再服苏合香丸1枚，送韶关市人民医院治疗。在送院途中（约3～4小时）病孩精神安和无异，翌晨回家一切如常人。

3.胆道蛔虫　《陕西中医》（1985，7：322）：用苏合香丸治疗胆道蛔虫病9例，获得满意疗效。每服1丸，1日2～3次，温水送下，服药间隔时间为4～5小时。服药后剧痛30～60分钟内症状消失或缓解者，一般用药不超过3丸为疗效好。显效：服药1～2丸后，症状与体征消失，两天以上不复发者6例，占66.7%；有效：服药3丸后，症状与体征基本消失，两天内有复发者2例，占22.2%；无效：服药后，症状体征稍有好转，1日内复发3次以上者。总有效率为89%。

4.过敏性鼻炎《吉林中医药》（1986，6：17）：王某某，男，45岁，工人，1985年11月26日就诊。两年前曾在某医院五官科确诊为过敏性鼻炎。每遇寒冷气候时则出现鼻塞流涕、喷嚏、头痛流泪、反复发作，近日因气候变化症状加重，经西药对症治疗，效果不显而转中医诊治。证见鼻塞声重，喷嚏流涕，头痛，舌苔薄白，脉浮紧。诊为：鼻渊（寒闭型），治宜辛温芳香开窍，药用苏合香丸，嘱其早、中、晚各服1丸，经服40丸病愈，1年后追访未见复发。

5.吐血　《上海中医药杂志》（1986，7：26）：一病人，素有咳嗽宿疾，性情忧郁寡欢，一日暴怒后咳呛吐红，胸闷胁痛，治以清肺宁嗽，凉血止血，但咳不止，血不宁。因思吐红乃木郁化火、气逆动血而致。木郁不达，气火不平，血何以归经？郁甚者，仅以疏肝，力怯难畅，必投香窜，气雄易通，故投以苏合香丸一粒，辛香宣达，解郁疏气，再配以肃肺降气之品，药后竟获良效。此法古有记载或可佐证，如《世医得效方》失血门即有以“苏合香丸治因气作衄，或吐呕血”的载述；《苏沈良方》有谢执方一案，“呕血甚久，遂奄奄而绝，羸败已久，手足都冷，鼻息皆绝”，“研苏合香丸灌之，尽半两遂安”。

6.血卟啉病（腹痛、胁痛）《辽宁中医杂志》（1988，1：31）：冯某，女，48岁。右胁痛如锥刺，痛处固定不移，拒按，伴全腹剧烈胀痛，昼轻夜重，间歇发作，达13年之久。兼见面色黧黑，夜寐不安，噩梦纷纭，口苦口涩，口渴但不欲多饮，纳差，舌紫暗胖嫩边有齿印，苔白而厚，脉沉涩，每次发作，剧痛难忍，疼痛持续2～3小时不等，之后即缓解，但余痛不息（其母亦患此症早亡）。近来病情加重，肝大肋下3～4cm，质硬中等；腹部膨隆，鼓之如鼓，但无青筋暴起。化验室检查：尿卟胆原试验阳性；尿液新鲜时呈深黄色，经日晒或加酸后转为红色。开始用酚噻嗪类、氯丙嗪、麦啶等药治疗，剧痛未减。急投苏合香丸1粒，令病者嚼碎，以温开水吞服。服后2分钟，疼痛大减，3分钟后，疼痛立止。其后每3天服1粒，共服用4粒，另外加服疏肝理气止痛的中药50余剂，病愈出院。追访2年未见复发。

7.阴缩　《辽宁中医杂志》（1988，1：31）：马某，男，46岁。小便频数，日10余次，色白而短，淋沥不尽年余，伴见精神萎靡，面色黧黑，少腹冷痛，舌淡苔白，脉沉细。前医用补肾法治疗，月余未见好转。3月25日下午3时许，突感阴部抽吸样疼痛，逐渐加重，呼痛声不绝，精神恐慌，面色苍白，额头冷汗渗出，手足冰凉。其妻一手握住病人阴茎，一手握住阴囊，用力往外拉扯。舌淡苔白，脉沉伏不现。笔者令其妻松开手，见病人阴茎短小，仅寸许，阴囊团缩，小如鸡卵，阴茎和阴囊呈阵发性向腹中收缩，每收缩1次，病人即呼痛1次。证为“阴缩”。嘱服苏合香丸2粒，先以1粒，令病人嚼碎吞服，5分钟后，少腹转温，阴部抽搐停止，疼痛亦止，随即阴囊皮肤松弛，阴茎外挺，恢复原状。次日上午复诊，

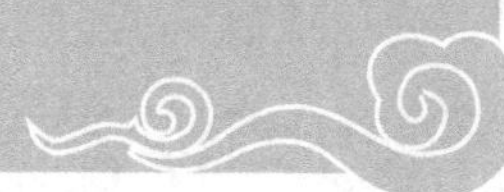

病人阴部无不适感。嘱其将剩余1粒照服，以巩固疗效。

甘竹沥汤

【来源】《外台秘要》卷十四引《深师方》。

【别名】堇竹沥饮（《圣济总录》卷六）。

【组成】甘竹沥一斗　生姜三两　防风　甘草（炙）各三两　防己　麻黄（去节）　人参　黄芩　白术　细辛　茵芋　秦艽　桂心各一两　附子一枚（大者，炮）

【用法】上咀。以汤渍药令赤，合竹沥，煮取四升，分为四服。

【主治】卒中恶风噎倒闷，口噤不能语，肝厥，尸魇，死不识人，闭目，灸针不知痛，风狂。

【宜忌】忌海藻、菘菜、桃、李、雀肉、生葱、生菜、猪肉、冷水。

四逆汤

【来源】《外台秘要》卷十四引《深师方》。

【组成】山茱萸　细辛　干姜（炙）各一两　甘草三两（炙）　麦门冬一升（去心）

【用法】上切。以水七升，煮取二升，分为四服。

【主治】卒中风不能言，厥逆无脉，手足拘急。

【宜忌】忌海藻、菘菜、生葱、韭菜。

生葛根三味汤

【来源】《外台秘要》卷十四引《许仁则方》。

【组成】生葛根一挺（长一尺，径三寸）　生姜汁一合　竹沥二大升（如不可得，宜用竹根一大升，切。以水一大斗，缓少煎取二大升以代竹沥；如竹根不可得，以细切竹叶一大升，以水一大斗，如上法煎取二大升，以代竹沥。如无竹叶，宜细切弩条一大升，以水一大斗，煎取二大升代之）

【用法】上药先取生葛根净洗刷，使捣极碎且空，榨取汁令尽讫，又捣，即以竹沥泼洒，极榨取汁；汁尽又捣，泼洒不限遍数，以葛根粉汁尽为度；用生姜汁，绵滤之。细细缓服之，不限遍数，及食前食后。如腹内转作声，又似痛，即以食后温服之。如此经七日以后，服附子十味汤。

【主治】中风，因饮酒过节，不能言语，手足不随，精神昏恍，得病经一两日者。

麻黄汤

【来源】《外台秘要》卷十六引《删繁方》。

【组成】麻黄（去节）　杏仁各四两（去尖皮两仁，碎）　栀子仁　黄芩　防风　紫菀各三两　升麻　桂心　茯神　人参各三两　大枣二十枚（擘）　石膏六两（碎，绵裹）　桑根白皮一升

【用法】上切。以水一斗，先煮麻黄三沸，去沫，下诸药，煮取三升，去滓，分三次服。

【功用】消虚热极，止汗。

【主治】心风，伤风损脉，脉极热，多汗，无滋润。

【宜忌】忌生葱、酢物。

续命汤

【来源】《外台秘要》卷十五引《备急》。

【组成】麻黄三两（去节）　石膏（碎，绵裹）　干姜各二两　防风一两　当归　芎藭　甘草　黄芩　桂心各二分　杏仁二十枚（去两仁尖皮，碎）

【用法】上切。以水九升，煮取三升，分服。小取汗，若口噤不能饮，斡口与汤，不过二三剂。

【主治】毒风。其病喉咽塞气噎，或口不能言，或身体缓纵，不能自胜，不知痛处，拘急腰背强引头，恍恍惚惚，不得卧转侧，绵绝欲死。

【宜忌】忌海藻、菘菜、生葱。

十物独活汤

【来源】《外台秘要》卷十四引《深师方》。

【组成】独活四两　桂心五两　生葛根八两　甘草（炙）　防风　当归各二两　生姜十两　芍药　附子各一两（炮）　半夏一升（洗）

【用法】上药切。以水一斗，煮取三升，分为三服，每日三次。

【主治】中风，半身不遂，口不能言。

【宜忌】忌海藻、菘菜、生葱、猪肉、羊肉、饧。

竹沥汤

【来源】《外台秘要》卷十四引《深师方》。

【组成】淡竹沥一斗　防风　葛根各一两　菊花　细辛　芍药　白术　当归　桂心　通草　防己　人参各一两　甘草（炙）　附子（炮）　茯苓　玄参各一两　秦艽　生姜各二两　枫寄生三两

【用法】上切。以淡竹沥一斗，煮药取四升，分为四服。

【主治】卒中恶风，噎倒闷，口噤不能语，肝厥。

防风汤

【来源】《外台秘要》卷十四引《深师方》。

【组成】防风　甘草（炙）　黄芩　茯苓　当归各一两　杏仁五十枚（去两仁皮尖）　秦艽半两　生姜五两　干枣三十枚（擘）　麻黄二两（去节）

【用法】上锉。以清酒、水共四升，煮取三升，分三服。

【功用】发汗。

【主治】中风，两目不开，不能言，短气欲死。

【宜忌】忌海藻、菘菜、大酢。

茯苓汤

【来源】《外台秘要》卷十四引《深师方》。

【组成】茯苓二两　芎藭　干姜　芍药　白术　当归　人参各一两　枳实三分（炙）　甘草（炙）一两

【用法】上细切。以水九升，煮取三升，一日服三次。若病剧者，可相去如人行五里顷一服。服一剂不愈，不过二剂。

【主治】中风入腹，心下如刺，不得卧，或在胁下，转动无常，腹满短气，惙惙欲死。

【宜忌】忌海藻、菘菜、桃、李、雀肉，大酢。

【加减】胸中有气，加人参二两。

麻黄汤

【来源】《外台秘要》卷十四引《深师方》。

【组成】麻黄三两（去节）　甘草二两（炙）　石膏四两（碎，绵裹）　杏仁五十枚（去两仁及尖皮，碎）　人参三两　干姜五两　茯苓　防风各四两　桂心三两　半夏一升（洗）

【用法】上以水九升，煮取三升，先食服一升，每日三次。

【主治】中风，气逆满闷短气。

【宜忌】忌海藻、生葱、羊肉、饧、菘菜。

大续命汤

【来源】《外台秘要》卷十八引《深师方》。

【组成】当归二两　芎藭一两　桂心一两　麻黄二两（去节）　芍药一两　石膏一两　生姜三两　人参一两　防风二两　黄芩一两　杏仁四十枚　甘草一两（炙）

【用法】上切。以水九升，煮取三升，去滓，分四服。

【主治】

1.《外台秘要》卷十八引《深师方》：手足挛急及不随；苦脚气上；中风，四肢壮热如火，挛急，或纵不随，气冲胸中。

2.《太平圣惠方》：脚气痹挛不随，风毒攻四肢，壮热如火，头项挛急，气冲胸中。

八风汤

【来源】《外台秘要》卷十九引《深师方》。

【组成】防风二两　芍药二两　茯苓二两　黄耆三两　独活四两　当归三两　人参三两　干姜三两　甘草一两（炙）　大豆二升　附子大者一枚（炮）

【用法】上切。以水一斗，清酒二升，合煮取三升，分三服。

【主治】五缓六急不随，身体不仁，下重，腹中雷鸣，失小便。

【宜忌】忌海藻、菘菜、猪肉、冷水、酢物。

卓氏膏

【来源】《外台秘要》卷二十九引《深师方》。

【组成】大附子四枚（生用，去皮）

【用法】上切。苦酒渍三宿，以脂膏一斤煎之。三上三下，膏成敷之。

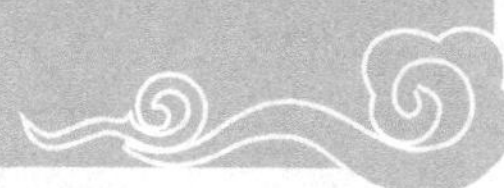

【主治】折腕及卒中风，口噤，颈项强。

喷嚏丸

【来源】方出《证类本草》卷十引《子母秘录》，名见《串雅内编》卷四。

【组成】半夏一两

【用法】上为末，丸如大豆大。纳鼻中愈。心温者，一日可治。

《串雅内编》庚生按云：半夏以研细末吹入鼻中为宜。盖为丸塞鼻，每致闭气反为害矣。或临用时以水为丸，庶无干硬闭窍之弊。

【主治】

1.《证类本草》引《子母秘录》：五绝。一曰自缢，二曰墙壁压，三曰溺水，四曰魇魅，五曰产乳。

2.《串雅内编》：中风不语，尸厥，中恶，中鬼。

二圣汤

【来源】《普济方》卷九十一引《海上名方》。

【组成】白僵蚕半两（直者，去丝嘴，炒黄色，为末） 附子一只（重半两以上者，生，去皮脐尖）

【用法】上将附子切作八块，用水二大盏，加生姜三十片，同煎至一大盏，去滓，分作两处，调白僵蚕末一半服，不醒再服。先用不蛀皂角揉汁蘸华阴细辛末，擦牙关即开，后用二圣汤。

【主治】卒中风。

威灵仙丸

【来源】方出《证类本草》卷十一引《海上集验方》，名见《普济方》卷一一六。

【组成】威灵仙（洗，焙）

【用法】上为末，以好酒和令微湿，入在竹筒内，牢塞口，九蒸九晒，如干，添酒重洒之，以白蜜为丸，如梧桐子大。每服二十至三十丸，汤酒送下。痢臭秽甚，气息不堪，勤服威灵仙，更用热汤尽日频洗，朝以苦唾调药涂身上内外，每日一次，涂之当得平愈。孩子无辜，令母含药灌之。

【功用】去众风，通十二经脉，宣通五脏。

【主治】中风不语，手足不随，口眼歪斜，筋骨节风、胎风、头风、暗风、心风、风狂；伤寒头痛，鼻流涕；头旋目眩，白癜风；大风，皮肤风痒大毒，热毒风疮；劳疾连腰骨节风，绕腕风，言语涩滞，腹内宿滞，心头痰水，膀胱宿脓，口中涎水，好吃茶滓，手足顽痹，冷热气壅，腰膝疼痛，久立不得，浮气瘴气，憎寒壮热，头痛尤甚，攻耳成脓而聋，又冲眼赤；大小肠涩；黄疸、黑疸，面无颜色，瘰疬遍项，产后秘涩，脚腰痛曾经损坠，心痛注，气膈、气冷、气攻冲肾脏，风壅腹肚胀满，头面浮肿，注毒，脾肺气痰热咳嗽，气急坐卧不安，疥、癣等疮；妇人月水不来，动经多日，血气冲心；阴汗盗汗，痢臭秽甚，气息不堪；痔疾秘涩，气痢绞结。

追风饼子

【来源】《普济方》卷九十一引《海上名方》。

【别名】二生散。

【组成】附子一枚（去皮脐） 天南星一枚各重八钱（以上并生用）

【用法】上为末，用生姜研自然汁和作饼子。每服一饼，以水一盏半，加生姜二十片，同煎至八分，去滓温服，不拘时候。

【功用】去痰，逐风邪。

【主治】卒中风，语涩痰盛，四肢不举，恍惚志意不定；及体虚有风，受虚湿，身如在空中。

葛粉索饼

【来源】《医方类聚》卷二十四引《食医心鉴》。

【组成】葛粉四两 荆芥一握

【用法】上以水四升，煮荆芥六七沸，去滓，澄清，软和葛粉作索饼。于荆芥汁中食之。

【主治】中风。心脾热，言语謇涩，精神昏愦，手足不随。

薏苡仁粥

【来源】《医方类聚》卷二十四引《食医心鉴》。

【组成】薏苡仁三合 冬麻子半升

【用法】以水三升，研滤麻子取汁，用薏苡仁煮粥。空心食之。

【主治】中风。言语謇涩，手足不随，大肠壅滞。

薏苡仁粥

【来源】《医方类聚》卷二十四引《食医心鉴》。

【组成】葱白　蒌诃各一握　牛蒡根（切）五合　豉三合　薏苡仁（捣）三合

【用法】以水四升，煮葱白、牛蒡根、蒌诃等，取汁二升半，去滓，投薏苡仁煮粥，空心食之。

【主治】中风。头痛心烦，苦不下食，手足无力，筋骨疼痛，口面㖞，言语不正。

竹沥粥

【来源】《医方类聚》卷二二七引《食医心鉴》。

【组成】粟米三合

【用法】上煮粥，临熟下淡竹沥三合，搅令匀，空心食之。

【功用】《长寿药粥谱》：清热、化痰、开窍。

【主治】

1.《医方类聚》引《食医心鉴》：子烦，妊娠恒苦烦闷。

2.《长寿药粥谱》：中风昏迷，喉间痰鸣，高热烦渴，肺热咳嗽，气喘胸闷。

开关散

【来源】《丹溪心法附余》卷十二引《应验方》。

【组成】川芎　薄荷　盆消　白芷　全蝎各一钱　僵蚕　天麻各半钱　细辛一钱

【用法】上为末。每用少许，以指蘸药满口，擦牙龈上，噙半时，用温水漱吐。

【主治】牙关紧急不开，因风热攻注牙齿者。

鸱头酒

【来源】《幼幼新书》卷十三引《婴孺方》。

【组成】鸱头一个　秦艽　丹参　石南草　独活　防己　细辛各四分　芍药八分

【用法】上切。入绢袋，清酒五升浸，每服半合，随时日数服，一日三次。

【主治】少小风邪，言语错乱，不知人。

生葛根汤

【来源】《医心方》卷三引《极要方》。

【组成】生葛根一挺（长一尺三寸）　生姜汁二大合　竹沥二大升

【用法】上先取生葛根，洗净，捣碎，榨取汁令尽，和竹沥、生姜汁绵滤之，细细暖服之，不限次数及食前食后。

【主治】中风，得病一二日，不能言语，手足不遂，精神昏恍。

大豆散

【来源】《医心方》卷三引《效验方》。

【组成】大豆二两（熬令焦）　姜二两　蜀椒二两（去目，汗）

【用法】上为末。酒服一钱匕，每日一次。

《圣济总录》本方用法：每服一钱匕，温酒调下，日夜各二次，汗出即愈。

【主治】卒中风欲死，口不开，身不得着席。

天麻丸

【来源】《太平圣惠方》卷三。

【组成】天麻二两　川芎一两　天南星三分（炮裂）　附子三分（炮裂，去皮脐）　乌蛇二两（酒浸，炙微黄，去皮骨）　桑螵蛸三分（微炒）　槐胶一两　桃胶一两　酸枣仁一两（微炒）　麝香一分（细研）　当归半两（锉，微炒）　干蝎半两（微炒）　独活一两　荆子一两　朱砂半两（微研）

【用法】上为末，炼蜜为丸，如绿豆大。每服十丸，以薄荷汤热酒送下，不拘时候。

【主治】肝脏风，筋脉抽掣疼痛，舌强语涩，肢节不利。

牛黄丸

【来源】《太平圣惠方》卷四。

【组成】牛黄三分（细研如粉）　铁精三分（细研

如粉） 金银箔各五十片（细研如粉） 石膏三分 龙齿三分（细研如粉） 地骨皮三分 茯神一两 川升麻三分 玄参三分 人参一两（去芦头） 麦门冬一两（去心，焙） 枳实半两（麸炒微赤） 葳蕤三分 赤芍药三分 生干地黄三分 甘草半两（炙微赤，锉） 黄芩三分 朱砂三分（细研如粉） 虎睛一对（酒浸一宿，微炙）

【用法】上为末，都研令匀，炼蜜为丸，如梧桐子大。每服十丸，煎地骨皮汤送下，不拘时候。

【主治】

1.《太平圣惠方》：心脏风邪，狂乱失志，不得安定。

2.《圣济总录》：中风，心多恐怖。

牛黄散

【来源】《太平圣惠方》卷四。

【组成】牛黄一分（细研） 犀角屑一分 朱砂半两（细研） 麝香一分（细研） 羚羊角屑一分 防风一分（去芦头） 天麻一分 独活一分 人参一分（去芦头） 茯神一分 沙参一分（去芦头） 天竺黄一分（细研） 铁粉半两（细研） 川升麻一分 龙齿一分 麦门冬半两（去心，焙） 白鲜皮一分 远志一分（去心） 龙脑半分（细研） 甘草一分（炙微赤，锉）

【用法】上为细散，都研令匀。每服一钱，煎麦门冬汤调下，不拘时候。

【主治】心脏中风，心神恍惚，恐畏闷乱，不得睡卧，志意不定，言语错误。

朱砂丸

【来源】《太平圣惠方》卷四。

【组成】朱砂一两（细研，水飞过） 龙齿一两 犀角屑一两 天麻一两（去芦头） 秦艽三分（去苗） 川升麻三分 羚羊角屑一两 防风半两（去芦头） 茯神一两 黄芩半两 铁粉一两半（细研） 麦门冬一两半（去心，焙） 远志半两（去心） 汉防己三分 铅霜三分（细研）

《普济方》引本方有人参。

【用法】上为末，同研令匀，炼蜜为丸，如梧桐子大。每服二十丸，以粳米粥饮送下，不拘时候。

【主治】心脏中风，手足惊掣，心神狂乱，恍惚烦闷，言语謇涩。

防风丸

【来源】《太平圣惠方》卷四。

【组成】防风三分（去芦头） 茯神一两 人参三分（去芦头） 麦门冬一分（去心，焙） 天麻三分 白鲜皮一两 薏苡仁三分 小草三分 犀角屑一两 天竺黄三分 牛黄一分（研入）

【用法】上为末，加研了牛黄令匀，炼蜜为丸，如梧桐子大。每服二十丸，以糯米饮送下，不拘时候。

【主治】心脏中风，惊悸，言语混浊，烦热恍惚，心神不安。

沙参散

【来源】《太平圣惠方》卷四。

【组成】沙参三分（去芦头） 麦门冬半两（去心） 石膏三分 防风三分（去芦头） 人参三分（去芦头） 独活三分 枳壳一两（麸炒微黄，去瓤） 赤茯苓一两 芎藭三分 羚羊角屑三分 远志三两（去心） 甘草半两（炙微赤，锉）

【用法】上为散。每服四钱，以水一中盏，加生姜半分，煎至五分，去滓，加竹沥半合，更煎一两沸，不拘时候温服。

【主治】心脏中风，虚烦目眩，恍惚不定。

茯神散

【来源】《太平圣惠方》卷四。

【组成】茯神一两 羌活一两 蔓荆子三分 龙齿一两 人参三分（去芦头） 薏苡仁三分 防风三分（去芦头） 赤芍药半两 麦门冬一两（去心） 远志三分（去心） 犀角屑三分 麻黄一两（去根节） 甘草半两（炙微赤，锉）

【用法】上为散。每服四钱，以水一中盏，加生姜半分，煎至六分，去滓温服，不拘时候。

【主治】心脏中风，语涩昏闷，四肢沉重，精神不守。

茯神散

【来源】《太平圣惠方》卷四。

【组成】茯神三分　独活三分　当归三分（锉，微炒）　桂心三分　杏仁三分（汤浸，去皮尖双仁，麸炒微黄）　沙参三分（去芦头）　羚羊角屑一分　甘草一分（炙微赤，锉）　黄芩三分　防风三分（去芦头）　赤芍药三分　秦艽三分（去苗）

《普济方》有麝香、天南星。

【用法】上为散。每服四钱，以水一中盏，煎至五分，去滓，入竹沥半合，更煎一两沸，温服，不拘时候。

【主治】心脏中风，冒昧不知，胸背拘急，心烦语涩，翕翕发热，时自汗出，四肢不利。

麻黄散

【来源】《太平圣惠方》卷四。

【别名】麻黄汤（《明医杂著》卷六）。

【组成】麻黄一两（去根节）　白术一两　防风一两（去芦头）　桂心三分　川升麻三分　芎藭一两　茯神三分　远志三分（去心）　人参三分（去芦头）　羌活三分　当归三分（锉，微炒）　汉防己半两　甘草半两（炙微赤，锉）

【用法】上为散。每服三钱，以水一中盏，加生姜半分，煎至五分，去滓，入荆沥半合，更煎一两沸，不拘时候温服。

【主治】心脏中风。虚寒寒颤，心惊掣悸，语声混浊，口㖞，冒昧好笑。

羚羊角散

【来源】《太平圣惠方》卷四。

【组成】羚羊角屑一两　麻黄一两（去根节）　独活三分　赤茯苓三分　黄耆三分（锉）　黄芩三分　秦艽三分（去苗）　远志三分（去心）　桂心三分　芎藭三分　麦门冬一两（去心）　葛根三分（锉）　石膏一两　赤箭三分　白鲜皮三分　人参三分（去芦头）　沙参三分（去芦头）　甘草半两（炙微赤，锉）　杏仁三分（汤浸，去皮尖双仁，麸炒微黄）

【用法】上为散。每服四钱，以水一中盏，加生姜半分，煎至六分，去滓温服，不拘时候。

【主治】心脏中风。言语謇涩，恍惚惊悸，神志错乱，面赤心烦，四肢不利。

葳蕤散

【来源】《太平圣惠方》卷四。

【别名】萎蕤散（《普济方》卷九十）。

【组成】葳蕤一两　薏苡仁一两　白鲜皮三分　麦门冬一两（去心）　茯神三分　犀角屑三分　石膏一两　防风三分（去芦头）　远志三分（去心）　甘草半两（炙微赤，锉）

【用法】上为散。每服四钱，以水一中盏，煎至五分，去滓，入竹沥半合，更煎一两沸，不拘时候温服。

【主治】心脏中风，精神昏昧，烦热多汗，口干面赤，惊悸头痛。

犀角丸

【来源】《太平圣惠方》卷四。

【组成】犀角屑三分　天麻三分　防风三分（去芦头）　远志三分（去心）　羌活三分　沙参三分（去芦头）　茯神三分　龙齿一两　川升麻三分　天门冬三分（去心焙）　葳蕤三分　羚羊角三分　铁粉一两（细研）　金银箔各五十片（细研）　玄参三分　牛黄一分（细研）　朱砂一两（细研，水飞过）　麝香一分（细研）

【用法】上为末，入研了药和匀，炼蜜为丸，如梧桐子大。每服十五丸，以薄荷汤送下，不拘时候。

【主治】心脏中风。言语颠倒，神思错乱，头面心胸烦热，或时舌强语涩，忪悸不安。

犀角丸

【来源】《太平圣惠方》卷四。

【组成】犀角屑三分　防风半两（去芦头）　人参半两（去芦头）　川升麻半两　槟榔半两　天竺黄三分　光明砂一两（细研，水飞过）　龙齿二两半（细研如粉）　铁精一两（细研）　露蜂房三分（微炙）　金银箔各五十片（细研）

【用法】上为末，入研了药和匀，炼蜜为丸，如梧

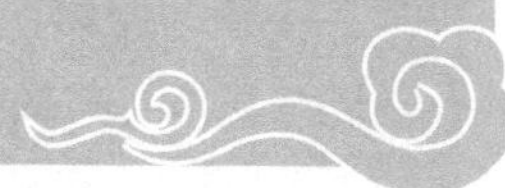

桐子大。每服二十丸，以温水送下，不拘时候。

【主治】心脏风热，上冲头面，心系牵急，时时惊恐，狂言不定，神志不安。

犀角散

【来源】《太平圣惠方》卷四。

【组成】犀角屑三分　防风三分（去芦头）　沙参三分（去芦头）　羌活三分　甘菊花三分　麻黄二分（去根节）　羚羊角屑三分　茯神三分　远志三分（去心）　杏仁三分（汤浸，去皮尖双仁，麸炒微黄）　白鲜皮三分　人参三分（去芦头）　柴胡三分（去芦头）　麦门冬三分（去心）　甘草一分（炙微赤，锉）

【用法】上为散。每服四钱，以水一中盏，加生姜半分，煎至六分，去滓温服，不拘时候。

【主治】心脏中风。语涩昏昧，四肢不利，翕翕发热，胸中烦悸。

天麻丸

【来源】《太平圣惠方》卷五。

【组成】天麻一两　独活一两　人参三分（去芦头）　防风三分（去芦头）　附子一两（炮裂，去皮脐）　桂心一两　麻黄一两（去根节）　细辛二分　当归三分（锉，微炒）白术三分　羚羊角屑三分　薏苡仁三分　干蝎三分（微炒）　牛膝三分（去苗）　芎䓖二分　茯神三分　牛黄一分（研）　天南星三分（锉，醋拌，炒令黄）　朱砂半两（细研）　龙脑一分（细研）　乌蛇肉一两（酥拌，炒令黄）　麝香一分（细研）　白僵蚕三分（微炒）

【用法】上为细末，入研了药，更同研令匀，炼蜜为丸，如梧桐子大。每服十丸，以温酒送下，加至十五丸，不拘时候。

【主治】脾脏中风，身体怠惰，四肢缓弱，恶风头痛，舌本强直，言语謇涩，皮肤顽痹。

牛黄丸

【来源】《太平圣惠方》卷五。

【组成】牛黄一分（细研）　白附子一两（炮裂）　天竺黄一两（细研）　天麻一两半　犀角屑三分　铅霜半两（细研）

【用法】上为末，都研令匀，炼蜜为丸，如梧桐子大。每服七丸，以竹沥送下，不拘时候。

【主治】脾脏风壅，语涩多涎。

坏涎丸

【来源】《太平圣惠方》卷五。

【组成】白矾（烧灰）半两　天竺黄半两　半夏一两（汤浸洗七遍去滑，麸炒微黄）　金箔五十片　朱砂一两（细研，以水飞过）　皂荚子仁半两（微炒）

【用法】上药以半夏及皂荚子仁捣罗为末，与诸药同研令匀，用烂粟米饭为丸，如绿豆大。每服七丸，以生姜汤送下，不拘时候。

【主治】脾脏风壅，咽喉内涎唾如胶，心胸妨闷，语声不利。

乌头散

【来源】《太平圣惠方》卷十。

【组成】川乌头半两（炮裂，去皮脐）　防风一分（去芦头）　羌活一分　丹参半两　麻黄半两（去根节）　桂心一分　白术一分　干蝎一分（微炒）　黑豆半合（炒熟）

【用法】上为细散。每服二钱，不拘时候，以热酒调下，良久再服。以汗出为度。

【主治】伤寒，中风语涩，四肢拘急，壮热。

附子散

【来源】《太平圣惠方》卷十。

【组成】附子一两（炮裂，去皮脐）　人参一两（去芦头）　桂心一两　麻黄一两（去根节）　茯神一两　汉防己一两半　黄芩一两半　甘草一两（炙微赤，锉）　赤芍药一两　枳壳二两（麸炒微黄，去瓤）

【用法】上为粗散。每服四钱，以水一中盏，加生姜半分，煎至六分，去滓，稍热频服。

【主治】伤寒中风，四肢不举，言语謇涩，烦疼壮热。

天麻散

【来源】《太平圣惠方》卷十九。

【组成】天麻一两　桂心三分　附子三分（炮裂，去皮脐）　麻黄三分（去根节）　防风半两（去芦头）　当归半两（锉，微炒）　羌活二分　独活三分　木香半两　细辛半两　芎藭半两　羚羊角屑半两

【用法】上为散。每服四钱，以水、酒各半中盏，煎至六分，去滓温服，不拘时候。

【主治】中风失音不语，手足不遂。

天麻散

【来源】《太平圣惠方》卷十九。

【组成】天麻一两　干蝎一两（微炒）乌蛇二两（酒浸，炙微黄，去皮骨）　天南星三分（炮裂）　白附子一分（炮裂）　天雄半两（炮裂，去皮脐）　白僵蚕三分（微炒）　干姜三分（炮裂，锉）　槟榔半两　人参二分（去芦头）　芎藭半两　麻黄一两（去根节）

【用法】上为细散。每服一钱，以热酒调下，顿三服，不拘时候。以厚衣盖，汗出为度。

【主治】中风不能语，四肢强。

天麻散

【来源】《太平圣惠方》卷十九。

【组成】天麻一两　麒麟竭一两　白僵蚕一两（微炒）　干蝎一两（微炒）　防风一两（去芦头）　犀角屑一两　麝香一钱（细研）

【用法】上为细散。每服二钱，以温酒调下，不拘时候。

【主治】中风，倒仆不知人，及口面喎斜。

天南星散

【来源】《太平圣惠方》卷十九。

【组成】天南星一两（炮裂）　白附子一两（炮裂）　桑螵蛸一两（微炒）　白僵蚕一两（微炒）　藿香一两　干蝎一（二）两（微炒）　朱砂三分（细研）　麝香一分（细研）　腻粉三钱

【用法】上为散，入后三味，更研令匀。每服一钱，以温酒调下，不拘时候。

【主治】中风不语，筋脉拘急、疼痛。

天南星散

【来源】《太平圣惠方》卷二十五。

【组成】天南星（锉，醋拌，炒微黄）　白附子（炮裂）　干蝎（微炒）　羌活　附子（炮裂，去皮脐）　防风（去芦头）　萆薢（锉）　丹参　藁本　天麻　乌蛇肉（酒浸，炙微黄）　桂心　威灵仙　牛膝（去苗）各一两　踯躅半两（醋拌，炒令干）　川乌头半两（去皮脐，锉，酒拌，炒微黄）　犀角屑半两　麻黄二两（去根节）　白僵蚕半两（微炒）　牛黄一分（细研）　麝香一分（细研）

【用法】上为细散，入研了药，更研令匀。每服一钱，以豆淋酒调下。

【主治】一切风，无问缓急。

牛黄丸

【来源】《太平圣惠方》卷十九。

【组成】牛黄半两（细研）　麝香半两（细研）　白附子三分（炮裂）　天麻一分　白僵蚕一两（微炒）　乌蛇二两半（酒浸，炙微黄，去皮骨）附子一两（炮裂，去皮脐）　羌活一两　天南星半两（炮裂）　干姜三分（炮裂，锉）　桂心三分　芎藭三分

【用法】上为末，入研了药令匀，炼蜜为丸，如梧桐子大。每服十丸，以薄荷酒送下，不拘时候。

【主治】中风。舌强不语，筋骨拘急，饮食不得，翕翕发热，形神如醉。

牛黄丸

【来源】《太平圣惠方》卷二十五。

【别名】神效牛黄丸（《普济方》卷一一四）。

【组成】牛黄半两（细研）　龙脑半两　朱砂一两（细研，水飞过）　金箔一百二十片（细研）　银箔一百二十片（细研）　麝香半两（细研）　天麻二两　羌活一两　蔓荆子一两　仙灵脾一两　独

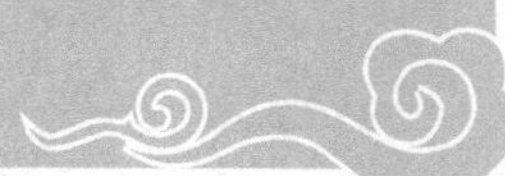

活一两　白僵蚕一两（微炒）　乌蛇二两半（酒浸，去皮骨，炙微黄）　麻黄一两（去根节）　桂心一两　干蝎半两（微炒）　白附子一两（炮裂）　天南星一两（炮裂）　羚羊角屑一两　防风一两（去芦头）　芎藭一两　人参一两（去芦头）　当归一两　阿胶一两（捣碎，炒令黄燥）　白芷一两　细辛一两　附子一两（炮裂，去皮脐）　犀角屑一两　白茯苓一两　蝉壳三分

【用法】上为末，入研了药令匀，炼蜜为丸，如鸡头子大。每服一丸，以温酒嚼下。

【主治】一切风。

牛黄丸

【来源】《太平圣惠方》卷二十五。

【组成】牛黄半两（细研）　朱砂一两（细研，水飞过）　麝香一分（细研）龙脑一分（细研）　附子一两半（炮裂，去皮脐）　羌活一两　白僵蚕一两半（微炒）　白附子一两（炮裂）　干蝎一两（全者，微炒）　芎藭一两　天南星一两（炮裂）　当归一两　桂心一两　木香一两　天麻一两　防风一两（去芦头）　槟榔一两　独活一两

【用法】上为末，入研了药，同研令匀，炼蜜为丸，如樱桃大。每服一丸，以薄荷酒研下；薄荷、葱茶下亦可。

【主治】一切风。

乌金煎

【来源】《太平圣惠方》卷十九。

【组成】黑豆二升（净淘过）　羌活二两　独活二两　荆芥二两

【用法】上药捣罗为末。先以水五大盏煮黑豆令烂。去豆取汁，入诸药末，慢火煎十余沸，次渐入无灰酒一升，煎为膏，盛于瓷器中。每服半匙头，不拘时候，以温酒调下。

【主治】

1.《太平圣惠方》：中风失音不语，烦热头痛。

2.《圣济总录》：男子脑风，头脑俱痛；及中风语涩，手足无力。

生地黄汁饮子

【来源】《太平圣惠方》卷十九。

【别名】地黄汤（《圣济总录》卷七）。

【组成】生地黄汁一合　独活二两（锉）　附子一枚（炮裂，去皮脐）　淡竹沥一合

【用法】先以水三大盏煮独活、附子，取汁一盏半，去滓，纳生地黄汁及竹沥，更煎一两沸，温服半中盏，不拘时候。

【主治】中风不语，舌根强硬。

汉防己散

【来源】《太平圣惠方》卷十九。

【组成】汉防己三两　葛根三两（锉）　桂心二两　麻黄二两（去根节）甘草一两（炙微赤，锉）　防风一两（去芦根）　赤芍药一两　独活一两　羚羊角屑一两

【用法】上为散。每服四钱，以水一中盏，加入生姜半分，煎至六分，去滓放温，拗开口灌之，不拘时候。

【主治】中风口噤不开，筋脉拘急，体热烦闷。

防风散

【来源】《太平圣惠方》卷十九。

【别名】防风汤（《圣济总录》卷五）。

【组成】防风一两（去芦头）　羚羊角屑一两　独活一两　赤箭一两　当归一两　杏仁一两（汤浸，去皮尖双仁，麸炒微黄）　秦艽半两（去苗）　麻黄二两（去根节）　桂心一两　前胡半两（去芦头）　甘草半两（炙微赤，锉）

【用法】上为散。每服四钱，以水一中盏，入生姜半分，煎至六分，去滓温服，不拘时候。

【主治】

1.《太平圣惠方》：中风失音不语，两目不开，短气欲死。

2.《圣济总录》：中风不语，两目不开，手足抽掣，发歇往来，昏塞涎潮。

防风散

【来源】《太平圣惠方》卷十九。

【组成】防风一两（去芦头） 赤芍药一两 葛根一两（锉） 独活一两 茵芋一两 甘草一两（炙微赤，锉） 芎藭一两 细辛一两 白术一两 麻黄一两（去根节） 羚羊角屑一两 人参一两（去芦头） 石膏二两 汉防己一两 川乌头一两（炮裂，去皮脐）

【用法】上为散。每服四钱，以水一中盏，加生姜半分，煎至五分，去滓，加竹沥一合，更煎一两沸，放温，不拘时候，拗开口灌之。

【主治】中风，口噤不开，烦热闷乱。

防风散

【来源】《太平圣惠方》卷十九。

【组成】防风一两（去芦头） 羌活二两 川升麻一两 桂心一两 芎藭二两 羚羊角屑三分 麻黄一两（去根节） 杏仁一两（汤浸，去皮尖双仁，麸炒微黄） 薏苡仁一两

【用法】上为散。每服四钱，以水一中盏，煎至五分，去滓，加竹沥一合，重煎一二沸，不拘时候稍热服。如人行五七里再服，以衣盖之，汗出为度。

【主治】中风口面㖞僻，手足不遂，风入于脏，则语不得转，心神昏闷。

返魂丹

【来源】《太平圣惠方》卷十九。

【组成】生玳瑁半两 朱砂半两 雄黄半两 白芥子半两

【用法】上为末，于银器中，酒煎安息香一两，为膏和丸，如绿豆大。每服五丸，以童便送下，不拘时候。

【功用】《普济方》安心神，祛风热。

【主治】中风不语。

羌活饮子

【来源】《太平圣惠方》卷十九。

【别名】羌活汤（《圣济总录》卷七）。

【组成】羌活一两 人参半两（去芦头） 附子半两（炮裂，去皮脐） 甘草一分（炙微赤，锉） 荆沥一大盏 竹沥一大盏 生地黄汁一大盏

【用法】上锉细。以三味汁煎诸药至一大盏半，去滓，分温四服，不拘时候。

【主治】中风失音不语。

附子散

【来源】《太平圣惠方》卷十九。

【组成】附子一两（炮裂，去皮脐） 细辛 干姜一两（炮裂，锉） 甘草一两（炙微赤，锉） 桂心一两 麦门冬一两（去心） 独活一两 当归一两 白术一两

方中细辛用量原缺。

【用法】上为散。每服四钱，以水一中盏，煎至六分，去滓温服，不拘时候。

【主治】中风，失音不语，气厥无脉，手足拘急。

备急膏

【来源】《太平圣惠方》卷十九。

【组成】川乌头半两（烧为灰） 腻粉一分 龙脑一分

【用法】上为末。以黄牛胆汁调成膏，以瓷器盛。每服一钱，以温酒调，拗开口灌之，不拘时候，续以豆淋酒投之。

【主治】中风口噤不开。

枳壳散

【来源】《太平圣惠方》卷十九。

【组成】枳壳一两（麸炒微黄） 防风二两（去芦头） 甘草二两（炙微赤，锉） 汉防己一两 麻黄一两（去芦头根节） 人参一两（去芦头） 羚羊角屑一两 细辛一两 茵芋一两 秦艽一两（去苗） 桂心一两 附子一两（炮裂，去皮脐）

【用法】上为散。每服四钱，以水一中盏，煎至五分，去滓，入竹沥一合，更煎一两沸，放温，拗开口灌之，不拘时候。

【主治】中风口噤不开，心胸满闷。

荆沥饮子

【来源】《太平圣惠方》卷十九。
【组成】荆沥三合　生葛根汁二合　蜜一匙　竹沥三合
【用法】上药相和令匀，温服二合，不计时候。
【主治】中风失音不语，手足转动不得。

独活散

【来源】《太平圣惠方》卷十九。
【组成】独活一两　防风一两（去芦头）　桂心半两　秦艽一两（去苗）　荆芥穗一两　白术一两　甘草半两（炙微赤，锉）　葛根一两（锉）　附子一两（炮裂，去皮脐）
【用法】上为粗散。每服四钱，以水一中盏，加生姜半分，煎至六分，去滓温服，不拘时候。
【主治】中风，失音不语，四肢强直。

独活散

【来源】《太平圣惠方》卷十九。
【组成】独活二两　黑豆一合（锉，炒熟）　天南星半两（炮裂）　生姜半两　防风一两（去芦头）
【用法】上锉细。以清酒五大盏，煎取三大盏，入于瓶中，密盖良久，去滓放温，拗开口，灌半中盏，频频服之，不拘时候。
【主治】中风，口噤不开，筋脉拘急，疼痛。

独活散

【来源】《太平圣惠方》卷十九。
【组成】独活二两　桂心二两　防风一两（去芦头）　当归一两（锉，微炒）　赤芍药一两半　附子一两（炮裂，去皮脐）　甘草半两（炙微赤，锉）
【用法】上为散。每服四钱，以水一中盏，加生姜半分，煎至六分，去滓温服，不拘时候。
【主治】中风不得语，身体拘急疼痛。

独活散

【来源】《太平圣惠方》卷十九。
【组成】独活一两　羌活一两　芎䓖三分　桂心三分　赤茯苓一两　附子一两（炮裂，去皮脐）　羚羊角屑三分　白僵蚕一两（微炒）　天麻一两　麻黄一两（去根节）　丹参三分　干蝎一两（微炒）
【用法】上为细散。每服二钱，以薄荷热酒调下，不拘时候。
【主治】中风。口面歪斜，手脚不遂，风入脏腑，昏闷不语，腰脊如解，难以俯仰，骨痹冷痛，心惊不定。

桂心散

【来源】《太平圣惠方》卷十九。
【别名】解语散（《传家秘宝》卷中）、桂附汤（《圣济总录》卷五）、解语汤（《简易方》引《资寿方》，见《医方类聚》卷二十）、资寿解语汤（《医方大成》卷一引《简易》）。
【组成】桂心一两　羌活二两　防风二两（去芦头）　附子一两（炮裂，去皮脐）　赤箭一两　羚羊角屑一两　酸枣仁一两　甘草半两（炙微赤，锉）
【用法】上为散。每服四钱，以水一中盏，煎至五分，去滓，入竹沥一合，更煎一两沸，温服，不拘时候。
【主治】

1.《太平圣惠方》：中风失音不语。

2.《圣济总录》：中风精神冒闷。

3.《普济方》：中风，半身不遂，口眼㖞斜，神气不清，一切风气并皆治之。

消梨饮子

【来源】《太平圣惠方》卷十九。
【组成】消梨三颗（绞取汁）　酒一合　薄荷汁一合　生姜汁一合　竹沥一合
【用法】上药相和，煮三两沸，分三次温服，不拘时候，拗开口灌之。
【主治】中风口噤不开，心膈壅闷。

桑枝饮子

【来源】《太平圣惠方》卷十九。

【组成】桑枝一握（东引者） 黑豆一分（布袋盛药） 独活一两 生姜一分 羌活一两

【用法】上药细锉。以水二大盏，煎至一盏三分，去滓，入竹沥一合，更煎一两沸，分温三服，不拘时候。

【主治】中风不语。

麻黄散

【来源】《太平圣惠方》卷十九。

【别名】麻黄汤（《圣济总录》卷七）。

【组成】麻黄一两（去根节） 汉防己一两 黄芩一两 桂心一两 赤芍药一两 甘草半两（炙微赤，锉） 防风一两（去芦头） 人参一两（去芦头） 附子一两（炮裂，去皮脐）

【用法】上为散。每服四钱，以水一中盏，加生姜半分，煎至六分，去滓温服，不拘时候。

【主治】中风。身体缓弱，口眼不正，舌强难语，奄奄忽忽，神情闷乱。

麻黄散

【来源】《太平圣惠方》卷十九。

【组成】麻黄二两（去根节） 石膏二两 当归一两（锉，微炒） 芎䓖一两 甘草半两（炙微赤，锉） 茯神一两 桂心一两 黄芩一两 杏仁五十枚（汤浸，去皮尖双仁，麸炒微黄）

【用法】上为粗散。每服半两，以水一大盏，煎至七分，去滓温服，不拘时候。

【主治】风癔。舌强不能言，四肢拘急，心神恍惚，不知人。

麻黄散

【来源】《太平圣惠方》卷十九。

【组成】麻黄一两（去根节） 芎䓖一两 川升麻一两 防风一两（去芦头） 汉防己一两 桂心一两 羚羊角屑一两 酸枣仁一两 秦艽半两（去苗）

【用法】上为散。每服四钱，以水一中盏，煎至五分，去滓，入竹沥一合，更煎一两沸，温服，不拘时候。

【主治】中风。口面㖞斜，筋脉拘急。

羚羊角散

【来源】《太平圣惠方》卷十九。

【组成】羚羊角屑一两 防风一两（去芦头） 葛根一两（锉） 甘菊花一两 木通一两（锉） 人参一两（去芦头） 细辛一两 当归一两（锉，微炒） 桂心一两 甘草一两（炙微赤，锉） 附子一两（炮裂，去皮脐） 赤茯苓一两 汉防己一两 枳壳一两（麸炒微黄，去瓤）

【用法】上为散。每服四钱，以水一中盏，煎至五分，去滓，入竹沥一合，更煎一两沸，放温，把开口灌之，不拘时候。

【主治】中风。心闷，口噤不开。

醋石榴饮子

【来源】《太平圣惠方》卷十九。

【组成】醋石榴皮一枚（锉） 生姜一两（折碎） 青州枣十四枚（掰，去核） 黑豆二合

【用法】上以淡浆水三大盏，煎至一盏半，去滓，入牛乳三两，好梨二颗（绞取汁），和令匀。温服一合，不拘时候。

【主治】中风不得语。

天麻散

【来源】《太平圣惠方》卷二十。

【组成】天麻半两 麒麟竭半两 白僵蚕半两（微炒） 干蝎半两（微炒） 防风半两（去芦头） 犀角屑半两 麻黄一两（去根节） 牛黄一分（细研） 麝香一分（细研）

【用法】上为细散，入研了药令匀。每服一钱，以温酒调下，不拘时候。

【主治】卒中风，仆倒不识人，口角㖞斜。

乌头丸

【来源】《太平圣惠方》卷二十。

【组成】川乌头一两（炮裂，去皮脐） 天麻三分 干姜三分（炮裂，锉） 乳香三分（细

研） 天竹黄三分（细研） 防风三分（去芦头） 蝎尾三分（微炒） 麻黄一两（去根节） 白鲜皮三分 地龙三分（微晒干） 独活三分 海桐皮三分（锉） 自然铜一两（作一块者，大火中煅令赤，投酽醋中，如此二七遍，细研）

【用法】上为末，入研了药，都研令匀，炼蜜为丸，如梧桐子大。每服三十丸，温酒送下，不拘时候。

【主治】卒中风，四肢麻痹，缓弱不能行。

龙脑丸

【来源】《太平圣惠方》卷二十。

【组成】白龙脑一分（细研） 朱砂半两（细研） 琥珀半两（细研） 牛黄一分（细研） 雄黄半两（细研） 附子三分（炮裂，去皮脐） 天麻一两 白僵蚕一两（微炒） 茴香一分（细研） 安息香一两（用酒半升煎成膏） 玳瑁三分（细镑）

【用法】上为末，入研了药，都研令匀，用安息香膏为丸，如梧桐子大。每服七丸，不拘时候，以温酒送下。

【主治】卒中风，心神烦闷，肢节拘急疼痛。

白垩丸

【来源】《太平圣惠方》卷二十。

【组成】白垩二两 鹿角霜二两 天南星一两（炮裂） 羌活一两 附子一两（炮，去皮脐） 川乌头一两（炮裂，去皮脐） 天麻一两 蛤粉三两 白附子一两（炮裂） 白僵蚕一两（微炒） 龙脑一分（细研） 麝香半两（细研）

【用法】上为末，入研了药，都研令匀，用糯米饭为丸，如鸡头子大。每服一丸，以温酒研下，不拘时候。

【主治】卒中风，语涩多涎。

杏仁散

【来源】《太平圣惠方》卷二十。

【组成】杏仁一两（汤浸，去皮尖双仁，麸炒微黄） 麻黄一两（去根节） 芎藭一两 独活三分 当归三分（锉，微炒） 附子一两（炮裂，去皮脐） 桂心半两 秦艽一两（去苗） 干姜半两（炮裂，锉）

【用法】上为粗散。每服四钱，以水一中盏，煎至六分，去滓温服，不拘时候。

【主治】卒中风，言语謇涩，肢体不仁。

虎掌丸

【来源】《太平圣惠方》卷二十。

【组成】虎掌一两（汤洗七遍，微炒） 牛黄半两（细研） 天南星一两（炮裂） 板蓝根二两 川乌头一两（炮裂，去皮脐） 白僵蚕一两（微炒） 雄黄一两（细研） 桂心一两 白附子一两（炮裂） 大豆黄卷一两（炒熟） 麝香一分（细研） 龙脑一分（细研）

【用法】上为末，炼蜜为丸，如梧桐子大。每服五丸，热酒研下，不拘时候。

【主治】因沐浴，卒中风不语，喉中如拽锯声。

独活散

【来源】《太平圣惠方》卷二十。

【组成】独活一两 防风一两（去芦头） 桂心一两 汉防己半两 白术半两 麻黄一两（去根节） 人参半两（去芦头） 羚羊角屑半两 细辛半两 茵芋半两 附子一两（炮裂，去皮脐） 秦艽半两（去苗） 甘草半两（炙微赤，锉）

【用法】上为粗散。每服四钱，以水一中盏，加生姜半分，煎至五分，去滓，加竹沥一合，更煎三二沸，温服，不拘时候。

【主治】卒中风。忽倒闷绝，口噤不语，气厥不识人，闭目不开，针灸不知痛处。

桂心散

【来源】《太平圣惠方》卷二十。

【组成】桂心一两 独活三分 葛根一两（锉） 防风三分（去芦头） 当归三分（锉，微炒） 赤芍药三分 附子半两（炮裂，去皮脐） 半夏三分（汤洗七遍去滑） 甘草三分（炙微赤）

【用法】上为粗散。每服三钱，以水一中盏，加生姜半分，煎至六分，去滓温服，不拘时候。

【主治】猝中风，半身不遂，舌强难言。

天麻丸

【来源】《太平圣惠方》卷二十一。

【别名】朱附丸（《杨氏家藏方》卷一）。

【组成】天麻一两　白附子一两（炮裂）　天南星半两（炮裂）　附子一两（炮裂，去皮脐）　腻粉一分　牛膝一两（去苗）　白僵蚕一两（微炒）　干蝎半两（微炒）　羌活一两　槐胶一两　羚羊角屑一两　防风一两（去芦头）　蝉壳半两　麝香一分（细研）　朱砂半两（细研）　白花蛇二两（酒浸，去皮骨，炙令微黄）

【用法】上为末，入研了药令匀，炼蜜为丸，如鸡头子大。每服一丸，以生姜汁、薄荷各少许，入热酒二合相和研下，不拘时候频服。

【主治】中风，角弓反张，口噤不语，四肢拘急，并肾脏风毒攻注，手足顽麻，一切急风。

天麻散

【来源】《太平圣惠方》卷二十一。

【组成】天麻一两　麻黄一两（去根节）　防风一两（去芦头）　芎䓖一两　枳壳一两（麸炒微黄，去瓤）　荆芥一两　桂心一两　附子一两（炮裂，去皮脐）　独活一两　白术一两　当归一两（锉，微炒）　石膏二两

【用法】上为粗散。每服四钱，以水一中盏，加生姜半分，煎至六分，去滓温服，不拘时候。

【主治】偏风不遂，心神虚烦，头目昏重，肢节不仁。

天雄散

【来源】《太平圣惠方》卷二十一。

【组成】天雄一两（炮裂，去皮脐）　独活一两　羚羊角屑一两　白鲜皮一两　防风一两（去芦头）　踯躅花一两（酒拌，微炒）　麻黄一两（去根节）　芎䓖一两　酸枣仁一两（微炒）　川乌头半两（炮裂，去皮脐）　桂心一两　牛黄一分（研入）

【用法】上为粗散，入研了药令匀。每服二钱，不拘时候，以温酒调下，频服。以汗出为度。

【主治】中风，身如角弓反张，口噤者。

龙脑丸

【来源】《太平圣惠方》卷二十一。

【组成】龙脑一两（细研）　麝香一分（细研）　干蝎半两（微炒）　天南星一两（炮裂）　朱砂半两（细研）　阿胶半两（捣碎，炒令黄燥）　香墨半两　白附子半两（炮裂）　蝉壳一分　防风半两（去芦头）　羚羊角屑半两　肉桂半两（去皱皮）　羌活半两　乌蛇肉三分（酒浸，炙令微黄）　牛黄一分（研入）

【用法】上为末，入研了药令匀，炼蜜为丸，如绿豆大。每服十丸，不拘时候，以温酒送下。

【主治】中风，身如角弓反张，不语昏闷。

枳壳丸

【来源】《太平圣惠方》卷二十一。

【组成】枳壳一两（麸炒微黄，去瓤）　丹参半两　赤茯苓一两　川升麻一两　黄耆一两（锉）　防风三分（去芦头）　羌活一两　人参一两（去芦头）　羚羊角屑二分　薏苡仁二两　桂心一两　生干地黄二两

【用法】上为末，炼蜜为丸，如梧桐子大。每服二十丸，薄荷汤送下，不拘时候。

【主治】偏风不遂，心神烦闷，言语謇涩。

【宜忌】忌生冷、油腻、猪、鸡肉。

威灵仙散

【来源】《太平圣惠方》卷二十一。

【组成】威灵仙二两　独活一两　羚羊角屑一两　麦门冬一两（去心，焙）　桂心一两　赤茯苓一两　防风一两（去芦头）　细辛一两　麻黄一两（去根节）　五加皮一两　薏苡仁一两

【用法】上为散。每服四钱，以水一中盏，加生姜半分，煎至五分，去滓，加淡竹沥一合，更煎一两沸，温服，不拘时候。

【主治】中风。身如角弓反张，言语謇涩，心神烦乱。

独活散

【来源】《太平圣惠方》卷二十一。

【组成】独活一两　石斛一两（去根，锉）　海桐皮一两（锉）　防风一两（去芦头）　当归一两　附子一两（炮裂，去皮脐）　羚羊角屑一两　芎藭一两　牛膝一两（去苗）　五加皮一两　仙灵脾一两　桂心一两　汉防己一两

【用法】上为散。每服三钱，以水一中盏，加生姜半分，煎至六分，去滓，食前温服。

【主治】

1.《太平圣惠方》：风毒攻两脚，软弱无力，行立艰难。

2.《普济方》：中风，半身不遂，身体筋脉挛急，肝心壅滞。

【宜忌】忌生冷、油腻、毒鱼、滑物。

麻黄散

【来源】《太平圣惠方》卷二十一。

【组成】麻黄二两（去根节）　防风二两（去芦头）　羚羊角屑一两　独活一两　五加皮一两　前胡二两（去芦头）　桂心一两　附子一两（炮裂，去皮脐）　人参一两（去芦头）　芎藭一两　当归一两　石膏二两　杏仁一两（汤浸，去皮尖双仁，麸炒微黄）　甘草一两（炙微赤，锉）

【用法】上为粗散。每服四钱，以水一中盏，加生姜半分，煎至六分，去滓温服，不拘时候。

【主治】卒中风，身如角弓反张，口噤不语。

麻黄散

【来源】《太平圣惠方》卷二十一。

【组成】麻黄一两（去根节）　羌活三分　附子三分（炮裂，去皮脐）　防风三分（去芦头）　桂心三分　薏苡仁三分　羚羊角屑三分　芎藭一两　当归一两　甘草半两（炙微赤，锉）　杏仁一两（汤浸，去皮尖双仁，麸炒微黄）

【用法】上为粗散。每服四钱，以水一中盏，加生姜半分，煎至六分，去滓稍热服，不拘时候。

【主治】卒中风，身如角弓反张，眼斜口噤。

羚羊角散

【来源】《太平圣惠方》卷二十一。

【组成】羚羊角屑一两　赤茯苓三分　芎藭三分　当归三分　酸枣仁三分（微炒）　肉桂一两半（去粗皮）　细辛半两　防风三分（去芦头）　羌活一两　茵芋一两　丹参一两

【用法】上为粗散。每服三钱，以水一中盏，加生姜半分，煎至六分，去滓，稍热服，不拘时候。

【主治】中风。身如角弓反张，筋脉拘急疼痛。

续命散

【来源】《太平圣惠方》卷二十一。

【别名】续命汤（《普济方》卷九十六）。

【组成】独活一两　防风一两（去芦头）　麻黄二两半（去根节）　附子一两（炮裂，去皮脐）　细辛三分　芎藭三分　桂心一两　杏仁一两（汤浸，去皮尖双仁，麸炒微黄）　当归三分

【用法】上为粗散。每服四钱，以水一中盏，加生姜半分，煎至六分，去滓温服，不拘时候。

【主治】中风口噤，身体拘急，如角弓反张，欲死者。

犀角散

【来源】《太平圣惠方》卷二十一。

【组成】犀角屑一两　麻黄一两（去根节）　防风三分（去芦头）　石膏二两　桂心三分　白术三分　羌活一两　人参三分（去芦头）　芎藭三分　白茯苓三分　细辛三分　当归三分　附子一两（炮裂，去皮脐）　杏仁一两（汤浸，去皮尖双仁，麸炒微黄）　甘草半两（炙微赤，锉）

【用法】上为粗散。每服四钱，以水一中盏，加生姜半分，煎至五分，去滓，入竹沥一合，更煎一两沸，不拘时候温服。

【主治】中风。角弓反张，心神烦乱，口噤不语。

蒴藋煎丸

【来源】《太平圣惠方》卷二十一。

【组成】蒴藋叶汁二升 海桐皮一两（锉） 牛膝一两（去苗） 羌活一两 当归一两 侧子一两（炮裂，去皮脐） 桂心一两 仙灵脾一两 石斛一两（去根，锉） 郁李仁一两（汤浸，去皮尖，微炒）

【用法】上为末，先以好酒二升和蒴藋汁，于银锅中熬令稠，和诸药末为丸，如梧桐子大。每服二十丸，空心及晚食前以温酒送下。

【主治】风脚膝软弱，履步不得，骨节疼痛。

薏苡仁散

【来源】《太平圣惠方》卷二十一。

【组成】薏苡仁一两 芎藭一两 当归三分 桂心一两 细辛三分 前胡三分（去芦头） 羌活三分 茵芋三分 甘草半两（炙微赤，锉） 生干地黄三分 萆薢三分 羚羊角屑三分

【用法】上为粗散。每服四钱，以水一中盏，加生姜半分，煎至六分，去滓稍热服，不拘时候。

【主治】中风。身如角弓反张，心胸满闷。

干蝎散

【来源】《太平圣惠方》卷二十二。

【组成】干蝎一分（微炒） 白僵蚕半两（微炒） 桑螵蛸一分（微炒） 蝉壳一分（微炒） 白附子一分（炮裂） 腻粉一分

【用法】上为细散。每服一钱，以温酒调下，不拘时候。

【主治】急风，顽涎壅闷，不知人事。

天雄丸

【来源】《太平圣惠方》卷二十二。

【组成】天雄三分（炮裂，去皮脐） 人参半两（去芦头） 丹参半两 沙参半两（去芦头） 白花蛇一两（酒浸，去皮骨，炙令微黄） 羚羊角屑半两 芎藭半两 白僵蚕三分（微炒） 独活半两 防风三分（去芦头） 牛膝三分（去苗） 萆薢半两（锉） 麻黄三分（去根节） 甘菊花半两 天麻一两 桂心三分 当归半两 枳壳半两（麸炒微黄，去瓤） 干蝎半两（微炒） 蝉壳半两（微炒） 细辛半两 白蒺藜半两（微炒，去刺） 仙灵脾三分 白附子三分（炮裂） 蔓荆子半两 阿胶三分（捣碎，炒令黄燥） 麝香三分（细研）

【用法】上为末，炼蜜为丸，如梧桐子大。每服二十丸，食前以温酒送下。

【主治】柔风。皮肤虚缓，四肢不收，或时顽痹，腰脚无力。

赤箭丸

【来源】《太平圣惠方》卷二十二。

【组成】赤箭二两 天雄一两（去皮脐） 丹参一两 川乌头一两（去皮脐） 天南星一两 独活一两 防风一两（去芦头） 五加皮一两 桂心一两 白花蛇肉一两 芎藭一两 白附子一两 牛膝一两（去苗） 仙灵脾一两 白僵蚕一两 桑螵蛸一两 槟榔一两 细辛一两 酸枣仁一两 干蝎一两 野狐肝一两 蒺藜一两 萆薢一两（锉） 麻黄一两半（去根节） 牛黄半两（细研） 朱砂一两（细研，水飞过） 麝香半两（细研） 龙脑一分（细研）

【用法】上为末，并生用，炼蜜为丸，如梧桐子大。每服二十丸，食前以温酒送下。

【主治】风邪所攻，肌肤虚弱，手足亸曳，筋脉不利。

【宜忌】忌生冷、油腻、毒滑、鱼肉、羊血。

独活散

【来源】《太平圣惠方》卷二十二。

【组成】独活二两 白芍药一两 白术一两 葛根一两（锉） 白茯苓一两 防风一两（去芦头） 茵芋一两 细辛一两 甘草一两（炙微赤，锉） 汉防己一两 芎藭一两 酸枣仁一两 桂心一两 人参一两（去芦头） 五加皮二两 麻黄二两（去根节） 川乌头一两（炮裂，去皮脐）

【用法】上为粗散。每服四钱，以水一中盏，煎至五分，去滓，入竹沥一合，更煎一二沸，稍热服，

不拘时候。

【主治】卒中恶风，口噤不能言，四肢亸曳，缓弱疼痛，风经五藏，恍惚，恚怒无常。

独活散

【来源】《太平圣惠方》卷二十二。

【组成】独活一两　桂心一两　芎䓖一两　麻黄一两（去根节）　防风一两（去芦头）　白术一两　赤芍药一两　细辛一两　附子一两（炮裂，去皮脐）　枳壳半两（麸炒微黄，去瓤）　杏仁一两（汤浸，去皮尖双仁，麸炒微黄）　甘草半两（炙微赤，锉）

【用法】上为散。每服四钱，以水一中盏，加生姜半分，大枣三枚，煎至六分，去滓温服，不拘时候。

【主治】柔风。肌肉软弱，身体疼痛，四肢不仁。

雄黄散

【来源】《太平圣惠方》卷二十二。

【组成】雄黄三分（细研）　牛黄一分（细研）　麝香一分（细研）　白附子三分（炮裂）蜥蜴半两（微炒）　天麻二两　白僵蚕半两（微炒）　天南星三分（醋煮十沸，炙干）　白花蛇肉一两（酒浸微炒）

【用法】上为细散，入研了药令匀。每服一钱，以温酒调下，不拘时候。

本方原名雄黄丸，与剂型不符，据《普济方》改。

【主治】急风及破伤风。

雄黄散

【来源】《太平圣惠方》卷二十二。

【组成】雄黄半两（细研）　龙脑一分（细研）　麝香一分（细研）　朱砂三分（细研）　阿胶一两（捣碎炒令黄燥）　天南星一两（炮裂）　丁香一分　香墨半两　干蝎半两（微炒）　蝉壳半两（微炒）　牛黄一分（细研）　腻粉一分

【用法】上为细散，入研了药，都研令匀。每服一钱，以温酒调下，不拘时候。

【主治】急风，不省人事。

腊鸦散

【来源】《太平圣惠方》卷二十二。

【组成】腊月鸦一只（去爪咀）　腊月野狐肝一具（并腊月鸦同入瓷瓶中，以盐泥固济候干。以大火煅令通赤，去火取出，细研为散）　天麻三分　天南星半两（炮裂）　白附子半两（炮裂）　桑螵蛸半两（微炒）　藿香半两　干蝎半两（微炒）　蚱蝉一分（微炒）　乌蛇肉三分（酒浸，炙微黄）　白僵蚕半两（微炒）　天竹黄半两（细研）　阿胶半两（捣碎，炒令黄燥）　麝香一分（细研）　牛黄一分（细研）　龙脑一分（细研）　腻粉一分

【用法】上为细散，与前二味相和，更令研匀。每服二钱，以温酒调下，不拘时候，频服，以效为度。

【主治】急风。手足挛急，口噤项强，不知人事。

三灵丹

【来源】《太平圣惠方》卷二十三。

【组成】朱砂三两（细研如粉）　雌黄一两半（细研如粉）　硫黄半两（细研如粉）

【用法】上药先将雌黄、硫黄于铛中消成汁，后下朱砂末，搅令匀，候冷，却下桑柴灰汁，煮三日三夜，旋旋添暖灰汁，候日足即住，刮入鼎子中，以文火逼干，出阴气，入盒子内固济，以二十斤火煅，候火消至三五斤，其药已在盒底作一片，候冷凿取，放瓷器中，入水煮一日，出火毒了，更研令细，入枣肉和研为丸，如绿豆大。每日三丸，空心以冷椒汤送下，渐加至五丸。服半月即愈。

【主治】中风偏枯不遂，口不收涎。

【宜忌】忌羊血。

川乌头丸

【来源】《太平圣惠方》卷二十三。

【组成】川乌头一两（炮裂，去皮脐）　天南星半两（炮裂）　白僵蚕三分（微炒）　桂心半两　赤

箭一两　安息香一两　麝香三钱（细研）　牛黄半两（细研）

【用法】上为末，研入后二味令匀，炼蜜为丸，如梧桐子。每服五丸，食前麻黄酒送下。兼取麻黄末三两，以酒二升，慢火煎如膏，放冷，丸如弹子大。每服一丸，以冷酒或冷水研下。须臾偏枯处有汗，通手足舒展。

【主治】中风，偏枯不遂，手足挛急疼痛。

天麻散

【来源】《太平圣惠方》卷二十三。

【组成】天麻二两　乌蛇二两（酒浸，去皮骨，炙微黄）　白附子一两（炮裂）　白僵蚕一两（微炒）　防风一两（去芦头）　麻黄二两（去根节）　甘菊花一两半　白鲜皮一两　藁本一两　羌活一两　独活一两　细辛一两　阿胶一两（捣碎，炒令黄燥）　干蝎一两（微炒）　当归一两　桂心一两　白茯苓一两　干姜半两（炮裂，锉）　甘草半两（炙微赤，锉）

【用法】上为细散。每服二钱，食前以温酒调下。

【主治】中风半身不遂。

【宜忌】忌生菜、猪、鸡肉、油腻。

天雄丸

【来源】《太平圣惠方》卷二十三。

【组成】天雄一两（炮裂，去皮脐）　羚羊角屑半两　牛黄一分（细研）　麝香一分（细研）　天麻一两　桑螵蛸半两（微炒）　蝉壳半两　牛膝半两（去苗）　附子一两（炮裂，去皮脐）　桂心半两　当归半两　芎䓖半两　羌活半两　白僵蚕半两（微炒）　五加皮半两　乌蛇肉二两（酒浸，炙微黄）　薏苡仁半两　麻黄一两（去根节）　防风半两（去芦头）　干蝎半两（微炒）　乳香一两　仙灵脾一两　道人头一两　朱砂半两

方中朱砂用量原缺，据《普济方》补。

【用法】上为末，炼蜜为丸，如梧桐子大。每服二十丸，以温酒送下，渐加至三十丸，日三四服。

【主治】中风半身不遂，言语謇涩，肌肤顽痹，筋脉不利，骨节疼痛。

天雄散

【来源】《太平圣惠方》卷二十三。

【组成】天雄一两（炮裂，去皮脐）　白蔹一两　桂心一两　附子一两（炮裂，去皮脐）　吴茱萸半两（汤浸七遍，焙干，微炒）　干姜半两（炮裂，锉）　薯芋一两　干漆一两（捣碎，炒令烟出）　狗脊一两　防风一两（去芦头）　当归一两　枳壳半两（麸炒微黄，去瓤）

【用法】上为细散。每服二钱，以温酒调下，不拘时候。

【主治】中风跛蹇，偏枯不遂，肢节疼痛，昼夜呻吟。

【宜忌】忌生冷、油腻。

天蓼木浸酒

【来源】《太平圣惠方》卷二十三。

【组成】天蓼木十斤（细锉，以水一硕，煎至五斗，用此水造酒，须及五斗，熟后浸后药）　石斛半斤（去根）　防风半两（去芦头）　地骨皮半斤　桑根白皮半斤　生地黄半两　远志（去心）　牛膝（去苗）　菟丝子　槐子各半斤　白蒺藜（微炒，去刺）半升　乌蛇一条（酒浸，炙令黄）　乌鸡粪五合（炒黄）

【用法】上锉细，以生绢袋盛，入天蓼木酒中，密封闭，冬月三七日，春夏二七日。量性饮之，令常有酒容，如觉热，即减之。眼鼻及面口偏者，七日取正；手脚不遂者，半月内愈；失音，服之即语。

【主治】中风，偏枯不遂，失音数年。

五加皮散

【来源】《太平圣惠方》卷二十三。

【组成】五加皮一两　桂心一两　芎䓖一两半　羌活一两　秦艽一两半（去苗）　防风一两半（去芦头）　杏仁一两（汤浸，去皮尖双仁，麸炒微黄）　萆薢一两（锉）　枳壳一两（麸炒微黄，去瓤）　当归一两半（锉，微炒）　附子一两（炮裂，去皮脐）　牛膝一两（去苗）　薏苡仁一两　丹参一两

【用法】上为粗散。每服五钱，以水一大盏，加生姜半分，煎至五分，去滓，空心温服，良久再服。衣覆，得微汗佳。

【主治】中风手足不遂，肌肉顽痹，骨节疼痛。

【宜忌】忌生冷、油腻、毒滑、动风物。

牛黄丸

【来源】《太平圣惠方》卷二十三。

【组成】牛黄一两（细研） 麝香一分（细研） 赤箭一两半 白僵蚕一两（微炒） 白附子一两（炮裂） 白花蛇肉二两（涂酥，炙微黄） 羌活三分 桂心三分 干蝎三分（微炒）

【用法】上为末，研入牛黄、麝香令匀，炼蜜为丸，如梧桐子大。每服十五丸，食前以温酒送下。

【主治】中风。半身不遂，或举体痹麻。

牛黄丸

【来源】《太平圣惠方》卷二十三。

【组成】牛黄一分（细研） 麝香一分（细研） 朱砂一两（细研，水飞过） 踯躅花一分半（酒拌，炒干） 乌蛇三两（酒浸，去皮骨，炙令微黄） 羌活一两半 人参一两半（去芦头） 白僵蚕一两半（微炒） 独活一两半 天南星一两（炮裂） 天雄一两（炮裂，去皮脐） 牛膝一两（去苗） 赤茯苓一两 威灵仙一两 乌犀角屑一两 防风一两半（去芦头） 羚羊角屑一两 芎藭一两半 当归一两半（炒，微锉） 萆薢一两 天麻一两半

【用法】上为末，入前研了药令匀，炼蜜为丸，如梧桐子大。每服十五丸，食前以温酒送下。

【主治】中风偏枯不遂，常在床枕，转动艰难。

牛膝散

【来源】《太平圣惠方》卷二十三。

【组成】牛膝二两（去苗） 羚羊角屑二两半 漏芦二两 败酱二两 茯苓二两 酸枣仁二两（微炒） 芎藭一两半 防风一两（去芦头） 枳壳一两（麸炒微黄，去瓤）

【用法】上为粗散。每服五钱，以水一中盏，煎至六分，去滓，入荆沥一合，更煎一两沸，不拘时候温服。

【主治】中风半身不遂，筋脉拘急疼痛。

乌蛇散

【来源】《太平圣惠方》卷二十三。

【组成】乌蛇二两（酒浸，去皮骨，炙令微黄） 赤箭一两 羌活一两 防风一两（去芦头） 桂心一两 海桐皮一两 藁本一两 萆薢一两（锉） 独活一两 当归一两 阿胶一两（捣碎，炒令黄燥） 麻黄一两（去根节） 天雄一两（炮裂，去皮脐） 枳壳一两（麸炒微黄，去瓤） 干姜一两（炮裂，锉） 牛蒡根一两（干者，刮去皮）

【用法】上为细散。每服二钱，以温酒调下，不拘时候。

【主治】中风偏枯，手足不遂，筋骨疼痛。

【宜忌】忌生冷、油腻、鸡、猪、犬肉。

乌犀丸

【来源】《太平圣惠方》卷二十三。

【组成】乌犀角屑一两 羚羊角屑二两 天南星一两（醋浸一宿，炒令黄） 天雄一两（炮裂，去皮脐） 天麻二两 乌蛇二两（酒浸，去皮骨，炙令黄） 桂心一两 白僵蚕一两（微炒） 干蝎一两（微炒） 防风二两（去芦头） 麻黄二两（去根节） 芎藭一两 独活一两 干姜一两（炮裂，锉） 川乌头一两（炮裂，去皮脐） 白术一两 当归一两 白芷一两 细辛一两 牛膝一两（去苗） 槟榔一两 青橘皮一两（汤浸，去白瓤，焙） 白附子一两（炮裂） 桑螵蛸一两（微炒） 阿胶一两（捣碎，炒令黄燥） 牛黄一分（细研） 麝香一分（细研）

【用法】上为末，入研了药令匀，炼蜜为丸，如梧桐子大。每服十丸，食前以温酒送下。

【主治】中风半身不遂，身体顽麻。

丹砂丸

【来源】《太平圣惠方》卷二十三。

【组成】朱砂一两　天南星一两（生用）　赤箭一两　附子一两（炮裂，去皮脐）　防风一两（去芦头）　牛膝一两（去苗）　汉防己一两　白附子一两（生用）　独活一两　白僵蚕一两（微炒）　麻黄一两（去根节）　芎䓖一两　桂心一两　白花蛇肉一两（酥拌，炒令黄）　蝉壳一两　川乌头一两（炮裂，去皮脐）　羚羊角屑一两　干蝎一两（生用）　桑螵蛸一两（微炒）　乌犀角屑一两　雄黄半两（研入）　麝香一两（研入）　牛黄一分（研入）　龙脑一分（研入）

【用法】上为末，入研了药，更研令匀，炼蜜为丸，如梧桐子大。每服十丸，空心及晚食前以温酒送下。

【主治】中风，手足不遂，言语謇涩，缓纵不仁，肢节疼痛。

石斛浸酒

【来源】《太平圣惠方》卷二十三。

【组成】石斛一两（去根）　天麻一两　芎䓖一两　仙灵脾一两　五加皮一两　牛膝一两（去苗）　萆薢一两　桂心一两半　当归一两　鼠粘子一两　杜仲一两（去粗皮）　附子一两半（炮裂，去皮脐）　虎胫骨二两（涂酥炙令黄）　乌蛇肉一两（微炒）　茵芋一两　狗脊一两　丹参一两　川椒一两半（去目及闭口者，微炒去汗）

【用法】上锉细，以生绢袋盛，用好酒二斗，于瓷瓮中浸，密封。经七日后，每日旋取一小盏，不拘时候温饮之，常令酒气相续。其酒取一盏，入一盏，以药味薄即止。

【主治】中风，手足不遂，骨节疼痛，肌肉顽麻。

龙脑丸

【来源】《太平圣惠方》卷二十三。

【组成】龙脑一分（细研）　雄黄一分（细研）　麝香一分（细研）　朱砂半两（细研，水飞过）　牛黄一分（细研）　乳香半两（细研）　川乌头一两（去皮脐，生用）　干蝎半两（微炒）　白僵蚕半两（微炒）　大麻一两　天南星一分（炮裂）　羌活一两　踯躅花一分（酒拌，炒干）　白附子三分（炮裂）　附子一两（去皮脐，生用）　白花蛇一两（酒浸，去皮骨，炙令微黄）　麻黄五两（去根节，捣碎，以酒五升，煎取一升，去滓，熬成膏）　安息香半两

【用法】上为末，研入前六味令匀，用麻黄膏为丸，如梧桐子大。每服十丸，食前以温酒送下。

【主治】中风，偏枯不遂，肢节疼痛，行步艰难。

【宜忌】忌生冷、羊血、油腻、毒滑、鱼肉。

仙灵脾散

【来源】《太平圣惠方》卷二十三。

【组成】仙灵脾一两　天雄一两（炮裂，去皮脐）　天麻一两　独活三分　牛膝一两（去苗）　芎䓖三分　石斛一两（去根）　肉桂一两半（去粗皮）　茵芋三分　麻黄一两半（去根节）　当归三分　侧子三分（炮裂，去皮脐）　乌蛇肉一两（酥拌，炒令黄）　虎胫骨一两（涂酥，炙令黄）　桑螵蛸三分（微炒）　丹参三分　五加皮三分　海桐皮三分　防风三分（去芦头）　薏苡仁三分　干蝎三分（生用）　牛黄一分（细研）　麝香一分（细研）

【用法】上为细散，入研了药令匀。每服二钱，食前以温酒调下。

【主治】中风，手足不遂，肌肉冷痹，骨节疼痛，缓弱不随。

仙灵脾浸酒

【来源】《太平圣惠方》卷二十三。

【组成】仙灵脾一两　天麻一两　独活一两　天雄一两（炮裂，去皮脐）　牛膝一两（去苗）　桂心一两半　当归一两　五加皮一两　芎䓖一两　石斛一两半（去根）　茵芋一两　萆薢一两　狗脊一两　海桐皮一两　虎胫骨二两（涂酥，炙令黄）　鼠粘子一两　苍耳子一两　川椒一两（去闭口及目，微炒去汗）

【用法】上锉细，以生绢袋盛，用好酒二斗浸之，密封。经七日后，每日不计时候温服一小盏。常令酒气相续，其酒，出一盏，入一盏，以药味薄即止。

【主治】中风半身不遂，肢节疼痛无力。

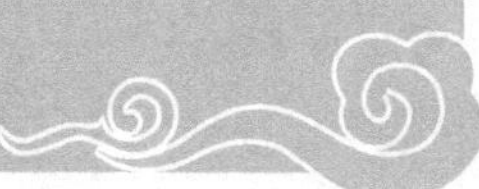

当归散

【来源】《太平圣惠方》卷二十三。

【组成】当归二两（锉，微炒） 麻黄四两（去根节） 桂心二两 芎藭一两 海桐皮一两（锉） 干姜一两（炮裂，锉） 杏仁一两（汤浸，去皮尖双仁，麸炒微黄） 独活二两 甘草一两（炙微赤，锉）

【用法】上为粗散。每服五钱，以水一大盏，加生姜半分，煎至五分，去滓温服，不拘时候。

【主治】中风，四肢不仁，及不能语，但拘挛背痛，不得转侧。

竹沥饮子

【来源】《太平圣惠方》卷二十三。

【组成】竹沥三合 羚羊角屑半两 石膏二两 茯神一两 麦门冬三分（去心） 独活三分

【用法】上锉细。以水三大盏，煎至一盏半，去滓，加竹沥，分为四服，不拘时候，温服。

【主治】中风，偏枯不遂，言语謇涩，膈上热，心神恍惚，惛惛如醉。

赤箭丸

【来源】《太平圣惠方》卷二十三。

【组成】赤箭一两 茯神一两 五加皮一两 鹿茸二两（去毛，涂酥，炙令黄） 防风一两（去芦头） 牛膝一两半（去苗） 桂心一两 独活一两 蛇床子一两 菟丝子三两（酒浸三日，晒干，别捣为末） 酸枣仁一两（微炒） 山茱萸一两 巴戟一两 附子二两（炮裂，去皮脐） 仙灵脾一两 萆薢一两（锉） 石斛二两（去根） 熟干地黄一两

【用法】上为末，炼蜜为丸，如梧桐子大。每服三十丸，食前以温酒送下。

【主治】肝肾久虚，外中风毒，半身不遂，肢节挛急，腰间酸痛，渐觉羸瘦。

赤箭丸

【来源】《太平圣惠方》卷二十三。

【组成】赤箭二两 赤茯苓半两 芎藭半两 防风半两（去芦头） 白附子半两（炮裂） 桂心半两 羚羊角屑三分 白术三分 羌活半两 汉防己半两 附子半两（炮裂，去皮脐） 当归半两 五加皮半两 牛膝半两（去苗） 杜仲一两（去粗皮，炙微黄，锉） 石斛半两（去根节） 麻黄半两（去根节） 海桐皮一两半 木香半两 枳壳半两（麸炒微黄，去瓤）

【用法】上为末，炼蜜为丸，如梧桐子大。每服二十丸，食前以豆淋酒送下。

【主治】腲退风。脏腑虚弱，风湿所攻，致腰脚缓弱，肌肉虚满，肢节疼痛。

皂荚丸

【来源】《太平圣惠方》卷二十三。

【组成】皂荚十挺（去黑皮，涂酥，炙令黄，去子） 羌活二两 防风三两（去芦头） 桂心三两 附子二两 干薄荷四两

【用法】上为末，炼蜜为丸，如梧桐子大。每服二十丸，以温酒或薄荷酒送下，一日三次。常于患处有汗为效。

【主治】中风，偏枯不遂，行立艰难。

附子散

【来源】《太平圣惠方》卷二十三。

【组成】附子一两（炮裂，去皮脐） 防风一两（去芦头） 五加皮一两 萆薢一两 薏苡仁一两 桂心一两 牛膝一两（去苗） 独活一两 当归一两 杜仲一两（去粗皮，炙微黄，锉）海桐皮一两 木香一两 仙灵脾一两 枳壳一两（麸炒微黄，去瓤）

【用法】上为散。每服三钱，以水一中盏，加生姜半分，煎至六分，去滓温服，不拘时候。

【主治】中风，半身不遂，肢体无力疼痛。

附子散

【来源】《太平圣惠方》卷二十三。

【组成】附子二两（炮裂，去皮脐） 桂心二两 赤箭一两 牛膝一两（去苗） 狗脊一两 萆薢一两 当归一两 丹参一两 枳壳一两（麸炒

微黄，去瓤） 仙灵脾一两 海桐皮一两

【用法】上为细散。每服二钱，食前以温酒调下。

【主治】中风，手足不遂，肢体疼痛。

独活散

【来源】《太平圣惠方》卷二十三。

【组成】独活半两 枳壳一两（麸炒微黄，去瓤） 芎藭一两 防风三分（去芦头） 当归一两（锉，微炒） 细辛一两 桂心半两 赤箭半两 羚羊角屑半两

【用法】上为粗散。每服四钱，以水一中盏，煎至六分，去滓，入竹沥半合，更煎一二沸，温服，不拘时候。

【主治】中风。偏枯不遂，口眼不正，语涩，四肢拘急。

【宜忌】忌生冷、油腻、猪鸡肉。

独活散

【来源】《太平圣惠方》卷二十三。

【组成】独活一两半 枳壳一两（麸炒微黄，去瓤） 芎藭一两 防风一两半（去芦头） 当归一两（锉，微炒） 细辛三分 桂心三分 羚羊角屑三分 桑根白皮三分（锉） 薏苡仁一两 酸枣仁一两（微炒）

【用法】上为粗散。每服五钱，以水一大盏，煎至五分，去滓，加竹沥半合相和，温服，不拘时候。

【主治】中风。口眼不正，语涩，四肢拘挛。

独活浸酒

【来源】《太平圣惠方》卷二十三。

【组成】独活一两 桂心一两 防风一两（去芦头） 附子一两（炮裂，去皮脐） 大麻仁二合 牛膝一两 川椒二两（去目及闭口者，微炒去汗） 天蓼木二两（锉）

【用法】上锉细，以生绢袋盛，以酒一斗，密封头，浸三日后开。每日食前及临卧时暖酒一中盏饮之。以药力尽为度。

【主治】中风，偏枯不遂，骨节冷痛。

桂心散

【来源】《太平圣惠方》卷二十三。

【组成】桂心一两 续断半两 虎掌半两（汤洗七遍，锉，生姜汁拌炒令黄） 枳壳一两（麸炒微黄，去瓤） 牛膝一两（去苗） 海桐皮三分 萆薢三分（锉） 犀角屑三分 木香三分 槟榔一两 当归三分 羌活三分

【用法】上为散。每服四钱，以水一大盏，加生姜半分，煎至五分，去滓温服，不拘时候。

【主治】中风偏枯，手足不遂，筋脉拘急疼痛，腹胁不利。

麻黄散

【来源】《太平圣惠方》卷二十三。

【组成】麻黄二两（去根节） 桂心一两 葛根二两（锉） 犀角屑一两 地骨皮一两 丹参一两 白术一两 独活一两 芎藭一两 石膏一两 甘菊花一两 甘草半两（炙微赤，锉）

【用法】上为粗散。每服四钱，以水一中盏，煎至六分，去滓温服，不拘时候。

【主治】中风。半身不遂，头目昏痛，心烦体热。

【宜忌】忌油腻、毒滑、鱼肉。

麻黄散

【来源】《太平圣惠方》卷二十三。

【组成】麻黄四两（去根节） 羌活半两 芎藭半两 荆芥半两 附子半两（炮裂，去皮脐） 独活半两 防风半两（去芦头） 天麻半两 甘草半两（炙微赤，锉） 赤芍药半两 桂心半两 槟榔半两

【用法】上为细散。每服一钱，以温酒调下，不拘时候。

【功用】轻利四肢，宣祛风毒。

【主治】中风，偏枯不遂。

犀角散

【来源】《太平圣惠方》卷二十三。

【别名】犀角汤（《圣济总录》卷八）。

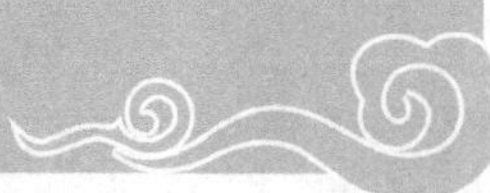

【组成】犀角屑一两 防风一两（去芦头） 枳壳一两（麸炒微黄，去瓤） 独活一两 桂心三分 秦艽一两半（去苗） 当归一两半（锉，微炒） 赤芍药一两 仙灵脾一两 葛根一两半（锉） 人参一两（去芦头） 赤茯苓一两半 牛膝一两半（去苗） 熟干地黄二两 黑豆三合（淘净，炒熟）

【用法】上为粗散。每服五钱，以水一大盏，加生姜半分，煎至五分，去滓温服，不拘时候。

【主治】中风。手脚不遂，关节疼痛，心胸燥热。

【加减】若躁甚语涩者，每服加竹沥半合同服。

蜂儿丸

【来源】《太平圣惠方》卷二十三。

【组成】蜂儿一两 白花蛇肉一两 天雄一两（去皮脐） 天南星一两 干蝎一两 白僵蚕一两 桑螵蛸一两 地龙一两 麝香半两（细研）

【用法】上并生用，为细末，以酒煮槐胶入炼蜜少许为丸，如梧桐子大。每服五丸，温酒送下，不拘时候。

【主治】风证，四肢拘挛疼痛。

醋石榴煎

【来源】《太平圣惠方》卷二十三。

【组成】醋石榴皮一两 防风一两（去芦头） 羌活一两半 桂心一两 白术一两 赤箭一两 附子一两（炮裂，去皮脐） 赤茯苓一两 牛膝一两（去苗） 赤芍药一两 枳壳一两（麸炒微黄，去瓤） 山茱萸一两 羚羊角屑一两

【用法】上为末。用酒五升，慢火熬成膏，盛于不津器中。食前以暖酒调下半匙。

【主治】中风。手脚不遂，口面偏斜，语涩垂涎。

天蓼粥

【来源】《太平圣惠方》卷二十四。

【别名】天蓼木粥（原书卷九十六）。

【组成】天蓼（刮去粗皮，碎锉）四两

【用法】以水一斗，煎取一升，去滓，将汁煮糯米为粥。空心食之。如病在膈上即吐出，在中隔即汗出，在膈下即转出。

《圣济总录》此方以粳米一合煮粥，稍热食之。

【主治】

1.《太平圣惠方》：大风疾。

2.《圣济总录》：中风，半身不遂，腰背反张。

【宜忌】宜避外风。

大通丸

【来源】《太平圣惠方》卷二十五。

【组成】雄黄二两 雌黄二两 密陀僧一两 紫石英二两 朱砂三两 黄丹五两 定粉一两 曾青三两 铅霜二两 水银二两 金箔五十片 银箔五十片 生金屑一两 生银屑一两 磁石一两 滑石半两 绿矾半两 白矾一两 硫黄（并水银结为砂子。以上药都细研，入一固济了瓶子中，瓶盖上钻一小窍子，用出阴气；初以炭火半斤，去瓶子三寸养三日，便以盐泥塞其上窍子，以炭火五斤，烧令通赤，便去火放冷，于净地铺纸三重，将药末匀摊在上，以盆盖之，四畔以土拥闭，经三伏时，出火毒毕，研令极细，入后药末） 猪牙皂角三分（去黑皮，涂酥，炙令微焦，去子） 伏龙肝半两 香墨一两 丁香半两 槟榔半两 木香一两 白僵蚕一两（微炒） 蝉壳半两 干蝎一两（微炒） 白花蛇二两（酒浸，炙微黄） 蛇蜕皮半两（炙微黄） 龙脑半两（细研） 麝香半两（细研）

方中硫黄用量原缺。

【用法】上为末，入龙脑、麝香，并前石药，都研令匀，以面糊为丸，如楝实大。每服一丸，以薄荷酒送下。

【主治】一切风。

【宜忌】忌生血物。

大莽草散

【来源】《太平圣惠方》卷二十五。

【组成】莽草一两半（微炙） 木香 人参（去芦头） 白术 半夏（汤洗七遍，去滑） 萆薢（锉） 仙灵脾 柏子仁 石斛（去根，锉） 牛

膝（去苗） 石龙芮 细辛 山茱萸 松脂 桂心 白附子（炮裂） 干蝎（微炒） 杜仲（去皱皮，炙微赤，锉） 赤芍药 防风（去芦头） 芎䓖各三分 龙脑（细研） 牛黄（细研） 麝香（细研） 雄黄（细研） 铅霜（细研）各一分 天南星（炮裂） 牛蒡子（微炒） 羌活 巴戟 蝉壳 白僵蚕（微炒）各半两 附子一两（炮裂，去皮脐） 天麻一两 麻黄一两（去根节） 乌蛇肉一两（酒浸，炙微黄）

【用法】上为细散，入研了药，同研令匀。每服一钱，以温酒调下。

【主治】一切风，无问新久。

【宜忌】忌生冷、猪、鸡肉。

大排风散

【来源】《太平圣惠方》卷二十五。

【组成】天麻三两 羚羊角屑三分 羌活一两 防风一两（去芦头） 芎䓖一两 甘菊花三分 山茱萸三分 薯蓣三分 细辛三分 藁本三分 独活一两 秦艽三分（去苗） 麻黄一两（去根节） 枳壳一两（麸炒微黄，去瓤） 白蒺藜一两（微炒，去刺） 蔓荆子三分 黄耆三分（锉） 鹿角胶三分（捣碎，炒令黄燥） 酸枣仁三分（微炒） 丹参半两 莽草半两（微炙） 地骨皮半两 白鲜皮半两 汉防己三分 桂心三分 附子三分（炮裂，去皮脐） 牛膝三分（去苗） 薏苡仁三分 杜仲半两（去皱皮，炙微黄，锉） 石南半两 当归三分 生干地黄三分 萆薢半两（锉） 侧子三分（炮裂，去皮脐） 苍耳苗半两 干姜三分（炮裂，锉） 阿胶三分（捣碎，炒令黄燥） 犀角屑三分 人参三分（去芦头） 白术三分 川椒三分（去目及闭口者，微炒去汗） 白芷三分 茵芋三分 甘草半两（炙微赤，锉） 杏仁半两（汤浸，去皮尖双仁，麸炒微黄）

【用法】上为细散。每服二钱，食前以温酒调下，生姜、薄荷汤调服亦得。

【主治】一切风。

【宜忌】忌生冷、鸡、猪肉。

大黑神丸

【来源】《太平圣惠方》卷二十五。

【组成】曾青一两 硫黄一两 水银一两（与硫黄结为砂子） 朱砂一两 雄黄一两 白石英一两 紫石英一两 白矾一两 黄丹一两半 金箔五十片 银箔五十片 消石一两 定粉一两 太阴玄精一两（上为细末，入于固济了瓶子中，其瓶子上开一小窍子，用出阴气。初以小火养二日，候阴气出尽，以盐泥塞窍，便以大火，渐令通赤，候冷，以湿沙土培瓶子一复时，出火毒毕，取出药，更研如粉） 白龙脑一两 麝香一两 牛黄一两半 腻粉一两 天竺黄一两 真珠末半两 琥珀半两（以上都细研，与诸药临时合和） 鹿胎一两半 乌蛇二两半（去皮骨） 狸骨一两 虎胫骨一两半 甘草一两 败龟一两（以上并涂酥炙，捣罗为末） 天南星一两（炮裂） 白附子一两（炮裂） 天麻一两 麻黄一两半（去根节） 干蝎一两（微炒） 蝉壳一两 桂心一两 木香一两 槟榔一两 独活一两 细辛一两 白术一两 附子一两（炮裂，去皮脐） 白僵蚕一两（微炒） 犀角屑一两半 羚羊角屑一两半

【用法】上为末，同研令匀，炼蜜为丸，如酸枣大。每服一丸，以豆淋酒研下。

【主治】一切风。

【宜忌】忌一切毒、滑、鱼、肉、动风物。

小莽草散

【来源】《太平圣惠方》卷二十五。

【组成】莽草（微炙） 麻黄（却根节） 天麻各二两 萆薢（锉） 防风（去芦头） 芎䓖 羌活 柏子仁 白术 细辛 松脂（炼过者） 牛膝（去苗） 山茱萸 泽泻 赤芍药 枳壳（麸炒微黄，去瓤） 附子（炮裂，去皮脐） 白附子（炮裂） 天南星（炮裂） 干蝎（微炒） 乌蛇肉（酒浸，炙微黄） 当归 石龙芮 犀角屑 杜仲（去皱皮，炙微黄）各一两 白僵蚕（微炒）三分 半夏半两（汤洗七遍去滑） 铅霜三分（细研） 牛黄半两（细研） 麝香半两（细研）

【用法】上为细散，入研了药，更研令匀。每服一钱，以温酒调下。

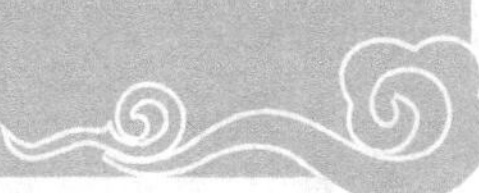

【主治】一切风。
【宜忌】忌生冷、猪、鸡、毒鱼等。

小排风散

【来源】《太平圣惠方》卷二十五。
【组成】天麻　防风（去芦头）　羌活　桂心　附子（炮裂，去皮脐）　白附子（炮裂）　人参（去芦头）　萆薢（锉）　白蒺藜（微炒，去刺）　朱砂（细研）各一两　芎藭　麻黄（去根节）　当归　白茯苓　木香　威灵仙　白僵蚕（微炒）　甘菊花　细辛　藁本　白术　槟榔　犀角屑　羚羊角屑　海桐皮（锉）　白芷　枳壳（麸炒微黄，去瓤）　麝香（细研）各半两
【用法】上为细散，加朱砂、麝香，研令匀。每服二钱，以温酒调下。
【主治】一切风。
【宜忌】忌生冷、油腻、鸡、猪肉。

天麻丸

【来源】《太平圣惠方》卷二十五。
【组成】天麻二两　芎藭一两　羌活一两　桂心一两　附子一两（炮裂，去皮脐）　藁本一两（去苗）　防风一两（去芦头）　细辛一两　干蝎半两（微炒）　白附子半两（炮裂）　犀角屑半两　牛黄一分（细研）　雄黄半两（细研）　麝香一两（分）（细研）　朱砂一两（细研，水飞过）　龙脑一分（细研）
【用法】上为末，入研了药，都研令匀，炼蜜为丸，如梧桐子大。每服十丸，以温酒或薄荷汤嚼下；如卒中风不语，口噤不识人迷闷者，研化服之。
【主治】一切风。

白丸子

【来源】《太平圣惠方》卷二十五。
【组成】附子（半炮半生，去皮脐）　白附子（半生半炮）　半夏（汤洗七遍，半生半煨）　天南星（热水洗，半生半泡）　天麻　干蝎（生用）　白花蛇肉（酥拌，炒令黄）　甘菊花　羌活　防风（去芦头）　芎藭　桂心　白僵蚕（生用）　白鲜皮　木香各半两　巴豆半两（去心，研，纸裹压去油，别研）　朱砂一分（细研）　雄黄一分（细研）　麝香一分（细研）
【用法】上为末，入朱砂、雄黄、麝香等，研令匀，以糯米饭为丸，如梧桐子大，用腻粉滚过。每服三丸，以暖酒送下。
【主治】一切风。

白丸子

【来源】《太平圣惠方》卷二十五。
【组成】天麻一两　干蝎半两（生用）　附子半两（生用，去皮脐）　芎藭三分　细辛半两　半夏半两（生用）　川乌头一分（生用，去皮脐）　白附子半两（生用）　白僵蚕三分（生用）　麝香一分（细研）　麻黄半两（去根节）
【用法】上为末，以枣瓤为丸，如绿豆大，以腻粉滚过，令干。每服三丸，以温酒送下。
【主治】一切风。

白丸子

【来源】《太平圣惠方》卷二十五。
【组成】白附子一两（炮裂）　白僵蚕一两（微炒）　干蝎一两半（微炒）　蝉壳半两　天麻一两　羌活一两　防风一两（去芦头）　侧子一两（炮裂，去皮脐）　麻黄一两（去根节）
【用法】上为末，炼蜜为丸，如绿豆大，以腻粉滚过，令干。如中风不语重者，每服十丸，以暖酒研下，当有汗出即愈。如常服，每服五丸，空心温酒送下。
【主治】一切风。

白丸子

【来源】《太平圣惠方》卷二十五。
【组成】天麻　天南星（炮裂）　白附子（炮裂）　白花蛇肉（酒浸，炙微黄）　附子（炮裂，去皮脐）　白僵蚕（微炒）各一两　腻粉一分　麝香一分

【用法】上为末，研入麝香、腻粉，炼蜜为丸，如梧桐子大，以胡粉滚过。每服三丸，以温酒送下。

【主治】一切风。

【宜忌】忌毒滑物。

白丸子

【来源】《太平圣惠方》卷二十五。

【组成】白附子一两（炮裂） 天麻一两 雄雀粪一两 天南星（酒炒令黄） 牛黄（细研） 干蝎（微炒） 水银（以少枣瓤研令星尽）各一分

【用法】上为末，研入水银令匀，以枣瓤为丸，如绿豆大，入腻粉中滚过，晒干。每服二丸，以温酒送下。

【主治】一切风。

天麻丸

【来源】《普济方》卷三六一引《傅氏活婴方》。

【组成】牛黄 天麻 天竺黄 铅霜 南星 胡黄连各等分

【用法】上为末，枣肉为丸，如绿豆大。荆芥汤送下。

【主治】痰涎壅盛，迷闷。

天麻散

【来源】《医方类聚》卷二十四引《吴氏集验方》。

【组成】川乌一两（生） 桂半两（生，去粗皮） 半夏半两（生） 天麻一分（生） 天南星半两（炒）

【用法】上为末。每服半钱，酒一盏调下，一日三次，饥饱相夹服。

【主治】震风心邪。

【宜忌】忌猪肉、毒物。

天麻煎

【来源】《太平圣惠方》卷二十五。

【组成】天麻一（二）两（别捣，罗为末） 附子（炮裂，去皮脐） 桂心 防风（去芦头） 白附子（炮裂） 独活 牛膝（去苗） 石斛（去根） 鹿角胶（捣碎，炒令黄燥） 补骨脂（微炒） 萆薢（锉） 当归 芎藭 山茱萸 白蒺藜（微炒，去刺） 海桐皮（锉） 仙灵脾 巴戟 沉香 木香各一两 麝香一分（细研）

【用法】上为末。以无灰酒五升，入白蜜五合，同于银锅中煎令减半，先下天麻末，煎良久，次下诸药末，以柳木篦搅令稀稠得所，于瓷器中盛。每服一茶匙，食前以温酒调下。

【功用】暖脏腑，除风冷。

【主治】一切风。

【宜忌】忌生冷、鸡、猪、毒滑物。

太一丹

【来源】《太平圣惠方》卷二十五。

【别名】太乙丹（《普济方》卷一一五）。

【组成】川乌头（生用，去皮脐） 干蝎（微炒） 白僵蚕（生用） 天麻 天南星（生用） 羌活 踯躅 朱砂（细研）乳香各一两 白附子半两（生用） 附子（去皮脐，生用） 牛黄（细研） 雄黄（细研）各半两 安息香一两半 麝香一分（细研） 白花蛇肉二两半（酒浸，炙微黄） 龙脑半分（细研）

【用法】上为末，入研了药令匀。别以麻黄五两（去根节，捣碎），以酒五升，煎至二升，去滓，入糯米粉一两，更熬成膏。次下诸药末为丸，如绿豆大，以腻粉内滚过，令干。每服七丸，以温酒送下。

【主治】一切风。

【宜忌】忌动风物。

太白丹

【来源】《太平圣惠方》卷二十五。

【组成】鹿角霜半两 瓷药七两（烧令通赤，候冷，罗，细研，水飞过） 蛤粉七两 天南星三分（炮裂） 白蒺藜三两（微炒，去刺） 蚰蜒三两（微炒） 麝香一两半（细研） 川乌头二两（生用，去皮脐）

《普济方》引本方有“白花蛇肉三两（酒浸，炙微黄）”。

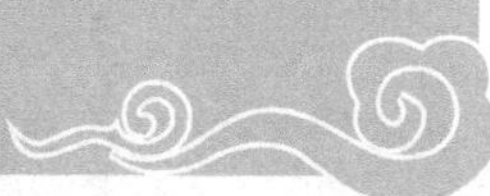

【用法】上为末，入麝香研令匀，以面糊为丸，如鸡头子大。每服一丸，以豆淋酒研下。

【主治】一切风证。

玄英丸

【来源】《太平圣惠方》卷二十五。

【别名】玄英丹（《普济方》卷一一四）。

【组成】雄黄一分（细研） 牛黄一分（细研） 龙脑半分（细研） 白附子一两（生用） 白花蛇一两（酒浸，去骨，炙微黄） 天麻一两 白僵蚕一两（微炒） 半夏半两（汤浸七遍去滑） 天南星一两（生用） 天雄一两（去皮脐，生用） 麝香半分（细研） 独活一两 干蝎一两（微炒） 铅霜半两（细研） 蝉壳一分 芎藭十两 腻粉一分 犀角屑一分 马牙消一两（烧令通赤，放冷出火毒） 硫黄半两 水银半两（并硫黄结为砂子细研）

【用法】上为末，都研令匀，炼蜜为丸，如豇豆大。每服七丸，以薄荷酒研下，一日三四次。

【主治】一切风。

【宜忌】中风四肢缓弱，宜于淋浴后服，厚盖出汗，避风。忌猪鸡毒滑动风物。

灵宝丹

【来源】《太平圣惠方》卷二十五。

【别名】归命丹、返魂丹。

【组成】光明砂一两半（打如皂荚子大，绢袋子盛，以荞麦灰汁煮三复时取出，研如粉） 硫黄一两（打如皂荚子大，绢袋子盛，以无灰酒煮三复时，取出研如粉） 雄黄一两（打如皂荚子大，绢袋子盛，以米醋煮三复时，取出研如粉） 自然铜一两（先捣碎，细研如粉）。以上四味，用一有盖瓷瓶子，先以金箔三片，铺子瓶子底上，便入硫黄，又以金箔两片盖之；次入雄黄，又以金箔两片盖之；次入朱砂，又以金箔两片盖之；次入自然铜；又以金箔三片盖之；以瓶子盖合，却不用固济，于灰池内坐瓶子令稳，以火养三日三夜。第一日用熟炭火半斤，围瓶子，去瓶子三寸；第二日用熟火十两，去瓶子二寸半；第三日用火一斤，去瓶子二寸；以火尽为度。候冷，取药出瓶子，以纸三重裹药，于净湿土中培，至来旦取出，更研令细。磁石（以醋淬二十遍，捣罗，细研如粉） 阳起石（研如粉） 长理石（细研如粉） 紫石英（细研如粉）各三分（用一有盖瓷瓶子，先磁石，次入阳起石，次入长理石，次入紫石英，其所入金箔，一依前法，以盖子合之，其口不固济、用火养三日三夜。第一日用熟炭火一斤，去瓶子三寸；第二日用火三斤，去瓶子二寸；第三日用火半秤，去瓶子三寸。一日至夜，任火自消，候冷取出药，用纸裹入湿土中培，至来旦取出，更研令极细） 牛黄 龙脑 麝香 腽肭脐（酒刷，微炙） 龙齿 虎胫骨（涂酒炙令黄）各一两（上六味为末，更细研如粉） 钟乳十两（以绢袋子盛，先以长流水煮半日，后弃其水，别用水五斗，煎取一斗，煮后草药，留钟乳水三合，磨生犀角三分） 远志（去心） 巴戟 苦参 乌蛇（酒浸，去皮骨，微炙） 仙灵脾 天麻各一两一分（上六味，粗罗为散，以前钟乳水一斗，煎至七升，用生绢袋滤去滓，澄清） 木香 肉豆蔻（去壳） 鹿茸（去毛，涂酥炙微黄）桂心各一两半 延胡索 木胡桐泪各三分（上六味，为粗末，以前钟乳汁七升、煎至四升，以生绢滤去滓，澄清） 半夏（汤洗七遍，去滑） 当归各一两（上二味，为粗散，以前钟乳汁四升，煎至三升，以生绢滤去滓，澄清） 皂荚子仁一两半（捣罗，研如粉） 川芒消一两（细研） 生地黄汁一升 无灰酒 童便各一升

【用法】上件地黄汁等，合前药汁，共计六升，纳银锅中，于静室内，以文火养至一升，下金石药末在内，以柳木篦搅，勿令住手，看稀稠得所，去火，然后入牛黄等六味，搅令极匀，即下皂荚仁末，及磨了犀角水，以绵滤过，入药内，然后于乳钵内，以乳槌用力研三五千下，缘此药极粘如胶。研讫，分为三分，一份入上件芒硝，别更研令匀，并丸如绿豆大。如有中一切风，牙关紧急，及尸厥暴亡者，以热醋研三两丸，灌在口中，下得咽喉即活；如要常服，即空心以温酒送下三丸；如患风疾及扑伤肢节，十年五岁运动不得者，但依法服之，十粒便效，重者不过三十粒；有人卒中恶暴亡者，但心头未冷，取药五粒，以醋调摩脐中一千余遍，当从脐四面渐暖，待眼开后，以热醋研下十粒，入口即活；凡病不问轻重、年

月深浅，先以红雪通中散三钱，茶下，良久，更以热茶投，令宣泻一两行，便依法煎姜豆汤下三粒，当以他人热手，更摩所患处，良久热彻，当觉肉内有物如火至病所；一二百日及一年内，风疾下床不得者，一服三粒，十服后便可行步，如患至重者，每一利后，隔日服五粒，又住三五日，即更利，服不过三十粒，平复如本；若打扑损多年，天阴即疼痛，动不得者，大验只可五七服。服此药多者，疾去后，药力恒在。

【主治】中一切风，牙关紧急，及尸厥暴亡者；或打扑损多年，天阴即疼痛，动不得者。

【加减】本方加芒消，名“破棺丹”。

枳壳浸酒

【来源】《太平圣惠方》卷二十五。

【组成】枳壳（刮取上面青末）三斤

【用法】上以微火炒去湿气，以酒二斗浸之，其药瓶常令近火，微暖，令药味得出。七日后，随性饮之。

【主治】风，口偏眼急。

茯苓菊花浸酒

【来源】《太平圣惠方》卷二十五。

【别名】茯苓浸酒（《圣济总录》卷九）。

【组成】白茯苓五两　甘菊花二两　山茱萸二两　菟丝子三两（酒浸三日，晒干，别捣为末）　肉苁蓉二两（酒浸一宿，刮去皱皮）　栝楼根二两　防风二两（去芦头）　熟干地黄二两　天雄二两（炮裂，去皮脐）　牡丹二两　人参一两（去芦头）　白术一两　牡蛎一两（为粉）　黄耆二两　紫菀一两（洗，去苗）　菖蒲二两　石斛一两（去根）　柏子仁一升　杜仲二两（去粗皮，炙微黄）　蛇床仁一两　远志二两（去心）　附子二两（炮裂，去皮脐）　干姜二两（炮裂）　赤芍药二两　牛膝二两（去苗）　萆薢二两　狗脊二两　苍耳子二两　虎胫骨一两（涂酥，炙微黄）　鼠粘子一两（微炒）　桔梗一两（去芦头）　羌活二两　牛蒡根二两　枸杞子半两　晚蚕沙三两（微炒）　续断二两

《普济方》有当归、细辛。

【用法】上锉细，和匀，每斤药以生绢袋盛，用酒二斗，于瓷瓮中浸，密封二七日，开封。每日平旦、午时、近晚，各温饮一盏，常令有酒容，不可过度。每取却一盏，即添一盏，如觉酒淡药力稍减，即取滓阴干，捣罗为末，炼蜜为丸，如梧桐子大。每服三十丸，空心以温酒送下。

【主治】骨节酸痛，行步艰难，肩背伛偻，言语謇涩，口歪面斜，中风失音，半身不遂。

【宜忌】忌生冷、油腻、猪鸡肉、粘滑物。

神效无比牛黄丸

【来源】《太平圣惠方》卷二十五。

【组成】牛黄半两（细研）　朱砂一两（细研，水飞过）　麝香一分（细研）　龙脑一分（细研）　附子一两半（炮裂，去皮脐）　羌活一两　白僵蚕一两半（微炒）　白附子一两（炮裂）　干蝎一两（全者，微炒）　芎䓖一两　天南星一两（炮裂）当归一两　桂心一两　木香一两　天麻一两　防风一两（去芦头）　槟榔一两　独活一两

【用法】上为末，入研药令匀，炼蜜为丸，如樱桃大。每服一丸，薄荷酒研下；薄荷、葱、茶下亦得。

【主治】一切风。

白矾散

【来源】《太平圣惠方》卷三十五。

【组成】白矾一两（烧灰）　盐花一两

【用法】上为细散。以箸头点药在悬壅上。愈。

【主治】

1.《太平圣惠方》：悬雍垂长，咽中妨闷。
2.《普济方》：一切急风，口噤不开。

天麻散

【来源】《太平圣惠方》卷六十九。

【组成】天麻一两　羌活一两　天南星一两（炮裂）　桂心一两　乌蛇肉一两（酒拌，炒令黄）　当归一两（锉，微炒）　麻黄一两（去根节）　防风一两（去芦头）　牛膝一两（去苗）　乌犀角屑一两　侧子一两（炮裂，去皮脐）　柏子

仁一两　白僵蚕一两（微炒）　干蝎半两（微炒）　朱砂一两（细研，水飞过）　牛黄一分（细研）　麝香一分（研入）

【用法】上为细散，入研了药令匀。每服一钱，食前以豆淋酒调下。

【主治】妇人中风，偏枯一边，手足不遂，皮肤瘤瘤，不觉痛痒，言语謇涩，筋脉拘急。

天南星散

【来源】《太平圣惠方》卷六十九。

【别名】南星散（《证治准绳·女科》卷二）。

【组成】天南星半两　半夏半两（汤洗七遍去滑，以生姜半两同捣令烂，焙干）　蝎梢一分　麻黄半两（去根节）　川乌头一分　赤箭半两　桂心一分　麝香半分（细研）

【用法】上药生用，为细散，研入麝香令匀。每服一字，以豆淋酒调下，不拘时候。

【主治】妇人中风，牙关紧急，四肢强直，心胸痰涎不利。

天南星散

【来源】《太平圣惠方》卷六十九。

【组成】天南星半两（生姜汁拌，炒令黄）　白附子半两（炮裂）　附子半两（炮裂，去皮脐）　乌蛇肉半两（酒拌，炒令黄）　干蝎半两（微炒）

【用法】上为细散。每服半钱，以生姜温酒调下，拗开口灌之，不拘时候。

【主治】妇人中风，口噤，四肢拘急。

牛黄散

【来源】《太平圣惠方》卷六十九。

【组成】牛黄半两（细研）　龙脑一分（细研）　朱砂一分（细研）　雄黄半两（细研）　麝香一分（细研）　乌蛇肉一两（酒浸，炙令微黄）　蝉壳一分　天南星一分（炮裂）　白附子半两（炮裂）　侧子半两（炮裂，去皮脐）　白僵蚕一分（微炒）　桑螵蛸一分（微炒）　芎䓖一分　防风半两（去芦头）　赤箭半两　紫葛半两　干蝎一分（微炒）　干菊花一分　犀角屑半两　麻黄半两（去根节）　羚羊角屑半两　蔓荆子一分　天竹黄一分（细研）　茵芋半两　牛膝半两（去苗）　当归半两　藁本一分

【用法】上为细散，入研了药，都研令匀。每服二钱，以薄荷温酒调下，不拘时候。

【主治】妇人中风，精神冒昧，举体不仁，心胸不利，疾状如醉。

牛膝丸

【来源】《太平圣惠方》卷六十九。

【组成】牛膝一两半（去苗）　当归一两（锉，微炒）　防风一两（去芦头）　赤箭一两　天雄一两（炮裂，去皮脐）　丹参一两　五加皮一两　杜仲一两　桂心一两　石斛一两（去根）　威灵仙一两半　仙灵脾一两　道人头一两　川乌头一两（炮裂，去皮脐）　虎胫骨一两半（涂酥，炙令黄）

【用法】上为末，炼蜜为丸，如梧桐子大。每服十五丸，渐加至二十丸，食前以温酒送下。

【主治】妇人中风，手足顽痹不遂，骨节疼疼，筋脉拘急，行立稍难。

牛膝散

【来源】《太平圣惠方》卷六十九。

【组成】牛膝一两（去苗）　独活三分（捣碎）　赤箭一两　当归三分（锉，微炒）　柏子仁三分　鹿角胶一两（捣碎，炒令黄燥）　芎䓖三分　附子半分（炮裂，去皮脐）　桂心三分　汉防己半两　羚羊角屑半两　萆薢三分　仙灵脾一两　乌蛇肉一两（酒拌，炒令黄）　麝香一分（研入）

【用法】上为细散，入研了药令匀。每服一钱，食前以温酒调下。

【主治】妇人中风偏枯，口面喎斜，言语涩滞，精神不守，举动艰难。

乌蛇丸

【来源】《太平圣惠方》卷六十九。

【组成】乌蛇肉一两（酒拌炒令黄）　肉天麻一两　白附子一两（炮裂）　乌犀角屑半两　半夏半两（汤洗七遍，以生姜半两去皮同捣，炒

令干） 白僵蚕半两（微炒） 天南星一两（炮裂） 干蝎半两（微炒） 麻黄半两（去根节） 独活半两 当归半两（锉碎，微炒） 晚蚕沙半两（微炒） 麝香一分（研）

【用法】上为细末，炼蜜为丸，如梧桐子大。每服七丸，以温酒送下，不拘时候。

【主治】妇人中风，牙关紧急，手足顽麻，心膈痰涎壅滞。

乌蛇丸

【来源】《太平圣惠方》卷六十九。

【组成】乌蛇肉一两（酒拌炒令黄） 白附子一两（炮裂） 天麻一两 犀角屑一两 半夏半两（汤洗七遍，以生姜半两去皮同捣令烂，炒干） 白僵蚕半两（微炒） 天南星半两（炮裂） 麻黄半两（去根节） 桂心半两 独活半两 晚蚕沙半两（微炒） 干蝎半两（微炒） 麝香一分（细研）

【用法】上为细末，入研了药令匀，炼蜜为丸，如梧桐子大。每服七丸，以豆淋酒研下，不拘时候。

【主治】妇人中风，如角弓反张，或身体强直，牙关紧急。

乌蛇散

【来源】《太平圣惠方》卷六十九。

【组成】乌蛇肉半两（酒拌炒令黄） 干蝎半两（微炒）天麻半两 天南星半两（炮裂） 白僵蚕半两（微炒） 腻粉半两（研入）

【用法】上为细散，研入腻粉令匀。每服一字，以生姜酒调下，拗开口灌之。

【主治】妇人中风口噤。

乌犀散

【来源】《太平圣惠方》卷六十九。

【别名】乌犀角散（《医方类聚》卷二一二）。

【组成】乌犀角屑一两 赤箭三分 附子三分（炮裂，去皮脐） 羌活三分 防风三分（去芦头） 芎藭三分 桂心三分 羚羊角屑三分 独活三分 牛膝三分（去苗） 五加皮三分 黄耆半两（锉） 赤茯苓半两 麻黄半两（去根节） 赤芍药半两 细辛半两 当归三分（锉，微炒） 枳壳半两（麸炒微黄，去瓤） 生干地黄一两 道人头一两 甘草一分（炙微赤，锉） 酸枣仁三分（微炒）

【用法】上为散。每服四钱，水、酒各半中盏，加生姜半分，薄荷三七叶，煎至六分，去滓温服，不拘时候。

【主治】妇人中风，筋脉挛急，四肢疼痛，不能行立，神思昏闷，言语謇涩。

丹砂丸

【来源】《太平圣惠方》卷六十九。

【组成】辰锦砂一两（细研，水飞过） 牛黄一分 雄黄一分 龙脑一分 西甘石半两 麝香一分 天竹黄一分 铅霜一分（以上并细研） 犀角屑半两 天麻半两 羚羊角屑半两 乌蛇肉半两（酒拌炒令黄） 干蝎半两（微炒） 桑螵蛸半两（微炒） 白附子半两（炮裂） 香附子半两 独活半两 麻黄半两（去根节） 防风半两（去芦头） 狐肝半具（炙令黄燥）

【用法】上为细末，入研了药令匀，炼蜜为丸，如梧桐子大。每服七丸，以豆淋酒送下，不拘时候。

【主治】妇人中风，心神冒闷，言语謇涩，四肢拘急，口眼㖞斜。

龙脑散

【来源】《太平圣惠方》卷六十九。

【组成】龙脑三分 牛黄三分 雄黄三分 铅霜三分 铁粉一两 朱砂一两 麝香三分（以上并细研） 天南星半两（炮裂） 天麻一两 麻黄一两（去根节） 莽草二分 白僵蚕半两（微炒） 干蝎半两（微炒） 白附子半两（炮裂） 桂心半两 乌蛇肉一两（酒拌，炒令黄） 防风半两（去芦头） 柏子仁半两 蝉壳半两（微炒） 独活半两 白胶香半两 仙灵脾半两 天雄半两（炮裂，去皮脐） 桑螵蛸半两（微炒） 羚羊角屑半两 阿胶三分（捣碎，炒令黄燥） 甘草半两（炙微赤，锉）

【用法】上为细散，入研了药令匀。每服一钱，不拘时候，以薄荷酒下。

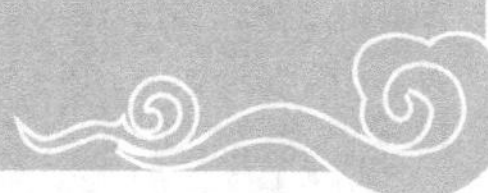

【主治】妇人中风，身强口噤，四肢不利，言语謇涩，心神昏聩。

仙灵脾丸

【来源】《太平圣惠方》卷六十九。

【组成】仙灵脾一两　羚羊角屑三分　独活一两　防风一两（去芦头）　当归一两　桂心一两　牛膝一两（去苗）　薏苡仁一两　附子一两（炮裂，去皮脐）　五加皮三分　萆薢一两　虎胫骨一两（涂酥，炙令黄）

【用法】上为细末，炼蜜为丸，如梧桐子大。每服三十丸，食前以温酒送下。

【主治】妇人中风偏枯，手足一边不遂，肌骨瘦，皮肤顽痹。

白术酒

【来源】《太平圣惠方》卷六十九。

【组成】白术三两（捣碎）　黑豆三两（炒令熟）

【用法】以酒四升，煎至二升，去滓，分温四服，拗开口灌之。

【主治】妇人中风，口噤，言语不得。

白僵蚕散

【来源】《太平圣惠方》卷六十九。

【组成】白僵蚕一两（微炒）　乌蛇肉半两（酒拌，炒令黄）　天麻半两　独活半两　天南星半两（炮裂）　川乌头半两（炮裂，去皮脐）　白附子半两（炮裂）　防风半两（去芦头）　犀角屑半两　蝉壳半两（微炒）　桑螵蛸半两（微炒）　朱砂半两（细研，水飞过）　麝香一分（细研）

【用法】上为细散，入研了药令匀。每服一钱，以温酒调下，不拘时候。

【主治】妇人中风，如角弓反张，口噤不能言，皮肤顽麻，筋脉抽掣。

芎藭散

【来源】《太平圣惠方》卷六十九。

【组成】芎藭一两半　黄芩一两　当归一两（锉，微炒）　石膏二两半　麻黄一两（去根节）　桂心一两　秦艽一两（去苗）　干姜一两（炮裂，锉）　杏仁三十枚（汤浸，去皮尖双仁，麸炒微黄）

【用法】上为粗散。每服四钱，以水一中盏，煎至六分，去滓温服，不拘时候。

【主治】妇人卒中风，四肢不仁，善笑不息。

当归散

【来源】《太平圣惠方》卷六十九。

【组成】当归一两（锉，微炒）　防风二两（去芦头）　羌活二两　麻黄一两半（去根节）　细辛一两　附子一两（炮裂，去皮脐）

【用法】上为粗散。每服四钱，以水一中盏，加生姜半分，煎至六分，去滓温服，不拘时候。

【主治】妇人中风，筋脉拘急，腰背反张，状如角弓，言语謇涩。

防风散

【来源】《太平圣惠方》卷六十九。

【组成】防风一两（去芦头）　石膏二两半　麻黄二分（去根节）　细辛半两　黄芩半两　川升麻半两　当归半两（锉，微炒）　汉防己三分　桂心半两　芎藭半两　羌活半两　赤茯苓半两　甘草半两（锉，炙微赤）

【用法】上为散。每服四钱，以水一中盏，煎至五分，去滓，加竹沥一合，更煎一二沸，不拘时候温服。

【主治】妇人中风，言语謇涩，四肢拘急，身体壮热，头疼目眩，心胸不利。

防风散

【来源】《太平圣惠方》卷六十九。

【组成】防风一两（去芦头）　羌活半两　当归半两（锉，微炒）　天南星半两（炮裂）　天麻半两　白僵蚕半两（微炒）　麻黄三分（去根节）　桂心半两　芎藭半两　乌蛇肉半两（酒拌炒令黄）　桑螵蛸半两（微炒）　麝香一分（研入）　朱砂一分（细研入）

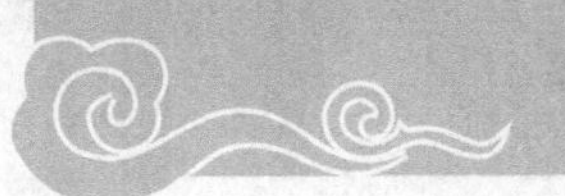

【用法】上为细散，入研了药令匀。每服一钱，以温酒调下，不拘时候。

【主治】妇人中风，言语謇涩，肢节疼痛，皮肤不仁，口面喎戾。

防风散

【来源】《太平圣惠方》卷六十九。

【组成】防风一两（去芦头） 酸枣仁半两 芎䓖半两 当归半两（锉，微炒） 牛膝一两（去苗） 狗脊一两（去毛） 萆薢一两（锉） 薏苡仁二两 杏仁一两（汤浸，去皮尖双仁，麸炒微黄） 人参半两（去芦头） 葛根半两（锉） 羌活二两 麻黄一两（去根节） 石膏二两 桂心一两

【用法】上为粗散。每服四钱，以水一中盏，加生姜半分，煎至六分，去滓，不拘时候温服。

【主治】妇人中风，半身枯细，筋脉抽掣，心神烦闷，行立不得。

防风散

【来源】《太平圣惠方》卷六十九。

【组成】防风一两（去芦头） 赤芍药一两 葛根一两（锉） 黄芩一两 茵芋一两 白术一两 桂心一两 麻黄一两（去根节） 甘草一两（炙微赤，锉） 人参半两（去芦头） 汉防己半两 石膏一两

【用法】上为粗散。每服四钱，以水一中盏，加生姜半分，煎至六分，去滓，拗开口温灌之，不拘时候。

【主治】妇人卒中风，口噤不能语，四肢急掣，偏挛。

走马散

【来源】《太平圣惠方》卷六十九。

【组成】天麻半两 附子半两（炮裂，去皮脐） 桂心一分 石膏一分（细研如面） 麻黄一分（去根节） 干蝎梢一分 川乌头一分（炮裂，去皮脐） 天南星一分（炮裂） 麝香半分（研入）

【用法】上为细散，入研了药令匀。每服一字，以豆淋酒调下，开口灌之，不拘时候。

【主治】妇人中风口噤，四肢强直。

赤茯苓散

【来源】《太平圣惠方》卷六十九。

【组成】赤茯苓一两 芎䓖一两 当归一两（锉，微炒） 桂心一两 细辛一两 栀子仁一两 独活一两 干姜三分（炮裂，锉） 甘草一两（炙微赤，锉） 石膏二两 羚羊角屑一两 麻黄一两（去根节）

【用法】上为粗散。每服四钱，以水一中盏，煎至六分，去滓温服，不拘时候。

【主治】妇人中风，身如角弓反张，心胸壅闷，言语謇涩。

羌活散

【来源】《太平圣惠方》卷六十九。

【组成】羌活一两 羚羊角屑三分 桂心半两 赤箭三分 细辛三分 防风三分（去芦头） 当归三分（锉，微炒） 赤芍药半两 茯神一两 麻黄三分（去根节） 甘草半两（炙微赤，锉） 黄芩三分

【用法】上为散。每服四钱，以水、酒各半中盏，煎至六分，去滓温服，不拘时候。

【主治】妇人中风，四肢缓弱，身体疼痛，言语謇涩，心神昏乱。

羌活散

【来源】《太平圣惠方》卷六十九。

【组成】羌活一两 天麻一两 芎䓖三分 酸枣仁三分（微炒） 蔓荆子半两 羚羊角屑半两 白附子半两（炮裂） 桂心半两 薏苡仁半两 柏子仁半两 牛膝半两（去苗） 乌蛇肉半两（酒拌，炒令黄） 当归半两（锉碎，微炒） 蝉壳半两（微炒） 麝香半两（研入）

【用法】上为细散，研入麝香令匀。每服二钱，以豆淋酒调下，不拘时候。

【主治】妇人中风，筋脉拘急，肢节酸疼，言语謇涩，头目不利。

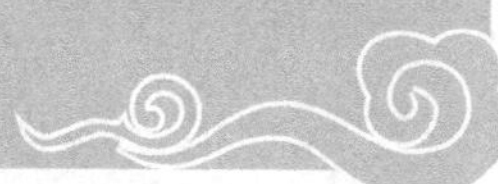

附子散

【来源】《太平圣惠方》卷六十九。

【组成】附子三分（炮裂，去皮脐） 当归一两（锉，微炒） 芎䓖一两 前胡一两（去芦头） 枳壳一两（麸炒微黄，去瓤） 黄芩一两 细辛三分 白鲜皮一两 茯神一两 羌活一两 杏仁一两（汤浸，去皮尖双仁，麸炒微黄） 汉防己一两 桂心一两 甘草一两（炙微赤，锉） 麻黄一两（去根节）

【用法】上为粗散。每服四钱，以水一中盏，加生姜半分，煎至六分，去滓温服，不拘时候。

【主治】妇人中风，筋脉拘急，四肢疼痛，言语謇涩，心胸不利。

侧子散

【来源】《太平圣惠方》卷六十九。

【组成】侧子一两（炮裂，去皮脐） 桂心一两 汉防己一两 附子一两（炮裂，去皮脐） 芎䓖一两 人参一两（去芦头） 麻黄一两（去根节） 当归一两 赤芍药一两 秦艽三分（去苗） 茯神二两 防风三分（去芦头） 白术半两 细辛半两 甘菊花一两 甘草半两（炙微赤，锉）

【用法】上为粗散。每服四钱，以水一中盏，加生姜半分，煎至七分，去滓，入竹沥半合，更煎一二沸，不拘时候温服。

【主治】妇人中风，偏枯一边，手足不遂，口面㖞斜，精神不守，言语倒错。

狐肝丸

【来源】《太平圣惠方》卷六十九。

【组成】狐肝一具（腊月者） 老鸦一只（去嘴爪翅尾，与狐肝同于瓷瓶内烧令烟尽，候冷细研） 天南星一两半（炮裂） 天麻一两 白附子一两（炮裂） 乌蛇肉二两（酒拌炒，令黄） 干蝎一两（微炒） 桑螵蛸四两（微炒） 蝉壳一两（微炒） 晚蚕蛾一两（微炒） 白僵蚕一两（微炒） 朱砂二两（细研） 牛黄一两（细研） 麝香一分（细研）

【用法】上为末，入研了药令匀，炼蜜为丸，如梧桐子大。每服七丸至十丸，以豆淋酒送下，不拘时候。

【主治】妇人中风卒倒，眼黑头疼，胸膈多痰，言语謇涩，心神恍惚，皮肤顽麻。

独活散

【来源】《太平圣惠方》卷六十九。

【组成】独活一两 桂心一两 防风一两（去芦头） 当归一两（锉，微炒） 赤芍药半两 附子半两（炮裂，去皮脐） 麻黄一两（去根节） 羚羊角屑半两 甘草半两（炙微赤，锉）

【用法】上为散。每服四钱，以水一盏，加生姜半分，煎至六分，去滓温服，不拘时候。

【主治】妇人中风偏枯，言语謇涩，肢节无力。

独活散

【来源】《太平圣惠方》卷六十九。

【组成】独活一两 羚羊角屑三分 桂心三分 当归三分（锉，微炒） 黄芩三分 附子一两（炮裂，去皮脐） 麻黄一两（去根节） 防风三分（去芦头） 细辛三分

【用法】上为粗散。每服四钱，以水一中盏，煎至六分，去滓温服，不拘时候。

【主治】妇人中风，筋脉拘急，腰背反张，状如角弓，言语謇涩。

桂心散

【来源】《太平圣惠方》卷六十九。

【组成】桂心二两 防风一两（去芦头） 汉防己一两 麻黄一两（去根节） 白术一两 人参一两（去芦头） 黄芩一两 细辛一两 茵芋一两 秦艽一两（去苗） 附子一两（炮裂，去皮脐） 甘草一两（炙微赤，锉）

【用法】上为粗散。每服四钱，以水一中盏，加生姜半分，煎至五分，去滓，入淡竹沥一合，更煎一两沸，拗开口温灌之，不拘时候。

【主治】妇人中风，咽中气塞壅闷，口噤不语，肝厥不识人。

晚蚕沙浸酒

【来源】《太平圣惠方》卷六十九。

【组成】晚蚕沙一升　茄子根二两　牛膝二两（去苗）　天麻子半升　牛蒡子二两（微炒）　防风二两（去芦头）　羌活一两　秦艽一两　枸杞子一两　当归一两（锉，微炒）　桂心一两　虎胫骨一两（涂酥炙令黄）　海桐皮一两　鼠粘子一两

【用法】上细锉，以生绢袋盛，用好酒二斗，浸经七日。每日温饮一小盏，不拘时候，常令酒气相接为佳。

【主治】妇人中风偏枯，手足挛急，顽痹不遂。

麻黄散

【来源】《太平圣惠方》卷六十九。

【组成】麻黄一两（去根节）　防风一两（去芦头）　人参一两（去芦头）　黄芩一两　赤芍药一两　附子一两（炮裂，去皮脐）　芎䓖一两　甘草一两（炙微赤，锉）　独活一两　赤茯苓一两　杏仁一两（汤浸，去皮尖双仁，麸炒微黄）　羚羊角屑三分

【用法】上为粗散。每服四钱，以水一中盏，加生姜半分，煎至六分，去滓温服，不拘时候。

【主治】妇人中风，身体缓急，口眼不正，舌强不能语，奄奄惚惚，神情闷乱。

麻黄散

【来源】《太平圣惠方》卷六十九。

【组成】麻黄一两（去根节）　羚羊角屑一两　羌活一两　桂心半两　防风三分（去芦头）　细辛三分　枳壳一两（麸炒微黄，去瓤）　川升麻三分　甘草半两（炙微赤，锉）

【用法】上为粗散。每服三钱，以水一中盏，加生姜半分，薄荷三七叶，煎至六分，去滓温服，不拘时候。

【主治】妇人中风，身如角弓反张，咽喉胸膈痰壅不利。

羚羊角散

【来源】《太平圣惠方》卷六十九。

【组成】羚羊角屑一两　细辛二分　枳壳一两（麸炒微黄，去瓤）　白术一两　当归一两（锉，微炒）　桂心一两　木通一两（锉）　汉防己一两　附子一两（炮裂，去皮脐）　赤茯苓一两　甘菊花一两　防风一两（去芦头）　葛根一两（锉）　秦艽二两（去苗）　枫树寄生三分

【用法】上为粗散。每服四钱，以水一中盏，加生姜半分，煎至五分，去滓，入竹沥一合，更煎一两沸，拗开口温灌之，不拘时候。

【主治】妇人中风，心胸痰壅，口噤不能语，肝气厥，不识人。

羚羊犀角散

【来源】《太平圣惠方》卷六十九。

【别名】羚羊角散（《普济方》卷三一六）。

【组成】羚羊角屑一两　赤箭一两　酸枣仁一两　薏苡仁一两　白附子三分（炮裂）　羌活半两　芎䓖三分　犀角屑半两　当归三分（锉，微炒）　白鲜皮半两　地骨皮半两　人参三分（去芦头）　柏子仁三分　鹿角胶一两（捣碎，炒令黄燥）　蔓荆子半两　牛黄二分（细研）　麝香一分（细研）

【用法】上为细散，入研了药令匀。每服一钱，以薄荷汤调下，不拘时候。

【主治】妇人中风，身如角弓反张，筋脉拘急，言语謇涩，心神烦闷。

密陀僧丸

【来源】《太平圣惠方》卷六十九。

【组成】密陀僧一两　藜芦半两（为末）

【用法】上药以生续随子捣绞取汁为丸，如梧桐子大，以腻粉滚过。每服一丸，以温酒研下。

【主治】妇人中风，痰涎壅滞，吐涎。

雄黑豆酒

【来源】《太平圣惠方》卷六十九。

【组成】雄黑豆三合（小紧者是）　鸡粪白二合

【用法】先炒豆声欲绝，入鸡粪白同炒令黄，投入酒五升，后去滓。每服一小盏，拗开口灌之。

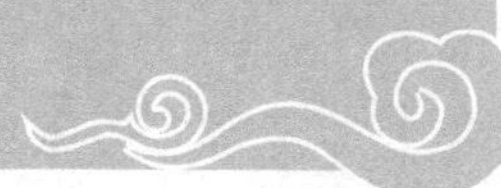

【主治】妇人中风，口噤迷闷。

紫 汤

【来源】《太平圣惠方》卷六十九。

【别名】大紫豆汤（《普济方》卷三一六）、大豆紫汤（《普济方》卷三五五）。

【组成】鸡粪白一合（炒微黄） 大豆二合（炒熟） 防风一两（去芦头）

【用法】上为末。每服三钱，以水、酒各半中盏，煎至六分，去滓温服，不拘时候。

【主治】妇人中风，脊急反张，如弓之状。

熟干地黄丸

【来源】《太平圣惠方》卷六十九。

【组成】熟干地黄一两 萆薢一两 当归一两（锉，微炒） 防风一两（去芦头） 桂心一两 干漆一两（捣碎，炒令烟出） 附子一两（炮裂，去皮脐） 川椒半两（去目及闭口者，炒去汗） 川乌头半两（炮裂，去皮脐）

【用法】上为细末，炼蜜为丸，如梧桐子大。每服十丸，食前以温酒送下。

本方原名“熟干地黄散”，与剂型不符，据《圣济总录》改。

【主治】妇人中风偏枯，手足瘦细，顽痹无力者。

藿香散

【来源】《太平圣惠方》卷六十九。

【组成】藿香半两 白附子半两（炮裂） 白僵蚕半两（微炒） 天南星半两（炮裂） 干蝎半两（微炒） 桑螵蛸半两（微炒） 麻黄三分（去根节） 半夏半两（汤洗七遍，以生姜半两去皮，同捣令烂，炒令干） 腻粉一分（研入） 麝香一分（研入）

【用法】上为细散。每服一钱，以生姜汤调下，不拘时候。

【主治】妇人中风。言语謇涩，心膈痰涎不利，四肢时有抽掣。

朱砂丸

【来源】《太平圣惠方》卷八十三。

【组成】朱砂半两（细研，水飞过） 牛黄（细研） 麝香（细研） 干蝎（微炒） 天麻 白附子 白僵蚕（微炒） 干姜（炮裂，锉）各一分

【用法】上为散，用软粳米饭为丸，如黍米大。每服三丸，以乳汁化下，一日三次。

【主治】小儿中风，口眼偏斜，筋脉拘急及胎中痰病。

天门冬煎

【来源】《太平圣惠方》卷九十五。

【组成】生天门冬十斤（去心，锉碎）

【用法】以酒五斗，和绞取汁，纳铜器中，入白蜜一升，重汤煮之如饴。每服一匙，以温酒调下，一日三次。得地黄相和更佳。

【功用】

1.《太平圣惠方》：益气力，延年不饥。

2.《圣济总录》：保定肺气，去寒热，养肌肤，利小便，强骨髓。

【主治】《圣济总录》：三虫，暴中，偏风，湿痹。

五枝酒

【来源】《太平圣惠方》卷九十五。

【组成】夜合枝 花桑枝 槐枝 柏枝 石榴枝（以上并取东南嫩者，锉）各半斤 防风十两（去芦头） 羌活十两 糯米五斗 小麦曲五斤（末） 黑豆（择紧小者）二斗

【用法】以上五枝，用水一石，煎取三斗，去滓，澄滤浸米及豆二宿，漉出蒸熟，后更于药汁内入曲，并防风、羌活等末，同搅和入瓮，如法盖覆，候酒熟时，饮一盏，常令熏熏。

【主治】中风，手足不遂，筋骨挛急。

羊头肉方

【来源】《太平圣惠方》卷九十五。

【别名】羊头脍（《圣济总录》卷一八八）。

【组成】白羊头一枚（洗如法）

【用法】上蒸令极熟，切，以五味汁食之；或作脍，入五辛酱醋食之亦得。

【主治】

1.《太平圣惠方》：中风，目眩羸瘦，小儿惊痫，及五劳，手足无力。

2.《医方类聚》引《食医心鉴》：产后风眩瘦病，五劳七伤，心虚惊悸。

豉粥

【来源】《太平圣惠方》卷九十五。

【组成】豉半升　荆芥一握　薄荷一握　葱白一握（切）　生姜半两（切）　盐花半两　羊髓一两

【用法】先以水三大盏，煎豉、荆芥等十余沸，去滓，下薄荷等，入米煎作粥食之。

【主治】中风。手足不遂，口面㖞偏，言语謇涩，精神昏闷。

鹿蹄肉羹

【来源】《太平圣惠方》卷九十五。

【组成】鹿蹄一具

【用法】洗如法，煮令熟，擘细，于五味汁中煮作羹，空腹食之。

【主治】中风，脚膝疼痛，不能践地。

益寿防风汤

【来源】《现代中医》（1992，3：137）。

【组成】生地 15g　怀牛膝 15g　白茯苓 10g　福泽泻 15g　霜桑叶 10g　甘菊花 15g　焦决明子 15g　双钩藤 15g　防风 10g

【用法】每日 1 剂，分 2 次温服。

【主治】中风先兆症。

【验案】中风先兆症 《现代中医》（1992，3：137）：治疗中风先兆症 32 例，男 18 例，女 14 例，年龄 41 ～ 78 岁。结果：服药最长 61 天，最短 15 天。症状消失 21 例，改善 9 例，2 例中断，有效率 93%。

行血祛风汤

【来源】《河南中医》（1992，6：22）。

【组成】苏木 15g　水蛭 5g　丹参 15g　地龙 10g　炙山甲 6g

【用法】每日 1 剂，水煎，分早晚 2 次服。

【主治】中风（小发作）。

【验案】中风（小发作）《河南中医》（1992，6：22）：治疗中风 100 例，男 68 例，女 32 例；年龄 35 ～ 75 岁。发作 1 次者 59 例，发作 2 次者 38 例，发作 4 次者 3 例。结果：治愈（治疗后停药 1 年发作终止，血液流变学检查，血液黏度各指标趋于正常）85 例，好转（停药期间重复发作，但病情较轻，生活自理）11 例，无效（治疗前后无变化，血液流变学检查、血液黏度各项指标仍在原来水平）4 例，总有效率为 96%。

益脉灵

【来源】《黑龙江中医药》（1993，3：16）。

【组成】黄芪　丹参各等分

【用法】上药制成注射液，每支含生药 80g，每次用 3 支，加入 10% 葡萄糖溶液 400ml 中静脉点注。

【主治】缺血性脑血管病。

【验案】缺血性脑血管病 《黑龙江中医药》（1993，3：16）：治疗缺血性脑血管病 52 例，男性 32 例，女性 20 例；平均年龄 50.8 岁。结果：治愈 40 例（77%），显效 10 例（19%），好转 2 例（4%）。

黄菊汤

【来源】《山东中医杂志》（1993，3：16）。

【组成】黄芪 15g　菊花 10g　首乌 12g　枸杞 12g　葛根 20g　丹参 20g　赤芍 10g

【用法】上药水煎浓缩至 400ml，加蜂蜜 100ml 混匀，每日 3 次，每次口服 50ml。

【主治】中风先兆症。

【验案】中风先兆症《山东中医杂志》（1993，3：16）：治疗中风先兆症 100 例，男 68 例，女 32 例；年龄 40 ～ 61 岁。电脑中风预测，通过 54 项综合分析，提示急需防治者 48 例，需要防治者 52 例。结果：治愈（临床症状消失，3 ～ 5 个月无反复电脑预测进入安全期）25 例；显效（临床症状基本消失，电脑中风预测有明显改变）56 例；有效（临床症状及电脑中风预测有明显好转）13 例；无效

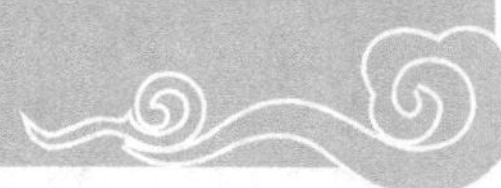

6例；总有效率94%。

脑血宁

【来源】《中国中西医结合杂志》(1993，7：405)。

【组成】水蛭3g 生大黄8g 胆星6g 水牛角15g 代赭石10g 怀牛膝8g 青黛5g 石菖蒲10g 天竺黄4g 鸡血藤10g 泽泻15g

【用法】水煎服，每100ml含生药63.5g，14天为1疗程。

【主治】高血压性脑出血。

【验案】高血压性脑出血 《中国中西医结合杂志》(1993，7：405)：治疗高血压性脑出血42例，其中观察组22例，对照组20例(对症处理)。结果：观察组死亡2例，恶化1例，无变化3例，进步16例；对照组死亡5例，恶化3例，无变化6例，进步6例。提示观察组疗效优于对照组。

穿蛭散

【来源】《中医杂志》(1995，5：294)。

【组成】穿山甲30g 生水蛭30g 制马钱子3g 黄芪30g

【用法】上药共研为细末，过120目筛装胶囊，每粒胶囊重0.5g。每次4～6粒，1日3次，空腹温开水冲服。服药30天，停药3天。

【功用】益气活血通脉，祛风化痰开窍。

【主治】脑梗塞。

【验案】脑梗塞 《中医杂志》(1995，5：294)：采用本方治疗脑梗塞34例，基本痊愈19例，显著进步9例，进步3例，总有效率为91.2%；对照组(维脑路通治疗)33例，基本痊愈13例，显著进步5例，进步3例，总有效率为63.6%，穿蛭散组疗效明显优于对照组($P<0.01$)。穿蛭散组血小板最大聚集率、血液黏稠度和红细胞压积治疗后均有明显下降，肌力治疗后有明显提高。

牛蒡叶羹

【来源】《太平圣惠方》卷九十六。

【组成】牛蒡叶一斤(肥嫩者) 酥一两

【用法】上药以汤煮牛蒡叶三五沸，令熟漉出，于五味中重煮作羹。入酥食之。

【主治】中风，心烦口干，手足不遂，及皮肤热疮。

冬麻子粥

【来源】《太平圣惠方》卷九十六。

【组成】冬麻子半升 白粱米三合 薄荷一握 荆芥一握

【用法】上以水三大盏，煮薄荷等，取汁二盏，去滓；用研麻子，滤取汁，并米煮作粥。空腹食之。

【主治】中风，五脏壅热，言语謇涩，手足不遂，神惰冒昧，大肠涩滞。

苍耳叶羹

【来源】《太平圣惠方》卷九十六。

【组成】苍耳嫩苗叶一斤 酥一两

【用法】先煮苍耳三五沸，漉出；用豉一合，水二大盏半，煎豉取汁一盏半，入苍耳及五味，调和作羹，入酥食之。

【主治】中风，头痛湿痹，四肢拘挛痛。

葛粉粥

【来源】《太平圣惠方》卷九十六。

【别名】葛粉饭(《圣济总录》卷一八八)。

【组成】白粱米饭半升 葛粉四两

【用法】上以粱米饭拌葛粉令匀，于豉汁中煮，调和如法。任性食之。

【主治】

1.《太平圣惠方》：中风，手足不遂，言语謇涩，呕吐昏愦，不下食。

2.《圣济总录》：中风，狂邪惊走，心神恍惚，言语失志者；及消渴口干，胸中伏热，心烦躁闷。

【宜忌】《圣济总录》：勿杂食。

葛粉拨刀

【来源】《太平圣惠方》卷九十六。

【组成】葛粉四两 荆芥半两 葱白一握

（切） 生姜半两（切） 川椒五十枚（去目及闭口者） 香豉一合 盐花半两 半筒骨髓一两

【用法】上以水五大盏，先煎荆芥等，取汁三盏，和葛粉切作拨刀，入汁中煮熟。顿食之。

【主治】中风。手足不遂，言语謇涩，精神昏愦。

葛粉索饼

【来源】《太平圣惠方》卷九十六。

【别名】葛粉羹（《饮膳正要》卷二）。

【组成】葛粉四两 荆芥一握 香豉二合

【用法】上以水三大盏，煮豉及荆芥，取两盏半，去滓，和葛粉作索面于汁中，煮令熟。空服食之。

【主治】中风。心脾热，言语謇涩，精神昏愦。手足不遂。

葱头薏苡仁粥

【来源】《太平圣惠方》卷九十六。

【组成】葱白一握 豉三合 牛蒡根（切，洗，去粗皮）半升 薄荷一握 薏苡仁二合

【用法】上以水五大盏，煮葱白、牛蒡根、薄荷、豉等，煎取二盏半，去滓，入薏苡仁，煮作粥。空腹食之。

【主治】中风，头痛心烦，苦不下食，手足无力，筋骨疼痛，口面㖞斜，言语不正。

薏苡仁粥

【来源】《太平圣惠方》卷九十六。

【组成】薏苡仁二合 薄荷一握 荆芥一握 葱白一握 豉一合

【用法】先以水三大盏，煎薄荷等，取汁二盏，入薏苡仁煮作粥，空腹食之。

【主治】中风。筋脉挛急，不可屈伸，及风湿等。

御风丹

【来源】《仁斋直指方论》卷三引《太平圣惠方》。

【组成】芎藭 白芍药 桔梗 细辛 白僵蚕 川羌活 南星（姜制）各半两 麻黄（去节根） 防风（去芦） 白芷各一两半 干生姜 甘草（炒）各七钱半 朱砂二钱半（为衣）

【用法】上为细末，炼蜜为丸，如弹子大。每服一丸，食前热酒化下，一日三次。

【主治】一切中风，半身不遂，神昏语謇，口眼㖞斜；妇人头风，血风，暗风倒仆，呕哕涎痰，手足麻痹。

【加减】神昏有涎者，加朱砂二钱半。

正舌散

【来源】《袖珍方》卷一引《太平圣惠方》。

【别名】茯神散（《卫生宝鉴》卷八）、通神散（《普济方》卷九十二）

【组成】蝎梢（去毒）二钱半 茯神（去木，锉，微炒）一两 薄荷（焙）二两

【用法】上为末。每服一二钱，温酒调下；或以擦牙颊间亦好。

【主治】中风舌本强硬，语言不正。

鸡舌散

【来源】《丹溪心法附余》卷一引《太平圣惠方》。

【组成】蝎梢（去毒）二钱半 茯神（去木，微炒）一两 薄荷（焙）一两 （一方无茯神，有茯苓）

【用法】上为末。每服一二钱，温酒调下。或以擦牙颊间亦好。

【主治】中风舌本强硬，语言不正。

开关散

【来源】《幼幼新书》卷十三引《王氏手集》。

【别名】嚏惊开关散（《玉机微义》卷五十引《经验方》）。

【组成】蜈蚣一条 白僵蚕 天南星（炒）各一钱 麝香（当门子）二个 猪牙皂角二锭（烧灰）

【用法】上为末。用生姜汁蘸药末少许，擦牙关及舌根下。涎出自开。

【主治】小儿牙关紧，不语，不入乳。

碧琳丹

【来源】《证类本草》卷五引《经验方》。

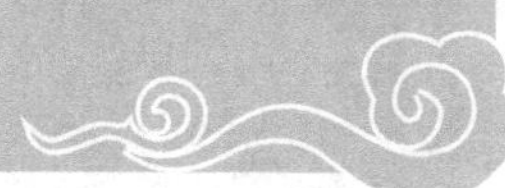

【组成】生铜绿二两　硇砂一两　麝香一分

【用法】上将，净洗，于乳钵内研细，以水飞过，去砂石澄清，同绿摊于纸上晒干；硇砂以水化，去砂石，澄清，同绿粉于新石器内慢火熬令干，取辰日辰时，面向辰位上修合，再研匀，入麝香，同研，以糯米糊和丸，如弹子大，阴干。如卒中者，每丸作二服，用薄荷酒研下；瘫痪并一切风，用朱砂酒研化。候吐出涎沫青碧色，并泻下恶物为验。

【主治】痰涎潮盛，卒中不语。

【宜忌】《普济方》引《博济方》：忌动风毒物。

开关散

【来源】《证类本草》卷十一引《经验方》。

【别名】破棺散（《普济方》卷八十九引《经验良方》）。

【组成】天南星（捣为末）　白龙脑各等分

【用法】研。用此末子一字至半钱，以中指点末揩齿三二十，揩大牙左右。其口自开。

【主治】急中风，目瞑牙噤，无门下药者。

木香羌活散

【来源】《普济方》卷八十九引《经验方》。

【组成】南木香　藁本各三分　羌活　芎藭　人参　白术（炮）　薏苡仁　大槟榔各一两　枳壳（去瓤，麸炒）　白茯苓　荆芥穗各半两

【用法】上为末。每服三钱匕，水一盏，加生姜二片，煎至七分，去滓，稍热服。

【功用】调顺荣卫，进饮食。

【主治】中风，头目昏痛，心胸烦闷，气逆痞滞。

乌龙丸

【来源】《普济方》卷九十七引《经验方》。

【组成】乌蛇一条（全者，去首尾，约二寸作截子，轻捶动，浸酒一宿，去皮骨，焙干）　荆芥穗　薄荷叶　威灵仙（只削取根上细茸，温水急洗过，令净，不得见火，只晒干）各四两

【用法】上为末，别用不蛀大皂角一斤，削去黑皮捶动，以长流水一斗浸一宿，洗净，揉取汁，生绢滤过，银石器中慢火上熬取五分，更入白沙蜜四两，再熬作稠膏，与药末拌和捣，可丸即丸，如梧桐子大。每服十五丸至二十丸，不拘时候，薄荷汤下，一日三服。服五七日后，觉手足疼痛，乃是气通血行，不逾月自然平复，后每日只可两服一服。

【主治】手足不遂，痰涎语涩。

乌金煎

【来源】《普济方》卷九十四引《经验方》。

【组成】大附子二个（生，去皮脐，重一两）　雄黑豆一百粒

【用法】上用水一大碗，入铫子煮，候豆烂则先漉出豆，其附子且于豆汁内更煮，直令汁干，不令焦烂，取附子收起，贮瓷盒内。将黑豆以温水淘过，先取一粒，至十五粒，入口烂嚼如糊，未得咽下，更逐将黑豆嚼，直候一百粒一齐嚼烂，如糊满口，便用热酒半盏，猛冲下，别用热酒半盏，漱牙缝内黑豆滓令净咽下。然后就患处一边卧，盖覆，必有汗出。明日又将收起者附子，依前煮黑豆一百粒嚼服。第三日亦依前煮服讫。再将附子二个，劈为八片，各以湿纸包裹，每日空心烂嚼一片，热酒下如前法，并逐日盖覆，取微汗。甚者不过似此三两次即效。

【主治】中风，半身不遂，手足麻痹疼痛。

苏木煎丸

【来源】《普济方》卷九十五引《经验方》。

【组成】羌活　独活　川芎各一两　附子二两（醋酒浸一宿，炮裂，去皮脐）　雄黄二钱（研入）

【用法】别用好大苏木一两，锉，捣碎，以米醋、法酒各一升，银石器中慢火熬至半升以来，滤去滓，和上药末为丸，如小豆大。每服七丸，加至十丸、十五丸，煎开化了，萝卜根汤送下。

【主治】中风手足亸曳，或麻痹不仁。

雄朱丸

【来源】普济方卷九十七引《经验方》。

【组成】雄朱（研）　朱砂（研）　天麻　大天南

星（炮裂，锉净） 白附子（炮裂） 白僵蚕（略炒） 狼毒（炮） 桂（去粗皮，取有味者，不见火） 槟榔 南木香各半两 白花蛇 乌蛇（二味并用酒浸，去皮骨，取肉，焙干）各二两 蝎梢一分（略炒） 大川乌头（水浸一宿，去皮脐，切片阴干，只生用）一两半 麝香（研） 龙脑（研）各一钱

【用法】上为末，炼蜜为丸，如梧桐子大。每服十五丸，薄荷温酒微嚼下，腹空时服。屡用此得效。

【主治】中风，手足不遂，麻痹疼痛。

大圣通真丸

【来源】《博济方》卷四。

【组成】马鸣退二两 人参一两 甘草二两（炮） 防风一两一分 当归二两（炙） 芍药二两 桔梗三两 石膏二两（研如粉） 白芷一两一分 干姜一两（炮） 附子一两（炮） 川芎一两 藁本一两 泽兰二两一分 白芜荑一两 川椒三两（出汗，取红） 柏子仁一两 石茱萸一两一分（醋炒） 蝉蜕二两（炒） 苍术一两（炒） 白薇一两 白术一两 厚朴一两一分（入生姜汁涂，炙令香热） 木香 黄耆 牛膝各一两

【用法】上为末。炼蜜为丸，如弹子大。每日空心服，茶、酒任下。如胎不安，服一丸便止；如妊娠临月，日服一丸，至产不知楚痛；如产后复发恶露，中风兼伤寒，汗不出，以麻黄三分（去根节），杵末，酒煎下丸药，汗出如多，更进二丸便止；肠坚积聚，朝暮进一丸；阴中痛，月经不定，不过三丸即愈；绝产无子，朝暮服之，辄因有子；四肢胀满，泄痢呕吐，不能饮食，赤白痢，如因产，恶物积于大肠，中风口噤不语，挑开口，研酒化一丸，灌之。

【主治】八风，十二痹，寒气，乳风，血瘀，胎不安，子死腹中；兼治伤寒。

延寿丹

【来源】《博济方》卷四。

【组成】辰锦砂 腻粉 铁熘粉 白附子各二两 蛇黄（用醋浸少时，以大火煅过） 大附子（炮）各九两 天南星（生，净洗） 羌活 巴豆（捶碎，用新水浸，逐日换水，七日后以纸裹压去油） 牛膝（酒浸，焙） 蝎梢各三两 生金 生银（各别研）各一分 麝香 真牛黄（各另研）各一两一分

【用法】上为细末。以蜜和粟米饮搜和为丸，如鸡豆大。每中恶风缓，及五般痫疾，薄荷酒磨下一丸，老人半丸；小儿惊痫，十岁以上一丸分四服，四岁以下一丸分五服，新生孩儿一丸分七服，并用蜜水磨下；如患缠喉风，壅塞气息不通，将绝者，急化一丸，生姜薄荷酒送下。

【主治】小儿惊痫，及大人卒中恶风，涎潮昏重，口眼喎斜；缠喉风，壅塞气息不通，将绝者。

【宜忌】如中风者，发直，面如桃花色，口眼俱闭，喉中作声，汗出如油及汗出不流，多要下泄或泻血者，并是恶候，更不用服；如口噤眼开者，药下立愈。

金旋散

【来源】《博济方》卷四。

【组成】白附子（炮） 木香 肉豆蔻（去皮） 猪牙皂角（去皮，生） 桔梗 吴茱萸（麸炒） 肉桂（取心） 大黄（生） 川芎（净） 知母 白茯苓 当归 槟榔二个（一个生，一个熟） 巴豆（去皮，日日换汤，浸二七日，又用麦麸水，煮一日，细研） 白芜荑（取仁） 芍药 白僵蚕二分（直者） 黄连（取净）二两

方中除槟榔、白僵蚕、黄连外，诸药用量原缺。

【用法】上为细末。入巴豆于乳钵内同研令匀，然后入瓷器中密封，候至一七日后，每用一字，汤使如后：卒中风，羊髓酒送下；头旋，菊花酒送下；血淋，大黄汤送下；腰膝痛，醋汤送下；吐血，竹茹汤送下；肠风，背阴繁柳草自然汁入热酒，又槲叶烧灰，调酒送下；寸白虫，先吃牛脯，后以芜荑汤送下；霍乱吐泻，新汲水送下；肺气喘，杏仁汤送下；小儿一切疾，米饮送下；小儿薄，蜜汤送下；小儿误吞钱，腻粉汤送下；小儿天钓风，以蝉壳烧灰入小便调下。

【主治】卒中风，头旋，血淋，腰膝痛，肠风背

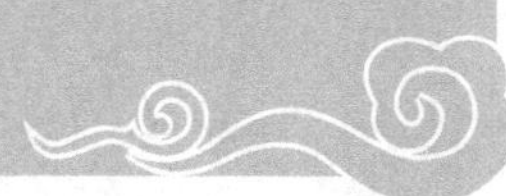

阴，寸白虫，霍乱吐泻，肺气喘，小儿薄，小儿误吞钱及小儿天钓风。

金镞散

【来源】《博济方》卷五。

【组成】白附子（炮，取心）半两　木香半两　地龙三分　肉豆蔻半两（去皮）　干蝎三十个　肉桂（取心）半两　黄连（取净）二两　大黄半两（生）　桔梗半两　吴茱萸半两（麸炒）　芍药半两　川芎半两（净）　知母半两　白僵蚕三分（直者）　白芜荑（取仁）半两　白茯苓半两　当归半两　槟榔两个（一个生，一个熟）　猪牙皂角半两（生，去皮）　人参半两　巴豆二两（去皮，逐日换汤，浸二七日，又用麦麸水煮一日，细研末）

【用法】上为细末；次入巴豆，于乳钵内同研令匀，然后入瓷器中密封，于暖处，候至一七日后。每服一字，汤使如后：卒中风，羊髓酒调下；头旋，菊花酒调下；血淋，大黄汤调下；腰膝疼，醋汤调下；子死胎，桂心水银汤调下，二服取下；吐血，竹茹汤调下；肠风背阴，繁柳草自然汁入热酒，又槲叶烧灰调酒调下；寸白虫，先吃牛脯，后以芜荑汤调下；霍乱吐泻，新汲水调下；肺气喘，杏仁汤调下；小儿一切痰，米饮调下；酒食，姜枣汤调下；妇人血气，暖酒调下；冷血，艾汤调下；眼痛，菊花汤调下；疝气，茴香汤调下；五淋，木通汤调下；疟疾，蒜酒汤调下；久冷，椒汤调下；月脉不通，热酒调下；赤带，痢，豆汤调下；白带，艾汤调下；食癥，橘皮汤调下；痓痛，桃仁汤调下；痟等，米饮调下；产后，温酒调下，难产同；惊风，蝎梢汤入小便少许调下；赤白痢，干姜甘草汤调下；白痢，白术汤调下；赤痢，地榆汤调下；中热，麻黄汤调下；鬼箭，桃符汤调下；小儿齁，蜜汤调下；漆疮，椒汤调下；虎风足筋骨痛，画狮子烧灰调汤调下；精神恍惚，金银汤调下；妇人淋，葵菜汤调下；赤眼，甘草汤调下；腰膝疼痹，牛膝汤调下；吃噎，橘皮汤调下；肺气，蛤蚧汤调下；寒热，柳枝汤调下；小儿误吞钱，腻粉汤调下；水疾苦，葫芦汤调下；膈上食，淡竹叶汤调下；热毒风，山栀子汤调下，腰宣，姜枣汤调半钱；误吃水银粉泄不止，煎黑铅汤调下；妇人血劳黄瘦病，桂心汤服后下黑血愈，鲜血不愈；五劳，猪胆汤服七日后，鼻中出鲜血愈，黑血不可治；小儿天钓风，以蝉壳烧灰，入小便调下。

【主治】卒中风，血淋，腰膝疼，子死胎，吐血，肠风背阴，寸白虫，霍乱吐泻，肺气喘，妇人血气，冷血，眼痛，疝气，五淋，疟疾，久冷，月脉不通，赤带、痢，白带，食癥，痓痛，难产，惊风，痟，赤白痢，白痢，赤痢，中热，小儿齁，漆疮，虎风足筋骨痛，精神恍惚，妇人淋，赤眼，腰膝疼痹，吃噎，肺气寒热，小儿误吞钱，水疾苦，膈上食，热毒风，腰宣，误吃水银粉泄不止，妇人血劳黄瘦病，五劳，小儿天钓风。

天麻丸

【来源】《普济方》卷九十五引《博济方》。

【组成】天麻　附子（炮裂，去皮脐）　干蝎（全者，炒）　白僵蚕（直者，炒）　川芎　牛膝（去苗，酒浸，切，焙）各一两　干姜（炮）　甘草（炙）各半两

【用法】上为细末，炼蜜为丸，如梧桐子大。每服二十丸，温酒送下。

【主治】中风軃曳，手足不收，口眼不正，语言謇涩，筋骨疼痛。

大通丹

【来源】《普济方》卷一一四引《博济方》。

【组成】雄黄　硫黄　丹砂（三味同研）　水银　金　银（二味同水银结成沙子）　铅丹　胡粉　消石　白矾（四味研）各二两（上共一处和匀，入固济瓷瓶内，瓶子上注一小眼，用火养之，渐渐加火；若窍内有烟出，便用盐泥塞，更养一日）　铅霜二两　龙脑（研）半两　麝香（研）一两　玉屑半两　犀角（镑）半两　乌蛇一条（去皮骨，炙）　白花蛇三两（去皮骨，炙）　附子（炮裂，去皮脐）二两　牛黄（研）半两　高良姜　蝉蜕　白僵蚕（炒）各一两　天竺黄　荜澄茄　天麻　白附子（炮）各二两

【用法】上药铅霜以下为末，并前十味末再研匀，糯米饭为丸，如小弹子大，阴干。若初得患，先洗浴，豆淋酒化下一丸。心膈不烦，津液俱生。

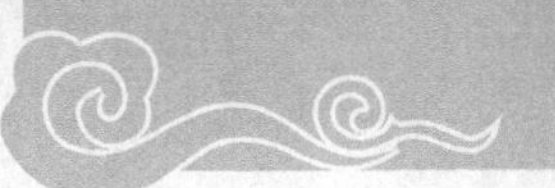

相隔如人行十里以来，用稀粥饮投之，须臾汗出便解。三日服一丸。

【主治】瘫痪，并一切风，口眼㖞斜，语言謇涩，手足不便。

追风散

【来源】方出《证类本草》卷十引《简要济众方》，名见《普济方》卷三六七。

【组成】藜芦一两（去芦头）

【用法】浓煎防风汤浴过，焙干，切，炒微褐色，为末。每服半钱，小儿减半，温水调灌。以吐风涎为效，未吐再服。

【主治】中风不省人事，牙关紧急者。

荆沥汤

【来源】《普济方》卷八十九引《指南方》。

【组成】牛黄三分（别研） 人参 麦门冬（去心）各二两 升麻 铁精各一两（别研） 龙齿 茯苓 天门冬（去心） 栀子仁各二两

【用法】上除牛黄、铁精外，余药为末。每服五钱，水二盏，入竹沥、荆沥各一合，煎一盏，去滓，入牛黄、铁精各一匙，再煎一两沸，温服。

【主治】

1.《普济方》引《指南方》：中风，虚热狂言，恍惚惊悸。

2.《鸡峰普济方》：诸风疾有热者，及风痉疾。

人参顺气散

【来源】《仁斋直指方论》卷三引《良方》。

【别名】通气驱风汤（《普济方》卷八十八引《仁斋直指方论》）、驱风通气散（《医部全录》卷二二二）。

【组成】芎藭 桔梗 白术 白芷 陈皮 枳壳（炒） 甘草各一两（炒） 麻黄（去节） 天台乌药（去心）各一两半 人参 白姜（炒）各半两

【用法】上为细末。每服二钱，加生姜、大枣，水煎服。

【功用】《普济方》：调荣卫进食，去风通滞气。

【主治】

1.《仁斋直指方论》引《良方》：诸风颤掉，拳挛，眩晕，歪斜，麻痹，疼痛。

2.《普济方》：男子妇人血气虚弱，虚风攻疰，肢体颤掉，肩背刺痛，手足拳挛，口眼歪斜，半身不遂，头目旋晕，痰涎壅盛，语言謇涩，行走艰难，心怯气短；客风所凑，四肢拘急，鼻塞头痛；脾胃不和，心腹刺痛，胸膈不快，少力多困，精神不爽，不思饮食，呕吐恶心，霍乱吐泻；胎前产后，气虚百病。

3.《奇效良方》：气滞腰痛。

乌荆丸

【来源】《苏沈良方》卷二。

【组成】川乌一两（炮，去皮） 荆芥穗二两

【用法】上以醋糊为丸，如梧桐子大。每服二十丸，酒或熟水送下，有疾，食空时，一日三四服；无疾，早晨一服。

【主治】

1.《苏沈良方》：病风挛抽，颐颔宽亸不收；肠风下血。

2.《太平惠民和济局方》（绍兴续添方）：诸风缓纵，手足不随，口眼㖞斜，言语謇涩，眉目瞤动，头昏脑闷，筋脉拘挛，不得屈伸，遍身麻痹，百节疼痛，皮肤瘙痒，搔成疮疡。又治妇人血风，浑身痛痒，头疼眼晕；及肠风脏毒，下血不止。

【验案】颐颔宽亸不收流 少府郭监丞，少病风挛搐，颐颔宽亸不收，手承颔，然后能食，服此六七服即瘥，遂长服之，已五十余年。年七十余，强健，须发无白者。

至宝丹

【来源】《灵苑方》引郑感方（见《苏沈良方》卷五）。

【别名】至宝膏（《幼幼新书》卷八）。

【组成】生乌犀 生玳瑁 琥珀 朱砂 雄黄各一两 牛黄一分 龙脑一分 麝香一分 安息香一两半（酒浸，重汤煮令化，滤去滓，约取一两净） 金银箔各五十片

【用法】上为丸，如皂角子大。每服一丸，人参汤送下，小儿量减；血病，生姜、小便化下。

《太平惠民和济局方》本方用法：将生犀、玳瑁为细末，入余药研匀，将安息香膏重汤煮凝成后，入诸药中和搜成剂，盛不津器中，并旋丸如梧桐子大。每用三丸至五丸，疗小儿诸痫急惊心热，每二岁儿服二丸，均用人参汤化下。

本方改为散剂，犀角改用水牛角浓缩粉，不用金银箔，名“局方至宝散”（《中国药典》）。

【功用】《方剂学》：清热开窍，化浊解毒。

【主治】

1.《灵苑方》引郑感方：心热血凝，心胆虚弱，喜惊多涎，眠中惊魇，小儿惊热，女子忧劳，血滞血厥，产后心虚怔忪。

2.《太平惠民和济局方》：卒中急风不语，中恶气绝，中诸物毒暗风，中热疫毒，阴阳二毒，山岚瘴气毒，蛊毒水毒，产后血晕，口鼻血出，恶血攻心，烦躁气喘，吐逆，难产闷乱，死胎不下。又疗心肺积热，伏热呕吐，邪气攻心，大肠风秘，神魂恍惚，头目昏眩，睡眠不安，唇口干燥，伤寒狂语。又疗小儿诸痫，急惊心热，卒中客忤，不得眠睡，烦躁风涎搐搦。

【方论】

1.《阎氏小儿方论笺正》：此方清热镇怯，定魄安神，凡肝胆火炎，冲击犯脑，非此不可，洄溪所云必备之药。方下所谓诸痫急惊，卒中客忤，烦躁不眠，及伤寒狂语等症，方后所谓卒中不语云云，无一非脑神经之病，投以是丸，皆有捷效，名以至宝，允无惭色。

2.《绛雪园古方选注》：至宝丹，治心脏神昏，从表透里之方也。犀角、牛黄、玳瑁、琥珀以有灵之品，内通心窍；朱砂、雄黄、金银箔以重坠之药，安镇心神；佐以龙脑、麝香、安息香搜剔幽隐诸窍。李杲曰：牛黄、脑、麝入骨髓，透肌肤。故热入心包络，舌绛神昏者，以此丹入寒凉汤药中用之，能祛阴起阳，立展神明，有非他药之可及。若病起头痛，而后神昏不语者，此肝虚魂升于顶，当用牡蛎救逆以降之，又非至宝丹所能苏也。

3.《医略六书》：诸中卒倒，痰热闭遏，血气不能流利而神志失养，故寒热交错，神昏不语焉。生犀、玳瑁清心热以存阴，朱砂、琥珀散瘀结以安神，牛黄、雄黄燥湿豁痰，麝香、龙脑通窍开闭，金箔、银箔镇坠心热以安神明也。诸药为末，入安息膏丸，取其解热散结、通窍辟邪，为暴仆卒中，痰血闭结之专方。调化用人参汤、用童便、用姜汁，乃扶元、散瘀、降火、开痰之别使也。

4.《温病条辨》：此方荟萃各种灵异，皆能补心体，通心用，除邪秽，解热结，共成拨乱反正之功。大抵安宫牛黄丸最凉，紫苏饮之，至宝又次之。主治略同，而各有所长，临用对证斟酌可也。

5.《医方概要》：方中犀角、玳瑁清解心肝营分之热毒，琥珀、朱砂镇心神而开心窍，牛黄、脑、麝幽香透窍，雄黄开结，安息透窍安神，金、银箔重以镇怯，亦可坠痰。

6.《历代名医良方注释》：冉雪峰：香可避邪，麝香、龙脑，香臭甚浓，又益之安息香，解秽宣结，悦心透脑，醒豁神经，宣通经隧。佐以乌犀、玳瑁二鳞介药，金箔、银箔二金药，朱砂、雄黄二石质药，镇降潜纳之功甚大。又佐琥珀通瘀，牛黄化痰，秽浊粘滞，络阻痰塞，得之靡不开豁。西法有芳香神经剂及镇定神经剂，此方两两兼收萃为双璧。细察方义，不宁诸香药窜透力大，而朱砂含汞，雄黄含砒，何一非大力窜透？不宁二金属药镇降力大，而乌犀、玳瑁、琥珀、朱砂、雄黄，何一非大力镇降？且香而不烈，镇而不泄，尤显优异。

7.《成方便读》：治一切卒中，痧氛瘴气。或痰热内闭，或蛊毒水毒，以及小儿痫痉等证，牙关紧急，先须用此开关，然后可以进药者。夫内闭一证，却亦有风痰寒热之不同，如苏合丸之偏温，玉枢丹之偏于泻，牛黄、紫雪之偏于凉，虽各有不同，其大要皆不外乎芳香开气、解毒除邪之意，用者均可随证投之。此方似亦略偏于凉，但不似牛黄、紫雪之过于寒，故治痧氛瘴气、蛊毒水毒。观其用药，亦似乎解毒之功长于开窍，与玉枢丹有两相上下之势。玉枢丹之攻毒，以刚猛之品；至宝丹之解毒，用镇化之功。一则猛而一则宽，亦在医者之善用耳。方中犀角、牛黄皆秉清灵之气，有凉解之功；玳瑁、金箔之出于水，朱砂、雄黄之产于山，皆得宝气而可以解毒镇邪；冰、麝、安息芳香开窍，辟鬼通神，领诸药以成功。拯逆济危，故得谓之至宝也。

【验案】高热神昏《浙江中医药》(1979，7：259)：一病人，高热40℃，突陷昏迷，头汗如淋，四肢抽搐，呼吸喘促，两目对光反射迟钝，瞳孔散大，角膜混浊，舌苔黄燥，质淡红，脉细数。辨证为暑热挟秽浊之邪蒙蔽心包，肺失清肃，肝风煽动，拟清暑宣肺之剂：用至宝丹1粒合鲜竹沥60g，石菖蒲、六一散各9g，郁金、川贝、麦门冬各6g，扁豆花12g，远志4.5g，鲜芦根30g，金银花18g，浓煎鼻饲，3天后改为至宝丹2粒，同时应用抗生素、脱水剂等西药治疗，至第6天后神识转清，身热减轻。

大驱风散

【来源】《医方类聚》卷二十引《神巧万全方》。

【组成】麻黄二两（去节） 芎藭一两半 石膏一两半 肉桂 白芷 甘草（炙） 干姜（炮） 当归（炒） 黄芩 杏仁（去皮尖，炒黄）各三分

【用法】上为散。每服四钱，以水一中盏，煎至六分，去滓稍热服，不拘时候。以汗出为度。一法，入荆沥五合同煎，大验。

【主治】卒中欲死，风攻身体及五脏，言语謇涩，神思昏昧。

小驱风散

【来源】《医方类聚》卷二十引《神巧万全方》。

【组成】人参 肉桂 大川乌头（炮） 麻黄（去节）各一两 甘草（炙） 防风 汉防己 白术 黄芩 芎藭 赤芍药 白茯苓各三分

【用法】上为散。每服四钱，以水一中盏，加生姜半分，煎至六分，去滓稍热服，不拘时候。汗出为度。

【主治】风入脏，身体缓急不遂，及不能言。

天南星丸

【来源】《医方类聚》卷二十引《神巧万全方》。

【组成】天南星（炮） 天麻 白附子（炮） 腻粉 牛膝（去苗） 白僵蚕（微炒） 羌活 槐胶 羚羊角屑 防风各半两 干蝎（微炒） 蝉壳各一分 白花蛇一两（酒浸，去皮骨，用肉，炙） 麝香一钱半（研入） 黑附子半两（炮）

【用法】上为末，入研了药令匀，炼蜜为丸，如鸡头子大。每服一丸，以薄荷、生姜汁和酒送下。

【主治】中风，角弓反张，口噤不语，四肢拘急；并肾脏风毒攻注，手足顽麻，一切急风。

乌蛇丸

【来源】《医方类聚》卷二十引《神巧万全方》。

【组成】乌蛇一两（用肉，酥炙黄） 天麻 独活 附子（炮） 肉桂各一两 人参 防风 细辛 当归（炒） 白术 羚羊角屑 薏苡仁 干蝎（炒） 牛膝 芎藭 茯苓 天南星 白僵蚕（炒）各三分 麻黄一两半（去节） 牛黄 龙脑 麝香各一分（研入） 朱砂半两（研入）

【用法】上为末，入研了药和匀，炼蜜为丸，如梧桐子大。每服十丸，酒送下，加至十五丸。

【主治】脾脏中风，身体怠惰，四肢缓弱，恶风头痛，舌本强直，言语謇涩，皮肤顽痹。

石膏散

【来源】《医方类聚》卷二十引《神巧万全方》。

【组成】石膏 麻黄（去根节）各一两 防风 羚羊角屑 独活 五加皮 前胡 肉桂 附子（炮） 人参 芎藭 当归 杏仁（汤浸，去皮尖，麸炒） 甘草（炙）各半两

【用法】上为末。每服四钱，水一中盏，加生姜半分，煎至六分，去滓，不拘时候温服。

【主治】卒中风，身如角弓反张，口噤不语。

四神散

【来源】《医方类聚》卷二十引《神巧万全方》。

【组成】干蝎 瓜蒂 赤小豆 雄黄（通明者）各半两

【用法】上为末。每服二钱，温水调下。以吐为度。

【主治】卒中风，痰壅盛，不记人事，并中恶等疾。

防风散

【来源】《医方类聚》卷二十引《神巧万全方》。

【组成】防风　麻黄　芍药各三分　防己　桂心　黄芩　白术　附子（炮）羚羊角屑各一两　甘草　人参　芎䓖　独活　升麻各半两　石膏一两

【用法】上为粗散。每服四大钱，水一大盏半，加竹沥二合，生姜一分，同煎九分盏，去滓服。

【主治】卒暴风，口面僻斜，半身不遂，语不转，服竹沥汤方药不除者。

大醒风汤

【来源】《太平惠民和济局方》卷一（淳祐新添方）。

【别名】大省风汤（《张氏医通》卷十六）。

【组成】南星（生）八两　防风（生）四两　独活（生）　附子（生，去皮脐）　全蝎（微炒）　甘草（生）各二两

【用法】上锉。每服四钱，水二大盏，加生姜二十片，煎至八分，去滓温服，不拘时候，一日二次。

【主治】中风痰厥，涎潮昏运，手足搐弱，半身不遂，及历节痛风，筋脉挛急。

大圣保命丹

【来源】《太平惠民和济局方》卷一（续添诸局经验秘方）。

【组成】大黑附子（炮，去皮尖）　大川乌头（炮，去皮尖）　新罗白附子（炮）各二两　白蒺藜（炒，去尖刺）　白僵蚕（洗，去丝，微炒）　五灵脂（研）各一两　没药（别研）　白矾（枯，别研）　麝香净肉（研）　细香墨（磨汁）　朱砂（研）各半两　金箔二百箔（为衣）

【用法】上为细末，拌匀，用上件墨汁和药，每一两分作六丸，窨干，用金箔为衣。每服一丸，用生姜半两和皮擦取自然汁，将药丸于姜汁内化尽为度，用无灰酒半盏暖热，同浸化，温服。量病人酒性多少，更吃温酒一二升，投之以助药力。次用衣被盖覆便卧，汗出为度。势轻者，每服半丸，不拘时候。如有风疾，常服尤佳。

【功用】补五脏，固真元，通流关节，祛逐风邪，壮筋骨，活血驻颜。

【主治】一切风疾，气血俱虚，阴阳偏发，卒暴中风，僵卧昏塞，涎潮搐搦，脚手颤掉，不省人事，舌强失音，手足軃曳，口眼㖞斜，或瘫痪偏枯，半身不遂，语言謇涩，举止错乱，四肢麻木；又治癫痫倒卧，目瞑不开，涎盛作声，或角弓反张，目睛直视，口噤闷绝，牙关紧急；又治风搏于阳经，目眩头痛，耳作蝉声，皮肤瞤搐，频欠好睡，顶强拘急，不能回顾；及肾脏风虚，脚膝疼痛，步履艰辛，偏风流注一边，屈伸不得。

大通圣白花蛇散

【来源】《太平惠民和济局方》卷一。

【别名】大通散（《圣济总录》卷十二）、白花蛇散（《普济方》卷一一四）。

【组成】海桐皮（去粗皮）　杜仲（锉，炒）　天麻（去苗）　干蝎（炒）　郁李仁　赤箭　当归（去芦头，酒浸）　厚朴（生姜汁制）　蔓荆子（去白皮）　木香　防风（去苗）　藁本（去土）　白附子（炮）　肉桂（去粗皮）　羌活（去芦头）　萆薢（酒浸一宿）　虎骨（醋炙）　白芷　山药　白花蛇（酒浸，炙，去皮骨，用肉）　菊花（去枝梗）　牛膝（去苗）　甘草（炙）　威灵仙（去土）各一两

【用法】上为末。每服一钱至二钱，空心温酒调下；荆芥汤亦得。久病风人，尤宜常服。

【功用】祛逐风气，通行荣卫。

【主治】

1.《太平惠民和济局方》：诸风，无问新久，手足軃曳，腰脚缓弱，行步不正，精神昏冒，口面㖞斜，语言謇涩，痰涎壅盛；或筋脉挛急，肌肉顽痹，皮肤搔痒，骨节烦疼；或痛无常处，游走不定，及风气上攻，面浮耳鸣，头痛目眩；下注腰脚，腰疼腿重，肿痒生疮。

2.《圣济总录》：风气冷热不调，四肢厥冷，心神烦惋。

牛黄金虎丹

【来源】《太平惠民和济局方》卷一。

【组成】天雄（炮，去皮，脐）十二两半　白矾

（枯过） 天竺黄（研） 天南星（汤洗，焙，为末，用牛胆和作饼，焙热；如无牛胆，用法酒蒸七昼夜） 腻粉（研）各二十五两 牛黄（研，二两半） 生龙脑（研）五两 金箔八百片（为衣） 雄黄（研飞）一百五十两

【用法】上为末，炼蜜为丸，每一两半作十丸，以金箔为衣。每服一丸，以新汲水化灌之，扶坐，使药行化，良久续以薄荷自然汁更研化一丸灌之。肥盛体虚、多涎有风之人，宜常服此药。随身备急，忽觉眼前暗黑，心膈闷乱，有涎欲倒，化药不及，急嚼一丸，新汲水下。小儿急惊风，一岁儿服绿豆大一丸，薄荷自然汁化灌之。

【主治】

1.《太平惠民和济局方》：急中风。身背强直，口噤失音，筋脉拘急，鼻干面黑，遍身壮热，汗出如油，目瞪唇青，心神迷闷，形体如醉，痰涎壅塞，胸膈、喉中如拽锯声。

2.《世医得效方》：足面生疮，下连大趾，上延外踝臁骨，每发兼旬，昏暮痒甚，抓搔出血如泉，痛楚不可忍，夜分渐已，明日复然。

【宜忌】有孕妇人不得服。

牛黄清心丸

【来源】《太平惠民和济局方》卷一。

【别名】大牛黄清心丸（《古今医统大全》卷八十八）、牛黄丸（《医便》卷五）

【组成】白芍药 麦门冬（去心） 黄芩 当归（去苗） 防风（去苗） 白术各一两半 柴胡 桔梗 芎䓖 白茯苓（去皮） 杏仁（去皮尖双仁，麸炒黄，别研）各一两二钱半 神曲（研） 蒲黄（炒） 人参（去芦）各二两半 羚羊角（末） 麝香（研） 龙脑（研）各一两 肉桂（去粗皮） 大豆黄卷（碎，炒） 阿胶（碎，炒）各一两七钱半 白蔹 干姜（炮）各七钱半 牛黄（研）一两二钱 犀角（末）二两 雄黄（研，飞）八钱 干山药七两 甘草（锉，炒）五两 金箔一千二百箔（四百箔为衣） 大枣一百枚（蒸熟，去皮核，研成膏）

【用法】上除枣、杏仁、金箔、二角末及牛黄、雄黄、龙脑、麝香四味外，共为细末，入余药和匀，用炼蜜与枣膏为丸，每两作十丸，金箔为衣。每服一丸，温水化下，食后服；小儿惊痫，酌量多少，竹叶汤温温化下。

【主治】

1.《太平惠民和济局方》：诸风缓纵不随，语言謇涩，心怔健忘，恍惚去来，头目眩冒，胸中烦郁，痰涎壅塞，精神昏愦。又治心气不足，神志不定，惊恐怕怖，悲忧惨戚，虚烦少睡，喜怒无时，或发狂颠，神情昏乱。

2.《古今医鉴》：小儿五痫天吊，急慢惊风，潮热发搐，头目仰视，或发痘疹，郁结不出，惊过昏迷，一切怪病。

【方论】《续医说》:《和剂局方》皆名医所集，可谓精矣，其间差舛者亦有之，且如牛黄清心丸一方，用药二十九味，药性寒热交错，殊不可晓。昔见老医云，此方止是黄芩、麝香、龙脑、羚羊角、牛黄、犀角、雄黄、蒲黄、金箔九味而已，自干山药以后二十一味乃《太平惠民和济局方》补虚门中山芋丸，当时不知何故，误作一方。以上载周密《癸辛杂志》，余始得此说，甚未以为然，及考诸方书，果信二方之合而为一也。

牛黄小乌犀丸

【来源】《太平惠民和济局方》卷一。

【组成】天麻（去苗）二十两 川乌（炮，去皮脐） 地榆（去苗，洗，焙） 玄参（洗，焙）各十两（上四味为细末，以水少许化蜜，同于石锅内，慢火熬搅成稠膏，放冷） 浮萍草（净洗，焙） 龙脑 薄荷叶（去土） 甜瓜子各十两 生犀 朱砂（研，飞）各五两 龙脑（研） 牛黄（研） 麝香（研）各一两

【用法】上为细末，与前膏子一处搜和为丸，如鸡头子大。每服一丸，细嚼，荆芥茶下，温酒亦可，不拘时候。

【主治】诸风筋脉拘急，手足麻痹，语言謇涩，口面喎斜，心怔恍惚，痰涎壅滞，头目昏眩，肢节烦疼；及中风瘫缓，暗风痫病，肾风上攻，面肿耳鸣，下注腰脚，沉重疼痛；妇人血风，头旋吐逆，皮肤肿痒，遍身疼痛。

乌犀丸

【来源】《太平惠民和济局方》卷一。

【别名】反魂丹（原书卷十）。

【组成】白术（米泔浸一宿，切，焙干微炒） 白芷 干姜（炮） 枳壳（去瓤，麸炒） 天竺黄（细研） 虎骨（酒、醋涂，炙令黄） 厚朴（去粗皮，姜汁涂，炙令熟） 何首乌（米泔浸一宿，煮过，切，焙） 败龟（酒、醋涂，炙令黄） 桑螵蛸（微炒） 缩砂仁 蔓荆子（去白皮） 丁香 晚蚕蛾（微炒）各三分 萆薢（微炙） 细辛（去苗） 藁本（去土） 槐胶 阿胶（杵碎，炒） 陈皮（去白，微炒） 天南星（浸洗，生姜自然汁煮软，切，焙干炒黄） 羌活（去芦） 麝香（别研） 天麻（酒洗，切，焙） 半夏（汤洗七次，姜汁浸三日，炒） 茯苓（去皮） 独活（去苗） 人参（去芦） 羚羊角（镑） 藿香叶（去土） 槟榔 川乌（烧令通赤，留烟少许，入坑内，以盏复，新土围，食顷出） 肉桂（去粗皮） 沉香 麻黄（去根节） 白僵蚕（去丝嘴，微炒） 白附子（炮） 干蝎（微炙） 防风（去芦） 白花蛇（酒浸一宿，炙熟用肉） 乌蛇（酒浸一宿，炙，去皮骨，令熟，用肉） 木香各一两 石斛（去根） 水银 蝉壳（去土，微炒） 芎藭 肉豆蔻（去壳，微炮） 硫黄（末，用瓷盏盛，慢火养成汁，入前水银，急炒如青泥，细研） 附子（水浸后炮，去皮脐） 龙脑（别研） 朱砂（研飞） 雄黄（研飞） 牛黄（别研）各半两 狐肝三具（腊月采取，同乌鸦一只，入新瓦罐内，以瓦盆子盖头，用泥固济，用炭火一秤，烧令通赤，待烟尽取出，候冷，研令极细用） 乌鸦一只（腊月采取，去嘴翅足） 腻粉（别研）一分 当归（去芦，酒浸，焙，炒） 乌犀（镑）各二两

【用法】上药并须如法修事，为细末，炼白蜜合和，入酥，再捣为丸，如梧桐子大。常服一丸，薄荷汤或茶嚼下，不拘时候。丈夫、妇人卒中诸风，牙关紧急，膈上多痰，或语言謇涩，口面㖞斜，用薄荷汁与酒各少许，化三丸服之，良久再服。

【主治】丈夫、妇人卒中诸风，牙关紧急，膈上多痰，或语言謇涩，口眼㖞斜，瘫痪，暗风痫病，手足潮搐，心神不安，遍身烦麻；肠风痔瘘；肾脏风毒，上攻下注；妇人血风，头旋吐逆，皮肤肿痒，遍身疼痛；小儿诸风癫痫，潮发瘈疭，口眼相引，项背强直，牙关紧急，目睛上视；及诸病久虚，变生虚风，多睡昏困，荏苒不解。

和太师牛黄丸

【来源】《太平惠民和济局方》卷一。

【别名】牛黄丸（《圣济总录》卷十五）。

【组成】石燕 蛇黄 磁石（上三味并火烧醋淬九遍，细研） 雄黄（研，飞） 辰砂（研，飞） 石绿（研，飞）各一两 牛黄 粉霜（研） 轻粉（细研） 麝香（细研）各半两 银箔（研）一百片 金箔一百片（为衣）

【用法】上为细末，用酒煮面糊为丸，如鸡头大。每服一丸，煎薄荷并酒磨下；老人可服半丸；小儿十岁以下，分为四服，蜜水磨下；四岁以下，分为五服；未满一岁，可分为七服。如牙关紧急，以物斡开灌之。

【功用】《古今名方》：豁痰镇痉，开窍清神。

【主治】卒暴中风，眩运倒仆，精神昏塞，不省人事，牙关紧急，目睛直视，胸膈喉中痰涎壅塞，及诸痫潮发，手足瘈疭，口眼相引，项背强直。

省风汤

【来源】《太平惠民和济局方》卷一（宝庆新增方）。

【组成】防风（去芦） 南星（生用）各四两 半夏（白好者，水浸洗，生用） 黄芩（去粗皮） 甘草（生用）各二两

【用法】上锉。每服四大钱，用水二大盏，生姜十片，煎至一中盏，去滓温服，不拘时候。应一切风证可预服之。

【功用】《杂病源流犀烛》：散风豁痰降火。

【主治】卒急中风，口噤全不能言，口眼歪斜，筋脉挛急，抽挛疼痛，风盛痰实，旋晕僵仆，头目眩晕，胸膈烦满，左瘫右痪，手足麻痹，骨节烦疼，步履艰辛，恍惚不定，神志昏愦。

追风应痛丸

【来源】《太平惠民和济局方》卷一（续添诸局经

验秘方)。

【组成】威灵仙　狗脊(去毛)各四两　何首乌　川乌(炮,去皮脐)各六两　乳香(研)一两　五灵脂(酒浸,淘去沙石)五两半

【用法】上为末,酒糊为丸。每服十五丸,加至二十丸,食前麝香温酒吞下;只温酒亦得。

【功用】轻身体,壮筋骨,通经活络,除湿祛风。

【主治】一切风疾,左瘫右痪,半身不遂,口眼歪斜,牙关紧急,语言謇涩,筋脉挛急,百骨节痛,上攻下注,游走不定,腰痛沉重,耳鸣重听,脚膝缓弱,不得屈伸,步履艰难,遍身麻痹,皮肤顽厚;及妇人血风攻注,身体疼痛,面浮肌瘦,口苦舌干,头旋目眩,昏困多睡;或皮肤瘙痒,瘾疹生疮;暗风夹脑,偏正头疼。

【宜忌】孕妇不可服。

娄金丸

【来源】《太平惠民和济局方》卷一。

【组成】甘菊(去土)四两　黄耆(去芦头)　藁本(洗)　白僵蚕(去丝嘴,爁)　甘草(爁)　羌活(去苗)　麻黄(去根节)　茯苓(去皮)　芍药　犀角(镑)各二两　白芷(洗)　南星(末,以牛胆汁和作饼,阴干)　细辛(去苗,洗,焙)　人参(去芦)　防风(去芦)　川芎各一两半　龙脑(研)　牛黄(研)　麝香(研)　白附子(炮)　天竺黄各一两　白花蛇(酒浸,去皮骨,炙)　天麻(去苗)各三两　生地黄汁五升(入蜜一两,酒二升,酥一两半,慢火熬成膏,放冷)　金箔一百片(为衣)

【用法】上为细末,以地黄汁膏子搜和,每两作五十丸,以金箔为衣。每服一丸,细嚼,温酒下。若中风涎潮不语,昏塞甚者,加至三丸,用薄荷自然汁同温酒共半盏,化药灌之,常服一丸,浓煎人参汤嚼下;薄荷汤亦得。小儿每服皂荚子大,薄荷汤化下。

【主治】诸风神志不定,恍惚去来,舌强语涩,心忪烦闷,口眼㖞僻,手足亸曳;及风虚眩冒,头目昏痛;或旋运僵仆,涎潮搐搦,卒中急风,不省人事;小儿惊风诸痫。

铁弹丸

【来源】《太平惠民和济局方》卷一(绍兴续添方)。

【组成】乳香(别研)　没药(别研)各一两　川乌头(炮,去皮尖脐,为末)一两半　麝香(细研)一钱　五灵脂(酒浸,淘去沙石,晒干)四两(为末)

【用法】先将乳香、没药于阴凉处为细末,次入麝香,次入药末再研,水为丸,如弹子大。每服一丸,食后、临卧以薄荷酒磨化下。

【功用】通经络,活血脉。

【主治】卒暴中风,神志昏愦,牙关紧急,目睛直视,手足瘛疭,口面㖞斜,涎潮语塞,筋挛骨痛,瘫痪偏枯,或麻木不仁,或瘙痒无常;及打扑伤损,肢节疼痛。

【方论】《本事方释义》:乳香气味辛微温,入手足少阴,没药气味苦平,入足阳明,皆能通瘀血,伸缩经络;五灵脂气味甘温,能通瘀行血,入足厥阴,川乌气味辛热,入足太阳少阴,风邪入骨者,非此不能达;再佐以麝香之走窜入窍,盖瘫痪之症,五脏无病,病在脉络,四肢麻痹不仁,表里之药俱不能却,非有毒通瘀辛香入络之品,不能直入病处。峻利之药而用丸剂者,亦缓攻之意也。

润体丸

【来源】《太平惠民和济局方》卷一。

【组成】防风(去芦叉)一两半　白龙脑(别研)　乳香(别研)　羚羊角末(别研如粉)　附子(炮,去皮脐)　白僵蚕(微炒)　槟榔　肉豆蔻仁　沉香　蒺藜子(微炒)　丁香　蔓荆子(去白皮)　牛黄(别研如粉)　藿香叶　麻黄(去根节)　生犀角末(别研)　雄黄(研飞)　麝香(研如粉)　木香　辰砂(研飞)　茯苓(去皮)　白附子(炮)　羌活(去芦)　原蚕蛾(微炒)　人参(去芦)　肉桂(去粗皮)　芎藭各一两半　真珠末(别研如粉)　独活(去芦)各三分　干蝎(微炒)　半夏(水煮三十沸,薄切,焙干,入生姜汁炒)　川乌头(炮裂,去皮脐,捣碎炒黄)各二两　白花蛇(酒浸,炙,去皮骨,取肉)　天麻(去苗)各三两　琥珀(别研如粉)　腻粉

（研） 白豆蔻仁各半两　金箔六十片（为衣）

【用法】上为细末，入研药令匀，炼蜜为丸，如鸡头大。每服一丸，加至二丸，细嚼，温酒送下，荆芥茶下亦得。如破伤中风，脊强手搐，口噤发痫，即以热豆淋酒化破三丸，斡口开灌下，少时再服，汗出乃愈；若小儿惊风诸痫，每服半丸，薄荷汤化下，不拘时候。

【主治】诸风手足不遂，神志昏愦，语言謇涩，口眼㖞僻，筋脉挛急，骨节烦疼，头目眩晕，恍惚不宁，健忘怔忪，痰涎壅滞；及皮肤顽厚，麻痹不仁。

雄朱丸

【来源】《太平惠民和济局方》卷一。

【组成】雄黄（研） 朱砂（研） 龙脑（研） 麝香（研）各一钱　白僵蚕（去丝嘴，生） 白附子（生） 天南星（洗，生） 乌蛇（去皮骨，生）各半两

【用法】上除研外，余皆为末，炼蜜为丸，如梧桐子大。如中风涎潮，牙关不开，先用大蒜一瓣捣烂，涂在两牙关外腮上，次用豆淋酒化一丸，揩牙龈上即开，续用薄荷酒化下一两丸；如丈夫风气，妇人血风，牙关紧急者，只用豆淋酒化药，揩牙龈上即开；如头风目眩，暗风眼黑欲倒者，急嚼一两丸，薄荷酒送下。

【主治】中风涎潮，咽膈作声，目眩不开，口眼㖞斜，手足不遂，及一切风疾。

碧霞丹

【来源】《太平惠民和济局方》卷一。

【别名】碧露丹（《医学纲目》卷四）、碧穷丹（《幼科类萃》卷十四）、碧穹丹（《证治准绳·幼科》卷二）。

【组成】石绿（研九度，飞）十两　附子尖　乌头尖　蝎梢各七十个

【用法】上为末，入石绿令匀，面糊为丸，如鸡头大。每服一丸，急用薄荷汁半盏化下，更入酒半合，温暖服之；如牙关紧急，斡开灌之。须臾吐出痰涎，然后随证治之。

【主治】卒中急风，眩运僵仆，痰涎壅塞，心神迷闷，牙关紧急，目睛上视，及五种痫病，涎潮搐搦。

摩挲丸

【来源】《太平惠民和济局方》卷一。

【组成】黑参（拣润者洗，焙干） 地榆（去苗） 川乌（炮，去皮脐） 木香　丁香各八两　天台乌药　熏陆香（用滴乳香别研） 雄黄（研，飞） 乌犀（镑，别研细） 龙脑（别研） 辰砂（研，飞）自然铜（烧赤，醋淬） 麝香（别研）各四两　天麻（去苗）一斤　真珠末（细研）二两（缺，以龙齿代）

【用法】上为末，研匀，炼蜜为丸，如楮实大。每服一丸，温酒化下，不拘时候。病重者服一月全安，轻者半月愈，初患五七服可安。

【主治】中风瘫缓，半身不遂，口眼㖞斜，言语謇涩，精神昏塞，步履艰难，或肌肉偏枯，手足跛靴，或筋脉拘挛，不得屈伸，及气痹并诸风身体疼痛。

【宜忌】服讫，避风处衣被盖覆令汗出。

人参顺气散

【来源】《太平惠民和济局方》卷二（宝庆新增方）。

【别名】通气袪风汤（《证治准绳·类方》卷八）、人参通气散（《证治宝鉴》卷十）。

【组成】干姜　人参各一两　芎䓖　甘草（炙） 苦梗（去芦） 厚朴（去粗皮，姜汁制） 白术　陈皮（洗，去白） 白芷　麻黄（去节）各四两　干葛（去粗皮）三两半

【用法】上为细末。每服二钱，水一盏，加生姜三片，大枣一枚，薄荷五七叶，同煎八分，不拘时候。

【功用】

1.《普济方》：疏风顺气。

2.《证治准绳·类方》：疏通气道。

【主治】

1.《太平惠民和济局方》（宝庆新增方）：风虚气弱，荣卫不和，肢节疼痛，身体沉重，头目眩晕，肩背拘急，手足冷麻，半身不遂，口眼歪斜，痰涎不利，言语謇涩；或脾胃不和，心腹

刺痛，胸膈痞满，倦怠少力，霍乱转筋，吐泻不止，胎前产后。

2.《证治宝鉴》：一切上焦风热。

【加减】如伤风感冷，头疼腰重，咳嗽鼻塞，加葱白煎。

三建汤

【来源】《太平惠民和济局方》卷五（续添诸局经验秘方）。

【组成】天雄（炮，去皮脐） 附子（炮，去皮脐） 大川乌（炮，去皮脐）各等分

【用法】上为粗末。每服四钱，水二盏，加生姜十五片，煎至八分，去滓温服，不拘时候。

【功用】《永类钤方》：除痼冷，扶元气。

【主治】真气不足，元阳久虚，寒邪攻冲，肢节烦疼，腰背酸痛，自汗厥冷，大便滑泄，小便白浊；及中风涎潮，不省人事；伤寒阴证，厥逆脉微。

养气丹

【来源】《太平惠民和济局方》卷五（宝庆新增方）。

【组成】禹余粮石（火炼七次，醉淬七次，为末） 紫石英（火煅一次） 赤石脂（火煅一次）各半斤 代赭石（火煅七次，醉淬七次，为末）一斤 磁石（火煅十次，醋淬十次）半斤（上五石各贮之，各为细末，又以水研之。挹其清者，置之纸上，纸用筲箕盛，欲使细末在纸上，而水滴在下，挹尽而上。既干，各用藏瓶盛贮，以盐水纸筋和泥固济，阴干；以好硬炭五十斤分为五处，每一处用炭十斤，烧红作一炉子，煅此五药，以纸灰盖之；两日后，火尽灰冷，则再煅，如此三次，埋地坑内两日，出火毒，再研，入后药） 附子（炮，去皮脐）二两 肉苁蓉（净洗，酒浸一宿，焙干）一两半 当归（酒浸一宿，焙干） 茴香（炒） 破故纸（酒炒香熟） 木香（不见火） 肉桂（去粗皮） 巴戟（盐汤浸，打，去心） 肉豆蔻（面裹；煨） 丁香 山药 鹿茸（酥炙） 白茯苓（去皮） 沉香 远志（去心）各一两（以上各如法修制，同研为末，却入） 乳香（别研） 五灵脂（去砂，别研） 没药（去砂石，研）各一两（上三味入众药同研，却入） 朱砂（或煅或蒸） 阳起石（略煅，或只用酒煮） 钟乳粉各一两（以上三味别研，临时入）

【用法】上为细末，用糯米粉煮糊为丸，每两作五十丸，阴干，入布袋内，擦令光莹。每服五丸至十丸，空心用温酒吞下，或姜盐汤，或枣汤送下亦可；妇人用艾醋汤吞下。

【功用】

1.《太平惠民和济局方》：助养真气，生阳逐阴，温平不僭，消磨冷滞，克化饮食，使五脏安宁，六腑调畅，百病不侵。

2.《玉机微义》：固滑脱，镇虚逆，复阳助阴。

【主治】诸虚百损，脾元耗惫，真阳不固，三焦不和，上实下虚，中脘痰饮上攻，头目昏眩，八风五痹；或卒暴中风，痰潮上膈，言语謇涩，神昏气乱，状若瘫痪；及奔豚肾气，上冲胸腹连两胁，膨胀刺痛不可忍者；阴阳上下，气不升降，饮食不进，面无精光，肢体浮肿，五种水气，脚气上冲，腰背倦痛，夜梦鬼交，觉来盗汗，胃冷心痛，小便滑数，牵引小腹，足膝缓弱，步履艰难；妇人血海久冷，赤白带下，岁久无子，及阴毒伤寒，面青舌卷，阴缩难言，四肢厥冷，不省人事者，急服百丸，用生姜、大枣煎汤灌下，即便回阳，命无不活；或触冒寒邪，霍乱吐泻，手足逆冷，六脉沉伏，唇口青黑，腹胁攻刺；及男子阳事痿怯，脚膝酸疼，腹脐虚鸣，大便自滑；兼疗膈胃烦壅，痰饮虚鸣，百药不愈者。

【加减】《中国医学大辞典》：肾虚，加熟地黄三钱。

牛蒡馎饦

【来源】《养老奉亲书》。

【组成】牛蒡根（切）一升（去皮、晒干，杵为面） 白米四合（净淘，研之）

【用法】牛蒡粉和面作之，向豉汁中煮，加葱、椒五味臛头。空心食之。恒服极效。

【主治】老人中风，口目瞤动，烦闷不安。

乌鸡臛

【来源】《养老奉亲书》。

【组成】乌鸡半斤（细切） 麻子汁五合 葱白一把

【用法】煮作臛，次下麻子汁、五味、姜、椒令热，空心渐食之。

【主治】老人中风，烦热，言语涩闷。手足热。

乌驴头方

【来源】《养老奉亲书》。

【组成】乌驴头一枚（炮，去毛）

【用法】上以煮令烂熟，切细。空心以姜、醋、五味食之，渐进为佳。其汁如酽酒，亦医后患，尤效。

【功用】极除风热。

【主治】老人中风，头旋目眩，身体厥强，筋骨疼痛，手足烦热，心神不安者。

甘草豆方

【来源】《养老奉亲书》。

【组成】甘草一两　乌豆三合　生姜半两（切）

【用法】以水二升，煎取一升，去滓，冷渐食服之。

【主治】

1.《养老奉亲书》：老人中风，热毒心闷，气壅昏倒。

2.《寿亲养老新书》：冬月小儿诸热毒。

苍耳叶羹

【来源】《养老奉亲书》。

【别名】苍耳羹（《古今医统大全》卷八十七）。

【组成】苍耳叶五两（切好嫩者）　豉心二合（别煎）

【用法】和煮作羹，下五味、椒等调和，空心食之尤佳。

【主治】老人中风，四肢不仁，筋骨顽强。

炙熊肉方

【来源】《养老奉亲书》。

【组成】熊肉一斤（切）　葱白半握（切）

【用法】上以酱椒等五味腌之，炙熟，空心冷食之。恒服为佳，亦可作羹粥任性食之，尤佳。

【主治】老人中风，缓弱不仁，四肢摇动，无气力者。

荆芥粥

【来源】《养老奉亲书》。

【组成】荆芥一把（切）　青粱米四合（淘）　薄荷叶半握（切）　豉五合（绵裹）

【用法】以水煮取荆芥汁，下米及诸味煮作粥，入少盐醋，空心食之。常服佳。

【主治】老人中风，口面㖞偏，大小便秘涩，烦热。

麻子饮

【来源】《养老奉亲书》。

【组成】麻子五合（熬，细研，水淹取汁）　粳米四合（净淘，研之）

【用法】煮作饮，空心食之。

【主治】老人中风汗出，四肢顽痹，言语不利。

蒜　煎

【来源】《养老奉亲书》。

【组成】大蒜一斤（去皮，细切）　大豆黄（炒）二斤

【用法】以水一升和二味，微火煎之，似稠即止。每服三二匙，空心食啖。

【功用】补肾气。

【主治】老人中风邪毒，脏腑壅塞，手足缓弱。

救急稀涎散

【来源】《证类本草》卷十四引《孙尚药方》。

【别名】急救稀涎散（《附广肘后方》卷三）、稀涎散（《普济本事方》卷一）、稀涎饮（《岭南卫生方》卷中）、吐痰散（《点点经》卷二）。

【组成】猪牙皂角四挺（须肥实不蛀，削去黑皮）　晋矾一两（光明通莹者）

【用法】上为细末，再研为散。如有病人，可服半钱，重者三字匕，温水调灌下，不大呕吐，只是微微稀冷出，或一升二升，当时惺惺，次缓而调

治，不可大呕吐之，恐伤人命。

【功用】《方剂学》：开关涌吐。

【主治】

1.《证类本草》引《孙尚药方》：卒中风，昏昏若醉，形体惛闷，四肢不收，或倒或不倒，或口角似利微有涎出，斯须不治，便为大病，此风涎潮于上膈，痹气不通。

2.《点点经》：一切风痫，人事不知，口吐痰涎。

3.《医方集解》：喉痹不能进食。

【方论】

1.《医方集解》：《经》曰：病发于不足，标而本之，先治其标，后治其本。治不与疏风补虚，而先吐其痰涎。白矾酸苦，能涌泄，咸能软顽痰，故以为君；皂角辛能通窍，咸能去垢，专制风木，故以为使，固夺门之兵也。师曰，凡吐中风之痰，使咽喉疏通，能进汤药便止，若尽攻其痰，则无液以养筋，令人挛急偏枯，此其禁也。

2.《医方考》：皂角之辛利，能破结气；白矾之咸苦，能涌稠涎。数数涌之，涎去而病失矣。

3.《医方论》：治上焦用涌吐之法，此义本之《内经》，而方则出于仲景。古人体气壮实，不妨用之，后世机心日开，嗜欲日甚，元气大伤，禀受甚薄，一经涌吐，汗而且喘，百变丛生。后人不敢轻用，盖亦慎重之道。即如稀涎散，性最猛烈，用以救猝急痰症，方足以斩关夺门，然尚有醒后缓投药饵，痰不可尽致之大戒！可知虚人及寻常之症不可轻用吐法也。

4.《成方便读》：夫风痰壅盛于上，有升无降，最为急候。当此之时，化之则不可化，降之又不能降，惟有用吐法引而越之，归为捷径。且吐之一法，自古有之。故仲景《伤寒论》中瓜蒂散、栀子豉汤尚分别虚实而用，何况中风暴仆，痰涎壅盛，以及喉风卒发等证，皆起于一时，无暇缓治哉！凡人咽喉二窍，关系一身，喉通于肺，以司呼吸，咽通于胃，以纳水谷，若一旦风痰暴壅，其不致气闭而绝谷者几希矣。方中用皂角辛咸而温，无微不入，无窍不达，有斩关夺门之功，具搜风涤垢之用；协白矾之酸苦涌泄，使风痰者皆从上散，闭可通而食可进矣。

5.《方剂学》：本方偏于化痰开窍，而涌吐之力较弱。方中皂角辛能开窍，咸能软坚，善能涤除浊腻之痰；白矾酸苦涌泄，能化顽痰，并有开闭催吐之功。二者相合，具有稀涎作用，能使冷涎微微从口中吐出。对于中风闭证，痰涎壅盛，阻塞气机，妨碍呼吸者，先以本方催吐，使其痰稀涎出，咽喉疏通便止，然后续进他药，随证调治。

七宝丸

【来源】《传家秘宝》卷中。

【组成】朱砂（别研） 铅白霜（研）各二分 阿魏一两（研） 绿豆粉半两（研） 坯子烟脂 远志 苏木一两

【用法】先将苏木锉为雀舌许大，以醋一大碗浸三日，煎去半，滤了滓再煎，先入阿魏，次入诸药于瓷碗内熬，干湿得所，以柳枝不住手搅，候可丸得，即丸如弹子大。每服一丸，嚼一千嚼后，以腊茶下。

方中坯子烟脂、远志用量原缺。

【主治】中风瘫痪，气疰四肢痹痛，手足不随，筋脉搐急，痰涎不利，口眼歪斜。

【宜忌】忌铁器炒。

七宝丸

【来源】《传家秘宝》卷中。

【别名】七宝膏（《御药院方》卷一）。

【组成】丹砂 牛黄 水银 龙脑 腻粉 麝香（并细研）各一分 金箔（大者）二十一大片（与药末同研）

【用法】上再同研令水银星尽，用蒸枣肉为丸，如梧桐子大。病轻者每服十丸，重者二十丸，温水化破服。

【主治】中风，不计缓急，涎潮瞀闷，不知人事。

太一赤丸

【来源】《传家秘宝》卷中。

【别名】太乙赤丸（《普济方》卷八十七）。

【组成】朱砂（上好者） 硼砂 硇砂 铅白霜 粉霜 舶上硫黄 干漆（细锉）各半两 金

银箔各十片　金牙石半两（别研）　紫石英半两（别研）　天麻半两　川羌活半两　独活半两　巴豆半两（去心，去油尽）

【用法】上为细末，用黄蜡三两熔作汁，拌诸药匀，乘热为丸，如鸡头子大，用朱砂为衣，入瓷盆子内。临卧时用糯米饮半盏，龙脑、腻粉、薄荷、自然汁同调下一丸。三日内取下风涎。

【主治】中风，积涎在膈下，四肢瘫痪，或不知人事。

乌犀膏

【来源】《传家秘宝》卷中。

【组成】威灵仙十斤（拣紫色条子用）　真天麻（取细末）二两　生犀（取末）一两　黑附子（须是拣存生正者，去皮脐，取末）二两　龙脑（生者，另研）一两

【用法】先将灵仙同河水一石煮至三斗，以生绢滤去滓，只取清汁，更入醇酒一斗，同以银石器内煮至一斗，更清澄去细尘滓，次入天麻、附子末在药汁中，再以文火熬成膏，放令温冷后，入生犀、龙脑一处同搅匀，用瓷盒子内盛之。每服一钱匕，用薄荷汤化下；烦躁者，薄荷自然汁化下。

【主治】中风手足不随，偏枯瘫痪，脚气攻注，头面浮肿，口面㖞斜，语涩痰涎，精神恍惚，大便风秘。

立圣茵草散

【来源】《传家秘宝》卷中。

【组成】茵草一两（生用）　琵琶叶一两（生用，去毛）　半夏一两（汤浸，焙干）

【用法】上为散。每服一钱，水一盏半，加生姜一块，同煎至半盏，去滓服。

【主治】中风涎盛，及气膈不通。

救命神朱丸

【来源】《传家秘宝》卷中。

【组成】朱砂一两　粉霜　铅白霜　信石各半两　杏仁一两（去皮尖）　伏龙肝二两　巴豆半两（去皮，用醋浆水浸一宿后，别用醋浆水煮三五沸，滤出，却于露中一宿）　天南星半两（醋浆水煮一沸为度）　雄黄一分　硫黄一分　白僵蚕四钱　黑附子四钱（炮，去皮）

【用法】上为末，炼白蜜为丸，如指面大，辰砂为衣。每服半丸，温酒化服下。

【主治】中风，潮涎气喘，面紫赤色。

黑龙丸

【来源】《传家秘宝》卷中。

【组成】雄黄　朱砂　水银　硫黄各一两（先将后六味铺头底用）　牙消　太一玄精石　黄丹　消　白矾　定粉各一两（上为末，入瓶内，上盖头，实捺，固济口，候干，用火三五斤，断火消半去火，取出细研后，再下次诸药）　天竺黄　铅白霜各一两　牛黄　生龙脑　乳香　真珠末　香墨各一分（上药各为细末）　生犀一分（杵末）　木香　天麻（酒浸，切片，焙干）　白僵蚕各一两（微用酥酒拌，炒紫色）　乌蛇三寸（酒浸，去皮骨，炙）　藿香一两　官桂一分（刮去粗皮）　麻黄（去根筋）　虫壳　半夏（姜汁煮，黄色为度，焙）　桑螵蛸（微用酥酒拌炒紫色）各一两

【用法】自木香以下为末，次用前件药一处搅拌令匀，用糯米粥为丸，如皂角大。如中风，每服一丸，嚼烂，豆淋酒送下；一切诸风，煎豆豉汤投之；如瘫痪风，一日三服，酒送下，嚼下服之。

【主治】中风瘫痪，手足不遂，筋脉搐急，一切诸风。

三圣散

【来源】《传家秘宝》卷下。

【组成】没药　琥珀各一分　干蝎七个（须尾者）

【用法】上为细末，分作两服。每服鹅梨汁半盏，好肥皂角末三两，浓煎汤一合，与梨汁相合和调下。药了吐出涎，便能言语。

【主治】中风舌强不语，及发心狂。

龙脑牛黄丸

【来源】《传家秘宝》卷下。

【组成】真槐胶一分（须是真好，通明光净者） 真阿胶一分（微炙令肥黄） 牛黄一分（别研） 腻粉一分（后入） 水银一分（用枣肉同研无星用） 蛜蝌一分（去足，微用真酥酒炒） 白花蛇肉一分（炙令黄色） 铅白霜半两（别研） 生龙脑一分（别研） 真麝香一分（别研） 真阿魏半分（面裹，烧令面热，不用面）

【用法】先将槐胶、阿胶、蛜蝌、蛇等为细末，然后依次第细研，令诸药匀，炼白沙蜜为丸，如皂子大。若是新得病者，每用一丸，细嚼，以生姜汤送下，更用酒少许冲。秋冬在房内将养，须是四面不透风，遮闭门户，床前著火。服药后，但是病处有汗出，恶气息也，不病处无汗，上膈涎痰出，又暴自利一两行，腹中鸣，三服后便见减退，后三日吃一服，服药后未得出门，候三服毕。

【主治】急中风，或潮涎稍退，风缠四肢，变为瘫痪，手足不随，口面喎斜。

铁粉牛黄丸

【来源】《传家秘宝》卷下。

【组成】铁粉（再研，水飞过，焙干）二两 辰砂（别研，水飞极细，焙干）一两 天竺黄一分（别研极细） 牛黄半两（细研，加至一两） 铅白霜一分（别细研）

【用法】煎糯米粥饭为丸，如绿豆大。每服十五丸，人参汤送下；糯米饮送下亦佳；辰砂丸同服更佳，每日二次。

【功用】化风痰，止心忪悸。

【主治】心经留热，中风太过，虽不涎潮厥倒，渐觉四肢不举，语涩面青，精神昏浊，形似醉人，日深瘫拽。

救急稀涎散

【来源】《证类本草》卷十四引《孙尚药方》。

【别名】急救稀涎散（《附广肘后方》卷三）、稀涎散（《普济本事方》卷一）、稀涎饮（《岭南卫生方》卷中）、吐痰散（《点点经》卷二）。

【组成】猪牙皂角四挺（须肥实不蚛，削去黑皮） 晋矾一两（光明通莹者）

【用法】上为细末，再研为散。如有病人，可服半钱，重者三字匕，温水调灌下，不大呕吐，只是微微稀冷出，或一升二升，当时惺惺，次缓而调治，不可大呕吐之，恐伤人命。

【功用】《方剂学》：开关涌吐。

【主治】

1.《证类本草》引《孙尚药方》：卒中风，昏昏若醉，形体惛闷，四肢不收，或倒或不倒，或口角似利微有涎出，斯须不治，便为大病，此风涎潮于上膈，痹气不通。

2.《点点经》：一切风痫，人事不知，口吐痰涎。

3.《医方集解》：喉痹不能进食。

【方论】

1.《医方集解》：《经》曰：病发于不足，标而本之，先治其标，后治其本。治不与疏风补虚，而先吐其痰涎。白矾酸苦，能涌泄，咸能软顽痰，故以为君；皂角辛能通窍，咸能去垢，专制风木，故以为使，固夺门之兵也。师曰，凡吐中风之痰，使咽喉疏通，能进汤药便止，若尽攻其痰，则无液以养筋，令人挛急偏枯，此其禁也。

2.《医方考》：皂角之辛利，能破结气；白矾之咸苦，能涌稠涎。数数涌之，涎去而病失矣。

3.《医方论》：治上焦用涌吐之法，此义本之《内经》，而方则出于仲景。古人体气壮实，不妨用之，后世机心日开，嗜欲日甚，元气大伤，禀受甚薄，一经涌吐，汗而且喘，百变丛生。后人不敢轻用，盖亦慎重之道。即如稀涎散，性最猛烈，用以救猝急痰症，方足以斩关夺门，然尚有醒后缓投药饵，痰不可尽致之大戒！可知虚人及寻常之症不可轻用吐法也。

4.《成方便读》：夫风痰壅盛于上，有升无降，最为急候。当此之时，化之则不可化，降之又不能降，惟有用吐法引而越之，归为捷径。且吐之一法，自古有之。故仲景《伤寒论》中瓜蒂散、栀子豉汤尚分别虚实而用，何况中风暴仆，痰涎壅盛，以及喉风卒发等证，皆起于一时，无暇缓治哉！凡人咽喉二窍，关系一身，喉通于肺，以司呼吸，咽通于胃，以纳水谷，若一旦风痰暴壅，其不致气闭而绝谷者几希矣。方中用皂角辛咸而温，无微不入，无窍不达，有斩关夺门之功，具搜风涤垢之用；协白矾之酸苦涌泄，使

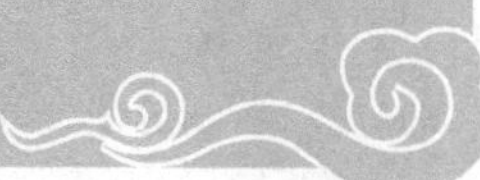

风痰者皆从上散，闭可通而食可进矣。

5.《方剂学》：本方偏于化痰开窍，而涌吐之力较弱。方中皂角辛能开窍，咸能软坚，善能涤除浊腻之痰；白矾酸苦涌泄，能化顽痰，并有开闭催吐之功。二者相合，具有稀涎作用，能使冷涎微微从口中吐出。对于中风闭证，痰涎壅盛，阻塞气机，妨碍呼吸者，先以本方催吐，使其痰稀涎出，咽喉疏通便止，然后续进他药，随证调治。

万病散

【来源】《幼幼新书》卷三十九引《灵苑方》。

【别名】无忧散（原书同卷）、万病无忧散（《御药院方》卷四）。

【组成】黄耆　木通　桑白皮　陈皮　白术　木香　胡椒各半两（作一服，别研置）　牵牛子（微炒，勿过热，取头末）一两

【用法】前七味，为细末。每服二钱，牵牛末二钱，天色晴明五更，姜汤小半盏调药顿服，更以汤送。平明宜三二行，下多不妨，应脏腑百病悉出，转后吃一日白粥补。

【功用】《御药院方》：消积快气，散饮逐湿。

【主治】诸风疮肿疥癣，脏腑积冷壅滞，结为风劳，膀胱宿冷，脏腑衰败，面黄，癥癖气块，痟蛔攻心痛，中寒脑痛，状如山岚时疫；或中风口㖞、语謇，睡后涎出；久患腰膝疼痛，拜跪艰难，坐食不安；小儿疳痢脱肛，男女久泄气痢，状似休息；妇人久患血劳，痿黄无力。

【宜忌】《宣明论方》：有孕妇人或遇阴晦时即不可服。

不二散

【来源】《证类本草》卷四引孙用和方。

【组成】腻粉一两（用汤煎五度，如茶脚，慢火上焙干）　麝香半两（细研如粉）

【用法】每服一字，温水调。但是风临时，服半钱，或一钱匕。

【主治】虚风。

分涎散

【来源】《普济方》卷一〇三引《护命》。

【组成】白僵蚕（去丝）　附子（火炮，去皮）　半夏　细辛　藿香叶　芎藭　羌活各一分　干姜三铢　牵牛半两

【用法】上为细末。每服四钱，空心热汤调下，热吃；口不开，用杓柄斡口开灌之。先吃此药，后吃透风气药。

【主治】一切男子、女人忽寒风所中，闷倒不知人事。其病之所起，必先自半年或一年前，吃食少，闻肉臭，吃即恶心，口内有冷涎出，及至忽然闷倒，不知人事，即面色青黑，唇皮青，手足冷，脉气微小，身上寒傈，初得醒人事即半身沉重，行动不得，说话謇涩，颠倒不定，语声不出，浑身重，不识人事。

【宜忌】喉中无痰涎不要吃。

透风气散

【来源】《普济方》卷一〇三引《护命》。

【组成】细辛　藿香　干蝎　羌活　白花蛇（酒浸一昼夜，非时用酒慢火上炙黄熟，去骨不用，只用肉）　独活　附子（炮，去皮）　天麻　牛膝　海桐皮　官桂（去皮）　豆蔻各一分　半夏四铢　麝香一铢　麻黄（去节）半两　僵蚕三铢（去丝）

【用法】上为细末，入麝香同研令匀。每服四钱，空心浓煎姜汤调下，盖衣被，汗出为妙；若无汗，只闻得病处如虫行亦佳；若常服，每服一钱，薄姜汤调下，候风气已退，觉上焦有热，即宜吃调顺正气方。

【主治】寒风所中，闷倒不知人事；中风时，涎少或无涎。

【备考】寒风所中，闷倒不知人事，先吃分涎散取涎了，却非时进此方。中风时涎少或无涎，只进此方亦得。

八琼丹

【来源】《圣济总录》（人卫本）卷五。

【别名】入琼丹（原书文瑞楼本）。

【组成】硫黄　水银（二味同炒，作沙子）曾青　丹砂　雄黄　白石英　紫石英　铅丹　玄精石　胡粉各一两　消石二两（以上十一味各细研，入瓷盒盛，盒上留一眼子，外用六一泥固济毕，候干，以文火养一复时后，闭盒眼子，用大火烧令通赤，去火放冷，取出，以纸裹药，地内培三日，去火毒，取出，研令极细，入后药）龙脑　麝香　牛黄　琥珀　天竺黄（并研细）乌蛇（酒浸三日，去皮骨，炙）虎骨（酥炙）甘草（炙）天南星（炮）白附子（炮）天麻　麻黄（去根节）　干蝎（炒）桂（去粗皮）木香　槟榔（锉）独活（去芦头）细辛（去苗叶）白术　附子（炮裂，去皮脐）白僵蚕（炒）犀角（镑）羚羊角（镑）芎藭　阿胶（打碎，炒燥）各一两　蝉蜕（去土）腻粉（研）各半两

【用法】上药除前煅研处，余捣研为末，再同研匀，炼蜜为丸，如小弹子大。每服一丸，细嚼，以豆淋油下。轻病只温酒嚼下。

【主治】五脏中风，偏风，贼风，偏枯，手足不随。

牛黄丸

【来源】《圣济总录》（人卫本）卷五。

【别名】牛黄定志丸（原书文瑞楼本）。

【组成】牛黄（研）龙脑（研）白僵蚕（炒）干蝎（炒）白附子（炮）天南星（牛胆渍者）各半两　半夏（汤洗七遍，焙干，炒黄）丹砂（研）各二两　乌蛇（酒浸，去皮骨，炙）天麻（酒浸，焙）雄黄（研）甘草（炙）各一两　琥珀（研）三分　麝香（研）一分

【用法】上为末，炼蜜为丸，如鸡头子大。每服一丸，细嚼，荆芥人参汤送下，食后临卧服。

【功用】化涎压惊，镇心安神。

【主治】心中风，精神不宁。

七宝膏

【来源】《圣济总录》卷五。

【别名】七宝丸（《普济方》卷八十七）。

【组成】牛黄　麝香　龙脑　丹砂　雄黄各一分（同研）白花蛇（酒浸，去皮骨，炙）天竺黄　白僵蚕（炒）白附子（炮）天麻各半两　天南星（酒浸一宿，切作片子，焙）半两　蝎梢（炒）一分　腻粉　真粉末各一钱（研）蛇黄（煅，醋淬）铁粉（研）自然铜（煅，醋淬七遍）银矿（煅）乳香（研）芦荟（研）犀角（镑）铅白霜（研）各一分　龙胆　芎藭　人参　胡黄连　桑螵蛸（炙）原蚕蛾（炒）各半两

【用法】上为末，炼蜜为丸，如皂子大。每服一丸，薄荷汤化下，食后、临卧服；卒病不拘时服。

【功用】顺三焦，化涎。

【主治】中风涎潮，言语謇涩，精神恍惚，烦闷，内有热气在下，使大肠秘涩，热气乘虚上冲，则神志昏昧。

大黄丸

【来源】《圣济总录》卷五。

【组成】大黄（锉）蔓荆实　桂（去粗皮）麻黄（去根节，汤煮，掠去沫）各一两　羌活（去芦头）芎藭各一两半　防己　白附子（炮）各二两半　白花蛇（酒浸，去皮骨，炙干）三两　雄黄（研）空青（研）各半两　腻粉（研）麝香（研）各半钱

【用法】上为末，炼蜜为丸，如梧桐子大。每服三十丸，温酒送下。服讫饮酒三两盏，以衣覆出汗如桃胶。后每夜服七丸，四十九日愈。

【主治】三十六种风。

大麻仁丸

【来源】《圣济总录》卷五。

【组成】大麻仁（研）吴茱萸（汤浸，焙炒）麻黄（去根节）枳壳（麸炒，去瓤）白芷各半两　天雄（炮裂，去皮脐）当归（切，焙）各一两一分　茯神（去木）三分　乌头（炮裂，去皮脐）秦艽（去土）细辛（去苗叶）白术各三分　蜀椒（去目并闭口，炒出汗）天门冬（去心，焙）独活（去芦头）防风（去叉）羚羊角（镑）桂（去粗皮）各一两　白槟榔（煨）一两半　熟干地黄（切，焙）三两

【用法】上为末，炼蜜为丸，如梧桐子大。每服三十丸，空心温酒送下，一日三次。

【主治】中风诸疾。

大通水银丸

【来源】《圣济总录》卷五。

【组成】水银　铅丹（研）　丹砂（研）　胡粉（研）　铅霜（别研，候药成入）　雄黄（研）　硫黄（先以铫子销熔，熟帛捩，入水银，柳杖子急搅，结砂子，捣研）　硇砂（以水银、硫黄、雄黄、丹砂同研）　曾青各一两（别研，次以曾青、铅丹、胡粉同研）

【用法】上九味，先将水银砂子、雄黄、丹砂、硇砂研，入湖南瓶子中实筑，次以曾青、沿丹、胡粉实筑，用盖子盖讫，用六一泥固济，留缝一寸不泥，合火炙令干；先以文火养一日夜，后用武火从午时烧至申时，通赤，缝中有烟焰，药气起，即抽火向后，急泥合缝；用筛了净灰盖窨瓶子，候至来日，冷即开取药出，捣罗，下用筛了湿净沙土摊开，上以重抄纸三重衬，置药在上，上更以三重抄纸盖，细匀洒湿土，以盆合盖，经三日夜，每日微洒水，日满取药；再入钵与铅霜一味同研匀，用烂蒸青州大枣，取肉研如膏，拌和为丸，如梧桐子大。每服一丸至两丸，用豆淋酒送下，空心、午时、夜卧服。未汗，用熟生姜稀粥投之，汗出即愈。

【主治】中风。

【宜忌】慎外风。

大通青金丹

【来源】《圣济总录》卷五。

【组成】曾青三分（螺髻者为上，研）　金箔四十九片　丹砂（别研）　硫黄（研）　胡粉（研）　紫石英（研）各一两　水银三分（与硫黄结砂子，研）　铅霜（研）　铅丹（与曾青末、紫石英末、定粉、铅霜再同研）　雄黄（与沙子丹砂同研）各三分

方中铅霜、铅丹、雄黄用量原缺。

【用法】上药取一湖南烧药瓶子并盖，用六一泥固济，火熁令干；先下金箔二十片，次下沙子，同研四味末，实按平；又下金箔二十片，次下曾青，同研五味末，又实按令平；次又下金箔九片，始用盖子，六一泥泥合盖子，留缝一寸不泥合；用火法并再捣罗、出火毒及再研法，并与上方大通水银丸同；再槐胶浓煮汤，去滓，停令服，入白面煮作稠糊为丸，如梧桐子大。凡中风瘫痪风、手足挛急风、口面喎斜风、癫痫风、狂风邪风，并用温酒下五丸至七丸，空心、日午、夜卧各一服。

【主治】中风。

五灵脂丸

【来源】《圣济总录》卷五。

【组成】五灵脂（别为末）　附子（炮裂，去皮脐）　天麻各五分　白僵蚕（生用）　天南星（生用）　乌头（去皮，酒浸）　乌蛇（酒浸，去皮骨，炙）各三两　白花蛇（酒浸，去皮骨，炙）　地龙（去土）各五两　牛黄　龙脑　麝香各二钱（并细研）　白附子（生用）二两

【用法】上为末，用醇酒五升，以五灵脂末并入细面一两煎成膏，与众药杵丸，如鸡头子大。每服一丸，用葱白二寸，生姜一寸（细锉），酒一盏煎，临熟去滓，入薄荷汁少许，放温磨下。

【主治】中风，精神昏昧，四肢纵缓，言语謇涩。

乌犀散

【来源】《圣济总录》卷五。

【组成】乌犀角（镑）二两　丹砂（研）　独活（去芦头）　丹参　远志（去心）　人参　海荆子（炒）各一两　防风（去叉）一两半

【用法】上为散。每服二钱匕，食后酒调下，一日三次。

【主治】心中风，精神冒闷，语声错误，恍惚多惊。

丹砂煎

【来源】《圣济总录》卷五。

【组成】丹砂（研）三钱　雄黄（研）一钱　甘草（炙）　大黄（锉，炒）　当归（切，焙）各二钱　芍药六钱　乳香（研）　没药（研）各半

钱　腻粉（研）一钱半

【用法】上药各为末，与生白蜜和匀，入银石器中，重汤煮成膏。每服樱桃大一粒，煎薄荷汤化下。小儿可常服。

【主治】心中风邪，神志不宁，虚热潮歇。

水银丸

【来源】《圣济总录》卷五。

【组成】水银一两　青州枣十个（煮取肉）　腊茶末半两

【用法】上药将枣肉先同水银研令星尽，然后入腊茶末一处研匀，旋滴糯米饮为丸，如皂子大。每服一丸，温酒磨下，不拘时候。

【主治】中风仆地，口面㖞斜，涎潮语涩，手足不遂，及非时胸膈痰涎。

龙脑双丸

【来源】《圣济总录》卷五。

【组成】天南星（汤浸洗，切，焙）　半夏（汤洗七遍去滑，切，焙）各半两　干蝎（酒拌炒）　白僵蚕（酒炒）各一分（四味同为末）　胡粉　腻粉各一钱匕　麝香　龙脑各一分（四味同研）

【用法】上药一处研匀，稀糯米糊为丸，如皂子大。每服一丸或二丸，嚼破，温酒送下。如急风口噤，用青葱筒子灌于鼻内。

【主治】一切风。

白矾散

【来源】《圣济总录》卷五。

【组成】白矾二两（生用）　生姜一两（连皮捣碎，水二升，煮取一升二合）

【用法】上二味，先细研白矾为末，入浓煎生姜汤，研滤。分三服，旋旋灌。须臾吐出痰毒。

【主治】初中风，失音不语，昏冒不知人。

【宜忌】若气衰力弱，不宜用猛性药吐之。

圣饼子

【来源】《圣济总录》卷五。

【组成】丹砂　铁粉各一分　牛黄　甜消　麝香　龙脑　蓬砂（七味并研）　天麻　白芷　犀角（镑）　白僵蚕（炒）　芎藭　雌黄（别用水银、石脑油各一钱同研如泥）　天雄　乌头　附子　天南星各一钱（四味同锉）　狐肝一具（以甘草水洗三遍细切，与天雄、附子、乌头、天南星四味锉了拌匀，入罐子内黄泥固济，勿令透气，候干，以炭火五斤，烧存性，放冷取出细研）

【用法】上为末，炼蜜为剂，分作六十饼。每服一饼，薄荷酒化下，小儿惊痫，一饼分作五服，薄荷汤化下。

【主治】卒中风，涎潮昏塞，口眼歪斜，手足麻痹，言语謇涩；大治风痫。

芎藭丸

【来源】《圣济总录》卷五。

【组成】芎藭　龙骨　白茯苓（去黑皮）　紫石英（捣研）　防风（去叉）　厚朴（去粗皮，生姜汁炙，锉）　细辛（去苗叶）　铁精（捣研）各一两　甘草（炙，锉）　枳实（去瓤，麸炒）　丹参　桂（去粗皮）　蜀椒（去目并闭口，炒出汗）　人参　大黄（锉，炒）　干姜（炮）　附子（炮裂，去皮脐）　菖蒲（九节者，去须，米泔浸，切，焙）各一两一分　白芥子（生，研用）　吴茱萸（汤浸，焙，炒）各三分　禹余粮（煅，醋淬）一两三分　远志（去心）一两半

【用法】上十九味为末，与别研三味和匀，炼蜜为丸，如梧桐子大。每服七丸，温熟水送下，食后、临卧各一次。

【主治】心中风，惊恐愁忧，烦躁错乱，若风邪流入五脏，则往来烦闷悲啼，吸吸短气，发时恍惚喜卧，或心中涎涌，或怒起颠倒，手足厥冷，饮食呕逆。

至圣太一散

【来源】《圣济总录》卷五。

【组成】犀角（镑）　仙灵脾　真珠末　滑石（研）　胡黄连　恶实（炒）　人参　地丁草（去根）　白茯苓（去皮）　蚕沙（炒）　甜消（研）　板兰根　郁金各一两　大黄（锉）牛黄

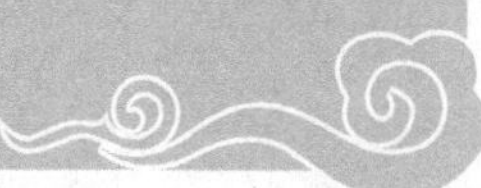

（研） 血竭（研） 木通（锉） 栀子仁 马牙消（研） 苍术（削去黑皮） 荆芥穗 芍药 延胡索 玳瑁（镑） 琥珀（研）各半两 甘草（炙）二两半

【用法】上为末。如中风不语，每用一钱匕，新水调服，如口噤即灌下。若能咳嗽，夜半当省人事；灌药四服后不咳嗽者，必不可救。卒中恶风涎不止，用白矾末半钱匕，太一散一钱匕和匀，以新水调下，慢慢灌之即活。

【主治】中风瘫缓，半身不随，口眼喎斜，语言謇涩，形神如醉，惊悸狂言，夜卧不安；或周身麻痹，皮肤不知痛痒，四肢不举，身重如石，腰膝强硬；或筋脉拘挛瘈疭，不能行步，百关壅阏，痰涎痞滞；或卒急中恶、客忤、尸注、鬼气、邪魇、尸厥暴亡不省人事。

防风汤

【来源】《圣济总录》卷五。

【组成】防风（去叉） 麻黄（去根节，先煎，掠去沫，焙）各三分 芎藭 防己 附子（炮裂，去皮脐） 人参 芍药 黄芩（去黑心） 桂（去粗皮） 杏仁（汤浸，去皮尖并双仁，炒） 甘草（炙）各半两 羚羊角（镑）一两 石膏（碎）三两

【用法】上锉，如麻豆大。每服五钱匕，水一盏半，加生姜半分（切），煎至八分，去滓；更入竹沥、葛汁各少许，再煎三五沸，温服，日二夜一。觉减损，更服后防己竹沥汤。

【主治】初得中风，四肢不收，心神昏愦，眼不识人，不能言语。服荆沥汤后，觉四体有异。

防己竹沥汤

【来源】《圣济总录》卷五。

【组成】防己（锉）一两 麻黄（去根节，先煎，掠去沫，焙）三两 防风（去叉） 升麻 桂（去粗皮） 芎藭 独活（去芦头） 羚羊角（镑）各二两

【用法】上为粗末。每服五钱匕，水一盏半，煎至八分，去滓，更入竹沥一合，再煎三五沸，温服，日二夜一。风若未除，更服防风独活汤。

【主治】初得中风，四肢不收，心神昏愦，眼不识人，不能言语，已服荆沥汤及防风汤，诸症好转者。

【加减】手足逆冷，加生姜三两、白术二两。

防风独活汤

【来源】《圣济总录》卷五。

【组成】防风（去叉） 独活（去芦头） 秦艽（去苗土） 黄耆 芍药 人参 茯神（去木） 白术（锉，炒） 芎藭 山茱萸 薯蓣 桂（去粗皮） 天门冬（去心，焙） 麦门冬（去心，焙）各一两 厚朴（去粗皮，生姜汁炙） 羚羊角（镑） 升麻 甘草（炙） 丹参 牛膝（去苗，酒浸，切，焙） 五加皮 石斛（去根） 地骨皮 远志（去心）各四两 附子（炮裂，去皮脐） 陈橘皮（汤浸，去白，焙） 麻黄（去根节，先煎，掠去沫，焙）各三两 甘菊花（半开者，微炒） 薏苡仁各一升 石膏（碎） 熟干地黄（焙）各六两

【用法】上锉，如麻豆大。每服五钱匕，水一盏半，入生姜半分（切），煎至八分，去滓，空心、日午、夜卧各温服。如觉心膈虚烦满闷，气喘面赤，即与荆沥汤相间服。

【主治】中风初得，四肢不收，心神昏愦，眼不识人，不能言语，服防己竹沥汤后，风若未除者。

辰砂天麻丸

【来源】《圣济总录》卷五。

【组成】丹砂半两 天麻一两 半夏（汤煮软，焙干） 天南星各半两 蝎蛸一分（炒） 白附子半两 白僵蚕半两（炒） 牛黄半两（研入） 硼砂一分（研入） 麝香一分（研入）

【用法】上为末，水煮面糊为丸，如梧桐子大。每服三十丸，荆芥汤送下，不拘时候。

【功用】镇养心神，擒截诸风，和流荣卫，滋润筋络，开通关膈，肥密表腠。

【主治】心中风。

龟甲汤

【来源】《圣济总录》卷五。

【组成】龟甲（醋炙） 虎骨（酥炙）各六两 海桐皮 羌活（去芦头） 丹参 独活（去芦头） 牛膝（去苗，酒浸，切，焙） 萆薢 五加皮 酸枣仁（炒）各三两 附子（炮裂，去皮脐） 天雄（炮裂，去皮脐） 天麻（去蒂） 防风（去叉） 威灵仙（去土） 芎䓖各二两半 当归（切，焙） 桂（去粗皮） 紫参各三两 薄荷（焙干）六两 槟榔（煨）六两 菖蒲（九节者，去须，米泔浸后切，焙）一两半

【用法】上锉，如麻豆大。每服八钱匕，水一盏，酒一盏，加生姜十片，同煎去滓，取一大盏，温分二服，空心、日午、夜卧服；要出汗，并二服。如人行五里，以热生姜稀粥投，厚衣覆，汗出。

【主治】中风手足不随，举体疼痛，或筋脉挛急。

【宜忌】慎外风。

附子汤

【来源】《圣济总录》卷五。

【组成】附子（炮裂，去皮脐）一枚 芍药 甘草（炙） 麻黄（去根节，先煎，掠去沫，焙） 白术各一两 防风（去叉） 防己各一两半 人参 黄芩（去黑心） 桂（去粗皮） 独活（去芦头） 芎䓖各一两 天雄（炮裂，去脐皮）一枚

【用法】上锉，如麻豆大。每服五钱匕，水一盏半，加生姜半分（切），煎至八分，去滓温服，空心、日午、夜卧各一次。如人行五里，以热生姜粥投之，微汗出，慎外风。

【主治】中风欲死，身体缓急，目不得开，舌强不能语。

附子补汤

【来源】《圣济总录》卷五。

【组成】附子（炮裂，去皮脐） 石膏（碎） 干姜（炮）各一两半 桂（去粗皮） 犀角（镑）各一两 地骨皮 白术 独活（去芦头） 芎䓖各二两

【用法】上锉，如麻豆大。每服五钱匕，水一盏半，加生姜半分（切），煎至八分，去滓，空腹温服。三服后，用热生姜稀粥投之，以厚衣覆令汗出。汗不止，以牡蛎粉粉身，觉热壅即疏服。病势损，不必尽剂。先服葛根汤，后服本方。

【主治】中风。

取涎丸

【来源】《圣济总录》卷五。

【组成】天南星（大者）一枚（去浮皮，剜中作坑，入醋令八分满，四面用火逼醋干，黄色，锉） 藜芦一分

【用法】上为末，用面糊为丸，如梧桐子大。每服三丸，温酒送下。良久吐出涎为效，吐不止，用冷葱汤呷即止。

【主治】中风不语，喉中如拽锯，口中沫出。

荆沥汤

【来源】《圣济总录》卷五。

【组成】荆沥 竹沥 生葛汁各一升 生姜汁三合

【用法】上药和匀去滓，瓷器中煎三五沸，每服一盏，平旦、日午、晡时、夜卧各一服。服讫觉四体有异，以次更服防风汤。

【主治】初得中风，四肢不收，心神昏愦，眼不识人，不能言语。

独活丸

【来源】《圣济总录》卷五。

【组成】独活（去芦头） 黄耆（锉）各二两 桂（去粗皮） 巴戟天（去心）各一两半 南木香 人参 枳壳（去瓤，麸炒） 泽泻 白茯苓（去黑皮） 龙齿各三分 天雄（炮裂，去皮脐） 白蒺藜（炒，去角）各一两 芍药（炒）半两

【用法】上为末，炼蜜为丸，如梧桐子大。每服十五丸，荆芥酒送下。

【主治】脾脏中风，四肢缓弱，志意恍惚。

独活汤

【来源】《圣济总录》卷五。

【别名】防风独活汤（《普济方》卷九十六）。

【组成】独活（去芦头）三两 防风（去叉） 芎䓖 白茯苓（去黑皮） 当归（切，焙） 葛

根　桂（去粗皮）各二两　麻黄（去根节，先煎掠去沫，焙）三两　附子（炮裂，去皮脐）　细辛（去苗叶）　甘草（炙）各一两

【用法】上锉，如麻豆大。每服五钱匕，以水一盏半，加生姜五片，煎至八分，去滓，空心、日午、夜卧温服。

【主治】

1.《圣济总录》：风中五脏，奄忽不能言，四肢亸曳，皮肉𤸷痹，痛痒不知。

2.《普济方》：偏风。半身不遂，肌肉偏枯。

【加减】若初得病自汗，减麻黄；宿有滞气，加吴茱萸（汤洗七遍，炒）二两，厚朴（去粗皮，姜汁炙）一两；干呕，加附子（炮裂，去脐皮）一两；哕，加陈橘皮（汤浸，去白）二两；若胸中吸吸少气，加大枣（去核）十二枚；心下惊悸，加茯苓（去黑皮）一两；若热，去生姜，加葛根。

神照散

【来源】《圣济总录》卷五。

【组成】木香　白茯苓（去黑皮）　芎藭　人参　独活（去芦头）　蒺藜子（炒，去角）　黄耆（锉）各一两一分　附子（炮裂，去皮脐）　远志（去心）各三分　草薢　茵芋各一两　栀子仁二两

【用法】上为末。每服一钱匕，加至二钱、三钱匕，空心、日午、夜卧温酒调下。

【主治】中风昏塞，肢体不收，口眼喎僻。

神仙大验备急黑神丸

【来源】《圣济总录》卷五。

【别名】备急黑神丸（《普济方》卷八十七）。

【组成】雄黄（研）　硇砂（研）　丹砂（研）　硫黄（研）　水银各一两（先以慢火于生铁铫内溶硫黄销，次倾入水银，急以火箸搅，焰起即离火以湿布搭灭，候冷刮取，与上三件同捣研；取一湖南烧药罐子，先用六一泥固济待干，入上末，实按令平，连盖子泥四缝，只留一寸缝不泥；合慢火匀养一复时，加火近罐子烧令通赤，缝中有烟焰出，急抽火令人按盖子急泥合缝周遍，用净筛土窨定药罐子，不得令露透出药气，上以大盆合之；次日取出药捣罗，用湿重帛包裹，以净湿土内窨盆合，出火毒三日三夜，逐日起盆微洒水，日满取药，再研如粉，入后药末）　犀角（镑）　鹿茸（酥炙，去毛）各一两　牛黄（研）半两　天竺黄（研）　升麻　天麻　干蝎（酒炒）各一两　木香半两　阿胶（慢火炙燥）二两　天南星（牛胆煮一复时，晒干）一两（上除研药外，捣罗为末）

【用法】上为末，用青州大枣蒸熟，去皮核，研膏为丸，如梧桐子大（合此药宜三月三日、五月五日，或腊日）。每服二至三丸，用豆淋酒、生姜汁去滓研药，斡开口灌下；如人行五里，更一服；连三服，汗出解。

【主治】中风、急风，牙关急，口噤不开。

【宜忌】宜食生姜酒、粟米粥。

秦艽散

【来源】《圣济总录》卷五。

【别名】桂心散（《圣济总录》卷十三）、桂心汤（《普济方》卷一〇七）。

【组成】秦艽（去苗土）　附子（炮裂，去皮脐）　白术　桂（去粗皮）　石斛（去根）各一两

【用法】上为散。每服三钱匕，空腹温酒调下，一日二次。

【主治】中风汗出不止。

铁粉散

【来源】《圣济总录》卷五。

【组成】铁粉（研）四两　天麻　白僵蚕（直者，炒）各一两　蝎梢（炒）一分　白附子（炮）半两　乌头（炮裂，去脐皮）　白花蛇（酒浸，去皮骨，炙）各三分　桂（去粗皮）半两　麝香　龙脑各一分　丹砂一两（三味同细研）

【用法】上十一味，以前八味为末，同后三味合研令匀。每服一钱匕，薄荷汁和酒调下，腊茶清亦得；如病势危急，研龙脑、腻粉、薄荷水调服；小儿惊风，服半钱匕。

【主治】中风涎潮搐搦，口眼喎斜，手足垂亸；破伤风、沐浴伤风、产后中风，及小儿惊风。

通神散

【来源】《圣济总录》卷五。

【组成】乌蛇（去皮骨，酒浸，炙） 踯躅花（酒浸，炒） 蝉蜕（生用） 天南星（生姜汁浸，炒干） 麻黄（去根节） 天麻（酒浸，炙） 牛膝（酒浸，切，焙） 防己（锉） 羌活（去芦头） 独活（去芦头） 石斛（去根，酒浸，炒） 地龙（去土，生用） 桂（去粗皮） 皂荚（去皮子，酒浸，炒） 干蝎（生用） 附子（炮裂，去皮脐） 白附子（半生半炮） 乌头（炮裂，去皮脐） 丹砂（别研）各一两 麝香（别研）半分

【用法】除别研外，余药为散。每服一钱至二钱匕，温酒调下，每日三次。

【主治】中风昏愦，肢体不收，不以缓急。

麻黄汤

【来源】《圣济总录》卷五。

【组成】麻黄（去根节，先煎，掠去沫，焙）三两 桂（去粗皮）半两 独活（去芦头） 羚羊角（镑）各三分 萎蕤（切，焙）一两 葛根（锉）三两 升麻 防风（去叉）各一两半 石膏（碎）六两 甘草（炙，锉）三分

【用法】上为粗末。每服五钱匕，以水一盏半，煎至八分，去滓温服，如人行五里再服。用热生姜稀粥投之汗出，慎外风。

【主治】中风肢体弛缓，言语謇涩，精神惛愦。

羚羊角丸

【来源】《圣济总录》卷五。

【别名】茯神丸。

【组成】羚羊角屑 桂（去粗皮） 白槟榔（煨锉） 五加皮（锉） 人参 丹参 柏子仁 枳壳（去瓤，麸炒） 附子（炮裂，去皮脐） 杏仁（去皮尖双仁，炒黄）各一两半 茯神（去木） 防风（去叉） 熟干地黄（焙） 麦门冬（去心，焙）各二两 南木香 牛膝（酒浸，切焙）各一两 薏苡仁二两半

【用法】上为极细末，炼蜜为丸，如梧桐子大。每服三十丸，空心温酒送下，每日二次。

【主治】中风手足痛痹，行履艰难；脾中风，手足不随，腰痛脚弱。

硫黄大黑神丸

【来源】《圣济总录》卷五。

【组成】硫黄（研） 丹砂（研） 水银各一两 雄黄（研）半两（上四味各研细末，用铫子先下硫黄，消后下丹砂、水银、雄黄，文武火结成沙子，待冷刮取，捣罗为末，先取一瓷瓶，磨瓦一小片作盖，钻一小窍，可度得菜豆，用六一泥固济瓶子，火烤令干，入沙子末在瓶底，按令平实，然后下盖子泥合缝，留孔子候干，用火半秤，四面约四寸许，候烧至一食顷，更加火渐近瓶子，待黑气出尽后，取湿纸搭瓶窍上，如纸才干，便易之，至三十易为止，待冷取出细研，以酒浸润一宿，再焙为末，入后药） 麻黄（去根节，先煎，掠去沫，焙干）二两 天麻一两半 白附子（炮） 乌蛇（酒浸，去皮骨，炙） 白花蛇（酒浸，去皮骨，炙） 白僵蚕（炒） 桂（去粗皮） 天南星（炮）各半两 干漆（炒令烟出） 干蝎（酒炒） 人参 白茯苓（去黑皮）各一分。

【用法】上药前四味先煅研为末，后将后十二味捣罗为末，各顿一处，每取石药末一两，入后药末二两，同研取匀，炼蜜为丸，如鸡头子大。每服一至二丸，以豆淋酒研下。以厚衣覆令汗出。未汗，再服，用热生姜稀粥投之；汗出，慎外风。

【主治】急慢中风。

雄黄丸

【来源】《圣济总录》卷五。

【组成】雄黄（别研）一两 天南星（生用）一两 续断一两 桂（去粗皮）一两 乌头（炮去皮脐）一两 茵芋（去粗茎）半两 天雄（一半炮裂，去皮脐，一半生用）一两半 羌活（去芦头）一两 白附子（炮）一两 木香一两

【用法】上为末，炼蜜为丸，如梧桐子大。每服十五丸，温酒送下，日三夜二。

【主治】肝中风。四肢挛急，身体强直。

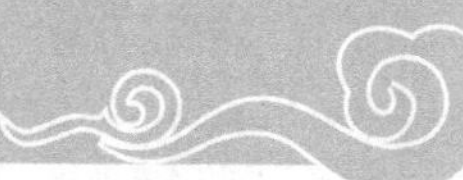

雄黄半夏丸

【来源】《圣济总录》卷五。

【组成】雄黄（飞过，研）一两　半夏（汤洗七遍，去滑焙，为末）三分　丹砂（研）一两　腻粉（研）一分　天竺黄（研）三分　麝香（研）一分　牛黄（研）一钱

【用法】上研极细，用生姜自然汁调面糊和丸，如梧桐子大。每服一粒，食后临卧生姜汤送下。如要行风气，空心服二粒。

【主治】五脏内虚，中风昏冒，涎潮气壅。

蝉蜕丸

【来源】《圣济总录》卷五。

【组成】蝉蜕　干蝎（炒，去土）　附子（生，去皮脐）　五味子各一两（用酒三升浸三日，取出焙干）　乌蛇（酒浸，去皮骨，炙）　天麻　天南星（炮）各二两　白附子（炮）　芎藭　白僵蚕（炒）　防风（去叉）　蔓荆实（去白皮）　干姜（炮）　麻黄（去根节）　狗脊（去毛）　雄雀粪（炒）各一两　当归（切，焙）三分　雄黄（研）一分　丹砂　麝香各三分（研）

【用法】上为末，炼蜜为丸，如弹子大。每服半丸，薄荷酒嚼下；急风瘫痪，及攻注筋骨疼痛，薄荷汁化开一丸，以热酒投下，向患处卧，衣被盖出汗，睡觉疼痛即定。

【主治】急风卒中，半身不随，腰脚软弱，历节疼痛，手足拘挛，口面㖞斜，言语謇涩，白癜顽麻，心惊恍惚，肢体战掉，焙腿瘫痪，及脚气风肿疼痛。

人参丸

【来源】《圣济总录》卷六。

【组成】人参　草乌头（生，去皮尖）　牛膝（去苗，酒浸，焙干）各一两

【用法】上为细末，水煮面糊为丸，如梧桐子大。每服十丸，炒黑豆淋酒送下，一日二次。

【主治】中风。因坐卧处对耳有窍为风所中，筋牵过一边，口眼㖞斜，睡着一眼不合，手足无事，语不謇涩者。

山栀子丸

【来源】《圣济总录》卷六。

【组成】山栀子（去皮）　山茱萸　地榆（洗，锉）　桔梗（炒）　细辛（去苗叶，炒）　羌活（去芦头）　独活（去芦头）　麻黄（去节，煎，掠去沫，焙）　甘草（炙，锉）　鹿茸（酒浸，炙，去皮）　虎骨（涂酥炙令黄色）　紫菀（去苗土）　白芷（微炒）　藁本（去苗土）　红蓝花（微炒）　防风（去叉）　乌蛇（酒浸，去皮骨，炙）　桂（去粗皮）各半两　胡椒　干姜（炮）各一分

【用法】上为末，一半为散，余炼蜜为丸，如梧桐子大。不论破伤风、急风、慢风、摊缓风、洗头沐浴中风，口眼歪斜，及妊娠产后风，并得服之。所患深重日久，以生姜、薄荷、荆芥酒内调下散半钱，送下三丸至五丸；甚者豆淋薄荷酒调散半钱至二钱匕，送下七丸至十丸，日三夜一。

【主治】卒中风。

天麻丸

【来源】《圣济总录》卷六。

【组成】天麻一分　蝎梢一分（炒）　天南星（生，去脐）　白僵蚕（炒）　白附子（炮）　乌蛇（酒浸，去皮骨，炙）各半两　丹砂（别研）　麝香各一分（别研）

【用法】上为细末，炼蜜为丸，如鸡头子大。每服一丸，嚼破，茶、酒任下。如牙关紧急，用少许揩牙，即开。

【主治】卒中诸风。

天麻丸

【来源】《圣济总录》卷六。

【组成】天麻　地榆　木香　防风（去叉）　乌头（去皮，生用）　丁香各半两　丹砂二钱（研）　麝香（研）　龙脑（研）　牛黄各一钱半（研）　自然铜半两（火煅红，以米醋浸，又煅，凡十余次，水洗去灰，研）

【用法】上药除丹砂、自然铜、麝香、龙脑、牛黄别研外，六味焙干，为细末，同前药拌匀，炼蜜为丸，捣治得所，新瓦合盛贮，旋丸，大人如樱

桃大，小儿如豆大加减。每服一丸，日午、晚后用薄荷熟水嚼下。

【主治】丈夫妇人卒中恶风，热涎潮壅，手足麻痹，齿噤不开，语言不得；或暴风搏于腠理，浑身壮热，头目昏眩，心躁烦热；小儿急、慢惊风。

天麻散

【来源】《圣济总录》卷六。

【组成】天麻　天竺黄　天南星　干蝎（并生用）等分

【用法】上为散。每服半钱匕，温酒调下；小儿半字。

【主治】中急风。

天南星丸

【来源】《圣济总录》卷六。

【组成】天南星（炮）　天麻　附子（炮裂，去皮脐）　干蝎（全者，去土，炒）　白僵蚕（直者，炒）　藿香叶　白附子（炮）各半两

【用法】上为末，酒煮面糊为丸，如梧桐子大。每服五丸至十丸，空心、食前薄荷温酒送下。

【主治】中风，手足不随，筋骨挛急，行履艰难，口眼㖞斜，时发搐搦。

分涎散

【来源】《圣济总录》卷六。

【组成】藿香叶　蝎梢　白附子（炮）各一分　天南星（炮）半两　丹砂（研）　腻粉（研）　粉霜（研）各一两

【用法】上七味，先将四味捣罗为末，次入丹砂、腻粉、粉霜同研匀。每服一钱匕至二钱，薄荷茶调下，未吐利再服。

【主治】急风口噤，手足搐搦，涎潮作，声不得出。

牛黄丸

【来源】《圣济总录》卷六。

【组成】牛黄（研）　芦荟　天竺黄（研）　血竭（研）　没药（研）　丹砂（研）　续随子　皂荚灰各半两　丁香　木香　干蝎（去土，炒）　粉霜　雄黄（研）　甘遂（炮）各一分　麝香（研）二钱　肉豆蔻（去皮）二枚　槟榔（锉）二颗　龙脑（研）一字

【用法】上为末，每抄药末四钱，入轻粉三钱，再研匀，面糊为丸，如黍米大。每服五丸，金银薄荷汤送下。

【主治】卒中风，仆倒闷乱，语言謇涩，涎痰壅盛。

【加减】一方加天麻一两（酒浸，炙，为末），研匀，丸如小弹子丸大。凡中风用冷水化下一丸，立效；些小风气，每服半丸；小儿惊风，一丸分作六服，并用冷水化下。

升麻汤

【来源】《圣济总录》卷六。

【组成】升麻　防风（去叉）　麻黄（去根节，煎，掠去沫，焙干）各一两　芎䓖　羚羊角（镑）各一两半　桂（去粗皮）三分

【用法】上为粗末。每用药十钱匕，以水三盏，煎至二盏，去滓，加竹沥一合，更煎三沸，分温三服，空心一服，夜并二服；相去如人行五里良久更服。以衣覆令微汗出，避外风。

【主治】中风口眼㖞斜。

乌梅饮

【来源】《圣济总录》卷六。

【组成】乌梅二七枚（并子捶碎）　菝葜（捶碎）一两半　白矾（生用）一两

【用法】先以水一升，煎菝葜根，取三合，去滓别盛；又别以水一升，煮乌梅至三合，去滓别盛；又以水五合，煮白矾，取三合，别盛。以物斡口开，先灌菝葜汤，次下乌梅汤，又次下白矾汤，旋消停服之良。久久即吐恶痰毒涎，如不吐，以鹅毛搅喉中取吐。

【主治】中风不语，口噤吐痰，颈项筋急。

乌蛇丸

【来源】《圣济总录》卷六。

【组成】乌蛇（酒浸，去皮骨，炙） 乌头（炮裂，去皮脐） 五灵脂 羌活（去芦头） 天麻（酒浸，切，焙）各半两 牛黄（研） 雄黄（研） 麝香（研） 干蝎（去土，酒炒） 天南星（炮裂，汤洗）各一分 香墨（烧醋淬，研） 独活（去芦头） 皂荚（不蚛者，去皮子，酥炙）各三分 白附子三枚（炮裂，汤洗） 虎骨（酥炙）一两 黑豆二十一粒（先与乌头同捣烂，焙）

【用法】上十六味，捣罗十三味为末，入牛黄、麝香、雄黄末拌匀，重罗一遍，炼蜜为丸，如绿豆大。每服七丸，温酒送下；渐加至十丸，空心、午时、夜卧各一服。

【主治】中风，口面㖞僻，言语不正。

乌犀丸

【来源】《圣济总录》卷六。

【组成】犀角屑半两 天麻 白附子（炮）各一两 白僵蚕（炒） 半夏（汤浸七遍，以去皮生姜半两同杵碎，炒令干）各半两 乌蛇肉（酒浸，去皮骨，炙） 天南星（炮）各一两 麻黄（去根节） 独活（去芦头） 当归（切，焙） 晚蚕沙（微炒） 麝香（研） 干蝎（去土，微炒）各半两

【用法】上为末，再同研匀，炼蜜为丸，如梧桐子大。每服十丸至十五丸，温酒送下，不拘时候。

【主治】风寒客于三阳经，筋脉拘强，口噤不开，牙关紧急。

白丸子

【来源】《圣济总录》卷六。

【组成】天南星 半夏各半两 白僵蚕 干蝎（去土）胡粉 腻粉 麝香各一分（研）

【用法】上药生为末，用糯米粥为丸，如绿豆大。每服二三丸，嚼破，温酒送下，荆芥、薄荷汤送下亦得；如中风口噤，研化灌服之。

【主治】卒中风，口面㖞斜，手足不随，口噤。

白丸子

【来源】《圣济总录》卷六。

【组成】安息香 胡桃仁（与安息香同研）各一两 白胶香（研） 牛黄（研） 麝香 丹砂（研） 芎藭各一分 当归（切，炒）半两 干蝎七枚（全者，酒炒） 巴豆三粒（去皮心膜，研如膏，压去油）

【用法】上十味，将三味捣为细末，与别研七味和匀，炼蜜为丸，如梧桐子大。每服一二丸，温酒送下。量力饮之，但令醺醺，勿至大醉。兼理中风、手脚挛缩及半身不随，日二夜一，不可过多。

【主治】破伤风；兼治中风手脚挛缩及半身不随。

白圣散

【来源】《圣济总录》卷六。

【组成】天雄（炮裂，去皮脐） 山茱萸（炒过，候冷）各二两 山芋三两 干姜（炮）一分

【用法】上为散。每服二钱匕，用热豆淋酒半盏调下，患重者加至三钱匕。

【主治】中风口面㖞斜。

白神散

【来源】《圣济总录》卷六。

【组成】白梅末不拘多少

【用法】揩牙。立开。

【主治】中风或吐泻，牙关紧噤，下药不能。

白僵蚕丸

【来源】《圣济总录》卷六。

【组成】白僵蚕（炒） 白附子（炮） 天南星（炮） 桑螵蛸（中劈破，炒） 藿香叶 干蝎（去土，酒炒） 天麻 乌蛇（酒浸，去皮骨，炙） 麝香（别研）各一分 天雄（炮裂，去脐皮）一枚

【用法】上十味，先将九味捣，入麝香再拌令匀，用糯米粥研如糊为丸，如大麻子大，别以腻粉为衣。每服七丸至十丸，以酒送下，日二夜一。

【主治】卒中风。

圣散子

【来源】《圣济总录》卷六。

【组成】附子（炮裂，去皮脐，取中心者用） 伏龙肝 牡蛎（烧）各等分

【用法】上为散。用三岁乌鸡冠血调半钱匕，如口歪向左边，即涂药在右口角；若歪向右边，即涂药在左口角，才见口正，当即急洗去药，迟洗即牵过口角，慎之。

【主治】中风口歪。

芎藭汤

【来源】《圣济总录》卷六。

【组成】芎藭一两半 黄芩（去黑心）一两 干姜（炮）一两 当归（切，焙）一两半 桂（去粗皮）二两 杏仁（去皮尖双仁，炒）三分 秦艽（去苗土）一两 甘草（炙，锉）一两 黄连（去须）一两 麻黄（去节，煎，掠去沫，焙干）一两

【用法】上为粗末。每服五钱匕，水一盏半，煎取八分，去滓温服，日三次，夜二次。

【主治】卒中风，四肢不仁。

夺命散

【来源】《圣济总录》卷六。

【组成】黑豆一合 乌鸡粪 马牙消（研） 龙胆（去芦头，锉碎）各一分

【用法】上四味，先将鸡粪及豆同炒熟，次入龙胆、马牙消拌匀。以酒三盏，煎二盏，分三次温服，不拘时候。

【主治】中风卒倒，不省人事，口面喎斜，失音不语，但吐涎沫，或口噤不开，目瞑垂死，一切风疾。

衣中白鱼摩方

【来源】《圣济总录》卷六。

【组成】衣中白鱼

【用法】上一味，摩偏缓一边。才正便止，恐太过。凡患，急边缓边皆有病，先摩缓边，次摩急边，急边少用。

【主治】中风，口面喎斜。

防己汤

【来源】《圣济总录》卷六。

【组成】防己（锉） 桂（去粗皮） 麻黄（去根节，煎，掠去沫，焙干） 葛根（锉）各二两 甘草（炙，锉） 防风（去叉，锉） 芍药各一两

【用法】上为粗末。每服三钱匕，以水一盏，加生姜半分（切），煎取七分，去滓温服，日三夜一。

【主治】中风口噤，颈项筋急，饮食不下，失音不能言者；亦治伤寒失音不能语，口噤。

防风汤

【来源】《圣济总录》卷六。

【组成】防风（去叉） 赤芍药 独活（去芦头） 黄芩（去黑心） 枸杞根 芎藭 防己 白术 乌头（炮裂，去皮脐） 甘草（炙，锉） 茵芋各二两 麻黄（去根节） 生姜（切，焙）各三两 细辛（去苗叶） 桂（去粗皮） 白茯苓（去黑皮）各一两

【用法】上锉，如麻豆大。每服三钱匕，水一盏，研石膏一钱匕，同煎至七分，去滓温服，不拘时候。

【主治】卒中恶风，口噤不能言，肢体缓软，心神恍惚。

防风汤

【来源】《圣济总录》卷六。

【组成】防风（去叉） 防己 升麻 桂（去粗皮） 麻黄（去根节，煎掠去沫，焙干） 芎藭各一两 羚羊角（镑）一两半

【用法】上锉，如麻豆大。每服三钱匕，以水一盏，煎取六分，去滓，加竹沥半合，更煎三两沸，空心热服，日午及临卧各一服。

【主治】中风，口面喎斜，泪出失音。

赤箭散

【来源】《圣济总录》卷六。

【组成】赤箭半两 黄松节（锉）一两 牛膝（去苗，酒浸一宿，焙干） 补骨脂（炒） 骨

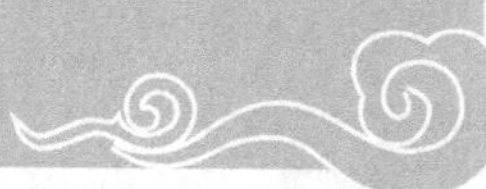

碎补　芍药　细辛（去苗叶）　藿香叶　自然铜（烧醋淬七遍）　没药（研）　地龙（去土）　木鳖子（去壳）　白花蛇（酒浸一宿，去皮骨，焙干）　虎骨（涂酥炙）各半两　乌头（炮裂，去皮脐）一分　羌活（去芦头）一两　桂（去粗皮）半两

【用法】上为细散。每服二钱匕，温酒调下，不拘时候。

【主治】中风，口喎僻，言语不正，目不能平视。

羌活汤

【来源】《圣济总录》卷六。

【组成】羌活（去芦头）　桑根白皮　麻黄（去根节）　天雄（炮裂，去皮脐）　当归（切，焙）各二两　桂（去粗皮）　旋覆花（微炒）　远志（去心）各一两　大腹皮（锉）　甘草（炙，锉）　芎䓖　威灵仙（去苗土）　枳壳（去瓤，麸炒）　菖蒲各一两半　杏仁（汤浸，去皮尖双仁，炒）二十一枚

【用法】上锉，如麻豆大。每服五钱匕，水一盏半，加生姜三片，煎至八分，去滓温服，不拘时候。

【主治】卒中风，闷乱，语言謇涩，牙关紧急。

阿胶丸

【来源】《圣济总录》卷六。

【组成】阿胶（炙令燥）　蝉壳（去土）　犀角屑各半两　麝香三钱　白花蛇（酒浸，去皮骨，炙）三分　桂（去粗皮）半两　白鲜皮　白僵蚕（炒）　天南星（炮）　半夏（酒浸三日，汤洗，麸炒）　天麻　桔梗（炒）　黄耆（炒）　当归（切，焙）　羌活（去芦头）　虎头骨（酥炙）　海桐皮（锉）　白芷　白茯苓（去黑皮）　附子（炮裂，去皮脐）　防风（去叉）　芎䓖　麻黄（去根节）各一两　干蝎（去尾，用糯米炒）四十二枚　人参　没药各半两　木香一两　羚羊角屑半两　干姜（炮）四钱半　乌蛇（酒浸，去皮骨，炙）三分

【用法】上锉细，焙干，捣罗为末，炼蜜为丸，如弹子大。每服一丸，生姜酒嚼下。中风甚者，拗开口，或先以药嚏，后化药灌下一丸。立省。

【主治】腑脏久虚，气血衰弱，卒中风邪，及瘫痪等疾。

附子汤

【来源】《圣济总录》卷六。

【组成】附子（炮裂，去皮脐）　干姜（炮）各四两　桂（去粗皮）　麻黄（去根节，先煎，掠去沫，焙干）各二两　芎䓖一两半

【用法】上锉，如麻豆大。每用十钱匕，以水三盏，煎取二盏，去滓，分温三服，空心一服，夜卧并二服。

【主治】

1.《圣济总录》：中风口面喎斜。
2.《普济方》：产后中风口喎。

附子散

【来源】《圣济总录》卷六。

【组成】附子一枚（重一两者，慢火炮裂，去皮脐）　白附子（炮裂）一分

【用法】上为细散。每服一钱匕，温酒调下。三服见效。

【主治】中风牙关紧急，遍身强硬。

鸡血涂方

【来源】《圣济总录》卷六。

【组成】雄鸡血

【用法】上煎热涂之，正则止。或新取血涂之亦佳。涂缓处一边为良。

【主治】中风，口面喎僻不正。

青金丸

【来源】《圣济总录》卷六。

【别名】青金丹（《御药院方》卷一）。

【组成】半夏（生姜水洗七遍，焙干，取末）三钱　滑石三钱（研）　腻粉一分（研）　水银（铅结作沙子，皂荚子大，研）　续随子一百粒（去壳，研）　青黛二钱（研）　龙脑一钱（研）　麝香

一钱（研）

《御药院方》有粉霜。

【用法】上为末，水为丸，如豌豆大。每服五丸至七丸，煎葱白汤化下。

【主治】卒中风涎潮，精神昏塞。

青松叶浸酒

【来源】《圣济总录》卷六。

【组成】青松叶一斤（细锉，如大豆）

【用法】于木石臼中捣令汁出，用生绢囊贮，以清酒一斗，浸二宿，近火煨一宿。初服半升，渐加至一升。头面汗出即止。

【主治】中风，口面㖞斜。

矾蝴蝶散

【来源】《圣济总录》卷六。

【组成】矾蝴蝶　蜜陀僧各三钱

【用法】上为末。每服半钱匕，温水调灌之；若牙紧不能下药，即鼻中灌之。

【主治】中急风，牙关紧，不能转舌，语涩。

金虎丹

【来源】《圣济总录》卷六。

【组成】天竺黄末　雄黄（研，水飞）　白矾（研）各二两　丹砂（研，水飞）　天雄（炮裂，去皮脐）　腻粉（研）各一两　龙脑半钱（研）　牛黄一分（研）

【用法】上为细末，炼蜜和得所，秤一两二钱为十丸。大人中风每服一丸，入腻粉少许，新汲水化下；常服每丸分四服，小儿分八服，新汲水化下。

【主治】卒中风，涎潮发搐。

金虎丹

【来源】《圣济总录》卷六。

【别名】金虎丸（《普济方》卷九十二）。

【组成】牛黄（研）　丹砂（研）　粉霜（研）　腻粉（研）　雄黄（研）　龙脑（研）　铅白霜（研）各一两　天竺黄　人参　麦门冬（去心）各三两　甜消（研）二两　蓬砂（研）半两　白矾（研）一两半

【用法】上为末，再同研匀，炼蜜为丸，如樱桃大。每服一丸，新汲水化下；伤寒伏热在心，狂乱者，每服一丸，蜜水化下；小儿急慢惊风，口吐涎沫，一丸分作三服，薄荷新水化服。

【主治】一切风涎，中风口噤不语，忽然仆地，涎潮壅塞。

狐肝丸

【来源】《圣济总录》卷六。

【组成】腊月狐肝一具　腊月朴嘴鸦一只（去嘴爪）　藿香二两　桑螵蛸　白附子　地骨皮各一两半　麦门冬一两　干蝎（炒）　乌蛇（酒浸，去皮骨，炙）　白花蛇（酒浸，去皮骨，炙）　白僵蚕（生用）　天门冬（去心，生用）　人参　槟榔（生用）　天南星（炮）各一两半　麝香（研）半两　五灵脂　天麻（生用）　羌活（去芦头）各一两（以上并麝香同捣罗细）　腻粉一分

【用法】上二十味，将前七味先下狐肝、鸦，次下五味药入罐子内，团瓦一片盖口上，仍留一眼如钱窍大出烟，黄泥封定，慢火先烧，令干；渐加火烧青烟出，即泥合窍子，住火，以灰焙，候冷取出，研细；同余药一十三味再同研令匀，重罗，炼蜜为丸，如绿豆大。每服三丸至五丸，温酒送下，微嚼，不得多服。每空心并二服，如人行五里再一服，午时、夜深各一服，汗出即愈。

【主治】中急风。

胡麻浸酒

【来源】《圣济总录》卷六。

【组成】胡麻（炒，捣，粗罗）一斤

【用法】上用生绢囊贮，以酒一斗五升，浸七日后，每服三合，稍稍服之，加至四五合。以愈为度。

【主治】中风，口面㖞斜。

追风丸

【来源】《圣济总录》卷六。

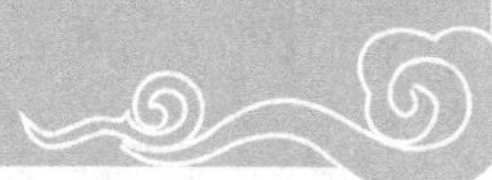

【组成】磁石（煅，醋淬十遍，研）一分　石硫黄（研）一钱　蓖麻子十五枚（去皮研）　干萵苣根三钱　芸苔子半两

【用法】上为末，临用以醋面糊为丸，手心内安之，用汤碗压。左喎安右手，右喎安左手。候口正即去之。

【主治】中风口歪。

独活汤

【来源】《圣济总录》卷六。

【组成】独活（去芦头）　生葛根（去皮，细锉，如麻豆大）各二两　甘草（炙）一两半　桂（去粗皮）　芍药各一两

【用法】上五味，将四味为粗末，与葛根拌匀。每服五钱匕，水一盏半，加生姜五片，煎至八分，去滓温服，日三夜一。

【主治】

1.《圣济总录》：风癔。舌强不语，昏冒不知人，喉中作声。

2.《普济方》：四肢不收，手足亸曳。

独活饮

【来源】《圣济总录》卷六。

【组成】独活（去芦头）一两　葛根（锉）　甘草（炙）各半两

【用法】上为粗末。每服四钱匕，以水一盏半，加生姜半分（切），煎取七分，去滓热服。口噤服药不下，斡口开灌之，日夜四五服。

【主治】中风口噤不语，不知人，饮食不下。

神灵散

【来源】《圣济总录》卷六。

【组成】粉霜一两（白面少许，滴水和作团子，炙令黄色为度）　丹砂（研）一钱　硼砂（研）一钱　牛黄（研）半钱　龙脑一字（细研）

【用法】上为细散。每服一字匕，煎陈粟米饮调下。

【主治】卒中风，涎潮。

蚕沙浸酒

【来源】《圣济总录》卷六。

【组成】蚕沙（微炒，捣碎）五升

【用法】上用生绢囊贮，以酒一斗五升，浸经七日。取饮之，三合至五合。令常有酒气，以愈为度。

【主治】中风，口面喎僻，口角涎流。

透罗丸

【来源】《圣济总录》卷六。

【组成】水银（用炼净者，黑锡一分结为沙子）　粉霜　干蝎（全者，炒）各一分　天南星半分（生用）　腻粉一钱　龙脑　麝香各半钱

【用法】上先杵天南星、干蝎细罗了，同前五味入乳钵细研，石脑油为丸，如梧桐子大。每服三丸，温薄荷水化下，大段即加二丸；小儿十岁以上，两丸或一丸，临时相度虚实与吃。

【主治】卒中风，忽然仆倒闷乱，言语謇涩，痰涎壅塞；小儿风痫，身热瘈疭，强直反张。

消风丸

【来源】《圣济总录》卷六。

【组成】草乌头半斤（用油四两炒令黄色）　麻黄（去根节，先煎，掠去沫，焙）　附子（炮裂，去皮脐）　白芷各半两　防风（去叉）　白茯苓（去黑皮）　藿香叶　干姜（炮）　前胡（去芦头）　青橘皮（去白，炒干）　桂（去粗皮）各一两　甘草（炙，锉）二两　龙脑（研）　麝香（研）　丁香　木香　白僵蚕（炒）各一分　蝉蜕半两（炒）　不蚛皂荚一两一分（去皮子，酥炙焦黄）

【用法】上为细末，炼蜜为丸，如弹子大。每服一丸，温酒化下，不拘时候。

【主治】风邪引颊，口喎僻，言语不正。

海带散

【来源】《圣济总录》卷六。

【组成】海带（炒）半两　乌梅肉　天南星（生）各一两　麝香二分（别研，后入）

【用法】上为细末，入瓷盒内，勿令透气。如患急，以半钱匕，于腮里牙关上揩，便自开口。

【主治】风口噤，牙关不开。

救生散

【来源】《圣济总录》卷六。

【别名】救生命散（《普济方》卷九十一）。

【组成】白矾　半夏（汤洗去滑，焙）　天南星（生用）各等分

【用法】上为细散。每服以好酒一盏，药末二钱匕，加生姜三片，煎七分，通温灌之。当吐涎，扶令正坐，经一复时，不得令卧，如卧则涎难出。良久再依法煎药一钱，后常服只半钱。

【主治】卒中风。

麻黄汤

【来源】《圣济总录》卷六。

【组成】麻黄（去根节，汤掠去沫，焙）　萆薢　附子（炮裂，去皮脐）各二两　黄连（去须）　当归（切，焙）　桂（去粗皮）　枳壳（去瓤，麸炒）　甘草（炙，锉）　羚羊角（镑）各一两　桑根白皮　牡丹皮　羌活（去芦头）　芎䓖各一两半　旋覆花（炒）半两　杏仁（去皮尖双仁，炒）十四枚

【用法】上锉，如麻豆大。每服五钱匕，以水一盏半，加生姜半分（切），煎至八分，去滓温服。

【主治】中风，口眼㖞斜。

葛根汤

【来源】《圣济总录》卷六。

【组成】葛根　防风（去叉）　附子（炮裂，去皮脐）　麻黄（去节根，煎掠去沫，焙干）各一两　独活（去芦头）二两　杏仁（汤浸，去皮尖双仁，炒）四十枚　松实（去壳）一两半

【用法】上锉，如麻豆大。每用十钱匕，以水二盏，酒一盏，入生姜三片，煎取一盏半，去滓，分三服，日二夜一。

【主治】中风，口面㖞斜。

紫金丸

【来源】《圣济总录》卷六。

【组成】乌头（生，去皮尖）四两　地龙（去土，炒）　木鳖子（去壳）各二两　白胶香（研）一两　乳香（研）　没药（研）　丹砂（研）各半两　五灵脂　附子（炮裂，去皮脐）　白花蛇（酒浸，去皮骨，炙）　天麻　当归（切，焙）各一两　龙脑　麝香（研）各一钱

【用法】上为末，取东流水为丸，如弹子大。每服半丸，生姜自然汁和酒磨下。一切风证，或乳香、龙脑、麝香、薄荷、茶、酒临时作汤使。

【主治】急风，筋脉紧急，身背强直，面黑鼻干，口噤不语，甚者壮热汗出，直视唇青，涎盛咽塞。

大豆煎

【来源】《圣济总录》卷七。

【组成】大豆（紧小者）二升（洗净）　生姜汁一合

【用法】上先用五升煮豆，至二升，绞去豆，入姜汁，慢火煎如稀膏。空心、食后、夜卧时各用一匙，细细含咽；甚者用竹沥二合调服。

【主治】中风，失音不语。

大续命汤

【来源】《圣济总录》卷七。

【组成】麻黄（去根节，煎，掠去沫，焙）三两　石膏（碎）　防风（去叉）各二两　干姜（炮）一两半　黄芩（去黑心）　芎䓖　甘草（炙）　白术　远志（去心）　独活（去芦头）各一两　紫石英半两　杏仁三十五枚（去皮尖双仁，炒）

【用法】上为粗末。每服五钱匕，水一盏半，煎至一盏，去滓温服，不拘时候，良久再服。

【主治】中贼风，急强大呼，身体疼痛。

白矾丸

【来源】《圣济总录》卷七。

【组成】白矾（生研）　陈橘皮（去白，炒）　桂（去粗皮）各一两

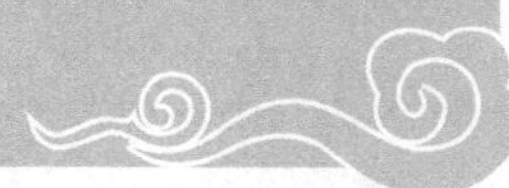

【用法】上为细末，枣肉为丸，如弹子大。每服一丸，含化咽津，不拘时候。

【主治】卒中风不语，失声，及声噎不出。

百部散

【来源】《圣济总录》卷七。

【组成】百部一两　乌头（炮裂，去皮脐）一分　牛膝（去苗，切，酒洒，焙）　白术各半两

【用法】上为细散。每服一钱匕，温酒调下，渐加至二钱匕，日三次，夜一次。

【主治】中风䩬曳，挛躄不能起。

竹豆汤

【来源】《圣济总录》卷七。

【组成】新青竹（碎如箅子）四十九茎　乌豆二升

【用法】以水八升，煮令豆烂，去滓，再煎取一升。每服二合灌之；或口噤不开者，即斡口灌之。

【主治】中风失音不语。

杏仁饮

【来源】《圣济总录》卷七。

【组成】杏仁三十枚（去皮尖双仁，炒）　芎䓖　石膏（碎）　桂（去粗皮）　当归（焙）　麻黄（去根节）　干姜（炮）　黄芩（去黑心）　甘草（炙）各一两

【用法】上为粗末。每服五钱匕，水一盏半，煎至八分，去滓，空心温服，一日二次。

【主治】中贼风，肢体不收，不知痛处，卒语不得，手足拘急，腰痛引项，目眩欲倒，卧即反张，脊不着席，脉动不安，恍惚恐惧，上气呕逆。

羌活汤

【来源】《圣济总录》卷七。

【别名】羌活人参汤（《普济方》卷九十二）。

【组成】羌活（去芦头）二两半　人参二两　附子（炮裂，去皮脐）一枚　甘草（炙）二两　桂（去粗皮）一两　独活（去芦头）三分　菖蒲（切）半两

【用法】上锉，如麻豆大。每服五钱匕，水一盏，入荆沥、竹沥、地黄汁共半盏，同煎至一盏，去滓温服，空心、日午、夜卧各一服。

【主治】中风失音不语。

羌活汤

【来源】《圣济总录》卷七。

【组成】羌活（去芦头）一两　羚羊角（镑）半两　麻黄（去根节，先煎，掠去沫，焙用）一两　防风（去叉）半两　独活（去芦头）半两　旋覆花（炒）一两　人参　白茯苓（去黑皮）　当归（切，焙）　麦门冬（去心）　龙齿（捣）各半两　杏仁（汤退去皮尖双仁，炒）一两

【用法】上为粗末。每服十钱匕，以水三盏，煎取一盏半，去滓，温分三服，空心、日午、夜卧各一服。

【主治】中风舌强不得语，手足举动不得。

羌活汤加防风方

【来源】《圣济总录》卷七。

【组成】羌活（去芦头）二两　甘草（炙）　人参各一两半　防风（去叉）二两　附子（炮裂，去皮脐）二枚　生地黄汁　荆沥　竹沥各半盏

【用法】上八味，将前五味锉，如麻豆大。每服五钱匕，水一盏，入地黄汁并沥汁各半盏，同煎一盏，去滓温服，空心、日午、临卧各一次。

【主治】中风失音不语。

陈醋方

【来源】《圣济总录》卷七。

【组成】陈醋二合　三年酱汁　人乳汁各五合

【用法】上相和研，以生绢滤绞取汁，分为三服，日夜服之，服尽能语。

【主治】中风不得语，舌根涩硬。

附子汤

【来源】《圣济总录》卷七。

【组成】附子（炮裂，去皮脐）三分　麻黄（去根节，先煎，掠去沫，焙）一两半　芎䓖二两　细辛（去苗叶）三分　白鲜皮　茯神（去木）　杏仁（汤退去皮尖双仁，炒）　羌活（去芦头）　防己　桂（去粗皮）　甘草（炙）各二两

【用法】上锉，如麻豆大。每用十钱匕，以水三盏，加生姜三枣大（拍碎），煎取一盏半，去滓，分三服，空腹并二服，相去如人行五里更一服。

【主治】中风，舌强不得语。

附子汤

【来源】《圣济总录》卷七。

【别名】煮豆法（《普济方》卷九十五引《十便良方》）。

【组成】附子（炮裂，去皮脐）一两

【用法】上锉，如麻豆大。以水五升，绿豆五合，同煮至三升，绞去滓，每服半盏，细细饮之，空心、日午、临卧服。

【主治】

1.《圣济总录》：柔风，筋骨缓弱，不能行立。

2.《普济方》引《十便良方》：头风。

附子汤

【来源】《圣济总录》卷七。

【组成】附子（炮裂，去皮脐）　干姜（炮）　甘草（炙）　防风（去叉）　独活（去芦头）各一两半　石膏（碎）　白茯苓（去黑皮）　白术　芎䓖　柴胡（去苗）　当归（酒浸，切，焙）　人参各一两　杏仁（去皮尖双仁，炒研）二十枚　细辛（去苗叶）一两

【用法】上锉，如麻豆大。每服五钱匕，水、酒共一盏半，煎至一盏，去滓温服，一日三次。人羸弱者，只用水煎服。

【主治】风曳，手足不随，身体不能俯仰。

附子煎

【来源】《圣济总录》卷七。

【组成】附子（炮裂，去皮脐）五两　黑豆（洗）一升　天雄（炮裂，去皮脐）五两　防风（去叉）三两

【用法】以上四味，将三味锉细，并黑豆酒一斗五升，煮候豆烂，去滓取汁，更用天麻、芎䓖各五两为散，与前豆药汁同煎如稀饧。每服一匙，空心热汤或温酒调下。

【主治】柔风四肢不收，腹中拘急。

青金丹

【来源】《圣济总录》卷七。

【组成】丹砂　水银　胡粉　雌黄　曾青　白矾　铅丹　硫黄各等分

【用法】上药各为细末，用固济瓶子一个，先入丹砂，次入硫黄，次入水银，次入曾青，次入铅丹，次入胡粉，次入雌黄，次入白矾，递相盖之如法，固济瓶口，候干入炉，渐渐以四两火养一复时，即以半斤火煅之，令通赤，渐渐退火，以湿黄泥罨之，待冷取出药，于地上出火毒，更以白僵蚕末、干蝎末、铅霜等分，研和令匀，粟米饭为丸，如绿豆大。每服五丸，空心薄荷汤送下；或温酒亦得。

【主治】中风瘫痪，口眼㖞斜。

虎骨丸

【来源】《圣济总录》卷七。

【组成】虎胫骨（酥煮）半两　当归（切，焙）一两　安息香（酒研）半两　海桐皮（锉）　独活（去芦头）　牛膝（酒浸，切，焙）各一两　赤箭半两　肉苁蓉（酒浸，切，焙）一两　金毛狗脊（去毛）　续断各半两　萆薢　乌头（炮裂，去皮脐）　芎䓖各一两　甜瓜子　仙灵脾　乳香（研）各半两　防风（去叉）　天麻　石斛（去根）各一两　酸枣仁（去皮，研）　黄松节（锉，酒炒）　细辛（去苗叶）各半两

【用法】上除别研外，捣为细末，酒煮面糊为丸，如梧桐子大。每服十五丸，温酒或荆芥汤送下，不拘时候。

【主治】摊缓风，手足下遂，口眼㖞斜，头目昏重，腰膝少力，及风气凝滞，筋骨疼痛。

败龟丸

【来源】《圣济总录》卷七。

【组成】败龟（涂酥，炙）五两

【用法】上为细末，研饭为丸，如梧桐子大。每服二十丸，温酒送下，不拘时候。

【主治】中风，手脚颤掉亸曳。

玳瑁丸

【来源】《圣济总录》卷七。

【组成】玳瑁（镑） 丹砂（研） 雄黄（研） 白芥子各半两 麝香（研）一分

【用法】上为末，再同研匀，别以银石器酒煎安息香一两为膏，和丸如绿豆大。每服十丸，温童便送下，不拘时候。

【主治】中风不语，精神冒闷，兼治忽中恶不语。

枳壳散

【来源】《圣济总录》卷七。

【组成】枳壳（去瓤，麸炒）二两 牛黄（研） 白芷各一两

【用法】上为散。每服三钱匕，空心温酒调下。

【主治】中风手足无力，口中涎出，多在右边者。

柏子仁酒

【来源】《圣济总录》卷七。

【组成】柏子仁（生研）二两 鸡粪白（炒）二两 桂（去粗皮）二两 生姜（不去皮，切）一两

【用法】上为粗末，共炒令焦色，乘热投酒六升，候冷滤去滓。每服七分一盏，空心、日午、夜卧服。

【主治】中风失音不语。

柏子仁散

【来源】《圣济总录》卷七。

【组成】柏子仁（生研细）二两 桂（去粗皮，为末）一两

【用法】上二味共和匀。别用大豆一升，鸡粪白三合同炒令黄，投酒三升，乘热滤去滓，每用酒一盏，温调药二钱匕，空心、日午、夜卧服。

【主治】中风失音不语，半身不遂。

姜附汤

【来源】《圣济总录》卷七。

【组成】干姜（炮） 附子（炮裂，去皮脐） 甘草（炙） 桂（去粗皮） 当归（酒浸，切，焙） 白术 细辛（去苗叶） 杏仁（去皮尖双仁，炒，研）各一两 麦门冬（去心，焙）二两

【用法】上锉，如麻豆大。每服三钱匕，水一盏，煎至七分，去滓温服。

【主治】中风，失音不语。

神验乌头丸

【来源】《圣济总录》卷七。

【组成】乌头（生，去皮脐） 五灵脂各五两 麝香（研）一分

【用法】上先以二味为细末，入麝香同研令细匀，滴水为丸，如杏核大。每服一丸，先用生姜自然汁研化，次以暖酒调下，早、晚食后服五七丸，便能行走，十丸可以举手。

【主治】中风，手足亸曳，口眼歪斜，语言謇涩，步履不正。

通明赤丸

【来源】《圣济总录》卷七。

【组成】乌蛇（去头骨并皮） 麻黄（去根节） 白僵蚕各一两 白附子（生用） 半夏（汤洗去滑） 干蝎（去土） 干姜（炮） 天南星 附子（去皮脐）各半两 麝香（研）一分

【用法】上并生用，为末，以汤浸槐胶研和为丸，如大麻子大，以生绢袋盛，不得置盒内，亦不得以火焙。每服三丸至五丸，空心微嚼破，薄荷酒送下，如觉药冲，煨甘草含之。如中风，急以温薄荷酒磨五丸或七丸服之；小儿中诸风痫、天钓风等，以母乳磨一丸或二丸，量力服之。

【主治】中风瘫痪，并柔风，一切风疾。

菖蒲饮

【来源】《圣济总录》卷七。

【组成】菖蒲（石上者）一分　桂（去粗皮）一两

【用法】上为粗末。每服二钱匕，水一盏，煎至七分，去滓温服，不拘时候。

【主治】中风失音。

排风散

【来源】《圣济总录》卷七。

【组成】白附子　麻黄（去根节）　天麻　骨碎补（去毛）　白僵蚕　羌活（去芦头）各一两

【用法】上药并生为散。每服五钱匕，温酒调下，不拘时候。

【主治】中风瘫痪。

麻黄汤

【来源】《圣济总录》卷七。

【组成】麻黄（去根节，煎掠去沫，焙）　黄芩（去黑心）　芎䓖　当归（切，焙）　紫石英　甘草（炙，锉）　桂（去粗皮）　远志（去心）　独活（去芦头）　桔梗（炒）各一两　防风（去叉）　石膏（碎）各二两　干姜（炮）一两半　杏仁二十五枚（去皮尖双仁，炒）

【用法】上为粗末。每服五钱匕，以水一盏半，煎至八分，去滓温服，日三次，夜一次，不拘时候。

【主治】中贼风急强，大呼，不自觉知，身体尽痛。

羚羊角丸

【来源】《圣济总录》卷七。

【组成】羚羊角（镑）一两　犀角（镑）三分　羌活（去芦头）　防风（去叉）各一两半　薏苡仁（炒）　秦艽（洗）各二两

【用法】上为细末，炼蜜为丸，如梧桐子大。每服二十丸，渐加至三十丸，煎竹叶汤送下。

【主治】中风。手颤亸曳，语涩。

羚羊角汤

【来源】《圣济总录》卷七。

【组成】羚羊角（镑）　芎䓖　细辛（去苗叶）　木香　防风（去叉）　麻黄（去节）　独活（去芦头）　羌活（去芦头）　当归（酒浸，切，焙）　附子（炮裂，去皮脐）　桂（去粗皮）　天麻各一两

【用法】上锉，如麻豆。每服三钱匕，以水一盏，煎至七分，去滓温服，不拘时候。

【主治】中风失音，手足不随。

羚羊角汤

【来源】《圣济总录》卷七。

【组成】羚羊角（镑）　麻黄（去根节）　防风（去叉）　升麻　桂（去粗皮）　芎䓖　薏苡仁各一两　羌活（去芦头）　杏仁（去皮尖双仁，炒）各二两

【用法】上为粗末。每服三钱匕，以水一盏，加木通、竹叶，煎至七分，去滓温服，不拘时候。

【主治】中风。舌强不语，手足拘急，发歇有时。

葛根汤

【来源】《圣济总录》卷七。

【组成】生葛根（切）　半夏（汤洗七遍）各四两　生姜五两（与半夏同捣，炒干）　独活（去芦头）二两　桂（去粗皮）二两半　防风（去叉）　当归（切，焙）　芍药　甘草（炙）各一两　附子（炮裂，去皮肤）半两

【用法】上锉，如麻豆大。每用五钱匕，以水一盏半，入生姜一枣大（拍碎），煎至八分，去滓温服，日二夜一。

【主治】中贼风，半身不随，口面㖞僻，言语不便。

雄黄丸

【来源】《圣济总录》卷七。

【组成】雄黄（研）　丹砂（研）　牛黄（研）　天南星（牛胆内制者）　白僵蚕（生用）　天麻（生用）各半两　麝香一分　金薄　银薄各十五片

（与麝香同研）

【用法】上为细末，炼蜜和丸，如鸡头实大。每服二丸，温薄荷汁化下，不拘时候。

【主治】心脾中风。舌强不语，涎潮昏塞，不省人事。

紫桂散

【来源】《圣济总录》卷七。

【组成】桂五寸（去粗皮，为细末） 乱发灰比桂末一半

【用法】上为末。分四服，日夜各二服，每服纳舌下，良久以温水冲下。

【主治】中风失音不语。

紫金天麻丸

【来源】《圣济总录》卷七。

【组成】天麻 没药（研） 乳香（研） 牛膝（酒浸，切，焙） 白术 当归（切，焙）各半两 牛黄（研）三分 犀角（镑）一两 附子（炮裂，去皮脐）三分 五灵脂二两

【用法】上为末，取三家井花水为丸，如樱桃大。每服一丸，先用生姜汁化开，次用温酒调下。

【主治】中风瘫痪，手足亸曳，言语謇涩，口眼㖞斜，不省人事，口吐涎沫，或手足搐搦，筋骨疼痛，皮肉麻痹。

人参汤

【来源】《圣济总录》卷八。

【组成】人参三分 麻黄（去节，先煎，掠去沫，焙干）一两半 石膏二两半（捣碎） 芍药三分 芎藭 防己（锉） 桂（去粗皮） 防风（去叉）一两 附子（炮裂，去脐皮）一枚重半两 杏仁（汤浸，去皮尖双仁，炒）四十九枚

方中芎藭、防己、桂用量原缺。

【用法】上药锉如麻豆。每服五钱匕，水二盏，加生姜半分（切），煎至一盏，去滓温服，空心一服，相去如人行五里再一服。衣覆微汗，勿触外风。

【主治】中风，四肢拘挛，舌强不能语，精神恍惚。

【加减】如体中觉热，每服加竹沥一合。

干地黄丸

【来源】《圣济总录》卷八。

【组成】熟干地黄（切，焙） 大麻仁（炒，研）各一两半 萆薢（炒） 五加皮（锉） 石斛（去根） 赤芍药 防风（去叉）各一两 牛膝（酒浸，切，焙） 桂（去粗皮） 酸枣仁（炒） 羌活（去芦头） 木香各三分 附子（炮裂，去皮脐）一枚 牡丹皮半两 槟榔二枚（锉）

【用法】上为末，炼蜜为丸，如梧桐子大。每服十五丸至二十丸，空腹温酒送下，一日二次。

【主治】中风，腰脚不随，膝胫沉重，饮食减少，日渐无力。

大黄饮

【来源】《圣济总录》卷八。

【组成】大黄（蒸三度） 熟干地黄（切，焙）各二两 雄黄（研） 青羊脂（细切） 干姜（炮） 桂（去粗皮） 赤芍药 细辛（去苗叶） 甘草（炙，锉）各一两

【用法】上锉，如麻豆大。每服三钱匕，水一大盏，煎至七分，去滓温服，日二夜一。

【主治】中风，身如角弓反张，及飞尸入腹，绞痛闷绝，往来有时，筋急，少阴寒热，口噤不开。

天麻丸

【来源】《圣济总录》卷八。

【组成】天麻 地榆各一两 乌头（炮裂，去皮脐）二两 玄参一两 胡蜂蛹子三十枚（焙干）

【用法】上为末，炼蜜为丸，如梧桐子大。每服三丸至五丸，食前薄荷酒嚼下。

【主治】中风手足不随，肢体疼痛。

天麻丸

【来源】《圣济总录》卷八。

【组成】天麻二两 地榆一两 没药三分

（研） 玄参 乌头（炮裂，去皮脐）各一两 麝香一分（研）

【用法】上药除麝香、没药细研外，同为末，与研药拌匀，炼蜜为丸，如梧桐子大。每服二十丸，空心、晚食前温酒送下。

【主治】中风，手足不随，筋骨疼痛，行步艰难，腰膝沉重；皮肤痛痹。

天麻丸

【来源】《圣济总录》卷八。

【组成】天麻半两 蝎梢（微炒） 没药各一分（研） 麻黄（去根节） 地龙（去土，炒）各半两 丹砂（研） 麝香各一分（研） 防风（去叉）半两 乌头（去皮脐，生用） 乳香（研） 自然铜（煅，醋淬）各半两 安息香一两（酒化，入蜜，同熬成膏）

【用法】上药除安息香外，捣研为末，再同研匀，以安息香膏和为丸，如梧桐子大。每服二十丸，以薄荷酒送下，不拘时候。有人患手臂不随，又有患腿膝无力，行步辄倒，服之并效。

【主治】中风。四肢筋脉拘挛，骨节疼痛，少力。

【宜忌】忌羊血。

【加减】素有热人，减乌头一半。

天雄丸

【来源】《圣济总录》卷八。

【组成】天雄（炮裂，去皮脐）一两 桂（去粗皮） 羌活（去芦头） 当归（切，焙） 白术（炒） 天麻（酒炙） 芎藭各一两 乌药（炒） 陈橘皮（去白，焙） 续断 石斛（去根） 白茯苓（去黑皮） 干姜（炮） 白芷（炒） 干蝎（去土，炒） 干漆（炒烟出）各一两

【用法】上为末，炼蜜为丸，如梧桐子大。每服三十丸，空心荆芥酒送下，一日二次。

【主治】中风，筋骨拘急，胁下痛，不可转侧。

乌鸡散

【来源】《圣济总录》卷八。

【组成】乌雌鸡肉（炙干）二两半 桂（去粗皮）一两三分 细辛（去苗叶）三两 防风（去叉，锉）二两半 干姜（炮）二两半

【用法】上为散。每服半钱，加至一钱匕，食后良久，温酒调下，日二夜一。未觉效，稍增至一钱半匕，以效为度。

【主治】中风，手足不随，口面㖞僻。

生地黄煎

【来源】《圣济总录》卷八。

【组成】生地黄五斤（捣，研，绞取汁令净） 黑豆一升（以水三升，煎至一升，绞去豆） 大甜石榴三颗（去蒂萼和子皮，同捣研，取汁） 晚蚕沙（炒）二两 海桐皮（炙，锉）三两 桂（去粗皮） 山芋各二两

【用法】上七味，先㕮咀四味，如大麻粒。于银石锅中，先煎地黄汁三二十沸，次下石榴、黑豆汁，又煎三二十沸，即下口父咀四味，勿停手搅，慢火煎至浓，用生帛绞去滓，次下好酥二两，再煎匀，搅如稠膏，即收于不津器中。每日空腹以无灰酒一盏调煎半匙头，搅和服之，如疾甚者，加至一匙头，每日三服。

【主治】中风，手足不随，或拘挛屈伸不得，口面㖞斜，偏风疼痛，或痛痹沉重，病在筋骨；兼治妇人产后风血恶疾。

【宜忌】切慎房室。

白鲜皮汤

【来源】《圣济总录》卷八。

【组成】白鲜皮 女萎 防风（去叉） 细辛（去苗叶） 升麻 苍耳（炒） 桂（去粗皮） 附子（炮裂，去皮脐） 五味子 菖蒲（九节者，去须节，米泔浸，切，焙） 蒺藜子（炒，去角）各一两半 黄耆（炙，锉）三两

【用法】上锉，如麻豆大。每服五钱匕，水一盏半，煎至八分，去滓，食前温服，一日二次。

【主治】风腰脚不随，四肢痛痹，口噤不语，手臂脚膝痿弱颤掉。

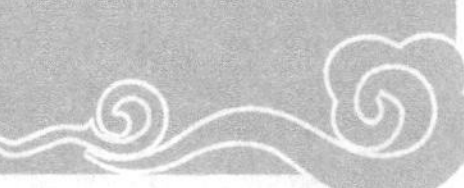

地龙饼子

【来源】《圣济总录》卷八。

【组成】地龙（炒） 海蛤 硫黄（研） 乌头（炮裂，去皮脐）各半两 鲮鲤甲（炙）一两

【用法】上为末，醋煮面糊为丸，如鸡头子大，捏作饼子，晒干。每用一饼，以葱白裹安在手足节上，以手帛系住，搁在一杉木桶上，用热汤淋之，候觉骨中热极，方解去帛子。手足未得舒展时，再用热汤淋之。每一饼可用三次。每用药毕，当着衣服盖之，不得透风。

【主治】中风，手足筋急，拘挛疼痛。

当归丸

【来源】《圣济总录》卷八。

【组成】当归（切，焙） 杜仲（去粗皮，炙） 丹参 郁李仁（去皮尖双仁） 赤芍药 牛膝（酒浸，切，炮） 酸枣仁 防风（去叉） 槟榔（煨，锉）各一两 石斛（去根）三分 萆薢一两半 桂（去粗皮）半两

【用法】上为末，炼蜜为丸，如梧桐子大。每服二十丸至三十丸，空心温酒送下。

【主治】中风，腰脚不随，骨节酸疼，筋脉拘急，行履稍难。

竹沥汤

【来源】《圣济总录》卷八。

【组成】竹沥（汤成下） 甘草（炙，锉） 秦艽（去苗土） 细辛（去苗叶） 黄芩（去黑心） 白术（炒） 桂（去粗皮） 防己 干姜（炮）各半两 麻黄（去根节，煎掠去沫，焙）三两 葛根 防风（去叉）各一两 附子（炮裂，去皮脐）半枚 升麻三分

【用法】上药除竹沥外，锉如麻豆大。每服五钱匕，水一盏半，煎至八分，去滓，入竹沥一合，更煎一沸，空心温服，日晚各一次。

【主治】风腰脚痹弱，或脚胫转筋，或皮肉胀起如肿，而按之不陷，心中烦懊，不欲饮食，或夙患风气者。

防己麻黄汤

【来源】《圣济总录》卷八。

【组成】防己一两一分 麻黄（去节，先煎、掠去沫，焙干）一两 厚朴（去粗皮，涂生姜汁，炙五遍）一两半 独活（去芦头）一两 芎䓖三分 石膏一两一分（捣） 秦艽（去苗土）三分 牛膝（酒浸，切，焙）一两一分 桑寄生三分 桂（去粗皮）一两 葛根（锉）三分 甘草（炙，锉）三分

【用法】上为粗末。每服五钱匕，水二盏，煎至一盏，去滓温服，日三夜一，不拘时候。

【主治】中风，四肢拘挛，急强疼痛，口燥咽干，舌上白屑，兼理寒冷风湿、风毒，肢节挛急，及胸胁腰背心腹暴痛，不可转侧。

【加减】咳嗽者，加杏仁一两（汤浸，去皮尖双仁，同捣）。

杜仲饮

【来源】《圣济总录》卷八。

【组成】杜仲（去粗皮，炙，锉）一两半 芎䓖一两 附子（炮裂，去皮脐）半两

【用法】上锉，如麻豆大。每服五钱匕，水二盏，加生姜一枣大（拍碎），煎至一盏，去滓，空心温服，如人行五里再服，汗出慎外风。

【主治】中风筋脉挛急，腰膝无力。

赤箭丸

【来源】《圣济总录》卷八。

【组成】赤箭 独活（去芦头）各一两 麻黄（去节）半两 乌头（炮裂，去皮脐）二两 芎䓖三分 干蝎（去土，炒） 当归（切，焙）各半两

【用法】上为末，炼蜜为丸，如梧桐子大。每服三十丸，薄荷酒送下，不拘时候。

【主治】中风，手足不遂，肢体痹麻，骨节疼痛。

杏仁饮

【来源】《圣济总录》卷八。

【组成】杏仁（汤浸，去皮尖双仁，炒）半两 附

子（炮裂，去皮脐）三分　蜀椒（去目并闭口者，炒出汗）一分

【用法】上锉，如麻豆大。每用五钱匕，以水二盏，煎取一盏，去滓，分二次，空心温服，相去如人行五里再一服。以衣被盖之，取汗通身愈，或只在夜并服亦佳。

【主治】中风四肢挛急，屈伸俯仰甚难。

羌活汤

【来源】《圣济总录》卷八。

【组成】羌活（去芦头）三两　防风（去叉）三分　人参三两　白茯苓（去黑皮）四两　芎藭二两　远志（去心）二两半　薏苡仁（炒）三两　附子（炮裂，去脐皮）　麻黄（去节，先煎，掠去沫，焙干）　桂（去粗皮）各二两　磁石（煅，醋淬）五两　秦艽（去苗土）二两　五加皮二两半　丹参二两　生干地黄（焙）　杏仁（汤退去皮尖双仁，炒）各半两

【用法】上锉，如麻豆大。每服五钱匕，水二盏，加大枣二枚（擘破）、生姜半枣大（切），同煎至一盏，去滓温服，空心、晚食前各一服。

【主治】中风四肢拘挛筋急，或缓纵不随，骨肉疼痛，羸瘦眩闷，或腰背强直，或心忪虚悸，怵惕不安，服诸汤汗出后，又觉虚困，病仍未痊。

【加减】有热，去桂，加葛根一两（锉）、白鲜皮一两（炙，锉）；四肢疼痛，痿弱挛急，加当归（切，焙）、细辛（去苗叶）各二两。

附子汤

【来源】《圣济总录》卷八。

【组成】附子（炮裂，去皮脐）一枚（重半两者）　桂（去粗皮）半两　葛根（锉）一两半　犀角（镑）　地骨皮　白术　独活（去芦头）　芎藭各一两　石膏（碎）三两

【用法】上锉，如麻豆大。每服五钱匕，水二盏，加生姜五片，煎至一盏，去滓温服，空心并二服，夜一服；或夜并二服，空心一服。服讫以热姜粥投，衣覆微汗出，慎外风。不欲汗即不必食粥。

【主治】中风，身体不随，不能言语，精神恍惚。

附子汤

【来源】《圣济总录》卷八。

【组成】附子（炮裂，去皮脐）　桂（去粗皮）　白术各二两　甘草（炙）一两

【用法】上锉。每服三钱匕，水一盏，加大枣二枚（擘破），生姜三片，同煎至七分，去滓，稍热服，不拘时候。如有汗出为效。

【主治】中风，四肢挛急，不得屈伸，身体沉重，行步艰难，骨节烦疼。

附子饮

【来源】《圣济总录》卷八。

【组成】附子两枚（大者。一枚炮裂，去皮脐，一枚生用）　桂（去粗皮）二两　麻黄（去节，先煎，掠去沫，焙干）四两　甘草（炙，锉）　杏仁（汤退去皮尖双仁，炒）各二两

【用法】上为粗末。每服五钱匕，以水二盏，煎至一盏，去滓温服，相去如人行五里再服。以衣被盖之，通体有汗即愈。未汗，用热生姜葱豉稀粥投之。常服，空心、临卧服三合甚佳。

【主治】中风，四肢拘挛，屈伸不得。

附子散

【来源】《圣济总录》卷八。

【组成】附子（炮裂，去皮脐）　桂（去粗皮）各二两半　细辛（去苗叶）一两半　干姜（炮）　防风（去叉）各二两半　甘草（炙，锉）三分

【用法】上为散。每用一钱至二钱匕，温酒调下，空心、午时各一服。

【主治】中风手臂不随，口面偏斜。

驴皮胶酒

【来源】《圣济总录》卷八。

【组成】驴皮胶（炙燥）二斤　清酒一斗

【用法】上以酒煮胶令化，取六升，分十二服，空心细细服之。

【主治】中风，身如角弓反张。

青龙丸

【来源】《圣济总录》卷八。

【组成】附子（炮裂，去皮脐） 芎藭 白术（米泔浸三日，每日换泔，取出焙干） 独活（去芦头） 蒲黄（用纸衬炒过）各一两 藁本（去苗土）一分 麻黄（去根节，百沸汤中急煮过，焙）三分 丹砂（研） 牛黄（研） 龙脑（研）各一分 麝香（研）半钱 熊胆一分（滴水一二点，令化入药内）

【用法】上为细末，别用水银三两，以蒸枣五十枚（去皮核）同研至水银星尽为度，次入诸药，炼蜜为丸，如鸡头子大。每服半丸或一丸，临卧以熟水化下。其患甚者，每夜研二丸。如小儿惊涎，每丸分作三服，用薄荷汤化下。

【主治】中风，手足不随，涎涕胶粘。

乳香丸

【来源】《圣济总录》卷八。

【组成】乳香（细研）一两 乌头（炮裂，去皮脐）半两 羌活（去芦头）一两 雄黄（细研，水飞过）半两 白附子（炮） 羚羊角屑各一两 附子（炮裂，去皮脐）半两 原蚕蛾（微炒） 防风（去叉） 乌蛇（酒浸，去皮骨，炙） 白僵蚕（炒） 虎胫骨（酥炙）各一两 腻粉 麝香（细研）各一分 赤箭 牛膝（酒浸，切，焙） 没药（研）各半两

【用法】上为末，再同和匀，炼蜜为丸，如梧桐子大。每服十丸，用豆淋热酒送下，如人行十里再服。

【主治】中风，四肢拘挛，筋骨疼痛。

金凤丹

【来源】《圣济总录》卷八。

【组成】五灵脂 天麻（酒浸一宿，焙）各三两 乌头（炮裂，去皮脐） 枫香脂（研）各二两 地龙（去土，炒）二两半 乳香一分 没药（研）半两 木鳖子（去壳）二两 海桐皮（锉）一两 黑豆（去皮）一合 草乌头（去尖） 干蝎（全者，去土） 狼毒（炮） 牛膝（酒浸，切，焙）各一两 丹砂（研）半两 薄荷叶 附子（炮裂，去皮脐）各一两 当归（切，焙）一两半 自然铜（煅，醋淬） 骨碎补（去皮） 虎骨（酥炙）各一两 龙脑（研） 麝香（研）各一钱

【用法】上为末，以生姜、葱白汁为丸，如鸡头子大。每服一丸，生姜、葱、酒下；走注风，乳香酒下；卒中风，薄荷酒下；卒中暗风，鸡冠血酒下；半身不随，煎松明酒下，不可食葱；妇人产后破血气，煎黑豆酒下，不可食葱；妇人产后虚肿及头面生疮，遍身痒痛，白芷酒下。

【主治】肝肾久虚，风邪攻注，腰脚不随，诸风疾。

夜合枝酝酒

【来源】《圣济总录》卷八。

【别名】夜合枝酒（《本草纲目》卷三十五）、夜合酝酒（《金匮翼》卷一）。

【组成】夜合枝 桑枝 槐枝 柏枝 石榴枝（生用，锉）各五两 羌活（去芦头，别捣）二两 黑豆（用紧小者，生用）五升 糯米五升 细曲七斤半 防风（去叉，别捣）五两

方中槐枝，《普济方》引作桂枝。

【用法】上一十味，先以水五斗，将五枝同煎，取二斗五升，去滓，浸米、黑豆两宿，蒸熟入曲，与防风、羌活二味拌和造酒，依常法酝封三七日，压去糟滓。取清酒三合至五合，时饮之，常令有酒气，无令过醉，恐至吐，即悖乱正气。

【主治】中风，手足不随，挛缩屈伸艰难。

【方论】《慈禧光绪医方选议》:《本草图经》载："合欢，夜合也"，夜合枝即合欢树皮。其叶似皂角，极细繁密，叶则夜合故名。《本草衍义补遗》称："合欢，补阴有捷功，长肌肉，续筋骨"，但其治打扑伤损的功用，常为一般人忽略。《子母秘录》治册损疼痛，取夜合花末，酒调服二钱匕。《圣惠方》治腰脚疼痛久不瘥，有夜合花丸，皆取其长肉生肌续筋接骨之功。本方取其树枝作酒，功能活络通经，故可治中风挛缩之症。

枸杞浸酒

【来源】《圣济总录》卷八。

【别名】枸杞防风酒（《古今医统大全》卷八）。
【组成】枸杞子　晚蚕沙（炒）各半升　恶实（炒）　苍耳子（炒）各一升　防风（去叉）　大麻子（炒）各二升　茄子根二斤（洗令净，细切，蒸一复时，须是九月九日采）　牛膝（酒浸，细切）　恶实根（切，炒）各一斤　桔梗（锉，炒）　羌活（去芦头，锉）　秦艽（去苗土，焙）　石菖蒲（九节者，锉）各二两
【用法】上以夹绢袋盛，用好酒三斗浸，密封闭，勿令通气，七日方开，开时不得面对瓶口。每服一盏，空心、食前、临卧温服。常令有酒容。
【功用】悦泽颜色，滋润皮肤，退风，益气强力。
【主治】中风，身如角弓反张，及妇人一切血风，上攻下注。

茯神丸

【来源】《圣济总录》卷八。
【组成】茯神（去木）　五加皮（锉）　防风（去叉）　桂（去粗皮）　五味子　蛇床子（炒）各一两　羌活（去芦头）　鹿茸（去毛，酒炙）　牛膝（酒浸，切，焙）　菟丝子（酒浸，别捣）　酸枣仁（炒）　山茱萸　巴戟天（去心）各一两半　熟干地黄（切，焙）三两
【用法】上为末，炼蜜为丸，如梧桐子大。每服二十丸至三十丸，温酒送下，早、晚食前各一次。
【主治】风，腰脚不随，行履不得，丈夫五劳七伤六极，诸风痹。

急风散

【来源】《圣济总录》卷八。
【组成】附子一枚（炮裂，去皮脐）　乌头二枚（炮裂，去皮脐）　天南星一枚（炮）　藿香（去梗）　防风（去叉）　白芷各半两　干蝎（全者，去土，炒）　白附子（炮）各一分
【用法】上为细散。每服半钱匕，豆淋温酒调下，并二服，未愈再服。
【主治】中风，身如角弓反张状。

海桐皮丸

【来源】《圣济总录》卷八。
【组成】海桐皮二两（锉细）　石斛（去根）三分　羌活（去芦头）半两　赤箭一两半　牛膝（酒浸，切，焙）　白附子（生）　防风（去叉）各一两　木香　山芋各三分　菊花　牡荆子各半两　丹砂一两（研）
【用法】上为细末，以天南星末二两半，同好酒煮为膏，为丸如梧桐子大。每服十五丸，茶、酒任下。
【主治】中风。手足不随，身体疼痛，肩背拘急。

桑寄生丸

【来源】《圣济总录》卷八。
【组成】桑寄生　黄耆（炙，锉）　枳壳（去瓤，麸炒）　熟干地黄（焙）各二两　蔓荆子（炒）一两
【用法】上为末，炼蜜为丸，如梧桐子大。每服二十丸，空心温酒送下，一日二次。
【主治】风，腰脚不遂。

黄耆汤

【来源】《圣济总录》卷八。
【组成】黄耆（炙，锉）　独活（去芦头）　防风（去叉）　酸枣仁（炒）　茯神（去木）各一两　白鲜皮三分　羚羊角（镑）　桂（去粗皮）各半两
【用法】上为粗末。每服五钱匕，水一盏半，煎至八分，去滓温服，空心、晚食前各一服。
【主治】风，腰脚不随，腿胫痛痹，疼痛不可忍。

麻黄汤

【来源】《圣济总录》卷八。
【组成】麻黄（去根节，先煎，掠去沫，焙干）一两半　独活（去芦头）一两　细辛（去苗叶）　黄芩（去黑心）各半两
【用法】上为粗末。每服五钱匕，以水二盏，煎至一盏，去滓，空心温服，相去如人行五七里再服。微汗即愈。病在四肢者，并为一次服。

【主治】中风，四肢拘挛，百节疼痛，心烦，恶寒淅淅，不欲饮食。

【加减】有热，加大黄二分（锉如麻豆，用醋炒令紫色）；腹满，加枳壳二分（去瓤，麸炒）；气逆，加人参二分；胁下悸满，加牡蛎灰二分；渴加栝楼根二分；素有寒，加附子一枚（炮裂，去皮脐）。

麻黄饮

【来源】《圣济总录》卷八。

【别名】麻黄汤（原书卷一六二）。

【组成】麻黄（去根节，煎掠去沫，焙）三两　防风（去叉）　桂（去粗皮）　白术　人参　芎䓖　当归（焙）　甘草（炙，锉）各二两　干姜（炮）二两　附子（炮裂，去皮脐）一两　杏仁（汤浸，去皮尖双仁，麸炒）三十枚

【用法】上锉，如麻豆大。每服五钱匕，以水一盏半，煎取一盏，去滓温服，不拘时候。

【主治】中风，身如角弓反张，四肢不随，烦乱口噤；产后中风，腰背反折，强急疼痛。

羚羊角煎

【来源】《圣济总录》卷八。

【组成】羚羊角（镑）　荆芥穗　羌活（去芦头）　熟干地黄（焙）各一两　防风（去叉，锉）二两　黑豆二盏（小者，和防风炒熟，勿令焦）　酒五升（乘防风、黑豆热，淋之）

【用法】上先以四味锉如麻豆，每服五钱匕，用前豆淋酒一盏半，同煎至八分，去滓，重煎如膏。空心温酒调服，日三次，夜一次，不拘时候。

【主治】中风，手足不随。

续命汤

【来源】《圣济总录》卷八。

【别名】羚羊角汤（《圣济总录》卷九）。

【组成】麻黄（去根节，先煮掠去沫，焙）　独活（去芦头）各一两半　升麻　葛根（锉）各半两　羚羊角屑　桂（去粗皮）各一两　防风（去叉）一两半　甘草（炙，锉）一两

【用法】上锉。每服六钱匕，水二盏，浸一宿，明旦煎取一盏，去滓温服，衣覆避外风。每年春分后，常服二三剂，即不患天行伤寒及诸风邪等疾。

【主治】风痉，口噤不开，身背强直，发如痫状；中风，半身不遂。

黑豆浸酒

【来源】《圣济总录》卷八。

【组成】黑豆一升（拣紧小者净淘）

【用法】上用酒五升，同入瓶中密封，用灰火煨，约至酒减半，即去豆取酒。每服二合至三合，空心及临卧时饮。

【主治】中风，手足不遂。

蒴藋煎

【来源】《圣济总录》卷八。

【组成】生蒴藋根汁　生地黄汁各一升　附子（炮裂，去皮脐，别捣，密绢细罗为末）一两　酥四两　生姜汁二合　蜜四两

【用法】上先取蒴藋、地黄汁并附子末，同煎炼成稀膏，后入酥、蜜、姜汁，更煎令稠，入瓷器中。每服半匙，空腹及夜卧温酒调下。

【主治】中风，手足不随。

十圣天麻丸

【来源】《圣济总录》卷九。

【组成】天麻（酒浸，焙干）三两　地榆（净洗，焙）三两　附子（以生姜半两，枣四枚，同煮一时辰，去皮脐，切碎，焙干，炒）三两　白附子（米泔浸，焙干）三两　丁香半两　木香半两　黄耆（细锉）三两（以上七味，同捣罗为末）　雄黄（研）半两　犀角（镑屑为细末）半两　珍珠（研）半两　牛黄（研）一两　麝香（研）一两

【用法】上十二味，除七味捣罗外，五味别研，然后同拌和令匀，炼蜜为丸，如樱桃大。每服一丸，空心、食前、临卧各一服，温酒嚼下，移时，更以热酒一盏投之。任加衣被盖覆。六十岁以下，两月平复；四十岁以下，一月平复；十日后或汗出，或如虫行，勿怪。如欲常服，每丸分为四服，

逐日一服。

【主治】中风，手足偏枯，跛躄不随。

人参汤

【来源】《圣济总录》卷九。

【组成】人参一两　麻黄（去节，煎，掠去沫，焙）一两半　甘草（炙，锉）一两　白术一两　防风（去叉）一两半　羚羊角（镑）二两　独活（去芦头）一两　芎䓖一两　升麻一两　石膏二两　防己一两　芍药一两半　桂（去粗皮）一两　黄芩（去黑心）一两　附子（炮裂，去皮脐）三分

【用法】上锉，如麻豆大。每用十钱匕，以水三盏，加生姜十片，煮取一盏半，入竹沥一合，更煎三沸，去滓，分三服，日二夜一，微热服之。

【主治】偏风，半身不遂，手足常冷。

【加减】若有冷气，加陈橘皮（汤浸，去白，焙）、牛膝（去苗）、五加皮（锉细）各一两。

三石丸

【来源】《圣济总录》卷九。

【组成】凝水石（火煅通赤，研为细末）三两半　石膏（煅令通赤，研为细末）一分　阳起石（煅令通赤，研为细末）一钱一字　天南星（炮裂，去皮，为末）　天雄（炮裂，去皮脐，为末）　草乌头（炮裂，去皮脐，为末）　白附子（炮，为末）　蝉壳（去土，焙干，为末）各半钱　龙脑（研）一钱　麝香（研）一钱　海蛤（烧通赤，细研）二两

【用法】上药再同研令细，入白面一钱半令匀，炼蜜为丸，如鸡头子大。每服一丸，细嚼，荆芥、薄荷汤送下；茶、酒亦得，不拘时候。

【主治】中风，半身不随，病苦悲伤，恶闻人声，少气多汗，偏臂不举。

山龙丸

【来源】《圣济总录》卷九。

【组成】蜥蜴（一名山龙子，酥炙）二钱　海蛤一钱　乌头（炮裂，去皮脐）半钱

【用法】上为细末，面糊为丸，分作两丸。用葱白两枝，中心分开，入药在内，帛子系向两脚心底，用暖水浸，以衣被覆之，春、夏浸至踝，秋、冬浸至膝。自然汗出。

【主治】偏风，半身枯瘦，肢体细小而痛。

天南星丸

【来源】《圣济总录》卷九。

【组成】天南星　半夏（汤洗七遍，焙）　乌头（去皮脐）　草乌头　木鳖子（和壳）　自然铜　滑石各二两　乳香一分（并生用）

【用法】上为细末，用醇酒煮面糊为丸，如梧桐子大。每服十丸，温酒送下。

【主治】中风偏枯，肢体细小而痛，言语神智不乱。

白芷汤

【来源】《圣济总录》卷九。

【组成】白芷　白术　芎䓖　防风（去叉）各半两　羌活（去芦头）一两　麻黄（去根节，先煎，掠去沫，焙干）半两　石膏一两半　牛膝（去苗）　狗脊（去毛）　萆薢（炒）各半两　薏苡仁（炒）　杏仁（汤退去皮尖双仁，炒）　附子（炮裂，去皮脐）　葛根各一两　桂（去粗皮）一两半

【用法】上锉，如麻豆大。每用十八钱匕，以水四盏，加生姜一分（切），煎取二盏，去滓，分温三服，微热服，日二次夜一次。

【主治】中风，手足一边不随，言语謇涩。

芍药汤

【来源】《圣济总录》卷九。

【组成】芍药　防风（去叉）　麻黄（去根节，先煎，掠去沫，焙干）各三分　葛根（锉）一两　黄芩（去黑心）　防己　桂（去粗皮）各半两　干姜（炮裂）一两　白术　人参　独活（去芦头）　芎䓖　竹沥（旋入）　升麻　牛膝（去苗，锉，微炒）　石膏（碎）　陈橘皮（汤去白，焙）　羚羊角（镑屑）　五加皮（炙）各半两

【用法】上除竹沥外，㕮咀如麻豆大。每用药十二钱

匕，以水四盏，煎取二盏，去滓，加竹沥一合，更煎三沸，分三次温服，空心、午时、夜卧各一服。

【主治】中风，半身不随。

芎藭汤

【来源】《圣济总录》卷九。

【组成】芎藭　防风（去叉）　白术　白芷　牛膝（去苗）　狗脊（去毛）　萆薢（炒）　薏苡仁（炒）各半两　杏仁（汤退去皮尖双仁，炒）　人参　葛根（锉）　羌活（去芦头）各一两　麻黄（去根节，先煎，掠去沫，焙干用）二两　石膏（碎）　桂（去粗皮）各一两半

【用法】上为粗末。每服十二钱匕，以水三盏，煎取二盏，去滓，分三服，微热服之，日二服，夜一服。服药后宜依法次第灸诸穴，风池二穴，肩髃一穴，曲池一穴，支沟一穴，五枢一穴，阳陵泉一穴，巨虚、上下廉各一穴，灸九次即愈。

【主治】中风，手足不随，身体疼痛，口面㖞斜，一眼不合。

芎藭汤

【来源】《圣济总录》卷九。

【组成】芎藭二两　石膏（碎）四两　桂（去粗皮）　人参各二两　麻黄（去根节，先煎，掠去沫，焙干用）三两　甘草（炙，锉）二两　杏仁（汤退去皮尖双仁，炒）四十枚　干姜（炮裂，切）三两　当归（切，焙）二两

【用法】上为粗末。每服十二钱匕，以水四盏，煮取二盏，去滓，分温三服，日二次，夜一次，不拘时候。

【主治】中风，半身不遂，口不能言，冒昧如醉，不知人。

当归汤

【来源】《圣济总录》卷九。

【组成】当归（切焙）　白芷　防风（去叉）　白鲜皮　白术　芎藭　杏仁（汤浸，去皮尖双仁，炒）　甘草（炙，锉）　甘菊花　天雄（炮裂，去皮脐）各一两　人参半两

【用法】上锉，如麻豆大。每服五钱匕，以水二盏，加生姜半分（切），煎至一盏，去滓，与食相间温服，日三夜一。

【主治】中风手足偏枯，口面㖞斜疼痛，一目不能合。

防己汤

【来源】《圣济总录》卷九。

【组成】防己（锉）一两　竹沥（旋入）二合　防风（去叉，锉）一两　升麻一两　桂（去粗皮）一两　麻黄（去根节，先煎，掠去沫，焙干）一两半　芎藭一两　羚羊角（镑）一两

【用法】上先将七味为粗末。每用药十二钱匕，以水四盏，煎至二盏，去滓，入竹沥二合，更煎三沸，分三次温服，空心、午时、夜深各一服。

【主治】中风，半身不随，口面㖞斜，语不得转。

【加减】常服，加独活一两半；若手足逆冷，加干姜一两（炮裂）。若不即除，更服麻黄防风汤。

没药丸

【来源】《圣济总录》卷九。

【组成】没药（研）一两　乳香（研）一两　麻黄（去根节）三两　草乌头（锉，炒黑存性）一两　自然铜（醋淬七遍，研）一两　木鳖子（去壳）一两　干蝎（去土，炒）二两　虎骨（醋炙黄）一两　白附子（炮）一两

【用法】除别研外，上为细末，再入研者拌匀，以酒磨浓墨汁和，先分作十块，每块更分作二十丸。每服一丸，以温酒磨下，不拘时候，一日三五次。

【主治】中风偏枯气痹，手足不能举动。

没药丸

【来源】《圣济总录》卷九。

【组成】没药（研）半两　天麻（酒浸一宿，细切片，焙干）二两　乌头（炮裂，去皮脐）一两　地龙（去土，炒）一两　羚羊角（镑屑）一分　犀角（镑屑）一分　丁香一分　木香一分　乳香（研）半两　丹砂（研）半两　龙脑

（研）一分　麝香（研）一分　玄参一两　人参半两

【用法】上为细末，炼蜜为丸，如樱桃大。每服一丸，食前以温酒化下，一日二次。重病者服一月愈，初患五七服即愈。

【主治】中风偏枯，手足不随，言语謇涩，口面喎斜。

羌活汤

【来源】《圣济总录》卷九。

【组成】羌活（去芦头）一两半　桂（去粗皮）一两　葛根一两　附子一枚（及半两者，炮裂，去皮脐）

【用法】上锉，如麻豆大。每服五钱匕，以水一盏半，煮取一盏，去滓，分温二服，空心、临卧各一服。

【主治】偏风一边手足亸曳，行履不得，肌肉痛痹。

侧子汤

【来源】《圣济总录》卷九。

【组成】侧子（炮裂，去皮脐）一分　麻黄（去根节，先煎，掠去沫，焙用）一两半　附子（炮裂，去皮脐）一分　独活（去芦头）　芎藭　秦艽（去苗土）各一两　磁石（裂火烧赤，醋淬十遍，淘用）三两　木通　山茱萸　山芋各一两　杜仲（去粗皮，锉）　白鲜皮各一两半　甘草（炙）　桂（去粗皮）各一两　防风（去叉）半两

【用法】上锉，如麻豆大。每用十五钱匕，以水四盏，加生姜一分（切），煎至二盏，去滓，分三次温服，旦一服，夜并二服。服此汤讫，须暖复所患处，微取汗，慎外风。

【主治】中风，手足半身不遂，口面喎僻。

金箔丸

【来源】《圣济总录》卷九。

【组成】金箔（研）二钱　丹砂（研）一两　阿胶（炙燥）二两　丁香一两　麝香（研）一两　龙脑（研）一两　墨（烧过研）半两　牛黄（研）一两　雄黄（研）一两　天南星（炮）半两

【用法】上为细末，再将研药拌研匀，炼蜜为丸，如梧桐子大。每服二丸，细嚼，温酒下。

【主治】中风偏枯，手足不随，言语謇涩，心神恍惚；兼疗妇人血风，头目昏眩，胸膈诸疾。

茵芋淋浸方

【来源】《圣济总录》卷九。

【组成】茵芋（去粗茎）三两　独活（去芦头）六两　防己四两　蒺藜子（去角，生用）三升　椒（去目及闭口者）一升

【用法】上为粗末。以清浆水三斗，煮取二斗，去滓，纳盐二两半，适寒温用，淋浸所患手足，水不温即止。

【主治】中风，手足偏枯挛躄，不随屈伸。

茯神汤

【来源】《圣济总录》卷九。

【组成】茯神（去木）三两　防风（去叉）　牛膝（去苗）　枳壳（去瓤，麸炒）　防己（锉）　秦艽（去土）　玄参（坚者）　芍药　黄耆（细锉）　白鲜皮（锉）　泽泻　独活（去芦头）各二两　桂（去粗皮）一两半　五味子半升　人参半两　薏苡仁（炒）半升　麦门冬（去心，焙）半两　羚羊角（镑屑）二两　石膏（碎）半斤　甘草（炙，锉）一两半　磁石十二两（烈火烧赤，醋淬十遍，淘用，别捣碎）

【用法】上药除磁石外，为粗末。每用药一两，磁石末半两，别入杏仁七枚（去皮尖，碎），以水四盏，同煎至二盏，去滓分二服，微热服之，空心并午时各一服。每自中春宜服，至季夏即住。

【主治】中风，手足一边不收，精神健忘。

独活汤

【来源】《圣济总录》卷九。

【组成】独活（去芦头）二两　芍药二两　远志（去心）一两半　薏苡仁（炒）半升　甘草（炙，锉）二两　麻黄（去节，煎掠去沫，焙）一两　丹参二两　陈橘皮（汤浸，去白，焙）一

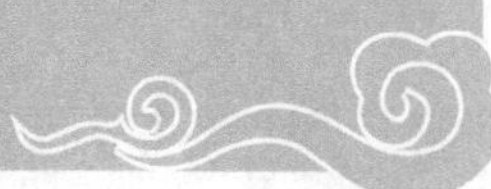

两半　熟干地黄（焙）三两　桂（去粗皮）一两　甘菊花半升（未开者良，微炒）　人参　防风（去叉）　茯神（去木）　山茱萸　天门冬（去心，焙）　厚朴（去粗皮，生姜汁炙，锉）　牛膝（去苗，酒浸，切，焙）　五加皮（锉）　羚羊角（镑）　麦门冬（去心，焙）　山芋　白术　秦艽（去苗土）　黄耆（锉）　芎䓖各二两　附子（炮裂，去皮脐）一两半　石膏三两　升麻二两　防己二两　地骨皮二两　石斛（去根）二两

【用法】上锉如麻豆大。每用十钱匕，以水三盏，加生姜十片，煎取一盏半，去滓，分温二服，空心、临卧各一次。取微有汗，慎外风。若心中热者，每日平旦、临卧服此汤，午时服荆沥汤。

【主治】偏风，半身不随，肌肉偏枯。

铁弹丸

【来源】《圣济总录》卷九。

【别名】乌龙丸［《施圆端效方》引张君玉方（见《医方类聚》卷二十四）］。

【组成】五灵脂　乌头（去皮脐并尖，并生用，各取净末）各等分

【用法】上为末，新水为丸，如弹子大，生绢袋子内盛之，悬透风处。每丸分四服，烂嚼温酒送下；吃十服后，一丸分二服；更十日后，一丸分四服。一月内必愈；如不吃酒，薄荷茶下亦得，然不如酒服。

【主治】

1.《圣济总录》：偏风，卒中风。

2.《施圆端效方》引张君玉方（见《医方类聚》）：中风肢体痹，顽疼少力。

麻黄防风汤

【来源】《圣济总录》卷九。

【组成】麻黄（去根节，先煎，掠去沫，焙干）　防风（去叉）　芍药各三分　防己　桂（去粗皮）　芎䓖　黄芩（去黑心）　甘草（炙）　白术　人参各半两　附子（炮裂，去皮脐）一两半　独活（去芦头）半两　竹沥（旋入）　升麻半两　石膏　羚羊角（镑屑）各一两

【用法】先将十五味锉，如麻豆大。每用药十五钱，以水四盏，加生姜一分（切），煎至二盏，去滓，入竹沥二合，更煎三沸，分三次温服。

【主治】中风，半身不遂。

续命独活汤

【来源】《圣济总录》卷九。

【组成】独活（去芦头）　防风（去叉）　人参　芍药各二两　防己一两半　桂（去粗皮）一两　羚羊角（镑）三分

【用法】上锉，如麻豆大。每服五钱匕，水一盏半，煎至八分，去滓，入竹沥半合，更煎一二沸，温服。

【主治】偏风，半身不随，热闷语涩。

黑龙丸

【来源】《圣济总录》卷九。

【别名】资寿黑龙丸（《普济方》卷一一五引《简易》）。

【组成】附子（炮裂，去皮脐）二两　乌头（炮裂，去皮脐）四两　乌蛇（酒浸一宿，去皮骨，炙）二两　干蝎（炒）一两半　苍术（锉碎，麸炒）二两　防风（去叉）二两　厚朴（去粗皮，生姜汁炙令香）二两　麻黄（去根节）三两　赤芍药（锉）一两　白芷（锉）二两　芎䓖（锉）二两　陈橘皮（汤浸，去白，焙）二两　天南星（生用）半两　吴茱萸（净拣，用水淘七遍，微炒）一两　白术（锉碎）一两　自然铜一斤（杵碎，用生铁铫子内，以炭火一秤，渐以三二斤，逼药铫子，令通赤，徐添火，可半日以来，其药有微焰起，闻腥气，又似硫黄香，药乃成，放冷取出；如药有五色者，甚妙，然后安向净黄湿土，上著纸，先衬药，用盆合之，令密不得通风，一宿出火毒，乳钵内细研，以水净淘黑汁，浓者收取，次更细淘，又收浓者，三五次淘，澄定，去清水，用新瓦盆，内将纸封之，令泣干，如黑粉，称六七两用）

【用法】将自然铜粉，入诸末相和匀，捣罗为末，炼蜜为丸，如梧桐子大，于腊月内合甚妙。如中风瘫痪，半身不随，起止不能者，每日服一丸，空心临卧豆淋酒送下，六十日内必愈；或患筋骨

腰脚疼痛，走注不定，坐即刺腰，卧即刺背，行即入脚，服药二十日定愈，亦豆淋酒送下，须臾以葱粥一盏投之，以衣被盖汗出，然后更服一丸，愈；如或患五七日间未得汗，亦如前法，才入口汗立出，安；若男子元脏气痛，脐下撮痛不可忍者，以槟榔一枚，酒磨一半，以生姜汁少许，同煎五七沸，研二丸服之，须臾以小麦麸醋拌炒，热熨脐下便止；或男子、妇人患破伤风、瘴麻风、暗风、偏风，并豆淋酒送下一丸至二丸，立效；或患痃癖气，其病发时，牵痛甚者，用槟榔一枚，中分破，一半生、一半炙令黄色，都一处碾为末，用酒一盏、葱白一握同煎，葱熟倾盏内，候酒温，先呷一二口，将葱白和药二丸烂嚼，以煎酒咽之，须臾分泄便止；些小风疾，口一服必愈。

【主治】中风，由气血俱虚，腠理疏弱，风邪外中，真气失守，邪正相干，故半身不随，口眼㖞斜，手足拘挛，或生亸曳，语言謇涩，心多悸惊。

犀角煎

【来源】《圣济总录》卷九。

【组成】犀角（镑屑，捣为细末）二两　威灵仙十斤（紫色者）　天麻（取细末）二两　附子（炮裂，去皮脐，取末）二两　龙脑（生者，研）半两

【用法】上先将威灵仙用河水一石，煮至三斗，以绢滤去滓，只取清汁，更入醇酒一斗，同在银石器中，熬至一斗，更澄去细尘滓，次入天麻，附子末在药汁中，再以慢火煎成膏，放令温冷后，入犀角屑末、龙脑末一处同搅匀，用瓷盒子盛之。如有病人，用薄荷汤化一钱匕服。

【主治】中风。手足偏枯不随，或瘫或缓，脚气攻头面浮肿，口眼㖞斜，语涩多涎，精神恍惚，大便风秘。

漏芦散

【来源】《圣济总录》卷九。

【组成】漏芦（去芦头）　地龙（去土，炒）　当归（切，焙）　附子（生用，去皮脐）各一两半　天麻二两　白花蛇（酒浸经宿，去皮骨，炙）　乌蛇（酒浸经宿，去皮骨，炙）　干蝎（去土，炒）　黄耆（细锉）　桑根白皮（锉，炒）　没药（研）　丹砂（研）各半两　栗楔　牛膝（酒浸，切，焙）　麻黄（去根节）　羌活（去芦头）　天南星（生用）　独活（去芦头）　虎骨（酥炙黄）　白僵蚕（炒）各一两　麝香（研）二钱

【用法】除别研药外，为细末，即入别研者拌和令匀。每服半钱匕，研胡桃酒调下，豆淋酒亦得；如急中风，手足挛拳，言语謇涩，服一钱匕。服了就所患痛处卧，立应，或有汗出。

【主治】中风偏枯，手足不随。

【宜忌】慎外风。

白花蛇散

【来源】《圣济总录》卷十。

【组成】白花蛇（酒浸，炙，去皮骨）二两　何首乌（去黑皮，切）　牛膝（三味用酒浸半日，焙干）　蔓荆实（去白皮）各四两　威灵仙（去土）　荆芥穗　旋覆花各二两

【用法】上为末。每服一钱匕，空心、临卧温酒调下。

【主治】中风，肢节疼痛，言语謇涩。

羌活汤

【来源】《圣济总录》卷十。

【组成】羌活（去芦头）　桂（去粗皮）　防风（去叉）各半两　天麻　甘菊花　旋覆花　白附子（炮）　栾荆（去叶，俗谓之顽荆）　天南星（水浸七日，切作片子，焙干）　乌头（盐水浸一日，切作片子，焙干，炒）　甘草（炙）　麻黄（去根节）各四两　附子（炮裂，去皮脐）　苍术（米泔浸一宿，切，炒）各半斤　威灵仙六两　牵牛子（捣取粉）三两　陈橘皮（汤浸，去白，焙）半斤

【用法】上锉，如麻豆大。每服三钱匕，水一盏，加薄荷七叶，生姜三片，同煎至七分，去滓温服。

【主治】中风，百节疼痛，头目昏眩；及伤寒头疼壮热，肢节疼痛，肩背拘急。

桑根白皮汤

【来源】《圣济总录》卷十。

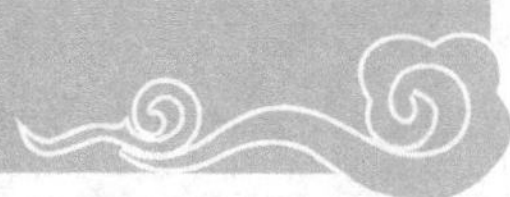

【组成】桑根白皮（锉）三分　羚羊角（镑）半两　漏芦（去芦头）　茯神（去木）　败酱　木通（锉）芎藭各三分

【用法】上为粗末。每服五钱匕，水一盏半，煎至一盏，去滓，入生地黄汁半盏，更煎令沸。空心、日午、临卧温服。

【主治】风，腰脚不遂，或痛或痒，肿硬如石，胫中少力；及指间生疮，有黄水自出不止。

麻黄煎丸

【来源】《圣济总录》卷十。

【组成】丹砂（研）　天南星（炮裂）　附子（炮裂，去皮脐）　桂（去粗皮）　羌活（去芦头）　芎藭　白鲜皮　海桐皮（锉）　当归（切，焙）　防己　铅白霜（研）　腻粉（研）　麝香（研）各一两　自然铜（煅，醋淬）　虎胫骨（涂酥炙）　乌蛇（酒浸，去皮骨，焙）　干蝎（去土，炒）　天麻各二两　麻黄（去根节）一斤

【用法】上除研者外，为细末，再研匀，用醇酒五升，煮麻黄至二升，去麻黄不用，入蜜四两，熬如稠饧，和药成剂，丸如鸡头子大。每服一丸。瘫痪风、暗风、四肢不遂、筋骨疼痛，葱白豆淋酒嚼下。惊风搐搦、口角垂涎、语涩神昏，薄荷汁同温酒化下。破伤风，用多年槐木煎取浓汤同温酒化下。如牙关紧急不开，即研药如泥，用葱叶于鼻中灌之即开。

【主治】一切风，手足不遂，遍身疼痛，语涩，精神恍惚及偏枯。

趁痛丸

【来源】《圣济总录》卷十。

【组成】草乌头（不去皮尖）三两　生干地黄（焙）天南星　半夏（与南星用姜汁浸一宿，切，焙）　白僵蚕（炒）乌药（锉）各半两

【用法】上为末，酒煮面糊为丸，如梧桐子大，晒干。每服五七丸，空腹、临卧温酒送下。如颠扑肿痛，用姜汁和酒研十数丸涂之；如卒中倒仆，以姜汁、茶清研五七丸灌之。

【主治】

1.《圣济总录》：历节风，疼痛不可忍。

2.《普济本事方》：走注历节，诸风软痛；卒中倒地；跌扑伤损。

麝香丸

【来源】《圣济总录》卷十。

【组成】麝香（研）牛黄（研）　蔓荆实（去皮）木香　人参　赤茯苓（去黑皮）芎藭　独活（去芦头）牛膝（酒浸，切，焙）　羌活（去芦头）麻黄（去根节）　海蛤　附子（炮裂，去皮脐）干蝎（炒去土）防风（去叉）　白僵蚕（炒）海桐皮（锉）　龙齿（煅）　败龟（酒浸，炙）萆薢　酸枣仁（炒）　赤箭（酒炙）　甘菊花　天南星（炮）桂（去粗皮）　干姜（炮）　虎骨（酒浸，炙）各一两　乌蛇（酒浸去皮骨，炙）四两

【用法】上为末，炼蜜为丸，如弹子大。每服一丸，薄荷酒送下。

【主治】中风，手足拘挛，痰涎不利，精神昏闷，百节疼痛。

杏仁酝酒

【来源】《圣济总录》卷十一。

【组成】杏仁（汤浸，去皮尖双仁）三斗　糯米一石（簸去糠）　麦曲二十斤（焙令干，捣为末）

【用法】先取杏仁二斗捣，更入砂盆内烂研，渐入水八斗，旋研旋绞，取汁令尽去滓。煎取四斗尝之，若香滑则熟。倾入不津瓮中，如法盖覆，作三料酝酒。第一酝：取糯米六斗，炊作饭，用曲末十二斤拌和；又取杏仁四升烂研，渐以水一斗六升，煎取八升，寒温适宜，投入前药瓮中酝之，令米糜溃。第二酝：取糯米二斗炊饭，用曲末四斤拌和；又取杏仁三升研烂，渐以水一斗一升，煎取六升，寒温适宜，投入前药瓮中。第三酝：用米、曲、杏仁水汁，一切依第二酝法。上三酝即毕，用蜡纸密封，莫令气泄，于静处安，候香熟。每服五合，不拘时相续饮之。常令半醺，无至醉吐为妙。

【主治】风腲腿，四肢不收，失音不语。

追风丸

【来源】《圣济总录》卷十一。

【组成】萆薢　马蔺花　骨碎补（去毛）　狗脊（去毛）各一两半　黄耆（锉）　五灵脂（炒）　枫香脂（研）　地龙（去土，炒）各一两　草乌头（生用）二两半　乳香（研）半两　没药（研）一分

【用法】上为末，米醋煮面糊为丸，如梧桐子大。每服十丸，加至十五丸，茶、酒任下。初服五六丸，渐加之。

【主治】风不仁，荣卫滞涩，筋脉缓纵。

大黄丸

【来源】《圣济总录》卷十二。

【组成】大黄（锉如骰子样）三两　青橘皮（去白，不锉）　半夏（洗，去滑）各一两

【用法】上三味，一处炒熟，捣罗为末，水浸蒸饼为丸，如梧桐子大。每服二十丸，食后、临卧温水送下。加至三十丸。

【主治】上焦风热痰毒。

天门冬丸

【来源】《圣济总录》卷十二。

【组成】天门冬（去心，焙）三分　防风（去叉）　赤茯苓（去黑皮）　麦门冬（去心，焙）　知母（焙）　桑根白皮（锉，炒）　黄耆（锉细）　黄连（去须）　栝楼根（别捣碎，炒）　升麻　生干地黄（焙）各半两　甘草（炙，锉）一分

【用法】上为细末，炼蜜为丸，如梧桐子大。每服十五丸，生姜汤送下，日午、临卧各一服。

【主治】风热，心肺气壅，多渴。

乌头五灵脂丸

【来源】《圣济总录》卷十二。

【组成】乌头（生，去皮脐）　五灵脂各五两　附子（炮裂，去皮脐）二两　狼毒（炮）一两　防风（去叉）　地龙（不去土）　桂（去粗皮）　虎骨（沙瓶中盐泥固济，煅存性）　海桐皮（锉）　自然铜（煅，醋淬三五遍）各二两　乳香（研）　没药（研）各一两　麝香（研）三分　龙脑（研）一钱　乱发（烧灰存性）　好墨（煅过）各半两

【用法】上药各为末，日中晒七日，捣罗为末，以生姜自然汁，和捣熟为丸，如弹子大。每一丸，分作四服，用温酒入生姜汁少许磨化服；偏正头疼，夹脑风疾，以腊茶清和少姜汁磨下，去枕，卧少时，肿痛处磨一丸涂之；产后诸疾备急，用生姜汁磨化，入童便并酒各半盏，稍热服；血风劳及败血攻四肢，或攻刺腹肋痛，用当归酒送下；攧扑损伤，乳香酒送下，病深者三丸。

【主治】蛊风，皮肤尽痛，身体若划若刺；中风痰涎壅塞，胸中不利，口眼㖞斜，半身不遂，神昏恍惚及血风走注。

石膏汤

【来源】《圣济总录》卷十二。

【组成】石膏（碎）三分　滑石半两　白茅根（锉）　萹蓄（锉）各三分

【用法】上为粗末。每服三钱匕，水一盏，煎至七分，去滓，食后热服。

【主治】中风，头痛烦热，口干，小便赤。

龙脑玉壶丸

【来源】《圣济总录》卷十二。

【组成】人参　防风（去叉）各二钱　赤茯苓（去黑皮）一钱半　干蝎（去土，炒）半钱　白僵蚕（炒）　硼砂（研）各一钱　白附子（炮）　天麻　麝香（研）　天南星（炮）　玄明粉（研）各一分　甘草（炙，锉）　龙脑（研）各半两　凝水石（煅通赤，水浸，出火毒，后研）十两（七两入药，三两为衣）

【用法】上为细末，炼蜜为丸，如鸡头子大，用凝水石粉为衣。每服一丸，食后细嚼，以荆芥汤送下；茶清亦得。

【主治】一切风热。

麻黄饮

【来源】《圣济总录》卷十二。

【组成】麻黄（去根节，先煎，掠去沫，焙）二两　防风（去叉）　赤芍药各一两半　石膏（碎）三两　羌活（去芦头）　杏仁（去皮尖双仁，炒）　甘草（炙）各一两

【用法】上为粗末。每服五钱匕，以水一盏半，煎至八分，去滓，空心温服，每日二次。

【主治】中风发热，头目昏疼，失音不语，喘息粗大，口偏吐涎，手足不随。

【加减】若牙颔冷痹舌强，加附子一枚（去皮脐），堇竹沥少许；若渴，加麦门冬（去心）一两半，犀角屑一两。

犀角丸

【来源】《圣济总录》卷十二。

【组成】犀角（镑）半两　防风（去叉）　白花蛇（酒浸，去皮骨，炙）　丁香　木香各一两　桂（去粗皮）半两　独活（去芦头）一两　丹砂（研）二两　麝香（研）一分　龙脑（研）一分　天麻　人参各一两　天南星（炮）二两

【用法】上为细末，入研药和匀，炼蜜为丸，如鸡头实大。每服一丸，细嚼，以荆芥或温酒送下，不拘时候。

【主治】风，肌肉瞤动，头目昏眩，肢节麻痹，瘙痒疼痛。

芎藭汤

【来源】《圣济总录》卷十三。

【组成】芎藭三分　防风（去叉）　白茯苓（去黑皮）　羌活（去芦头）　菊花（择）　黄耆（锉）各一两　石膏（碎研）一两半

【用法】上为粗末。每服五钱匕，水一盏半，加生姜三片，煎至一盏，去滓，空心、日午、夜卧温服。

【主治】中风寒热，头痛体疼，怢不能食。

大豆饮

【来源】《圣济总录》卷十四。

【组成】大豆一升（紧小者）

【用法】以水五升煮，去豆，取汁五合，顿服。汗出佳。

【主治】中风，惊悸恍惚。

太一丸

【来源】《圣济总录》卷十四。

【别名】益智太乙丸（《普济方》卷一〇二）。

【组成】金箔一分（同丹砂研）　真珠一分（研）　丹砂（研）一两半（同金箔研令匀）　玳瑁（镑）二两　阿胶（炙令燥）一两　龙脑（研）半两　雄黄（研）　琥珀（捣研）各一两　麝香（研）　牛黄（研）各半两　安息香二两（酒研，滤去砂，入银石器中，更用蜜二两于重汤内熬成膏）

【用法】上药除安息香外，各细捣研讫，再同研令匀细。候熬安息香膏稀稠得所，即将前药入在膏内，不住以槐枝搅令得所，可丸即丸，如梧桐子大。每服一丸细嚼，人参汤送下；如卒中，用童子小便化下三丸；如中风，用酒化下五丸；小儿风痰及惊痫，以薄荷汤化下半丸。

【功用】化痰益智。

【主治】风惊邪，及一切风，舌强语涩，昏迷恍惚。

金箔丸

【来源】《圣济总录》卷十四。

【组成】金箔三十片　银箔三十片　丹砂（与金银箔同研）一两　牛黄（别研）一分　铁粉（别研）一两　胡黄连（去苗）一分　铅霜（别研）一分　天竺黄（别研）半两　龙齿（别研）半两　麝香（别研）一分　龙脑（别研）二钱　虎睛（炙）一对

【用法】除金、银箔等别研外，余为末，和匀，用粟米饭和丸，如梧桐子大。每服十丸至十五丸，早、晚食后用黄耆汤送下。

【功用】安神定气。

【主治】中风惊悸。

大黄丸

【来源】《圣济总录》卷三十二。

【别名】涤中丸（《圣济总录》卷九十七）、承气丸（《普济方》卷三十九）。
【组成】大黄二两（细锉，醋炒） 葶苈（微炒） 杏仁（汤浸，去皮尖双仁） 朴消各一两
【用法】上为末，炼蜜为丸，如梧桐子大。每服十丸，食前米饮送下。以利为度。
【主治】伤寒后宿食不消，大肠气滞。

羌活汤

【来源】《圣济总录》卷八十一。
【组成】羌活（去芦头）五两 葛根（锉） 桂（去粗皮） 半夏（汤洗七遍，去滑尽，焙干）各四两 干姜（炮）三两 防风（去叉）一两 甘草（炙，锉）二两
【用法】上为粗末。每服五钱匕，水一盏半，煎至一盏，去滓温服，空心至日午三服。
【主治】脚弱，及中风缓弱。

竹沥饮

【来源】《圣济总录》卷一三九。
【别名】竹沥汤（《医部全录》卷四二一）、竹沥水（《全国中药成药处方集》天津方）。
【组成】竹沥三升
【用法】上药先温暖，分作五六服。发口灌之。
【功用】《全国中药成药处方集》（天津方）：清肺热，化痰。
【主治】

1.《圣济总录》：伤折不能慎避，令人中风，发痉口噤，若已觉中风颈项强直，身中拘急者。

2.《小儿卫生总微论方》：小儿惊热如火，温壮。

3.《松峰说疫》：瘟疫烦躁。

4.《全国中药成药处方集》（天津方）：痰热咳嗽，湿热头眩。

【宜忌】《全国中药成药处方集》（天津方）：虚寒性咳嗽忌服。

天麻散

【来源】《圣济总录》卷一五〇。
【组成】天麻（酒炙） 乌蛇肉（酒浸，炙） 麻黄（去根节） 桂（去粗皮） 独活（去芦头） 芎藭各一两 白附子（炮） 天南星（炮裂） 白僵蚕（炒） 羚羊角屑 柏子仁（别研）各半两 麝香一钱（别研）
【用法】上为散，和匀。每服二钱匕，生姜、薄荷自然汁化开，再用温酒调下。
【主治】妇人中风如角弓，腰背反张，语涩蹇闷。

天雄汤

【来源】《圣济总录》卷一五〇。
【组成】天雄（炮裂，去皮脐） 前胡（去芦头） 芎藭 枳壳（去瓤，麸炒） 细辛（去苗叶） 黄芩（去黑心） 茯神（去木） 羌活（去芦头） 独活（去芦头） 防风（去叉） 桂（去粗皮） 甘草（炙） 麻黄（去根节，煎，掠去沫，焙） 芍药各一两
【用法】上锉，如麻豆大。每服三钱匕，水一盏，煎七分，去滓温服，一日三次。
【主治】妇人中风，筋脉拘急，肢体疼痛，言语不利，精神冒闷。

牛黄散

【来源】《圣济总录》卷一五〇。
【组成】牛黄（研）一分 麝香（研）一钱 雄黄（研）一分 铅霜（研）一分 丹砂（研） 天南星（炮裂） 天麻（酒浸，炙干） 白附子各半两 麻黄（去根节，煎，掠去沫，焙） 桂（去粗皮） 白僵蚕（炒） 干蝎（去土，炒） 防风（去叉） 独活（去芦头） 羌活（去芦头） 附子（炮裂，去皮脐） 当归（切，炒）各一两
【用法】上十七味，除研药外，捣罗为散，入研药再研匀。每服一钱匕，生姜、薄荷酒调下，一日三次，不拘时候。
【主治】妇人中风，身强口噤，四肢不利，精神昏冒，形如醉人。

芎藭汤

【来源】《圣济总录》卷一五〇。

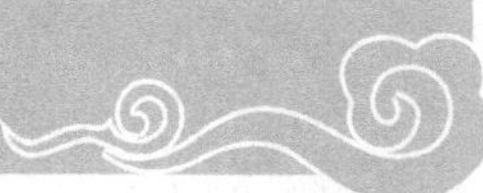

【组成】芎䓖 麻黄（去根节，煎，掠去沫，焙） 升麻 白芷 甘草（炙） 石膏（碎）各一两 干姜（炮） 桂（去粗皮）各半两

【用法】上为粗末。每服三钱匕，水一盏，煎七分，去滓温服，一日三次。

【主治】妇人中风，言语不利，四肢拘急，头目昏眩，遍体发热。

芎䓖汤

【来源】《圣济总录》卷一五〇。

【组成】芎䓖（锉） 当归（切，焙） 细辛（去苗叶） 独活（去芦头） 麻黄（去根节） 续断各一两 桂（去粗皮） 干姜（炮） 羚羊角屑各半两

【用法】上为粗末。每服三钱匕，水、酒各半盏，煎七分，去滓温服，不拘时候。

【主治】妇人中风，角弓反张，心膈烦闷，言语不利。

当归汤

【来源】《圣济总录》卷一五〇。

【组成】当归（切，焙）二两 麻黄（去节煎，掠去沫，焙）六两 桂（去粗皮）二两 芎䓖一两 黄芩（去黑心）半两 干姜（炮）一两 杏仁（去皮尖双仁，炒）四十个 石膏（碎）三两半 甘草（炙，锉）二两

【用法】上为粗末。每用六钱匕，以水三盏，煎取一盏半，去滓，分二次温服。

【主治】妇人中风，不能语，不知痛处，拘急不得转侧。

羌活汤

【来源】《圣济总录》卷一五〇。

【组成】羌活（去芦头） 赤茯苓（去黑皮） 芎䓖 防风（去叉） 当归（切，焙） 乌头（炮裂，去皮脐） 麻黄（去根节，煎，掠去沫，焙） 桂（去粗皮）各一两 石膏（碎） 细辛（去苗叶）各半两

【用法】上锉，如麻豆大。每服三钱匕，水一盏，加生姜三片，大枣二枚（擘破），煎七分，去滓温服，一日三次。

【主治】妇人中风，言语謇涩，筋脉拘急，肢体缓纵。

羌活汤

【来源】《圣济总录》卷一五〇。

【组成】羌活（去芦头） 桂（去粗皮） 防风（去叉） 麻黄（去根节） 附子（炮裂，去皮脐） 当归（切，焙） 人参各一两

【用法】上锉，如麻豆大。每服三钱匕，水一盏，加生姜三片，大枣一枚（擘），同煎七分，去滓温服，不拘时候。

【主治】妇人中风，角弓反张，筋脉偏急，言语謇涩。

羌活汤

【来源】《圣济总录》卷一五〇。

【组成】羌活（去芦头） 麻黄（去根节，煎，掠去沫，焙） 杏仁（去皮尖双仁，炒，别研如膏入） 人参 桂（去粗皮） 薏苡仁 当归（切，焙） 干姜（炮）附子（炮裂，去皮脐） 芎䓖各一两

【用法】上锉，如麻豆大。每服三钱匕，水一盏，加生姜三片，大枣二枚（擘破），同煎七分，去滓温服，一日三次。

【主治】妇人中风偏枯，冷痹无力，不任支持。

细辛汤

【来源】《圣济总录》卷一五〇。

【组成】细辛（去苗叶） 附子（炮裂，去皮脐） 羌活（去芦头） 麻黄（去根节） 升麻 防风（去叉） 当归（切，焙） 白芷（锉） 白僵蚕（炒）各一两

【用法】上锉，如麻豆大。每服三钱匕，水一盏，加生姜五片，大枣一枚（擘），同煎七分，去滓温服，不拘时候。

【主治】妇人中风，腰背反折，如角弓弯状，筋脉急痛。

茯苓汤

【来源】《圣济总录》卷一五〇。

【组成】赤茯苓（去黑皮） 芎藭 当归（切，焙） 甘草（炙，锉）各一两 桂（去粗皮）二两 栀子仁十四枚 吴茱萸（汤洗，焙，炒） 细辛（去苗叶） 干姜（炮） 生干地黄（焙）各一两半

【用法】上为粗末。每服五钱匕，水一盏半，煎取一盏，去滓温服，不拘时候。

【主治】妇人中风，角弓反张，口噤。

桂附汤

【来源】《圣济总录》卷一五〇。

【组成】桂（去粗皮） 附子（炮裂，去皮脐） 当归（切，焙） 人参 茯神（去木） 防风（去叉） 细辛（去苗叶） 萆薢 牛膝（酒浸，切，焙） 赤芍药 麻黄（去根节，煎，掠去沫，焙） 羌活（去芦头）各一两

【用法】上锉，如麻豆大。每服三钱匕，水一盏，加生姜三片、大枣二枚（擘破），同煎七分，去滓温服，空腹、食前各一次。

【主治】妇人中风偏枯，手足不随，或冷或痹。

麻黄汤

【来源】《圣济总录》卷一五〇。

【组成】麻黄（去根节，煎，掠去沫，焙干） 防风（去叉） 人参 黄芩（去黑心） 赤芍药 杏仁（去皮尖双仁，炒） 芎藭 甘草（炙）各一两 附子一枚（炮裂，去皮脐）

【用法】上锉，如麻豆大。每服五钱匕，以水一盏半，加生姜半分（切），煎取七分，去滓温服，每日三次。

【主治】妇人中风，一切风证。

麻黄汤

【来源】《圣济总录》卷一五〇。

【组成】麻黄（去节，先煮，掠去沫，焙）二两 羌活（去芦头）一两 防风（去叉）一两半 赤芍药一两半 桂（去粗皮）一两 石膏（碎）三两 杏仁（去皮尖双仁，炒）一两 甘草（炙，锉）一两

【用法】上为粗末。每服五钱匕，以水一盏半，煎取一盏，去滓温服，每日二次。

【主治】妇人中风，头目昏疼，失音不语，烦躁喘粗，汗出恶风，口吐涎沫，四肢不随。

【加减】牙颔冷痹舌强，加附子一枚（炮裂，去皮脐），竹沥五合；若渴，加麦门冬一两半（去心，焙）、生犀角一两（镑）同煎。

麻黄汤

【来源】《圣济总录》卷一五〇。

【组成】麻黄（去根节，煎，掠去沫，焙） 芎藭各一两半 升麻 防风（去叉） 防己 桂（去粗皮） 羚羊角（镑）各一两

【用法】上为粗末。每用五钱匕，以水一盏半，煎取一盏，去滓，入竹沥半合，再煎三四沸，去滓，分二次温服。

【主治】妇人中风，口面喎斜。

羚羊角汤

【来源】《圣济总录》卷一五〇。

【组成】羚羊角（镑）一分 芍药 枳壳（去瓤，麸炒） 生干地黄（焙） 当归（切，焙） 桂（去粗皮） 麻黄（去根节，煎掠去沫，焙） 黄耆（锉） 五加皮（锉） 牛膝（酒浸，切，焙） 独活（去芦头） 羌活（去芦头） 附子（炮裂，去皮脐） 防风（去叉）各一两 酸枣仁 白僵蚕（炒） 白附子各半两

【用法】上锉，如麻豆。每服三钱匕，以水一盏，加生姜三片，薄荷五叶，煎至七分，去滓温服。

【主治】妇人中风，筋脉挛急，肢体疼痛，行履艰难，神识昏冒，语言不利。

羚羊角汤

【来源】《圣济总录》卷一五〇。

【组成】羚羊角（镑）一两 麻黄（去根节，煮掠去沫，焙）三两 黄芩（去黑心）一两 赤芍药

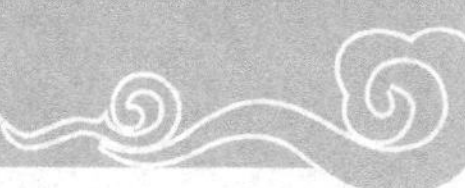

一两半　羌活（去芦头）一两　白鲜皮一两　防己一两　葛根（锉）一两　杏仁（去皮尖双仁，炒）一两半　石膏（碎）三两　马牙消（研）二两半　甘草（锉，炙）一两

【用法】上为粗末。每服五钱匕，以水一盏半，煎取一盏，去滓温服，每日二次。

【主治】妇人中风不语，风热壅滞，心闷恍惚，四肢不举。

羚羊角汤

【来源】《圣济总录》卷一五〇。

【组成】羚羊角屑　麻黄（去根节）　羌活（去芦头）　桂（去粗皮）　防风（去叉）　升麻　细辛（去苗叶）各一两　干蝎（炒，去土）　天麻（酒炙）各半两

【用法】上为粗末。每服三钱匕，以水一盏，加生姜三片，大枣一枚（擘），煎至七分，去滓温服，不拘时候。

【主治】妇人中风，身如角弓，筋脉抽掣疼痛。

羚羊角散

【来源】《圣济总录》卷一五〇。

【组成】羚羊角屑　麻黄（去根节）　桂（去粗皮）　赤芍药　附子（炮裂，去皮脐）　白僵蚕（炒）各一两　干蝎（去土，炒）　丹砂（研）各半两

【用法】上为散。每服二钱匕，以生姜薄荷汁化开，温酒调下，每日二次。

【主治】妇人中风偏枯，手足无力，皮肤冷痹。

犀角散

【来源】《圣济总录》卷一五〇。

【组成】犀角（镑）　羌活（去芦头）　桑螵蛸（炒）　白鲜皮　地骨皮　蔓荆实（去皮）　丹砂（研）　酸枣仁各半两　乌头（炮裂，去皮脐）　白僵蚕（炒）　鹿角胶（炒令燥）　薏苡仁　白附子（炮）　当归（切，焙）　芎䓖　人参各一两　牛黄（研）一分　麝香（研）一钱

【用法】上为散。每服一钱匕，生姜、薄荷酒调下。

【主治】妇人中风。角弓反张，腰背反折，筋脉挛急，心神烦闷，言语不利。

白术酒

【来源】《圣济总录》卷一六一。

【组成】白术

【用法】上为细散。每服二钱匕，温酒调下。

【主治】

1.《圣济总录》：产后风痓。
2.《普济方》：兼治中风。

蓖麻散

【来源】《圣济总录》卷一七四。

【组成】蓖麻子二十枚（去皮，别研）　天浆子（去壳）十枚　生蝎三十枚　石榴一枚（取却石榴子及七分，盛三味药在内，作泥球固济，烧令通赤，候药香气出即熟，取出打破球便捣罗为末，入后药三味）　天南星　半夏　白附子各一分半

【用法】上将后药三味，并生用为散，与前药相和，研令匀。酒调下一字。重者不过两服。

【主治】小儿中风。

何首乌煎丸

【来源】《圣济总录》卷一八六。

【组成】何首乌（洗净，以竹刀刮去黑皮，切）一斤（与净黑豆一斤，同用新汲水浸一宿，炊以豆烂为度，取出晒干）　牛膝（去苗，酒浸，切，焙）半两　天南星（炮，去皮脐）　菖蒲（紧小者，去皮毛）各四两

【用法】上为末，以酒四升，醋二升，慢火熬，用竹篦子不住手搅，候将药杵和丸，如梧桐子大。每服三十丸，空心、食前温酒送下。

【功用】补壮筋骨，乌润髭发，益血脉，助阳气。

【主治】一切风攻，手足沉重，皮肤不仁，遍身麻木，风劳气疾。

人参粥

【来源】《圣济总录》卷一八八。

【组成】人参一两（锉如粟，以水四升，煮至二升，去滓下米） 粟米五合 薤白（切）一合 鸡子（去黄）一枚

【用法】上药先用参汁煮粟米粥，将熟，下鸡子清、薤白，候熟食之。如食不尽，可作两次。

【主治】中偏风，冒闷烦躁，食饮不得。

乌鸡酒

【来源】《圣济总录》卷一八八。

【组成】乌雌鸡一只（去毛嘴脚）

【用法】上一味，破开，去肠肚。以酒五升，煮取二升，去滓，分温三服，相继服尽。汗出即愈；不汗者，用热生姜、葱白、稀粥投之，盖覆取汗。又鸡肠肚勿去，中屎紧结两头勿伤动，煮汁服之。

【主治】中急风，背强口噤，舌直不得语，目睛不转，烦热苦渴，或身重，或身痒。

乌驴皮食方

【来源】《圣济总录》卷一八八。

【组成】乌驴皮一张（挦洗如法）

【用法】蒸令极熟，条切，于豉汁中着五味调和，更煮过，空腹食之。

【主治】中风，手足不随，骨节烦疼，心躁口干，面目㖞偏。

羊肚食方

【来源】《圣济总录》卷一八八。

【别名】羊肚羹（《饮膳正要》卷二）。

【组成】羊肚（净治如食法）一枚 粳米（净淘）一合 葱白七茎 豉半合 蜀椒（去目并合口者，炒出汗）三十枚 生姜（切细）一分

【用法】上将五味药拌匀，入于羊肚内，烂煮热切。如常食法，淡入五味，每日食一枚，十日止。

【主治】中风。

皂荚芽菹方

【来源】《圣济总录》卷一八八。

【组成】皂荚嫩芽不限多少

【用法】上先煮熟，绞去汁，炒过，入五味，与红粳米饭随意食之，又不可过多。

【主治】中风。

补益大枣粥

【来源】《圣济总录》卷一八八。

【组成】大枣七枚（无核） 青粱粟米二合

【用法】以水三升半，先煮枣取一升半，去滓投米，煮粥食之。

【主治】中风，惊恐虚悸，如人将捕之，四肢沉重。

恶实叶菹

【来源】《圣济总录》卷一八八。

【组成】恶实叶（嫩肥者，切）一斤 酥半两

【用法】上先以汤煮恶实叶三五沸，取出以新水淘过，布绞去汁，入于五味汁中，略煮点酥食之。

【主治】中风，烦躁口干，手足不随，及皮肤热疮。

恶实根粥

【来源】《圣济总录》卷一八八。

【组成】恶实根（去黑皮，切）一升 生姜（切）三两 陈橘皮（去白，切）二两 青粱米（净淘）三合

【用法】上以水五升，先煮三味至二升，去滓，下米煮粥。空腹食之。

【主治】中风不语。

麻子粥

【来源】《圣济总录》卷一九〇。

【组成】麻子半升（研烂） 生薄荷一握（切细） 生荆芥一握（切细） 白粱米（淘净）三合

【用法】上以水三升，煮麻子等三味，至一升半，滤去滓，下米煮粥，空心食。

【主治】中风，五脏壅热，言语謇涩，精神昏昧，大便涩滞。

金筒煎

【来源】《圣济总录》卷一九九。

【组成】乳香四两　牛乳一斗（银石器中盛，并乳香于重汤内煮，旋旋浇牛乳汁，以乳香化为度）　赤石脂半斤（细研，水飞过，于纸箱内沙上渗干，入夹绢袋，盛于饭上炊九次，每次出焙干，又炊以饭熟为度）　丹砂四两（研，水飞过，纸箱内盛，泣干）　甘草半斤（为末）　蜜（银器盛，重汤内熬，以绢袋滤过）四斤

【用法】上六味，将蜜分作九分，每一分拌乳香等，入新竹筒内盛，大竹可三四枚盛了；次用新桑白皮扎塞定筒口，令密，以黑豆、大麦水拌，铺在大甑底，上坐竹筒，次又以豆麦盖覆过，竹筒再盖覆如法，慢火炊一日，三四次添水，炊至夜，取出筒，倾药出，以瓷器盛了，入焙笼内火焙一夜，或未干又焙，令极干；再取蜜一分拌药令匀，又以新桑白皮塞口了，再入水洒拌豆麦令匀，又依前再炊一日，如前用热水洒三四次，炊一日至夜，依前取焙之；如此九炊九焙，放干成煎。每服抄一大匙许，仍须先均作一百二十服，须先服药床；如要服药床，即忌盐醋；如要治中风瘫痪，半身不遂，口眼㖞斜，语涩神昏者，分作一百四十服，亦须先服药床。

【功用】辟谷固气，却灭三尸，消荡九虫，安和五脏，镇守三田，轻身强志，拘魂制魄，延永胎根。

全蝎散

【来源】《阎氏小儿方论》。

【组成】全蝎（去毒，炒）　僵蚕（直者，炒）　甘草　赤芍药　桂枝（不见火）　麻黄（去节）　芎䓖　黄芩（去心）各三钱　天麻六钱　大天南星（汤浸七次，去皮脐，切，焙）三钱

【用法】上为粗末。每服三钱，水一盏半，加生姜七片，煎七分，温服无时，量大小与之，一日三四次。

【主治】小儿惊风；中风口面㖞斜，语不正，手足偏废不举。

【宜忌】忌羊肉。

起死轻骨膏

【来源】《幼幼新书》（古籍本）卷十三引《保生信效方》。

【别名】起死轻骨丹（原书人卫本）、起死神应丹（《儒门事亲》卷十五）。

【组成】麻黄（去根节）五斤（河水二石熬成膏）　桑白皮（土下者佳）　芎䓖　白芷　苍术（去皮）　甘松（只用腿子）各二两　苦参三两半

【用法】上为细末，麻黄膏为丸，如弹子大。每服一丸，温酒一盏，研化顿服之。临卧取汗，五七日间再服，手足当轻快。小儿惊风量与之；卒中涎潮，分利涎后用之。

【主治】中风瘫痪，四肢不随，风痹，及小儿惊风。

换骨丹

【来源】《中藏经·附录》。

【组成】桑白皮　芎䓖　吴白术　紫河车　威灵仙　蔓荆子各二两　人参　防风　何首乌各二两　地骨皮　五味子　木香　苦参各一两　犀角半两　麝香　龙脑各半钱

【用法】上为细末，用苍术半斤、槐角半斤，以地黄三斤去根，不去节，锉细，上用河水一斗八升（井水亦得），同熬至三四升，去滓，留清者，再熬成膏，和前药，每两作八丸，朱砂为衣。截四时伤寒，妇人血滞，产前产后，每服一丸，酒一盏，碎捶，浸至夜，温动化散，临睡和滓服；小儿惊搐，每服半丸，米饮化下。

【主治】一切卒中，手足顽麻，腰膝沉重，左瘫右痪，四时伤寒，妇人血滞，小儿惊搐。

狐胆丸

【来源】《幼幼新书》卷十三引《聚宝方》。

【组成】浮萍草（紫背者，七月十五日采取）不拘多少（阴干）　雄狐胆（十二月收，阴干）

【用法】上将浮萍草一味为末，用胆汁为丸，如芥子大。每服，大人小儿三丸，金银薄荷汤送下，不拘时候服。

【主治】大人、小儿中风。

青云散

【来源】《幼幼新书》卷七引丁时发方。

【组成】石莲心一分　天南星（炮）　僵蚕（取直者）　蝎　郁金（皂角煮）各一钱半　雄黄一钱　粉霜半钱

【用法】上为细末。每服一字或半钱，看大小蜜汤调下。

【主治】

1.《幼幼新书》引丁时发方：小儿惊啼。

2.《中国医学大辞典》：中风，口面㖞斜。

酒煎附子四神丹

【来源】《幼幼新书》卷九引李安仁方。

【别名】四神附子煎（《传信适用方》卷二）、沉酒煎附子四神丹、四神附子丹（《普济方》卷二二五）。

【组成】水窟雄黄　雌黄　辰砂　透明硫黄各半斤（上别研水飞过，滲干，再同研匀。用烧药盒子一个，看大小用。临时先以牡丹根皮，烧烟熏盒子，令酽烟气黑黄色，入前四物在内，约留药盒子口下及一指，以醋调腊茶作饼子盖定，与盒子口缝平，用赤石脂泥固济盒子，用盒盖子盖之，令严，却用纸筋盐泥通裹盒子，固济约厚一寸，放令极干。初用炭火烧热，次加少火烧合通赤，常约令火五斤以来，渐渐添火气，小却添至五斤以来，照顾勿令炭厚薄不一，可添至三秤得济，去火渐令冷，入在地坑内，深一尺以上，用好黄土盖之。候三日取出，打破盒子，取药研细，约三十两。别入）胡椒末　荜茇末各七两　真赤石脂末三两　好官桂心末六两　附子（及六钱以上者，炮，去皮脐，取末）十二两

【用法】上以好法酒一斗，熬至三升，然后入附子末为糊，和前药为丸，如鸡头子大，留少酒膏，恐药干。候干，轻病每服一丸，重病二丸至三丸，空心食前米饮汤送下；温酒、盐汤亦得。小儿吐泻慢惊，研一丸，米饮灌下。

【功用】升降阴阳，顺正祛邪，消风冷痰涎，散结伏滞气，通利关节，破瘀败凝涩奔冲失经之血，接助真气，生续脉息，补肾经不足，和膀胱小肠，秘精固气，定喘止逆，压烦躁，养胃气。

【主治】小儿慢惊，一切虚冷之疾。五脏亏损，下虚上壅，胸中痰饮，脐腹冷积，奔豚气冲，上下循环，攻刺疼痛，脾寒冷汗，中风痿痹，精神昏乱，霍乱吐泻，手足逆冷，阴毒伤寒，四肢厥逆，形寒恶风，向暗睡卧，乍寒乍暖。妇人产后诸疾，血气逆潮，迷闷欲绝，赤白带下，崩漏不止。

【宜忌】如有固冷陈寒，宜常久服饵。如病安愈，不得多服。

【加减】如觉热渴，即加木香、桂末一钱，同和服之。

白王丹

【来源】《幼幼新书》卷十三引张焕方。

【组成】天南星　半夏（并生）　僵蚕（炒）　桂心　石菖蒲各一两　腻粉　龙脑各一分

【用法】上为细末，姜汁为丸，如黍米大。每服十丸，人参汤送下。

【主治】中风涎潮。

羌活紫神汤

【来源】《鸡峰普济方》卷三十。

【别名】羌活紫汤（《小儿卫生总微论方》卷六）。

【组成】羌活一两（去芦）

【用法】上锉。以酒三升浸一宿，取黑豆一升淘净，炒出烟，乘热就锅内以浸药酒沃之，放温去滓，每服半盏，一日二三次，不拘时候。

【主治】中风口噤，身体强直。

芎辛散

【来源】《类编朱氏集验方》卷一引《鸡峰普济方》。

【组成】北细辛一两　川芎一两　甘草二钱半

【用法】上为末。每服二钱，水一盏，薄荷七片，煎至五分，去滓温服，不拘时候。

【功用】治风化痰，清利头目。

【主治】中风，不思饮食。

二生散

【来源】《普济本事方》卷一引张发方。

【别名】二生汤（《普济方》卷一一八引《十便良方》）。
【组成】生附子（去皮脐） 生天南星各等分
【用法】上锉。每服四大钱，水一盏半，加生姜十片，慢火煎至八分，去滓服。煎不熟有大毒，令人发肿增病。
【主治】体虚有风，外受寒湿，身如在空中者。

小风引汤

【来源】《普济本事方》卷一。
【组成】防风（去叉股） 独活（去芦，洗，焙） 细辛（去叶） 川芎（洗，焙） 五味子（拣） 白茯苓（去皮） 人参（去芦） 白芍药 白术 甘草（炙）各等分
【用法】上为末。每服三钱，水一盏，加生姜三片，杏仁五个（去尖，拍碎），同煎至七分，去滓温服，不拘时候。
【功用】《普济方》：调气，进食，宽中。
【主治】
1.《普济本事方》：中风。
2.《普济方》：左瘫右痪，素有风湿。

地黄酒

【来源】《普济本事方》卷一。
【组成】熟干地黄（酒洒，九蒸九晒，焙干）四两 附子（炮，去皮脐） 茵芋（去梗，锉，炒用） 羌活（去芦） 防风（去叉股） 芎藭各一两 石斛（洗，去根）二两 丹参二两半 牛蒡根二两半 牛膝（酒浸，水洗，焙） 杜仲（去皮，锉如豆，炒令黑） 桂枝（不见火）各一两半 大麻子（去皮）一升
【用法】上锉细，入绢袋盛，宽贮之，用无灰酒一斗五升，封渍七日。逾日空心、食前饮一盏。常醺勿令吐。
【主治】风在肝脾，语謇脚弱，大便多秘。

竹沥汤

【来源】《普济本事方》卷一。
【组成】威灵仙（去苗，洗） 附子（炮裂，去皮脐） 桔梗（炒） 防风（去叉股） 蔓荆子（拣） 枳壳（去瓤，细切，麸炒黄） 川芎（洗） 当归（洗，去芦，薄切，焙）各等分
【用法】上为粗末。每服四钱，水一盏，竹沥半盏，加生姜三片，同煎至八分，去滓温服，一日三四次。
【主治】中风入脾肝，经年四肢不遂，舌强语謇。
【宜忌】忌茗。
【方论】《本事方释义》：威灵仙气味苦平微辛咸，去风利水，通十二经脉；附子气味辛咸大热，入手足少阴；桔梗气味苦辛平，入手太阴及足少阴，能利咽喉；防风气味苦辛甘温，入手足太阳；蔓荆子气味苦微温，入足太阳，上行而散；枳壳气味苦寒，入足太阴；川芎气味辛温，入足少阳、厥阴，能行头目；当归气味苦辛甘温，入心脾。此治风邪入肝脾，久不能愈者，诸药之升降搜逐，藉竹沥之甘寒滑润，兼能利窍，生姜之辛温达表，邪不能容留经络，其疾自当去矣。

防己汤

【来源】《普济本事方》卷一。
【组成】汉防己 防风（去叉股） 桂心（不见火） 附子（炮裂，去皮）各半两 威灵仙（去苗，洗）三分 麻黄半两（去节）
【用法】上为粗末。每服四钱，水一盏，以竹沥、荆沥、地黄汁各一盏，姜汁半盏为引，和匀用，煎至七分，去滓温服，一日三四次。
【主治】久风，邪入肝脾二经，言语不传。
【方论】《本事方释义》：汉防己气味辛平，能行下焦，祛风利湿，入足太阳；防风气味辛甘温，入足太阳；桂心气味辛甘大热，入足少阴，厥阴；附子气味咸辛大热，入手足少阴；威灵仙气味苦微辛咸平，通利诸经络；麻黄气味辛温，入手太阴、足太阳，表散药中之峻者也。肝脾二经之风邪久不能去，得群药之疏利，犹虑留邪，佐以竹沥、荆沥之甘寒而滑，生地黄汁之苦寒而润，生姜汁之辛温而通，邪岂能留耶？

防风汤

【来源】《普济本事方》卷一。

【组成】石斛（洗，去根）一两半　熟干地黄（酒洒，九蒸九晒，焙干）杜仲（去皮，锉如豆，炒令黑）　丹参各一两一分　防风（去叉股）　川芎（洗）　麦门冬（用水浥，去心）　桂枝（不见火）川独活（黄色如鬼眼者，去芦，洗，焙）各一两

【用法】上为粗末。每服五钱，水一大盏半，加大枣二枚，同煎八分，去滓温服。

【主治】中风内虚，脚弱，语謇。

【方论】《本事方释义》：石斛气味甘平微苦咸，入足太阴、少阴；干地黄气味甘寒微苦，入足少阴；杜仲气味辛平微温，入足少阴、厥阴；丹参气味苦微寒，入心；防风气味苦辛甘温，入手、足太阳；川芎气味辛温，入足少阳、厥阴；麦门冬气味甘凉微苦，入手太阳、少阴；桂心气味辛甘大热，入足少阴、厥阴；独活气味苦辛甘平，入足少阴、厥阴之风药。因内虚中风，语謇脚弱，表平温经之品，得风药之引入经络，祛邪扶正，其功岂不伟哉！

星附散

【来源】《普济本事方》卷一。

【别名】大星附汤（《医方类聚》卷二十三引《澹寮方》）。

【组成】天南星（大者）　半夏（二味薄切，姜汁浸透）　黑附子（炮裂，去皮脐）　白附子（炮微黄）　川乌（灰火炮制，去皮尖用）　白僵蚕（去丝嘴，炒）　没药（别研入药）　人参（去芦）　白茯苓（去皮）各等分

【用法】上为粗末。每服二钱，水、酒各一盏，同煎至八分，去滓热服。二三服，汗出愈。

【主治】中风入腑，虽能言，口不㖞斜，而手足亸曳，脉虚浮而数者。

独活散

【来源】《普济本事方》卷一。

【组成】川独活（黄色如兔眼者，去芦洗，焙干称）　白术　白茯苓（去皮）　秦艽（洗，去芦）　蒺藜（洗）　柏子仁（研）　甘草（炙）各一两　犀角（镑）川椒（去目并合口，微火炒，地上出汗）　熟干地黄（酒洒，九蒸九晒，焙干称）　枳实（汤浸，洗去瓤，薄切，麸炒）白芷（不见火）　官桂（去粗皮，不见火）各半两　人参（去芦）一分

【用法】上为细末。每服二钱，以水一盏，加生姜三片，大枣一个，同煎至七分服，不拘时候。

【主治】

1.《普济本事方》：中风。

2.《普济方》：一切风。

【方论】《本事方释义》：独活气味苦辛甘平，入足厥阴、少阴；白术气味甘温微苦，入足太阴、阳明；茯苓气味甘平淡渗，入足阳明；蒺藜气味甘平，入手、足太阴；秦艽气味苦平，入手、足阳明，兼入肝胆；柏子仁气味苦辛微温，入足厥阴；甘草气味甘平，入足太阳；犀角气味苦酸咸寒，入足厥阴、手少阴；川椒气味辛温，入手、足太阴及命门；熟地黄气味甘寒微苦，入足少阴；枳实气味苦寒，入足太阴；白芷气味辛温，入手、足阳明，为引经之药；官桂气味辛温，入足厥阴；人参气味甘温，入足阳明。即惊恐亦七情所伤之病，致脏腑偏胜不平，故用补五脏之药，护持正气，虽用独活为主，再佐以辛温苦寒之品，使偏胜者得以和平，客病何由得入哉。

胜金丸

【来源】《普济本事方》卷一。

【别名】朱砂丸（《普济方》卷八十八引《简易》）。

【组成】猪牙皂角二两（捶碎，水一升，同生薄荷一处捣取汁，慢火熬成膏）　生薄荷半斤　瓜蒂末一两　藜芦末一两　朱砂半两

【用法】上将朱砂末一分与二味末研匀，用膏子搜和丸，如龙眼大，以余朱砂为衣。温酒化一丸，甚者二丸。以吐为度，得吐即省，不省者不可治。

《医方类聚》引《医林方》：如吐不止，以葱白汤止之。

【功用】《中风瞸诠》：取吐痰涎。

【主治】中风忽然昏醉，形体昏闷，四肢不收，风涎潮于上膈，气闭不通。

【宜忌】《玉机微义》：诸亡血虚家不可用此。

【方论】《本事方释义》：薄荷气味辛凉，入手太阴、足厥阴；朱砂气味苦温，入手少阴；瓜蒂气味苦寒，入手阳明；藜芦气味辛温，入手阳明；猪牙

皂角气味辛温开窍，入手太阴。中风而致神昏肢痿，气闭不宣，卒暴生涎，声如引锯，非宣通不能效验，即吐法亦宣通之意也。

三生丸

【来源】《普济本事方》卷三。

【组成】半夏二两　南星　白附子各一两

【用法】上并生为末，滴水为丸，如梧桐子大，以生面滚衣，阴干。每服十丸至二十丸，生姜汤送下。

【主治】

1.《普济本事方》：中脘风涎痰饮，眩瞑，呕吐酸水，头疼恶心。

2.《济生方》：痰厥头痛。

3.《医学入门》：中风昏迷，痰涎壅并，口眼㖞斜，半身不遂，脉沉无热者。

4.《本草纲目》：小儿暑风，暑毒入心，痰塞心孔，昏迷抽搦。

【方论】《本事方释义》：半夏气味辛温入足阳明，天南星气味苦辛温入手足太阴，白附子气味辛甘大温入足阳明。三味皆生用以姜汤送者，以脘中之痰饮窃据为患，致瞑眩呕吐，头疼恶心，非峻利之药，不能扫除也。

八风丹

【来源】《扁鹊心书·神方》。

【组成】大川乌（炮）　荆芥穗各四两　当归二两　麝香（另研）五钱

【用法】上为末，酒糊为丸，如梧桐子大。每服五十丸，空心酒送下。服八风汤，再服此丹，永不再发。

【主治】中风，半身不遂，手足顽麻，言语謇塞，口眼歪斜。

八风汤

【来源】《扁鹊心书·神方》。

【组成】当归　防己　人参　秦艽　官桂　防风　钗斛　芍药　黄耆　甘草　芎䓖　紫菀　石膏　白鲜皮　川乌　川羌活　川独活　黄芩　麻黄（去节）　干姜　远志各等分

【用法】上为末。每服五钱，水、酒各半，煎八分，食前服。先灸脐下三百壮，后服此药，永不再发。若不加灸，三年后仍发也。

【主治】中风，半身不遂，言语謇塞，口眼歪斜。

三黄丹

【来源】《扁鹊心书·神方》。

【组成】雄黄　雌黄　硫黄各五两

【用法】上为粗末，制法如大丹，研极细，醋糊为丸，如芡实大。每服十丸，空心米饮送下。

【主治】中满胸膈痞闷，中风痰喘气急，大便虚秘。

夺命丹

【来源】《扁鹊心书·神方》。

【组成】川乌（酒煮）　苍术（米泔浸）各四两

【用法】上为末，酒糊为丸，如梧桐子大。空心服十五丸。忌见风，暖盖出汗。

【主治】中风，左瘫右痪，半身不遂，口眼㖞斜，言语謇涩。

草神丹

【来源】《扁鹊心书·神方》。

【组成】川附子（制）五两　吴茱萸（泡）二两　肉桂二两　琥珀五钱（用柏子煮过另研）　辰砂五钱（另研）　麝香二钱（另研）

【用法】先将前三味为细末，后入琥珀、辰砂、麝香三味，共研极匀，蒸饼为丸，如梧桐子大。每服五十丸，米饮送下。小儿每服十丸。

【功用】大补脾肾。

【主治】阴毒伤寒，阴疽痔漏，水肿臌胀，中风半身不遂，脾泄暴注久痢，黄黑疸，虚劳发热，咳嗽咯血，两胁连心痛，胸膈痞闷，胁中如流水声；童子骨蒸，小儿急慢惊风，痘疹变黑缩陷；气厥卒仆；双目内障；吞酸逆气，痞积血块，大小便不禁；奔豚疝气；附骨疽，两足少力，虚汗不止；男子遗精、梦泄，砂石淋，溺血；妇人血崩血淋；暑月伤食、腹痛，呕吐痰涎。

换骨丹

【来源】《扁鹊心书·神方》。

【组成】当归　芎药　人参　铁脚威灵仙各二两　南星三两　乳香（去油）二两　没药（去油）二两　麻黄三斤（去节，另煎膏）

【用法】上为末，先将前五味和匀，后入乳香、没药，以麻黄膏和匀，为丸，如弹子大。先灸脐下三百壮，服金液丹一斤，再服此药。每服一丸，五日一服，以无灰酒送下，出汗，仍常服延寿丹、金液丹。

【主治】中风，半身不遂，言语謇涩，失音者。

碧霞散

【来源】《扁鹊心书·神方》。

【组成】猪牙皂角（炙，去皮弦）　铜青（另研）　大黄（生用）　金线重楼（即金钱钓虾蟆）各五钱

【用法】上为末。每服一钱，小儿三五分，白汤灌下；牙关紧者，鼻中灌下。吐痰即愈。

【主治】痰涎壅盛，卒仆或发惊搐，一切急症。

霹雳汤

【来源】《扁鹊心书·神方》。

【组成】川附（炮去皮脐）五两　桂心（去皮尽）二两　当归二两　甘草一两

【用法】上为细末。每服五钱，水一大盏，加生姜七片，煎至六分，和滓通口服。小儿止一钱。

【主治】脾胃虚弱，因伤生冷成泄泻，米谷不化，或胀，或痛，或痞，胸胁连心痛，两胁作胀，单腹膨胀，霍乱吐泻；中风、半身不遂；脾疟；黄疸；阴疽，入蚀骨髓；痘疹黑陷，急慢惊风，气厥发昏；阴阳伤寒，诸般冷病寒气。

皂角丸

【来源】方出《续本事方》卷二。名见《普济方》卷一一六。

【组成】皂角三茎（刮去黑皮并子，一茎酒浸，一茎烧留性，一茎炙黄）　薄荷三两　黑牵牛三两　何首乌十二两

【用法】上先将皂角为末，入水得其中，熬成膏，却入后三味，捣一二千杵为丸，如梧桐子大。每服二十丸，茶、酒任下。

【主治】一切中风，左瘫右痪，口面㖞斜，及一切风疾。

巴豆丸

【来源】方出《续本事方》卷二。名见《医部全录》卷二二二。

【别名】巴矾丸（《医宗金鉴》卷三十九）。

【组成】江子二粒（去皮膜）　白矾一块如大拇指大（末之）

【用法】上药于新瓦上煅令江子焦赤为度，为末，炼蜜为丸，如鸡头子大。每服一丸，用绵裹放患人口中近喉处。良久吐痰立效。

【主治】急中风，口闭涎上，欲垂死者。

【方论】《中风斠诠》：尤在泾曰，巴豆为斩关夺门之将，用佐白矾以吐痰，因其性猛烈，故蜜丸含化，是急药缓用之法。寿颐按：巴豆最是猛烈，此方且不去油，如曰含化，则虽用蜜丸，必不能少减其毒，虽可开痰，必致上吐下泻，观此方用绵裹纳入口中近喉，引之吐痰，是仅取其气，不食其质，必以线缚住此绵裹之药，不令吞咽，俟得吐而引药去之，是古人用意之周密处。

水银丸

【来源】《小儿卫生总微论方》卷六。

【组成】水银　蛇黄（烧赤，米醋淬七次）　雄黄（研，水飞）各一钱　轻粉三钱　生犀末半钱

【用法】上为末，以青州枣肉为丸，如大豆大。一岁儿服一丸，蜜水化下，不拘时候。

【主治】中风，腰背反折如角弓之状。

赤箭汤

【来源】《小儿卫生总微论方》卷六。

【组成】赤箭一两　僵蚕（去丝嘴，微炒）半两　白附子半两　独活（去芦）半两　麻黄（去根节）　白花蛇（酒浸，去皮骨）各半两　杏仁

三十个（麸炒，去皮尖，研，后入）

【用法】上为末。每服一钱，水八分煎，入石榴皮少许，煎五分，温服，不拘时候。

【主治】中风，半身不遂。

急风散

【来源】《小儿卫生总微论方》卷六。

【组成】白附子四枚（大者，去尖，生用）　全蝎（去毒）五枚（炙）　天南星一个（锉，炙深黄色）　半夏十个（汤洗七次，去滑尽）　天麻一分　腻粉半钱

【用法】上为细末。每以一钱分四服，薄荷酒调下。

【主治】中风瘖困不省。

一粒金丹

【来源】《洪氏集验方》卷一引张真甫方。

【别名】大圣一粒金丹、保命丹（《是斋百一选方》卷三）。

【组成】大川乌头（炮，去皮脐）　大黑附子（炮裂，去皮脐）　新罗附子（炮裂）各二两　五灵脂一两　白僵蚕一两（去丝，炒）　白蒺藜一两（炒，去刺）　没药半两（研）　朱砂半两（研）　白矾一两（枯，研）　麝香半两（净肉，研）　细香墨半两　金箔二百片

【用法】上药前六味同为末，后四味研匀，同合和令匀，用井花水一大盏，研墨尽为度，将汁搜和，杵臼内捣五百下，丸如弹子大，金箔为衣，窨干。每服一丸，用生姜一两去皮，榨取自然汁，将药丸子于汁内磨化尽，用无灰热酒一大盏，同浸化，温服。更量性多少，吃温酒一二升，投之以助药力，用衣被盖覆，汗出为效。痛势重者，日进二服。不拘时候。

【功用】《是斋百一选方》：补益五脏，固密真元，通流关节，祛逐风邪，壮筋续骨。

【主治】

1.《洪氏集验方》引张真甫方：中风瘫痪，口眼歪斜，涎潮语涩，浑身疼痛，及一切风疾。

2.《是斋百一选方》：癫痫倒卧，目瞑不开，涎盛作声，或角弓反张，目睛直视，口噤闷绝，牙关紧急；风搏于阳经，目眩头痛，耳作蝉鸣，皮肤搐，频欠喜睡，项强拘急，不能回顾；及肾脏风虚，脚膝疼痛，步履艰难，偏风流注，屈伸不得，无问新久。

【宜忌】《女科百问》：忌发风物，孕妇不可服。

开结妙功丸

【来源】《宣明论方》卷七。

【别名】妙功丸（《儒门事亲》卷十二）、妙效丸（《普济方》卷一七一）。

【组成】荆三棱（炮）　茴香各一两（炒）　川乌头四两　神曲　麦芽　大黄各一两（好醋半升熬成稠膏。不破坚积，不须熬膏）　干姜二钱　巴豆二个（破坚积用四个）　半夏半两　桂二钱　牵牛三两

方中川乌头，《御药院方》用四钱，《普济方》用四分。

【用法】上为末，膏为丸，如小豆大。每服十丸、十五丸，生姜汤送下；温水、冷水亦得。或心胃间稍觉药力暖性，却减丸数，以加至快利三五行，以意消息，病去为度。

【功用】《卫生宝鉴》：宣通气血，消酒进食，解积。

【主治】怫热内盛，痃癖坚积，肠结，癥瘕积聚，疼痛胀闷，作发有时，三焦壅滞，二肠闭结，胸闷烦心不得眠，咳喘哕逆不能食；或风湿气两腿为肿胀，黄瘦，眼涩昏暗，一切所伤心腹暴痛，肝肾燥郁，偏正头疼，筋脉拘痪，肢体麻痹，走注疼痛，头目昏眩，中风偏枯，邪气上逆，上实下虚，腰膝麻木，不通气血。

“心腹暴痛”，原作“心腹暴热”，据《卫生宝鉴》改。

防风天麻散

【来源】《宣明论方》卷三。

【别名】防风天麻汤（《医学六要》卷五）。

【组成】防风　芎藭　天麻　羌活　香白芷　草乌头　白附子　荆芥穗　当归（焙）　甘草各半两　滑石二两

《证治宝鉴》有独活。

【用法】上为末。热酒化蜜少许，调半钱，加至一

钱，觉药力运行微麻为度。或炼蜜为丸，如弹子大，每服一丸或半丸，热酒化下；细嚼，白汤化下亦得。

本方改为丸剂，名“防风天麻丸”（《杂病源流犀烛》卷十三）。

【功用】散郁结，宣通气血，解昏眩。

【主治】风湿麻痹走注，肢节疼痛，中风偏枯，或暴喑不语，内外风热壅滞昏眩。

【宜忌】《普济方》：热势太甚及目疾口疮、咽喉肿痛者，不宜服之。

祛风丸

【来源】《宣明论方》卷三。

【组成】绿豆粉　川乌头（炮）　草乌头（炮）　天南星　半夏各一两　甘草　芎藭　藿香叶　苓苓香　地龙　蝎梢各三钱　白僵蚕（淘米泔浸，去丝）　川姜半两（炮）

方中白僵蚕用量原缺。

【用法】上为末，每一两，用绿豆粉一两，（又一法：用药一两，以白面二两），滴水为丸，如梧桐子大。每服五丸至七丸，细嚼，茶酒送下；食后初服三丸，渐加。

【主治】

1.《宣明论方》：中风偏枯，手足战掉，语言謇涩，筋骨痛。

2.《儒门事亲》：上下齿痛，由于风热甚者。

换骨丹

【来源】《宣明论方》卷三。

【组成】麻黄（煎膏）　仙术　香白芷　槐角子（取子）　芎藭　人参　防风　桑白皮　苦参　威灵仙　何首乌　蔓荆子　木香　龙脑（研）　朱砂（研）　麝香（研）　五味子各等分

【用法】上为末，桑白单捣细，以麻黄膏和就，杵一万五千下，每两分作十丸。每服一丸，以硬物击碎，温酒半盏浸，以物盖不可透气，食后、临卧一呷咽之。衣盖覆，当自出汗即愈，以和胃汤调补，及避风寒。

【主治】

1.《宣明论方》：瘫痪中风，口眼㖞斜，半身不遂，一切风痫，暗风。

2.《御药院方》：血滞而不流，卫气遏而不通，风寒湿气相搏筋骨之间，内舍偏虚，发为不遂之病，气感八风，血凝五痹，筋挛骨痛，瘫痪偏枯，一切风证。

麻黄膏

【来源】《普济方》卷九十一引《宣明论方》。

【组成】麻黄

【用法】采麻黄一称，拣去根，一寸长，取东流水三石三斗，以无油腻铛盛五斗者，先煮五沸，掠去沫，逐渐添水，煮至三五斗以来，滤去麻黄，淘在盆中，澄定良久，滤去滓，取清者，铛内再熬至一斗，再澄再滤，取汁再熬至升半为度，只是搅动，勿令着底。澄时须盖覆，不得飞入尘土。其膏放一二年不妨。如膏稠，用水解熬，再匀服之，甚效。

【主治】中风不省人事，卒然倒地。

白散子

【来源】《三因极一病证方论》卷二。

【别名】白散（《医学金针》卷二）。

【组成】大附子（生，去皮脐）　桂府　滑石各半两　园白半夏（汤洗二十一次）三分

【用法】上为末。每服二钱，水二盏，加生姜七片，蜜半匙，煎七分，空腹冷服。

【主治】肝肾虚，为风所袭，卒中涎潮，昏塞不语，呕吐痰沫，头目眩晕，上实下虚，真阴耗竭；兼治阴证伤寒，六脉沉伏，昏不知人；霍乱吐泻，饮食不进，小便淋沥不通，眼赤，口疮，咽喉冷痛。

【加减】霍乱，加藿香；小便不利，加木通、灯心、茅根煎。

芎桂散

【来源】《三因极一病证方论》卷二。

【组成】川乌头二两（切作片，水浸一宿，切作算子条，更以米泔浸一宿，不洗，晒干，麸炒微赤为度）　川芎一两半　桂心一两　甘草（炙）　干

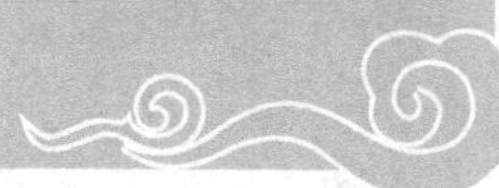

姜（炮）各一分

【用法】上为末。每服二钱，温盐酒调下，一日三次。

【主治】中风，四肢疼痛，及两足俱软，行履不便。

防风汤

【来源】《三因极一病证方论》卷二。

【组成】防风（去叉） 泽泻 桂心 杏仁（麸炒，去皮尖） 干姜（炮） 甘草（炙）各等分

【用法】上锉散。每服四钱，水一盏半，煎七分，去滓，食前服。

【主治】中风挟暑，卒然晕倒，面青黑，四肢缓弱，喜伸欠，口喎斜，四肢不仁，好笑。

红龙散

【来源】《三因极一病证方论》卷二。

【组成】朱砂（别研） 五灵脂各半两 茯神（去心中木） 萆薢各一两 全蝎半两 脑 麝各一钱（别研）

【用法】上为末。每服二钱，酒调服。

【功用】开关窍。

【主治】中风。

附子汤

【来源】《三因极一病证方论》卷二。

【别名】附子散（《普济方》卷八十八引《医方大成》）。

【组成】附子（炮，去皮脐） 桂心各半两 细辛（去苗） 防风（去叉） 人参 干姜（炮）各六钱

【用法】上锉散。每服四钱，水一盏半，加生姜五片，大枣一枚，煎七分，去滓，食前服。或为末，每服二钱，酒调下。

【主治】五脏中风寒，手足不仁，口面喎斜，昏晕，失音，眼目瞤动，牙车紧急，不得转动。

神异温风丹

【来源】《三因极一病证方论》卷二。

【组成】麻黄五两（不去节，择净生用） 人参 白术 干姜（炮）各二两 茯神 附子（炮，去皮脐） 白胶香（别研） 甘草（炙）各两半 乳香（别研） 全蝎（炒）各一两

【用法】上将麻黄细锉，用水五升，熬去半，入蜜六两，又熬成膏，入前件药末为丸，如弹子大。每服一丸，温酒送下，每日三次。

【主治】中风一切诸疾。

铁弹丸

【来源】《三因极一病证方论》卷二。

【组成】白附子 没药（别研） 虎胫骨（酒浸一宿，炙干） 全蝎 乌头（炮，去皮尖） 麻黄（不去节） 自然铜（烧存性，醋浸一宿）各一两 白花蛇（酒浸）半两 辰砂（别研）一分 五灵脂一分 木鳖子二十个（去皮，别研，不入罗） 脑 麝各一分（别研） 乳香（柳木捶研）一分

【用法】上为末，炼蜜为丸，如弹子大。用无灰酒一升浸一丸，分二十服；伤风鼻塞，分三十服，空心、临卧各一服；大风五丸可安。

【主治】男子、妇人一切风疾，无问远近。瘫痪中风，口眼喎斜，言语謇涩，手足亸曳，难以称举，或发搐瘛，或如虫行，或失音不语，牙关紧急，脚不能行，身体顽麻，百节疼痛，精神不爽，头虚烦闷，夜卧不安，多涎，胸膈不利，口干眼涩，多困少力，如破伤风，身如角弓，口噤不开，作汗如油；及洗头风，脑重，眉梁骨痛，卒中不语迷闷；白癜风，遍身瘾疹，鼻多清涕，耳作蝉鸣；小儿惊风，天钓搐搦；妇人血风，手足烦热，夜多虚汗，头旋倒地。

趁风膏

【来源】《三因极一病证方论》卷二。

【组成】川山甲（左瘫用左足，右瘫用右足） 红海蛤（如棋子者） 川乌头（大者，生用）各二两

【用法】上为末，每用半两，捣葱白汁，和成厚饼，约径一寸半，贴在患侧脚中心，用旧帛裹紧缚定，于无风密室中坐椅上，椅前放汤一盆，将贴药脚于汤内浸，候汗出即去了药。病未尽除，

依此法隔半月二十天再做一次。

【主治】中风，手足偏废不举。

【宜忌】周身汗出，宜避风；忌口远欲以自养。

大料神秘左经汤

【来源】《三因极一病证方论》卷三。

【别名】神秘左经汤（《世医得效方》卷九）。

【组成】麻黄（去节） 干葛 细辛 厚朴（姜制，炒） 茯苓 防己 枳壳（麸炒，去瓤） 桂心 羌活 防风（去叉） 柴胡 黄芩 小草（即远志苗） 白姜（炮） 半夏（汤洗去滑） 甘草 麦门冬（去心）各等分

【用法】上锉散，每服四大钱，水一盏半。加生姜三片，大枣一个，煎七分，去滓，空腹服。

【功用】下气，消痰，散风湿，退肿，进饮食，令人不虚。

【主治】风寒暑湿流注足三阳经，手足拘挛疼痛，行步艰难，憎寒发热，自汗恶风，头眩腰重，关节掣痛；或卒中昏塞，大小便秘涩；或腹痛，呕吐下利，恶闻食臭，髀腿顽痹，缓纵不随，热闷惊悸，心烦气上，脐下冷痹，喘满肩息。

【加减】自汗，加牡蛎、白术，去麻黄；肿满，加泽泻、木通；热甚无汗，减桂，加橘皮、前胡、升麻；腹痛吐利，去黄芩，加芍药、附子（炮）；大便秘，加大黄、竹沥；喘满，加杏仁、桑白皮、紫苏，所加并等分。

大省风汤

【来源】《普济方》卷八十九引《杨氏家藏方》。

【组成】附子 吴术一两 肉果（一方使丁香） 天南星 防风各半两 藿香一分

方中附子用量原缺。

【用法】上为饮子。每服三钱，加生姜五片，水煎，去滓服。

【主治】中风，天阴雨作痛。

大通丸

【来源】《杨氏家藏方》卷一。

【组成】甘草八两（微炙） 川乌头八两（炮，去皮脐尖） 寒水石二斤（用瓷盒盛，以炭火十斤煅过，火尽为度） 肉桂（去粗皮） 荆芥穗 藿香叶（去土） 薄荷叶（去土） 天南星（炮） 甘松（去土） 藁本（洗去土，切，焙干） 香白芷 麻黄（去根不去节） 乌药 没药（别研） 天麻（去苗） 芎藭 牛膝（水洗，细切，焙）各三两 乳香二两（别研）

【用法】上为细末，合和匀，糯米糊和成剂，每一两作一十五丸。男子、妇人一切风疾，每服一丸，磨化，茶、酒任下；卒中风不语，口眼㖞斜，左瘫右痪，煨葱、酒送下；伤风头疼，夹脑风，生葱、茶送下；四肢、头面虚肿，炒豆淋酒送下；风热肿痛，生姜、薄荷汁同调酒送下；胸膈痰实，旋运昏闷，腊茶清送下；浑身瘾疹，蜜汤送下；下脏风攻，耳内蝉鸣，煨猪腰子细嚼，温酒送下；腰脚疼痛，乳香酒送下；风毒攻眼，冷泪昏暗，菊花茶送下；干湿脚气，木瓜酒送下；妇人血气攻刺，当归酒送下；血风疼痛，醋汤送下，不拘时候。

【主治】卒中不语，口眼㖞斜，左瘫右痪；伤风头疼，夹脑风，四肢头面虚肿，风热肿痛；胸膈痰实，眩晕昏闷；浑身瘙痒，皮肤瘾疹；下脏风攻，耳内蝉鸣，腰脚疼痛；风毒攻眼，冷泪昏暗；妇人血气攻注疼痛。

大阿胶丸

【来源】《杨氏家藏方》卷一。

【组成】白花蛇（酒浸，取肉）四两 乌蛇（酒浸，取肉） 虎胫骨（酥炙） 海桐皮 赤箭各三两 麻黄（去根节） 蝉蜕（去土） 天南星（酒浸一宿） 木香 白僵蚕（炒，去丝嘴） 半夏（汤洗，生姜汁制） 附子（炮，去皮脐尖） 白术各二两半 全蝎（去毒，糯米炒） 香白芷 芎藭 防风（去芦头） 独活（去芦头） 羌活（去芦头） 当归（酒洗，焙） 白鲜皮 白附子（炮）各二两 阿胶（蛤粉炒） 没药（别研） 肉桂（去粗皮） 细辛（去土叶） 人参（去芦头） 犀角屑 朱砂（别研） 麝香（别研）各一两半

【用法】上为细末，炼蜜为丸，每一两作十丸。每服一丸，空心生姜酒磨下；小儿每一丸作四次服，薄荷汤化下。

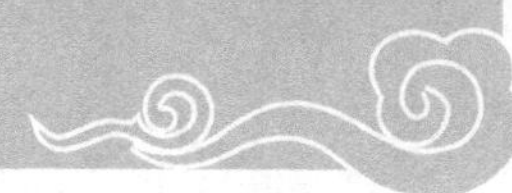

【主治】中风，半身不遂，口眼歪斜；并产后中风，及风气注痛，游走不定。

天仙膏

【来源】《杨氏家藏方》卷一。

【组成】天南星一枚　白及一钱　草乌头一枚　白僵蚕七枚

【用法】上药并生为细末。用生鳝鱼血调敷㖞处，觉正，便用温水洗去，却服后凉药天麻丸。

【主治】男子、妇人卒暴中风，口面㖞斜。

天麻丸

【来源】《杨氏家藏方》卷一。

【组成】天麻二钱半（去苗）　栝楼根　郁金　防风（去芦头）　马牙消　天竺黄　甘草（炙）各一钱　黑参半钱　川乌头（炮，去皮脐尖）半枚

【用法】上为细末，加麝香、脑子少许，炼蜜为丸，每两作十丸。每服一丸，食后细嚼，煎紫苏汤送下。

【主治】男子、妇人卒暴中风，口眼㖞斜。

天南星膏

【来源】《杨氏家藏方》卷一。

【组成】天南星不拘多少

【用法】上为细末，生姜自然汁调，摊纸上贴之。左㖞贴右，右㖞贴左，才正便洗去。

【主治】暴中风，口面㖞斜。

五虎汤

【来源】《杨氏家藏方》卷一。

【组成】天南星　草乌头（不去皮尖）　川乌头（不去皮尖）　半夏（汤洗七遍）　皂角（去皮弦子）各等分（并生用）

【用法】上锉。每服一钱，水二盏，加生姜十片，煎至半盏，去滓温服，不拘时候。

【主治】中风亸曳，目睛上视，牙关紧急，涎盛昏塞，不省人事。

五珍丹

【来源】《杨氏家藏方》卷一。

【组成】天南星（炮）　白僵蚕（炒，去丝嘴）　川乌头（炮，去皮脐）　蝎梢（用糯米一合，炒黄黑色，拣去米不用）　半夏（切片，汤浸七遍）各一两

【用法】上为细末，醋煮面糊为丸，每一两作十五丸。每服一丸，用生姜自然汁化下，不拘时候。

【主治】男子、妇人中风，涎潮不语，牙关紧急，半身不遂，口眼㖞斜。

龙珠丹

【来源】《杨氏家藏方》卷一。

【组成】川乌头（炮，去皮脐尖）　虎骨（酒炙）　牛膝（酒浸一宿）　败龟（酒浸，炙）　干蝎（去毒，炒）各一两　香白芷　附子（炮，去皮脐）　枫香脂（研）　踯躅花（去心）　独活（去芦头）　藿香叶（去土）　白僵蚕（炒，去丝嘴）　麻黄（去根节）　当归（酒洗）　白花蛇（酒炙，取肉）　地龙（去土，炒）　萆薢　金毛狗脊（去毛）　大麻（去苗）　芎䓖　凌霄花　犀角屑　没药（别研）各半两　朱砂（别研）　牛黄（别研）各一分　麝香（别研）　乳香（别研）　龙脑（别研）各一分

【用法】上为细末，研匀，炼蜜为丸，每一两作十五丸，朱砂为衣。每服一丸，细嚼，温酒送下；或病大，可服两丸。如不饮酒，以荆芥茶送下，不拘时候。

【主治】一切中风，左瘫右痪，半身不遂。或颠扑折伤，骨节疼痛，筋脉拘挛，腰脚无力，行步艰难，肢节痛。及头风肩臂疼，并白虎风不可忍者。

夺命散

【来源】《杨氏家藏方》卷一。

【组成】甜葶苈　香白芷　天南星　半夏（汤洗去滑）　巴豆（去壳不去油，并生用）各等分

【用法】上为细末。每服半钱，用生姜自然汁一呷调下，小儿用半字。须臾，利下恶涎或吐涎立效。中风闭目不语，牙关紧急，汤剂灌不下者，此药

辄能治之。

【主治】卒暴中风，涎潮气闭，手足瘈疭，项背反张，牙关紧急，眼目上视，不省人事；并破伤风，搐搦潮作；小儿急惊风，膈实涎极。

赤金丸

【来源】《杨氏家藏方》卷一。

【组成】半两钱四十九枚（铁线穿，火煅通红取出，酽醋内淬过，煅，再淬五、七、十遍，候苏为末） 硫黄一两（研细，与上药相间同入砂盒子内，以赤石脂和如泥，固济令干，复用火煅，候冷取出，细研入下项药） 附子一两（炮，去皮脐） 乳香一两半（别研） 川乌头一两（炮，去皮脐尖） 没药半两（别研） 白胶香一两（别研） 地龙（去土，炒）一两

【用法】上为细末，醋煮面糊为丸，如梧桐子大。每服五七丸，加至十丸，空心温酒送下。

【主治】卒暴中风，左瘫右痪，筋脉拘挛，不能行步。

附香散

【来源】《杨氏家藏方》卷一。

【别名】附香饮（《易简》）、香附汤（《普济方》卷一八五）、附子散（《普济方》卷三六七）

【组成】附子二枚（炮，去皮脐） 木香二钱

【用法】上为细末。每服三钱，水一盏半，加生姜十片，煎至一盏，食前温服。

【主治】

1.《杨氏家藏方》：中风偏痹，经络不通，手足缓弱，臂膝酸疼，风证始作，脉息不洪数者。

2.《普济方》：十指疼痛，麻木不仁；中风厥冷。

草灵宝丹

【来源】《杨氏家藏方》卷一。

【组成】芎藭 天麻（酒浸，去苗） 当归（洗） 白芍药 细辛（去土叶） 荆芥穗 川楝子肉（炒） 麻黄（去根节） 五加皮 白鲜皮 何首乌（酒浸） 自然铜（火烧七遍，醋浸七遍） 菊花 枳壳（炒，去瓤） 白术（炒） 薄荷叶 石斛（去根，炒） 威灵仙（去土） 枸杞子 木香 川乌头（炮，去皮脐尖） 甘草（炒） 附子（炮，去皮脐） 草乌头（炮，去皮脐尖） 香附子（炒） 车前子（酒浸） 金毛狗脊（去毛） 没药（别研） 人参（去芦头） 地骨皮（去土） 防风（去芦头） 羌活（去芦头） 香白芷 柴胡（去苗） 升麻 白牵牛（炒） 乌药 地龙（去土，炒） 乌梢蛇（酒浸，去皮骨，取肉） 槐角子（炒） 大黄（炒） 风梢蛇（酒浸，去皮骨，取肉） 白花蛇（酒浸，去皮骨，取肉）各四两 麝香一两（别研一半为衣） 乳香二两（别研） 乌鸦二只（腊月者，泥固济，炭火煅令泥红取出） 朱砂二两（研，同麝香为衣）

【用法】上除研者药外，并为细末，再入研者药末和匀，炼蜜为丸，每两作五丸，朱、麝香为衣。每服半丸或一丸，热酒化下，不拘时候。

【主治】中风，及八风五痹，瘫痪亸曳，口眼歪斜，眉角牵引，项背拘强，牙关紧急，心中悸闷，神情如醉，遍身发热，骨节烦疼，肌肉麻木，腰膝沉重，皮肤瞤动，状若虫行；阳虚头痛，风寒入脑，目旋晕转，似在舟船，耳内蝉鸣，有如风雨之声应；风寒湿痹，脚气缓急，及打扑伤于筋骨，或遇天明，一身尽痛，不得睡卧。

牵正散

【来源】《杨氏家藏方》卷一。

【别名】祛风散（《鲁府禁方》卷一）、三神散（《仙拈集》卷一）。

【组成】白附子 白僵蚕 全蝎（去毒）各等分，并生用

【用法】上为细末。每服一钱，热酒调下，不拘时候。

本方改为丸剂，名“牵正丸”（《慈禧光绪医方选议》）。

【主治】中风，口眼歪斜，半身不遂。

【方论】

1.《医方考》：艽、防之属，可以驱外来之风，而内生之风，非其治也；星、夏之辈，足以治湿土之痰，而虚风之痰，非其治也。斯三物者，疗内生之风，治虚热之痰，得酒引之，能

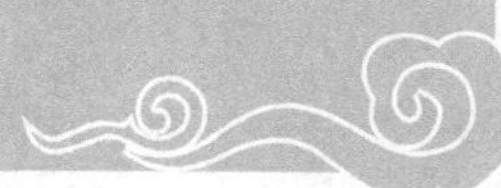

入经而正口眼。白附之辛，可使驱风；蚕、蝎之咸，可使软痰；辛中有热，可使从风；蚕、蝎有毒，可使破结。医之用药，有用其热以攻热，用其毒以攻毒者，《大易》所谓同气相求，《内经》所谓衰之以属也。

2.《医方论》：但口眼歪邪而别无他症，则经络、脏腑均未受伤，乃太阳、阳明两经之风痰蕴热所致。三药直走内络，祛风化痰，极为得力，故不必加血药也。

3.《成方便读》：全蝎色青善走者，独入肝经，风气通于肝，为搜风之主药；白附之辛散，能治头面之风；僵蚕之清虚，能解络中之风。三者皆治风之专药。用酒调服，以行其经。

4.《古今名方发微》：本方主治中风面瘫，口眼歪斜之证。盖中风之候，有真中、类中之别，中经络、中脏腑之分。本方所治者，乃真中风范畴，为风痰阻于头面经络所致。由于风痰阻于经络，治当祛风痰，疏经络。方中白附子辛温性燥，散而能升，善祛风痰，为中风痰壅，口眼歪斜之要药；白僵蚕味咸辛性平，长于祛风化痰解痉，能驱络中之风；全蝎性味辛平而善于走窜，能祛厥阴风痰而熄风镇痉。三药合用，直走经络，祛风化痰，力专效著。并用热酒调服，更能引药入络，直达病所。本方药性辛燥，惟适宜于风痰而偏于寒湿者，若气虚血淤或肝风内动而致口角歪斜，并出现半身不遂等症者，本方则不宜单独使用。又白附子、全蝎均为有毒之品，用量不宜过大，以防耗伤正气。

【验案】

1.百日咳　《陕西中医》（1991，8：348）：以本方（白附子、僵蚕各6g，全蝎3g）为主，发热加黄芩、川贝母；痰多加半夏、陈皮；咳甚加远志；呕吐频作加代赭石；咳血、衄血加白茅根；痰壅气道加瓜蒌皮。每日1剂，水煎分2次服，也可频服，还可将上药研细末，每次3g，温开水送服治疗百日咳60例。结果：痊愈58例，好转2例。一般症状轻者5～7剂可愈。

2.面神经麻痹　《内蒙古中医药》（1990，4：18）：用本方加减：白附子、僵蚕、全蝎、蜈蚣、地龙、天麻、防风各等分，共研细末，每日2次，每次10g，黄酒冲服，小儿酌减，服药后盖被出汗。并配合电针疗法，取穴：地仓、颊车、颧髎、太阳、下关、鱼腰、攒竹、四白、合谷。每日针1次，每次45分钟。治疗面神经麻痹60例。结果：治愈（面部恢复正常）50例，显效2例。

3.三叉神经痛　《湖南中医学院学报》（1997，1：28）：用本方加蝉衣、天麻，每日1剂，水煎，服时稍加米酒，15剂为1疗程，治疗三叉神经痛19例。结果：痊愈8例，显效3例，有效5例，总有效率84.2%。

4.缺血性中风　《国医论坛》（2006，1：26）：用牵正散加减，治疗缺血性中风53例，结果：痊愈30例，显效19例，好转2例，无效2例，总有效率为96.23%。

5.《中国中医药科技》（2007，2：122）：用牵正散塞鼻治疗周围性面瘫32例，结果：治愈15例，显效11例，好转4例，无效2例，总有效率93.75%。疗程最短10天，最长20天。

祛风保安丹

【来源】《杨氏家藏方》卷一。

【组成】乌蛇（酒浸，去皮骨取肉，焙干）半两　附子（炮，去皮脐）五钱　赤箭天麻（去苗）　朱砂（别研，为衣）各三钱半　白附子（炮）　防风（去芦头）　没药（别研）　白术　细辛（去叶土）　羌活（去芦头）　独活（去芦头）　黄耆（生用）　白僵蚕（炒去丝嘴）　藁本（去土）　香白芷　五灵脂（微炒，别入）　赤芍药　乌药　川乌头（炮，去皮脐尖）当归（洗）各三钱　木香　全蝎（去毒，微炒）　芎藭　干姜　乳香（别研）　石莲肉（去心）各二钱半　麝香（别研）一钱半

【用法】上为细末，炼蜜为丸，每一两作十五丸，朱砂为衣。每服一丸，细嚼，茶、酒任下；金银薄荷汤或豆淋酒亦得。

【主治】中风，左瘫右痪，一切风气攻注，荣卫凝滞，筋骨疼痛，手足拘挛，口眼不正，肢体偏废。

神柏散

【来源】《杨氏家藏方》卷一。

【组成】柏叶一握（去枝）　葱白（连根）一握

【用法】上同研如泥，用无灰酒一升，同煎一二十

沸，去滓温服，不拘时候。如不能饮酒人，须当作四五次服，尽剂乃效。得病之日，便服此药，可使风退气和，不成废人。

【主治】中风，不省人事，涎潮口噤，语言不出，手足亸伶。

神仙秘宝丹

【来源】《杨氏家藏方》卷一。

【组成】白花蛇头一枚（酒浸三日，焙干） 乌蛇头一枚（酒浸三日，焙干） 赤足蜈蚣二条（酒浸三日，炙） 附子一枚（重六钱者，炮，去皮脐） 白花蛇项后肉（离项七寸后取二两，酒浸三日，去皮骨，焙干）七钱 朱砂六钱（别研，纳二钱入药，四钱为衣） 白僵蚕半两（直者，炒，去丝嘴） 雄雀一枚（去毛肛肠，入硇砂一钱，用泥固济，晒干，用文武火煅，青烟出为度，别末） 全蝎（去毒，炒） 天麻（去苗） 天南星（炮） 人参（去芦头） 沉香各半两 五灵脂八钱（炒，别末） 芎藭 脑子（别末） 乳香（别研） 没药（别研） 牛黄（别研） 血竭 麝香（别研）各一钱

方中硇砂，《普济方》作“硼砂”。

【用法】上为细末，入脑子等末，拌研极匀，用好无灰酒和丸，每一两作十五丸，朱砂为衣。每服一丸，空心温酒磨下；小儿急慢惊风者，以一丸分作四服，薄荷汤磨下。

【主治】一切中风，左瘫右缓，手足亸曳，牙关紧急，口眼歪斜，语言謇涩，昏塞如醉，或痛连骨髓，或痹袭皮肤，瘙痒顽痹，血脉不行，及小儿心肺中风，涎潮抽搦，妇人产后中风。

除风丸

【来源】《杨氏家藏方》卷一。

【组成】天南星一两半（生） 川芎一两 白附子二两半 半夏二两半（生） 天麻（去苗） 白僵蚕（炒，去丝嘴） 防风（去芦头）各一两半 石膏二两 白花蛇（酒浸，去皮骨，取肉，焙干）一两 蝎梢（去毒，炒）一两半

【用法】上为细末，生姜自然汁打面糊为丸，如梧桐子大。每服五十丸，食后、临卧以生姜汤送下。

【主治】中风瘫痪，口眼歪斜，四肢不收，肌肉顽痹，头目旋运。

起废丹

【来源】《杨氏家藏方》卷一。

【别名】赤虎子丹。

【组成】川乌头四两（炮，去脐皮尖） 五灵脂（去砂石，炒）四两 附子（炮，去皮脐） 白花蛇（酒浸，去皮骨） 肉桂（去粗皮） 羌活（去芦头） 天南星（炮） 干姜（炮）各二两 虎骨（酥炙） 甘菊花 零陵香 金牙石（煅红、醋淬三次） 藿香叶（去土）各一两半 血竭（别研） 香白芷 芎藭 麻黄（去根节） 甘草（炙） 狼毒（炮）各一两 干蝎（去毒，炮） 皂角（炙，去皮子） 白姜蚕（炒，去丝咀） 朱砂（别研） 雄黄（别研） 细松烟墨（烧）各半两 脑子一钱（别研） 麝香一分（别研） 生地黄 当归各四两（同入少许砂盆内，研成膏子，又用无灰酒三升，煮膏子令半干）

【用法】上为细末，入地黄当归膏子内，搜和，放木臼内捣千余杵，如膏子，和药，硬时即用浸花蛇酒打面糊，渐渐添入杵匀，每一两作十丸，阴干。每服一丸，用热豆淋酒（用黑豆炒焦，乘热以酒浸之，去豆取酒）送下，不拘时候。初得病之日，即服神柏散，次服本药，不致为废人。

【主治】一切中风瘫痪，口眼喎斜，语言謇涩，步履艰难，筋脉拳缩，骨节疼痛。

雄仙丹

【来源】《杨氏家藏方》卷一。

【别名】神仙丹（《普济方》卷九十三）。

【组成】雄雀一只（去皮毛，用黄泥固济令干，以文武火煅令香熟） 白花蛇（酒浸，去皮骨，取肉） 乌蛇（酒浸，去皮骨，取肉） 肉桂（去粗皮） 川芎各一两 当归 萆薢 藿香叶（去土） 天南星（炮） 蔓荆子 槟榔 菊花 牛膝（酒浸一宿） 犀角屑 白附子（炮） 全蝎（炒） 白僵蚕（炒，去丝嘴） 真珠末 朱砂（别研） 龙脑（别研） 麝香（别研）各半两 地龙（去土，炒） 防己 蝉蜕（去土） 天

麻（去苗） 牛蒡子（炒） 人参（去芦头） 防风（去芦头） 藁本（去土） 独活（去芦头） 白茯苓（去皮） 羌活（去芦头） 麻黄（去根节） 干姜（炮） 踯躅花 香白芷各二钱半

【用法】上为末，同研拌匀，炼蜜为丸，每一两作十五丸，别研朱砂为衣。每服一丸，温酒化下；小儿一丸分四服，用金银薄荷汤化下，不拘时候。

【主治】一切中风，左瘫右痪，半身不遂，口眼㖞斜，卒暴中风，目瞪嚼舌，牙关紧急，不省人事，涎如锯声；及小儿一切惊搐。

麝香乌龙丸

【来源】《杨氏家藏方》卷一。

【组成】天麻（去苗） 苍术（米泔水浸一宿） 白蒺藜（炒去刺） 地龙（去土，炒） 没药（别研） 木鳖子（去壳，麸炒黄色） 芎藭 羌活（去芦头） 白僵蚕（炒去丝嘴） 五灵脂（炒） 防风（去芦头） 香白芷各一两 乳香（别研） 川乌头（炮，去皮脐尖） 草乌头（炮，去皮尖） 白胶香（别研）各半两 全蝎二十枚（去毒炒） 麝香一钱（别研） 脑子一字（别研）

【用法】上为细末，酒煮面糊为丸，如梧桐子大。食后每服十五丸至二十丸，茶酒任下。

【主治】一切风气攻注，腰背拘急，皮肤瘙痒，遍身麻木，疼痛。或中风口眼㖞斜，语涩涎潮，半身不遂，偏枯䠂曳。

八风丹

【来源】《杨氏家藏方》卷二。

【组成】附子（去皮脐） 川乌头（去皮脐，炙） 草乌头（去皮尖） 白附子 半夏 天南星 香白芷 天麻（去苗） 芎藭 细辛（去叶土）各半两（并生用） 朱砂半两（别研） 麝香一钱（别研）

【用法】上为细末，入白面五两，和匀，水和为丸，每一两作十二丸，阴干。每服一丸，细嚼，食后、临卧茶清或温酒送下。

【主治】体虚有风，痰涎壅盛，头目昏重，口眼牵引，面若虫行，瘫缓诸风。

顺气散

【来源】《杨氏家藏方》卷五。

【组成】乌药十两（锉细） 麻黄（去根节）三两 枳壳三两（麸炒，去瓤） 桔梗（去芦头） 香白芷 芎藭 甘草（炙） 白术 陈橘皮（去白）各五两 人参（去芦头）一两 干姜（炮）一两半

【用法】上为细末。每服三钱，以水一盏，加生姜二片，大枣一枚，煎至八分，空心、食前温服；如伤风鼻塞头痛，加葱白三寸，薄荷五叶同煎；妇人血气，加当归少许同煎。

【功用】调荣卫，进饮食，去虚风，行滞气。

【主治】男子、妇人气血衰弱，虚风攻注肌体，头面、肩背刺痛，手脚拳挛，口面歪斜，半身不遂，头目旋晕，痰涎壅盛，语言謇涩，行步艰辛，心忪气短；客风所凑，四肢拘急，鼻塞头疼；或脾气不和，心腹刺痛，胸膈不快，少力多困，精神不爽，不思饮食，呕逆恶心，霍乱吐泻；胎前产后，气虚百病。

中　丹

【来源】《杨氏家藏方》卷十四。

【组成】砒四两（好盆唇砒，分作十块，先以出山铅八两，甘锅子内熔成汁，用铁钳逐块钳砒插入铅汁中，候化尽，以铁杖搅极匀，取出锅子，放冷，打破，自然分开，去铅不用，砒如琥珀色） 辰砂四两

【用法】上为末，入砂盒子固济，灰池中顶火四面，养七日七夜，候冷，开盒取药，再研匀，气袋活火锻成汁，直候砒烟去尽，候冷取药，细研，稀糯米粥为丸，如鸡头子大。每服一丸，空心温酒、盐汤任下。临服时将一丸入大火烧红，放冷服。凡老人体中不佳，饮食不进，服数粒便觉气壮食美，百病皆愈。

【功用】补虚损，滋荣卫。

【主治】中风瘫缓，元气不足，一切危弱之疾。

人参诃子散

【来源】《传信适用方》卷上。

【组成】人参　诃子（青白者，炮，去核）　甘草各等分

【用法】上为细末。每服二钱，白沸汤点服。

【主治】中风涎盛，不省人事。

大圣一粒金丹

【来源】《传信适用方》卷一。

【别名】保命金丹。

【组成】黑附子（生，去皮脐）　川乌头（如上）　白附子　五灵脂　白僵蚕（炒）　白蒺藜（炒）各一两（以上六味别为末）　白矾（枯）一两　朱砂（别研）半两　没药半两　麝香（研）一钱　乳香（研）半两　全蝎半两（碎亦可用）

【用法】将上诸药和得所，以井花水磨细墨半两滴水为丸，如弹子大，窨干，金箔为衣。每服一粒，用生姜一两，去皮细捣，取自然汁，将药丸，于姜汁内磨，化尽为度，用无灰酒一盏温服。量病人酒性多少，更吃温酒一二升，投之以助药力。次用衣被盖覆便卧，汗出为效。疾势轻者，每服半丸，不拘时候。

【功用】补益五脏，固密真元，通流关节，祛逐风邪，壮筋续骨。

【主治】男子、妇人一切诸风，气血俱虚，阴阳偏废；卒暴中风，僵仆昏塞，涎潮搦，不省人事，失音舌强，手足亸曳，口眼㖞斜；或瘫痪偏枯，半身不遂，语言謇涩，举止错乱，四肢麻痹；及治癫痫倒仆，目瞑不开，涎盛作声；或角弓反张，目睛直视，口噤闷绝，牙关紧急；并治风搏于阳经，目眩头痛，耳作蝉鸣，皮肤瞤搐，频欠喜睡，项强拘急，不能回顾，及肾脏风虚，脚膝疼痛，步履艰难，偏风流注，一边屈伸不得。

镇心丹

【来源】《传信适用方》卷二。

【组成】黄耆五两（炙）　干熟地黄二两半（洗）　五味子二两半（去枝梗）　柏子仁二两半（研）　远志二两半（去心）　白茯神五两（去木）　人参五两　酸枣仁五两（去皮，炒）　朱砂三两（别研）

【用法】上为细末，炼蜜为丸，如梧桐子大，以朱砂为衣。每服三十丸，温酒或人参汤送下。恍惚惊悸，怔忡不止，煎人参、茯神汤送下；盗汗不止，麦麸汤送下；乱梦失精，人参、龙骨汤送下；卒暴心痛，乳香汤送下；肌热虚烦，麦门冬汤送下；大便下血，当归、地榆汤送下；中风不语，薄荷、牛黄汤送下。

【功用】安镇心脏，补养心气。常服安神镇心，益寿延年。产后安胎，产后补虚。

【主治】惊忧思虑过伤，心气不足，怔忡盗汗，乱梦失精，卒暴心痛，中风不语，风痫癫狂，客忤不省，悲哭无常，色脱神悴，飞尸鬼注，恍惚惊悸，吐血便血，虚劳羸瘦，病后虚烦，不得眠睡；及胎动不安，产后体虚。

四神汤

【来源】《普济方》卷九十一引《卫生家宝》。

【组成】附子一两（去皮尖，生用）　木香一两　五灵脂二钱半　真麝香一钱（别研，后入）

【用法】上锉。每服二大钱，水二盏，加生姜二十片，煎至七分，去滓，放温，斡开口灌。一服定省，未知再服，才开口略能言，即不须服，徐徐与粟粥。

【主治】卒中风，牙关紧急，不省人事。

香附汤

【来源】《普济方》卷九十一引《卫生家宝》。

【组成】大附子一个（重八钱，生，去皮尖）　木香半两（湿纸裹，煨熟）　甘草一分（炙）

【用法】上为细末。分二服，每服用水二大盏，加生姜二十片，煎至七分，去滓，空心温服。

【功用】通关顺气。

【主治】卒暴中风。涎潮目瞑，口面歪斜，偏风瘫痪，精神昏愦，便利不禁。

通神丹

【来源】《普济方》卷九十一引《卫生家宝》。

【组成】五灵脂二两（初一日用姜汁压至初五日，调井花水，去粗滓）　干蝎一分（如僵蚕制度）　大川乌二两（去皮，研为细末）　草乌三分

（如川乌制度） 没药半两（用井花水磨膏） 天南星一分（用姜汁压一宿，晒干，碾罗为末） 白僵蚕一分（洗过，碾末） 朱砂三分（飞过，半入药，半作衣） 麝香半分（用法酒发一宿，碾细） 木香半两（碾末） 轻粉一分 滴乳香半两（用井水磨为膏）

【用法】上药末于端午日或腊日合和匀，以腊水煮面糊为丸，如鸡头子大。每服一丸，食后同生姜一片、薄荷一叶，用茶汤或酒嚼下。

【主治】卒中风，左瘫右痪，口眼㖞斜，偏正头痛，夹脑风等；及小儿一切惊风。

木香汤

【来源】《普济方》卷九十三引《卫生家宝》。

【别名】青木香散。

【组成】青木香二两 瓜蒌一个（去皮）

【用法】先取好瓜蒌一个，取子及瓤，去皮，将子与瓤各为极细末，用无灰酒一大盏投之，搅匀，用生绢搅取汁，如此研搅三两次，酒浓无味乃止。于银石器内煎三两沸，调木香末，带热服。甚者不过三五服。令人按摩病处。

【主治】左瘫右痪，偏枯不遂；中风风秘有热证者。

石莲丸

【来源】《普济方》卷九十三引《卫生家宝》。

【组成】草乌头（去皮，锉） 天南星（锉）各二两 川乌三两（去皮，锉） 五灵脂（夹石者，去石用） 木鳖子（去壳） 踯躅花（去枝梗） 蔓荆子（去皮）干地龙（去土，以布裹，捶）白胶香（通明者）各一两 没药半两（通明者，别研）乳香半两（研） 麻黄（去节） 地榆（净，锉） 天麻（洗，锉）各一两 京墨二寸（煅令通红，别研）

【用法】上除墨外，并生用不见火，日晒干，为细末，入墨、酒糊为丸，如石莲样。常于端午日午时合用。急用辰时腊日合亦可。如卒中风，新汲井水、生姜、薄荷自然汁磨药，以温酒浸服。轻者半丸，重者一丸，小儿天钓等风，一丸分四服；打扑伤损，以姜汁磨涂患处；伤风咳嗽鼻塞，服之衣被覆汗立愈。如无生薄荷，干者亦可。

【主治】中风瘫痪，涎潮肢痹，遍身瘾疹，走注风痛，打扑伤损，癫痫，一切风疾。

【宜忌】忌猪、鸡、鹅、鸭、毒物。

如圣散

【来源】《普济方》卷九十三引《卫生家宝》。

【组成】蓬莪术（醋煮）半两 天台乌药 白术各一两

【用法】上为末。每服二钱，温葱酒调下，每日三服至五服，不拘时候。服药三日后，用淋渫药逐邪气。

【主治】初中风，瘫痪，不经针灸者。

【宜忌】实人可用。

黄耆必安丹

【来源】《普济方》卷九十三引《卫生家宝》。

【组成】没药 全蝎（酒浸，焙干） 羌活 虎骨（酥炙） 独活 防风（去芦） 芎藭 当归 薏苡仁 半夏（姜制）各二两 川乌头一两（炮，去皮尖） 天麻 枳壳（去白，麸炒） 前胡 陈皮红 细辛 朱砂（别研为衣）各一两 白术半两 麝香一钱（别研） 脑子半钱（别研）

【用法】上为细末，糯米糊为丸，如龙眼大，朱砂为衣。每服一丸，食后以酒嚼下，或荆芥汤送下。

【主治】血虚生风，左瘫右痪，口眼㖞斜，语言謇涩诸疾。

大效小风丹

【来源】《普济方》卷一一六引《卫生家宝》。

【组成】草乌头（去皮尖） 何首乌（以好酒同浸两宿，取出净洗）各等分

【用法】上为细末，酒糊为丸，如梧桐子大。每服七丸，食后茶、酒任下。

【主治】一切风疾。

白大通丸

【来源】《普济方》卷一一六引《卫生家宝》。

【组成】藿香（去土）二两　香白芷二两　川芎二两　川乌四两（冬去皮尖，春不去，半生半炮）鸡苏二两　木瓜二两　天南星二两　甘草四两（春炙，冬生）官桂二两　荆芥二两　乳香半两（别研）白僵蚕二两（炒，去丝嘴及足）藁本（去土）二两　羌活二两　桔梗（洗）二两　甘松二两　牛膝（酒浸）二两　天麻一两　川当归一两　没药（别研）一两　麻黄二两（春不去节，冬去）真细辛（洗去苗）二两　乌蛇五两（水浸，去皮骨，好酒浸一宿，炙）软石膏一斤（煅过，研称四两为衣，余者并入众药）甘菊花一两

【用法】上为末，糯米糊为丸，如弹子大，隔日方焙干，即上石膏衣。每服一丸，薄荷茶酒温嚼下；如肾气疼，炒茴香酒送下。

【主治】一切大风，左瘫右痪，口面㖞斜，手足亸曳，言语謇涩；兼治偏正头风，风痹脚疾。

中和汤

【来源】《普济方》卷二五四引《卫生家宝》。

【组成】香附子不拘多少

【用法】上为末。每服二钱，白汤调服；心痛，醋汤调服。

【主治】忽感恶气，昏闷晕倒，逆冷气绝。卒中，惊气，四肢厥冷。

不换金丹

【来源】《医学启源》卷中。

【组成】荆芥穗　白僵蚕（炒）天麻　甘草各一两　羌活（去芦）芎䓖　白附子（生）川乌头（生）蝎梢（去毒，炒）藿香叶各半两　薄荷三两　防风一两

【用法】上为细末，炼蜜为丸，如弹子大。每服细嚼，茶清送下。如口㖞向左，即右腮上涂之。

【功用】退风散热，行经和血，开发腠理。

【主治】中风口㖞。

加减冲和汤

【来源】《医学启源》卷中。

【组成】柴胡五分　升麻三分　黄耆五分　半夏二分　黄芩　陈皮　人参　芍药　甘草各二分半　当归　黄柏（酒浸）各三分

【用法】上锉，如麻豆大，作一服，水二盏，煎至一盏，去滓，稍热服。

【功用】宣外阳，补脾胃，泻风木，实表里，养荣卫。

【主治】风邪中府之病。

【加减】如有自汗多者，加黄耆半钱；嗽者，加五味子二十粒。

花蛇续命汤

【来源】《医学启源》卷中。

【组成】白花蛇（酒浸，去皮骨，焙干）全蝎（炒）独活（去土）天麻　附子　人参　防风　肉桂　白术　藁本　白附子（炮）赤箭　芎䓖　细辛（去叶）甘草（炙）白僵蚕（去丝，灰炒）半夏（汤浸，切）白茯苓（去皮）麻黄（去节，水煮三沸，去沫，细切）各一两

【用法】上为粗末。每服五钱，水一盏，加生姜五片，煎至七分，去滓稍热服，不拘时候。

【主治】卒中风，牙关紧急，精神昏愦，口面㖞斜，不知人事，痰涎不利，喉中作声。

活命金丹

【来源】《医学启源》卷中。

【组成】芎䓖　甘草　板兰根　葛根各一两　龙脑二钱　麝香二钱（研）牛黄（研）五分　生犀　桂各三钱　珠子粉半两　川大黄二两半　甜消一两　辰砂四钱（一半为衣）青黛三钱　薄荷五钱

方中川芎、葛根，《御药院方》作贯众、干姜。

【用法】上为细末，炼蜜同水浸蒸饼糊为剂，每一两作十丸，别入朱砂为衣，就湿以真金箔四十叶为衣，瓷器内收贮，多年不坏。如风毒，茶清送下；解毒药，新冷水化下；余热劳病及小儿惊热，薄荷汤化下。

【主治】风中脏，不语，半身不遂，肢节顽痹，痰涎上潮，咽嗌不利，饮食不下，牙关紧禁。及解

一切药毒，发热腹胀，大小便不利，胸膈痞满，上实下虚，气闭面赤，汗后余热不退，劳病。

万金散

【来源】《医方类聚》卷二十引《叶氏录验方》。

【别名】万金汤（《世医得效方》卷十三）。

【组成】续断　杜仲（去粗皮，炙香，切）　防风　牛膝（酒浸，焙）　细辛（华阴者）　白茯苓　人参　桂（去粗皮，取有味处，不见火）　当归（切，焙）　甘草（炙）各一两　芎藭　独活　秦艽（去土）　熟干地黄各半两

【用法】上为粗末。每服五钱匕，水二盏，煎至一盏，滤去滓，空心热服，不拘时候。

【功用】祛风补虚，顺荣卫，通血气。

【主治】感中风邪，腰膝沉重，脚弱无力。

【验案】手指无力　文潜云：余尝左臂不随，后已痊愈，而手指不便，无力，试诸药不验，遂服此药，才半剂而愈。

三生饮

【来源】《易简方论》。

【组成】南星一两　川乌半两　生附半两　木香一分

【别名】三生汤（《张氏医通》卷十六）。

【用法】上锉。每服半两，水二盏，加生姜十片，煎至六分，去滓温服。

【主治】

1.《易简方论》：卒中，昏不知人，口眼㖞斜，半身不遂，咽喉作声，痰气上壅，无问外感风寒，内伤喜怒，或六脉沉伏，或指下浮盛；兼治痰厥饮厥，及气虚眩晕。

2.《仁斋直指小儿方论》：柔痉自汗，肢体厥冷。

3.《类编朱氏集验方》：虚怯之人发痰疟。

4.《中风斠诠》：卒中壅塞，昏仆不醒，脉沉无热。

【宜忌】《岭南卫生方》：若挟热中风者，不宜。

【加减】本方去木香，加人参，名四生饮（《观聚方要补》卷一引《万全备急方》）。

【方论】

1.《明医杂著》薛己按：三生饮乃行经络、治寒痰之药，有斩关夺旗之功。每服必用人参两许，以祛其邪而补助真气。否则不惟无益，适足以取败矣。观先哲用耆附、参附等汤，其义不见。

2.《删补名医方论》柯琴：此取三物之大辛大热者，且不炮不制，更佐以木香，乘其至刚至锐之气而用之，非专以治风，兼以治寒也。然邪之所凑，其气必虚，但知勇于攻邪，若正气虚而不支，能无倒戈之患乎？必用人参两许以驾驭其邪，此薛己真知确见，立于不败之地，而收万全之效者也。今之畏事者，用乌、附分数，必制熟而后敢用，更以芩、连监制之，乌能挽回如是之危证哉？

3.《医方集解》：此足太阴、阳明、厥阴、手少阳药也。南星辛烈，散风除痰；附子猛峻，温脾逐寒，乌头轻疏，温脾逐风。二药通行经络，无所不至。皆用生者，取其力峻而行速也。重加人参，所以扶其正气，少佐木香，所以行其逆气也。

4.《中风斠诠》：痰涎壅塞，而脉已沉，且身无热，则唇舌淡白，可想而知，是为寒痰上涌，胸中清阳之气，已为浊阴闭塞不通，非燥烈大温，不能开泄。此方三者俱用其生，非仅为回阳计，正赖其雄烈刚燥，始能驱除浊阴，苟得阴霾一开，寒痰少减，即当随证用药，似此大燥大烈，非可多服频服也。

5.《绛雪园古方选注》：三生者，一本而用其三，不炮不制，故名。即《肘后备急方》名三建汤者是也。《大明本草》云：大者为乌头，中者为附子，小而丛生者为虎掌，悉是天雄一裔，古方并用之。取其小者为锐，搜其隐曲；大者力雄，破其冲要；中者力缓，荡其余邪。佐以木香者，时珍云：苦辛泄肺，芳香悦脾，又能通大肠膀胱之滞，为三焦气分之剂，复入三生饮中，乘其至刚至锐之气，直上直下，为斩关夺门之剂。苟非寒痰气厥，昏不知人，证偏于实者，不可轻应。但后人方中，虎掌皆用南星，以南星亦名虎掌，乃相沿之误，实非南星也。

6.《历代名医良方注释》：查此方系治风厥、痰厥、气厥之属之寒者，设非寒，未可误用。南

星、附子、川乌均生用，生者有毒，又益之以生姜十五片水煎，如火益热。加木香温而兼行；加人参温而兼补。在寒邪凝滞，隧道不通，如《素问》所谓当有所犯大寒，上至脑，西医说所谓脑贫血，血塞血栓，未始不可借用。但口眼歪斜，半身不遂，不知人，此世俗所谓中风，其实非风，乃脑之知觉运动二神经病变。此项病属热者十之八九，气火升浮，其来也暴，属寒者不多概见。

星香散

【来源】《易简方论》。

【别名】星香饮（《仁斋直指方论》卷三）、对星香散（《明医指掌》卷二）。

【组成】南星八钱　木香一钱　生姜十四片

【用法】水煎，分两次服。

【主治】

1.《易简方论》：气盛人卒中，昏不知人，口眼歪斜，半身不遂，咽喉作声，痰气上壅。

2.《明医指掌》：中风体肥，痰盛，口不渴者。

【备考】本方方名，《袖珍方》引作“星香汤”。方中南星，《明医指掌》作“胆星”。

醒风汤

【来源】《易简方论》。

【别名】三倍汤（《普济方》卷一〇四引《十便良方》）、省风汤（《仁斋直指方论》卷三）、小省风汤（《医方类聚》卷二十一）。

【组成】南星二钱　防风二钱　甘草一钱

【用法】《是斋百一选方》：为粗末。每服二大钱，水二盏，煎至一中盏，空心温服。

【主治】

1.《易简方论》：卒中风痰壅。

2.《是斋百一选方》：男子妇人左瘫右痪，口眼㖞斜，中风口噤，全不能语；及半身不遂，手足顽麻，一切风痰。

3.《类编朱氏集验方》：诸风痰作，头目眩晕。

大省风汤

【来源】《医方类聚》卷二十一引《易简方论》。

【别名】大醒风汤（《仁斋直指方论》卷三）、大省风散（《普济方》卷九十一）。

【组成】大附子一两（生，去皮脐）　天南星一两（生）　全蝎半两　防风二钱　川芎二钱半

【用法】上为粗末。每服三钱，水三盏，加生姜七片，煎八分，温服。

【主治】一切风卒中，涎潮痰厥，神昏语涩。

三圣散

【来源】《是斋百一选方》卷三。

【别名】舒筋散（原书同卷）、神应散（《普济方》卷一五四引《家藏经验方》）、如神汤（《妇人大全良方》卷四）、延胡散（《普济方》卷三五一）、延胡索散（《校注妇人良方》卷二十）、舒筋汤（《证治准绳·类方》卷四）、如神散（《治痘全书》卷十三）、舒筋三圣散（《张氏医通》卷十三）、元胡散（《仙拈集》卷二）。

【组成】当归（洗，焙）　肉桂（去皮）　玄胡索（灰炒）各等分

【用法】上为细末。每服二钱，温酒调下，空心，临卧日进三服。

【主治】

1.《是斋百一选方》：中风手足拘挛，口眼㖞斜，左瘫右痪，骨节酸疼，脚弱无力，行步不正。

2.《妇人大全良方》：男妇腰痛。

3.《校注妇人良方》：产后恶血凝滞，脐下作痛，或作寒热。

4.《证治准绳·类方》：闪肭血滞，腹中绞痛，产后服之更妙。

【宜忌】孕妇忌服。

四生丸

【来源】《是斋百一选方》卷三。

【组成】五灵脂　当归　骨碎补　川乌头（去皮尖）各等分

【用法】上为细末，用无灰酒面糊为丸，如梧桐子

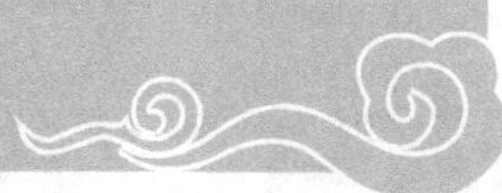

大。每服七丸，渐加至十丸、十五丸，温酒送下。

【主治】左瘫右痪，口眼歪斜，中风涎急，半身不遂，不能举者。

【宜忌】忌服灵宝丹，恐药无效。

回阳汤

【来源】《是斋百一选方》卷三。

【组成】干姜（炮） 益智仁 大川乌（炮，去皮脐）各一两 青皮半两 附子一只七八钱重者（生用，去皮脐）

【用法】上锉。每服半两，水二大盏，加生姜十片，大枣一个，入盐少许，同煎七分，去滓，空心、食前温服，并滓再煎。

【主治】

1.《是斋百一选方》：丈夫妇人无问老幼，卒暴风中气中，左瘫右痪，手足不遂，语言謇涩，口眼㖞斜，筋脉挛缩，半身不举，不省人事。

2.《普济方》引《澹寮方》：中寒脉弱，大段虚怯。

麝香煎

【来源】《是斋百一选方》卷三。

【组成】真好麝香肉三钱

【用法】上为极细末。以真清麻油，不拘多少，调令稀薄，可饮为度。即令患人一服顿尽。

【主治】卒暴中风。

加减青州白丸子

【来源】《是斋百一选方》卷五。

【组成】白附子 天南星 半夏 川姜各二两 天麻 白僵蚕 干蝎各一两 川乌头（去皮尖）半两

【用法】上药并生用为细末，白面糊丸，如梧桐子大。每服三五十丸，生姜汤送下，不拘时候。如瘫风，温酒送下；小儿惊风，薄荷汤送下五七丸。

【功用】常服安神定志，去风痰。

【主治】卒中风邪，半身不遂，口眼歪斜，痰涎闭塞，喘嗽咯血，胸膈满闷；小儿惊风，妇人血风，大人洗头风，并宜服之。

【宜忌】有孕妇人不可服。

星附汤

【来源】《是斋百一选方》卷五。

【组成】全蝎一钱（炒） 附子（炮，去皮脐） 天南星（炮，洗去灰）各一两

【用法】上为粗末。每服三钱，以水两盏，加生姜十五片，煎至七分，去滓，澄清放冷服。

【主治】

1.《是斋百一选方》：中风。

2.《普济方》：风痰。

八风汤

【来源】《女科百问》卷下。

【组成】天雄 当归 人参各五两 附子 防风 天门冬 蜀椒 独活各四两 乌头 秦艽 细辛 白术 干姜各三钱 山茱萸 五味子 桔梗 香白芷 柴胡 莽草各半两

【用法】上为末。每服二钱，温酒调下，一日三次。以身中觉如针刺者，药行也。

【主治】中风，迷惑如醉，狂言惊悸，恍惚见鬼。

黄耆防风汤

【来源】《医说》卷一引许胤宗方。

【别名】珊瑚蒸（《串雅外篇》卷二）。

【组成】黄耆 防风

【用法】数十斛置于床下熏蒸。

【主治】感风不能言，脉沉而紧。

【验案】感风不能言 许胤宗，常州义兴人，初仕陈，为新蔡王外兵参军，时柳太后感风不能言，脉益沉而噤。胤宗曰：口不下药，宜以汤气蒸之，令药入腠理，周时可愈。遂造黄耆防风汤数十斛置于床下，气如烟雾。如其言，便得语。

一呷散

【来源】《魏氏家藏方》卷一。

【组成】天南星（大者）半两 白僵蚕半两 全蝎七个（去毒）

【用法】上生为细末。每服抄一钱，用生姜自然汁半灯盏许调药灌之。

【功用】消割痰涎。

【主治】卒中，昏不知人，痰气上壅，咽喉作声；喉痹缠喉，一切风痰壅塞，命在须臾者。

七星丸

【来源】《魏氏家藏方》卷一。

【组成】附子（生，去皮脐） 白附子（炮）各二钱 半夏（汤泡七次） 香附子（去毛） 天南星（汤洗七次）各半两 石膏一两 地龙三钱（去土）

【用法】上为细末，韭汁为丸，如梧桐子大。每服七丸，茶汤或温酒任下，食后、临卧服。

【主治】中风，痰涎壅盛。

大祛风丹

【来源】《魏氏家藏方》卷一。

【组成】犀角（镑屑） 羚羊角（镑屑） 牛黄（真者，别研） 鹿速脑（别研） 玳瑁（镑屑）各三钱 真珠二钱（盐汤洗净，别研） 全蝎（新者，只用梢尾） 白花蛇（真蕲州者，酒浸，取净肉） 防风（去芦）各半两 石膏一两（切开，用方白石者） 天南星（用大块白者八两，入生姜二斤切片，慢火煮令姜不辣，焙干）二两

【用法】上为细末，加水飞过朱砂二两，同再研和，炼蜜为丸，每两分作十二丸。每服一丸，用生姜自然汁化开，热汤浸服，不拘时候。

【主治】中风。

木香附子汤

【来源】《魏氏家藏方》卷一。

【组成】附子一枚（七钱重者。炮、去皮脐。如急中，附子不炮） 南木香一两（不见火）

【用法】上切片，量病势，重则分作二服，轻则分作四服。每服水一盏半，加生姜二十片，煎至半盏，去滓，空心、食前热服。间服小续命汤一服。

【主治】急中风不语，口面㖞斜，半身不遂，肢体瘫痪。

灵龙丹

【来源】《魏氏家藏方》卷一

【组成】五灵脂（去沙）七两（别研） 草乌头（生，去皮尖）半两 木鳖子（新者，去壳）二两（别研） 白胶香（别研） 地龙（去土） 乳香各半两（别研） 麝香一钱（别研）

【用法】上为细末，入诸别研药拌和，以辰年辰月辰日辰时取辰方上野水搜做小阿胶片，风干。每有病人，以一片分作三服，用酒磨下；卒中急风，以白矾一小块研末，用童便同酒磨下；或口噤灌少许入鼻中，待口开一时灌尽；小儿惊风，分作六服，薄荷汤入酒化下；手足疼痛，薄荷酒下，或姜汁磨涂患处；如治牙痛，以少许塞之。

【主治】一切风疾，卒中潮搐，口噤不语，舌强脚弱，鹤膝瘫痪，半身不遂，偏风口眼㖞斜。

省风汤

【来源】《魏氏家藏方》卷一引姜居士方。

【组成】天南星一个（七钱重者，炮，去浮皮，切片） 全蝎梢二七个

【用法】上为粗末，平分二服，水两盏，加生姜二十片，慢火煎至八分，别用麝香一钱细研，入前药内调拌，再重汤暖令热，细细呷服，若不省者灌之。

【主治】中风。

追风饼

【来源】《魏氏家藏方》卷一。

【组成】防风（去芦） 羌活 海桐皮 威灵仙 石膏（生用） 抚芎各一两 细辛 苍术各一两半 草乌头（切，同苍术用盐一撮炒盐令黑） 天花粉各三两 藁本 蔓荆子 草薢 藿香叶（去土） 白芷各半两 官桂三钱（去粗皮，不见火）

【用法】上为细末，蒸饼糊和为饼子，如弹子大。每服一饼，温酒或茶清嚼下；偏正头风，薄荷茶嚼下，半饥时服；头风食后服。

【主治】三十六种风，左瘫右痪，手足不随，面口㖞斜，偏正头风。

祛风大丸

【来源】《魏氏家藏方》卷一。

【组成】芎䓖　赤芍药　防风（去芦）　白僵蚕（直者，炒去丝）　天麻　麻黄（去节）　朱砂（研，水飞）　石膏各一两　龙齿（煅，别研）　白花蛇（好酒浸，取肉）　甘草各半两　川大黄二钱　蝎梢（炙）　麝香各三钱（别研）

【用法】上为细末，炼蜜为丸，每两作五丸。每服一丸，用生姜自然汁化开，却用温汤浸，食后服，一日二次。

【主治】一切风痰，手足麻痹，语言謇涩，痰涎壅盛，头目眩晕，耳鸣忪悸，举动艰难，口眼歪斜，半身不遂，牙关紧急，不省人事等。

【宜忌】忌食酒、面、鸡、鱼、一切海鲜。

神感丸

【来源】《魏氏家藏方》卷一。

【组成】破故纸二两（新瓦上炒香）　地龙（去土）　干木瓜　川乌头各一两（生用）　荆芥穗半两

【用法】上为细末，用好醋煮面糊为丸，如梧桐子大。每服二三十丸，盐酒、盐汤任下。如腰脚之疾，食前服；如膈上风痰，食后服，不得食热物。

【主治】腰疼脚气，及左瘫右痪，卒中风疾，外肾冷疼。

通痹丸

【来源】《魏氏家藏方》卷一。

【组成】川乌头（生，去皮脐）　五灵脂（炒，别研）　川当归（去芦，酒浸，焙）各三两　草乌头五两（生，去皮尖）　没药（别研）　木鳖子（取肉，炒）　地龙（洗，去土）各二两　白胶香一两（银器内熔过）　全蝎（麸炒）　朱砂各半两（别研）　乳香一两半（别研）　麝香二钱（别研）

【用法】上为细末，滴水为丸，如鸡头子大，风干。每服一丸，生姜汁磨化，温酒浸服。妇人血风，当归酒磨下；小儿惊风，每丸分作三服，金银薄荷汤磨下；大人急中仆倒，磨一丸灌之即苏。

【主治】中风，左瘫右痪，口眼㖞斜，半身不遂，手足顽麻，语言謇涩及一切风疾。

黄丸子

【来源】《魏氏家藏方》卷一。

【组成】甘草（炙）　华阴细辛　川乌头各三两（生）　白术（炒）　芎䓖　缩砂（去壳）　羌活各二两　白芷四两　雄黄一两（透明者，别研，水飞）

【用法】上为细末，炼蜜为丸，如弹子大。每服一丸，细嚼，白汤任下，不拘时候。

【主治】丈夫妇人，一切诸风，口眼㖞斜，半身不遂，手脚麻痹，肌肉瞤动，头目旋晕，痰涎不利，遍身痒闷，及风虚卒中。

醒风汤

【来源】《魏氏家藏方》卷一。

【组成】人参（去芦）　白茯苓（去皮）　附子（生）　白附子（炮）　白术（炒）　天南星（汤泡七次）　白芷　防风（去芦）　天麻　半夏（汤泡七次）　蝉蜕各一两　全蝎半两（去毒）

【用法】上细切，如小麦大，拌和。每服一钱半或二钱，量病加减，用水二盏半，加生姜三大片，大枣一枚，煎至六分，温服。

【主治】中风抽搐。

三建登仙酒

【来源】《魏氏家藏方》卷八。

【组成】牛膝（去芦、酒浸）　当归（去芦，酒浸）　天麻（生）　杜仲（去皮，锉，姜制，炒去丝）　独活　薏米（略炒）　防风（去芦）　人参（去芦）　白术（麸炒）　川椒（去目、合口者，炒出汗）　木香（不见火）　肉苁蓉　熟干地黄　萆薢　羌活　附子（生，去皮脐）　肉桂（去粗皮，不见火）各半两　川乌头（生，去皮脐）　白茯苓（去皮）　干木瓜　茴香（淘去沙，炒）　破故纸（炒）各二钱半

【用法】上锉，以好酒五升（每升三盏）浸，春五日，夏三日，秋、冬七日。每取酒一盏，汤烫令热，空心、日午、临卧服，使酒气熏熏相续，如

能饮两盏亦不妨。不能饮者可作五六日饮尽，则病自除。如未效，更一料，其病可除矣。

【主治】中风瘫痪，及脚膝软弱，不能行步，顽麻疼痹；及老人、虚人、产妇一切脚气。

三圣散

【来源】《儒门事亲》卷十二。

【别名】三仙散（《丹溪心法附余》卷二十四）。

【组成】防风三两（去芦） 瓜蒂三两（拣净研破，以纸卷定，连纸锉细，去纸，用粗罗子罗过，另放末，将渣炒微黄，次入末一处同炒黄用） 藜芦（去苗及心，加减用之）或一两，或半两，或一分

【用法】上各为粗末。每服约半两，以齑汁三茶盏，先用二盏，煎三五沸，去齑汁，次入一盏，煎至三沸，却将原二盏同一处熬二沸，去滓澄清，放温，徐徐服之。牙关紧闭者，鼻内灌之。不必尽剂，以吐为度。

【主治】

1.《儒门事亲》：中风失音闷乱，口眼㖞斜，不省人事，牙关紧闭。

2.《东医宝鉴·杂病篇》引《必用全书》：阴痫及癫狂。

3.《医方集解》：痰厥头痛。

【方论】《东医宝鉴·杂病篇》引《必用全书》：此方汗吐下俱行，防风发汗，瓜蒂下泄，藜芦涌吐。

【验案】

1.癞　阳夏张主薄，病癞十余年，眉须皆落，皮肤皴涩如树皮，戴人断之曰：是有汗者，可治之，当大发汗，其汗出当臭，其涎当腥，乃置燠室中，遍塞风隙，以三圣散吐之，汗出周身，如卧水中，其汗果粘臭不可闻，痰皆腥如鱼涎，两足心微有汗，次以舟车丸、濬川散大下五七行，如此数次乃瘳。

2.妇人痰积不孕　有一卒妻，心下有冷积如覆杯，按之如水声，以热手熨之如水聚，诊其脉沉而迟，尺脉洪大而有力，先以三圣散吐涎一斗，心下平软，次服白术调中汤、五苓散，后以四物汤和之，不再月，气血合度，数月而娠二子。

铁弹丸

【来源】《儒门事亲》卷十二。

【组成】地龙（去土） 防风 白胶香 没药 木鳖（去皮） 草乌头（水浸，炮） 白芷 五灵脂 当归各一两 细墨三钱 麝香（另研） 乳香（另研） 升麻各二钱

【用法】上为末，糯粥为丸，如弹子大。每服一丸，生姜酒送下。

【主治】中风稍缓。

消风散

【来源】《儒门事亲》卷十二。

【组成】芎䓖 羌活（去芦） 人参（去芦） 白茯苓（去皮） 白僵蚕（炒） 蝉壳（炒）各一两 陈皮（去白） 厚朴（去粗皮，姜制）各一两

【用法】上为细末。每服二钱，茶清调下。

【主治】

1.《儒门事亲》：诸风掉眩，风痰风厥，涎潮不利，半身不遂，失音不语，留饮飧泄，痰实呕逆旋运，口㖞抽搦，僵仆目眩，小儿惊悸狂妄，胃脘当心而痛，上支两胁，咽膈不通，首风沐风，手足挛急。

2.《麻科活人全书》：麻疹其状如粟，红垒而起，间有不出，或只头面有，四肢无者。

胜金丸

【来源】《妇人大全良方》卷二。

【别名】不换金丸（原书同卷页）、女金丹（《韩氏医通》卷下）、不换金丹（《景岳全书》卷六十一引《大典》）。

【组成】白芍药 藁本 石脂 川芎（不见火） 牡丹皮 当归 白茯苓 人参 白薇 白芷 桂心 延胡索 白术 没药 甘草（炙）各等分

【用法】上为细末，炼蜜为丸，如弹子大。每服一丸，空心、食前温酒化下，初产了并用热醋汤化下。

【功用】安胎催生。

【主治】妇人久虚无子，产前产后一切病患；男子

下虚无力，积年血风，脚手麻痹，半身不遂；赤白带下，血如山崩；产后腹中结痛，吐逆心痛；子死腹中，绕脐痛；气满烦闷，失盖汗不出；月水不通，四肢浮肿无力；血劳虚劳，小便不禁；中风不语，口噤；产后痢疾，消渴，眼前见鬼，迷运，败血上冲，寒热头痛，面色萎黄，淋涩诸疾，血下无度，血痢不止，欲食无味；产后伤寒，虚烦劳闷；产后血癖，羸瘦。

【加减】本方加沉香，名"胜金丹"（《景岳全书》卷六十一引《大典》）。

大风引汤

【来源】《妇人大全良方》卷三。

【组成】小风引汤加麻黄　苁蓉　附子　当归　羚羊角各等分

【用法】上锉。每服三钱，水一盏，加生姜三片，杏仁五个（去皮尖，捶碎），同煎至七分，去滓温服。

【主治】妇人中风。

白术散

【来源】《妇人大全良方》卷三。

【组成】白术（炒）　芍药　藁本（去苗土）各一两　续断（去枯者）　当归（酒洗，焙）各二两　虎骨（酥炙）　乌蛇肉各半两

【用法】上为细末。每服二钱匕，温酒调下。

【主治】中风，身体麻痹不仁。

【加减】脏寒多痢者，加附子半两；骨中烦热者，加生地黄一两。

加减小续命汤

【来源】《妇人大全良方》卷三。

【组成】麻黄（去根节）　防己　人参（去芦）　黄芩　桂心　甘草　白芍药　芎䓖　杏仁各一两　附子（炮）半两　防风一两半

【用法】上锉。每服五钱，水一盏半，加生姜七片，大枣两个，煎至七分，去滓，不拘时候服。取汗，随人虚实与所中轻重。有人脚弱，服此六七剂得愈。

【主治】卒暴中风，不省人事，渐觉半身不遂，口面㖞斜，手足战掉，语言謇涩，肢体麻痹，神情昏乱，头目眩重，痰涎并多，筋脉拘挛，不能屈伸，骨节烦疼，不得转侧；及诸风，脚气缓弱。久病风人，每遇天色阴晦，节候变更，宜预服之，以防喑哑。

【加减】精神恍惚，加茯神、远志；骨节烦痛有热者，去附子，倍芍药；心烦多惊者，加犀角半两；骨节冷痛者，倍用桂、附；呕逆腹胀者，倍人参，加半夏一两；躁闷、大便涩者，去附子，倍芍药，入竹沥一合煎服；脏寒下利者，去防己、黄芩，倍附子一两，加白术一两；便利、产后失血并老人、小儿，用麻黄、桂心、甘草各二两；脚弱，加牛膝、石斛各一两；身疼痛，加秦艽一两；腰疼，加桃仁、杜仲各半两；失音，加杏仁一两；春，加麻黄一两；夏，加黄芩三分；秋，加当归四两；冬，加附子半两。

神仙解语丹

【来源】《妇人大全良方》卷三。

【别名】解语丹（《永类钤方》卷十一）。

【组成】白附子（炮）　石菖蒲（去毛）　远志（去心，甘草水煮十沸）　天麻　全蝎（酒炒）　羌活　白僵蚕（炒）　南星（牛胆酿，如无，只炮）各一两　木香半两

【用法】上为细末，面糊为丸，如梧桐子大，量入辰砂为衣。每服二十至三十丸，生姜、薄荷汤吞下，不拘时候。

【主治】心脾经受风，言语謇涩，舌强不转，涎唾溢盛；及淫邪搏阴，神内郁塞，心脉闭滞，暴不能言。

【验案】脑血管性痴呆　《山东中医杂志》(1994，11：493)：用本方加味：天麻、石菖蒲、白附子、胆南星、远志、全蝎、羌活、木香、甘草、泽泻、蜈蚣、水蛭、川牛膝、丹参，每日1剂，水煎服，30天为1疗程。气虚者加黄芪；心神不宁者加酸枣仁；阴虚阳亢者加龟版、生龙牡；痰热重者加牛黄、佩兰；治疗脑血管性痴呆31例。对照组31例，药用：脑复康、都可喜、胞二磷胆碱。结果：中药组治愈17例，有效11例，总有效率9.32%；西药组治愈9例，有效12例，总有效率67.74%。

两组比较差异显著（$P < 0.05$）

一捻金散

【来源】《妇人大全良方》卷十九。

【组成】荆芥（略焙）

【用法】上为末。每服三钱，用古老钱煎汤调服。

【主治】产后中风口噤，牙关紧急，手足瘈疭如角弓状；及产后血晕，四肢强直，不省人事，或筑心眼倒，吐泻欲死。

加味青州白丸

【来源】《普济方》卷九十四引《经验良方》。

【组成】白附子　天南星　半夏　川姜各二（一）两　白僵蚕　天麻　干蝎各一（二）两　川乌头（去皮尖）半两

【用法】上并生为细末，白面糊为丸，如梧桐子大。每服三五十丸，生姜汤送下，不拘时候。如瘫风，温酒送下；小儿惊风，薄荷汤吞下五丸。一方以前八味一料为末，加真料苏合香丸二两，姜汁糊丸，如梧桐子大，薄荷汤送下；小儿偶患惊风，生姜、薄荷汤磨下三五丸，灌之立定。

【功用】常服去风痰，利壅膈、安神定志。

【主治】中风，半身不遂，口面㖞斜，痰涎闭塞，咳嗽咯血，胸膈满闷，小儿惊风，妇人血风；大人洗头风，并宜服之。

【宜忌】孕妇忌服。

大紫豆汤

【来源】《续易简》卷四。

【组成】羌活一两　大豆一升　酒三升

【用法】以上酒浸羌活煎沸，别炒大豆极焦，急投酒中，密封候冷。

《医方类聚》卷二一三引《澹寮方》：去豆，每服一二合许，得少许则愈。

【功用】《医方类聚》引《澹寮方》：去风散血。

【主治】

1.《续易简》热中风。

2.《医方类聚》引《澹寮方》：中风头眩，恶风自汗，吐冷痰，及产后中风，痱痉背强，口噤直视，烦热；妊娠折伤，胎死腹中。

金汞灵丹

【来源】《续易简》卷四。

【组成】金箔二钱半（以火煅过，用法酒淬五十次为度，细剪如丝）　水银半两　辰砂半两　好硫黄一两　自然铜四两（捣为末，用锅子一个盛之，瓦盖不封，于地炉内以炭一秤煅之，火尽放冷，取出研细，水飞候干，却同四味一处入乳钵内，研如面细，不见水银星子为度）　生犀角半两　羚羊角三分（并镑）　干蝎（炒）　白僵蚕（炒，去丝）　天南星（炮，去皮脐）　藿香叶各半两　白花蛇三两（法酒浸软，去皮骨，焙干秤）　乌蛇三两（法酒浸软，去皮骨，焙干秤）　官桂一两　白术　白芷　芎䓖　破故纸（炒）　葫芦巴（炒）　白附子（炒）　荜澄茄　羌活（去芦）　当归（炒，一云酒浸）　牛膝（酒浸一宿，焙干）　防风（去芦）　鹿茸（火燎去毛，切片涂酥炙）各三分　附子（炮，去皮脐）　川乌（炮，去皮尖）各一两一分　沉香半两　天麻一两半　木香三钱三分　安息香半两（别研）

【用法】上为末，却连前五味末拌和，入安息香膏搜和，再入臼中杵五百下，每一两作十丸。每服一丸，空心细嚼，温酒送下，一日三次。如中风数年不能步履，服至十丸复旧；新得中风，至三服可无事；常服半丸。

【功用】滋养五脏，补益真元，通流关节，祛逐风邪，强健筋骨，壮者不老。

【主治】卒暴中风，奄忽不省，手足亸曳，口面㖞斜，舌强痰盛，搐搦战掉，或角弓反张，目睛直视，口噤闭绝。

驱风散

【来源】《普济方》卷九十七引《余居士选奇方》。

【组成】干葛　防风　白芍药各二分　独活四两　生姜四两　川当归　附子　麻黄　甘草各二两

【用法】上为末，分作十贴。每贴以水一升半，煎取半升，空心服，未愈更服。

【主治】中风，四肢拘挛，不得屈伸。

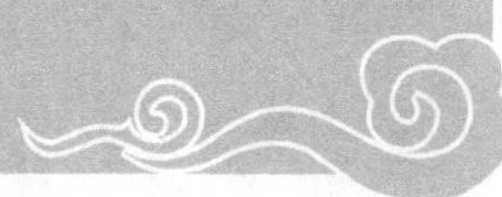

【加减】痰结，加半夏、旋覆花；如汗，加白鲜皮。

胃风汤

【来源】《脾胃论》卷下。

【别名】胃风饮（《赤水玄珠全集》卷十四）。

【组成】蔓荆子一分　干生姜二分　草豆蔻　黄柏　羌活　柴胡　藁本各三分　麻黄五分（不去节）　当归身　苍术　葛根各一钱　香白芷一钱二分　炙甘草一钱五分　升麻二钱　枣四枚

【用法】上锉，如麻豆大，分二服。每服以水二盏，煎至一盏，去滓，食后热服。

【主治】虚风证。能食麻木，牙关紧搐，目内蠕瞤，胃中有风，独面肿。

【加减】中风自汗，汗多不得重发汗，宜去麻黄，而用根节。

八味顺气散

【来源】《医方类聚》卷二十一引《济生方》。

【别名】乌药顺气散（《医宗必读》卷八）、八物顺气汤（《医学从众录》卷四）、顺气散（《医学金针》卷二）。

【组成】白术　白茯苓（去皮）　青皮（去白）　香白芷　陈皮（去白）　天台乌药　人参各一两　甘草（炙）半两

【用法】上为细末。每服三钱，水一大盏，煎至七分，温服，不拘时候。仍以酒化苏合香丸间服。有风之人，先宜服此，次进治风药。

【主治】

1.《医方类聚》引《济生方》：中风。

2.《普济方》：中风，半身不遂，口眼喎斜，语言謇涩，神志昏愦，筋力挛拳，痰涎壅滞，麻痹不仁，遍身疼痛。中气。

3.《医宗金鉴》：气滞腰痛。

4.《张氏医通》：类中风，虚胀喘逆。

【方论】

1.《玉机微义》：四君子补脾胃中气药也，更用白芷去手阳明经风，乌药通肾胃间气，陈皮理肺气，青皮泄肝气。若风果在手阳明经，而肝、肺、肾、胃之气实者可用。但人身经有十二，皆能中邪，五脏之气互有胜负，此方安能尽其变乎？又况真气先虚之人亦难用此也。

2.《医方考》：人参、白术、茯苓、甘草，四君子汤也。《经》曰：邪之所凑，其气必虚？

二香三建汤

【来源】《袖珍方》卷一引《济生方》。

【别名】三建二香汤（《医门法律》卷三）。

【组成】天雄　附子　川乌各一两（生用）　木香半两（不见火）　沉香（旋磨水）

方中沉香用量原缺。

【用法】上锉。每服四钱，水一盏半，加生姜十片，煎七分，温服。

《永类钤方》：虚极气乏，天雄、附子、川乌宜炮熟用。

【功用】《医门法律》：逐阴救阳。

【主治】中风虚极，言语謇涩，手足偏废，六脉俱微者。

【方论】《医门法律》：此方天雄、附子、乌头，同时并用其生者，不加炮制，惟恐缚孟贲之手，莫能展其全力耳。必因其人阴邪暴甚，埋没微阳，故用此纯阳无阴，一门三将，领以二香，直透重围，驱逐极盛之阴，拯救将绝之阳。

星附汤

【来源】《普济方》卷八十九引《济生方》。

【组成】附子（生，去皮。兼寒者，用熟附子）　南星（生，去皮）各一两　木香（不见火）半两　（一方用沉香）

【用法】上锉。每服四钱，以水一盏半，加生姜九片，煎至七分，去滓温服，不拘时候。痰涎壅塞，声如恋锯，服药不下，宜于关元、丹田二穴灸之。

【主治】因虚中风，痰涎壅塞，不省人事，脉来沉伏，服凉药不得者。

小防风汤

【来源】《简易方》引《录验方》（见《医方类聚》卷二十）。

【组成】防风（去芦）　秦艽（去苗）　羌活　附子

（炮，去皮脐）各等分

【用法】上为粗末。每服三大钱，水一盏半，加生姜三片，煎至七分，去滓，入生地黄汁两合，再煎数沸，空心服。

【主治】中风，手足麻木不仁。

回阳丹

【来源】《简易方》引桃溪方（见《医方类聚》卷二十）。

【组成】川乌（洗） 草乌各三两（洗） 地龙（洗） 灵脂（洗） 南星（洗）各一两 脑子 麝香各少许

【用法】上为细末，炼蜜为丸，如鸡头子大。初服半丸，渐加小丸至大丸，生姜汁磨化，先嚼薄荷，日午、夜卧温酒送下。瘫痪不能行，服三十丸必愈；如中风不软，只口眼喎斜，服二三丸效。

【主治】卒暴风中气中瘫痪，手足不遂，语言謇涩，口眼喎斜，筋脉挛急，半身不举，不省人事。

羌活散

【来源】《医方大成》卷一引《简易》。

【别名】羌活汤（《本草纲目》卷十七）。

【组成】附子一个 羌活 乌药各一两

【用法】上锉。每服四钱，水一盏，煎七分，去滓温服。

【主治】中风偏废。

桃溪回阳丹

【来源】《普济方》卷八十八引《简易》。

【组成】川乌（洗） 草乌（洗）各三两 地龙（洗） 五灵脂（洗） 南星（洗）各一两 附子 麝香各少许

【用法】上为细末，炼蜜为丸，如鸡头子大。初服半丸，渐加小丸至大丸，姜汁磨化，先嚼薄荷，日午、夜卧温酒送下。瘫痪不能行，服三十丸必愈，如中风不软，只口面喎斜，服二三丸效。

【主治】卒暴风中、气中，瘫痪，手足不遂，语言謇涩，口眼喎斜，筋脉挛急，半身不举，不省人事。

梦仙备成丹

【来源】《医方类聚》卷二十引《简易方》。

【别名】乌龙丹（《普济方》卷八十九）。

【组成】川乌五两（炮微黄色） 五灵脂（取净）二两半 没药五两 乳香一钱

【用法】上为末，炼蜜为丸，如弹子大。每一丸，先以酒一盏，姜七片，薄荷七叶同煎七分，去滓候温，入脑子一字，细嚼药一丸，窨气少时用前酒送下，临卧服。

【主治】卒急中风，瘫痪，口眼喎斜，语言不正，不省人事，一切风证。

雄附醒风汤

【来源】《医方大成》卷一引《简易方》。

【组成】附子一个（七钱重） 天雄一个 南星一个（各一两重，并生用去皮脐） 蝎梢半两

【用法】上锉。每服五钱，水盏半，姜七片，煎七分，不拘时服。

【主治】中风涎潮，牙关紧急，不省人事。

大铁弹丸

【来源】《仁斋直指方论》卷四。

【组成】自然铜（烧红，醋淬七次）一两半 虎胫骨（酒浸，炙黄） 当归（酒浸，焙） 白附子（炮） 川乌（炮，去皮脐） 五灵脂（炒） 麻黄（去节）各一两 没药 乳香 全蝎（焙） 安息香 白芷 直僵蚕（炒去丝）各半两 乌蛇肉（酒浸，焙干）三分 木鳖二十一个（去壳，炒熟） 朱砂 麝香各一分

【用法】上为末，以酒煮安息香，入飞白面为糊，丸如弹子大。每服一丸，温酒磨下。

【主治】中风瘫缓，口眼歪斜，筋骨挛疼。

秘传祛风散

【来源】《仁斋直指方论·附遗》卷三。

【组成】羌活 独活 山栀 半夏 苍术 苍耳子 甘草 茯苓 陈皮 当归 生地黄 防风 荆芥 汉防己 白芍药 牙皂 威灵仙各等分

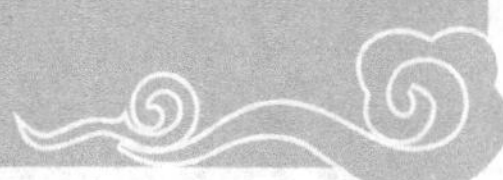

【用法】上锉。每服以水二盏，加生姜三片，煎至一盏服，不拘时候。

【主治】中风。

四玄散

【来源】《仁斋直指方论·附遗》卷二十六。

【组成】绿矾　赤小豆　猪牙皂角（不蛀者，去皮弦，炙）　明矾二钱　葱管藜芦五钱

方中绿矾、赤小豆、猪牙皂角用量原缺。

【用法】上为细末。每服半钱或一二钱，浆水调下。如牙关紧闭，斡开灌之。

【主治】中风痰迷心窍，癫狂烦乱，人事昏沉，痰涎壅盛，及五痫心风。

交济汤

【来源】《仁斋直指小儿方论》卷二。

【组成】排风汤　小续命汤

【用法】二药夹和，加鸡心槟榔，加生姜，水煎服。次以乌药顺气散加全蝎继之。

【主治】中风，肢体缓弱，筋节疼痛。

夺命散

【来源】《医方大成》卷十引汤氏方。

【别名】礞石散（《仁斋直指小儿方论》卷二）、霹雳散（《普济方》卷三七四）、夺命丹（《古今医统大全》卷四十九）、青礞石散（《种福堂公选良方》卷四）。

【组成】青礞石一两（入臼窝内，同焰消一两用白炭火煅令通红，须消尽为度，候药冷如金色取出）

【用法】上为细末。急惊风痰发热者，薄荷自然汁入蜜调服；慢惊脾虚者，有以青州白丸子再碾，煎稀糊入熟蜜调下。

【功用】《仁斋直指小儿方论》：利痰。

【主治】

1.《医方大成》引汤氏方：急慢惊风，痰潮壅滞塞于喉间，命在须臾。

2.《普济方》：风疾癫痫。

3.《救急选方》：卒暴中风，痰涎壅塞，牙关紧急，目上视等危证。

十二味正气散

【来源】《类编朱氏集验方》卷一引《梁氏总要方》。

【组成】陈皮　厚朴　半夏　藿香　甘草各半两　人参二钱半　茯苓　白术　石菖蒲　木香　远志　薏苡仁各半两

【用法】上锉。每服三大钱，水一盏，加生姜三片，大枣一个，煎八分服。

【主治】风中、气中。

八生饮子

【来源】《类编朱氏集验方》卷一。

【别名】建阳汤（原书同卷）、八生散（《证治要诀类方》卷三）。

【组成】天雄二两（此药最佳，无则以大附子代之，去皮）　大川乌二两（去皮）　天南星　白附子　天麻　白术各一两　芎䓖　木香　全蝎（姜汁拌）　半夏各半两（同天雄、附子、南星、川乌并生用）

【用法】上件并生用，锉如麻豆大。每用一两半，生姜一两（切片子），水五盏，文武火炼，取一盏半，更以水三盏，再炼第二遍，取一盏，又用水三盏，再炼第三遍，取一盏，共炼得三盏，一处和合，分作三服，空心稍温服。一日可服此三盏。

【功用】助阳消阴，疏风去湿。

【主治】

1.《类编朱氏集验方》：饮食起居失节，阳气不敛，风邪所侵，致患中风，半身不遂，手足无力。

2.《证治要诀类方》：偏正头风作痛，痛连于脑，常如牵引之状，发则目不可开，眩晕不能抬举。

【宜忌】忌食羊肉、猪头、动风气物。

川芎散

【来源】《类编朱氏集验方》卷一。

【组成】芎䓖　人参　枳壳各一两　沉香　香附子各二钱　木香一两

【用法】上为细末。每服三钱，以沸汤入盐点灌之。

【主治】中风，中气。

乌药散

【来源】《类编朱氏集验方》卷一。

【组成】乌药 附子（一只） 天雄（一只） 沉香（大块）各一两 甘草少许

【用法】上入钵磨。每服一钱，病势稍重，用一碗，加生姜十片，煎半碗，空心服。

【主治】中风不语，老人虚人可用之。

【加减】气中，加木香半钱；气虚，加人参半钱。

防风汤

【来源】《类编朱氏集验方》卷一。

【组成】防风（去芦） 白术 北芍药（白者） 当归（洗） 人参 牛膝（酒浸） 杜仲（制） 黄耆（炙） 熟地黄 粉草 芎藭 羌活各等分

【用法】上为末。每服三钱，水一盏，加生姜三片，枣子一个，煎七分，不拘时候服。

【主治】中风后，足履缓弱疼痹，精神昏倦。

附子大独活汤

【来源】《类编朱氏集验方》卷一。

【组成】白姜 人参 肉桂 干葛 北芍药 当归各九两 川独活十六两 大附子九枚 防风 甘草各十二两

【用法】上锉。每服三钱，水两盏，煎至一盏，去滓温服，不拘时候，其验如神。中风者此药不过十服，立见殊效也。

【主治】男子、妇人体虚中风，半身不遂，左瘫右痪，口面㖞斜，手足亸曳，经脉挛缩，足膝软弱，四肢酷冷，肌肉麻痹，骨间冷疼，行步艰难；及风湿相搏，关节酸痛，自汗恶风，项拘急，面目浮肿；兼疗八风、五痹，久患头风，每遇阴雨发则头疼，项强筋紧，头晕憎寒，呕吐不食，发渴不已；一切风气，虚损不足。

通顶散

【来源】《类编朱氏集验方》卷一引《叶氏录验方》。

【组成】黄踯躅一分（为末） 雄黄一分（研，飞） 北细辛半两（为末）

【用法】上和匀。挑少许搐入鼻中，即醒。

【主治】初中风，口噤，不省人事，或伤风头疼昏眩。

省风汤

【来源】《医方类聚》卷二十一引《济生续方》。

【别名】醒风汤（《永类钤方》卷十一）。

【组成】半夏（生用） 防风（去芦） 甘草半两（炙） 全蝎（去毒）三个 白附子（生用） 川乌（生用） 木香 天南星（生用）各半两

方中半夏、防风用量原缺。

【用法】上锉。每服半两，水二盏，加生姜十片，煎至八分，去滓温服，不拘时候。

【主治】中风痰涎壅塞，口眼歪斜，半身不遂，不省人事。

【方论】《医方考》：风涌其痰，干于面部，则口眼㖞僻；塞于胸中，则痰涎壅盛。是方也，防风、白附、全蝎、川乌，可以活经络之风痰而正口眼；南星、半夏、甘草、木香，可以疗胸次之风痰而开壅塞。方名曰省风者，省减其风之谓也。

稀涎散

【来源】《医方类聚》卷二十引《济生续方》。

【组成】半夏十四枚（大者，生，切片） 猪牙皂角一条（炙）

【用法】上作一服，水二盏，煎一盏，去滓，加姜汁少许，温服。不能咽，徐徐灌之。

本方按剂型当作“稀涎汤”。

【主治】

1.《医方类聚》引《济生续方》：风涎不下，喉中作声，状如牵锯。

2.《普济方》：结胸，膈作寒热，饮食减少。

3.《医门法律》：中湿肿满。

【方论】《医门法律》：此以半夏治痰涎，牙皂治风，比而成方。盖因其无形之风挟有形之痰，胶结不解，用此二物，俾涎散而风出也。

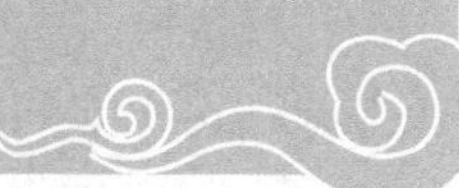

大木香丸

【来源】《御药院方》卷一。

【组成】木香一两一分 天麻 桔梗 防风 天南星（姜制） 半夏曲 黄耆 白芷 白鲜皮 海桐皮 羌活 芎藭 当归 茯苓（去皮） 麻黄（去根节） 白僵蚕（炒） 虎胫骨（酥炮）各一两 白花蛇（酒浸，取肉） 乌蛇（酒浸，取肉） 犀角（镑） 羚羊角（镑） 人参 阿胶（炒） 蝉壳 没药 桂心各六分 干姜（炮） 白附子（炮） 全蝎（微炒） 麝香（别研）各四钱 牛黄（别研） 脑子（别研）各二钱

【用法】上为细末，炼蜜为丸，如弹子大，朱砂为衣。每服一丸，食前生姜汤送下。

【主治】偏风，半身不遂，语言謇涩，麻痹不仁；风毒注肿，痰潮涎出，精神昏愦。

木香保命丹

【来源】《御药院方》卷一。

【组成】木香 白附子（生用） 官桂 杜仲（去粗皮，炒去丝） 厚朴（去皮，生姜汁炒干） 藁本（去须土） 独活 羌活（生用，去芦头） 海桐皮（生） 白芷 甘菊花（去土） 牛膝（去苗，酒浸一日，焙干） 白花蛇（酒浸三日，去皮骨，焙干称） 全蝎（炒） 威灵仙（水浸，去土） 天麻（别捣，取末，去土） 当归（去芦头，水浸，去土，干称） 蔓荆子（生，去皮） 虎骨（酒浸焦黄，去油，或酥炙，或用粗心） 天南星（浆水煮五七遍） 大防风（去芦头，干称） 山药（生用） 甘草（酥炙微黄） 赤箭（生用）各一两 麝香三钱（真者，别研） 朱砂（上好者）一两半

【用法】上为细末，其药分作十份，将麝香一分拌匀，炼蜜为丸，如弹子大。每服一丸，细嚼酒下，不拘时候。如中风，加薄荷汤化下；如不能咽者，灌之；小儿急慢惊风，薄荷汤下一皂子大。

【功用】引血调养荣卫，升降阴阳，补益五脏。壮元阳，理筋骨腿膝；化风痰，快滞气，温脾胃，进饮食。

【主治】男子、妇人体虚腠开中风，牙齿噤，口面喎斜，手足偏枯，四肢拘挛，屈伸不得，麻痹不仁，惊痫，遍身瘙痒疼痛，头目昏暗，风入腹内，拘急切痛，体如虫行，心神恍惚，伤风瘴疫，偏正头疼，风病，诸般冷气；兼疗男子、妇人脾胃气虚，或伤冷物，心腹大痛，脏腑不调；妇人产前、产后中风病，壮热体重，头疼，旋运欲倒，气闭血涩，月事不行。或中酒、痰，昏倦力乏，饮食减少。

分涎丸

【来源】《御药院方》卷一。

【组成】水银（锡结沙子） 粉霜 干蝎（为末）各半两 腻粉二钱 脑子 麝香 天竺黄 朱砂各一钱 天南星（生用，为末）一两

【用法】上为末，石脑油为丸，如鸡头子大。每服三五丸，薄荷汤化下；一岁小儿服半丸至一丸。

【主治】中风，忽然倒卧，痰涎郁塞，不省人事。

牛黄铁粉丹

【来源】《御药院方》卷一。

【组成】牛黄 腻粉 朱砂（研） 生犀末 脑子（研） 麝香（研） 铅白霜 雄黄各一分 天南星（牛胆制） 铁粉 川甜消 人参各半两 金箔 银箔各十片（大者）

【用法】上为细末，炼蜜为丸，如鸡头子大。每服二丸，以薄荷汤化下。

【主治】中风痰甚，精神昏愦，语言謇涩，手足不随。

龙麝紫芝煎

【来源】《御药院方》卷一。

【组成】何首乌 天麻（去苗） 吴白芷 防风（去苗） 羌活（去苗） 甘草（炙） 黑附子（炮） 甘松 胡椒 良姜 零陵香 藿香叶 肉桂 川姜（炮）各一两 白檀半两 麻黄（去节）一两 龙脑二分半 麝香二分半

【用法】上为细末，炒米粉四两，黄色糯米粥汁，入白蜜二两和就，作铤子，一寸半长。每服一铤，细嚼，茶酒送下。如病重，每服三铤子，一日三次。

【主治】一切诸风，半身不随，口面㖞斜，头旋耳鸣，鼻塞咽干，四肢麻木疼痛，痰毒下注，腰膝沉重，筋挛骨冷，皮肤瘙痒，昏迷困倦，饮食进退，行步少力。

没药丸

【来源】《御药院方》卷一。

【组成】没药　乳香　丁香　木香　地龙（去土）　生犀（镑）　人参（去芦头）　羚羊角（镑）　朱砂（水飞）　龙脑　麝香各二钱半　天麻一两　川乌头（炮裂）半两　白花蛇（酒浸，取肉）二钱半

【用法】上为细末，炼蜜为丸，每一两作十丸，金箔为衣。每服一丸，空心食前细嚼，以温酒或温水送下。

【主治】中风，手足不随。

灵犀丹

【来源】《御药院方》卷一。

【组成】犀角屑　天麻　防风　川羌活　木香　吴白芷　甘菊　白僵蚕（炒）　天南星（牛胆制）　甘草　地骨皮　山药　薄荷叶　芎藭　蔓荆子　麻黄（去根节）　当归　桂（去粗皮）各一两　干蝎梢半两　麝香（别研）二钱　白花蛇（酒浸，去皮骨，焙干）二两

【用法】上为细末，炼蜜为丸，每两作八丸，朱砂二两半为衣。每服一丸，细嚼，人参汤化下；或茶、酒亦得。不拘时候。

【主治】一切诸风，言语謇涩，心神昏愦。

金砂丹

【来源】《御药院方》卷一。

【组成】白花蛇　乌蛇（各酒浸，去皮骨取肉）　蝎梢（炒）　白僵蚕（炒）　犀角屑　玳瑁屑　天麻　人参　白茯神　甘草（炙）各一两　龙脑（研）一分　麝香（研）一分　朱砂（研）五两　牛黄（研）一分　雄黄（研）一分　真珠（研）一分　天竺黄（研）一分　金箔　银箔各二百三十片　铁粉（研）一分

【用法】上为细末，真石脑油为丸，每两作十丸，瓷盒内收。每服一丸，人参汤化下；或竹叶汤、新汲水亦得。

【主治】中风涎潮，失音不语，面赤，脉大数急，迷闷，口眼㖞斜，俱系风热之疾，半身亸曳；或伤寒刚痉瘈疭，妇人产后角弓反张。

轻骨丹

【来源】《御药院方》卷一。

【组成】独活（去土）　牛膝（酒浸）　菟丝子（酒浸）　苁蓉（酒浸）　萆薢（蜜炒）　金毛狗脊（去毛）　川心巴戟（盐炒）　骨碎补（去毛）　破故纸（炒）　胡芦巴（炒）　大附子（炮，去皮脐）　熟地黄　当归（去土）　天麻　防风（去芦头）　羌活（去土）　白芥子（炒）　芎藭　五味子（炒）　川乌头（炮，去皮脐）　木香各一两　木鳖子半两　甜瓜子半两（炒）　地龙半两（去土）　全蝎一两（炒）　乳香半两（别研）　没药半两（别研）　续断一两

【用法】上为细末，酒煮面糊为丸，如梧桐子大。每服三十丸、四十丸，食前温酒送下。

【功用】壮筋骨，补虚，驻颜色，强骨生力，益真气，除骨髓间风邪。

【主治】中风手足缓弱，肢节不伸，筋脉挛急，瘫痪偏风，半身不遂，口眼歪斜，语言謇涩，肌肉不生，一切诸风。

独活续命汤

【来源】《御药院方》卷一。

【组成】麻黄（去根节）一两　人参（去芦头）一两　黄芩一两　芍药一两　芎藭一两　甘草（锉，炙）一两　防己半两　杏仁（去皮，炒黄，细切）一两　桂一两　防风（去芦头）一两半　附子（炮，去皮脐，细切）三两　白花蛇肉三钱　独活三钱　干蝎三钱

【用法】上为粗末。每服三钱匕，以水一盏半，加生姜五片，煎取一盏，去滓，食前稍热服。久病风人，每遇天色阴晦，节候变更，宜先服之，以防瘖哑。

【主治】卒暴中风，不省人事，渐觉半身不遂，口

眼㖞斜，手足战掉，语言謇涩，肢体麻痹，神情昏乱，头目眩重，痰涎并多，筋脉拘挛，不能屈伸，骨节烦痛，不得转侧；及诸风，脚气缓弱。

换骨丹

【来源】《御药院方》卷一。

【组成】麝香（研）半分　桂（去粗皮）一两半　麻黄一十斤（去根节，河水七斗，煮减半，去滓，澄清，再煎如饧，瓷器收贮）朱砂二两（细研，为衣）甘松（去土）川乌头（生，去皮脐）白芥子（炒）藿香　草乌头（生，去皮脐）海桐皮（炒）何首乌　羌活　龙脑（研）骨碎补（去毛，炒）牛膝（酒浸）威灵仙（去土）桑白皮（炒）槐角　木鳖子仁（炒）自然铜（醋淬七返，研细）青皮（去白）陈皮（去白）各一两　白芷　防风　甜瓜子（炒）萆薢（炒）五灵脂　芎䓖　甘草（盐炙）苦参　白胶香各半两

【用法】上为细末，用煎麻黄膏子，加少熟蜜，搜和成剂，为丸如弹子大，以朱砂为衣。每服一丸，捶碎，食后茶、酒任下；或用生姜自然汁，更入酒半盏，化开服药，可更进酒一二盏投之，一日二次。至三日，于当病处微有汗为效，至十日外大效，无不愈者，但药性稍热，病寒者多效。

【主治】中风瘫痪久不愈，四肢亸曳不随，服诸药不效者。

清膈汤

【来源】《御药院方》卷一。

【组成】甘草（锉，炒赤色）瓜蒌根　桔梗（炒黄色）紫苏叶各二两　鸡苏叶（去土）三两　荆芥穗四两　黍粘子六两（拣净，炒，杵）

【用法】上为细末。每服一大钱，食后或临睡白汤点服。

【功用】祛风热，化痰，利咽膈，清头目，消疱疹。

【主治】中风。

三倍汤

【来源】《医方类聚》卷二十一引《管见良方》。

【组成】炮南星三两　防风（去芦叉）一两　甘草（炙）半两

【用法】上为细末。每服二钱，水盏半，加生姜十片，煎至七分，温服。

【主治】男子妇人，左瘫右痪，口眼㖞斜，卒中涎盛，口噤不语，手足颤掉，顽麻；一切风疾，半身不遂，不能举者。

大紫菀丸

【来源】《医方类聚》卷二十四引《施圆端效方》。

【组成】紫菀茸　吴茱萸（汤洗七次，焙）菖蒲　厚朴（姜制）柴胡茸　桔梗　皂角（去皮子，炒黄）茯苓（去皮）官桂　干姜（炮）黄连（净）槟榔　蜀椒（去目并闭口者，炒）巴豆霜　人参　羌活　苁蓉（酒浸，焙）川大黄　当归（切，焙）陈皮（去白）防风　麦门冬（去心，焙）熟地黄（焙）汉防己　车前子（炒）白术　鳖甲（去裙襕，醋炙）各半两　川乌头（炮，去皮）二两半

【用法】上为细末，入巴豆霜匀，炼蜜为剂，捣千下，油单裹旋丸，如梧桐子大。每服三丸，温酒送下；米饮亦得。

【主治】诸风偏枯，风痫暗风；五癫大风，眉发退落，肢体顽痹；五噎五膈，九种心痛，八种痞闷，五邪失心，或歌或哭，如鬼所使；积癖气块，黄疸水肿；妇人经病，脐腹绞痛；疟疾连年不愈，一切风痹，不知痛痒。

小灵宝三倍丸

【来源】《医方类聚》卷二十四引《施圆端效方》。

【组成】草乌头一斤（用黑豆一斗，同煮，豆烂熟，去豆不用）苍术二斤（泔浸，去皮）葱白三斤（细切）

【用法】上药同捣为剂，焙干，为细末，好醋面糊为丸，如梧桐子大。每服十丸至二十丸，食前温酒送下，一日三次。

【主治】瘫痪中风，半身不遂，语言謇涩，口眼歪

斜，肢体麻痹。

化风丹

【来源】《医方类聚》卷二十四引《施圆端效方》。

【组成】防风二两　羌活　独活各一两　白芷三钱　麻黄（去根节）　芎藭　桂枝　川乌（炮，去皮脐）　藁本（去土）　茯苓（去皮）　白附子　全蝎（去毒）　甘草（炒）　皂角（烧存性）各半两

【用法】上为细末，水浸蒸饼为丸，如弹子大，阴干。每服一丸，细嚼，温酒送下，一日三次。涎堵，薄荷酒送下；破伤，豆淋酒送下；伤风，葱白酒送下；妇人血风，当归酒送下；小儿惊风，人参薄荷酒送下。

【主治】一切中风，半身不遂，语言謇涩，神昏错乱，洗头破伤，血风惊风。

乌姜丸

【来源】《医方类聚》卷二十四引《施圆端效方》。

【组成】川乌　草乌　干姜　良姜各一两

【用法】上切，好醋一碗，煮醋尽，切细，慢慢炒干，为细末，醋面糊为丸，如梧桐子大。每服五七丸，食前茶清送下，一日二次。

【主治】诸中风，口面㖞斜。

【宜忌】服药后，忌热食一时。

白龙丸

【来源】《医方类聚》卷二十四引《施圆端效方》。

【组成】白附子　明天麻　藁本（去土）　缩砂仁　荆芥穗　川羌活　细辛（去叶）　川独活　薄荷叶　藿香叶　麻黄（去根节）　甘松（去土）各一两　葛根　防风　白芷　芎藭　桔梗　香附子（炒）　甘草（炒）　川乌（生，去皮）　石膏各二两　寒水石（烧）一斤半

【用法】上为细末，鹅梨汁为丸，每两作十丸，别用水石粉为衣，阴干。每服一丸，食后细嚼，茶、酒任下，一日两次。嗽，含化；伤风，葱白酒送下；小儿，薄荷酒送下。难衣，用绿豆粉飞过，与水石粉同匀衣之妙。

【主治】男子妇人，卒暴中风，口面㖞斜，神昏涎堵，筋脉拘急，肢体顽痹，头目旋运，呕逆恶心，皮肤瘙痒，偏正头疼，暗风倒仆，男子肾风，妇人血风，伤风咳嗽，声重，鼻渊，小儿慢惊，吐泻霍乱，手足厥冷，湿风痉病，瘈疭潮搐，昏乱不省，一切诸风。

夺命还真丹

【来源】《医方类聚》卷二十四引《施圆端效方》。

【别名】神效夺命还真丹（《解围元薮》卷三）。

【组成】天麻　人参　木香　白术　菟丝子　藁本（去土）　川独活　川芎各一两半　白僵蚕（炒）　黄芩　全蝎（去毒）　半夏（姜制）　熟地黄（焙）　蔓荆子　甘草（炒）　桂　生地黄　地骨皮　薄荷叶　黄连（净）　菊花各一两　防风　茴香（炒）　知母　杜仲（炒丝断）　茯苓　柴胡（茸）　桔梗　陈皮（去白）　枳壳（炒，去瓤）　石膏　当归（焙）各二两　羌活三两　白芍药　麻黄（去节）各二两半　细辛（去叶）半两　蛤蚧一对（炙）　金箔四十箔（为衣）

【用法】上为细末，炼蜜为丸，每两作十丸。细嚼，热酒、热茶送下，不拘时候；妇人调血，香附子末，食前酒调送下，每日三次。

《解围元薮》：遍身筋骨痛及心气痛不省人事，热醋汤下；冷风寒湿气顿抽掣走注，叫号日夜不安，黑豆炒焦烹酒下。

【主治】一切瘫痪，中风癞病，将死不救，洗头风，惊痫吐涎，暗风血风，妇人产前产后血气不调，及诸筋骨节疼痛。

牛黄通膈汤

【来源】《卫生宝鉴》卷八。

【组成】牛黄（研）三钱　朴消三钱（研）　大黄　甘草各一两（炙）

【用法】上药除研药为末外，每服一两，水二盏，煎至一盏，去滓，入牛黄、朴消一半调服。以利为度，须动三两行，未利再服。

【主治】

1.《卫生宝鉴》：初觉中风一二日属实证者。

2.《普济方》：风痰。

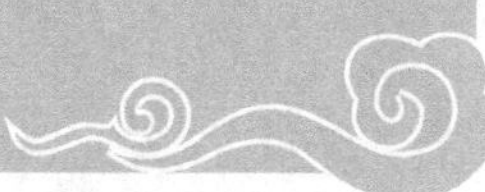

正舌散

【来源】《卫生宝鉴》卷八。

【别名】正舌汤（《丹台玉案》卷二）。

【组成】雄黄（研）荆芥各等分

【用法】上为末。每服二钱，豆淋酒调下。

【主治】中风舌强语涩。

玄参升麻汤

【来源】《卫生宝鉴》卷八。

【组成】升麻 黄连各五分 黄芩（炒）四分 连翘 桔梗各三分 鼠粘子 玄参 甘草 白僵蚕各二分 防风一分

【用法】上锉，作一服。水二盏，煎至七分，去滓，稍热噙漱，时时咽之。

【主治】

1.《卫生宝鉴》：中风后咽喉中妨闷，会厌后肿，舌赤，早晨语言快利，午后微涩。

2.《绛雪园古方选注》：喉痹。

【方论】《绛雪园古方选注》：咽喉诸证，历考汤方，皆辛散咸软，去风痰，解热毒，每用噙化咽津法，急于治标而缓于治本，即喉痹之急证亦然。牛蒡散时行风热，消咽喉壅肿；升麻散至高之风，解火郁之喉肿；白僵蚕得清化之气，散浊结之痰；玄参清上焦氤氲之热，连翘散结热消壅肿，防风泻肺经之风邪，芩、连清上中之热毒，甘、桔载引诸药上行清道。

至宝丹

【来源】《卫生宝鉴》卷八。

【组成】辰砂 生犀 玳瑁 雄黄 琥珀 人参各五两 牛黄二两半 麝香 龙脑各一两二钱半 天南星二两半（水煮软，切片） 银箔二百五十片（入药） 金箔二百五十片（半入药，半为衣） 安息香五两（用酒半升，熬成膏） 龙齿二两（水飞）

【用法】上为末，用安息香膏，重汤煮炀搜剂，旋丸如梧桐子大。每服三丸至五丸，小儿一两丸，人参汤送下。

【主治】

1.《卫生宝鉴》：风中脏。

2.《普济方》：卒中风，急不语，中恶气、卒中诸物毒，暗风，卒中热疫毒，阴阳二毒、岚瘴毒，误中水毒，产后血晕，口鼻血出，恶血攻心，若烦躁、心肺积热，霍乱吐利，风注转筋，大肠风涩，神魂恍惚，头目昏眩，眠睡不安，唇口焦干，伤寒狂语，小儿急惊风，热卒中，皮瘙痒客忤不得眠睡，烦躁惊风搐搦。

至圣保命金丹

【来源】《卫生宝鉴》卷八。

【别名】保命金丹（《医学纲目》卷十）、至圣保命丹（《杂病源流犀烛》卷十二）。

【组成】贯众一两 生地黄七钱 大黄半两 青黛 板兰根各三钱 朱砂（研） 蒲黄 薄荷各二钱半 珠子（研） 龙脑（研）各一钱半 麝香一钱（研） 牛黄二钱半（研）

【用法】上为末，入研药和匀，炼蜜为丸，如鸡头子大，用金箔为衣。每用一丸，细嚼，茶清送下，新汲水亦得；如病人嚼不得，用薄荷汤化下，不拘时候。

【功用】镇坠痰涎。

【主治】中风口眼㖞斜，手足亸曳，语言謇涩，四肢不举，精神昏愦，痰涎并多。

轻骨丹

【来源】《卫生宝鉴》卷八。

【组成】苦参三两半 桑白皮（土下者） 白芷 苍术 甘松（另用栀子挺者） 芎藭 麻黄（锉，去节，往返用河水三升，煎至一升，去滓，熬成膏）

方中除苦参外，其他药物用量原缺。

【用法】上为末，入前麻黄膏为丸，如弹子大。每服一丸，温酒一盏，研化，温服之。卧取汗。五七日间再服，手足当即轻快。卒中涎潮，分利涎后用之。

【主治】中风瘫痪，四肢不遂，风痹。

胜金丹

【来源】《卫生宝鉴》卷八。

【组成】青薄荷半两　猪牙皂角二两（同薄荷以水二升，取汁尽，用银石器内慢火熬成膏）　瓜蒂末一两　朱砂（研）一两（留少许为衣）　粉霜半两（研）　洛粉一钱（水银重粉是）

【用法】上四味研匀，入前膏内，入臼内杵三二千杵，为丸如樱桃大，以朱砂为衣。每服一丸，酒磨下；急即研细，酒调灌之。瘫中前如觉有症状，每于四孟月服一丸自愈。有病方可服。

【功用】吐利风涎。

【主治】中风涎潮，卒中不语。

秦艽升麻汤

【来源】《卫生宝鉴》卷八。

【组成】升麻　干葛　甘草（炙）　芍药　人参各半两　秦艽　白芷　防风　桂枝各三钱

【用法】上锉。每服一两，水二盏，连须葱白三茎，长二寸，约至一盏，去滓，稍热服，食后。服药毕，避风寒处卧，得微汗出则止。

【主治】中风，手足阳明经，口眼㖞斜，恶风恶寒，四肢拘急。

【方论】

1.《医略六书》：血脉受风，营气不能灌注经络，故四肢拘急，口眼歪斜，而恶见风寒焉。秦艽祛风活血，桂枝温经散风，升麻、葛根升阳明之津气，防风、白芷燥太阴之湿邪，人参扶元气，白芍敛营阴，甘草缓三焦之急，葱白通一身之阳。燥润合宜，补散有法，则邪自外解而筋得所养，四肢无不和柔，口眼无不端正也，何恶见风寒之有。

2.《古今名医方论》：李士材曰：至哉坤元，为五脏之主，木胜风淫，则仓廪之官承制，脾主四肢，故痿痹也。口为土之外候，眼为木之外候，故俱病也。升麻、白芷皆阳明本药，故用为直入之兵，人参、桂枝固其卫气，芍药、秦艽和其营血，防风卑贱之卒，随令而行，葱根发汗之需，无微不达，又借甘草以和之，而邪有不散者乎？

益气调荣汤

【来源】《卫生宝鉴》卷八。

【别名】调胃汤（《普济方》卷二十二）。

【组成】人参三分　当归二分　陈皮二分　熟地黄二分　白芍四分　升麻二分　黄耆五分　半夏（泡）三分　白术二分　甘草（炙）二分　柴胡二分　麦门冬三分

【用法】上锉，作一服。水二盏，煎至一盏，去滓温服。

【主治】中风，肩膊痛久尚未痊愈者。

【宜忌】忌食辛热之物。

续命丹

【来源】《卫生宝鉴》卷八。

【组成】芎䓖　羌活　南星（姜制）　川乌（炮，去皮）　天麻　白鲜皮　当归　防风　海桐皮　地榆　虎骨　熟地黄　朱砂　乌蛇（生）　铅白霜　干蝎　肉桂各一两　牛黄　雄黄各三钱　轻粉二钱或一钱　麻黄（去节）四两（以好酒三升浸二昼夜，不用麻黄用酒）

【用法】上为末，麻黄酒汁入蜜半升同熬成膏，和前药末为丸，如弹子大。每服一丸，豆淋酒下，或葱汁化下，不拘时候。

【主治】男子、妇人卒中诸风，口眼㖞斜，言语謇涩，牙关紧急，半身不遂，手足搐搦，顽麻疼痛，涎潮闷乱。妇人血运血风，咳嗽吐逆，睡卧不宁。

【验案】中风　戊辰春，中书左丞相张仲谦患半身不遂麻木，太医刘子益与服之，汗大出，一剂而愈。

犀角防风汤

【来源】《卫生宝鉴》卷八。

【组成】犀角　防风　甘草（炙）　天麻　羌活各一两　滑石三两　石膏一两半　麻黄七钱半（不去节）　独活　山栀子各七钱　荆芥　连翘　当归　黄芩　全蝎（炒）　薄荷　大黄各半两　桔梗半两　白术　细辛各四钱

【用法】上锉。每服五钱，水二盏，加生姜十片，煎至一盏，去滓，稍热服；未汗，再一服。

【主治】一切诸风，口眼㖞斜，手足亸曳，语言謇涩，四肢麻木。

【加减】如病人脏气虚，则全去大黄。

天麻散

【来源】《卫生宝鉴》卷十九。

【别名】定命饮子（《活幼口议》卷十九）。

【组成】半夏七钱　老生姜　白茯苓（去皮）　白术各三钱　甘草（炙）三钱　天麻二钱半

【用法】上锉，用水一盏，瓷器内同煮至水干，焙为末。每服一钱半，大人三钱，生姜、枣汤调下，不拘时候。

【主治】小儿急慢惊风。大人中风涎盛，半身不遂，言语难，不省人事。

六味顺气散

【来源】《普济方》卷八十九引《卫生宝鉴》。

【组成】白术五两（微炒黄）　白茯苓三两　人参三两　陈皮三两半（去白，麸炒）　青皮二两（去白）　甘草二两（炮，再麸炒）

【用法】上为细末。每服三大钱，水一盏半，加枣子一个，生姜二片，煎至七分，温服，一日三四次。

【功用】调气化涎。

【主治】中风。

夺命通关散

【来源】《普济方》卷八十九引《卫生宝鉴》。

【组成】踯躅花　芎䓖　华阴细辛　龙脑　薄荷各等分

【用法】上晒干为末。每用少许，以笔管吹入鼻中，如喷嚏乃可救，急将生附子一枚，须重一两以上者，去皮薄切，入厚朴，切连皮老生姜十大片，水一碗半，同煎至半碗，通口灌服。

【主治】中风涎上，不省人事。

六神汤

【来源】《普济方》卷九十六引《卫生宝鉴》。

【组成】天雄一个（炮，去皮脐）　大附子一个（用七钱的块，去皮脐）　天南星半两（炮，切片，姜汁浸半日）　半夏半两（炮，切片，姜汁浸半日）　人参半两　白术半两

【用法】上为散。每服三大钱，水二大盏，加生姜二十大片。同煎至八分，去滓温服，不拘时候。

【主治】老人急中风虚，涎潮口噤，昏沉不醒。

大九宝饮

【来源】《永类钤方》卷十一引《澹寮方》。

【组成】天雄（以大附子代亦可）　沉香　防风　南星（炮）　薄荷　地龙（去土）　木香　全蝎（去毒）各等分

【用法】上锉。每服二钱，水一盏，加生姜五片，煎熟麝香少许，不拘时候。

【功用】顺气开关。

【主治】挟气中风。

搜风大九宝饮

【来源】《医方大成》卷一引《澹寮方》。

【组成】天雄（大附子代亦可）　沉香　防风（去芦）　南星（炮）　薄荷叶　地龙（去土）　木香（不见火）　全蝎（去毒）各等分。

【用法】上锉。每服二钱，加生姜五片，用水一盏煎熟。入麝香啜服，不拘时候。

【功用】顺气，开其关窍。

【主治】挟气中风。

拯济换骨丹

【来源】《医垒元戎》。

【组成】槐荚子（生）　人参　桑白皮　苍术　芎䓖　何首乌　蔓荆子　威灵仙　防风各二两　五味子　苦参　香附子各一两　白芷二两　麝香二钱　龙脑二钱（另研）

【用法】上为细末，入麝香令匀。用麻黄十斤去根节，天河水三石三斗，熬至六斗，滤去滓，再熬至二升半，入银石器内熬成膏，入前药末和匀为丸，每一两作十丸，朱砂为衣。每服一丸，先捣碎，酒一盏，自晨浸至晚，食后、临卧搅匀服之。

神清无睡是药之验，须更隔五日服之。

【主治】半身不遂，口眼歪斜，手足不仁，言语謇涩，或痛入骨髓，或痹袭皮肤，或中急风，涎潮不言，精神昏涩，行步艰难，筋脉拘急，左瘫右痪，一切风疾。

【宜忌】如中风无汗宜服。若体虚自汗服之，是重亡津液也。若风盛之人当于密室温卧取汗。自汗者不宜服。

祛风散

【来源】《活幼心书》卷下。

【组成】防风（去芦）一两半　南星（生用）　甘草（生用）　半夏（汤煮透，滤，仍锉，焙干）　黄芩各一两

【用法】上锉。每服二钱，水一盏半，加生姜三片，慢火煎七分，不拘时温服。

【主治】

1.《活幼心书》：卒暴中风，全不能言，口眼歪斜，惊瘫搐掣，痰实烦躁，神昏有热，睡卧不稳。

2.《幼科折衷》：惊瘫鹤膝。

大秦艽汤

【来源】《云岐子保命集》卷中。

【别名】秦艽汤（《校注妇人良方》卷三）。

【组成】秦艽三两　甘草二两　川芎二两　当归二两　白芍药二两　细辛半两　川羌活　防风　黄芩各一两　石膏二两　吴白芷一两　白术一两　生地黄一两　熟地黄一两　白茯苓一两　川独活二两

【用法】上锉。每服一两，水煎，去滓温服。

【功用】《张氏医通》：养血荣筋。

【主治】

1.《云岐子保命集》：中风，外无六经之形证，内无便溺之阻格，知血弱不能养筋，故手足不能运动，舌强不能言语。

2.《医门法律》：阴虚不能养筋，筋燥而手足不能运动，指爪干燥，属风热甚者。

3.《医宗金鉴》：㖞斜偏废。

【加减】如遇天阴，加生姜七八片煎；如心下痞，每两加枳实一钱同煎。

【方论】

1.《医学正传》：此方用归，芎，芍药，生、熟地黄，以补血养筋，甚得体。既曰外无六经之形证，但当少用羌活、秦艽，引用以利关节。其防风、独活、细辛、白芷、石膏等药，恐太燥而耗血。虽用此，川芎只可六分之一，尤宜加竹沥、姜汁同剂最好，达者详之。

2.《医方考》：中风，虚邪也。许学士云：留而不去，其病则实，故用驱风养血之剂兼而治之。用秦艽为君者，以其主宰一身之风，石膏所以去胃中总司之火，羌活去太阳百节之风疼，防风为诸风药中之军卒。三阳数变之风邪，责之细辛；三阴内淫之风湿，责之苓、术。去厥阴经之风，则有川芎；去阳明经之风，则有白芷；风热干乎气，清以黄芩；风热干乎血，凉以生地。独活疗风湿在足少阴，甘草缓风邪上逆于肺。乃当归、芍药、熟地者，所以养血于疏风之后，一以济风药之燥；二以使手得血而能握，足得血而能步也。

3.《医方论》：此方刘宗厚与喻嘉言俱谓其风药太多，不能养血筋骨；汪讱庵又谓用此方者，取效甚多。各执一见。予谓方中四物咸备，不可谓无血药也。若中风初起，表邪重者，用之尚可取效，然石膏、细辛二味必须减去。

4.《方剂学》：本方用于风邪初中经络之证。中风每多正气亏虚，而后风邪乘虚入中，气血痹阻，络道不通，因而口眼歪斜。刘河间说："血弱不能养筋，故手足不能运动，舌强不能言语"（《素问病机气宜保命集》）。治宜祛风通络为主，兼用益气、养血、活血之品以调里，使风邪外解，气血调和，则口眼复常，舌本柔和，手足健运。方中以秦艽为君，祛风清热，通经活络。羌活、独活、防风、白芷、细辛，均为辛温之品，能祛风散邪，俱为臣药。语言和手足运动的障碍，与血虚不能养筋有关，且风药多燥，故配以当归、白芍、熟地以养血柔筋，使祛风而不伤津；川芎与归、芍相配，可以活血通络，使"血活则风散而舌本柔矣"（《素问病机气宜保命集》）；由于气能生血，故用白术、茯苓益气健脾，以助生化之源；生地、石膏、黄芩均能清热，是为风邪化热而设，以上俱为佐药。甘草调

和诸药为使。诸药合用，共成祛风、清热、养血之功。

5.《医方发挥》：本方为大队祛风药与养血、和血、清热之品组成。方中以秦艽祛散一身之风为主，又配羌活、防风散太阳之风，白芷散阳明之风，细辛、独活搜少阴之风。大抵风药多燥，且原本经络空虚，故又配当归、熟地、川芎、白芍，补血活血，复用白术、茯苓、甘草益气健脾，以资气血生化之源。又风能生热，是以又配黄芩、石膏、生地黄清热降火。诸药合用，共成祛风、养血、清热之功。

【验案】风湿热痹《广西中医药》(1983，5：49)：杜某，右肩关节反复疼痛，活动不便，每逢阴雨天气症状加剧已八年。入院时体温36.5℃，右肩关节红、肿、痛、热，主、被动运动均障碍，舌质红，脉滑数，诊为风湿热痹痛，用大秦艽汤治疗。服药1剂，疼痛明显减轻；服药2剂，肿痛全消。随访1年，未见复发。

四白丹

【来源】《云岐子保命集》卷中。

【组成】白术半两　白芷一两　白茯苓半两　白檀一两半　人参半两　知母三钱　缩砂仁半两　羌活二钱半　薄荷三钱半　独活二钱半　防风　川芎各五钱　细辛二钱　甘草五钱　甜竹叶一两　香附子五钱（炒）　龙脑半钱（另研）　麝香一字（另研）　牛黄半钱　藿香一钱半

【用法】上为细末，炼蜜为丸，每两作十丸。临卧服一丸，分五七次嚼之。

【功用】上清肺气，养魄，下强骨髓。

【主治】中风昏冒，气不清利。

【方论】《医门法律》：此方颇能清肺养魄。方中牛黄可用，而脑、麝在所不取，以其耗散真气，治虚风大非所宜。然本方以四君子汤作主，用之不为大害。今更定牛黄仍用五分，龙脑、麝香各用二分，取其所长，节其所短，庶几可也。

桂枝续命汤

【来源】《云岐子保命集》卷中。

【别名】桂附续命汤（《医学发明》）、桂枝附子续命汤（《卫生宝鉴》卷七）。

【组成】小续命汤　桂枝　附子　甘草依本方加一倍

【用法】上除附子、杏仁外，捣为粗末，后入二味令匀，每服五七钱，水一盏半，加生姜五片，煎至一盏，去滓，食前稍热服。宜针太溪。

【主治】少阴经中风，有汗无热。

千金保命丹

【来源】《医方大成》卷一引徐同知方。

【组成】朱砂一两　真珠三钱　南星一两　麻黄（去根节）　白附子（炮）　雄黄　龙脑各半两　琥珀三钱　僵蚕（炒）　犀角　门冬子（去心）　枳壳　地骨皮　神曲　茯神　远志（去心）　人参　柴胡各一两　金箔一百片　牛黄三钱　天麻半两　胆矾五钱　脑子（少许）　麝香（少许）　牙消四钱　毫车　天竺黄　防风　甘草　桔梗　白术　升麻各一两　蝉蜕半两　黄芩二两　荆芥二两

【用法】上为细末，炼蜜为丸，如弹子大。每服一丸，薄荷汤化下，不拘时候，或更加大川乌（炮，去皮脐）、半夏（生姜汁浸）、白芷、川芎各一两，猪牙皂角一两，上和前药作末为丸。

【主治】诸风瘓瘲疭不能语言，心忪健忘，恍惚去来，头目晕眩，胸中烦郁，痰涎壅塞，抑气攻心，精神昏聩；心气不足，神志不定，惊恐怕怖，悲忧惨蹙，虚烦少睡，喜怒无时，或发狂癫，神情昏乱；及小儿惊痫惊风，抽搐不定。及大人暗风，并羊癫、猪癫发叫如雷。

【宜忌】忌猪、羊、虾、核桃动风引痰之物及诸生血。

三军上马无敌丸

【来源】《医方类聚》卷二十三引《经验秘方》。

【组成】川牛膝（怀州者好）　当归　干木瓜　乳香　防风　苍术（米泔水浸，炒）　川萆薢　狗脊　虎骨　没药各等分

【用法】上为细末，酒糊为丸，如梧桐子大。空心温酒或盐汤任下。

【主治】一切风中，半身不遂，浑身麻痹；风温。

牛犀丸

【来源】《医方类聚》卷二十三引《经验秘方》。

【组成】牛黄 麝香 脑子各半钱 没药 沉香 檀香 乳香 辰砂 血竭各一钱 芎藭 两头尖各一钱半 川乌 黑附子 白附子各半两 防风 天麻 五灵脂 麻黄 薄荷 何首乌各半两 牛胆天南星半两 生犀角屑二钱（另研加）

【用法】上为细末，炼蜜为丸，如弹子大，朱砂为衣。每服一丸，用生姜自然汁半盏，酒半盏，同化开，临卧服。

【主治】男子妇人卒中不省，半身不遂，脚腿麻痹疼痛。

加减顺气散

【来源】《医方类聚》卷二十三引《经验秘方》。

【组成】天台乌药五两 桔梗（去芦） 川白芷 芎藭 甘草（炙） 陈皮（去白） 白术各二两半 麻黄（去根节） 枳壳（去瓤，麸炒）各一两半 人参 木香各半两

【用法】上锉。每服七钱重，水二盏半，加生姜五片，煎至八分，去滓，不拘时服。

【主治】男子中风瘫痪，手脚拳挛，口面㖞斜，半身不遂，头目旋晕，痰涎壅盛，语言謇涩，行步艰辛。

应效祛风丸

【来源】《医方类聚》卷一九七引《经验秘方》。

【组成】木香 槟榔 芎藭 陈皮（去白） 青皮（去白） 防风（去芦） 天麻（去芦） 半夏 姜屑 车前子 猪牙皂角（去皮弦）各一两 大黄四两（老弱虚者可减一两） 牵牛头末半斤（如减大黄一两，可减头末二两）

【用法】上为细末，陈粟米饭为丸，如梧桐子大。每服三五十丸，临卧温茶酒或温水送下。初服二三日，或小便转恶色，乃肾家之病也；至四五日，是脏寒热气；至七八日，唇红生津，五十日后，自觉身轻，四体安宁，头风百病皆退，胸中忧虑、三焦积滞皆散，远行不困。

【功用】解毒化痰，消酒进食，润滑肌肤，明目益力。

【主治】男子、妇人卒中风疾。

祛风顺气丸

【来源】《医方类聚》卷二十三引《经验秘方》。

【组成】木香 槟榔 芎藭 天麻 陈皮（去瓤） 半夏 青皮（去瓤） 车前子 干生姜 防风（去芦） 猪牙皂角各一两 大黄四两 牵牛头末八两

【用法】上为细末，煮陈米饮为丸，如梧桐子大。每服五七十丸，茶清、温酒、温水任下，临卧服。

【功用】祛风顺气。

【主治】口眼歪斜，半身不遂，及酒食所伤等病。

【加减】夏月，加青皮一倍；秋，加车前子、川芎一倍。

神仙佐经汤

【来源】《医方类聚》卷六十二引《经验秘方》。

【组成】麻黄（去根节） 干葛 北柴胡 桂心 北防风 川羌活 厚朴（姜制） 北细辛 汉防己 枳壳（麸炒） 白茯苓 黄芩 半夏（汤洗七次） 白姜（炮） 甘草（炙） 小草（远志苗） 麦门冬（去心） 香白芷 川当归 芎藭 白术 人参 白芍药 川独活各一两

【用法】上锉。每服五钱，水二盏，加生姜三片，枣子一个，煎至一盏，去滓，空心服。

【功用】常服消痰下气，却风湿，去肿满，美食，令人不虚。

【主治】寒暑流注足三阳经，手足拘急疼痛，行步艰难，头目晕肿，关节掣痛，憎寒发热，有汗恶风，卒中昏塞，大小便秘涩，腹痛，呕吐下痢，恶闻食气，腿髀顽麻，缓纵不能随行，热闷心烦，惊悸气上，脐下冷痛，喘满肩息，精神不美。

【加减】有汗，去麻黄，加牡蛎少许；无汗，去桂心，加陈皮、前胡、升麻各少许；大便秘涩，加大黄、竹沥；喘嗽，加杏仁、桑白皮、紫苏；肿满，加泽泻、木通。以上所加之药并等分。

真方白丸子

【来源】《瑞竹堂经验方》。

【组成】大半夏（汤泡七次） 白附子（洗净，略泡） 天南星（洗净，略泡） 天麻 川乌头（去皮尖，略泡） 全蝎（去毒，炒） 木香 枳壳（去瓤，麸炒）各一两

【用法】上为细末，生姜汁为丸，如梧桐子大。每服二十丸，食后、临卧茶清热水送下，一日三次；瘫痪，温酒送下；小儿惊风，每服二丸，薄荷汤送下。

【主治】

1.《瑞竹堂经验方》：诸风，可常服，永无风疾隔壅之患。

2.《丹溪心法附余》：中风痰涎壅盛，口喎不语，半身不遂，及小儿惊风潮搐。

顺气散

【来源】《瑞竹堂经验方·补遗》。

【别名】匀气散（《普济方》卷九十七）、顺风匀气散（《奇效良方》卷二）、顺气匀风汤（《杂病源流犀烛》卷十二）。

【组成】白术（煨）四两 沉香（镑）五钱 白芷 人参（去芦） 甘草各五钱 青皮（去瓤）五钱 天台乌药（炙）一两

【用法】上锉。每服五钱，水一盏半，加生姜三片，紫苏五叶，木瓜三片，大枣一枚，煎取七分，去滓，空心温服。

【主治】中风、中气，腰腿疼，半身不遂，手足不能屈伸，口眼歪斜。

骗马丹

【来源】《普济方》卷九十二引《瑞竹堂经验方》。

【组成】真川乌（炮）二两 川芎七钱 真苏木 地龙（去土）各半两 白芷 草乌头（泡） 续断（浸酒） 牛膝（酒浸，去芦） 肉苁蓉（酒浸） 滴乳 明松香（研） 木鳖子（去壳，不去油） 虎胫骨（酒浸，炙） 骨碎补（酒浸） 自然铜（醋淬七次，水飞） 败龟版各一两（煅红，好醋制净令黄色） 全蝎三钱（去毒，炒）

【用法】上为细末。用煮酒打陈米粉为丸，如梧桐子大。每服五十丸，食后温酒送下。

【主治】中风，口眼喎斜，痰涎壅盛，语言謇涩，手足不仁，筋脉拘急，肢体不举；或寒湿相搏，肌肉顽麻，传入经络，筋骨疼痛，腰脚浮肿，难以屈伸；或寒湿脚气；或打扑损伤，筋骨体骱蹉跌，皮肤瘙痒，风毒疮疡。

四圣紫金丹

【来源】《普济方》卷九十三引《瑞竹堂经验方》。

【组成】槐实子（文武火麸炒黄色） 荆芥穗（择净生用） 甘菊花（炒） 猪牙皂角（酥炙黄色，去子）各等分

【用法】上为细末，炼蜜为丸，如弹子大。病重者每服一丸，细嚼，茶清送下；病轻临时加减。微汗出为验。如汗后体热难忍，噙甘草解之。

【主治】男子妇人左瘫右痪，口面喎斜，中风疾病。

驴头羹

【来源】《饮膳正要》卷二。

【组成】乌驴头一只（粑洗净） 胡椒二钱 草果二钱

【用法】上件煮令烂熟，入豆豉汁中，五味调和，空腹食之。

【主治】中风头眩，手足无力，筋骨烦痛，言语謇涩。

桂附醒风汤

【来源】《永类钤方》卷十一。

【组成】附子一个七钱 天雄一个 南星一个各一两（并生用，去皮脐） 蝎梢半两（去毒）

【用法】上锉。每服半两，水一盏半，加生姜七片，煎七分，不拘时候服。

【主治】中风涎潮，牙关紧急，不省人事。

大省风汤

【来源】《世医得效方》卷十三。

【组成】芎藭　半夏　防风各一两　甘草（炙）半两　全蝎（去毒）三个　附子（炮，去皮脐）川乌（炮，去皮脐）木香　南星各半两

【用法】上锉散。每服四钱，水一盏半，加生姜十片，水煎，温服，不拘时候。

【主治】诸虚风涎潮，痰厥神昏，头晕语涩，手足搐搦，半身不遂；及历节风痛，筋脉挛急。

【加减】气虚，加沉香；气逆，加紫苏；胸膈不利，有痰，倍加半夏、人参；头晕头痛，加天麻半两，全蝎一个，煎熟入麝香；热风左瘫右痪，口眼歪斜，口噤不能言，手足顽麻，去附子、川乌。

大秦艽散

【来源】《世医得效方》卷十三。

【组成】条参（去芦）川羌活（去芦）枳壳（去瓤）秦艽（去芦）赤芍药　苦梗（去芦）前胡（去芦）芎藭　白芷　黄芩　薄荷　桑白皮（去赤）天麻　防己　防风　粉草　荆芥穗　赤茯苓　木瓜　川牛膝（去苗）各等分

【用法】上锉散。每服四钱，水一盏半，加生姜三片，水煎，温服，不拘时候。

【主治】中风，风痰壅盛，四体重著，或软痪疼痛，或拘挛，麻痹颤掉，口干目赤，烦热，睡卧不宁。

加减续命汤

【来源】《世医得效方》卷十三。

【组成】麻黄（去根）人参　黄芩　白芍药　芎藭　甘草　杏仁（去皮，麸炒）防己　桂各二两　防风一两半　附子（炮，去皮脐，有热者用白附子）

方中附子用量原缺。

【用法】上锉散。每服四钱，水一盏半，加生姜三片，大枣二枚，水煎服，不拘时候，温服取汗。随人虚实与所中轻重也。

【主治】中风不省人事，渐觉半身不遂，口面㖞斜，手足颤掉，语言謇涩，肢体痿痹，神情昏乱，头目眩重，筋脉拘挛，不能屈伸，骨节烦疼，不得转侧；亦治脚气缓弱，久服之愈。有病风人常服，以防瘖哑。

【加减】筋急拘挛，语迟，脉弦，加薏苡仁；筋急，加人参、黄芩、芍药以避中寒，服后稍轻，再加当归全愈；脚气痹弱，不能转侧，心神恍惚，加茯神、远志；骨节烦疼，有热者，去附子，倍加秦艽；烦躁，大便涩，去附子，倍芍药，加竹沥；脏寒大便自利，去黄芩，加白术、附子；骨肉冷痛者，加肉桂、附子；烦躁多惊者，加犀角；呕逆腹胀，加人参、半夏；自汗，去麻黄；语言謇涩，手足颤掉，加石菖蒲、竹沥；大便秘，胸中不快，加枳壳、大黄；气塞不通，加沉香；有痰，加南星数片；发渴，加麦门冬、干葛、瓜蒌根；身疼，加秦艽；上气浮肿喘急，加防风、桑白皮，以上所加各一两；小儿慢惊，煎取药汁一盏，入生姜汁再煎一二沸，日三服，夜二服；夏间又有热者，减桂一半；春加麻黄一两，夏加黄芩一两，秋加当归四两，冬加附子半两；风虚，加川芎一两。一方加木香、缩砂、独活各一两，川乌炮三分亦效。牙关紧，用南星末半钱，龙脑一字，频擦牙上令热，即自开。

苏青丸

【来源】《世医得效方》卷十三。

【别名】苏青丹（《丹溪心法附余》卷一）。

【组成】苏合香丸　青州白丸子

【用法】打和，姜、苏汤化下。

《丹溪心法附余》本方用苏合香丸末一两，青州白丸子末三两，用姜汁面糊为丸，如梧桐子大。每服三四十丸，淡姜汤送下。《保婴撮要》本方用苏合香丸一分，青州白丸子二分。

【功用】和气宇，散风痰。

【主治】

1.《世医得效方》：中风。

2.《丹溪心法附余》：风痰壅盛，手足瘫痪，小儿惊风。

乳香寻痛丸

【来源】《世医得效方》卷十三。

【组成】乳香　川乌　没药　五灵脂　白胶香　地龙　白姜　半夏　五加皮　赤小豆各等分

【用法】上为细末。面糊为丸，随证汤引空心服。如瘫痪不遂，手足亸曳，口眼喎斜，或旋运僵卧，涎潮搐搦，卒中急风，不省人事，每服二十丸，黑豆淋酒送下；风虚眩晕，项筋拘急，太阳穴疼痛，宜用生地黄汁调酒送下；腰胠疼重，行步艰辛，筋脉挛促，俯仰不利，贼风所中，痛如锥刺，皮肤顽厚，麻痹不仁，或血脉不行，肌拘干瘦，生葱酒送下，或生葱茶亦可；风湿脚气，腿膝无力，或肿或疼，不能举步，两脚生疮，脓血浸渍，痒痛无时，愈而又发，温盐酒送下；打扑闪肭，筋骨内损，已经多年，每遇天寒，时发疼痛，没药酒送下。

【主治】中风，瘫痪不遂，手足亸曳，口眼喎斜，或旋运僵卧，涎潮搐搦，卒中急风，不省人事；风虚眩晕，项筋拘急，太阳穴疼痛；腰胠疼重，行步艰辛，筋脉挛促，俯仰不利，贼风所中，痛如锥刺，皮肤顽厚，麻痹不仁，或血脉不行，肌拘干瘦；风湿脚气，脚膝无力，或肿或疼，不能举步，两脚生疮，脓血浸渍，痒痛无时，愈而又发；打扑闪肭，筋骨内损，已经多年，每遇天寒，时发疼痛。

通关散

【来源】《世医得效方》卷十三。

【组成】细辛　薄荷叶　牙皂（去子）　雄黄各一钱

【用法】上为末。每用少许，以铜管吹入鼻中，候喷嚏，然后进药。

【功用】《景岳全书》：开通牙关。

【主治】

1.《世医得效方》：卒暴中风，昏塞不省，牙关紧急，药不得下咽。

2.《景岳全书》：时毒痈肿，鼻塞气闭。

蛇黄散

【来源】《世医得效方》卷十三。

【组成】蛇黄不以多少（米醋烧淬七次）

【用法】上为细末。每服二钱，温酒调下；数服便愈，年深者亦效。

【主治】暗风。忽然仆地，不知人事，良久方醒。

琥珀丸

【来源】《世医得效方》卷十三。

【组成】天南星二两（大者，掘地坑，深尺余，火煅令红去火，安南星在内，即以醋沃之，瓦盆盖一伏时，取出洗去灰土，焙干为末）　朱砂半两（别研）　琥珀二钱（通明者，别研）　真金箔十片

【用法】上锉，以獖猪心血为丸，如梧桐子大。每服十五丸，临卧以人参或麦门冬汤送下。

【主治】暗风百日内者。

蝎麝白丸子

【来源】《世医得效方》卷十三。

【组成】半夏七两　川乌一两　白附子二两　天南星三两　天麻一两　全蝎五钱　防风一两　生麝香五分

【用法】上为末，姜汁糯米糊为丸，如梧桐子大。每服一二十丸，淡姜汤送下，不拘时候；瘫痪风，温酒送下，一日三服；小儿惊风，薄荷汤送下。

【功用】除风化痰。

【主治】男子妇人半身不遂，手足顽麻，口眼喎斜，痰涎壅塞；及小儿惊风，大人头风，洗脑风，妇人血风。

四君子汤加竹沥姜汁方

【来源】方出《丹溪心法》卷一，名见《医方考》卷一。

【别名】四君子加竹沥姜汁方（《明医指掌》卷二）、四君子加姜汁竹沥方（《成方切用》卷十二下）。

【组成】四君子汤加竹沥　姜汁

【主治】半身不遂在右者，属痰有热并气虚。

【方论】《医方考》：经曰：左右者，阴阳之道路也，故左属血，而右属气。气虚者，补之以甘，故用

人参、白术、茯苓、甘草四件，称其为君子者，谓其甘平，有冲和之德，而无克伐之性也。其加竹沥，谓其行痰；其加姜汁，所以行竹沥之滞，而共成夫伐痰之功耳。

省风汤

【来源】《丹溪心法》卷一。

【组成】南星（生）八两　防风四两　独活　附子（生，去皮脐）　全蝎（炒）　甘草（生）各二两

【用法】每服四钱，水一钟半，生姜十片，煎服。

【主治】中风。

通顶散

【来源】《丹溪心法》卷一。

【组成】藜芦　生甘草　芎藭　细辛　人参各一钱

【用法】上为末，吹入鼻中一字。就提头顶中发，立苏。有嚏者，可治。

【主治】中风、中气，昏愦不知人事者。

经验如圣散

【来源】《玉机微义》卷一。

【组成】苍术一斤　川芎八两　细辛四两　防风　白芷各八两　草乌四两　川乌五两　天麻二两

【用法】上为末。每服半钱或一钱，温酒调下，茶清亦得。如疯狗、蛇、蝎等伤，先用浆水口含洗净，用此贴上，仍服之至效。金疮出血不止，贴上立定。

【主治】中风身体麻木走痛，眩晕头疼，牙关紧急，手足搐搦，涎潮闷乱；及破伤风，疯狗、蛇、蝎等伤，金疮血出不止。

清气宣风散

【来源】《东医宝鉴·杂病篇》卷二引《医林方》。

【组成】当归　白术　白芍药各一钱　芎藭　羌活　半夏　生地　白僵蚕各八分　蝉壳　赤茯苓各六分　防风　甘菊　枳壳　陈皮　荆芥　升麻　黄连　栀子各五分　甘草三分

【用法】上锉作一贴。加生姜三片，大枣二枚，水煎服。

【主治】中风热症。

乳香趁痛疼丸

【来源】《医方类聚》卷二十三引《医林方》。

【组成】乳香　自然铜　骨碎补　甜瓜子　地龙　五灵脂　没药各一两　干蝎一两（另为末）

【用法】上为细末，干蝎打面糊为丸。每服三四十丸，葱白汤送下，不拘时候。

【主治】中风肢体疼痛。

祛痰丸

【来源】《医方类聚》卷二十三引《医林方》。

【组成】半夏四两　生姜四两（一处和匀，捏作饼，阴干）　白矾一两（生）　荆芥穗（去土，称）四两　槐角子一两（面炒黄）　陈皮一两（温水浸一宿，去白）　朱砂一两（水飞，一半入药，一半为衣）

【用法】上为细末，生姜汁面糊为丸，如梧桐子大。每服三十丸，生姜、皂子仁汤送下，早晨、临卧各一服。中风三年，服月余痊可；五年以里，百日痊可。

【功用】宽中祛痰，搜风，理气和血，驻颜延寿。

【主治】痰饮聚于胸膈，满则呕逆恶心，流则一臂大痛，升则头面昏眩，降则腰脚疼痛，深则左瘫右痪，浅则蹶然倒地。

【宜忌】大忌驴、马、猪、狗肉、湿面、蘑菇、桑蛾、芋头、黄头、黄瓜、茄子等发病之物。

越桃散

【来源】《医方类聚》卷二十三引《医林方》。

【组成】上等芎藭　石膏　山栀子　连翘　草龙胆　汉防己　芍药　蔓荆子　何首乌　荆芥穗（去土）　薄荷叶各半两　当归（去芦）　生地黄　甘草各一两　大黄二两半（去皮称）　麻黄（去节）一两半

【用法】上为粗末。每服五钱，水二大盏，加生姜三五片，煎至六分，去滓温服，不拘时候。日进

一服，量虚实老幼加减。与金凤丹兼服。

【功用】利膈调五脏，搜风除燥热，活血理气滞。

【主治】中风。

【宜忌】忌湿面、干姜。

麝香膏

【来源】《医方类聚》卷二十三引《居家必用》。

【组成】大川附子一只（重七八钱者）　黑豆汁两盏半　麝香（末）二钱

【用法】先与真好香之麻油调麝香末，仍别研青州白丸子百余粒，同二味灌之。药一下咽，风便慢，涎便下，方可进药。然后用黑豆汁同附子煎至一盏，漉去附子，只服豆汁。第二日将先煮过附，切作两半片，再用黑豆汁两盏，煎至七分一盏，又漉出附子，只服豆汁。第三日将附子切作四片，用豆汁依前煎服。第四日将附子切作四块，依前煎服毕，将附子焙干，碾为极细末，用豆汁调，分作三服，服之病去七八矣，别为调理。

【主治】中风证，初觉中风。

【宜忌】切勿妄投寒凉之剂。若寒药入腹，不惟使血脉凝涩，遂为废人，或寒凉过多，使真气先脱，深为可戒。

立圣散

【来源】《医方类聚》卷二十四引《烟霞圣效方》。

【组成】海带一两　白梅各等分

【用法】上为末。揩牙。少顷便开。

【主治】中风牙关紧急，口不能开。

天真丸

【来源】《普济方》卷九十四引《仁存方》。

【组成】南星（炮）　白附子（生）　川乌（生，去皮）各二两　半夏五两（泡）　全蝎一两（炒）　乌蛇肉半两（炒）　白僵蚕（去嘴足）一两（炒）　花蛇肉半两　麝香半钱　朱砂三钱

【用法】上为末，姜汁糊为丸，如梧桐子大。每服二三十丸，温酒送下，不拘时候。

【主治】中风，半身不遂，手足顽麻，口面㖞斜，痰涎壅塞；小儿惊风，大人头风，妇人血风，及一切风。

石灰膏

【来源】《普济方》卷九十二引《仁存方》。

【组成】石灰一合

【用法】醋炒如泥。斜向右涂左，向左涂右。立正即洗去。一方水和。

【主治】中风口面㖞斜。

金锁匙

【来源】《普济方》卷六十引《医学切问》。

【组成】猪牙皂角（去皮，煨）　大黄　草乌　郁金　南星各四钱　巴豆五个（去心，不去油）

【用法】上为末。生姜自然汁调半钱许，以鹅毛拂入喉中；已死者，用竹管吹入，须臾醒，然后用药半钱，姜汁调吃，吐泻为验。

【主治】卒中，喉痹，口噤，咽喉肿痛，木舌重舌。

虎骨酒

【来源】《普济方》卷九十三引《医学切问》。

【组成】茄子根（净洗，蒸过，九月十月者，晒干）五两　鼠粘子（炒）　蔓荆子各一两　火麻子　晚蚕砂各半升　苍耳子　枸杞子（蒸）各半升　秦艽　萆薢各二两　生牛蒡叶一握　虎骨二两

【用法】上用绢袋盛，于大罐内以酒浸，封闭不令失气，二七日开，不令面向瓶口，恐药触人。每服一盏，一日三次。

【主治】中风瘫痪。

独活丸

【来源】《普济方》卷一一六引《治风经验方》。

【组成】独活　防风　五加皮　白菊花　丹参各十分　木香　槟榔五分　薏苡仁十二分　黑参五分　大黄三分（炒）　生干地黄八分　磁石（烧红，入醋淬五七次，捣研，飞）五分

方中木香用量原缺。

【用法】上为末，入磁石拌匀，炼蜜为丸，如梧桐子大。每服二十丸，加至三十丸，温酒送下，不拘时候。

【主治】风退后，但手足重，运动不稳者。

【加减】寒则加桂枝八分，而不得用大黄。

灵砂丹

【来源】《普济方》卷一一六引《治风经验方》。

【组成】槟榔（生）二两　白附子（炮）二两　天南星（生）二两　朱砂一两（细研，留一半为衣）　白僵蚕（生）二两　狼毒（炮）二两　没药半两（研，炒）　乌蛇（酒浸一宿，摊干，并皮骨用）二两　川乌头（炮，去皮脐）三两　大附子（炮，去皮脐）二两　五灵脂三两（不夹石者）　肉桂二两（取有味者，去粗皮，不见火）

【用法】上为末，入朱砂研匀，更以麝香半两，研，拌匀，炼蜜为丸。每服一丸至二丸，空心、食前嚼，温酒送下。

【主治】诸般风疾，手足不举。

三化汤

【来源】《普济方》卷九十一引《德生堂方》。

【组成】大黄　牵牛　朴消各五钱

【用法】上锉。水一盏半，煎一盏，却下消，煎一二沸，去滓温服，不拘时候。

【主治】诸卒中风，不省人事，痰喘上壅，一切危急之证，大便秘结，至五七日不利。

乌药顺气散

【来源】《普济方》卷一一六引《德生堂方》。

【组成】麻黄（去根节）　陈皮（去白）　乌药各二两　芎藭　僵蚕（炒，去丝嘴）　枳壳（麸炒）　甘草（炒）　白芷　桔梗　天麻　全蝎（微炒）　独活（去芦）　羌活　防风　细辛（去土）各一两　干姜半两

【用法】上锉。每服五钱，水盏半，加生姜三片、大枣一个。同煎七分，去滓温服，不拘时候；如碾为末者，每服二钱，好酒调下。

【主治】男子、妇人一切风疾，攻注四肢，骨节疼痛，遍身顽麻，头目旋晕；瘫痪，语言謇涩，筋脉拘挛；脚气，步履艰难，脚膝软弱；妇人血气，老人冷气上攻胸膈，两胁刺痛，心腹膨胀，吐泻肠鸣。

神效活络丹

【来源】《普济方》卷一一四引《德生堂方》。

【组成】乌蛇（去皮骨）半两（酒浸）　麻黄二两（一半去节）　木香二两　白芷二两（去土）　细辛一两半（去土）　全蝎（新者）一两　赤芍药一两　当归一两半（去芦）　两头尖二两（刮去皮，一半小油浸，微炒）　防风二两半（去芦）　川芎二两　干葛一两半　没药一两（另研）　血竭一两（另研）　朱砂（水飞）一两（另研）　乌犀末半两（镑）　地龙半两（去土）　甘草半两（炒，去土）　丁香（净）一两　僵蚕一两（炒）　乳香一两（另研）　麝香一两（另研）　片脑二钱半（另研）　官桂二两　草豆蔻（净）二两　羌活（净）二两　天麻二两　香附子一两　玄参二两　人参一两　牛黄二钱半（另研）　藿香二两（去土）　威灵仙一两半（酒浸）　何首乌二两（酒浸）　沉香一两　天竺黄一两（另研）　川附子一两（炮裂，去皮脐）

【用法】上为细末，炼蜜为丸，每药一两半重，作十丸，如弹子大，用金箔为衣。早晨空心、临卧各服一丸，细嚼烂，好酒送下。若治男子妇人卒暴中风，不省人事，倒地不能起坐，诸药不效，此药二丸，好酒一大盏，化开灌下；如口眼歪斜，语言謇涩，身体麻痹，口噤失音不语，痰涎壅盛，筋脉拘挛，手足不能屈伸，骨节疼痛不能转侧，精神昏愦，临卧一丸，细嚼，或烂研，好酒咽下便睡，觉有汗受汗，无汗将病手背随即舒拳，至天明起，用人扶搀行动，至早饭后依前扶搀行动，至日西再服一丸，可痊；又治妇人产后暗风，洗头偏头风，旋晕欲倒，用药一丸，细嚼，或研开，好酒咽下即愈；破伤风，用二丸细嚼，热酒送下，半时不省，再服一丸，汗出为效；治内外一切伤寒，温酒嚼一丸亦可，以汗出为验；凡人年四十以上者常服，间二三服一丸，永无诸风之证。

【主治】风疾。凡男子妇人卒暴中风，不省人事，倒地不能起坐，或口眼歪斜，语言謇涩、身体麻

痹，口噤失音不语，痰涎壅盛，筋脉拘挛，手足不能屈伸，骨节疼痛不能转侧，精神昏愦；或妇人产后暗风，洗头偏头风，旋晕欲倒，或破伤风，或内外一切伤寒。

通神散

【来源】《袖珍方》卷一引《德生堂方》。

【组成】藜芦二钱（去芦） 川芎二钱半 谷精草 石菖蒲 东平薄荷 顽荆叶各四钱

【用法】上为细末。先令病人吃葱茶一盏，后含水在口，再以芦管吹药入鼻中。即时痰唾涕喷见效。

【主治】阴证及中风，不省人事。

搐鼻夺命散

【来源】《普济方》卷八十八引《德生堂方》。

【组成】蔓荆叶 石菖蒲 谷精草 东平薄荷各四钱 芎藭二钱半 藜芦二钱 细辛二钱半

【用法】上为细末。先令病人吃葱茶一盏，后噙水在口，却用手捻药末少许搐入鼻内；如手不可动，以苇管吹入。即时痰唾涕喷，随时见效，如三次吹药不涕喷，其病难治，以顺气之药，服之为妙。

【主治】中风不省人事，口眼喎斜，痰涎壅塞，半身偏废；及卒中风痫，即阴证伤寒，手指青冷，诸般眼疾暴发者。

解语丸

【来源】《医学纲目》卷十引王海藏方。

【别名】神仙解语丹（《杂病源流犀烛》卷十二）。

【组成】白附子 石菖蒲 远志 全蝎 羌活 天麻 南星 白僵蚕

【用法】上为细末，蜜为丸，如绿豆大。服之。

《丹台玉案》本方用：白附子、石菖蒲、远志各一两，全蝎三钱，羌活、天麻、僵蚕各五钱。上为细末，蜜丸如绿豆大。每服三十丸，空心生姜汤送下。

【主治】中风语言不正。

续命汤

【来源】《医学纲目》卷十一。

【组成】人参 桂心 当归 独活 黄芩 干姜（炮） 甘草（炙）各七钱半 石膏一两 杏仁四十枚

【用法】上锉。以水九升，煮取三升，分温三服，日二服，取汗。

【主治】卒中，半身不遂，手足拘急，不得屈伸，身体冷，或智或痴，或身强直不语，或生或死，狂言不可名状，角弓反张，或欲得食，或不用食，大小便不利。

【加减】无汗者，加麻黄。

加减续命汤

【来源】《医学纲目》卷十六。

【组成】麻黄三两 人参 桂枝 白术各二两 当归 防己 黄芩 甘草 白芍药 芎藭 杏仁各一两

【用法】上锉散。每服四大钱，水一盏半，加大枣二枚，煎七分，去滓服，不拘时候。

【主治】中风谵语，或歌哭，或笑语，无所不至。

神龟滋阴丸

【来源】《医学纲目》卷十七。

【组成】龟版（炙）四两 知母（酒炒）二两 锁阳（酒洗）一两 黄柏（炒赤）二两 枸杞子 五味子各一两 干姜（炮）半两

【用法】上为末，清水为丸，如梧桐子大。每服七十丸，空心盐汤送下。

【主治】

1.《医学纲目》：舌纵，口角流涎不止，口目喎斜，手足痿软。

2.《杂病源流犀烛》：膏粱之人，湿热伤肾，脚膝痿弱。

清心导痰丸

【来源】《医学纲目》卷十七。

【组成】白附一两 南星（姜制）二两 半夏（姜

制）二两　黄连（炒）七钱半　天花粉一两　白僵蚕（炒，去丝嘴）半两　川乌（盐制）二钱　郁金七钱半　天麻　羌活各半两

【用法】上为末，生姜汁糊为丸，如梧桐子大。每服五十丸，用通天愈风汤吞下。

【主治】中风。口角流涎不止，口目喎斜，手足痿软者。

小续命汤

【来源】《普济方》卷三十五。

【组成】麻黄（制。可去，加葛）　桂心　甘草各半两（炙）　防风（去芦）三钱　芍药　白术（一作杏仁）　人参　芎藭　附子　防己

原书芍药以下诸药用量原缺。

【用法】上锉。每服五钱，水一盏半，煎至一盏，去滓。取八分清汁，入生姜汁再煎一二沸，温服，日三服，夜二服。

【主治】中风及刚柔二痉，血气痹弱，不能转侧；小儿惊风，及妇人产后失血，冒味不知痛处，四肢拘急。

【加减】若柔痉自汗者，去麻黄；夏间及病有热者，去附子，减桂一半；冬及初春，去黄芩。

金银锁子

【来源】《普济方》卷六十一。

【组成】白矾一斤　江子肉二十四个

【用法】用铜器将白矾熬数沸，再熬江子，以纸碾江子碎为度，出江子，将白矾出火毒，取矾黄色者捣为末；治咽喉乳蛾白色者，另捣为末。治一切毒物，以水调敷；中风者，水调服之；如牙噤，指甲挑入喉中，或竹筒吹入。

【主治】乳蛾，喉闭，中风牙噤。

金箔丸

【来源】《普济方》卷八十八引《旅舍备要》。

【组成】金箔五十片　天南星（炮）　半夏曲各一两　白附子（炮）二两　雄黄（研飞）半两　牛黄（研）　朱砂（研飞）各半两　人参半两　犀角屑一分

【用法】上为末，面糊为丸，如绿豆大。每服十五丸，生姜汤送下；急病竹沥送下。

【功用】清膈利涎，疏风壅塞。

【主治】中风语涩，口吐涎，头目昏，项强直，口眼喎斜；及治痰饮肠鸣。

二圣饮

【来源】《普济方》卷八十九。

【组成】雄黑豆半斤　皂角针（锉）半斤

【用法】上用无灰酒二升，同煎至半升，去滓服，得汗为度。

【主治】中风。

败龟散

【来源】《普济方》卷八十九。

【组成】龟版不以多少（龟卜师处钻了者，以酥涂，炙）

【用法】上为细末。每服二钱，酒送下，用鸡卵和豆淋酒服之。

【主治】中风、贼风麻痹。

旋覆丸

【来源】《普济方》卷八十九。

【组成】旋覆花（即金沸草）

【用法】洗净为末，炼蜜为丸，如梧桐子大。每服五七丸至十丸，夜卧茶汤送下。得病之日，便进此药，可使风退气和，不成废人。

【主治】中风，不省人事，涎潮口噤，语言不出，手足嚲曳。

大圣镇风金丹

【来源】《普济方》卷九十二。

【组成】川乌头四两（去皮脐）　全蝎一两（去毒，生用）　晋矾二两（坩锅内枯，存性）　附子四两（炮，去皮脐）　白蒺藜二两（炮，去刺，另研）　防风四两（去芦头）　五灵脂二两（去石，别研）　白附子四两（生用）　白僵蚕二两（去丝嘴，微炒）　朱砂六两（别研细）　没药二两（去

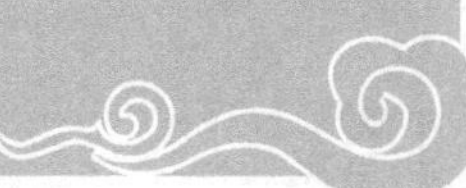

石，另研） 麝香半两（别研细）

【用法】上为细末，以熟汤放冷，磨京墨一两，成脓汁，搜和合匀，每温剂一两，可停分作四丸，只于风中干之，不可日晒，金箔为衣。每服一粒，食后、临睡生姜自然汗磨化，热酒调服，再饮少量热酒。即就暖处，覆以衣被，候汗出即愈。病小者，每粒分二服。

【主治】卒患中风，左瘫右痪，口眼㖞斜，涎潮搐搦，言语謇涩，偏正头风。

【宜忌】忌发风物，孕妇不可服。

天麻丸

【来源】《普济方》卷九十二。

【组成】天麻 芎藭 白僵蚕（微炒） 白附子（炮裂） 天南星（炮裂）各一两 防风（去芦头）三分 羚羊角屑半两 干蝎（微炒） 牛黄（细研） 麝香（细研）各一分 腻粉半分 麻黄（去根节）三分

【用法】上为末，入研了药令匀，炼蜜为丸，如梧桐子大。每服十丸，以温酒送下，不拘时候。

【主治】中风口眼㖞斜，言语不正。

匀气散

【来源】《普济方》卷九十二。

【组成】乌药一两 白术四两 旱莲草 甘草（炙） 青皮（去瓤） 沉香各五钱

【用法】上锉。水一大盏，加紫苏叶、木瓜五片，生姜三片，大枣一个，同煎至七分，去滓，加盐少许，空心服。

【主治】中风，口眼㖞斜。

【宜忌】忌湿面、鲜鱼。

芥子膏

【来源】《普济方》卷九十二。

【组成】芥菜子

【用法】上为末，鸡子白调敷。

【主治】中风，卒不得语；风毒走注疼痛，及白虎历节风。

油麻酒

【来源】《普济方》卷九十二。

【组成】胡麻（炒，捣）一斤

【用法】上为粗末，生绢袋贮，取酒一斗五升，浸七日。每服三合，稍稍服之。加至四五合，以愈为度。

【主治】中风，口面㖞斜。

大豆浸酒

【来源】《普济方》卷九十三。

【组成】黑豆一升（拣紧小者净淘） 酒五升

【用法】上同入瓶中密封，用灰火煨，常令热，约至酒减半，即去豆取酒。空心及临卧时各饮二合至三合。

【主治】中风，手足不遂。

白虎丸

【来源】《普济方》卷九十三。

【组成】川乌五两 草乌六两 两头尖 全蝎 细辛 香白芷 芎藭 乳香 没药 白术 苍术 五灵脂 天麻 人参 防风 菊花 薄荷各三两 独活 白僵蚕 羌活 石膏 雄黄 藁本 茯苓 青皮 大风子 陈皮 桔梗 荆芥 甘草 官桂 芍药 寒水石各二两 白花蛇 乌梢蛇 自然铜以上各一两

【用法】上为细末，梨汤水为丸。麝香少许，滑石为衣，每两作十丸。每服一丸，食后细嚼，热酒送下；头风，茶清送下；牙疼，入盐一捻擦之；浑身疼痛，温酒送下，不拘时候。

【主治】中风身体不遂。

活络丹

【来源】《普济方》卷九十三。

【组成】萆薢四两 川乌五钱（去皮脐，切四块） 金毛狗脊四两（切作片，去毛） 苍术五钱（去皮，切作片，炒） 破故纸（拣，炒）五钱 杜仲五钱（细切，姜汁浸，炒去丝） 仙灵脾（切） 吴茱萸（炒） 续断各五钱（切） 小茴香

（炒） 独活（切）各一两 薏苡仁三两 猪牙皂角（去皮丝，切作一寸）二两

【用法】上作一处，用好酒三升，于瓷瓶内浸一宿，次日以文武火煮至约酒汁一升，擦出焙干，为细末，用煮药酒拌面糊为丸，如梧桐子大。每服五七十丸，空心温酒或盐汤送下，与七乌丸相间服。

【主治】男子、妇人瘫痪，筋挛骨疼，腰膝疼痛，口眼喎斜，言语謇涩，目晦耳聋，头风，心气痛。

【宜忌】孕妇不可服。

酒浸药仙方

【来源】《普济方》卷九十三。

【组成】甘菊花 防风（去芦头） 羌活 杜仲 牡蛎 瓜蒌根 牡丹皮 紫菀 菖蒲 人参 白蒺藜 牛蒡子 枸杞子各半两 白花蛇 桔梗 吴白术 山茱萸 白茯苓 晚蚕砂（炒） 黄桂 远志（去心） 牛膝各二钱半 虎胫骨 牛蒡根 干姜 干地黄 柏子仁 狗脊（去毛，焙） 天雄（去皮，炮） 草薢 蛇床子 黑附子 肉苁蓉 菟丝子 续断 芍药（去皮） 石斛各三钱

【用法】上为粗末。用新绢袋盛药，用新小瓮儿一个，放药在内，以无灰酒二斗，将药浸之，密封其口，春、夏浸二七日，秋、冬浸三七日。开瓮，早晨、临午、晚三时，令病人自取冷酒三盏，依时服之。每服不过一盏，不多服，亦不可添减，乱开酒瓮。久病服者不过一月，近者十日，轻者五日见效。凡患中风疾，四肢不举，服之三日，举手梳头，七日渐舒，十日行步，半月遍身依旧，觉得轻健，眼目更明。

【主治】中风。骨节疼痛，四肢浮肿，眼目昏暗，半身不遂，语言謇涩，口眼喎斜，中风失音。

天麻丸

【来源】《普济方》卷九十五。

【组成】犀角（镑）一两 天麻（酒炙）二两 独活（去芦头） 人参 丁香 木香 乌药 麻黄（去根节）各一两 牛膝（研） 龙脑（研） 琥珀（研） 乳香（研） 真珠（研） 麝香（研）各一分 天南星（牛胆制者） 防风（去叉）各半两 白花蛇（酒浸，去皮骨，炙）三分 蝎梢（炒）一分 芎藭一两 安息香一两（酒化研，去砂石，熬成膏）

【用法】上除研化外，为细末，再研令匀，入安息香膏，并炼蜜为丸，如梧桐子大。每服二十丸，温酒送下，不拘时候；荆芥汤亦得。

【主治】一切风，手足亸曳，肢体不仁，及骨节疼痛，口面偏斜，痰涎语涩，心忪惊悸。

蝴蝶散

【来源】《普济方》卷九十六。

【组成】矾蝴蝶 密陀僧各三分

【用法】上同研匀。每服半钱匕，温水调灌之。若牙紧不能下药，即鼻饲之。

【主治】急中风，牙关紧，不能转舌，语涩。

小续命汤

【来源】《普济方》卷九十七引庞安常方。

【组成】麻黄（去根节）一两（气实者全用，气虚者一半，以威灵仙代一半） 木香一两（不见火） 缩砂仁一两 人参（去芦）一两 芎藭一两 甘草（炙）一两 杏仁（去皮尖，炒）一两 汉防己一两 桂心（去粗皮）一两 北防风一两半 附子（炮裂，去皮脐）半两 川乌（炮）三分 白芍药一两 黄芩七钱 独活一两

【用法】上锉。每服三钱半，加生姜五片，枣子一个，煎至七分，去滓，食前温服。

【主治】半身不遂，口眼歪斜，手足战掉，语言謇涩，肢体麻痹，神思昏乱，头目眩重，痰涎壅盛，筋脉拘挛，屈伸转侧不便，涕唾不收。

乳香没药丸

【来源】《普济方》卷九十七。

【组成】没药（研） 乳香（研） 虎胫骨（酥炙黄） 白附子（炮） 木鳖子（去壳） 草乌头（锉，炒黑存性）各一两 麻黄（去根节）三两 自然铜（醋淬七次，研）一两 干蝎（去土，炒）二两

【用法】上为细末，再入研药拌匀，以酒磨浓墨汁和，先分作十块，每块更分作二十丸。每服一丸，温酒磨下，一日三五次，不拘时候。

【主治】中风，偏枯气痹，手足不能举动。

茱萸散

【来源】《普济方》卷九十七。

【组成】山茱萸一两半　天雄（炮裂，去皮脐）一两半　麻黄（去根节）川椒（去目及闭口者，微炒去汗）　萆薢（锉）桂心　川乌头（炮裂，去皮脐）防风（去芦头）甘草（炙微赤，锉）牛膝（去苗）狗脊　莽草（微炙）踯躅花（酒拌，炒令干）石南各一两

【用法】上为散。每服二钱，以温酒调下，不拘时候。

【主治】中风。偏枯不遂，筋脉拘急，肢节疼痛。

舒筋丸

【来源】《普济方》卷九十七。

【组成】大天南星（炮裂）半两　杏仁（汤浸，去皮尖双仁，麸炒黄，别研）山栀子（取仁，略炒）各一两　川乌头（炮裂）半两　自然铜一两（大小烧酒内淬十数遍，研细，水飞过，淘，别研）

【用法】上为末，入研者再拌匀，更用胡桃肉二两，汤去黄皮，研烂拌匀，法酒煮面糊为丸，如梧桐子大。每服七丸至十丸，空心煎葱白酒送下，一日二次。三五日后，其身上如虫行是效，未觉即加丸数。

【主治】中风，手足筋急，开展艰难；妇人血风，挛却手足。

虾蟆散

【来源】《普济方》卷一〇一。

【组成】虾蟆（烧灰）朱砂各等分

【用法】每服一钱，水调下，一日三四次。

【主治】风邪不识人，不能语者。

防风散

【来源】《普济方》卷一〇二。

【组成】防风（去叉）龙骨　远志　铁精（别研）各一两　紫石英（别研）丹砂（别研）各二两　熟干地黄（洗，切，焙）二两　人参二两半　干姜（炮）细辛（去苗叶）附子（炮裂，去皮脐）各一两　白茯苓（去黑皮）二两

【用法】上除别研外，为末，再和匀。每服一钱许，加至二钱，煮取枣汤调下。

【功用】定心。

【主治】中风惊悸，心虚恍惚，言语失常，或瞋或怒，志意不乐。

【加减】如风热盛者，去干姜，加玄参一两。

桂枝汤

【来源】《普济方》卷一〇六。

【组成】大续命汤去白术加桂

【主治】中风，急强大呼不自知觉，身体强直。

二提金箔

【来源】《普济方》卷一一四。

【组成】甘草　人参　天麻　芍药　薄荷　荆芥　川芎　乳香　没药　白芷　甘松　郁金　藜芦　桔梗　甘菊花　藁本　茯苓　防风　细辛各等分

【用法】上为细末。每用少许，搐鼻内。

【主治】诸风。

十力大补丹

【来源】《普济方》卷一一五。

【组成】防风一斤（醋煮，晒干为末）黑豆一斤（炒燥，入酒内浸一宿，取出晒干如前炒，又入酒浸三次，晒干为末）川乌半斤（不去皮）苍术一斤（米泔水浸一宿，洗、刮去皮，净晒干为末。以黑豆、防风、苍术末三味将纸裹在一处）草乌一斤一钱（不去皮，锉碎，用姜汁浸软，捣为泥）生姜一斤（为泥）葱白一斤

【用法】上用川乌、草乌、葱、姜捣碎，用皮纸

裹，露一宿后，入新瓦罐内盛，紧裹器口，春五日，夏三日，秋七日，冬十日，如是日毕取出，入前三味末和匀，用糯米糊为丸，如团鱼子大许。每服一丸，临卧睡时咬破，用温酒吞下，姜汤亦可。后加人参、当归、青黛各四两。

【主治】诸般风疾，口眼歪斜，手脚肿痛，浑身拘急瘫软，半身不遂，头风脚气，下元虚冷无力。

【宜忌】服药后，一切热物汤酒不可食，此药麻人，大忌房事。

九风汤

【来源】《普济方》卷一一五。

【组成】天台乌药　沉香（少许）　香附子　甘草　陈皮　青皮　木香　木通　槟榔　厚朴　桂皮　人参　藿香　白茯苓　半夏　菖蒲各等分

【用法】水一盏半，加生姜三片，大枣二个，煎八分，不拘时候，通口服。滓再煎服。

【主治】诸风疾。

灵龙丹

【来源】《普济方》卷一一五。

【组成】麝香一两　乳香五两　地龙五两　白胶香七两　乌头五两　木鳖子十二两　五灵脂四十两

【用法】上为极细末，酒糊为丸，如弹子大。每服一丸，酒化服之。

【主治】一切风疾。

黑虎丹

【来源】《普济方》卷一一五。

【组成】苍术（米泔浸七日）　川乌（煨）　草乌（米泔浸，去皮，煨）　细辛　防风　荆芥　麻黄　两头尖　金钗石斛　天麻　芎䓖　白芷　甘草　何首乌　当归各一两

《仁术便览》有乳香、朱砂。

【用法】上为细末，炼蜜为丸，如弹子大。每服一丸，随引汤送下。治男子、妇人三十六种风疾，眉毛退落，冷茶送下；腰痛、耳聋，肾脏风，荆芥汤送下；遍身紫癜风，防风汤送下；饮食无味，脾胃风，皂角子汤送下；手心退皮，鼓掌风，天麻汤送下；迎风冷泪，肝脏风，米泔水送下；筋骨疼痛，气下注，乳香汤下；口眼㖞斜，心热风，茶汤送下；指节破裂，断风，盐白汤送下；心腹胀闷，胸膈塞，气风，生姜汤送下；前后倒卧地，感厥风，生姜汤送下；发狂吐沫，急缓风，荆芥汤送下；五般淋沥，肾患风，盐白汤送下。

【主治】诸风。

于仙姑搜风丹

【来源】《普济方》卷一一六。

【组成】甘草一两　半夏一两（炮，洗七次）　防风一两（并净洗）　细辛半两（洗净去土）　川芎一两　天南星一两（炮）　川乌头（炮）一两　白附子半两（洗净，炮）　天麻一两　香白芷一两　草乌头一两（炮，去皮脐）　麻黄（去根节）一两　干姜四钱　地龙（洗净去土）半两

【用法】上焙干，为细末，每一两，用头面二两半，同药拌匀，再罗过，用新水和得所，丸如鸡头子大，晒干。每服一丸至二丸，茶、酒嚼下。

【主治】诸风。

加味乌药顺气散

【来源】《普济方》卷一一六。

【组成】白芷　桔梗　陈皮　天台　乌药　枳壳　茴香　缩砂　天南星　芎䓖　当归　半夏　南木香　牛膝　木瓜　槟榔　香附子　甘草　萆薢各等分

【用法】上为粗末。每服二三钱，水一大盏，加生姜三片，大枣二枚，煎至七分，去滓，看病上下服。如妇人患，用好当归服。

【主治】男子、妇人三十六种风，七十二般气，左瘫右痪，半身不遂，口眼歪斜，腰脚疼痛，及治妇人胎前产后血虚血晕，血气不调，四肢麻痹，忽然手脚不能动之瘫痪，一切血气风，又治男子寒疝，风湿脚气下痈等疾。

化痰延寿丸

【来源】《普济方》卷一六三引《海岳居士秘方》。

【组成】香附四两（炒）　南星一两（炮）　半夏四

两（浆水浸） 枳壳（麸炒，去瓤）二两 白矾半两 黑牵牛（头末）四两（微黄） 商陆一两

【用法】上为细末，酒打面糊为丸，如梧桐子大。每服五六十丸，食远、临卧生姜汤送下。

【主治】痰喘中满，咽喉作声；或中风偏枯，不能行步。

【加减】嗽，加人参一两；喘，加紫参一两。

复元通气散

【来源】《普济方》卷一八二。

【组成】陈皮 青皮（去白）各二两 白药子一两半（半两炒） 广木香半两 甘草一两八钱（半生半熟） 川山甲一两三钱（酥炙） 牡蛎（烧）半两 乳香半两（另研） 江米五钱 白僵蚕五钱

【用法】上为末。每服三钱，酒调下。病在上，食后服；病在下，食前服。如大便燥，后服通气丸。

【主治】诸风诸气，气滞不通，肢节烦痛，半身不遂，口眼㖞斜，语言謇涩。

吹鼻一提金

【来源】《普济方》卷二五五。

【组成】甘草 川芎 天麻 芍药 薄荷 荆芥 人参 乳香 没药 白芷 青黛 滑石 桔梗 甘松 藜芦 郁金 甘菊 藁本 茯苓 细辛 防风 元胡索 猪牙细皂荚各等分

【用法】上为细末。每用一匙吹鼻中。喘蒸时，须令患人口噙水，不令药入喉咙。

【主治】一切杂证。

千金丸

【来源】《普济方》卷二五六。

【组成】乌头 附子 川椒 桂心 吴茱萸 菖蒲 远志 人参 茯苓 苍术 枳壳 茴香 神曲 麦蘖 胡椒 干姜 肉豆蔻 木香 缩砂 红豆 三棱 蓬术 陈皮 白豆蔻 丁香 藿香 甘草 桔梗 薏苡 山药 白扁豆 良姜 益智各等分

【用法】上为末，炼蜜为丸，如弹子大。每服一丸，汤饮嚼下；胸膈病，即食后服。

【主治】中风虚寒，停留饮食，膈气噎气，五积六聚，反胃吐食，胸腹胀满刺痛，及心痛彻背，手足不收，言微气短；或结癥块在腹胁间，大如杯盘，时发背，及吞酸吐苦，气逆喘咳，饮食不进，渐至浮肿，久病痢泄，霍乱吐下，劳伤虚损，羸瘦憔悴，痰多积水，及疝气痞气，奔豚等气。一切胃弱脏虚，腹内诸冷。

朱砂丸

【来源】《普济方》卷三六七。

【组成】南星 白矾（生用） 巴豆（去油） 杏仁（炒，别研） 赭石 朱砂 半夏各等分

【用法】上为末，面糊为丸，如粟壳大，朱砂为衣。每服二十丸，葱白薄荷汤送下。

【主治】中风痰涎壅盛。

交济汤

【来源】《普济方》卷三六七。

【组成】小续命汤 排风汤 人参顺气汤 乌药顺气散

【用法】上四药合和，加槟榔、石菖蒲、生姜，水煎服。

【主治】中风，肢体缓弱，筋节疼痛。

羌活散

【来源】《普济方》卷三六七。

【组成】乱发灰 桂心 羌活 甘草各二分

【用法】上为末。淡竹叶煎汤调服。

【主治】中风失音，百药无效者。

青黛膏

【来源】《普济方》卷三六七。

【组成】天麻半两 白附子三钱 蝎梢半两 麝香一钱 花蛇肉（酒炙） 天竺黄二钱 青黛二钱 朱砂三钱

方中花蛇肉用量原缺。

【用法】上为末，炼蜜为丸，如皂角子大。薄荷汤送下。

本方方名，据剂型，当作“青黛丸”。

【主治】中风，昏闷呵欠，手足微冷。

乌龙丸

【来源】《袖珍方》卷二。

【组成】乌头三两　天南星　半夏曲　僵蚕（炒）　乌药　白胶香（另研）各半两

【用法】上为末，酒糊为丸，如梧桐子大。每服四丸，空心酒送下。

【主治】诸风。

归来轩毡道人风药

【来源】《袖珍方》卷一。

【组成】红曲半斤　苍术　乌药　天花粉　何首乌　白芷　陈皮　蝉壳　川楝子　补骨脂　天南星（炮）　苏木　藁本　鹭鸶藤　黑牵牛　僵蚕　五灵脂　地龙　宣木瓜　香附子　荆芥　芎䓖　当归　细辛　萆薢　蚕砂　赤芍药　防风各半斤　草乌二十二斤　川乌五斤　乳香四两

【用法】上为末，面糊为丸，如黄豆大。每服二丸，早饭后、临卧各一服，嚼碎，茶送下；酒亦得。

【主治】男子、妇人左瘫右痪，口面㖞斜，八种头风，五种腰疼，筋骨缩疼，半身不遂，手足麻木，血气燥痒，疮癣疥癞，眼流冷泪，一切风疾。

【宜忌】孕妇勿服。

大灵宝丹

【来源】《医方类聚》卷二十四引《御医撮要》。

【组成】天麻　乌蛇（酒浸，去皮骨，炙）　天南星（炮）各二两　黑附子（炮，去皮）　白附子　芎䓖　僵蚕　蔓荆子　干姜（炮）　肉桂（去皮）各一两　防风一两半　麻黄二两（去节，称三分）　当归三分　龙脑一分　麝香一分　朱砂三分（为衣）

【用法】上为细末，炼蜜为丸，如莲子大。每服一丸，温酒送下；如急风瘫痪，薄荷汤送下三丸。衣服盖出汗。

【功用】理一切风。

【主治】诸风。

内针牛黄丸

【来源】《医方类聚》卷一七八引《御医撮要》。

【组成】牛黄　木香　青橘皮　干姜各一分　川大黄　巴豆各三分　猪牙皂荚半两

【用法】上为细末，炼蜜为丸，如梧桐子大。每服一二丸，冷茶清送下。如卒中风，不省人事，温酒化五七丸灌下。吐泻涎出立效。

【主治】五藏蕴积毒气，及一切痈疽肿毒，心腹疼痛；并卒中风涎，昏塞不省人事，及一切惊痫笃疾苦人。

定痛丸

【来源】《医方类聚》卷二十三引《澹寮方》。

【组成】草乌　苍术　晚蚕沙

【用法】上为末，酒糊为丸，赤土为衣。

【主治】走注历节，诸风软痛，卒中倒地，跌扑伤损。

大圣通真丸

【来源】《医方类聚》卷二一二引《仙传济阴方》。

【组成】黑豆一升（与羌活同炒）　香附子末四两半　干姜（炮）　生干地黄各一两

【用法】以酒煮面糊为丸，如梧桐子大。每服三十丸，酒送下。

【主治】妇人时行杂病，诸中风口噤，角弓反张，手足亸曳。

石斛酒

【来源】《奇效良方》卷一。

【组成】石斛四两　黄耆（去芦）　人参（去芦）　防风（去芦）各一两半　朱砂（水飞）　杜仲（炒，去丝）　牛膝（酒浸）　五味子　白茯苓（去皮）　山茱萸　山药　萆薢各二两　细辛（去苗）一两　天门冬（去心）　生姜各三两　薏苡仁　枸杞子各半升

【用法】上锉，并入朱砂末，用稀绢袋盛药，以酒

五斗，浸三日三夜后，温热酒随量饮之，不可断绝服，不拘时候。

【功用】补虚损。

【主治】心脏中风，下注腰脚，头面游风。

远志汤

【来源】《奇效良方》卷一。

【组成】远志（去心）二钱半　人参（去芦）　石菖蒲　羌活（去芦）　细辛（洗，去苗）　麻黄（去根）各半两　赤芍药　白术各一两

方中麻黄（去根），《证治准绳·类方》作“麻黄根”。

【用法】上为细末。每服二钱，煎小麦汤送下，不拘时候。

【主治】风中于心，多汗恶风，善怒，口不能言，但得偃卧，不可转侧，闷乱冒绝，汗出。

涤痰汤

【来源】《奇效良方》卷一。

【别名】涤痰散（《兰台轨范》卷二）。

【组成】南星（姜制）　半夏（汤洗七次）各二钱半　枳实（麸炒）二钱　茯苓（去皮）二钱　橘红一钱半　石菖蒲　人参各一钱　竹茹七分　甘草半钱

【用法】上作一服。水二钟，加生姜五片，煎至一钟，食后服。

本方制成丸剂，名“涤痰丸”（《丸散膏丹集成》）；其用量、用法为：为细末，用胆星烊化泛丸，如梧桐子大。每服二三钱，熟汤送下。

【功用】《丸散膏丹集成》：豁痰清热，利气补虚。

【主治】中风，痰迷心窍，舌强不能言。

【方论】《医方集解》：此手太阴、足太阴药也。心脾不足，风邪乘之，而痰与火塞其经络，故舌本强而难语也。人参、茯苓、甘草补心益脾而泻火；陈皮、南星、半夏利气燥湿而祛痰；菖蒲开窍通心，枳实破痰利膈，竹茹清燥开郁，使痰消火降，则经通而舌柔矣。

正舌散

【来源】《奇效良方》卷二。

【组成】蝎梢（去毒）二七个　茯苓一两

【用法】上锉，分二帖。每帖水二盏，加生姜五片，大枣一枚（去核），煮八分，去滓，不拘时服。

【主治】中风，舌本强难转，语不正。

转舌丸

【来源】《奇效良方》卷二。

【组成】凉隔散加石菖蒲　远志

【用法】上为末，炼蜜为丸，如弹子大，朱砂为衣。每服一丸，薄荷汤化开，食后或临卧服。

本方原名“转舌膏”，与剂型不符，据《张氏医通》改。

【主治】中风瘛疭，舌謇不语。

【方论】《医略六书》：积热生风，厥阴受病，故瘛疭便闭，舌塞不语焉，连翘散结清心，黄芩泻热清肺，合竹叶、薄荷以解厥阴之热，消、黄、甘草以除蕴积之热，菖蒲开窍，远志通心，栀子性寒降泄，使上热下行则风火并熄而舌自不塞，语言自便，瘛疭无不宁矣，何便闭之有？

薏苡仁汤

【来源】《奇效良方》卷二。

【别名】薏苡汤（《医门法律》卷三）。

【组成】薏苡仁　当归　芍药　麻黄　官桂各一两　甘草（炙）　苍术（米泔浸一宿，去皮，锉，炒）各一两

【用法】上锉。每服七钱，加生姜三片，水煎服。

【主治】

1.《奇效良方》：中风。手足流注疼痛，麻痹不仁，难以屈伸。

2.《增补内经拾遗》：寒痹疼痛。

秘传加减省风汤

【来源】《松崖医径》卷下。

【组成】陈皮　半夏　茯苓　甘草　羌活　防

风　黄芩　白芷　白术　红花（有死血者加之）

【用法】上细切，作一服。用水二盏，加生姜三片，煎至一盏，去滓，再用木香磨姜汁、竹沥入药内，搅匀服。

【主治】中风。

【加减】血虚，加当归、生地黄、熟地黄，去红花；气虚，加人参、黄耆，去白芷；痰盛，加瓜蒌仁、枳实；大便燥闭，脉实，加大黄。

豨风饮子

【来源】《医学正传》卷一。

【组成】防风（去芦）　杜仲（去粗皮，姜汁炒）　羌活　白芷　川归（去芦头，酒浸洗）　芎藭　生地黄（酒浸洗）　白芍药　川牛膝（去芦，酒洗）　秦艽（去芦）　何首乌　萆薢　苍术（米泔浸一、二宿）　白术　木通（去皮）　大枫子肉　威灵仙　血藤（即过山龙）　防己　丁公藤各一两　荆芥穗　海桐皮（去粗皮）　五茄皮　天南星（煨制）　半夏（汤泡七次）　橘红（去白）　赤茯苓（去皮）　桑寄生　天麻　僵蚕（炒）　钩藤各五钱　薄桂（去粗皮）　草乌头（去皮尖）　甘草节　川乌（去皮脐，炮）　猪牙皂角各二钱半　两头尖　阴地蕨（一名地茶）　大蓟　小蓟　理省藤　桑络藤各一两五钱　生姜一两（另研细）

【用法】上药切细。用无灰好酒二斗五升，以瓷罐一个盛酒浸药，以皮纸十数重包封罐口，冬半月，夏七日，秋、春十日。每日清晨、午前、午后、临卧各服一大白盏。

【主治】中风瘫痪，口眼歪斜，及一切手足走注疼痛，肢节挛急，麻痹不仁等症。

【宜忌】忌鸡、猪、鱼、羊、驴、马、飞禽、虾、蟹等肉味，及煎煿油腻、水果生冷、荞麦热面，一切动气发风之物。

经验九藤酒

【来源】《医学正传》卷四。

【组成】青藤　钓钩藤　红藤（即理省藤）　丁公藤（又名风藤）　桑络藤　菟丝藤（即无根藤）　天仙藤（即青木香）　阴地蕨（名地茶，取根）各四两　忍冬藤　五味子藤（俗名红内消）各二两

【用法】上切细，以无灰老酒一大斗，用瓷罐一个盛酒，其药用真绵包裹，放酒中浸之，密封罐口，不可泄气，春、秋七日，冬十日，夏五日。每服一盏，一日三次。病在上，食后及卧后服；病在下，空心食前服。

【主治】远年痛风，及中风左瘫右痪，筋脉拘急，日夜作痛，叫呼不已。

三生饮

【来源】《医学集成》卷二。

【组成】生南星四钱　生川乌　生半夏各三钱　广木香一钱　人参一两　生姜

方中生姜用量原缺。

【主治】中风闭证。

【加减】痰盛，加白芥子、枯矾。

省风汤

【来源】《医学集成》卷二。

【组成】防风　胆星　半夏　陈皮　赤苓　黄芩　枳壳　甘草　生姜

【主治】中风有热。

培气汤

【来源】《医学集成》卷二。

【组成】人参　黄耆　焦术各一两　茯苓五钱　附子三钱　半夏　白芥各二钱　菖蒲一钱

【用法】水煎服。

【主治】

1.《医学集成》：中风无热。

2.《卒中厥证辑要》：忽然卒倒，不知人事，口中痰声作响。

丹平散

【来源】《痧证汇要》卷一。

【别名】通关散（《卫生鸿宝》卷一）、霹雳散

(《医学集成》卷三)、雷击散(《治疗汇要》卷下)。

【组成】牙皂三钱　广藿香　白芷　广皮　贯仲　薄荷　生甘草　黄木香　桔梗　半夏各二钱　明雄黄　明朱砂各二钱五分　防风一钱　细辛三钱　枯矾一钱五分

【用法】上为末。先用一分吹鼻；次用一钱，白开水冲服。服药后再看前后心，如有红点，用针刺破，立愈。

【功用】

1.《痧证汇要》：辟秽散寒，通窍解毒。

2.《蒲辅周医疗经验》：开闭豁痰，祛风杀虫，避恶除邪。

【主治】

1.《痧证汇要》：卒患昏晕，牙关紧急，手足麻木，咽喉肿闷，心腹疼痛。

2.《卫生鸿宝》：感受瘟气，霍乱吐泻，喉痛心慌，闭目不语，手足麻木，发冷转筋，牙关紧闭，脉气闭塞，黑痧红痧。

九味清心丸

【来源】方出《续医说》卷一引《癸辛杂志》，名见《东医宝鉴·杂病篇》卷三。

【组成】蒲黄二两半　犀角二两　黄芩一两半　牛黄一两二钱　羚羊角　麝香　龙脑各一两　石雄黄八钱　金箔一千二百张(内四百箔为衣)

【用法】上为末，炼蜜为丸，每两作三十丸，金箔为衣。每用一丸，熟水化服。

【主治】《太平惠民和济局方》：诸风，缓纵不随，语言謇塞，心怔健忘，恍惚去来，头目眩冒，胸中烦郁，痰涎壅塞，精神昏愦。《东医宝鉴杂病篇》：心胸毒热。

【方论】《续医说》引《癸辛杂志》：《和剂局方》牛黄清心丸，一方用药二十九味，药性寒热交错，殊不可晓。昔见老医云：此方只是黄芩、蒲黄、犀角、牛黄、羚羊角、麝香、龙脑、雄黄、金箔九味而已，自干山药以后二十一味，乃《太平惠民和济局方》补虚门中山芋丸，不知何故，误作一方。

霞天膏

【来源】《韩氏医通》卷下。

【别名】霞天胶(《北京市中药成方选集》)。

【组成】黄牯牛一具(选纯黄肥泽无病，才一二岁者)

【用法】上洗净，取四腿项背，去筋膜，将精肉切成块子，如栗大，称三十斤，或四五十斤，于静室以大铜锅(无则新铁锅)加长流水煮之，不时搅动。另以一新锅煮沸汤，旋加，常使水淹肉五六寸，掠去浮沫，直煮至肉烂如泥，漉去滓。却将肉汁以细布漉小铜锅，用一色桑柴文武火候，不住手搅，不加熟水，只以汁渐如稀饧，滴水不散，色如琥珀，其膏成矣。此节火候最要小心，不然坏矣。大段每肉十二斤，可炼膏一斤为度，瓷器盛之，是名霞天膏也。用调煎剂初少渐多，沸热自然溶化，若用和丸剂，则每三分，搀白面一分，同煮成糊，或同炼蜜调匀。寒天久收，若生霉，用重汤煮过，热天冷水窨之，可留三日。

【功用】《丸散膏丹集成》：安中益气，养胃健脾，补腰膝。久服润泽枯槁，开爽精神。

【主治】

1.《韩氏医通》：痰。

2.《丸散膏丹集成》：中风偏废，口眼喎斜，消渴吐涎，积聚，痰涎壅塞，五脏六腑留痰、宿饮癖块，手足皮肤中痰核，劳瘵蛊胀。

【加减】和竹沥、橘红、贝母、苏子、栝蒌根、枸骨叶之类，可治阴虚内热之痰；和橘皮、白茯苓、苏子、白豆蔻仁、半夏、苍术为曲，可治脾胃积痰；和橘皮、贝母、苏子、栝蒌根及仁、硼砂为曲，可治积热结痰。

白丸子

【来源】《正体类要》卷下。

【组成】半夏七两(生用)　南星二两(生用)　川乌(去皮脐，生用)五钱

【用法】上为末，用生姜汁调糊为丸，如梧桐子大。每服一二十丸，生姜汤送下。

【主治】一切风痰壅盛，手足顽痰，或牙关紧急，口眼歪斜，半身不遂。

神效活络丹

【来源】《外科理例·附方》。

【组成】官桂　羌活　麻黄（一半去节）贯众　白花蛇（酒浸）甘草（炙）　草豆蔻　天麻　白芷　两头尖（去皮油浸，微炒）　零陵香　黄连　熟地黄　黄芩　何首乌（酒浸）大黄　木香各二两　赤芍药　细辛（去土）　天竹叶（另研）　没药（另研）　朱砂（水飞，另研）　乳香（另研）　丁香　白僵蚕（炒）　虎骨（酒炙）　玄参　龟版（酒炙）　人参　黑附子（炮，去皮脐）　乌药　青皮　香附子　茯苓　安息香（另研）　白豆蔻　白术　骨碎补　沉香各一两　威灵仙（酒浸）　全蝎（新者）　葛根　当归各一两半　麝香　乌梢蛇（去皮骨，酒浸）乌犀屑（地龙去土）　松香脂各五钱　血竭七钱半（另研）　防风二两半　牛黄二钱半（另研）　冰片二钱半（另研）（一方无白花蛇、零陵香、黄连、黄芩、熟地黄、大黄、虎骨、龟版、乌药、安息香、青皮、白豆蔻、骨碎补、茯苓、白术、松香脂，有藿香）

【用法】上为末，炼蜜为丸，如弹子大，每药一两半作十丸，金箔为衣。每服一丸，细嚼，温酒茶清漱下，临卧、空心各一丸，随症上下，食前后服；头痛，茶送下；男妇卒暴中风，不省人事，喎斜口噤，失音，涎盛，拘挛，临睡烂研一丸，好酒化下便睡觉，有汗将病人手背随即舒拳，天明用人扶行，早饭、日西再服一丸，可痊；产后暗风及破伤风，内外一切伤寒，人年四十以上，间二三日服一丸，永无风疾。

【主治】男妇卒暴中风，不省人事，喎斜口噤，失音，涎盛，拘挛，或产后暗风及破伤风，内外一切伤寒。

白花蛇煮酒

【来源】《扶寿精方》。

【组成】全蝎（炒）一钱　当归一钱　防风（去芦）一钱　羌活一钱　芍药　升麻　白芷　天麻　独活　甘草各五钱

【用法】上锉片。用白花蛇温水洗净，去头尾各三寸及骨，刺取净肉一两，先用糯米二斗，如法造白酒，将前药囊贮置酒缸中，俟酒来，春五、夏三、秋七、冬十日，取酒同药囊一并煮熟，空心热饮，初饮一杯，至三日加半杯，三日后二杯，渐至三杯为常，不可多服，多则反生变。

【主治】诸风，无问新久，手足腰腿缓弱，行步不正，精神昏运，口面喎斜，语言謇涩，痰涎盛；或筋脉挛急，肌肉顽麻，皮肤燥痒，骨节烦疼；或生恶疮，疼痛无常；或风气上攻，面浮耳鸣，腰痛体重；一切风湿疮疥。

惺松饮

【来源】《扶寿精方》。

【组成】天麻　南星　陈皮　白术　当归　芎䓖　薄荷　桂枝各等分

【用法】上锉。水二钟，煎七分。加竹沥一酒杯服之。先急以苏合香丸、姜汁灌醒，再服本方。

【主治】中风。

追风如圣散

【来源】《证治准绳·类方》卷一引《医学统旨》。

【别名】如圣散（《丹溪心法附余》卷四）、金刀如圣散（《遵生八笺》卷十八）。

【组成】川乌　草乌　苍术各四两　金钗石斛一两　芎䓖　白芷　细辛　当归　防风　麻黄　荆芥　何首乌　全蝎　天麻　藁本各五钱　甘草三两　人参三钱　两头尖二钱

【用法】上为细末。每服半钱匕，临卧茶清下；温酒亦可。不许多饮酒。服后忌一切热物饮食一时，恐动药力。亦可敷贴。

【主治】男妇诸般风证，左瘫右痪，半身不遂，口眼歪斜，腰腿疼痛，手足顽麻，语言謇涩，行步艰难；遍身疮癣，上攻头目，耳内蝉鸣，痰涎不利，皮肤搔痒；偏正头风，无问新旧；及破伤风，角弓反张，蛇犬咬伤，金刃所伤，血出不止。

龙星丹

【来源】《丹溪心法附余》卷一。

【组成】牛胆　南星　朱砂（另研为衣）各三钱　片脑（另研）三字　牛黄（另研）三字　麝

香（另研）三字　全蝎　防风　薄荷各一钱　黄芩　黄连各二钱　青黛（另研）一钱

【用法】上为细末，炼蜜为丸，如龙眼大。每服一丸，噙化。

【主治】中风，风热痰涎壅盛者。

仙传黑虎丹

【来源】《丹溪心法附余》卷一。

【组成】苍术（米泔水浸二宿，去皮，切作片）　草乌（洗净，去皮，切作片）　生姜（洗净，擂碎）各一片　葱（连须叶白，捣碎）半斤

【用法】上药和一处，拌匀淹之，春五日，夏三日，秋七日，冬十日，每日一番拌匀，候日数足晒干。另用五灵脂（洗净）、乳香（研）、没药（研）各五钱，穿山甲（火煅存性）二两，自然铜（火煅醋淬七次）一两，同前药为末，用好醋糊为丸，如梧桐子大。每服三十丸，空心热酒送下，间日服尤妙；妇人血海虚冷，肚腹疼痛，临卧醋汤下。只服二三十丸，不可多服，但觉麻木为效。

【主治】男子妇人虚弱，血气衰败，筋骨寒冷，外感风湿，传于经络，手足麻木，腰腿疼痛，久则偏枯，左瘫右痪，口眼歪斜，诸中风气，不能行履者。

【宜忌】服后不可饮冷水冷物。孕妇不可服。

白龙丹

【来源】《丹溪心法附余》卷一。

【组成】芎藭　防风各十二两　滑石一斤　草乌十两（生用）　两头尖　甘草各八两　川乌　桔梗　寒水石各四两　何首乌二两四钱　茴香一两七钱　广木香一两半　地骨皮一两七钱　白及一两四钱　藁本　甘松　白芷　香附子　良姜　薄荷　当归　白芍药　羌活　川椒（去子，炒）　广零陵香　藿香叶　全蝎（不炒）　细辛　荆芥穗　甘菊花　麻黄（去根）各一两　人参　升麻　天麻　僵蚕（炒断丝）　干葛各七钱　蕲州白花蛇一条（去头尾，酒浸三日，去骨皮，将肉焙干，为末）　乌梢蛇一条（同上制）　豆粉四两（为糊）　麝香一钱（同滑石为衣）　白面半斤（蛇酒为糊）

【用法】上为末，打糊，蛇酒为丸，如弹子大，滑石为衣，晒干收用。每服一丸，临卧茶清或酒化下。

【主治】男子妇人诸般风证，左瘫右痪，半身不遂，口面㖞斜，腰胸疼痛，手足顽麻，语言謇涩，行步艰难，遍身疮疥上攻头目，耳内蝉鸣，痰涎不利，皮肤瘙痒，偏正头痛，一切诸风。

芎归饮

【来源】《丹溪心法附余》卷一。

【组成】芎藭　当归（去芦，酒浸）　防风（去芦）各等分

【用法】上锉。每服五钱，水一钟，煎至半钟，不拘时候。

【主治】中风后人事虚弱。

安魂琥珀丹

【来源】《丹溪心法附余》卷一。

【组成】天麻　芎藭　防风　细辛　白芷　羌活　川乌（炮，去皮脐）　荆芥穗　僵蚕各一两　薄荷叶三两　全蝎　粉甘草　藿香　朱砂（细研，水飞）各半两　麝香　珍珠　琥珀各一钱

【用法】上为细末，炼蜜为丸，如弹子大，金箔为衣。每服一丸，空心茶清或酒送下。若蛇伤，狗咬，破伤风，牙关紧急，先用一丸擦牙，后用茶清调下一丸；如小儿初觉出痘疹，即用茶清调一丸与服。

【功用】安魂定魄，疏风顺气。

【主治】中风，左瘫右痪，口眼㖞斜，心神不宁；蛇伤，狗咬，破伤风，牙关紧急；小儿痘疹。

灵应丹

【来源】《丹溪心法附余》卷一。

【组成】麻黄五斤（去根节，锉一寸，取河水五斗，以无油腻锅煮至一斗已来，漉去麻黄，冷定，用细罗子滤去滓，取清者，锅内再熬成膏（熬时要勤搅，勿令着底焦了）　白芷　桑白皮　苍

术　甘松　浮萍各二两　川芎　苦参各三两

【用法】上为细末，以麻黄膏为丸，如弹子大。每服一丸，温酒化下，临卧服，隔二、三日再服。手足即时轻快。

【主治】卒中风邪，涎潮不利；小儿惊风；瘫痪；四肢不举；风痹。

通关散

【来源】《丹溪心法附余》卷一。

【别名】开关散（年氏《集验良方》卷一）。

【组成】细辛（洗去土叶）　猪牙皂角（去子）各一钱（一方有半夏一钱）

【用法】上为末。每用少许搐鼻，候喷嚏服药。

【主治】

1.《丹溪心法附余》：卒中风邪，昏闷不醒，牙关紧闭，汤水不下。

2.《笔花医镜》：小儿急惊风。

【方论】

1.《成方便读》：此亦治中风闭证之一法也。凡邪气骤加，正气被遏，经隧不通，肢厥脉绝，此时不特药力所不能达，且亦不能进，惟有取嚏一法，先开其关，使肺气一通，则诸脏之气皆通，然后方可用药施治。二味皆辛散之品，俱能开窍，均可上行，合之为散，以搐鼻中，一取嚏而关即通也。

2.《古今名方发微》：肺主一身之气，气机通畅则诸窍清灵，神明志聪。若肺气闭塞，则诸窍皆闭，神昏口噤，只有得嚏使肺气宣通，清窍得开，神志方能复常。通关散即是治疗中风客忤或痰厥引起猝然口噤气塞，人事不省，牙关紧闭，痰涎壅盛之闭证的急救方。方中皂角辛温祛痰开窍，细辛辛温宣散，能开九窍。二药合用，共奏通关开窍之功。用以取嚏，可救人之急。但本方究属治标之剂，待气通窍开之后，再依证施治，以求其本。

3.《中医方剂学讲义》：皂角辛温祛痰开窍，细辛辛温宣散，开九窍，合用成为开窍通关之剂。因肺主一身之气，气机闭塞，则诸窍皆闭，所以昏迷口噤，得嚏则肺气宣通，气机畅利，人事可以苏醒。此属临时救急的一种方法。

4.《方剂学》：昏厥之因有气、血、痰、食之分，按其性质，又可分为闭脱两类，其病机各有不同。本方所治之昏厥，是由于气机运行突然逆乱，或挟痰上壅，阻塞上窍所致，属于闭证、实证。急则治其标，此时均可搐鼻取嚏。因肺主一身之气，肺气闭塞，则诸窍皆闭，所以昏迷口噤，得嚏则肺气宣通，气机畅利，神志可以清醒。方中皂角辛温祛痰开窍，细辛辛温宣散，以开清窍，合而成为通关开窍之剂。又，昏厥闭证用以取嚏，得效与否，每每可以视察预后良否，故前人有嚏者可治，无嚏者为肺气已绝，不治之说。

续命丹

【来源】《丹溪心法附余》卷一。

【别名】神授保生丹

【组成】天南星（用米泔水浸七日，每日换水，削去皮脐，薄切，晒干。寒天加两日）六两　川乌头（制法与前同，去皮脐尖）六两　五灵脂（淘去沙石，晒干，用姜汁浸晒十日，每日添姜汁，直候其汁转黑，晒干）六两　地龙（去土，水洗净，晒干）四两　滴乳香（研）　没药　白僵蚕（铁铛炒丝断净，去足嘴）　羌活　天麻各二两　全蝎（去毒，晒干，生用）　白附子（生用）　辰砂（研）　轻粉（研）　雄黄（研）各一两　片脑（研）一钱半　麝香（研）一两二钱五分

【用法】上为细末，用生姜自然汁煮糯米饭搜和为丸，成锭子，晒干，以瓦罐收贮。每服一锭，生姜自然汁和好酒一处磨化，临卧通口热服。以衣被厚盖汗出为度。

【功用】《通俗伤寒论》：通瘀散寒，宣通经络。

【主治】

1.《丹溪心法附余》：男子、妇人左瘫右痪，口眼㖞斜，半身不遂，失音不语。遍身疼痛，打扑伤损。外感风邪及诸风痞暗风，角弓反张，目睛上视，搐搦无时，但患风疾皆可服之。

2.《通俗伤寒论》：痹证。肩背腰腿及周身疼痛，重着不移者，为寒凝血瘀。

【宜忌】忌诸动风之物三七日。

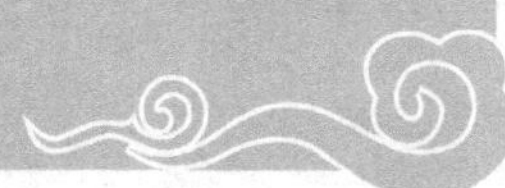

搐鼻通天散

【来源】《丹溪心法附余》卷一。

【组成】芎藭　细辛　黎芦　白芷　防风　薄荷各一钱　猪牙皂角（刮去皮）三个

【用法】上为细末。用芦筒纳药，每用少许，吹入鼻中。

【主治】卒暗中风倒地，牙关紧急，人事昏沉。

金枣丹

【来源】《丹溪心法附余》卷四。

【组成】川乌（去皮脐，生用）　防风（生用）　两头尖　香白芷　独活　荆芥　蔓荆子各四两　白术　羌活　细辛（去土）各半两　全蝎　威灵仙　天麻　姜蚕各二两　木香　雄黄各一两　苍术八两（泔浸）　川芎五两　乳香一两　何首乌一两八钱　没药　草乌各一两五钱　藁本二两五钱　当归三两

【用法】上为细末，以糯米糊丸，如枣样大，金箔为衣，每服一锭。伤风流涕，好酒调服；诸般头痛，细茶调服，薄荷汤亦可；中风不语，生姜汤调下；左瘫右痪，好酒调下，白虎历节风，遍身走痛，生姜汤或好酒调下；破伤风，昏倒在地，牙关紧急，用好酒调下，仍将敷患处；雷头风，并干癣麻痹，温酒调服；洗头风，温酒调服；偏正头痛，反夹脑风，研为细末，吹鼻孔，吐涎，再用生姜汁调药涂两太阳穴，仍用清茶调服；疯狗咬伤，噙水洗净敷之；蜈蚣咬伤，口噙水洗过敷之；蛇伤，入白矾少许敷患处，以津唾调搽亦可；蝎伤，唾调搽；痔漏，口嗽浆水洗过敷之；多年恶疮，口不合者，口漱盐水洗过敷，徐合；嗽喘，桑白皮汤调服；红丝、鱼眼、裤脚、脑疽、发背、疔疮，里外臁疮，用自己小便洗过，井水调敷，薄纸贴上，再用里外搽之；丹、瘤，井花水调药，毛翎扫三二次；不发，灸疮口，噙水洗过，贴三二次，知大可方止。

【主治】一切风疾。

二神散

【来源】《丹溪心法附余》卷二十四。

【组成】常山一两　葱管藜芦半两

【用法】上为细末。用水一钟，煎二钱至七分，食后温服。

【主治】中风，痰迷心窍，颠狂烦乱，人事昏沉，痰涎壅盛，及五痫、心风。

五玄散

【来源】《丹溪心法附余》卷二十四。

【别名】五元散（《济阳纲目》卷一）

【组成】猪牙皂角（不蛀者，去皮弦，炙）　绿矾各一钱　明矾二钱　赤小豆一钱　葱管藜芦五钱

【用法】上为细末。每服半钱或一二钱，浆水调下，如牙关紧闭，斡开灌之。

【主治】中风痰迷心窍，癫狂烦乱，人事昏沉，痰涎壅盛，及治五痫心风。

六应散

【来源】《丹溪心法附余》卷二十四。

【组成】郁金　滑石　川芎各等分

【用法】上为细末。每服一二钱，空心以齑汁调下。

【主治】中风痰迷心窍，癫狂烦乱，人事昏沉，痰涎壅盛，及五痫，心风。

四灵散

【来源】《丹溪心法附余》卷二十四。

【组成】瓜蒂一钱　人参芦二钱　赤小豆　甘草各一钱

【用法】上为细末。每服一二钱，或少至半钱，量情与之，食后齑汁调下。

【主治】中风痰迷心窍，癫狂烦乱，人事昏沉，痰涎壅盛，及五痫心风。

牛黄保命丹

【来源】《活人心统》卷一。

【组成】麝香一钱五分　全虫一两五钱（去头足）　冰片三分　僵蚕一两五钱（去头足，炒）　胆星一两五钱　天竹黄一两　雄黄五钱　天

麻一两　白附子一两　防风二两　白芷一两　朱砂五钱　牛黄一钱　金箔五片

【用法】上为末，浓煎甘草汁为丸，大者五分，小者三分，以蜡包裹。如用取出，磨化服。

【主治】诸风，不省人事，手足抽搐，语言颠倒或言语蹇謇，胸中痰壅，惊恐；及伤寒热极昏乱，小儿搐风痫。

金枣化痰丸

【来源】《活人心统》卷一。

【组成】朱砂二分半　麝香八分　水银二分

【用法】先用巴豆五十粒（去壳）水浸七日，去油心，每日换水一次，后用大青枣五十个（去皮）晒半干，去核，每枣一个入巴豆一粒，面包煨焦黄色，揆枣熟为度；取出巴豆，纸包油去尽，方可与枣肉同捣极烂，入水银，方入前末再研匀为丸，如龙眼核大。大人一丸，小儿半丸，姜汤或茶送下。痰上则吐，痰下则泻，不可多服。

【主治】中风不语，小儿急惊风。

治风锭子

【来源】《活人心统》卷一。

【组成】防风　荆芥各五钱　麝香三分　芎藭　当归　天麻　乳香　没药　羌活　黄芩　枳壳各三钱　麻黄一两　蝉退（去足）四钱　白附子　川乌　僵蚕各三钱　天竺黄　皂角各二钱　自然铜（醋淬）五钱　金箔十片　人参一钱五分　茯神三钱

【用法】上为末，用糯米粥捣胶和匀，作锭子，金箔为衣。每服一锭，痰涎壅盛，薄荷汤磨下；身热抽搐，姜汁同薄荷汤磨下；口眼㖞斜，葱白汤磨下；冷痛、久痛，姜葱汤或酒磨下；口渴面红，身热恍惚，灯心汤磨下。

【主治】中风，左瘫右痪，痰涎壅盛，眼目不正，手足不遂，历节疼痛。

疏风顺气汤

【来源】方出《丹溪治法心要》卷一，名见《东医宝鉴·杂病篇》卷二。

【组成】人参　防风　麻黄　羌活　升麻　桔梗　石膏　黄芩　荆芥　天麻　南星　薄桂　葛根　赤芍药　杏仁　当归　芎藭　白术　细辛　猪牙皂角各等分

【用法】加葱、姜，水煎，更入竹沥半盏同饮外，以艾火灸之，得微汗而愈。

【主治】元气平日虚弱，而受外邪兼酒色之过所致中风，口眼㖞斜，语言不正，口角流涎，或全身或半身不遂。

独参汤

【来源】《校注妇人良方》卷三。

【组成】好人参二两或三、四两　炮姜五钱

【用法】水煎，徐徐服。如不应，急加炮附子。

【主治】元气虚弱，恶寒发热，或作渴烦躁，痰喘气促；或气虚卒中，不语口噤；或痰涎上涌，手足逆冷；或难产，产后不省，喘息。

愈风丹

【来源】《校注妇人良方》卷三。

【组成】天麻　牛膝（同酒浸）　萆薢（另研细）　玄参各六两　杜仲七两　羌活十四两　当归　熟地黄　生地黄各一斤　独活五两　肉桂三两

【用法】上为末，炼蜜为丸，梧桐子大。常服五七十丸，病甚至百丸，空心、食前温酒或白汤送下。

本方原名“愈风汤”，与剂型不符，据《证治准绳·类方》改。

【主治】妇人诸风肢体麻木，手足不遂，不能动履者。

救苦回生丹

【来源】《解围元薮》卷三。

【组成】乳香　没药　当归　川芎各一两五钱　五灵脂　檀香　松香　自然铜（醋煅）　威灵仙各一两　虎骨（炙）　地龙　草乌各五钱　天麻七钱　全蝎二钱　麝香三钱　荆芥　白芷　苦参各一两二钱　番木鳖三十个（炙）　冰片三分　京墨

一块　黑豆二合（炒）　闹羊花五钱　僵蚕六钱

《疡医大全》有枫香、紫荆皮，无当归、檀香。

【用法】上为末，糯米饭为丸，如龙眼大，朱砂为衣，金箔（飞）裹。每服一丸，薄荷酒磨下。如昏迷则病愈。若妇人血晕、经闭、胎衣不下，用炒焦黑豆，淋酒服之。

【主治】历节、半肢、紫云、哑风、蛊风、干风，走注遍身，寒湿麻痹瘫痪，中风不语，口眼㖞斜；妇人产后血晕，经闭，胎衣不下。

十龙换骨丹

【来源】《摄生众妙方》卷三。

【别名】十生丹（《证治准绳·类方》卷四）。

【组成】独活　羌活　川乌（火炮，去皮）　草乌（火泡，去皮）　当归（酒浸，去粗皮）　防风　芎藭　天麻　何首乌（去黑皮）　海桐皮（去粗皮）

【用法】上为细末，炼蜜为丸，金箔为衣。每一两作十服，好酒或茶送下。

【主治】

1.《摄生众妙方》：左瘫右痪，口眼歪斜，半身不遂，中风诸证。

2.《证治准绳·类方》：风走注疼痛。

四圣金丹

【来源】《摄生众妙方》卷三。

【组成】牙皂（去皮子）　细辛（去芦）　荆芥穗（去子）　槐角（炒黄色）各等分

【用法】上为末，炼蜜为丸，如弹子大。每服一丸，临卧细嚼清茶送下。

【主治】左瘫右痪，口面㖞斜，半身不遂，语言謇涩，中风欲倒，不识人。

【宜忌】避风寒冷物。

神效风气膏药

【来源】《摄生众妙方》卷三。

【组成】当归　芎藭　芍药　防风各三两　羌活　独活　红花　连翘各二两　五灵脂　川乌各一两五钱　蝉蜕五钱　官桂四两　生地黄　熟地黄　乳香　没药　阿魏各一两　荆芥穗二两

【用法】上为末，用麻油一斤文武火煎成膏，外用白瓷器收起；又用米醋、姜汁、葱汁各二大碗共一处，文武火煎成膏，又用瓷器盛起；用好松香一斤半，文武火煎化，方下醋、姜、葱汁，合成用槐棍打匀，又文武火煎一次，量加麻油药汁，后加乳香、没药、阿魏。

【主治】诸风。

清平丸

【来源】《解围元薮》卷三。

【组成】紫背浮萍一斤（七月上旬采河中，晒干为末）　草乌　葳蕤　风藤　麻黄各二两　麝香二钱

【用法】上为末，炼蜜为丸，如弹子大。以草乌煎酒，磨服一丸。重者以乌头煎酒磨下，轻者以黑豆炒香烹酒磨服。

【主治】大风、中风、跌仆打伤、㖞痪等症。

甘　醴

【来源】《解围元薮》卷四。

【组成】羊踯躅花一两　北红枣五十枚　风藤二两

【用法】烧酒五六碗，共入坛内，糠火煨。饮半小杯，令人昏迷一周时。酒未完而病已脱。

【主治】麻痹，不省人事。

贝母瓜蒌散

【来源】《古今医统大全》卷八。

【组成】贝母　瓜蒌　南星（炮）　荆芥　防风　羌活　黄柏　黄芩　黄连　白术　陈皮　半夏（汤泡七次）　薄荷　甘草（炙）　威灵仙　天花粉各等分

【用法】每服水二盏，加生姜三片，煎八分，至夜服。

【主治】肥人中风，口眼㖞斜，手足麻木，左右俱作痪治。

皂角散

【来源】《古今医统大全》卷八。

【组成】萝卜子　猪牙皂角各等分

【用法】上为细末。每服二三钱，水煎，热服半盏即吐。

【功用】涌吐。

【主治】中风涎潮隔塞，气闭不通。

侧子汤

【来源】《古今医统大全》卷八。

【组成】附子（炮）　干姜（炮）各三钱　桂心　细辛　防风　人参各一钱

【用法】上作二服。每服水一盏半，煎七分，不拘时服。

【主治】中风挟虚，手足厥冷，肌肉不仁，口眼歪斜，牙关紧急。

虾汁汤

【来源】《古今医统大全》卷八。

【组成】虾半斤

【用法】上加酱、葱、姜等料物，水煮。先吃虾，次吃汁，后以鹅翎探引吐痰。

【主治】中风。

【方论】用虾者，盖引其风出耳。

四神散

【来源】《古今医统大全》卷六十三。

【组成】雄黄　食盐（炒）　川椒各一钱　独子皂角子一枚（烧灰）

【用法】上为末。吹在大牙根上。

【主治】噤口风，牙关不开。

仙传救急惊神方

【来源】《医便》。

【别名】仙传神效方（《良朋汇集》卷三）、急惊散（《仙拈集》卷三）、仙传急惊散（《串雅内编》卷一）。

【组成】生白石膏（研末）十两　辰砂（研末）五钱

【用法】二味和匀。每服大人三钱，小儿一岁至三岁一钱，四岁至七岁一钱五分，八岁至十二岁二钱，十三岁至十六岁二钱五分，用生蜜调下。

【主治】

1.《医便》：小儿急惊风；及大人中风、中痰。

2.《良朋汇集》：大人气性风，羊羔风。

愈风饮

【来源】《医便》卷三。

【别名】愈风汤（《采艾编翼》）。

【组成】川芎一钱二分　当归一钱二分　生地黄八分（姜汁炒）　熟地黄八分（姜汁炒）　红花四分（酒炒）　牛膝八分（酒炒）　半夏一钱（姜制）　甘草四分（炙）　橘红八分（去白，盐水洗）　羌活六分　防风六分　天麻一钱　南星（姜制）一钱　白术一钱五分　白茯苓一钱　薄桂枝六分（冬月七分）　黄芩八分（酒炒）　酸枣仁八分（炒）　白芍药二钱（酒炒）　黄柏三分（酒炒，夏月五分）

【用法】上作一服。水二钟，煎一钟，临服入姜汁、淡竹沥各三茶匙，清晨温服。

【功用】活血消痰，疏风顺气，走肌表，利关节。

【主治】中风。半身不遂，手足欠利，语言费力，呵欠喷嚏，口眼㖞斜宽弛，头目眩晕，痰火炽盛，筋骨时痛，头痛心悸。

【加减】冬月，减黄芩三分，加炮川乌二分，桂亦减半；风病减川乌，桂；羌活为风家要药，若冬有感冒加至一钱。

秘传牛黄清心丸

【来源】《医便》卷四。

【组成】天麻四两　防风二两（去芦）　牛胆南星二两半　僵蚕（炒）　全蝎各二两半　白附子（生用）　干天罗（即丝瓜）五钱　川乌五钱　远志（去心）二两　川山甲（蛤粉炒）三两　蝉退二两（去土）　蒿虫（不拘多少）　辰砂（天葵煮）一两　雄黄一两（二味另研）　犀角（镑细）五钱　蜈蚣三钱　蟾酥五分（另研）　沉香三钱　细辛五钱　龙齿五钱　琥珀二钱（另研）　珍珠三钱（另研）天竺黄三钱　蛤蚧一对　金银箔各十帖

【用法】上药各制净，为末；外用荆芥一斤，麻黄一斤，木通一斤，皂角半斤，甘草四两，苍耳子四两，六味熬膏，入真酥合油，炼蜜为丸，如芡实大，金银箔为衣，蜡封。随症调引用。

【主治】小儿惊风，大人中风、中痰、中气，一切风痰。

活络丹

【来源】《医便》卷五。

【组成】牛黄二钱五分　片脑一钱五分　麝香五钱　人参一两　犀角五钱　白花蛇二两　乌梢蛇二两　黑附子一两　乌药一两　白豆蔻一两　青皮一两　白茯苓一两　香附一两　当归一两五钱　骨碎补一两　麻黄二两　川芎二两　两头尖二两　白术一两　羌活二两　防风二两　全蝎二两　天麻二两　玄参二两　威灵仙一两半　白芷二两　草豆蔻二两　血竭七钱半　黄芩二两　黄连二两　地龙五钱　大黄二两　熟地黄二两　木香二两（陆的）　沉香一两（陆的）　丁香一两　乳香一两　没药一两　安息香一两　细辛一两半　干葛一两半　赤芍药一两　姜蚕一两　天竹黄一两　龟版一两　虎骨一两　藿香二两　甘草二两　朱砂一两　官桂二两　松香五钱　何首乌二两　金箔四百张　酥油一两　黄蜡四十斤　蜜糖十一斤

【用法】上为细末，炼蜜为丸，如弹子大，金箔为衣。每服一丸，茶酒服之；病在上，食后服，病在下，食前服；以四物服之尤妙。年过四十，当预服十数丸，至老不生风疾。

【功用】清心明目，宽膈活络，宣通气血。

【主治】风湿诸痹，肩背腰膝，筋骨疼痛，口眼㖞斜，半身不遂，行步艰难，筋脉拘挛，一切风疾。

养血当归地黄散

【来源】《云岐子保命集》卷中。

【别名】养血当归地黄汤（《普济方》卷一一三）、当归地黄汤（《慎斋遗书》卷五）。

【组成】当归　地黄　芍药　芎藭　藁本　防风　白芷各一两　细辛五钱

【用法】上锉。每服五钱，水一盏半，煎至一盏，去滓，温服。

【主治】

1.《云岐子保命集》：破伤风，病日久气血渐虚，邪气入胃。

2.《景岳全书》：中风，少血偏枯，筋脉拘挛疼痛。

养真丹

【来源】《医学入门》卷四。

【组成】四物汤加羌活　天麻各等分

【用法】炼蜜为丸，如鸡子大。每服一丸，木瓜、菟丝子浸酒送下。

【主治】肝虚，为四气所袭，手足顽麻，脚膝无力，及瘫痪痰涎，半身不遂，言语謇涩，头目昏眩，营气凝滞，遍身疼痛；兼治产后中风，坠堕瘀血。

大省风汤

【来源】《医学入门》卷七。

【组成】防风　生半夏各一两　甘草　生川乌　生南星　生白附子　木香各五钱　全蝎二两

【用法】每服五钱，加生姜十片，水煎服。

【主治】中风痰涎壅盛，口眼歪斜，半身不遂。

顺气导痰汤

【来源】《医学入门》卷七。

【组成】导痰汤加香附　乌药　沉香　木香　磨刺

【用法】每服四钱，加生姜，水煎服。

【主治】

1.《医学入门》：中风，胸膈留饮，痞塞不通。

2.《杏苑生春》：狂癫惊痫。

稀涎散

【来源】《医学入门》卷八。

【组成】皂角　半夏　明矾各等分

【用法】上为末。每服二钱，白汤调服，即吐。

【主治】中风，肢散涎潮，膈塞气闭不通。

天台散

【来源】《古今医鉴》卷二。

【组成】麻黄（去节）七分　陈皮　乌药　僵蚕　芎藭　枳壳（麸炒）桔梗　白芷　干姜　防风　羌活　天麻各八分　当归　续断　威灵仙　乳香　没药各一钱　甘草六分　麝香少许

【用法】上锉。加生姜三片，水二盏，煎一盏，不拘时候服。

【主治】中风，手足瘫痪疼痛。

贝母瓜蒌汤

【来源】《古今医鉴》卷二。

【组成】贝母（去心）　瓜蒌仁（去油）　天南星（制）　荆芥穗　防风（去芦）　黄柏（去粗皮）　羌活　黄芩　黄连　白术　橘皮（去白）　薄桂　半夏（炮七次）　威灵仙　天花粉　甘草各等分

【用法】上锉。加生姜三片，水煎，入竹沥一小钟服。

【主治】肥人中风，不分左右。

化风丹

【来源】《古今医鉴》卷二。

【组成】天南星（牛胆制过）二钱　天麻（煨）　防风（去芦）　荆芥穗　羌活　独活（去芦）　人参（去芦）　细辛　川芎各一钱　木香五分

【用法】上为细末，炼蜜为丸，如芡实大，朱砂为衣。薄荷泡汤研化服。因气忿，用紫苏汤化下；如牙关口噤，用少许擦牙即开。

【主治】一切中风痰厥风痫，牙关紧急，不省人事，及小儿惊风搐搦，角弓反张，发热痰嗽喘促。

加味转舌膏

【来源】《古今医鉴》卷二引贾兰峰方。

【组成】连翘一两　栀子（炒）五钱　黄芩（酒炒）五钱　薄荷一两　桔梗五钱　玄明粉五钱　大黄（酒炒）五钱　防风五钱　川芎三钱　石菖蒲六钱　甘草五钱　犀角三钱　柿霜一两　远志（甘草水泡）一两

【用法】上为极细末，炼蜜为丸，如弹子大，朱砂五钱为衣。每用一丸，临卧薄荷汤调下。

本方方名，据剂型当作“加味转舌丸”。

【主治】中风瘈疭，舌塞不语。

加减排风汤

【来源】《古今医鉴》卷二引陈白野方。

【组成】天麻　苍术　杏仁各一钱　羌活　独活　防风　白鲜皮　芎藭　当归　白芍药　白术　茯苓　黄芩　半夏各八分　麻黄七分　甘草四分

【用法】上锉。加生姜三片，水二盏，煎一盏，不拘时服。

【主治】中风，口面喎斜。

远志膏

【来源】《古今医鉴》卷二。

【组成】远志不拘多少

【用法】上用甘草水泡，不去骨，为末，鸡子清调敷天突、咽喉、前心三处。

【主治】中风，舌不能言。

秘传顺气散

【来源】《古今医鉴》卷二。

【组成】青皮　陈皮　枳壳　桔梗　乌药　人参（去芦）　白术　茯苓　半夏（制）　芎藭　白芷　细辛　麻黄（去节）　防风（去芦）　干姜　僵蚕（炒）甘草　秦艽（去芦）　羌活　独活各等分

【用法】上锉。加生姜三片，水二钟，煎至八分，空心温服。先服三五剂，后进祛风药酒。

【主治】诸风，口眼喎斜，半身不遂，左瘫右痪。

清神解语汤

【来源】《古今医鉴》卷二。

【组成】当归　芎藭　白芍药　生地黄　远志（去

心） 陈皮 麦门冬（去心） 石菖蒲 乌药 枳实（麸炒） 天南星（制） 白茯苓 黄连（姜汁炒） 防风 羌活 半夏（制） 甘草各等分

【用法】上锉。加生姜三片，竹茹二钱，水煎，入童便、姜汁、竹沥同服。

【主治】中风痰迷心窍，不能言。

【加减】头痛，加蔓荆子，细辛、白芷。

愈风润燥汤

【来源】《古今医鉴》卷二引孙尚书方。

【组成】川芎一钱 当归一钱二分 熟地黄 生地黄（姜汁炒） 牛膝（酒炒） 红花各八分 羌活 防风各六分 南星（制） 天麻 半夏（制） 橘红（盐水洗） 白茯苓 黄芩各一钱半 桂枝五分 白术（炒）二钱 白芍药 酸枣仁 黄柏各七分 甘草（炙）四分

【用法】上锉。水煎，临服入竹沥、姜汁各三匙。

【功用】半攻半补。

【主治】诸风瘫痪，痿，痹。

导痰小胃丹

【来源】《古今医鉴》卷四。

【别名】竹沥化痰丸（《万病回春》卷二）。

【组成】天南星 半夏（二味用白矾、皂荚、姜汁水煮透熟）各二两半 陈皮 枳实（二味用白矾、皂荚水泡半日，去白矾，晒干，炒）各一两 白术（炒）一两 苍术（米泔、白矾、皂荚水浸一宿，去黑皮，晒干，炒）一两 桃仁 杏仁（二味同白矾、皂荚水泡，去皮尖）各一两 红花（酒蒸）一两 大戟（长流水煮一时，晒干）一两 白芥子（炒）一两 芫花（醋拌一宿，炒黑）一两 甘遂（面裹煨）一两 黄柏（炒褐色）一两 大黄（酒蒸，纸裹煨，焙干，再以酒炒）一两半

【用法】上为细末，姜汁、竹沥煮蒸饼糊为丸，如绿豆大。每服二三十丸；极甚者五七十丸。量虚实加减，再不可太多，恐损胃气也。痰饮，卧时白汤下，一日一次；中风不语，瘫痪初起，每服三十五丸，浓姜汤送下；风头痛，多是湿痰上攻，每服二十一丸，临卧姜汤送下；眩晕多属痰火，每服二十五丸，食后姜汤送下，然后二陈汤、四物汤加柴胡、黄芩、苍术、白芷，倍川芎，热多，加知母、石膏；痰痞积块，每服三十丸，临卧白汤送下，一日一次；哮吼，乃痰火在膈上，每服二十五丸，临睡姜汤送下，每服一次；喉痹肿痛，食后白汤送下。

【功用】上取胸膈之顽痰，下利胃肠之坚结。

【主治】中风，眩晕，喉痹，头风，哮吼等症。

清热导痰汤

【来源】《古今医鉴》卷四。

【组成】黄连（炒）一钱半 枳实（炒）一钱半 瓜蒌仁一钱 南星（制）一钱半 半夏（制）一钱半 陈皮一钱 白茯苓一钱 桔梗一钱 黄芩（炒）一钱 白术（炒）一钱 人参八分 甘草六分

【用法】上锉一剂。加生姜、大枣，水煎，入竹沥、姜汁各三匙同服。

【主治】

1.《古今医鉴》：憎寒壮热，头目昏沉迷闷，上气喘急，口出涎沫，证类伤寒。此因内伤七情，以致痰迷心窍，神不守舍。

2.《寿世保元》：中风，痰涎壅盛，不能言语，不省人事，牙关紧急，有火有痰有气，或面赤身热，手足温暖，脉紧盛。痰厥气厥，不省人事者。

一粒金丹

【来源】《古今医鉴》卷十六。

【组成】阿芙蓉（要真正者）一分

【用法】用粳米饭同捣烂为丸，分作三丸。每服一丸，未效，更进一丸。不可多服。宜照引服，大有奇效。中风瘫痪，热酒送下；口眼歪斜，羌活汤送下；百节酸痛，独活汤送下；四时伤寒，姜、葱汤送下；恶寒无汗，麻黄、葛根汤送下；恶风自汗，桂枝芍药汤送下；阳毒伤寒，栀子汤送下；阴毒伤寒，炒黑豆淋酒送下；伤暑，滑石汤送下；偏头风，川芎汤送下；正头风，羌活汤送下；头风遍身寒热，麻黄汤送下；肠风下血，槐花汤送下；肠风痔漏，薄荷汤送下；小肠气，川楝子汤

送下；膀胱气，小茴香汤送下；疝气，肉苁蓉汤送下；痢疾去红，黄连汤送下；痢疾去白，干姜汤送下；痢疾噤口，白术汤送下；痢后肿，白茯苓汤送下；食物所伤，随伤物汤送下；霍乱吐泻，藿香汤送下；脾胃不和，热酒送下；转筋，木瓜汤送下；疟疾，桃、柳汤送下；劳咳，款冬花汤送下；咳嗽，生姜汤送下；热嗽，桑白皮汤送下；虚嗽，干姜、阿胶汤送下；痰嗽，枳实、生姜汤送下；一切气痛，木香磨酒送下；热痛，山栀子汤送下；脐下痛，灯火汤送下；两胁痛，热酒送下；腰痛，木瓜汤送下；脚气，槟榔、木瓜汤送下；腹胀痛，姜汤送下；呕吐酸水，陈皮、生姜汤送下；十种水气，桑白皮汤送下；风肿，防风汤送下；血肿，红花汤送下；虚肿，白茯苓汤送下；小便不通，瞿麦汤送下；大便不通，枳壳汤送下；淋漓，车前子汤送下；沙淋，萱草汤送下；石淋，海金砂汤送下；上焦热，桔梗、薄荷汤送下；下元虚，热酒送下；积病，黑牵牛汤送下；气虚，白术汤酒送下；吐血，茶或陈皮送下；酒劳，甘遂汤送下；色劳，石燕子汤送下；气劳，木香汤送下；损劳，乳香汤送下；脾劳，当归汤送下；心劳，远志汤送下；四肢无力，牛膝汤送下；消渴，赤小豆汤送下；破伤风，黄蜡煎汤送下；肚热痛，山栀子汤送下；衄血，茅花汤送下；眼痛，谷精草汤送下；青盲眼，密蒙花汤送下，风障，石决明汤送下；翳膜，木贼汤送下；羞明怕日，荆芥汤送下；眼目赤痛，陈皮汤送下；攀睛胬肉，石决明汤送下；口痛，井花水或砂糖送下；牙痛，良姜汤送下，花椒汤亦可；牙肿，羌活汤送下；喘急，葶苈汤送下；血气痛，乳香汤送下；噎食，生姜、丁香汤送下；遍身生疮，金银花汤送下；痈疽，黄耆汤送下；瘰疬，连翘、夏枯草汤送下；杨梅疮，黄连、栀子汤送下；妇人月水不调，香附子汤送下；月事或前或后，红花汤送下；漏下，当归汤送下；血崩，续断汤送下；血不止，五灵脂汤送下；败血冲心，红花汤送下；血气痛，桃仁、生地黄汤送下；经闭不通，生地黄汤送下；血虚，当归汤送下；血热，柴胡汤送下；血枯，牛膝汤送下；胎死腹中，牛膝、红花汤送下；胎衣不下，童便酒送下；产后热，井花水送下；产后寒，吴茱萸汤送下；产后虚劳，热酒送下；骨蒸劳热，青蒿汤送下；惊痫，杏仁汤送下；狂风，麝香、朱砂汤送下；小儿急惊风，薄荷、朱砂汤送下；慢脾风，砂仁汤送下；暗风，吴茱萸汤送下。

【主治】中风，四时伤寒，头风，气痛，肠风，痔漏，疝气，疟疾，痢疾，霍乱，咳嗽，劳损，青盲；翳障，梅疮，痈疽，经闭，崩漏，产后诸疾，及小儿急、慢惊风。

【宜忌】《本草纲目》：忌醋。

羽泽散

【来源】《古今医鉴》卷十六。

【组成】生矾末二三钱

【用法】生姜自然汁调，灌服。

【主治】中风，痰厥，不省人事。

白花蛇酒

【来源】《本草纲目》卷四十三引《濒湖集简方》。

【组成】白花蛇（一条，温水洗净，头尾各去三寸，酒浸，去骨刺，取净肉）一两　全蝎（炒）　当归　防风　羌活各一钱　独活　白芷　天麻　赤芍药　甘草　升麻各五钱

【用法】上锉，以绢袋盛贮。用糯米二斗蒸熟，如常造酒，以袋置缸中，待成，取酒同袋密封，煮熟，置阴地七日出毒。每温饮数杯，常令相续。

【主治】诸风无新久，手足缓弱，口面㖞斜，语言謇涩；或筋脉挛急，肌肉顽痹，皮肤燥痒，骨节疼痛；或生恶疮、疥、癞。

开关散

【来源】方出《本草纲目》卷二十九，名见《济阳纲目》卷一。

【组成】乌梅肉

【用法】揩擦牙龈，涎出即开。

【主治】中风、惊痫、喉痹、痰厥僵仆，牙关紧闭者。

冰梅丸

【来源】《本草纲目》卷二十九。

【组成】青梅二十枚（盐十二两腌五日，取梅汁） 明矾三两　桔梗　白芷　防风各二两　猪牙皂角三十条

【用法】上为细末，拌汁，和梅入瓶收之。每用一枚，噙咽津液。

【主治】喉痹乳蛾；及中风痰厥，牙关不开，用此擦之。

白花蛇酒

【来源】《本草纲目》卷四十三。

【组成】白花蛇（一条，取龙头虎口，黑质白花，尾有佛指甲，目光不陷者为真。以酒洗润透，去骨刺，取肉）四两　真羌活二两　当归身二两　真天麻二两　真秦艽二两　五加皮二两　防风一两

【用法】上锉，以生绢袋盛之，入金华酒坛内，悬胎安置，入糯米生酒醅五壶浸袋，箬叶密封。安坛于大锅内，水煮一日，取起埋阴地七日取出。每饮一二杯。仍以滓晒干研末，酒糊为丸，如梧桐子大。每服五十丸，用煮酒送下。

【主治】中风伤酒，半身不遂，口目㖞斜，肤肉㾓痹，骨节疼痛，及年久疥癣、恶疮、风癞诸症。

【宜忌】切忌见风犯欲，及鱼、羊、鹅、面、发风之物。

补中益气建中汤

【来源】《保命歌括》卷一。

【组成】补中益气汤合小建中汤加防风

【用法】加生姜三片，大枣二枚，水煎服。

【主治】脾土不及，肝木乘之，以致中风。

虎胫骨酒

【来源】《赤水玄珠全集》卷一。

【组成】防风　萆薢　当归　松节　龟版　虎骨（酥炙）各二两　晚蚕沙　五加皮　秦艽　羌活各二两　白术三两　枸杞子　苍耳子各四两　牛膝一两　鳖甲一两　干茄根八两（饭上蒸）（一方有石斛、续断、杜仲、巴戟各一两）

【用法】上锉，绢袋盛之。以无灰酒三斗浸坛内，春、秋七日，夏五日，冬十日，密固煮滚，封七日（开取时，不可面向坛口，恐药气冲目）。每日早、午、晚间，病人各自取酒一小杯服之，不可多饮，又不令药力断绝。病痊酒尽，将滓晒干，再入干浮萍一片半，木香一两，防己、木瓜各二两，麝香少许，研为末，酒糊为丸，如梧桐子大。每服五十丸，酒送下，每日三次。

【主治】中风。

【宜忌】忌食动风之物。

解语汤

【来源】《赤水玄珠全集》卷一。

【组成】羌活　防风　天麻　肉桂　芎藭　南星　陈皮　白芷　当归　人参　甘草　酸枣仁　羚羊角（一方有石菖蒲、远志）

【用法】水煎，入竹沥半盏，再一滚服。

【功用】《中国医学大辞典》：祛风，化痰，通络。

【主治】

1.《赤水玄珠全集》：中风。

2.《证治准绳·类方》：中风失音不语。

麝香散

【来源】《赤水玄珠全集》卷一。

【组成】真麝二钱　真香油二两

【用法】将麝香研细，入油搅匀。开口灌之，其人自苏。不独治中风，且全其言语不謇，手足不瘫。服此后，方服顺气疏风之剂。盖麝香通关节，可以行至病所也。

【主治】卒中风。瘖哑，倒地不省，左右瘫痪，口眼歪斜，诸药未服者。

改容膏

【来源】《医方考》卷一。

【别名】牵正膏（《何氏济生论》卷一）。

【组成】蓖麻子一两　真冰片三分

【用法】上捣为膏。中风口眼㖞僻在左，以此膏敷其右；㖞僻在右，以此膏敷其左。今日敷之，明日改正。

【主治】中风口眼㖞僻。

【加减】寒月，加干姜、附子各一钱。

【方论】蓖麻子为引风拔毒之品也，佐以冰片，取其利气而善走窍；佐以姜、附，取其温热而利严寒。此惟冬月加之，他时勿用也。

通顶散

【来源】《医方考》卷一。

【组成】藜芦　生甘草　人参　芎藭　细辛各一钱　石膏五钱

【用法】共为末。每用一字，吹入鼻中。有嚏者，肺气未绝，可治。

【主治】初中风，不知人事，口噤不能开者。

【方论】

1.《医方考》：中风不知人事病则急矣，以平药与之，不能开其壅塞，故用藜芦与人参、细辛相反，使其相反而相用也。肺苦气上逆，故用石膏之重以坠之，甘草之平以缓之。乃川芎之用，取其清气利窍而已。

2.《医钞类编》：藜芦苦寒有毒，入口即吐，能通脑顶，令人嚏；细辛散风通窍，温经破痰；石膏辛寒，入肺降火；川芎，取其清气利窍，升清阳而开诸郁；用人参者，袪驾其邪，与藜芦相反而相成也。

袪涎散

【来源】《仁术便览》卷一。

【组成】白矾二钱

【用法】上生为末，生姜自然汁调服。其痰或吐或化便饱。蜜水、滚水俱可调服，腹中响即开。

【主治】中风，不省人事。

起右汤

【来源】《仁术便览》卷一。

【组成】陈皮　半夏　南星　茯苓　甘草　人参　白术　乌药　羌活　秦艽　桂皮　酒芩　酒柏　防风　白芷

【用法】上水一盏半，加生姜五片，煎服。

【主治】中风，瘓右者，气虚痰盛，言语謇涩。

【加减】肥白人，加熟附子三分；言语难，加菖蒲、桔梗；手足不遂，加威灵仙、续断；血少，加川芎、当归；足肿，加防己；大便燥，常服搜风顺气丸。

起左汤

【来源】《仁术便览》卷一。

【组成】乌药（童便煮）一钱　桔梗　枳壳（炒）　秦艽　橘红　生地各八分　半夏（姜炒）　白茯苓　黄芩（酒炒）各一钱　当归（酒洗）　芍药（酒炒）　羌活　川芎各七分　甘草（炙）　枳实（去穰，炒）各五分　细辛二分　南星（炮）八分

【用法】上水一盏半，加生姜五片，煎服。

【主治】中风，气厥、痰厥、血虚，瘫左者。

【加减】心神不宁，加茯神、远志、归身。

保命延寿烧酒方

【来源】《仁术便览》卷三。

【组成】人参　当归　白茯　乌药　杏仁　砂仁　川乌　川草乌　何首乌　五加皮　枸杞子　牛膝　杜仲　肉桂　苍术各五钱（制）　肉苁蓉　破故纸　甘草各一两　木香　枳壳　干姜　虎骨（酥炙）　香附　白芷　厚朴　陈皮　白术　芎藭　麻黄　独活　羌活　川椒（去合口及目）　白芍　生地　熟地　天冬（去心）　麦冬（去心）　防风　荆芥　五味子　小茴香　细辛　沉香　白蔻各三钱　枣肉二两　真蜜一斤　核桃仁四两　真酥油半斤　天麻三钱　生姜四两

【用法】上除酥、蜜二味外，将前四十八味各精制称足，装入绢袋中，入无水高烧酒四十斤同酥、蜜入坛中，将坛口密封严固，放入大锅中，注水，桑柴文武火烧三炷香，待大锅中水冷取出，埋阴地三日，出火毒。常饮一二杯。

【功用】除万病，和缓脾胃，补养丹田，强壮筋骨，益精补髓，身体康健，耳目聪明，定五脏，安魂魄，润肌肤，和容颜，强阴壮阳。

【主治】诸虚百损及五劳七伤，左瘫右瘓，口眼歪邪，半身不遂，语言謇涩，筋脉拘挛，手足顽麻；浑身疮癣，伤风，痔漏紫白；中风，风寒湿脚气，二十四般积气，痰气，膀胱疝气；十膈五噎，身

体羸瘦，腰膝腿疼，四肢无力，耳聋眼花，丹田虚冷；诸般淋痛，妇人经水不调，脐腹疼痛，胁肋虚胀，面黄肌瘦，口苦舌干，饮食无味，四肢倦怠，头晕眼花，神思惊悸，夜多盗汗，时潮热，月事不匀，或多或少，或前或后，或崩漏或止，经脉不通，子宫积冷，赤白带下，或久无子嗣。

仙传药酒

【来源】《万病回春》卷二。

【组成】茯神（去皮木） 陈皮 枳壳（去瓤） 青皮（去瓤） 牛膝（去芦） 熟地黄 肉苁蓉 白茯苓（去皮） 当归 山药 吴茱萸 防风 人参（去芦） 沉香 广木香 丁香 乳香（去芦）各七钱 没药 缩砂 小茴 大茴 红豆 白术（去芦） 草果 黄芩 杏仁 甘草 猪苓 黄耆 三棱 莪术 半夏（姜制） 南星（姜制） 牡丹皮 槟榔 青木香 官桂 大腹皮 泽泻 天门冬（去心） 栀子 红曲 白花蛇（砂土炒）各五钱 荆芥穗 苍术 川乌（火炮） 白芍 桂皮 知母（酒洗） 细辛 贝母（去心） 麻黄（去节） 麦门冬（去心） 草乌（火炮）各三钱 藿香 山楂 白芷 白附子 软石膏 羌活 薄荷 木瓜 木通 葛根 山茱萸（去核） 独活各四钱 香附 破故纸（炒） 虎胫骨（酥炙） 天麻 枸杞子 川芎六钱 良姜二钱半 川椒二钱

方中香附、破故纸、虎胫骨、天麻、枸杞子用量原缺。

【用法】上药修合一处，将药绢袋装盛，外用蜂蜜、核桃仁、红枣（去核）各一斤，同小黄米烧酒共装入一大坛内，竹叶封固七日，下锅煮三炷香取出，土埋二七去火毒。每早用一小钟。久服有功。

【主治】男妇左瘫右痪，口眼歪斜，手足顽麻，筋骨疼痛，一切诸风，痔漏，寒湿脚气，疝气，十膈五噎，胎前产后，子宫久冷，赤白带下，不受胎孕，经水不调，气滞痞块。

【宜忌】四十以上者方可用。

加味大补汤

【来源】《万病回春》卷二。

【组成】黄耆（蜜炙） 人参（去芦） 白术（去芦） 白茯苓（去皮） 当归（酒洗） 芎藭 白芍（酒炒） 大附子（面裹爆，去皮脐） 沉香 木香各三分 川乌 牛膝（去芦，酒洗） 杜仲（去芦，酒洗） 木瓜 防风（去芦） 羌活 独活 薏苡仁各五分 肉桂 甘草各三分

【用法】上锉一剂。加生姜、大枣，水煎服。

【主治】中风，血气大虚，左右手足皆瘫痪者。

加减导痰汤

【来源】《万病回春》卷二。

【组成】南星 半夏（二药用牙皂，白矾，生姜煎汤浸透、炒干） 白茯苓（去皮） 陈皮（去白） 瓜蒌仁（去壳） 枳实（麸炒） 桔梗（去芦） 黄连（姜汁炒） 黄芩（去朽） 白术（去芦）各一钱 人参（去芦） 当归（酒洗） 木香各五分 甘草三分

【用法】上锉一剂。加生姜三片，水煎，临服入竹沥、姜汁同服。

【主治】中风痰涎壅盛，不能言语，牙关紧急有热者。

加减除湿汤

【来源】《万病回春》卷二。

【组成】人参（去芦）八分 白术（去芦）一钱二分 白茯苓 当归（酒洗）各一钱 川芎八分 赤芍一钱 陈皮（去白）一钱 半夏（姜制）一钱 苍术（米泔制）一钱 乌药一钱 枳壳（麸炒）一钱 白芷九分 桔梗八分 黄连（酒炒）一钱 黄芩（酒炒）一钱 羌活一钱 防风八分 甘草五分

【用法】上锉一剂。加生姜三片，水煎，温服。

【主治】中风，右半身不遂，手足瘫痪及筋骨疼痛。

【加减】身痛，加姜黄；脚痛，加牛膝、防己、威灵仙。

加减润燥汤

【来源】《万病回春》卷二。

【别名】愈风润燥汤（《杂病源流犀烛》卷十二）。

【组成】当归一钱二分　川芎一钱　白芍（酒炒）二钱　生地黄（酒炒）八分　熟地黄（姜汁炒）八分　白术（去芦）一钱　白茯苓（去皮）一钱　南星（姜汁炒）一钱　半夏（姜汁炒）一钱　陈皮（盐水洗）八分　桃仁（去皮）六分　红花（酒洗）四分　天麻一钱　羌活六分　防风六分　黄芩（酒炒）八分　酸枣仁（炒）八分　黄柏（去皮，酒炒）三分　薄桂六分　甘草（炙）四分　牛膝（去芦，酒洗）八分

【用法】上锉一剂。水煎，入竹沥、姜汁少许，温服。

【主治】中风，左半身不遂，手足瘫痪，语言费力，呵欠喷嚏，口面㖞斜，头目眩晕，痰火炽盛，筋骨时痛，头或痛，心悸。

【加减】手不遂，倍黄芩、薄桂；足不遂，倍黄柏、牛膝。

回生丹

【来源】《万病回春》卷二引王长方。

【组成】葱管藜芦二两（用河水一桶，煮为汁）　青礞石二两（火煅通红，投入汁内，如此数次，滤净）　雄猪胆十个（取汁搅前汁内）

【用法】用重汤煮成膏，候温，入片脑末一钱五分，装入瓷罐内，黄蜡封口。每用黄豆大一粒，新汲水化开，男左女右，鼻孔吹进。其痰自吐。若牙关紧不能吐，将口拨开，其痰得出，任下别药。

【主治】中风痰厥，不省人事。

竹沥枳术丸

【来源】《万病回春》卷二。

【别名】竹沥枳实丸（《中国医学大辞典》）。

【组成】白术（去芦，土炒）　苍术（泔制盐水炒）各二两　枳实（麸炒）　陈皮（去白）　白茯苓（去皮）　半夏（白矾、皂角、生姜水煮干）　南星（制同上）　黄连（姜炒）　条芩（酒炒）　当归（酒洗）　山楂（去核）　白芥子（炒）　白芍（酒炒）各二两　人参五钱　木香一钱

【用法】上为细末，以神曲六两，姜汁一盏，竹沥一碗，煮糊为丸，如梧桐子大。每服百丸，食远淡姜汤送下。

【功用】

1.《万病回春》：化痰清火，顺气除湿祛晕眩，疗麻木，养血，健脾胃。

2.《寿世保元》：消酒食，开郁结，养气血。

【主治】中风。

青龙散

【来源】《万病回春》卷二。

【组成】川乌　南星　定粉　半夏　僵蚕　川芎　熟地黄　草乌各四钱　蚯蚓　白芷各二钱　白附子二钱五分

【用法】上俱生用，火上隔纸微炒，为细末。每服二钱或六厘，小儿二厘，临卧黄酒调下。初服有汗，再服无汗。如前症候，先服乌药顺气散。

【主治】男子诸风，口眼㖞斜，左瘫右痪，半身不遂，语言謇涩，口流涎水，及妇人产后诸风，小儿急慢惊风。

【宜忌】不可见风，戒色欲、厚味一月。

独神丹

【来源】《万病回春》卷二。

【组成】淮安陈曲一块

【用法】将四面削去各一指厚，用中心的打碎，砂锅内炒去湿气，为细末，用福建黑糖等分，入石臼内捣匀，再用生姜汁熬熟，旋添入内，捣如泥，为丸如弹子大，收贮瓷器内。每服细嚼十丸，病在上者，晚上用黄酒送下；病在下者，五更用牛膝煎酒送下；如全身有病，早晚如上送下。

【主治】中风瘫痪疼痛，手足挛拳。

养荣汤

【来源】《万病回春》卷二。

【组成】当归　川芎（去毛）　白芍（酒炒）　生地黄　麦门冬（去心）　远志（甘草水泡，去骨）　石菖蒲（去毛）　陈皮　芍药　白茯苓（去皮）　枳实（麸炒）　半夏（用生姜、牙皂、白矾煎水浸二三日）　南星（同半夏制）　黄连（姜汁

炒） 防风 羌活 秦艽 甘草各等分

【用法】上锉一剂。加生姜三片，竹茹一团，水煎，入童便、竹沥、姜汁少许同服。

【主治】风中血脉，四肢不举，口不能言；及痰迷心窍，不省人事，舌强不能语言，痰涎壅盛，口眼㖞斜，半身不遂。

健步虎潜丸

【来源】《万病回春》卷二。

【组成】黄耆（盐水炒） 当归（酒洗） 枸杞子（酒洗） 龟版（酥炙）一两 知母（人乳汁、盐、酒炒） 牛膝（去芦，酒洗） 白术（去芦） 白芍（盐、酒炒） 生地黄 熟地黄 虎胫骨（酥炙） 杜仲（姜、酒炒） 人参（去芦）各二两 破故纸（盐、酒炒）一两 麦门冬（水泡，去心）一两 白茯神（去皮木） 木瓜 石菖蒲（去毛） 酸枣仁 远志（甘草水泡，去心） 薏苡仁（炒） 羌活（酒洗） 独活（酒洗） 防风（酒洗）各一两 黄柏（人乳汁、盐、酒炒）二两 五味子 沉香 大附子（童便浸透，面裹煨，去皮脐，切四片，又将童便浸，煮干）各五钱

方中黄耆、当归、枸杞子用量原缺。

【用法】上为末，炼蜜和猪脊髓五条为丸，如梧桐子大。每服一百丸，温汤或酒送下。

【功用】

1.《鳞爪集》：祛风活血，壮阳益精。

2.《全国中药成药处方集》（沈阳方）：强筋壮骨，补肾填精，燥湿利下。

【主治】

1.《万病回春》：中风瘫痪，手足不能动，舌强謇于言。

2.《鳞爪集》：老年衰迈或壮年病后，筋骨无力，步行艰难，腿膝疼痛麻。

3.《全国中药成药处方集》（沈阳方）：筋骨痿弱，腰腿酸痛，四肢无力，阴虚盗汗，遗精白浊，肾虚脚气，一切肝肾不足。

通关散

【来源】《万病回春》卷二。

【组成】牙皂（去皮弦）一两 生半夏 藜芦各五钱 细辛 苦参各二钱

【用法】上为末。每用少许，吹入鼻内。候有嚏可治，无嚏不可治。

【主治】中风痰厥，昏迷卒倒，不省人事。

疏风汤

【来源】《万病回春》卷二。

【组成】当归 芎藭 白茯苓（去皮） 陈皮 半夏（姜制） 乌药 香附 白芷 羌活 防风各八分 细辛 桂枝 甘草各三分

《寿世保元》有麻黄，无桂枝。

【用法】上锉一剂。加生姜三片，水煎，热服。

【主治】风中在腑，恶风寒，拘急不仁者。

愈风汤

【来源】《万病回春》卷二。

【组成】人参（去芦）一钱二分 白术（去芦）一钱二分 白茯苓（去皮）一钱二分 当归（酒洗）一钱二分 川芎八分 白芍（酒炒）一钱 陈皮一钱 半夏（姜制）一钱 枳实（麸炒）七分 防风 羌活各七分 甘草三分

【用法】上锉一剂，加生姜三片，大枣二枚，水煎，临卧入竹沥、姜汁，磨木香调服。先宜本经药治之，后用此方调理。

【主治】一切风症，卒中、初中，中腑、中脏及脏腑具中。

大金丹

【来源】《遵生八笺》卷十八。

【组成】牛黄 珍珠 冰片 麝香 犀角 狗宝 羚羊角 孩儿茶各五钱 血竭 朱砂 鸦片各三钱 琥珀 珊瑚 沉香 木香 白檀香各三钱 金箔五帖（存一半为衣）

【用法】上为细末，用人乳汁为丸，如芡实大，金箔为衣。每服一丸，不拘时候，用梨汁送下。

【主治】痰火燔膈，中风湿痰，虚损怯症。

吹鼻散

【来源】《遵生八笺》卷十八。

【组成】大茶子二颗　糯米七粒

【用法】上为细末。以些少吹入鼻中。吐出稠痰数碗，病者即醒。

【主治】痰中欲绝。

青金锭

【来源】《遵生八笺》卷十八。

【组成】玄胡索三钱　麝香一分　青黛六厘　牙皂十四枚（火煨）

【用法】上为极细末，清水调做锭，重五分，阴干听用。将此药一锭，取井花水凉水磨化，用棉纸蘸药汁滴入鼻孔进喉内。痰响，取出风痰，一刻得生。

【主治】男女中风痰厥，牙关紧闭，不得开口，难以进药，并双鹅喉闭，不能言，及小儿惊风，痰迷不省。

骊龙珠

【来源】《遵生八笺》卷十八。

【组成】白花蛇五钱（酥油炙）　番木鳖一个（酥炙）　半夏一钱五分　虎胫骨一两（酥炙）　麻黄三钱（去节）　乳香三钱　寒水石四两（盐泥固，火煅红）　孩儿茶一钱五分　没药三钱

【用法】酒糊为丸，如弹子大，放铅盒内，起白毛取出，揩毛。每用一丸，先灯上烧烟起，再为末，好酒送下。药后汗出如雨，不可见风，汗干即愈。

【主治】中风。

千金不换刀圭散

【来源】《鲁府禁方》卷一。

【组成】川乌　草乌（并用火炮，去皮尖）苍术（米泔浸）各二两　人参　白茯苓（去皮）各一钱半　两头尖一钱　甘草（炙）一两半　僵蚕（隔纸炒）三钱半　白花蛇（酒浸三日，弃酒，火炙，去皮骨）石斛（酒洗）各五钱　芎藭　白芷　细辛　当归（酒洗）　防风（去芦）　麻黄　荆芥　全蝎（瓦上焙干）　何首乌（米泔浸，忌铁器）天麻　藁本各二钱半

【用法】上为细末。每服二分或五分，渐加至六七分，临卧酒调下；不饮酒者，茶亦可。

【主治】男妇小儿，诸般风症，左瘫右痪，半身不遂，口眼歪斜，腰腿疼痛，手足顽麻，言语謇涩，行步艰难，遍身疮癣，上攻头目，耳内蝉鸣，痰涎不利，皮肤瘙痒，偏正头风，无问新旧；及破伤风，角弓反张，蛇犬咬伤，金刃所伤，出血不止；痔漏脓血，疼痛难禁。

【宜忌】忌多饮酒并一切热物饮食，一时恐动药力。

牛黄紫金丹

【来源】《鲁府禁方》卷一。

【组成】牛黄三分　朱砂二钱　阿芙蓉一钱　沉香一钱　冰片三分　广木香五分　麝香二分

【用法】上为细末，人乳为丸四十数，阴干。每服一丸，细嚼，梨汁送下。如无梨汁，薄荷汤送下，或研碎灌之。

【主治】中风暗风，痰厥气厥，不省人事。

红白散

【来源】《鲁府禁方》卷一。

【组成】辰砂　白矾各等分

【用法】三伏天内装入猪胆内，透风处阴干。每用一块，凉水研调送下。

【主治】中风痰厥，不省人事。

神仙夺命丹

【来源】《鲁府禁方》卷一。

【组成】南薄荷叶一两　天南星（汤泡透，切片，姜汁炒）五钱　姜蚕三钱　南羌活五钱　荆芥穗二钱　川椒（去目）一钱　辽细辛二钱　牙皂（刮去皮弦）八两　石脑油（真者）二两　硼砂一两

【用法】上将前八药入瓷盆内，用好酸酱水四碗浸泡（春、秋五日，夏三日，冬七日），临熬时滤去滓，存净汁，入银锅或铜锅内，用桑柴火熬，以槐柳枝频搅；熬数十沸，方入石脑油、硼砂，再熬成膏，形如琥珀色，乘热摊于厚连四纸上，干收贮。临用时剪方寸一块，以温浆水溶化盏内，

用二苇筒吹入二鼻孔中，良久，吐痰涎即省，若吹之太重，或药水太热，致鼻出血勿惧，即饮淡盐汤一二口便止。

【主治】中风，痰厥，气厥，牙关紧，不省人事。

秘传豁痰汤

【来源】《增补内经拾遗》卷三。

【组成】栝楼仁一钱半　柴胡一钱二分　羌活　独活　枳壳（麸炒）　半夏（汤泡七次）　乌药各一钱　橘红　青皮　当归　芎藭　黄芩　黄连各七分　南星（矾皂角煮过者）一钱

【用法】水二钟，加生姜三片，煎八分，临服入姜汁一茶匙，竹沥一酒杯，日进一服。十日后渐安。

【主治】痰厥中风，口眼歪斜，手足不随，不省人事。

【宜忌】不可性急，不可轻服续命汤、活络丹、天麻丸、清心丸、苏合香丸、辛香热药。

稀涎散

【来源】《证治准绳·类方》卷一。

【组成】江子仁六粒（每粒分作两半）　牙皂三钱（切片）　明矾一两

【用法】先将矾化开，却入二味搅匀，待矾枯为末。每用三分，吹入。诸病皆愈。痰涎壅盛者以五分，灯心汤下，喉中之痰逆上者即吐，膈间者即下。凡中风口噤不能开，用白盐梅揩齿即能开。

【主治】中风不语，牙关紧急，单蛾双蛾。

【方论】《丸散膏丹集成》：方用矾石之咸涩以消痰涎，牙皂之辛苦以搜风秘，俾涎散而风解。惟浊气风涌而上，清阳失位暴仆，以此先治其标，至咽喉疏通，能进汤药即止。若攻尽其痰，则液无以养筋，令人挛急筋骨，此为大戒。

【验案】痰滞胸膈　《续名医类案》：定西侯蒋公患上气喘急，其脉寸口洪滑，此痰滞胸膈也。合先服稀涎散二钱，更以热火频频饮之（用代探吐法殊妙），则溢而吐其痰如胶，内有一长条，裹韭叶一根，遂愈。

流金丸

【来源】《墨宝斋集验方》卷上。

【组成】枝子仁（炒黑）五两　白石膏四两　牙皂（煨，去弦）二两　枳壳（炒）二两　生矾二两　礞石（煅）二两　陈皮三两　木香五钱　锦纹大黄（酒浸一宿，切片，九蒸九晒，每蒸一炷香，晒干）六两　香附（童便浸一宿，晒干，炒）三两五钱　胆南星（炒）二两　贝母四两（去心）

【用法】上为细末，炼蜜为丸，如梧桐子大，朱砂五钱研末为衣。每服四十丸，薄荷姜汤送下。

【主治】一切痰火痰厥，中风瘫痪，小儿急惊。

沉香半夏汤

【来源】《东医宝鉴·杂病篇》卷二引《资生方》。

【组成】附子（炮）一只　沉香（与附子）等分　人参五钱　半夏（制）二钱　南星（炮）一钱

【用法】上为粗末。每服三钱，水二盏，加生姜十片，煎至一盏，空心服。

【功用】去痰醒脾，和气益心。

【主治】中风痰盛。

加味青州白丸子

【来源】《东医宝鉴·杂病篇》卷二。

【组成】白附子　天南星　半夏　白姜各二两　天麻　全蝎　白僵蚕各一两　川乌五钱

【用法】上并生用，为细末，姜汁面糊为丸，如梧桐子大。每服五七十丸，生姜汤吞下，不拘时候。

【主治】中风壅塞，喎斜瘫痪。

冲和汤

【来源】《杏苑生春》卷三。

【组成】柴胡　黄耆　当归（酒洗）　半夏（煮）　人参各一钱　升麻　橘皮各八分　甘草（炙）七分　黄柏（酒洗）　芍药各五分　黄芩（酒洗）四分

【用法】上锉散。水煎，热服。

【主治】半身不遂，语言謇涩，心神昏愦，烦躁自汗，表虚恶风，如洒冰雪，口不知味，鼻不闻香臭，闻木音则惊怖，小便频多，大便结燥，痰嗽嗌干，疼痛不利。

羌活除湿汤

【来源】《杏苑生春》卷三。

【组成】羌活一钱一分 防风一钱 苍术（酒浸，去皮）八分 黄耆八分 升麻五分 甘草（炙）三分 独活六分 柴胡五分 川芎四分 黄柏三分 橘皮五分 藁本三分 泽泻三分 猪苓二分 茯苓五分 黄连二分

【用法】上锉。水煎熟，食远温服。

【主治】中风，湿气胜风，病不退，眩晕，麻木不已。

祛风导痰汤

【来源】《杏苑生春》卷三。

【组成】防风（去芦） 南星（牛胆制） 枳实 茯苓（去皮） 羌活各一钱 白术（土炒） 半夏各一钱五分 甘草（炙）五分 橘皮（去白）一钱五分 生姜五片

《张氏医通》有乌梅肉，无羌活。

【用法】上锉。用水煎好，滤清，入竹沥二蛤壳，生姜汁一蛤壳，食远服。

【主治】中风，半身不遂，四肢无力，痰涎壅盛；也治风与痰在上焦，一臂不随时，复转移一臂，其脉沉细。

【加减】若气弱之人，加人参、白术佐之。

祛风定志汤

【来源】《杏苑生春》卷三。

【组成】防风 酸枣仁 人参 当归各八分 远志一钱二分 石菖蒲 橘红各一钱 南星 茯神各七分 独活六分 甘草四分 生姜三片

【用法】上锉，用水煎熟，食后温服。

【主治】中风，心血衰少，惊悸不能言。

夺命通关散

【来源】《寿世保元》卷二。

【组成】皂角二两（如猪牙者，去皮弦，用生白矾一两，以苎布包，入水与牙皂同煮，化去白矾，再煮令干，取出晒干，为末） 辽细辛（去土叶，为末）五钱

【用法】上合匀。每遇痰厥，或喉闭不省人事者，先以少许吹鼻，候有嚏可治，无嚏不可治，却用蜜汤调服二匙，即吐痰，不吐再服。

【主治】中风中气，痰厥不省人事，牙关紧急，汤水不下。

转舌膏

【来源】《寿世保元》卷二。

【组成】连翘一两 栀子五钱 黄芩（酒炒）五钱 薄荷一两 桔梗五钱 大黄（酒蒸）五钱 玄明粉五钱 防风五钱 川芎三钱 远志（甘草汤泡）一两 石菖蒲六钱 甘草五钱 犀角二钱 柿霜一两 牛黄五钱 琥珀一钱 珍珠一钱

【用法】上为细末，炼蜜为丸，如弹子大，朱砂五钱为衣。每服一丸，细嚼，食后、临卧薄荷汤送下。

本方方名，据剂型，当作“转舌丸”。

【主治】中风瘛疭，舌謇不语，并失音不能言语。

复正汤

【来源】《寿世保元》卷二。

【组成】防风一钱 荆芥一钱 细辛八分 黄芩二钱 乌药二钱 天麻二钱 当归（酒洗）三钱 白芍（酒炒）二钱 川芎一钱五分 白术一钱五分（去芦） 白茯苓三钱（去皮） 陈皮一钱五分（去白） 半夏二钱（泡） 枳壳一钱（去瓤，麸炒） 白芷八分 桔梗八分 僵蚕三钱 甘草八分

【用法】上锉一剂。加生姜，水煎服。

【主治】风中经络，口眼㖞斜。

滋润汤

【来源】《寿世保元》卷二。

【组成】当归 生地黄 枳壳（去瓤） 厚朴（姜炒） 槟榔 大黄 火麻仁 杏仁（去皮）各二钱 羌活七分 红花三分

【用法】上锉一剂。水煎，空心温服。

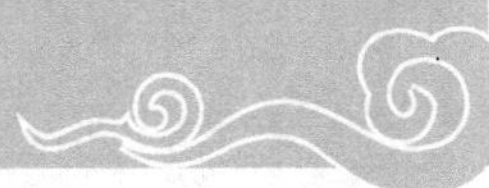

【主治】风中脏者，多滞九窍，唇缓失音，耳聋鼻塞，目瞀，二便闭涩。

太乙混元丹

【来源】《寿世保元》卷八。

【组成】紫河车（晒干）三钱　白梅花三钱　辰砂一两（甘草一两，水煮半日，去甘草）　滑石六两（用丹皮二两，水煎，去丹皮，煮水干为度）　香附米一两（蜜水煮透）　粉草二钱　甘松四钱　莪术（火煅）三钱　砂仁（去皮）三钱　益智（去壳）六钱　山药（姜汁炒）二钱半　人参（去芦）一钱　黄耆（蜜炙）一钱　白茯苓三钱　白茯神（去皮木）二钱半　远志（甘草泡，去心）一钱半　桔梗（去芦）一钱　木香一钱　麝香三分　牛黄二分　天竺黄一钱（一方无混元衣、梅花）

【用法】上为细末，炼蜜为丸，如龙眼大，金箔为衣。每服量大小加减。中风痰厥，不省人事，生姜汤研下；伤寒夹惊发热，生姜、葱汤研下，宜出汗；停食呕吐腹胀，大便酸臭，生姜汤送下；霍乱，紫苏、木瓜汤送下；泄泻，米汤送下；赤白痢，陈仓米汤送下；咳嗽喘急，麻黄、杏仁汤送下；积聚腹痛，姜汤送下；虫痛，苦楝根汤送下；疝气偏坠，大小茴香汤送下；夜啼不止，灯草灰汤送下；急惊搐搦，薄荷汤送下；慢惊，人参、白术汤送下；大便下血，槐花、陈仓米汤送下；小便不通，车前子汤送下；夜出盗汗，浮小麦汤送下；发热，金钱薄荷汤送下；痘疹不出，升麻汤送下；中暑烦渴，灯心汤送下；疳热身瘦肚大，手足细，或淋或泻，或肿或胀，或喘或嗽，陈仓米汤送下。

【主治】中风痰厥，伤寒发热，霍乱吐泻，停食积聚，惊风搐搦，痘疹疳热等。

增补省风汤

【来源】《明医指掌》卷二。

【组成】半夏一钱（姜制）　防己一钱　全蝎二钱（去翅足）　胆星　甘草（炙）　生白附　生川乌　木香各五分（不见火）

【主治】中风。口眼㖞僻，痰涎壅盛者。

牛黄丸

【来源】《明医指掌》卷十。

【组成】全蝎　僵蚕　天麻　羌活　防风各等分　胆星二倍　天竺黄次之　雄黄加倍　牛黄　冰片　麝香各一字

【用法】上药各为细末，研匀，炼蜜为丸，重一钱二分。朱砂、金箔为衣，薄荷、灯心姜汤调下。

【主治】一切惊风，肺胀喘急，痰涎灌膈，手足搐搦，目窜口㖞，角弓反张，闷乱癫痫，呵欠昏愦；亦治大人中风。

三阴煎

【来源】《景岳全书》卷五十一。

【组成】当归二三钱　熟地三五钱　炙甘草一钱　芍药（酒炒）二钱　枣仁二钱　人参随宜

【用法】水二钟，煎七分，食远服。

【主治】肝脾虚损，精血不足，及营虚失血。凡中风，血不养筋，及疟疾汗多邪散而寒热犹不能止者；产后阴虚发热，怔忡恍惚。

【加减】如呕恶者，加生姜三五片；汗多烦躁者，加五味子十四粒；汗多气虚者，加黄耆一二钱；小腹隐痛，加枸杞二三钱；如有胀闷，加陈皮一钱；如腰膝筋骨无力，加杜仲、牛膝。

【验案】失眠《吉林中医药》（1986，3：24）；赵某，女，24岁。患失眠证月余，服多种中西药罔效。诊见：每晚不易入睡，入睡即多做噩梦而醒，醒后再难入眠，神疲乏力，心悸纳少，两目干涩，食后腹胀，时有便溏，舌质淡，苔薄白，脉细数。证属肝脾阴虚型失眠。治宜补脾、养肝、安神。方用三阴煎加黄耆、远志，水煎服。每午、晚各服一次。继服十一剂疾愈。

九还金液丹

【来源】《景岳全书》卷六十二。

【组成】胆星（九制者）二两　朱砂（飞）一两　生牛黄五钱　僵蚕五钱（炒）　牙皂（去皮弦，炒焦）三钱　冰片　麝香各五分

【用法】小麦面炒熟，炼蜜为丸，如芡实大，金箔为衣，黄蜡区收藏。如大人牙关紧急，先以通关

散开其窍，随用淡姜汤化下一二丸；若治小儿，用薄荷汤化下一丸。

【主治】男妇痰盛气急，中风不语，口眼歪斜，左瘫右痪，牙关紧急；及小儿急惊风，手足抽搐，不省人事，痰多气急。

二圣散

【来源】《济阳纲目》卷一。

【组成】常山一两　葱管藜芦半两

【用法】上为粗末。每服二钱，用水一钟，煎至七分，食后温服。

【主治】中风，痰迷心窍，癫狂烦乱，人事昏沉，痰涎壅盛及五痫、心风。

羌活益气汤

【来源】《济阳纲目》卷一。

【组成】羌活　芎藭　当归　生地黄　龙胆草　半夏　陈皮　薄荷　防风　独活　黄芩　甘草

【用法】上锉。水煎服。

【主治】中风。

驱风养血汤

【来源】《济阳纲目》卷一。

【组成】土茯苓一两五钱　杜仲（酒炒断丝）　牛膝　白茯苓　秦艽　肉桂　生地黄各五钱　甘草（炙）二钱半

【用法】上锉。每服五钱，水煎熟，加酒服，不拘时候。

【主治】中风，筋骨疼痛。

金枣儿

【来源】《济阳纲目》卷一。

【组成】苍术（米泔浸）　细辛（去叶）　白术　当归（酒洗）　天麻　草乌各一两　川乌（炮去皮脐）　防风（去芦）　两头尖　川芎各一两三钱　香白芷八钱　没药　乳香　雄黄　朱砂　白花蛇（酒浸，去骨）各五钱　穿山甲（酥炙）　蝉蜕（洗）各三钱　麝香二钱　金箔五贴

【用法】上为细末，炼蜜为丸，如枣大，用金箔为衣。每服一丸或半丸，温酒化服。

【主治】中风不语，左瘫右痪，口眼喎斜，不省人事；及破伤风，牙关紧急，角弓反张；或疯狗咬伤。

碧霞散

【来源】《济阳纲目》卷一。

【组成】石绿（拣上色精好者研筛，水飞再研）二三钱　冰片三四豆许

【用法】上研匀。以生薄荷汁，合温酒调服。微微令涎自口角流出，自苏。

【主治】中风，痰迷心窍，癫狂烦乱，人事昏沉，痰涎壅盛；五痫、心风。

牛黄豁痰丸

【来源】《简明医彀》卷四。

【组成】胆星　天竺黄　熟大黄　黄芩（枯）各五钱　贝母　黑丑（头末）　玄明粉　白附子　天麻各三钱　雄黄　朱砂　礞石（俱水飞）各钱半　沉香一钱　牛黄五分　麝香三分　冰片二分

【用法】上药各为极细末，炼蜜为丸，如弹子大，金箔为衣。小儿每服一丸，用竹沥入生姜自然汁一匙调，或金银煎汤，或灯心姜汤化下。危笃者多服，痰下即安，痰不下难治。

【主治】中风颠狂，惊痫僵仆，不省人事。痰涎壅盛，牙关紧急，男妇老幼一切痰盛喘满。

仙授立刻回生丹

【来源】《丹台玉案》卷二。

【组成】牛黄（真西者）一两　胆星（制过九次者）一两二钱　铅霜二钱（用出山铅十斤，打寸许方牌，以线穿，悬之于大瓷钵内，下以烧酒六斤，好醋二斤，上另以一钵覆之，外用盐泥封固，炖在锅内热水中，五日取开，扫下即成铅霜矣）　橘红（广皮去白）一两五钱　蛇含石（醋煅七次）五钱　麝香三钱　枳实（用小者，麸炒）一两　沉香一两（忌火）　真金箔三十片　朱砂（研极细）三钱

【用法】上药各为极细末，以竹沥加老姜汁为丸，分作七十二丸，朱砂、金箔为衣，外加蜡封之。每服一丸去腊，姜汤调下。

【主治】一切中风，不拘脏腑，中痰，中气，不省人事，垂危；及一切急慢惊风。

【验案】辛未年秋，姚叔祥先生七旬有二，忽然中倒，不省人事，便遗出，痰壅上，声如鼾睡，手措眼合，投下一丸，少顷即醒。

通关利窍散

【来源】《丹台玉案》卷二。

【组成】麝香一钱　半夏三钱　青黛八分　猪牙皂角五钱

【用法】上为细末。用少许吹鼻。有嚏者生，无嚏不治。

【主治】中风。不省人事，牙关紧闭，汤水难进。

愈风汤

【来源】《丹台玉案》卷二。

【组成】独活　羌活　蝉壳　半夏（姜矾制）　芎䓖　黄芩（酒炒）各一钱二分　黄连（姜汁炒）　白芍（酒炒）　当归　陈皮　荆芥　防风各八分　生地　威灵仙　金沸草　僵蚕　贝母　茯苓各一钱五分　胆星八分

【用法】水二钟，加生姜五片，大枣二枚，煎至八分，温服。

【主治】一切中风，言语难，肝肾虚，筋骨弱，及风热体重，四肢偏枯，半身不遂。

牛黄丸

【来源】《丹台玉案》卷三。

【组成】茯神　远志（去骨）　羚羊角　麦门冬各一两五钱（去心）　牛黄一两二钱　犀角　龙脑　真阿胶（蛤粉炒）　麝香　沉香各二两　芎䓖　杏仁（去尖油）　人参　枳实各八钱（麸炒）　金箔三百片　防风　当归（酒洗）　朱砂（研细）　大附子（黄连、甘草煮）　桔梗各一两（炒）　白芷七钱　黄连二两（姜汁炒）

【用法】上为极细末，炼蜜为丸，重一钱二分，朱砂金箔为衣，蜡封。姜汤调下；小儿惊风，薄荷汤调下。

【主治】诸风缓纵，言语謇涩，心忪健忘，头目眩晕，胸中烦郁，痰涎壅塞，心经不足，神志不定，惊恐畏怖，虚损少睡，喜怒无时，癫狂痫。

大顺饮

【来源】《症因脉治》卷一。

【组成】草豆蔻　炮姜　熟附子　广皮　白茯苓　炙甘草　熟半夏

【主治】内伤中风，口噤不语，脉沉而迟。

加减茯神汤

【来源】《症因脉治》卷一。

【组成】白茯神　当归　远志　麦冬　知母　羚羊角　犀角

【功用】活血安神。

【主治】内伤中风初起，脉细神清者。

【加减】心火旺，加黄连；肺火旺，加山栀；肝火旺，加丹皮、山栀；尺脉数，加黄柏；元气虚，加人参。

竹沥二陈汤

【来源】《症因脉治》卷一。

【组成】熟半夏　白茯苓　广皮　甘草　竹沥

【主治】中风，中脘停痰。

【加减】寒，加生姜；热，加山栀、黄连；痰涎壅盛者，合胆星汤、牛黄清心丸。

枳实丸

【来源】《症因脉治》卷一。

【组成】陈枳实　厚朴　槟榔　木香

【功用】消导。

【主治】内伤四肢不举，忽尔倒仆，手足偏枯，外无表证，惟内热便秘尿赤，右脉滑实。

【加减】小便不通，加黄连、木通。

胆星汤

【来源】《症因脉治》卷一。
【组成】陈胆星　广橘红　苏子　钩藤　甘草　菖蒲
【主治】外感中风，痰涎壅盛。
【加减】里热甚，加山栀、黄连；肝胆热，加青黛、海石。

温中散

【来源】《症因脉治》卷一。
【组成】厚朴　广皮　半夏　甘草　炮姜
【主治】外感寒邪闭结，口噤不语。

苏合香丸

【来源】《证治宝鉴》卷一。
【组成】苏合香　木香　犀角　白术　丁香　沉香　安息香　香附　麝香　熏陆香
【用法】炼蜜为丸，朱砂为衣。姜汁、竹沥煎送下；治癫狂，以童便调下。
【主治】中风不省人事，癫狂。

牵正汤

【来源】《证治宝鉴》卷一。
【组成】白附　羌　防　芥　麻黄　薄　蝎　星　芩　翘　连　桔　草　乌　芍　术　归　芎
【主治】中风，口眼歪斜。

滋润汤

【来源】《证治宝鉴》卷一。
【组成】麻仁　当归　生地　杏仁　羌活　大黄　槟榔　厚朴　枳实　红花
【用法】水煎服。
【主治】中风。大便不通，痰涎不盛者。

愈风丹

【来源】《证治宝鉴》卷一。
【组成】大黄　芒消　荆芥　麻黄　栀子　赤芍　连翘　甘草　桔梗　芎藭　归身　石膏　滑石　薄荷　黄芩　白术　羌活　独活　细辛　天麻　甘菊　半夏　南星　橘红　茯苓　黄连　黄柏　枳实　熟地　制首乌
【用法】上研末。蜜为丸服。
【主治】中风。

增减乌药顺气散

【来源】《证治宝鉴》卷一。
【组成】乌药　陈皮　前胡　枳壳　桔梗　芎藭　香附　半夏　青皮
【用法】上为散，加生姜，水煎服。
【主治】中风。七气为患，脉沉滑者。

通神散

【来源】《证治宝鉴》卷十。
【组成】白僵蚕七个（焙干，研末）
【用法】生姜汁半盏调服。立吐出风痰，又用七个，依法再吐尽，仍用大黄如指大，纸裹煨熟，含津咽下。食填，再用大黄，若口闭紧，用蚕煎汁，以竹管灌鼻中，男左女右。
【主治】
1.《证治宝鉴》：风痰喉痹。
2.《证治汇补》：中风，痰涎壅塞。

防风黄耆汤

【来源】《古今名医方论》卷二引柯韵伯方。
【组成】防风　黄耆等分
【用法】水煎服。
【主治】中风不能言，脉沉而弱者。
【方论】用防风以驱逐表邪；邪之所凑，其气必虚，故用黄耆以鼓舞正气，黄耆得防风，其功愈大，一攻一补，相须相得之义也。

省风化痰汤

【来源】《何氏济生论》卷一。
【组成】天麻　僵蚕　半夏　橘红　黄芩　黄连　麦

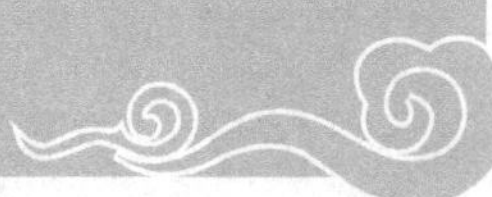

冬　防风　枳实　远志　甘草　胆星　香附　茯神

【用法】加生姜汁一匙，竹沥半酒杯，食远服。

【主治】卒中风邪，语言謇涩，口眼歪斜，神智昏乱，偏废不仁。

牛黄至宝丹

【来源】《医林绳墨大全》卷一。

【组成】人参　天竺黄　生乌犀屑（研）　朱砂（研，飞）　雄黄（水飞）　生玳瑁（研）　琥珀（研）各一两　麝香　龙脑（研）各二钱五分　金箔（半入药，半为衣）　银箔（研）各五十片　牛黄　天南星（水煮软，切片）各半两　安息香一两半（为末，以无灰酒搅澄，飞过，滤去沙土，约得净数一两，火熬成膏）

【用法】上将生犀、玳瑁为细末，入余药研匀。将安息香膏重汤煮烊，入诸药中为丸，如梧桐子大。每服三丸至五丸，用人参汤化下。

【主治】中风不语，中恶气绝，中诸物毒，疫毒、痔毒、蛊毒；产后血晕，口鼻血出，恶血攻心，烦躁，气喘吐逆，难产闷乱，死胎不下；心肺积热，呕吐，邪气攻心，大肠风秘，神魂恍惚，头目昏眩，眠睡不安，唇口干燥，伤寒谵语。

天麻防风丸

【来源】《医林绳墨大全》卷五。

【组成】防风　天麻　芎䓖　羌活　白芷　草乌头　白附子　荆芥　当归　甘草（炙）各五钱　白滑石二两

【用法】上为末，炼蜜为丸。酒送下。

【主治】风湿麻痹，肢节走痛、注痛，中风偏枯，或内外风热壅滞，昏眩。

三生饮

【来源】《傅青主男科》。

【组成】人参一两　生半夏三钱　生南星三钱　生附子一个

【用法】水煎，急灌之。

【功用】固正气，祛痰。

【主治】跌倒昏迷，或自卧而跌在床下，中风不语。

开窍消痰汤

【来源】《石室秘录》（北京科技本）卷一。

【别名】开窍消痰饮（原书萱永堂本）。

【组成】人参三钱　白术三钱　半夏三钱　皂角末一钱　陈皮一钱

【用法】水煎服。

【主治】中邪。

【方论】此方之妙，在皂角能开人之孔窍，引人参、白术、半夏之类直入心经，而痰之迷滞无不尽开。痰去，邪将何留？

止痛仙丹

【来源】《石室秘录》卷一。

【组成】人参三钱　茯苓五钱　天南星三钱　附子一钱

【用法】水煎服。

【主治】中恶，中痰。

【加减】虚人，多加人参至半两。

回生神丹

【来源】《石室秘录》卷一。

【组成】人参五钱　白术　薏仁　肉桂　茯苓　半夏须略大于常用之量　南星三钱　附子一钱

【用法】水十碗，煎至四碗，分作二次服。早晨服二碗，即卧，上以棉被盖之，令极热，汗出如雨，任其口呼大热，不可轻去其被，任其自干，再用后二碗晚服亦盖之如前，不可轻去其被。一夜必将湿气冷汗，尽行外出，三日可步履矣。后用八味地黄丸，四料为丸，可永不再发。

【主治】中风手足不仁，不起立行步者。

消恶汤

【来源】《石室秘录》卷一。

【组成】人参三钱　白术五钱　附子一钱　半夏一钱　南星一钱　陈皮一钱　白薇一钱

【用法】水煎服。

【主治】中恶、中痰，眼花猝倒，不省人事。

【方论】此方妙在补气之药多于逐痰祛邪。中气健于中，邪气消于外，又何惧痰之不速化哉。

救绝至圣丹

【来源】《石室秘录》卷一。

【组成】人参七钱　菖蒲三钱　半夏三钱　南星二钱　生附子一钱　丹砂末一钱

【用法】上药先将参、苓、附子等药煎汤，调入丹砂末灌之。

【主治】中风后发狂者。

【方论】天下无真中风之人，不过中气、中痰、中湿而已。若不用人参、附子大剂煎饮，何能返已去之元阳，回将绝之心气哉？况人将死亡时，未有不痰上涌者，妙在用半夏、南星以祛逐之；尤妙用菖蒲以引入心经，使附子、半夏得施其荡邪之功，而丹砂又能镇定心气，所以返危为安。

气血两补丹

【来源】《石室秘录》卷三。

【组成】人参三钱　茯苓三钱　薏仁三钱　半夏一钱　六曲五分　白术五钱　甘草一钱　肉桂一钱　陈皮五分

【用法】水煎服。

【功用】补胃气，以生肺金之气；补命门，以生脾土之阴。

【主治】血滞而后中风。

长春浸酒

【来源】《证治汇补》卷一。

【组成】白术（炒）一两　白茯苓　人参　当归　虎胫骨　川椒　肉苁蓉　枸杞　砂仁各五钱　干姜二钱　陈皮　芎藭　独活　麻黄各一两　五加皮五钱　牛膝三钱　厚朴　白芷　香附各一两　乌药五钱　枳壳二钱　何首乌　川乌　草乌各五钱　生地　白芍　熟地　羌活　官桂　半夏　天门冬　麦门冬　苍术　破故纸　五味　茴香　防风　沉香　细辛　甘草各一两　酥油　红枣　蜂蜜　核桃仁各八两

【用法】上绢袋盛之，用烧酒一大坛，浸三日，放锅中重汤煮三个时取出，掘坑埋一二日出火毒。每日清晨服一二钟。饮酒将尽，渣晒干为末，烧酒打糊为丸，如梧桐子大。每服三十丸，空心酒送下。

【主治】中风久而真气渐复，邪气未除者；或中之轻者，自醒能言能食，惟身体不遂，或手足挛臂曳者。

二冬二皮汤

【来源】《辨证录》卷二。

【组成】麦冬　天冬　地骨皮　丹皮各二两

【用法】水煎服。

【功用】滋水泻火。

【主治】头面肿痛，口渴心烦，一旦卒中，手足抽搐，言语不出，口眼歪斜。

灭火汤

【来源】《辨证录》卷二。

【组成】玄参三两　沙参二两　白芥子三钱　茯苓一两　熟地一两　山茱萸五钱　麦冬五钱　北五味一钱

【用法】水煎服。

【功用】滋水救火。

【主治】中火。头面肿痛，口渴心烦，一旦猝中，手足抽搐，言语不出，口眼㖞斜。

【方论】玄参能消浮游之火，况益之熟地、沙参、茱萸、麦冬、五味之类，纯是补水添精之味，自然水足而火衰，何必用风药以搜风哉！

生血起废汤

【来源】《辨证录》卷二。

【组成】葳蕤二两　山茱萸四钱　熟地一两　当归一两　茯苓五钱　白芥子五钱

【用法】水煎服。

【主治】血虚不能养筋脉，身未颠仆，左手半边不仁，语言謇涩，口角流涎。

加减逍遥散

【来源】《辨证录》卷二。

【组成】柴胡二钱　白芍五钱　白术　当归　生地各三钱　甘草　炒栀子　半夏各一钱　青皮五分

【用法】水煎服。

【主治】怒后吐痰，胸满作痛，服四物、二陈之汤，加芩、连、枳壳之类，杳无一应，更加祛风之味，反致半身不遂，筋渐挛缩，四肢痿软，日晡益甚，内热口干，形体倦怠，属郁怒未解，肝气未舒者。

扫风汤

【来源】《辨证录》卷二。

【组成】荆芥五钱　防风三钱　半夏三钱　陈皮一钱　天花粉一钱五分　茯苓三钱　黄芩二钱　苏叶一钱

【用法】水煎服。一剂而狂定，二剂而痰消，三剂而斑化，疮疖亦寻愈矣。

【主治】真中风，正邪相搏，一时猝倒，口吐痰涎，发狂号叫，自坐自起，自立自行，目不识人，身中发斑，数日后变成疮疖者。

至仁汤

【来源】《辨证录》卷二。

【组成】白术　黄耆　白芍　天花粉各三钱　茯苓五钱　车前子一钱　防风五分　甘草五分　肉桂三分　益智仁五分

【用法】水煎服。

【主治】猝中之后，手足流注疼痛，久之则麻痹不仁，难以屈伸。

两利汤

【来源】《辨证录》卷二。

【组成】白术五钱　茯苓五钱　薏仁一两　人参一钱　甘草五分　白芍一两　当归一钱　肉桂三分　防风五分　半夏一钱

【用法】水煎服。连服四剂而疼痛止，再服十剂而麻痹愈，再服十剂而屈伸尽利矣。

【主治】卒中之后，手足流注疼痛，久之则麻痹不仁，难以屈伸。

【方论】方中补多于攻，用防风以散风，而不用泽泻、猪苓以利水，盖因虚而成风湿，既祛其风，何可复泻其水。况方中白术、薏仁未尝非利水之药也。于补水之中以行其利水之法，则水易流，而无阻滞之虞。水湿既去，而风难独留，故少用防风以表邪，而孤子之风邪，无水既于作浪，不必多用风药，而风无不除也。

扶倾汤

【来源】《辨证录》卷二。

【组成】人参　当归　茯苓各五钱　半夏二钱　附子　破故纸各一钱　黄耆　麦冬各一两　砂仁三粒　白术五钱

【用法】水煎服。

【主治】痰湿结而不散，猝倒，肉跳心惊，口不能言，手不能动，足不能行，痰声如鼾，惟双目能动者。

和血息火汤

【来源】《辨证录》卷二。

【组成】升麻一钱　当归五钱　黄耆三钱　防风三分　秦艽一钱　白芷五分　桂枝三分　天花粉二钱　甘草一钱　麦冬三钱　玄参五钱

【用法】水煎服。一剂轻，二剂而㖞斜正矣。

【功用】和气血，解火。

【主治】中风。由入室向火，一边热而一边寒，遂致左颊出汗，偶尔出户，为贼风所袭，觉右颊拘急，口㖞于右。

【方论】方中以补血补气为先，而佐辅之药多用阳明之味者，何居？盖阳明之脉起于鼻，交于頞中，循鼻外入上齿中，是两颊与齿正阳明之部位也。升麻、白芷乃阳明经药也，故用之以引入齿颊；而秦艽能开口噤，防风能散风邪，桂枝实表而固营卫，与归、耆、玄参同用，自善通经络而活脏腑，使真有风邪，亦于何处存活？矧原无大风之犯，不过些小之风乎，自然效应如桴鼓也。

参术去湿汤

【来源】《辨证录》卷二。

【组成】人参　白术各五钱　甘草　半夏　附子各一钱　山药一两　薏仁三钱　砂仁三粒
【用法】水煎服。
【主治】素性好饮，两臂作痛，服祛风治痰药，更加麻木，痰涎愈盛，体软筋弛，腿膝拘痛，口噤语涩，头目晕重，口角流涎，身如虫行，搔起白屑，皆脾气亏损之故。

润燥丹

【来源】《辨证录》卷二。
【组成】熟地二两　白芍一两　柴胡五分　天花粉三钱
【用法】水煎服。
【主治】素多内热，肾水不足以养肝，肝木太燥，生风颠仆，目不识人，左手不仁。

益阴生血汤

【来源】《辨证录》卷二。
【组成】熟地一两　茱萸　白术　白芍　麦冬各五钱　人参三钱　白芥子三钱　五味子五分
【用法】水煎服。
【主治】血虚不能养筋，左手半边不仁，语言謇涩，口角流涎。

排风饮

【来源】《辨证录》卷二。
【组成】大黄（酒蒸）三钱　丹皮五钱　甘草　防风　天麻　天南星各一钱　玄参一两　柴胡三钱　黄芩　苏叶　荆芥各二钱　当归三钱
【用法】水煎服。
【主治】中风。其人元气未虚，一时为风邪所中，一时猝倒，口吐痰涎，发狂号叫，自坐自起，自立自行，目不识人，身中发斑，数日后变成疮疖。

救脱饮

【来源】《辨证录》卷二。
【组成】人参一两　白术二两　附子一钱　干姜　半夏各三钱　贝母一钱
【用法】水煎服。
【主治】中风，一时猝倒，痰涎壅塞，汗如雨出，手足懈弛不收，口不能言，囊缩，小便自遗者。

清宁汤

【来源】《辨证录》卷二。
【组成】熟地　麦冬各二两　北五味三钱　芡实　巴戟天　菟丝子各一两
【用法】水煎服。
【主治】阴虚中风。一时卒中，手足牵搐，口眼㖞斜，然神思则清，言语如故。

释躁汤

【来源】《辨证录》卷二。
【组成】玄参一两　荆芥三钱　天花粉三钱　甘草一钱　陈皮五分　茯苓三钱　菖蒲　附子各三分
【用法】水煎服。
【主治】气虚似中风者，身忽自倒，不能言语，口角流涎，右手不仁，肌肤不知痛痒。

滋血通经汤

【来源】《辨证录》卷二。
【组成】当归　熟地各一两　黄芩　麦冬各五钱　秦艽　北五味子　天花粉各一钱
【用法】水煎服。
【主治】中风猝倒之后，遍身不通，两手两足不收，因血虚而气不顺所致之风痱。

疏木饮

【来源】《辨证录》卷二。
【组成】柴胡　薄荷　甘草　苍术　白芥子各一钱　白芍五钱　茯苓三钱　丹皮　生地各二钱　青皮五分
【用法】水煎服。
【主治】因肝木不舒而致怀抱郁结，筋挛骨痛，喉间似有一核结住不下，服乌药顺气散等药，口眼歪斜，两臂不能伸举，痰涎愈甚，内热晡热。

填阴汤

【来源】《辨证录》卷二。

【组成】熟地四两　山茱萸　北五味三钱　麦冬一两　山药一两　白芥子五钱　破故纸一钱　牛膝三钱　附子一分

方中山茱萸用量原缺。

【用法】水煎服。一剂而牵搐除，再剂而口眼正，一连十剂而平复如常矣。

【主治】肾水干涸，不能上滋于心，故痰来侵心，一时迷乱而猝中，手足牵搐，口眼喎斜，然神思则清，言语如故。

【方论】夫熟地、山茱、山药实填精之圣药，而麦冬、北五味又益肺之仙丹。盖单补肾水，恐水不能速生，故又补其肺，使肺金以生肾水，子母相资，更易滋润也。又虑阴不下降，故破故、牛膝下行以安于肾宫，则浊阴不致上干，而真阴自然既济矣。复加附子一分者，以阴药太多，未免过于腻滞，少加附子以行其真阴之气，非假之以助其火也。水得火之气，则水尤易生，毋怪其奏功之奇矣。

黑锡丹

【来源】《辨证录》卷三。

【组成】黑锡（一两，舶硫黄末一两和入熔化，结成沙，研细）五钱　熟附子五钱　肉桂　沉香　小茴香　檀香各三钱　肉果（煨）三钱　阳起石（煨）五钱　葫芦巴三钱　广木香（煨）三钱　干姜一钱　白蔻三钱　川楝肉五钱　紫丁香二钱

【用法】上为细末，米糊为丸，如梧桐子大，阴干，用青布袋盛，擦光如银亮收住。每服四十九丸或三十二丸，淡姜汤送下。

【主治】中风痉症，痰鸣气喘。

省风汤

【来源】《郑氏家传女科万金方》卷五。

【组成】半夏　防风　炙甘草　生附子　全蝎各二两　芎藭　木香　南星各一两半

【用法】每服五钱，加生姜三片，水煎服。

【主治】妇人中风，口眼歪斜，语言不清，头痛瘫痪。

加减乌药顺气饮

【来源】《冯氏锦囊·杂症》卷八。

【组成】乌药　防风　枳壳　陈皮　僵蚕　白芷　麻黄（去节）　羌活　半夏　白姜（炮）　甘草　南星

【用法】加生姜、大枣，水煎服。

【主治】中风，风痰壅盛。

牛黄清心丸

【来源】《张氏医通》卷十三。

【组成】牛黄　羚羊角（勿经火，镑为末）　茯苓　白术（生用）　桂心　当归　甘草各三钱　麝香　雄黄（炼，水飞净）各二钱　龙胆钱半　人参　犀角各五钱

【用法】上药各取净末配匀，蜜和成剂，分作五十丸，金箔为衣，待干蜡护。临用开化，沸汤、姜汤任下。

【主治】初中风，痰涎壅盛，昏愦不省，语言謇涩，瘛疭不遂，一切痰气闭塞证。

【方论】

1.《张氏医通》：本方即《太平惠民和济局方》“牛黄清心丸”裁定。原方尚有防风、黄芩、麦门冬、白芍、柴胡、桔梗、杏仁、芎藭、阿胶、大豆黄卷、蒲黄、神曲、干姜、薯芋、大枣一十六味，因太冗杂，故去之。

2.《医略六书》：气虚痰热，热盛生风，故关窍闭塞，神昏不语焉。牛黄凉心豁痰，茯神安神渗湿，雄黄坠痰燥湿，白术健中燥湿，犀角、羚羊角清逆上之痰火，人参、当归益既伤之气血，麝香开窍，龙脑通关，甘草缓中泻火，少佐桂心，为寒因热用之向导，蜜丸甘润，金衣坠热，蜡护以完其气味也，沸汤化之以补中，姜汤下之以豁痰，务使气血调而脉自敛，痰火降而风自熄，神自清矣。原方品味冗杂故节之。

参归三圣散

【来源】《张氏医通》卷十三。

【组成】舒筋三圣散去延胡索，加人参

【用法】上为散。每服五钱，水煎去滓。早暮各一服。

【主治】风中血脉，左半肢废，口目左喎。

【方论】左半肢废，气血不能运行，延胡耗血，胡敢轻试，必藉人参引领当归、肉桂，何虑虚风之不散乎。

附子散

【来源】《张氏医通》卷十六。

【组成】麻黄附子细辛汤加干姜　桂心　人参　防风　芎藭　羚羊角

【用法】上为散。水煎，加竹沥，日服一剂。

【主治】中风手臂不仁，口面喎僻。

【方论】《医略六书》：阳虚风中，遏热伤筋，故筋脉牵引，喎僻不仁焉。附子、桂心补以温营；麻黄、防风散风发表；人参扶元气；川芎活血脉；干姜暖胃温中，俾邪勿复入；细辛通气散邪，使营卫以行；羚羊平厥阴之火；竹沥滋少阴之津，润则风邪外解，络气清和，脾得为胃行津液于肢臂焉。

芙蓉膏

【来源】《嵩崖尊生全书》卷十。

【组成】蓖麻子一两　冰片三分

【用法】共捣为膏。在左，以此涂右；在右，以此涂左。

【主治】中风口面喎斜。

【加减】寒月，加干姜、附子各一钱。

四汁饮

【来源】《重订通俗伤寒论》。

【组成】竹沥　梨汁　萝卜汁各二瓢　鲜石菖蒲汁二匙

【用法】重汤燉，温服。

【功用】肃清痰火以醒神。

【主治】风寒夹痰，痰涎虽吐，而神识时清时昏者。

阿胶鸡子黄汤

【来源】《重订通俗伤寒论》。

【组成】陈阿胶二钱（烊冲）　生白芍三钱　石决明五钱（杵）　双钩藤二钱　大生地四钱　清炙草六分　生牡蛎四钱（杵）　络石藤三钱　茯神木四钱　鸡子黄二枚（先煎代水煎服）

【功用】

1.《重订通俗伤寒论》：滋阴熄风。

2.《方剂学》：滋阴养血，柔肝熄风。

【主治】

1.《重订通俗伤寒论》：血虚生风。筋脉拘挛，伸缩不能自如，手足瘛疭。

2.《方剂学》：热邪久羁，灼烁阴血。筋脉拘急，手足瘛疭，类似风动，或头目眩晕，舌绛苔少，脉细数者。

【方论】本方以阿胶、鸡子黄为君，取其血肉有情，液多质重，以滋血液而熄肝风；臣以芍、草、茯神木，一则酸甘化阴以柔肝，一则以木制木而熄风；然心血虚者，肝阳必亢，故佐以决明、牡蛎介类潜阳；筋挛者，络亦不舒，故使以钩藤、络石通络舒筋也。此为养血滋阴，柔肝熄风之良方。

犀连承气汤

【来源】《重订通俗伤寒论》。

【组成】犀角汁两瓢（冲）　小川连八分　小枳实一钱半　鲜地汁六瓢（冲）　生锦纹三钱　真金汁一两（冲）

【功用】泻心通肠，清火逐毒。

【主治】热结在腑，上蒸心包，神昏谵语，甚则不语如尸，世俗所谓蒙闭证也。

【方论】此方君以大黄、黄连极苦泄热，凉泻心、小肠之火；臣以犀、地二汁通心神而救心阴；佐以枳实直达小肠幽门，俾心与小肠之火，作速通降也。然火盛者必有毒，又必使以金汁润肠解毒。此为泻心通肠，清火逐毒之良方。

三生散

【来源】《幼科指掌》卷四。

【组成】防风 天南星 熟半夏 黄芩 川乌 川羌活 麻黄根 石菖蒲 白茯苓 陈皮 焦白术 甘草

【用法】加生姜，河水煎服。

【主治】心中风，头仰面倾侧卧，痰迷关窍，言语不清，汗出唇红者。

开关散

【来源】《幼科指掌》卷四。

【组成】牙皂 细辛 南星 川乌尖 石菖蒲

【用法】上为末。吹鼻；牙关闭，姜蘸擦。

【功用】取嚏。

【主治】心中风，头仰面倾侧卧，痰迷关窍，言语不清，汗出唇红者。

通关散

【来源】《良朋汇集》卷一。

【组成】生南星 生半夏 猪牙皂各等分

【用法】上为细末。每用少许吹鼻内。有嚏可治，无嚏不可治。

【主治】中风不语，不省人事，牙关紧闭，汤水不入者。

通关散

【来源】《良朋汇集》卷一。

【别名】通窍烟（《惠直堂方》卷二）。

【组成】巴豆（去壳）

【用法】上以纸包捶油，去豆不用，将纸捻成条，送入鼻内，或烧烟熏入鼻内。

《惠直堂方》本方用法，亦可将烟熏入口内，霎时流痰涎即开，或吐出瘀血立愈。

【主治】

1.《良朋汇集》：中风痰厥，昏迷卒倒，不省人事。

2.《惠直堂方》：喉痹，牙关紧急。

【加减】加牙皂末尤良。

七枝煎

【来源】方出《奇方类编》卷上，名见《仙拈集》卷一。

【组成】槐枝 桃枝 柳枝 椿枝 楮枝（即坵树） 茄枝 蕲艾

【用法】上煎水三桶，大盆浸洗，如冷又添热水。以被盖出汗，避风。未愈，再洗几次。

【主治】

1.《奇方类编》：中风年久瘫痪。

2.《仙拈集》：筋骨疼痛。

贝母瓜蒌散

【来源】《医学心悟》卷三。

【组成】贝母二钱 瓜蒌仁一钱五分 胆南星五分 黄芩 橘红 黄连（炒）各一钱 甘草 黑山栀各五分

【用法】水煎服。

【主治】

1.《医学心悟》：类中风，肺火壅遏者。

2.《医医偶录》：肺热液干。

一粒金丹

【来源】《惠直堂方》卷一。

【组成】雄精 乳香（去油） 没药（去油） 砂仁 羌活各一钱 半夏（姜汁炒） 乌药各二钱 巴豆（去心衣，炒黑）一两五钱 山豆根五钱 苍术（米泔浸）四钱 杏仁四十九粒（去皮尖） 麝香三分

【用法】上为细末，炼蜜为丸，如梧桐子大，辰砂为衣。每服一丸，病在上部，研碎服；中风痰厥暴死，但心头有微热，用清汤送下；心气疼痛，艾醋汤送下；痢疾，甘草汤送下；气不顺，木香汤送下；身热，白汤送下；肚胀，香附汤送下；口眼歪斜，麻黄汤送下；诸般肿毒，老酒送下；蛇伤，雄黄汤送下；身肿，荆芥汤送下；疯犬咬，斑蝥七个（炒），防风汤送下；疟疾，井水送下；小儿惊风，薄荷汤送下；头痛，川芎汤送下；酒肉食积，盐汤送下；喉症，薄荷汤送下；痄腮红肿，赤芍汤送下。

【功用】《全国中药成药处方集》（沈阳方）：解毒，消肿，止痛。

【主治】

1.《惠直堂方》：中风，痰厥，心气痛，痢疾，身热，肚胀，各种肿毒，蛇伤，疯犬伤，疟疾，小儿惊风，喉症，痄腮。

2.《全国中药成药处方集》（沈阳方）：胃气冲痛，疫疠温毒。

【宜忌】孕妇忌服。服药期间忌猪、羊、鹅、牛、鸡、糟、面、生冷、油煎；服药后勿饮冷茶水。

白虎散

【来源】《惠直堂方》卷一。

【组成】生石膏十两　辰砂五钱

【用法】上为细末，和匀。大人每服三钱，小儿一岁至三岁一钱，四岁至七岁一钱五分，八岁至十二岁二钱，十三岁至十六岁二钱五分，俱用生蜜调下。

【主治】中风；兼治小儿急惊。

先天一气丹

【来源】《惠直堂方》卷一。

【组成】水中金一钱　滑石（研细，丹皮汤煮过）六两　粉甘草二钱　益智仁六钱　人参一两　木香（不见火）二钱　砂仁三钱　香附（童便制）一两　甘松四钱　莪术（煨）三钱　桔梗二钱　黄耆（蜜炙）二钱　山药二钱　茯神二钱五分　茯苓二钱五分　远志肉（净）一钱五分　牛黄五分　天竺黄三钱　麝香三分　朱砂（飞）二两

【用法】上为细末，炼蜜为丸，重一钱，金箔七十张为衣。淡姜汤送下；小儿吐泻，惊痫，积滞，米汤调下；急慢惊风，肚腹痛，姜汤调下；危急痘症，灯心汤送下。

【主治】远年痰火，中风喘逆，癫痫谵语，惊悸怔忡，胃脘痛，噎膈，臌胀，气满，瘰，疬，诸无名怪症。

救右汤

【来源】《惠直堂方》卷一。

【组成】白术五钱　人参二钱五分　黄耆五钱　半夏八分　茯苓一钱五分　炙甘草三分　附子三分　陈皮三分

【用法】水煎服。

【主治】中风后，右手不仁，或口角流涎，不能言语。

救左汤

【来源】《惠直堂方》卷一。

【组成】熟地一两　白芍五钱　柴胡三分　花粉一钱五分

【用法】水煎服。

【主治】中风后，左手不仁，或目不识人。

清热化痰汤

【来源】《医宗金鉴》卷二十八。

【组成】人参　白术　茯苓　甘草（炙）　橘红　半夏　麦冬　石菖蒲　枳实　木香　竹茹　黄芩　黄连　南星

【用法】水煎，加竹沥、生姜汁服。

【主治】中风痰热，神气不清，舌强难言；及痰火内发，神短忽忽，言语失常，头眩脚软。

【方论】方中用参、苓、术、草以补气，木香、枳实以利气，橘、半、南星以化痰，黄芩、黄连以泻热，菖蒲通心，麦、竹清心，姜汁、竹沥通神明去胃浊，则内生诸病自渐愈矣。

开关散

【来源】《医宗金鉴》卷三十九。

【组成】乌梅肉　冰片　生南星

【用法】上为末。擦牙。

【功用】开噤。

【主治】中风口噤。

祛风至宝汤

【来源】《医宗金鉴》卷三十九。

【组成】防风通圣散加全蝎　天麻　细辛　白附　羌活　独活　黄柏　黄连　僵蚕

【主治】中风热。不论经络脏腑，风邪中府热之

人，六脉浮数，身热心烦。

通关散

【来源】《医宗金鉴》卷三十九。

【组成】南星　皂角　细辛　薄荷　生半夏

【用法】上为末。吹鼻。有嚏可治。

【主治】中风闭证，双手握固，牙关紧闭。

参归三圣汤

【来源】《医方一盘珠》卷一。

【组成】当归　人参　肉桂　玄胡各三钱

【用法】生姜为引。

【主治】风中血脉，左半边废，口目左斜。

脾风白术汤

【来源】《金匮翼》卷一。

【组成】白术　茯苓　防风　防己各七钱五分　人参　甘草各五钱　白芍　附子　麻黄　苡仁各一两

【用法】上锉，如麻豆大。每服三钱，加生姜汁半分同煎，取七分，去滓每日三次服，不拘时候。

【主治】中风。

牛黄清心丸

【来源】《活人方》卷一。

【组成】西牛黄三钱　犀角尖（锉末）五钱　羚羊角（锉末）二钱五分　茯神三钱五分　当归身（酒洗，焙干）三钱七分五厘　川芎三钱五分　白芍（酒润，炒黄）三钱七分五厘　阿胶（蛤粉炒珠）四钱三分七厘　真神曲（炒）二钱五分　甘草（生用）一两二钱七分　柴胡三钱二分　防风三钱七分五厘　桔梗三钱二分　杏仁（去皮尖）三钱二分　黄芩三钱七分五厘　黄连四钱三分七厘　蒲黄三钱一分五厘　白蔹一钱九分　干姜一钱九分　肉桂四钱三分八厘　冰片二钱五分　麝香二钱五分　雄黄二钱　黑枣二十五枚（去皮核）

【用法】上为末，炼蜜为丸，一钱重，金箔为衣，腊丸封固。每服一丸，临睡灯心汤化下。

【主治】中风后气虚，事冗心劳，诸火内亢，风痰壅塞，神昏气乱，眩晕肢麻。

活络丹

【来源】《活人方》卷一。

【组成】何首乌（生熟各半）四两　香附（酒浸，炒）四两　当归三两　天麻三两　南星（姜汁制）二两　橘红三两　枳壳二两（炒）　延胡（酒炒）二两　抚芎一两　羌活一两五钱　独活一两　红花一两五钱　秦艽一两　乳香五钱（出汗）　没药五钱（出汗）

【用法】炼蜜为丸，如弹子大，重三钱。每服一丸，空心淡姜汤，临卧陈酒化服。

【主治】湿痰及风热流滞经络，以致口眼㖞斜，手足搐搦，筋脉不舒，半身不遂，肢体疼痛。

涌涎汤

【来源】《活人方》卷一。

【组成】人参芦一钱　桔梗二钱　牙皂（炙，去皮）五分

【用法】水煎，加盐三钱五分，乘热一气服，服后以鹅翎探吐，未尽，再服。

【主治】中风，胸次痰结，痞满不和。

稀涎散

【来源】《活人方》卷一。

【组成】明矾一钱　枯矾一钱　牙皂（炙黄，去皮）二钱

【用法】上为细末。每服一二钱，白滚汤调下。探吐浮痰则已，不宜多吐。

【功用】探吐风痰，疏通喉膈。

【主治】中风初起，痰涎潮涌，牙关紧闭，汤药难进者。

醒神散

【来源】《活人方》卷一。

【组成】牙皂一钱（炙，去皮）　北细辛一分（焙燥）

【用法】上为极细末。吹鼻取嚏。神明犹醒者可治；无嚏则九窍闭，神气散者不治。

【功用】透窍，开关醒神。

【主治】中风昏愦，不省人事，口噤不能言语。

加味史国公药酒

【来源】《活人方》卷六。

【组成】虎骨　乌梢枕　白花蛇　晚蚕沙　白僵蚕　全蝎　清风藤　海风藤　油松节　白茄根　防风　汉防己　羌活　独活　桂枝　麻黄　川萆薢　明天麻　天南星　制半夏　威灵仙　广橘红　枳壳　制何首乌　枸杞子　生地黄　熟地黄　芎藭　当归　牛膝　牡丹皮　五茄皮　杜仲各等分　黄耆　白术二味加倍

【用法】上锉，贮绢囊，以滚酒冲入坛，泥固，外加厚纸密封，放窖处，过黄梅后开用。每酒一茶杯，调入桑枝膏五七匙，不拘时温服。若早、晚、空心各吞四妙丹一服，余时不必。

【主治】肥人素有湿痰风痰，气虚不能导引，以致淫溢流注于经络关节之处，为疼痛，为酸麻，手足举动不利，行步痿躄难前，口面㖞斜，涕唾纵横，言语謇涩，舌音不清，筋骨拘挛难于运转。

至宝丹

【来源】《活人方》卷七。

【组成】西牛黄五分　麝香五分　全蝎七分（去尖、酒洗，焙燥）　白僵蚕七分（取直者焙燥）朱砂一钱（飞细）　真佛金十张

【用法】共乳细无声，入瓷瓶塞固。大人每服七厘，老弱半分，小儿三厘，用陈胆星七分，南星七分，半夏七分，天麻七分，橘红七分，枳壳七分，防风七分，防己七分，川芎七分，当归七分，麻黄七分，薄荷七分，木通七分，甘草七分，生姜二片，大枣二枚，赤金首饰一事，水煎浓汁，不拘时候，调前末药温服。取微汗；如无汗，以余汁热服催之。

【主治】男妇小儿，风痰入于包络，则心神失守，不省人事；凝滞脏腑，则气道不通，痰壅喘急，二便秘结，阻塞经络，则口眼㖞斜，手足搐搦，肢体振掉，或因惊触，或由恼怒，或从心肾不交，虚火冲虐，或产后血脱，阴火妄行，卒然暴中，及癫痫狂躁。

油姜饮

【来源】《仙拈集》卷一。

【组成】香油一杯　生姜汁半盏

【用法】灌下。痰去立愈。

【主治】中风痰壅，或不能言。

回生至宝丹

【来源】《仙拈集》卷四。

【组成】胆星　雄黄　琥珀　朱砂　冰片　全蝎各二钱　巴豆霜一钱　麝香二分

【用法】上为细末，神曲糊为丸，如黍米大。大人用一分，小儿论大小，三四厘以至七八厘。感冒风寒，生姜汤送下；瘟疫，新汲水送下；中风不语，生姜汤送下；霍乱吐泻、绞肠痧，生姜汤送下；中暑，水送下；大小便不利，灯心汤送下；红痢，茶送下；食积，麦芽汤送下；风痰头眩，生姜汤送下；妇人血崩及月水不止，京墨磨童便送下。

【主治】感冒风寒，瘟疫，中风不语，霍乱吐泻，绞肠痧，中暑，大小便不利，红痢，食积，风痰头眩，妇人血崩及月水不止。

【宜忌】孕妇忌服。

参附救生汤

【来源】《杂症会心录》卷上。

【组成】附子二钱　人参三钱　麸炒陈米二钱

【用法】加生姜一片，水煎灌之。

【主治】忽然卒中，五绝皆见。

诸葛行营散

【来源】《医林纂要探源》卷六。

【组成】雄黄四两　丹砂五钱　乳香　没药各五钱　矾石（煅）三钱　皂角二钱（炙，研）　冰片二钱　麝香一钱

【用法】上为末，贮小瓷罐中。临用挑取少许，搐

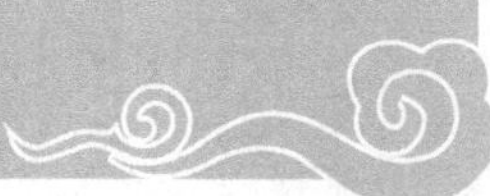

鼻取嚏；或用点二眼角。

【主治】暑热瘴疠，猝中暴仆，经络闭塞，霍乱绞痛，面垢爪甲青，自汗不收，一时欲死者。

【方论】方中雄黄辛温壮烈，秉正辟邪，除一切暑湿瘴疠结毒积聚；乳香苦温，香窜而滋润，能托里护心，外则舒筋活血，通行十二经脉；没药苦辛平，散结气，通滞血，去妄热，托里护心；矾石酸咸以补心，收散消痰；皂角辛咸，能补心而荡阴秽，辟邪浊。

秘授万灵一粒九转还丹

【来源】《疡医大全》卷七。

【别名】万灵一粒九转还丹（《中国医学大辞典》）。

【组成】真鸦片三两（冬研夏炖） 犀牛黄 真麝香各一钱二分（去毛） 百草霜九钱

【用法】上为细末，然后将白米饭二两四钱，研如糊，再下前四味，再研匀和丸，每丸重三厘，朱砂为衣，入大封筒内封固，放在翻转脚炉盖内，将包扎好草纸盖好，微微炭火烘三炷香，每炷香摇动炉盖三次，三三见九，名曰九转还丹，香完移过炉盖，待冷拆封，入瓷瓶内听用。大人每服一丸，小儿八九岁一丸作二次服，四五六七岁一丸作三次服，三岁未周一丸作四次服。

无论大人小儿，倘误多服，以浓茶饮之即解。

【主治】伤寒头痛发热，阴证身冷自汗，中风口眼歪斜，小儿急慢惊风，产后瘀血作痛，妇女经水不调，赤带，霍乱吐泻，痰结头痛，痢疾，蛊胀，久嗽，各种疼痛，痈疽，疔疮。

【宜忌】孕妇忌服。

万应丹

【来源】《同寿录》卷一。

【组成】乌药 防风 紫苏 半夏 芎藭 厚朴 香附 白芷各一一三两 甘草 枳壳各四十五两 青皮 麦芽各四十两 白蔻七十五两 朱砂八十两 草果三十七两五钱 神曲一〇四八两。

【用法】上各为末，姜汁水滴为丸。每服三钱，小儿每服一钱，淡姜汤送下。

【主治】中风中寒，中气中暑，口眼歪邪，牙关紧闭，不省人事；红白痢疾，水泻疟疾，霍乱吐泻，腹痛转筋，山岚瘴气，吐酸，伤食生冷，胃口停痰，胸膈胀闷，不思饮食；远方不服水土，作泻，心痛，恶心；四时感冒伤寒，头疼发热，遍身疼痛，恶寒无汗，伤风咳嗽；妇人产后昏迷，恶露不尽；小儿急慢惊风。

太乙紫金锭

【来源】《同寿录》卷一。

【别名】玉枢丹。

【组成】红芽大戟三两五钱 千金子（去油，净霜）二两四钱 草河车三两二钱（净粉） 朱砂（飞净）四两 腰面雄黄四两 毛慈姑（去皮净，切片）四两 五倍子三两五钱（又名文蛤） 麝香（净肉）三钱

【用法】上各为细末，加冰片二钱，同研极细粉，用小汤圆捣烂和匀，印锭。山岚瘴气，暑行触秽，及空心感触秽恶，用少许噙嚼，则邪毒不侵；绞肠腹痛，霍乱吐泻，姜汤磨服；中风卒倒，不省人事，痰涎壅盛，牙关紧急，姜汤磨服；咽闭喉风，薄荷汤磨服；膨胀噎膈，麦芽汤磨服；中蛊毒及诸药毒，饮食河豚、恶菌、死畜等肉，滚水磨服，得吐利即解；痈疽发背，无名疔肿，一切恶毒、恶疮，无灰酒磨服取汗，再用凉水磨涂患处；一切疟，温酒磨服；一切蛇、蝎、疯犬并毒虫所伤，无灰酒磨服，再用凉水磨敷患处；中阴阳二毒，狂言烦闷，躁乱不宁，凉水磨服；白痢，姜汤磨服；赤痢，凉水磨服；小儿痰涎壅盛，急慢惊风，薄荷汤磨服；常佩在身，能祛邪辟秽。

【功用】祛邪辟秽。

【主治】瘴疟暑恶，霍乱腹痛，中风痰盛，喉闭噎膈，无名疔肿，赤白下痢，小儿惊风等。

【宜忌】痈疽已溃及孕妇忌服。

百花丸

【来源】《医部全录》卷二二一。

【组成】防风 人参 茯苓 干地黄 羚羊角 麦冬 天门冬各一两半 芍药 独活 干姜 白术 丹参 山茱萸 甘草 茯神 升麻 黄

耆　菊花　地骨皮　石斛　牛膝　五加皮　薯蓣各二十铢　秦艽　芎藭　桂心　防己　生姜　黄芩各一两　附子十八铢　石膏三两　寒水石二两

【用法】上为末，炼蜜为丸，如梧桐子大。每服二十丸，生姜蜜汤送下，一日三次。稍加至三十丸。

【主治】中风后虚热翕翕然。

【宜忌】忌油、面、蒜、生冷、酢滑，及猪、羊、鸡、鱼等肉。

大活络丹

【来源】《兰台轨范》卷一引《圣济总录》。

【别名】神效大活络丹（《经验各种秘方辑要》）。

【组成】白花蛇　乌梢蛇　威灵仙　两头尖（俱酒浸）　草乌　天麻（煨）　全蝎（去毒）　首乌（黑豆水浸）　龟版（炙）　麻黄　贯仲　炙草　羌活　官桂　藿香　乌药　黄连　熟地　大黄（蒸）　木香　沉香各二两　细辛　赤芍　没药（去油，另研）　丁香　乳香（去油，另研）　僵蚕　天南星（姜制）　青皮　骨碎补　白蔻　安息香（酒熬）　黑附子（制）　黄芩（蒸）　茯苓　香附（酒浸，焙）　玄参　白术各一两　防风二两半　葛根　虎胫骨（炙）　当归各一两半　血竭（另研）七钱　地龙（炙）　犀角　麝香（另研）　松脂各五钱　牛黄（另研）　片脑（另研）各一钱五分　人参三两

【用法】上为末，炼蜜为丸，如龙眼核大，金箔为衣。陈酒送下。

【主治】一切中风瘫痪，痿痹痰厥，拘挛疼痛，痈疽流注，跌扑损伤，小儿惊痫，妇人停经。

太乙紫金锭

【来源】《文堂集验方》卷一。

【组成】山慈姑（洗去毛皮，切片，焙，研细末）三两　五倍子（捶破，拣净，研细）二两　麝香（拣净毛皮）三钱　千金子（去壳取仁，色白者，研碎，用纸数十层，夹去油，数易，成霜）一两　红芽大戟（去芦根，洗净，晒干，研细末）一两　朱砂（水飞净）一两二钱　雄黄（水飞净）三钱　山豆根（晒干，研）六钱

【用法】各药先期制就，宜端午、七夕或上吉日，净室修合。将各药秤准，入大乳钵中，再研数百转，方入石臼中，加糯米粉糊如汤团厚者，调和燥湿得中，用木杵捣一千二三百下，至光润为度。每锭三五分至一钱不拘。一切饮食药毒蛊毒，及吃死牛马六畜等肉，恶菌河豚之类，人误食之，胀闷昏倒，急用温汤磨服，得吐利即解；山岚瘴气，途行触秽，即时呕吐，憎寒壮热者，用凉水磨服一钱，轻者五分；途行少许噙嚼，则邪不侵；中风卒倒，用生姜汤磨服；痈疽发背，一切无名肿毒，用无灰酒磨服，外用米醋磨涂患处，中留一孔，日夜数次，已溃只涂勿服；一切咽喉风闭，双蛾单蛾，汤水不进，无药可救者，用冷薄荷汤磨服，或口中噙化，立时即通；风火牙痛，用少许含化痛处；中热中暑，温井水磨服，或吐或泻，生姜汤磨服；一切水泻急痛，霍乱绞肠痧，赤白暑痢，用姜汤磨服；男妇急中癫邪，唱叫奔走，用石菖蒲煎汤磨服；一切毒虫恶蛇，疯犬咬伤，随即发肿，昏闷喊叫，命在须臾，用酒磨灌下，并涂患处，再吃葱汤一碗，盖被出汗，立苏；小儿急慢惊风，一切寒暑疾病，用薄荷汤磨服；膨胀噎膈，用麦芽汤磨服；妇女经水不通，红花汤磨服；暑疟邪疟，临发时，取东流水煎桃柳枝汤磨服；遇天行疫症传染者，用桃根煎汤，磨浓，抹入鼻孔，次服少许，任入病家，再不沾染，时常佩带，能祛诸邪。大人每服一钱，虚弱者减半。小儿未及周岁者，半分一分，一二岁者，每服二三分。或吐或利即效。势重者，连进二服。

【主治】山岚瘴气，呕吐霍乱，中风卒倒，中暑中热，乳蛾喉闭，痈疽发背，妇人经闭，小儿惊风。

【宜忌】孕妇忌服；忌甜物、甘草一二日。

顺元散

【来源】《家庭治病新书》引《医疗药方规矩》。

【组成】制南星　木香各一钱　制川乌五分

【用法】水煎服。

【主治】中风，痰涎壅塞，卒倒气绝者。

加减牛黄清心丸

【来源】《杂病源流犀烛》卷十二。

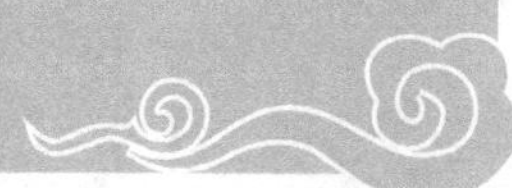

【组成】人参　茯神　麦冬　山药　胆星　白术　雄黄　甘草　犀角　朱砂　牛黄　冰片　麝香　金箔　羚羊角

【用法】枣肉加炼蜜为丸服。

本方原名“加减牛黄清肺心汤”，与剂型及治证不符，据《中国医学大辞典》改。

【主治】中风。由于痰气逆冲，心主被障，神气昏瞀，不知人事，属中脏闭症者。

青皮白芍汤

【来源】《杂病源流犀烛》卷十二。

【组成】青皮　白芍　柴胡　山栀　人参　白术　茯苓　甘草

【用法】《中国医学大辞典》：清水煎服。

【功用】泻肝安脾。

【主治】中风。风木太过，凌虐中州，脾土受攻，求助于食，善饥消食。

二阴煎

【来源】《医级》卷八。

【组成】熟地三五钱　当归二三钱　枣仁　酒芍各二钱　甘草一钱　人参随用

【主治】中风血不养筋，及疟疾汗多，屡散而不能止，少阳、厥阴阴虚血少而无火者。

【加减】呕恶甚，加生姜；多汗气虚，加黄耆、五味；小腹痛，加枸杞；腰膝无力，加杜仲、牛膝；胸闷，加广皮。

矾皂散

【来源】《医级》卷八。

【组成】白矾　牙皂各等分

【用法】水煎，灌之取痰，得吐痰涎，可商投剂。

【主治】卒中痰嘶，壅闭会厌，汤饮不得入口。

通顶散

【来源】《医级》卷八。

【别名】透顶散。

【组成】藜芦　甘草　人参　芎藭　石膏

【用法】上为末，吹鼻探嚏，以验肺气，有嚏可治，无嚏不治。

【功用】激嚏。

【主治】中风卒仆及诸昏厥不省之候。

破根散

【来源】《风劳臌膈四大证治》。

【组成】南星五分　冰片少许

【用法】以中指点末，擦牙根。

【主治】中风闭证，口噤不开。

天根月窟膏

【来源】《温病条辨》卷五。

【组成】鹿茸一斤　乌骨鸡一对　鲍鱼二斤　鹿角胶一斤　鸡子黄十六枚　海参二斤　龟版二斤　羊腰子十六枚　桑螵蛸一斤　乌贼骨一斤　茯苓二斤　牡蛎二斤　洋参三斤　菟丝子一斤　龙骨二斤　莲子三斤　桂圆肉一斤　熟地四斤　沙苑蒺藜二斤　白芍二斤　芡实二斤　归身一斤　小茴香一斤　补骨脂二斤　枸杞子二斤　肉苁蓉二斤　萸肉一斤　紫石英一斤　生杜仲一斤　牛膝一斤　萆薢一斤　白蜜三斤

【用法】上药用铜锅四口，以有情归有情者二，无情归无情者二，文火次第煎炼取汁；另入一净锅内，细炼九昼夜成膏，后下胶、蜜，以方中有粉无汁之茯苓、莲子、芡实、牡蛎、龙骨、鹿茸、白芍、乌贼骨八味为极细末，和前膏为丸，如梧桐子大。每服三钱，一日三次。

【功用】阴阳两补，通守兼施。

【主治】下焦阴阳两伤，八脉告损，急不能复，胃气尚健，无湿热证者；男子遗精滑泄，精寒无子，腰膝腹痛之属肾虚者；老年体瘦，痱中，头晕耳鸣，左肢麻痹，缓纵不收，属下焦阴阳两虚者；妇人产后下亏，淋带癥瘕，胞宫虚寒无子，数数殒胎，或少年生育过多，年老腰膝尻胯酸痛者。

【宜忌】胃弱不能传化重浊之药者，有湿热者，单属下焦阴虚者不宜此方。

金屑丸

【来源】《续名家方选》。

【组成】菊名石　硫黄　木香各一两　伏龙肝二十钱

【用法】上为末，为丸金箔六枚为衣。

【功用】解毒。

【主治】食毒及痢疾，卒中风，心痛，一切急卒病。

棕叶汤

【来源】《续名家方选》。

【组成】红花　荆芥　白姜蚕各二钱　棕榈叶五钱

【用法】上以水三合，煮取一合半，温服。

【主治】中风初发，手足麻痹者。

探吐散

【来源】《采艾编翼》卷二。

【组成】食盐半斤

【用法】上熬令水尽。着口中，以热汤吞下。得吐痰即好。如不吐，以鹅鸭毛探吐。

【主治】中风后腹中切痛。

驱风至宝丹

【来源】《医学实在易》卷五。

【组成】天麻　人参　熟地　羌活　桔梗　石膏　独活　黄芩各一两　薄荷　大黄（酒浸）芒硝　黄柏　荆芥　麻黄　栀子　细辛　连翘　黄连　全蝎各五钱　川芎三两半　白术二两半　白芍　当归　防风各二两半　甘草二两　滑石三两

【用法】上为末，炼蜜为丸，如梧桐子大。每服一丸或二丸，细嚼，临卧茶、酒任下。

【主治】风中经络脏腑，及一切危证。

保元汤

【来源】《观聚方要补》卷一。

【组成】桂枝二钱　白术　人参各一钱　黄耆八分　当归三分　生附子七分

【用法】水煎服。

【主治】中风虚脱，卒昏塞不省人事，半身不遂。

【加减】肾气易动而燥者，加芍药、地黄。

万应丹

【来源】《串雅补》卷一。

【组成】斑蝥（糯米泔浸一宿，炒黄色勿令焦）川乌（煨）草乌（炒）三棱　莪术　首乌　大茴　生地　熟地　黑丑　白丑　雄黄　五灵脂　朱砂　龟版　全蝎　甲片各五钱　半夏（姜制）大黄　白芍　赤芍　麻黄各三钱　升麻二钱　僵蚕四钱　杏仁二十粒（去皮，炙）生草一两　川蜈蚣十条（酒洗，炙干）麝香五分

【用法】上为细末，用大黑枣二斤八两，去皮核蒸熟，捣如泥，入药末杵千下为丸，每丸重三分。每服一丸，随症引下，症治悉照黄金顶引送；或陈酒送下，酒随量饮。

【主治】伤寒，瘟疫，中暑，疟疾，山岚瘴气，感冒，咳喘痰多，鼻衄，吐血，肠风下血，食积腹痛，霍乱吐泻，胁痛，心气走痛，大便闭涩，五淋痛甚，四肢浮肿，遍身骨节疼痛，腰痛怕冷，手足拘挛，痿弱难伸，年久风气疼，中风口哑不语，半身不遂，盗汗，耳聋眩晕，阴证热燥，梦与鬼交，梦泄遗精，痰迷心窍。妇人月经不调，血崩，赤白带下，乳痈，胎衣不下，产后血痛。小儿惊风发热，吐乳夜啼，慢脾风，大头瘟，疳积，泄泻，耳内流脓，无名肿毒，痈疽，背疮，流注，结核走窜，杨梅疮，天疱疮，喉癣，喉蛾，目赤涩痛，皮肤痒极，五蛊胀肿。

【宜忌】孕妇忌服。

通窍活血汤

【来源】《医林改错》卷上。

【组成】赤芍一钱　川芎一钱　桃仁三钱（研泥）红花三钱　老葱三根（切碎）　鲜姜三钱（切碎）红枣七个（去核）麝香五厘（绢包）

【用法】用黄酒半斤（各处分两不同，宁可多二两，不可少），煎前七味至一钟，去滓，入麝香再煎二沸，临卧服。大人每日一付，连吃三付，隔一日再吃三付；若七、八岁小儿，两晚吃一付；三、四岁小儿，三晚吃一付。麝香可煎三次，再

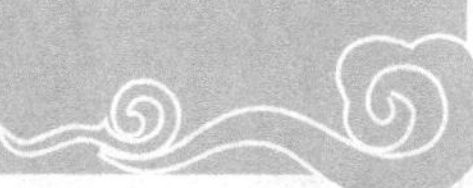

换新的。头发脱落，用药三付发不脱，十付必长新发；眼疼白珠红，无论有无云翳，先将此药吃一付，后吃加味止痛没药散，一日二付，三二日必全愈；糟鼻子，无论三、二十年，此方服三付可见效，二三十付可全愈；耳聋年久，晚服此方，早服通气散，一日两付，三二十年耳聋可愈；白癜风、紫癜风，服五付可不散漫，再服三十付可痊；紫印脸，如三五年，十付可愈，若十余年，三二十付必愈；青记脸如墨，三十付可愈；牙疳，晚服此药一付，早服血府逐瘀汤一付，白日煎黄耆八钱，徐徐服之，一日服完，一日三付，三日可见效，十日大见效，一月可全愈；出气臭，晚服此方，早服血府逐瘀汤，三五日必效；妇女干劳，服此方三付或六付，至重者九付，未有不全愈者；男子劳病，轻者九付可愈，重者十八付可愈，吃三付后，如果气弱，每日煎黄耆八钱，徐徐服之，一日服完，此攻补兼施之法；若气不甚弱，黄耆不必用，以待病去，元气自复；交节病作，服三付不发；小儿疳证，用此方与血府逐瘀汤、膈下逐瘀汤三方轮服，未有不愈者。

【功用】

1.《医林改错》：通血管。

2.《医林改错评注》：通络开窍，行血活血。

3.《江苏中医杂志》：活血祛瘀，通络止痛，芳香开窍。

【主治】

1.《医林改错》：头面、四肢、周身血管血瘀所致的头发脱落；眼疼白珠红；糟鼻子；耳聋年久；白癜风，紫癜风；紫印脸，脸如打伤血印，色紫成片，或满脸皆紫；青记脸如墨，长于天庭者多；牙疳；闻出臭气；妇女干劳，经血三、四月不见，或五、六月不见，咳嗽急喘，饮食减少，四肢无力，午后发烧，至晚尤甚；男子劳病，初病四肢酸软无力，渐渐肌肉消瘦，饮食减少，面色黄白，咳嗽吐沫，心烦急躁，午后潮热，天亮汗多；交节病作；小儿疳证，初起尿如米泔，午后潮热，日久青筋暴露，肚大坚硬，面色青黄，肌肉消瘦，皮毛憔悴，眼睛发睖。

2.《吉林中医药》：中风。

【验案】中风《吉林中医》(1986，6：11)：以赤芍9g，川芎9g，红花9g，红枣10枚，鲜生姜3片，老葱3根，冰片0.1g（冲服），黄酒1盅为基本方，气虚者加黄芪60g；阴虚者加玄参20g，生地20g；肝阳上亢者加羚羊角粉0.3g，石决明30g；风盛者加僵蚕9g，天南星9g；兼腑实者加小承气汤，治疗中风34例。病人年龄42～76岁，病程1～90天。其中脑溢血14例，脑血栓形成 20例。结果：语言基本恢复，瘫痪肢体肌力接近正常，能自理生活，神经系统检查显示手的精细动作稍差，腱反射较对侧增高者为基本恢复，共24例，占70.59%， 其中脑溢血11例，脑血栓13例；语言基本恢复，患侧肢体肌力部分好转，能自理部分生活者为显著好转，共9例，占26.47%；病情恶化或治疗后无改变者为无效，共1例，占2.94%。

蕲蛇酒

【来源】《喻选古方试验》。

【组成】蕲蛇一条（酒洗，润透，去骨刺及近头三寸，只取肉四两） 羌活 归身 天麻 秦艽 五加皮各二两 防风一两

【用法】上以生绢袋盛之，入金华酒坛内，悬胎安置，入糯米生酒醅五壶，浸袋，箬衣密封，安坛于大锅中，水煮一日，取起，埋阴地七日取出。每饮一二杯。仍以滓晒干研末，酒糊为丸，如梧桐子大，每服五十丸，煮酒吞下。

【主治】中风伤酒，半身不遂，口目㖞斜，肤皮痛痹，骨节疼痛；及年久疥癣，恶疮风癞。

【宜忌】切忌见风、近色及鱼、羊、鹅、面发风之物。

第一真黄风汤

【来源】《医略十三篇》卷一。

【组成】嫩黄耆三钱 防风根八分 云茯苓三钱 炙甘草五分 制半夏一钱半 福橘皮一钱 当归身三钱 赤芍药一钱半 豨莶三钱

【用法】上以长流水煎，入竹沥三钱，姜汁五分，和服。

【主治】真中风，初感一切形证。

第二真黄风汤

【来源】《医略十三篇》卷一。

【组成】炙黄耆三钱　防风根五钱　云茯苓三钱　制半夏钱半　炙甘草五分　福橘皮一钱　当归身三钱　人参一钱半　桂水炒白芍一钱半　豨莶三钱　炒枳实五分

【用法】长流水煎服。

【主治】真中风初感，服第一真黄风汤后，六经表证已解，里证未除，或二便阻隔或变色，或神志不清，或语言謇涩，或口眼㖞斜，或半身不遂，舌苔或白滑，或黄厚，或黧黑，胸次或舒或不舒，饮食或进或不进者。

第三真黄风汤

【来源】《医略十三篇》卷一。

【组成】炙黄耆三钱　防风根三分　人参一钱半　大熟地四钱　云茯苓三钱　炙甘草五分　制半夏一钱半　福橘皮一钱　炒枳实五分　豨莶三钱

【用法】上以长流水煎服。一二剂或十剂后，或更以十剂为末，水叠丸。每服三钱，早晚开水送下。

【主治】真中风，服第一、二真黄风汤后，表里俱和，诸证悉退，或二气未充，或余氛未尽，宜此方调理。

太乙救苦辟瘟丹

【来源】《良方集腋》卷上。

【别名】太乙救苦丹、卢祖师解毒辟瘟丹（《卫生鸿宝》卷一）。

【组成】麻黄（十六两，去根节，晒，取净末）一两五钱　升麻（五十两，焙，取净末）三十两　广藿香（五十两，不见火，晒，取净末）三十两　广陈皮（四十两，新会者佳，焙，取净末）三十两　绵纹大黄（四十两，炒，取净末）三十两　山慈姑（四十五两，处州产而有毛者真，去毛，焙，取净末）二十一两　广木香（十九两，不见火，取净末）十五两　山豆根（二十四两，去芦根，焙，取净末）十五两　饭赤豆（七十五两，焙，取净末）六十两　鬼箭羽（一百六十两，炒，取净末）六十两　千金子（五十两，新者佳，去壳，去油，取净霜）十二两　雌黄（四十两，千叶者佳，水飞，取净末）十二两　川乌（五十两，煨，去皮脐，晒干，焙，取净末）十二两　麝香（三两一钱，研，去皮渣，不见火，取净末）三两　杜苏叶（二十两，晒，取净末）十五两　桔梗（五十两，焙，取净末）三十两　明雄黄（三十四两，老坑者佳，水飞，晒干，取净末）三十两　金银花（四十五两，晒，取净末）三十两　香附（二十六两；炒，取净末）二十一两　川五倍（二十七两，焙，取净末）二十一两　苍术（二十四两，真茅山者佳，米泔浸三日，晒，取净末）十五两　大半夏（二十两，滚水泡七次，姜矾制，晒，取净末）十五两　紫丹参（一百一十两，焙，取净末）六十两　劈砂（十一两，辰州产瓜仁面者佳，水飞净，晒干，取净末）十两　红芽大戟（去净骨，十七两，杭州产者佳，焙，取净末）十二两　北细辛（二十四两，去叶泥，净，不见火，取净末）十二两　滑石（十四两，水飞净，取净末）十二两

【用法】上药选上好道地者，俱磨极细末，逐样另自包好，择日精心修治。将药末逐件兑准分两，不可以己意增减改换，拌匀，再筛极细，和置石臼中，以糯米粉糊丸和之，杵千下，用范子印成每锭重一钱，作三次用之。凡遇天行疫症，以一锭用绛囊盛之，悬之当胸，或系左肘，诸邪退避，虽与疫人同床共处，永无缠染之患；如邪已中人，伏藏未发，略见寒热恍惚，喉燥，昏迷狂闷，头痛，服之即安；瘟疫阴阳二毒，伤寒心闷狂言乱语，胸膈壅滞，邪毒发越，急服此丹；霍乱腹痛，绞肠痧，或汗或吐或下，可保平安；中蛊腹痛，狐鼠恶毒，恶菌、河豚、死牛马肉、鸟兽诸毒，小儿急慢惊风、五疳五痢，瘾疹疮疡，并昏愦不醒，牙关紧闭，皆用薄荷汤磨服；中风中气，口眼歪斜，言语謇涩，牙关紧急，筋脉挛缩，骨节风肿，手脚疼痛，行步艰难，妇人腹中结块，并月经过期不至，腹内作痛，或为邪所交，腹中作痞，乃急中痰之邪，狂乱喝叫奔走，并失心羊痫风等，皆用好酒磨服；头疼、太阳疼，用酒磨，入薄荷细末，涂太阳穴；疟疾临发时，取东流水煎桃、柳枝汤磨服；传尸劳瘵，用清水磨服；病起仓猝，中风五痫，中恶，溺缢魇，胸前高热，及怪迷死未隔宿者，皆用冷水磨灌；赤痢血痢，凉水磨服；白痢，姜汤磨服；心脾痛，酒

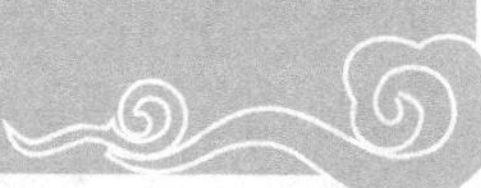

磨服，或淡姜汤磨服；牙痛，酒磨涂患处，及含少许吞下；诸痔便毒，坚硬未成脓者，若痛、大小便难者，清水磨服；痈疽发背，无名肿毒，对口天蛇头等一切恶疮，诸风瘾疹赤肿，诸瘤未破时，皆用淡酒磨服，及用冷茶摩涂疮上，日夜各数次；汤火伤、虎伤、鼠伤、蜈蚣伤，蛇伤，皆用水摩涂，并用酒磨服；凡饮食中毒，瘴气邪疟恶痢，用桃、柳枝汤磨服；妇人鬼胎鬼气，用红花汤磨服。

【主治】瘟疫伤寒，霍乱疟瘴，赤白下痢，中风癫狂，小儿急惊疳痢，牙痛风疹，痈疽发背，虫伤恶疮，卒死等。

【宜忌】勿火烘泄气，盐滓汗污秽触。孕妇血劳忌用。

风痹瘫痪药酒

【来源】《良方集腋》卷上。

【组成】嫩桑枝四两（切片） 陈海蜇十二两 野料豆四两 松针四两（捣烂）

【用法】上药用酒七斤，装入瓷瓶，不论甜燥，将瓶入锅内，外以水与瓶酒仿佛平满，隔水煎三炷香时乃住，日日饮之。

【主治】半身不遂，手足麻木，瘫痪。

灵通万应丹

【来源】《卫生鸿宝》卷一。

【别名】平安如意丹（原书同卷）、灵宝如意丹（《经验方》卷下）。

【组成】真蟾酥（舐之舌即麻者真）二两 茅术（小而有朱点者，米泔浸，炒焦黄）三两 明天麻（蒸、晒） 麻黄（去根节、晒） 明雄黄（水飞） 朱砂（水飞）各三两六钱 锦纹大黄（晒）六两 甘草（去皮）二两四钱 丁香（不拘公母）六钱 麝香三钱（一方加犀黄三钱）

【用法】上为细末，以蟾酥烧酒浸化，泛为丸，如莱菔子大，朱砂为衣。用两碗对合，手捧摇掷，药在内摩荡，自能坚实光亮，晒干。瓷瓶收贮。中暑头晕眼黑，恶心头痛，霍乱吐泻，手足厥冷，转筋，呃逆，绞肠痧，胃气痛，喉风喉痹，疟、痢，温水送下七八丸，重者十三四丸；瘟疫、斑痧，中风痰厥，不省人事，研三丸吹鼻，再用十余丸汤灌；小儿初生，脐风撮口，药力难施，以一二丸研细，吹鼻取嚏，得汗即愈；急惊，研末吹鼻，再以末灌之，立苏；牙痛、走马疳、恶疮疔毒、蛇蝎虫伤，狗咬，捣末，酒调敷患处；缢溺、跌打、惊魇、略有微气，将药研末吹鼻灌口，立可回生；山岚瘴气，一切秽气，口含二三丸，邪毒不侵。

【主治】老幼、男女百病，中暑头晕眼黑，恶心头痛；霍乱吐泻，手足厥冷，转筋、呃逆；绞肠痧，胃气痛，喉风喉痹，疟、痢、瘟疫，斑痧；中风痰厥、不省人事，小儿初生，脐风撮口，急惊、牙痛，走马疳，恶毒疔疮。蛇蝎虫伤，狗咬，缢溺、跌打、惊魇、山岚瘴气，一切秽气。

【宜忌】虚损及孕妇忌服。服药后停茶、酒、饭一、二时。

万应灵膏

【来源】《良方汇录》。

【组成】川芎 白芷 干生地 熟地 当归 白术 苍术 陈皮 香附 枳壳 乌药 半夏 青皮 细辛 知母 贝母 杏仁 黄连 黄芩 黄柏 桂枝 大黄 桑白皮 柴胡 薄荷 赤芍 木通 桃仁 玄参 猪苓 泽泻 桔梗 前胡 升麻 麻黄 牛膝 杜仲 山药 远志 续断 良姜 何首乌 甘草 连翘 藁本 茵陈 地榆 防风 荆芥 羌活 金银花 独活 白蒺藜 苦参 僵蚕 天麻 南星 川乌 草乌 威灵仙 白鲜皮 五加皮 益母草 两头尖 五倍子 巴戟肉 川山甲 芫花 附子 肉桂 虎骨 鹿茸 鲜生地 山栀 红花 丹皮 三棱 蓬术 木香 全蝎 鳖甲 青风藤 地骨皮 干姜 补骨脂各二两 蜈蚣二十条 苍耳头七个 桃 柳 槐 榆 桑 楝 楮枝各三十枝

【用法】用真麻油四十斤浸药，春、秋二十日，冬天一月，夏天十日，先煎血余油二斤，同药归一处，用槐枝、桃枝、桑枝、柳枝、枣枝向东者搅药，煎好将细筛滤渣，熬至滴水成珠，老嫩要得法，然后将黄丹二十斤，水漂净炒干研，收拣成膏。另加细药末开后：人参二两，牛黄、麝香、

冰片、珍珠、琥珀、樟脑、龙骨、雄黄、熊胆、儿茶、乳香、没药、轻粉、血竭、母丁香、安息香、自然铜、赤石脂、海螵蛸各八钱。以上二十味共研细末，听用。上已熬八十八味，用苏合油十两，铅粉一匣收膏。其收膏之法，须住火凉至温热，将苏合油分作数次搅入，再将铅粉搅入，然后将各药末作数次搅入，不住手搅，搅至冷为度。隔水浸，去火气，四十九日方可用之。搅木须用槐木枝尤妙。

【主治】男妇小儿不分远近，五劳七伤，咳嗽痰喘气急，左瘫右痪，手足麻木，遍身筋骨疼痛，腰脚软弱，偏正头风，心气疼痛，小肠疝气，偏坠，跌打损伤，寒湿脚气，痢疾，疟疾，走气痞块，男子遗精白浊，妇人赤白带下，月经不调，血崩；兼治无名肿毒，瘰疬，臁疮，杨梅顽疮，误服轻粉致伤筋骨疼痛，变成为恶毒，肿烂成疮，大如盘，或流黄水，或流脓血，遍身臭烂，不能动履者。

【宜忌】孕妇忌贴。

十香返魂丹

【来源】《春脚集》卷三。

【别名】十香返生丹（《北京市中药成方选集》）。

【组成】公丁香二两　木香二两　乳香二两　藿香二两　苏合香二两　降香二两　海沉香二两　安息香一两　麝香一两　香附二两　诃子肉二两　僵蚕二两　天麻二两　郁金二两　蒌仁二两　礞石二两　甘草四两　建莲心二两　檀香二两　朱砂二两　琥珀二两　京朱黄一两　冰片五钱　大赤金三百张

【用法】上为细末，甘草膏兑白蜜为丸，重一钱，金衣蜡皮封固。如见鬼神，自言自语，或登高者，姜汁送下；中暑卒晕死者，香薷煎汤送下；七情所伤而死者，灯心煎汤化下，夜寐怔忡，神魂游荡，重复又卧，醒后不知人事者，灯心、赤金煎汤送下；孕妇怀胎七、八、九月，突然死去，此方胎晕，人参、朱砂煎汤送下；孕妇胎动，莲子心煎汤送下；如醉，赤金、姜煎汤送下；小儿急慢惊风，天吊仰视，口吐涎沫，手足抽搐，薄荷、灯心煎汤送下；男女交合脱阳，脱阳欲死者，升麻煎汤送下。

《北京市中药成方选集》本方用法：每服一丸，日服二次，温开水送下。

【功用】芳香开窍，益智化痰。

【主治】痰厥中风，口眼歪斜，牙关紧闭，昏厥欲死，或诸风狂乱。

【方论】《慈禧光绪医方选议》：此丹从《太平惠民和济局方》苏合香丸加化痰祛风之品而来。取诸香辛窜，辟秽醒脑，以开窍闭，礞石、瓜蒌、郁金以化痰浊；僵蚕、天麻祛风；朱砂、血珀定神。诸药合用，窍道开，风痰化，凡卒厥昏死者，多可回生。因方中有十味芳香药物，故名十香返魂。

水梅丸

【来源】《喉科心法》卷下。

【组成】大青梅二十个　猪牙皂三十条　桔梗二两　防风二两　净食盐十二两　块明矾三两　白芷二两

【用法】上为细末，拌匀，和青梅装入瓷瓶，愈陈愈佳。痰厥口噤，用此擦牙；喉风乳蛾，每用一丸，含，咽津液。吐出恶涎立愈。

【主治】中风痰厥，牙关不开。并喉痹乳蛾。

加味竹沥汤

【来源】《医醇剩义》卷一。

【组成】麦冬二钱　石斛三钱　羚羊角一钱五分　橘红一钱　胆星五分　僵蚕一钱五分（炒）　天麻八分　淡竹沥半杯　姜汁一滴（同冲服）

【主治】中风，风火炽盛，胃津不能上行，痰塞灵窍，昏不知人，证属中腑者。

加味桂枝汤

【来源】《医醇剩义》卷一。

【组成】桂枝八分　白芍一钱五分　甘草五分　怀牛膝二钱　川牛膝一钱五分　当归二钱　蚕砂四钱　秦艽一钱　防风一钱　红枣五枚　生姜三片

【主治】中络。风入肌表，肌肉不仁，或手指、足趾麻木。

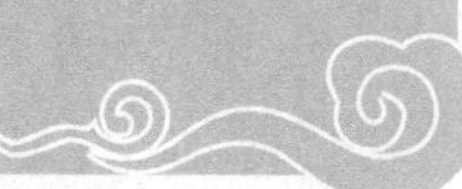

阴阳两救汤

【来源】《医醇剩义》卷一。

【组成】熟地八钱　附子三钱　人参二钱　菟丝子八钱（盐水炒）　枸杞四钱　茯神二钱　远志一钱（甘草水炒）　干河车三钱（切）　炮姜炭一钱

【用法】水煎浓汁，时时饮之。

【主治】中脏虚症，四肢懈散，昏不知人，遗尿鼾睡。

补真汤

【来源】《医醇剩义》卷一。

【组成】紫河车（干切）二钱　熟地五钱　附子一钱　山萸肉一钱五分　当归二钱　白芍一钱五分（酒炒）　茯神二钱　丹参二钱　远志五分（甘草水炒）　麦冬二钱　石斛二钱　独活一钱（酒炒）　牛膝二钱　红枣十枚　姜三片

【主治】中风僵卧，气血皆虚，手不能举，足不能行，语言謇涩。

养血祛风汤

【来源】《医醇剩义》卷一。

【组成】生地五钱　当归二钱　白芍一钱（酒炒）　桂枝六分　茯苓三钱　白术一钱　虎胫骨一钱五分（炙）　续断二钱　独活一钱（酒炒）　秦艽一钱　牛膝二钱　木香五分　红枣十枚　姜三片　桑枝一尺

【主治】中经。风入经脉，身体重着，步履艰难。

黄耆九物汤

【来源】《医醇剩义》卷一。

【组成】黄耆二钱　防风一钱　党参五钱　茯苓二钱　白术一钱　鹿胶一钱五分（角霜炒）　独活一钱（酒炒）　牛膝二钱　甘草五分　大枣二枚　生姜三片

【主治】中风。半身不遂，手足弛纵，食少神疲，不能步履，属气虚者。

舒筋通络汤

【来源】《医醇剩义》卷一。

【组成】生地四钱　当归二钱　白芍一钱五分（酒炒）　川芎一钱　枸杞三钱　木瓜一钱（酒炒）　金毛脊二钱（去毛，切片）　楮实子二钱　川断二钱　独活一钱（酒炒）　牛膝二钱　秦艽一钱　红枣十枚　姜三片　桑枝一尺

【主治】中风半身不遂，血虚筋节拘挛，手指屈而不伸，不能步履。

清阳膏

【来源】《理瀹骈文》

【组成】老生姜　葱白（连须）　韭白　大蒜头各四两　槐枝　柳枝　桑枝各二斤（连叶）　桃枝（连叶）半斤　马齿苋（全用）一斤　白凤仙花（茎、子、叶、根全用）半斤　苍耳草　芙蓉叶各半斤　小麻油五斤（先熬上药，加炒黄丹，炒铅粉，收，听用）　元参　苦参　生地　当归　川芎　赤芍　羌活　独活　天麻　防风　荆穗　葛根　连翘　白芷　紫苏　柴胡　黄芩　黑栀子　黄柏　知母　桔梗　丹皮　地骨皮　黄连　花粉　郁金　赤苓　枳实　麦冬　银花　甘草　龙胆草　牛子　杏仁　桃仁　木通　车前子　五倍子　山慈姑（或用山豆根代）　红大戟　芫花　甘遂　生半夏　大贝母　橘红　陈胆星　升麻　白菊花　石菖蒲　赤小豆　皂角　木鳖仁　蓖麻仁　山甲　鳖甲　蝉蜕　僵蚕　全蝎　石决明　细辛　羚羊　大青　蟾皮　香附　白芨　白蔹各一两　草乌　官桂　红花　苍术　厚朴　木香各五钱　薄荷四两　大黄　芒消各二两　犀角片三钱　发团一两二钱

【用法】小磨麻油十斤熬上药，炒黄丹六十两收，加生石膏八两，飞滑石四两，广胶二两，乳香、没药、雄黄、青黛各一两，轻粉五钱，冰片或薄荷油二三钱搅，两膏合并，捏如鸡蛋大者数十丸，浸水出火毒。每服一丸，隔水化开，量大小摊贴。

【主治】风热，凡头面、腮颊、咽喉、耳、目、鼻、舌、齿、牙诸火，及三焦实火，口渴、便秘者，又时行感冒、伤寒、瘟疫、热毒、结胸症、中风、热症、鹤膝风等，及一切内痈、外痈、丹毒、肿毒、冻疮、发热、湿热、流注、肠痔，并

蓄血症胸腹胀痛者，妇人热结血闭，小儿惊风、痰热，痘后余毒为病人。

【宜忌】孕妇忌用，如不碍胎处亦可贴。

黄耆姜苓汤

【来源】《医学金针》卷二。

【组成】黄耆　人参　茯苓　半夏　生姜各三钱　甘草二钱

【用法】水煎，温服。

【主治】血虚中风，右半偏枯者。

【加减】中下寒，加干姜、附子；病重者，黄耆、生姜可用一二两。

四君加味汤

【来源】《不知医必要》卷一。

【组成】党参（去芦，饭蒸）三钱　天麻　茯苓　钩藤各一钱五分　白术二钱　炙草一钱

【用法】加生姜汁半酒杯，冲药服。

【主治】中风闭证，脾虚者。

【加减】有痰，加竹沥水半酒杯；如仓猝无竹沥水，即加天竹黄一钱五分。

生姜汤

【来源】《不知医必要》卷一。

【组成】老生姜五钱

【用法】水煎。初服须抉开口灌。

【主治】中风闭证。

当归羌活汤

【来源】《不知医必要》卷一。

【组成】党参（去芦，炒）二钱　当归　秦艽　独活　钩藤各一钱五分　白芍（酒炒）　羌活各一钱　炙草七分

【用法】加生姜二片，水煎服。

【主治】风中经络，口眼㖞斜，手足拘急。

转舌膏

【来源】《医方简义》卷二。

【组成】连翘一钱　山栀　薄荷　淡竹叶　黄芩　桔梗各五分　甘草　石菖蒲　远志肉各四分

【用法】上为末，以炼蜜为丸，如弹子大，辰砂为衣。每服一丸，薄荷汤化服。

【功用】开膈通窍，消痰清火。

【主治】中风瘈疭，舌强不语。

霹雳散

【来源】《急救痧症全集》卷下。

【别名】通关散。

【组成】北细辛五钱　生半夏　皂角各半钱　鹅不食草　茅山术　灯心灰各二钱

【用法】上为极细末，瓶收封固。临用以灯草一段，蘸少许，刺搐鼻孔中，即嚏。

【主治】痧毒闭结，七窍不通，经脉阻滞，吐泻不出，胀满绞闷；及中风、中恶、中气、中暑，一切昏仆不省人事者。

闹杨花散

【来源】《青囊全集》卷上。

【组成】杨花三钱　生半夏二钱　生川草乌三钱　桃枝四钱（切碎）　马全二钱（去毛，制）　生南星一钱五分

【用法】上为极细末，晒干，再乳。不省人事，遍身如冰，将药吹入鼻内；牙关紧闭，打去一齿，吹入喉内三分；急活，用甘草水、姜汁解醒。

【主治】不省人事，牙关紧闭，遍身如冰。

太乙神针

【来源】《青囊秘传》。

【组成】艾绒三两　硫黄二钱　麝香　乳香　没药　松香　桂枝　杜仲　枳壳　皂角　细辛　川芎　独活　雄黄　山甲（炙）　白芷　全蝎各一钱

【用法】上为末，和匀。预将火纸裁定，将药铺纸上，厚分许，层药层纸，卷如小竹管粗，令极坚，以桑皮纸厚包六七层，再以鸡蛋清通刷外层，务需阴干，固藏，勿令泄气。用时燃着熏之。

【功用】温通。

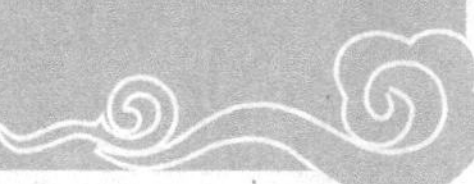

人参大再造丸

【来源】《饲鹤亭集方》。

【组成】水安息　蕲蛇各一两　人参　琥珀　肉桂　黄耆　熟地　首乌　茯苓　当归　麻黄　大黄　黄连　姜黄　元参　天麻　川贝　芎藭　羌活　防风　藿香　白芷　草蔻　蔻仁　甘草　山甲　两头尖各五钱　犀黄　冰片各六分二厘五　犀角　血竭　红花各二钱　麝香　松香　地龙各一钱二分一　灵仙六钱二分五　葛根　桑寄生　全蝎各六钱二分一　附子　母丁香　胆星　申姜　沉香　乌药　白术　赤芍　香附　青皮　乳香　没药　竺黄　龟版　僵蚕　细辛　辰砂各二钱五分　木香一钱　虎膝一对

【用法】炼蜜为丸，每重三钱，金箔为衣，封固。淡姜汤送下。

【功用】固本培元，搜风顺气，平肝养血，豁痰清心，宣通百脉。

【主治】中风中寒，痰迷气厥，口眼㖞斜，癫痫痰疾，风寒湿痹，瘫痪风痱，半身不遂，骨节疼痛，筋脉拘挛，手足麻木，步履艰难；及小儿急慢惊风，紫白癜风。

【宜忌】孕妇忌服。

万应锭

【来源】《饲鹤亭集方》。

【别名】老鼠屎。

【组成】川黄连　胡黄连　明乳香　净没药　孩儿茶　生大黄　延胡索各二两　麒麟竭　明天麻　真熊胆各一两　陈京墨四两　自然铜五钱　梅花冰片　原麝香各二分

【用法】上为细末，用头胎男子乳化熊胆，杵和成锭，如鼠粪样，飞金千叶为衣，密储勿泄气，听用。大人四五分，小儿二三分，俱用凉水送下；一切无名肿毒、臁疮，手疮，俱用醋磨，敷于患处。

【主治】痰火中风，半身不遂；疔毒归心，痔疮、漏疮，喉闭，乳蛾，牙疳；温疹，伤寒，中暑，痢疾，血热，霍乱，瘟毒，黄病，疟疾，牙痛；小儿痘疹、惊风；妇人月经不调；无名肿毒，臁疮，手疮。

桂枝归苓汤

【来源】《医学摘粹》。

【组成】桂枝三钱　芍药三钱　甘草二钱　当归三钱　茯苓三钱　川芎二钱　生姜三钱

【用法】水煎大半杯，温服。

【主治】中风，血分虚而左半偏枯者。

【加减】中下寒，加干姜、附子。

五绝透关散

【来源】《疑难急症简方》卷一。

【组成】生半夏　牙皂各五分

【用法】上为末。取黄豆大吹鼻中，男左女右。得嚏即苏。

【主治】一自缢，二墙壁压，三溺水，四魇魅，五冻死，并一切中风尸厥，暴厥不省人事。

【宜忌】产晕忌用。

茯苓桂枝甘草生姜浮萍汤

【来源】《医学摘粹》卷一。

【组成】茯苓三钱　桂枝三钱　甘草二钱　生姜三钱　浮萍三钱

【用法】上药煮取大半杯，温服。取微汗。

【主治】中风，只口眼歪斜。

葶苈散

【来源】《医学摘粹》卷一。

【组成】葶苈三钱　白芥子三钱　甘遂一钱

【用法】上为末。每服五分。宿痰即从便下。

【主治】中风。痰涎胶塞，迷惑不清者。

诸葛卧龙丹

【来源】《经验秘方类钞》卷上。

【组成】当门麝香一钱　灯草灰（用青竹筒装满，烧存性，净重）一两　猪牙皂角三角　闹洋花三钱　梅花冰片脑一钱　细辛二钱　西牛黄六分（产西戎者，非犀牛也，其体轻气香，置舌上先苦后甜，清凉透心者为真）

【用法】上为细末，贮瓷瓶中，勿令泄气。临用取少许搐鼻。误落水中，心头尚温，及自缢气管初闭，二便未行者，速用芦管速吹取嚏即醒；风火牙痛，以指头蘸药擦之；痈疽发背，及一切无名疔毒，用酒调涂；蜈蚣蛇蝎诸虫毒，及一切山岚瘴毒，亦用酒调涂；妇人胞衣不下，吹药取嚏即下；天行时疫，霍乱吐泻，腹中急痛，四肢发厥，顷刻垂危，用一分，开水调吞。

【主治】中寒中暑，猝然牙关紧闭，倾倒在地；及大人中风中痰，小儿急慢惊风；伤寒胸闷，胸膈壅滞，邪毒郁蒸；及瘟疫发热，外感头痛肢酸。

加味补血汤

【来源】《医学衷中参西录》上册。

【组成】生煎耆一两　当归五钱　龙眼肉五钱　真鹿角胶三钱（另炖同服）　丹参三钱　明乳香三钱　明没药三钱　甘松二钱

【主治】身形软弱，肢体渐觉不遂，或头重目眩，或神昏健忘，或觉脑际紧缩作疼，甚或昏仆移时苏醒致成偏枯，或全身痿废，脉象迟弱，内中风症之偏虚寒者。

【加减】服之觉热者，酌加天花粉、天冬各数钱；觉发闷者，加生鸡内金一钱半或二钱。服数剂后，若不甚见效，可用所煎药汤送服麝香二厘（取其香能通窍），或真冰片半分亦可；若服后仍无甚效，可用药汤送制好马钱子二分。

【方论】古方有补血汤，其方黄耆、当归同用，而黄耆之分量，竟四倍于当归，诚以阴阳互为之根，人之气壮旺者，其血分自易充长，是以此方不以当归为主药，而以黄耆为主药也。用龙眼肉者，因其味甘色赤，多含津液，最能助当归以生血也。用鹿角胶者，因鹿之角原生于头顶督脉之上，督脉为脑髓之来源，故鹿角胶之性善补脑髓。凡脑中血虚者，其脑髓亦必虚，用之以补脑髓，实可与补血之药相助为理也。用丹参、乳香、没药者，因气血虚者，其经络多瘀滞，此于偏枯痿废亦颇有关系，加此通气活血之品，以化其经络之瘀滞，则偏枯痿废者自易愈也。用甘松者，为其能助心房运动有力，以多输血于脑，且又为调养神经之要品，能引诸药至脑以调养其神经也。

【验案】内风　高某，年过六旬，渐觉两腿乏力，寖至时欲眩仆，神昏健忘，恐成痿废，求为诊治。其脉微弱无力。为制此方服之，连进十剂，两腿较前有力，健忘亦见愈，而仍有眩晕之时。再诊其脉，虽有起色，而仍不任重按，遂于方中加野台参、天门冬各五钱，威灵仙一钱，连服二十余剂始愈。

逐风汤

【来源】《医学衷中参西录》上册。

【组成】生箭耆六钱　当归四钱　羌活二钱　独活二钱　全蝎二钱　全蜈蚣（大者）两条

【主治】中风抽掣及破伤后受风抽掣者。

【验案】狂犬病　曾治一媪，年六旬，其腿为狗咬破受风，周身抽掣。延一老医调治，服药十余日，抽掣愈甚。所用之药，每剂中皆有全蝎数钱，佐以祛风、活血、助气之药，仿佛此汤而独未用蜈蚣。遂为拟此汤，服一剂而抽掣即止，又服一剂，永不反复。

搜风汤

【来源】《医学衷中参西录》上册。

【组成】防风六钱　真辽人参四钱（别炖同服，可以野台参七钱代之，高丽参不宜用）　清半夏三钱　生石膏八钱　僵蚕二钱　柿霜饼五钱（冲服）　麝香一分（药汁送服）

【主治】中风。

【方论】本方重用防风引以麝香深入脏腑以搜风。犹恐元气虚弱，不能运化药力以逐风外出，故用人参以大补元气，扶正即以胜邪也。用石膏者，因风蕴脏腑多生内热，人参补气助阳分亦能生热，石膏质重气轻性复微寒，其重也能深入脏腑，其轻也能外达皮毛，其寒也能祛脏腑之热，而即解人参之热也。用僵蚕者，徐灵胎谓邪之中人，有气无形，穿经入络，愈久愈深，以气类相反之药投之，则拒而不入，必得与之同类者和入诸药使为向导，则药至病所，而邪与药相从，药性渐发，邪或从毛孔出，从二便出，不能复留，此从治之法也。僵蚕因风而僵，与风为同类，故善引祛风之药至于病所成功也。用半夏、柿霜者，诚以此证皆痰涎壅滞，有半夏以降之，柿霜以润之，而

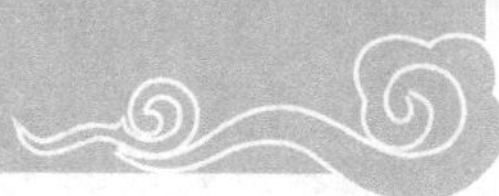

痰涎自息也。

镇肝熄风汤

【来源】《医学衷中参西录》上册。

【组成】怀牛膝一两　生赭石一两（轧细）生龙骨五钱（捣碎）　生牡蛎五钱（捣碎）　生龟版五钱（捣碎）　生杭芍五钱　玄参五钱　天冬五钱　川楝子二钱（捣碎）　生麦芽二钱　茵陈二钱　甘草一钱半

【主治】内中风证。其脉弦长有力，或上盛下虚，头目眩晕，或脑中作疼发热，或目胀耳鸣，或心中烦热，或时常噫气，或肢体渐觉不利，或口眼渐形歪斜，或面色如醉，甚或颠仆，昏不知人，移时始醒，或醒后不能复元，精神短少，或肢体痿废，或成偏枯。

【加减】心中热甚者，加生石膏一两；痰多者，加胆星二钱；尺脉重按虚者，加熟地黄八钱，净萸肉五钱；大便不实者，去龟版、赭石，加赤石脂一两。

【方论】是以方中重用牛膝以引血下行，此为治标之主药。而复深究病之本源，用龙骨、牡蛎、龟版、芍药以镇肝熄风，赭石以降胃降冲。玄参、天冬以清肺气，肺中清肃之气下行，自能镇制肝木。至其脉之两尺虚者，当系肾脏真阴虚损，不能与真阳相维系。其真阳脱而上奔，并挟气血以上冲脑部，故又加熟地、萸肉以补肾敛肾。从前所拟之方，原止此数味，后因用此方效者固多，间有初次将药服下，转觉气血上攻而病加剧者，于斯加生麦芽、茵陈、川楝子即无斯弊。盖肝为将军之官，其性刚果，若但用药强制，或转激发其反动之力。茵陈为青蒿之嫩者，得初春少阳升发之气，与肝木同气相求，泻肝热兼舒肝郁，实能将顺肝木之性。麦芽为谷之萌芽，生用之亦善将顺肝木之性，使不抑郁。川楝子善引肝气下达，又能折其反动之力。方中加此三味，而后用此方者，自无他虞也。心中热甚者，当有外感，伏气化热，故加石膏。有痰者，恐痰阻气化之升降，故加胆星也。

【验案】

1.高血压病　《浙江中医杂志》（1997，5：197）：用本方随证加味，舌苔黄腻，痰多黄稠者，加南星、竹沥、瓜蒌、黄芩；阳明实热便秘者，加大黄；头胀痛、面潮红甚者，加菊花、钩藤；气虚心慌心悸者，加太子参、黄芪、夜交藤、酸枣仁；心绞痛者，加元胡、丹参；血脂偏高者，加仙灵脾、泽泻；阴虚风动者，重用玄参、生地；脑血栓形成者，加红花、桃仁、蜈蚣、全蝎；高血压危象者，加夏枯草、生石决明等；每日1剂，水煎服，1月为1疗程；治疗高血压病100例。结果：显效55例，有效32例，总有效率为87%。

2.中风后遗症　《实用中西医结合杂志》（1997，11：1075）：用本方合九转回生丹：怀牛膝、代赭石、白芍、天冬、玄参、龟版、龙骨、牡蛎、茵陈、麦芽、川楝子、甘草、炙马钱子、地龙，治疗中风后遗症31例。结果：治愈13例，好转16例，总有效率93.5%。

3.急性脑出血　《湖南中医学院学报》（1998，2：60）：用本方配合西药治疗急性脑出血30例，并与单纯西药组30例对照。结果：中西医结合组在减少神经功能缺损积分，提高病人实际生活能力和促进脑血肿吸收方面疗效明显优于对照组。

4.更年期综合征　《浙江中医学院学报》（1998，6：35）：用本方加减：生龙骨、生牡蛎、生龟板、生鳖甲、怀牛膝、代赭石、天冬、元参、生白芍、浮小麦、白薇、生地黄为基本方；月经先期者加地骨皮、青蒿、紫草；经量过多者加水牛角、生白芍；经期过长者加旱莲草、侧柏叶；心悸者加石菖蒲、远志、磁石；失眠者加酸枣仁、五味子；头晕胀痛者加珍珠母、钩藤等；治疗潮热出汗为主的更年期综合征32例。结果：全部治愈。服药3剂后症状消失者6例，6剂者15例，9剂者30例，最多服药12剂。

5.眩晕　《广西中医药》（2005，2：28）：以镇肝熄风汤加减为基础方：牛膝、代赭石各20g，生龙骨、生牡蛎、生龟板、白芍药、山茱萸各15g，玄参、天冬、石菖蒲各12g，川楝子9g，生麦芽、甘草各6g，随症加减，水煎服，治疗眩晕68例。结果：痊愈（症状完全消失）49例，有效（症状明显改善）12例，无效（服药后症状减轻甚微或无改善）7例，总有效率为89.7%。

五香丸

【来源】《人己良方·小儿科》。

【组成】枳壳二钱　干姜五钱　香附三钱　防风三钱　丁香五钱　苍术二钱　南星五钱（姜制）　附子五钱　白术三钱　川芎五钱　厚朴五钱　天麻五钱　前胡三钱　荆芥三钱　茯苓三钱　陈皮五钱　苏叶三钱　木香五钱　朱砂二钱　荜拔五钱　乳香五钱　沉香五钱　良姜二钱　白芷五钱　砂仁五钱　玉桂五钱　羌活五钱　独活五钱　冰片三分　麝香三分　薄荷三钱　白豆蔻五钱　檀香五钱　北细辛五钱　僵蚕五钱

【用法】上为细末，用蜜为丸，每丸重一钱，用蜡壳封固，勿令泄气。每服一丸便效。中风、中寒、中湿、慢惊、伤寒、疟疾、妇人产后血晕昏迷、手足厥冷，俱用姜汤送下；水肿，姜皮汤送下；霍乱、呕吐，用姜炒米汤送下；伤寒，姜葱汤送下；泄泻，炒米汤送下；中风不语，姜皮汤送下；急惊，薄荷汤送下；腹满，大腹皮汤送下；筋骨疼痛，威灵仙汤送下；瘀血腹痛，苏木汤送下；痰喘，陈皮汤送下；虫积，苦楝根汤送下。

【功用】祛风痰，除风湿。

【主治】腹痛吐泻，中风，中寒，中热，伤风，头痛身热；小儿惊风痰盛，大人中风失语；泄泻呕吐，霍乱腹痛，内伤生冷，肚腹胀，不思饮食；筋骨疼痛；慢脾阴症；手足厥冷；水气浮肿；妇人产后感冒风寒，瘀血肚痛，血迷不醒。

心脾双补丸

【来源】《中风斠诠》卷三引薛一瓢方。

【组成】西洋参（蒸透）　白术（蒸熟）　茯神　甘草　生地黄　丹参　枣仁（炒）　远志肉　北五味　麦门冬　玄参　柏子仁　黄连　香附（制）　川贝母　桔梗　龙眼肉

【功用】滋养心脾。

【主治】中风后，内风乍定，痰壅既开，元气未复，真阳未充。

滋营养液膏

【来源】《中风斠诠》卷三引薛一瓢方。

【组成】女贞子　旱莲草　霜桑叶　黑芝麻　黄甘菊　枸杞子　当归身　白芍药　熟地黄　黑大豆　南烛叶　白茯神　萎蕤　橘红　沙苑蒺藜　炙甘草

【用法】天泉水熬浓汁，入黑驴皮胶，白蜜炼收。

【功用】峻养肝肾。

【主治】中风。内风乍定，痰壅已开者。

费氏代参丸

【来源】《丁甘仁家传珍方选》。

【组成】全当归　川牛膝　白术　党参　秦艽　青陈皮各八两　云苓　白芍　丹参各一斤　金毛脊十两八钱　川断一两六钱　独活　砂仁各一两二钱。

【用法】上为细末，水为丸。

【主治】筋骨疼痛，中风。

万应锭

【来源】《中医医学大辞典》。

【别名】金鼠氏（《全国中药成药处方集》抚顺方）。

【组成】京墨二两　儿茶　胡黄连　川黄连各一两　冰片六分　麝香　当门子　犀牛黄各五分　熊胆二钱

【用法】上为细末，再用人乳合糊为丸，如梧桐子大，金箔为衣。内证每服四五分，小儿减半，熟汤化下；外证用醋研敷。

【功用】

1.《北京市中药成方选集》：清热祛暑，解毒止血。

2.《全国中药成药处方集》：清火，凉血舒风。

3.《中国药典》：镇惊。

【主治】

1.《中国医学大辞》：中风中痰，中寒中暑，半身不遂，口眼歪邪，喉闭乳蛾，牙疳，霍乱，瘟疫，疟痢，血热便血，斑疹，伤寒，黄病，疔毒攻心；小儿痘证，惊风；无名肿毒，臁疮，伤水疮。

2.《北京市中药成方选集》：吐血衄血，口舌

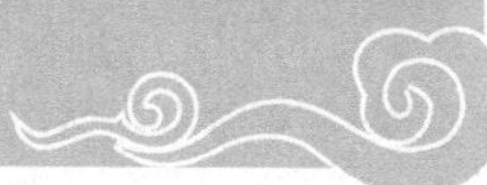

生疮，牙齿疼痛，及小儿热症。

灵宝如意丹

【来源】《中国医学大辞典》。

【别名】如意丹（《北京市中药成方选集》）、灵宝如意丸（《全国中药成药处方集》兰州方）。

【组成】白粉霜　血竭　硼砂　腰黄　天麻　辰砂各一两　麝香　梅片　人参各一钱　蟾酥六钱（一方有巴豆霜）

【用法】上为末，取净粉，烧酒化蟾酥泛丸，如芥子大，辰砂为衣。每服七丸，小儿二丸。俱不可多用。中暑眩晕，绞肠腹痛，脘闷胀饱，阴阳反错，不省人事，手足厥冷，恶心呕泻，山岚瘴气，感受邪秽，中恶头痛，一切痧气，俱用凉茶送下；伤寒三四日，风寒咳嗽，用葱白（连须）、生姜煎酒热服，暖盖取汗；中风不语，痰涎神昏者，姜汤送下；口眼㖞斜，手足麻木者，生姜、桂枝煎汤送下；疟疾、草果、槟榔煎汤送下；瘟证痧子不出，葱须汤送下；痫证疯迷，生姜汤送下；饥饱劳碌，沙参汤送下；瘫痪，淡姜汤送下；噎膈咽喉，胸膈疼痛，桔梗、柿蒂煎汤送下；恶心嘈杂，砂仁汤送下；牙痛，高良姜汤送下，再衔一丸于痛处，其痛立止；心胃气痛，淡姜汤送下；心胃虫痛，九种胃痛，俱用艾醋汤送下；气蛊、木香、柿蒂煎汤送下；水蛊，葶苈汤送下；中酒毒，陈皮汤送下；阴寒，白川汤送下；忘前失后，石菖蒲汤送下；小便尿血，车前汤送下；二便不通，生蜜汤送下；水泻，车前子汤送下；赤痢，红花汤送下；白痢，吴茱萸汤送下；噤口痢，石莲子汤送下；偏坠疼痛，小茴香汤送下；腿足疼痛，牛膝、木瓜煎汤送下；跌扑损伤，昏迷不醒，热酒或童便送下；痄腮，噙化一丸；痈疽、疔疮，恶毒初起，葱白、生姜煎酒，热服取汗，或黄酒化敷患处；疔疮肿烂太甚，口津研化二丸涂之，再用酒服一丸，立愈；疔疮走黄，热酒送下，再以瓷锋挑破疔头，入一二丸于疮内，外以膏药贴之；天泡疮、杨梅疮初起，生姜煎酒，热服取汗，次日再用熟汤送下；诸疮溃破，生黄耆、银花煎汤送下；蛇蝎虫毒，用黄酒化敷；妇人经闭，红花汤送下；妇女鬼迷失魂，梦与鬼交，桃仁汤送下；子死腹中，白芥子汤送下；产后见神见鬼，黑荆芥汤送下；产后腹胀，厚朴汤送下；小儿乳积、食积，风寒惊啼，熟汤送下。

【主治】中暑眩晕，绞肠腹痛，脘闷饱胀，阴阳反错，不省人事，手足厥冷，恶心呕泻；山岚瘴气，感受邪秽，中恶头痛，一切痧气；伤寒，风寒咳嗽；中风不语，痰涎神昏，口眼㖞斜，手足麻木；疟疾；瘟症痧子不出；痫证疯迷；饥饱劳碌；瘫痪；噎膈咽喉，胸膈疼痛，恶心嘈杂；牙痛；心胃气痛；心胃虫痛，九种胃痛；气蛊；水蛊；中酒毒；阴寒；忘前失后；小便尿血；二便不通；水泻；赤痢，白痢，噤口痢；偏坠疼痛；腿足疼痛；跌仆损伤；昏迷不醒；痄腮；痈疽疔疮、恶毒初起，肿烂太甚；疔疮走黄，天泡疮、杨梅疮初起，诸疮溃破；蛇蝎虫毒；妇人经闭；妇人鬼迷失魂，梦与鬼交；子死腹中；产后见神见鬼；产后腹胀；小儿乳积、食积、风寒、惊啼。

【宜忌】孕妇忌服。

水火两治汤

【来源】《卒中辑要》。

【组成】熟地一两　山茱萸五钱　麦冬一两　当归一两　生地一两　五味子二钱　玄参一两　茯神三钱　黄连二钱　白芥子三钱

【用法】水煎服。

【功用】补肾兼补肝。

【主治】肾虚之极，心火亢盛，遂至身倒，有如中风，口渴引饮，眼红气喘，心脉洪大，舌不能言者。

万病回生丹

【来源】《汉药神效方》卷八章。

【组成】明雄黄（生）　胆矾　滑石（生）各二钱

【用法】上为细末。大人五分，小儿三分，以白汤调服。

【功用】善吐顽痰。

【主治】中风不语，一时昏闷，人事不省；小儿急慢惊风，四肢抽掣欲死者；咽喉风紧，牙关不开，痰涎盛涌，咽喉拽锯；疟疾；痰喘咳嗽；鸡骨梗于咽喉，不能上下。

回生丹

【来源】《温氏经验良方》。

【别名】神仙活命丹。

【组成】贯众　甘草　板兰根　干葛　甜消各一钱　川军一两半　牛黄（研）　珠子粉　生犀角　薄荷各五钱　朱砂四钱　麝香（研）　肉桂　青黛各三钱　龙脑二钱（研）　金箔三十片

【用法】上为细末，收贮瓶内，封口，不可泄气。解百毒，新汲水下；汗后热劳病，及小儿惊风热症，薄荷汤下；急症用一分，开水送下。如不张口，撬开牙齿灌下。

【主治】中风不语，半身不遂，肢节顽麻，痰涎上涌，咽嗌不利，饮食不下，牙关紧闭，及一切酒毒，药毒，紧急霍乱，中暑。

再造丸

【来源】《温热经解》。

【组成】真蕲蛇（去皮骨头尾各三寸，酒浸，炙，取净末）四两　两头尖（系草药，出乌鲁木齐，非鼠粪也，如不得，以白附子代之，制用）二两　山羊血五钱　虎胫骨一对（醋炙）　龟版（醋炒）一两　乌药一两　当门子五钱　天竺黄一两　黄耆二两（炙）　没药一两（去油）　制乳香一两　北细辛一两　麻黄二两　赤芍一两　炙甘草二两　小青皮一两　羌活一两　白芷二两　大熟地二两　明天麻二两　血竭八钱（另研）　防风二两　制附片一两　骨碎补（去皮）一两　犀角八钱　玄参（酒炒）二两　沉水香一两　制首乌　葛根二两半　藿香二两　白僵蚕一两　西牛黄二钱半　川连二两　川芎二两　穿山甲二两（前后四足各用五钱，麻油浸）　辰砂一两（飞）　桂心二两　川萆薢二两　炒于术一两　地龙五钱（去土）　红曲八钱　广三七一两　母丁香（去油）一两　制香附一两　全蝎（去毒）二两半　全当归二两　威灵仙二两半　川大黄二两　片姜黄二两　白茯苓二两　梅冰片二钱半　桑寄生一两半　草蔻仁二两　白蔻仁二两　制松香（水煮七次）五钱

方中制首乌用量原缺。

【用法】上为细末，炼蜜为丸。每丸重一钱，金箔为衣，外用蜡丸包裹。凡服是丸后，神气清爽，渐思饮食，间有一二处屈伸不利，此系热痰留于关节，用豨莶草二钱，归身、白芥子各一钱，红花八分煎汤，以新白布蘸热汤擦抹，每日二三次，即能运动如常。

【主治】真中风寒，痰迷厥气，半身不遂，口眼㖞斜，腰腿疼痛，手足麻木，筋骨拘挛，步履艰难，一切风痰。

回生再造丸

【来源】《内外科百病验方大全》。

【组成】真水安息香四两　人参二两　真蕲蛇（小者为佳，去骨并头尾三寸，酒浸，炙，取净末）四两　当归　芎藭　川连　羌活　防风　玄参（以上酒炒）　藿香　白芷　茯苓　麻黄　天麻　川萆薢　片子姜黄（以上炒）　甘草（炙）　肉桂（研，不见火）　白蔻仁（研，不见火）　首乌　料豆（水蒸拌九次）　西琥珀（研）　黄耆（蜜炙）　大黄（酒蒸）　草蔻仁（研）　雄鼠粪（双头尖者是）各二两　穿山甲（前后四足各用五钱，麻油浸，炙）二两　全蝎尾（去头足）　灵仙（酒炒）　葛根（炒）　桑寄生（烘干）各二两五钱　北细辛　赤芍（炒）　乌药（酒炒）　青皮（面炒）　于术（土炒）　僵蚕（洗，炒）　乳香（去油）　没药　辰砂　骨碎补（酒炒）　香附（去皮毛，酒炒）　天竺黄　制附片　生龟版（火炙，熬过者不用）　沉香　母丁香　胆星各一两　红花（酒浸，烘干净）八钱　犀角尖八钱　厚朴　地龙（炙干）　松香（煮九次）各五钱　广木香四钱（不见火）　梅花冰片　犀牛黄各二钱五分　血竭八分　虎胫骨一对（煅酥）

【用法】上为末，炼蜜为丸，每丸重一钱，金箔为衣，蜡壳封固。每服一丸，生姜汤送下。

【主治】男妇中痰中风，口眼㖞斜，手足拘挛，言语不清，左瘫右痪，筋骨疼痛，半身不遂，步履艰难，初起气绝者。

【宜忌】孕妇忌服。

却狂至神丹

【来源】《集成良方三百种》。

【组成】人参一两　白术一两　半夏三钱　天南星三钱　附子一钱

【用法】水煎服。

【主治】气虚类中风。

人参再造丸

【来源】《中药成方配本》。

【组成】人参二两　麝香五钱　炙黄耆二两　炒于术一两　熟地二两　制首乌二两　炒玄参二两　当归二两　川芎二两　炒赤芍一两　蕲蛇肉四两　全蝎二两五钱　炙虎骨二两　炙僵蚕一两　炙地龙五钱　炙龟版一两　去节麻黄二两　防风二两　炒白芷二两　细辛一两　炒天麻二两　沉香一两　广木香四钱　母丁香一两　制香附一两　豆蔻仁二两　广藿香二两　羌活二两　威灵仙二两五钱　制乳香一两　制没药一两　制川朴五钱　炒青皮一两　天竺黄一两　胆星一两　琥珀二两　血竭八钱　冰片二钱五分　制大黄二两　黄连二两　红花八钱　片姜黄二两　桑寄生二两五钱　茯苓二两　炙甘草二两　草蔻仁二两　制附子一两　肉桂二两　酒炒毛姜一两　炒乌药一两　炙穿山甲二两　川萆薢二两　炒葛根二两五钱　飞朱砂一两　葱制松香五钱（制二次）

【用法】各取净末和匀，约计净粉八十五两二钱，加白蜜八十五两，炼熟，和温开水三十五两，打和为丸，分作七百粒，蜡壳封固。每日服一丸，分二次化服，酒或开水皆可化服。连续服十天为一疗程。

【功用】行血祛风，舒筋活络。

【主治】真中，类中，左瘫右痪，半身不遂，步履艰难，口眼歪斜，舌强语謇，手足麻木，筋骨酸痛。

【宜忌】孕妇忌服。

人参再造丸

【来源】《北京市中药成方选集》。

【组成】蕲蛇（酒炙）四两　龟版（炙）一两　玄参（去芦）一两　麻黄二两　香附（炙）一两　山甲（珠）二两　天竺黄一两　白芷二两　地龙肉五钱　大黄（炙）二两　威灵仙二两五钱　熟地二两　羌活一两　姜黄二两　乌药一两　首乌（炙）二两　茯苓二两　葛根二两五钱　细辛一两　草豆蔻二两　紫豆蔻二两　藿香二两　赤芍一两　黑附片一两　虎骨（炙）一两　杭菊八钱　川芎二两　青皮（炒）一两　僵蚕（炒）一两　白术（炒）一两　黄耆二两　天麻二两　黄连二两　骨碎补一两　全蝎二两五钱　白附子（炙）二两　防风二两　萆薢二两　桑寄生二两五钱　党参（去芦）一两　沉香一两　肉桂（去粗皮）二两　松香（炙）五钱　没药（炙）一两　乳香（炙）一两　血竭花八钱　山羊血五钱　母丁香一两　甘草二两　当归二两

【用法】上为细末，过罗。每七十八两一钱细粉兑：麝香三钱，牛黄三钱五分，朱砂粉一两，犀角粉八钱，高丽参粉二两，冰片三钱五分。混合均匀，研细，炼蜜为丸，每丸重三钱，金衣十六开，蜡皮封固。每服一丸，日服二次，温开水送下。

【功用】舒筋活血，祛风化痰。

【主治】中风中痰，口眼歪斜，言语不清，手足拘挛，左瘫右痪，半身不遂。

戈制半夏

【来源】《北京市中药成方选集》。

【组成】姜半夏四两　龙涎香一钱　毛橘红二钱　伽楠香二分

【用法】上为细末，用化橘红五钱熬水，竹沥水一两，红曲兑色，江米面糊成饼，每个重五分，晒干即成。每服一钱，研粉，用温开水冲服。

【功用】舒气降逆，化痰止喘。

【主治】中风痰厥，蓄饮呕吐，哮喘咳逆，肝郁胃痛。

平安丹

【来源】《北京市中药成方选集》。

【组成】厚朴花六钱　牙皂四钱　藿香叶一两　细辛四钱　茅苍术（炒）一两　槟榔五钱　明雄黄四钱　灯心炭二两　冰片一钱　沉香二钱　麝香

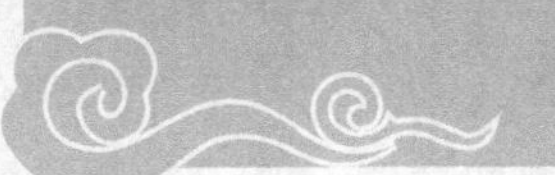

二分　牛黄四分

【用法】上为细末，过罗装瓶，重二分五。每服一瓶，温开水送下；外用闻入鼻内少许。

【功用】通关开窍，祛暑辟秽。

【主治】中寒中暑，中风中湿，头晕恶心，胸满腹痛。

再造丸

【来源】《北京市中药成方选集》。

【组成】蕲蛇肉（酒制）二十两　母丁香十两　玄参（去芦）二十两　熟地二十两　青皮（醋炒）十两　何首乌（酒炙）二十两　黄耆二十两　竹节香附二十两　大黄二十两　骨碎补十两　红曲五两　细辛十两　香附（醋炒）十两　三七五两　豆蔻仁十两　川芎二十两　甘草二十两　黄连二十两　葛根十五两　麻黄二十两　檀香五两　天竺黄十两　地龙肉五两　乳香（醋炒）十两　防风二十两　片姜黄二两五钱　茯苓十两　桑寄生二十两　藿香二十两　赤芍十两　全蝎十五两　川附子十两　萆薢二十两　沉香十两　天麻二十两　草豆蔻二十两　没药（醋炒）十两　当归十两　建神曲四十两　虎骨（油炙）十两　穿山甲（醋炙）十两　白术（炒）十两　肉桂（去粗皮）二十两　白芷二十两　羌活二十两　人参（去芦）二十两　毛橘红四十两　僵蚕（炒）十两　龟版（醋炙）十两　于术八两　血竭七两五钱　威灵仙十五两　乌药十两　油松节十两

【用法】上为细末，每三百二十两细末兑牛黄一两，犀角粉三两，麝香二两，朱砂粉四两，冰片一两，研细和匀，炼蜜为丸，每丸重三钱，金箔为满衣，蜡皮封固。每服一丸，温开水送下。一日二次。

【功用】祛风散寒，化痰活络，镇静安神。

【主治】中风半身不遂，左瘫右痪，口眼㖞斜，腰腿不利，四肢麻木，言语不清，筋骨疼痛。

通关散

【来源】《北京市中药成方选集》。

【组成】细辛十两　苦参四两　猪牙皂二十两　薄荷（去梗）四两

【用法】上为细末。每三十八两兑麝香二钱，研细和匀。每用少许，吹鼻取嚏。

【功用】开窍取嚏。

【主治】中风痰厥，牙关紧闭，昏迷不省。

大金丹

【来源】《全国中成药处方集》（天津方）。

【组成】甘草　黑郁金各四两　玄明粉二两　白矾八钱　生硼砂一两　煅金礞石一两（共为细粉）　冰片　薄荷冰各八分　朱砂面　姜汁各三钱　竹沥膏四钱

【用法】上为细末，炼蜜为丸，一钱五分重，蜡皮或蜡纸筒封固。每服一丸，开水送下。

【功用】化痰顺气，定喘止嗽。

【主治】卒然中风，痰壅气闭，神昏不语，胸膈不利，头眩耳鸣，哮喘咳嗽。

开关散

【来源】《全国中药成药处方集》（济南方）。

【组成】硼砂　丁香　麻黄　大黄　当归　广木香　粉甘草　上沉香　橘红各二钱　豆霜六钱　牛黄二钱　麝香二钱　上梅片二钱　朱砂六钱

【用法】上为细末，用瓷瓶收贮。大人每服四分，小儿一分，黄酒冲服；开水亦可。

【主治】中风不语，痰迷心窍，不省人事；小儿急惊风、羊痫风等。

【宜忌】忌食辛辣、油腻、荤腥等物。

太乙紫金片

【来源】《全国中药成药处方集》（杭州方）。

【组成】茅慈菇　五倍子（捶破，拣去虫土，刮净毛）各二两　千金子霜一两　红毛大戟一两五钱　麝香三钱　梅冰片三钱　苏合油一两

【用法】上各取净粉，加糯米糊捶成薄片，洒金（或用京墨），切而用之。每服三至八分，小儿酌减，凉开水化服。

【功用】芳香通窍，辟秽解毒。

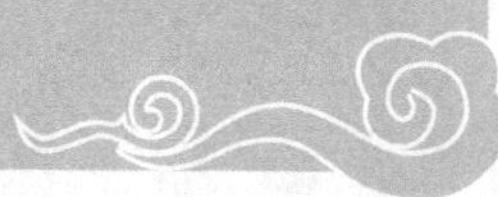

【主治】霍乱痧胀，山岚瘴气，中暑昏厥，水土不服，喉风中毒，中风诸痫，小儿急惊风，以及暑湿瘟疫，秽浊熏蒸，神识昏乱危急诸症。

竹沥膏

【来源】《全国中药成药处方集》（福州方）。

【组成】天竺黄三两　鲜瓜蒌十六两　朱砂五钱　枳壳　桔梗　胆星　川贝　川连各三两　九节菖蒲七钱　鲜竹沥八两

【用法】共煎成膏服。

【主治】痰火上炎，痰迷心窍，以及中风气喘，小儿惊风发痫。

全蝎散

【来源】《全国中药成药处方集》（吉林方）。

【组成】朱砂　半夏各七分　天麻　巴豆霜各二钱七分　南星　全蝎　川军各七分　黄连二钱七分

【用法】上为细末，用绢罗筛至极细。每服一分，用白水送下。

【功用】镇惊解抽，通便泻下。

【主治】小儿急热惊风，中风。

【宜忌】小儿久病，虚弱已极者，切不可用。否则恐有耗元气，兼伤胃肠之弊。

灵应愈风丹

【来源】《全国中药成药处方集》（杭州方）。

【组成】明天麻六两　杜仲七两　大熟地十六两　全当归十六两　肉桂三两　乌元参六两　独活五两　怀牛膝六两　川萆薢六两　羌活十四两　大生地十六两

【用法】上研细末，炼蜜为丸。每服三钱，开水送下。

【主治】气血虚亏，风邪所伤，筋骨酸痛，肢体麻木，手足不遂，诸风瘫痪。

灵宝如意丹

【来源】《全国中药成药处方集》（南昌方）。

【别名】灵宝丹。

【组成】法夏五钱　细辛四两　贯众六两　枯矾一两　牙皂五钱　薄荷叶四钱　广陈皮　川羌活各三钱　胆南星五钱　苍术四钱　檀香五钱　芎藭　白芷　朱砂（水飞）各四钱　降香五钱　荆芥三钱　乳香（去油）五钱　明雄（水飞）防风　独活各三钱　蟾酥　桔梗各四钱　诃子肉　薄荷油各五钱　当门子五分

【用法】上为细末，以小瓶盛置，每瓶三分，黄蜡封固，勿令泄气。轻病者每服一分五厘，重病者五分，温开水送下。并且可以少许吹鼻取嚏。

【主治】感冒时邪，头昏鼻塞，中暑、中寒、中风、中痰、霍乱吐泻转筋，红痧、乌痧、绞肠痧、瘪螺痧，赤白痢疾，不服水土，及七十二种痧症。

【宜忌】孕妇忌服。

牵正散

【来源】《全国中药成药处方集》（吉林方）。

【组成】白附子（制）四钱　天麻四钱　全蝎二钱七分　僵蚕（麸炒）二钱七分

【用法】上为细末。每服一钱五分，温开水送下，小儿酌减。

【功用】疏风镇惊。

【主治】中风初起，口眼歪斜，半身麻木，惊痫抽掣。

【宜忌】孕妇忌服。

神香苏合丸

【来源】《全国中药成药处方集》（杭州方）。

【组成】苏合香油二两　金银香一两　公丁香　广木香　贡沉香　生香附　犀角尖　飞朱砂各二两　滴乳香（制）一两　生于术二两　梅冰片　麝香各五钱

【用法】上为细末，将金银香酒烊化成膏，和苏合香油，加炼白蜜打丸，每丸潮重五分，蜡壳封固。每服一丸，小儿酌减。中风昏迷，用薄荷汤化服；霍乱吐泻，用淡姜汤化服；惊风抽搐，用钩藤灯心汤化服，或用开水化服亦可。若瘟疫流行时，绢袋盛佩胸际，可避秽毒。

【功用】避秽开窍，祛痰行气。

【主治】小儿急惊，抽搐吐乳，目窜上视，牙关紧闭，痰涎潮壅，危急诸症。并治男妇中风痰厥，昏迷僵仆，寒证气闭，霍乱吐泻，时气瘴疟。

镇惊定痉散

【来源】《全国中药成药处方集》(沈阳方)。

【组成】犀角一两　冰片三钱　麝香一钱　玳瑁一两　雄黄　牛黄各三钱　琥珀一两　朱砂五钱　金箔五十页　安息香三钱　羊角虫二十个　僵蚕一两　生铁落三钱　寒水石　胆星各一两

【用法】上为极细末。每服一钱，轻者减半；小儿一岁以上者每服一分，五岁以下者每服二分，白开水送下。

【功用】清热安神，镇痉定痫。

【主治】中恶气绝，中风不语，中诸毒物，疫毒烦躁，吐逆闷胀，邪入心胞，神昏瞀乱，头目眩晕，心悸不眠，癫狂痫厥；小儿急惊，卒中客忤，精神错乱，风痰流涎，四肢搐搦。

【宜忌】忌食辣腥刺激性食物。

神效活络丸

【来源】《中药制剂手册》引广州陈李济制药厂方。

【组成】蕲蛇（酒炙）三两　甘草（炙）三两　大黄（酒制）三两　草豆蔻（炒）三两　黄芩三两　白芷三两　川芎（酒蒸）三两　藿香三两　白附子（制）三两　麻黄三两　香附（酒醋炒）三两　羌活三两　何首乌（酒蒸）三两　沉香三两　熟地黄三两　威灵仙二两四钱　天麻（姜制）三钱　当归二两四钱　僵蚕（姜水炒）三两　葛根二两四钱　青皮（醋炒）一两五钱　玄参一两五钱　白术（土炒）一两五钱　天竺黄一两五钱　虎骨（酒炙）一两五钱　茯苓一两五钱　赤芍（酒炒）一两五钱　细辛一两五钱　龟版（醋炙）一两五钱　骨碎补一两五钱　豆蔻（炒）一两五钱　木香三两　黄连（炒）九钱　全蝎七钱二分　地龙肉（炒）九钱　秦艽一两五钱　防风四两五钱　肉桂三两　桑寄生一两五钱　朱砂二两五钱　没药（醋炙）二两四钱　血竭一两二钱　乳香（醋炙）一两五钱　安息香一两五钱　松香七钱五分　冰片四钱二分　牛黄四钱二分　丁香一两五钱　犀角四分七厘五毫　麝香三分

【用法】以上熟地黄、当归单放，朱砂至麝香十一味单包，将朱砂研为极细粉，犀角锉研为细粉，麝香、牛黄、冰片先后研细过100～120目细罗，乳香、没药、血竭、松香、安息香分别轧为细粉，丁香轧细，熟地黄、当归用酒蒸透，干燥后与蕲蛇等三十七味，共轧为细粉，和匀过80～100目细罗，炼蜜为丸。每丸重一钱二分，每服一丸，每日二至三次，温开水送服，噙化亦可。

【功用】舒筋活络，祛风豁痰。

【主治】风痰入络引起突然中风，痰厥，左瘫右痪，肢体麻木，以及痿软无力，痹症疼痛，手足拘挛。

【宜忌】孕妇忌服。

牛黄健步丹

【来源】《慈禧光绪医方选义》。

【组成】牛黄三钱　党参二两五钱　南星一两（姜汁炒）天麻一两　鹿茸一两（酥炙）　薄荷三钱　白茯神一两　远志一两（甘草水泡，去心）　石菖蒲一两　酸枣仁一两（炒）　木瓜一两　薏苡米一两（炒）　羌活一两（酒洗）　独活一两（酒洗）　防风一两（酒洗）　橘红一两五钱　黄耆一两五钱（盐水炒）　当归一两五钱（酒洗）　干枸杞一两五钱　龟版一两五钱（酥炙）　破故纸一两五钱（盐、酒炒）　白术二两（去心，土炒）　白芍二两（盐、酒炒）　生地黄二两（酒洗）　熟地二两　虎胫骨二两（酥炙）　牛膝二两（酒洗）　杜仲二两（姜、酒炒）　黄柏二两（人乳拌，盐、酒炒）　知母二两（人乳拌，盐、酒炒）　麦门冬二两（去心）　沉香五钱　五味子五钱

【用法】上为细末，炼蜜合猪脊髓为丸，重一钱五分，金箔为衣，蜡皮封固。每服一丸，重者连服，不拘时候，盐汤、温酒任其化下。

【主治】中风、中气、惛冒、僵扑、卒倒、口眼歪斜，手足瘫痪，步履艰辛，语言謇涩，痰涎壅盛，心神恍惚，人事不省；及诸风痹，手足踡挛，筋脉不舒，肢节疼痛，一切风痰痿痹之证。

瓜蒌大麦饼

【来源】《慈禧光绪医方选议》。

【组成】瓜蒌一斤（绞汁） 大麦面六两

【用法】合作饼。炙熟熨之。病愈即止，勿令太过。

【主治】中风㖞斜。

【方论】本方以瓜蒌为主。瓜蒌甘苦寒，用其润燥开结，荡热涤痰，舒肝郁，缓肝急之性，以为外治。

再造丸

【来源】《慈禧光绪医方选议》。

【组成】蕲蛇一两（净肉） 檀香二钱五分 细辛五钱 京牛黄一钱五分 地龙二钱五分 香附五钱 旱三七二钱五分 青皮五钱 红曲二钱五分 防风一两 犀角三钱六分 山羊血五钱 大熟地一两 丁香五钱 天竺黄五钱 玄参一两 片姜黄一钱五分 乳香五钱 蔻仁五钱 首乌一两（炙） 川芎一两 甘草一两（炙） 赤芍五钱 两头尖一两 桑寄生一两 葛根七钱五分 骨碎补五钱 辰砂五钱 虎胫五钱 川萆薢一两 龟版五钱（炙） 冰片一钱一分 黄耆一两（炙） 茯苓五钱 川连一两 生军一两 藿香一两 麻黄一两 全蝎七钱五分（去钩） 川附子五钱 僵蚕五钱（炒） 山甲五钱（炙） 沉香五钱 天麻一两 当归五钱 白术五钱 草蔻一两 桂心一两 麝香二钱五分 人参一两 没药一两（炙） 灵仙七钱五分（炙） 羌活一两 白芷一两 血竭二钱六分 白芍一两 乌药一两

【用法】上为细末，炼蜜为丸，每丸重二钱，内用白灯花纸蜡皮粘裹，外用蜡皮封固。左为血，病在左部，用四物汤为引；右为气，病在右部，用四君子汤为引；其余各症用姜汤或黄酒送下。

【功用】舒筋活络，祛风化痰。

【主治】寒湿入络，筋骨疼痛，四肢麻木，半身不遂，口眼歪斜，手足拘紧，言语不清。

复方祛风通络方

【来源】方出《关幼波临床经验选》，名见《千家妙方》。

【组成】生耆 15g 僵蚕 4.5g 全蝎 3g 钩藤 30g 玄参 12g 知柏各 10g 桔梗 7.5g 蜈蚣 4 条 滁菊花 10g 生地 15g 川芎 4.5g 赤白芍各 12g 当归 12g 丹参 15g 刺蒺藜 10g

【功用】祛风化痰通络，养血平肝。

【主治】脑干脱髓鞘病，阴虚阳亢，风痰阻络。头晕头胀，耳鸣，脸面及右肢发麻，震颤，目睛转动不灵活，舌麻言謇，进食不顺利，右腿不能站立，行动困难。

益寿防风汤

【来源】《现代中医》（1992，3：137）。

【组成】生地 15g 怀牛膝 15g 白茯苓 10g 福泽泻 15g 霜桑叶 10g 甘菊花 15g 焦决明子 15g 双钩藤 15g 防风 10g

【用法】每日 1 剂，分 2 次温服。

【主治】中风先兆症。

【验案】中风先兆症 《现代中医》（1992，3：137）：治疗中风先兆症 32 例，男 18 例，女 14 例，年龄 41 ～ 78 岁。结果：服药最长 61 天，最短 15 天。症状消失 21 例，改善 9 例，2 例中断，有效率 37.8%。

行血祛风汤

【来源】《河南中医》（1992，6：22）。

【组成】苏木 15g 水蛭 5g 丹参 15g 地龙 10g 炙山甲 6g

【用法】每日 1 剂，水煎，分早晚 2 次服。

【主治】中风（小发作）。

【验案】中风（小发作）《河南中医》（1992，6：22）：治疗中风 100 例，男 68 例，女 32 例；年龄 35 ～ 75 岁。发作 1 次者 59 例，发作 2 次者 38 例，发作 4 次者 3 例。结果：治愈（治疗后停药 1 年发作终止，血液流变学检查，血液黏度各指标趋于正常）85 例，好转（停药期间重复发作，但病情较轻，生活自理）11 例，无效（治疗前后无变化，血液流变学检查、血液黏度各项指标仍在原来水平）4 例，总有效率为 96%。

益脉灵

【来源】《黑龙江中医药》(1993，3：16)。

【组成】黄芪　丹参各等分

【用法】上药制成注射液，每支含生药80g，每次用3支，加入10%葡萄糖溶液400ml中静脉点注。

【主治】缺血性脑血管病。

【验案】缺血性脑血管病　《黑龙江中医药》(1993，3：16)：治疗缺血性脑血管病52例，男性32例，女性20例；平均年龄50.8岁。结果：治愈40例(77%)，显效10例(19%)，好转2例(4%)。

黄菊汤

【来源】《山东中医杂志》(1993，3：16)。

【组成】黄芪15g　菊花10g　首乌12g　枸杞12g　葛根20g　丹参20g　赤芍10g

【用法】上药水煎浓缩至400ml，加蜂蜜100ml混匀，每日3次，每次口服50ml。

【主治】中风先兆症。

【验案】中风先兆症　《山东中医杂志》(1993，3：16)：治疗中风先兆症100例，男68例，女32例；年龄40～61岁。电脑中风预测，通过54项综合分析，提示急需防治者48例，需要防治者52例。结果：治愈(临床症状消失，3～5个月无反复，电脑中风预测进入安全期)25例；显效(临床症状基本消失，电脑中风预测有明显改变)56例；有效(临床症状及电脑中风预测有明显好转)13例；无效6例；总有效率94%。

脑血宁

【来源】《中国中西医结合杂志》(1993，7：405)。

【组成】水蛭3g　生大黄8g　胆星6g　水牛角15g　代赭石10g　怀牛膝8g　青黛5g　石菖蒲10g　天竺黄4g　鸡血藤10g　泽泻15g

【用法】水煎服，每100ml含生药63.5g，14天为1疗程。

【主治】高血压性脑出血。

【验案】高血压性脑出血　《中国中西医结合杂志》(1993，7：405)：治疗高血压性脑出血42例，其中观察组22例，对照组20例(对症处理)。结果：观察组死亡2例，恶化1例，无变化3例，进步16例；对照组死亡5例，恶化3例，无变化6例，进步6例。提示观察组疗效优于对照组。

穿蛭散

【来源】《中医杂志》(1995，5：294)。

【组成】穿山甲30g　生水蛭30g　制马钱子3g　黄芪30g

【用法】上药共研为细末，过120目筛装胶囊，每粒胶囊重0.5g。每次4～6粒，1日3次，空腹温开水冲服。服药30天，停药3天。

【功用】益气活血通脉，祛风化痰开窍。

【主治】脑梗死。

【验案】脑梗死　《中医杂志》(1995，5：294)：采用本方治疗脑梗死34例，基本痊愈19例，显著进步9例，进步3例，总有效率为91.2%；对照组(维脑路通治疗)33例，基本痊愈13例，显著进步5例，进步3例，总有效率为63.6%，穿蛭散组疗效明显优于对照组($P<0.01$)。穿蛭散组血小板最大聚集率、血液黏稠度和红细胞压积治疗后均有明显下降，肌力治疗后有明显提高。

通关散

【来源】《中国药典》。

【组成】细辛十两　牙皂二十两　薄荷四两　麝香二钱

【用法】上除麝香外，余为极细末，将麝香与末研匀。每用少许，吹鼻取嚏。

【功用】开窍取嚏。

【主治】中风痰厥，昏迷不省。

【宜忌】孕妇慎用。

二十五味珍珠丸

【来源】《中国药典》。

【组成】珍珠20g　肉豆蔻40g　石灰华100g　草果30g　丁香50g　降香100g　豆蔻40g　诃子130g　檀香80g　余甘子100g　沉香80g　桂皮40g　毛诃子100g　螃蟹50g　木香80g　冬葵果80g　荜茇40g　草莓苗100g　金礞石40g　广

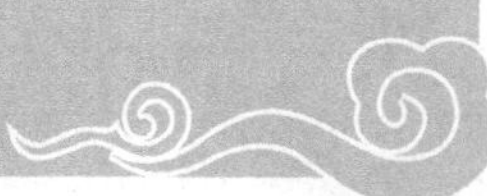

角 30g　香旱芹子 40g　西红花 20g　黑种草子 30g　牛黄 1g　麝香 1g

【用法】上药除珍珠、牛黄、西红花、麝香、广角别研磨成细粉外，其余粉碎成细粉，各粉同混匀，水泛为丸，每 10 丸重 3g，干燥即得。口服，每次 4 ～ 5 丸，1 日 2 ～ 3 次。

【功用】安神开窍。

【主治】中风，半身不遂，口眼歪斜，昏迷不醒，神志紊乱，谵语发狂等。

中风回春片

【来源】《中国药典》。

【组成】当归（酒制）30g　川芎（酒制）30g　红花 10g　桃仁 30g　丹参 10g　鸡血藤 100g　忍冬藤 100g　络石藤 60g　地龙（炒）90g　土鳖虫（炒）30g　伸筋草 60g　川牛膝 100g　蜈蚣 5g　茺蔚子（炒）30g　全蝎 10g　威灵仙（酒制）30g　僵蚕（麸炒）30g　木瓜 50g　金钱白花蛇 6g

【用法】上药制成片剂 1000 片，包糖衣。口服，每次 4 ～ 6 片，1 日 3 次，或遵医嘱。

【功用】活血化瘀，舒筋通络。

【主治】中风偏瘫，半身不遂，肢体麻木。

【宜忌】脑出血急性期忌用。

华佗再造丸

【来源】《中国药典》。

【组成】川芎　吴茱萸　冰片等

【用法】上药制成浓缩水蜜丸。口服，每次 4 ～ 8g，1 日 2 ～ 3 次，重症每次 8 ～ 16g，或遵医嘱。

【功用】活血化瘀，化痰通络，行气止痛。

【主治】瘀血或痰湿闭阻经络之中风瘫痪，拘挛麻木，口眼歪斜，言语不清。

【宜忌】孕妇忌服。

复方牵正膏

【来源】《中国药典》。

【组成】复方牵正流浸膏　樟脑　冰片　薄荷脑　麝香草酚等

【用法】制成橡胶膏剂。根据患部面积将膏药剪开，局部取穴贴敷（敷前将患部用酒或温水洗净，擦红）。口眼歪斜贴敷：下关、颊车、地仓、太阳、阳白、迎香等穴。肌肉麻木贴敷：合谷、中渚、外关、手三里、太冲、解汉、足三里、足临泣、阳陵泉、阿是等穴。筋骨疼痛贴敷：阿是、循经取穴。

【功用】舒筋活络，调和气血。

【主治】口眼歪斜，肌肉麻木及筋骨疼痛。

【宜忌】使用过程中如有皮肤过敏，可暂停用药，贴敷期间防受风寒；开放性创伤忌用。

脑得生丸

【来源】《中国药典》。

【组成】三七 78g　川芎 78g　红花 91g　葛根 261g　山楂（去核）157g

【用法】上药制成丸剂，每丸重 9g。口服，每次 9g，1 日 3 次。

本方制成片剂，名“脑得生片”。

【功用】活血化瘀，疏通经络，醒脑开窍。

【主治】脑动脉硬化，缺血性脑中风及脑出血后遗症等。

通脉舒络汤

【来源】《首批国家级名老中医效验秘方精选》。

【组成】黄芪 30g　红花 10g　川芎 10g　地龙 15g　川牛膝 15g　丹参 30g　桂枝 6g　山楂 30g

【用法】常规煎服。

【功用】益气活血，通脉舒络，排滞荡邪，祛瘀生新。

【主治】中风、痹证等偏于气虚血瘀者。

【加减】气郁或痰湿内阻者，加郁金 12g，菖蒲 10g，法半夏 10g，茯苓 15g；语言障碍，吞服困难者，原方去桂枝，加胆南星 10g，郁金 10g；头痛甚者，去桂枝、红花，加僵蚕 10g，菊花 15g；眩晕明显，若系肝阳上亢者，去桂枝、川芎、黄芪，加珍珠母 30g（先煎），茺蔚子 10g；纳呆胸闷、舌苔白腻，湿浊明显者，加白术、茯苓各 10g，苡仁 20g 或藿香、佩兰各 10g；呕吐者，加竹茹、姜半夏各 10g；便秘、口臭者，加大黄 12g（后下）；抽搐者，去桂枝，加僵蚕、钩藤各 10g。

三化复遂汤

【来源】《首批国家级名老中医效验秘方精选·续集》。

【组成】生大黄 3～10g 枳实 10g 厚朴 10g 羌活 10g 全瓜蒌 30g 半夏 10g 防风 10g 桃仁泥 10g 钩藤 20～30g 元明粉 6～9g（分冲）

【用法】每日一剂，水煎服，元明粉需每次以半量冲服，日服二次。

【功用】通腑化痰，活血通络。

【主治】中风病中经证，表现为神志清楚，半身不遂，病侧肢体不能活动，肌力 0 级或 1 级。大便秘结，数日甚至十余日不能自行排便。可兼见口中有热腐气味，舌苔厚腻而黄，脉象沉滑，重按有力等症。或渐渐出现神识恍惚，有欲向中腑证转化趋势。

【加减】上肢不遂者，可加桑枝 30g，片姜黄 10g，红花 10g；下肢不遂者，可加桑寄生 30g，怀牛膝 12～15g，川断 15g；大便通畅后，可减去元明粉；去元明粉后，大便仍一日二三次者，可减少大黄用量，但不可去掉；去元明粉后，大便虽能一日 1 次，但感到排便不太通畅，腹部略感胀满者，可另加焦槟榔 10～12g，消滞行痰，通降腑气；时日稍久，病入血分，瘀血症明显者，可加红花 10g，鸡血藤 15g，川芎 6g；患肢感到有胀痛者，可加红花 10g，地龙 9g，地鳖虫 6g，络石藤 20～30g，伸筋草 20～30g；舌苔厚腻、食纳不香者，可加苍术 9g，藿香 10g，佩兰 10g，陈皮 3～6g，茯苓 10g；兼有言语不利者，可加全蝎 6～9g（或蝎尾 10～20 条），菖蒲 12g、远志 12g。

【验案】李某，男，65 岁，农民。4 天前感到右上下肢麻木，活动不利，但尚能活动，言语声音有些改变，说话较笨。次日诸症越来越加重，经检查诊断为脑动脉血栓形成。病人意识尚清，能回答问题，但蒙眬嗜睡，言语謇涩，勉强能听清楚，自诉头晕。右上肢完全瘫痪，右下肢能勉强抬离床面，不能屈伸活动。右侧面部下半部瘫软，口向左歪，右侧口角下垂流涎。大便秘结，已数日不行，舌苔白厚略黄，脉弦滑有力，腹部切诊未见异常。四诊合参诊为中风病中经证（已向中腑证转化）。治法：祛风化痰，通腑活络。以三化复遂汤随症加减。处方：防风 6g，胆南星 9g，半夏 9g，化橘红 12g，茯苓 9g，炒枳实 9g，生大黄 3g，羌活 6g，全瓜蒌 30g，红花 9g，姜片黄 9g，桑枝 30g，2 剂。上药进 2 剂后，大便已通畅，右上肢屈伸、抬起比上次又有明显恢复，右下肢屈、伸、抬、蹬等各种活动近于正常。但大便又干结未行，头晕已除，舌上有瘀斑，舌苔薄白，脉象右手弦滑，左手略弦，右手脉大于左手脉。上方去白僵蚕，加元明粉 15g（分 2 次冲服，嘱如服第一煎后大便通下，第二煎可不再冲服元明粉），大黄改为 9g，一剂。服此药后，大便通畅，诸症均有好转，又去元明粉、桃仁，进 5 剂后，病人口面歪斜已完全恢复，言语清楚，下地可以自由行走，右半身不遂已基本恢复正常。舌苔正常，脉象略弦，病已基本治愈，又投以收功方如下：胆南星 9g，半夏 9g，茯苓 12g，生大黄 6g，羌活 6g，红花 9g，桃仁 9g，赤芍 12g，白蒺藜 9g，桑枝 30g，3 剂，病人经治半月自己走着出院。

首乌补肾方

【来源】《首批国家级名老中医效验秘方精选·续集》。

【组成】制首乌 20g 女贞子 20g 枸杞子 15g 旱莲草 20g 丹参 30g 肉苁蓉 15g 仙灵脾 15g 石菖蒲 10g 郁金 10g 胆南星 10g 水蛭 10g

【用法】每日一剂，水煎，早晚二次服。

【功用】补肾活血化瘀。

【主治】脑梗死。

【加减】神志不清者，加安宫牛黄丸化痰开窍；大便秘结者，加大黄泻热通腑；肝阳上亢者，加羚羊粉凉肝熄风；肢体拘挛，肌张力较高者，加木瓜、白芍、葛根柔肝解痉，甚则加全蝎、蜈蚣通络解痉；肢体浮肿沉重疼痛者，加麻黄、桂枝通络止痛；恢复期及后遗症期，气虚症状明显者，加生黄芪益气活血，但用量宜从 30g 开始，逐渐增加到 120g，若突然大量应用，易出现患肢疼痛；心烦失眠，卧起不安者，加生龙骨、生牡蛎、珍珠母，镇静安神；患肢功能恢复迟缓，加制马钱子强筋骨，利关节；血脂高者，加决明子；兼有糖尿病时，加片姜黄、鬼箭羽；兼冠心病者，加桃仁、全瓜蒌。

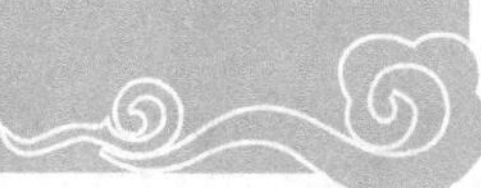

柴牡三角汤

【来源】《首批国家级名老中医效验秘方精选·续集》。

【组成】北柴胡9～12g　生牡蛎30～40g　山羊角15～24g　水牛角15～24g　生麝角6～9g

【用法】每日一剂，水煎二次，分二次服，方中药物质重味潜，需久煎才能取得药效，每煎沸后再煮60～90分钟，滤渣取汁。

【功用】宣畅气血，化瘀醒脑。

【主治】中风及其后遗症。

【加减】当脑溢血尚未完全停止前，除遵守医嘱保持安静外，如见头面潮红，意识模糊者，可加用代赭石15g，干生地15g，苎麻根9g，病重者可酌用广犀角6g磨汁冲服；口噤不能服药者，可用鼻饲；至宝丹亦可用（不排除现代医学抢救措施）；当脑溢血已经停止，仍须防其络创复裂，加用女贞子9g，旱莲草9g，仙鹤草15g（云南白药亦可用）；中风后，血压仍偏高，头痛头晕，泛恶，拘急者，可加用石决明30g，代赭石15g，干地龙9g，生牛膝9g；中风后，口眼歪斜，语言謇涩，半身不遂者，可加用明天麻9g，僵蚕9g，决明子9g，茺蔚子9g，郁金9g，菖蒲9g，钩藤12g，全蝎4.5g；中风后，痰涎壅滞，时时搐搦，咳利不爽者，可加用陈胆星6g，天竺黄9g，郁李仁9g，瓜蒌9g，淡竹沥一支冲；大便闭结不下者，可加用生川军9g（后下），以得下为度；中风后，余热不退，或有感染，汗出热不解，口干舌绛者，可加用土茯苓30g，忍冬藤24g，连翘9g，白薇9g，丹皮9g，山栀9g，合欢皮24～30g。

【验案】徐某，男，62岁。曾二次中风，脑CT提示为：多发性脑梗死。病人体丰，向来有高血压史，于1989年第二次中风时，神志昏迷，四肢活动不利，以左半肢为甚，纳呆嗜寐，大便艰，口干欲饮，舌红绛中裂，脉弦细而数，风痱病灶深邃，残瘀凝滞，不易速解，与柴牡三角汤加入土茯苓30g，忍冬藤24g，连翘9g，白薇9g，茺蔚子9g，决明子9g，女贞子9g，郁金9g，菖蒲9g，夜交藤15g，枳实9g，生川军9g（后下）。三天后通便，神昏渐清，原方去枳实、生川军，加苍术、川朴、知母，服后纳食渐增，便亦畅，寐亦安，口干、舌绛中裂均有明显好转，前后诊治五月余，肢体活动日趋好转，病情稳定。

益气通络汤

【来源】《首批国家级名老中医效验秘方精选·续集》。

【组成】黄芪30g　赤芍6g　川芎5g　当归12g　地龙9g　桃仁9g　红花6g　丹参12g　桑枝12g　川牛膝9g

【用法】每日一剂，水煎二次，早晚分服。

【功用】益气活血通络。

【主治】中风以气虚血滞为主要表现者，症见半身不遂，肢体乏力，患侧手足浮肿，面色萎黄少华或紫暗，语言謇涩，口眼歪斜，舌淡紫，脉细涩无力。

【加减】口眼歪斜加僵蚕、全蝎；言语謇涩加石菖蒲、远志；中风日久，偏枯不用，加水蛭、虻虫搜风通络。

【验案】谭某，男，62岁。中风半年余，经辨证用益气活血化瘀法，方取补阳还五汤加味治疗2月余，虽可下床扶杖跛行，但患侧手背、足背瘀肿，以致手不能握，足只能拖行。舌质紫暗，间有瘀斑。据症治拟搜逐通络，药用：黄芪30g，赤芍6g，川芎5g，当归12g，地龙9g，桃仁9g，红花6g，桑枝12g，怀牛膝9g，石楠藤15g，乌梢蛇12g，砂炒水蛭碾末1g（另包，冲服）。连进30剂，手、足背瘀肿逐渐消退，步履再不觉艰难。

桑钩温胆汤

【来源】《首批国家级名老中医效验秘方精选·续集》。

【组成】半夏9g　陈皮9g　茯苓15g　甘草6g　枳实9g　竹茹9g　桑寄生15g　钩藤15g

【用法】每日一剂，清水浸泡药物30分钟，煎煮沸后20分钟。二煎共取汁300毫升，二次分服。

【功用】清热熄风，钩藤通络。

【主治】中风先兆，中风发作，复中风，中风后遗症均可运用。

【加减】运用时，根据具体情况加减化裁，常加竹沥水，以加重化痰浊之力。若痰迷心窍，阻于廉泉，神昏、舌强语謇者，加石菖蒲以化痰开窍；痰浊化热，痰热交阻，舌苔黄腻者，则以全瓜蒌或胆星易半夏，或少加黄芩以助清热；眩晕则加菊花、白蒺藜以清头目；心烦不寐，加莲子心、生龙牡；风痰内阻，气机不行，府气不通者，合以《活法机要》的三化汤，釜底抽薪，待大便通后，可减去方中大黄；若大便秘结而血压高者，加决明子，或将决明子研为末，与适量的蜂蜜调匀为膏，每次一匙，日服二次。

【验案】肖某，男，66岁。西医诊断：脑血栓形成。辨为风痰交阻，腑热泄热，用桑钩温胆汤与三化汤化裁，处方：桑寄生15g，钩藤15g(后下)，清半夏9g，橘红9g，茯苓15g，甘草6g，牛膝9g，羌活6g，酒川军9g，枳实9g，厚朴9g，竹沥水60毫升（分冲）。服三剂后，大便畅通，便软成形、量多，随之语言清楚，精神渐振，血压降至120/78mmHg。舌上有津，苔仍黄腻不均，脉如前，左侧肢体不能活动。上方去羌活、厚朴、大黄，加火麻仁9g，地龙15g，竹茹12g，胆星10g。十天后，病者能于凳上坐立。两周后能由家人搀扶到厕所大小便，自己能扶住床沿迈步活动，食量已恢复至病前，每日八两。三周后，能独自行走，左上肢能抬举平肩，舌体正，口眼歪斜不甚明显，苔根部黄，脉缓和，能自由行走，脚趾已能活动，上肢抬举过肩，手指握力增强，舌根部有少量黄苔，脉沉缓。能自理一部分生活，住院五周后出院。

熄风定癫方

【来源】《首批国家级名老中医效验秘方精选·续集》。

【组成】地黄12～15g　石斛15g　白芍15～30g　肉苁蓉10～15g　续断15g　白蒺藜15g　海藻12g　僵蚕10g　炙鳖甲15g（先煎）　煅龙骨20g（先煎）　煅牡蛎20g（先煎）　石决明30g（先煎）　炮山甲10g（先煎）

【用法】每日1剂，将标明先煎的药物先煮半小时，再纳入其余药物共煎沸20分钟，泌出药汁；再煎时诸药共同煎沸40分钟，泌出药汁，与头煎药汁混合，共取汁200～300毫升，分2次服。

【功用】滋肾柔肝，平肝熄风。

【主治】震颤麻痹。

【加减】震颤显著时，宜重镇熄风为主，加珍珠母、天麻，亦可酌加重方中鳖甲、龙骨、牡蛎、石决明之量；筋僵、拘挛，肌张力较高，可选加木瓜及大剂白芍、甘草柔肝解痉，也可重用地龙、全蝎熄风通络解痉；舌质紫暗、脉来细涩、面色晦滞，宜重用祛瘀药；如有中风，手足麻木，半身不利，则选加水蛭、当归、鸡血藤、路路通；如兼胸痹心痛，可用丹参、檀香、桂枝；如颈僵肩臂疼痛，宜入葛根、姜黄；糖尿病则宜加鬼箭羽；痰浊内盛、舌苔厚腻或血脂较高时，可重用僵蚕、胆星、海藻，并增荷叶、苍术；内热偏盛、面赤舌红，可酌予白薇、功劳叶、女贞子、墨旱莲、槐花、夏枯草、黄柏、漏芦等滋阴泻火两顾；阴精亏损、体虚显著时，重用枸杞、首乌、黄精、杜仲、牛膝、桑寄生、楮实子、麦冬；阴损及阳或阳气本虚，可配加巴戟天、仙灵脾、黄芪、锁阳之温润，忌用刚燥之属；失眠、心悸、紧张，除用重镇之品外，尚可加五味子、茯神、玉竹、熟枣仁养心宁神或参用桂枝加龙骨牡蛎汤通阳宁神两顾之法；反应迟钝、记忆不敏，可重用首乌、续断、石菖蒲、远志、五味子以补肾荣脑、化痰开窍。

【验案】张某，男，73岁。主诉：右手震颤2年余，伴反应迟钝半年。病人来诊时右手不停震掉，如搓丸数票；平时不能持筷拿食，经常打碎碗碟，行走不稳，起步维艰，两年来逐渐加重。精神不振，反应迟钝，近事过目即忘。腰软足麻，小便淋沥，夜尿频多，面色红而枯槁。舌质暗红、苔薄黄，脉细滑。脑CT提示“脑萎缩、腔隙性脑梗死”；此乃高年体虚，多病交识，肝肾亏虚为主，兼顾培补肝肾，方用：炙鳖甲15g（先煎），生石决明30g(先煎)，牡蛎25g(先煎)，炮山甲10g(先煎)，炙水蛭5g，赤芍12g，白芍12g，炙僵蚕10g，广地龙10g，制首乌12g，大生地12g，制黄精12g，川石斛10g，怀牛膝12g。服药7剂，诉精神较前振作，腰膝酸软亦略好转，遂嘱原方连服2月。再诊：右手震颤较往昔减轻，但仍难控制。病情不再进展，且有好转之势。原方去炮山甲，加枸杞子10g以加重培本之力。服药近5年，震颤已完全不发，其他自觉症状也均消失，血压平稳，糖尿病等兼病也得到控制。

豨莶至阴汤

【来源】《首批国家级名老中医效验秘方精选·续集》。

【组成】制豨莶 30g　干地黄 9g　盐知母 12g　当归 9g　枸杞子 9g　炒赤芍 12g　龟版 6g　牛膝 9g　甘菊花 9g　郁金 9g　丹参 9g　黄柏 3g

【用法】每日一剂，水煎二次分服。

【功用】滋肾平肝，通经活络。

【主治】中风阴虚证。症见头晕耳鸣、目眩少寐，突然发生舌强言謇，口眼歪斜，半身不遂。

【验案】陈某，男，50 岁。二十天前刚睡一觉醒来，想翻动身体，即觉手足不灵活，勉强从右侧翻到左侧。可是再想翻回来就不行了。旋即口角歪斜，说话费劲，发音不清，舌头运动不自然，手足左半正常，右半呈弛缓性瘫痪。经某医院诊断为脑血栓形成，住院半月疗效不显，嘱其服中药治疗。诊得脉弦细而数，舌质红，苔薄少津，胸闷心痛，咽干思饮，小便色深，阴虚热亢，内风暗动，经脉血滞之候，即疏豨莶至阴汤，减当归为 3g，去黄柏，加连翘 9g，栀子 9g，花粉 9g。服三剂，烦热退，语言清，口角歪斜也有改善，是心经之热已退，而经筋中所滞之血热，尚未清彻也。复于方中去连翘、栀子，加橘络 6g，广地龙 3g。连进七剂，瘫痪恢复，手足运动正常。惟舌质尚红，脉仍弦细，阴虚尚待继续滋养，改用六味地黄丸。续服十剂。完全康复。

镇肝复遂汤

【来源】《首批国家级名老中医效验秘方精选·续集》。

【组成】生石决明 25～35g（先煎）　生牡蛎 20～30g（先煎）　生代赭石 20～30g（先煎）　胆南星 10g　制半夏 10g　化橘红 12g　茯苓 15g　钩藤 30g（血压高者后下）　全蝎 6～9g　桑枝 30g　红花 10g　桃仁 10g　赤芍 12g　白芍 12g　菖蒲 10g　郁金 10g　炙山甲 6～9g　竹沥汁 50～60 毫升　羚羊角粉 1～1.5g

【用法】每日一剂，水煎二次，早晚分服。先煎的药物需煎煮 20 分钟后，再加入其他药物同煎。后下的药物需待诸药煎煮好后再加入进去，1～2 沸后即可。方中竹沥汁兑入药汁中同服，服时滴入姜汁 2～3 滴。羚羊角粉冲入药汁中服。

【功用】镇肝熄风，化痰活络。

【主治】脑血栓形成刚发病后，或突患脑溢血轻症（出血量少，未出现神志昏迷者），可即服此方。

【加减】半身不遂主要在上肢者，可减郁金、赤芍（以免药味太多），加片姜黄 9～12g，葛根 10g，羌活 6g；半身不遂主要在下肢者，减药同上，加桑寄生 30g，怀牛膝 15g，川断 15g，地龙 9g；言语不利明显者，加羌活 6g，改全蝎为 9～12g；口眼歪斜较重者，减药同上，加白僵蚕 9～12g，白附子 6g，白芷 6g；大便不通畅者，加川军 3～6g，全瓜蒌 30g，把桃仁改为桃仁泥；患肢有时出现拘挛者，可加伸筋草 30g，生薏米 30g，鸡血藤 15g。

【验案】冯某某，男，59 岁。1986 年 4 月 24 日初诊。病人前天下午突然发现面部向右歪斜，流涎，很快又感到左上下肢活动不灵活，随即卧床休息。次晨左上下肢不会自己活动，口面仍歪斜，并且有时抽动，左下肢也有时抽动，并略有拘挛之象，面部略红，神情烦躁，经 CT 检查，右侧脑部有梗死灶，临床诊断为脑血栓形成。观其面部发红，神志尚清楚，但夜间有时朦胧嗜睡，左下肢和面部有时感到有抽动。血压 170/100mmHg，左侧半身不遂，肌力 0 级，左面及口角下垂，舌苔白腻，脉象弦滑有力，左手脉象大于右手。四诊合参，诊为中风病中经证，并有向中腑证转化之势，须急治以镇肝熄风，化痰通络，以镇肝复遂汤加减治之。共服药 22 剂，左侧肢体功能恢复，血压平稳，痊愈出院。

中风再造丸

【来源】《部颁标准》。

【组成】黄芪 20g　当归 20g　川芎 20g　桃仁 10g　红花 10g　地龙 10g　丹参 20g　血竭 8g　三七 25g　乳香（制）10g　没药（制）10g　琥珀 10g　牛膝 20g　淫羊藿 40g　乌稍蛇（去头尾）40g　全蝎 5g　僵蚕（炒）10g　穿山甲（烫）20g　狗骨（制）30g　苏合香 5g　冰片 3.5g　水牛角（浓缩粉）16g　牛黄 3.5g　龟甲（醋制）10g　朱砂 10g　天麻 20g　钩藤 25g　菊花 20g　防风 20g　羌活 10g　白芷 20g　麻

黄20g　葛根25g　桂枝20g　细辛10g　附子（制）5g　槲寄生25g　骨碎补（烫）10g　威灵仙（酒炒）25g　绵草解20g　红参20g　白术（炒）10g　茯苓20g　甘草20g　胆南星20g　天竺黄10g　何首乌（制）20g　熟地黄20g　玄参10g　黄连20g　大黄（酒制）20g　沉香10g　檀香10g　丁香10g　草豆寇20g　香附（醋制）10g

【用法】制成小蜜丸，每45丸重7.5g，密封。口服，每次7.5g，1日2次。

【功用】舒筋活血，祛风化痰。

【主治】口眼歪邪，言语不清，半身不遂，四肢麻木，风湿、类风湿性关节炎等。

【宜忌】孕妇忌服。

回天再造丸

【来源】《部颁标准》。

【组成】蕲蛇300g　乳香（制）140g　朱砂140g　黄连280g　草豆蔻280g　片姜黄280g　何首乌280g　木香56g　豆蔻280g　葛根35g　细辛140g　羌活280g　白芷280g　藿香280g　麻黄280g　松香70g　山参280g　牛黄35g　地龙70g　桑寄生350g　母丁香140g　没药（制）140g　熟地黄280g　虎骨（油酥）400g　厚朴70g　僵蚕（炒）140g　麝香70g　竹节香附280g　当归280g　赤芍280g　茯苓280g　全蝎35g　白术（麸炒）140g　乌药140g　青皮140g　肉桂280g　冰片35g　犀角110g　沉香140g　胆南星140g　天竺黄140g　骨碎补（烫，去毛）140g　琥珀280g　附子（制）140g　防风280g　龟版（醋淬）140g　甘草280g　川芎280g　血竭112g　玄参280g　天麻280g　香附（醋制）140g　安息香260g　山羊血140g　粉草薢280g　穿山甲（醋制）280g　红花112g　威灵仙35g　黄芪（蜜制）80g　大黄（酒制）280g

【用法】制成大蜜丸，每丸重10g，密封。温黄酒或温开水送服，每次1丸，1日1～2次。

【功用】祛风散寒，理气豁痰，通经活络。

【主治】中风，类中风，半身不遂，口眼歪斜，言语不清以及中寒、中气、中痰等症。

【宜忌】孕妇忌服。

血塞通片

【来源】《部颁标准》。

【组成】三七总皂甙

【用法】加适量赋形剂制成糖衣片，100mg，50mg，25mg等3种，密封。口服，每次50～100mg，1日3次。

本方制成胶囊，名“血塞通胶囊”；制成颗粒剂，名“血塞通颗粒”。

【功用】活血祛瘀，通脉活络，抑制血小板聚集和增加脑血流量。

【主治】脑路瘀阻，中风偏瘫，心脉瘀阻，胸痹心痛；脑血管病后遗症，冠心病心绞痛属上述证候者。

灯盏花素片

【来源】《部颁标准》。

【组成】灯盏花素

【用法】制成片剂，每片含灯盏花素20mg，密封，遮光。口服，每次2片，1日3次。

本方制成颗粒剂，名“灯盏花颗粒”。

【功用】活血化瘀，通络止痛。

【主治】中风后遗症，冠心病，心绞痛。

抗栓再造丸

【来源】《部颁标准》。

【组成】红参100g　黄芪596g　胆南星199g　穿山甲（烫）100g　牛黄100g　冰片59g　水蛭（烫）199g　麝香2.1g　丹参596g　三七397g　大黄199g　地龙199g　苏合香40g　全蝎59g　牛膝199g　何首乌397g　乌梢蛇100g　桃仁199g　朱砂199g　红花199g　土鳖虫199g　天麻20g　细辛199g　威灵仙199g　草豆蔻100g　甘草199g

【用法】水泛为丸，每袋装3g，密封。口服，每次3g，1日3次。

【功用】活血化瘀，舒筋通络，熄风镇痉。

【主治】中风后遗症恢复期的手足麻木，步履艰难，瘫痪，口眼歪斜，言语不清。

【宜忌】孕妇忌服，年老体弱者慎服。

脑血栓片

【来源】《部颁标准》。

【组成】红花900g　当归900g　水蛭（制）900g　赤芍900g　桃仁900g　川芎900g　丹参900g　土鳖虫225g　羚羊角112.5g　牛黄12.5g

【用法】制成糖衣片，基片重0.3g，密封。口服，每次6片，1日3次。

【功用】活血化瘀，醒脑通络，潜阳熄风。

【主治】因瘀血、肝阳上亢出现的中风先兆，如肢体麻木、头晕目眩等和脑血栓形成出现的中风不语、口眼歪斜、半身不遂等症。具有预防和治疗作用。

脑得生丸

【来源】《部颁标准》。

【组成】三七78g　川芎78g　红花91g　葛根261g　山楂（去核）157g

【用法】上药制成丸剂，每丸重9g。口服，每次9g，1日3次。

本方制成片剂，名"脑得生片"。

【功用】活血化瘀，疏通经络，醒脑开窍。

【主治】脑动脉硬化，缺血性脑中风，及脑出血后遗症等。

脑塞通丸

【来源】《部颁标准》。

【组成】干漆（炭）8.70g　红参28.55g　黄芩17.15g　牛膝22.35g　天花粉28.55g　土鳖虫（炒）14.25g　牡丹皮17.15g　大黄（制）11.45g　吴茱萸（盐）5.70g　桃仁17.15g　玄明粉14.25g　川芎11.25g　葶苈子14.25g　地龙（炒）18.75g　列当（酒）37.50g　地黄68.55g　水蛭（烫）7.50g　肉桂5.70g　茯苓28.55g　琥珀7.50g　朱砂5.00g

【用法】制成大蜜丸，每丸重7.5g，密闭，防潮。口服，每次1丸，1日2～3次。

【功用】活血化瘀，通经活络，益气养阴。

【主治】脑血栓，脑瘀血后遗症，肢体偏瘫，手足麻木，语言障碍等。

【宜忌】孕妇忌服或遵医嘱。

脑络通胶囊

【来源】《部颁标准》。

【组成】丹参浸膏50g　盐酸托哌酮50g　川芎浸膏50g　甲基橙皮甙10g　黄芪浸膏50g　维生素$B_6$2g

【用法】制成胶囊剂，每粒装0.5g（含盐酸托哌酮50mg），密封，置阴凉处。口服，每次1～2粒，1日3次。

【功用】补气活血，通经活络。

【主治】脑血栓、脑动脉硬化、中风后遗症等各种脑血管疾病气虚血瘀引起的头痛、眩晕、半身不遂、肢体发麻、神疲乏力等症。

益脉康片

【来源】《部颁标准》。

【组成】灯盏细辛浸膏1660g

【用法】制成糖衣片，每片含总黄酮40mg，密封，避光。口服，每次2片，1日3次。

【功用】活血化瘀。

【主治】缺血性脑血管病及脑出血后遗症瘫痪，眼底视网膜静脉阻塞，冠心病，血管炎性皮肤病，风湿病。

益脑宁片

【来源】《部颁标准》。

【组成】炙黄芪100g　党参100g　麦芽100g　制何首乌100g　灵芝100g　女贞子70g　旱莲草70g　桑寄生70g　天麻30g　钩藤40g　丹参70g　赤芍40g　地龙30g　山楂100g　琥珀10g

【用法】制成糖衣片，基片重0.35g，密封，置阴凉干燥处。口服，每次4～5片，1日3次。

【功用】益气补肾，活血通脉。

【主治】脑动脉硬化，中风后遗症，及冠心病、心绞痛、高血压等属脾肾不足、血脉瘀阻证者。

消栓口服液

【来源】《部颁标准》。

【组成】黄芪600g　当归60g　赤芍60g　地龙30g　川芎30g　桃仁30g　红花30g

【用法】制成口服液，每支装10ml，密封，置阴凉处。口服，每次10ml，1日3次。
【功用】补气，活血通络。
【主治】中风引起的半身不遂，口眼歪斜，语言謇涩，口角流涎，下肢痿废，小便频数。
【宜忌】凡阴虚阳亢，风火上扰，痰浊蒙蔽者禁用。

清心牛黄片

【来源】《部颁标准》。
【组成】白芍38g　肉桂27g　阿胶24g　桔梗20g　山药105g　蒲黄4g　大豆黄卷28g　大枣（去核）45g　麦冬22g　甘草75g　白蔹11g　柴胡20g　党参75g　当归22g　川芎20g　苦杏仁20g　防风22g　茯苓24g　干姜12g　黄芩22g　白术37g　六神曲37g　牛黄14g　雄黄12g　水牛角浓缩粉16g　琥珀36g　冰片10g
【用法】制成糖衣片，基片重0.25g，密封，置阴凉干燥处。口服，每次4片，1日1～2次。
【功用】清心化痰，震惊祛风。
【主治】神志昏乱，言语不清，痰涎壅盛，头晕目眩，中风不语，半身不遂。

强力天麻杜仲胶囊

【来源】《部颁标准》。
【组成】天麻69.6g　杜仲（盐制）73.9g　制草乌8.7g　附子（制）8.7g　独活43.4g　藁本51.3g　玄参51.3g　当归87.0g　地黄139.1g　川牛膝51.3g　槲寄生51.3g　羌活87.0g
【用法】制成胶囊，密封。口服，每次4～6粒，1日2次。
【功用】散风活血，舒筋止痛。
【主治】中风引起的筋脉掣痛，肢体麻木，行走不便，腰腿酸痛，头痛头昏等。.

麝香抗栓丸

【来源】《部颁标准》。
【组成】麝香2g　羚羊角5g　三七25g　天麻25g　全蝎10g　乌梢蛇50g　红花50g　地黄50g　大黄25g　葛根50g　川芎25g　僵蚕25g　水蛭（烫）25g　黄芪100g　胆南星25g　地龙50g　赤芍50g　当归50g　豨莶草100g　忍冬藤100g　鸡血藤100g　络石藤100g
【用法】制成大蜜丸，每丸重7.5g，密封。口服，每次1丸，1日3次。
【功用】通络活血，醒脑散瘀。
【主治】中风，半身不遂，言语不清，头昏目眩等。
【宜忌】孕妇慎用。

豨莶通栓丸

【来源】《新药转正标准》。
【组成】豨莶草（蜜酒炙）　胆南星　半夏（制）　当归（酒炙）　麝香等
【用法】制成丸剂。口服，每次1丸，1日3次，温开水送服。
【功用】活血祛瘀，祛风化痰，舒筋活络，醒脑开窍。
【主治】脑血栓引起的半身不遂，肢体麻木，口眼歪斜，左瘫右痪，语言障碍。
【宜忌】服用本品后，极个别病例可能出现嗜睡，面部发热，头痛等症状，继续服药可逐渐消失。孕妇及出血性中风（脑溢血）急性期禁用。

脑血康口服液

【来源】《新药转正标准》。
【组成】水蛭（烫）
【用法】制成口服液。口服，每次10ml，1日3次。
【功用】活血化瘀，破血散结。
【主治】中风，半身不遂，口眼歪斜，舌强言謇。宜用于高血压性脑出血后的脑血肿、脑血栓等。

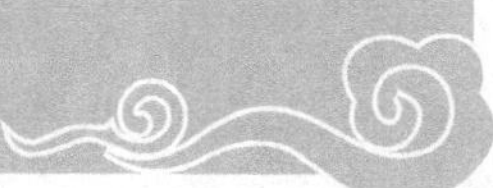

三十、中　痰

中痰，是指猝然昏倒，不省人事，伴见痰涎壅盛的病情，实乃中风之一种。其成因多为外感六淫，素体气血亏损，内伤七情，郁而化热，炼津成痰，痰阻清窍所致。治宜健脾燥湿，祛痰开窍。

理气化痰汤

【来源】《惠直堂方》卷一。

【组成】人参二钱　黄耆四钱　归身二钱　白芍一钱五分　茯苓二钱　白术二钱　炙甘草四分　熟地四钱　川芎八分　肉桂八分

【用法】水煎服。二剂能言，再二剂而痰声息，再二剂手足活动，一月痊愈。

【主治】气虚中痰，无故身倒，肉跳心惊，口不能言，足不能动，痰声如雷。

万应锭

【来源】《中医医学大辞典》。

【别名】金鼠氏（《全国中药成药处方集》抚顺方）。

【组成】京墨二两　儿茶　胡黄连　川黄连各一两　冰片六分　麝香　当门子　犀牛黄各五分　熊胆二钱

【用法】上为细末，再用人乳合糊为丸，如梧桐子大，金箔为衣。内证每服四五分，小儿减半，熟汤化下；外证用醋研敷。

【功用】

1.《北京市中药成方选集》：清热祛暑，解毒止血。

2.《全国中药成药处方集》：清火，凉血舒风。

3.《中国药典》：镇惊。

【主治】

1.《中国医学大辞》：中风中痰，中寒中暑，半身不遂，口眼歪邪，喉闭乳蛾，牙疳，霍乱，瘟疫，疟痢，血热便血，斑疹，伤寒，黄病，疔毒攻心；小儿痘证，惊风；无名肿毒，臁疮，伤水疮。

2.《北京市中药成方选集》：吐血衄血，口舌生疮，牙齿疼痛及小儿热症。

回生再造丸

【来源】《内外科百病验方大全》。

【组成】真水安息香四两　人参二两　真蕲蛇（小者为佳，去骨并头尾三寸，酒浸，炙，取净末）四两　当归　川芎　川连　羌活　防风　玄参（以上酒炒）藿香　白芷　茯苓　麻黄　天麻　川萆薢　片子姜黄（以上炒）甘草（炙）　肉桂（研，不见火）　白蔻仁（研，不见火）　首乌　料豆（水蒸拌九次）　西琥珀（研）　黄耆（蜜炙）　大黄（酒蒸）　草蔻仁（研）　雄鼠粪（双头尖者是）各二两　穿山甲（前后四足各用五钱，麻油浸，炙）二两　全蝎尾（去头足）　灵仙（酒炒）　葛根（炒）　桑寄生（烘干）各二两五钱　北细辛　赤芍（炒）　乌药（酒炒）　青皮（面炒）　于术（土炒）　僵蚕（洗，炒）　乳香（去油）　没药　辰砂　骨碎补（酒炒）　香附（去皮毛，酒炒）　天竺黄　制附片　生龟版（火炙，熬过者不用）　沉香　母丁香　胆星各一两　红花（酒浸，烘干净）八钱　犀角尖八钱　厚朴　地龙（炙干）　松香（煮九次）各五钱　广木香四钱（不见火）　梅花冰片　犀牛黄各二钱五分　血竭八分　虎胫骨一对（煅酥）

【用法】上为末，炼蜜为丸，每丸重一钱，金箔为衣，蜡壳封固。每服一丸，生姜汤送下。

【主治】男妇中痰中风，口眼㖞斜，手足拘挛，言语不清，左瘫右痪，筋骨疼痛，半身不遂，步履艰难，初起气绝者。

【宜忌】孕妇忌服。

诸葛卧龙丹

【来源】《经验秘方类钞》卷上。

【组成】当门麝香一钱　灯草灰（用青竹筒装满，

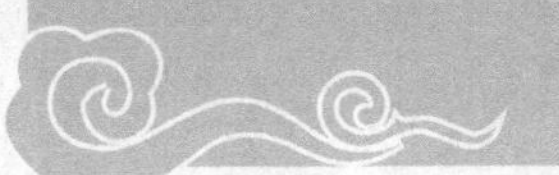

烧存性，净重）一两　猪牙皂角三角　闹洋花三钱　梅花冰片脑一钱　细辛二钱　西牛黄六分（产西戎者，非犀牛也，其体轻气香，置舌上先苦后甜，清凉透心者为真）

【用法】上为细末，贮瓷瓶中，勿令泄气。临用取少许搐鼻。误落水中，心头尚温，及自缢气管初闭，二便未行者，速用芦管速吹取嚏即醒；风火牙痛，以指头蘸药擦之；痈疽发背，及一切无名疔毒，用酒调涂；蜈蚣蛇蝎诸虫毒，及一切山岚瘴毒，亦用酒调涂；妇人胞衣不下，吹药取嚏即下；天行时疫，霍乱吐泻，腹中急痛，四肢发厥，顷刻垂危，用一分，开水调吞。

【主治】中寒中暑，猝然牙关紧闭，倾倒在地；及大人中风中痰，小儿急慢惊风；伤寒胸闷，胸膈壅滞，邪毒郁蒸；及瘟疫发热，外感头痛肢酸。

三十一、中　气

中气，又称气中、类中，是指猝然昏倒，不省人事，不伴痰浊的病情。《本草备要》："厥逆痰壅，口噤脉伏，身温为中风，身冷为中气。又有痰为中风，无痰为中气"病多由七情气结，或怒动肝气，气逆上行所致。证见忽然仆倒昏迷，不省人事，牙关紧急，手足拘挛，其状与中风无异，但口内无涎声。治疗宜行气通阳为基础。

调气丸

【来源】《普济方》卷一八四引《卫生家宝》。

【组成】槟榔　木香　川芎　羌活　肉桂（去皮）　麻仁各半两　枳壳一两（去瓤麸炒）　沉香一分　大黄一两（湿纸裹煨）　郁李仁一两（汤去皮）

【用法】上为末，炼蜜为丸，如梧桐子大。每服三十丸，食后临卧姜汤送下。

【主治】中气，如中风状。

【方论】中气而以风药治之十无一愈，中风而以气药治之，气顺而风散。

回阳汤

【来源】《是斋百一选方》卷三。

【组成】干姜（炮）　益智仁　大川乌（炮，去皮脐）各一两　青皮半两　附子一只七八钱重者（生用，去皮脐）

【用法】上锉。每服半两，水二大盏，加生姜十片，大枣一个，入盐少许，同煎七分，去滓，空心、食前温服，并滓再煎。

【主治】

1.《是斋百一选方》：丈夫妇人无问老幼，卒暴风中、气中，左瘫右痪，手足不遂，语言謇涩，口眼㖞斜，筋脉挛缩，半身不举，不省人事。

2.《普济方》引《澹寮方》：中寒脉弱，大段虚怯。

八味顺气散

【来源】《医方类聚》卷二十一引《济生方》。

【别名】乌药顺气散（《医宗必读》卷八）、八物顺气汤（《医学从众录》卷四）、顺气散（《医学金针》卷二）。

【组成】白术　白茯苓（去皮）　青皮（去白）　香白芷　陈皮（去白）　天台乌药　人参各一两　甘草（炙）半两

【用法】上为细末。每服三钱，水一大盏，煎至七分，温服，不拘时候。仍以酒化苏合香丸间服。

【主治】

1.《医方类聚》引《济生方》：中风。

2.《普济方》：中风，半身不遂，口眼㖞斜，语言謇涩，神志昏愦，筋力挛拳，痰涎壅滞，麻痹不仁，遍身疼痛。中气。

3.《医宗金鉴》：气滞腰痛。

4.《张氏医通》：类中风，虚胀喘逆。

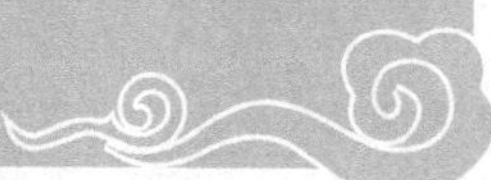

回阳丹

【来源】《简易方》引桃溪方（见《医方类聚》卷二十）。

【组成】川乌（洗） 草乌各三两（洗） 地龙（洗） 灵脂（洗） 南星（洗）各一两 脑子 麝香各少许

【用法】上为细末，炼蜜为丸，如鸡头子大。初服半丸，渐加小丸至大丸，生姜汁磨化，先嚼薄荷，日午、夜卧温酒送下。瘫痪不能行，服三十丸必愈；如中风不软，只口眼㖞斜，服二三丸效。

【主治】卒暴风中、气中，瘫痪，手足不遂，语言謇涩，口眼㖞斜，筋脉挛急，半身不举，不省人事。

十二味正气散

【来源】《类编朱氏集验方》卷一引《梁氏总要方》。

【组成】陈皮 厚朴 半夏 藿香 甘草各半两 人参二钱半 茯苓 白术 石菖蒲 木香 远志 薏苡仁各半两

【用法】上锉。每服三大钱，水一盏，加生姜三片，大枣一个，煎八分服。

【主治】风中、气中。

独香汤

【来源】《类编朱氏集验方》卷一。

【别名】独香散（《医方类聚》卷八十八）。

【组成】南木香不拘多少

【用法】上为细末，瓜蒌子煎汤调下。

【主治】气中。目不开，四肢不收，昏沉。

沉麝鹿茸丸

【来源】《御药院方》卷六。

【别名】沉香鹿茸丸（《卫生宝鉴》卷十五）。

【组成】沉香一两 麝香一两（别研） 鹿茸一两

【用法】上为末，水煮白面糊为丸，如梧桐子大。每服三十丸或五十丸，空心以暖酒送下。

【功用】补益脾肾，强壮筋骨，内实五脏，外充肌肤，补益阳气，和畅荣卫。

【主治】一切恶气。

顺气散

【来源】《瑞竹堂方·补遗》。

【别名】匀气散（《普济方》卷九十七）、顺风匀气散（《奇效良方》卷二）、顺气匀风汤（《杂病源流犀烛》卷十二）。

【组成】白术（煨）四两 沉香（镑）五钱 白芷 人参（去芦） 甘草各五钱 青皮（去瓤）五钱 天台乌药（炙）一两

【用法】上锉。每服五钱，水一盏半，加生姜三片，紫苏五叶，木瓜三片，大枣一枚，煎取七分，去滓，空心温服。

【主治】中风、中气，腰腿疼，半身不遂，手足不能屈伸，口眼歪斜。

术附汤

【来源】《世医得效方》卷三。

【组成】白术四两（去芦） 绵附子（炮，去皮脐，薄切片）一两半 甘草（炙）二两

【用法】上锉散。每服三钱，水一盏，加生姜十片，煎取八分，去滓后调苏合香丸二粒，并进二服。或气短头晕，手足厥逆未退者，可进养心丹三十粒至百粒，不拘时候。

【主治】中寒、中气之候，四肢厥逆，口噤，牙关紧急，痰涎壅盛，如中风状者。

通顶散

【来源】《丹溪心法》卷一。

【组成】藜芦 生甘草 川芎 细辛 人参各一钱

【用法】上为末，吹入鼻中一字。就提头顶中发，立苏。有嚏者，可治。

【主治】中风、中气，昏愦不知人事者。

三和丹

【来源】《证治要诀类方》卷四。

【组成】养正丹 黑锡丹 来复丹

【用法】三丹和匀。每服一钱半，米饮、酒任下。

诸气皆可用，不独中气。

【主治】

1.《证治要诀类方》：中气。其人本虚，痰气上逆，关膈不通，上下不升降；或大便虚闭。

2.《张氏医通》：一切阴寒，诸药不效者。

木香顺气散

【来源】《万病回春》卷二。

【组成】木香（另研） 砂仁各五分 乌药 香附 青皮（去瓤） 陈皮 半夏（姜炒） 厚朴（姜炒） 枳壳（麸炒）各一钱 官桂 干姜 甘草各三分

【用法】上锉一剂。加生姜三片，水煎服。

【主治】中气晕倒。

【加减】气不转，加苏子、沉香。

夺命通关散

【来源】《寿世保元》卷二。

【组成】皂角二两（如猪牙者，去皮弦，用生白矾一两，以苎布包，入水与牙皂同煮，化去白矾，再煮令干，取出晒干，为末） 辽细辛（去土叶，为末） 五钱

【用法】上合匀。每遇痰厥，或喉闭不省人事者，先以少许吹鼻，候有嚏可治，无嚏不可治，却用蜜汤调服二匙，即吐痰，不吐再服。

【主治】中风中气，痰厥不省人事，牙关紧急，汤水不下。

正气回生汤

【来源】《石室秘录》卷一。

【组成】人参七钱 白术五钱 茯苓五钱 甘草一钱 陈皮一钱 附子一钱 半夏三钱 南星三钱

【用法】水煎服。

【主治】中气。

至仁丹

【来源】《辨证录》卷二。

【组成】人参一两 白术一两 黄耆一两 茯苓三钱 半夏三钱 肉桂二钱 薏仁三钱 甘草一钱

【用法】水煎服。

【主治】中气。身未猝倒，而右手不仁，言语謇涩，口中流沫。

【方论】此证是气虚，可不急补其气乎！补气而右手不仁随补而随效也。气虚者，未有不脾胃寒也。脾胃既寒，难以立化水谷，不变精而变痰矣。故气虚者痰盛，痰即欺气之虚而作祟，上达心而旁及手足，故身欲仆而手足不仁，口吐涎沫耳。乃用参、耆以补气，复用苓、术以健土，治湿则痰无可藏之经；更加半夏、薏仁以逐其已成之痰，则未成之痰涎，又安能再化哉？犹恐脾胃久寒，一时难以建功，增入肉桂，以补其命门之火，则火自生土。土旺而气自郁蒸，气有根蒂，脏腑无非生气，而经络皮肉，何至有不通之患哉！

固气收涎汤

【来源】《辨证录》卷二。

【组成】人参一两 白茯苓 远志 山药各三钱 半夏二钱 麦冬 麸炒枣仁 巴戟天各五钱 附子三分

【用法】水煎服。

【主治】男子中气，身未猝倒，而右手不仁，言语謇涩，口中流沫。

霹雳散

【来源】《急救痧症全集》卷下。

【别名】通关散。

【组成】北细辛五钱 生半夏 皂角各半钱 鹅不食草 茅山术 灯心灰各二钱

【用法】上为极细末，瓶收封固。临用以灯草一段，蘸少许，刺搐鼻孔中。即嚏。

【主治】痧毒闭结，七窍不通，经脉阻滞，吐泻不出，胀满绞闷；及中风、中恶、中气、中暑，一切昏仆不省人事者。

牛黄健步丹

【来源】《慈禧光绪医方选义》。

【组成】牛黄三钱 党参二两五钱 南星一两

（姜汁炒） 天麻一两 鹿茸一两（酥炙） 薄荷三钱 白茯神一两 远志一两（甘草水泡，去心） 石菖蒲一两 酸枣仁一两（炒） 木瓜一两 薏苡米一两（炒） 羌活一两（酒洗） 独活一两（酒洗） 防风一两（酒洗） 橘红一两五钱 黄耆一两五钱（盐水炒） 当归一两五钱（酒洗） 干枸杞一两五钱 龟版一两五钱（酥炙） 破故纸一两五钱（盐、酒炒） 白术二两（去心，土炒） 白芍二两（盐、酒炒） 生地黄二两（酒洗） 熟地二两 虎胫骨二两（酥炙） 牛膝二两（酒洗） 杜仲二两（姜、酒炒） 黄柏二两（人乳拌，盐、酒炒） 知母二两（人乳拌，盐、酒炒） 麦门冬二两（去心） 沉香五钱 五味子五钱

【用法】上为细末，炼蜜合猪脊髓为丸，重一钱五分，金箔为衣，蜡皮封固。每服一丸，重者连服，不拘时候，盐汤、温酒任其化下。

【主治】中风、中气、惛冒、僵扑、卒倒、口眼歪斜，手足瘫痪，步履艰辛，语言謇涩，痰涎壅盛，心神恍惚，人事不省；及诸风痹，手足踡挛，筋脉不舒，肢节疼痛，一切风痰痿痹之证。

三十二、中　寒

中寒，是指猝然昏倒，不省人事，口噤失音的病情。《仁斋直指方论》："寒者，严凝杀厉之气也。人以肾为根本，惟肾则受寒，惟寒则伤肾。肾气一虚，寒邪交作，急痛拘挛，战掉强直，昏迷厥冷，口噤失音，此中寒也。无汗恶寒，头疼面惨，发热拘急，手足微寒，此伤寒也。"《世医得效方》附子理中汤所治："五脏中寒，口噤，四肢强直，失音不语。"是为寒邪侵入，血气受阻，经脉不通所成。治宜温经活血，回阳救逆。

白通加猪胆汁汤

【来源】《伤寒论》。

【别名】白通加人尿猪胆汁汤（《医方考》卷一）。

【组成】葱白四茎 干姜一两 附子一枚（生、去皮、破八片） 人尿五合 猪胆汁一合

【用法】以水三升，煮取一升，去滓，纳胆汁、人尿，和令相得，分二次温服。若无胆亦可用。

【主治】

1.《伤寒论》：少阴病，下利利不止，厥逆无脉，干呕烦者。

2.《医方考》：久坐湿地伤肾，肾伤则短气腰痛，厥逆下冷，阴脉微者。

3.《医学心悟》：少阴中寒，阴盛格阳，热药相拒不入。

人参汤

【来源】《圣济总录》卷十三。

【组成】人参三分 半夏（汤浸七遍去滑） 干姜（炮，锉） 白茯苓（去黑皮） 白术 甘草（炙，锉） 五味子（炒） 桂（去粗皮） 黄耆（锉）各半两 陈橘皮（汤浸，去白，焙）一两 诃黎勒（煨，用皮）三分

【用法】上为粗末。每服三钱匕，以水一中盏，加生姜半分，大枣三枚（擘破），同煎至六分，去滓，不拘时候，稍热服。

【主治】风气汗泄太多，寒中泣出。

麻黄饮

【来源】《圣济总录》卷四十八。

【组成】麻黄（去根节，汤煮，去浮沫） 前胡（去芦头） 白前 桑根白皮（锉） 杏仁（去皮尖双仁，炒）各一两半

【用法】上为粗末。每服三钱匕，以水一盏，加葱白三寸（切），煎至七分，去滓温服。

【主治】肺中寒气，头痛咳逆，涕唾稠浊，鼻塞短气。

百合汤

【来源】《普济方》卷三八七引《医方妙选》。

【组成】百合　紫菀　白术　人参各一两　白茯苓　青皮　甘草　麦门冬（去心）各半两

【用法】上为细末，每服一钱，水八分，加竹叶三片，薄荷二叶，煎至五分，去滓温服。

【功用】调肺，解风壅。

【主治】《小儿卫生总微论方》：肺经风寒，痰壅不利。

回阳汤

【来源】《是斋百一选方》卷三。

【组成】干姜（炮）　益智仁　大川乌（炮，去皮脐）各一两　青皮半两　附子一只七八钱重者（生用，去皮脐）

【用法】上锉。每服半两，水二大盏，加生姜十片，大枣一个，入盐少许，同煎七分，去滓，空心、食前温服，并滓再煎。

【主治】

1.《是斋百一选方》：丈夫妇人无问老幼，卒暴风中气中，左瘫右痪，手足不遂，语言謇涩，口眼㖞斜，筋脉挛缩，半身不举，不省人事。

2.《普济方》引《澹寮方》：中寒脉弱，大段虚怯。

摄生饮

【来源】《仁斋直指方论》卷三。

【组成】圆白南星（湿纸裹煨）　南木香　半夏（用白沸汤就铫蘸少顷）各一钱半　辣细辛　苍术（生）　甘草（生）　细节石菖蒲各一钱

【用法】上锉，分二服。每服以水盏半，加生姜七厚片，煎取其半，乘热调苏合香丸三丸。先以皂角肉为细末，管子揭些吹入鼻中，候喷嚏即灌药。牙噤者，用乌梅肉揉和南星、细辛末，以中指频擦自开。

《育婴家秘》治大人、小儿卒中，以本方调惊气丸服。

【主治】一切卒中。中风、中寒、中暑、中湿及痰厥、饮厥、气厥等。

【加减】痰盛，加炙全蝎二枚。

百花散

【来源】《御药院方》卷八。

【组成】百花巢（烧烟尽为度）　蛇床子（炒令焦黄）各二两　零陵香　藿香叶各一两

【用法】上为粗末。每用药两大匙，水三碗，煎三五沸，临卧乘热淋洗。

【功用】补元阳，通血脉。

【宜忌】避风寒。

仙传救苦汤

【来源】《经验秘方》卷上。

【组成】大黑豆三合（炒熟）　生姜一块（重二三两，切片）

【用法】用水三碗，煎数沸取起，去姜、豆，服汁。避风，待汗出透即愈。

【主治】夏月贪凉，寒气潜入腠理，致男妇中寒阴证。

术附汤

【来源】《世医得效方》卷三。

【组成】白术四两（去芦）　绵附子（炮，去皮脐，薄切片）一两半　甘草（炙）二两

【用法】上锉散。每服三钱，水一盏，加生姜十片，煎取八分，去滓后调苏合香丸二粒，并进二服。或气短头晕，手足厥逆未退者，可进养心丹三十粒至百粒，不拘时候。

【主治】中寒、中气之候，四肢厥逆，口噤，牙关紧急，痰涎壅盛，如中风状者。

如圣散

【来源】《医方类聚》卷二十四引《急救仙方》。

【组成】威灵仙　防风　荆芥　防己　麻黄　杏仁　细辛　川芎　白芷各等分

【用法】上锉。加生姜三片，用好酒煎，待发时热服。后用黄荆柴大者以火炙，取两头汗，水调腊酒，吞下金箔镇心丸。

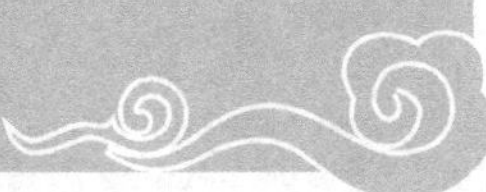

【主治】诸寒风证，不问男女年久者。
【宜忌】忌发风，诸毒食。

暖肝饮

【来源】《医学集成》卷二。
【组成】熟地　当归　附子　炮姜　吴萸　花椒　葱白
【主治】寒中厥阴，猝倒不语，面青唇白，呕吐清水，腹痛拘急，舌卷囊缩者。

普济丹

【来源】《医学集成》卷三。
【组成】茅术三钱　天麻　麻黄　明雄（水飞）三钱六分　大黄六钱　丁香六分　麝香三分　蟾酥（火酒化）九分　甘草一钱四分
　　方中天麻、麻黄用量原缺。
【用法】共研细末，端午午时糯米粥和丸，莱菔子大，朱砂三钱六分水飞为衣，瓷器收，勿泄气。每服三、五、七丸。
【主治】中寒，中暑，感冒，胃痛，腹痛，牙痛，痧胀，疟疾，急惊，痈疽，疔毒，跌打气闭，不服水土。
【宜忌】小儿慢惊及孕妇忌服。

助阳散

【来源】《古今医鉴》卷七。
【组成】芥菜子七钱　干姜三钱
【用法】上为末，水调作一饼。贴脐上，以绢帛缚住，上置盐，以熨斗熨之数次，汗出为度。又将病人小便，攀阴茎，往上尽头处，用艾炷灸七壮。
【主治】极冷急症。

术附理中丸

【来源】《赤水玄珠全集》卷二。
【组成】人参　附子（炮）　炮姜　白术　炙甘草　木香　丁香各等分
【用法】上为末，炼蜜为丸，如梧桐子大。每服六七十丸，食前白汤送下。
【主治】中寒，心腹急痛。

姜附汤

【来源】《赤水玄珠全集》卷二。
【组成】干姜五钱　熟附子三钱
【用法】水二钟，煎八分，作二次服。或虑此方太燥，即以附子理中汤相继服。
【主治】中寒口噤，四肢强直，失音不语，忽然晕倒，口吐涎沫，状如暗风，手足厥冷，或复烦躁；兼阴证伤寒，大便利而发热；及中脘虚寒，久积痰水，心腹冷痛，霍乱转筋，四肢厥逆。

附子理中汤

【来源】《万病回春》卷二。
【组成】大附子（炮，去脐）　干姜　吴茱萸（炮）　官桂　人参　当归　陈皮　厚朴（姜炒）　白术（去芦）　甘草（炙）
【用法】上锉。加生姜、大枣，水煎，热服。
【主治】中寒厥倒。

加味理中汤

【来源】《丹台玉案》卷二。
【组成】干姜　人参　白术　肉桂　甘草　半夏　陈皮　细辛　茯苓
【用法】加煨生姜五片，水煎熟，再入姜汁半盏服。其腹内外，仍用生姜炒热，时时熨之。
【主治】中寒。冬时直中真寒，一身受邪，难分经络，手足厥冷，或腹痛呕吐，甚则卒倒昏迷，不省人事，脉迟无力。
【加减】病重，加熟附子；身甚寒，加麻黄；挟气，加木香；呕吐涎沫，加丁香；腹痛，加木香、砂仁；挟食，加草果、枳壳；泻不止，加升麻、苍术。

辛温平补汤

【来源】《医门法律》卷二。
【组成】附子（炮，去皮脐）　干姜（炮）各五分　当归一钱　肉桂五分　人参　甘草（炙）　黄

耆（蜜炙） 白术（土炒） 白芍（酒炒）各一钱 五味子十二粒

【用法】水二大盏，加煨生姜三片，大枣二枚（劈），煎至一盏，加蜜五蛤蜊壳，温服。

【功用】平调脏腑荣卫。

【主治】暴中寒证，其阳已回，身温色活，手足不冷，吐利渐除。

附姜汤

【来源】《医门法律》卷二。

【组成】附子（炮，去皮脐） 干姜（炮）各五钱

【用法】用水二大盏，煎至一盏，略加猪胆汁一蛤蜊壳，浸和温冷服。

【主治】腠理素虚，卒暴中寒，自汗淋漓，身冷，手足厥逆；或阴盛于内，逼其阳亡于外，外显假热躁烦。

附姜归桂汤

【来源】《医门法律》卷二。

【别名】姜附归桂汤（《医方集解》）。

【组成】附子（炮，去皮脐） 干姜（炮） 当归 肉桂各二钱五分

【用法】用水二大盏，煎至一盏，入蜜一蛤蜊壳，温服。

【主治】卒暴中寒，其人腠理素虚，自汗淋漓，身冷手足厥逆，或外显假热躁烦。

【方论】附、姜专主回阳，而其所中寒邪，先伤荣血，故加归、桂驱荣分之寒，才得药病相当也。

附姜白通汤

【来源】《医门法律》卷二。

【别名】姜附白通汤（《成方切用》卷六）。

【组成】附子（炮，去皮脐） 干姜（炮）各五钱 葱白五茎（取汁） 猪胆（大者）半枚

【用法】用水二大盏，煎附、姜二味至一盏，入葱汁并猪胆汁，和匀温服。再用葱一大握，以带轻束，切去两头，留白二寸许，以一面熨热，安脐上，用熨斗盛炭火熨葱白上面，取其热气，从脐入腹，甚者连熨二三饼。又甚者，再用艾炷灸关元、气海，各二三十壮。

【功用】回阳散阴。

【主治】

1.《医门法律》：暴卒中寒，厥逆呕吐，泻利色青色冷，肌肤凛栗无汗，盛阴没阳之证。

2.《重订通俗伤寒论》：瘪脶痧，脉微欲绝，甚则十指脶绉瘪。

【方论】《重订通俗伤寒论》：以大剂附、姜回阳为君，臣以葱汁，得生阳之气独盛，以辛通脉道，反佐以一味胆汁者，恐阳药一饮即吐，格拒而不得入也。此为温热回阳，苦辛通格之良方。

附姜归桂参甘汤

【来源】《医门法律》卷二。

【组成】附子（炮，去皮脐） 干姜（炮） 当归 肉桂各一钱五分 人参 甘草（炙）各二钱

【用法】上用水二大盏，加煨姜三片，大枣二枚，煎至一盏，入蜜三蛤蜊壳，温服。

【功用】《重订通俗伤寒论》：回阳，双补血气。

【主治】卒暴中寒，服附姜汤、附姜归桂汤后，阳气将回，阴寒少杀者。

【方论】《重订通俗伤寒论》：君以附、姜轻剂，温和阳气，臣以归、桂暖血，参、草益气，佐以姜，使以大枣，调和营卫也。

救疼至圣丹

【来源】《石室秘录》卷一。

【组成】人参三钱 白术五钱 熟地五钱 附子一钱 肉桂一钱 吴茱萸五分 干姜五分

【用法】水煎服。

【主治】肾经直中寒邪而腹痛者，甚至手足皆青，救若少迟，必至立亡。

参术附桂汤

【来源】《石室秘录》卷三。

【组成】人参半两 白术九钱 附子二钱 肉桂一钱 干姜二钱

【用法】水三碗，煎服。

【功用】追散失之元阳而返其宅。

【主治】阴寒之气，直中阴经，斩关直入于肾宫，命门之火逃亡而将越出于躯壳之外。

【方论】此方用人参、白术实有妙用。驱寒之药而不用此二味，寒去而气随之去矣。故必用二味，且必须多加，而元阳始足，可留于将绝之顷也。

救亡丹

【来源】《石室秘录》卷六。

【组成】人参五钱　白术三两　附子一个　干姜三钱　肉桂五钱

【用法】水煎，急灌之。

【主治】阴寒直中肾经，面青鼻黑，腹中痛欲死，囊缩。

救心汤

【来源】《石室秘录》卷六。

【组成】人参五两　附子一个　白术半斤　肉桂一两　菖蒲五分　良姜三钱

【用法】水煎服。

【主治】阴寒直中肾经，舌黑眼闭，下身尽黑，上身尽青，大便出，小便自遗。

【方论】此方参、术多用者，恐少则力单，不能胜任以驾御。夫桂、附之热药也，故必多加而后可望其通达上下，以尽去周身之寒毒。倘得大便止而小便不遗，便有生机。

救心荡寒汤

【来源】《石室秘录》卷六。

【组成】人参三两　良姜三钱　附子三钱　白术三两

【用法】水煎服。

【主治】阴寒直少阴肾中，手足青黑者。

【方论】此方妙在良姜入心，同附子斩关直入，然非参、术之多用，亦不能返元阳于无何有之乡也，故必须多用而共成其功耳。

救肾活肝汤

【来源】《石室秘录》卷六。

【组成】白术三两　当归一两　人参五钱　熟地一两　山茱萸五钱　附子一钱　肉桂二钱

【用法】水煎服。

【主治】阴寒直中肾经，两胁作痛，手足指甲尽青，囊缩拽之不出，踡曲向卧者。

回阳散

【来源】《证治汇补》卷一。

【组成】附子二枚（炮制为末）

【用法】生姜酒和匀调服。

【主治】中寒。

止逆汤

【来源】《辨证录》卷一。

【组成】附子一钱　白术三钱　车前子三分　吴茱萸五分

【用法】水煎服。

【功用】温肾。

【主治】

1.《辨证录》：寒邪入肾而兼入于小肠腑，小腹作痛，两足厥逆。

2.《医学集成》：体虚中寒，两足厥冷，腹痛溺闭。

术桂干姜汤

【来源】《辨证录》卷一。

【组成】白术一两　肉桂三钱　干姜三钱

【用法】水煎服。

【主治】中寒。严寒之时，忽感阴冷，直入于腑，手、足、身皆冷，面目色青，口呕清水，腹中雷鸣，胸胁逆满，体寒发颤，腹中觉有凉气一裹，直冲而上，猝不知人。

附桂姜术加熟地汤

【来源】《辨证录》卷一。

【组成】熟地五钱　白术一两　干姜三钱　肉桂二钱　附子三分

【用法】水煎服。

【主治】阴寒卒中于肾，手足冷而身不能动。

救腑回阳汤

【来源】《辨证录》卷一。
【组成】人参五钱　附子一钱　肉桂二钱　巴戟天一两
【用法】水煎服。
【主治】严寒之时，忽感阴冷直入于腑，手足身皆冷，面目色青，口呕清水，腹中雷鸣，胸胁逆满，体寒发颤，腹中觉有冷气一裹直冲而上，猝不知人。
【方论】此方用人参以扶胃气，用肉桂以回阳，亦不必更借巴戟天之为君矣。不知巴戟天补心肾之火，心肾之火旺，而三焦之火更旺矣。且巴戟天生胃气而回阳，故用之为君，尤能统人参、附、桂同心之将，而扫荡祛邪，寓剿于抚之中也。

援命拒寒汤

【来源】《辨证录》卷一。
【组成】白术三两　肉桂三钱　破故纸三钱　杜仲三钱
【用法】水煎服。
【主治】直中阴寒，肾经独受，身颤手颤者，此为命门火冷，不能拒寒使然。

太乙还元丹

【来源】《嵩崖尊生全书》卷十一。
【组成】炮附　人参　白术　炮姜　半夏　陈皮　炙草各一钱　沉香　白蔻　丁香　茯苓各八分　神曲六分
【用法】加生姜、大枣，入盐少许煎，热服。脐上用炒葱热贴，冷则易之。
【主治】中寒急阴病，腹痛，肢冷甲青。

附子理中汤

【来源】《医学传灯》卷上。
【组成】人参　白术　炮姜　甘草　肉桂　附子　黄耆
【主治】先有房事，胃气衰微，口食寒物，鼻吸冷气，中宫不能担当，寒邪直入少阴肾脏，腹痛唇青，四肢厥冷，脉来沉微，一息三至。
【加减】有汗，宜加五味；自利，宜加茯苓，更加丹参。

附子理中汤

【来源】《重订通俗伤寒论》。
【组成】黑附块五钱　别直参三钱　清炙草八分　川姜三钱（炒黄）　冬白术三钱（炒香）　生姜汁一瓢（冲）
【功用】热壮脾肾，急救回阳。
【主治】卒中阴寒，口食生冷，病发而暴，忽然吐泻腹痛，手足厥逆，冷汗自出，肉瞤筋惕，神气倦怯，转盼头项如冰，浑身青紫。
【方论】此证惟陡进纯阳之药，迅扫浊阴，以回复脾肾之阳，乃得收功再造，方中以附、姜辛热追阳为君，臣以参、术培中益气，佐以炙草和药，使以姜汁去阴浊而通胃阳。妙在干姜温太阴之阴，即以生姜宣阳明之阳，使参、术、姜、附收功愈速。

附子理中汤

【来源】《良朋汇集》卷二。
【组成】大附子（麦面包煨，去皮脐）　人参　白术　干姜（炒）　肉桂　陈皮　茯苓各等分　甘草（炙）减半
【用法】以水二钟，加生姜一片，大枣二枚煎，热服。
【主治】阴寒身战而重，语言声轻，气短，目睛口鼻出冷气，水浆不入者。

加味理中汤

【来源】《医宗金鉴》卷四十。
【组成】理中汤加附子　茯苓　苍术
【主治】寒中腹胀，多溺涎涕，足软，胛脊、腰背、睾丸痛，并兼气虚者。

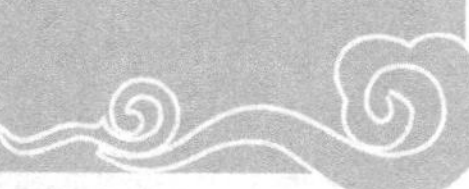

大发表汤

【来源】《脉症正宗》卷一。

【组成】麻黄八分　紫苏八分　羌活八分　独活八分　香附一钱　川芎八分　防风六分　白芷一钱

【主治】强实寒深。

三神散

【来源】《仙拈集》卷一。

【组成】大附子　官桂　干姜（炒黑）各等分

【用法】上为细末。每服三钱，滚酒调下。

【主治】中寒。阴囊缩入，手足厥冷，腹痛胀满，冷汗大出。

六味回阳煎

【来源】《杂症会心录》卷上。

【组成】熟地三钱　人参二钱　制附子一钱　白术一钱（炒）　丁香五分

本方名六味回阳煎，但原书中用药只有五味，疑脱。

【用法】水煎服。

【主治】房室之后，阴寒乘虚直中小腹。

姜汁酒

【来源】《仙拈集》卷一。

【组成】热酒　姜汁各半盏

【用法】灌服。

【主治】中寒卒倒，昏迷不省。

蟠葱散

【来源】《医级》卷七。

【组成】葱一握

【用法】炒热，熨关元、气海穴。

【主治】寒犯三阴，腹痛，脉绝肢冷。

益火散寒汤

【来源】《会约医镜》卷十一。

【组成】肉桂一钱半　干姜（炮）一钱　桂枝八分　羌活七分　苍术一钱　秦艽二钱　防风一钱　甘草八分　陈皮八分

【用法】生姜为引服。

【主治】寒邪外中，身体切痛，脉弦紧者。

【加减】寒甚者，加附子；手臂痛甚，加片子姜黄、海桐皮；寒邪滞者，加麻黄、白芍。

霹雳散

【来源】《霍乱论》卷下。

【组成】附子（浓甘草汤煎去毒）　吴茱萸（泡去第一次汁盐水微炒）各三两　丝瓜络（烧酒洗）五两　陈伏龙肝二两（烧酒一小杯收干）　木瓜（络石屯七钱煎汁炒干）一两五钱　丁香（蒸晒）一两

【用法】上为极细末，分作十九服。外以醋半酒杯，盐一钱五分，藕肉一两五钱，煎滚，瓦上炙存性研，每服加三厘，每病止须用半服，参汤下。

【主治】阳虚中寒、腹痛吐泻，转筋肢冷，汗淋，苔白，不渴，脉微欲绝者。

【宜忌】确系寒证，此散固佳，若未辨阴阳，极宜审慎，勿轻试也。

纯阳救苦汤

【来源】《集验良方》卷二。

【组成】生姜一两（切片）　大黑豆五钱（炒熟）

【用法】用水煮数沸，滤其姜、豆，取汁服之。汗出即愈。

【主治】阴症。

茱萸附桂汤

【来源】《医醇剩义》卷一。

【组成】吴萸七分　附子二钱　肉桂八分　当归三钱　白芍一钱五分　白术一钱　木香六分　乌药一钱　大枣二个　生姜三片

【主治】中寒，肝气厥逆，胁下及腹中绞痛，下利，手足厥冷，指爪皆青。

附子理中汤

【来源】《不知医必要》卷一。

【组成】党参（去芦，米炒） 茯苓各一钱五分 白术（净，炒） 制附子各二钱 干姜（炒黄） 炙草各一钱 大枣二枚

【主治】病初起，寒邪直中三阴，腹冷痛，吐清沫，利清谷，蜷卧，肢冷囊缩，吐蛔，舌黑而润。

诸葛卧龙丹

【来源】《经验秘方类钞》卷上。

【组成】当门麝香一钱 灯草灰（用青竹筒装满，烧存性，净重）一两 猪牙皂角三角 闹洋花三钱 梅花冰片脑一钱 细辛二钱 西牛黄六分（产西戎者，非犀牛也，其体轻气香，置舌上先苦后甜，清凉透心者为真）

【用法】上为细末，贮瓷瓶中，勿令泄气。临用取少许搐鼻。误落水中，心头尚温，及自缢气管初闭，二便未行者，速用芦管速吹取嚏即醒；风火牙痛，以指头蘸药擦之；痈疽发背，及一切无名疔毒，用酒调涂；蜈蚣蛇蝎诸虫毒，及一切山岚瘴毒，亦用酒调涂；妇人胞衣不下，吹药取嚏即下；天行时疫，霍乱吐泻，腹中急痛，四肢发厥，顷刻垂危，用一分，开水调吞。

【主治】中寒中暑，猝然牙关紧闭，倾倒在地；及大人中风中痰，小儿急慢惊风；伤寒胸闷，胸膈壅滞，邪毒郁蒸；及瘟疫发热，外感头痛肢酸。

寸金丹

【来源】《北京市中药成方选集》。

【组成】神曲（炒）九两 苍术（炒）一两 白芷一两 甘草一两 川芎一两 茯苓一两 防风一两 草果仁一两 前胡一两 橘皮一两 砂仁二两 羌活一两 法半夏一两 藿香一两 苏叶一两 木香一两 厚朴（制）一两 薄荷一两 香附（醋炒）一两 乌药一两 白豆蔻一两 枳壳（炒）一两

【用法】上为细末，过罗，每三十四两细末，兑朱砂一两，混合均匀，炼蜜为大丸，重二钱五分。每服一至二丸，温开水送下。

【功用】散寒解表，祛暑止呕。

【主治】中寒、中暑，感冒发烧，呕吐泻泄，胸满腹痛。

平安丹

【来源】《北京市中药成方选集》。

【组成】厚朴花六钱 牙皂四钱 藿香叶一两 细辛四钱 茅苍术（炒）一两 槟榔五钱 明雄黄四钱 灯心炭二两 冰片一钱 沉香二钱 麝香二分 牛黄四分

【用法】上为细末，过罗装瓶，重二分五。每服一瓶，温开水送下；外用闻入鼻内少许。

【功用】通关开窍，祛暑辟秽。

【主治】中寒中暑，中风中湿，头晕恶心，胸满腹痛。

驱疫丹

【来源】《全国中药成药处方集》（天津方）。

【组成】生石膏五两 黄连三两 麻黄二钱 知母二两 白芷一两 生硼砂一两 槟榔一两 苏叶七钱 广木香五钱 母丁香一钱 檀香二钱 炒苍术四钱 菖蒲四钱 香薷一两 菊花一两 茅慈菇三钱 甘草五钱 黑郁金三钱 木瓜五钱 山柰二钱 藿香叶一两五钱 红大戟（醋制）五钱（上共为细末） 血竭面五钱 雄黄面一钱 琥珀面一两 朱砂面六两 牛黄一钱 麝香一钱 苏合油五两 薄荷冰一两五钱 冰片一两五钱

【用法】先将苏合油、薄荷冰、冰片共研成水，再和以上细粉研匀。每服二分五厘，白开水送下。重者加倍。

【功用】避秽排浊，驱疫除瘟。

【主治】头昏呕吐，腹痛泄泻，手足厥冷，昏迷不醒，中暑中寒，发烧发冷，四肢酸痛，湿郁闷胀。

【宜忌】孕妇忌服。

保幼培元丹

【来源】《全国中药成药处方集》（济南方）。

【组成】藿香一两六钱 赤苓六钱 清夏四钱 柴

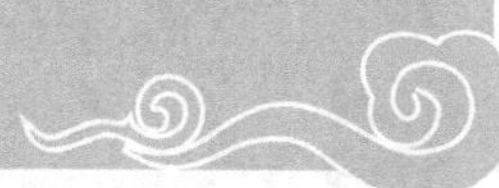

胡八钱　苏叶八钱　木瓜六钱　白芷四钱　广皮八钱　檀香六钱　扁豆六钱　三仙二两　木通四钱　泽泻六钱　竹茹六钱　山药九钱　砂仁四钱　白术八钱（土炒）　甘草四钱　木香四钱　川连四钱

【用法】上为细末，炼蜜为丸，每丸重一钱，每斤药丸用朱砂三钱为衣，蜡皮封固。每次服一丸，生姜汤送下；白开水亦可。

【主治】小儿中寒中暑，腹痛呕吐泄泻，头痛身烧。

三十三、昏　迷

昏迷，亦称昏冒，是指神志不清，意识丧失的病情。《素问经注节解》："厥凡三义：一谓逆也，下气逆而上也，诸凡言厥逆是也；一谓极至也，本篇之热厥寒厥，盖言寒热之极也；一谓昏迷不省人事也，本篇之言阴盛阳乱是也。"《伤寒大白》："昏冒，即昏愦不醒也。内伤而至昏冒，则死。伤寒热病至昏冒，亦重矣。"病发或因风痰逆上，闭塞脑窍；或是邪热内陷，蒙闭心窍，终致神昏窍闭。治宜开窍醒神为根本。

至圣来复丹

【来源】《幼幼新书》卷九引《养生必用》。

【别名】来复丹、正一丹（《太平惠民和济局方》卷五吴直阁增诸家名方引铁瓮城八角杜先生方）、养正丹、黑锡丹（《医宗必读》卷六）、二和丹（《杂病源流犀烛》卷四）、来复丸（《饲鹤亭集方》）。

【组成】灵脂　青皮　硫黄　消石（于瓷器内，文武火消，令匀，勿令太过，研细，慢火炒黄色）　陈皮（不去白）各二两　太阴玄精石一两

【用法】上为末，水煮面糊为丸，如梧桐子大；小儿如麻子，看大小加减服之。每服二十粒，病甚者三十粒，轻者十五粒；童稚十粒，婴儿三五粒，新生一二粒，化破，早晨粥饮送下。

《太平惠民和济局方》（吴直阁增诸家名方）：上用五灵脂、二橘皮为细末，次入玄精石末及前二气末拌匀，以好滴醋打糊为丸，如豌豆大。每服三十粒，空心粥饮吞下。甚者五十粒，小儿三五粒，新生婴儿一粒。小儿慢惊风或吐利不止变成虚风搐搦者，非风也，胃气欲绝故也。用五粒研碎，米饮送下。老人伏暑迷闷，紫苏汤送下。妇人产后血逆上抢闷绝，并恶露不止，及赤白带下，并用醋汤送下。应诸疾不辨阴阳证者，并宜服之。

【功用】补损扶虚，救阴助阳，常服和阴阳，益精神，散腰肾阴湿，止腹肋冷疼。

【主治】

1.《幼幼新书》引《养生必用》：阴阳不调，冷热相制，荣卫差错，心肾不升降，水火不交养，凡丈夫、女人、老寿、稚婴危急证候，胃气尚在者。如邪热炎上烦躁；冷气攻注疼痛；膈痞寒热不可忍；肾邪攻胁注痛，不可转动；诸霍乱吐泻，水谷汤药不住；大段吐逆，手足逆冷，脚转筋；着热烦躁，昏塞旋倒，不省人事；泻痢不问赤白冷热；非时吐逆气痞，食饮不下；小儿因惊成痫，发渴多日，变成虚风，作慢惊者。

2.《太平惠民和济局方》（吴直阁增诸家名方）：荣卫不交养，心肾不升降，上实下虚，气闭痰厥，心腹冷痛、脏腑虚滑，不问男女老幼危急之证，但有胃气者。

3.《饲鹤亭集方》：上盛下虚，里寒外热，伏暑霍乱泄泻，中脘痞结，腹痛疝气及小儿惊风。

加味茯苓汤

【来源】《世医得效方》卷九。

【组成】人参（去芦）　半夏（汤洗）　陈皮（去白）各一两半　白茯苓（去皮）一两　粉草五钱　益智仁（去壳）　香附子（炒去毛）各一两

【用法】上锉散。每服四钱，水一盏半，加生姜三片，乌梅半个，同煎，温服，不拘时候。

【主治】痰迷心胞，健忘失事，言语如痴。

透顶清神散

【来源】《敖氏伤寒金镜录》。

【组成】猪牙皂角　细辛　白芷　当归各等分

【用法】上为细末。令病人先噙水一口，以药少许，吹鼻内，吐出水，取嚏为度；如未嚏，仍用此药吹入。

【功用】开窍苏神。

【主治】伤寒热蓄于内，舌见红色，不问何经；瘟疫之家，不拘已未病人；神识昏愦，人事不知。

【方论】此方取细辛、皂角，善能刺激神经以开窍；配以白芷之芳香上达，当归之通脉舒筋，仿通关散之意以吹鼻取嚏。

加味导痰汤

【来源】《伤寒六书》卷三。

【组成】茯苓　半夏　南星　枳实　黄芩　白术　陈皮　甘草　桔梗　黄连　瓜蒌仁　人参

【用法】水二钟，加生姜三片，大枣二个，水煎服。临服捶法入竹沥、姜汁温服，年力壮盛，先用叶痰法，次服此汤。

【主治】

1.《伤寒六书》：因内伤七情，致痰迷心窍。神不守舍，而憎寒壮热，头痛，昏沉迷闷，上气喘急，口出涎沫。名曰挟痰。

2.《证治宝鉴》：痰饮而致怔忡，心中惕惕然摇动，不得安静，无时而作，头时眩，或时头痛，或吐痰，或气口大滑于人迎，其人喜暗恶明。痰证而致多卧，恶亮羞明，喜朝里睡。

3.《张氏医通》：湿热痰饮，眩晕痰窒。

清心汤

【来源】《救急选方》卷上引《医学统旨》。

【别名】清神汤（《赤水玄珠全集》卷十四）。

【组成】茯神　黄连各二钱　酸枣仁　石菖蒲　远志　柏子仁各一钱　甘草五分

方中柏子仁用量原缺，据《赤水玄珠全集》补。

【用法】水煎服。

【主治】

1.《救急选方》引《医学统旨》：心热痰迷胞络。

2.《赤水玄珠全集》：痰迷包络，心热癫痴。

【加减】痰壅，加南星、姜汁、竹沥。

瓜蒂散

【来源】《摄生众妙方》卷六。

【组成】西瓜蒂一两　牙皂五钱

【用法】上为细末。每服二茶匙，白汤调灌下，以探吐痰为愈。

【主治】痰涎壅塞，不省人事。

二仙逼痰散

【来源】《点点经》卷四。

【组成】明矾　胆矾　寸香各等分

【用法】上为末。阴阳水下。一吐如故，再下定药。

【主治】痰迷心窍，人事昏迷，四肢抽掣，筋缩抖搐，恍惚痰闷，咽喉泄响，如痴似疯者。

牛黄清心丸

【来源】《症因脉治》卷一。

【组成】真牛黄　犀角　羚羊角　辰砂　陈胆星　天竺黄　麝香　薄荷　雄黄　防风　冰片

【主治】痰迷心窍。

顺气散

【来源】《嵩崖尊生全书》卷七。

【组成】白术　茯苓　青皮　白芷　陈皮　乌药　人参各一钱　炙草五分　香附三钱

【用法】先用苏合丸，继服此药。

【主治】昏迷痰塞，牙紧似中风，身冷无汗。

卧龙丹

【来源】《同寿录》卷一。

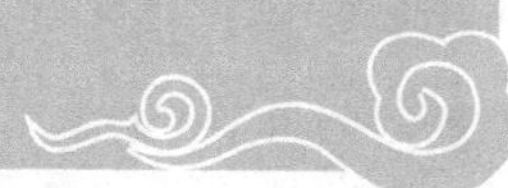

【组成】灯心灰（炼灯心法：用瓦坛一个，将灯心摘去根头一二寸，以净灯心作团塞满坛内，用火焚点，将砖盖定坛口，稍露缝以出烟，听其自烧成灰，时时用火箸挑拨，使火气周匀，须炼不黑不白为度，大约每灯心一斤，炼得好灰五钱几分为准）五钱　闹羊花二钱　荆芥穗　皂荚　冰片各一钱

【用法】上为极细末，收贮瓶内，勿令泄气。遇病将少许入鼻内，得嚏及涕泪并出，立即安泰。

【功用】通窍开关。

【主治】感冒风邪，头痛胀闷；中暑痧气，昏迷不醒；痰迷心窍，卒时昏倒；小儿惊风，痰塞晕死；诸凡关窍闭塞，不省人事。

牛黄丸

【来源】《医级》卷八。

【组成】胆星　全蝎　蝉衣各一钱半　牛黄　白附子　天麻各一钱半　麝香五分　水银三分

【用法】上为末，先将枣肉同水银研不见星后，入诸药为丸，每丸三分。或淡姜汤或钩藤汤送下。

【主治】外邪饮食，郁热生痰，或猝惊伤胆火动，痰聚迷心则昏不知人，窜经络则搐。

芬芳清解汤

【来源】方出《临证指南医案》卷五，名见《证因方论集要》卷三。

【组成】犀角　连翘　生地　玄参　石菖蒲　郁金　银花　金汁

【功用】清血络以防结闭，解毒以驱其秽。

【主治】上受秽邪，逆走膻中，神躁暮昏。

【方论】《证因方论集要》：邪犯膻中，神识不清，犀角、生地凉心血以去热；菖蒲、郁金通心气以除秽；连翘、玄参以清血络；银花、金汁以解毒邪。

清心饮

【来源】《医醇剩义》（耕心堂本）卷一。

【别名】牛黄清心饮（原书上科本）。

【组成】牛黄五分　琥珀一钱五分　黄连五分　丹参三钱　远志五分（甘草水炒）　菖蒲八分　橘红一钱　胆星五分　麦冬一钱五分　淡竹叶二十张

【主治】风火上犯，神明散乱，舌不能言，口流涎沫，甚或神昏鼾睡，面色油红。

清心化痰膏

【来源】《理瀹骈文》。

【组成】胆南星三两　连翘　郁金　黄连　麦冬　生大黄　枳实　化橘红　苦葶苈　黄芩　朴消各二两　大生地　元参　丹参　苦参　川芎　当归　生白芍　生蒲黄　杏仁　丹皮　苦桔梗　前胡　知母　贝母　瓜蒌　半夏　槟榔　枳壳　大戟　青皮　天麻　黑山栀　甘遂　黄柏　独活　防风　细辛　旋覆花　芫花（醋炒）　木通　泽泻　车前子　生甘草　木鳖仁　蓖麻仁　皂角　山甲　干地龙　瓦楞子　羚羊角　犀角（镑）　僵蚕　全蝎各一两　滑石四两　生姜　竹茹　南薄荷　九节菖蒲各二两　柳枝　竹叶　桑枝　槐枝各八两　凤仙草（全株）　紫苏子　莱菔子各一两　白芥子五钱（上共用油十六斤分熬丹收，再下）　生石膏八两　青礞石（消煅）　金陀僧各四两　青黛　雄黄　明矾各二两　硼砂　朱砂　轻粉各一两　牛黄清心丸一粒　滚痰丸三钱　抱龙丸五钱

【用法】熬成膏药，摊贴胸口。

【主治】郁痰、惊痰、热痰、燥痰、老痰，痰迷心窍，痰结胸，痰痫怪症百出者。

涤痰汤

【来源】《麻症集成》卷四。

【组成】竹黄　明麻　枳实　橘红　胆星　菖蒲　竹茹　甘草

【主治】风痰迷心窍，舌强不语。

痰迷心窍灵丹

【来源】《青囊立效秘方》卷二。

【组成】甘遂一钱二分　辰砂五分　硫黄一钱二分　芫花一钱二分　海藻一钱三分

【用法】用公猪心一个，以竹刀剖开，入各药在

内，用线缝好，蒸一枝香取出，花酒冲服。再以甘遂、甘草末酒和匀，贴肚脐上，外盖膏药。

【主治】痰迷心窍。

通关散

【来源】《青囊全集》卷上。

【组成】白细辛一钱　牙皂一钱　石菖蒲一钱五分　生半夏三钱　生南星一钱五分（炒，研）　蟾酥一钱五分　元寸八分

【用法】上为末，收贮听用。

【主治】外伤昏厥，不省人事。

养心安神汤

【来源】《揣摩有得集》。

【组成】生耆一钱半　小洋参一钱半　归身一钱半　川芎二钱（炒）　茯神三钱　贝母一钱（去心）　麦冬一钱（去心）　法夏一钱　橘红一钱　石菖蒲一钱（炒）　乌梅二钱（去核）　五味子五分（炒）　生草二钱

【用法】竹叶、灯心为引，水煎服。

【主治】用心过度，气血两亏，陡然不省人事，周身软而不言者。

开关散

【来源】《实用正骨学》。

【组成】牙皂五钱　白芷　细辛各三钱　冰片　麝香各二分　蟾酥五分

【用法】先将牙皂在新瓦上以文火焙干，同细辛、白芷共为细末，再加入冰片、蟾酥研匀，用瓷瓶或玻璃瓶收贮。每用少许吹鼻。

【功用】取嚏。

【主治】骨伤，昏迷不省人事，牙关紧闭；或凡牙紧、昏迷、喉闭、喉蛾等症病状轻者。

人参至宝丸

【来源】《部颁标准》。

【组成】人参 100g　牛黄 50g　琥珀 100g　水牛角浓缩粉 200g　麝香 10g　天南星（制）50g　朱砂 100g　安息香 100g　天竺黄 100g　玳瑁（烫）100g　冰片 10g　雄黄 100g

【用法】制成大蜜丸，每丸重 3g，密闭，防潮。口服，1 次 1 丸，每日 1～2 次，小儿酌减。

【功用】化痰醒神，镇痉开窍。

【主治】温病高热，神昏谵语，中风卒倒，伏热呕吐，烦躁喘急。

【宜忌】孕妇忌服。

牛黄宁宫片

【来源】《部颁标准》。

【组成】牛黄 6.72g　琥珀 10.5g　蒲公英 144g　珍珠 6.3g　猪胆膏 8.4g　板蓝根 99g　朱砂 4.2g　雄黄 110g　连翘 60g　冰片 10.5g　金银花 42g　甘草 102g　黄连 10.5g　石决明 21g　天花粉 102g　郁金 81g　地黄 73.5g　赭石 102g　黄芩 102g　石膏 102g　钩藤 102g　大黄 73.5g　磁石（煅）42g　玄参 102g　栀子 60g　葛根 60g　麦冬 102g

【用法】制成糖衣片，每片重 0.34g，密封。口服，1 次 3～6 片，每日 3 次，小儿酌减。

【功用】清热解毒，镇静安神，息风止痛。

【主治】外感热病，高热神昏，惊风抽搐，肝阳眩晕，耳鸣头痛，心烦不寐及癫痫狂躁，对精神分裂症有一定的抗复发作用。

【宜忌】凡属虚证及低血压者慎用，孕妇忌服，服药期间忌酸辣、油腻食物。

牛黄清宫丸

【来源】《部颁标准》。

【组成】牛黄 1.7g　麦冬 170g　黄芩 170g　莲子心 170g　天花粉 170g　甘草 170g　大黄 170g　栀子 170g　地黄 100g　连翘 100g　郁金 100g　玄参 70g　雄黄 185g　犀角 170g　朱砂 135g　冰片 35g　金银花 335g　麝香 1.7g

【用法】制成大蜜丸，每丸重 2.2g，密封。口服，1 次 1 丸，每日 2 次。

【功用】清热解毒，镇惊安神，止渴除烦。

【主治】身热烦躁，昏迷不醒，舌赤唇干，谵语狂躁，头痛眩晕，惊悸不安，小儿急热惊风。

【宜忌】孕妇忌服。

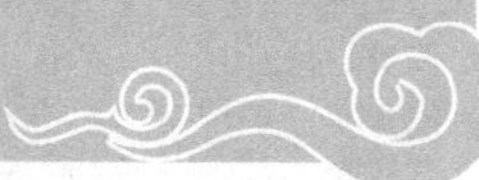

牛黄清热散

【来源】《部颁标准》。

【组成】黄连100g 黄芩100g 栀子100g 郁金100g 寒水石100g 牛黄100g 水牛角浓缩粉40g 琥珀粉50g 玳瑁粉100g 朱砂50g 冰片30g

【用法】制成散剂，每瓶装3g，密闭，防潮。口服，1次1.5g，小儿酌减。

【功用】清热镇惊。

【主治】湿邪入里引起的高烧痉厥，四肢抽动，烦躁不安，痰浊壅塞。

牛黄清脑丸

【来源】《部颁标准》。

【组成】牛黄160g 羚羊角60g 珍珠60g 朱砂160g 冰片160g 郁金120g 九节菖蒲216g 黄芩140g 栀子160g 珍珠母84g 知母160g 甘草84g 龙胆140g 雄黄100g 葛根160g 水牛角浓缩粉360g 黄连200g

【用法】制成大蜜丸，每丸重3.5g，密封。口服，1次1～2丸，每日2次。

【功用】清热解毒，通窍镇惊。

【主治】高热不退，窍闭神昏，惊厥抽搐，咽喉肿痛。

【宜忌】孕妇忌服。忌油腻厚味，辛辣等物。

牛黄清热胶囊

【来源】《部颁标准》。

【组成】黄连100g 黄芩100g 栀子100g 郁金100g 寒水石100g 牛黄100g 水牛角浓缩粉40g 琥珀粉50g 玳瑁粉100g 朱砂50g 冰片30g

【用法】制成胶囊，每粒装0.3g，密封。口服，1次5粒，每日2次，小儿酌减。

【功用】清热镇惊。

【主治】温邪入里引起的高烧痉厥，四肢抽动，烦躁不安，痰浊壅塞。

安脑丸

【来源】《部颁标准》。

【组成】人工牛黄 猪胆汁粉 朱砂 冰片 水牛角浓缩粉 珍珠 黄芩 黄连 栀子 雄黄 郁金 石膏 赭石 珍珠母 薄荷脑

【用法】制成蜜丸，每丸重3g，密闭，防潮。口服，1次1～2丸，每日2次，或遵医嘱，小儿酌减。

本方制成片剂，名“安脑片”。

【功用】清热解毒，豁痰开窍，镇惊熄风。

【主治】高热神昏，烦躁谵语，抽搐痉厥，中风窍闭，头痛眩晕，亦用于高血压及一切急性炎症伴有的高热不退，神志昏迷等。

安脑牛黄片

【来源】《部颁标准》。

【组成】牛黄15g 朱砂50g 冰片45g 石膏150g 金银花150g 连翘150g 栀子100g 黄芩100g 知母100g 郁金100g 钩藤100g 雄黄25g 黄连100g 珍珠15g 辛夷50g 大青叶150g 石菖蒲100g 水牛角浓缩粉30g

【用法】制成糖衣片，密封。口服，1次6～8片，每日2～3次，小儿酌减或遵医嘱。

【功用】清热解毒，安神熄风，开窍镇静。

【主治】神昏谵语，高热惊厥，烦躁不安。

速效牛黄丸

【来源】《部颁标准》。

【组成】牛黄 水牛角浓缩粉 黄连 冰片 栀子 黄芩 朱砂 珍珠母 郁金 雄黄 石菖蒲

【用法】制成大蜜丸，每丸重3g，密封，置阴凉干燥处。口服，1次1丸，每日2次，小儿酌减。

【功用】清热解毒，开窍镇惊。

【主治】痰火内盛所致烦躁不安，神志昏迷及高血压引起的头目眩晕等症。

【宜忌】孕妇慎用。

清心丸

【来源】《部颁标准》。

【组成】水牛角浓缩粉15g 冰片20g 人参50g 茯苓25g 白术（麸炒）30g 甘草100g 当归30g 川芎25g 白芍30g 山药140g 黄芩30g 黄柏16g 栀子（炒）20g 柴胡25g 苦杏仁（炒）35g 桔梗25g 大豆黄卷35g 防风30g 麦冬30g 白蔹15g 蒲黄（炭）50g 六神曲50g 炮姜15g 阿胶35g 肉桂35g 大枣100g 朱砂15g 雄黄16g

【用法】制成大蜜丸，每丸重3g，密闭，防潮。口服，1次1丸，每日2次。

【功用】清心，化痰，祛风。

【主治】心宫内热，痰火壅盛，神志昏乱，语言不清，烦躁不安。

【宜忌】孕妇慎用。

醒脑再造丸

【来源】《部颁标准》。

【别名】醒脑再造胶囊。

【组成】黄芪60g 淫羊藿35g 石菖蒲15g 红参12.5g 当归12.5g 地龙10g 三七10g 红花10g 粉防己10g 赤芍10g 桃仁（炒）10g 石决明10g 天麻10g 仙鹤草10g 槐花（炒）10g 白术（炒）10g 胆南星10g 葛根10g 玄参10g 黄连10g 连翘10g 泽泻10g 川芎10g 枸杞子10g 全蝎（去钩）2.5g 制何首乌15g 决明子10g 沉香5g 白附子（制）5g 细辛5g 木香5g 僵蚕（炒）2.5g 猪牙皂5g 冰片5g 珍珠（豆腐制）7.5g 大黄5g

【用法】制成大蜜丸，每丸重9g，密封。口服，1次1丸，每日2～3次。

【功用】化痰醒脑，祛风活络。

【主治】神志不清，语言謇涩，肾虚痿痹，筋骨酸痛，手足拘挛，半身不遂。

【宜忌】孕妇忌服。

醒脑静注射液

【来源】《部颁标准》。

【组成】麝香7.5g 郁金30g 冰片1g 栀子30g

【用法】制成注射液，每支装2ml，5ml，10ml3种规格，密封，避光保存。肌肉注射，1次2～4ml，每日1～2次，或遵医嘱。

【功用】清热泻火，凉血解毒，开窍醒脑。

【主治】流行性乙型脑炎，肝昏迷，热入营血，内陷心包，高热烦躁，神昏谵语，舌绛脉数。

三十四、类中风

类中风，简称类中，又因非外中风邪，故亦称非风，是指风从内生的中风病。《医经溯洄集·中风辨》："因于火，因于气，因于湿者，类中风，而非中风也"。病发多由肾阴不足，心火炽盛，肝阳偏亢，肝风内动，或气虚血虚，或湿痰壅盛，化热生风所致。《类证治裁·中风》："河间主火，谓心火暴盛，肾水虚衰；东垣主气，谓猝中乃本气自病；丹溪主痰，谓湿生痰，痰生热，热生风，皆辨明类中之由，与真中症异。"其治疗当求其本。

三黄枳实汤

【来源】《明医指掌》卷二。

【组成】黄芩 黄连 大黄（煨）各一钱 厚朴 甘草各五分 枳实一钱

【用法】水煎，热服，不拘时候。

【主治】类中风，痰火炽盛，烦渴便秘，脉数大。

木香调气散

【来源】《医学心悟》卷三。

【组成】白蔻仁（去壳，研） 檀香 木香各一两 丁香三钱 香附五两 藿香四两 甘草（炙） 砂仁 陈皮各二两

【用法】上为细末。每服二钱，入盐少许。点服。

【功用】平肝气，和胃气。

【主治】类中风。由七情气结，或怒动肝气，以致

气逆痰壅，牙关紧急，极与中风相似，但身凉，脉沉者。

生脉补精汤

【来源】《医宗金鉴》卷三十九。

【组成】人参　麦门冬　五味子　熟地　当归　鹿茸

【主治】类中风。内伤气虚之人，房劳过度，清气不升，忽然昏冒，属虚中者。

回天再造丸

【来源】《经验百病内外方》。

【组成】真蕲蛇（去皮骨并头尾各三寸，酒浸，炙取净末）四两　两头尖（系草药，出在乌鲁木齐，非鼠粪也，如不得真者，以白附子代之，其性相似，制过用）二两　真山羊血五钱　北细辛一两　龟版一两（醋炙）　乌药一两　黄耆二两（蜜炙）　母丁香一两（去油）　乳香一两（瓦焙去油）　麻黄二两　甘草二两　青皮一两　熟地二两　犀角八钱　没药一两（焙去油）　赤芍一两　羌活一两　白芷二两　虎胫骨一对（醋炙）　血竭八钱（另研）　全蝎二两五钱（去毒）　防风二两　天麻二两　熟附子一两　当归二两　骨碎补一两（去皮）　香附一两（去净皮毛）　玄参二两（酒炒）　首乌二两（制）　川大黄二两　威灵仙二两五钱　葛根二两五钱　沉香一两（不见火）　白蔻仁二两　藿香二两　冬白术一两（土炒）　红曲八钱　川萆薢二两　西牛黄二钱五分　草蔻仁二两　川连二两　茯苓二两　姜黄二两（片子）　僵蚕一两　松香五钱（煮过）　川芎二两　广三七一两　桑寄生一两五钱　冰片二钱五分　当门麝五钱　辰砂一两（飞净）　桂心二两　天竺黄一两　地龙五钱（去土）　穿山甲二两（前后四足各用五钱，麻油浸）

【用法】上药必须地道，炮制必须如法，为细末，择天月二德日，于净室内炼蜜为丸。每丸重一钱，金箔为衣，外用蜡壳包裹。牙关紧闭，不可用铜铁器撬开，恐伤牙及唇舌，并恐惊其心，用乌梅一二个分开，塞左右腮擦之自然开矣。

【主治】真中、类中，痰迷厥气，左瘫右痪，半身不遂，口眼㖞斜，腰腿疼痛，手足麻木，筋骨拘挛，步履艰难。及小儿急慢惊风，诸般危急之症。

【宜忌】此丸力大势猛，未及双周岁者，筋骨柔软，究非所宜，非十分险重者勿服。孕妇忌服。

【加减】如左边疼痛，不能运动，用四物汤（当归、生地、川芎、白芍）；如右边疼痛，不能运动，用四君子汤（人参、茯苓、白术、甘草、朝东桑枝）；如两边疼痛，则两方并用，其桑枝只用三钱，俱空心服。凡服此药后，神气清爽，渐思饮食。间有一二处屈伸不利，此系热痰留于关节，须用豨莶草二钱，防风一钱，归身一钱，白芥子一钱，红花八分，煎汤，以新白布拧热药水擦摸，一日二三次，便能运动如常。

加减羚羊角散

【来源】《杂病证治新义》。

【组成】羚羊角　天麻　钩藤　龙胆草　桑寄生　川牛膝　鸡血藤　僵蚕　蜈蚣（焙研）　全蝎（焙研）

【用法】水煎，后入羚羊水磨液、蜈蚣末、全蝎末调服。

【功用】柔肝祛风，养血通络。

【主治】类中风，卒中回苏后，血压未降，口眼㖞斜，舌瘖失语，半身不遂，脉象弦长有力者。

【方论】本方系《普济本事方》羚羊散及活络丹中悟出。以羚羊角、天麻、钩藤、龙胆草等柔肝泻火为主；僵蚕、蜈蚣、全蝎祛风为辅；桑寄生、鸡血藤、牛膝养血活血通络利痹为佐，共奏柔肝祛风养血通络之功。用于高血压脑出血卒中后遗之偏瘫、失语症有良效。

三十五、风 癔

风癔，又名风懿，指风中脏腑以猝然昏倒，不知人事，伴见舌强不能言，喉中窒塞，甚则噫噫有声为主要临床表现的病情。《诸病源候论·风病诸候》："病发于五脏者，其状奄忽不知人，喉里噫噫然有声，舌强不能言。"《备急千金要方》进一步指出："风懿者，奄忽不知人，咽中塞，窒窒然，舌强不能言，病在脏腑。"至于其病机、治法，《杂病源流犀烛·中风源流》曰："风懿，亦名风癔，其病亦在脏腑间，由痰水制火，闭塞心窍，故猝然昏倒，舌强不言，喉中窒塞，噫噫有声是也。但此症有汗身软者可治，无汗身直者不易治。""风懿病有由于热者，则以痰火郁积而然，非清火不可" "有由于虚者，则以元弱痰横之故，非化痰不可。"

独活汤

【来源】《外台秘要》卷十四引《古今录验》。

【别名】独活丹（《三因极一病证方论》卷二）。

【组成】独活四两　生姜六两　甘草（炙）　桂心　生葛根　芍药　栝楼各二两

【用法】上锉。以水五升，煮取三升。每服一升，一日三次。

【主治】

1.《外台秘要》引《古今录验》：风懿不能言，四肢不收，手足亸曳。

2.《张氏医通》：风懿，奄忽不知人，咽中闭塞不能言。

【宜忌】忌海藻、菘菜、生葱。

防风散

【来源】《太平圣惠方》卷十九。

【别名】防风汤（《圣济总录》卷六）。

【组成】防风一两（去芦头）　麻黄二两（去根节）　白术一两　黄芩一两　赤芍药一两　桂心一两　汉防己一两　芎䓖一两　人参一两（去芦头）　甘草一两（炙微赤，锉）　附子一两（炮裂，去皮脐）　杏仁一两（汤浸，去皮尖双仁，麸炒微黄）

【用法】上为散。每服四钱，以水一中盏，加生姜半分，煎至六分，去滓温服，不拘时候。

【主治】风癔，舌强不能言，四肢拘急，迷闷不识人。

【宜忌】服后有汗，宜避风为妙。

桂心散

【来源】《太平圣惠方》卷十九。

【组成】桂心三分　防风三分（去芦头）　前胡一两（去芦头）　枳壳一两（麸炒微黄，去瓤）　羚羊角屑三分　射干一两　甘草半两（炙微赤，锉）　独活三分　细辛半两

【用法】上为粗散。每服半两，以水一大盏，煎至七分，去滓温服，不拘时候。

【主治】风癔，咽喉作声，言语謇涩，心胸不利。

羚羊角散

【来源】《太平圣惠方》卷十九。

【组成】羚羊角屑一两　前胡一两（去芦头）　桂心一两　芎䓖一两　麻黄一两（去根节）　秦艽一两（去苗）　防风一两（去芦头）　附子一两（炮裂，去皮脐）　赤箭一两（微炒）　天南星一两（炮裂）　蝉壳半两　独活一两　茯神一两　槟榔一两　枳壳一两（麸炒微黄，去瓤）　桑螵蛸半两（微炒）　干蝎半两（微炒）　牛黄一钱（研入）　朱砂半两（研细）　麝香一钱（研细）　铅霜一分（研入）

【用法】上为细末，入研了药，重研令匀。每服一钱，以温酒调下，不拘时候。

【主治】风癔，咽中作声，舌强语涩，心膈不利。

马尾散

【来源】《圣济总录》卷六。

【组成】白马尾一团（如鸡卵大，急火烧）

【用法】上为末。每服一字，渐至半钱匕，酒下，

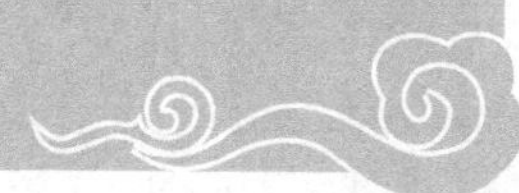

日夜三次。勿令病人知。

【主治】风癔，咽喉作声，言语謇涩。

金箔丸

【来源】《圣济总录》卷六。

【组成】金箔（研）一百片　银箔（研）一百片　犀角（细屑为末）　牛黄（研）　丁香　龙脑（研）　沉香　真珠末　木香　麝香（研）　琥珀　硼砂（研）　乌蛇（酒浸，去皮骨，炙）　天麻（酒浸，切，焙）　雄黄（研）　蝎梢（炒）　白僵蚕（炒）　附子（炮裂，去皮脐）　天南星（炮）　防风（去叉）　白附子（炮）　甘草（炙）各一分　丹砂（研）一两　墨（烧，研）半两

【用法】上为细末，入研者药一处和匀。内将金银箔入水银三分，同研如泥，入诸药研，和匀，炼蜜为丸，如绿豆大。每服大人五丸，薄荷酒下；小儿二丸，薄荷汤化下。

【主治】风癔，奄忽不知人，喉中噫噫然有声，舌强不能言，身软自汗。

桂末吹鼻方

【来源】《圣济总录》卷六。

【组成】桂（紫色者，去粗皮）半两

【用法】上为细末。每用少许，吹入鼻中，及置舌下。

【主治】风癔，精神不明，舌强语涩。

麻黄汤

【来源】《圣济总录》卷六。

【组成】麻黄（去根节，先煎，掠去沫，焙干）八两　桂（去粗皮）　杏仁（汤浸，去皮尖双仁，炒）　芎䓖各二两　干姜（炮）　甘草（炙）　黄芩（去黑心）各一两　当归（切，焙）一两半　石膏（碎）三两

【用法】上为粗末。每服五钱匕，以水二盏，煎至一盏，入竹沥半合，再煎三五沸，去滓温服，日三次，夜一次。

【主治】风癔，邪气入脏，四肢不收，不自知觉，口不能语，冒昧不知痛痒。

续气汤

【来源】《辨证录》卷二。

【组成】白术五钱　人参　白芥子　白芍各三钱　甘草一钱　枳壳三分　砂仁一粒

【用法】水煎服。

【主治】风懿，气虚不能接续，猝倒于地，奄忽不知。

三十六、风　痰

风痰，是指风挟痰浊的病情。《太平圣惠方》认为："风痰，心胸壅闷，头目不利，神思昏浊，少欲饮食。"而《医学入门》指出："动于肝，多眩晕头风，眼目瞤动昏涩，耳轮搔痒，胁肋胀痛，左瘫右痪，麻木蜷跛奇证，名曰风痰。"病情明显为重。风有内外不同，《医宗必读》："在肝经者，名曰风痰，脉弦面青，四肢满闷，便溺秘涩，时有躁怒，其痰青而多泡。"《泰定养生主论》"风痰者，因感风而发，或因风热怫郁而然也。此皆素抱痰疾者，因风、寒、气、热、味而喘咯咳唾，非别有五种之痰。"

本病成因为风与痰合邪为患。痰之生成，为外感六淫，内伤七情或饮食不节等导致脏腑功能失调，气化不利，水液代谢障碍而成。风邪外袭影响肺之宣肃，肺津停蓄不布，凝而成痰，或内有伏痰，脾肺气虚，外风乘虚而入，与内痰相合而成。风有内风外风之别，本病可分为外风触痰证与内风痰扰证两类。

本病需审风之所由，审因论治。外风触痰证，治宜疏风化痰，常用宣散风邪药与化痰药配

伍，又当辨别风寒风热之性，配以辛热辛凉之药。内风痰扰证，治宜熄风化痰，常用平肝熄风药与化痰药配伍，但应辨别内风之成因，肝阳化风夹痰者，治宜平肝熄风，清热化痰。脾虚痰湿风盛者治宜化痰熄风，健脾祛湿。还应注意痰之寒热而施以温化寒痰药或清热化痰药，痰所停留部位不同，其治亦有所区别。针对内风痰扰，而阴虚或阳亢之势不甚明显时，亦可佐以少量辛热搜风豁痰之药，但要注意药味不可过多，药量不可过大，以免耗阴伤津，内风更加妄动。

白附丸

【来源】《医方类聚》卷二六一引《新效方》。

【组成】南星八两（切片） 白矾半两（末） 白附子二两

【用法】以水浸南星、白矾过一指，晒干，研细，入白附子，和匀，飞罗面为丸，如芡实大。每服一二丸，姜、蜜、薄荷汤浸化下。

【主治】风痰。

茯苓汤

【来源】《外台秘要》卷八引《延年秘录》。

【组成】茯苓三两 人参 生姜 橘皮 白术各二两

【用法】上切。以水五升，煮取一升五合，去滓，分三次温服，中间任食。

【主治】风痰气发，即呕吐欠厕，烦闷不安，或吐痰水者。

踯躅花丸

【来源】方出《本草纲目》卷十七引《续传信方》，名见《杂病源流犀烛》卷十六。

【组成】踯躅花 天南星

【用法】上生捣作饼，甑上蒸四五遍，以稀葛囊盛之，临时取焙为末，蒸饼为丸，如梧桐子大。每服三丸，温酒送下；腰脚骨痛，空心服；手臂痛，食后服。

【主治】风痰注痛。

防风散

【来源】《太平圣惠方》卷二十。

【组成】防风半两（去芦头） 枳壳半两（麸炒微黄，去瓤） 赤芍药三分 半夏半两（汤浸七遍去滑） 甘菊花半两 芎藭半两 石膏二两 甘草半两（炙微赤，锉） 前胡一两（去芦头）

【用法】上为散。每服三钱，以水一中盏，加生姜半分，煎至六分，去滓温服，不拘时候。

【主治】风痰，头目昏闷，四肢烦疼。

皂荚丸

【来源】《太平圣惠方》卷二十。

【组成】皂荚五挺（以热汤二升浸，候软，滤取汁，熬成膏） 旋覆花一两 枳壳一两（麸炒微黄，去瓤） 防风一两（去芦头） 半夏一两（汤浸七遍，去滑）

【用法】上为末，入膏中，和捣百余杵为丸，如梧桐子大。每服十丸，以荆芥、薄荷汤送下，不拘时候。

【主治】风痰，心胸壅闷，头目不利。

皂荚煎丸

【来源】《太平圣惠方》卷二十。

【组成】皂荚一斤（肥好、不蛀者，以水洗去其尘，用河水五升煮令软，妥滤取汁，入银锅内熬成膏） 威灵仙（暖水浸过，削取其背，不用其根，冷水淘三五度令净，晒干，捣细罗取末）四两 薄荷（干杵细罗取末）一两

【用法】上二味药末相和，入皂荚煎，和捣为丸，如梧桐子大。每服二十丸，以荆芥汤送下，不拘时候。

【功效】治风坠痰，疏利脏腑。

前胡散

【来源】《太平圣惠方》卷二十。

【组成】前胡一两（去芦头） 羌活三分 羚羊角屑三分 人参半两（去芦头） 甘菊花半两 沙参半两（去芦头） 芎藭半两 白术半两 黄耆半

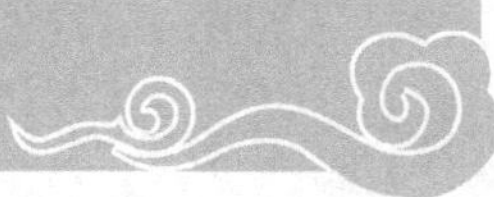

两（锉） 半夏半两（汤洗七遍去滑） 防风半两（去芦头） 蔓荆子半两 枳壳半两（麸炒微黄，去瓤） 甘草半两（炙微赤，锉）

【用法】上为粗散。每服三钱，以水一中盏，入生姜半分，大枣三枚，煎至六分，去滓温服，不拘时候。

【主治】风痰，心胸壅闷，头目不利，神思昏浊，少欲饮食。

旋覆花散

【来源】《太平圣惠方》卷二十。

【组成】旋覆花半两 半夏半两（汤洗七遍去滑） 白附子半两（炮裂） 防风三分（去芦头） 羚羊角屑三分 前胡一两（去芦头） 枳壳三分（麸炒微黄，去瓤） 枇杷叶三分（拭去毛，炙微黄） 甘草半两（炙微赤，锉） 川大黄三分（锉碎，微炒） 赤茯苓三分

【用法】上为粗散。每服三钱，以水一中盏，入生姜半分，煎至六分，去滓温服，不拘时候。

【主治】风痰气壅，不下饮食，头目昏闷，四肢烦疼。

羚羊角散

【来源】《太平圣惠方》卷二十。

【组成】羚羊角屑三分 防风半两（去芦头） 麦门冬一两（去心，焙） 川升麻三分 赤茯苓一分 前胡一两（去芦头） 半夏半两（汤浸七遍去滑） 枇杷叶三分（拭去毛，炙微黄） 荆芥半两 细辛半两 枳壳半两（麸炒微黄，去瓤） 甘草半两（炙微赤，锉）

【用法】上为粗散。每服三钱，以水一中盏，加生姜半分、淡竹叶二七片，煎至六分，去滓温服，不拘时候。

【主治】风痰气壅，心胸不利，头目烦疼，少思饮食。

旋覆花丸

【来源】《太平圣惠方》卷二十二。

【组成】旋覆花半两 枳壳一两（麸炒微黄，去瓤） 石膏二两 川椒半两 前胡一两（去芦头） 防风一两（去芦头） 羚羊角屑三分 赤茯苓三分 黄芩三分 白蒺藜三分（微炒去刺） 川大黄三分（锉碎，微炒） 甘草半两（炙微赤，锉）

【用法】上为末，炼蜜为丸，如梧桐子大。每服三十丸。食后煎竹叶汤送下。

【主治】肺脾风痰攻心膈，烦满，头目眩晕，不纳饮食。

天南星丸

【来源】《太平圣惠方》卷六十九。

【组成】天南星一两（炮裂） 白附子一两（炮裂） 白矾（烧灰）半两 皂荚子仁一两（炒令黄） 半夏一两（汤洗七遍，去滑，以生姜一两，去皮，同捣，灰令干）

【用法】上为细末，以酒煮面糊为丸，如梧桐子大。每服十丸，以生姜、薄荷汤送下，不拘时候。

【主治】妇人风痰，心膈壅滞。

半夏散

【来源】《太平圣惠方》卷六十九。

【组成】半夏一两（汤洗七遍去滑） 前胡一两（去芦头） 防风半两（去芦头） 旋覆花半两 大腹皮一两（锉） 桂心半两 人参三分（去芦头） 白术三分 甘草半两（炙微赤，锉） 枳壳半两（麸炒微黄，去瓤） 桑根白皮半两（锉） 陈橘皮半两（汤浸，去白瓤，焙）

【用法】上为粗散。每服三钱，以水一中盏，加入生姜半分，煎至六分，去滓温服。不拘时候。

【主治】妇人风痰气逆，胸膈塞闷，难下饮食。

皂荚煎丸

【来源】《太平圣惠方》卷六十九。

【组成】皂荚一斤（细锉，去子，用水七升，揉绞取汁，于银锅内煎熬如膏） 天南星二两（炮裂） 防风二两（去芦头） 天麻二两 旋覆花二两 薄荷三两（干者）

【用法】上为细末，入前煎中，拌和为丸，如梧桐

子大。每服十丸，以生姜汤送下，不拘时候。

【主治】妇人风痰。

羚羊角散

【来源】《太平圣惠方》卷六十九。

【组成】羚羊角屑三分　赤茯苓三分　防风半两（去芦头）　藿香半两　半夏半两（汤洗七遍，去滑）　赤箭半两　诃黎勒皮三分　旋复花半分　前胡三分（去芦头）　芎䓖半两　甘草半两（炙微赤，锉）　枇杷叶半两（拭去毛，炙微黄）　枳壳半两（麸炒微黄，去瓤）

方中藿香用量原缺，据《普济方》补。

【用法】上为粗散。每服三钱，以水一中盏，加生姜半分，煎至六分，去滓温服，不拘时候。

【主治】妇人风痰气壅，心膈满闷，头目昏重，不下饮食。

千金丸

【来源】《普济方》卷一〇四引《博济方》。

【组成】朱砂半两（别研如粉）　水磨雄黄三分（别研如粉）　腻粉三分（秋、冬只用半两）　生半夏末三分

【用法】上为末。用生姜去皮，切作块子，如樱桃大，先入药末石臼内，旋入姜块同捣，约可丸得，即丸如梧桐子大。每服一丸至二丸。

【功用】疏风下涎，消逐痰积。

四生丸

【来源】《医方类聚》卷二十引《神巧万全方》。

【组成】半夏半斤　天南星五两　白附子四两　大附子二两

【用法】上四味，捣罗为末，净乳钵内用水一斗半浸，逐日换水，春、夏三日，秋、冬七日，频尝，以不麻人即去水，于筲箕内以厚纸澄干，再研细，以糯米糊为丸，如鸡头子大。每服一丸，茶、酒任下。更入少龙、麝尤佳。

【主治】风痰壅盛，胸膈不利，及诸般风疾。

八风丹

【来源】《太平惠民和济局方》卷一。

【别名】八风丸（《圣济总录》卷十六）。

【组成】滑石（细研）　天麻（酒浸）各一两　龙脑（研）　麝香（研）各一分　白僵蚕（微炒）　白附子（炮）各半两　半夏（白矾制）二两　寒水石（火烧通赤，细研，水飞）半斤

【用法】上为细末，入研者药同研令匀，炼蜜为丸，如樱桃大。每服一丸，食后细嚼，温荆芥汤下；茶清亦得，食后服。

【主治】诸风及痰热上攻，头痛面赤，目眩旋运，鼻塞咽干，颈项不利，痰唾稠浊，神情如醉，百节疼痛，耳啸蝉鸣，面上游风，口眼蠕动。

辰砂丸

【来源】《太平惠民和济局方》卷一。

【组成】硼砂（研）　牛黄（研）各一钱　白附子（炮）　白僵蚕（去丝嘴，爁）　天南星（炮裂，研）　蝎梢（爁）各一分　辰砂（研）半两　半夏（汤洗七遍）一两

【用法】上为细末，同研令匀，水煮面糊为丸，如梧桐子大。每服二十丸，用生姜、荆芥汤送下，不拘时候。

【主治】诸风痰盛，头痛恶心，精神昏愦，目眩心忪，呕吐痰涎，胸膈烦闷。

银液丹

【来源】《太平惠民和济局方》卷一。

【组成】黑铅（炼十遍，秤三两，与水银结沙子，分为小块，同甘草三两，水煮半日，候冷，取出研用）　铁粉　水银（结沙子）各三两　朱砂（研，飞）半两　天南星（炮，为末）三分　腻粉（研）一两

【用法】上为末，面糊为丸，如梧桐子大。每服二丸，食后用薄荷蜜汤送下，生姜汤亦得；如治风痫，不拘时候服。微利为度。

【主治】诸风痰涎蕴结，心膈满闷，头痛目运，面热心忪，痰唾稠粘，精神昏愦，及风痫潮搐，涎潮昏塞。

犀角丸

【来源】《太平惠民和济局方》卷一。

【组成】黄连（去须） 犀角（镑）各十两 人参（去芦）二十两 大黄八十两 黑牵牛一百二十两（炒，别捣取粉六十两）

【用法】上与牵牛粉合为细末，炼蜜为丸，如梧桐子大。每服十五丸至二十丸，临卧温水送下。

【功用】除三焦邪热，疏一切风气。

【主治】风盛痰实，头目昏重，肢节拘急，痰涎壅滞，肠胃燥涩，大小便难。

鹤顶丹

【来源】《太平惠民和济局方》卷十。

【组成】麝香（研）二两半 朱砂（研，飞）一百两 牙消（枯研）一百二十五两 寒水石粉一百一十两 甘草（炒，为末）三十五两

【用法】上为末，炼蜜为丸，每一两二钱作十丸。大人每服一丸，以温生姜水化下。如治中暑，加生龙脑少许，同研细，以新水化下；小儿一丸分四次服，更量大小加减。小儿脏腑积热，心神不宁，夜卧狂叫，口舌生疮者，食后用薄荷自然汁化下。

【主治】风壅痰实，咽膈不利，口干烦渴，睡卧不安；中暑头痛，躁渴不解。

乌犀丸

【来源】《养老奉亲书》。

【组成】天麻二两 地榆一两 玄参一两 川乌头一两（炮制，去皮） 龙脑薄荷四两 藿香叶一两 皂角三挺（不蛀者，烧红入水中浸之） 龙脑少许 麝香少许

【用法】上为末，炼蜜为丸，如皂子大。每服一丸，嚼吃；小儿半丸以下，薄荷茶、酒调下。

【主治】老人一切风。

红散子

【来源】《普济方》卷一〇四引《护命方》。

【组成】半夏（姜汁煮一百沸）四铢 白附子 附子（炮，去皮脐） 细辛 干蝎（用生薄荷三两碎切，同炒令干，去薄荷不用） 藿香 白僵蚕（去丝） 天南星 芎䓖 羌活 防风各一分

【用法】上为细末，入轻粉二十个，朱砂、灵砂各三铢，麝香、龙脑各二铢，同研令匀。每服半钱，小儿一匙，薄荷汤调下。

【主治】一切风痰，倒卧昏闷。

皂荚丸

【来源】《圣济总录》卷十二。

【组成】皂荚（实肥者）半斤 甘草一两（于罐器内，同皂荚烧，不令烟出） 芎藭四两 恶实（微炒） 蒺藜子（炒去角）各二两 菊花（微炒） 马牙消（研）各四两 玄参（晒干）一两 甘松（去土） 藿香叶 零陵香各一两 龙脑（研）一钱

【用法】上为末，炼蜜为丸，如樱桃大。每服一丸，嚼破，食后临卧茶酒任下。

【功用】凉心膈，润肺脏。

【主治】风热痰壅，面发热，皮肤痛。

大丹砂丸

【来源】《圣济总录》卷十四。

【组成】丹砂（研）半两 牛黄（研）一分 金箔二十片（研） 银箔二十片（研） 龙脑（研）一分 硼砂（研） 琥珀（研）各一钱 甘草（炙、锉为末） 犀角（镑为末） 羚羊角（镑为末）各一分

【用法】上为极细末，炼蜜为丸，如鸡头子大。每服一丸至两丸，熟水嚼下。

【功用】安魂定魄，镇心神。

【主治】风痰热气。

半夏饮

【来源】《圣济总录》卷十六。

【组成】半夏（汤洗去滑） 大腹皮（锉） 麦门冬（去心，焙） 赤茯苓（去黑皮） 白术 桔梗 青橘皮（汤浸，去白，焙） 前胡（去芦头）各三分 厚朴（去粗皮，涂姜汁炙令香）一

两　防风（去叉）　枇杷叶（拭去毛，炙）各半两

【用法】上为粗末。每服三钱匕，水一盏，加生姜一枣大（拍碎），煎至六分，去滓稍热服，不拘时候。

【主治】风痰，心腹烦满，呕吐不欲饮食。

丹砂天麻丸

【来源】《圣济总录》卷十七。

【组成】丹砂（细研，一半入药，一半为衣）一两　天麻二两　白芷一分　白附子（炮）一两　芎䓖半两　麝香（研）一分　天南星（用齑汁浸三宿，换齑汁，煮三五沸，漉出，切作片子，晒干，腊月内煮者佳）四两

【用法】上药除丹砂外，捣研为细末，与丹砂末一半研匀，水煮面糊为丸，如梧桐子大，以丹砂为衣。每服十五丸至二十丸，食后温荆芥汤送下。

【主治】风痰头目不利，肢体痒痛。

附子丸

【来源】《圣济总录》卷十七。

【组成】附子（生用，去皮脐）　天南星（生用，去皮脐）各一两　天麻（生用）半两　乌头（生用，去皮脐）　半夏　丹砂（研）半两　麝香（研）一钱

方中乌头、半夏用量原缺。

【用法】上为末，拌匀，用粟米粥为丸，如梧桐子大，以腻粉滚为衣。每服二丸（研破），以生姜葱汤送下，相次吐下恶涎为效。如才觉中风，急用葱酒化三丸与服，吐出稠粘恶涎；如不吐，再服之，以吐为度。

【主治】风痰壅盛，精神昏愦。

铁刷汤

【来源】《圣济总录》卷十七。

【组成】附子五枚（炮令微裂，地上以盏子覆冷，取去皮脐）　半夏（汤洗七遍去滑，切，麸炒）一两　木香半两

【用法】上锉，如麻豆大。每服二钱匕，以水一盏，加生姜一枣大（拍碎），大枣三枚（擘破），同煎至七分，去滓，空心、食前温服。

【主治】风痰，胃中有寒，呕吐痰涎，胸满气逆。

雄黄防风丸

【来源】《圣济总录》卷十七。

【组成】雄黄（研）一两半　防风（去叉）二两　芎䓖　石膏（碎研）各一两　白附子（炮）　丹砂（研）　独活（去芦头）　人参　细辛（去苗叶）各半两　麝香（研）一分

【用法】上为细末，煮面糊和丸，如梧桐子大。每服二十丸，槐胶汤送下，食后服。

【主治】风痰，头目昏痛及风气痹滞经络，上攻面部，头旋目暗，不欲饮食。

缩砂丸

【来源】《中藏经》卷下。

【别名】缩砂丹（《普济方》卷一八二引《经效济世方》）。

【组成】天南星四两（汤浸洗七遍，切，焙干）　良姜四两　缩砂仁二两

【用法】上为细末，生姜自然汁煮面糊为丸，如梧桐子大。每服十五丸或二十丸，擦生姜浸汤送下，不拘时候。

【功用】

1.《中藏经》：消积温中，顺气，利胸膈。

2.《太平惠民和济局方》（淳斑新添方）：温中消滞，消饮进食。

【主治】

1.《中藏经》：风痰，伤生冷，呕逆，泄泻。

2.《太平惠民和济局方》（淳斑新添方）：胸膈噎闷，心腹冷痛。

清气散

【来源】《普济本事方》卷四。

【组成】前胡（去苗，洗）　柴胡（去苗，洗）　川芎（洗）　枳壳（去瓤，锉，麸炒）　白术　青皮（去白）　羌活（去芦）　独活（黄色如鬼眼者，去芦，洗，焙，称）　甘草（炙）　茯苓（去皮）　人参（去芦）各等分

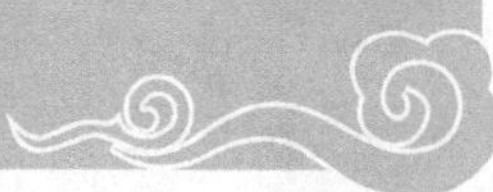

【用法】上为末。每服二钱，以水一盏，加荆芥一穗，煎七分服。

【功用】调荣卫，顺三焦，消痰涎，退烦热。

【主治】

1.《普济本事方》：风壅，痰涎，烦热。

2.《仁术便览》：热气壅盛，痰涎，胸膈烦热。

【方论】《本事方释义》：前胡气味苦辛微寒，入手足太阴阳明；柴胡气味辛甘平，入足少阳；川芎气味辛温，入肝胆；枳壳气味苦寒，入足太阴；白术气味甘温，入手足太阴；青皮气味辛酸微温，入肝胆；羌活气味苦辛甘平，入足太阳；独活气味苦辛甘平，入足少阴；甘草气味甘平，入足太阴；茯苓气味甘平淡渗，入足阳明；人参气味甘温，入脾胃；少佐以荆芥穗之辛温，盖即用古方败毒散增损者也。因荣卫不调，三焦不顺，风热壅秘，痰涎上逆，故以补中之品扶持正气，以诸风药驱除外邪，则病退而元气不伤矣。

前胡半夏丸

【来源】《小儿卫生总微论方》卷十四。

【别名】前胡半夏丹（《普济方》卷三八七）。

【组成】前胡（去芦）一两　半夏一两（汤泡七次，焙干）　大黄半两（炮）　麦门冬（去心）半两　川朴消半两

【用法】上为细末，生姜自然汁为丸，如黍米大。每服十丸，煎人参汤送下，不拘时候。

【主治】风热痰实，肺气壅滞，涎流口出。

茯苓半夏汤

【来源】《宣明论方》卷六。

【组成】茯苓一分（去皮）　半夏一钱　生姜一分（取汁）　黄芩一分（去腐）　甘草一分　红皮一分（去瓤）

【用法】上锉，如麻豆大。水一盏，煎至四分，空心冲生姜汁下，温服，不拘时候。

【主治】

1.《宣明论方》：风痰。

2.《卫生宝鉴》：风热痰逆呕吐或眩运头痛。

青壶丸

【来源】《本草纲目》卷十七引《叶氏录验方》。

【组成】半夏一斤　天南星半两

【用法】各汤泡，晒干，为末，姜汁和作饼，焙干，入神曲半两，白术末二两、枳实末二两，姜汁、面糊为丸，如梧桐子大。每服五十丸，姜汤送下。

【主治】风痰、湿痰。

星砂丸

【来源】《是斋百一选方》卷五。

【组成】南星四两（汤浸洗七次）　良姜　缩砂仁各一两

【用法】上为细末，以生姜自然汁煮面糊为丸，如梧桐子大。每服十五至二十丸，生姜汤送下，不拘时候。夏月吃生冷尤宜。服虽多至七八十丸无害，加香附子二两尤妙。

【功用】消痰积，温中顺气，利胸膈，壮脾胃。

【主治】一切风痰及内伤生冷，腹胁胀痛，酒后痰实呕吐。

镇心安神丹

【来源】《魏氏家藏方》卷十。

【组成】防风（去芦）　天麻　人参（去芦）　天竺黄各二钱　白附子（炮）一钱　僵蚕十条（直者，炒去丝）　全蝎十个（去毒）　朱砂（生，别研）　牛黄　麝香各少许（并别研）

【用法】上为细末，炼蜜为丸，如梧桐子大。每服一丸，煎薄荷汤送下，不拘时候。

【主治】风痰壅盛，神思不爽，多困少力。

青黛散

【来源】《儒门事亲》卷十二。

【组成】猪牙皂荚二个　玄胡索一个　青黛少许

【用法】上为细末。鼻内灌之，其涎自出。

【功用】涌吐。

【主治】

1.《东医宝鉴》引《世医得效方》：风痰

壅塞。

2.《医学纲目》：头风。

瓜蒂散

【来源】《普济方》卷一〇四引《经验良方》。

【组成】甜瓜蒂

【用法】上甜瓜蒂，日干为细末。每用一二钱匕，加轻粉一匕，以水半合，调匀灌之。候良久涎自出；如涎未出，含砂糖一块，下咽，涎即出。如吐多困，即咽麝香汤一盏即止。

【主治】风涎暴作，气塞倒卧，或有涎，用诸药化不下者。

二圣饮

【来源】《仁斋直指方论》卷七。

【组成】南星　半夏各二两（切片）

【用法】上用生姜一斤，捣取自然汁浸药，瓷器盛之，顿在锅内，隔汤熬令姜汁尽，焙干为末。每服二钱，生姜、甘草少许，煎汤调下。或用糕糊小丸，姜汤下三十丸。入煅白矾少许同丸，亦得。

【主治】风痰。

星姜汤

【来源】《仁斋直指方论》卷七。

【别名】生姜汤、小省风汤（《普济方》卷一〇四）。

【组成】圆白南星（半两者）一个　老生姜三钱半

【用法】上各切片，以水三盏，瓷器内煎取其半，逐渐温服。

【功用】治痰去风。

【主治】风痰。

蝎梢半夏丸

【来源】《御药院方》卷一。

【组成】蝎梢（去刺，炒）　白僵蚕（生姜汁炒）各半两　天南星（炮）　半夏（汤洗七次，用生姜汁制作曲）　明天麻（去芦头）　川独活（去芦头）　白花蛇（酒浸，取肉）　川芎　南青皮（去白）　紫苏叶　拣木香　防风（去芦头）各半两

【用法】上用为细末，用生姜自然汁打糊为丸，如梧桐子大，以朱砂为衣。每服三十至五十丸，食后生姜汤送下。

【功用】祛风化痰，清爽头目。

【主治】风壅痰实，咳嗽鼻塞，头目昏痛，手足麻木，颈项强直，筋脉不利。

化痰铁刷丸

【来源】《御药院方》卷五。

【组成】白附子（炮）　南星（炮）　半夏（汤洗）　白矾（生用）各半两　寒水石一两（烧）　干生姜七钱半　硇砂　轻粉各一钱　皂角一两（去皮子）

【用法】上为细末，水面糊为丸，如梧桐子大。每服二三十丸，食后生姜汤送下。

【功用】化痰堕痰，止嗽定喘。

【主治】男子妇人风痰、酒痰、茶痰、食痰、气痰，一切痰逆呕吐，痰厥头痛，头目昏眩，肺痿咯脓，声如拽锯。

半夏利膈丸

【来源】《御药院方》卷五。

【别名】槟榔利膈丸。

【组成】黑牵牛四两（一半生，一半炒）　皂角（不至肥者，去皮子，酥涂炙）二两　槐角子半两　齐州半夏（汤浸洗七次，切，焙干）一两　青橘皮（汤浸，去瓤称）二两　槟榔一两（面裹煨熟，锉）

【用法】上为细末，生姜自然汁打面糊为丸，如梧桐子大。每服二十丸，食后生姜汤送下。如要疏风痰，加至四五十丸。

【主治】

1.《御药院方》：风上攻，痰实喘满咳嗽。

2.《普济方》引《德生堂方》：风痰、酒痰、茶痰、食痰、气痰诸痰为苦，致令手臂、肩背、胸膈俱痛，吐出痰如结核，黑色腥臭者。

坏痰丸

【来源】《御药院方》卷五。

【别名】滚痰丸（《普济方》卷一〇四）。

【组成】皂角（刮去黑皮，酥炙黄色，去子） 枯白矾各半斤

【用法】上为细末，水浸蒸饼为丸，如梧桐子大。每服三四十丸，食后生姜汤送下；或温水送下。

【功用】治风痰，利咽膈，破积滞，散疼痛，止咳嗽。

锦朱丸

【来源】《御药院方》卷五。

【组成】乳香（研） 朱砂（研） 白矾灰（研） 皂荚子（炮裂，为末） 铅白霜（研） 铁粉（研）各一两 半夏曲二两

【用法】上为细末，生姜汁面糊和丸，如绿豆大。每服十五至二十丸，生姜汤送下；惊悸语涩，金银汤或荆芥汤送下。

【主治】膈痰风厥，头目昏痛，眼黑旋运，怔忪恶心，惊悸恍惚，梦寐不安，渐发冒昧，不知人事。

人参半夏丸

【来源】《卫生宝鉴》卷十二。

【组成】人参 茯苓（去皮） 南星 薄荷各半两 寒水石 白矾（生） 半夏 姜屑各一两 蛤粉二两 藿香二钱半

【用法】上为末，水面糊为丸，如梧桐子大。食后每服三十丸，生姜汤送下，一日三次；温水送亦得。

【功用】化痰坠涎，止咳定喘。

【主治】风痰、食痰、一切痰逆呕吐，痰厥头痛。或风气偏正头痛，或风壅头目昏，或耳鸣、鼻塞、咽干、胸膈不利。

半夏丸

【来源】《活幼心书》卷中。

【组成】半夏（生用）二两 赤茯苓（去皮） 枳壳（同土制）各一两 风化朴消二钱半

【用法】上药前三味锉，焙为末，入乳钵，同朴消杵匀，用生姜自然汁煮糯米粉糊为丸，如绿豆大。每服三十丸至五十丸，食后、临睡以淡姜汤送下。儿小者，丸如粟米大。

【主治】痰证，惊搐后风涎潮作。

二圣散

【来源】《活幼心书》卷下。

【组成】诃子十个（大者，半生半炮，去核） 大腹皮（洗净，焙下）五钱

【用法】上锉。每服二钱，水一盏，煎七分，不拘时候温服。

【主治】风痰壅闭，语音不出，气促喘闷，手足动摇，似搐非搐。

七生丸

【来源】《医方类聚》卷一一三引《经验秘方》。

【组成】川芎 半夏 天南星 明矾 猪牙 皂角 白僵蚕（直者） 全蝎各等分

【用法】上为细末，姜汁为丸，如梧桐子大。每服三十丸至五十丸，食前、临卧各一服。

【功用】去痰。

【主治】风热。

【宜忌】忌热汤。

加味三生丸

【来源】《普济方》卷一〇四引《瑞竹堂经验方》。

【组成】南星 半夏 天麻 白附子 人参各一两

【用法】上并生用，研为细末，生姜自然汁糊为丸，如梧桐子大。每服三五十丸，食后、临卧姜汤送下。

【主治】风痰气壅。

半夏丸

【来源】《世医得效方》卷十一。

【组成】半夏五两 白矾（枯过）一两二钱半 人参一两

【用法】上为末，生姜自然汁糊为丸，如粟米大。

每服二十丸，食后、临卧生姜汤送下。

【主治】风壅痰盛，咽膈不利。

人参羌活散

【来源】《世医得效方》卷十三。

【组成】前胡　羌活　人参　防风　天麻　赤茯苓（去皮）　薄荷叶　蔓荆子　川芎　粉草　黄芩　枳壳（去瓤）　桔梗　川独活各一两

【用法】上锉散。每服四钱，加生姜三片，桑白皮七寸，水煎，不拘时服。

【主治】风壅痰实，头目昏晕，遍体拘挛，头项强急，肢节烦疼，壮热烦渴。

白附丸

【来源】《丹溪心法》卷五。

【组成】牛胆星一两（须用黄牯牛胆，腊月粉南星，亲手修合风干，隔一年用。牛胆，须入三四次者佳）　大陈半夏半两　粉白南星一两（切作片，用腊雪水浸七日，去水晒干）　枯白矾二钱半

【用法】上为末，宿蒸饼为丸，如梧桐子大。用姜汁蜜汤送下。

【主治】风痰。

【加减】有热，加薄荷叶。

半天丸

【来源】《医方类聚》卷二十三引《医林方》。

【组成】半夏二两　天南星一两　皂角（炙）二两　白附子　白矾各一两（生）

【用法】上为细末，生姜汁打面糊为丸，如梧桐子大。每服三十丸，食后生姜汤送下。

【主治】风痰。

蠲痰丸

【来源】《简明医彀》卷四引《医林方》。

【组成】半夏（泡七次）六两　南星（泡）三两　明矾（另研）一两半　辰砂五钱（为衣）

【用法】姜汁糊为丸。每服百丸，姜汤下。

【功用】蠲痰，安神定志。

【主治】风痰、冬月冷痰。

木香导饮丸

【来源】《普济方》卷一〇四。

【组成】京三棱（炮）　蓬莪术（炮）各三两二钱　青皮（去白）　陈皮（去白）　白术各一两半　槟榔　枳壳（炒）　木香各一两　半夏一两　白茯苓一两半　干葛二两

【用法】上为细末，打面糊为丸，如梧桐子大。每服五十丸，食后生姜汤送下，加至一百丸。

【主治】风痰气涩，胃脘痞满，停饮不消，头目昏眩，手足麻痹，声重鼻塞，神困多睡，志气不清，中酒吐酒。

【宜忌】忌食猪肉，荞麦面。

四生丸

【来源】《普济方》卷一〇四。

【组成】生半夏　生南星　生白矾　南康蚌粉各一两

【用法】上为末，用糊为丸，如梧桐子大。每服三十丸，食后生姜汤送下。

【功用】治风顺气，化痰逐饮。

导痰丸

【来源】《普济方》卷一〇四。

【组成】黑牵牛（生，用头末）三钱　白矾（生用）一钱　猪牙皂角（生用）二钱　半夏少许　南星少许

【用法】上为细末，冷水为丸，如梧桐子大。每服五六十丸，五更用温茶汤送下。

【功用】化痰行气，免患中风之疾。

蝉花散

【来源】《普济方》卷三六七。

【组成】白茯苓三钱　玄胡索半两　茯神三钱　粉草二钱　蝉退二十个（去足）　蝉花二对　乌蛇肉（酒浸，去皮）　天麻　全蝎（炒）　白僵蚕各一两（炒。以上捣罗为末。次用）　朱砂半两（水

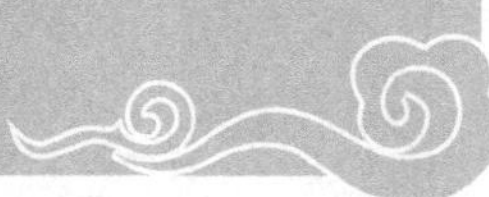

飞） 龙脑一钱

【用法】上拌匀。每服半钱，温酒调下。

【主治】风痰。

加味白丸子

【来源】《松崖医径》卷下。

【组成】南星半两（细切，以白矾汤泡，晒干，或生姜汁制） 白附子二两（姜制） 半夏（汤泡）半两（生姜汁制）

【用法】上为细末，面糊为丸，如芡实大。每服一丸，姜、蜜、薄荷汤任化服。

【主治】小儿风痰壅盛。

祛风豁痰汤

【来源】《丹台玉案》卷五。

【组成】陈皮 瓜蒌仁 半夏 紫苏子各八分 乌药 川贝母 防风 当归各一钱

【用法】加生姜三片，水煎，临服加竹沥一小钟。

【主治】产后血虚，风痰壅塞，似中非中。

稀涎千缗汤

【来源】《古今名医方论》卷二。

【别名】稀涎汤（《时方歌括》卷上）

【组成】半夏（大者）十四枚 猪牙皂角一挺（炙） 甘草一钱 白矾二钱

【用法】上为末，用生姜自然汁少许冲温水一盏，调末一钱灌之。得吐痰涎即醒。

【主治】风痰不下，喉中声如牵锯，或中湿肿满。

【方论】柯琴曰：用生姜、半夏之辛以散之，甘草之甘以涌之，白矾之涩以敛之，牙皂之涌以开之，此斩关夺门之势，惟禀气素实而暂虚者可用。壅塞稍疏，续进他药，不可多用以伤元气。如平素虚弱者，又当攻补兼施，六君子汤加牙皂、白矾末以吐之，则庶几矣。若误作中风治之，去生便远。

立效散

【来源】《仙拈集》卷一。

【组成】木香三钱 胆矾一钱 麝香一分

【用法】葱汁调灌。即苏。

【主治】风痰危急，汤水不下。

川芎丸

【来源】《会约医镜》卷八。

【组成】川芎 苏薄荷叶各三两半 防风一两二钱 细辛二钱半

【用法】炼蜜为丸，每丸五分重。临卧茶嚼服下。

【功用】清上利膈。

【主治】肝经风痰。

控涎丸

【来源】《理瀹骈文》。

【组成】苍术 生南星 生半夏 甘遂各二两 白术 芫花 大戟 大黄 葶苈 黄柏 黄芩 黄连 栀子 枳实 陈皮 青皮 香附 灵脂各一两 连翘 桔梗 薄荷 白芷 赤苓 川芎 当归 前胡 郁金 瓜蒌 槟榔 灵仙 羌活 防风 苏子 皂角 明矾 白芥子 萝卜子 僵蚕 全蝎 木鳖仁 延胡 细辛 菖蒲 雄黄各七钱 白附子 草乌 木香 官桂 黑丑 吴萸 巴仁 红花 干姜 厚朴 轻粉 炮甲各四钱（研） 姜汁 竹沥各一碗 牛胶一两（或加党参、犀角）

【用法】上水煎为丸，朱砂为衣。临用姜汁化开，擦胸、背、手、足心，痰自下。此方用生姜半斤，槐、柳、桑枝各二斤，凤仙花茎子叶全一株，麻油先熬，入前药熬，黄丹收，加石膏、滑石各四两，搅贴，亦治百病。

【主治】风痰、热痰、湿痰、食积痰，及痰饮流注、痰毒等。

【宜忌】阴虚之痰，与冷痰勿用。

暖脐膏

【来源】《理瀹骈文》。

【组成】生地 熟地 天冬 麦冬 附子 肉桂 远志 牛膝 苁蓉 肉蔻仁 杏仁 木鳖仁 菟丝子 蛇床子 鹿胶 虎胶各二钱 紫梢

花　阳起石　阿芙蓉（麻油熬，黄丹收，松香调匀，槐柳枝搅，下后药）　雄黄　硫黄　赤石脂　龙骨　朱砂　沉香　木香各三钱　麝香一钱　黄蜡三钱

方中紫梢花、阳起石、阿芙蓉用量原缺。

【用法】红缎摊贴脐，两月一换。

【功用】壮阳益气。

【主治】阳衰气虚；并治风痰。

奇风散

【来源】《全国中药成药处方集》（抚顺方）。

【组成】僵蚕　全虫　荆芥　桔梗　天麻　清夏　桂枝各四钱　甘草二钱　胆星四钱　钩藤四钱

【用法】上为细末。每服大人三钱，小人一钱半。

【主治】风痰。

金料散

【来源】《全国中药成药处方集》（抚顺方）。

【组成】当归　川断　沉香　血竭各二钱　龙骨八分　朱砂一钱　故纸　牛膝　三七　乳香各二钱　申姜　年健各五钱　虎骨四钱　红花　木香各一钱　没药二钱　白芷六分　土虫二钱　台麝一分　飞罗面五钱　甜瓜子一两　降香一钱

【用法】上为细末，分四服。元酒调服。

【主治】风痰。

【加减】上部，加川芎；手部，加桂枝；下部，加牛膝；大便燥，加川军；小便出血，加三七；小便不通，加木通。

三十七、舌　强

舌强，是指舌体伸缩不利的征象。《诸病源候论·风舌强不得语候》：“今心脾二脏受风邪，故舌强不得语也。”病发多由外感邪热入心包，中风，热盛伤津或痰浊壅阻等因素所致。如《医林绳墨大全》：“涎痰壅盛，则舌强而难吞。”《杂病源流犀烛·口齿唇舌源流》：“痰迷而舌强者，宜防己、僵蚕、木通、菖蒲、竹沥、山栀、南星、半夏、荆芥、陈皮。亦有中风病而舌强、舌卷、不能言者，宜大秦艽汤，若天热加知母”，指出本病治疗用药之异。

射干煎

【来源】《备急千金要方》卷十五。

【别名】射干汤（《外台秘要》卷十六）。

【组成】射干八两　大青三两　石膏十两（一作一升）　赤蜜一升

【用法】上锉。以水五升，煮取一升五合，去滓，下蜜，煎取二升，分三服。

【主治】

1.《备急千金要方》：舌本强直，或梦歌乐而体重不能行。

2.《圣济总录》：脾实，咽干口燥，舌本肿强，腹胁满胀，大便涩难。

【方论】《千金方衍义》：射干苦寒有毒而能解毒，为喉痹咽痛专药，舌本强直，亦宜用之，以其能破宿血散结气也；大青解心下热毒，泻肝胆实火，正所以袪心胃之邪热；石膏治心下逆气，舌焦不能息，腹中坚痛，肢体沉重；赤蜜主心腹邪气，止痛解毒，且能安五脏，和百药。

独活解噤膏

【来源】《外台秘要》卷二十二引《删繁方》。

【组成】独活　川芎各三两　天雄一两（炮）　防风一两　蜀椒二合　草十叶　细辛　桂心各一两　苦李根皮三两　猪肪二升

【用法】上锉。绵裹，以苦酒一升，淹渍一宿，以猪肪微火煎之，去滓膏成，凝。以绵裹少许，口含于舌下压之，每日换三次。

【主治】小肠腑寒，舌本缩，口噤唇青。

蛇蜕散

【来源】方出《太平圣惠方》卷八十五，名见《普济方》卷三六五。
【组成】蛇蜕皮半两（烧灰，研如粉）
【用法】每用半钱，醋调，涂舌下。
【主治】小儿重舌，舌强。

白茯苓汤

【来源】《圣济总录》卷一一九。
【组成】白茯苓（去黑皮） 牛黄（研）各三分 犀角屑一分 甘草（炙） 人参 羚羊角屑 熟干地黄（焙） 白术 桂（去粗皮）各半两
【用法】上为粗末。每服三钱匕，水一盏，煎至七分，去滓温服，一日三次。
【主治】舌肿强。

百草霜方

【来源】《圣济总录》卷一一九。
【别名】百草霜散（《医方类聚》卷七十七引《济生续方》）。
【组成】百草霜 好盐各半两
【用法】上为末，表里涂之。
【主治】舌忽紧硬，逡巡能塞杀人。

柴胡散

【来源】《圣济总录》卷一一九。
【组成】柴胡（去苗） 升麻各一两 栀子仁半两
【用法】上为散。每服一钱匕，熟水调下，一日三次。
【主治】舌本强，两边痛。

麝香散

【来源】《圣济总录》卷一一九。
【组成】麝香 皂荚各半两
【用法】上为散。每用半钱，掺舌肿上，吐津。
【主治】舌强不语。

升麻柴胡汤

【来源】《三因极一病证方论》卷十六。
【组成】柴胡 升麻 芍药 栀子仁 木通各一两 黄芩 大青 杏仁（去皮尖）各三分 石膏（煅）二两
【用法】上锉散。每服四大钱，水一盏，加生姜五片，煎七分，去滓，食后服。
【主治】心脾虚热上攻，舌上生疮，舌本强，颊两边肿痛。

完舌围药

【来源】《疮疡经验全书》卷一。
【组成】芥菜子
【用法】上为末。以醋调敷颈项下。
【主治】舌缩不能言。

蛇蝎散

【来源】《古今医统大全》卷六十四。
【组成】蛇蜕（烧存性） 全蝎各等分
【用法】上为细末。每用少许，敷舌上。
【主治】舌肿强硬。

升柴汤

【来源】《简明医彀》卷五。
【组成】柴胡 升麻 芍药 栀子 木通 大青 黄芩各七分 石膏钱半
【用法】水煎服。
【主治】心脾虚热上攻，舌疮，舌强，颊肿。
【加减】甚者，加熟附子三分，从治。

清顺汤

【来源】《丹台玉案》卷三。
【组成】黄芩 麦门冬 黄连 连翘 山栀子 生地各二钱 大黄四钱
【用法】上加生姜三片，水煎服，不拘时候。
【主治】舌强壅肿。

颐养汤

【来源】《辨证录》卷三。

【组成】当归一两　香附　茯神　丹皮　玄参各二钱　柏子仁　沙参　黄芩各二钱　远志五分　麦冬五钱　甘草一钱

【用法】水煎服。

【主治】舌下牵强，手大指次指不仁，两臂麻木，或大便秘结，或皮肤赤晕。

犀黄散

【来源】《外科全生集》卷四。

【组成】犀黄一分　朱砂一分　元精石二两

【用法】上和匀，研极细末。吹之立愈。

【主治】舌硬生衣，牙关不开。

绿衣散

【来源】《绛囊撮要》。

【组成】绿矾不拘多少

【用法】上药于新瓦上煅红，放地上凉透，研细。将牙刷脚撬开牙关，搽舌上。

【主治】痿舌，舌忽硬肿，即时气绝。

补虚汤

【来源】《杂病源流犀烛》卷二十四。

【组成】黄耆　白术　当归　陈皮各一钱　竹沥　姜汁各半盏

【主治】舌强。喉音如故，但舌本不能转运言语，由于体虚有痰者。.

三十八、脾中风

脾中风，中风之一，是指风邪入于脾脏所产生的病情。《黄帝内经·素问·风论》："脾风之状，多汗恶风，身体怠堕，四肢不欲动，色薄微黄，不嗜食，诊在鼻上，其色黄。"《太平圣惠方·治脾脏中风诸方》详细描述谓："夫脾气虚弱，肌肉不实，则腠理开疏，风邪乘虚入于足太阴之经，则令身体怠惰，多汗恶风，舌本强直，言语蹇涩"，"肌肤不仁，腹胀心烦，翕翕发热，神思如醉，手足不能动摇，诊其脉浮缓者，是脾中风之候也。"治疗宜祛风健脾。

七圣散

【来源】《太平圣惠方》卷五。

【组成】天麻一两　枳壳一两（麸炒微黄，去瓤）　芎藭半两　白蒺藜半两（微炒，去刺）　川大黄半两（锉碎，微炒）　地骨皮半两　薏苡仁三分

【用法】上为细散。每服二钱，用温水调下，不拘时候。

【主治】脾脏中风，心腹烦壅，头面微肿，冷汗出。

【宜忌】忌生冷、油腻、猪、鸡肉。

防风散

【来源】《太平圣惠方》卷五。

【别名】防风麻黄散（《校注妇人良方》卷三）。

【组成】防风三分（去芦头）　麻黄三分（去根节）　人参三分（去芦头）　芎藭三分　附子三分（炮裂，去皮脐）　桂心三分　羚羊角屑三分　黄耆三分（锉）　赤茯苓三分　酸枣仁二分（微炒）　白术三分　独活三分　甘草半两（炙微赤，锉）　桑根白皮三分（锉）

【用法】上为散。每服四钱，以水一中盏，加生姜半分，煎至六分，去滓温服，不拘时候。

【主治】脾脏中风，手足缓弱，舌强语涩，胸膈烦闷，智意恍惚，身体沉重。

赤茯苓散

【来源】《太平圣惠方》卷五。

【组成】赤茯苓三分　犀角屑三分　羌活三分　麦门冬三分（去心）　蔓荆子三分　石膏三两　甘菊花三分　人参三分（去芦头）　黄耆三分（锉）　防风三分（去芦头）　羚羊角屑二分　远志二分（去心）　前胡三分（去芦头）　枳壳三分（麸炒微黄，去瓤）　甘草半两（炙微赤，锉）

【用法】上为散。每服四钱，以水一中盏，加生姜半分，煎至六分，去滓温服，不拘时候。

【主治】脾脏中风语涩，四肢难举，智意不安，心膈烦热，头目昏闷。

赤茯苓散

【来源】《太平圣惠方》卷五。

【组成】赤茯苓三分　旋覆花三分　枳壳一两（麸炒微黄，去瓤）　细辛三分　甘草半两（炙微赤，锉）　蔓荆子三分　桔梗三分（去芦头）　羚羊角屑三分　白蒺藜三分（微炒，去刺）

【用法】上为散。每服三钱，以水一中盏，加生姜半分，煎至六分，去滓温服，不拘时候。

【主治】脾脏风壅，胸膈痰滞，多吐稠涎，不能下食。

独活散

【来源】《太平圣惠方》卷五。

【别名】独活汤（《圣济总录》卷五）、防风散（《校注妇人良方》卷三）。

【组成】独活一两　茯神三分　防风三分（去芦头）　羚羊角屑三分　附子三分（炮裂，去皮脐）　人参三分（去芦头）　前胡三分（去芦头）　沙参三分（去芦头）　旋覆花三分　黄耆三分（锉）　半夏三分（汤洗七遍去滑）　甘草半两（炙微赤，锉）

【用法】上为散。每服四钱，以水一中盏，加生姜半分，煎至六分，去滓温服，不拘时候。

【主治】脾脏中风，胸膈痰涎，言语不利，翕翕发热，智意昏浊。

麻黄散

【来源】《太平圣惠方》卷五。

【别名】秦艽汤（《圣济总录》卷五）。

【组成】麻黄一两（去根节）　石膏一两　赤茯苓三分　独活三分　山茱萸三分　秦艽三分（去苗）　细辛三分　芎藭三分　防风三分（去芦头）　桂心三分　干姜半两（炮裂，锉）　白术三分　人参三分（去芦头）　汉防己三分　附子三分（炮裂，去皮脐）　杏仁三分（汤浸，去皮尖双仁，麸炒微黄）　甘草半两（炙微赤，锉）

【用法】上为散。每服四钱，以水一中盏，煎至六分，去滓温服，不拘时候。

【主治】脾脏中风。语音沉浊，舌强不能转，身重拘急，四肢不举。

羚羊角丸

【来源】《太平圣惠方》卷五。

【组成】羚羊角屑三分　汉防己三分　白芍药二分　槟榔半两　人参半两（去芦头）　白茯苓三分　薏苡仁一两　独活三分　芎藭半两　桂心半两　附子一两（炮裂，去皮脐）　防风三分（去芦头）　柏子仁半两　酸枣仁三分（微炒）　当归半两（锉，微炒）　熟干地黄一两　麦门冬三分（去心，焙）　杏仁三分（汤浸，去皮尖双仁，麸炒微黄）

【用法】上为末，炼蜜为丸，如梧桐子大。每服三十丸，空心及晚食前温酒送下。

【主治】脾脏中风，口面偏斜，语涩虚烦，手臂腰脚不遂。

【宜忌】忌猪鸡肉、粘滑物。

羚羊角散

【来源】《太平圣惠方》卷五。

【组成】羚羊角屑一两　茯神一两　羌活一两　薏苡仁一两　人参一两（去芦头）　麦门冬一两（去心）　旋覆花一两　前胡一两（去芦头）　甘草半两（炙微赤，锉）

【用法】上为散。每服四钱，以水一中盏，煎至六分，去滓温服，不拘时候。

【主治】脾脏中风。四肢不举，心胸痰滞，言语謇涩，头痛烦热，咽喉不利。

一字散

【来源】《圣济总录》卷五。

【组成】天南星（醋浸三日，焙干） 白附子（炮） 天麻 干蝎（全者，炒）各一两 沉香（锉） 牛黄（研） 乳香（研） 麝香（研） 雄黄（研）各半两

【用法】上药除四味研外，余药捣罗为细末，后人研药一处，研令极细。每服一字匕，温酒调下。如要丸时，用炼蜜为丸，如梧桐子大。急风，豆淋酒化三丸；一切风，头目昏暗，肢体疼痛，温酒化下一丸，小儿化半丸服。

【主治】脾风，多汗恶风，身体怠惰，四肢不举，色黄面热，腹满短气。

人参散

【来源】《圣济总录》卷五。

【组成】人参四两 乌雌鸡一只（中分，一半治如食法，剥去肠胃并皮肤、筋骨及头足不用） 附子四枚（炮裂，去皮脐） 细辛（去苗叶，微炒）四两 桂（去粗皮）二两半 干姜（炮裂）二两 雌黑豆（炒香熟，去皮）四两（粒小者是）

【用法】上药以鸡分半边，炙令黄黑干，刮去黑者，与药同捣，细罗为散。每服一钱至二钱匕，温酒调下，空心、午时各一服。稍加之至三钱匕。

【主治】脾中风，手臂不随，口唇喎僻。

丹砂散

【来源】《圣济总录》卷五。

【组成】丹砂（研）二两 天麻 威灵仙（去土） 人参 乌头（炮裂，去皮脐） 白术（炮） 当归（切，炮） 干姜（炮）各一两 羊踯躅（去心，酒蒸）半两

【用法】上为散。每服一钱匕，食后酒调下，渐加至二钱，一日三次。

【主治】脾中风，四肢不举，志意昏浊，言语謇涩。

麻黄汤

【来源】《圣济总录》卷五。

【组成】麻黄（去节，煎，掠去沫，焙干） 桂（去粗皮）各一两半 甘草（炙） 人参 芍药 芎䓖 黄芩（去黑心） 防风（去叉） 当归（切，焙干）各一两 石膏二两（碎，研） 白术半两 附子（炮裂，去皮脐）一枚 杏仁（汤退去皮尖双仁，炒）二十枚

【用法】上锉，如麻豆大。每服五钱匕，以水一盏半，加生姜五片，煎至八分，去滓温服，日二次，夜一次，不拘时候。

【主治】脾中风，身体缓急，手足不随，不能言语。

羚羊角丸

【来源】《圣济总录》卷五。

【组成】羚羊角屑 防风（去叉） 麻黄（去根节） 人参 柏子仁 诃黎勒皮各一两半 白槟榔（煨，锉） 熟干地黄（焙） 大麻仁（研）各二两 羌活（去芦头） 茯神（去木） 桂（去粗皮） 芎䓖 枳壳（麸炒，去瓤） 杏仁（去皮尖双仁，炒）各一两

【用法】上为末，炼蜜为丸，如梧桐子大。每服三十丸，空腹温酒送下。

【主治】脾脏中风，言语謇涩，神思昏沉，口干食少，肢体虚汗，大便秘塞。

槟榔丸

【来源】《圣济总录》卷五。

【组成】槟榔（煨）半两 防己三分 赤芍药三分 羚羊角（镑）三分 人参半两 白茯苓（去黑皮）半两 薏苡仁（炒）一两一分 独活（去芦头）三分 芎䓖半两 桂（去粗皮）半两 附子（炮裂，去皮脐）一两 防风（去叉）一两 酸枣仁（炒）三分 当归（切，焙）半两 柏子仁（生用）半两 杏仁（汤浸，去皮尖双仁，炒）三分 熟干地黄（焙干，冷捣）一两

【用法】上为末，炼蜜为丸，如梧桐子大。每服二十丸，空心食前温酒送下。

【主治】脾中风。口面偏斜，言语謇涩，心烦气浊，手臂腰脚不随。

大醒脾散

【来源】《普济方》卷三七二。

【组成】全蝎（焙） 白附子（炮） 天麻（炮） 甘草（炙） 人参（去芦） 白茯苓（去皮） 木香（炮） 石菖蒲 白术 陈皮（去白） 南星（炮） 石莲肉 肉豆蔻 山药各二分 缩砂仁一分 丁香一分

【用法】上锉。加生姜、大枣，水煎服。

【主治】脾风内虚，昏迷不醒。

【加减】回阳，加附子、白僵蚕。

白术汤

【来源】《奇效良方》卷一。

【组成】白术二钱 厚朴（姜制）二钱 防风（去芦）二钱 附子（炮，去皮脐） 橘红 白鲜皮 五加皮各一钱

【用法】水二钟，加生姜五片，煎至一钟，不拘时候服。

【主治】

1.《奇效良方》：脾经受病，多汗恶风，身体怠惰，四肢不动，不能饮食，口角两边黄。

2.《校注妇人良方》：脾脏中风，腹满身黄，呕吐酸水。

三十九、癫　痫

癫痫，又名癫疾、癫病，是指由于情志所伤，或先天遗传，导致痰气郁结，蒙蔽心窍，或阴阳失调，精神失常，临床表现以精神抑郁，表情淡漠，沉默痴呆，喃喃自语，出言无序，静而多喜少动为特征的一种常见多发的精神病。《黄帝内经》对本病的临床表现、病因病机及治疗有较系统的描述。如《灵枢经·癫狂》有“得之忧饥”、“大怒”、“有所大喜”等记载，明确了情志因素致病。对其症状描述为：“痫疾始生，先不乐，头重痛，视举，目赤，甚作极，已而烦心”。为了观察病情变化，首创“治癫疾者常与之居”的护理方法，至今也有实际意义。《黄帝内经·素问·脉解》又说：“阳尽在上，而阴气从下，下虚上实，故狂颠疾也”，指出了火邪扰心和阴阳失调而发生癫病、狂病。《难经·二十难》提出了“重阴者癫”、“重阳者狂”，鉴别了癫病与狂病之异。但直至金元时期，癫、狂、痫常同时并称，混而不清。《证治准绳·癫狂痫总论》始将其详细分辨：“癫者或狂或愚，或歌或笑，或悲或泣，如醉如痴，言语有头无尾，秽洁不知，积年累月不愈”；“狂者病之发时猖狂刚暴，如伤寒阳明大实发狂，骂詈不避亲疏，甚则登高而歌，弃衣而走”；“痫病发则昏不知人，眩仆倒地，不省高下，甚而瘛疭抽掣，目上视，或口眼㖞斜，或口作六畜之声”。为后世辨证治疗提示了正确方向。《医林改错·癫狂梦醒汤》指出“癫狂，乃气血凝滞脑气”，从而开创了以活血化瘀法治疗癫病及狂病的先河。

本病成因多为先天禀赋之体，又遭七情内伤，致使气滞、痰结、血瘀致脑窍不清所致。其治疗，当以理气解郁，畅达神机基础。

虽然癫、痫有所差异，但临床文献又常统称癫痫故本篇合而论之。

半夏泻心汤

【来源】《伤寒论》。

【别名】泻心汤（《备急千金要方》卷十）。

【组成】半夏半升（洗） 黄芩 干姜 人参 甘草（炙）各三两 黄连一两 大枣十二个（擘）

【用法】以水一斗，煮取六升，去滓，再煮取三升，温服一升，一日三次。

【主治】伤寒五六日，呕而发热，柴胡汤证具，而以他药下之，心下但满而不痛者，此为痞。

【验案】痫证 《伤寒今释》引《成绩录》：一人年十八，患痫，发则郁冒，默默不言，但能微笑，

恶与人应接，故用屏风，重蚊帐，避人蒙被卧。汗之，心下痞硬，腹中雷鸣，服半夏泻心汤，病减七八。

柴胡桂枝汤

【来源】《伤寒论》。

【别名】柴胡加桂汤（《三因极一病证方论》卷四）、柴胡加桂枝汤（《医学纲目》卷三十）、桂枝柴胡各半汤（《痎疟论疏》）。

【组成】桂枝（去皮）一两半　黄芩一两半　人参一两半　甘草一两（炙）　半夏二合半（洗）　芍药一两半　大枣六枚（擘）　生姜一两半（切）　柴胡四两

【用法】以水七升，煮取三升，去滓，温服一升。

【主治】

1.《伤寒论》：伤寒六七日，发热，微恶寒，支节烦疼，微呕，心下支结，外证未去者。

2.《外台秘要》：寒疝腹中痛。

3.《类证活人书》：伤寒发汗多，亡阳谵语者。

【验案】癫痫　《中成药研究》（1982，12：20）：用本方制成桂芍镇痛片，治疗36例不同类型的难治型癫痫病人，经过6～12个月的临床治疗，显效者11例，有效者5例，总有效率达44.44%。

柴胡加龙骨牡蛎汤

【来源】《伤寒论》。

【别名】柴胡龙骨牡蛎汤（《伤寒总病论》卷三）。

【组成】柴胡四两　龙骨　黄芩　生姜（切）　铅丹　人参　桂枝（去皮）　茯苓各一两半　半夏二合半（洗）　大黄二两　牡蛎一两半（熬）　大枣六枚（擘）

【用法】以水八升，煮取四升，纳大黄，切如棋子，更煮一两沸，去滓，温服一升。

【功用】

1.《杂病广要》：下肝胆之惊痰。

2.《经方研究》：疏解泄热，重镇安神。

【主治】

1.《伤寒论》：伤寒八九日，下之，胸满，烦惊，小便不利，谵语，一身尽重，不可转侧者。

2.《杂病广要》：癫痫。

【验案】癫痫　《刘渡舟医案》：尹某某，男，34岁。胸胁发满，夜睡呓语不休，且乱梦纷纭，时发惊怖，精神不安，自汗出，大便不爽。既往有癫痫史，此病得之于惊吓之余。视其人神情呆滞，面色发青，舌红而苔白黄相兼，脉来沉弦。辨为肝胆气郁，兼阳明腑热，而心神被扰，不得潜敛之证。治宜疏肝泻胃，镇惊安神。予本方1剂，大便通畅，胸胁满与呓语皆除，精神安定，不复梦扰，惟欲吐不吐，胃中似嘈不适，上方加竹茹、陈皮，服之而愈。

风引汤

【来源】《金匮要略》卷上。

【别名】紫石煮散（《备急千金要方》卷十四）、紫石汤（《外台秘要》卷十五引《崔氏方》）、引风汤（《御药院方》卷十一）、紫石散（《普济方》卷一〇〇）、癫痫汤（《普济方》卷三七八）。

【组成】大黄　干姜　龙骨各四两　桂枝三两　甘草　牡蛎各二两　寒水石　滑石　赤石脂　白石脂　紫石英　石膏各六两

【用法】上为粗末，以韦囊盛之。取三指撮，井花水三升，煮三沸，温服一升。

《备急千金要方》：大人顿服，未百日儿服一合，未能者，绵沾著口中，热多者日四五服。

【功用】

1.《金匮要略》：除热瘫痫。

2.《外台秘要》引《崔氏方》：除热镇心。

【主治】《备急千金要方》：大人风引，小儿惊痫瘛疭，日数十发，医所不药者。

【宜忌】《外台秘要》引《崔氏方》：忌海藻、菘菜、生葱。

【方论】

1.《金匮玉函经二注》：风者，外司厥阴，内属肝木，上隶手经，下隶足经，中见少阳相火，所以风自内发者，由火热而生也。风生必害中土，土主四肢，土病则四末不用，聚液成痰。瘫痪者，以风邪挟痰于四肢故也；痫者，以风热急其筋脉，内应于心主故也。由是二者，尽可用此汤治之。首用大黄之寒，走而不止者泻之，俾火退风息，凝痰扫去矣。复用干姜之热，止而不走者何哉？前哲有云：大黄之推陈致新，如将军之戡定祸乱，然使将无监军，兵无向导，能独成其功乎？夫一阴一阳之为道，故寒与热相济，行与止相须，然后寒者不惨，热者不酷，行者不疾，止者不停。所以大黄逐热行滞，以通营卫而利关节，则必以干姜安之，桂枝导之，佐大黄之达四肢脏腑而不肆其峻快，不然，将从诸药石而下走矣。桂枝又散风木，干姜又能治血，祛风湿痹，去风毒痹，二者因得以相制为使。犹虑干姜之热中，更以石膏、滑石制之，禀清肃之金性，以制木救土，泻阳明肺热，解肌肉风痹也。阴水不足，火因妄动而生风，满招损，自役其心，精神不守，非镇重之剂则不能安其神、益其水，故以寒水石补阴水，紫石英、白石脂、赤石脂、牡蛎、龙骨敛精神，定魂魄，固根本也。

2.《金匮要略论注》：风邪内并，则火热内生，五脏亢甚，迸归入心，故以桂、甘、龙骨、牡蛎通阳气，安心肾为君；然厥阴风木与少阳相火同居，火发必风生，风生必挟木势侮其脾土，故脾气不行，聚液成痰，流注四末，因成瘫痪，故用大黄以荡涤风火湿热之邪为臣；随用干姜之止而不行者以补之为反佐；又取滑石、石膏清金以伐其木，赤、白石脂厚土以除其湿，寒水石以助肾水之阴，紫石英以补心神之虚为使。故大人、小儿风引惊痫皆主之。巢氏用治脚气，以石性下达可胜湿热，不使攻心也。

3.《金匮方歌括》：此方用大黄为君，以荡除风火热湿之邪，随用干姜之止而不行者以补之，用桂枝、甘草以缓其势，又用石药之涩以堵其路。而石药之中，又取滑石、石膏清金以平其木，赤、白石脂厚土以除其湿；龙骨、牡蛎以敛其精神魂魄之纷驰，用寒水石以助肾之真阴不为阳光所烁，更用紫石英以补心神之虚，恐心不明而十二经危也。明此以治入脏之风，游刃有余矣。后人以石药过多而弃之，昧孰甚焉！

4.《金匮要略编注》：热风而乘血虚中人，邪正相搏，木火互征，风化为热，则心热积盛，血脉痹着，故成热瘫痫也。是以大黄下彻心脾之热，龙骨、牡蛎收摄心肾相交，牡蛎同寒水石济水之主而镇阳光，赤白二脂、紫石英以养心脾之正，石膏专清风化之热，滑石以利窍通阳，桂枝、甘草和营卫而驱风外出。然以大黄、石膏、牡蛎、寒水石诸药为君者，因时令热风之制。恐寒凉太过，致伤胃气，故用干姜温中为佐。

5.《中风斠诠》：按《金匮要略》此方本是后人所附，非仲景所固有。《备急千金要方》所录徐嗣伯风眩十方，此其第二。《外台秘要》又作崔氏。可见古人甚重此方，用之者众。方以石药六者为主，而合之龙骨、牡蛎，明明专治内热生风，气火上升之病，清热重镇，收摄浮阳，其意极显。若引《素问》血之与气，并走于上，而为大厥一条，以此等药物降其气血，岂不针锋相对？惟此方既已专用潜镇清热为治，则风是内动之肝风，且是蕴隆之风火，确然无疑，而方中尤杂以姜、桂二味，究属不类，临证之时，必宜去此二味，而加以开痰泄化之品则完善矣。

6.《金匮要略方义》：本方主治，有云中风者，有云癫痫者，以方测证，乃里热壅盛，肝风内动之证。方中以生石膏、寒水石、滑石等大寒药为君，大清里热，并可清金制木而熄肝风。臣以紫石英、赤白石脂重镇安神，兼能培土抑木而止惊痫；大黄导热下向，以彻热盛动风之源；龙骨、牡蛎益阴潜阳，以助熄风安神之功。佐以干姜、桂枝之温，以防寒凉太过伤中，并寓有火郁发之之意。使之甘草以和诸药。其用井华水煎者，亦取其甘平治惊安神之功。全方重在清热镇潜，而奏定惊熄风之效。对于火热内壅，阳亢化风之癫痫抽搐以及内中风证之面赤壮热，神志昏愦，肢体偏废，脉大有力者，皆可用之。

【验案】

1.风痫 《外台秘要》引《崔氏方》：永嘉二年，大人、小儿频行风痫之病，得发例不能言，或发热，半身掣缩，或五六日或七八日死。张思唯合此散，所疗皆愈。

2.小儿癫痫：《陕西中医》（2007，7：778）：用风引汤治疗小儿癫痫50例，结果：显效18例，有效19例，无效13例，总有效率74%。

孔子枕中神效方

【来源】《医心方》卷二十六引《葛氏方》。

【组成】龟甲　龙骨　远志　石菖蒲各等分

【用法】上为末。食后服方寸匕，一日三次。

【功用】

1.《医心方》引《葛氏方》：益智。

2.《圣济总录》：开心智，强力益志。

3.《医方集解》：补心肾。

【主治】

1.《备急千金要方》：好忘。

2.《类证治裁》：癫久不愈。

铁精散

【来源】《外台秘要》卷十五引《范汪方》。

【组成】铁精一合（研） 芎藭 防风各一两 蛇床子五合

【用法】上为末。每服一钱匕，酒送下，每日三次。

【主治】五癫。

雄黄丸

【来源】《外台秘要》卷十五（注文）引《范汪方》。

【别名】雄雌丸（《备急千金要方》卷十四）、六珍丹（《三因极一病证方论》卷九）、雌雄丸（《证治准绳·类方》卷五）。

【组成】铅丹二两（熬成屑） 真珠 雄黄（研） 水银（熬） 雌黄各一两 丹砂半两（研）

【用法】上捣，和以蜜，又捣三万杵，乃为丸，食前服胡豆大三丸，一日二次。

【主治】

1.《外台秘要》（注文）引《范汪方》：五癫。牛癫则牛鸣，马癫则马鸣，狗癫则狗吠，羊癫则羊鸣，鸡癫则鸡鸣。五癫病者，腑脏相引，盈气起寒，厥不识人，气争瘛瘲吐沫，久而得苏。

2.《备急千金要方》风癫失性，颠倒欲死，五癫惊痫。

【宜忌】忌生血物。

【方论】《千金方衍义》：此方专以金石镇固，惟真珠一味清心安神。然病发之始，切不可轻投金石，闭门逐寇；亦不得擅用补益，使痰永积而成固疾也。

夺命丹

【来源】《医方类聚》卷二六〇引《新效方》。

【组成】川郁金八钱（湿纸裹煨） 生辰砂二钱 巴豆二十四粒（去心膜油令尽） 麝香一钱

【用法】上为末，面糊为丸，如芡实大，用前辰砂更加金箔为衣。每服三丸，灯心汤化下。

【主治】小儿急惊，大人痫病。

【加减】若作寻常惊药锭子，减巴豆一半，加蛇含石。

鸱头丸

【来源】《备急千金要方》卷十四引《经心录》。

【组成】葶苈子 铅丹 栝楼根 虎掌 乌头各三分 白术一分 蜀椒 大戟 甘遂 天雄各二分 鸱头一枚 铁精 蔄茹各一两

【用法】上为末，炼蜜为丸，如梧桐子大。每服二丸，以汤酒送下。每日三次。

【主治】风癫。

【方论】《千金方衍义》：乌头、天雄、蔄茹、蜀椒破结攻毒，虎掌、白术祛风涤痰。铅丹、铁精镇慑虚邪，葶苈、甘遂、大戟、栝楼下泄毒风，鸱头上追风毒，专取旋风健搏之义。

六生散

【来源】《外台秘要》卷十五引《古今录验》。

【别名】菖蒲散（《太平圣惠方》卷二十二）。

【组成】菖蒲 藺藋（一作藋芦） 防风 茵芋 商陆根 蜀附子（炮）各二两

【用法】上药治下筛。每服五钱匕，酒下，一日二次。不知稍增，以知为度。

【主治】风癫。

【宜忌】忌猪肉、冷水、羊肉、饧、牛犬肉、蒜等。

赤汤

【来源】《外台秘要》卷三十五引《古今录验》。

【别名】芍药汤（《圣济总录》卷一七一）。

【组成】大黄五两 当归 芍药 黄芩 栝楼 甘草（炙） 桂心 人参 赤石脂 牡蛎（熬） 紫石英 麻黄（去节）各二两

【用法】上药治下筛，盛以韦囊。八岁儿以干枣五

个，用水八合煮枣，取五合，二指撮药入汤中煮取三沸，去滓，与儿服之。取利，微汗自除。十岁用枣十个，三指撮药，水一升，煮三沸服之。

【主治】二十五种痫，吐痫，寒热百病，不乳哺。

钓藤汤

【来源】《外台秘要》卷三十五引《古今录验》。

【别名】钩藤饮子（《太平圣惠方》卷七十六）、钩藤散（《太平圣惠方》卷八十五）、钩藤汤（《普济方》卷三七七）。

【组成】钓藤一分　蚱蝉一枚（去翅）　柴胡　升麻　黄芩各二分　蛇蜕皮二寸（炙）　甘草（炙）　大黄各二分　竹沥三合　石膏三分（碎）

【用法】上切。以水一升，煮取三合半，和入竹沥，服一合。得利，见汤色出，停后服。

【主治】未满月及出月婴儿壮热发痫。

【宜忌】乳母忌海藻、菘菜等。

莨菪子散

【来源】《外台秘要》卷十五引《古今录验》。

【组成】猪卵一具（阴干百日）　莨菪子三升　牛黄八分（研）　鲤鱼胆五分　桂心十分（研）

【用法】上切，以清酒一升渍莨菪子，晒令干，尽酒止，乃捣合下筛。每服五分匕，酒送下，一日二次。当如醉，不知稍增，以知为度。

【主治】五癫，反侧羊鸣，目翻吐沫，不知痛处。

【宜忌】忌生葱等。

麻黄五痫汤

【来源】《外台秘要》卷三十五引《古今录验》。

【组成】麻黄（去节）　羌活　干葛　甘草（炙）　枳实（炙）各二分　杏仁二十枚　升麻　黄芩　大黄各四分　柴胡　芍药各三分　钓藤皮一分　蛇蜕三寸（炙）　蚱蝉二枚（炙，去羽）　石膏六分（碎）

【用法】上切。以水二升并竹沥五合，煎取六合，每服一合。

【主治】百日及过百日儿发痫，连发不醒；及胎中带风，体冷面青反张。

大黄汤

【来源】《备急千金要方》卷五。

【别名】干姜汤（《圣济总录》卷一七一）。

【组成】大黄　人参　细辛　干姜　当归　甘皮各三铢

方中甘皮，《圣济总录》作“甘草”。

【用法】上锉。以水一升，煮取四合，服如枣许，一日三次。

【主治】少小风痫，积聚腹痛。

【方论】《千金方衍义》：方下所治少小风痫，明是木邪内盛，乘克中土，殊非外风袭入之谓。故于理中方内除去白术之滞、甘草之缓，但取参、姜，参入细辛以散内盛之风，当归以调紊乱之血，甘皮以豁壅遏之痰，大黄以涤固结之积，与黄龙汤同一手笔。彼以病气盘错，胃气伤残，虽用消、黄，徒增胀满，必藉人参大力以鼓荡练之威；此以孩提血气未实，不胜病气留连，虽宜大黄迅扫，必兼参、姜温散，可无伤中之虞。然此仅堪为智者道，难使庸俗知也。

白羊鲜汤

【来源】《备急千金要方》卷五。

【组成】白羊鲜三铢　蚱蝉二枚　大黄四铢　甘草　钓藤皮　细辛各二铢　牛黄如大豆四枚　蛇退皮一寸

【用法】上锉。以水二升半，煮取一升二合，分五服，一日三次。若服已尽而痫不断者，可更加大黄、钓藤各一铢，以水渍药半日，然后煮之。

【主治】小儿风痫，胸中有痰。

【方论】《千金方衍义》：白羊鲜即白鲜，《本经》虽主头风、黄疸、湿痹、死肌，乃兼搜风湿痰气之药，不独治外证也；蚱蝉、蛇退、牛黄，《本经》皆主惊痫癫病；细辛疏利九窍；大黄推陈致新；甘草解毒除邪；以风痫为足厥阴之病，故用钩藤为响导也。

竹沥汤

【来源】《备急千金要方》卷五。

【组成】竹沥五合　黄芩三十铢　木防己　羚羊角

各六铢　大黄二两　茵芋三铢　麻黄　白薇　桑寄生　萆薢　甘草各半两　白术六铢（一方作白鲜）（一方无萆薢）

【用法】上锉。以水二升半，煮取药减半，加竹沥，煎取一升，分服二合，相去一食久，进一服。

【主治】小儿头身患小疮，咳嗽，经治后变痫证，四肢缩动，背脊身夭身兆，眼反。

【方论】《千金方衍义》：咳嗽有六淫七情，经络脏腑，种种不侔，此专因胎毒发疮后变发痫。与竹沥治痰涤热，虽得小疏，然非吐下不能大杤其势，故用麻黄、白薇开发肺气于上，即用大黄、黄芩、竹沥疏利大肠于下，羚羊、防己、萆薢、寄生、茵芋专为热毒发痫而设，白术、甘草和中实脾，师旅之粮饷也。

【验案】痫证　小儿出胎二百许日，头身患小小疮，治获小瘥，复发，五月中忽小小咳嗽，微温和治之，因变痫，一日二十过发，四肢缩动，背脊身夭身兆，眼反，须臾气绝，良久复苏，已与常治痫汤，得快吐下，经日不间，尔后单与竹沥汁，稍进，一日一夕中合进一升许，发时小疏，明日与此竹沥汤，得吐下，发便大折，其间犹稍稍与竹沥汁。

茵芋丸

【来源】《备急千金要方》卷五。

【组成】茵芋叶　铅丹　秦艽　钩藤皮　石膏　杜蘅　防葵各一两　菖蒲　黄芩各一两半　松萝半两　蜣螂十枚　甘草三两

【用法】上为末，炼蜜为丸，如小豆大。三岁以下服五丸，三岁以上服七丸，五岁以上服十丸，十岁以上可至十五丸。

【主治】少小有风痫疾，至长不除，或遇天阴节变，便发动，食饮坚强亦发，百脉挛缩，行步不正，言语不便。

神曲丸

【来源】《备急千金要方》卷六。

【别名】明目磁石丸（《医方类聚》卷十引《简要济众方》）、磁石丸（《圣济总录》卷一〇九）、千金神曲丸（《三因极一病证方论》卷十六）、千金磁朱丸（《原机启微》卷下）、磁砂丸（《医学入门》卷七）、磁朱丸（《本草纲目》卷九）、内障神方（《惠直堂方》卷二）。

【组成】神曲四两　磁石二两　光明砂一两

【用法】上为末，炼蜜为丸，如梧桐子大。饮服三丸，每日三次。

【功用】

1.《备急千金要方》：益眼力，明目，百岁可读细书。

2.《中国药典》一部：镇心、安神、明目。

【主治】

1.《圣济总录》：肾脏风虚，眼黑生花。

2.《原机启微》：神水宽大渐散，昏如雾露中行，渐睹空中有黑花，渐睹物成二体，久则光不收，及内障神水淡绿色，淡白色。

3.《普济方》：虚劳，目暗昏闷。

4.《古今名医方论》引王又原：耳鸣及聋。

5.《古今名医方论》引柯韵伯：癫病。

【宜忌】《外台秘要》：忌生血物。

耆婆万病丸

【来源】《备急千金要方》卷十二。

【别名】万病丸、牛黄丸、耆婆丸。

【组成】牛黄　麝香　犀角（一方云一铢）各一分　朱砂　雄黄　黄连　禹余粮　大戟　芫花　芫青六枚　人参　石蜥蜴一寸　茯苓　干姜　桂心　当归　川芎　芍药　甘遂　黄芩　桑白皮　蜀椒　细辛　桔梗　巴豆　前胡　紫菀　蒲黄　葶苈　防风各一分　蜈蚣三节

方中朱砂、雄黄、黄连、禹余粮、大戟、芫花、人参用量原缺。

【用法】牛黄、麝香、犀角、朱砂、雄黄、禹余粮、巴豆别研，余者合捣，重绢下之，以白蜜和，更捣三千杵，为丸，如梧桐子大，密封之。每服三丸，破除日平旦空腹酒送下。取微下三升恶水为良。若卒暴病，不要待平旦，无问早、晚即服，以吐利为度；若不吐利，更加一丸至三五丸，须吐利为度，不得限以丸数，病强药少即不吐利，更非他故；若其发迟，以热饮汁投之，若吐利不止，即以醋饭二三口止之。一日服，二日补之，得食新米，韭骨汁作羹粥臛饮食之，三四顿大良，亦不得全饱。吐利以后，常须闭口少语，于无风处温床暖室将息。若旅行卒暴，无饮，以小便送之佳；若一岁以下小儿有疾者，令乳母服二小豆，亦以吐利为度；近病及卒病皆用，多积久病即少服，常取微溏为度。卒病欲死，服三丸如小豆，取吐利即愈；卒得中恶口噤，服二丸如小豆，暖水一合灌口，令下微利即愈；五疰鬼刺客忤，服二丸如小豆，不愈，后日更服三丸；男女邪病，歌哭无时，腹大如妊娠，服二丸如小豆，日二夜一，间食服之；猫鬼病，服三丸如小豆，未愈更服；蛊毒、吐血、腹痛如刺，服二丸如小豆，不愈更服；疟病未发前，服一丸如小豆，不愈，后日更服；诸有痰饮者，服三丸如小豆；冷癖，服三丸如小豆，一日三次，皆间食，常令微溏利；宿食不消，服二丸如小豆，取利；癥瘕积聚，服二丸如小豆，日服三次，皆间食，以利愈止；拘急、心腹胀满、心痛，服三丸如小豆，不愈更服；上气喘逆，胸满不得卧，服二丸如小豆，不愈更服；大痢，服一丸如小豆，一日三次；痔湿，以一丸如杏仁，和酢二合灌下部，亦服二丸如小豆；水病，服三丸如小豆，一日二次，皆间食服之，愈止，人弱隔日服；头痛恶寒，服二丸如小豆，覆取汗；伤寒时行，服二丸如小豆，一日三次，间食服之；小便不通，服二丸如小豆，不愈，明日更服；大便不通，服三丸如小豆，又纳一丸下部中，即通；耳聋、聤耳，以绵裹一丸如小枣核，塞之愈；鼻衄，服二丸如小豆即愈；痈肿、疔肿、破肿，纳一丸如麻子，日一敷，其根自出愈；犯疔肿血出，猪脂和敷有孔内孔中，愈止；胸背腰胁肿，以酢和敷肿上，日一易，又服二丸如小豆；癞疮，以酢泔洗之，取药和猪脂敷之；瘘疮有孔，以一丸如小豆纳孔中，且和猪脂敷之；痔疮，涂绵箸上，纳孔中，日别易，愈止；瘰疬，以酢和敷上愈；诸冷疮积年不愈者，以酢和涂其上，亦饼贴，愈；癣疮，以布揩令汁出，以酢和敷上，日别一易，立愈；恶刺，以一丸纳疮孔中，即愈；蝮蛇螫，取少许纳螫处，若毒入腹，心闷欲绝者，服三丸如小豆；蝎螫，以少许敷螫处；蜂螫，以少许敷螫处；妇人诸疾。胞衣不下，服二丸如小豆，取吐利即出；小儿客忤，服二丸如米，和乳汁敷乳头，令嗍之；小儿惊痫，服二丸如米，涂乳头，令嗍之，看儿大小量之；小儿乳不消，心腹胀满，服二丸如米，涂乳头，令嗍之，不愈更服。

【主治】七种癖块，五种癫病，十种疰忤，七种飞尸，十二种蛊毒，五种黄病，十二时疟疾，十种水病，八种大风，十二种瘴痹；并风入头，眼暗漠漠；及上气咳嗽，喉中如水鸡声，不得眠卧；饮食不作肌肤，五脏滞气，积聚不消，壅闭不通，心腹胀满及连胸背，鼓气坚结，流入四肢，或复心膈气满，时定时发，十年二十年不愈；五种下痢，疳虫、寸白诸虫；上下冷热，久积痰饮，令人多睡，消瘦无力，荫入骨髓，便成患滞，身体气肿，饮食呕逆，腰脚酸疼，四肢沉重，不能久行立；妇人因产，冷入子脏，脏中不净，或闭塞不通，胞中瘀血冷滞，出流不尽，时时疼痛为患，或因此断产；并小儿赤白下痢；及狐臭、耳聋鼻塞等病。

【宜忌】忌陈臭，生冷，酢、滑、粘食，大蒜，猪、鱼、鸡、狗、马、驴肉，白酒，行房，七日外始得。产妇勿服之。

十黄散

【来源】《备急千金要方》卷十四。

【组成】雄黄　人参各五分　黄芩　大黄　桂心　黄耆　黄柏　细辛各三分　黄连　黄昏　蒲黄　麻黄各一分　黄环　泽泻　山茱萸各二分（一方有生黄二分）

【用法】上药治下筛。未食前温酒服方寸匕，每日三次。不知，加至二匕。

【主治】脏腑气血少，自觉不安，忽忽喜悲，善恐怖。

【方论】《千金方衍义》：十黄散专主本虚惊恐及风水外激，故取雄黄以辟百邪，以治阴邪浊恶之患；人参、黄耆、桂心、山萸护持心肾血气；麻黄、细辛外发肌表之邪；黄芩、黄连、大黄、黄柏、蒲黄、泽泻内泄脏腑血闭。惟黄昏、黄环人所未详，黄昏一名合欢，《本经》安五脏，和心志；黄环本名狼跋，《本经》治鬼魅邪气寒热，但非常用之品，以故罕有识者。

【加减】羸劣者，更加人参五分。

人参汤

【来源】《备急千金要方》卷十四。

【组成】人参 防风 乌头 干姜 泽泻 狗脊 远志 附子 栝楼根 黄芩 独活各五分 秦艽 牡蛎 五味子 前胡 细辛 石膏 芎藭 蜀椒 牛膝 甘草 石南 桂心 麻黄 竹皮 白术 山茱萸 橘皮 桑根白皮各十八铢 茯苓 鬼箭各十二铢 大枣十六枚。

《千金翼方》有桔梗、泽兰，无栝楼根、鬼箭。

【用法】上㕮咀。以水六升，酒六升，合煮取四升，分五服，日三夜二。

【主治】风癫，往来发作，有时或无时节。

天门冬酒

【来源】《备急千金要方》卷十四。

【组成】天门冬 百部

【用法】捣绞取汁一斗，渍曲二升，曲发，以糯米二斗，准家醖法造酒，春、夏极冷下饭，秋、冬温如人肌酘之。酒熟，取清服一盏。常令酒气相接，勿至醉吐。

【功用】久服延年轻身，齿落更生，发白更黑。

【主治】五脏六腑大风，洞泄虚弱，五劳七伤，癥结滞气，冷热诸风，癫痫恶疾，耳聋头风，四肢拘挛，猥退历节，万病皆主之。

【宜忌】慎生冷、酢滑、鸡、猪、鱼、蒜，特慎鲤鱼，亦忌油腻。

地黄门冬酒

【来源】方出《备急千金要方》卷十四，名见《千金方衍义》卷十四。

【组成】天门冬十斤 地黄三十斤

【用法】上捣取汁，作煎服。

【主治】

1.《备急千金要方》：风癫。

2.《千金方衍义》：阴虚痫妄。

【方论】《千金方衍义》：《备急千金要方》治癫都用祛风破结，此独养正除邪，盖生地黄有逐血除痹之功，天门冬有暴风湿痹、强骨髓、去伏尸之治。至于酿酒为煎，补益多端，岂止治风癫恶疾而已哉。

防葵散

【来源】方出《备急千金要方》卷十四，名见《普济方》卷九十九。

【组成】防葵 代赭 人参 铅丹 钩藤 茯神 雷丸 虎骨 远志 桂心 防风 白僵蚕 生猪齿各六分 卷柏 莨菪子 光明砂 升麻 附子 牡丹 龙齿各一分 牛黄二分 蚱蝉十四枚 蛇蜕皮 白马眼睛各一具 白蔹四分

【用法】上药治下筛。每服方寸匕，酒送下，一日二次，亦可为丸服。

【主治】癫痫厥时发作。

虎睛丸

【来源】《备急千金要方》卷十四。

【组成】虎睛一具（酒浸一宿，炙） 防风 秦艽 防葵 龙齿 黄芩 雄黄 防己 山茱萸 茯苓 铁精 鬼臼 人参 干地黄（一方云干姜） 大黄 银屑 牛黄各四分 独活 远志 细辛 贯众 麝香 白蔹（一作白薇） 升麻 白鲜皮各三两 茯神 石膏 天雄各五两 鬼箭羽 露蜂房各二分 寒水石六分 蛇蜕一尺

《圣济总录》有芎藭、飞鸦头，无雄黄、茯神。

【用法】上为末，炼蜜为丸，如梧桐子大。每服十五丸，稍加至二十五丸，酒送下，每日二次。

【主治】风癫掣疭，口眼张大，口中出白沫，或作声，或死不知人。

【方论】《千金方衍义》：虎睛、龙齿定魄安魂，牛黄、麝香涤痰利窍，蜂房、蛇蜕攻毒袪风，铁精、银屑辟邪镇惊，雄黄、石膏破恶散结，防葵、天雄出阴入阳，升麻、大黄升清降浊，人参、地黄导气和血，其余风药、毒药总皆匡佐之流耳。如无虎睛，珍珠代用可也。

铜青丸

【来源】方出《备急千金要方》卷十四，名见《普

济方》卷一〇〇。

【组成】铜青　雄黄　空青　水银各一两　石长生　茯苓　猪苓　白芷　白蔹　白薇　人参各二两　卷柏　乌扇各半两　硫黄一两半　东门上鸡头一两

方中空青、乌扇，《普济方》作“曾青、犀角”。

【用法】上为末，以青牛胆和，着铜器中，于甑中五斗大豆上蒸之，药成为丸，如麻子大。每服三十丸，日二次，夜一次，服者先食。

【主治】五癫。

【方论】《千金方衍义》：五癫丸方，首尾皆列金石，中间风毒杂陈，即有一二参、苓，不过藉以鼓励诸药之势，良非兼补之谓，乃西北癫证之的方。若大江以南，心劳志郁，神出舍空，金石每多扼腕，恒有以乌、蝎、六君、鹿茸、八味收功者，未可执此概论也。

生金牛黄汤

【来源】《备急千金要方》卷十五。

【组成】生金二铢（无生金，用熟金亦得；法应作屑，今方用成器者）　牛黄三铢　干姜一分　细辛半分　人参一分　麻黄二分　黄连一分　甘草一分。

嫌儿热者，用生姜代干姜。今世乏生金，但用成器金亦善，二三两皆得用也。

【用法】上锉。以水一升六合，煮取八合，去滓，临服研牛黄以煮汤中。

【主治】小儿积，下不止，因发痫。

【方论】《千金方衍义》：痫久脾虚，内热生风而致发痫。生金、牛黄，专除内动之风；黄连、干姜，分解交错之热；麻黄、细辛，假道于表以泄内郁之邪；甘草、人参，填塞其空以杜虚风之扰。

保命丹

【来源】《仁斋直指方论·附遗》卷三引《备急千金要方》。

【组成】朱砂一两　珍珠二钱　南星一两　麻黄（去根节）　白附子（炮）　雄黄　龙脑各半两　琥珀三钱　僵蚕（炒）　犀角（镑）　麦门冬（去心）　枳壳　地骨皮　神曲　茯神　远志（去心）　人参　柴胡各一两　金箔一薄片　牛黄三钱　天麻半两　脑子少许　麝香少许　胆矾半两　牙消四钱　毫车　天竺黄　防风　甘草　桔梗　白术　升麻各一两　蝉退半两　黄芩二两　荆芥二两

【用法】上为细末，炼蜜为丸，如弹子大。每服一丸，薄荷汤化下，不拘时候。更加川乌（炮，去皮脐）、姜制半夏、白芷、川芎各一两，猪牙皂一两，和前药丸服，尤妙。

【主治】诸风瘈疭，不能语言，心忪健忘，恍惚去来，头目晕眩，胸中烦郁，痰涎壅塞，抑气攻心，精神昏愦；心气不足，神志不定，惊恐怕怖，悲忧惨蹙，虚烦少睡，喜怒不时，或发狂癫，神情昏乱；及小儿惊痫，惊风抽搐不定；及大人暗风，并羊癫、猪癫发叫。

【宜忌】忌猪、羊、虾、核桃动风引痰之物，及猪羊血。

全蝎散

【来源】《证类本草》卷二十二引《箧中方》。

【组成】蝎五枚　大石榴一个

【用法】将大石榴割头去子，作瓮子样，纳蝎其中，以头盖之，纸筋和黄泥封裹，以微火炙干，渐加火烧令通赤，良久去火，候冷去泥，取中焦黑者，细研。每服半钱匕，乳汁调，灌之；儿稍大，以防风汤调服。

【主治】小儿风痫。

蝍蝌散

【来源】方出《本草纲目》卷四十引《箧中方》，名见《小儿卫生总微论方》卷六。

【组成】蝎五枚（以一大石榴，割头剜空，纳蝎于中，以头盖之，纸筋和黄泥封裹，微火炙干，渐加火煅赤。候冷去泥，取中焦黑者）

【用法】上为细末。每服半钱，乳汁调灌之便定。儿稍大，以防风汤调服。

【主治】小儿风痫。

水银丸

【来源】《外台秘要》卷十五引《广济方》。

【组成】水银（纸裹炼） 麦门冬（去心） 乌蛇脯（炙） 铁精（研） 干地黄各八分 龙角（研） 人参 防风 子芩 升麻各六分 熊胆四分（研）

【用法】上药治下筛，炼蜜为丸，如梧桐子大。每服二十丸，食后以生驴乳汁送下，一日二次。渐加至三十丸。

【主治】痫疾，积年不愈，得热即发。

【宜忌】忌芜荑、生菜、热面、荞麦、炙肉、蒜、粘食。

大黄汤

【来源】《外台秘要》卷三十五引《备急方》。

【组成】甘草（炙） 大黄 甘皮 当归各一两 细辛半两

【用法】上为末。以指撮，著水一升，煮取二合，一岁儿服一合，每日二次。

【主治】少小二十五痫。

蛇蜕皮汤

【来源】《外台秘要》卷三十五引《备急方》。

【别名】蛇蜕皮散（《太平圣惠方》卷八十五）、蛇蜕汤（《圣济总录》卷一七一）。

【组成】蛇蜕皮三寸（炙） 细辛 甘草（炙） 钩藤 黄耆各二分 大黄四分 蚱蝉四枚（炙） 牛黄五大豆许

【用法】上切。以水二升半，煮取一升一合，百日儿一服二合。甚良。穷地无药物，可一二味亦合，不可备用。

【主治】小儿痫病，胸中病。

【宜忌】大黄一味不得常用。

乌头丸

【来源】《外台秘要》卷十二引《深师方》。

【组成】乌头七枚（炮） 干姜五分 皂荚五分（连皮子，炙） 菖蒲三分 桂心四分 柴胡三分 附子三分（炮） 人参三分 厚朴三分（炙） 黄连三分 茯苓三分 蜀椒五分（汗） 吴茱萸四分 桔梗三分

【用法】上为末，炼蜜为丸，如梧桐子大。每服二丸，一日三次；稍加至十五丸。

【主治】心腹积聚胀满，少食多厌，绕脐痛，按之排手；寒中有水，上气；女人产后余疾。大人风癫，少小风惊痫百病。

【宜忌】忌猪肉、冷水、醋物、生葱、羊肉、饧。

龙骨散

【来源】方出《外台秘要》卷十五引《深师方》，名见《普济方》卷三七八。

【组成】龙骨 大黄 干姜各四两 牡蛎三两（熬） 滑石 赤石脂 白石脂 桂心 甘草（炙）各三两

【用法】上药治下筛，韦囊盛。大人三指撮，以井花水二升，煮三沸，药成。适寒温，大人每服一升，未满百日儿每服一合。未能饮者，绵裹箸头纳汤中，着小儿口中，以当乳汁。热多者每日服四次。

【功用】除热。

【主治】大人风，少小惊痫瘈疭，日数十发，医所不能疗者。

【宜忌】忌海藻、菘菜。生葱。

光明丹

【来源】《元和纪用经》。

【别名】金光明丹。

【组成】黄丹 雌黄（细研，炒）各二两

【用法】入牛乳二升，熬成膏，下麝香末一分，搅匀，丸如梧桐子大。每服七丸、十丸，温酒送下，不拘时候。

【主治】风痫瘈舌，吐沫。

龙角丸

【来源】《幼幼新书》卷十引《婴孺方》。

【别名】大黄丸（《太平圣惠方》卷八十五）。

【组成】龙角 远志 牡蛎（煅） 大黄各二

分　黄芩四分

方中龙角《太平圣惠方》作龙骨。

【用法】上为末，蜜为丸。二岁每服如小豆大五丸，一日二次。一岁丸如麻子大。

【主治】小儿五惊及身热。

【加减】成痫者，加牛黄一分。

八味固囟膏

【来源】《幼幼新书》卷十一引《婴孺方》。

【组成】大黄十六铢　定粉十八铢　雄黄　黄芩各六铢　雷丸八铢　附子一两十二铢　生商陆根四两

【用法】煎猪膏三斤，去滓；入药，沸七上下，滤，入雄黄，搅至凝。以摩顶、掌中、背胁皆遍讫。治粉粉之。

【主治】小儿痫证。

四味大黄汤

【来源】《幼幼新书》卷十一引《婴孺方》。

【组成】大黄四分　芍药　当归　甘草（炙）各二分

【用法】一月儿服一杏核许，百日二杏核大小，以此为率，水三升，煮一升，一日三次，日夜可四服。服汤令母抱之，令小汗出；病甚者，令大汗出，汗后温粉粉之；下痢者，勿令出汗也。

【主治】少小众痫，乳哺不时，发温壮，吐利惊掣，胎寒腹痛，一十五痫。

【加减】发热，加麻黄（去节）二分，先煮去沫，纳诸药；反折戴眼掣缩者，加细辛四分；乳哺不消，壮热有实者，倍大黄，用刀劈破，勿令有碎末，无其疾不须增益；下痢者，减大黄三分之一。

茵陈汤

【来源】《幼幼新书》卷十一引《婴孺方》。

【组成】茵陈　大黄　黄芩各四分　黄连　消石（无，以芒消代之）　甘草（炙）各二分

【用法】以水三升，煮取一升二合，纳消石烊尽，为三服。

【主治】少小发痫，经日不解，诸治不愈，口焦，面赤黑，胸中有热。

茯神散

【来源】方出《幼幼新书》卷十一引《婴孺方》，名见《普济方》卷三七六。

【组成】钩藤　独活　黄芩　麻黄（去节）　桂心　石膏　甘草（炙）　防风　茯神　大黄（汤洗）各二分　蚱蝉三枚（炙）　蛇蜕皮三分（炙）

【用法】以水三升，煮取一升二合，去滓，一岁服一合，一日三次。

【主治】小儿痫疭呕吐。

独活汤

【来源】《幼幼新书》卷十一引《婴孺方》。

【组成】独活　麻黄（去节）　人参各二分　大黄四分

【用法】上以水二升，煮麻黄，减三合，去沫，纳诸药，煎九合，分三次服。

【主治】小儿痫，手足掣疭，十指颤，舌强。

黄帝石室紫药神丸

【来源】《幼幼新书》卷十一引《婴孺方》。

【别名】石室紫药神丸（《普济方》卷三七六）

【组成】丹砂九分（别研）　大黄六分　桂心　半夏（洗）各四分　牛黄　黄连各五分　云母七分　雄黄二分　特生礜石十二分（炼）

【用法】上为末，更入巴豆二分（去心，炒），雷丸三分，真珠一分，代赭二分，干姜三分，各为末，新绢袋盛，蒸如十斛米熟，方取；牛黄、桂、姜、代赭别为末，与前相和匀，以蜜和为丸，如黍米大。一岁儿乳头上下一丸，十岁小豆大一丸，每日三次。

【主治】小儿十二痫。

镇心丸

【来源】《幼幼新书》卷十一引《婴孺方》。

【组成】人参　桂心　蜀椒　茯苓　附子（炮）各三分　细辛　干姜　半夏　牛黄各二分　桔梗十分　白薇五分　防葵四分

【用法】上为末，炼蜜为丸，如小豆大。五六岁儿

每服三丸，一日三次，先食服下。

【主治】小儿痫，时时发作，将成厥者。

白术汤

【来源】《幼幼新书》卷十二引《婴孺方》。

【组成】白术五两

【用法】白米泔二升，煮三沸，适寒温洗头及身。

【主治】风痫，瘛疭，身汗而头独无。

独活酒

【来源】《幼幼新书》卷十二引《婴孺方》。

【组成】独活　甘草　木防己各四分　干姜　细辛各五分　鸱头二个　桂心二两　铁粉一两　人参七分

【用法】上入绢袋中，以酒四升半，浸五夜。初服半合，每日二次。

【主治】少小风痫，屡经发动。

麻黄汤

【来源】《幼幼新书》卷十二引《婴孺方》。

【组成】麻黄（去节）　黄芩　黄连　大黄各一分　甘草二分（炙）

【用法】上以水一升，先煮麻黄五服，去沫，纳诸药，煮五合，分五服，日夜再服。

【主治】少小风痫，昼夜数十发。

紫石酒

【来源】《幼幼新书》卷十二引《婴孺方》。

【组成】紫石英八分　附子（炮）三分　铁精　茯神　独活各五分　远志（去心）　桂心各六分　牛黄　蜂房（炙）各二分　干姜　甘草（炙）　人参各四分

【用法】上以绢袋盛，清酒五升，浸五宿。初服一合，一日二次。

【主治】小儿风痫，发作言语谬错。

大黄汤

【来源】《幼幼新书》卷三十九引《婴孺方》。

【组成】大黄五两　滑石　龙骨　当归　芍药　黄芩　桂心　甘草（炙）　人参　青石脂　牡蛎（煅）　石膏各二两

【用法】上为粗末，囊盛。五岁以下加大枣五枚，水八合，煮五合，撮药汤中煮三沸，绞滓，先食尽服。有乳痰即吐宿乳，若下宿乳当止。中风汗出绞痛，服后安卧衣盖。

【主治】五痫吐痢，寒热不乳。

牛黄双丸

【来源】《幼幼新书》卷三十九引《婴孺方》。

【组成】牛黄枣大　马目毒公二个　附子一枚　巴豆（炒）四十枚　雄黄　丹砂　真珠　甘草　牡蛎（煅）　蜀椒（汗）　白蜜各一两　杏仁（炒，净）五十粒（一方无甘草、目毒，有甘遂一两、常山二两）

【用法】上为末，杵杏仁千下，次入巴豆，次牛黄、真珠，并杵；又铜器煎蜜，热灌臼中，下诸药，杵千下为丸，如梧桐子大。饮服一丸。一宿当和大便出，勿复与药。儿一岁内风痫，以小豆大二丸平旦服，日中、临卧各服二丸至十二丸；不去，服梧桐子大二丸。

【主治】八痞积聚，溜饮伏热，宿食不化，里急腹痛，往来寒热，羸瘦骨立，饮食不为，气力多厌，翕翕短气，魂神不守，恍惚不定。及风痫腹癖，寒热在胁，结痛，哺乳吐下剧烈，瘛疭背不着蓐，手足皆举，目青呕沫。

二十二味虎睛丸

【来源】《颅囟经》卷七。

【别名】虎睛丸（《普济方》卷三七七）。

【组成】虎睛一只（去眼佳，晒干，酒浸令黄色）　真珠　蜂房各三钱　麻黄二分（去节）　钩藤三分　铁精　防葵　大黄　子芩　龙齿　银屑　栀子仁　羌活各四分　柴胡　升麻　白鲜皮　雷丸（烧令赤）　人参各三分　细辛一分半　蛇皮五寸（炙）　石膏五分　蚱蝉四枚（去翅

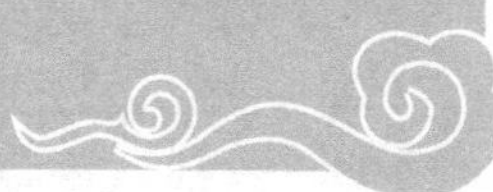

足，炙）

【用法】上为末，炼蜜为丸，如赤豆大。四五岁五丸，大儿十丸，浓煎米饮送下，每日二次。

【主治】孩子从一岁至大，癫发无时，口出白沫，小便淋沥不利。

【宜忌】忌生冷、油腻。

天竺黄丸

【来源】《太平圣惠方》卷二十二。

【组成】天竺黄一两　水银一两（与铅同结为砂子）　黑铅二两　夜明砂一两（微炒）　朱砂一两（细研，水飞过）　雄黄三分

【用法】上为细末，用甘草水浸，蒸饼为丸，如梧桐子大。每服五丸，以消梨汁送下，不拘时候。

【主治】心脏积热痰毒，变为风痫，发时烦闷，口噤吐沫。

太阴玄精丸

【来源】《太平圣惠方》卷二十二。

【组成】太阴玄精三分（两）　铁粉三两

【用法】上为细末，以真牛乳一大盏相和，用文火煎令乳干，取出，研令极细，炼蜜为丸，如梧桐子大。每服二十丸，以薄荷汤送下，不拘时候。

【主治】风痫。精神不守，恶叫烦闷，吐沫嚼舌，四肢抽掣。

牛黄丸

【来源】《太平圣惠方》卷二十二。

【组成】牛黄半两（细研）　龙齿二两　虎睛一对（酒浸一宿，微炙）　安息香一两（入胡桃仁捣熟）　朱砂二两（细研，水飞过）　犀角屑一两　铁粉二两　人参一两（去芦头）　独活一两　蜣螂（去头足翅，微炒）　麝香半两（细研）　茯神一两　远志一两（去心）　防风一两半（去芦头）　甘草一两（炙微赤，锉）

【用法】上为末，入研了药令匀，炼蜜为丸，如梧桐子大。每服三十丸，以荆芥汤送下，不拘时候。

【主治】风痫病。精神不全，常有痰毒在胸膈，呕吐不出，烦闷气壅。

水银丸

【来源】《太平圣惠方》卷二十二。

【组成】水银三两　铅三两（与水银结为砂子，细研）　远志一两（细研）　人参一两（去芦头）　菖蒲一两　茯神一两　蝉壳半两（微炒）　羌活半两　细辛半两　半夏二两（汤浸，洗七遍去滑）

【用法】上为末，都研令匀，炼蜜为丸，如梧桐子大。每服二十丸，以生姜汤送下，不拘时候。

【主治】风痫累年不愈，痰毒转甚，精神减耗，时时发动。

龙齿丸

【来源】《太平圣惠方》卷二十二。

【组成】龙齿半两（细研）　虎睛一对（微炒）　赤茯苓半两　铁精三分　人参半两（去芦头）　川大黄二两（钝碎，微炒）　独活一两　远志半两（去心）　细辛半两　贯众半两　鬼箭羽半两　天雄三分（炮裂，去皮脐）　露蜂房半两（微炒）　桂心三分　钩藤皮半两　蚱蝉七枚（微炒）　衣中白鱼三七枚　川升麻半两　石膏一两（细研）

【用法】上为末，入研了药令匀，炼蜜为丸，如梧桐子大。每服二十丸，不拘时候，以荆芥汤送下。

【主治】风痫。发即卒倒，口吐涎沫，手足俱搐，一无所觉，苏而复发。

半夏丸

【来源】《太平圣惠方》卷二十二。

【组成】半夏十两（汤洗七遍去滑）　白矾二两（烧令汁尽）　朱砂三两（细研，水飞过）　黄丹二两

【用法】上为末，都研令匀，以粟米饭为丸，如梧桐子大，每服二十丸，以人参汤送下，不拘食前后。

【主治】积痰不散，上冲心脏，变为风痫，不问长幼。

朱砂散

【来源】《太平圣惠方》卷二十二。

【组成】朱砂二两（光明者，逐块以金箔裹） 磁石三两（捣为末） 黑铅二两（以水银一两炒作沙子，细研）

【用法】先固济一瓷瓶子，候干，先入磁石末，次安朱砂，后以黑铅末覆之，以文火养七日，后以火五斤，煅令通赤，便住，候冷取出，都细研为散。每服半钱，以马牙消半分煎汤调下，不拘时候。

【主治】风痫。心神狂乱，时吐涎沫，叫呼不识人。

阳起石丸

【来源】《太平圣惠方》卷二十二。

【组成】阳起石一两 硫黄一两（与水银结为砂子） 水银一两 黄丹一两

【用法】上为细末，固济瓷瓶子盐柜中，以文火养三日后，以五斤火煅之，候冷，取出火毒，细研，以粟米饭为丸，如绿豆大。每服五丸，以粥饮送下，不拘时候。

【主治】风痫有积痰在胸膈不散，发时心躁，恶叫迷闷，吐沫瘈疭。

防葵散

【来源】《太平圣惠方》卷二十二。

【组成】防葵一两 代赭一两（细研） 人参一两（去芦头） 铅丹一两半 钩藤一两 茯神一两 雷丸一两 虎头骨一两半（涂酥，炙令黄） 远志一两（去心） 白僵蚕一两（微炒） 生猪齿一两 防风一两（去芦头） 卷柏一两 川升麻一两 附子一两（炮裂，去皮脐） 虎掌三分（汤洗七遍，生姜汁拌炒令黄） 朱砂一两（细研） 牡丹一两 牛黄半两（细研） 龙齿二两 蚱蝉十四枚（微炒） 蛇蜕皮一条（烧为灰） 白蔹一两 白马眼睛一对（炙令微黄）

【用法】上为散，入研了药令匀。每服一钱，以温酒调下，不拘时候。

【主治】风癫，精神错乱，发作无时。

虎睛丸

【来源】《太平圣惠方》卷二十二。

【组成】虎睛一对（酒浸，炙微黄） 茯神一两 龙齿一两 石膏一两 防风一两（去芦头） 黄芩一两 秦艽一两（去苗） 川升麻一两 汉防己一两 铁粉一两（细研） 川大黄一两（锉碎，微炒） 人参一两（去芦头） 防葵一两 独活一两 远志三分（去心） 白鲜皮三分 鬼臼三分 细辛三分 银箔五十片（细研） 金箔五十片（细研） 天雄三分（炮裂，去皮脐） 干姜半两（炮裂，锉） 莨菪三分 麝香半两（细研） 露蜂房半两（微炒） 牛黄半两（细研） 蛇蜕皮十条（烧灰）

【用法】上为末，炼蜜为丸，如梧桐子大。每服二十丸，温酒送下，薄荷汤下亦得，不拘时候。

【主治】风癫，口眼开张，多吐白沫，或作恶声，恍惚虚悸。

虎睛丸

【来源】《太平圣惠方》卷二十二。

【组成】虎睛一对（酒浸一宿，微炒黄） 铁粉一两（细研） 黄丹一两 麦门冬一两半（去心，焙） 人参一两（去芦头） 玄参一两 沙参一两（去芦头） 苦参一两（锉） 金箔一百片（细研） 银箔一百片（细研） 牛黄半两（细研） 马牙消二两 黑铅一两 水银一两（与铅二味结为砂子，细研）

【用法】上为末，炼蜜为丸，如梧桐子大。每服三十丸，温水送下，不拘时候。

【主治】风痫，积年不愈，发即昏昏欲睡，良久方醒。

乳香散

【来源】《太平圣惠方》卷二十二。

【组成】乳香半两 降真香一两 石胆一分

【用法】上为细散。每服一钱，以真黄牛乳一小盏，热暖，空心调下，如人行三五里再服。如此三服，以吐为度。

【功用】涌吐痰沫。

【主治】风痫，时久不愈。

金砂丸

【来源】方出《太平圣惠方》卷二十二，名见《圣济总录》卷十五。

【组成】金十两（细锉为屑） 朱砂三两（光明者）

【用法】上以金屑置鼎子中，作一坑子，安朱砂于坑子内，上又以金屑盖之，用六一泥固济，缓火养七日，后取出朱砂，又作一地坑子，纳入朱砂，出火毒，七日后取出，为极细末，以粟米饭为丸，如绿豆大。每服五丸，以热水送下，不拘时候。

【主治】风癫，精神不宁，言语错乱。

【宜忌】忌羊血。

铁粉散

【来源】《太平圣惠方》卷二十二。

【组成】铁粉一两 马牙消一两 光明砂一两 铅霜半两 金箔五十片

【用法】上为细散。每服一钱，以生地黄自然汁调下，不拘时候。

【主治】风癫，心神不定，狂走无时。

【宜忌】忌生血物。

铅丹丸

【来源】《太平圣惠方》卷二十二。

【组成】铅丹一两 栝楼根一两 虎掌半两（汤洗七遍，生姜汁拌，炒令黄） 乌头半两（炮裂，去皮脐） 白术半两 铁粉二两（细研） 鸱枭头一枚（烧为灰） 甜葶苈一两（隔纸炒令紫色） 蔄茹一两 川椒半两（去目及闭口者，微炒去汗） 大戟半两（锉，微炒） 天雄半两（炮裂，去皮脐）

【用法】上为末，炼蜜为丸，如梧桐子大。每服二十丸，以温酒送下，不拘时候。

【主治】风癫。发时吐涎，起卧不定，及大小便不能知觉。

铅霜丸

【来源】《太平圣惠方》卷二十二。

【组成】铅霜二两（细研） 金箔一百片（细研） 银箔一百片（细研） 人参一两（去芦头） 茯神一两 远志一两（去心） 细辛一两 菖蒲一两 苦参一两（锉） 黄芩一两 栀子仁一两 犀角屑一两 龙齿二两（细研） 朱砂一两（细研，水飞过）

【用法】上为末，入研了药更研令匀，炼蜜为丸，如梧桐子大。每服三十丸，以薄荷汤送下，不拘时候。

【主治】风痫久不愈，发时吐涎沫，作恶声音，不识人。

黄丹丸

【来源】《太平圣惠方》卷二十二。

【组成】黄丹五两 皂荚五挺（去皮，涂酥炙焦黄，去子）

【用法】上为末，糯米粥为丸，如梧桐子大。每服十丸，以粥饮送下，不拘时候。

【主治】风痫不问长幼，发作渐频，呕吐涎沫。

银末丸

【来源】《太平圣惠方》卷二十二。

【组成】银末半两 铁粉一两 黑猫儿粪一两（炒） 黄丹二两

【用法】上为末，以醋饭为丸，如绿豆大。如患五年，服十五丸；患十年，服二十丸；患十五年，服三十丸。初服时，于食前以热酒送下。如服五服不吐不泻，即第六服用水一大盏，煎黄耆末二钱，煎至五分，温酒下丸药。须臾吐粘痰，每日空心服之不绝，半月其疾永不发动。

【主治】风痫。积年不愈，发时迷闷吐沫，或作牛声。

银粉丸

【来源】《太平圣惠方》卷二十二。

【组成】上好银二两（打作薄片，用猪脂二斤，煎令脂尽，又以好醋一升，亦煎令尽，细擘破银片，以水银三两相和，火上熬令极热，即泻于水碗中，研令极细即止，纳入铁铛中，以瓷碗盖，以火逼飞，却水银令尽即出，捣罗为末，更细研入

后药） 人参一两（去芦头） 茯神一两 石膏一两 虎睛一对（酒浸一宿，微炒） 牛黄一分（细研） 铅霜一两（细研）

【用法】上为末，研入银粉令匀，以枣肉为丸，如皂荚子大。每服一丸，以金银汤研下，不拘时候。

【主治】风痫。失心狂乱，不识好恶。

银箔丸

【来源】《太平圣惠方》卷二十二。

【组成】银箔五十片 龙齿一两 麦门冬一两半（去心，焙） 乌蛇一两半（酒浸，去皮骨，炙微黄） 铁粉一两（细研） 人参一两（去芦头） 防风半两（去芦头） 犀角屑一两 川升麻一两 熊胆一两 生干地黄一两

《圣济总录》有黄芩，无犀角屑。

【用法】上为末，炼蜜为丸，如梧桐子大。每服三十丸，以温水送下，不拘时候。

【主治】风痫，积年不愈，风痰渐多，得热即发。

雄朱丹

【来源】《太平圣惠方》卷二十二。

【别名】雄黄丹砂丸（《普济方》卷九十九）。

【组成】雄黄一两 朱砂一两 水银一两 雌黄一两（三味用夹生绢袋盛，以蜜于重汤内煮，候蜜色赤为度，取出以河水淘洗，晒干） 黑铅二两（与水银结为砂子）

【用法】上同研如粉，用前煮雄黄蜜和丸，如绿豆大。每服三丸至五丸，以桃、柳、松、柏、桑枝汤送下，不拘时候。

【主治】

1.《太平圣惠方》：风痫，失性倒仆恶声，吐沫口噤。

2.《普济方》：五癫病。

雄黄丸

【来源】《太平圣惠方》卷二十二。

【组成】雄黄一两 龙齿一两 铁粉半两 黄丹半两（与雄黄同炒转色）

【用法】上药同研如粉，以粳米饭和丸，如绿豆大。每服五丸，以牛乳送下，不拘时候。

【主治】风痫，发作不定。

雌黄丸

【来源】《太平圣惠方》卷二十二。

【组成】雌黄一两（细研，炒令褐色） 黄丹一两（炒令褐色） 麝香一钱（细研）

【用法】上药相和，研令匀，用牛乳一升，慢火熬成膏，候可丸，即丸如梧桐子大。每服七丸，以温酒送下，不拘时候。

【主治】风痫。欲发即精神不定，眼目不明，瘈疭恶声，嚼舌吐沫。

蜜陀僧丸

【来源】《太平圣惠方》卷二十二。

【组成】蜜陀僧二两（细研） 朱砂三两（细研，水飞过） 腊月鸦一双（烧灰，细研） 猪牙皂荚六两（三两去黑皮，涂酥，炙令微黄，去子；三两去皮子，生用）

【用法】皂荚捣罗为末，以米醋二升，熬成膏，入朱砂等三味为丸，如绿豆大。每服十丸，以酒送下，不拘时候。

【主治】风痫。发时眼前暗黑，迷闷吐沫，不识人。

蜜栗子丸

【来源】方出《太平圣惠方》卷二十二，名见《圣济总录》卷十五。

【别名】蛇黄丸（《济生方》卷三）。

【组成】蛇黄二十枚（小者）

《普济方》：蜜栗子，小蛇黄是也。

【用法】上以槲树汁拌，火煅令通赤，取出于净地上一宿出火毒后，细研如面，又用狗胆一枚，取汁相和，以粟米饭为丸，如绿豆大。每服十五丸，以暖酒送下，不拘时候。三五日后当吐出恶痰涎便愈。

【主治】风痫。不问长幼，并是积热风痰攻心所致者。

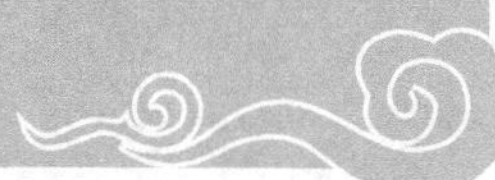

远志散

【来源】《太平圣惠方》卷六十九。

【组成】远志三分（去心） 白术一分（微炒） 桂心半两 茵芋半两 天雄半两（ 炮裂，去皮脐） 龙脑半两 菖蒲半两 附子半两（炮裂，去皮脐） 生干地黄半两 细辛半两 甘草半两（炙微赤，锉） 杨柳上寄生一两

【用法】上为细散。每服一钱，空心及食前以温酒调下。

【主治】妇人风邪，悲思愁忧，喜怒无常，梦寐不安，心神恐惧。

虎睛丸

【来源】《太平圣惠方》卷六十九。

【别名】虎眼丸（《普济方》）

【组成】虎睛一对（微炙） 秦艽半两（去苗） 龙齿半两 防葵半两 黄芩半两 雄黄半两（细研，水飞过） 汉防己半两 牛黄半两（细研） 羌活一分 川升麻三分 寒水石三分 远志一分（去心） 茯神半两 石膏一两（细研） 天雄半两（炮裂，去皮脐） 鬼箭羽一分 蛇蜕皮五寸（微炒） 露蜂房一分 白鲜皮一分 白薇一分 贯众一分 麝香一分（细研）

【用法】上为末，炼蜜为丸，如梧桐子大。每服二十丸，温水送下，不拘时候。

【主治】妇人风邪，发癫狂及诸痫。

紫石英散

【来源】《太平圣惠方》卷八十四。

【组成】紫石英一两（细研，水飞过） 滑石一两 白石脂一两 龙齿二两（细研） 石膏一两（细研，水飞过） 寒水石一两 川大黄半两（锉碎，微炒） 朱砂半两（细研，水飞过） 甘草半两（炙微赤，锉） 犀角屑半两 牡蛎粉一分

【用法】上为细散。每服半钱，以温薄荷汤调下。

【功用】除热镇心。

【主治】小儿热痫，四肢抽掣，每日数发。

天麻散

【来源】《太平圣惠方》卷八十五。

【组成】天麻三分 防葵三分 牛黄一分（细研） 真珠末三分 天竹黄三分（细研） 威灵仙三分 蜣螂三分（微炒） 川芒消三分

【用法】上为细散，更研乳入。每有疾之时，取鸡冠血三两滴子，与新汲水一合，打散令匀，调下半钱。

【主治】小儿二十五种风痫，无时发动。

天竺黄散

【来源】《太平圣惠方》卷八十五。

【组成】天竺黄一分（细研） 牛黄一分（细研） 知母一分 赤芍药一分 犀角屑一分 钩藤一分 玄参一分（去芦头） 桔梗一分（去芦头） 龙骨一分 川大黄一分（锉碎，微炒） 白僵蚕一分（微炒） 茯神一分 蜣虫七枚（去足，微炒） 槟榔一枚（纸裹微煨）

【用法】上为细散。每服半钱，以薄荷汤调下，一日五次。

【主治】小儿风痫，筋脉抽掣，夜卧惊悸，四肢烦躁，皮肤壮热。

天浆子丸

【来源】《太平圣惠方》卷八十五。

【组成】天浆子十四枚（去壳，别捣） 芎藭半两 蚱蝉半两（去翅足，微炙） 川大黄一两半（锉碎，微炒） 蜣虫三枚（去翅足，微炙） 知母半两 牛黄一分（细研） 人参半两（去芦头） 生干地黄半两 虻虫三枚（炒黄） 桂心半两 蛴螬三分（微炒）

【用法】上为末，炼蜜为丸，如绿豆大。每服三丸，以粥饮送下，一日三次。

【主治】小儿诸痫复发，使断根源。

化涎水银丸

【来源】《太平圣惠方》卷八十五。

【组成】水银一两 生黑豆末二钱

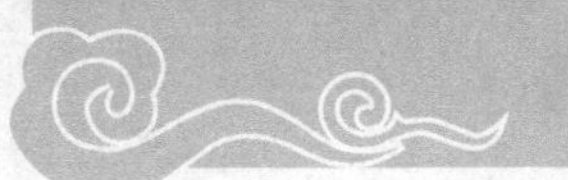

【用法】上以枣瓤同研令星尽为丸，如绿豆大。一岁儿每服以乳汁下一丸。良久吐出粘涎。儿稍大，加丸服之。

【主治】小儿风痫。

牛黄丸

【来源】《太平圣惠方》卷八十五。

【组成】牛黄半两（细研） 人参半两（去芦头） 细辛半两 蚱蝉七枚（去翅足，微炙） 川大黄一两（锉碎，微炒） 当归半两（锉，微炒） 蛇蜕皮五寸（炙令黄色） 甘草三分（炙微赤，锉） 栝楼根半两 防风半两（去芦头） 麝香一分（细研） 巴豆三十枚（去皮心，研如膏） 赤芍药半两

【用法】上为末，入巴豆研令匀，炼蜜为丸，如麻子大。初生一月至百日儿，每服一丸；一岁至三岁服两丸；四岁至五岁儿每服三丸，并用薄荷汤送下。令快利为度。

【主治】小儿诸痫，惊惕瘛疭及客忤。

牛黄丸

【来源】《太平圣惠方》卷八十五。

【组成】牛黄一分（细研） 天南星半两 白附子半两 白僵蚕半两 干蝎一分 蝉壳一分 天麻半两 麝香一分（细研）半夏一分（汤洗十遍去滑）

【用法】上药并生为末，又以水银一两，煮枣三七枚，去皮核，与水银同研令星尽，入前药末为丸，如绿豆大。如隔日发者，每服三丸，煎黄牛乳汁送下，一日三次；如惊风，每服二丸，煎荆芥汤送下。

【主治】小儿风痫，发即迷闷，手足抽掣，口内多涎，良久不醒。

牛黄丸

【来源】《太平圣惠方》卷八十五。

【组成】牛黄半两（研） 蚱蝉三枚（微炒，去翅足） 龙齿二两（细研） 栀子仁二分 川升麻三分 犀角屑三分 胡黄连三分 钩藤三分 石膏二两（细研，水飞过） 金箔九十片（细研） 银箔五十片（细研） 龙胆三分（去芦头） 川大黄三分（锉碎，微炒） 杏仁三分（汤浸，去皮尖双仁，麸炒微黄）

【用法】上为末，入研了药，同研令匀，炼蜜为丸，如绿豆大。每服五丸，以竹沥研服之。

【主治】小儿热痫，发歇不定，眼目直视，身体壮热，吐沫，心神迷闷。

牛黄散

【来源】《太平圣惠方》卷八十五。

【组成】牛黄三分（细研） 木香一分 乳香一分 朱砂一分（细研） 白僵蚕一分（微炒） 干蝎七枚（微炒） 羌活半两

【用法】上为细散。每服半钱，以温竹沥半合调下，不拘时候。

【主治】小儿风痫，发动无时，壮热心烦，筋脉拘急。

牛黄散

【来源】《太平圣惠方》卷八十五。

【组成】牛黄一分 天竹黄半两 马牙消一两 铅霜一分

【用法】上为细散。每服半钱，以熟水调下，不拘时候。

【主治】小儿风痫，睡中惊叫，两眼翻露，及脐风撮口，天钓惊风。

升麻散

【来源】《太平圣惠方》卷八十五。

【组成】川升麻一两 钩藤一两 使君子一两 子芩一两 石膏二两 龙齿二两 朴消一两 柴胡三分（去苗） 赤芍药三分 川大黄三分（锉碎，微炒）

【用法】上为散。每服一钱，以水一小盏，煎至五分，去滓温服。

【主治】小儿热过，迷闷发痫。

水银丸

【来源】《太平圣惠方》卷八十五。

【别名】软银丸（《医方类聚》卷二五七引《神巧万全方》）。

【组成】水银半两　黑铅半两（同水银于铫子内慢火结砂子，细研）　干蝎二十一枚（头尾全者，微炒）　半夏一分（汤浸七遍，去滑）　白附子一分（炮裂）　天麻一分　郁金一分　麝香一分（细研）

【用法】上为末，都研令匀，用糯米饭为丸，如麻子大。每服三丸，以薄荷汤送下。

【主治】小儿心脏久积风热，发痫；或遍身壮热，多饶痰涎，睡即惊悸，手足抽掣。

龙齿散

【来源】《太平圣惠方》卷八十五。

【组成】龙齿一两　钩藤三分　川升麻二分　子芩三分　防风三分（去芦头）　犀角屑三分　麦门冬一两（去心，焙）　川芒消一两

【用法】上为粗散。每服一钱，以水一小盏，加竹叶七片，煎至五分，去滓，分作二服，一日四次。

【主治】小儿壮热发痫，心神惊悸，多啼，或吐白沫。

龙胆丸

【来源】《太平圣惠方》卷八十五。

【组成】龙胆三分（去芦头）　牛黄一分（细研）　龙齿三分

【用法】上为末，研入麝香二钱，炼蜜为丸，如黄米大。每服五丸，荆芥汤送下，不拘时候。

【主治】小儿惊热不退，变为发痫。

白鲜皮散

【来源】《太平圣惠方》卷八十五。

【别名】白鲜皮汤（《圣济总录》卷一七一）。

【组成】白鲜皮半两　细辛半两　蚱蝉二枚（微炙）　钩藤半两　川大黄三分（锉碎，微炒）　蛇蜕皮五寸（炙令黄色）　甘草三分（炙微赤，锉）　牛黄半分（细研）

【用法】上为粗散。每服一钱，以水一小盏，煎至五分，去滓，入牛黄末少许，温服。

【主治】小儿风痫，胸中痰涎。

地龙散

【来源】《太平圣惠方》卷八十五。

【组成】干地龙半两（微炒）　虎睛一对（微炙）人参一分（去芦头。以上三味同为末）　金箔三十片　朱砂一分　雄黄一分　天竺黄一分　代赭一分　铅霜一分　铁粉一分

方中铅霜一分《仁斋直指小儿方论》作“轻粉半钱”。

【用法】上为细末，入前三味，再研令匀。每服半钱，以温水调下。

《仁斋直指小儿方论》中用法以紫苏汤调下。

【主治】小儿痫癫瘈疭，发歇无时。

朱砂丸

【来源】《太平圣惠方》卷八十五。

【组成】朱砂一两（细研，水飞过）　铅霜一两　铁粉一两　马牙消一两

【用法】上为细末，以枣肉为丸，如绿豆大。每服三丸，食后以熟水送下。

【主治】小儿癫痫，发歇不定。

朱砂散

【来源】《太平圣惠方》卷八十五。

【组成】朱砂一分（细研）　白蔹一分　杏仁一分（汤浸，去皮心双仁，麸炒微黄）　露蜂房一分　桂心半两　牛黄一分（细研）

【用法】上为细散，入研了药令匀。每服一字，以乳汁调下，一日五次。

【主治】小儿五种痫，手足动摇，眼目反视，口吐涎沫，心神喜惊，身体壮热。

虎睛丸

【来源】《太平圣惠方》卷八十五。

【组成】虎睛一对（酒浸，炙令黄） 朱砂半两（细研，水飞） 麻黄半两（去根节） 钩藤半两 铁粉三分 防风三分（去芦头） 子芩三分 川大黄三分（锉碎，微炒） 龙齿一两（细研） 银屑三分（细研） 栀子仁三分 羌活三分 柴胡半两（去苗） 白鲜皮半两 牛黄半两（细研） 雷丸半两 沙参半两（去芦头） 细辛一分 石膏一两（细研，水飞） 川升麻半两 蚱蝉四枚（微炙，去翅足）

【用法】上为末，炼蜜为丸，如绿豆大。三岁以下，每服三丸，薄荷汤送下，每日三次；三岁以上，以意加丸服之。

【主治】小儿风痫，自三岁以来，至十岁不愈，发时口中白沫，大小便不觉。

虎睛丸

【来源】《太平圣惠方》卷八十五。

【组成】虎睛一对（细研） 朱砂半两（细研，水飞） 露蜂房半两（微炙） 麻黄半两（去根节） 子芩半两 钩藤半两 防葵一两 川大黄一两（锉碎，微炒） 龙齿一两（细研） 栀子仁一两 银箔三十片（细研） 麝香一分（细研） 羌活三分 柴胡三分（去苗） 白鲜皮三分 川升麻三分 雷丸三分 沙参三分（去芦头） 石膏一两（细研，水飞过） 牛黄一分（细研） 蚱蝉一两（去翅足，微炒或炙） 蛇蜕皮一分（锉，微炒） 天麻半两 甘草半两（炙微赤，锉）

【用法】上为末，炼蜜为丸，如绿豆大。每服五丸，粥饮送下。

【主治】小儿五岁至七岁，发癫痫，无时发动，口出白沫，遗失大小便不觉。

虎睛丸

【来源】《太平圣惠方》卷八十五。

【组成】虎睛一对（酒浸一宿，微炙，细研） 朱砂一两（细研，水飞） 铁粉一两 露蜂房半两（微炙） 羌活半两 钩藤半两 牛黄半两（细研） 蚱蝉四枚（去翅足，微炙） 防葵半两 麻黄半两（去根节） 龙齿一两（细研） 川升麻半两 细辛一分 石膏一两（细研，水飞）

【用法】上为末，炼蜜为丸，如麻子大。每服五丸，温水送下。

【主治】小儿癫痫，至大不愈，或发即口出白沫，并大小便出不知。

栀子散

【来源】《太平圣惠方》卷八十五。

【组成】栀子仁半两 子芩一两 龙齿二两 石膏二两 钩藤一两 吴蓝一两 川大黄三两（锉碎，微炒）

【用法】上为散。每服一钱，以水一小盏，煎至五分，去滓温服。

【主治】小儿热痫，不知人，迷闷，嚼舌仰目。

茯神散

【来源】《太平圣惠方》卷八十五。

【组成】茯神一分 木通三分（锉） 人参一分（去芦头） 川升麻一分 子芩一分 龙齿三分 犀角屑一分 铁粉三分 蜣螂三枚（微炒，去翅足）

【用法】上为粗散。每服一钱，以水一小盏，煎至五分，去滓，入竹沥半合，量儿大小，分减温服，不拘时候。

【主治】小儿风痫，精神昏闷，遍身壮热，不得睡卧。

钩藤散

【来源】《太平圣惠方》卷八十五。

【组成】钩藤三分 蚱蝉二枚（微炒，去翅足） 人参半两（去芦头） 子芩半两 牛黄半两（研细） 川大黄半两（锉碎，微炒）

【用法】上为粗散。每服一钱，以水一小盏，煎至五分，去滓，加牛黄一字温服。

【主治】小儿热痫，时时戴眼、吐沫。

铁粉丸

【来源】《太平圣惠方》卷八十五。

【组成】铁粉一两（细研） 铅霜一分（细研） 天

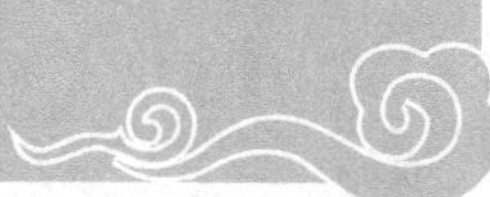

麻三分　水银半两　龙齿一两（细研）　天南星一分　朱砂半两（细研，水飞过）　麝香一分（细研）　黑铅半两（与水银结为砂子，细研）

【用法】上为末，炼蜜为丸，如绿豆大。每服五丸，以竹沥研化服。

【主治】小儿心脏积热，时发癫痫，吐呕涎沫，作惊迷闷。

鸱头丸

【来源】《太平圣惠方》卷八十五。

【组成】鸱头一枚（臭者，炙令黄色）　蜣螂七枚（去翅足，微炙）　桂心半两　茯神半两　赤芍药半两　蚱蝉十枚（微黄）　蛇蜕皮五寸（炙黄）　露蜂房半两（炙黄）　甘草半两（炙微赤，锉）　当归半两（锉，微炒）　芎藭半两　丹参半两　麝香一分（细研）　牛黄半两（细研）　莨菪子半两（炒令黑）

《圣济总录》有黄芩、大黄。

【用法】上为末，炼蜜为丸，如绿豆大。每服五丸，以温水送下。

【主治】小儿惊痫，发动经年，不断根源。

蛇蜕皮散

【来源】《太平圣惠方》卷八十五。

【组成】蛇蜕皮五寸（烧灰）　细辛半两　钩藤半两　黄耆半两（锉）　川大黄一两（锉碎，微炒）　蚱蝉四枚（微炙，去翅足）　甘草半两（炙微赤，锉）　铅霜半两（细研）

【用法】上为细散。每服一钱，以水一小盏，煎至五分，去滓，入牛黄末一字，放温，量儿大小，临时加减服之。

【主治】小儿风痫，及一切惊热。

雄黄丸

【来源】《太平圣惠方》卷八十五。

【组成】雄黄半两（细研）　朱砂半两（细研，水飞过）　铁粉半两（细研）猪胆二枚　熊胆一分　鲤鱼胆二枚　乌牛胆半枚　青羊胆二枚　麝香一钱（细研）

【用法】上以诸般胆汁相合令匀。即入诸药末，和丸如绿豆大。每服五丸，以金银汤送下。

【主治】小儿癫痫，发动无时，心闷吐沫。

雄黄散

【来源】《太平圣惠方》卷八十五。

【组成】雄黄半钱　朱砂一分　牛黄半分　熊胆半钱　天麻一分（末）　晚蚕蛾半分　天竹黄半分　麝香一钱　铅霜一分　马牙硝半两

【用法】上同研如粉，常以不津器贮之，每服半钱，用温水调下。

【主治】小儿风痫及天钓。

紫金散

【来源】《太平圣惠方》卷八十五。

【组成】紫金粉一两半（名赤乌脚）　麻黄三分（去根节）　石膏一两（细研，水飞过）　寒水石一两　地骨皮一两　赤石脂一两　秦艽半两（去苗）　牛黄半两（细研）　乌蛇肉半两（炙令黄）　虎睛一对（微炙）　防风半两（去芦头）　黄芩半两　牡蛎粉三分　赤芍药半两　葛粉半两　羌活一分半　当归一分（锉，微炒）　朴消一两半　甘草半两（炙微赤，锉）　川大黄三分（锉碎，微炒）　桂心一两半

【用法】上为细末。每服半钱，煎竹叶汤调下。

【主治】小儿诸痫复发。

黑金丸

【来源】《太平圣惠方》卷八十五。

【别名】黑金丹（《普济方》卷三七七）。

【组成】黑铅半两　水银半两　天南星半两（炮裂，为末）

【用法】先熔铅为汁，次下水银，结为砂子，为细末，与天南星末和匀，以糯米饭为丸，如绿豆大。每一岁儿服一丸，以乳汁研之服。

【主治】小儿风痫，手脚抽掣，翻眼吐沫，久患不可者。

犀角散

【来源】《太平圣惠方》卷八十五。

【组成】犀角屑三分　羌活三分　川升麻三分　茯神半两　白鲜皮半两　葛根半两（锉）　柴胡三分（去苗）　蛇蜕皮灰一分　蚱蝉三枚（微炒，去翅足）　石膏二两（细研）　甘草一分（炙微赤，锉）　钩藤半两　麦门冬一两（去心，焙）　川大黄一两（锉碎，微炒）　子芩一两

【用法】上为粗散。每服一钱，以水一小盏，煎至五分，去滓温服。

【主治】小儿心脏壅热，变为风痫。身体壮热，惊悸不安，心神烦闷，多啼少睡。

犀角散

【来源】《太平圣惠方》卷八十五。

【组成】犀角屑半两　钩藤半两　玄参半两　蚱蝉半两（微炒，去翅足）　甘草半两（炙微赤，锉）　川升麻半两　黄芩半两　栀子仁半两　麦门冬一两（去心，焙）

【用法】上为散。每服一钱，以水一小盏，加苦竹叶七片，煎至五分，去滓温服。

【主治】小儿热痫，面赤心躁。

雷丸膏

【来源】《太平圣惠方》卷八十五。

【组成】雷丸一分　甘草一分（两）　防风一两（去芦头）　白术三分　桔梗二分（去芦头）　莽草一两　川升麻一两

【用法】上为末，先以猪膏一片，入铛，慢火煎令熔，后下药末，以柳蓖不住手搅成膏，绵滤，入瓷盒盛之。每有病人，摩其顶及背。

【主治】小儿痫，及伤寒百病。

苦竹叶粥

【来源】《太平圣惠方》卷九十。

【组成】苦竹叶二握　粟米二合

【用法】先以水二大盏半，煮苦竹叶，取汁一盏五分，去滓，用米煮作粥，空腹食之。

【主治】风邪癫痫，心烦惊悸。

安魂定魄丹

【来源】《太平圣惠方》卷九十五。

【组成】黑铅二两　水银　硫黄（细研）各一两

【用法】上先销铅成水，次下水银搅令匀，良久，即下硫黄末，当为碧色，匀搅，即去火放冷，细研如粉，以软饭和丸，如绿豆大。每服七丸，以新汲水研服之。

【主治】惊邪癫痫，天行热病，心神狂乱。

胜金丹

【来源】《太平圣惠方》卷九十五。

【组成】雌黄二两（兼子者，炒令紫色，细研如粉）　黄丹二两（炒令紫色）

【用法】以人乳拌匀，湿饭甑上蒸一炊久，乳腐为丸，如绿豆大。每服三丸，以金银汤送下，当泻出病根；若病多年，每日空心服三丸至五丸。

【主治】风邪惊痫，心神迷闷，毒风气，鬼疰心痛。

倚金丹

【来源】《太平圣惠方》卷九十五。

【组成】丹砂三两　水银三两　黄丹一斤

【用法】上药同研令水银星尽，入瓷瓶中，盖口，如法固济，初以文火养，候热彻，即加火十斤已来，断令通赤，半日久药成，候冷开取，面上白色，内如紫金色，光明甚好，便为细末，以纸铺地，摊药在上，以盆盖之，出火毒一日后，粟米饭为丸，如绿豆大。每服三丸，空心以温水送下。

【功用】解百毒，安心神。

【主治】风邪癫痫，鬼疰心痛，恶疮，丹石发动，消渴阴黄，惊悸，头面风，赤白带下。

【宜忌】忌羊血。

曾青丹

【来源】《太平圣惠方》卷九十五。

【组成】曾青四两　黄丹一两　白锡二两

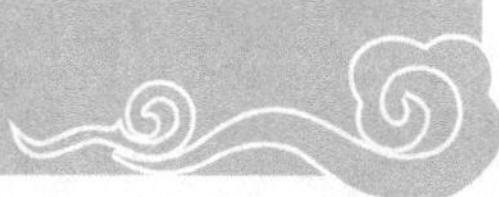

【用法】先研曾青、黄丹，安于坩埚内，上以白锡为屑盖之，后入炉，以炭五斤烧之，候锡溶，即取出，放冷细研，以白粱米饭和丸，如绿豆大。每服五丸，空心以冷水送下。

【功用】压热镇心。

【主治】癫痫，惊风。

石膏粥

【来源】《太平圣惠方》卷九十六。

【组成】石膏半斤　粳米一合

【用法】上以水五大盏，煮石膏，取二大盏，去石膏，用米煮粥，欲熟，加葱白二茎，豉汁二合，更同煮，候熟，空心食之。石膏可三度用之。

【功用】《长寿药粥谱》：清热止渴。

【主治】

1.《太平圣惠方》：风邪癫痫，口干舌焦，心烦头痛，暴热闷乱。

2.《长寿药粥谱》：中老年人高热不退，神昏谵语，烦躁不安，口渴多饮等发热性疾病。

白雄鸡羹

【来源】《太平圣惠方》卷九十六。

【组成】白雄鸡一只（治如食法）

【用法】水煮令烂熟，漉出，劈肉，于汁中入葱、姜、五味作羹。空心食之。

【主治】风邪癫痫，不欲睡卧，自能骄居，妄行不休，言语无度。

猪心羹

【来源】《太平圣惠方》卷九十六。

【组成】猪心一枚（细切）　枸杞菜半斤（切）　葱白五茎（切）

【用法】上以豉二合，加水二大盏半，煎取汁二盏，去豉，入猪心等，并五味料物为羹食。

【主治】风邪癫痫，忧恚虚悸，及产后中风痫恍惚。

驱风散

【来源】《证类本草》卷五引《博济方》。

【组成】铅丹二两　白矾二两

【用法】上为末，用砖一口，以纸铺砖上，先以丹铺纸上，次以矾铺丹上，然后用纸包，将十斤柳木柴烧过为度，取出细研。每服一钱，温酒送下。

【主治】风痫。

透罗丹

【来源】《普济方》卷二五六引《博济方》。

【组成】粉霜二钱半（别研）　铅白霜一钱（别研）　轻粉二钱（留一半以下为衣）　生龙脑一钱　金箔十片　水银两用半钱　伏谷信砒半钱（别研，每煅砒一两，用消石二钱半，滚研入盒内，固济候干，用灰盖熟火三斤，拨飞火去皮二分，住火放冷，然后取出）

【用法】除水银外，上为末，枣肉为丸，如鸡头子大，以箸剳眼子，入水银在内，却和丸，用留下粉中滚为衣。枣肉不得肥，水银不研细，恐难丸。结胸伤寒，四肢逆冷，心腹结硬，热燥闷乱，时气伤寒，得汗后发狂，狂言乱道，不认亲疏，每服二丸甘草汤送下；产后血气上攻，及上喘不止，心腹胀满，因伤寒时疾，汗后余热不退，发狂妄走不止，每服二丸，用甘草汤送下；潮热伤寒，夜发昼止，有似疟疾，每服二丸，温浆米水送下；风痫邪气，及心风，妇人血气邪冷，每服二丸，甘草汤送下；产前要疏动不损胎气，去却水银，每服二丸，温浆水送下，如不行再服；久患脏毒泻血，及赤白痢，昼夜五七十行，每服一丸，温浆水送下，一日两次。

【功用】下虚积。

【主治】结胸伤寒，四肢逆冷，心腹结硬，热燥闷乱；时气伤寒，得汗后发狂，狂言乱道，不认亲疏；产后血气上攻，上喘不止，心腹胀满，因伤寒时疾，汗后余热不退，发狂妄走不止；潮热伤寒，夜发昼止，有似疟疾；风痫邪气；心风；妇人血气邪冷；久患脏毒泻血，及赤白痢。

龙齿丸

【来源】《普济方》卷一〇〇引《指南方》。

【组成】牛黄　麝香　朱砂　龙骨各半两　羚羊角　羊齿（火煅）　龙齿　蛇蜕（炒）各一分

《全生指迷方》有白僵蚕一分。

【用法】上为末，蜜为丸，如梧桐子大。每服五丸，空心米饮送下。

【主治】痫证昼发者。

消石丸

【来源】《普济方》卷一〇〇引《指南方》。

【组成】硝石　赤石脂各等分

【用法】上为末，面糊为丸，如梧桐子大。每服三十丸，米饮送下。

【主治】痫夜发者。

辰砂散

【来源】《苏沈良方》卷二。

【别名】朱砂酸枣仁乳香散（《医方考》）、灵苑辰砂散（《证治准绳·类方》卷五）、灵苑丹（《类证治裁》卷四）。

【组成】辰砂一两（须光明有墙壁者）　酸枣仁（微炒）　乳香（光莹者）各半两

【用法】量所患人饮酒几何，先令恣饮沉醉，但勿令至吐，静室中服药讫，便安置床令睡，以前药都为一服，温酒一盏调之，顿服令尽；如素饮酒少人，但随量取醉；病浅人一两日，深者三五日，睡不觉，令家人潜伺之，觉即神魂定矣；慎不可惊触使觉，及他物惊动，一为惊寤，更不可治。

【功用】《医方论》：化痰定惊。

【主治】风邪诸痫，狂言妄走，精神恍惚，思虑迷乱，乍歌乍哭，饮食失常，疾发仆地，吐沫戴目，魂魄不守，医禁无验。

【方论】《医方集解》：此手少阴药也，辰砂镇心泻火，乳香入心散瘀血，枣仁补肝胆而宁心。

【验案】心病　上枢正肃吴公，少时病心，服一剂，三日方寤，遂愈。

大圣保命丹

【来源】《太平惠民和济局方》卷一（续添诸局经验秘方）。

【组成】大黑附子（炮，去皮尖）　大川乌头（炮，去皮尖）　新罗白附子（炮）各二两　白蒺藜（炒，去尖刺）　白僵蚕（洗，去丝，微炒）　五灵脂（研）各一两　没药（别研）　白矾（枯，别研）　麝香净肉（研）　细香墨（磨汁）　朱砂（研）各半两　金箔二百箔（为衣）

【用法】上为细末，拌匀，用上件墨汁和药，每一两分作六丸，窨干，用金箔为衣。每服一丸，用生姜半两和皮擦取自然汁，将药丸于姜汁内化尽为度，用无灰酒半盏暖热，同浸化，温服。量病人酒性多少，更吃温酒一二升，投之以助药力。次用衣被盖覆便卧，汗出为度。势轻者，每服半丸，不拘时候。如有风疾，常服尤佳。

【功用】补五脏，固真元，通流关节，祛逐风邪，壮筋骨，活血驻颜。

【主治】一切风疾，气血俱虚，阴阳偏发，卒暴中风，僵卧昏塞，涎潮搐搦，脚手颤掉，不省人事，舌强失音，手足軃曳，口眼㖞斜，或瘫痪偏枯，半身不遂，语言謇涩，举止错乱，四肢麻木；又治癫痫倒卧，目瞑不开，涎盛作声，或角弓反张，目睛直视，口噤闷绝，牙关紧急；又治风搏于阳经，目眩头痛，耳作蝉声，皮肤瞤搐，频欠好睡，顶强拘急，不能回顾；及肾脏风虚，脚膝疼痛，步履限辛，偏风流注一边，屈伸不得。

牛黄清心丸

【来源】《太平惠民和济局方》卷一。

【别名】大牛黄清心丸（《古今医统大全》卷八十八）、牛黄丸（《医便》卷五）

【组成】白芍药　麦门冬（去心）　黄芩　当归（去苗）　防风（去苗）　白术各一两半　柴胡　桔梗　芎藭　白茯苓（去皮）　杏仁（去皮尖双仁，麸炒黄，别研）各一两二钱半　神曲（研）　蒲黄（炒）　人参（去芦）各二两半　羚羊角（末）　麝香（研）　龙脑（研）各一两　肉桂（去粗皮）　大豆黄卷（碎，炒）　阿胶（碎，炒）各一两七钱半　白蔹　干姜（炮）各七钱半　牛黄（研）一两二钱　犀角（末）二两　雄黄（研，飞）八钱　干山药七两　甘草（锉，炒）五两　金箔一千二百箔（四百箔为衣）　大枣一百枚（蒸熟，去皮核，研成膏）

【用法】上除枣、杏仁、金箔、二角末及牛黄、雄黄、龙脑、麝香四味外，共为细末，入余药和匀，

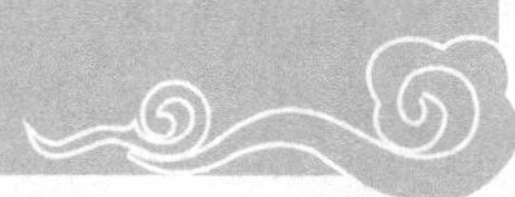

用炼蜜与枣膏为丸，每两作十丸，金箔为衣。每服一丸，温水化下，食后服；小儿惊痫，酌量多少，竹叶汤温温化下。

【主治】

1.《太平惠民和济局方》：诸风缓纵不随，语言謇涩，心怔健忘，恍惚去来，头目眩冒，胸中烦郁，痰涎壅塞，精神昏愦。又治心气不足，神志不定，惊恐怕怖，悲忧惨戚，虚烦少睡，喜怒无时，或发狂颠，神情昏乱。

2.《古今医鉴》：小儿五痫天吊，急慢惊风，潮热发搐，头目仰视，或发痘疹，郁结不出，惊过昏迷，一切怪病。

【方论】《续医说》:《和剂局方》皆名医所集，可谓精矣，其间差舛者亦有之，且如牛黄清心丸一方，用药二十九味，药性寒热交错，殊不可晓。昔见老医云，此方止是黄芩、麝香、龙脑、羚羊角、牛黄、犀角、雄黄、蒲黄、金箔九味而已，自干山药以后二十一味乃《太平惠民和济局方》补虚门中山芋丸，当时不知何故，误作一方。以上载周密《癸辛杂志》，余始得此说，甚未以为然，及考诸方书，果信二方之合而为一也。

银液丹

【来源】《太平惠民和济局方》卷一。

【组成】黑铅（炼十遍，秤三两，与水银结沙子，分为小块，同甘草三两，水煮半日，候冷，取出研用） 铁粉 水银（结沙子）各三两 朱砂（研，飞）半两 天南星（炮，为末）三分 腻粉（研）一两

【用法】上为末，面糊为丸，如梧桐子大。每服二丸，食后用薄荷蜜汤送下，生姜汤亦得；如治风痫，不拘时候服。微利为度。

【主治】诸风痰涎蕴结，心膈满闷，头痛目运，面热心忪，痰唾稠粘，精神昏愦，及风痫潮搐，涎潮昏塞。

牛黄散

【来源】《永乐大典》卷九七五引《灵苑方》。

【组成】牛黄 犀角屑 羚羊角屑 雄黄 人参 硼砂 铁粉 铅霜 郁金 腻粉 辰砂各一分 北矾一两半 片脑 麝香各半分 金箔五十片 天南星（去皮心，锉如骰子大，入牛黄胆内悬东北方上百日，令干取）三两（未干则晒令干，如急要用，捣天南星末，胆汁和为饼子，晒干用）

【用法】上为末。常服一字，小儿半字，薄荷汤调下。中风涎甚及心疾，每服一钱，小儿一字，薄荷自然汁调下。如中风吐涎，临时加腻粉半钱同服。

【功用】化风涎，益精神，开心志，镇惊消疾。

【主治】积年心恙，诸痫风癫，谬忘昏乱及小儿惊风。

抱龙丸

【来源】《幼幼新书》卷八引《灵苑方》。

【组成】天南星一斤（生） 朱砂（细研，水飞） 紫石英（研，飞） 白石英（研，飞） 犀角（镑末）各一两 牛黄（研） 阿胶（锉碎，炒如珠子） 藿香 麝香（研）各半两 金箔五十片 雄黄（水磨通明者）四两（研）

【用法】上为细末，更入乳钵内研如粉，以黄牛胆四十五个，取汁为丸，如樱桃大。每服一丸，以盐一捻，和药细嚼，新水吞下。如牛胆少，以煎水相和，诸疾服之，心膈清凉如冰雪，便觉精神爽快也。

【功用】解一切热，化风痰。

【主治】大人小儿风痫、惊痫，阳毒狂躁；及心热惊悸，夜卧不安，胸膈壅痰，厥头痛，心神恍惚。

大金箔丸

【来源】《幼幼新书》卷十一引《灵苑方》。

【组成】金银箔各百片 辰砂一两 牛黄 生犀 丁香 沉香 真珠 木香 脑麝 琥珀 硼砂 乌蛇肉（酒炙） 天麻（酒炙） 雄黄 蝎梢 白僵蚕 附子（炮） 天南星（炮） 防风 白附子 甘草（炙）各一钱 香墨半两

【用法】金银箔同水银三分研如泥；余药为细末，再同研，炼蜜为丸，如绿豆大。每服大人五丸，薄荷酒送下；小儿三丸，薄荷汤送下。

【功用】解心胸壅热，消痰坠涎。

【主治】

1.《幼幼新书》：一切风及痫。

2.《杨氏家藏方》：大人、小儿癫痫，无时发动，口吐涎沫，项背强直，神志昏愦。

天乌散

【来源】《幼幼新书》卷十一引《灵苑方》。

【别名】狐肝散。

【组成】腊月乌鸦一只（用肉骨） 腊月野狐肝一具（二味入瓶，封固烧为灰） 麝天麻 犀角各半两 干蝎 白僵蚕 蝉蜕 牛黄（多益妙） 荆芥 藿香 天南星（去心） 白附子 腻粉 桑螵蛸（腊月采）各一两 乌蛇二两（酒浸）

【用法】上为细末。每服半钱，空心用荆芥汤或豆淋酒调下；小儿每服一字，用薄荷汤调下。

【主治】一切风及久患痫病。

钓藤大黄汤

【来源】《伤寒总病论》卷五。

【组成】钓藤皮 当归 甘草（炙） 芍药各半两 大黄三分

【用法】上为粗末。每服三钱，水一盏，煎至六分，温服。以利为度，难利者，间服茵陈丸。

【主治】小儿伤寒不解，发惊妄语，狂躁潮热；以及小儿伤食，作惊发痫，不吃乳食，发热啼哭。

定神琥珀丸

【来源】《圣济总录》卷五。

【组成】琥珀（捣研） 真珠（捣研末） 牛黄（研） 铁粉（研） 天竺黄（捣研） 龙齿（研）各一两 腻粉（研） 犀角（镑） 甘草（炙，锉） 露蜂房（微炙） 龙胆 升麻 麦门冬（去心，焙） 丹砂（研） 防风（去叉） 黄芩（去黑心） 钩藤 人参 远志（去心） 知母（焙） 天门冬（去心，焙） 菖蒲（九节者，去须，米泔浸，切，焙） 白芍药 茯神（去木）各三分 干蝎（酒炒）一两半 麝香（研）一分 金箔一百片 银箔一百片（与金箔、丹砂同研断星）

【用法】上药除别研外，捣罗为末，入研者同研令断星，炼蜜为丸，如梧桐子大。每服二十丸，食后、临卧煎甜竹叶汤送下，日二夜一。

【主治】心中风发动不知，渐成癫痫，惊悸恍惚。

透罗丸

【来源】《圣济总录》卷六。

【组成】水银（用炼净者，黑锡一分结为沙子） 粉霜 干蝎（全者，炒）各一分 天南星半分（生用） 腻粉一钱 龙脑 麝香各半钱

【用法】上先杵天南星、干蝎细罗了，同前五味入乳钵细研，石脑油为丸，如梧桐子大。每服三丸，温薄荷水化下，大段即加二丸；小儿十岁以上，两丸或一丸，临时相度虚实与吃。

【主治】卒中风，忽然仆倒闷乱，言语謇涩，痰涎壅塞；小儿风痫，身热瘈疭，强直反张。

风引汤

【来源】《圣济总录》卷十四。

【别名】石散（《普济方》卷一〇二）。

【组成】大黄（锉，炒） 干姜（炮） 龙骨各四两 桂（去粗皮）三分 甘草（炙） 牡蛎（熬）各半两 凝水石 赤石脂 白石脂 紫石英 滑石各一两半

【用法】上锉，如麻豆大。每服三钱匕，水一盏，煎至七分，去滓温服，一日二次。

【主治】

1.《圣济总录》：惊邪风痫，医所不治者。

2.《普济方》：惊邪风痫厥癫，口有涎沫，牵引口眼，手足少小惊瘈疭，医所不治。

乳香丹砂煎

【来源】《圣济总录》卷十四。

【组成】乳香 铅白霜 牛黄 丹砂 龙脑各一分（并别研） 犀角（镑，别取细末，再同上五味研令极细）半两 升麻末（炒）三钱 大黄末（炒）三钱

【用法】上拌匀，炼蜜和作剂。每服一皂子大，食后、临卧用温薄荷汤化下。

【功用】化上膈痰涎。

【主治】心经风邪。

独活丸

【来源】《圣济总录》卷十四。

【组成】独活（去芦头）三分　防风（去叉）　白茯苓（去黑皮）各半两　阿胶（炙令燥）　石膏（碎研）各三分　玳瑁（镑）一两　人参一两半　甘草（炙，锉）半两　天南星（炮）一两　细辛（去苗叶）半两　丹砂（研）二两　白僵蚕（炒）半两　丁香一分　琥珀（捣，研）一两　牛黄（研）　麝香（研）各一分　天麻　龙脑（研）各半两

【用法】上为末，再同研匀，别用安息香二两半（捣碎），以酒一升，研滤去滓，于银器内慢火熬成膏，和前药为丸，如鸡头子大。每服一丸，甚者加一丸，细嚼，薄荷茶送下，不拘时候。

【主治】风惊邪及一切风，肢节不利，筋脉拘急，头目旋痛，恍惚心忪。

桑螵蛸丸

【来源】《圣济总录》卷十四。

【组成】桑螵蛸四十九枚（醋浸，炙令焦黄）　酸枣仁　菖蒲（石上者）　阿魏（研）　麝香（研）　丹砂（研）　蛇黄（煅，醋淬，研）各一分

【用法】上为细末，面糊为丸，如小豆大。每服十五丸至二十丸，食后生姜、薄荷汤送下。

【主治】心风癫邪。

飞鸱头丸

【来源】《圣济总录》卷十五。

【组成】飞鸱头三枚（支毛喙，炙焦，捣罗为末）　铅丹八两（研）

【用法】上为末。炼蜜为丸，如绿豆大。每服三丸至五丸，酒送下，日三夜一。

【主治】风癫瘈疭。

天门冬煎

【来源】《圣济总录》卷十五。

【组成】天门冬（净洗，浸三日，去心，细切）七斤　生地黄三十斤（肥者，淘洗，细切）

【用法】上细切，都于木臼中捣烂，却入大沙盆内，烂研压取汁，绞滓干，别收；将滓更研极烂，入汤一斗，研搅令匀，又压滓干；再研极细，入汤八升，压滓；又再研，入汤六升，压令尽干无味即住。取第二、第三度研入者汁，同煎至一斗，次入第一药汁煎成煎，若稠饧即止。每服一匙，食后用酒化下，或桃柳汤温水化下。

【主治】风癫，卒发仆地，口吐涎沫，不省人事。

天麻乌蛇丸

【来源】《圣济总录》卷十五。

【组成】天麻（酒浸一宿，切，焙）　乌蛇（酒浸一宿，去皮骨，炙）各一两　天南星（浆水浸一宿，切，焙）二两　半夏（浆水煮过，切，焙）半两　藿香叶　乌头（去皮脐，生用）各一两　白附子（生用）　腻粉（研）各一两　仙灵脾（用叶）半两　雄黄（研）　铅白霜（研）　丁香各一分　犀角（镑屑）　人参各半两　麝香（研）　龙脑（研）各一钱　干蝎（全者，去土，炒）一分　丹砂（研）半两　槐胶一分　桑螵蛸二十枚（炙）　蛇黄（烧，醋淬七遍，研）一分

【用法】上药捣罗十五味为细末，入研药六味拌匀，炼蜜为丸，如梧桐子大。每服十丸，温酒送下，食后、临卧服。

【主治】风痫心惊，身热瘛疭，摇头口噤，多吐涎沫，不自觉知。

五生丸

【来源】《圣济总录》卷十五。

【组成】干姜（不炮）　乌头（生，去皮脐）　半夏（生用）　附子（生，去皮脐）各一两　大豆末（生用）

【用法】上药除大豆末外，细锉，捣罗为末，以豆末煮糊为丸，如梧桐子大。每服三丸，冷酒送下。

【主治】痫疾。

五枝煎

【来源】《圣济总录》卷十五。

【组成】桃枝　柳枝　桑枝　夜合枝　槐枝（并锉如豆大）各一斗　大豆一斗（淘过）

【用法】上药用水一石，慢火煎，候豆烂及嚼诸枝无味，即滤汁于银石器内，煎令得所，不可熬过，以瓷器盛。每服一匙头许，入芦荟末少许，温酒化破，空心徐徐服。

【主治】风痫多惊，手足颤掉，身热瘈疭。

丹砂丸

【来源】《圣济总录》卷十五。

【组成】丹砂（研）　腻粉（研）　蛇蜕（炙）　兔头灰（研）　铜青（研）　硇砂（水少许浸，去石）各一分　古字钱三文（烧赤投于硇砂水中，淬至水尽，捣）　白矾（熬令汁枯，研）　龙骨（研）　老鸦灰（研）　盐花（研）　铅丹（研）各半两　虎睛（炙，捣）一个　虎牙（炙，捣）一对　发灰（研）半分　金箔（研）　银箔（研）各五片

【用法】上药，将四味为末，与别研十三味和匀再罗，用猪血为丸，如樱桃大。每服二丸，发时及晚间温酒嚼下。

【主治】五种风痫。

丹砂煎

【来源】《圣济总录》卷十五。

【组成】丹砂（细研，水飞滤过后，焙干更研如粉）三两　石膏五两（研细）　黄连（去须，捣筛）一斤　生地黄不计斤两（研取自然汁二升，不得入水）

【用法】以清水一斗，先煮石膏、黄连，取五升净，去滓，次下生地黄汁，又煎之，如稠饧，始下火，取丹砂粉投之，匀搅百余遍，贮于不津器中，更搅，待冷即住手。每服半弹丸大，以温水调下，一日二次。

【主治】风癫疾，时发时省，涉历年月。

【宜忌】服药后只得吃淡饭、蔓菁菜等。

水银丸

【来源】《圣济总录》卷十五。

【组成】水银半两　雄黄（研）　龙脑（研）　牛黄（研）各一分　丹砂（研）二钱

【用法】上为末，用糯米饮为丸，如绿豆大。每服五丸至七丸，空心、临卧熟水送下，一日二次。

【主治】风痫。

龙齿丸

【来源】《圣济总录》卷十五。

【组成】龙齿（研）　铁粉（研）　凝水石（研）各一两　茯神（去木）一两半

【用法】上为末，炼蜜为丸，如梧桐子大。每服二十丸，温米饮送下，不拘时候。

【主治】因惊成痫，狂言妄语。

龙胆丸

【来源】《圣济总录》卷十五。

【组成】龙胆（去土）　钩藤　升麻　犀角（镑）　黄芩（去黑心）　玄参　白茯苓（去黑皮）　防风（去叉）　秦艽（去苗土）　地骨皮（锉）　大麻仁（研膏同捣）　槟榔（锉）　黄连（去须，炒）　大黄（锉，炒）　天竺黄（别研）　琥珀（别研）　甘草（炙，锉）　马牙消（研）　麦门冬（去心，焙）　龙齿（别研）　真珠末（别研）各一两　青黛二两（别研）　蜣螂三十五枚（去头足，生用）　蚱蝉二十五枚（去头足，生用）　金箔七十片（与丹砂同研）　银箔一百片（与金箔、丹砂同研）　铁粉一两一分（别研）　虎睛一对（酒蘸炙燥，去皮，捣）　牛黄（研）半两　丹砂三分（别研，入金银箔同研）

【用法】上药除十二味别研外，余药捣罗，与研者药末合研匀，炼蜜为丸，如绿豆大。每服十丸，小儿每服三丸至五丸，食后煎人参、茯苓汤送下，一日三次。

【主治】癫痫狂悖迷乱，心神恍惚，四体抽掣，吐沫嚼舌。

半夏丸

【来源】《圣济总录》卷十五。

【组成】半夏（汤洗去滑，生为末）五两　白矾

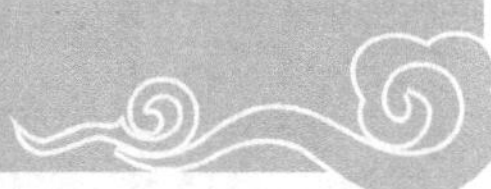

（生为末）二两　丹砂（研）　铅丹（研）各一两

【用法】上为末，以粟米饭为丸，如梧桐子大。每服二十丸，食后生姜汤送下。

【主治】风痫痰盛瘈疭，口吐涎沫。

安息香丸

【来源】《圣济总录》卷十五。

【组成】安息香（通明无砂石者）　铅丹各一两

【用法】上为细末，入白羊心中血研匀为丸，如梧桐子大。每服十丸，空心以温水送下。

【主治】男子妇人暗风痫病。

灵乌散

【来源】《圣济总录》卷十五。

【组成】乌鸦一只（腊月取于藏瓶内盛，以盐泥固济，令干，用炭火煅存性，候冷，取出去肚肠，研）　丹砂（研）一分　细辛（去苗叶）二两　干蝎（全者）十四枚（炒）

【用法】上四味，将二味捣末，与别研二味同罗。每服半钱匕，午前温酒调下。病已即止。

【主治】风痫多惊，手足颤掉，口吐涎沫。

陈蒲饮

【来源】《圣济总录》卷十五。

【组成】三岁陈败蒲一两（切细）

【用法】以水二升，煎至七合，去滓温服。

【主治】卒发风癫狂痫。

定心神牛黄丸

【来源】《圣济总录》卷十五。

【组成】牛黄（别研）　真珠末（别研）　琥珀（别捣罗）　铁粉（别研）　天竺黄（别研）　龙齿（别研）各半两　金箔七十片（与水银同研）　银箔七十片（与水银同研）　水银（与金、银箔同研）　犀角（镑）　丹砂（与水银、金箔、银箔同研）各半两　露蜂房（炙）一两　龙胆（去土）　升麻　防风（去叉）　黄芩（去黑心）　钩藤各半两　知母（细切，焙）　天门冬（去心，焙）　白芍药　茯神（去木）　甘草（炙，锉）　菖蒲（九节者，米醋浸，刮去皮，切，酒炒）　麦门冬（去心，焙）各一两　干蝎（酒炒）一两　麝香（别研）　人参各半两

【用法】上药除别研石药及麝香外，余药为末，与研药再罗令匀，炼蜜为丸，如梧桐子大。每服十五至二十丸，夜卧及食后煎新竹叶汤送下。

【主治】风邪变成癫痫，时时发动，不知人事。

茯苓饮

【来源】《圣济总录》卷十五。

【组成】白茯苓（去黑皮）　远志（去心）各二两半　芍药　防风（去叉）各一两半　桂（去粗皮）二两　甘草（炙）一两一分

【用法】上为粗末。每服六钱匕，水二盏，加大枣一个，生姜一枣大，拍碎，煎至一盏，去滓，入铁粉一字，搅匀，食后服，日二夜一。

【主治】风痫，因虚羸气弱，惊悸多梦心神不定。

茯神汤

【来源】《圣济总录》卷十五。

【组成】茯神（去木）　龙齿（研）　防风（去叉）　杏仁（去皮尖双仁，炒）　羌活（去芦头）　芎䓖　人参　麦门冬（去心，焙）　大黄（锉，炒）　钩藤　甘草（炙，锉）各一两

【用法】将十味为粗末，与龙齿拌匀。每服六钱匕，水二盏，煎至一盏，去滓，空心温服。得利二三行，即止之。

【主治】风痫发动，惊掣无时。

钩藤丸

【来源】《圣济总录》卷十五。

【组成】钩藤　铅丹（研）　茵芋叶　石膏（研）　杜蘅　防葵（炙）　秦艽（去土）　甘草（炙）各一两　菖蒲（九节者，去节，焙）　黄芩（去黑心）各一两半　松萝（炒）　蜣螂（去翅足，炒）各半两

【用法】上将十味为末，与别研二味和匀，炼蜜为丸，如小豆大。每于食后良久服，五岁以下五丸，

十岁以下七丸至十丸，十五岁以上及长年并十五丸，金银汤送下。

【主治】小儿风痫，至大不除，发即百脉挛缩，行步不正，口面槽戾，言语无度。

保魂丸

【来源】《圣济总录》卷十五。

【组成】黑锡一两　铅丹半两（二味一处炒令烟绝为度）　丹砂三钱　桑螵蛸（炒）　铅白霜（研）　王瓜（焙）各一两　乌梅（大者）一枚

【用法】上为末，醋煮饭为丸，如梧桐子大。每服二丸，食后温水送下，一日三次。

【主治】风痫。

神圣丸

【来源】《圣济总录》卷十五。

【组成】雌黄　铅丹各一两

【用法】上为细末，以醋一升熬稠为丸，如梧桐子大，与恶实末同收。每服十丸，临卧煎恶实末汤送下。

【主治】风痫涎潮。

神应丸

【来源】《圣济总录》卷十五。

【组成】狐肝二具　乌鸦二只（去嘴足肠肚，共狐肝入瓶内烧作灰）　天麻　白附子　桑螵蛸（炒）　蒺藜子（炒去角）　干蝎（去土，炒）　白僵蚕（炒）各二两　银箔（研）　金箔（研）各五十片　麝香（研）　犀角（镑）　天南星（炮）　蝉蜕（炒）　丹砂（研）各半两　牛黄（研）　龙脑（研）各一分　乌蛇（酒浸，去皮骨，炙）二两

【用法】上为细末，炼蜜为丸，如梧桐子大。每服十五丸，温酒送下，不拘时候；或煎荆芥人参汤送下，每日二次。

【主治】风痫。吐涎沫，手足瘛疭，心神不定。

铁粉乌鸦散

【来源】《圣济总录》卷十五。

【组成】乌鸦一只（去肠肚及嘴足）　铅丹　黑铅　铁粉（研）各二两　丹砂一两（研。先将铁粉并铅丹入铁器内熟炒，次入黑铅一处结成砂子，入在乌鸦腹内缝合，以罐子盛，用物盖定，盐泥固济，放干，用熟火一秤煅令通赤，取出为细末，次入丹砂更研如粉，入后七味）　天麻　羌活（去芦头）　独活（去芦头）防风（去叉）　芎藭　干蝎（去土，炒）天南星各二两

【用法】上为细散，入麝香少许再研令匀。每服半钱匕，临卧以冷酒调下。

【主治】积年痫病。

银液菖蒲丸

【来源】《圣济总录》卷十五。

【组成】菖蒲　黑锡各三两（同水银结成砂子）远志（去心）　人参　水银（同黑锡结成砂子）　白茯苓（去黑皮）　羌活各一两　蝉蜕（炒）　细辛（去苗叶）各半两　半夏（汤洗七遍）二两　天南星（炮）一两半

【用法】上为细末，炼蜜为丸，如梧桐子大。每服七丸，生姜汤送下，不拘时候。

【主治】风痫涎盛，精神减耗。

麻黄饮

【来源】《圣济总录》卷十五。

【组成】麻黄（去根节，煎掠去沫，焙）　大黄（锉，炒）　牡蛎（熬）　黄芩（去黑心）各二两　凝水石（碎）　石膏（碎）　赤芍药　滑石（碎）　紫石英（碎）　白石脂各四两　人参　桂（去粗皮）各一两　蛇蜕（炙）半两　龙齿（研）三两　甘草（炙）一两半

【用法】上为粗末，用绢袋盛，悬于透空处。每服五钱匕，以水一盏半，煎至八分，去滓，食后良久服。

【主治】风痫卒倒，吐沫口噤，手足瘈疭。

羚羊角丸

【来源】《圣济总录》卷十五。

【组成】羚羊角（镑）　犀角（镑）　远志（去心，

焙） 人参 山芋 茯神（去木）各一两半 生干地黄（焙干，冷捣）三两 防风（去叉）一两三分 金箔（研） 银箔（研）各一百片 麦门冬（去心，焙）铁粉（研） 天门冬（去心，焙）各三两 水银一分（入金、银箔、龙齿、铁粉五件同研，水银星子尽为度） 龙齿（研）二两

【用法】上为末，入别研者，相拌令匀，炼蜜为丸，如绿豆大。每服二十丸，桃柳枝汤送下，或人参茯苓汤亦得，日二次，夜一次。

【主治】风癫痫。

镇心丸

【来源】《圣济总录》卷十五。

【组成】干漆（碎）四两 人参半两 黄耆（锉） 萆薢各一两（上四味以醋五升同煮干，炒令青烟出即住） 麝香（研）一分 丹砂（研）半两

【用法】上为细末，用狗胆四枚，取汁同醋煮面糊为丸，如樱桃大。每服半丸，以磨刀水化下。

【主治】诸风痫。

瓜蒂散

【来源】《圣济总录》卷二十四。

【组成】瓜蒂一两

【用法】上一味，捣罗为散。每服一钱匕，温熟水调下，吐涎愈。

【功用】《仁斋直指方论》：吐痰。

【主治】

1.《圣济总录》：伤寒头疼，胸中满及发寒热，脉紧而不大者，是膈上有涎。

2.《仁斋直指方论》：风癫证。

雀屎丸

【来源】《圣济总录》卷一七〇。

【组成】雄雀屎（微炒） 麝香（细研） 牛黄（细研）各一分

【用法】上为末，炼蜜为丸，如黍米大。一月儿一丸，百日儿二丸，用乳汁送下，一日二次。

【主治】小儿痫候胎寒，舌下聚唾，夜啼不止。

大黄汤

【来源】《圣济总录》卷一七一。

【组成】大黄（锉碎，炒令香熟）一两 当归（切，焙） 赤芍药 黄芩（去黑心） 栝楼根 桂（去粗皮） 人参 赤石脂 麻黄（去节，先煎，掠去沫，焙） 牡蛎粉（微炒） 紫石英（碎） 甘草（炙，锉）各半两

【用法】上为粗末。七八岁儿每服二钱匕，水一盏，加大枣三枚（擘），同煎至五分，去滓，一日四五服，带热服。

【主治】小儿诸种风痫，吐痢寒热百病，不食。

大钩藤饮

【来源】《圣济总录》卷一七一。

【组成】钩藤 黄芩（去黑心） 麻黄（去节）各一两一分 当归（切，焙）三分 龙齿（研）一两 石膏（碎）二两半 赤芍药（去黑皮） 桂（去粗皮） 龙胆（去土） 牛黄（研）各一两 杏仁（去双仁皮尖，麸炒，研）半两 甘草（炙，锉）一分

【用法】上十二味，十味为粗末。每服三钱匕，以水一盏，煎至六分，去滓；下牛黄、杏仁，加白蜜、竹沥各少许，炼如饧，汤调服，如人行五里再服。

【主治】小儿发痫，壮热。

天竺黄散

【来源】《圣济总录》卷一七一。

【组成】天竺黄（研） 牛黄（研） 知母（锉，焙） 钩藤（锉） 芍药 犀角（镑，微炒） 升麻 龙胆（去土） 柴胡（去苗，锉） 防风（去叉，锉） 人参各半两 桔梗（炒） 大黄（锉，炒令香） 山栀子仁 玄参各一两 雄蚕蛾（炒） 白茯苓（去黑皮，锉） 蜣螂（去足，微炙） 龙骨（别捣，研如粉）各三分 槟榔一枚（纸裹，火内煨过，锉）

【用法】上为散。每服半钱匕，用米饮调下；如角弓等风，用竹沥调下，连夜三四服。

【主治】小儿风痫，筋脉抽掣，夜卧惊悸，皮肤

壮热。

牛黄散

【来源】《圣济总录》卷一七一。

【组成】牛黄（研） 丹砂（研） 白蔹 露蜂房（微炒） 杏仁（汤浸，去皮尖双仁，麸炒黄）各一分 桂（去粗皮）半两

【用法】上为散，拌匀。每服一字匕，乳汁调下，一日四五次。

【主治】小儿五种痫，手足动摇，眼目反视，口吐涎沫，心神喜惊，身体壮热。

牛黄煎

【来源】《圣济总录》卷一七一。

【组成】牛黄（研）半钱 人参半两 生犀末 硼砂（研） 白茯苓（去黑心） 薄荷 乳香（研） 甘草（炙，锉） 井泉石（研） 乌金石（研） 生干地黄（焙） 天麻各一分

【用法】上为末，用蜜于银器内熬成煎。每服皂子大，煎人参汤化下，一日三次。

【主治】小儿膈上有痰，发痫瘈疭。

升麻饮

【来源】《圣济总录》卷一七一。

【组成】升麻 寒水石（碎）各一两 蛇蜕皮五寸（细切，微炒） 龙胆 钩藤各一两（锉） 炸蝉（炙，去翅足）三枚 铁粉（研） 黄芩（去黑心）各三分

【用法】上为粗末。三四岁儿每服一钱匕，水七分，煎至四分，去滓放温，一日三五服。

【主治】小儿风热发痫。

乌蛇牛黄散

【来源】《圣济总录》卷一七一。

【组成】乌蛇（项下七寸，酒浸一宿，去皮骨，炙）一钱 青黛（研）二钱 蝎梢（炒）十枚 牛黄（研）半钱 麝香（研）一字 蓬砂（研） 龙脑（研） 水银沙子各半钱 乌蛇尾（酒浸一宿，去皮骨，炙）一钱 金箔 银箔（并研）各十片 蛇黄（煅，醋淬三遍） 墨（烧） 天南星（用生姜同捣作饼子，焙干） 半夏（用生姜同捣作饼子，焙干）各一钱

【用法】上为散。每服半钱匕，金银薄荷汤调下。

【主治】小儿惊痫，风痫，手足瘛疭，口眼相引。

丹砂丸

【来源】《圣济总录》卷一七一。

【组成】丹砂 雄黄各一钱 蝎梢二七枚（炒） 牛黄半两 麝香半两 附子尖三枚（炮去皮，为末） 巴豆一粒（灯上燎焦，去皮用肉）

【用法】上为细末，以水浸寒食蒸饼为丸，如莱菔子大。每服一丸，浓煎荆芥汤送下。以衣被盖少时，出汗即愈。

【主治】小儿风痫搐搦，及天钓惊风。

水银丸

【来源】《圣济总录》卷一七一。

【组成】水银一两 黑豆末一分 枣七枚（煮熟，去皮核）

【用法】上药同研水银星尽，为丸如绿豆大。每服一丸，乳汁送下，不拘时候。良久吐出涎为效。

【功用】化涎。

【主治】风痫。

术汤浴方

【来源】《圣济总录》卷一七一。

【组成】白术五两

【用法】上为粗末，米泔浸一宿，至明用慢火煎五七沸，先宜灸顶上旋毛中，小炷勿令大，三壮讫，用本方以适寒温，洗儿头及身。

【主治】小儿风痫瘈疭，身体汗出，独头无汗。

甘草汤

【来源】《圣济总录》卷一七一。

【别名】钩藤汤（《普济方》卷三七六。）

【组成】甘草（炙，锉） 钩藤 栝楼根 黄芩

（去黑心） 独活（去芦头） 桂（去粗皮） 芍药 当归（切，炒） 石膏（碎）各半两 蛇蜕六寸（炙黄） 麻黄（去节）三分

【用法】上为粗末。三五岁儿每服一钱匕，水一盏煎至五分，去滓热服，一日三次。

【主治】小儿诸痫，瘈疭吐舌。

石膏崇命汤

【来源】《圣济总录》卷一七一。

【组成】石膏（研） 黄芩（去黑心） 芍药各一分 桂（去粗皮） 细辛（去苗叶） 龙骨（研） 当归（切，焙） 干姜（炮） 大黄（锉，炒） 牡蛎（煅，研） 赤石脂 白石脂各三分 甘草（炙）一两

【用法】上为粗末。一二岁儿每服半钱匕，水半盏，加大枣一枚（擘），同煎至三分，去滓温服，至夜三四服。

【主治】小儿诸痫。

龙齿饮

【来源】《圣济总录》卷一七一。

【组成】龙齿（捣研） 石膏（捣研）各一两一分 黄芩（去黑心） 大黄（锉，炒令香熟）各一两 龙胆 栀子仁 甘草（炙，锉）各半两 钩藤三分（锉）

【用法】上为粗末。一二岁儿每服一钱匕，水半盏，煎至三分，去滓，连夜三五服。

【主治】小儿风痫。

龙胆汤

【来源】《圣济总录》卷一七一。

【组成】龙胆 当归（切，焙） 大黄（锉，炒） 黄芩（去黑心） 栝楼根 甘草（炙） 桂（去粗皮） 人参（切） 牡蛎（熬） 麻黄（去根节） 赤石脂（别研） 芍药各一两

【用法】上为粗末。二三岁儿每服一钱匕，水一盏，加大枣一枚（擘），同煎至五分，去滓，分二次温服。

【主治】小儿诸痫，寒热吐利，不能乳哺。

玄参饮

【来源】《圣济总录》卷一七一。

【组成】玄参 钩藤 甘草（炙，锉） 升麻 山栀子仁 黄芩（去黑心） 犀角（镑，微炒） 麦门冬（去心，焙）各半两

【用法】上为粗末。三四岁儿每服一钱匕，水七分，煎至四分，去滓服，一日三四次。

【主治】小儿风痫。

竹沥汤

【来源】《圣济总录》卷一七一。

【组成】竹沥一合 黄芩（去黑心）一两一分 防己 茵芋（去粗茎） 桑寄生 羚羊角（镑）各一分 大黄（锉，炒）二两 甘草（炙） 白薇 麻黄（去节） 白鲜皮各半两

【用法】上药除竹沥外，为粗末。每服一钱匕，水一小盏，煎至五分，去滓，入竹沥半合，分三次温服，至夜服尽。

【主治】小儿诸痫。

沉香汤

【来源】《圣济总录》卷一七一。

【组成】沉香（锉） 人参各半两 木香（锉） 厚朴（去粗皮，擦生姜汁炙） 干蓝各三分 升麻 玄参 知母（焙） 地榆（锉） 甘草（炙，锉）各一两 钩藤皮一两一分 凝水石一两半（捣，研）

【用法】上为粗散。一二岁儿以水半盏，药末半钱匕，煎至三分，去滓，不限早、晚，每日三次。

【主治】小儿风痫，发作无度，颈核瘰疬，瘴毒乍寒乍热，欲成骨蒸，肠滑骨热，多变疳痢，皮肉干枯，不思乳食，身热生疮，喉闭肿痛。

钩藤饮

【来源】《圣济总录》卷一七一（人卫本）。

【别名】钩藤饮（《圣济总录》卷九十三）

【组成】钓藤 黄芩（去黑心） 犀角（镑）各半两 石膏（碎） 龙齿各一两 升麻 甘草（炙，

锉）各三分，竹叶四十片

【用法】上锉，如麻豆大。每服一钱匕，水一盏。煎至半盏，去滓，入麝香少许温服。

【主治】小儿痫疾。

真珠丸

【来源】《圣济总录》卷一七一。

【组成】真珠（研）一分　虎睛（左睛为上，酒浸，晒干，研）一只　露蜂房　麻黄（去根节）　钩藤各半两　铁粉（研细）三分　防葵一两　大黄（锉，炒）黄芩各三分　龙齿（研）一分　银屑　栀子仁各三分　独活（去芦头）半两　柴胡（去苗）　升麻　白鲜皮各三分　雷丸一分　沙参　细辛（去苗叶）各半两　蛇蜕（烧灰）一分　石膏（研）半两　牛黄（研）一分　蚱蝉（去翅足，熬）四枚

【用法】上为末，炼蜜为丸，如麻子大。一二岁儿每服五丸，研破，米饮送下。

【主治】小儿自一岁至大患癫痫，发动无时，口内沫出，小便不觉，呼唤不应。

柴胡汤

【来源】《圣济总录》卷一七一。

【组成】柴胡（去苗）　升麻　黄芩（去黑心）　甘草（炙赤）　大黄（锉，炒令香）各半两　石膏（碎）三分　钩藤一分　蚱蝉（去翅足，微炙）一枚　蛇蜕皮二寸（炙令黄色）

【用法】上为粗末。每服一钱匕，水一小盏，煎至半盏，去滓，加竹沥半合，更煎一两沸，半月至一月儿，斟酌与之；稍大，以意增加。

【主治】未满月及出月儿壮热发痫。

黄芩丸

【来源】《圣济总录》卷一七一。

【组成】黄芩（去黑心）　栀子仁　犀角（镑）各一分　麝香（研）一钱　虎睛（研）一只

【用法】上为细末，炼蜜为丸，如绿豆大。一岁至三岁儿每服三丸，三岁至五岁儿每服五丸，并以米饮送下，一日四次。

【主治】小儿诸般痫疾，口出白沫。

黄耆汤

【来源】《圣济总录》卷一七一。

【组成】黄耆（锉）　麻黄（去节）　甘草（炙，锉）　当归（切，焙）　细辛（去叶）　桂（去粗皮）　芍药　人参各一两　牛黄（研）一分　蛇蜕一寸（炙焦黄）　蚱蝉（炒）　蜣螂各四枚（并微炙，去翅足）

【用法】上为粗末。三四岁儿每服一钱匕，水七分，煎至四分，去滓，放温服，日三四次。

【主治】小儿风痫，发无时，数下之后，风虚不足。

排关散

【来源】《圣济总录》卷一七一。

【别名】通关散（《幼幼新书》卷十引汉东王先生方）

【组成】天南星（炮）

【用法】上为细散。每服一字匕，豮猪胆汁调下，咽入喉中，即能言。

【主治】小儿诸痫退后不能言。

蚱蝉丸

【来源】《圣济总录》卷一七一。

【组成】蚱蝉（炙，去翅足）一枚　大黄（煨，锉）　石膏（碎）　柴胡（去苗）各一两　牛黄（研）　龙齿（碎）　栀子仁　升麻　芍药　沙参　钩藤各三分　杏仁二十一枚（汤浸，去皮尖双仁，麸炒）　龙胆半两　丹参（研）一两半

【用法】上为末，炼蜜为丸，如梧桐子大。一岁儿每服一丸，温水化破服，一日三次。

【主治】小儿诸痫，乍愈乍发。

雄黄丸

【来源】《圣济总录》卷一七一。

【组成】雄黄半两　龙脑半字　蝎梢（炒）七枚　防风（去叉，锉）半两　腻粉半钱　天南星

（炮）一枚　白附子二枚　丹砂一钱　麝香半字

【用法】上为末，用水浸炊饼为丸，如鸡头子大。三岁儿服一丸。荆芥、薄荷汤化下。

【主治】小儿风痫瘛疭，壮热涎盛。

雄黄丸

【来源】《圣济总录》卷一七一。

【别名】五色丸（《药证直诀》卷下）、五痫丸（《仁斋直指小儿方论》卷二）。

【组成】雄黄（研）　水银各二两　铅（熬成汁，与水银结作沙子）三两　真珠末（细研）一两　丹砂（研）半两

【用法】上为细末，炼蜜和丸，如绿豆大。每服四丸，金银薄荷汤送下，一日二次。

【主治】

1.《圣济总录》：小儿五种痫，牛痫即牛声，马痫即马嘶，狗痫即狗吠，羊痫即羊鸣，鸡痫则鸡鸣，愈而复作。

2.《普济方》：五痫病者，脏腑相引，邪气盈起，寒厥不识人，手颤口吐沫，须臾如苏，复作。

醒风煎

【来源】《圣济总录》卷一七一。

【组成】白花蛇头一枚（自开口者，生用）　干蝎（全者）半两　牛黄（研）半分　丹砂（研）一分　龙脑（研）半分　麝香（研）一钱半

【用法】上为细末，炼蜜和为煎，瓷盒内收。每服一绿豆大，薄荷温水服之。

【功用】《御药院方》：截痫，安心神。

【主治】小儿风痫，涎潮发搐，不省人事。

竹叶粥

【来源】《圣济总录》卷一八八。

【组成】甜竹叶一握（细切）　粟米二合（净淘）

【用法】以水二升，煮竹叶，取一升，去滓，投米作粥食。

【主治】风热风痫，心烦惊悸。

野狐肉方

【来源】《圣济总录》卷一八八。

【组成】野狐肉一斤（及五脏料，治如食法）

【用法】上一味，于豉汁中作羹，调以五味。食之。或作粥、臛、炙、蒸并得，或以羊骨或鲫鱼汁替豉汁亦得，然不如用豉汁，病人吐出清涎为效。

【主治】惊痫、风痫，神情恍惚，言语错谬，歌笑无度，兼五脏积冷，蛊毒寒热。

白饼子

【来源】《小儿药证直诀》卷下。

【别名】玉饼子。

【组成】滑石末一钱　轻粉五分　半夏末一钱　南星末一钱　巴豆二十四个（去皮膜，用水一升，煮干研细）

【用法】上为末，入巴豆粉，次入轻粉，又研匀，却入余者药末，如法令匀，糯米粉为丸，如绿豆大。量小儿虚实用药，三岁以下，每服三丸至五丸，空心紫苏汤送下。若三五岁儿，壮实者不以此为限，加至二十丸，以利为度。

【主治】

1.《小儿药证直诀》：小儿伤食后发搐，身体温，多唾多睡，或吐不思食，大便乳食不消，或白色。

2.《续易简》：小儿腹中有癖，但饮乳者，及嗽而吐痰涎乳食。

3.《玉机微义》：小儿风痰，惊涎，癫痫，惊搐。

4.《婴童百问》：小儿夹食伤寒，发热呕吐，嗳气，肚疼者。

【宜忌】忌热物。

【方论】《小儿药证直诀类证释义》：此方为温下之剂。钱氏每见积滞而体壮者，概用白饼子下之。下必有积，壮热也因积，故方用星、夏之辛温以化痰积；用轻粉之辛冷以杀虫积；用滑石之甘寒以降热积；用巴豆以平诸般之积，使痰癖血瘕，气痞食积等物一鼓荡平，不留余孽。

乌鸦散

【来源】《全生指迷方》卷三。

【组成】腊月乌鸦一个（去足嘴大翅，用麝香一钱填口内，以好纸通裹了，再用盐、纸和泥团，候干，炭火烧，烟尽取出）

【用法】上为末，更入麝香一钱，研和。每服方寸匕，饮调下，一日二次。

【主治】痫症。

独活汤

【来源】《全生指迷方》卷三。

【组成】独活一两　细辛（去苗）一分　僵蚕（炒）半两　牡丹皮三分　防己半两　紫菀（去苗）一分

【用法】上为散。每服五钱，以水二盏，煎至一盏，去滓温服。

【主治】痫症。阴阳失度，气血相并，素无疾而暴得瘛疭，发讫即如常，经隔月日又复如前。

坠痰丸

【来源】方出《中藏经·附录》，名见《卫生宝鉴》卷九。

【别名】逐痰丸（《古今医统大全》卷十）。

【组成】天南星（九蒸九晒）

【用法】上为末，姜汁糊为丸，如梧桐子大。每服二十丸，人参、菖蒲汤或麦门冬汤送下。

【主治】风痫。

温惊丸

【来源】《永乐大典》卷九八〇引《孔氏家传》。

【组成】天南星一个（炮）　香白芷（如南星多）　京墨（天南星三分之一，烧过）　麝香少许

【用法】上为末，糊丸作小饼，如豆大，外以银箔或金箔裹之。薄荷汤化下。

【主治】小儿阴痫。

定命散

【来源】《幼幼新书》卷九引《刘氏家传》。

【组成】郁金（大者，生）二个　蝎梢七个　全蝎一个　腻粉（炒）一钱　朱砂一钱　麝香少许　巴豆七个（去油）

【用法】上为末。未满岁，每服一字，金银、薄荷汤调下；冷水亦得。药后吐涎，暖处睡，盖卧汗出，良久泻一二次愈。

【主治】小儿急惊、痫疾，手足抽，缩眼，倒奶不下。

蝍蛆丸

【来源】《幼幼新书》卷十一引《四十八候》。

【组成】全蝎　半夏　京墨（煅）各半钱　辰砂　铁粉　人参　真珠末各一钱　好茶半钱　春柳芽半钱（干者，或一钱）

【用法】上为末，酒糊为丸，如菜子大。每服七丸至十丸，薄荷、姜汤送下，一日三次，一月见效。

【主治】痫。

扁金丹

【来源】《幼幼新书》卷十一引《陈防御方》。

【组成】白花蛇肉（制焙）　防风　蜈蚣（全赤者）　乳香各半两　全蝎　朱砂　天南星（烧）　大草乌（烧）各一两半　麝香一钱　牛黄半钱

【用法】上为末，炊饼为丸，如梧桐子大，捏扁。每服三饼，荆芥汤化如稀糊，抹口中渐咽下，候一时更进。

【主治】胎风诸痫，手足瘛疭，目睛上视，颈项紧急强直，或摇头弄舌，牙关紧急，口吐痰沫，反拗多啼，精神不宁，睡卧多惊，吐利生风，昏塞如醉。

金黄散

【来源】《幼幼新书》卷五引张涣方。

【组成】川黄连一分（别为末）　胡粉（别研）　龙骨（烧灰，别研）各五钱

【用法】上为细末。每用少许敷脐中，时时用。

【主治】婴儿脐疮不愈，风气传入经络，变为痫疾者。

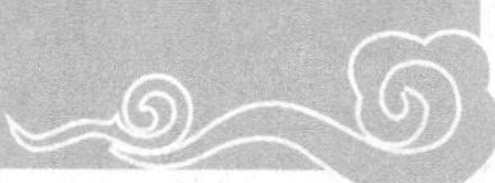

圣星丹

【来源】《幼幼新书》卷八引张涣方。

【组成】天南星（一般大）四十九个　活蝎四十九个（与上药瓦器盛，盐泥固济，吊于静室中，至腊日将蝎蜇南星酒浸一宿，焙研细末）　牛黄　麝香　龙脑各一钱　辰砂（飞）一分

【用法】前药末再与牛黄等四味研匀，姜汁为丸，如梧桐子大。每服一粒至二粒，人参、薄荷汤化下。

【主治】诸痫。

独活散

【来源】《幼幼新书》卷十一引张涣方。

【组成】独活　羌活　川升麻（锉细）　酸枣仁（拣净）　人参（去芦头）各一两　琥珀　川大黄（锉细，微炒）各半两

【用法】上为细末。每服一钱，以水一小盏，入金、银、薄荷各少许，放温服，不拘时候。

【功用】祛风截痫。

钩藤饮子

【来源】《幼幼新书》卷十一引张涣方。

【组成】钩藤　蝉壳各半两　黄连（拣净）　甘草（微炙）　川大黄（微炮）　天竺黄各一两

【用法】上为细末。每服半钱至一钱，水八分盏，加生姜、薄荷各少许，煎至四分，去滓温服。

【主治】小儿诸痫啼叫。

露蜂房散

【来源】《幼幼新书》卷十一引张涣方。

【组成】露蜂房　石菖蒲（一寸九节）各一两　桂心　远志（去心）　人参各半两　牛黄　朱砂　杏仁（麸炒）各一分

【用法】上为细末。服半钱，麝香汤调下。

【主治】小儿五痫，手足抽掣，口吐涎沫。

乌蛇散

【来源】《幼幼新书》卷十二引张涣方。

【组成】乌蛇梢（生）一两　白附子　半夏各一分　天麻　僵蚕　人参　全蝎　羌活　石菖蒲各半两　川附子一枚重半两（炮，去皮脐）

【用法】上为粗末。每服二钱，水二盏，加生姜十片，薄荷五叶，煎一盏，滤去滓，放温，时时滴口中。

【主治】风痫，角弓反张，潮搐，及心肺中风。

紫草膏

【来源】《幼幼新书》卷十八引郑愈方。

【组成】紫草　白附子各一钱　麻黄（去节）　甘草（炙）各二钱　全蝎十个　僵蚕（炒）二个

【用法】上为末；用蜜一两、酒半盏，入紫草煎数沸后，令旋施，同和前药为丸，如皂角子大。每服一丸，用紫草汤化下，续用黄耆散调治。《万氏家抄方》有红花，无甘草。《医学入门》有蟾酥。

【功用】《万氏家抄方》：退斑起痘。

【主治】

1.《幼幼新书》引郑愈方：麻痘不快。

2.《古今医统大全》：风痫。

【宜忌】《万氏家抄方》：如泻，忌服。

竹沥膏

【来源】《幼幼新书》卷二十八引《家宝》。

【组成】白术一分（蜜炒）　大附子（去皮脐，炮）一钱　全蝎七个（每个用七叶薄荷裹，汤泡麻黄，令软缠定，慢火炙黄色）　犀角（镑末）一钱　厚朴（用甘草水煮，焙干）一分

【用法】上为末，竹沥为膏，旋丸。婴孩每服一黑豆大，二三岁一皂子大，四五岁龙眼核大，以意加减，薄荷汤化下。

【主治】

1.《幼幼新书》引《家宝》：婴孩久泻，久患脾虚，发搐变作慢惊风，或作慢脾风等。

2.《袖珍方》引汤氏方：小儿诸痫。

至圣麝香饼子

【来源】《鸡峰普济方》卷二十三。

【组成】天麻　玄参　地榆各半两　附子一两　白

花蛇头一个　朱砂　麝香各半两

【用法】上药放于银器内，入汤更坐，重汤熬成膏，为丸，如梧桐子大，金箔为衣，捏作饼子。每服二饼，煎人参汤送下，不拘时候。

【主治】三种发痫，潮搐瘈疭，口眼相引，目睛上视，头项偃仰，口吐涎沫；及吐痢之后，肠胃俱空，气血变乱，卧不得寐，反拗多啼，令儿发惊，手足掣缩，腰背强直，精神暗钝，涎潮汗出，渐加昏塞；或老人虚风，或男子妇人虚风后风客心脾，喑不能言。

夺命丹

【来源】《鸡峰普济方》卷二十四。

【组成】白矾（枯）　黄丹（炒赤）各等分

【用法】上为末，以猪心血为丸，如梧桐子大。每服三十丸，熟水送下，不拘时候。

【主治】痫。

拟金丹

【来源】《鸡峰普济方》卷二十八。

【组成】丹砂　水银各三两　黄丹一斤

【用法】上药同研令水银星尽，入坩瓶中盖口，如法固济，初以文火养候，热彻即加炭十斤，煅令通赤半日久，药成候冷开取，面上白色，内如紫金色，光明甚好，便细研如面，以纸铺地，摊在上，以盆盖之，出火毒一日，候以粟米饭和丸，如绿豆大。空心以温水送下三丸。

【功用】解毒，安心神。

【主治】风邪癫痫，鬼疰心痛，恶疮，丹石发动，消渴，阴黄，惊悸，头面风，赤白带下。

【宜忌】忌羊血。

天门冬散

【来源】《鸡峰普济方》卷三十。

【别名】天冬散（《赤水玄珠全集》卷十四）。

【组成】天门冬不以多少（去心，焙干）

【用法】上为细末。每服二钱，温酒调下，不拘时候。

【主治】诸虚风有热，癫痫恶疾，耳聋目昏。

茯苓丸

【来源】《普济本事方》卷二。

【组成】辰砂（水飞）　石菖蒲（去须，洗）　人参（去芦）　远志（去心，洗，锉，炒令黄色）　茯神（去木）　白茯苓（去木）　真铁粉　半夏曲　南星（羊胆制）各等分

【用法】上为细末，生姜四两，取汁，和水煮糊为丸，如梧桐子大。别用朱砂为衣，干之。每服十丸，加至三十丸，夜卧生姜汤送下。

【功用】安神镇心，消风痰，止头眩。

【主治】

1.《普济本事方》：惊悸。

2.《普济方》：风历年岁，或歌或笑或哭，言语无所不及。

【方论】《本事方释义》：辰砂气味苦温，入手少阴；石菖蒲气味辛温，入手少阴、足厥阴；人参气味甘温，入脾胃；远志气味辛微温，入心肾；茯神气味甘平，入心，茯苓气味同而淡渗，入脾胃；真铁粉气味咸平，入肝；半夏曲气味辛微温，入胃；陈胆星气味苦寒，入手少阴、足厥阴；生姜为引。即同治上心疾不用辛温峻利之品者，欲其专行手少阴、足厥阴二经，使得安神定心，不使药性之胜脾胃也。

七圣丸

【来源】《小儿卫生总微论方》卷五。

【组成】乌蛇（酒浸软，去皮骨，只取肉用）　蝎梢　白僵蚕（炒，去丝嘴）　青黛　白附子各一分　蜣螂五个（去头、翅、足，炙令焦）　蟾酥二皂子大

【用法】上为细末，炼蜜为丸，如梧桐子大。如遇病者，先以半丸，汤泡薄荷水化开，灌儿鼻中；如得嚏则可医，以金银汤化下一丸，一日二三次，不拘时候；若灌药不嚏，难治。

【主治】阴痫，体虚羸瘦多因。

人参化风膏

【来源】《小儿卫生总微论方》卷五。

【组成】天麻一两（酒浸）　全蝎十四个（微

炒） 僵蚕（去丝嘴，微炒） 人参（去芦） 川芎 白附子各半两 羌活（去芦） 独活（去芦） 防风（去芦并叉枝）各一分

【用法】上为细末，炼蜜为丸，如皂子大。每服一丸，荆芥汤化下，不拘时候。

【主治】风痫发搐，涕咳无时。

三痫丹

【来源】《小儿卫生总微论方》卷五。

【组成】黑锡一两 水银半两（二味同结沙子，研极细） 蝎梢半两 木香半两 天南星半两（炮裂） 僵蚕（去丝嘴）半两（炒黄） 人参（去芦）半两 半夏半两（汤洗七次） 防风（去芦并叉枝）半两

【用法】上为细末，石脑油半盏，研极细，入麝香一钱，脑子半钱，各研细，与众药末拌匀，枣肉为丸，如黍米大。每服三五丸至十丸，煎荆芥、薄荷汤调下，不拘时候。

【主治】痫证发，未能分辨何痫者。

必救丹

【来源】《小儿卫生总微论方》卷五。

【组成】赤足蜈蚣一条（去头足） 蝎梢七个 生犀尖（镑末）一钱 染坯半钱 朱砂半钱（研，水飞） 麝香一字

【用法】上为细末。煎猪脂油为丸，如黍米大。每服三五丸，用大金散送下，不拘时候。

【主治】阴痫，慢惊。

芎犀散

【来源】《小儿卫生总微论方》卷五。

【组成】川芎 犀角 独活（去芦）各半两 蝎梢 人参 天麻各半两

【用法】上为细末。每服半钱，温酒调下，不拘时候。

【主治】风痫多困不省。

皂荚煎丸

【来源】《小儿卫生总微论方》卷五。

【组成】肥嫩不蚛皂角十挺（去皮棱，以水二大碗，妥汁去滓净，将汁熬成膏） 虢丹不拘多少（于熨斗内簇熟，炭火煅至炭火过，吹去其灰）

【用法】上研虢丹为细末，量其所用，入皂荚膏和丸，如绿豆大。每服五七丸，乳食前温汤送下。

【主治】小儿风痫。

鸡苏散

【来源】《小儿卫生总微论方》卷五。

【组成】鸡苏 木贼 荆芥各等分

【用法】上为细末。每服半钱或一字，以茶清调下，不拘时候。

【主治】小儿风痫。

蚬壳膏

【来源】《小儿卫生总微论方》卷五。

【组成】蝼蛄一个（去头翅足） 麝香 轻粉各黄米许

【用法】上为极细末。以新水少许就之，用蚬壳灌之。

【主治】小儿阴痫，慢惊瘛疭。

麻黄蝎梢散

【来源】《小儿卫生总微论方》卷五。

【组成】麻黄（去根节）半两 蝎梢十四个

【用法】上锉碎。用薄荷叶遍裹，更用纸裹了，于水中蘸湿，慢火中煨纸及叶干透，取出为末。每服半钱，金银薄荷汤调下，不拘时候。

【主治】小儿风痫发搐。

葱汤丸

【来源】《小儿卫生总微论方》卷五。

【组成】天南星（炮裂，为末，炒）一钱 蝎梢一分（微炒） 半夏一分（汤洗七次） 寒水石（煅熟，为末）一分 朱砂半钱（水飞） 僵蚕（炒去丝嘴）一分

【用法】上为细末，面糊为丸，如绿豆大。每服三五丸，烧葱白泡汤送下，不拘时候。

【主治】小儿风痫发搐，痰盛壅热。

蜣螂散

【来源】《小儿卫生总微论方》卷五。

【别名】蜣螂汤（《普济方》卷三七七）。

【组成】干蜣螂三分（微炒） 天麻半两 防葵半两 蝎梢一分 威灵仙半两（洗，焙。以上先为末） 川芒消 天竺黄各一分（二味同为细末）

【用法】上为散。每服一字或半钱，乳香汤调下，量大小加减与服，不拘时候。

【主治】小儿风痫发搐。

开关散

【来源】《小儿卫生总微论方》卷六。

【组成】蟾酥一小片 铅白霜一字

【用法】上为极细末。用乌梅肉蘸药，于两口角揩擦良久乃开，以进别药。

【主治】诸痫潮发，牙关紧急，口噤不开，不能进药。

日应丹

【来源】《小儿卫生总微论方》卷六。

【组成】黑锡 硫黄 水银 铁粉各一两 金箔 银箔各三十片

【用法】先将锡于铁铫内熔化；次入水银，不住手搅令匀；次入硫黄诸药，同炒搅匀，离火再炒良久，都倾出，用纸衬地上，顿一宿，出火毒讫，再研令匀细，以熟软粟米饭为丸，如绿豆大。每服五七粒，煎人参汤送下，不拘时候。

【主治】痫病连年不愈。

白金散

【来源】《小儿卫生总微论方》卷六。

【组成】白僵蚕（去丝嘴，直好者）半两（汤洗，焙黄，为末） 天竺黄一分（细研） 真牛黄一钱（别研） 麝香（研） 龙脑（研）各半钱

【用法】上为细末。每服半钱，生姜自然汁调灌，不拘时候。

【主治】诸痫，渐发不省者。

夺命丹

【来源】《小儿卫生总微论方》卷六。

【组成】朱砂半钱（研，水飞） 麝香（研） 麒麟竭（研）各半钱 牛黄（研） 龙脑（研） 没药（研） 熊胆（研） 粉霜一钱（研） 青黛三钱（研） 使君子十个（去壳，面裹煨熟，为末）

方中牛黄、龙脑、没药、熊胆用量原缺。

【用法】上为细末，取井花水滴水为丸，如豌豆大。每服一丸，以薄荷自然汁半见壳许化开，入温汤半茶脚调匀服之。若诸疳泻利不止，或惊热涎盛，吊眼发搐者，以三丸化下。

【主治】一切诸般惊风，天钓，暗风痫病，胎惊，发搐，上视，身直背强；及五疳肌瘦羸瘠，肚大脚细，发稀馋渴；便利脓血，水谷不化，洞泄下注；并温壮身热，口疮烦躁，叫啼。

异圣散

【来源】《小儿卫生总微论方》卷六。

【组成】猪蹄甲不以多少（净洗，去带毛处，锉碎，于锅内炒令烟尽，取出于地上厚铺纸，薄摊其药，以盆盖之，候三日出火毒毕，为细末） 金星石 银星石 青礞石各半斤（三石同入一盒内，以马粪和泥固济，晒干，先用熟火渐渐烧之，次添炭火煅令通赤，取出，仍先令掘一地坑，深一尺，取药盒在地坑内，用土盖埋二日出火毒，为细末）

【用法】上用猪蹄末二两，石末一两半，再研匀细，入生麻油半两再研极匀。每服半钱，以浆水研百遍调下，空心食前服。

【主治】小儿痫病日发数次，诸药不能愈。

神乌散

【来源】《小儿卫生总微论方》卷六。

【组成】腊月乌鸦一个（全） 朱砂半两

【用法】将朱砂填入乌鸦口内，以麻缠乌嘴安瓶内，盐泥固济，用木炭一秤半煅一夜，取出为末。每服一钱，麝香酒调下，每日三次。连服十日愈。

【主治】小儿暗风痫。

神乌散

【来源】《小儿卫生总微论方》卷六。
【组成】浑黑老鸦一个（全者） 胡桃七枚 苍耳心子七个
【用法】用一藏瓶，逐入上药在内，盐泥固济，木炭火煅，烟尽为度，取出为细末。每服一钱，空心热酒调下。
【主治】小儿暗风痫。
【加减】疝气肾肿，阴囊偏坠，加新生孩儿胎衣一副同烧，依上法以葱椒热酒调下，看大小加减。

神圣辰砂南星丹

【来源】《小儿卫生总微论方》卷六。
【组成】天南星四十九个（一般大者） 活蝎四十九个（五月五日取）
【用法】将上药同盛于一瓦器中，用盐泥固济外边周密，吊于净室中，至腊日取出，拣曾被蝎螫过之天南星用之（以有小窍子为验），将可用南星以酒浸一宿，焙干为末，再用好辰砂一分，真牛黄、麝香、龙脑各一钱研细，一处拌匀，以生姜汁为丸，如梧桐子大。每服一二丸，煎人参、薄荷汤化下，不拘时候。
【主治】小儿诸痫发搐。

接生如圣丸

【来源】《小儿卫生总微论方》卷六。
【别名】消矾丸（《魏氏家藏方》卷一）。
【组成】赤石脂二两 消石半两 白矾（枯过）一分
【用法】上为细末，糯米粥为丸，如绿豆大。每服十丸、十五丸，温水送下，食后，日三服。
【主治】痫病暗风，年深不愈者。

啄木散

【来源】《小儿卫生总微论方》卷六。
【组成】腊月啄木鸟一个（用无灰酒三升，先以瓦罐子一个，底铺荆芥穗叶厚一寸，上顿啄木鸟；又用荆芥穗叶盖一寸厚，倾酒在内，仍用纸封合，盐泥固济，炭煅之，候酒干，青烟出为度，去火放冷，只取啄木鸟研为末，次入以下项药） 石膏二两（煅，研） 铁粉（用浆水半升煮尽，研细末用）一两 朱砂一分（研，水飞） 附子一两（正生者，炮裂，去皮脐） 麝香一分（研） 脑子一钱（研）
【用法】上为细末。每服一钱，先令病人呷温水三两口，以温酒一盏，先少许调药饮之，余酒送之，服毕便就枕睡少时。临发时一服，候一两日更服一次，不过十服即愈。小儿可减服。
【主治】多年痫病。
【验案】痫病 予有一亲姓王，患痫病十余年，发即涎潮，手足僵踡，颠仆不省，服此药，百服而愈。

猪胆半夏丸

【来源】《小儿卫生总微论方》卷六。
【组成】半夏一两（汤洗七遍） 豮猪胆三个
【用法】取豮猪胆汁，浸半夏于瓷器中，晒干，切片焙燥，为细末，生姜自然汁煮面和丸，如梧桐子大。每服五七丸至十丸，煎麦门冬熟水送下，食后、临卧各一次。
【主治】诸般痫搐。
【宜忌】忌动风、毒物。

蝎梢散

【来源】《小儿卫生总微论方》卷六。
【组成】蝎梢七个 朴消一钱
【用法】上同研细末。每用一字或半钱，揩牙。须臾牙关口噤自开，然后进别药。
【主治】小儿诸痫潮发，牙关紧急，口噤不开，药难进口者。

胜金丸

【来源】《宣明论方》卷三。
【组成】白僵蚕 细辛 天南星 皂角（炙黄） 川乌头（生） 乌蛇（真者，好酒浸，去

骨） 白矾（枯） 桔梗 威灵仙 何首乌 草乌头各半两 荆芥穗 川芎各二两

【用法】上为末，酒面糊为丸，如梧桐子大。每服十丸，食后温酒调下。

【主治】痫病。风热惊骇，不时旋运潮搐，口吐痰沫，忽然倒地，不省人事。

犀角丸

【来源】《宣明论方》卷三。

【组成】犀角末半两 赤石脂三两 朴消二两 白僵蚕一两 薄荷叶一两

【用法】上为末，面糊为丸，如梧桐子大。每服二十丸至三十丸，温水送下，不拘时候，一日三次，如觉痰多即减丸数。

【主治】风痫。日发作有时，扬手掷足，口吐痰涎，不省人事，暗倒屈伸。

【宜忌】忌油腻物。

大镇心丹

【来源】《三因极一病证方论》卷九。

【别名】镇心丹（《医学纲目》卷十三、镇心丸《赤水玄珠全集》卷六）。

【组成】辰砂（用黄松节酒煮） 龙齿（用远志苗醋煮）各等分

【用法】上只取辰砂、龙齿为末，猪心血为丸，如鸡头子。每服一丸，以麦门冬叶、绿豆、灯心、生姜、白蜜水煮，豆熟为度，临卧咽下；小儿磨化半丸。

【主治】癫痫惊狂，谵妄颠倒，昏不知人，喷吐涎沫；及心惊胆寒，清醒不睡，或左胁偏疼。

矾丹

【来源】《三因极一病证方论》卷九。

【别名】驱风丸、驱风散（《普济方》卷九十九）、矾丹丸（《医学纲目》卷十一）。

【组成】虢丹 晋矾各一两

【用法】用砖凿一窠，可容二两许，先安丹在下，次安矾在上，以白炭五斤，煅令炭尽，取出细研，以不经水猪心血为丸，如绿豆大。每服十丸至二十丸，橘皮汤送下。《普济方》温酒调下。

【主治】五癫百痫，无问阴阳冷热。

蛇黄丹

【来源】《三因极一病证方论》卷九。

【组成】蛇含四枚（建盏内煅红，以楮树汁一碗淬干） 天南星（炮） 白附子 辰砂（别研） 麝香（别研）各半两

【用法】上为末，糯米糊为丸，如梧桐子大。每服一丸，温汤磨化，量大小与服；大人细呷三五丸，温酒米汤任下。

【主治】五脏六腑诸风癫痫，掣纵，吐涎沫，不识人；及小儿急慢惊风。

破饮丸

【来源】《三因极一病证方论》卷十三。

【别名】破痰丸（《古今医统大全》卷四十三引《医林方》）。

【组成】荜茇 丁香 胡椒 缩砂仁 乌梅肉 青皮 巴豆（去皮） 木香 蝎梢各等分

【用法】将青皮、巴豆以浆水同浸一宿，次日滤出，同炒青皮焦，去巴豆，将所浸水淹乌梅肉，蒸一炊久，细研为膏，入药末和匀为丸，如绿豆大。每服五七丸，临睡生姜汤送下；津液下尤佳。久服不伤脏气。

【主治】五饮停蓄胸腹，结为癥癖，支满胸膈，傍攻两胁，抢心疼痛，饮食不下，反胃吐逆，九种心疼，积年宿食不消，久疟久痢，遁尸疰忤，癫痫厥晕，心气不足，忧愁思虑，妇人腹中诸病。

神应丸

【来源】《永乐大典》卷九七八引《全婴方》。

【组成】真牛黄 麝香 轻粉各半两 金银箔各一百片 磁石 石绿 朱砂 蛇含石（火煅，醋淬七次） 粉霜 雄黄各一两 石燕二个（火煅，醋淬七次）

【用法】上为末，酒糊为丸，如梧桐子大。一岁一丸，薄荷汤化下，入酒少许尤妙；痫病，薄荷自

然汁和酒化下。

【主治】小儿急慢惊风及卒中并五种痫疾，或发直目直视，面如桃花，口眼俱闭，或即俱开，喉中作声，汗出如油，惊风下泄，时泻黑色。

五胆丸

【来源】《杨氏家藏方》卷二。

【组成】鲤鱼胆　鸡胆　狗胆　猪胆　羊胆各一枚（五胆汁和为一处）　蛇黄五两（蘸五胆汁，炒煨，胆汁尽为度）

【用法】上为细末，别用雄狗胆为丸，如绿豆大，朱砂为衣。每服一十五丸，磨刀水送下，空心服；或只作细末，每服一钱，用磨刀水调下亦得。

【主治】心风狂走，癫痫。

五痫丸

【来源】《杨氏家藏方》卷二。

【别名】五痫神应丸（《景岳全书》）、神应丸（《医级》卷八）、医痫丸、医痫无双丸（《北京市中药成方选集》）。

【组成】天南星一两（炮）　乌蛇一两（酒浸一宿，去皮骨，焙干称）　朱砂一分（别研）　全蝎二钱（去毒）　半夏二两（汤浸七次）　雄黄一钱半（研）　蜈蚣半条（去头足，炙）　白僵蚕一两半（炒去丝嘴）　白附子半两（炮）　麝香二字（别研）　白矾一两　皂角四两（捶碎，用水半升，妥汁去滓，与白矾一处熬干为度，研）

【用法】上为细末，生姜汁煮面糊为丸，如梧桐子大。每服三十丸，食后温生姜汤送下。

《北京市中药成方选集》：用冷开水泛为小丸，用朱砂二钱五分，滑石粉二两五钱为衣，闯亮。每服一钱，日服二次，温开水送下。

【主治】癫痫朝发，不问久新。

【宜忌】《北京市中药成方选集》：孕妇忌服。

龙齿丹

【来源】《杨氏家藏方》卷二。

【组成】紫苏子一两　龙齿　石菖蒲　远志（去心）　铁粉（别研）　木香　白僵蚕（炒去丝嘴）　橘红　白花蛇（酒浸一宿，取肉，焙干称，炙黄）　朱砂（别研，留少许为衣）　天麻（去苗，酒浸一宿，焙）　麻黄（去根节）　天南星（汤浸，薄切片于生姜汁制一宿）　人参（去芦头）各半两　全蝎一分（去毒，炒）　龙脑半钱（别研）　麝香一分（别研）

【用法】上为细末，次入研者药和匀，炼蜜为丸，每一两作一十五丸。每服一丸，食前、空心薄荷汤化下。

【主治】因惊神志恍惚，久而成痫，时发时止者。

朱粉散

【来源】《杨氏家藏方》卷二。

【别名】鲇鱼丸（《普济方》卷一〇〇）。

【组成】朱砂半两（别研）

【用法】上件用大鲇鱼一尾，将轻粉涂在鲇鱼身上，少时刮去鲇鱼身上涎，用朱砂末为丸，如绿豆大。每服二丸，食后温熟水送下；冷水亦得。

【主治】五种痫疾。

羌活大丸

【来源】《杨氏家藏方》卷二。

【别名】羌活大风丸、羌活丸（《普济方》卷一〇〇）。

【组成】防风（去芦头）　天麻（酒浸一宿，焙干）　全蝎（去毒，炒）　人参（去芦头）各三钱　羌活（去芦头）　白茯苓（去皮）　青黛（别研）各二钱半　独活（去芦头）　麝香（别研）各二钱　川芎一钱半　脑子（别研）一钱　水银一钱（入硫黄一钱同研结砂子）

【用法】上为细末，炼蜜为丸，每一两作二十丸，朱砂为衣。大人服二丸，小儿服一丸，一岁以下服半丸，食后、临卧并煎荆芥汤化下；病发时，不拘时候。

【主治】男子、妇人一切痫疾，涎潮搐搦；中风涎壅，语言謇涩，手足不遂；小儿急慢惊风。

虎睛丸

【来源】《杨氏家藏方》卷二。

【组成】虎睛一对（微炒） 犀角屑 远志（去心） 栀子仁 大黄各一两

【用法】上为细末，炼蜜为丸，如绿豆大。每服二十丸，食后温酒送下。

【功用】《万病回春》：化痰清火。

【主治】痫疾潮搐，精神恍惚，烦乱不宁，口干喜水，或时谵语。

法煮蓖麻子

【来源】《杨氏家藏方》卷二。

【组成】蓖麻子（去皮，取仁）二两 黄连（去须，锉如豆大）一两

【用法】上用银器，以水一大碗，慢火熬，水尽即添，熬三日两夜为度，取出，去黄连，只用蓖麻子，风干不得见日，用竹刀将蓖麻子每枚切作四段。每服二十段，计蓖麻子五粒，食后用荆芥汤送下，一日二次。

【主治】诸痫病，不问年深日久。

【宜忌】《卫生宝鉴》：服蓖麻子者，终身忌食豆，若犯之，则腹胀而死。

啄木散

【来源】《杨氏家藏方》卷二。

【组成】寒水石（火煅、别研）二两 铁粉一两（别研） 附子一枚（重一两者，炮，去皮脐，取末） 牛黄（别研） 麝香（别研） 龙脑（别研） 朱砂（别研）各一分 啄木鸟一枚（腊月者，去嘴翅尾爪尖，用瓦罐子先铺荷叶、荆芥穗一寸厚，次入无灰酒一升，方下啄木鸟，更以荷叶、荆芥穗盖一寸厚，用纸封口，盐泥固济，炭火煅青烟出为度，候冷，只取啄木鸟，细研）

【用法】上药同和匀，再研细。每服一钱，用温酒一盏调下，便就枕睡少时。临发时服尤妙，不拘时候。

【主治】一切痫疾。

碧玉丹

【来源】《杨氏家藏方》卷二。

【组成】白矾（生） 粉霜 朱砂（别研） 天南星（火炮）各一钱 蜈蚣二条（炙） 白僵蚕七枚（炒去丝嘴） 麝香一字（别研） 鹞鸱头一枚（烧灰）

【用法】上为细末，同猪心血为丸，如绿豆大。每服五丸，加至七丸，麦门冬、远志煎汤送下，不拘时候。

【主治】暗风五痫，涎潮仆地，不省人事。

化涎丸

【来源】《杨氏家藏方》卷十七。

【别名】化痰丹（《普济方》卷三七八）。

【组成】半夏一两（生姜汁浸一宿） 干姜（炮） 黄连（去须） 桂心 木香各半两 巴豆十枚（去皮心膜，炒令黄，研细） 牛黄一分（别研） 麝香一分（别研） 朱砂一两（研细，水飞）

【用法】上为细末，次入研者药，一处拌匀，滴水为丸，如黍米大。每服三丸至五丸，乳食后温米饮或煎荆芥汤送下。

【主治】诸痫，胞络涎盛。

法炼灵乌散

【来源】《杨氏家藏方》卷十七。

【组成】乌鸦一只（腊月者良，留毛去肠肚） 朱砂 铁粉 蛇黄（烧红，醋淬三次）各半两 黑铅半两（熔成汁，入水银半两在内，候化，急倾出，待冷用） 黄丹二钱半（上除乌鸦外，并研令细，入在乌鸦腹内，用线缝合，入瓦罐内，以盐泥固济，晒干，用炭火三斤，煅烟出为度，次入后药） 天南星（生姜汁浸三宿，焙干） 防风（去芦头） 羌活（去芦头） 川芎各一两 荆芥穗 全蝎（去毒，微炒） 白僵蚕（炒去丝嘴）各半两

【用法】上为细末，与前药同研匀。每服半钱，麝香汤调下，不拘时候。

【主治】小儿胎风，诸痫，目睛斜视，涎潮壅噎，吐咽不下，口睛牵引，身体强直。

镇心丹

【来源】《传信适用方》卷二。

【组成】黄耆五两（炙） 干熟地黄二两半（洗） 五味子二两半（去枝梗） 柏子仁二两半（研） 远志二两半（去心） 白茯神五两（去木） 人参五两 酸枣仁五两（去皮，炒） 朱砂三两（别研）

【用法】上为细末，炼蜜为丸，如梧桐子大，以朱砂为衣。每服三十丸，温酒或人参汤送下。恍惚惊悸，怔忡不止，煎人参、茯神汤送下；盗汗不止，麦麸汤送下；乱梦失精，人参、龙骨汤送下；卒暴心痛，乳香汤送下；肌热虚烦，麦门冬汤送下；大便下血，当归、地榆汤送下；中风不语，薄荷、牛黄汤送下。

【功用】安镇心脏，补养心气。常服安神镇心，益寿延年。产后安胎，产后补虚。

【主治】惊忧思虑过伤，心气不足，怔忡盗汗，乱梦失精，卒暴心痛，中风不语，风痫癫狂，客忤不省，悲哭无常，色脱神悴，飞尸鬼注，恍惚惊悸，吐血便血，虚劳羸瘦，病后虚烦，不得眠睡；及胎动不安，产后体虚。

驱风散

【来源】《普济方》卷一〇〇引《卫生家宝》。

【组成】防风四两（去芦） 白砂蜜半斤 朱砂一两（水飞，研令极细） 薄荷四两（苗儿紫心者） 蜗牛七个（瓦上炒去壳，细研，形如蜒蚰皆负壳者） 皂角十条（不蛀者，去边寸，锉，先用水浸三日，去原浸水，却以一碗，妥取浓汁，去滓，入银石器内熬去五六分） 天麻四两

【用法】上为末，入朱砂、蜗牛，先以皂角膏子和匀，炼蜜为丸，如梧桐子大。每服三十丸至五十丸，腊茶清送下，一日三次。服一料，永除根。

【主治】暗风痫疾，涎潮不省人事，手足搐搦；又小儿惊风等疾。

【宜忌】忌猪、鸡、鱼、面、动风物。

小镇心丸

【来源】《易简方论》。

【组成】蓬莪术五斤 荆三棱五斤（水浸软，切片） 橘皮五斤（拣净） 青皮五斤 胡椒三斤 干姜三斤（炮） 阿魏三斤 矾红

方中矾红用量原缺。

【用法】上为细末，醋糊为丸，如梧桐子大，辰砂为衣。每服六十丸，用橘红煎汤送下。

【主治】癫痫。脾气不舒，遂致痰饮上迷心窍。

芝麻仁汤

【来源】《古今医统大全》卷四十九引《易简方论》。

【组成】麻仁四升

【用法】以水六升，猛火煮，令芽生，去滓，煎取七合。空心服，以手摩手足心自定。

【主治】癫风。

宁志丸

【来源】《是斋百一选方》卷一。

【组成】好辰砂一两 人参 白茯苓 当归（去芦，洗去土） 石菖蒲 乳香（别研） 酸枣仁各半两（用酸枣仁五两汤浸去皮，可剥半两净仁，炒令赤，香熟为度）

【用法】好辰砂一两，将熟绢一小片包裹，以线扎定，獖猪心一枚，以竹刀子切破，不得犯铁，用纸拭去血，入朱砂包子在猪心内，却用麻线缚合猪心，又以甜笋壳再裹了，麻皮扎定，无灰酒二升，入砂罐子或银器内，煮令酒尽为度，去线并笋壳，取辰砂别研，将猪心以竹刀细切，砂盆内研令烂，却入后药末并辰砂、枣肉为丸，如梧桐子大，留少辰砂为衣；药末须隔日先碾下，枣肉于煮猪心日绝早煮熟，剥去皮核，取肉四两用。每服五十丸，人参汤送下，不拘时候。

【主治】

1.《是斋百一选方》：心气、心风。

2.《景岳全书》：心风癫痫。

抱胆丸

【来源】《是斋百一选方》卷一。

【别名】灵砂观音丹。

【组成】水银二两 朱砂一两（细研） 黑铅一两半 乳香一两（细研）

【用法】将黑铅入铫子内，下水银结成砂子，次下朱砂、滴乳香二味，趁热用柳木槌研匀，丸如鸡

头子大。每服一丸，空心用井花水送下。病者得睡，切莫惊动，觉来即安。再进一丸，可绝根本。

【主治】癫痫风狂，或因惊恐怖畏所致；及妇人产后血虚，惊气入心，并室女月脉通行，惊邪蕴结。

【方论】《济阴纲目》：人之神，以心为宅；水银之液，以朱砂为宅。朱之色，通乎心；水银之液，通乎神。神以妙应无方，银以园通不滞，二行皆万劫不衰，故以类从焉。然心火之下，阴精承之则安；水银之流，真铅制之则定。所以者，皆以真水制真火也。本方以乳香通心气，朱砂养心血，铅汞交心肾于倾刻，而引神归舍也，神归则睡安矣。

神应丸

【来源】《是斋百一选方》卷三。

【组成】好腊茶半两　白矾一两（生用）

【用法】上为细末，蜜为丸，如梧桐子大。每服三十丸，腊茶汤送下，取涎自大便出。

【主治】风痫，暗风。

保安丸

【来源】《简易方》引《究源方》（见《医方类聚》卷二十）。

【组成】草乌（去皮）　五灵脂各等分

【用法】上为细末，猪心血为丸，如鸡头子大。每服一丸，薄荷、生姜汁浸汤，食后服。

【主治】诸风痫，不问久远。

祛邪散

【来源】《女科百问》卷上。

【组成】白矾三两（生研）　黄丹半两

【用法】上为细末，用桑柴于瓦中烧一伏时。每服半钱，以乳香汤调下，不拘时候。

【主治】癫邪恶候。

三圣散

【来源】《儒门事亲》卷十二。

【别名】三仙散（《丹溪心法附余》卷二十四）。

【组成】防风三两（去芦）　瓜蒂三两（拣净研破，以纸卷定，连纸锉细，去纸，用粗罗子罗过，另放末，将渣炒微黄，次入末一处同炒黄用）　藜芦（去苗及心，加减用之）或一两，或半两，或一分

【用法】上各为粗末。每服约半两，以齑汁三茶盏，先用二盏，煎三五沸，去齑汁，次入一盏，煎至三沸，却将原二盏同一处熬二沸，去滓澄清，放温，徐徐服之。牙关紧闭者，鼻内灌之。不必尽剂，以吐为度。

【主治】

1.《儒门事亲》：中风失音闷乱，口眼喎斜，不省人事，牙关紧闭。

2.《东医宝鉴·杂病篇》引《必用全书》：阴痫及癫狂。

3.《医方集解》：痰厥头痛。

朱砂滚涎丸

【来源】《儒门事亲》卷十五。

【别名】朱砂滚痰丸（《松崖医径》卷上）、朱砂滚涎散（《增补内经拾遗方论》）

【组成】朱砂（水飞）　白矾（生用）　赤石脂　硝石各等分

【用法】上为细末，研蒜膏为丸，如绿豆大。每服三十丸，食后荆芥汤送下。

【主治】五痫。

妙功十一丸

【来源】《儒门事亲》卷十五。

【组成】丁香　木香　沉香　乳香　麝香　荆三棱（炮）　广茂（炮）　黑牵牛（微炒）　黄连　雷丸（炒）　鹤虱（炒）　胡黄连　黄芩　大黄（焙）　陈皮　青皮　雄黄　熊胆　炙甘草各二钱半　赤小豆三百六十粒（煮）　白丁香（直尖者）三百六十个　轻粉四钱　巴豆七个

【用法】上为细末，赤小豆煮烂研泥，同荞麦面打糊，和作十一丸，朱砂为衣，阴干。服时水浸一宿，化下一丸。大便出为验，不可再服。

【主治】痫症。

魏角镇痉丸

【来源】《经验良方》。

【组成】阿魏末　鹿角（炙油）各二钱　龙胆末（适宜）

【用法】上调和，取二厘为一丸。每服五丸，一日数次。

【主治】神经病郁忧，病痫痉挛。

升阳汤

【来源】《兰室秘藏》卷下。

【组成】炙甘草五钱　麻黄（不去节）　防风各八钱　羌活一两五钱

【用法】上锉。每服五钱，水二盏，煎至一盏，去滓，空心稍热服之。

【功用】升阳气。

【主治】足太阳经寒，恐则气下行，发为阳蹻痫疾。

遂心丹

【来源】《本草纲目》卷十七引《济生方》。

【别名】猪心汤（《仁斋直指小儿方论》卷二）、甘遂散（《世医得效方》卷八）、朱砂甘遂丸（《万氏家抄方》卷二）、甘遂丸（《赤水玄珠全集》卷十四）。

【组成】甘遂二钱

【用法】上为末，用猪心取三管血和药，入猪心内缚定，纸裹煨熟，取末，入辰砂末一钱，分作四丸。每服一丸，将心煎汤调下。大便下恶物为效，不下再服。

【主治】风痰迷心，癫痫，及妇人心风血邪。

控涎丸

【来源】《医方类聚》卷一六〇引《济生方》。

【别名】控涎丹（《袖珍方》卷三）、控痰丸（《中国医学大辞典》）。

【组成】生川乌（去皮）　半夏（洗）　僵蚕（不炒，三味锉碎，生姜汁浸一宿）各半两　全蝎（去毒）七个　铁粉三钱　甘遂二钱半

【用法】上为细末，生姜自然汁打糊为丸，如绿豆大，朱砂为衣。每服十五丸，食后用生姜汤送下。

【主治】诸痫久不愈，顽涎聚散无时，变生诸症。

【宜忌】忌食甘草。

鸱头丸

【来源】《普济方》卷一〇〇引《济生方》。

【组成】飞鸱头一枚（烧灰）　虢丹五钱（细研）　皂角五锭（酥炙）

【用法】上为细末，糯米糊为丸，如绿豆大。每服十五丸，加至二十丸，以粥饭送下，不拘时候。

【主治】

1.《普济方》引《济生方》：风痫，不问长幼，发作渐频，呕吐涎沫。

2.《东医宝鉴·内景篇》：癫痫恶病。

夺命散

【来源】《医方大成》卷十引汤氏方。

【别名】礞石散（《仁斋直指小儿方论》卷二）、霹雳散（《普济方》卷三七四）、夺命丹（《古今医统大全》卷四十九）、青礞石散（《种福堂公选良方》卷四）。

【组成】青礞石一两（入臼窝内，同焰消一两用白炭火煅令通红，须消尽为度，候药冷如金色取出）

【用法】上为细末。急惊风痰发热者，薄荷自然汁入蜜调服；慢惊脾虚者，有以青州白丸子再碾，煎稀糊入熟蜜调下。

【功用】《仁斋直指小儿方论》：利痰。

【主治】

1.《医方大成》引汤氏方：急慢惊风，痰潮壅滞塞于喉间，命在须臾。

2.《普济方》：风疾癫痫。

3.《救急选方》：卒暴中风，痰涎壅塞，牙关紧急，目上视等危证。

宁志丸

【来源】《仁斋直指方论》卷十一。

【别名】宁神定志丸（《北京市中药成方选集》）。

【组成】人参　白茯苓　茯神　柏子仁　琥珀　当归　酸枣仁（温酒浸半日，去壳，隔纸炒香）远

志（酒浸半日，新布裹，捶取肉、焙）各半两　乳香　朱砂（别研）　石菖蒲各一分

《北京市中药成方选集》无茯神。

【用法】上为末，炼蜜为丸，如梧桐子大。每服三十丸，食后枣汤送下。

【功用】《北京市中药成方选集》：滋阴补气，益智宁神。

【主治】

1.《仁斋直指方论》：心虚血虚，多惊。

2.《景岳全书》：心虚血少，神志不宁而惊悸者；怔忡，癫痫。

3.《北京市中药成方选集》：气血虚弱，神志不宁，心虚多梦，烦躁盗汗。

驱痫散

【来源】《仁斋直指小儿方论》卷一。

【组成】朱砂（研）　雄黄（研）　蛇皮（炙黄）　石膏（煅通红，出火毒一宿）各一分　蜂房（炒）　远志（取肉，姜制，焙）　细辛（华阴者，去苗土）　麻黄（去节）　直僵蚕（炒）　川大黄（生）　川芎　独活各一分半

【用法】上为末。每服一钱，加钩藤、蜜少许煎汤，温和调灌。

【主治】诸痫。口眼相引，上视涎流，手足抽搐，头项反张，腰背强直。

牛黄丸

【来源】《仁斋直指小儿方论》卷二。

【组成】牛胆汁和南星末（风干）　全蝎（焙）　蝉壳各二钱半　防风　白附子（生）　天麻　直僵蚕（炒）各一钱半　麝半钱

【用法】上为末，以煮枣（去皮核取肉）和水银半钱研极细，次入药末为丸，如绿豆大。每服一丸，荆芥、生姜汤送下。

【主治】风痫迷闷，抽掣涎潮。

【方论】《医方集解》：牛黄清心解热，开窍利痰，天麻、防风、南星、全蝎辛散之味，僵蚕、蝉蜕清化之品，白附头面之药，去头面之游风，皆能搜肝风而散痰结，麝香通窍，水银劫痰，引以姜、芥者，亦以逐风而行痰也。

当归大黄汤

【来源】《仁斋直指小儿方论》卷二。

【组成】大黄（湿纸裹，略煨）　甘草（炙）　当归　赤芍药各三钱　半夏（制）　川芎各一钱五分

【用法】上为末。每服三字，加生姜、大枣，水煎服。

【主治】小儿诸痫，壮热利下，心中恶血。

利痰丸

【来源】《仁斋直指小儿方论》卷二。

【组成】园白半夏（生）

【用法】上为末，旋入姜汁略拌松，次入香润五灵脂（研细）、全蝎（焙，为末）各一钱，牛黄凉膈丸二钱夹和，研揉得所，丸如麻子大。每服四五丸，薄荷、生姜泡汤送下。

【主治】小儿诸风，诸痫痰热。

金朱丹

【来源】《仁斋直指小儿方论》卷二。

【组成】赤蜈蚣大者一条（去头足，酒浸，炙）　乌蛇头（酒浸，炙，取肉）　延胡索（生）各一钱半　白附子　远志（姜汁浸一宿，炒）　铁粉　透明防风　全蝎（焙）　天麻各一钱　金银箔各三十片　大南星二钱半（末，姜浸一宿）

【用法】上为末，以圆白半夏为稠糊，入黄牛胆汁，并脑、麝少许为丸，如梧桐子大，朱砂为衣。每服二丸，金银器煎汤，泡薄荷调下。

【主治】一切痫。

定痫丸

【来源】《仁斋直指小儿方论》卷二。

【组成】赤蜈蚣一个（去头足，酒浸，炙）　蝎梢　白附子（生）　乌蛇肉（酒炙）　大南星（为末）　圆白半夏末（用姜汁和一宿）各一分　熊胆　白矾（　新瓦上煅枯）各半分

【用法】上为末，稀面糊为丸，如梧桐子大，朱砂为衣。每服一丸，薄荷泡汤调下。

【主治】小儿五痫。

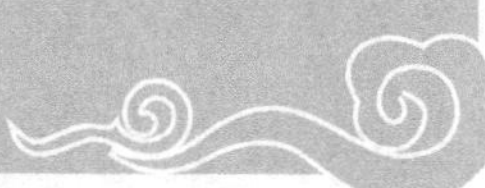

细辛大黄汤

【来源】《仁斋直指小儿方论》卷二。

【组成】天麻　防风各半两　细辛　大黄（焙）　川芎各一分　甘草（炙）一钱半

【用法】上为散。每服三字，加犀角少许，煎服。

【主治】小儿风痫内热。

星朱丸

【来源】《仁斋直指小儿方论》卷二。

【组成】南星（湿纸炮香熟）一两　朱砂二钱

【用法】上为末，用生猪心血为丸，如梧桐子大。每服一丸，煎防风汤调下。

本方原名星朱散，与剂型不符，据《袖珍方》改。

【功用】定痫利痰。

保安丸

【来源】《仁斋直指小儿方论》卷二。

【组成】川乌（生，去皮尖）二钱半　五灵脂半两

【用法】上为末，猪心血为丸，如梧桐子大。每服一丸，生姜汁泡汤调下。

【主治】诸风痫。

独活汤

【来源】《仁斋直指小儿方论》卷二。

【组成】独活　麻黄（去节）　川芎各一钱　大黄（焙）　甘草（炒）各半钱

【用法】上锉散。每服三字，加生姜三片，水煎服。

【功用】解通表里。

【主治】小儿风痫。

蛇黄丸

【来源】《仁斋直指小儿方论》卷二。

【组成】蛇黄一个（煨醋淬七八次，研细）　郁金　雄黄各二钱　铁粉（筛净研细）三钱　青礞石　朱砂各一钱

【用法】上为末，粳米饭为丸，如梧桐子大。每服一丸，人参煎汤送下。

【主治】诸痫。

猪胆南星散

【来源】《仁斋直指小儿方论》卷二。

【组成】大天南星（湿纸煨香）

【用法】上为末。每服一字，雄猪胆汁调下。

【主治】小儿痫后瘖不能言。

断痫丸

【来源】《仁斋直指小儿方论》卷二。

【组成】皂角盈尺者三锭（去皮捶碎，水三升，浸取汁，滤过，煨器内熬成膏）　白矾（煅枯，研细）一两半　南星（湿纸炮熟）一两　蝎蛸（炒）　直僵蚕（炒）　雄黄（别研）　朱砂　白附子各半两　麝香一钱（别研）　乌蛇（酒浸，取肉焙干，炒）一分　赤蜈蚣一条（去头足，酒浸，炙）

【用法】上为末，用水煮半夏糊和前项皂角膏为丸，如梧桐子大。每服一丸，生姜汤送下。

【主治】诸痫痰盛。

散风丹

【来源】《仁斋直指小儿方论》卷二。

【组成】黄牛胆二钱　羌活　独活　防风　天麻　人参　荆芥穗　川芎　细辛各一钱

方中黄牛胆，《袖珍小儿方》作“胆南星”。《医学入门》有柴胡一钱，无薄荷。

【用法】上为末，炼蜜为丸，如梧桐子大。每服二丸，薄荷、紫苏泡汤调下。

【主治】

1.《仁斋直指小儿方论》：小儿风痫。

2.《医学入门》：肝痫，面青上窜，手足拳，抽掣反折，亦治则痉。

青州谢家白丸子

【来源】《仁斋直指小儿方论》卷四。

【别名】白丸子（原书同卷）、青州白丸子［《王氏集验方》引陈书林方（见《医方类聚》卷二十三）］。

【组成】圆白大半夏（汤浸七次） 真川乌（略炒，去皮尖） 白附子（洗，略炮） 圆白天南星（洗，略炮） 天麻各半两 全蝎一分

【用法】上为末，生姜汁煮面糊为丸，如麻子大。每服十丸，热水送下。诸痫，白丸子研入朱砂、雄黄、雌黄少许，薄荷汤入生姜汁送下；伤风咳嗽，白丸子末、紫苏、乌梅煎汤，入生姜汁送下；寒疟，白丸子、金液丹等分为末，米饮送下。

【主治】小儿诸痫、伤风咳嗽、寒疟。

乳朱丹

【来源】《医方类聚》卷一六〇引《济生续方》。

【别名】二灵丹（《普济方》卷九十九）。

【组成】乳香（别研） 朱砂（细研，水飞）

【用法】上用乳香溶化，拌和朱砂为剂，丸如龙眼大。每服一丸，侧柏叶浸酒磨化，烫温服，不拘时候。

【主治】癫痫惊掣。

龙脑安神丸

【来源】《御药院方》卷一。

【别名】安神丸（《痘疹传心录》卷十七）。

【组成】茯神（去粗皮，取末） 人参（去芦头） 麦门冬（去心） 乌犀（取末） 朱砂各二两 真地骨皮 甘草（取末） 桑白皮（取末）各一两 马牙消（别研）一钱 龙脑（别研） 牛黄（别研） 麝香（别研）各三钱 金箔三十五箔

【用法】上为细末，炼蜜为丸，如弹子大，金箔为衣。如有风痫病多岁，冬月用温水化下，夏月凉水化下，不拘时候，多岁病服如二三年病，日进三服，小儿一丸二次服。治男子妇人虚劳发热喘嗽，新汲水一盏化开。男子妇人语涩舌强，日进三服，食后，温凉水化下。

【主治】男子、妇人、小儿五积癫痫，无问远年近日，发作无时；及男子、妇人虚劳发热喘嗽，语涩舌强。

神应丹

【来源】《御药院方》卷一。

【组成】辰砂不以多少

【用法】上研细，水飞过，候干，用猪心血和之得所，以蒸饼剂裹，蒸熟为度，取出就热便丸，如梧桐子大。每服一粒，食后临卧温人参汤送下。不十日取效。

【主治】诸痫。

牛黄泻心汤

【来源】《御药院方》卷七。

【别名】南极延生汤（《月瞿仙活人方》卷下）、牛黄泻心散（《简明医彀》卷四）。

【组成】脑子二钱半 牛黄二钱半 大黄末（生）二两 朱砂二钱半

【用法】上为极细末。每服三钱，凉生姜蜜水调下。

【功用】《重订通俗伤害论》：清心凉胃，泻火。

【主治】

1.《御药院方》：心经邪热狂语，精神不爽。
2.《臞仙活人方》：癫痫。
3.《重订通俗伤寒论》：伤寒发狂便结。

牛黄丸

【来源】《御药院方》卷十一。

【组成】白花蛇（酒浸） 人参 茯神 独活各半两 钩藤一分 脑子 麝香 牛黄各一钱 朱砂（另研）三钱 雀儿饭瓮三十个

【用法】上件除研药外，为末，后同研令匀，炼蜜为丸，一两作三十丸，金箔为衣。每一岁儿服一丸，人参汤或薄荷汤化下。

【主治】小儿风痫，时发时止，岁月不休。

青芝散

【来源】《御药院方》卷十一。

【组成】青黛三钱（别研） 蓝实三两 白芝麻九两（生用）

【用法】上为末，入青黛令匀。每服三钱，食后沸

汤点下，一日二次。乳母服之，常服甚效。

【主治】小孩诸痫。

钓藤丸

【来源】《御药院方》卷十一。

【别名】钩藤丸（《普济方》卷三七七）。

【组成】钓藤　川升麻　乌犀（镑）　黄芩（去黑心并皮）　玄参　茯神　防风（去芦头）　秦艽　槟榔　黄连　大黄　地骨皮　天竺黄　甘草（炙）　牙消　麦门冬（去心）　龙齿　琥珀　青黛　珍珠（另研）　麝香　牛黄　丹砂（另研）　龙胆各半两　蜣螂（去头足翅）　蝉（去头足翅，生用）各三个　人参一两　金箔　银箔各四十片（同研）　虎睛一对（酒浸，焙干）

【用法】上为细末（除另研者外），软饭为丸，如黄米大。每一岁儿服二十至三十丸，人参汤或薄荷汤送下。

【主治】小儿风痫，时发时止，经年累月不休。

祛风坠涎丸

【来源】《御药院方》卷十一。

【组成】荆芥穗　密陀僧　白矾（生）各半两　半夏一两（汤洗）　朱砂一钱（为衣）

【用法】上为细末，水糊为丸，如黍米大，朱砂为衣。每服三十丸，乳后荆芥汤送下。

【主治】小儿诸痫。

神效散

【来源】《施圆端效方》引张君玉方（见《医方类聚》卷一六〇）。

【组成】谷精草一钱　滑石二钱

【用法】上为细末。每用一字，口含水，搐入鼻内，吐了水，口咬竹箸底头，吐出涎为妙。

【主治】心邪狂走，痫病风涎。

乌龙丸

【来源】《卫生宝鉴》卷九。

【别名】乌头丸（《医学纲目》）

【组成】川乌　草乌　天仙子　五灵脂各二两　黑豆一升

【用法】上为末，水为丸，如梧桐子大。每服五七丸，温汤送下。

【主治】五风痫病。

【加减】如中风，加附子半两。

参朱丸

【来源】《卫生宝鉴》卷九。

【别名】参砂丸（《冯氏锦囊·杂症》卷五）。

【组成】人参　蛤粉　朱砂各等分

【用法】上为末，猪心血为丸，如梧桐子大。每服三十丸，空腹煎金银汤下。

【主治】风痫。

神应丹

【来源】《卫生宝鉴》卷九。

【组成】狐肝一具　乌鸦一只　鸱枭一个　白矾一两（生）　生犀角一两　野狸一个（去肠肚、皮毛，入新罐内，黄泥固济，炭火煨令焦黄色）

【用法】上为末，酒打糊为丸，如皂角子大，朱砂为衣。每服一丸，温酒送下，不拘时候。

【主治】诸风，心痫病。

珠子辰砂丹

【来源】《卫生宝鉴》卷九。

【组成】山药　人参　远志　防风　紫石英　茯神　虎骨　虎睛　龙齿　五味子　石菖蒲　丹参　细辛各二钱半　真珠末四分　辰砂二钱（研，为衣）

【用法】上为末，面糊为丸，如梧桐子大，朱砂为衣。每服三五十丸，煎金银汤送下，一日三次。

【主治】风痫久不愈。

【宜忌】忌鱼、肉、湿面，动风之物。

辰砂丹

【来源】《普济方》卷一〇〇引《卫生宝鉴》。

【组成】雄猪心一个

【用法】将猪心破作两片，去心内血，用好辰砂塞满为度，以布线缝合，外合灯心包裹，以麻线纵横缠定，以溏砂罐一个，入井水一半，河水一半，令十分满，用文武火煮一复时，出去猪心，将朱砂细枣肉为丸，如绿豆大。入茯苓二两半（焙干），甘草半两（炒令赤色，为细末）。每用一大钱，沸汤点咽，一日二次。

【主治】心经热痫邪。

小灵宝丹

【来源】《医垒元戎》。

【组成】附子（炮）二两　天麻　全蝎　白僵蚕（炒）　藿香叶　南星（炮）　白附子（炮）各半两

【用法】上为细末，酒糊为丸，如梧桐子大。每服十五丸，温酒送下。

【功用】疏散风寒。

【主治】风痫。

二白丸

【来源】《医垒元戎》卷十一。

【组成】白矾一块（约一两）

【用法】上用蒸饼剂裹，蒸熟去皮，加轻粉一字或半钱（量虚实加减）为丸，如梧桐子大。每服二三十丸，生姜汤送下。小儿丸小。

【功用】《玉机微义》引《医垒元戎》：坠痰清神。

【主治】

1.《医垒元戎》：痫症。

2.《医学正传》：痰涎为病患，以致癫痫、狂妄、惊悸。

返魂丹

【来源】《医垒元戎》卷十一。

【组成】乌犀（镑屑）二两　水银半两　天麻（酒洗，切，焙）　槟榔各半两　僵蚕半两（去丝嘴，微炒）　硫黄半两（研末，明瓷盏慢火养，却入水银，急炒去青成砂，要知紧慢）　独活（去芦）　川乌（炒通赤，留烟少许，合旧绢上卷之，冷倾出）　干蝎（炙）　荜茇各一两　肉桂（去粗皮）　防风（去芦）　沉香　槐胶　当归（去芦，酒浸，切，焙，炒黄）　细辛（根）　天南星（汤洗，生姜自然汁煮软，细切，焙干，炒黄）　阿胶（杵碎，蛤粉炒如珠子）　藿香叶（去梗土）　乌蛇（酒浸一宿，炙令熟，去皮骨，用肉）　白花蛇（酒浸一宿，炙令熟，去皮骨，用肉）　羌活（去芦）　白附子（炮）各一两　麻黄（去根节）　半夏（汤泡，姜汁浸三宿，炒黄）　羚羊角（镑）　陈皮（去白）各一两　天竺黄（研）　木香　人参（去芦）　干姜（炮）　茯苓（去皮）　蔓荆子（去白皮）　晚蚕纸（微炒）　藁本（去土）　桑螵蛸（炒）　白芷　何首乌（米汤浸，煮，炮干）　虎骨（醋酒涂，炙黄）　缩砂仁　丁香　白术（泔浸一宿，切，焙干）　枳壳（去白，麸炒）　厚朴（去粗皮，姜汁涂，炙令熟）各三分　蝉壳（去土，炒）　川芎　附子（水浸泡，去皮脐）　石斛（去根，锉）　肉豆蔻（去壳，炒）　龙脑（另研）　牛黄（研）　朱砂（研，水飞）　雄黄（研，水飞）各一两　麝香（另研）一钱　乌鸡一只（去嘴翅足）　狐肝三具（以上二味，腊月内入瓦瓶固济，木炭烧赤，候冷，取出研极细）　金箔二十片（为衣）

【用法】上炮制如法，杵令细，炼蜜和酥为丸，如梧桐子大，金箔为衣，每一岁儿服一丸，温薄荷自然汁化下，不拘时候。

【主治】小儿诸癫痫，潮发瘈疭，口眼相引，项背强直，牙关紧急，目睛上视；及诸病久虚，变生虚风多睡者。

化风丹

【来源】《活幼口议》卷十五。

【组成】法制黄牛胆二钱　羌活　独活各一钱　天麻　防风　甘草　荆芥穗　人参　川芎

天麻以下诸药用量原缺。

【用法】上为末，炼蜜为丸，如皂子大。每服一丸，薄荷汤化下。

【功用】去风热。

【主治】小儿风痫。

夺魂散

【来源】《活幼口议》卷十五。

【组成】白僵蚕（去丝，炒令黄色）半两　蛇含石（烧红，用米醋淬七八次，碾碎）　白附子（炮）各一分　生银　生金　牛黄（如无，以胆制，倍加用之）　乌梢蛇头（七、八寸许，酒炙）　白茯苓　天麻各二钱　天南星（秤末一分，生姜汁浸一宿用）　半夏末二钱（生姜汁浸一宿，各焙）　赤脚蜈蚣一条（酒浸，炙令焦）　犀角镑二钱　脑子　麝

脑子、麝用量原缺。

【用法】上为末，蒸枣肉为丸，朱砂为衣，每服十丸至十五丸、二十丸，煎金银、薄荷汤送下。

本方方名，据剂型当作“夺魂丸”。

【功用】定痫。

【主治】小儿痫疾。

独圣散

【来源】《云岐子保命集》卷中。

【组成】瓜蒂一两

【用法】上锉，如麻豆大，炒令黄色，为细末。每服三钱，茶一钱，酸齑汁一盏调下。先令病人隔夜不食，服药不吐，再用热韮水投之。

【主治】诸风隔疾，诸痫痰涎，津液涌溢，杂病亦然。

【宜忌】此不可常用，大要辨其虚实。吐罢可服降火利气安神定志之剂。

【加减】风痫病者，加全蝎半钱（微炒）；如有虫者，加狗油五七点，雄黄末一钱，甚者加芫花末半钱，立吐其虫出；如湿肿满者，加赤小豆末一钱。

细辛大黄汤

【来源】《医方大成》卷十引汤氏方。

【组成】细辛（去土苗）　大黄（炮）　防风（去芦）各十两　甘草（炙）一分

【用法】上锉。每服一钱，水半盏，加犀角屑少许，煎服。

【主治】风痫，热痫。

滚痰丸

【来源】《玉机微义》卷四引《养生主论》。

【别名】沉香滚痰丸（《墨宝斋集验方》卷上）、礞石滚痰丸（《痘疹金镜录》卷上）。

【组成】大黄　黄芩各八两　沉香半两　青礞石（消煅）一两

《伤寒大白》有黄柏。

【用法】上为细末，水丸，如梧桐子大。

【主治】

1.《玉机微义》引《养生主论》：痰证，变生千般怪症。

2.《摄生秘剖》：头风目眩，耳鸣，口眼蠕动，眉棱耳轮痛痒；四肢游风，肿硬；噫气吞酸，心下嘈杂，心气疼痛，梦寐奇怪，手麻臂痛，口糜舌烂喉闭，或绕项结核，胸腹间如二气交纽，噎塞烦闷，失志癫狂，心下怔忡，喘咳呕吐等证。

【验案】

1. 癫症　《南雅堂医案》：神呆，忽啼忽笑，言语无序，脉沉兼滑，系顽痰实火，胶结为患，症非虚寒可比，治法不嫌其峻。兹用滚痰法主之：青礞石三两，焰消一两，大黄八两（酒蒸），淡黄芩八两（酒洗），沉香一两（研）。先将上两味同入瓦罐内，以盐和泥封固。入火煅至石如黄金色为度，用清水飞净，和后药三味水泛为丸。每服二钱，姜汤送下。

2. 癫痫　《四川中医》（1983，6：39）：杨某某，男，8岁。两年前，突然昏倒，不省人事，牙关紧闭，吐血涎沫，四肢抽搐，甚则小便失禁。经服用苯妥英钠等，病情有所好转。但持续服用数月而出现痴呆，语无伦次，因而停药。近半年来又复发如初，现每日发作二三次。醒后神志恍惚，站立不稳，时喃喃自语，傻笑，答非所问，流涎，质黏稠，味臭秽。饮食一般，大便数日一行，干燥。舌质黄腻，脉滑数有力。此系痰火为患，宜重投泻火涤痰之剂。处方：大黄20g（后下），礞石（火消煅）20g，黄芩10g，沉香4g。服药3剂，痫证发作每日减为一次，发作持续时间也有所缩短，流涎大减，大便正常。以上方加法夏9g，贝母6g，白附子6g，枳实9g，菖蒲6g，胆星6g，僵蚕9g，朱茯神9g，远志6g，苦参9g，服

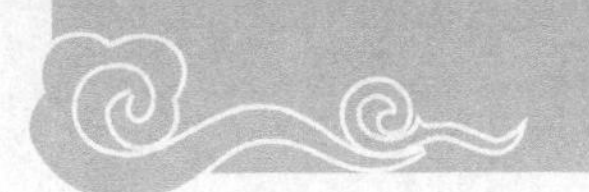

药3剂，诸症大减，行走自如，未再流涎。有时夜间突发惊恐，但痫证未再发作。惟痴呆、傻笑仍同前。此病系痰火扰心，迷闷孔窍，日久损伤神明，非药物短时间所能奏效。遂嘱其服用成药定痫丸或紫金锭以根除病因。随访至今，未复发。

禹余粮散

【来源】《医方类聚》卷二十三引《经验秘方》。

【组成】禹余粮（生用） 防风（去芦） 官桂（去粗皮） 白芍药 远志 独活 人参 石膏（生用） 牡蛎（生用） 秦艽各一两 防己 石菖蒲 雄黄 茯神 蛇蜕 白术各五钱

【用法】上锉。每服四钱，水一钟，煎至半钟，温服，不拘时候。

【主治】痫疾。

【宜忌】忌猪、羊、虾、蟹、海味等物。

黑龙丹

【来源】《医方类聚》卷一六〇引《经验秘方》。

【组成】白面七两 金丝矾七两 辰砂三钱 珠子三钱（不经油者） 粉霜三钱

【用法】上药入鲫鱼腹中，桑柴火烧鱼焦黑，与药同为末，酒糊为丸，如梧桐子大。每服三五十丸，食前温酒送下。

【主治】风痫。

来苏膏

【来源】《医方类聚》卷一一九引《瑞竹堂经验方》。

【组成】皂角一斤（用好肥者，无虫蛀，去皮弦、切碎）

【用法】上药用酸浆水一大碗浸，春、秋三四日，冬七日，夏一二日，揉取净浆水，浸透皂角，汁入银器或砂锅，以文武慢火熬，用新柳条、槐枝搅熬似膏药，取出，摊于夹纸上，阴干收顿。如遇病人，取手掌大一片，用温浆水化在盏内，用竹筒儿盛药水，将病人扶坐定，头微抬起，将药吹入左右鼻孔内；良久扶起，涎出为验。欲要涎止，将温盐汤令病人服一二口便止。

【主治】远年日近风痫心恙，风狂中风，涎沫潮闭，牙关不开，破伤风搐。

【宜忌】忌食鸡、鱼，生硬、湿面。

狐肉羹

【来源】《饮膳正要》卷二。

【组成】狐肉不以多少及五脏

【用法】上件如常法入五味煮，令烂熟。空心食之。或入豉汁煮熟，入五味作羹，或作粥食；羊骨汁、鲫鱼代豉汁亦妙（《万方类纂》）

【主治】

1.《饮膳正要》：惊风，癫痫，神情恍惚，言语错谬，歌笑无度。

2.《万方类纂》：五脏积冷，蛊毒，寒热诸病。

风痫抵住丸

【来源】《永类钤方》卷六。

【组成】皂角（烧存性）（缺用量） 苍耳根茎叶（晒干）四两 密陀僧末一两

【用法】上为细末，面糊为丸，朱砂为衣。每服三四十丸，枣汤送下，一日二次，稍退作二十丸。

【主治】杂病癫痫。

断痫丸

【来源】《永类钤方》卷六。

【组成】紫石英（醋淬煅七次）二两 白矾（飞过）二两

【用法】上为末，酒糊为丸。每服二十丸，白汤送下。

【主治】风痫。

独效苦丁香散

【来源】方出《永类钤方》卷十三，名见《普济方》卷十八。

【组成】苦丁香（即甜瓜蒂）半两

【用法】上为末。每服一钱，井花水调满一盏服之。得大吐之后，熟睡，勿惊之，自是遂安。凡吐能令人眼翻，吐时令闭双目，或不省人事，则令人以手密掩之。吐不止，以生麝香少许，温

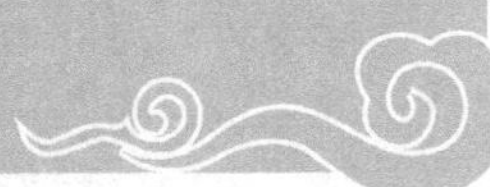

汤调解之。

【主治】惊忧之极，痰犯心包，忽患心疾，癫狂不止。

归神丹

【来源】《世医得效方》卷八。

【别名】大归神丹（《丹溪心法附余》卷十九）。

【组成】颗块大朱砂二两（入猪心内，灯心缠缚，用无灰酒蒸二炊久，取出另研） 金箔二十片（另研） 真银箔十片（别研） 深红琥珀一两（别研） 酸枣仁（去壳）二两 大远志（取净皮，姜汁拌炒）一两 白茯神（去木）二两 罗参二两 大当归（去尾）二两 龙齿一两

【用法】上为末，酒煮稀糊为丸，如梧桐子大。每服二九丸至三九丸，去心麦门冬汤送下；癫痫至甚者，乳香人参汤送下；夜寝不寐或多乱梦，炒枣仁汤送下。

【功用】

1.《世医得效方》：养神思，益眼力。

2.《瞿仙活人心方》：安神宁心，闭精气，固元气。

【主治】一切惊忧，思虑恍惚，做事多忘，心气不足，癫痫狂乱；及大病后心虚，神不守舍。

茯神丸

【来源】《世医得效方》卷八。

【组成】附子（大者）一个（作罂，入块粒朱砂半两，依旧用原物塞之，以茯神和面作剂，通裹，煨）

【用法】上为末，猪猪心血为丸，参汤送下。

【主治】心虚，或癫或疼。

五痫丸

【来源】《赤水玄珠全集》卷二十六引《世医得效方》。

【组成】露蜂房（焙） 石绿各一两 桂心 远志肉 人参各五钱 朱砂一钱

【用法】上为末，粥为丸，如梧桐子大。每服二三十丸，白汤送下。

【主治】五痫。

宁神丹

【来源】《丹溪心法》卷四。

【组成】天麻 人参 陈皮 白术 归身 茯神 荆芥 僵蚕 独活 远志（去心） 犀角 麦门冬（去心） 酸枣仁（炒） 辰砂各半两（另研） 半夏 南星 石膏各一两 甘草（炙） 白附子 川芎 郁金 牛黄各三钱 珍珠三钱 生地黄 黄连各半两 金箔三十片

【用法】上为末，酒糊为丸。每服五十丸，空心白汤送下。

【功用】清热养气血。

【主治】痫症，不时潮作者。

五生丸

【来源】《玉机微义》卷四十一引李仲南方。

【组成】南星 半夏 川乌 白附子各一两 大豆（去皮）一两

【用法】上为细末，滴水为丸。每服三丸至五丸，不过七丸，生姜汤送下。

【主治】风痫有痰，阴脉弦细缓者。

朱砂沉香丸

【来源】《医方类聚》卷一六〇引《医林方》。

【组成】丁香 木香 沉香 乳香 麝香 荆三棱 广莪 牵牛 黄连 雷丸 鹤虱 黄芩 大黄 陈皮 青皮 雄黄 甘草 熊胆各二钱半 赤小豆三百粒（六十粒煮烂） 白丁香三百六十个（直立者好） 轻粉四钱 巴豆七个（取霜）

【用法】上为细末，用赤小豆煮烂，和汤打荞面糊为丸，如弹子大，朱砂为衣，阴干。每服一丸，用新汲水浸一宿化开，食后服之。大便出。多年不过二丸。

【主治】风痫。

紫菀丸

【来源】《医方类聚》卷一一一引《修月鲁般经后录》。

【组成】丁香 木香 藿香 当归 人参 白

茯苓　官桂　黄连　大黄　白术　桔梗　苁蓉（酒浸）　干姜（炮）　柴胡　槟榔　防风　陈皮　车前子　蓬术　菖蒲　熟地黄　吴茱萸　厚朴（制）　天门冬　皂角（去皮丝，酢炒）　川乌　缩砂仁　肉豆蔻　黄耆　防己　鳖甲（酢炒）　羌活　紫菀　川椒　巴豆（去油）各等分

【用法】上为末，炼蜜为丸，捣千下，油纸裹，旋丸如桐子大。每服五丸至七丸，亦利为度。如不饮酒，米汤送下；小儿二三丸，看虚实用。引子随后用：痔漏风邪，酒下；赤白痢，诃子汤下；堕胎血脓，酒下；中毒，甘草汤下；一切气，升麻汤下；寸白虫，槟榔汤下；霍乱，干姜汤下；宿食不消，生姜汤下；咳嗽，杏仁汤下；泄痢，黄连汤下；吐逆，生姜汤下；大便不通，灯草汤下；食癖气，面汤下；头痛，热酒下；腰痛，豆淋汤下；伤肉，肉汤下；伤面，面汤下；伤酒，酒下；肺风，杏仁汤下；腹痛，芍药汤下；时气，井花水下；小儿惊风，防己汤下；小儿痞疾，乳下；气痛，干姜汤下；月信不通，艾汤下；妇人腹痛，川芎汤下；酒气冲心，酒下；产后血痢，当归汤下；难产，益智汤下；解内外伤寒，木香汤下；室女血气不通，酒下；子死腹中，葵子汤下；赤白带下，葵花汤下。

【主治】腹内久患疾癖如碗大，及黄病，每朝气并起，时冲心，绕脐绞痛，亦如虫咬；十种水气，翻胃，噎塞吐逆，饮食不下；天行时气；妇人多年月露经隔不通，或多或少，腹内怀孕，天阴发梦与鬼交，腹内生疮，及堕胎血脓，妇人腹痛，产后血痢，难产，子死腹中，赤白带下，室女血气不通；小儿狂病、惊风、痞疾；三十般病证疼痛，并痔漏风邪，赤白痢，中毒，寸白虫，霍乱，咳嗽，大便不通，伤肉、伤面、伤酒，肺风。

【宜忌】孕妇忌服。

【验案】风痫　《医方类聚》引《修月鲁般经后录》：董门侍郎，年六十岁，患风痫病证，时即死，服之二十日，得出黄水、赤水一斗，恶物四升愈。

搐鼻夺命散

【来源】《普济方》卷八十八引《德生堂方》。

【组成】蔓荆叶　石菖蒲　谷精草　东平薄荷各四钱　芎藭二钱半　藜芦二钱　细辛二钱半

【用法】上为细末。先令病人吃葱茶一盏，后噙水在口，却用手捻药末少许搐入鼻内；如手不可动，以苇管吹入。即时痰唾涕喷，随时见效，如三次吹药不涕喷，其病难治，以顺气之药，服之为妙。

【主治】中风不省人事，口眼㖞斜，痰涎壅塞，半身偏废；及卒中风痫，即阴证伤寒，手指青冷，诸般眼疾暴发者。

神药治枣儿

【来源】《普济方》卷一〇〇引《德生堂方》。

【组成】皂角一斤（去皮弦，锉碎）　麻黄（去节）三分　肥枣一升　好京墨三钱

【用法】上用大砂锅一个，可盛水二斗者，以皂角、麻黄、京墨三药，入砂锅内熬，煎水至五六碗，滤去滓，再将药水熬成膏二碗，却下枣在膏内，慢火熬令干，则药味皆入枣中，用瓦瓶盛，纸盖瓶上。每日吃枣一枚，至三个五个为度。吃后，次早风痰涎皆从大便中下。

【主治】诸风痫危急之证。

雄黄丸

【来源】《普济方》卷九十九。

【别名】六珍丹（原书卷一〇〇）。

【组成】雄黄（别研）　雌黄（别研）　珍珠末（别研）各一两　丹砂（别研）　水银各二两（先以蒸熟枣肉二两研，马尾罗内擦过，用柳木椎研令青色，　水银星尽为度）　铅丹（点醋炒）

方中铅丹用量原缺。

【用法】上药各研如粉后，用枣肉膏研，不见水银星为度，更入枣膏，入臼更捣千杵，丸如大麻豆。每服二丸至三丸，人参茯苓汤送下，日二夜一，食后服之。

【主治】风痫失性，发则颠倒欲死，作牛吼、马嘶、鸡鸣、羊叫、猪嗥等声，脏腑相引，气争掣疭，吐沫流涎，久而方苏。并理五惊诸痫。

龙鳞丸

【来源】《普济方》卷一〇〇。

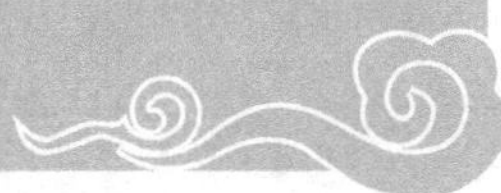

【组成】青州白丸子末一两　大青鱼鳞（糯米炒黄，研为末）一两

【用法】上和匀，以姜汁糊丸，如梧桐子大。每服五十丸，姜汤送下，不拘时候。

【主治】风痫频作。

钩藤皮汤

【来源】《普济方》卷一〇〇。

【别名】钩藤饮（原书卷三七七）。

【组成】钩藤皮　麻黄（去节）各二分　龙齿六分（研，绵裹）银一斤　寒水石　栀子（劈）知母　石膏（碎，绵裹）杏仁（去两仁皮尖，研）各十二分　升麻十分　子芩十四分　蛇蜕皮七寸（炙）　蚱蝉四枚（去足翅，炙）　柴胡十分　芍药　沙参各八分　生葛汁五分　蜜七合　牡牛黄（如大豆粒）十枚（煎成研下之）

【用法】上锉。以水六升，加淡竹沥二升，合煮取二升四合，绞去滓，纳杏仁脂、葛汁、蜜，于微火煎，搅不停手，令余二升三合。三四岁一服二合，五六岁一服二合半，每日二次。稍增。

【功用】救急疗痫。

【主治】小儿癫痫。

【宜忌】慎热面、炙肉、鱼、蒜、粘食、油腻、冷水。

【加减】若大便涩者，加大黄十分。

神受丹

【来源】《普济方》卷一〇〇。

【组成】脑子半字　麝香半字　辰砂一钱　全蝎四个（去毒）巴豆四粒（不去油）轻粉半字（一作腻粉）淡豉五十粒（汤泡，去皮）

【用法】上为细末，以豉膏为丸，如鸡头大。每服一丸，好酒送下，即时吐泻；如不吐泻，再服一丸。泻后白粥补之。七日后再依上服，又七日再三丸，取效。

【主治】五瘖，痫风。

通神丸

【来源】《普济方》卷一〇〇。

【组成】南星二两　半夏四两（切碎，铜器内炒）　辰砂一两（为衣）　狗肝一个　大皂角十个　明矾二两（枯过）

【用法】上以水一大碗，将上药物煮干为度。去狗肝等药，只用皂角晒干为末，米醋糊为丸，如绿豆大，以辰砂为衣。每服三十丸至四十丸，空心米饮送下，每日一次，小儿看岁数加减用。

【主治】大人、小儿诸痫病。

【宜忌】孕妇勿服。

醉红散

【来源】《普济方》卷一〇〇。

【组成】蔓陀罗花半两　朱砂四钱　乳香四钱　天南星四钱（汁制）

【用法】上为细末。每服三钱，酒一盏半，煎至一盏，温服，不拘时候。

【主治】风痫，日夜癫。

五痫风膏

【来源】《普济方》卷一一六。

【别名】五痫膏（《本草纲目》）

【组成】皂角半斤（去皮弦，取净，用蜜涂于皂角上，慢火炙透，捶碎）

【用法】以热水浸一时辰，搓成汁，漉出滓，慢火熬成膏子为度；搅冷，入麝香少许，又搅匀，摊夹绵纸上晒干，剪作四方纸花。每用二三片，入温淡浆水约一小盏浸之，须臾洗淋下药汁，用细芦筒灌病人鼻中，随时痰涎流出，待痰涎尽，吃芝麻饼子一枚，灌药缓慢，细细灌之。令病人仰卧于床边，侧身出痰快便也。涎尽即愈。

【功用】祛风痰。

【主治】风痫诸痰。

神效散

【来源】《普济方》卷三一七。

【组成】伏龙肝

【用法】上为极细末。每服一钱，以东流水调下，一日三次。

【主治】妇人风邪癫狂。

至圣夺命丹

【来源】《普济方》卷三七三。

【组成】人参（去芦）五钱　白术三钱　天麻（炮）三钱　南星五钱（姜制）　全蝎（去毒）三钱　防风（去芦）三钱　羌活三钱　北细辛（去叶）三钱　独活三钱　荆芥穗三钱　茯神三钱　川乌（炒去皮）三钱　半夏（汤泡）五钱　僵蚕（炒）三钱　酸枣仁（炒）远志肉　川芎　白附子（炒）　川白芷　桔梗（去芦）　甘草　石菖蒲各三钱　蝉蜕十四个（各制，碾为末，去土）　雄黄一钱　金箔二十片　银箔三十片　麝香一钱（上四味乳钵内研）　白茯苓（去皮）三钱

【用法】上合和令匀，姜汁面糊为丸，朱砂为衣。临用研化，金银薄荷汤送下；搐不止，鸡冠血送下。

【主治】惊风重者。急慢惊风，风痫中恶，客忤恍惚，口眼喎斜，痰壅搐掣。

万病汤

【来源】《普济方》卷三七六。

【组成】当归　细辛　矾石（烧）　甘草（炙）各一两

【用法】以水四升，煮取一升，去滓，纳白蜜鸡子大，分为五服，当日令尽。

【主治】小儿痫。

五星丸

【来源】《普济方》卷三七六。

【组成】白丁香　赤小豆各三十粒　乳香一分　轻粉半钱　巴豆一十四个（去油用）

【用法】上为末，滴水为丸，分作十一丸。每服一丸，水半盏，磨化下，临发时服，取下积涎，如青黑色是应。如十年内，此一服便愈。更无再作；以上者，半月日再一服，永除。次服朱砂镇心药。

【功用】取涎积。

【主治】暗风痫疾，倒地不知人事。

南星丸

【来源】《普济方》卷三七六。

【组成】南星一个一两（中开一穴，用辰砂半两，以好酒调末入内塞之，掘一地穴，火煨之，令通红，又南星入于好酒内，以盏覆定，不得通风，临冷取出为末）　全蝎四十九个（炒）

【用法】上为末，研匀，以生姜汁调为丸，如绿豆大。每服十丸，麝香酒调下。汗出为度。

【主治】一切痫。

茯苓钩藤汤

【来源】《普济方》卷三七六。

【组成】钩藤　茯苓各二分　甘草（炙）　大黄（煨）各一分

【用法】水一升，煮去三合，分为五服。

【主治】少小七日以后患痫。

神效丹

【来源】《普济方》卷三七六。

【组成】猪牙皂角（不蛀者）四两（粗锉，用羯羊肝一个，切作片子，用水三大碗，煮数十沸，去肝，用皂角）　半夏（拣大而陈者）四两（用姜汁浸三宿，漉去晒干，每个切作四片，生朱末一两，同于铁铫内同炒，以半夏黄为度，拣出半夏，用朱末别研入药）　天南星二两（生用）　白矾（明者）二两（略枯存性）　黑牵牛二两（炒紫色）

【用法】上为细末，用生姜汁打糊为丸，如黍米大。每服三十丸至四十丸，生姜汤送下。服绝根。大人亦可用。

【主治】小儿诸痫。

神明还命牛黄丸

【来源】《普济方》卷三七六。

【组成】牛黄二大豆大（为末）　白石脂　龙骨各一两半　桂心　寒水石　大黄各二两半　牡蛎　栝楼各二两　石膏（碎）　消石各三两

【用法】上为末。每用三指撮末，水二升，煎至五合，临时入牛黄末，分为三服，每日三次。

【主治】小儿痫。

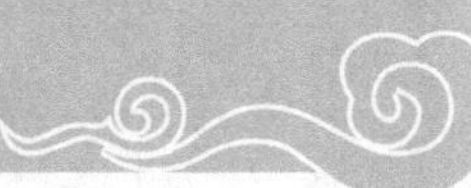

铁精丸

【来源】《普济方》卷三七六。

【组成】铁精　黄芩　芍药　芫花（炒）　人参　甘遂（炙）　茯神各三分　硝石　牛黄各三分　蛇蜕皮二寸　甘草一分（炙）

【用法】上为末，炼蜜为丸，如小豆大。每服三丸，每日二次。不止加之，取微利为度。

【功用】安五脏，定心气。

【主治】少小心气虚，或可以发痫及未发。

铁精丸

【来源】《普济方》卷三七六。

【组成】铁精一两（研）　石膏　甘草（炙）各二分　当归二分　麝香半分

【用法】上为末，炼蜜为丸，如小豆大。每服二丸，每日三次。先服铅丹丸，后服此方。

【主治】初得痫，时时发。

雄朱散

【来源】《普济方》卷三七六。

【组成】雄黄　朱砂各等分

【用法】上为末。每服一钱，猪心血夹齑水调下。

【主治】诸痫。口眼相引，上视涎流，手足抽掣，头项反张，腰背强直。

曾青汤

【来源】《普济方》卷三七六。

【组成】曾青　当归　细辛　芍药　独活　大黄　麻黄（去节）各三分　甘草（炙）二分

【用法】上以水三升，煮取七合，一月儿服如杏核，二月儿服如二杏核大，以此为准。汤讫，当抱儿令汗出；若先下者，勿令汗出。或分五服，日三夜二，小有痫候，便可作，无病候亦可服。

【主治】少小二十五痫，日数百发者。

【加减】若自汗出，去麻黄，加麻黄根一分；若腹中急痛，加当归、芍药各一分；若缩口聚唾吐乳者，加细辛一分；中风身强，戴眼反折者，加独活一分。总当视病增减药，药皆令精新。

犀角汤

【来源】《普济方》卷三七六。

【组成】犀角屑一两　茯苓（细研）　麦门冬（去心，焙干）　人参（去芦头）　甘草（炙）　黄芩各半两

【用法】上为散。每服一钱，以水八分，加生地黄汁少许，同煎至四分，去滓温服。

【功用】退痫，镇心神。

【主治】小儿一切痫。

天灵散

【来源】《普济方》卷三七七。

【组成】天灵盖（涂酥，炙微黄）　黄连（去须）各一分

【用法】上为散。每服一钱，水一小盏，煎取五分，去滓温服。

【主治】小儿心热风痫，发歇不定。

天麻散

【来源】《普济方》卷三七七。

【组成】天麻　防风　麻黄（去根节）各一两　甘草（炙）　川麻黄　羌活　黄芩　川大黄（炮）各半两

【用法】上为末。每服一钱，水一盏，煎至五分，去滓，放温服。

【功用】祛风。

【主治】癫痫。

木防己酒

【来源】《普济方》卷三七七。

【组成】木防己一钱四分　铅丹　防风　桂心　龙齿各八分　丹砂　甘草（炙）各六分　独活二分　细辛　当归　干姜各五分　莽草一分

【用法】上切，入绢袋中，酒五升浸。初服半合，一日三次。

【主治】小儿风痫发动，手足不仁。

风痫汤

【来源】《普济方》卷三七七。

【组成】竹沥　生地黄汁　龙脑　生姜　防风　麻黄（去节）各四钱　防己　附子（炮）各三钱　石膏五钱

【用法】上为末。三岁一钱，水半盏，煎三分，去滓服。

【主治】小儿风痫，痰热相感而动于心，风痫相乱，则顿闷无知，口出涎沫，或禁不言，身反目直。

龙齿散

【来源】《普济方》卷三七七。

【组成】麻黄（去节）大黄　牡蛎（熬）黄芩各四两　寒水石　白石脂　石膏（研）赤石脂　紫石英　滑石（研）各八两　人参　桂心各三两　蛇蜕皮一两（炙）龙齿六两（研）甘草三两（炙）（一方无麻黄、龙齿、蛇蜕皮）

【用法】上为散，以药八两，用一薄绢袋盛散药，用水一升五合，煮取七合，绞去滓，顿服之。一日二次。少小百日服一合，热多者一日二次，三五日一服亦得。

【主治】大人小儿风痫卒倒，呕沫不省。

【宜忌】忌海藻、菘菜、生葱、热面、荞麦、猪肉、蒜、粘食。

虎睛丸

【来源】《普济方》卷三七七。

【组成】虎睛一具（酒浸一宿，炙黄）丹砂　铁精　子芩　大黄　龙齿　栀子仁　银屑各四分　蜂房（炙）钩藤钩　柴胡　白鲜皮　麻黄（大节）雷丸（炙）各二分　羌活　沙参　升麻各三分　牛黄半分　蚱蝉四个（去翅足，自死者）防葵　蛇蜕皮各七分（炙）细辛一分半　石膏五分

【主治】小儿一、二岁发痫，至大不愈成癫病，发无时，口出白沫，并大小便不知出。

茯神丸

【来源】《普济方》卷三七七。

【组成】茯神　铁粉　人参各六分　龙齿　栀子仁　子芩　升麻各六分　门冬子三分

【用法】上为末，炼蜜为丸，如麻子大。每服二三十丸，食前浆水送下。

【主治】热风痫。

茯神汤

【来源】《普济方》卷三七七。

【组成】茯神　绵黄耆　独活　羚羊角（屑）各一两　防风一两　肉桂　桔梗　甘草（微炙）麻黄（去根节）半两

【用法】上为细末。每服半钱，用水一小盏，加荆芥、乳香各少许，煎五分，去滓温服。

【主治】风痫，身体壮热不除，精神恍惚。

独活汤

【来源】《普济方》卷三七七。

【组成】独活　麻黄（去节）川芎各二钱　大黄（焙）天麻　防风　北细辛各二钱　甘草一钱　荆芥穗一钱

【用法】上锉。加生姜，水煎服。

【功用】解表通里。

【主治】小儿风痫内热。

菖蒲丸

【来源】《普济方》卷三七七。

【组成】菖蒲（石上一寸九节者）宣连　车前子　生地黄　苦参　地骨皮各一两

【用法】上为末，炼蜜为丸，如黍米大。每服十五丸，食后以饮送下，不拘时候。

【功用】令人长寿。

【主治】少小热风痫，兼失心者。

【宜忌】忌羊肉血、饴糖、桃、梅果物。

蚱蝉汤

【来源】《普济方》卷三七七。

【组成】干蚱蝉七枚（微炙） 白鲜皮一两 钩藤 细辛（去土） 川芎（锉，微炙） 天麻 牛黄（别研）各一分 蛇蜕五寸许（炙令黄）
【用法】上为末，同牛黄拌匀。每服一钱，加水八分，入人参、薄荷各少许，煎五分，去滓，稍热服。
【主治】诸风痫，胸中痰盛。

黑锡丹

【来源】《普济方》卷三七七。
【组成】黑锡二两（同水银半两，慢火结沙子） 粉霜 铁粉（各细研）各半两 麝香一分（细研） 天南星一两（炮，取末）
【用法】上同研匀，滴水为丸，如黍米大。每服十丸，煎竹叶汤送下。
【主治】癫痫及诸痫，胞络涎盛。

雷丸膏

【来源】《普济方》卷三七七。
【组成】雷丸 莽草各如鸡子黄大 猪脂一斤
【用法】上先煎猪脂，去滓，下药，微火上煎七沸，去滓。摩痛处；小儿不知痛处，先摩腹背，乃摩余处五十遍，勿近阴及目；一岁以帛包膏摩，微炙身。
【主治】小儿风痫，掣览戴眼，极者日数十发；并治大人贼风。

熊胆丸

【来源】《普济方》卷三七七。
【组成】真熊胆 铁粉（各细研） 朱砂（细研，水飞） 生天南星（末） 雄黄（水磨精明者，同研）各半两 粉霜一分（研） 脑 麝（研）各一钱
【用法】上药拌匀。用豮猪胆一枚取汁，和诸药为丸，如黍米大。每服十丸至二十丸，煎金银薄荷汤送下。
【功用】镇心安神。
【主治】癫痫。

磨刀散

【来源】《普济方》卷三七七。
【组成】木贼半两（为末） 腊茶一钱半
【用法】上为末。每服半钱，以磨刀清水调下，不拘时候。服罢吃少许人参。
【主治】一切风痫。

知母散

【来源】《普济方》卷三七八。
【组成】知母一两 钩藤 升麻 葛根（锉） 黄芩各一分 蓝叶 人参（去芦头）各半两
【用法】上为细末。每服一钱，水八分，入竹沥三二点，同煎至五分，去滓，放温服。
【主治】小儿心热弄舌，欲作痫。

龙齿散

【来源】《普济方》三七八。
【组成】茯苓 龙齿各二分 钩藤 芍药 黄芩各一分 甘草半分 蚱蝉二枚（去翅足，炙） 牛黄二大豆大（新）
【用法】上为细末，加竹沥一合研，候汤欲成下；以东流水二斗，银器煮金银各十两，取三升，入药，煎取一升半，间乳细细与服。此疗未出月小儿，大即加药。
【主治】小儿痫极。

洗浴石膏汤

【来源】《普济方》卷三七八。
【组成】石膏五两 菖蒲二两 雷丸三两
【用法】上捣碎，以水煮取三升，适寒温，浴儿，并洗头面。
【主治】小儿欲发痫，壮热如火。

除病银屑丸

【来源】《普济方》卷三七八。
【组成】银屑一针 紫菀 细辛 麻黄（去节） 黄芩各一分 人参 大黄 甘草（炙）各三

分　牛黄四铢

【用法】上为末，炼蜜为丸，如小豆大。每服二三丸。

【主治】发痫，虽已愈，而根源不断，至长不除。

羚羊角散

【来源】《普济方》卷三七八。

【组成】木通（锉）　防风（去芦头）　川升麻　羚羊角屑　桂心各半两　甘草（炙）一分

【用法】上为粗散。每服一钱，以水一小盏，煎至五分，去滓，入竹沥少许，更煎一两沸，加减服之，不拘时候。

【主治】小儿痫愈，不能语。

搐鼻散

【来源】《袖珍方》卷一引危氏方。

【组成】细辛不拘多少

【用法】上为末。每用一字，搐鼻中。

【主治】暗风倒地，不省人事。

洗浴散

【来源】《补要袖珍小儿》卷三。

【组成】菖蒲三两五钱　防风（去芦头）二两五钱　荆芥二两　石膏　梅根各一两

【用法】上为粗末。每用三匙，水二碗，煎五七沸，适寒温，浴儿，先洗面，后浴身体，避风处佳。

【功用】截小儿风痫。

辰砂丸

【来源】《医方类聚》卷二十二引《澹寮方》。

【组成】好辰砂半两　好雄黄三钱

【用法】上各为极细末，再同一处研，用乌鸡心内血为丸，如梧桐子大。每服十丸，以煮猿猪心汤送下，如不省人事，则灌下。仍灸百会穴九壮。

【主治】暗风，年深日近，发搐不省人事。

神　丹

【来源】《奇效良方》卷六十四。

【组成】天南星（光白大者）七个（剜作锅儿）　硇砂一两（填入南星锅内）　赤脚蜈蚣七个（去头足）　全蝎七个（去毒，上二味焙干，为粗末，俱入南星锅内，装满，仍用剜下南星末醋调封南星口。上药同南星以纸数十重裹了，用酒、醋浸透；于泥地上掘一穴坑，方圆一尺，四周排定砖，用炭十斤烧坑至砖通红，扫净；以酒、醋各二升泼在坑内，却将南星包儿放在中间，更以砖盖定，次用炭团团护之；经宿，次日取出，细切，焙干，碾为细末，入后药）粉霜（另研）　辰砂各半两（另研）　麝香一钱（另研）　凌霄花一两（研细末）　针砂半两（米醋同炒，另研）

【用法】将前后药末相和，再为极细末，分作四份，一份猪心血为丸、一份羊心血为丸、一份羊蹄草根汁为丸、一份煮枣肉为丸，如小绿豆大。三岁儿每服三十丸，十岁儿每服一百丸，以灯心枣汤送下，一日三次。

【主治】诸痫颠倒，手足搐搦，或吐或不吐，喉间有痰，咽下方饱。

化风丹

【来源】《婴童百问》卷二。

【组成】胆南星　羌活　独活　防风　天麻　人参（去芦）　川芎　荆芥　粉草　全蝎各等分（一方加麝香、辰砂）

【用法】上为末，炼蜜为丸，如芡实大。薄荷汤送下。

【功用】《保婴撮要》：凉风化痰，退热定搐。

【主治】《明医指掌》：小儿风痫。

加味白金丸

【来源】《医学集成》卷三。

【组成】郁金五钱　枯矾二钱　巴豆二粒（去油）

【用法】上为末。每服二钱。

【主治】癫证痰盛者。

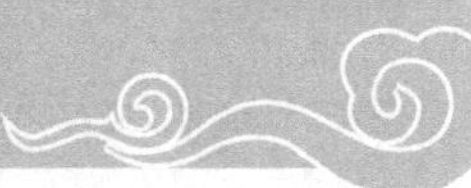

加减安神丸

【来源】《医学集成》卷三。

【组成】生地一两　黄连五钱　犀角三钱　甘草一钱

【用法】加朱砂末一钱，冲服。

【主治】癫证火盛者。

宁神丹

【来源】《万氏家抄方》卷二。

【组成】天麻　人参　陈皮　白术　茯神　荆芥　僵蚕　独活　远志　防风　麦冬　黄连　枣仁各五钱　归身　南星　石膏　生地各一两　琥珀　珍珠各三钱　牛黄　黄芩　川芎　白附子　甘草各三钱　辰砂五钱（另研）　金箔三十片

【用法】酒糊为丸。每服五十丸，空心白汤送下。

【功用】清热养气血。

【主治】痫，不时潮作者。

全蝎星香散

【来源】《万氏家抄方》卷二。

【组成】南星八钱　木香一钱　全蝎三个

【用法】作二服。水一钟，加生姜十片，煎服。

【主治】五痫。马痫，张口摇头，马鸣；牛痫，目正直视，腹胀；鸡痫，摇头反折，喜惊；羊痫，喜扬目吐舌；猪痫，喜吐沫。

虎犀丹

【来源】《万氏家抄方》卷二。

【组成】虎睛一对（微炒）　犀角八钱　羚羊角八钱　麦门冬五钱（去心）　生地一两（酒洗）　胆星二两　黄连（姜汁炒）一两　山栀仁（姜汁炒）二两　贝母一两　远志（甘草汁浸，去骨）一两五钱　石菖蒲一两　明天麻一两　枣仁一两（炒）　辰砂（水飞，为衣）一两　麝香二钱　甘草（炙）五钱　金箔十片　当归（酒洗）二两　人参一两五钱　茯神（去木）一两

《丹台玉案》有半夏，无贝母、当归。

【用法】上为末，炼蜜为丸，如梧桐子大。每服百丸，灯心、竹叶汤送下，临睡、五更各一服。

《丹台玉案》：每服三钱。

【主治】七情所伤，心神惑乱异常，怔忡惊悸及痫证。

牛黄膏

【来源】《万氏家抄方》卷下。

【组成】牛胆南星　川黄连（姜汁炒）　全蝎（洗，炙）　蝉蜕（去足）各二钱半　僵蚕（炒）　白附子　防风　明天麻（煨）各一钱半　木香一钱　麝香五分

【用法】上为细末，蒸枣（去皮核、取肉）研成膏为丸，如小豆大。食远荆芥、生姜汤研化服。

【主治】小儿风痫。

虎睛丸

【来源】《万氏家抄方》卷五。

【组成】虎睛一对（炙）　远志肉（姜制）一钱　犀角一钱　石菖蒲一钱半　茯神（去皮木）二钱半　法制半夏二钱　麦门冬（去心）一钱　人参一钱　胆星三钱　琥珀一钱　麝香五分

【用法】上为极细末，甘草膏为丸，如芡实大，朱砂为衣。每服一丸，金银竹叶灯心汤送下。

【主治】痫疟，邪气入心。

五痫丸

【来源】《扶寿精方》。

【组成】朱砂（水飞，用猪心一个割入朱末五钱，湿纸包，慢火炙熟，去砂，空心食心，砂入后药）　南星（沸汤浸三次，锉，姜制）　草龙胆各二两　巴豆仁五钱（石灰半碗，炒红入仁在内，灰冷去仁，又炒，又以仁入内，次将仁草纸捶油净）　全蝎（去首足尾，炙）二钱

【用法】上为细末，面糊为丸，如梧桐子大。每服十五丸，淡姜汤送下。

【主治】忽然昏晕倒地，五痫病并宜。

清心汤

【来源】《救急选方》卷上引《医学统旨》。

【别名】清神汤(《赤水玄珠全集》卷十四)。

【组成】茯神　黄连各二钱　酸枣仁　石菖蒲　远志　柏子仁各一钱　甘草五分

【用法】水煎服。

【主治】

1.《救急选方》引《医学统旨》：心热痰迷胞络。

2.《赤水玄珠全集》：痰迷包络，心热癫痫。

【加减】痰壅，加南星、姜汁、竹沥。

大青膏

【来源】《幼科类萃》卷十四。

【组成】大黄一分　白附子一钱半　青黛　天麻各一钱　蝎尾半钱　朱砂一字　麝香一分　乌梢蛇（酒浸，焙）半钱　天竺黄半钱

【用法】上为末，生蜜为丸，如鸡头子大。三岁一丸，薄荷汤化下。

【主治】风痫。

南星五生丸

【来源】《幼科类萃》卷十四。

【组成】南星　半夏　川乌　白附子　大豆（去皮）各一两

【用法】上为细末，滴水为丸。每服二丸至五丸，不过七丸，生姜汤送下。

【主治】小儿风痫。

镇心丸

【来源】《幼科类萃》卷十四。

【组成】朱砂　龙齿　牛黄各一钱　铁粉　琥珀　人参　茯神　防风　全蝎七个（炙）

铁粉至防风五味药用量原缺。

【用法】上为末。三岁儿每服一字，灯心汤调下。

【主治】小儿风痫。

烧丹丸

【来源】《幼科类萃》卷十九。

【组成】玄精石（烧赤）　轻粉各一钱　粉霜　硼砂各半钱

【用法】上先将硼砂研细，入三味研匀，更入寒食面一钱研匀，滴水和成饼，再用面煨了，慢火内煨黄，取出去面，将药饼再研为细末，滴水和丸，如黄米大。一岁五丸，二岁十丸，夜卧以温浆水送下，至天明取下恶物是效，如不下，渐加丸数，如奶癖未消尽，隔三两日又一服，癖消尽为度。

【主治】

1.《幼科类萃》：小儿食癖、乳癖，每日午后发寒热，咳嗽，胁下结硬。

2.《东医宝鉴·内景篇》：胎惊发痫。

【验案】痫　《东医宝鉴·内景篇》：一少女患痫，遇阴雨及惊则作声似羊鸣，口吐涎沫，知其胎受惊也，其病深痼难治，先予烧丹丸，继以四物汤入黄连，随时令加减，且令淡味以助药功，半年而愈。

五玄散

【来源】《丹溪心法附余》卷二十四。

【别名】五元散(《济阳纲目》卷一)

【组成】猪牙皂角（不蛀者，去皮弦，炙）　绿矾各一钱　明矾二钱　赤小豆一钱　葱管藜芦五钱

【用法】上为细末。每服半钱或一二钱，浆水调下，如牙关紧闭，斡开灌之。

【主治】中风痰迷心窍，癫狂烦乱，人事昏沉，痰涎壅盛，及治五痫心风。

牛黄膏

【来源】《丹溪心法附余》卷二十二。

【组成】牛胆南星（用黄牯牛胆，腊月粉南星修合，风干，隔一年用。牛胆须入二三次者佳）　全蝎（去毒，炒）　蝉蜕（去足）各二钱半　僵蚕（去丝嘴，炒）　白附子　防风　天麻（煨）各一钱半

【用法】上为细末，蒸枣（去皮核、取肉）研为丸，如小豆大。食远用荆芥、生姜同煎汤研化服。

【主治】小儿风痫迷闷，抽掣涎潮。

六应散

【来源】《丹溪心法附余》卷二十四。

【组成】郁金　滑石　川芎各等分
【用法】上为细末。每服一二钱，空心以齑汁调下。
【主治】中风痰迷心窍，癫狂烦乱，人事昏沉，痰涎壅盛，及五痫，心风。

郁金丹

【来源】《丹溪心法附余》卷十。
【别名】金矾丸（《赤水玄珠全集》卷十四）。
【组成】川芎二两　防风　郁金　猪牙皂角　明矾各一两　蜈蚣（黄，赤脚）一条
【用法】上为末，蒸饼为丸，如梧桐子大。每服十五丸，空心茶清送下。
【主治】痫疾。

通泄散

【来源】《丹溪心法附余》卷十。
【组成】苦丁香（为末）三钱
【用法】上加轻粉一字，水半合，调匀灌之。良久涎自出，如未出，含砂糖一块，下咽涎出。
【主治】

1.《丹溪心法附余》：痫病，风涎暴作，气塞倒仆。

2.《东医宝鉴·内景篇》：忽患癫狂不止或风涎暴作，气塞倒仆。

镇心丹

【来源】《丹溪心法附余》卷十。
【组成】好辰砂不拘多少
【用法】上为细末，以猪心血和匀，蒸饼裹之，蒸熟取出为丸，如梧桐子大。每服一丸，食后、临卧人参汤送下。
【主治】诸痫。

牛黄保命丹

【来源】《活人心统》卷一。
【组成】麝香一钱五分　全虫一两五钱（去头足）　冰片三分　僵蚕一两五钱（去头足，炒）　胆星一两五钱　天竹黄一两　雄黄五钱　天麻一两　白附子一两　防风二两　白芷一两　朱砂五钱　牛黄一钱　金箔五片
【用法】上为末，浓煎甘草汁为丸，大者五分，小者三分，以蜡包裹。如用取出，磨化服。
【主治】诸风，不省人事，手足抽搐，语言颠倒或言语蹇謇，胸中痰壅，惊恐；及伤寒热极昏乱，小儿搐风痫。

归神定志丸

【来源】《活人心统》卷下。
【组成】川归七分　茯神一两　人参五钱　远志一两（去心）　酸枣仁五钱　龙齿五钱　辰砂三钱　琥珀三钱　金银箔各十张　真珠三钱
【用法】上为末，炼蜜为丸，如鸡头子大，金银箔为衣。每服一丸，麦冬汤化下，不拘时候。
【主治】男妇癫痫；或用心过度，神驰出舍，怔忡失志。

断痫丸

【来源】《活人心统》卷下。
【组成】全蝎　蝉蜕　牛胆星　防风　天麻　白附子各二钱　羌活　薄荷　细辛　人参各一钱　皂角一钱五分
【用法】上为末，粥为丸，如梧桐子大。每服三十丸，葱白汤送下。
【主治】诸痫，痰火发作频数。

四魔丹

【来源】《解围元薮》卷三。
【组成】败龟板（煅白）　番木鳖（麻油煮，三沉三浮）　闹羊花（酒拌，九蒸晒）各二两　苍耳子一斤（炒）　白蜜一斤
【用法】上为末，炼蜜和匀，入竹筒内，挂当风处。七日后，初次服五分，三四日服六分，渐加至一钱，空心烧酒送下。
【主治】亸曳，颠风，蛊风，瘫痪委顿。

神守散

【来源】《解围元薮》卷三。

【别名】独胜散。

【组成】番木鳖（用铜刀刮去粗皮）

【用法】将麻油入瓦罐内煎滚，渐投下木鳖煎之，待三沉三浮，发泡焦黄，取出晒干为末。每服一分，临卧白汤送下。避风待汗干方可起，服至百日，眉生，斑退，肿消，疮敛，如热反增，乃内毒发出，甚妙。一方用药末一两，加甘草末五分更妙。

如药力凶，以黑豆汤解之，绿豆汤亦可。

【主治】蛇皮鱼鳞，邪魅痒风、癫风，一切危重之症及痰火、癫痫。

【加减】各风以此为主方，量加白花蛇、地龙、麝香、蚕蜕、蝉衣、僵蚕、当归等品尤妙。

追风丹

【来源】《摄生众妙方》卷六。

【组成】川芎二两　细辛六钱　半夏　桔梗　附子　薄荷叶　川乌　白附子各二两　鱼鳔　人参　朱砂（研）六钱　白花蛇　麝香四钱　南星三钱　蜈蚣四条　大蝎尾（去钩）二钱

鱼鳔、人参、白花蛇用量原缺。

【用法】上为末，生姜汁和剂为锭。每服一锭，温酒化下。以汗出为度。

【主治】风痫及破伤风、暗风。

追风祛痰丸

【来源】《摄生众妙方》卷六。

【组成】防风　天麻　僵蚕　白附子各三两　全蝎（去毒）　木香各半两　朱砂七钱半　猪牙皂（炒）一两　白矾半两　半夏六两

《万病回春》有南星。

【用法】上为细末，生姜糊为丸，如梧桐子大。每服七八十丸，食远、临卧用淡姜汤或薄荷汤送下。

【主治】诸风痫暗风。

消风丸

【来源】《保婴撮要》卷三。

【组成】牛胆南星二钱　羌活　独活　防风　天麻　人参　荆芥　川芎　细辛各一钱

【用法】上为末，炼蜜为丸，如梧桐子大。每服二丸，薄荷、紫苏汤调化下。

【主治】小儿风痫。

祛痰丸

【来源】《古今医统大全》卷十。

【组成】防风　天麻　白僵蚕　白附子（炮）各一两　全蝎（炒，去足）木香五钱　朱砂　猪牙皂角一两（炒）　白矾五钱　半夏（汤泡七次，研为末，称六两，作二分，一分生姜汁作面，一分皂角洗浆作面）　南星三两（一半水泡白矾浸，一半皂角浆浸一宿）

方中全蝎、朱砂用量原缺。

【用法】上为末，姜汁糊丸，如梧桐子大。每服七十丸，食远姜汤送下。

【主治】诸痫风证。

牛黄丸

【来源】《古今医统大全》卷四十九。

【组成】牛黄　珍珠　麝香各五分　朱砂　龙齿（各另研）　犀角　琥珀各二钱　天门冬（去心）　人参　茯苓各四钱　水银五分　麦门冬（去心）四钱　防风　黄芩　知母　龙胆草　石菖蒲　白芍药　全蝎　甘草各半两　蜂房三钱　金箔　银箔各七十片

【用法】上除另研药外，余为细末，共和匀，炼蜜为丸，如梧桐子大。每服十五丸，食后临夜新竹叶汤送下。

【主治】癫狂、风痫、心风，邪气惊心，神不守舍，时发无常，仆地吐涎，不自知觉。

正心汤

【来源】《古今医统大全》卷四十九。

【组成】人参　茯神　当归（酒洗）　生地黄（酒洗）各一钱　羚羊角（镑）　甘草（炙）　酸枣仁（炒，研）　远志（去心）各八分

《证治宝鉴》无麝香。

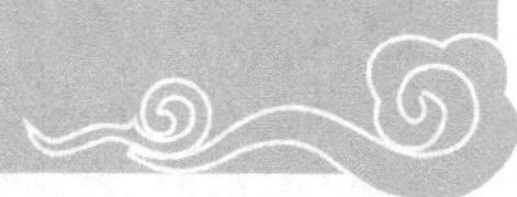

【用法】上锉。水二盏，加莲子七枚，煎七分，去滓，入羚羊角末，麝香一分和匀，食后、临卧服。

《证治宝鉴》中水煎，入铁锈水和服。

【主治】

1.《古今医统大全》：七情五志久逆，心风妄言妄笑，不知所苦。

2.《证治宝鉴》：七情太过而癫者。

琥珀茯苓膏

【来源】《古今医统大全》卷四十九。

【组成】人参一两　陈皮半两　当归二两（酒浸，锉，三味熬稀膏一碗）　白茯苓二两（为末）　琥珀半两（另为末）

【用法】上将人参膏加琥珀、茯苓末调匀，如稠甚，加蜜汁调之得所。每服二三匙，嚼咽下，不拘时候，临卧睡服之亦妙。

【主治】精神失守，渐成心风。

牛车肉

【来源】《医学入门》卷三。

【组成】紫河车（洗净，煮烂）　牛肚（切碎）

【用法】上和一处，同煮熟，随便食之。

【主治】失心癫狂。

如意丹

【来源】《医学入门》卷四。

【组成】川乌八钱　槟榔　人参　柴胡　吴茱萸　川椒　白姜　白茯苓　黄连　紫菀　厚朴　肉桂　当归　桔梗　皂角　石菖蒲各五钱　巴豆二钱半

【用法】上为末，炼蜜为丸，如梧桐子大，朱砂为衣。每服三丸，或五丸、七丸，温疫及一切鬼祟，伏尸，传痨，癫狂失心，山岚瘴气，枣汤或白汤送下；风疫及宿患大风，身体顽麻，不知痛痒，眼泪不下，睡卧不安，面如虫行，日久须眉痒脱，唇烂齿焦，偏头痛、紫癜、疮癣、左瘫右痪、鹤膝风疼，一切风疾，荆芥煎汤送下；寒疝及小肠气痛，小茴煎汤，或吴萸煎汤送下；暑疫及五淋，灯心煎汤送下；热甚，大黄煎汤送下；燥疫，生地或麻子仁煎汤送下，或冷水送下；湿疫及水肿，车前子或木通煎汤送下；十种水气，甘遂、大戟煎汤送下；瘿蛊，甘遂煎汤送下；膀胱疝气肿疼，萝卜煎汤送下；五般痔，白矾汤送下；五痫，乳香汤送下；肾脏积，咬齿唾涎，腰疼，盐汤送下；五疟，桃枝煎汤送下；失心中邪，柳枝桃枝汤送下；阴阳二毒，伤风咳嗽，薄荷煎汤送下；五痔八痢，肠风脏毒，陈米煎汤送下；诸般咳嗽，姜汤送下；小儿十二惊风，薄荷煎汤送下；丹瘤，痈疽、瘰疬、疮痍、涎喘、消渴、大小肠闭，或泄或利，酒毒便红，喉痹、重腮，误吞铜铁，金石、药毒，不服水土，温汤送下；痢疾红甚，黄连煎汤送下；妇人血海久冷，带下赤白，难为生育，及诸般血气，艾汤送下。

【主治】温疫及一切鬼祟，伏尸，传痨，癫狂失心，山岚瘴气；风疫及宿患大风，身体顽麻，不知痛痒，眼泪不下，睡卧不安，面如虫行，日久须眉痒脱，唇烂齿焦；偏头痛，紫癜疮癣、左瘫右痪，鹤膝风疼，一切风疾；寒疫及小肠气痛；暑疫及五淋；热甚，燥疫、湿疫及水肿，十种水气；瘿蛊、膀胱疝气肿疼；五般痔，五痫，肾脏积，咬齿唾涎，腰疼；五疟；失心中邪；阴阳二毒，伤风咳嗽；五痔八痢，肠风脏毒；诸般咳嗽，小儿十二惊风；丹瘤、痈疽、瘰疬、疮痍、涎喘、消渴、大小肠闭，或泄或利，酒毒便红，喉痹，重腮，误吞铜铁，金石、药毒，不服水土；痢疾；妇人血海久冷，带下赤白，难为生育，及诸般血气。

天星丸

【来源】《医学入门》卷六。

【组成】胆星　全蝎　蝉退各二钱半　防风　白附子　天麻　僵蚕各一钱半　麝香五分

【用法】上为末，枣肉为丸，如绿豆大。每服三丸，荆芥、生姜煎汤送下。

【主治】肺痫。面白，反视，惊掣，吐沫潮涎。

竹沥丸

【来源】《医学入门》卷六。

【组成】白术（蜜炒）　厚朴　甘草（水煎）各二

钱半 附子 犀角各一钱 全蝎七个（每个用薄荷叶裹，汤泡一宿，炙黄）

【用法】上为末，竹沥为丸，如黑豆大。每服一丸，金银薄荷煎汤化服。

【功用】清心豁痰。

【主治】血滞心窍，邪气在心，积惊成痫。

镇心丸

【来源】《医学入门》卷六。

【组成】远志 雄黄 铁粉 琥珀各二钱 辰砂一钱 麝香五分

【用法】上为末，枣肉为丸，如黄豆大，金银箔二十片为衣。每服一丸，麦门冬煎汤化下。

【主治】心痫。面赤目瞪，吐舌，心烦，惊悸。

宁神导痰汤

【来源】《医学入门》卷七。

【组成】导痰汤加远志 菖蒲 芩 连 朱砂

【功用】宁神导痰。

【主治】

1.《医学入门》：癫狂，怒伤肝者。

2.《杏苑生春》：怒动肝火，风痰上盛，发狂叫呼者。

顺气导痰汤

【来源】《医学入门》卷七。

【组成】导痰汤加香附 乌药 沉香 木香 磨刺

【用法】每服四钱，加生姜，水煎服。

【主治】

1.《医学入门》：中风，胸膈留饮，痞塞不通。

2.《杏苑生春》：狂癫惊痫。

活虎丹

【来源】《医学入门》卷七。

【组成】蝎虎一个（剪去四足爪，连血研细） 朱砂 片脑 麝香各少许（研细）

【用法】先用古礞石散控下痰涎，次用薄荷煎汤调前药，作一服化下。

【功用】补气血，安心神。

【主治】久年惊痫，癫狂。

蝙蝠散

【来源】《医学入门》卷七。

【组成】大蝙蝠一个 朱砂三钱

【用法】将朱砂填入蝙蝠腹内，以新瓦盛火炙令酥为度，候冷为末。每个分作四服，体弱年幼者作五服，空心白汤送下。

【主治】痫证。

大续命汤

【来源】《医学入门》卷八。

【组成】肉桂 附子 石膏 防己各二分 麻黄 防风 龙齿 生姜各四分

【用法】水煎，加竹沥七匙，生地汁五匙，频服。

【主治】痫病，角弓反张，窜视，口噤，吐沫。

开迷散

【来源】《古今医鉴》卷七。

【组成】当归一钱 白术（炒）一钱 白芍药一钱 柴胡八分 白茯苓八分 甘草（炙）七分 桃仁一钱五分 苏木一钱 红花一钱 远志（泡，去骨）一钱五分 生地黄一钱五分

【用法】上锉。加生姜，水煎服。或炼蜜为丸，辰砂为衣。

【主治】妇人癫疾，歌唱无时，逾垣上屋，属荣血逆于心包者。

丑宝丸

【来源】《古今医鉴》卷七。

【组成】牛黄五钱 琥珀一钱 辰砂一钱（为衣） 雄黄一钱 胆星一两 礞石五钱（火煅） 沉香一钱五分 犀角一钱五分 黄芩二两（炒） 大黄二两（酒蒸） 天麻五钱（姜炒） 石菖蒲一两 僵蚕七钱（姜炒） 蝉蜕五钱（去

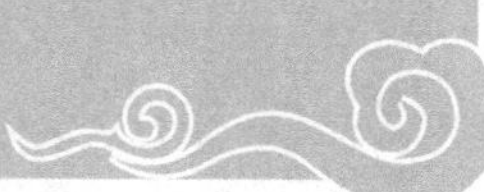

足）猪心二具（用血）

【用法】上为末，竹沥、猪心血为丸，如绿豆大。每服六七十丸，临卧薄荷汤送下。

【功用】祛风清火，顺气豁痰，益志除惊，安魂定魄。

【主治】一切怔忡痫痓，难状之疾。

加减寿星汤

【来源】《古今医鉴》卷七引吴都堂方。

【组成】南星四两（胆制） 半夏二两 防风一两 荆芥七钱 天麻一两 皂荚一两 香附一两 青皮一两 猪苓一两 泽泻一两 赤茯苓一两 白茯神一两 白术一两 细辛七钱 麦门冬一两

【用法】上锉。每剂一两，加生姜，水煎服。

【主治】痫症。

壮胆星朱丹

【来源】《古今医鉴》卷七。

【组成】朱砂一两（水飞） 胆星二两 石菖蒲二两 牛黄五钱 麝香五分 猪心七具（用血）

【用法】上为细末，竹沥猪心血为丸，如梧桐子大。每服七八十丸，空心以白汤送下。

【主治】痫症。

黄白丹

【来源】《古今医鉴》卷七。

【组成】黄丹一两 白矾一两

【用法】用砖一块，凿一窝可容二两许，置丹在下，矾在上，用木炭五斤，煅令炭尽，为末，以不经水猪心血为丸，如绿豆大。每服三十丸，陈皮汤送下。

【主治】五癫五痫。

清神丹

【来源】《古今医鉴》卷七。

【组成】石菖蒲（去毛）二两 辰砂六钱（研细，水飞过，以一半为衣）

【用法】上为末，猪心血打面糊为丸，如梧桐子大。每服七八十丸，空心白汤送下。

【主治】痫症。

清心温胆汤

【来源】《古今医鉴》卷七。

【别名】清心抑胆汤（《万病回春》卷四）、清心抑气汤（《寿世保元》卷五）

【组成】陈皮一钱 半夏（制）一钱 茯苓一钱 枳实一钱 竹茹一钱 白术（炒）一钱 石菖蒲一钱 黄连（姜汁炒）一钱 白芍（炒）一钱 当归（酒洗）一钱 香附（炒）一钱 麦门冬（去心）八分 川芎六分 人参六分 远志六分 甘草四分

【用法】上锉一剂。加生姜，水煎服。

【功用】平肝解郁，清火化痰，益心生血。

【主治】五痫。

化痰丸

【来源】《本草纲目》卷十一引《卫生杂兴》。

【组成】生白矾一两 细茶五钱

【用法】上为末，炼蜜为丸，如梧桐子大。一岁十丸，茶汤送下；大人五十丸。久服，痰自大便中出，断病根。

【主治】风痰痫病。

蝮蛇酒

【来源】《本草纲目》卷二十五。

【组成】活蝮蛇一条（一方有人参）

【用法】上以醇酒一斗，封埋马溺处，周年取出，蛇已消化。每服数杯。

【功用】《中医外科学》：祛风化湿，解毒定惊。

【主治】

1.《本草纲目》：恶疮，诸瘘，恶风顽痹，癞疾。

2.《中医外科学》：麻风，肌肉麻痹不仁，筋脉拘急，皮肤燥痒或破烂者。

抵住丸

【来源】《本草纲目》卷三十五引永类方。

【组成】皂荚（烧存性）四两　苍耳根茎叶（晒干）四两　密陀僧一两

【用法】上为末，为丸，如梧桐子大，朱砂为衣。每服三四十丸，一日二次，大枣汤送下。稍退，只服二十丸。

【主治】风邪痫疾。

四色断痫丸

【来源】《幼科发挥》卷一。

【组成】黄连五钱　飞朱砂二钱五分　胆星一钱　白甘遂三分

【用法】上为末，獖猪心血杵匀，粟米糊为丸，如芡实大。每服一丸，灯草煎汤化下，夜服三次，日服一次。

【主治】小儿痫证初期发搐，或一月一发，或一月再发。

如神断痫丸

【来源】《幼科发挥》卷二。

【组成】黄连五钱　白茯神　石菖蒲各三钱　胆星　珍珠　铁花粉各一钱　朱砂（飞）三钱　甘遂五分

【用法】上为细末，粟米粉煮糊，入獖猪心血三枚同杵匀为丸，如弹子大。每一丸，取獖猪心一枚，切开两片，入药在内，线扎定，水煮熟，分三服，本汤送下。

【主治】急惊风后，急痰停聚，迷其心窍，变成痫疾。或一月一发，或半年一发，或一年一发，发过如常。

定志丸

【来源】《幼科发挥》卷二。

【组成】人参　白茯神　远志　石菖蒲（炒）　酸枣仁（炒）　柏子仁各一钱半　琥珀　珍珠　胆星　铁花粉各一钱　朱砂（飞）　麝香各一字

【用法】上为末，水煮山药粉为丸，如黍米大。每服十五丸，灯心煎汤送下；更煮猪心与儿食之，以助药力。

【主治】小儿惊久成痫。

定魂散

【来源】《幼科发挥》卷二。

【组成】天水散二两三钱　真轻粉二钱

【用法】上药研匀，申酉时煎淡姜汤服。

【功用】去痰。

【主治】小儿惊后成痫。

南星散

【来源】《幼科指南》卷上。

【组成】南星　半夏　川乌　白附子　大豆（去皮）各一两

【用法】上为末。每服三分，生姜汤调下。

【主治】小儿痫症。

参砂膏

【来源】《育婴家秘》卷二。

【组成】朱砂五钱　牙消　雄黄（水飞）各二钱半　麝香一钱　金银箔各十五片　真白附子　枳壳（麸炒）各三钱　川芎　白茯苓各四钱　人参　黄连　远志肉各二钱

【用法】前五味另研匀，后七味共为末和匀，蜜为丸，如芡实大。每服一丸，用麦门冬煎汤送下。

【功用】通心气。

【主治】小儿痫。

断痫丸

【来源】《育婴家秘》卷二。

【组成】黄连　礞石　石菖蒲　朱砂　珍珠　铁花粉　胆星各五分　甘遂三分　沉香二分　茯苓二钱

【用法】上为末，别用人参一钱，白术三钱，煮糊为丸，如芡实大。每用一丸，取獖猪心一个劈开，入药在内，将线扎住，长流水煮熟，取出丸子研细，灯心汤调下，以猪心及汁，与儿食之，三日

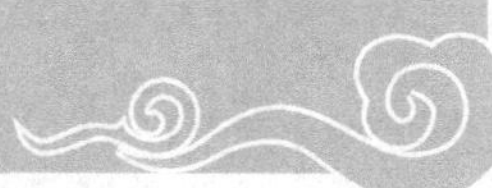

服一丸。又宜常服参砂膏，以通心气。
【主治】痫证。

加减当归龙荟丸

【来源】《育婴家秘》卷四。
【组成】当归（酒洗，晒干）一钱　人参　川芎各一钱　胆草（酒浸）　山栀仁各五分　青皮　芦荟各七分　甘草　柴胡各一钱　半夏（大者）三个（泡七次，切，生姜自然汁浸时，又以白矾水洗之）
【用法】上为末，水煮神曲糊丸，如粟米大。每服二十五丸，寅、卯时淡竹叶汤送下。
【功用】平肝补脾。
【主治】小儿暑疟惊痫。

夺关散

【来源】《点点经》卷二。
【组成】牙皂（去弦，炮焦）三个　细辛一钱　明雄八分　白芥子八分　寸香十分　僵蚕五个
【用法】上为细末，备用。以竹筒吹鼻，男左女右。
【主治】发痫中痰，人事不知。

荡寇解痰汤

【来源】《点点经》卷二。
【组成】羊藿　当归　胆星　熟地各一钱半　志肉　柏仁　白术　陈皮　茯神各一钱　干葛二钱　姜炭　甘草各八分
【用法】以生姜、大枣为引。
【主治】酒伤发痫后，人事恍惚，饮食如痴，肢体厥冷。

将军散

【来源】《点点经》卷二。
【组成】大黄　朴消各三钱　桃仁一钱　乌药一钱半　香附一钱半　羊藿一钱　甘草八分
【主治】酒痫，二便不通。

增补八珍汤

【来源】《点点经》卷二。
【别名】八珍除痰汤（原书卷四）。
【组成】当归　川芎　白芍　熟地　怀耆（炙）白术　茯苓　陈皮　泽泻　羊藿　葛花各一钱　甘草五分
【用法】上加生姜、大枣，水煎服。
【主治】酒毒成痫，发痫后，气血虚耗。

补胃燥痰汤

【来源】《赤水玄珠全集》卷十四。
【组成】白术二钱　苍术　陈皮　半夏　南星　茯苓各一钱半　木香一钱　藿香七分　甘草四分
【用法】加生姜五片，水煎服。
【主治】阴痫，服凉药太过，损伤脾胃。
【加减】甚者，加附子五分。

参星汤

【来源】《赤水玄珠全集》卷二十六。
【组成】人参五钱　南星（炮）一两
【用法】上为末。每服一钱，生姜、大枣汤送下。一日二次。
【主治】虚而痫，久不愈者。

麻仁煎

【来源】《医方考》卷五。
【组成】麻仁四升
【用法】以水六升，煎七合，空心服。三剂效。
【主治】癫风。
【方论】麻仁，润药也。多与之令人通利，故足以泻癫风。然可以济火，可以泽肝，可以润脾，可以濡肾，有攻邪去病之能，无虚中坏气之患，足称良也。

续命汤加紫苏陈皮方

【来源】《医方考》卷五。
【组成】竹沥一升二合　生姜汁五合　生地汁一

升　龙齿（末）　防风　麻黄各四两　防己　附子（炮）　石膏　桂枝各二两　陈皮（去白）　紫苏各半两

【主治】痫疾。发则仆地，闷乱无知，嚼舌吐沫，背反张，目上视，手足搐搦，或作六畜声者。

【方论】是方也，有麻黄、桂枝、防风、紫苏，则可以泄在经之邪；有竹沥、姜汁、陈皮，则可以行痰涎之滞；有生地汁、石膏则可以清心肺之壅；有龙齿则可以安魂；有防己可以通塞；若夫沉痼之痰，非附子不足行其滞，而其大热之性，又足以益火之源而消阴翳，譬之太阳中天，幽谷之翳障无不消灭，此古人用附子之意也。

二陈汤

【来源】《万病回春》卷四。

【组成】茯苓（去皮）　南星（姜制）　陈皮各一钱　瓜蒌仁　枳实（麸炒）　桔梗　栀子　半夏　黄芩各一钱　甘草三分　木香五分（研）　辰砂（为末）五分

【用法】上锉一剂。加生姜三片，水煎，临服入竹沥、姜汁，磨木香，调辰砂末服。

【主治】一切痫病。

安神丸

【来源】《万病回春》卷四。

【组成】当归（酒洗）　人参（去芦）　茯苓（去皮）　酸枣仁（炒）　生地黄（酒洗）　黄连（酒炒）　陈皮（去白）　南星（姜制）各一两　天竺黄五钱　牛黄二钱　珍珠二钱　琥珀二钱

《金匮翼》有雄黄。

【用法】上为极细末，炼蜜为丸，如梧桐子大，朱砂五钱为衣。每服五十丸，清米汤送下。

【功用】《金匮翼》：镇心安神。

【主治】

1.《万病回春》：痫病，卒时晕倒，身软，咬牙，吐涎沫，不省人事，随后醒者。

2.《金匮翼》：癫痫惊狂属痰火者。

【宜忌】忌母猪肉，牛、羊、犬、马等肉，胡椒、葱、蒜。

金箔镇心丸

【来源】《万病回春》卷四。

【别名】金箔镇心丹（《血证论》卷八）

【组成】朱砂　琥珀　天竺黄各五钱　胆星一两　牛黄　雄黄　珍珠各二钱　麝香

麝香用量原缺。《东医宝鉴·内景篇》麝香作半钱，有牛胆一两。

【用法】上为细末，炼蜜为丸，如皂肉子大，金箔为衣。每服一丸，用薄荷汤送下。

【主治】

1.《万病回春》：惊悸。

2.《东医宝鉴·内景篇》：癫痫，怔忡及一切痰火之疾。

【加减】心经有热，加炒黄连、当归、生地黄各一两，炙甘草五钱，人参一两，去雄黄、胆星、麝香。

祛风至宝丹

【来源】《万病回春》卷四。

【组成】防风　薄荷　荆芥　羌活　独活　连翘　黄芩　黄柏　黄连　栀子　全蝎　天麻　细辛　枳实　桔梗　大黄　芒消　生地　石膏　甘草各一两　盐梅五十个（去核）　干葛　赤芍　细茶各一两半　麻黄三钱（临症详审或用或不用）

【用法】上为末，炼蜜为丸，如弹子大，朱砂为衣。每服二丸，细嚼，临卧时茶、酒任下，不拘时候。

【功用】祛风清热。

【主治】癫痫属风热者。

【加减】血虚，加川芎、当归各一两；气虚，加参、术各一两。

清心滚痰丸

【来源】《万病回春》卷四。

【组成】大黄（酒蒸）四两　黄芩四两　青礞石（消煅）五钱　沉香二钱半　犀角五钱　皂角五钱　麝香五分　朱砂五钱

【用法】上为细末，水为丸，如梧桐子大，朱砂为衣。每服七十丸，温水送下。

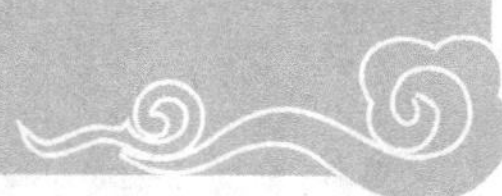

【主治】癫痫惊狂，一切怪症。

清明丸

【来源】《鲁府禁方》卷一。

【组成】白矾　细茶各一两

【用法】上为细末，炼蜜为丸，如梧桐子大。每服三十丸，茶清送下。久服其涎随小便出。

【主治】风痫。

驱风散

【来源】《痘疹传心录》卷十七。

【组成】天麻　羌活　钩藤　白附子　甘草　柴胡　大黄　龙胆草　山栀　姜蚕

【用法】水煎服。

【主治】小儿风痫。因汗出解脱，风邪乘虚而入，其初屈指数物，热甚生痰，目赤发搐，其病在肝者。

人参琥珀丸

【来源】《证治准绳·类方》卷五。

【组成】人参（去芦）　琥珀（另研）　茯神（去木）　白茯苓（去皮）　石菖蒲（节密小者）　远志各半两（酒浸半日，去心）　乳香（另研）　酸枣仁（温酒浸半日，去壳，纸上炒令香熟）　朱砂（另研，水飞）各二钱半

【用法】上为细末，炼蜜为丸，如梧桐子大。每服二十丸，食后温酒送下，一日二次；如不能饮，大枣汤送下。可常服。

【主治】

1.《证治准绳·类方》：癫病。

2.《景岳全书》：癫痫。

3.《医灯续焰》：失神狂乱，哀乐无由，惊悸不时，夜不能寐，一切恍惚不宁。

五生丸

【来源】《证治准绳·类方》卷五。

【组成】川乌头　附子（各生用，去皮脐）　天南星（生）　半夏（生）　干生姜各半两

【用法】上为细末，醋煮大豆汁作糊为丸，如梧桐子大。每服五丸，冷酒送下，不拘时候。

【主治】风痫。

妙功丸

【来源】《证治准绳·类方》卷五。

【组成】丁香　木香　沉香各半两　乳香（研）　麝香（另研）　熊胆各二钱半　白丁香三百粒　轻粉四钱半　雄黄（研）　青皮（去白）　黄芩　胡黄连各半两　黄连　黑牵牛（炒）　荆三棱（煨）　甘草（炙）　蓬莪术　陈皮（去白）　雷丸　鹤虱各一两　大黄一两半　赤小豆三百粒　巴豆七粒（去皮心、膜、油）

【用法】上为细末，荞面一两半作糊和匀，每一两作十丸，朱砂一两水飞为衣，阴干。每服一丸，用温水浸一宿，去水，再用温水化开，空心服之。小儿加减服。十年病一服即愈，若未愈，三五日再服，重者不过三服。

【主治】

1.《证治准绳·类方》：诸痫。

2.《张氏医通》：虫积在内，使人多疑善惑而成癫痫。

【验案】癫痫　有一人好酒，得痫病二十年，用药一服，取下虫一条，约长四五寸，身有鳞，其病遂愈。

清心汤

【来源】《证治准绳·类方》卷五。

【组成】凉膈散加黄连　麦门冬

【主治】癫证。

紫河车丸

【来源】《证治准绳·幼科》卷二。

【组成】紫河车（肥厚者）一个

【用法】洗净，重汤蒸烂，研化，入人参、当归末为丸，如芡实大。每服五六丸，乳汁化下。

【主治】小儿痫证。

加减导痰汤

【来源】《寿世保元》卷五。

【组成】南星（姜制） 半夏 陈皮（去白） 白茯苓（去皮） 瓜蒌仁 枳实（豉炒） 桔梗 山栀子 黄芩各一钱 黄连（姜炒）一钱 甘草 木香五分（另研） 辰砂五分（为末）

原书甘草用量缺。

【用法】上锉一剂。加生姜煎，入竹沥，姜汁，磨木香末，调辰砂同服。

【主治】痫证，痰涎壅盛者。

朱砂丸

【来源】方出《寿世保元》卷五，名见《医方一盘珠》卷三。

【组成】朱砂五钱（水飞，用猪心一个割开，入砂末，湿纸包，慢火炙热，取朱净，入后药；猪心病人空心食） 南星二两（沸汤浸三次，锉，姜制） 巴豆仁五钱（石灰一碗，炒红入仁在内，灰冷取仁，将灰又炒，又以仁在内再炒，拣出用草纸捶去油，灰不用） 全蝎二钱（去头足尾，炙） 龙胆草二两

【用法】上为末，面糊为丸，如梧桐子大。每服十五丸，生姜汤送下。

【主治】五痫。

医痫无双丸

【来源】《寿世保元》卷五。

【组成】南星一两 半夏一两（二味用白矾、皂角、生姜煎汤浸一日夜透，切片，随汤煮干，去矾、皂、姜不用） 川芎三钱 归身（酒洗） 软石膏各一两 天麻七钱 僵蚕五分 生地黄（酒炒）一两 荆芥穗五钱 辰砂五钱 川独活五钱 乌犀角五钱 白茯苓（去皮） 拣参各一两 远志（ 甘草水泡，去心） 麦冬（去心） 白术（去芦油） 陈皮（去白）各五钱 酸枣仁（炒） 五钱 黄芩三钱 川黄连（去毛）五钱 白附子（煨） 珍珠 甘草各三钱 金箔三十片

【用法】上为细末，好酒打稀糊为丸，如梧桐子大，金箔为衣。每服五十丸，空心白汤送下。轻者半料奏效，重者全料。

【功用】祛风化痰，降火补益，养血理脾，宁心定志。

【主治】痫证。

【验案】一儿十五岁，御女后，复劳役，考试失意，患痫症三年，遇劳则发。用十全大补汤、加味归脾汤之类，更以紫河车生研如膏，入蒸糯米饭为丸，如梧桐子大，每服百丸，一日三四服而愈。后患遗精，盗汗，发热，仍用本方及六味丸而愈。

驱风化痰汤

【来源】《寿世保元》卷五。

【组成】人参 白术（去芦） 白茯苓（去皮） 半夏（姜炒） 陈皮 枳实（酒炒） 当归（酒洗） 川芎 白芍（酒炒） 桔梗（去芦） 南星 远志（甘草水泡，去心） 瓜蒌仁 白附子 僵蚕 天麻 黄连（酒炒） 黄芩（酒炒） 甘草 怀生地

【用法】上锉一剂。加生姜五片，水煎，温服。

【主治】癫狂、五痫、眩晕，气血虚，挟风痰郁火，时作时止，痰涎壅盛，心神昏愦。

定神至宝丹

【来源】《寿世保元》卷五。

【组成】生地黄（姜汁炒）五钱 橘红 贝母 白茯苓（去皮） 黄连 远志（去心） 石菖蒲 酸枣仁（炒） 枳实（麸炒） 瓜蒌仁 天花粉 甘草少许

方中除生地黄、甘草，诸药用量原缺。

【用法】上锉。加生姜三片，水煎服。

【主治】诸痫，神智不宁，时发狂躁，多言好怒，面容不泽。

复正散

【来源】《外科百效》卷下。

【组成】僵蚕 清风藤 生地黄 白附子各七钱 当归 川芎 何首乌 防风 白芷 荆

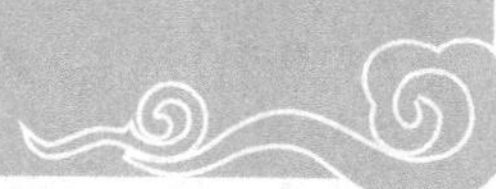

芥　天麻　蒺藜　赤芍　胡麻　连翘　桔梗　藁本　蔓荆子各五钱　羌活　全蝎各三钱　升麻二钱　白僵蚕二钱　金银花一两　白花蛇二两（净）

【用法】上以好酒二十斤，大坛盛封。早、晚随量饮之。

【主治】口眼歪斜，痫症。

返魂汤

【来源】《观聚方要补》卷五引《寿世仙丹》。

【组成】莲肉一钱五分　当归　麦冬　熟地各一钱　杜仲　远志肉各八分　芍药四分　甘草二分

【用法】用水一钟，入男胎乳汁半钟，煎至一钟，空心温服。

【主治】癫痫，痰积日久，神气散化，魂魄离乱，口鼻闻烧酒之香。

耆附汤

【来源】《治痘全书》卷十四。

【组成】黄耆　附子　当归　防风　全蝎

【用法】水煎服。

【主治】痘后发痫，手足难动，出汗。

补心宁志丸

【来源】《先醒斋医学广笔记》。

【组成】天竺黄（另研如面）五钱　沉香（另研如面）三钱　天门冬（去心，酒洗，蒸）二两　白芍药（酒炒）三两　白茯神（去心）四两　远志肉（甘草汁浸，蒸）二两　麦门冬（去心）二两　炙甘草六钱　旋覆花一两五钱　真苏子（研）一两　香附（醋浸，晒干，童便拌，瓦上炒）三两　半夏（姜汁拌，以明矾末少许同浸）二两　皂角荚（不蛀者，去黑皮，酥炒，去子取末）二两

【用法】上为末和匀，怀山药粉糊为丸，如豌豆大，朱砂一两（研如法）为衣。每服三钱，用竹沥点汤下。

【主治】痫症。

安神滚痰丸

【来源】《明医指掌》卷七。

【组成】礞石一两（煅）　风化消一两　朱砂一两　沉香五钱　珍珠五钱

【用法】上为末，煎天麻膏为丸，如芡实大。每服三丸，姜汁、竹沥调下。

【功用】

1.《明医指掌》：利肺安心。

2.《重订通俗伤寒论》：逐痰醒神。

【主治】

1.《明医指掌》：痰升致癫。

2.《重订通俗伤寒论》：痰壅气逆，胸闷呕吐，静则迷蒙昏厥，躁则狂妄舞蹈，舌苔黄厚而滑。

【方论】《医略六书》：青礞石善化顽痰之固结；风化消专泻热结之壅痰；沉香顺气以降逆；朱砂镇心以安神；珍珠乃水精之所结，力能壮水制火，以安神定志；天麻煎膏糊丸，豁痰散结；姜汁、竹沥乃润液散痰，使痰化热降，则心包肃清，神明有主，癫妄自退。此安神下痰之剂，为痰热病癫之专方。

加味导痰汤

【来源】《济阳纲目》卷四十五。

【组成】南星（姜汤泡）　半夏（姜汤泡）各二钱　枳实（麸炒）　黄芩　橘红　茯苓各一钱　天麻　全蝎　黄连各七分　甘草四分

【用法】上锉，水煎，加竹沥二匙，姜汁半酒盏，食远服。

【主治】痰迷心窍，发痫。

加味续命汤

【来源】《济阳纲目》卷四十五。

【组成】麻黄　防风　龙齿各一钱　防己　附子（炮）　石膏　桂枝各一钱　陈皮（去白）　紫苏各五分　竹沥一合　生姜汁十匙　生地汁半合

【用法】水煎服。

【主治】风痫，发则仆地，闷动无知，嚼舌吐沫，背反张，目上视，手足搐搦，或作六畜声者。

烧丹丸

【来源】《济阳纲目》卷四十六。

【别名】黄白丹。

【组成】虢丹　晋矾各一两

【用法】上用砖凿一窠，先安丹，次安矾，以炭五斤，煅令炭尽，取出细研，以不经水猪心血为丸，如绿豆大。每服十丸至二十丸，橘皮汤送下。

【主治】癫痫，无问阴阳冷热。

牛黄安神丸

【来源】《简明医彀》卷四。

【组成】当归　人参　茯苓　酸枣仁　生地黄　黄连（酒炒）　橘红　胆南星　牛黄　珍珠　琥珀各二钱　朱砂（水飞）　天竺黄各五钱

【用法】上药前八味为末，次以牛、珍、珀、砂、竺各研极细，和匀，炼蜜为丸，如绿豆大。每服百丸，临睡灯心、龙眼汤送下；金、银煎汤尤妙。

【功用】镇养心神，消痰、清火、养血。

【主治】五痫。

镇惊造命丹

【来源】《简明医彀》卷六。

【组成】蛇含石（微火煨熟，炭火煅红，醋淬七次，研细水飞，澄去水，晒干研细）四两　代赭石（如上煅研）　辰砂（水飞）　青礞石（煅金色，水飞，重研）　南星（牛胆制）　茯神各五钱　僵蚕（洗，炒）　蝉退（去土）　白附子　使君子　天麻（各为末）各三钱　牛黄（陕西）七分　麝香五分　冰片三分

【用法】上研匀，炼蜜和丸，金箔为衣。大人每服二钱　小儿一钱　婴儿三五分，灯心、薄荷汤化服；金银煎汤尤好。

【主治】小儿胎惊，急慢惊风，癫痫不省人事，目直上视，惊风痰壅，睡中惊跳，夜卧不安，啼哭不止，客忤内钓，一切惊疾，奇形怪状，不能辨名者；及大人因惊忧劳损，卧不安寝，怔忡恍惚，恐怖癫狂；妇人产后不语，昏愦啼笑。

安神丸

【来源】《妙一斋医学正印种子篇》卷上。

【组成】当归（酒洗）　人参（去芦）　白茯苓（去皮）　酸枣仁（炒）　生地黄（酒洗）　川黄连（酒炒）　橘红　真胆星　厚黄柏（盐酒蜜炒黑色）　麦门冬（去心）各一两　朱砂（另研，水飞过）五钱

【用法】上为极细末，炼蜜为丸，如梧桐子大，朱砂为衣。服三子散去积痰后服此方，每服五十丸，空心清米汤送下；食远、临卧灯心汤送下。

【主治】羊痫并滑泄，久而无子，脉上盛下虚。

【宜忌】忌猪、鹅、牛、羊、犬、马等肉，胡椒、葱、蒜。

育神镇心丸

【来源】《丹台玉案》卷二。

【组成】羚羊角　犀角各四钱　胆星（制过九次者）　远志（去心）　茯神（去木）　柏子仁（去油）　石菖蒲　橘红各八钱　礞石（煅过）六钱　大黄五钱　天麻（煨过）七钱　牛黄二钱　瓜蒌曲五钱　麝香一钱二分　朱砂二钱　真金泊三十张

【用法】上为细末，竹沥同胆星打糊为丸，朱砂、金箔为衣。每服一丸，空心姜汤送下。

【主治】五种痫证，并癫狂惊恐，痰迷心窍。

清心豁痰汤

【来源】《丹台玉案》卷二。

【组成】石菖蒲（去毛）　麦门冬（去心）　茯苓（去皮）　枳实（炒）各一钱二分　远志（去心）　天花粉　贝母（去心）　酸枣仁（去油）　玄参　黄连（姜汁炒）　橘红各一钱　甘草梢四分

【用法】上用水二钟，加生姜五片，竹茹八分，煎一钟，温服。

【主治】痫症。

牛黄丸

【来源】《丹台玉案》卷三。

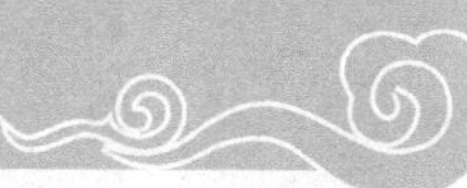

【组成】茯神　远志（去骨）　羚羊角　麦门冬各一两五钱（去心）　牛黄一两二钱　犀角　龙脑　真阿胶（蛤粉炒）　麝香　沉香各二两　川芎　杏仁（去尖油）　人参　枳实各八钱（麸炒）　金箔三百片　防风　当归（酒洗）　朱砂（研细）　大附子（黄连、甘草煮）　桔梗各一两（炒）　白芷七钱　黄连二两（姜汁炒）

【用法】上为极细末，炼蜜为丸，重一钱二分，朱砂金箔为衣，蜡封。姜汤调下；小儿惊风，薄荷汤调下。

【主治】诸风缓纵，言语謇涩，心怔健忘，头目眩晕，胸中烦郁，痰涎壅塞，心经不足，神志不定，惊恐畏怖，虚损少睡，喜怒无时，癫狂痫。

加味滚痰丸

【来源】《丹台玉案》卷三。

【组成】大黄六两（蒸、晒九次）　黄芩五两（酒炒）　胆南星　青礞石（消煅）　沉香　橘红各二两

【用法】上为细末，竹沥为丸。每服三钱，空心白汤送下。

【主治】诸般痰症，失心丧志，癫狂痫病。

安神养志丸

【来源】《丹台玉案》卷四。

【组成】当归　生地　枣仁　黄连　玄参　白术各三两　人参　甘草　胆南星各一两二钱

【用法】上为末，荷叶汤为丸。每服二钱，空心白滚汤送下。

【主治】癫证。

铁粉丸

【来源】《幼科折衷》卷上。

【组成】龙齿　轻粉　天麻　南星　没药　牛黄　麝香

【主治】癫发无时，吐沫心闷。

牛黄散

【来源】《幼科金针》卷上。

【组成】陈胆星二钱五分　蝉退二钱五分（去头足）　防风一钱五分　白附子钱半（生用）　天麻一钱五分　僵蚕钱半（净，炒）　麝香一分二厘五毫　全蝎二钱半（去头翅，净炙）　牛黄一分二厘五毫

【用法】上为细末。姜汁调服。

【主治】风痫。

祛风追痰丸

【来源】《幼科金针》卷上。

【组成】防风五钱　白附子五钱　枯矾五钱　天麻五钱　净全蝎二钱五分（炙，去毒）　木香二钱五分　南星一两五钱（明矾水、皂角水各浸一半，经一宿）　半夏三两（牙皂水、姜汁各浸一半，经一宿）　猪牙皂（炒）五钱　僵蚕（净，炒，去丝）五钱

【用法】上为末，姜汁糊丸，如梧桐子大，辰砂为衣。每服五丸，卧时薄荷汤化服。

《诚书》中腊月日或端午日上为末，水为丸，荆芥汤送下。

【主治】小儿五痫，初起时未发声音。五痫者：马痫，声如马鸣，张口摇头；牛痫，目直视而腹胀；鸡痫，摇头反折，喜惊；羊痫，扬目吐舌；猪痫，喜吐沫。

镇心丸

【来源】《审视瑶函》卷五。

【组成】牛黄一钱（另研）　生地（酒洗，炒）　当归身（酒洗，炒）　远志肉（去心）　茯神各五钱　金箔十五片　石菖蒲（九节者佳）　川黄连各二钱半　辰砂二钱（另研）

【用法】六味草药为细末，后入牛黄，辰砂为末，猪心血为丸，如黍米大，金箔为衣。每服五六十丸，煮猪心汤送下。

【主治】心痫惊悸，忧愁思虑伤心，惕然心跳，动振不安，面赤吐舌，目瞪。

十神汤

【来源】《证治宝鉴》卷二。

【组成】芍药　当归　川芎　生地　熟地　陈皮　半夏　茯苓　甘草　防风　防己　白术　苍术　草乌　南星　石膏　香油　香附　荆芥　羌活　枳实　全蝎　秦艽　白芷　细辛

【主治】痫发证有宜外解者。

内府牛黄丸

【来源】《证治宝鉴》卷二。

【组成】竹节白附子二两（为末，用狗胆六七枚，取汁搅匀，仍入胆内风干）　天麻二两（生姜自然汁制）　九节石菖蒲二两（竹沥制）　人乳粉六钱（夏晒，取寒水顿）　劈朱砂六钱（水飞）　牛黄一分五厘　金箔二十贴（或加琥珀末）

【用法】上为极细末，猪心血为丸，如小绿豆大。初服一钱二分，每日加一分，至二钱重止，金银煎汤送下。

【主治】癫及狂痫。

宁神汤

【来源】《证治宝鉴》卷二。

【组成】四物加甘草　参　神　远　枣　连

【用法】加姜汁、竹沥煎服。

【主治】痫证血虚神昏者。

【加减】有痰，加姜汁、炒南星。

加味二陈汤

【来源】《证治宝鉴》卷二。

【组成】二陈汤加僵蚕　全蝎　荆芥　天麻　菖蒲　远志　制南星

【用法】水煎，入姜汁、竹沥，早、晚服。七帖后加贝母、白术（土炒）。

【主治】痫症，痰盛而不矜下者。

【宜忌】忌猪、羊、鱼、面、鸡、鹅、酒色、猪肝、猪首、蹄爪、煎炒。

辰砂茯苓丸

【来源】《证治宝鉴》卷二。

【组成】茯苓　石菖蒲（竹沥拌晒三次）　白附子（黑狗胆拌晒三次）　辰砂各五钱

【用法】上为细末，猪心血为丸，如绿豆大，辰砂为衣。初服三钱，次服四钱，淡姜汤送下。

【主治】七情太过而癫者。

利惊滚痰丸

【来源】《证治宝鉴》卷二。

【组成】朱砂　巴霜　僵蚕　全蝎　麝香　熟大黄　青礞石　五倍子　沉香　牙消

【用法】用竹沥、姜汁为丸服。

【主治】痫证，忽然僵仆，手足劲强，半天乃饱者。

祛痫饮

【来源】《证治宝鉴》卷二。

【组成】天竺黄　陈皮　半夏　茯苓　甘草　胆南星　蝉蜕　僵蚕　麻黄　杏仁　天麻　葛根　远志　麦冬　羌活　防风　枳壳　竹沥

【用法】水煎服。

【主治】痫。忽然僵仆，手足劲强，半晌乃苏，俗名羊儿风。

秘传牛黄丸

【来源】《证治宝鉴》卷二。

【组成】牛黄二钱　羚羊角　龙骨（煅）　茯神　半夏各一两　石菖蒲　朱砂　雄黄　珍珠　枣仁各五钱

【用法】上为末听用。南星六个，切下蒂挖空，将前末填满，原蒂盖上，用鲜麦门冬叶包席草扎紧，猪心二个，同入锅内，蒸半香取出，换叶、草、猪心，依前法制，取露星月夜，再换叶、草、猪心，如前九遍为度，完日去星，用内药晒干，为细末，猪心血和蜜为丸，金箔为衣。每服六十丸，以人参汤送下。

【主治】痫证。

风痫汤

【来源】《诚书》卷八。

【组成】生地汁 竹沥 防风 生姜 石膏 麻黄（去节）各二钱 龙脑五分 桂枝一钱 防己 附子（制）各一钱半
【用法】水煎服。
【主治】风痰闭膈，烦闷无知，不言目直。

白金散

【来源】《诚书》卷八。
【组成】牛黄一钱 白僵蚕（炒） 枳壳（炒）各五钱 附子（炮） 胆南星 茯苓 硼砂 牙消 朱砂各二钱半 全蝎（去毒）十个 麝一字
【用法】上为末，糯米粥为丸。生姜汤或麦冬汤送下。
【主治】胎惊，诸痫，潮热。

异功汤

【来源】《诚书》卷八。
【组成】羌活 防风 全蝎 天麻 枳实 黄芩 黄连 胆星 橘红 茯神
【用法】加生姜，水煎服。
【主治】诸痫狂厥。
【加减】实甚，加大黄；虚者，加枣仁、白术。

泻肝丸

【来源】《诚书》卷八。
【组成】蝉蜕（去足） 全蝎（制） 胆星（炒）各二钱半 僵蚕（制） 附子（生） 防风 天麻（煨）各一钱半 麝香五分 水银一角
【用法】上为末，蒸枣（去皮核）取肉为丸。荆芥穗、生姜汤送下。
【主治】风痫迷闷，厥痉涎潮。

钩藤汤

【来源】《诚书》卷八。
【组成】橘红 钩藤 胆星 天麻 僵蚕 人参 远志 石菖蒲 犀角
【用法】加灯心，水煎，临服加牛黄、真珠末。
【主治】小儿诸痫痉痓。

独活散

【来源】《诚书》卷八。
【组成】独活 麻黄（去节） 川芎 天麻（煨） 防风 细辛 荆芥穗各一钱 甘草（炙） 熟大黄各五分
【用法】加生姜，水煎服。
【主治】小儿狂癫痓痉。

三圣散

【来源】《医方集解》。
【组成】瓜蒂 郁金 韭汁
【用法】鹅翎探吐。
【主治】中风，风痫，痰厥头痛。

回癫汤

【来源】《石室秘录》卷三。
【组成】人参三钱 白术九钱 茯神五钱 山药三钱 薏仁五钱 肉桂一钱 附子一钱 半夏三钱
【用法】水煎服。
【主治】羊癫症。

启迷奇效汤

【来源】《石室秘录》卷五。
【组成】人参一两 南星三钱 鬼箭三钱 半夏二钱 附子一钱 肉桂一钱 柴胡三钱 白芍三钱 菖蒲二钱 丹砂末二钱
【用法】先将前药煎汤二碗，分作二服，将丹砂分作一半，调入药中，第二服亦和一半。
【主治】心火为痰所迷之癫痫，累年不愈。

祛癫汤

【来源】《石室秘录》卷六。
【组成】人参五钱 白术一两 肉桂一钱 干姜一钱 白芥子五钱 甘草五分 菖蒲五分 半夏三钱 陈皮一钱
【用法】水煎服。
【功用】《古今名方》：益脾健胃，温中散寒，化痰祛癫。

【主治】癫症。

【方论】用人参、白术专补脾胃，用桂、姜以祛寒邪，用白芥子、半夏以消顽痰，用甘草、菖蒲以引入心而开窍，自然正气回而邪痰散。

祛痰定癫汤

【来源】《石室秘录》卷六。

【别名】定癫汤（《集成良方三百种》）。

【组成】人参三钱　白术五钱　白芍五钱　茯神三钱　甘草一钱　附子一片　半夏三钱　陈皮一钱　菖蒲一钱

【用法】水煎服。

【主治】癫痫，卒然昏倒，口吐白沫，作牛羊马声。

【方论】参、术、茯、芍皆健脾平肝之圣药，陈皮、半夏、甘草不过消痰和中，妙在用附子、菖蒲以起心之迷，引各药直入心窍之中，心清则痰自散而癫痫自除矣，既不耗气，又能开窍，安有死法哉。

石菖蒲汤

【来源】方出《医方一盘珠》卷七引《石室秘录》，名见《卫生鸿宝》卷五。

【组成】柴胡五两　白芍一两　当归五两　桃仁三两　甘草一两　茯神三两　菖蒲一两　元参三两　白芥子五两

【用法】水煎服。如不肯服，用人灌之，一剂即愈。

【功用】平肝祛邪。

【主治】花癫病。妇人情志不遂，致肝木枯槁，内火炽盛，忽然癫痫，寸口脉弦，见男子则抱住不放。

助心平胃汤

【来源】《辨证录》卷四。

【组成】人参五钱　茯神一两　贝母三钱　神曲一钱　肉桂三分　甘草一钱　甘菊三钱　菖蒲一钱　生枣仁五钱

【用法】水煎服。

【功用】补胃气，微清火。

【主治】气衰胃热，素常发癫，口中喃喃不已，时时忽忽不知，时而叫骂，时而歌唱，吐痰如蜒蚰之痰。

【方论】此方补胃气以生心气，助心火而平胃火，故心既无伤，而胃又有益，不必治癫而癫自止矣。

栀连泻火汤

【来源】《辨证录》卷四。

【组成】生地一两　当归　丹皮各五钱　炒栀子　天花粉各三钱　黄连二钱　吴茱萸一钱

【用法】水煎服。

【主治】妇人发癫，因肝火炽盛，郁结而成者。

【加减】热入血室，加柴胡一钱。

济艰汤

【来源】《辨证录》卷四。

【组成】白术五钱　人参五钱　茯神三钱　菖蒲五分　远志一钱　柏子仁三钱　半夏三钱　天花粉一钱　南星一钱　附子一钱　神曲一钱

【用法】水煎服。

【主治】壮年之人，痰气太盛，一时跌仆，口作牛马之鸣者，世人所谓牛马之癫也，其实乃虚寒之症，痰入心包也。

菖姜汤

【来源】《辨证录》卷四。

【组成】人参五钱　肉桂二钱　半夏三钱　白术一两　茯神五钱　菖蒲一钱　良姜五分

【用法】水煎服。十剂愈。

【主治】癫痫。

温养汤

【来源】《辨证录》卷四。

【组成】人参二钱　白术三钱　肉桂五分　半夏八分　干姜五分

【用法】水煎服。

【功用】补脾土，益肾火。

【主治】小儿癫痫。因在母腹中受惊恐之气，加之饮食失宜，一遇可惊之事，便跌仆吐涎，口作猪羊之声。

助腑祛除汤

【来源】《辨证录》卷十。

【组成】人参五钱 茯苓三钱 甘草一钱 生枣仁三钱 远志二钱 半夏三钱 黄连二钱 枳壳一钱 白薇二钱 白芥子三钱

【用法】水煎服。

【主治】火邪犯膻中之府，一时卧倒，口吐痰涎，不能出声，发狂乱动，眼珠大红，面如火烧红色，发或上指。

【方论】此方助膻中之正气，益之泻火消痰之品，则邪不敌正，邪且自遁，消灭于无踪矣。

加味八味丸

【来源】《冯氏锦囊·药按》卷二十。

【组成】熟地黄一斤（用八两，水煎汁，去渣，将八两入汁内煮烂，捣烂入药） 淮山药四两（炒微黄色） 牡丹皮四两（焙） 白茯苓三两（入乳拌透，晒干，焙） 山茱萸（去核）四两（酒拌蒸，晒干，焙） 泽泻二两（淡盐水拌，晒干，炒） 五味子二两（每个铜刀切作两片，蜜酒拌蒸，晒干，焙燥） 牛膝三两（淡盐酒拌炒） 肉桂（取近里一层有油而滋润甜极者）一两五钱（即入药，勿出气，不见火） 制附子一两五钱（切薄片，微火焙）

【用法】上为末，用熟地捣烂入药，加炼蜜杵好，集群手丸，晒干，藏瓷器瓶中。每早空心服四钱，淡盐汤送下，随后进服煎剂。

【主治】痫症，脉洪弦有力，尺弱者。

【验案】痫症 一金姓儿，年十四而患痫病，群医不效，针灸继之，消痰镇坠之品，备尝尽矣。其发更频而更甚。诊其脉洪弦有力，惟两尺则弱。此阴道亏极，孤阳无敛，火性上炎，僵仆诸候乃发，理所然也。若用消痰镇坠之饵，不几更耗阴分乎？乃令空心淡盐汤吞加味八味丸四五钱，以使其真阳藏纳。随以重浊大料壮水一剂继之，以助主蛰封藏之势。用大熟地一两，丹参一钱五分，麦冬（去心）三钱，生白芍二钱，茯苓一钱五分，丹皮一钱五分，远志肉（甘草煮透）一钱二分，牛膝三钱，五味子六分，水二盏，灯心十根，莲子十粒（去心衣），煎八分，温和服。下午乃服调补气血养心清肺和肝之膏滋一丸。方用酸枣仁四两（炒熟捣碎），当归身三两（酒拌炒），怀熟地八两，金石斛二两，白芍药三两（蜜水拌晒干炒），制麦冬三两（拌黄米同炒，炒燥去米），牛膝二两（水洗），制远志肉二两（用甘草浓汁煮透晒干焙）。先以建莲肉一斤（去心衣），煎取浓汁三十余碗，去滓入前药在内，煎取头汁、二汁去滓，熬成极浓膏滋，再入拣人参三两（研极细），白茯神四两（研极细），白茯苓三两（研极细），丸成大丸，每枚重四钱。下午食远白汤化下。如是调理两月，精神倍长，痫症不治而愈矣。

丹矾丸

【来源】《张氏医通》卷六。

【组成】黄丹一两 白矾二两

【用法】银罐中煅通红，为末，入腊茶一两，不落水猪心血为丸，如绿豆大，朱砂为衣。每服三十丸，茶清送下。久服其涎自便出，服一月后，更以安神药调之。

【主治】五痫。

半夏茯神散

【来源】《张氏医通》卷十四。

【组成】半夏 茯神各一两二钱 天麻（煨） 胆星 远志肉 枣仁（炒） 广皮 乌药 木香 礞石（煅）各八钱

【用法】上为散。每服三钱，水一盏，煎数沸，加生姜汁数匙，空心和滓服。

【主治】癫妄，因思虑不遂，妄言妄见，神不守舍，初病神气未衰者。

五痫通明丸

【来源】《嵩崖尊生全书》卷九。

【组成】牙皂（去筋皮）一两六钱（用羊肝一片煮

牙皂，去羊肝） 半夏六钱（用朱砂五分炒黄色，去朱砂） 生南星二钱 黑丑（炒）二钱

【用法】姜糊为丸，朱砂为衣。每服七十丸，姜汤送下。

【主治】羊痫风。

【宜忌】忌鱼、鸡、母猪、牛、羊等肉。

鳔风散

【来源】《嵩崖尊生全书》卷九。

【组成】鳔胶（微焙，杭粉炒黄色） 皂矾（炒黄色）各一两 朱砂三钱

【用法】上为末。每服三钱，热酒送下。二服即愈。

【主治】痫症。

活圣散

【来源】《良朋汇集》卷一。

【组成】甜瓜蒂

【用法】上为末。每服五分，重者服一钱，温水送下即吐；如不吐再服。倘吐不止，用开水解，或葱汤，加麝香（研）少许更好。

【主治】痰迷心窍，癫狂昏迷，惊痫。

【加减】若有虫吐出者，加雄黄一钱。

清心安神豁痰饮

【来源】《顾松园医镜》卷十三。

【组成】犀角 麦冬 钩藤 远志 丹参 贝母 竹沥

【功用】清心，安神，豁痰。

【主治】癫病、痫病属心虚气虚有热者。

【加减】痰多，加牛黄，调服分许；郁，加郁金；惊，加真珠一分许，琥珀、辰砂各一钱许，金银器、羚羊角之属；火盛，加黄连。

霹雳散

【来源】《绛雪园古方选注》。

【组成】雄黄五分 人言四分 冰片五分 生山栀二十枚 牛黄五分 急性子一钱 生绿豆一百八十粒 雌黄五分

【用法】先将绿豆冷水洗，去皮，同余药各生晒干为末。大人用七分，十五六岁者用四分。或粉面糕饼令其食，少倾吐出顽痰为妙。晚以稀粥补之。

【功用】《退思集类方歌注》：涌吐风痰，泄浊阴。

【主治】阳狂，痴癫。

【方论】明系痴癫是藏病，多由肝经风痰随气上逆于心，迷乱神明，故宜涌而吐之。生黄砒不及炼白砒，燥烈纯热，劫痰善吐，但炼砒毒能伤人，故必重用生绿豆以解其毒。然有服之其毒内攻而不吐者，又必以食物如粉面糕饼鼓动胃气，则无有不吐者矣。山栀轻扬上浮，急性子下气透骨，是即栀子豉汤激而行之，相助以吐。雄黄入肝之阳分，杀精辟鬼；雌黄入肝之阴分，祛风杀虫。牛黄入肝藏引风外出；冰片入骨髓搜风可尽。刚猛毒药，无微不入，胸中即有固结顽痰，亦必倒仓吐出，其神明得以归舍而清矣。

河车丸

【来源】《医学心悟》卷四。

【组成】紫河车一具 茯苓 茯神 远志各一两 人参五钱 丹参七钱

【用法】炼蜜为丸。每早开水送下三钱。

【主治】癫、狂、痫。

定痫丸

【来源】《医学心悟》卷四。

【组成】明天麻一两 川贝母一两 胆南星（九制者）五钱 半夏（姜汁炒）一两 陈皮（洗，去白）七钱 茯苓（蒸）一两 茯神（去木，蒸）一两 丹参（酒蒸）二两 麦冬（去心）二两 石菖蒲（石杵碎，取粉）五钱 远志（去心，甘草水泡）七钱 全蝎（去尾，甘草水洗）五钱 僵蚕（甘草水洗，去嘴，炒）五钱 真琥珀（腐煮，灯草研）五钱 辰砂（细研，水飞）三钱

【用法】用竹沥一小碗，姜汁一杯，再用甘草四两熬膏，和药为丸，如弹子大，辰砂为衣。每服一丸，照五痫分引下：犬痫，杏仁五个煎汤化下；羊痫，薄荷三分煎汤化下；马痫，麦冬二钱煎汤

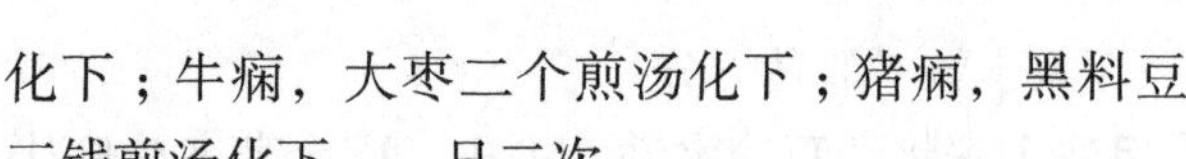

化下；牛痫，大枣二个煎汤化下；猪痫，黑料豆三钱煎汤化下，一日二次。

【主治】男、妇、小儿痫症或癫狂。

【加减】加人参三钱尤佳。

叶氏痫症丸

【来源】《痘学真传》卷七。

【组成】西牛黄一钱　琥珀三钱　羚羊角三钱　降香二钱　犀角尖三钱　麝香二分　朱砂四钱（水飞）　天竺黄四钱　雄黄四钱（水飞）　半夏曲四钱　僵蚕二钱（去头足，炒）　冰片三分　沉香二钱　全蝎二钱（甘草水浸，去头足）　羌活二钱　青礞石三钱（火煅）　石菖蒲二钱　真金箔三十张　白附子三钱　明天麻二钱（湿纸包，煨）　胆星四钱

【用法】预选道地药品精制，为末，照方称准分量合和，再研，用雄猪心血一具，和甘草汁为大丸。每岁丸重二分，十岁以外者二钱。

【主治】痫症。

壬水金丹

【来源】《惠直堂方》卷一。

【组成】锦纹川大黄五斤（切薄片，滴烧酒一斤，白蜜四两，拌匀，用柳木甑一口，下铺柳叶寸余厚，以绿豆二升，水浸一夜；黑铅二斤打作薄片，剪碎，同绿豆拌匀，一半铺柳叶上，盖新夏布一块，将大黄铺上；又盖新夏布一块，将所留一半铅豆铺上面，再将柳叶盖满，蒸七炷大线香，待冷起甑，去柳叶、铅、豆不用，只将大黄晒干露之，如此九次，听用）　乌梅肉一两　薄荷叶一两　枳壳（麸炒）一两　广木香（不见火　）一两　陈皮一两　九制胆星一两　文蛤（去瓤，炒黄）四两　贝母（去心）二两　檀香（不见火）一两　枸杞子一两　沉香（不见火）五钱　茯苓五钱

【用法】水十数斤，熬汁约三斤，去滓，取净汁，浸前九制大黄，至汁尽晒干，以瓷罐收贮，听配后药：九制玄明粉八钱，七制青礞石五钱，官白硼砂五钱，真血琥珀八钱，角沉香（净末）八钱，郁金五钱，乌犀角二钱，羚羊角（净末）五钱，钟乳粉（研细末，水飞净）三钱，上药九味，共为极细末，将前九制大黄称准一斤，研末和匀，用文蛤膏［制法：文蛤八两，锅内炒黄色，研末，入平底瓷瓶中，以细茶浓汁熬一日，不住手搅；再用糯米汤熬三日，以味不涩，满口生津为度。再用白茯苓、归身（酒洗）、嫩黄耆（蜜炙）、枸杞、人参、郁金各五钱，麦冬二两，以上药熬汁二大钟，入蛤膏，再煎成膏，以丸前药。］捣为丸，金箔和朱砂为衣。每用药一丸，舌下化咽。

【功用】清心益智，化痰降火，宽中消滞，生津。

【主治】痰迷风瘫，蛊膈虚损，哮喘痰壅，噎气吞酸，及各般风症，羊癫、醉酲、消渴、下元虚弱。

先天一气丹

【来源】《惠直堂方》卷一。

【组成】水中金一钱　滑石（研细，丹皮汤煮过）六两　粉甘草二钱　益智仁六钱　人参一两　木香（不见火）二钱　砂仁三钱　香附（童便制）一两　甘松四钱　莪术（煨）三钱　桔梗二钱　黄耆（蜜炙）二钱　山药二钱　茯神二钱五分　茯苓二钱五分　远志肉（净）一钱五分　牛黄五分　天竺黄三钱　麝香三分　朱砂（飞）二两

【用法】上为细末，炼蜜为丸，重一钱，金箔七十张为衣，淡姜汤送下。小儿吐泻，惊疳，积滞，米汤调下；急慢惊风，肚腹痛，姜汤调下；危急痘症，灯心汤送下。

【主治】远年痰火，中风喘逆，癫痫谵语，惊悸怔忡，胃脘痛，噎膈，臌胀，气满，癃，痨，诸无名怪症。

失心方

【来源】《惠直堂方》卷二。

【组成】黄连二钱　郁金二钱

【用法】煎浓汁，矾三钱为末，将前汁送下。三服后，服补中益气汤。

【主治】癫痫，痰入心窍。

安神丸

【来源】《惠直堂方》卷二。

【组成】附子三分　人参三钱　白术三钱　陈皮一钱　归身五钱　朱砂一钱　铁衣（水飞）一钱　茯神三钱　远志二钱　半夏一钱　薄荷一钱　花粉一钱　胆星一钱　川连二钱

【用法】上为末，炼蜜为丸。生姜汤送下一钱，每日一次。

【主治】癫痫。

灵砂安神丸

【来源】《惠直堂方》卷二。

【组成】灵砂一两（一半留为衣）　茯神（乳制）　远志　枣仁（炒）　生地　麦冬　石菖蒲　熟地　天冬各二两　熊胆八钱

【用法】上为末，炼蜜为丸，如梧桐子大，灵砂为衣。每服五十丸，酒送下。

【主治】癫痫。兼治心肾不交，怔忡恍惚，忘事，惊悸恐怖，吐血，劳瘵，怯弱。

逐痫丸

【来源】《惠直堂方》卷二。

【组成】灵砂九钱　乳香二钱　胆南星四钱　川连一钱

【用法】上为末，以南蛇胆二分，入猪心血研开和为丸，如粟米大。每服五分，临卧时橘皮汤送下。

【主治】癫痫。

救痫丸

【来源】《惠直堂方》卷二。

【组成】山药　人参　远志　防风　紫石英　茯神　虎骨　虎睛　龙齿　丹参　石菖蒲　细辛　五味子各二钱五分　珍珠四分　辰砂二钱（为衣）

【用法】上为末，神曲糊丸，如绿豆大。每服五六十丸，早晨清汤送下。

【主治】癫痫。

半夏茯神散

【来源】《医略六书》卷二十二。

【组成】半夏二两（制）　茯神一两半（去木）　枣仁三两　远志一两半　胆星二两　天麻二两（煨）　陈皮一两半　木香一两　磁石三两　乌梅三两

【用法】上为散，水一盏，煎数沸，加姜汁一匙，调服三钱。

【主治】癫妄，脉弦滑者。

【方论】心虚，痰扰神明，不能安于神舍，故癫妄失伦，语言无绪焉。枣仁养心宁神，茯神安神定志，半夏燥湿痰醒脾，胆星清热痰快膈，远志通肾交心，磁石镇虚坠热，天麻祛风化痰，木香调和气化，陈皮利中气以化痰也，更以生姜散豁痰涎，乌梅收敛耗散之气而安神明也。为散煎服，使痰化气清，则神志得养而癫妄无不宁，语言无不清矣。

粉代散

【来源】《医略六书》卷二十二。

【组成】轻粉三钱　代赭三两（煅）　白矾三两

【用法】上为散。每服三钱，米饮调下。

【主治】气逆痰壅，病痫脉弦者。

【方论】气逆不化，痰涎上壅，闭遏心包，而神明失指，故病壅时发焉。轻粉劫痰，搜涤经络之伏结；代赭镇坠，下平逆气之有余；白矾化湿却水，治痰生之源，以杜绝其根。俾痰化气平，则膻中无逆上之气，而神明得主宰之权，焉有痫病不瘳乎？此劫痰镇坠之剂，为痰逆病痫之专方。

清神汤

【来源】《医略六书》卷二十二。

【组成】黄连一钱半　茯神一钱半　枣仁三钱　柏仁二钱　远志一钱半　甘草五分　菖蒲三钱　竹沥三匙（冲）　姜汁一匙（冲）

【用法】水煎，去滓，冲二汁服。

【主治】虚热痰迷，病痫脉数。

【加减】肺虚加人参；肺热加沙参；痰多加南星、半夏。

【方论】心肺虚热，痰迷膈上，故神明昏昧，病痫时发焉。黄连清心泻热，枣仁养心宁神，菖蒲发痰通窍，茯神定心安神，柏子仁养心神，远志肉交心肾，甘草缓虚热，姜汁散痰涎，竹沥化痰润液以安神清膈也。肺虚加人参以扶元，肺热加沙参以清肺，痰多加半夏、南星以豁之。端不外清热存阴、扶元益虚之治，何虚热痰迷、病痫卒仆不除乎？

四制抱龙丸

【来源】《医宗金鉴》卷五十一。

【组成】天竺黄五钱　辰砂二钱　胆星一两　雄黄二钱　麝香一分半

【用法】上为极细末，另用麻黄、款冬花、甘草各五钱，煎汤去滓，慢火熬成膏，合药末为丸，如芡实大。每服一丸，薄荷汤化下。

【主治】阳痫，痰涎壅盛者。

羌活桂枝汤

【来源】《医宗金鉴》卷五十一。

【组成】羌活　防风　麻黄　桂枝　天麻　大黄　甘草（生）

【用法】生姜为引，水煎服。

【功用】疏风泻热。

【主治】风痫。

定痫丹

【来源】《医宗金鉴》卷五十一。

【组成】人参三钱　当归三钱　白芍（炒）三钱　茯神　枣仁（炒）各五钱　远志（去心）三钱　琥珀三钱　天竺黄四钱　白术（土炒）五钱　橘红　半夏（姜制）天麻各三钱　钓藤钩四钱　甘草（炙）二钱

【用法】上为细末，炼蜜为丸，如榛子大。每服一丸，淡姜汤化下。

【主治】阴痫，病退调理。

橄榄膏

【来源】《绛囊撮要》。

【别名】痫症橄榄膏（《饲鹤亭集方》）。

【组成】橄榄十斤

【用法】砂锅内煮数滚，去核，入石臼内捣烂，仍入原汤煎腻出汁，易水再煎，煎至无味，去滓，以汁共归一锅，煎浓成膏，加白明矾八钱，研细入膏和匀。每服三钱，开水送服，早、晚各一次。初起轻者，取橄榄咬破一头，蘸矾末入口，味美易食，至愈为止。

【主治】

1.《绛囊撮要》：癫痫，及肝火上逆之症；

2.《饲鹤亭集方》：木火生痰，痰迷心窍，神昏痫厥，口吐涎沫者。

痫症汤

【来源】《脉症正宗》卷一。

【组成】黄耆二钱　白术一钱　香附三分　川芎一钱　枣仁一钱　远志八分　半夏八分　附子一钱

【用法】水煎服。

【主治】痫症。

导痰汤

【来源】《医方一盘珠》卷八。

【组成】雄黄　贝母　陈皮　茯苓　桔梗　北细辛　菖蒲　瓜蒌　薄荷　蝉退　天麻　郁金　甘草各三分

【用法】竹沥、姜汁为引，水煎服。

【主治】五痫初起轻者。

河车八味丸

【来源】《幼幼集成》卷二。

【组成】紫河车一具（头生男者，用白矾煎汤揉洗极净，用姜汁同酒煮烂）　大地黄三两（姜汁、砂仁同酒煮烂）　净枣皮一两（炒干）　粉丹皮五钱（酒炒）　宣泽泻五钱（盐水炒干）　嫩鹿茸二两（切片，炒干）　白云苓一两五钱（　乳汁蒸，晒）　怀山药五两五钱（酒炒）　川熟附（切，焙干燥）　青化桂七钱五分（去粗皮，研）　北五味二两（去梗，炒干）　大麦冬一两（去心，糯米拌炒）

【用法】上为细末，炼蜜为丸，如龙眼核大。每早一丸，用淡盐汤化服，以饮食压之；午及临卧，各用定痫丸一服。

【主治】小儿痫症，年深日远，肝肾已亏，脾肺不足，心血耗散，证候不时举发。

消风丸

【来源】《幼幼集成》卷二。

【组成】南薄荷　川羌活　川独活　北防风　明天麻　荆芥穗　正川芎　北细辛各一钱　胆南星二钱

【用法】上为细末，炼蜜为丸，重一钱一颗。每日一丸，苏叶、薄荷煎汤化服。服完七丸，方服集成定痫丸。

【功用】疏散外感，开通经络。

【主治】小儿诸般痫证。

通心丸

【来源】《幼幼集成》卷二。

【组成】辰朱砂　马牙消　明雄黄　真麝香　白附子　陈枳壳　正川芎　白茯苓　人参　川黄连　金银箔

【用法】炼蜜为丸。麦冬煎汤送下。

【主治】痫证。

集成定痫丸

【来源】《幼幼集成》卷二。

【组成】人参一两（切片，焙干）　漂白术一两五钱（切片，土炒）　白云苓（切片，姜汁拌蒸，晒干）　直广皮（酒炒）　法半夏各一两　石菖蒲五钱（取九节者，切片）　白当归一两（酒洗，晒，切）　青化桂五钱（去木皮，津棒桂不用）　杭白芍一两（酒炒）　白蔻仁（酒炒）　漂苍术（用黑芝麻拌炒）各一两　南木香五钱（忌火）　真龙骨一两（火煅醋淬研末，水飞过，晒干，取五钱）　赤金箔三十张　镜面砂三钱（研末，水飞，晒干，研用）

【用法】上为细末，炼蜜为丸，如龙眼核大，以朱砂为衣，贴以金箔，晒干，以瓷瓶收贮。每服一丸，姜汤化下，一日二次。痫症未久者服此，倘年深日久者，早服河车八味丸，午、晚服此。

【主治】小儿痫症，偶然有触则昏晕卒倒，良久苏者。

逐痰饮

【来源】《医碥》卷四。

【组成】南星　半夏　竹沥　姜汁　瓜蒌　僵蚕　天麻　龙齿　石菖蒲　远志　附子

【用法】先一夕勿食，次早擣茶子煎汤，束小腹饮之即吐。虚者先补后攻。

【主治】癫痫，有六畜之声。

【加减】声如犬吠，加柴胡；如羊叫，加黄连；如牛叫，加白芍；如鸡鸣，加黄芩；如猪叫，加知母。

牛黄五痫丸

【来源】《活人方》卷七。

【组成】人参一两　天麻一两　防风一两　粉甘草二两　白僵蚕五分　全蝎五分　雄黄二钱五分　陈胆星二钱五分　朱砂二钱五分　麝香一钱　冰片五分　牛黄五分

【用法】上为末，炼蜜为丸，金箔为衣。每服一丸或二丸，淡姜汤化下。

【主治】脏腑不和，五神不守，风痰流入，遂成五痫之症。

至宝丹

【来源】《活人方》卷七。

【组成】西牛黄五分　麝香五分　全蝎七分（去尖、酒洗，焙燥）　白僵蚕七分（取直者焙燥）　朱砂一钱（飞细）　真佛金十张

【用法】共乳细无声，入瓷瓶塞固。大人每服七厘，老弱半分，小儿三厘，用陈胆星七分，南星七分，半夏七分，天麻七分，橘红七分，枳壳七分，防风七分，防己七分，川芎七分，当归七分，麻黄七分，薄荷七分，木通七分，甘草七分，生姜二片，大枣二枚，赤金首饰一事，水煎浓汁，不拘时候，调前末药温服。取微汗；如无汗，以

余汁热服催之。

【主治】男妇小儿，风痰入于包络，则心神失守，不省人事；凝滞脏腑，则气道不通，痰壅喘急，二便秘结，阻塞经络，则口眼喎斜，手足搐搦，肢体振掉，或因惊触，或由恼怒，或从心肾不交，虚火冲虚，或产后血脱，阴火妄行，卒然暴中，及癫痫狂躁。

贝母团

【来源】《仙拈集》卷二引《要览》。

【组成】川贝母（去心）一两

【用法】研粉，用罗筛过，铺大草纸一百张，一层草纸筛一下，百张草纸筛百下，然后用线缝之，入四碗水煮干。每清早取一张纸搓成团，空心滚汤下。

【主治】羊儿风。

导痰汤

【来源】《仙拈集》卷二。

【组成】南星　半夏　陈皮　茯苓　瓜蒌仁　枳实　桔梗　山栀　黄芩　黄连各一钱　甘草　木香（另研）　辰砂二分

甘草、木香原书用量缺。

【用法】加生姜，水煎，入竹沥、姜汁，磨木香、调辰砂末同服。

【主治】痫，痰壅。

祛痫散

【来源】《仙拈集》卷二。

【组成】皂矾（煅红）　鱼鳔（切断，面炒）　铅粉（炒黄）各一两　朱砂三钱

【用法】上为末。每服三钱，空心酒调下。即愈。

【主治】猪羊儿风，时常跌倒，不省人事。

清心丸

【来源】《仙拈集》卷二。

【组成】白矾一两（半生半熟）　荆芥穗二两

【用法】上为末，面糊为丸，如粟米大，朱砂为衣。每服二十丸，空心生姜汤送下。

【主治】一切癫痫。

砂贝散

【来源】《经验广集》卷二。

【组成】朱砂　贝母各三钱

【用法】酒服，一日二次。

【主治】痫。

牛黄丸

【来源】《医林纂要探源》卷六。

【组成】胆南星　全蝎（去足，炙）　蝉蜕各二钱五分　牛黄　白附子　僵蚕（洗，焙，去丝）　防风　天麻各一钱五分　珍珠　犀角　麝香各五分

【用法】上为末，另煮枣肉，和水银五分细研，合入药末为丸。或荆芥汤，或薄荷汤，或姜汤送下。

【主治】风痫迷闷，抽掣潮涎。

珍珠滚痰丸

【来源】《串雅内编》卷一。

【组成】半夏五十粒　巴豆三十粒（去壳）

【用法】二味同煮，待半夏熟烂，取出巴豆止用半夏，烘干为细末，米糊为丸，如菜子大，朱砂为衣，晒干。每服七丸，用萝卜汁送下。大人倍之。

【主治】小儿痰塞心胸，及癫痫痰厥与喉闭有痰者。

天竺丸

【来源】《医部全录》卷四三二。

【组成】天竺黄　明天麻　钓藤钩各五钱　枣仁　麦冬各二两　人参　远志　白芍药（酒洗）　天冬（去心）各一两　茯神一两半　橘红七钱

【用法】上为末，炼蜜为丸，如弹子大，水飞朱砂为衣。每服一丸，灯心汤送下。

【主治】小儿痫证，或惊风不止。

琥珀散

【来源】《杂病源流犀烛》卷七。
【组成】琥珀　人参　茯神　远志　菖蒲　乳香　枣仁　朱砂（为衣）
【用法】先进控涎丹以涌去痰涎，次进本方。
【功用】安神。
【主治】癫疾。

升阳汤

【来源】《杂病源流犀烛》卷九。
【组成】连节麻黄　防风各八钱　苍术一两半　炙甘草五钱
【用法】空心服。
【主治】阳蹻痫证，昼日发作者。

朱砂膏

【来源】《杂病源流犀烛》卷九。
【组成】枣仁　人参　赤苓各一两　西珀二钱半　朱砂　乳香各五钱
【用法】上为末。每服一钱，灯心、大枣汤送下；或炼蜜为丸，薄荷汤送下亦可。
【主治】癫痫。

奇效丸

【来源】《名家方选》。
【组成】杨梅皮三钱　胡黄连　莪术各十六钱　丁子　人参　胡椒各五钱　木香十钱　熊胆一钱五分
【用法】上为末，熊胆水和入，面糊为丸，辰砂为衣。
【主治】癫痫。

铁朱散

【来源】《名家方选》。
【组成】铁粉五钱　灵粉二钱　蜡四钱　鹧鸪菜　桐木（烧为霜）　硫黄各四钱　巴豆二钱
【用法】炼蜜为丸。每服一钱，白汤送下。服后必下利，下利已，则有又发者，仍前法用二三，则拔病根；始用三黄泻心汤数十帖，以冷水灌顶，而与此药则能应。

本方方名，据剂型，当作“铁朱丸”。
【主治】大人、小儿癫痫。

痰气俱安汤

【来源】《会约医镜》卷十二。
【组成】陈皮（去白）二三钱　半夏二钱　胆星一二钱　海石二钱　白芥子（炒，研）七分　泽泻　木通各一钱三分
【用法】水煎，温服。
【主治】癫。因气逆痰滞，塞心窍，壅经络，僵仆搐搦，强直昏迷。
【加减】如大便闭结而火不下者，加大黄，不应加芒消；如痰盛，火不降者，加童便；如舌黄，小水不利者，加栀子；如口渴喜冷者，加生石膏；如胸胀痛者，加青皮；如痰因风鼓，加钩藤钩、姜蚕；如经络痰滞不活，加竹油、姜汁。但所加者，分量宜重。

熊参汤

【来源】《救急选方》。
【组成】熊胆豆粒许
【用法】煎人参汤，化开灌之。
【主治】元气亏损，痫厥瘛疭。

开郁散

【来源】《古方汇精》卷一。
【组成】真郁金三钱　生明矾一钱五分
【用法】上为末。青竹叶汤调服。
【主治】惊痰瘀血，流滞心窍，及忧郁气结，致成失心癫痫诸症。
【方论】盖郁金入心去血，明矾能化顽痰也。

失心丸

【来源】《续名家方选》。
【组成】郁金　大黄各五钱　黄连　干漆各一钱

【用法】上为细末，糊为丸，如梧桐子大。

【主治】失心癫、痫、狂症。

秘传反魂丹

【来源】《续名家方选》。

【组成】鹤虱　莪术　三棱　陈皮　黄连　大黄　胡黄连各三钱七分五厘　雄黄　枳壳　青皮　黄芩各三钱五分　乳香　丁香各一钱五厘　甘草减半　牵牛　知母　熊胆（渍水去腥气）各三钱七分　麝香一钱二分五厘　白丁香（少炒赤小豆）一百五十粒

【用法】先十七味为末，后纳麝香、熊胆和匀，荞麦面为丸，如梧桐子大，辰砂为衣。凡癫痫新发者，服此丸三十丸；或虽经年不愈者，一日一发、二日一发者，服之可至百日。与之后不出五日而一发者，数十日不再发者，愈之兆也。小儿五岁以上三丸，十岁以上七丸，十五岁以上十五丸。

【主治】一切癫痫，小儿内证诸疾，或疟疾久不愈而为疟母，及惊风癖疾，痏虫。

安神丸

【来源】《采艾编翼》卷二。

【组成】龙脑麝各三分　朱砂　牙消各三分　牛黄五分　人参　犀角各一钱　茯苓三钱　地骨皮　甘草　麦冬各二钱

【用法】上为细末，炼蜜为丸，如弹子大，金箔为衣。每服一丸，盐汤送下。

【主治】男妇五种癫痫，无问远近发作。

龙马自来丹

【来源】《医林改错》卷下。

【组成】马钱子八两　地龙八条（去土，焙干为末）　香油一斤

【用法】将香油入锅内熬滚，入马钱子炸之，待马钱子微有响爆之声，拿一个用刀切两半，看其内以紫红色为度，研为细末；再入前地龙末和匀，面糊为丸，如绿豆大。每服三四分，临卧以盐水送下。若五六岁小儿，服二分，红糖水送下。如不为丸，面子亦可服。治痫症，每晚先服黄耆赤风汤一服，临卧服丸药一服，吃一月后，不必服汤药，净吃丸药，久而自愈，愈后将丸药再吃一二年。

【主治】痫证。

【加减】如吃斋人，去地龙亦可。

天门冬地黄膏

【来源】《医钞类编》卷十四。

【组成】天门冬（去心）十斤（汤浸二日）　生地黄三十斤（无生者，用干地黄十斤，汤浸）

【用法】上药同置臼内杵，取其汁，更入温汤再捣，不论几次，待药无味方止；以文武火熬成膏，瓷罐盛。每服一大匙，多服取效。

【主治】癫疾，思虑伤心而得者。

正心汤

【来源】《医钞类编》卷十四。

【组成】生地　当归　茯神　远志　石菖蒲　胆星　枣仁　麦冬　郁金　五味　丹砂

【用法】水煎服。

【主治】癫病，心血不足。

医痫无双丸

【来源】《医钞类编》卷十四。

【组成】制南星　法半夏　归身　生地　石膏各一两　志肉　麦冬　酸枣仁　辰砂　人参　白术　陈皮　川连各五钱　白附　牛胆黄　荆芥穗　独活　犀角　白苓　僵蚕各五钱　天麻七钱

【用法】上为细末，炼蜜为丸服。

【主治】癫、狂、痫。

滋阴安神汤

【来源】《类证治裁》卷四。

【组成】熟地　白芍　当归　川芎　人参　白术　茯神　远志　南星各一钱　枣仁　甘草各五分　黄连四分

【用法】《济阳纲目》本方：上作一服。加生姜三片，水煎服。

【功用】养阴。

【主治】

1.《类证治裁》：癫症，阴亏晕仆者。

2.《济阳纲目》：血气两虚，不时怔忡眩晕。

抱龙丸

【来源】《卫生鸿宝》卷三引计元让方。

【组成】胆星（九套）一两　天竺黄五钱　辰砂（水飞）二钱　雄黄（用水莱菔煮，飞）一钱　麝香一分

【用法】上为细末，另用麻黄、款冬花、甘草各五钱，煎汤去滓，慢火熬成膏，和末药为丸，如芡实大。每服一丸，薄荷汤化下。

【主治】急惊癫痫，痰涎壅盛，胎惊内钓，咳嗽喘急，搦搐惊悸。

【方论】蒋仲芳曰：镇惊化痰，安神开窍，制抱龙之义也。然恐病轻药重，朱、雄过于镇坠，麝香引惊入窍。此方之妙，佐之以膏，麝香得麻黄之辛散，窍内之惊尽出；朱、雄得甘草之和缓，镇坠之性和平，咳嗽痰喘，不治悉愈，其方则同，其效远胜矣。

抱胆丸

【来源】《春脚集》卷四。

【组成】川郁金一两　天竺黄一两　雄黄五钱　白矾三钱

【用法】上为细末。用不落水猪心血捣匀为丸，如龙眼肉大，朱砂为衣。每日服一丸，以石菖蒲五分煎汤调下。

【主治】诸般疯狂癫痫，痰迷心窍。

【宜忌】《全国中药成药处方集》（沈阳方）：忌食油腻、五辛、酒类。

小儿急惊风锭子

【来源】《理瀹骈文》。

【组成】麻黄四两　甘草二两　蝉蜕　僵蚕　全蝎各二十一个　陈胆星一两　白附子　防风　川乌　天麻　川芎　白芷　党参　南薄荷　白术　木香各五钱　干姜四钱（煎膏）　蜂蜜二两　牛黄　冰片　轻粉各三钱　麝一钱　朱砂　雄黄各八钱

【用法】和捏为锭。临用淡姜汤同白蜜磨胸背。

【主治】风痫，破伤风，诸风。

清心化痰膏

【来源】《理瀹骈文》。

【组成】胆南星三两　连翘　郁金　黄连　麦冬　生大黄　枳实　化橘红　苦葶苈　黄芩　朴消各二两　大生地　元参　丹参　苦参　川芎　当归　生白芍　生蒲黄　杏仁　丹皮　苦桔梗　前胡　知母　贝母　瓜蒌　半夏　槟榔　枳壳　大戟　青皮　天麻　黑山栀　甘遂　黄柏　独活　防风　细辛　旋覆花　芫花（醋炒）　木通　泽泻　车前子　生甘草　木鳖仁　蓖麻仁　皂角　山甲　干地龙　瓦楞子　羚羊角　犀角（镑）　僵蚕　全蝎各一两　滑石四两　生姜　竹茹　南薄荷　九节菖蒲各二两　柳枝　竹叶　桑枝　槐枝各八两　凤仙草（全株）　紫苏子　莱菔子各一两　白芥子五钱（上共用油十六斤分熬丹收，再下）　生石膏八两　青礞石（消煅）　金陀僧各四两　青黛　雄黄　明矾各二两　硼砂　朱砂　轻粉各一两　牛黄清心丸一粒　滚痰丸三钱　抱龙丸五钱

【用法】熬成膏药，摊贴胸口。

【主治】郁痰、惊痰、热痰、燥痰、老痰，痰迷心窍，痰结胸，痰痫怪症百出者。

牛黄散

【来源】《麻症集成》卷四。

【组成】牛黄　郁金　僵蚕　防风　甘草　胆星　明麻　蝉退　荆芥　力子

【主治】风痫迷闷，涎潮搐掣。

青榄膏

【来源】《不知医必要》卷二。

【组成】青榄子十斤

【用法】入石臼内捣烂，用砂锅煎至无味，去滓，熬成膏。加入白矾末八钱，搅匀，每服一小酒杯，

早、晚滚开水下。或用铜锅煮熬俱可。

【主治】癫痫。

矾朱散

【来源】《不知医必要》卷二。

【组成】郁金七钱　白矾三钱　朱砂（水飞）一钱

【用法】上为末。每服一钱，薄荷汤调下。

【主治】癫痫。

加减星附六君子汤

【来源】《医方简义》卷四。

【组成】制南星一钱　竹节白附子（酒炒）七分　人参一钱五分　白术二钱　茯苓三钱　炙甘草五分　姜半夏一钱五分　广皮一钱

【用法】水煎服。

【主治】癫痫气虚有痰者。

【加减】阴虚加生地四钱，当归三钱，川芎、白芍各一钱；牛痫，加牛黄五厘冲入；马痫，加马勃五分；羊痫，加羊胆（生）一枚，药送吞下；猪痫，加猪心血一匙冲；鸡痫，加鸡胆一枚，药水送吞。

补中和血汤

【来源】《揣摩有得集》。

【组成】生耆五钱　小洋参一钱　茯神一钱半　丹参一钱半　归身一钱半　川芎一钱半（炒）　川贝一钱（去心）　真降香一钱　石菖蒲一钱（盐水炒）　麦冬一钱（去心）　蔻米五分（研）　巴戟天三钱（去心，盐水炒）　生草一钱　生枣仁三钱　元肉三钱

【用法】水煎服。

【主治】痫症。

清心散

【来源】《医宗己任编》卷三。

【组成】青黛　僵蚕　生地　木通　黄连　辰砂　琥珀（另研）　白芍　赤芍

【主治】痰火痫证。

五痫丸

【来源】《外科传薪集》。

【组成】鱼线胶一两　飞朱砂三钱　明矾一两　铅粉一两　明雄黄三钱　煅皂矾五钱

【用法】用皂角水泛为丸。每服一钱。

【主治】五痫。

【宜忌】《青囊秘传》：服药时大便每日宜通，防铅蓄积中毒。

抱龙丸

【来源】《青囊秘传》。

【组成】西牛黄　明雄　朱砂　远志各二钱　茯神　胆星各一两　天竺黄五钱

【用法】上为末，将胆星酒化为丸，如弹子大服。

【主治】痰迷心窍，不时昏晕，妄见妄闻，痫发，及小儿急慢惊风。

绝痫丹

【来源】《外科方外奇方》卷四。

【组成】消煅礞石五钱　天竺黄六钱　当门子二分　煨明天麻三钱　辰州朱砂三钱　蛇含石五钱（醋煅）　陈胆星四钱　法半夏八钱

【用法】上为末，以姜汁五钱，竹沥二两炼蜜为丸，如龙眼大。童便磨服半丸。立止，服三十一丸全愈。

【主治】因惊恐而致之颠仆眼直，口吐痰沫，作羊鸣不省人事。

五痫丸

【来源】《内外验方秘传》卷下。

【组成】牡蛎粉二两　天竺黄一两　琥珀屑一两五钱　皂角一两　明矾四两　煅磁石二两　全蝎二两　煅龙齿一两半　钩藤二两　煅礞石一两　朴消二两　橘红一两五钱　煅皂矾一两五钱　胆星一两　没药一两　郁金二两　蛤粉二两　天麻一两　芦荟一两　胡黄连一两　雄黄一两　龙胆草二两　石菖蒲根一两五钱

【用法】晒干为末，水泛为丸，朱砂二钱为衣。每

服二钱，以金银器或铁落、灯草五分煎汤送下。

【主治】小儿五痫，并大小痴痫。

赤霆救疫夺命丹

【来源】《经验各种秘方辑要》。

【组成】真水安息香（即龙涎香）六分　廉珠粉一分　西牛黄一分　当门子五分　梅花冰片五分　净硼砂二钱　明雄黄二钱（用马牙火消一钱二分，用熔银罐同煅炼，和凝成丹）　飞净辰砂二钱　明矾二钱（生用）　真血珀一钱　生玳瑁屑二钱　猪牙皂角末一钱　川郁金二钱　赤金箔九张　公丁香　广木香　乌沉香　白檀香各一钱

【用法】勿见火。此丹药贵重，瓷器珍藏，慎勿泄气。急将此丹少许，至多不过一分，浮于冷茶水面，从容灌入。自然追邪外出，俾得醒回，厥转寒去，脉起，以便延医诊治。

【主治】猝暴中恶，闷痧臭毒，霍乱吐泻，脉厥脉伏，转筋入腹，绞肠钓脚，魄汗淋漓，气闭形脱，甚至舌冷囊缩，妇人乳头缩，手指螺瘪，以及小儿惊风、癫痫、邪祟痰塞、痉厥，老年中风、中暍，山岚瘴疠，诸暴危笃急证，呼唤不醒，手足鼻舌已冷，牙关紧闭。

【宜忌】孕妇忌服。

猪心丸

【来源】《经验各种秘方辑要》。

【组成】猪心一个（男用牝猪心，女用雄者）

【用法】上用竹刀剖开，纳麝香三钱，外用黄泥封固，以丝绵裹之，文火煅成炭，去泥，为末。每服一钱，开水送下；次日服龙虎丸。

本方方名，据剂型当作“猪心散”。

【主治】阴癫阳痫，年远痰坚窍闭。

安神清镇丹

【来源】《医学探骊集》卷五。

【组成】犀角二钱　朱砂一钱　干漆一钱　山甲片五分　轻粉五分　旱三七二钱　京牛黄五厘　青蒿一捻　甘遂二钱　大黄二钱　麝香三厘

【用法】上为细末，用猪脾一个，阴阳瓦焙焦成炭存性，细研，与药面合一处，稀糊为丸，如梧桐子大。匀二次服，每早服一次。

【主治】痫病，忽然昏倒，目天吊，口嚼舌，手足不能举动者。

【方论】方用犀角、京黄、朱砂之凉，大清其热；用麝香、青蒿、山甲、轻粉，引药直达病所；干漆能化有形血块；三七能化血块为水；少佐大黄、甘遂，使其病随吐泻而出；将猪脾焙焦，为其能引药入积块更爽也。

一味铁氧汤

【来源】《医学衷中参西录》上册。

【组成】长锈生铁

【用法】和水磨取其锈，磨至水皆红色，煎汤服之。

【功用】善镇肝胆，补养血分。

【主治】痫风及肝胆之火暴动成胁痛，或头痛目眩，或气逆喘吐，上焦烦热，及一切上盛下虚之证。

【方论】铁锈为铁氧，以铁与氧气化合而成锈也。其善于镇肝胆者，以其为金之余气，借金以制木也。其善治上盛下虚之证者，因其性重坠，善引逆上之相火下行。其能补养血分者，因人血中原有铁锈，且取铁锈嗅之，又有血腥之气，此乃以质补质，以气补气之理。且人身之血，得氧气则赤，铁锈原铁与氧气化合，故能补养血分也。

【验案】

1. 痫风　一六岁幼女，初数月一发痫风，后至一日数发，精神昏昏若睡，未有醒时，且两目露睛，似兼慢惊。遂先用《福幼编》治慢惊之方治之，而露睛之病除。继用本方，其病竟愈。连服数日，痫风永不再发。

2. 呕吐　族家嫂，年六旬。夜间忽然呕吐，头痛，心中怔忡甚剧，上半身自汗，其家人以为霍乱证。诊其脉，关前浮洪，摇摇而动。俾急磨浓铁锈水，煎汤服下愈。

加味磁朱丸

【来源】《医学衷中参西录》上册。

【组成】磁石二两（能吸铁者，研极细水飞出，切

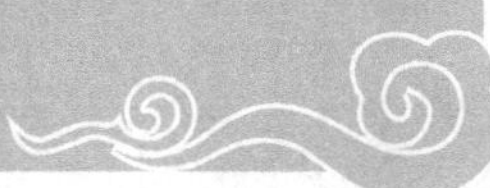

忌火煅） 赭石二两 清半夏二两 朱砂一两

【用法】上药各为细末，再加酒曲半斤，轧细过罗，可得细曲四两，炒熟二两，与生者二两，共和药为丸，如梧桐子大。每服二钱，铁锈水煎汤送下，一日二次。

【主治】痫风。

【方论】方中磁石中含铁质，且能吸铁，故能伏藏电气，即兼能伏藏与电气同类之相火也。又相火之发动，恒因君火之潜通，有朱砂之宁静心火，则相火愈不妄动矣。又电气入土则不能发声，故喻嘉言谓，伏制阴分之火，当以培养脾土为主。盖以土能制电，即能制水中之火，有神曲以温补脾胃，则相火愈深潜藏矣。加赭石、半夏者，诚以痫风之证，莫不气机上逆，痰涎上涌，二药并用，既善理痰，又善镇气降气也。送以铁锈汤者，以相火生于命门，寄于肝胆，相火之暴动实于肝胆有关。此肝胆为木脏，即为风脏，内风之煽动，亦莫不于肝胆发轫；铁锈乃金之余气，故取金能制木之理，镇肝胆以熄内风；又取铁能引电之理，借其重坠之性，以引相火下行也。

理痰汤

【来源】《医学衷中参西录》上册。

【组成】生芡实一两 清半夏四钱 黑脂麻（炒，捣）三钱 柏子仁（炒，捣）二钱 生杭芍二钱 陈皮二钱 茯苓片二钱

【主治】痰涎郁塞胸膈，满闷短气，或渍于肺中为喘促咳逆，停于心下为惊悸不寐，滞于胃口为胀满哕呃，满于经络为肢体麻木或偏枯，留于关节、着于筋骨为俯仰不利，牵引作疼；随逆气肝火上升为眩晕不能坐立。

【验案】痫风 一少妇，患痫风，初两三月一发，浸至两三日一发。脉滑，体丰，知系痰涎为恙。仙阁亦治以此汤加赭石三钱，数剂竟能拔除病根。

珠母补益方

【来源】《临症见解》。

【组成】珍珠母二两 龙骨一两 酸枣仁三钱 五味子二钱 女贞子五钱 熟地五钱 白芍四钱

【功用】育阴潜阳，养血宁神，益肾固精。

【主治】心肝肾虚损诸证。失眠证，阴虚阳亢的高血压，阴虚火旺头痛证，癫痫病，诸痛证，瘿瘤病，瘰疬病，肝虚血少的肝炎病，盗汗证，肾虚证。

万应灵丹

【来源】《家用良方》。

【组成】川芎一两（瓦上焙脆） 石菖蒲三钱（瓦上炒） 白芷六钱（去梗，净） 羌活八钱（晒） 苏叶六钱（去梗，净） 茅术一两（生切，晒脆） 半夏三钱（生用，姜汁拌晒） 薄荷八钱 大黄一两（生用） 木香五钱（晒脆） 川乌五钱（汤泡，去芦皮） 草乌五钱（汤泡，去芦皮） 独活四钱（晒脆） 当归一两 葛根六钱 细辛三钱 胆星五钱（另研） 甘草五钱（生用） 牙皂三钱（生研） 蟾酥五钱（另研） 明矾五钱（另研） 麝香一钱（另研）

【用法】上药各为极细末，用鬼箭羽二两，煎浓汤滴为丸，如粟米大，飞雄黄为衣，晒干，瓷罐装存，勿令泄气。视病之轻重，每服二三十丸至四五十丸，老幼减半，沸水待温送下。再研数丸，吸鼻取嚏。

【主治】受暑感风，冒寒挟湿，气闭发痧，肚腹胀痛，呕吐泄泻，山岚瘴气，痰迷气逆，头风心痛，中邪中恶，厥气迷闷，羊癫诸风，及妇人产后惊风，小儿急慢惊风。

【宜忌】忌食鱼腥、生冷、面食及难消化之物；孕妇忌服。

回春丹

【来源】《谢利恒家用良方》。

【别名】小儿万病回春丹（《丸散膏丹集成》）、万病回春丹（《全国中药成药处方集》福州方）、小儿回春丹（《上海市中药成药制剂规范》）。

【组成】川贝母一两 制白附子三钱 雄黄三钱 天竺黄一两 防风三钱 羌活三钱 天麻三钱 陈胆星二两 制僵蚕三钱 全蝎三钱（酒洗） 蛇含石八钱（煅） 朱砂三钱 冰片 麝香各一钱五分 西牛黄一钱

【用法】上为细末，以甘草一两，钩藤二两，煎浓

汤，炼蜜为丸，如花椒大，外用蜡壳封固，每匣五粒。小儿一岁一粒，二岁二粒，三四岁三粒，打碎，钩藤麦芽汤化下；乳汁及开水亦可。或研碎搽乳头令儿吮之，腹痛者，打碎一粒，贴脐中。

【主治】小儿急惊、慢惊，发搐瘈疭，内外天钓，伤寒邪热，斑疹烦躁，痰喘气急，五痫痰厥，大便不通，小便溺血，及一切昏闷之症。

珠黄琥珀丸

【来源】《中国医学大辞典》。

【组成】珍珠粉一钱五分　天竺黄五钱　腰黄三钱　犀黄八分　西琥珀七钱　生甘草　枳壳　朱砂（飞）　胆星　硼砂　白茯苓各一两　山药二两　全虫六钱　麝香五分　沉香五钱

【用法】生晒，研末，炼蜜为丸，每重五分，朱砂、金箔为衣，蜡壳封固。每服一丸，薄荷汤化下；小儿，金银花汤送下。

【主治】风痰癫痫，小儿牙关紧闭，痰嗽上壅，气喘甚急，及急惊胎痫、脐风。

橄榄散

【来源】《温氏经验良方》。

【组成】橄榄一斤（连核捣烂）

【用法】上用砂锅煮成稀糊，每服一匙，早、晚开水冲服。

【主治】多年羊癫疯症。

参附天麻丸

【来源】《顾氏医径》卷五。

【组成】人参　附子　天麻　远志　菖蒲　郁金　生赭石　沉香

【主治】阴痫。因慢惊后，体虚邪留，痰入心胞，四肢逆冷，吐舌摇头。

痫症镇心丹

【来源】《中药成方配本》（苏州方）。

【组成】犀牛角五钱　西牛黄七分　珠粉二钱　黄连三钱　胆星五钱　茯苓七钱　炒远志二钱　枣仁一两　麦冬七钱　石菖蒲二钱　甘草一钱　飞朱砂三钱

【用法】上各研细，取净粉和匀，用白蜜二两，炼熟打和成丸，分做一百十粒，蜡壳封固。每服一粒，重症加倍，开水化服。

【功用】镇心化痰。

【主治】痰火愧闭，神识瞀乱，眩晕猝倒；及一切痫症痰多，神志昏迷，四肢抽搐。

天麻钩藤饮

【来源】《杂病证治新义》。

【组成】天麻　钩藤　生决明　山栀　黄芩　川牛膝　杜仲　益母草　桑寄生　夜交藤　朱茯神

【用法】水煎服。

【功用】

1.《杂病证治新义》：平肝降逆，镇静精神，降压缓痛。

2.《中医伤科学》：清热化痰，平肝潜阳。

【主治】

1.《杂病证治新义》：高血压，头痛，晕眩，失眠。

2.《古今名方》：耳鸣眼花，震颤或半身不遂，舌红，脉弦数。

3.《中医伤科学》：脑震荡引起的眩晕、抽搐。

【加减】重症者，可易决明为羚羊角，则药力益著；若进入后期血管硬化之症，可酌入槐花、海藻。

【验案】小儿头痛型癫痫　《天津中医》（1995，6：25）：陈氏用本方加减：天麻、钩藤、石决明、黄芩、茯苓、石菖蒲、白芍、菊花、女贞子、胆星，并随症加减，1个月为1个疗程，治疗小儿头痛型癫痫15例。结果：显效（发作减少75%以上）8例，有效4例，显效率达53.3%。

镇心定痫汤

【来源】《杂病证治新义》。

【组成】菖蒲　远志　黄连　胆星　半夏　竺黄　钩藤　僵蚕　龙齿

【用法】水煎，送服磁朱丸。

【主治】诸痫。
【加减】重症，加牛黄、全蝎。

珠黄粉

【来源】《北京市中药成方选集》。
【组成】珍珠粉一两　牛黄一两　琥珀一两五钱　石决明（煅）一两五钱　龙齿（煅）一两五钱　朱砂八钱　滑石一两五钱
【用法】上为细末，瓶装，重四分。成人每服四分，小儿每服二分或一分，温开水冲下。
【功用】清热镇惊。
【主治】痫，里热痰盛神昏，谵语狂言；小儿急热惊风。

断痫丹

【来源】《北京市中药成方选集》。
【组成】法半夏二两　僵蚕（炒）一两五钱　南星（炙）一两　乌蛇肉（炙）一两　白附子（炙）五钱　全蝎二钱　雄黄一钱五分　蜈蚣三分
【用法】将皂角四两，用水熬汁，剩一两，再用汁熬白矾一两，以干为度，共为细粉过罗。每细粉八两三钱八分，兑麝香三钱，珍珠粉一钱，朱砂二钱，研细和均匀，炼蜜为丸，重一钱。每服二丸，温开水送下。
【功用】镇惊安神，祛风化痰。
【主治】痰迷心窍，羊痫风症，四肢抽搐，昏晕倒地，口吐涎沫，神志不清。

镇癫宁心丸

【来源】《北京市中药成方选集》。
【组成】节菖蒲五钱　陈皮五钱　枣仁（炒）五钱　黄芩八钱　礞石（煅）四钱　乳香（炙）四钱　没药（炙）四钱　白术（炒）四钱　蒌仁（炒）四钱　生地四钱　白附子（炙）四钱　当归四钱　牙皂三钱　法半夏三钱　南星（炙）三钱　远志（炙）三钱　天麻三钱　僵蚕（炒）三钱　黄连三钱　白芍三钱　甘草三钱　茯苓四钱　人参（去芦）三钱
【用法】共研细粉，过罗，加朱砂一钱，犀角一钱，沉香三钱，麝香五钱，研和令匀，炼蜜为丸，重五分，蜡皮封固。每服 1～2 丸，温开水送下，一日二次。
【功用】镇惊，豁痰，安神。
【主治】神经错乱，癫痫疯狂，痰迷心窍，烦躁不安。
【宜忌】忌气恼忧思。

开关散

【来源】《全国中药成药处方集》（济南方）。
【组成】硼砂　丁香　麻黄　大黄　当归　广木香　粉甘草　上沉香　橘红各二钱　豆霜六钱　牛黄二钱　麝香二钱　上梅片二钱　朱砂六钱
【用法】上为细末，用瓷瓶收贮。大人每服四分，小儿一分，黄酒冲服；开水亦可。
【主治】中风不语，痰迷心窍，不省人事；小儿急惊风、羊痫风等。
【宜忌】忌食辛辣、油腻、荤腥等物。

五痫再生丸

【来源】《全国中药成药处方集》（济南方）。
【组成】大黄一斤二两　海沉香二两　黄芩六两　胆星二两　礞石二两　白矾四两　百药煎一两五钱
【用法】头一次用黄酒半斤，将大黄拌浸晒干，二次童便四两，三次韭汁四两，四次姜汁四两，五次米泔，六次侧柏叶，七次藕汁，八次人乳浸，晒干，共为细末，水打小丸，雄黄为衣。每服二钱。
【主治】风痫。
【宜忌】忌食鱼。

五痫再生丸

【来源】《全国中药成药处方集》（呼和浩特方）。
【组成】白附子一斤　法夏四斤　南星二斤六两　皂角四两　蜈蚣十六条　天虫二斤二两　乌蛇二斤半
【用法】上为细末，水泛小丸，朱砂为衣。

【主治】痫证。

安神丸

【来源】《全国中药成药处方集》(抚顺方)。

【组成】朱砂一两　酒黄连一两半　生地五两　当归二两　甘草五钱　白参　白术　茯神　枣仁各一两　寸冬八钱

【用法】上为细末，炼蜜为丸，每丸二钱重。每服一丸，一日三次，白水送下。

【功用】清热，镇静，安神。

【主治】惊悸语无伦次；阳痫卒然倒地，昏迷不醒，吐沫抽搐，移时自起；神经刺激太深，发为狂癫，叫骂奔走；神经错乱，不分亲疏，哭笑无定，忧郁欲死。

羊痫疯丸

【来源】《全国中药成药处方集》(天津方)。

【组成】郁金一斤　白矾十二两　黄连一两　煅磁石二两　大黄一两　橘红一两　生栀子二两　神曲(麸炒)五两　黄柏二两　黄芩二两　煅金礞石六两　沉香一两　炒白芥子四两

【用法】上为细末，凉开水为丸，三钱重装袋。成人每次服一袋，小儿一至四周岁每袋分六次服，五至七周岁分三次服，白开水送下。

【功用】清热化痰，镇惊安神。

【主治】痰涎壅盛所致羊痫疯症，牙关紧闭，昏迷不醒，眼目上视，角弓反张。

【宜忌】孕妇及久病气虚者忌服。

育赤散

【来源】《全国中药成药处方集》(抚顺方)。

【组成】朱宝砂一两　天竺黄二两　磁石一两(醋煅)冰片一钱　龙骨　牡蛎各五钱

【用法】上为细末。每服四分，早、晚二次，食前服之，白水调下。

【功用】镇静，镇痉。

【主治】羊痫疯经年或数月发病一次，卒然昏倒，全身抽搐，牙关紧闭，口角流涎，角弓反张，痰声漉漉。

【宜忌】忌食鱼腥发物。

涤痰丸

【来源】《全国中药成药处方集》(天津方)。

【组成】大黄五斤　炒黑丑　黄芩各一斤八两

【用法】上为细末，水泛小丸，每斤丸药用百草霜一两，煅金礞石粉二两，桃胶二钱化水上衣。每服二钱，开水送下。

【功用】清热化痰，开瘀化痞。

【主治】痰火瘀结，气急疯痫，湿热咳嗽，喘满胸闷，痰涎壅盛，大便燥结。

【宜忌】孕妇忌服。

救惊丸

【来源】《全国中药成药处方集》(沈阳方)。

【组成】薄荷三钱　僵蚕三钱　胆星四钱　白附子二钱　防风三钱　明天麻三钱　法夏四钱　全蝎(去钩)三钱　青黛四钱　甘草三钱　天竺黄三钱　钩藤三钱　麝香八分　片砂二钱　个牛黄五分　珍珠五分　琥珀二钱

【用法】上为细末，炼蜜为丸，三分五厘重，蜡皮封固。每服一丸，白开水送下。

【功用】定惊止痫，防止痉挛。

【主治】惊风内热，痉挛抽搐，五痫热厥。

琥珀散

【来源】《全国中药成药处方集》(沈阳方)。

【组成】人参　白芍　煅磁石　琥珀各二钱　朱砂一钱　远志肉　石菖蒲各八分　牛黄四分

【用法】上为极细末。每服五分，姜汤送下。

【功用】安神镇静，补心清热。

【主治】怔忡癫痫，心烦口渴，言语失次，哭笑无常，神经错乱，惊悸失眠。

镇惊定痉散

【来源】《全国中药成药处方集》(沈阳方)。

【组成】犀角一两　冰片三钱　麝香一钱　玳瑁一两　雄黄　牛黄各三钱　琥珀一两　朱砂

五钱　金箔五十页　安息香三钱　羊角虫二十个　僵蚕一两　生铁落三钱　寒水石　胆星各一两

【用法】上为极细末。每服一钱　轻者减半；小儿一岁以上者每服一分，五岁以下者每服二分，白开水送下。

【功用】清热安神，镇痉定痫。

【主治】中恶气绝，中风不语，中诸毒物，疫毒烦躁，吐逆闷胀，邪入心胞，神昏瞀乱，头目眩晕，心悸不眠，癫狂痫厥；小儿急惊，卒中客忤，精神错乱，风痰流涎，四肢搐搦。

【宜忌】忌食辣腥刺激性食物。

治痫四物汤

【来源】方出《刘奉五妇科经验》，名见《中医内科临床治疗学》。

【组成】当归 9g　钩藤 9g　麸炒白芍 12g　川芎 4.5g　生地 12g　麦冬 9g　玄参 9g　半夏 9g　栀子 9g　莲子心 3g

【用法】水煎服。

【主治】经期癫痫大发作。

【加减】急躁易怒，加蔓荆子、木贼草、白蒺藜。

强脑抗痫灵

【来源】《中西医结合儿科试用新方》。

【组成】丹参 240g　何首乌 150g　七叶一枝花 150g　天麻 240g　钩藤 150g　蝉蜕 90g　地龙 90g　石菖蒲 90g　牛黄 1.5g　麝香 1.5g　珍珠 1.5g　竺黄 9g　石决明（孔脊部分）90g

【用法】先将石菖蒲前八味加适量水，煮沸两小时（钩藤煮沸不超过 20 分钟），纱布过滤去滓留液，将药液加热蒸发成流浸膏；再将牛黄等后五味研成细粉，掺入流浸膏内和均匀，置于干燥箱内或自然干燥后，制成散剂，装瓶备用。3 岁以下，每次 0.5 ～ 1.0g；3 ～ 6 岁，每次 1.0 ～ 1.5g；6 ～ 12 岁，每次 1.2 ～ 2.0g，白开水或加药引（不同的发作用不同的药引）送下，一日三次。

【主治】小儿癫痫。

【方论】方中丹参活血化瘀，以营养脑神经细胞；何首乌补肝肾，益精血；七叶一枝花熄风定惊；天麻、钩藤、蝉蜕、地龙祛风止痉，舒筋活络，抗惊厥；石菖蒲开窍益智，豁痰去湿；麝香开窍通络散瘀；牛黄、竺黄、石决明、珍珠平肝熄风，安神定惊。全方具有改善脑血循环，营养和恢复脑神经细胞功能，增强记忆，止痉熄风的作用。

【验案】癫痫　用本方治疗 48 例癫痫，其中 1 ～ 3 岁 7 例，3 ～ 7 岁 13 例，7 ～ 14 岁 19 例，16 ～ 32 岁 9 例。男性 26 例，女性 22 例。病程多为二年左右者，以大发作者居多。平均治疗 9 个月。结果：抽风停止，随访一至二年未复发者 37 例；发作次数明显减少，或抽风停止而又复发者 4 例；无效 7 例。

囊虫丸

【来源】《古今名方》引吉林省特产研究所制药厂方。

【组成】茯苓 5000g　水蛭　干漆各 875g　雷丸　丹皮各 2500g　黄连　大黄各 1250g　炒僵蚕（或僵蛹）　生桃仁各 3750g　川乌　醋芫花各 300g　橘红 1500g　五灵脂流浸膏 6000g

【用法】制成蜜丸，每丸重 5g。每服 1 丸，每日二至三次。

【功用】活血化瘀，软坚消囊，镇惊止痛，杀虫解毒。

【主治】囊虫病，脑囊虫及由脑囊虫引起的癫痫。

【宜忌】服药期间不要饮酒或吃刺激性食物。孕妇忌用。

滋阴汤

【来源】《中医治疗精神病》。

【组成】党参 15g　生地　熟地各 12g　玄参　丹参　茯苓　远志　桔梗　当归　天冬　麦冬（去心）　炒枣仁　柏子仁　半夏　枳实　陈皮　竹茹　炙甘草各 9g　五味子 6 ～ 9g　生姜 3 片　大枣 2 枚　朱砂 1.5g

【功用】滋阴补血，泻火除痰。

【主治】癫病日久，血虚痰热，心悸惊恐，神志恍惚，秽洁不知，语无伦次，神乏体倦。

镇痫片

【来源】《上海市药品标准》。

【组成】红参　郁金　珍珠母　牛黄　朱砂　茯苓　枣仁　胆星　石菖蒲　远志　麦冬　莲子心　甘草

【用法】上依法制片。每服4片，一日三次。

【功用】祛痰开窍。

【主治】癫痫痰多，神志昏迷，四肢抽搐者。

加味磁朱丸

【来源】《吉林中医》（1981，2：47）。

【组成】南星100g　半夏15g　磁石10g　生赭石100g　朱砂100g　全虫100g　蜈蚣30条　白芍200g　神曲200g　甘草200g

【用法】上药共为细末，炼蜜为丸，每丸15g。日服3次，每次1丸，铁锈水送服，小儿减半。疗程90天。一般需服药90天至半年。

【主治】癫痫。

【验案】癫痫　《吉林中医》（1981，2：47）：治疗癫痫30例，男性18例，女性12例；年龄2～40岁；其中原发性18例，继发性12例。结果：经治疗停止发作半年以上者为痊愈，共23例；经治疗后发作次数减少，每次发作间隔3个月以上者为好转，共4例；经治疗后病情无变化者为无效，共3例。

宁痫散

【来源】《安徽中医学院学报》（1982，2：20）。

【组成】蚤休　川郁金　白矾各15g　广木香　制香附各9g　辰砂1.5g

【用法】上药共研细末，分10包，成人每天服1包，儿童减半。白天发作者上午服，夜晚发作者睡前服，连服3个月为1疗程。

【主治】癫痫。

【验案】癫痫　《安徽中医学院学报》（1982，2：20）：治疗癫痫40例，男28例，女12例；年龄最小1岁，最大38岁；病程最短1年，最长10年。结果：连续服药3个疗程者28例，随访3年，未再发病者为显效，共23例；偶有发作，但程度减轻者为有效，共3例；3年内照常发病者为无效，共2例。连续服2个疗程者12例，显效5例，有效3例，无效4例。

克痫散

【来源】《陕西中医》（1990，7：294）。

【组成】酒大黄　全蝎　川芎各30g　姜半夏50g　礞石　沉香　海浮石各35g　南星42g　牵牛子（生熟各半）90g　建曲240g　白花蛇1条

【用法】上药共为细末，瓶装备用，每晨7时以铁锈水100ml送服10g，发作期，每次服15g，1日3次，儿童酌减。

【主治】癫痫。

【加减】神昏不醒加石菖蒲、郁金、麝香；惊搐者加钩藤、天麻、磁石；火甚者加寒水石、紫石英、石膏；风痰加白附子；热痰加天竺黄。

【验案】癫痫《陕西中医》（1990，7：294）：治疗癫痫41例，男23例，女18例；年龄6月至53岁；病程1月至25年。结果：服药后2年内不用其他药物而未见发作为临床治愈，共22例；发作频度减少20%以上，症状明显减轻为好转，共16例；症状无改善为无效，共3例；总有效率92.7%。

益脑定痫散

【来源】《山东中医杂志》（1991，3：25）。

【组成】人参60g　白术60g　茯苓60g　炙甘草45g　山萸肉60g　熟地60g　菟丝子60g 丹参180g　僵蚕20g　钩藤60g　陈皮35g　石菖蒲35g　半夏35g　制南星35g　硼砂20g

【用法】上药共为极细末，成人每日3次，每次6g，小儿酌减，饭后1小时白开水送下，一般连服2年左右。

【主治】癫痫。

【验案】癫痫　《山东中医杂志》（1991，3：2）：治疗癫痫33例，男21例，女12例；年龄12～48岁；病程9～31年；呈大发作者15例，小发作者14例，其他4例。结果：痊愈（症状消失，随访3年未发作者）17例，占51.5%；显效（1～2年停止发作者）8例，占24.2%；有效（发作次数明显减少，间歇期延长，发作时症状减轻

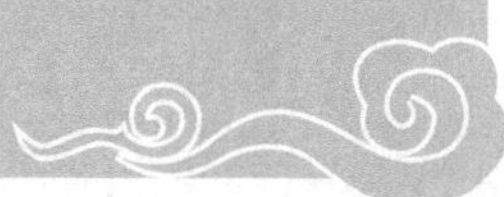

者）6例，占18.2%；无效2例，占6.1%；总有效率93.9%。

牵牛子散

【来源】《湖南中医杂志》（1993，1：14）。

【组成】牵牛子250g 石菖蒲250g 枯矾120g 地龙适量

【用法】上药研末装入空心胶囊。口服，1次3g，1日3次，开水吞服，10天为1疗程。

【主治】癫痫。

【验案】癫痫 《湖南中医杂志》（1993，1：14）：治疗癫痫586例，男312例，女274例，年龄2～50岁。诊断标准为：阵发性发作，多系突然发作，突然消失，往往多次反复发作，意识障碍，除一部分局限性或感觉性癫痫病外，一般均有严重的意识障碍，常有癫痫大发作的病史，有产生癫痫的原因或家族史，使用抗癫痫药物有良好的效果者。经治疗后，每周定期复查1次，结果：2年未复发者为治愈，共354例，占60.4%；发病间期延长，持续时间短，症状减轻，药量减少，发作前有先兆，能预防为有效，共211例，占36.0%；无效21例，占3.6%。

止痉除痫散

【来源】《首批国家级名老中医效验秘方精选》。

【组成】生龙骨60g 生牡蛎60g 紫石英45g 寒水石45g 白石脂45g 赤石脂45g 生石膏45g 滑石粉45g 生赭石60g 桂枝15g 降香60g 钩藤60g 干姜15g 大黄15g 甘草15g

【用法】共为极细末，成人每次服5g,1日2～3次。小儿3岁以内可服0.5～1.0g，5～10岁可酌加至2.0g。须连服1～3个月，不可间断。

【功用】镇痉止搐。

【主治】癫痫，对各种痫症有效。

治癫宝丹

【来源】《首批国家级名老中医效验秘方精选》。

【组成】白花蛇头3具 玳瑁20g 郁金25g 天麻15g 天竺黄30g 真沉香10g 胆南星15g 白芍5g 清半夏10g 全蝎10g 蜈蚣5条 天虫15g 牛黄1.5g 麝香0.3g 琥珀5g 西红花5g 动物脑（猪或羊）1具

【用法】共研细末，每服5g，1日2次，温水送服。

【功用】调整阴阳，镇静安神，协调脏腑，开窍定痛。

【主治】癫痫经常发作，头晕，发则四肢抽搐，口吐涎沫，甚则神呆，舌红苔薄白，脉沉弦。

【验案】林某，男，10岁，1986年7月初诊。病人自1980年以来，多次出现突然昏倒，口吐白沫，两目上视，四肢抽搐，口中作声，经多方求医治疗无效，故来就诊，自带诊断书及脑电图，均符合癫痫病诊断。就诊时症见精神萎靡不振，头晕，胸闷乏力，心烦失眠，健忘，舌红苔黄，脉弦滑。诊断：癫痫证，投治癫宝丹1剂，制成散剂，每服5g，日服2次，早饭前、晚饭后30分钟用温开水送服。服1剂（30天量）后病证大减，一月内未犯病。继续投1剂，巩固其疗效，共服1剂痊愈。追访至今未犯，现正常上学读书。

除痫散

【来源】《首批国家级名老中医效验秘方精选》。

【组成】天麻72g 淡全虫60g 当归150g 炙草60g 胆星21g

【用法】以上各药共为细末，重者日服2～3次，轻者日服1～2次，每次3g，以开水送服。

【功用】祛风、化痰、养血。

【主治】小儿癫痫。

【验案】一男孩，10岁。于1973年5月在发热后10余天，即出现全身阵发性不自主的抽动，日10余次不等，在某医院曾做脑电图等检查诊断为癫痫。病人面色萎黄，喉间痰多，舌淡，脉细滑。此为正虚外感，邪与痰郁于络脉。治以补虚、祛风、化痰、镇痉。处方：天麻6g，淡全虫4.5g，当归15g，炙草 4.5g，胆星6g，法半夏6g，党参12g，菟丝子9g。进服2剂后，随症加减礞石、茯苓、乌豆衣等味，共进20剂，抽搐完全消失。遂以除痫散日1次，每次3g以巩固疗效。至当年9月25日复诊，一直没有发作。

抗痫灵

【来源】《首批国家级名老中医效验秘方精选·续集》。

【组成】天竺黄9g 胆南星9g 僵蚕9g 白附子4.7g 全虫3g 钩藤9g 白矾1.6g 郁金4.7g 青礞石9g 煅磁石31g 朱砂1.6g 半夏9g 菊花9g 盔沉香1.6g 龙胆草3g 竹沥15.6g 神曲15.6g 紫石英18.8g 牛黄0.6g 羚羊角粉0.6g

【用法】方中药物研成极细末，制成蜜丸，每丸重1.6g。1日总量：周岁以内1～2丸，1～2岁2～4丸，3～6岁4～6丸，7～10岁6～9丸，11～14岁9～12丸；2～3次温水吞服。

【功用】清热化痰，平肝熄风。

【主治】癫痫。

【验案】何某，男，13岁，1977年11月25日初诊，癫痫三年，前二年约间隔二至三月大发作一次。近一年次数加多，特别是近三个月最长间隔三天发作。近十天每天发作一至三次，发作以后头痛嗜睡，全身无力。长时间服苯妥英钠及苯巴比妥，近十余天自动停药苯妥英钠，单服苯巴比妥0.015g，每日三次。诊查患儿精神不振，答问比较迟缓。自述夜眠不实，有时被喉中痰液堵醒。舌质红、苔白腻，脉沉弦。辨证：心肝热盛，发为痫症。拟清心平肝，化痰止痫。处方：抗痫灵84丸，1日3次，1次服4丸。西药鲁米那原量继续服用。12月2日复诊：近四天来癫痫发作两次，程度轻，时间短，仍继续服上药两周。12月16日复诊：近两周癫痫未发作，一般情况较好，夜间很少被痰堵醒。再开原药两周。12月30日复主要原因：癫痫未发作将近1月，一般情况好。暂停鲁米那，继续开抗痫灵两周。1978年1月13日复诊：闻过则喜，痫仍未发作，开始抗痫灵续服1月观察。

胡氏癫痫病方

【来源】《首批国家级名老中医效验秘方精选·续集》。

【组成】铁落60g 丹参15g 生南星12g 菖蒲9g 炙远志4.5g 炙地龙9g 白芍15g 蜈蚣1g 全蝎1g

【用法】每日1剂，水煎2次，2次分服。方中蜈蚣、全蝎等分研成胶囊或片剂，每颗0.3g，成人6～9颗/日，小儿3～6颗/日，分2次吞服。

【功用】平肝熄风，镇惊豁痰，活血化瘀。

【主治】癫痫。

【验案】艾某某，女，5岁。1976年7月首次癫痫大发作，每月发作7～8次，以后1～2天大发作1次。发作时抽搐，吐沫，昏迷，意识障碍，小便失禁，约3～5分钟苏醒，醒后疲乏嗜睡。小发作，短暂性的失神每天达20～30次，每次数秒钟。证属肝风内动，痰浊上蒙清窍。治拟平肝熄风，宣窍豁痰。处方：生铁落60g，陈胆星9g，丹参12g，菖蒲9g，炙甘草9g，郁金9g，另蜈蚣60g磨粉，每服1.2g，每日2次。服药1周后，癫痫大发作控制，同时服用西药。到1978年3月初，小发作亦由每天20余次减到10次左右。原方陈胆星改为生南星9g，蜈蚣粉改为星蜈蚣片，每次5片，日服2次。不久小发作亦控制。随访5年，病情稳定，无大小发作，在校读书，成绩优秀。

镇心安神汤

【来源】《首批国家级名老中医效验秘方精选·续集》。

【组成】远志10g 柏子仁10g 茯苓12g 菖蒲60g 郁金10g 钩藤12g 益智仁10g 莲子心6g 厚朴6g 枣仁10g 香附10g 膛砂3g 琥珀1.5g

【用法】每日1剂，水煎2次，早晚分服。方中朱砂、琥珀不入煎剂。另研末冲服。

【功用】镇心安神，疏肝解郁，涤痰清热。

【主治】癫痫，精神分裂症，抑郁症。

【验案】冉某，男，12岁。1975年5月17日初诊。患儿1974年夏季游戏，不慎从高处跌伤头部，当时曾有短时间昏迷，诊断为“轻度脑震荡”；两个月后一天，突然昏倒，痉挛性抽搐，两目直视，口吐涎沫，呼吸迫促，以后每隔4～5日即发作1次，有时一日发作1～2次，经某医院脑电图检查为颞叶性癫痫，虽经治疗月余，仍10余日发作1次。患儿面色苍白，舌红、苔薄白，脉弦紧。辨证：肝肾阴虚，风痰内扰。治法：安神镇肝，定

惊熄风。方药：远志10g，柏子仁10g，茯苓12g，菖蒲6g，郁金6g，钩藤12g，天麻6g，全蝎4g，僵蚕4g，竺黄6g，玳瑁10g，白芷6g，莲心6g，朱砂面1g，琥珀面1.5g，羚羊角粉1g，金黄龙袍丸1丸，分2次服。二诊时，病已16日未发作，原方加胆星，5剂。三诊时痫证月余未发，面色较前好转，说明肝气平熄，原方去薄荷，加枸杞，以此法加减共治疗5个月，病未再发作。

止痫散

【来源】《部颁标准》。

【组成】寒水石100g　紫石英100g　赤石脂100g　白石脂100g　石膏100g　龙骨100g　牡蛎100g　赭石100g　钩藤100g　桂枝100g　大黄100g　干姜50g　滑石100g　甘草100g

【用法】制成散剂，每袋装10g，密封。温开水调服，1次10g，每日2次，小儿酌减，连服两个月为1疗程，或遵医嘱。

【功用】镇惊安神，清热化痰，平肝熄风。

【主治】各种类型癫痫。

【宜忌】不能间断用药，停止发作半年以上者，可逐渐减量停药，巩固疗效，防止复发。

牛黄郁金丸

【来源】《部颁标准》。

【组成】牛黄30g　郁金150g　朱砂150g　清半夏150g　槟榔150g　麝香30g　巴豆霜450g　雄黄150g

【用法】水泛为丸，每30丸重1g，密闭，防潮。口服，成人1次90～180丸，每日1次，10岁以内1次18～36丸，10岁以上1次54丸。

【功用】芳香开窍，清心豁痰，通腑降浊。

【主治】癫痫惊狂，痰迷心窍，烦躁不安，大便秘结。

羊痫疯丸

【来源】《部颁标准》。

【组成】白矾300g　郁金120g　金礞石（煅）300g　全蝎600g　黄连300g　乌梅240g

【用法】水泛为丸，每100丸重6g，密封。口服，1次6g，每日1～2次。

【功用】熄风止惊，清心安神。

【主治】癫痫。

羊痫疯癫丸

【来源】《部颁标准》。

【组成】清半夏60g　厚朴（姜制）60g　天竺黄60g　羌活60g　郁金60g　橘红60g　天南星（制）60g　天麻36g　香附（醋制）36g　延胡索（醋制）36g　细辛36g　枳壳（麸炒）36g　三棱（醋制）36g　青皮（醋制）36g　降香36g　芥子（炒）24g　沉香24g　莪术（醋制）24g　乌药24g　防风24g　羚羊角12.55g

【用法】水泛为丸，每瓶装3g，密闭，防潮。口服，成人1次3g，4～10岁小儿1次1g，10～15岁儿童1次1.5g，每日2次。

【功用】平肝舒气，降痰疗痫。

【主治】痰热内闭，忽然昏倒，口角流涎，手足抽动。

【宜忌】孕妇遵医嘱服用。

青阳参片

【来源】《部颁标准》。

【组成】青阳参总甙100g

【用法】制成片剂，密闭，置干燥处。口服，1次4～8片（小儿减半），每日1次，连服2天停2天或隔日服1次。

【功用】平肝补肾，豁痰镇痉，定痫。

【主治】癫痫，头昏头痛，眩晕，耳鸣，腰膝酸软等症。

祛风化痰丸

【来源】《部颁标准》。

【组成】甘草200g　玄胡粉200g　郁金200g　硼砂50g　金礞石（煅）50g　白矾40g　朱砂15g　竹沥膏20g　生姜汁15g　冰片4g　薄荷脑4g

【用法】制成大蜜丸，每丸重4.5g，密封。口服，

1次1丸，每日2次。

【功用】顺气化痰。

【主治】痰壅气闭，狂癫痫症，语言错乱，神昏不语，胸膈不利，头眩耳鸣，哮喘咳嗽。

涤痰丸

【来源】《部颁标准》。

【组成】牵牛子（炒）150g　大黄500g　黄芩150g

【用法】水泛为丸，每50丸重3g，每袋装6g，密封，防潮。口服，1次6g，每日1次。

【功用】清热化痰，开郁化痞。

【主治】痰火郁结，气急疯痫，湿热咳嗽，胸满作喘，痰涎壅盛，大便燥结。

【宜忌】孕妇忌服。

癫痫散

【来源】《部颁标准》。

【组成】郁金400g　巴豆50g　全蝎（焙）140g　香附（醋炒）250g　蜈蚣140g

【用法】制成细粉末，每瓶装3g，密封。空腹温开水送服，1次1瓶，老弱者2次1瓶，每日1次。

【功用】熄风，豁痰，定痫。

【主治】羊痫风及一切痰迷癫狂之症。

【宜忌】服后半日不可进食。孕妇忌服。

癫痫宁片

【来源】《部颁标准》。

【组成】马蹄香500g　牵牛子200g　钩藤200g　石菖蒲500g　甘松200g　千金子15g　薄荷脑0.3g　缬草0.62g

【用法】制成糖衣片，每片相当于原药材3g，密封。口服，1次2～4片，每日3次。

【功用】豁痰开窍，熄风安神。

【主治】风痰上扰癫痫病，发作时症见突然昏倒，不省人事，四肢抽搐，喉中痰鸣，口吐涎沫或眼目上视，少倾清醒等症。或用于癔病、失眠等。

四十、食痫

食痫，即因伤乳或伤食而发痫病者。《奇效良方》：“食痫为病，伤肉食，手足搐动，角弓反张，或拳挛，或张狂大声，如羊如犬大叫，吐出饮食方定。其饮食尽被痰涎包裹在其中。”治疗多以镇静安神为主，佐以消导泻积为辅。

紫丸

【来源】《备急千金要方》卷五。

【别名】紫双丸（《太平圣惠方》卷七十六）、紫霜丸（《太平惠民和济局方》卷十）、紫霞丸（《幼科类萃》卷六）、紫丸子（《赤水玄珠全集》卷二十六）、四味紫丸（《杏苑生春》卷七）。

【组成】代赭　赤石脂各一两　巴豆三十枚　杏仁五十枚

【用法】上为末，巴豆、杏仁别研为膏，相和，更捣二千杵，当自相得。若硬，入少蜜同捣之，密器中收。三十日儿服如麻子大一丸，与少乳汁送下，食顷后与少乳，勿令多。至日中当小下热除，若未全除，明旦更与一丸。百日儿服如小豆大一丸，以此准量增减。夏月多热，喜令发疹，二三十日辄一服佳。紫丸虽下不虚人。

【功用】《小儿药证直诀》：消积聚。

【主治】小儿变蒸，发热不解，并挟伤寒温壮，汗后热不歇；及腹中有痰癖，哺乳不进，乳则吐🗆，食痫，先寒后热者。

【方论】

1.《医林纂要探源》：紫霜丸以治变蒸不解。盖脏气变动之际，宜镇定其心神，安固其气血，而随之以推陈致新也。二石可镇心神，固气血；杏仁、巴豆霜可推陈致新而用之有节也。

2.《小儿药证直诀类证释义》：此方巴豆攻下

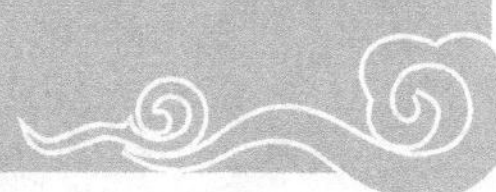

积聚，伍以赤石脂以缓之，代赭石、杏仁镇惊降逆，故能治小儿积聚以及惊痰诸证。由于此方巴霜较多，攻泄有余，是为治标之剂，实积及实热生痰者宜之。

代赭丸

【来源】《太平圣惠方》卷八十四。

【组成】代赭一分（细研） 马牙消一分 金箔二十片（细研） 银箔二十片（细研） 水银一分（以少枣瓤研令星尽） 巴豆七枚（去皮心，研，纸裹，压去油） 腻粉半两（研入） 天浆子三枚（内有物者，炒） 川大黄一分（锉碎，微炒） 蟾酥一钱（研入） 朱砂一分（细研） 蝎梢四十九枚（微炒） 龙脑半两（细研） 麝香半分（细研）

【用法】上为末，炼蜜为丸，如黍粒大。每服二丸，以薄荷汤送下，一日三次。

【主治】小儿食痫，四肢抽掣，壮热惊悸，乳食不消，痰涎壅滞，发歇不定。

金箔丸

【来源】《太平圣惠方》卷八十四。

【组成】金箔五片（细研） 腻粉三钱 甘遂一分（煨微黄，捣为末）

【用法】上为末，以枣瓤和作剂子，以五片金箔裹上，更着湿纸裹，煻灰火煨匀热，候冷取研，为丸，如绿豆大。每服二丸，以人参汤送下。

【功用】坠痰涎。

【主治】小儿食痫。

牛黄丸

【来源】《太平圣惠方》卷八十五。

【组成】牛黄一分（细研） 麝香半两（细研） 朱砂一分（细研） 真珠末一分 铅霜一分（细研） 犀角屑一分 牡蛎粉一分 甘草一分（炙微赤，锉） 巴豆七枚（去皮心，研，纸裹压去油） 杏仁一分（汤浸，去皮尖双仁，研如膏）

【用法】上为末，入牛黄等，同研令匀，炼蜜为丸，如麻子大。三岁每服二丸，以金银薄荷汤送下。

【主治】小儿食痫，乳癖积聚，壮热，心神多惊。

朱砂丸

【来源】《太平圣惠方》卷八十五。

【组成】朱砂一两（细研，水飞过） 川大黄半两（锉碎，微炒） 桂心一分 牛黄一分（细研） 云母粉一分 半夏一分（汤浸七遍，去滑） 黄连一两（去须） 雄黄一分（细研） 雷丸二分 代赭一分 真珠末一分 干姜一分（炮裂，锉） 矾石半两（细研） 巴豆一分（去皮心膜，炒黄）

【用法】上为末，炼蜜为丸，如黍米大。百日内小儿，以乳汁送下两丸；一岁至三岁，以粥饮送下五丸。

【主治】小儿食痫。

防葵丸

【来源】《太平圣惠方》卷八十五。

【组成】防葵半两（末） 牛黄半分 巴豆二十枚（取霜 ） 滑石半两 腻粉一分 蛇蜕皮一条（烧灰） 朱砂一分 麝香半分

【用法】上为细末，以糯米饭为丸，如黍米大。每服二丸，以粥饮送下。

【主治】小儿食痫，心胸痰滞，大小便常多秘涩。

虎睛丸

【来源】《太平圣惠方》卷八十五。

【组成】虎睛一对（微炙，取仁） 牛黄一分（微研） 真珠末一分 朱砂一分（细研） 甘遂一分（煨黄） 赤芍药一分 赤茯苓一分 甘草一分（炙微赤，锉） 牡蛎一分（炒黄） 麝香半分（细研） 犀角屑半两 巴豆半两（去皮心，纸裹压去油） 杏仁一分（汤浸，去皮尖双仁，麸炒微黄）

方中甘遂，原作“甘草”，据《普济方》改。

【用法】上为末，糯米饭为丸，如绿豆大。每服二丸，荆芥汤送下，量儿大小，以意加减。

【主治】小儿食痫，及惊风百病。

真珠丸

【来源】《太平圣惠方》卷八十五。

【组成】真珠末一分　天竹黄一分　雄黄一分　巴豆一分（去皮心，压去油）　麝香一分　丁头代赭一分（捣罗为末）　杏仁一分（汤浸，去皮尖双仁，麸炒微黄）

【用法】上为细末，炼蜜为丸，如麻子（黄米）大，一二岁儿每服五丸，以温水送下。

【主治】小儿食痫，喘息。

铅霜丸

【来源】《太平圣惠方》卷八十五。

【组成】铅霜一分　腻粉一分　巴豆五粒（去皮心，研，纸裹压去油）

【用法】上为末，糯米饭为丸，如粟米大。每服一丸；三岁以上加丸，以通草、薄荷汤送下。

【主治】小儿食痫，乳食不消，心腹结实，壮热烦闷，摇头反目，口吐涎沫。

雄黄丸

【来源】《太平圣惠方》卷八十五。

【组成】雄黄半两（细研）　朱砂半两（细研，水飞过）　麝香半两（细研）　牛黄半两（细研）　石膏半两（细研，水飞过）　蕤仁半两（汤浸，去赤皮）　牡蛎粉半两　巴豆半两（去皮心膜，压去油）　甘遂一分（煨，微黄）

【用法】上为细末，炼蜜和丸，如黍米大。每服三丸，以粥饮送下，如利三两行勿怪。

【主治】小儿七岁以下，食痫壮热，无辜痃癖。

牛黄丸

【来源】《圣济总录》卷一七一。

【组成】牛黄（研）一分　雀屎白（炒）半两　芍药三分　芎藭一两　黄耆（细锉）一分　干姜（炮裂）半两　甘草（炙）三分　人参　大黄（锉，炒）各一两　当归（切，焙）　黄芩（去黑心）各半两　白面（炒）三两　巴豆（去心膜，别研如膏，纸裹压去油）一分

【用法】上为末，与巴豆膏和，令匀，炼蜜为丸。一岁儿如黍米大二丸，二三岁如绿豆大三丸，并用米饮送下。微利为度。

【主治】小儿食痫瘛疭，及诸变症，腹中宿痞，饮食不节，腹满温壮，朝夕发甚，大小便不通，脾胃气弱。

丹砂饼子

【来源】《圣济总录》卷一七一。

【组成】丹砂（研）一两半　黄鹰调（拣净）　白丁香各一分　棘刚子二十五枚（微炒）　粉霜（研）　水银沙子（研）各一钱半　腻粉一钱　乳香末（研）　犀角（屑）天南星末　麝香（研）各半钱　蝎梢末　滑石末　芦荟末各一钱　金箔一片　银箔一片

【用法】上为末，拌匀，稀面糊为丸，如黄米大，捻作饼子，丹砂为衣。每服三饼，薄荷汤化下。

【主治】小儿食痫及疳黄。

真珠丸

【来源】《圣济总录》卷一七一。

【组成】真珠（细研）一两　牛黄（细研）　杏仁（去皮尖双仁，炒，研如膏）各半两　丹砂（细研）　牡蛎（熬，研粉）各一两　虎睛（炙干）一对　甘遂（切，炒）半两　芍药三分　白茯苓（去黑皮）一两　甘草（炙，锉）半两　巴豆（去皮心，研如膏，纸裹出油尽）半两　麝香（研细）一分

【用法】上为末，炼蜜为丸，如麻子大。每服一丸至二丸，米饮或桃仁汤送下。取下恶物如鱼脑青色效。

【主治】小儿食痫，五疳八痢，惊风天钓。

麝香丸

【来源】《圣济总录》卷一七一。

【组成】麝香（细研）　牛黄（细研）各半两　杏仁（汤浸去皮尖，双仁，研如膏）　丹砂（细研）　芍药　白茯苓（去黑心）各一两　真珠（研如粉，水飞过）一分　甘遂一分　巴豆（去皮心，

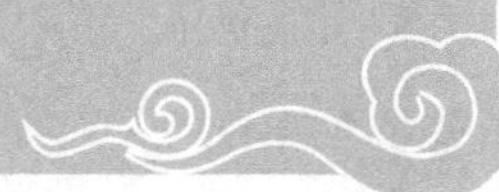

微炒，研如膏）三分　牡蛎（熬，别捣罗，研如粉）一分　虎睛二枚（微炙，研）

【用法】除巴豆外，上药各为末，入巴豆，炼蜜和捣，入密器中贮。候服取二丸，如麻子大，温水送下，随儿大小加减。

【主治】小儿诸疾，一岁以上，三十六种无辜疳，湿闪癖，食痫，天行赤眼，急黄。

妙圣丹

【来源】《幼幼新书》卷十二引张涣方。

【组成】木香　代赭石　马牙硝　川大黄（炮）各一分　蝎梢四十九个（微炒。上为细末）　朱砂半两（细研，水飞）　麝香一钱（研）　龙脑半钱（研）　腻粉半分　巴豆七个（去皮心、膜，纸裹出油，细研）

【用法】上药都拌匀，滴水为丸，如黍粒大。每服三粒至五粒，乳后磨沉香汤送下。

【功用】利胸膈。

【主治】小儿食痫。

大青丸

【来源】《小儿卫生总微论方》卷五引许宣赞方。

【组成】青黛（炒）五钱　蜈蚣一对（全者，微炒）　蝎二十一个（全者，微炒）　巴豆二十一个（去皮心膜，出油尽用）

【用法】上为末，用鹅梨汁煎，绿豆粉作糊为丸，如豌豆大。每服一丸，酒一匙，水一匙，乳食前用薄荷汁少许同化下。

【主治】食痫发搐及有惊积者。

灵朱丸

【来源】《小儿卫生总微论方》卷五。

【别名】灵脂丸（《普济方》卷三七七）。

【组成】五灵脂（去沙石）　朱砂（研，水飞）各一分　巴豆五枚（去皮心，研，纸裹去油）

【用法】上为细末，烧粟米饭为丸，如黄米大。一二岁儿每服二丸，乳食前温水送下。取或利或吐效。

【主治】小儿食痫，乳食不消，心腹壅滞，四肢抽掣。

真珠丸

【来源】《小儿卫生总微论方》卷五。

【组成】滑石末三钱　轻粉三钱　干蝎七个　南星末一钱　巴豆四十个（去皮膜，出油尽用）　半夏曲末二钱　麝香少许

【用法】上为细末，蒸饼为丸，如绿豆大。一岁下者一丸，上者二丸，乳食前葱汤送下。

【主治】食痫发搐。

银汤丸

【来源】《小儿卫生总微论方》卷五。

【组成】天南星（醋煮过，切，焙干，为末，炒）一钱匕　棘冈子十四个（去壳）　巴豆十四个（去皮心，出油尽）　雄黄末（炒）一钱匕　蝎梢十四个　朱砂末五分

【用法】上为细末，煎薄荷汤调面作糊为丸，如黍米大。每服五丸，乳食前煎金银汤送下。

【主治】食痫发搐，及有惊积。

蛜蝌散

【来源】《小儿卫生总微论方》卷五。

【组成】干蝎　白附子　朱砂（研，水飞）各一钱　腻粉半钱　巴豆二十四个（去皮膜出油，一云不出油，研）　天浆子三个（去壳）　麝香一字

【用法】上为细末。每服一字，乳食前薄荷汤调下。

【主治】

1.《小儿卫生总微论方》：小儿食痫发搐，身热，眼上视。

2.《普济方》：小儿惊痫搐搦。

蝎梢丸

【来源】《小儿卫生总微论方》卷十三。

【组成】黑铅二钱（以水银二钱结砂子）　轻粉二钱　粉霜二钱　天南星一分　木香四钱　白丁香四钱（炒）　青黛二钱　全蝎二钱（去毒）　乳香

一钱　巴豆霜半钱　滑石二钱　麝香半钱　脑子半钱

【用法】上为细末，面糊为丸，如黍米大。每服五七丸，乳汁或米饮送下。

【主治】小儿乳食所伤，痰涎壅滞，诸般积聚，急惊食痫。

妙圣丹

【来源】《仁斋直指小儿方论》卷二。

【别名】妙圣丸（《赤水玄珠全集》卷二十六）。

【组成】代赭石（煅，醋淬）一分　雄黄　蝎梢　朱砂各一钱　轻粉　麝各一字　巴豆三个（去心膜，出油）　杏仁（去皮尖，微炒）二钱

【用法】上为末，蒸枣肉为丸，如梧桐子大。每服一丸，木香煎汤调下。

【功用】通利。

【主治】

1.《仁斋直指小儿方论》：小儿食痫。

2.《赤水玄珠全集》：小儿食痫，因惊而伤食，吐乳发热，大便酸臭。

3.《医宗金鉴》：小儿乳食过度，停结中脘，乘一时痰热壅塞，遂致成痫。其初面黄腹满，吐利酸臭，后变时时发搐。

雄珠丸

【来源】《普济方》卷三七七。

【组成】牛黄（研）　真珠（研末）　丁头代赭石（为末）　白僵蚕（为末）　蕤仁（汤浸，去皮，为末）一分　雄黄半两（水磨精明者，细研）

方中牛黄、真珠、代赭石、白僵蚕用量原缺。

【用法】上同拌匀，炼蜜和丸，如芡实大。每服一粒至二粒，参汤化下。

【功用】利胸膈。

【主治】小儿食痫。

清热和胃丸

【来源】《医宗金鉴》卷五十一。

【组成】川连（生）五钱　栀子（生）五钱　竹茹四钱　麦冬（去心）五钱　连翘（去心）四钱　山楂一两　神曲（炒）一两　麦芽（炒）一两　陈皮四钱　枳壳（麸炒）五钱　大黄五钱　甘草（生）三钱

【用法】上为细末，炼蜜为丸，每丸重一钱。用滚开水化下。

【主治】小儿食痫。初面黄腹满，吐利酸臭，后变时时发搐。

四十一、狂　病

狂病，临床以精神亢奋，狂躁不安，骂詈毁物，动而多怒，甚至持刀杀人为特征的一种常见多发的精神病。以青壮年罹病人为多。多因五志过极，或先天遗传所致。以痰火瘀血，闭塞心窍，神机错乱为基本病机，以青壮年罹病人为多。《黄帝内经·素问·至真要大论》说："诸躁狂越，皆属于火。"《黄帝内经·素问·病能论》又说："有病狂怒者，此病安生？岐伯曰：生于阳也。帝曰：阳何以使人狂？岐伯曰：阳气者，因暴折而难决，故善怒也"。"治之奈何？岐伯曰：夺其食即已，使之服以生铁落为饮。"《黄帝内经·素问·阳明脉解》指出："病甚则弃衣而走，登高而歌，或至不食数日，逾垣上屋。"是对本病病因病机、临床病象、治法、方剂的早期记录。《灵枢经·癫狂》设专篇论癫狂病。至金元，多是癫、狂、痫并提，混而不清，《证治准绳·癫狂痫总论》始将其加以分辨："癫者或狂或愚，或歌或笑，或悲或泣，如醉如痴，言语有头无尾，秽洁不知，积年累月不愈"；"狂者病之发时猖狂刚暴，如伤寒阳明大实发狂，骂詈不避亲疏，甚则登高而歌，弃衣而走"；"痫病发则昏不知人，眩仆倒地，不省高下，甚而瘛疭抽掣，目上视，或口眼㖞斜，或口作六畜之声"。《医林改错》首创气血凝滞说："癫狂一症，哭笑不休，詈骂歌

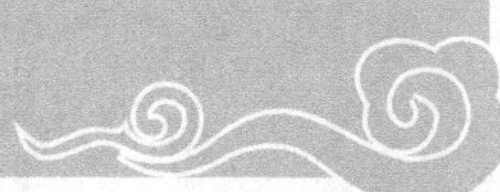

唱，不避亲疏，许多恶态，乃气血凝滞，脑气与脏腑气不接，如同做梦一样。”且创制癫狂梦醒汤用以治疗癫病、狂病。《医学衷中参西录·医方》治癫狂方中说：“人之神明，原在心脑两处”，“心与脑，原彻上彻下，共为神明之府，一处神明伤，则两处神俱伤。脑中之神明伤，可累及脑气筋，且脑气筋伤可使神明颠倒狂乱。心有所伤，亦可使神明颠倒狂乱也。”颇有新意。

本病成因为七情内伤、饮食不节和先天遗传等。其治疗，多以降火、豁痰、活血、开窍治标；以调整阴阳，恢复神机治本为基本原则。

瓜蒂散

【来源】《伤寒论》。

【组成】瓜蒂一分（熬黄） 赤小豆一分

【用法】上二味，各别捣筛，为散已，合治之。取一钱匕，以香豉一合，用热汤七合，煮作稀糜，去滓，取汁合散，温，顿服之。不吐者，少少加；得快吐，乃止。

【功用】涌吐。

【主治】《伤寒论》：病如桂枝证，头不痛，项不强，寸脉微浮，胸中痞硬，气上冲咽喉不得息者，此为胸中有寒，当吐之；病人手足厥冷，脉乍紧者；邪结在胸中，心下满而烦，饥不能食者。

【宜忌】诸亡血、虚家，不可与。

【验案】狂证 《伤寒论临床实验录》：张某，男，五十九岁。因平素性情暴躁，更加思考过度，经常失眠，后遂自言自语，出现精神失常状态，有时咆哮狂叫，有时摔砸杂物，喜笑怒骂变幻无常。如此情况延续月余，渐至见人殴打，百般医疗均无效果。遂疏瓜蒂散与之，瓜蒂10g、豆豉10g、赤小豆10g，煎汤顿服，连进两剂，共呕吐粘涎三次，毫不见效，竟将邻人殴伤并将所有杂物尽行砸碎。遂与大剂瓜蒂散，苦瓜蒂21g、赤小豆31g，煎汤顿服，服后隔半小时便开始作呕，连续两昼夜共呕二十余次，尽属粘涎，自呕吐开始便不思饮食，一天后现周身困顿不欲活动，困睡到第三天忽然清醒，后以豁痰通窍安神之剂，调理而愈。

桂枝去芍药加蜀漆牡蛎龙骨救逆汤

【来源】《伤寒论》。

【别名】桂枝救逆汤（《金匮要略》卷中）、桂枝蜀漆牡蛎龙骨救逆汤（《医学纲目》卷三十二）、救逆汤（《圣济总录》卷二十八）、桂枝去芍药加蜀漆龙骨牡蛎救逆汤（《证治准绳·伤寒》卷五）、桂枝去芍药加龙骨牡蛎救逆汤（《医灯续焰》卷十八）、桂枝去芍药加蜀漆龙骨牡蛎汤（《绛雪园古方选注》）。

【组成】桂枝三两（去皮） 甘草二两（炙） 生姜三两（切） 大枣十二枚（擘） 牡蛎五两（熬） 蜀漆（去腥） 龙骨四两

方中蜀漆用量原缺。

【用法】以水一斗二升，先煮蜀漆减二升，纳诸药，煮取三升，去滓，温服一升。

【功用】《中医方剂学》：镇惊安神。

【主治】

1.《伤寒论》：伤寒脉浮，医者以火追劫之，亡阳，必惊狂，卧起不安者。

2.《方机》：火逆烦躁，胸腹动剧者；及疟疾而有上冲者。

【方论】

1.《注解伤寒论》：与桂枝汤，解未尽表邪；去芍药，以芍药益阴，非亡阳所宜也；火邪错逆，加蜀漆之辛以散之；阳气亡脱，加龙骨、牡蛎之涩以固之。本草云：涩可去脱，龙骨、牡蛎之属是也。

2.《尚论篇》：桂枝汤，阳药也。然必去芍药之阴重，始得疾趋以达以阳位；既达阳位矣，其神之惊狂者，漫难安定，更加蜀漆为之主统，则神可赖之以攸宁矣。缘蜀漆之性最急，丹溪谓其能飞补是也，更加龙骨、牡蛎有形之骨属，为之舟楫，以载神而反其宅，亦于重以镇怯、涩以固脱之外，行其妙用。

3.《绛雪园古方选注》：火迫心经之阳，非酸收可安，故去芍药，而用龙骨、牡蛎镇摄，藉桂枝、蜀漆疾趋阳位，以救卒然散乱之神明。故先煮蜀漆，使其飞腾，劫去阳分之痰，并赖其急性，引领龙骨、牡蛎从阳镇惊固脱。方寸无主，难缓须臾，故曰救逆。

4.《伤寒贯珠集》：被火者，动其神则惊狂，起卧不安，故当用龙骨、牡蛎；其去芍药者，盖欲以甘草急复心阳，而不须酸味更益营气也，与发汗后，其人叉手自冒心，心下悸，欲得按者，用桂枝甘草汤同义。蜀漆，即常山苗，味辛，能去胸中邪结气。此证火气内迫心包，故须之以逐邪而安正耳。

5.《医学摘粹》：用桂枝、甘草疏木而培中，生姜、大枣补脾而降逆，蜀漆吐腐瘀而疗狂，龙骨、牡蛎敛神魂而止惊也。

【验案】心动过速 《中医杂志》(1980，11：58)：临床上尝遇有些卒发重症心悸不宁、气短、四肢不温、脉来疾数，往往不易计数（如心率＞160次/分，心电图检查为室性或室上性阵发性心动过速），往往用中西医一般治疗措施而未能控制。曾用本方通阳镇惊安神，因无蜀漆，遂用常山，急煎服之，药液入胃，移时恶心呕吐，吐出痰涎及部分药汁，心动旋即恢复正常，心悸顿失，诸症均减。继以加减出入为方巩固，以防再发。体会到桂枝去芍药加蜀漆牡蛎龙骨救逆汤能满意地控制心动过速，确有“救逆”之功。

防己地黄汤

【来源】《金匮要略》卷上。

【组成】防己一分　桂枝三分　防风三分　甘草一分

【用法】上四味，以酒一杯，渍之一宿，绞取汁，生地黄二斤锉，蒸之如斗米饭久，以铜器盛其汁，更绞地黄汁和。分二次服。

【主治】

1.《金匮要略》：病如狂状妄行，独语不休，无寒热，其脉浮。

2.《备急千金要方》：语狂错，眼目霍霍，或言见鬼，精神昏乱。

3.《张氏医通》：癫痫语言错乱，神气昏惑。

【方论】

1.《金匮玉函经二注》：此狂者，谓五脏阴血虚乏，魂魄不清，昏动而然也。桂枝、防风、防己、甘草酒浸绞汁，用是轻清归之于阳，以散其邪；用生地黄之凉血补阴，熟蒸以归五脏，益精养神也。盖药生则散表，熟则补衰，此煎煮法也，又降阴法也。

2.《千金方衍义》：此皆惊痰堵塞于心包，乱其神识所致，故以防己逐其痰气，防风泻其木邪，桂心通其关窍，地黄安其本神，甘草专和桂心、地黄寒热之性也。

3.《成方切用》：此亦风之进入于心者也。风升必气涌，气涌必滞涎，涎滞则流湿，湿留壅火，邪聚于心，故以二防、桂、甘去其邪，而以生地最多，清心火，凉血热，谓如狂妄行独语不休，皆心火炽盛之证也。况无寒热，则知病不在表，不在表而脉浮，其为火盛血虚无疑尔。后人地黄饮子、犀角地黄汤等，实祖于此。

4.《金匮要略论注》：徐忠可：此亦风之进入于心者也。风升必气涌，气涌必滞涎，涎滞则留湿，湿留壅火，邪聚于心，故以二防桂甘去其邪，而以生地最多清心火凉血热，谓如狂妄行独语不休，皆心火炽盛之征也。况无寒热，则知凝不在表，不在表而脉浮，其为火盛虚无疑耳。后人地黄饮子、犀角地黄汤等实祖于此。

5.《兰台轨范》：此方他药轻而生地独重，乃治血中之风，生渍取清汁之于阳，以散邪热，蒸取浓汁归之于阴以养血，此皆治风邪归附于心，而为癫痫惊狂之病，与中风风痹，自当另看。

6.《金匮要略方义》：此方之用量用法均非仲景之笔，殆为后人所录。究其方药，乃独重生地黄一味，用之治如狂、独语，似为热入血分之血热互结证。《素问·阳阴脉解篇》云：“阳盛则使人妄言，骂詈不避亲疏”。许叔微云：“血在上则善忘，血在下则发狂”。《备急千金要方》犀角地黄汤方后曾注有：“喜妄如狂者加大黄、黄芩”。《伤寒论》中更有“其人如狂者、血证谛也”，“本有久瘀血，故令喜忘”等记载。由此可知，本方重用生地治之，当是血分瘀热无疑。其用桂枝者加强通经活血祛瘀之功，且防生地黄寒凉凝血；其用防风、防己者，盖因脉浮为风邪入血之故，与桂枝相伍，可通络疏风，但少许风药纳入大队凉血化瘀药中，祛风之力极微，故本方实以凉血泄热为重，兼可活血疏风。

【验案】

1.痹证 《新中医》（1981，2：36）：刘氏以防己地黄汤加味治疗急性风湿性关节炎50例，所选病例均有明显的游走性关节疼痛，血沉明显增速，最高达162mm/h（魏氏法），部分病人伴

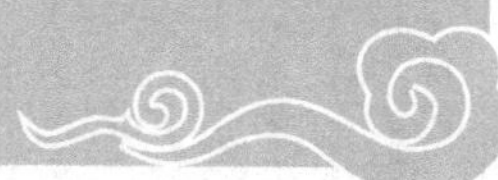

低热或中等度发热，自汗，少数病例皮肤出现环形红斑。50例中，风湿活动首次发作者12例，有反复发作史1～20余年者38例。本证乃风寒湿三气杂至与气血相搏，营气不通，郁而化热所致，治以祛风胜湿，活血通络，清热凉血为法，方用防己地黄汤（木防己15g、生地15g，防风9g，桂枝9g，甘草9g）为主，加入蒲公英30g（或野菊花30g），以助控制风湿活动，治疗期间停用任何西药，嘱病人充分休息。结果：显效　（关节酸痛消失，血沉在2～3周内降至正常范围）　25例，有效　（关节酸痛消失或减轻，血沉在4周内降至正常范围，或2～3周内明显下降，但未达到正常水平）18例，无效　（关节痛及血沉变化不大）7例。

2.癫狂《黑龙江中医药》（1985，4：30）：一张姓男孩，18岁，精神失常。半年前因与邻里吵闹，遂精神失常，心神不定，常坐室内独语不休，入夜不寐，或信步外游，时喊头痛，多忧善虑，曾延医诊治，屡施导痰、涌吐、攻下三法治之瘀效，诊见舌红少津，脉浮大如弦。方用：生地90g，防己9g，防风9g，桂枝10g，生甘草10g。煎服3剂后，心神稍定，夜能入眠，未见出走。后又以此方在剂量上略加变通，并加生赭石40g，生龙骨、牡蛎各30g，桃仁15g。煎服10剂后，病患遂爽然若失，精神转佳，如常人，并能参加劳动。

虾蟆散

【来源】方出《肘后备急方》卷三，名见《普济方》卷一〇一。

【组成】烧虾蟆

【用法】上为末。每服方寸匕，酒下，一日三次。

【主治】

1.《肘后备急方》：卒发狂。

2.《普济方》：卒狂言鬼语，忽仆地吐涎，遗屎不知。

四物鸢头散

【来源】《外台秘要》卷十三引《小品方》。

【组成】东海鸢头（是由跋根）黄牙石（又名金牙）莨菪　防葵各一分

【用法】上药治下筛，每服方寸匕，以酒送服。

【主治】鬼魅。

【宜忌】防葵、莨菪并令人迷惑，恍惚如狂，不可多服。

【方论】《千金方衍义》：鸢头即由跋，乃虎掌之细者，专主风毒痰肿结热；防葵治癫痫惊邪狂走；莨菪疗内痹拘急癫狂；金牙辟瘴疠毒风恶气。四味皆瞑眩之药，而防葵、莨菪性禀阴毒，用者尤为切慎。

莨菪丸

【来源】方出《本草图经》引《小品方》（见《证类本草》卷十，名见《圣济总录》卷十五）。

【组成】莨菪三升

【用法】上为末，酒一升，渍数日，出捣之，以向汁和绞去滓，汤上煎令可丸，即丸如小豆大。每服三丸，一日三次。当觉口面急，头中有虫行，额及手足有赤色处，如此并是愈候；未知再服。

【主治】癫狂。

生铁落饮

【来源】《素问·病能论》。

【别名】铁落饮（《圣济总录》卷六十七）、指迷铁落饮（《观聚方要补》卷五引《十便良方》）。

【组成】生铁落

【功用】《圣济总录》：除烦下气。

【主治】

1.《素问·病能论》：阳厥怒狂。

2.《观聚方要补》引《十便良方》：阳厥，由心有所欲，因暴折而难决，阳气当动，令气郁，而致人多怒，一发则莫知所为，其后欲闭户而处，恶闻人声。

【方论】《绛雪园古方选注》：盖铁之生者，气寒味辛，其性直行内降，下气疾速，用其捶出之花，庶得外走经络，开结于木火之中，则狂怒自已。

小八风散

【来源】《备急千金要方》卷八。

【组成】天雄　当归　人参各五分　附子　防

风　天门冬　蜀椒　独活各四分　乌头　秦艽　细辛　白术　干姜各三分　麻黄　山茱萸　五味子　桔梗　白芷　柴胡　莽草各二分

【用法】上药治下筛，合相得。每服半方寸匕，渐至全匕，酒送下，一日三次。以身中觉如针刺者，则药行也。

【主治】迷惑如醉，狂言妄语，惊悸恐怖，恍惚见鬼，喜怒悲忧，烦满颠倒，邑邑短气不得语，语则失忘，或心痛彻背，不嗜饮食，恶风不得去帷帐，时复疼热，恶闻人声，不知痛痒，身悉振摇，汗出猥退，头重浮肿，搔之不知痛，颈项强直，口面喎戾，四肢不随，不仁偏枯，挛掣不得屈伸。

【方论】《千金方衍方》：详小八风散所治之证，皆病久本虚邪实，虽用麻黄附子细辛汤及理中、三建等方之制，专守温理正气邪自退之法，药味虽峻而无栾荆、茵芋、踯躅大毒之味，故以小八风散称之。

小续命汤

【来源】《备急千金要方》卷八。

【组成】麻黄三两　人参　桂心　白术各二两　芍药　甘草　防己　黄芩　芎穷　当归各一两

【用法】上锉。以水一斗二升，煮取三升，分三服，一日三次。覆取汗。

【主治】风历年岁，或歌或哭大笑，言语无所不及。

芎藭酒

【来源】《备急千金要方》卷十三。

【组成】芎藭　辛夷　天雄　人参　磁石　石膏　茵芋　桂心　秦艽　天门冬　柏子仁　山茱萸　白头翁各三两　松萝　细辛　薯蓣　羚羊角　菖蒲　甘草各二两　云母一两（烧之令赤，末之为粉）　防风四两

【用法】上锉。以酒二斗，渍之七日，初服二合，渐加至五合，每日三次。

【主治】脑风头重，颈项强，眼䀮䀮泪出，善欠，目欲眠睡，憎风，剧者耳鸣，满眉眼疼闷，吐逆，眩倒不自禁；诸风乘虚，经五脏六腑，皆为癫狂。

【方论】

1.《千金方衍义》：诸风之患，良由心包之火扰动于外，故见证种种。究其所由，不离内火招风，是以头风眩晕，牵引游风等证，诸治悉归附此。如芎藭酒治脑风吐逆，癫狂诸邪，专以祛风散结，清心安神，镇慑虚火为主。方中芎藭、辛夷、天雄、石膏、茵芋、羚羊、白头翁、秦艽、松萝、细辛、防风一派皆祛风散结之药；兼人参、柏仁、天冬、薯蓣、菖蒲、甘草清心安神之剂，以滋风药之性；磁石、山萸、桂心、云母镇慑虚火，使之不上乘心包；渍之以酒，引其药力也。

2.《中风斠诠》：方下所谓头重泪出，耳鸣、眉眼疼等无一非肝火肝风自动为病。若满闷吐逆，眩倒不禁，或为癫狂，则气血上冲，脑经瞀乱矣。此方主治，名以脑风，可见古人亦未尝不知病之在脑，而药用羚角清肝，磁石、石膏重坠摄纳，天冬、柏仁、白头翁凉润清热，以定内动之风火，证治非不符合。然古人习惯，凡是风病，无不认作外来之邪，所以有诸风乘虚经五脏六腑之说，且隐隐然有外风非温燥不可之意。即使确有内热见证，重任凉药，而亦必杂以桂、附、细辛之属，自盾自矛，恬不为怪，制方庞杂，亦必不能为古人讳。此则本方诸药，不特天雄、茵芋、桂心、细辛，必为内风上扰之鸩毒；即山萸、云母，皆温养肾肝，亦非所宜；而芎藭、辛夷、防风，温升疏散，均是禁药；且酒之上升，尤为抱薪救火，是皆古人误以外风之治法。欲用古方，必不可食古不化。

【验案】风眩　《备急千金要方》：有女人少时患风眩，发则倒地，为妇积年无儿。服此酒并将紫石门冬丸服之，眩愈，生儿子平复也。

九物牛黄丸

【来源】《备急千金要方》卷十四。

【别名】九精丸（《圣济总录》卷一〇〇）。

【组成】牛黄　荆实　曾青　玉屑　雄黄　空青　赤石脂　玄参　龙骨各一两

【用法】上药治下筛，蜜为丸，如小豆大。食前服一丸，一日三次。稍加，以知为度。

【主治】男子得鬼魅欲死，所见惊怖欲走，时有休止。

【方论】《千金方衍义》：夫魑魅异端，正人之所不

屑，然阴柔细人，因邪入邪，往往有之。有真阳素亏，阴邪内结，不能辟除邪妄者；有遇风失溺，心神恐惧而成惑乱者；有积疑难释，惊痰堵塞而妄言妄见者。凡此皆惊恐恚劳所变，而《备急千金要方》咸以列之小肠腑者，以小肠之脉上冲心，贯肝、肺，肺病则魄不安，肝病则魂不归，妄言妄见，追所不免。如九物牛黄丸，良由心肾本虚，神志失守，而惊邪所触，故以牛黄主惊痫寒热，热盛狂痉，《本经》原有除邪逐鬼之治；佐以荆实，治风逐湿，祛痰解热，曾青、空青、玉屑、雄黄、赤脂、龙骨镇慑惊妄，独取元参以导虚热，共襄配合九精之妙。

大镇心散

【来源】《备急千金要方》卷十四。

【别名】镇心散（《鸡峰普济方》卷十一）。

【组成】紫石英　白石英　朱砂　龙齿　人参　细辛　天雄　附子　远志　干姜　干地黄　茯苓　白术　桂心　防风各二两

【用法】上药治下筛。每服两方寸匕，一日三次。

【主治】风虚心气惊弱，恍惚失常，忽嗔恚悲，志意不乐。

芎藭汤

【来源】《备急千金要方》卷十四。

【别名】芎藭散（《太平圣惠方》卷二十二）。

【组成】芎藭　藁本　蔄茹各五两

【用法】上锉。酒一斗，煮取三升，顿服之，羸者分再服。取大汗。

【主治】风癫引胁牵痛，发作则吐，耳如蝉鸣。

【方论】《千金方衍义》：芎藭治中风入脑头痛，藁本治风头痛，蔄茹治大风恶气，皆本经主治。

防葵散

【来源】方出《备急千金要方》卷十四，名见《普济方》卷一〇一。

【组成】防葵　人参　贯众各五两　防风　桂心各三两

【用法】上锉。以水一斗，煮取三升，分四服，亦可稍服。

【主治】狂邪发无常，披头大唤欲杀人，不避水火。

苦参丸

【来源】方出《备急千金要方》卷十四，名见《普济方》卷一〇一。

【组成】苦参五斤

【用法】上为末，炼蜜为丸，如酸枣大。每服十丸。

【主治】狂邪发无常，披头大唤，欲杀人，不避水火。

【方论】《医方考》：上证皆神明内乱也，故古人病狂谓之失心。苦参主心腹结气，故足以治时热狂言。

虎睛汤

【别名】虎睛散（见《太平圣惠方》）。

【来源】《备急千金要方》卷十四。

【组成】虎睛一具　茯苓　桂心　防风各三两　独活　甘草　人参　天雄各一两　露蜂房一具　鸱头一具　石长生十分　枫上寄生五分

《圣济总录》有当归；鸱头，作“鸱头并肝”。

【用法】上锉。以水。一个二升，煮取三升，分四服，日三夜一。

《圣济总录》用法云：每服时须去食稍远，恐药食相犯也。

【主治】

1.《备急千金要方》：任邪发无常，披头大唤，欲杀人，不避水火。

2.《圣济总录》：风任叫笑不时，喜怒无常，登高踰垣，言语不避人。除阴毒，余皆截风之味。

商陆丸

【来源】方出《备急千金要方》卷十四，名见《圣济总录》卷十四。

【组成】商陆根三十斤（去皮）

【用法】细切。以水八斗，东向灶煎减半，去滓，更煎，令可丸，如梧桐子大。每服一丸。合时勿令一切人见。出佳。

【主治】

1.《备急千金要方》：风邪。

2.《圣济总录》：中风邪，狂惑。

保命丹

【来源】《仁斋直指方论·附遗》卷三引《备急千金要方》。

【组成】朱砂一两　珍珠二钱　南星一两　麻黄（去根节）　白附子（炮）　雄黄　龙脑各半两　琥珀三钱　僵蚕（炒）　犀角（镑）　麦门冬（去心）　枳壳　地骨皮　神曲　茯神　远志（去心）　人参　柴胡各一两　金箔一薄片　牛黄三钱　天麻半两　脑子少许　麝香少许　胆矾半两　牙消四钱　毫车　天竺黄　防风　甘草　桔梗　白术　升麻各一两　蝉退半两　黄芩二两　荆芥二两

【用法】上为细末，炼蜜为丸，如弹子大。每服一丸，薄荷汤化下，不拘时候。更加川乌（炮，去皮脐）、姜制半夏、白芷、川芎各一两，猪牙皂一两，和前药丸服，尤妙。

【主治】诸风瘈疭，不能语言，心忪健忘，恍惚去来，头目晕眩，胸中烦郁，痰涎壅塞，抑气攻心，精神昏愦；心气不足，神志不定，惊恐怕怖，悲忧惨蹙，虚烦少睡，喜怒不时，或发狂癫，神情昏乱；及小儿惊痫，惊风抽搐不定；及大人暗风，并羊癫、猪癫发叫。

【宜忌】忌猪、羊、虾、核桃动风引痰之物，及猪羊血。

阿伽陀药

【来源】《千金翼方》卷二十一。

【别名】阿伽陀丸（原书同卷）、阿茄陀丸《普济方》卷一八八引《指南方》、时疫丸（《全国中药成药处方集》沈阳方）。

【组成】紫檀　小柏　茜根　郁金　胡椒各五两

【用法】上为末，水和，入臼中，更捣一万杵为丸，阴干。用时，以水磨而用之。诸咽喉口中热疮者，以水煮升麻，取汁半合，研一丸，如梧桐子大，旦服之，二服止，禁酒、肉、五辛，宜冷将息；诸下部及隐处有肿，以水煮牛膝、干姜等，取汁半合，研一丸，如梧桐子大，旦服之，四服止，禁酒、肉、五辛、生冷、醋滑；诸面肿、心闷，因风起者，以水煮防风，取汁半合，研一丸，如梧桐子大，旦服之，二服止，不须隔日，禁酒、五辛、醋肉；诸四体酸疼，或寒或热，以水煮麻黄，取汁半合，研一丸，如梧桐子大，旦服止，禁酒肉及面、五辛；诸䘌下部有疮，吞一丸，如梧桐子大，又煮艾槐白皮，取汁半合，研一丸，灌下部二度，禁酒、肉；诸卒死，服者多活，看其人手脚头面腹肿，观颜色无定，若有此色而加痢者，并不堪治，以冷水弱半合，研二丸，如小豆，灌口，一服不愈，更与一服，若损，惟得食白粥、盐酱，禁酒、肉、五辛；诸被魇祷，当心常带一丸，又以水一酸枣许，研一丸，如小豆服之，三服止，无所禁忌；诸被蛇及恶兽等毒，若未被其毒，直须辟除，随身带行，便即远离入草，已被毒者，以麝香一相思子大，又以水一酸枣许，共药一丸，如小豆，于水内研服，并以紫檀，以水研取汁，用研药，涂其疮毒处，禁酒肉、五辛；诸被一切鬼神及龙毒气者，其人饥渴寒热，时来时去，不知痛处，或恍惚，龙毒者，其人昏昏似醉，肤体斑駮或青，取药一丸，如梧桐子大，以水酸枣许，共药研灌鼻，及服二服止，无所禁；失心癫狂，莫问年月远近，以艾汁一酸枣许，研药二丸，如小豆服之，若无青艾，取干艾水浸，搦取汁用亦得，四服止，并带一丸，常可随身，口味无所禁忌；诸传尸复连，梦想颠倒，身体瘦损，不知病所，乍起乍卧，先以水研雄黄一梧桐子大，取汁酸枣许，研二丸，如小豆大服之，二服止，并挂一丸，着病者房门上，及带一丸随身，口味无忌；诸消渴者，以朴消少许，以水搅消取汁半合许，研二丸，如小豆服之，七服止，禁五辛、酒、肉、面；诸患淋，不问远近，以芒消少许，以水搅取一酸枣许汁，研药二丸，如小豆大，服之便止，禁酒、肉；诸患疔肿，以水一升，煮玄参取汁研药，服三服止，又以水半合，研玄参根取汁，和药涂上三遍，不须隔日，惟食白粥饮，自外盐，以上皆不食；诸卒胸膈热、眼暗、口臭，以水煮苦竹叶，取汁半合，研药一丸，如梧桐子大，二服止，禁酒、肉；诸产难，以荪蒋二匕，水煮取汁半合，研药一丸服之，若无荪蒋，研姜黄取汁研药，吞一丸，空吞亦得，将息如产时；诸热疮无问远近，以水煮大黄取汁半合，研药一丸，如梧桐子大，服之，二服止，又水研大黄取汁，以药一丸，研涂疮上，日三遍，禁房、面、五辛，宜冷将息；诸吐血，若因热吐者，不问远近，服之并愈；冷吐者不治，以葛蒲汁一酸枣许，研药二丸，如小豆服之，四服止，须微暖将息，忌酒肉、五辛；诸鼻中血不止，以刺蓟汁一酸枣许，研二丸，如小豆服之，并研灌鼻，二服灌止，若无刺蓟之时，取干者水煮取汁，依前法服，禁酒肉、五辛；诸噎病，以水研栝楼，取汁一鸡子大，研药一丸，如小豆服之，四服止，忌生冷；诸赤白带下，以牡丹皮、刺蓟根各二分，以水二升，煮取一升，分五服，研药一丸，如梧桐子大服之，五服止，禁生冷、五辛、酒肉；后补法：地榆二分，桑螵蛸二分，上二味，水二升，煮取汁一合，分作二服，取汁一合，研药一丸服之；诸得药毒，以冷水半合，研药一丸，如梧桐子大服之，二服止，禁酒、肉、五辛，宜五日冷将息；诸卒得恶忤，以人乳汁半合，研药一丸，如梧桐子大，灌鼻，以水半合，研药一丸，如梧桐子大，灌口，三日禁食；诸寒疟，以水一升，煮恒山一两，取汁半合，研药一丸，如梧桐子大服之，二服止，先取药如麻子大，以冷水研，灌鼻中，三四嚏，病者垂头卧，便得痛痒，又更灌一边令相续，然后服药，七日少食，禁如前；诸䘌甘湿，以生犀角、白檀香，以水煮取汁一鸡子壳许，研药二丸，如小豆，并蚺蛇胆一丸，共研服之，三服止，若甘湿药及蚺蛇胆各丸之，以绵裹纳于下部中，三度止；诸益神色，除诸病，辟恶气，每日以白蜜如枣核大，研药一丸，如小豆服，长带少许，亦禁如前；诸草药毒迷闷，以泥裹冬瓜烧，绞取汁半合，研一丸，如梧桐子大服之，若无冬瓜，用水服之，三日慎食；诸眠惊恐，常带一丸，如梧酮子大，夜卧安头边，不得着身，每夜欲卧，服一丸如梧桐子大，以水一升，煮牡蒙二分，取汁半升，分三服，七日慎食；诸心劳虚弱，以水煮茯神、人参，取汁半合，研一丸服之，十服以上止，慎生冷；诸心风虚热，以竹沥渍防风，捣绞取汁半合，研一丸，如梧桐子大服之，七服止，慎酒肉、五辛、醋面；诸心惊战悸，以水一升，切茯苓、牡蒙、远志各二分，煮取汁半升，分三服，一服研一丸服之，五服止；诸多忘恍惚，以水煮人参，取汁半合，研一丸服之，五服止，亦可七服，慎如前；诸温疫时气，以水煮玄参，取汁一合，研一丸，如小豆服之，四服止，量宜缓急，惟得食粥及冷食，余皆禁；若患劳，家递相染，煮服时，并取艾作炷，长三寸，当心灸七壮即解；诸呕吐水，煮白檀、生姜，取汁半合，研一丸，如梧桐子大服之，三服止，七日慎如前；诸哕病，水一升，煮通草、橘皮各半两，取汁三合，分二次服，研二丸，如小豆服之，二服止，慎生冷；诸小儿惊啼，以水煮牡蒙，取汁半合，研一丸，如梧桐子大，涂乳上，令儿饮，乳母慎酒、肉、五辛；诸产后血结，以生地黄汁半合，研一丸，如梧桐子大服之，二服止，血便消下，忌食酒、肉；诸热风痹、风气相击，令皮肤厚涩，关节不通，以防风、牡荆子各一分，萆芨一分，以水一升，煮取汁三合，分三服，每旦一服，研一丸，如梧桐子大服之，十服止，慎酒肉、五辛；诸热风上冲，上痒，鼻中痒，兼时行寒热，若食呕吐，以人参一分，防风、生姜各二分，以水一升五合，煮取汁三合，分三服，取汁一合，研一丸如梧桐子大服之，七服止，慎如上法；诸黄疸病，以黄芩、苦参各二分，以水一升，煮取五合，分三服，一服研一丸，如梧桐子大服之；若渴，纳茯苓、栝楼各二分，依前以水煮服，惟得与粥；诸卒失瘖不语，以防风一两，和竹沥捣绞取汁半合，研一丸，如梧桐子大，二服止即语，重者不过五服，禁酒、肉、醋面、生冷等；诸怀孕三月以上至临产，不问月日多少，忽染种种疾，或好伤落，及至水肿、天行时气，此医人不许服药，惟得此药三服以上，重者不过十服即愈，母子不损，平安分解，前件诸病可作汤斫药服之，甚良；诸产后先痢鲜血，后夹脓，及腹中绞痛，橘皮、桔梗各二分，生姜一两，水一升，煮取半升，分三服，一服研一丸，如梧桐子大服之，二服止，慎如前。诸女子数伤胎，带一丸，如酸枣大，夜即解，安头边，不得着身，每旦服一丸，如梧桐子大，三日止，无忌；诸卒腹胀，水煮当归，取汁半合，旦服一丸，如梧桐子大，二服止，慎生冷；诸脐下绞痛，以水煮芎藭，取汁半合，研一丸，如梧桐子大，三服止，七日慎食生冷；诸蛇、蝎、蜈蚣毒，以水磨郁金，取汁半合，研一丸，如梧桐子大服之，二服止，并研一丸如小豆，遍涂疮上，忌如前；诸霍乱，因宿食及冷者，吐逆，腹中绞痛，吐痢，若冷者，以桔梗、干姜以水煮，取汁一酸枣，研二丸，如小豆，二服止，因热者，用栀子仁，以水煮取汁，依前法服，皆慎生冷；诸注病，以水煮细辛，取汁一酸枣许，研二丸，如小豆服之，五服止，冷者温将息；诸中恶，以水煮甲香，取汁一酸枣许，研二丸，如小豆服之。

【功用】久服益人神色，无诸病。

【主治】

1.《千金翼方》：诸种病。

2.《普济方》引《指南方》：先吐血，后嗽血。

安神定志方

【来源】《外台秘要》卷十五引《广济方》。

【组成】金银薄各一百和合　石膏（研）　龙齿（研）　铁精（研）　地骨白皮　茯神　黄芩　生干地黄　升麻　茯苓　玄参　人参各八分　虎睛一具（微炙）　牛黄　生姜屑各四分　麦门冬十分（去心）　枳实（炙）　甘草（炙）　葳蕤　芍药各六分　远志（去心）　柏子仁　白鲜皮各五分

【用法】上药治下筛，炼蜜为丸，如梧桐子大。每服二十丸，每日二次；渐加至三十丸；食讫，少时煮生枸杞根汁送下。

【主治】风邪狂乱失心。

【宜忌】忌热面、海藻、菘菜、芜荑、炙肉、醋、蒜、粘食、陈臭、油腻。

五邪丸

【来源】《外台秘要》卷十三引《深师方》。

【组成】丹砂（研）　雄黄（研）　龙骨　马目毒公　鬼箭各五两　鬼臼二两　赤小豆三两　芫青一枚　桃仁百枚（去皮尖，熬，别研）

【用法】上药治下筛，别研雄黄、丹砂，细绢筛，合诸药拌令和调后，纳蜡和之，大如弹丸，绛囊盛之。系臂，男左女右，小儿系头。所服蜜和为丸，如梧桐子大。每服三丸，一日三次。

【主治】邪狂鬼魅，妄言狂走，恍惚不识人。

【宜忌】忌五辛、生血物。

五邪汤

【来源】《外台秘要》卷十五引《深师方》。

【别名】五邪菖蒲散（《太平圣惠方》卷六十九）、五邪菖蒲汤（《圣济总录》卷十四）、菖蒲汤（《圣济总录》卷一二四）、菖蒲散（《普济方》卷三一七）。

【组成】菖蒲　秦艽　桂心　当归　禹余粮　人参　附子（炮）　黄芩　甘草（炙）　远志（去心）　防风各一两　龙骨　赤石脂　茯苓　芍药　芎藭　防己各二两

【用法】上药治下筛，作粗散调和，取水二升（一方取东流水煮小沸），纳散二两，煮取一升五合，未食服五合，日再夜一。

【主治】风邪恍惚，悲涕泣，狂走，如有神之状，身体强直或疼痛，口噤喉痹，水浆不通，面目变色，甚者不识人。

【宜忌】忌羊肉、饧、海藻、菘菜、酢物。

牛黄丸

【来源】《太平圣惠方》卷二十。

【组成】牛黄一分（细研）　朱砂三分（细研）　天竹黄半两（细研）　龙脑一钱（细研）　木香一分　白附子一分（炮裂）　犀角屑半两　天南星一分（炮裂）　蝍蟟半两（微炒，去足）　铅霜一分（细研）　人参三分（去芦头）　茯神三分　天麻半两　防风半两（去芦头）

【用法】上为末，入研了药，都研令匀，炼蜜为丸，如绿豆大。每服二十丸，以荆芥汤送下，不拘时候。

【主治】风热惊悸，心风狂乱。

【宜忌】忌生血。

七宝镇心丸

【来源】《太平圣惠方》卷四。

【组成】玉屑一两　真珠半两（细研如粉）　琥珀

半两（细研如粉） 金屑一两 银屑一两 雄黄半两（细研如粉） 黄丹一两 朱砂一两（细研，水飞过） 铁粉精一两（细研） 远志一两（去心） 鬼臼一两（去毛） 人参一两（去芦头） 茯神一两 白鲜皮半两 牡丹半两 龙齿一两 防风半两（去芦头） 龙胆半两（去芦头） 虎睛一对（酒浸一宿，微炙） 麦门冬一两（去心，焙） 虎头骨一两（涂酥，炙令黄） 犀角屑一两 羚羊角屑半两 牛黄一分（细研） 麝香一分（细研）

【用法】上为末，入研了药，都研令匀，炼蜜和捣三五百杵为丸，如梧桐子大。每服五丸，以温水送下，不拘时候。

【主治】心风，狂语错乱，似如邪魔，发作有时。

牛黄丸

【来源】《太平圣惠方》卷四。

【组成】牛黄三分（细研如粉） 铁精三分（细研如粉） 金银箔各五十片（细研如粉） 石膏三分 龙齿三分（细研如粉） 地骨皮三分 茯神一两 川升麻三分 玄参三分 人参一两（去芦头） 麦门冬一两（去心，焙） 枳实半两（麸炒微赤） 葳蕤三分 赤芍药三分 生干地黄三分 甘草半两（炙微赤，锉） 黄芩三分 朱砂三分（细研如粉） 虎睛一对（酒浸一宿，微炙）

【用法】上为末，都研令匀，炼蜜为丸，如梧桐子大。每服十丸，煎地骨皮汤送下，不拘时候。

【主治】

1.《太平圣惠方》：心脏风邪，狂乱失志，不得安定。

2.《圣济总录》：中风，心多恐怖。

真珠散

【来源】《太平圣惠方》卷四。

【组成】真珠一分（细研） 水精一分（细研） 铅霜一分（细研） 人参一两（去芦头，为末） 朱砂一两（细研） 雄黄半两（细研） 金银箔各五十片（细研） 琥珀一分（细研） 牛黄一分（细研）

【用法】上药都拌匀。每服半钱，食后薄荷汤调下。

【主治】心风狂语，神思不安，如见鬼神。

菖蒲散

【来源】《太平圣惠方》卷四。

【组成】菖蒲 秦艽（去苗） 桂心 当归（锉，微炒） 蔓荆子 人参（去芦头） 附子（炮裂，去皮脐） 黄芩 甘草（炙微赤，锉） 远志（去心） 防风（ 去芦头）各半两 赤石脂 白茯苓 白芍药 芎藭 汉防己各三分

【用法】上为散。每服三钱，以水一中盏，煎至六分，去滓温服，不拘时候。

【主治】心脏风虚邪气，恍惚悲泣狂走，如有神鬼之状，身体强直，或疼痛，口噤喉痹，水浆不通，面目变色，不识人者。

牛黄丸

【来源】《太平圣惠方》卷二十。

【组成】牛黄一分（细研） 远志一两（去心） 白龙骨一两 铁粉一两（细研） 龙脑一钱（细研） 甘草半两（炙微赤，锉） 茯神一两 人参一两（去芦头） 黄连一两（去须） 铅霜一两（细研） 犀角屑一两 防风一两（去芦头） 麦门冬一两半（去心，焙） 朱砂一两（细研，水飞过）

【用法】上为末，入研了药，都研令匀，炼蜜为丸，如梧桐子大。每服二十丸，温水送下，不拘时候。

【主治】风狂。喜怒不恒，或欲狂走，不自觉知。

【宜忌】忌生血。

远志散

【来源】《太平圣惠方》卷二十。

【组成】远志一两（去心） 防风半两（去芦头） 桂心半两 茯神一两 甘草半两（炙微赤，锉） 独活一两 犀角屑一两 人参一两（去芦头） 石膏二两 秦艽一两（去苗） 黄芩三分 麦门冬一两半（去心，焙）

【用法】上为散。每服三钱，以水一中盏，煎至六分，去滓温服，不拘时候。

【主治】风狂，发即多啼泣，或即歌笑，或自说贤智，或狂走不避水火。

金箔丸

【来源】《太平圣惠方》卷二十。

【组成】金箔五十片（细研） 银箔五十片（细研） 石膏一两 龙齿一两 铁粉一两（细研） 人参一两（去芦头） 茯神一两 远志一两（去心） 朱砂一两（细研） 防风一两（去芦头） 黄芩一两 生干地黄一两 川升麻一两 地骨皮一两 玄参一两 犀角屑一两 虎睛一对（酒浸一宿，微炙） 牛黄半两（细研） 麦门冬一两半（去心，焙） 枳实半两（麸炒微黄） 甘草半两（炙微赤，锉）

【用法】上为末，入研了药，都研令匀，炼蜜为丸，如梧桐子大。每服二十丸，以薄荷汤送下，不拘时候。

【功用】安神定志。

【主治】风邪，狂乱失心。

真珠散

【来源】《太平圣惠方》卷二十。

【别名】珍珠散（《普济方》）。

【组成】真珠半两（细研） 牛黄半两（细研） 天竹黄三分（细研） 黄芩一两 龙齿三分 朱砂半两（细研） 防风半两（去芦头） 人参三分（去芦头） 茯神三分 麦门冬一两（去心，焙） 远志半两（去心） 白鲜皮半两 金箔五十片（细研） 银箔五十片（细研） 麝香一钱（细研） 犀角屑半两 甘草三分（炙微赤，锉） 胡黄连三分 铁粉三分 白附子三分（炮裂） 甘菊花三分 羚羊角屑半两

【用法】上为细散。每服一钱，以薄荷温水或梨汁调下，不拘时候。

【主治】风狂乱语，心热狂走。

【宜忌】忌生血。

菖蒲散

【来源】《太平圣惠方》卷二十。

【组成】菖蒲半两 秦艽半两（去苗） 桂心半两 当归半两（锉，微炒） 禹余粮一两（烧醋淬三遍） 人参半两（去芦头） 附子半两（炮裂，去皮脐） 黄芩半两 甘草半两（炙微赤，锉） 远志半两（去心） 防风半两（去芦头） 龙齿一两 犀角屑一两 赤茯苓一两 赤芍药一两 芎藭一两 汉防己一两

【用法】上为粗散。每服四钱，以东流水一中盏，加黍米一茶盅，煎至六分，去滓温服，不拘时候。

【主治】风邪所伤，恍惚悲泣，或狂走不定，如有鬼神所着，或身体强直，或日夜疼痛，水浆不下，面目变色，甚者不识人。

雄黄丸

【来源】《太平圣惠方》卷二十。

【组成】雄黄三分（细研） 人参一两（去芦头） 安息香一两 川椒一分（去目及闭口者，微炒出汗） 川大黄三分（锉，微炒） 铁粉半两（细研） 沉香三分 防风半两（去芦头） 薯蓣三分 附子半两（炮裂，去皮脐） 白茯苓半两 朱砂三分（细研）

【用法】上为末，入研了药令匀，炼蜜为丸，如梧桐子大。每服二十丸，以人参茯苓汤送下，不拘时候。

【主治】五脏风虚，六腑邪热，风热相搏，令人寐即惊恐忧恚，寤即恍惚怔忪，忽恐忽喜，恒怖如狂。

犀角散

【来源】《太平圣惠方》卷二十。

【组成】犀角屑一两 白鲜皮一两 桑上寄生一两 人参一两（去芦头） 麦门冬一两半（去心，焙） 龙齿一两 防风三分（去芦头） 茯神一两 甘草半两（炙微赤，锉）

【用法】上为粗散。每服三钱，以水一中盏，煎至六分，去滓温服，不拘时候。

【主治】风狂。妄有所见，恍惚不定，发即欲走。

水银丸

【来源】《太平圣惠方》卷二十二。

【组成】水银一两　硫黄一两（与水银结为砂子）　朱砂一两　定粉一两　黄丹一两

【用法】上为细末，入瓷罐内，以泥封头，候干，以慢火养一复时，取出，入金银箔各五十片，雄黄、铅霜各一分，同研令细，以糯米饭为丸，如绿豆大。每服五丸，豆淋酒送下，不拘时候。

【主治】风癫，心神愦乱，狂走不恒，言语倒错。

茯神丸

【来源】《太平圣惠方》卷二十二。

【组成】茯神一两　白龙骨一两　龙角一两　龙胆一两（去芦头）　铁粉二两（细研）　蔓菁子一两　人参二两（去芦头）　远志一两（去心）　黄连二两（去须）　川大黄一两（锉碎，微炒）　芎藭三分　当归一两　黄芩三分

【用法】上为末，炼蜜为丸，如梧桐子大。每服二十丸，以温酒送下，不拘时候。

【主治】风癫，发作吐沫，引胁肋疼痛。

杀鬼丸

【来源】《太平圣惠方》卷五十六。

【别名】杀鬼五邪丸（《普济方》卷二五四）。

【组成】朱砂一两（细研）　雄黄一两（细研）　白龙骨一两　犀角屑半两　鬼臼一两（去须）　赤小豆半两　鬼箭羽一两　芫青二十枚　桃仁五十枚

【用法】上为末，更研令匀，以蜡和丸，如弹丸大。绛囊盛之，系臂上，男左女右。小儿系项颈下。

【主治】狂邪，妄语狂走，恍惚不识人。

虎睛散

【来源】《太平圣惠方》卷六十九。

【组成】虎睛二对（新者，慢火炙令黄，取仁）　露蜂房一两（微茂）　石长生一两　枫树寄生三两　茯神一两　防风一两（去芦头）　独活一两　天雄三两（炮裂，去皮脐）　当归一两（锉，微炒）　桂心一两　鸡头并肝一具（炙令黄）　甘草三分（炙微赤，锉）　朱砂半两（细研）　麝香一分（研入）

【用法】上为细散，每服一钱，温酒调下，不拘时候。

【主治】妇人风邪，癫狂，发歇无常，跳踯大叫，张目挥臂，恒欲打人，或时大走，不避水火。

牛黄散

【来源】《太平圣惠方》卷六十九。

【组成】牛黄半两（细研）　麝香一分（细研）　琥珀二分（细研）　桂心半两　赤箭三分　白附子三分（炮裂）　铅霜二分（细研）　金箔五十片（细研）　银箔五十片（细研）　朱砂三分（细研）　羚羊角屑三分　虎头骨三分（烧灰）　犀角屑三分　茯神三分　人参三分（去芦头）　雄黄二分（细研）　干蝎一分（微炒）　羌活三分

【用法】上为细散，入研了药，同研令匀。每服一钱，以温酒调下，不拘时候。

【主治】妇人风邪癫狂，发作无时。

安神镇心琥珀丸

【来源】《太平圣惠方》卷六十九。

【组成】琥珀一两（细研）　真珠一两（细研，水飞过）　牛黄半两（细研）　天竹黄一两（细研）　铁粉一两　光明砂三分（细研，水飞过）　金箔五十片（细研）　银箔五十片（细研）　龙齿一两（细研如粉）　腻粉半两（研入）　麝香一分（细研）　犀角屑三分　露蜂房半两（微炒）　龙胆半两　川升麻半两　天门冬三分（去心，焙）　钩藤三分　茯神三分　菖蒲三分　远志三分（去心）　麦门冬三分（去心，焙）　人参三分（去芦头）　白藓皮三分　黄芩半两　蚱蝉半两（微炒）　干蝎半两（微炒）　甘草半两（炙微赤，锉）

【用法】上为末，入研了药令匀，炼蜜为丸，如梧桐子大。每服十五丸，以竹叶汤送下。

【主治】妇人风邪凌心，言语不定，精神恍惚，乃成癫狂，发歇无时。

防风散

【来源】《太平圣惠方》卷六十九。

【别名】防风茯神散(《校注妇人良方》卷三)。

【组成】防风一两(去芦头) 茯神一两 独活一两 远志一两(去心) 人参一两(去芦头) 龙齿一两 秦艽半两 菖蒲一两 石膏一两 牡蛎一两 禹余粮半两 蛇蜕皮一尺(烧灰) 桂心半两 甘草二分(炙微赤,锉)

【用法】上为散。每服三钱,以水一中盏,煎至六分,去滓,不拘时候温服。

【主治】妇人风邪癫狂,或啼泣不止,或歌笑无度,或心神恐惧,或言语失常。

虎睛丸

【来源】《太平圣惠方》卷六十九。

【别名】虎眼丸(《普济方》)。

【组成】虎睛一对(微炙) 秦艽半两(去苗) 龙齿半两 防葵半两 黄芩半两 雄黄半两(细研,水飞过) 汉防己半两 牛黄半两(细研) 羌活一分 川升麻三分 寒水石三分 远志一分(去心) 茯神半两 石膏一两(细研) 天雄半两(炮裂,去皮脐) 鬼箭羽一分 蛇蜕皮五寸(微炒) 露蜂房一分 白鲜皮一分 白薇一分 贯众一分 麝香一分(细研)

【用法】上为末,炼蜜为丸,如梧桐子大。每服二十丸,温水送下,不拘时候。

【主治】妇人风邪,发癫狂及诸痫。

真珠散

【来源】《太平圣惠方》卷六十九。

【组成】真珠三分(细研,水飞过) 水精三分(细研,水飞过) 铅霜三分(细研) 人参一两(去芦头) 茯神一两 朱砂一两(细研,水飞过) 雄黄半两(细研) 金箔五十片(细研) 银箔五十片(细研) 琥珀一分(细研)

【用法】上为细散。每服半钱,用薄荷汁调下,不拘时候。

【主治】妇人风邪,神识不安,癫狂,言语失次,如见鬼神。

铁粉丸

【来源】《太平圣惠方》卷六十九。

【组成】铁粉二分(细研) 蛇蜕皮半两(烧灰) 鬼督邮三分 龙齿半两 寒水石二两 败天公一两(烧灰) 防风一两(去芦头) 沙参半两(去芦头) 羚羊角屑一两半 龙胆二两(去芦头) 乌犀角屑二两 蚱蝉一两(微炙) 地骨皮二两 商陆一两 牛黄一分(细研) 石膏二两(细研,水飞过) 黄连半两(去须)

【用法】上为末,入研了药,同研令匀,炼蜜为丸,如梧桐子大。每服二十丸,煎地骨皮汤送下,不拘时候。

【主治】妇人风邪癫狂,每发狂乱妄语,倒错不识人。

羚羊角散

【来源】《太平圣惠方》卷六十九。

【组成】羚羊角屑三分 独活半两 远志半两(去心) 茯神一两 菖蒲半两 防风半两(去芦头) 人参三分(去芦头) 生干地黄三分 石膏一两 麦门冬一两(去心) 龙齿一两 白鲜皮一两

【用法】上为散。每服三钱,以水一中盏,煎至六分,去滓温服,不拘时候。

【主治】妇人风邪,癫狂乱语,不识人。

保神丹

【来源】《太平圣惠方》卷九十五。

【组成】金箔二百片 腻粉半两

【用法】上以新小铛子中,先布金箔一重,掺腻粉;又铺金箔、腻粉,如此重重铺了。用牛乳可铛子多少浸之,以慢火煎至乳尽,金箔如泥即成。便以火上逼干,研之。更入朱砂半两,麝香一分,同研令细,以水浸蒸饼为丸,如绿豆大。每服三丸,空心以新汲水送下。

【功用】镇心安神。

【主治】惊邪狂妄,夜多魇梦,精神恍惚,小儿惊啼,心脏壅热。

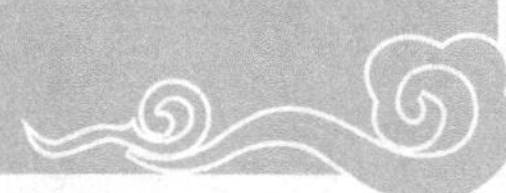

茯神粥

【来源】《太平圣惠方》卷九十六。
【组成】茯神一两　羚羊角半两　粳米三合
【用法】上为末，与米同煮为粥食。
【主治】心胸结气，烦热，或渴，狂言惊悸。

水晶汤

【来源】《普济方》卷十八引《指南方》。
【组成】水晶半两　沉香　远志（去心）各一钱　人参一钱　麦门冬（去心）二钱　石菖蒲　茯神各二钱　金一两
【用法】上锉。以水一升，煮至半升，空心服。
【主治】心狂。

辰砂丸

【来源】《普济方》卷十八引《指南方》。
【组成】辰砂一两
【用法】上以琉璃器盛，露四十九夜，细研，入牛黄一分，蜡汁为丸，如豌豆大。每服一丸，空心新水送下。
【主治】忧思过甚之狂妄，语言不避亲疏。

炼砂丹

【来源】《普济方》卷十八引《指南方》。
【组成】辰砂　天仙子（择净）各一两
【用法】上以水一碗，银器内煮，令天仙子芽出，去天仙子不用；将辰砂研令极细，滴水炼蜜为丸，如豌豆大。每服一丸，空心人参汤送下。
【主治】心狂。

朱砂丸

【来源】《太平惠民和济局方》卷十。
【组成】硼砂（研）一分　朱砂（研，飞）五十两　麝香（研）　梅花脑（研）各半两　脑子（研）　牙消（枯）各一两　甘草（浸汁熬膏）五斤　寒水石（烧通红，研）四两
【用法】上为末，用甘草膏为丸，每两作一百丸。每服一丸，含化；小儿夜多惊啼，薄荷水化下。
【功用】镇心神，化痰涎，利咽膈，止烦渴。

真法枳壳散

【来源】《传家秘宝》卷中。
【组成】枳壳四两　厚朴一斤（去皮，锉。用大黄二两，生姜四两，枣五十枚，乌头二两，并锉细，以水煮枣烂熟，只用厚朴）
【用法】上药各为细末，每厚朴八钱匕，枳壳三钱匕，腻粉三钱匕，同研为散。每服半钱匕，熟米饮调下，一日三次，不拘时候，连服三日。重者不过五日，遂下黑恶物瘀血，疾便愈。
【主治】

1.《传家秘宝》：发狂若疟，及五膈气噎塞病，兼脾积气。

2.《普济方》引《卫生宝鉴》：气血结滞，腹胀或蛊，身瘦面黄，肚急如鼓。

升麻汤

【来源】《普济方》卷十八引《护命》。
【组成】升麻　黄芩（去黑心）　白茯苓（去黑皮）　麦门冬（去心，焙）　大黄（锉，炒）　羌活（去芦头）　木香　犀角（镑）　沉香（锉）　玄参　朱砂各等分
【用法】上为末。每服三钱，水一盏，于银器内煎八分，去滓，食后服。
【主治】心气实热，神思不安，常思狂走，喜笑无度，坐卧不安，心脉浮洪实大。

葶苈苦酒汤

【来源】《类证活人书》卷十六。
【组成】苦酒一升半（即米醋）　生艾汁半升（无生艾，煮熟艾汁，或用艾根捣取汁用）　葶苈一合（熬，杵膏）
【用法】上煎取七合，作三服。
【主治】

1.《类证活人书》：伤寒七八日内热不解。

2.《证治准绳·类方》：发狂烦躁，面赤咽痛。

白鲜皮汤

【来源】《圣济总录》卷十四。

【组成】白鲜皮一分半　麻黄（去根节）半两　白茯苓（去黑皮）三分　防风（去叉）　独活（去芦头）　杏仁（汤浸，去皮尖双仁，研）　当归（锉，焙）　芍药各一分半　桂（去粗皮）一分

【用法】上为粗末。每服三钱匕，水一盏半，煎至八分，去滓，空腹温服，一日三次。服讫，取微汗为度。

【主治】风邪入脏，狂言妄语，精神错乱，腰疼骨痛。

白僵蚕丸

【来源】《圣济总录》卷十四。

【组成】白僵蚕（炒）三分　海荆子（炒）一两　白附子（炮）半两　干蝎（酒炒）二十一枚　蒺藜子（炒令角黄）二两　腻粉半两（一半入药同罗，留一半为衣）

【用法】上六味，先捣前五味，与腻粉二钱半同罗为末，冬用大枣（蒸）取肉研如膏为丸，夏炼白蜜为丸，春、秋研糯米饭膏为丸，并如梧桐子大，又于腻粉二钱半内滚令色匀，用密器收。每服五丸，空心、日午温酒送下。加至十丸。

【主治】风邪发狂，妄言躁闷。

守神丸

【来源】《圣济总录》卷十四。

【组成】金箔一百片　腻粉半两　人参（为末）三分

【用法】上药于银石器内，先将金箔逐重用腻粉渗隔布尽，入黄牛乳五合，于金箔上淋溉，用物密盖定，煮尽乳，取研如膏，以人参末渐渐入同研为丸，如赤小豆大。每服三丸，空心、日午、临卧以新汲水送下。渐加至五丸。

【主治】中风邪发狂及肝心风热，气虚不足，惊恚掣疭。

金箔煎

【来源】《圣济总录》卷十四。

【组成】金箔一百片　丹砂（研）　龙脑（研）　牛黄（研）　真珠末　琥珀末　犀角末各半两

【用法】上为末，以鼎子一个，铺一重金箔了，掺一重药末；次第铺盖了，用牛乳三升，于鼎上浇之，以慢火煨，令乳汁尽，成膏为度。每服如皂子大，薄荷汤化服之。

【功用】守神。

【主治】风邪发狂。

茯神汤

【来源】《圣济总录》卷十四。

【组成】茯神（去木）　杏仁（汤浸，去皮尖双仁）各三两　龙齿六两　凝水石（碎）一斤　升麻二两　石膏（碎）二十两　沙参　白鲜皮各二两　生麦门冬（去心）四两

【用法】上锉，如麻豆大。每服五钱匕，水二盏，煎至一盏，去滓温服，一日三次。如病甚，煎成入竹沥半合，再煎至一盏服。

【主治】风狂失神，少卧不饥，笑乐无节，弃衣登高。

麻黄丸

【来源】《圣济总录》卷十四。

【组成】麻黄（去根节，煎掠去沫，焙）　甘草（炙，锉）　半夏（汤浸，生布挼选七遍，焙）各一两　生姜（去皮）一两半（先与半夏同捣，炒干）

【用法】上为末，炼蜜为丸，如大豆大。以生姜汤送下三丸，渐加至五丸至十丸，空心、午时各一服。

【主治】中风邪狂走，或自高自贤，或悲泣呻吟，及卒得惊悸，邪魅恍惚，心下虚悸。

龙胆丸

【来源】《圣济总录》卷十五。

【组成】龙胆（去土）　钩藤　升麻　犀角（镑）　黄芩（去黑心）　玄参　白茯苓（去黑皮）　防风（去叉）　秦艽（去苗土）　地骨皮（锉）　大麻仁（研膏同捣）　槟榔（锉）　黄

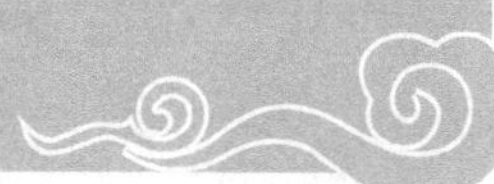

连（去须，炒） 大黄（锉，炒） 天竺黄（别研） 琥珀（别研） 甘草（炙，锉） 马牙消（研） 麦门冬（去心，焙） 龙齿（别研） 真珠末（别研）各一两 青黛二两（别研） 蜣螂三十五枚（去头足，生用） 蚱蝉二十五枚（去头足，生用） 金箔七十片（与丹砂同研） 银箔一百片（与金箔、丹砂同研） 铁粉一两一分（别研） 虎睛一对（酒蘸炙燥，去皮，捣） 牛黄（研）半两 丹砂三分（别研，入金银箔同研）

【用法】上药除十二味别研外，余药捣罗，与研者药末合研匀，炼蜜为丸，如绿豆大。每服十丸，小儿每服三丸至五丸，食后煎人参、茯苓汤送下，一日三次。

【主治】癫痫狂悖迷乱，心神恍惚，四体抽掣，吐沫嚼舌。

麦门冬丸

【来源】《圣济总录》卷十五。

【组成】麦门冬（去心，焙）一两 虎睛一对（微炙） 龙齿（研）一两 金箔（研）一百片 银箔（研）一百片 石膏（研） 升麻 枳实（麸炒） 生姜（切，焙） 白茯苓（去黑皮） 人参（锉）各一两 玄参 萎蕤（炒） 芍药 甘草（炙，锉） 远志（去心）各三分 柏子仁（生用） 薤白（细切，焙干） 牛黄（别研）各半两

【用法】上药除虎睛并别研六味外，余捣罗，再与研者同罗为末，炼蜜为丸，如梧桐子大。每服二十丸，煎地骨皮汤送下，日三夜一，不拘时候。

【功用】安魂定志。

【主治】风癫狂乱失心。

陈蒲饮

【来源】《圣济总录》卷十五。

【组成】三岁陈败蒲一两（切细）

【用法】以水二升，煎至七合，去滓温服。

【主治】卒发风癫狂痫。

茯神丸

【来源】《圣济总录》卷十五。

【组成】茯神（去木） 龙骨 龙齿 龙角（三味去土，一处研） 龙胆（去苗土） 铁精（捣研，入前三味同研） 蔓荆实（揉去白皮）各一两 干姜（炮） 人参 远志（去心） 黄连（去须，炒）各三分 大黄（锉，醋炒）一两半 芎藭 白芷 当归（切，焙） 黄芩（去黑心） 桂（去粗皮）各半两

【用法】先将十三味为末，入别研者四味，和令匀，炼蜜为丸，如梧桐子大。每服十五丸，渐加至二十丸，空心、日午食前蜜汤送下。

【主治】风癫瘛疭，神魂不定。

麝香丸

【来源】《圣济总录》卷十五。

【组成】麝香（别研）半两 虎睛一对（炙令燥，去外皮） 防风（去叉）一两 龙齿（别研） 黄芩（去黑心） 铁粉（研） 鬼臼各三分 人参 大黄（锉，醋炒）各一两 牛黄（别研）一分 秦艽（去苗土） 雄黄（别研）各二两 独活（去芦头） 凝水石（别研）各一两 茯神（去木） 石膏（别研） 天雄（炮裂，去皮脐）各一两一分 升麻三分 远志（去心）半两 白鲜皮三分 露蜂房（炙）一分 细辛（去苗叶）三分 贯众（揉去土，末） 鬼箭羽各十两 蛇蜕（炙）一分 金箔 银箔各四十九片（研）

【用法】先将一十八味为末，后入别研九味和匀，炼蜜为丸，如梧桐子大。每服十五丸至二十丸，空心、日午、临夜温酒送下。

【主治】风癫瘛疭，口眼翻张，口吐白沫，或喉中作声，不知人。

梅红汤

【来源】《圣济总录》卷二十三。

【组成】乌梅肉（炒） 知母（焙） 贝母（去心） 藿香叶 五味子 蛤粉 人参 赤茯苓（去黑皮） 大黄（锉，炒） 甘草（炙，锉）各一两

【用法】上为粗末。每服三钱匕，水一盏，加小麦、竹叶，煎至六分，去滓温服。

【主治】伤寒烦躁狂言，咽膈壅闷，口干多渴。

千金丸

【来源】《圣济总录》卷二十八。

【组成】猪血一盏（生用） 不灰木（为末） 蓝根（连叶，为末）各一两 水银一钱（以锡结沙子） 鸡子三枚（只用清） 腻粉半钱

【用法】上药除猪血、鸡子清外，为细末，入猪血、鸡清，拌合令匀，入瓷罐子内封闭。腊日合之，掘地坑一尺藏埋，候端午日取出，旋丸如鸡头子大。每服一丸，生姜汁及新汲水化破服。

【主治】阳毒发狂及癫邪狂走。

香豉汤

【来源】《圣济总录》卷二十八。

【组成】豉（炒令香熟）三两 芒消（烧令白，于湿地上用纸衬出火毒）四两

【用法】每取豉半两，先以水一盏，煎取七分，去滓，下芒消末三钱匕，再煎三四沸，空腹分二次温服，如人行三里更一服，日夜可四服。但初看是风狂者，宜暂缚两手足，三服之后解之，即无不愈者。

【主治】伤寒风热毒气内乘于心，心狂欲走。

丹砂酒

【来源】《圣济总录》卷四十三。

【组成】丹砂半两（成块者） 麝香（研）二钱

【用法】上为细末，用无灰酒二升，于瓷瓶内浸，以慢火煨，时用银箸搅，令热。每服随患人平时饮酒多少，令至醉。候患人睡着，急用厚衣被盖之，汗出病愈。若患人不能多饮，只用丹砂一分，麝香半钱，酒一升，制如前法，时时饮之。

【主治】心神不定，好登高临险，言语不避亲疏，时时自笑，高声叫呼，举止无常，大便秘，小便赤，解衣露体，不能安处。

定心丸

【来源】《圣济总录》卷四十三。

【组成】消石半两 丹砂一分

【用法】上为细末，糯米粥为丸，如樱桃大。每服一丸，生糯米汁入油一两点，青柳枝打匀服。

【主治】心热实在内，狂妄不常。

竹沥石膏汤

【来源】《圣济总录》卷六十七。

【组成】竹沥（旋入）半合 石膏一两半 赤茯苓（去黑皮） 栀子仁 升麻 玄参 生地黄 知母（焙）各三分

【用法】上除竹沥外，锉如麻豆大。每服五钱匕，水一盏半，加生姜五片，同煎至一盏，去滓，入竹沥半合，再煎三沸，食后、临卧温服，一日三次。

【主治】阳厥多怒，狂躁不安，上攻头颈。

赤茯苓汤

【来源】《圣济总录》卷六十七。

【别名】羚羊角汤（《宣明论方》卷二）。

【组成】赤茯苓（去黑皮）一两 人参 羚羊角（镑）各二两 远志（去心） 大黄（锉，炒）各半两 甘草（炙，锉）一分

【用法】上为粗散。每服五钱匕，水一盏半，煎至八分，去滓温服，不拘时候。

【主治】阳气厥逆，多怒而狂，颈脉复动。

定神丸

【来源】《圣济总录》卷六十七。

【组成】白茯苓（去黑皮） 远志（去心） 防风（去叉） 人参 柏子仁（炒）各一两一分 龙骨一两半 牡蛎（煅） 枣（去皮核，取肉，焙）各二两 甘草（ 炙，锉）一两

【用法】上为细末，炼蜜为丸，如梧桐子大。初服二十丸，加至三十丸，温熟水送下，一日二次。

【主治】阳厥狂怒。

如雪汤

【来源】《圣济总录》卷一二四。

【组成】朴消 黑豆皮（生）一两 木香一两 大黄（生）半两

【用法】上药除朴消外，为粗末。每服五钱匕，水一盏半，煎至一盏，去滓，下朴消一钱，搅令匀，不拘时候温服。以微利为度。
【主治】膈热咽干，风毒攻心，狂闷。

露朱丹

【来源】《全生指迷方》卷三。
【别名】露珠丸（《普济方》卷三七七）。
【组成】好朱砂一两（碎）
【用法】用真硫璃器盛之，露四十九夜，阴雨不算数。研细，入牛黄半钱，研和，滴熟蜜珠子，丸如梧桐子大。空心人参汤送下一丸。
【主治】
1.《全生指迷方》思虑用心太过，神散不藏，言语不避亲疏，或弃衣而走，登高而歌，或悲哭䝱䝱不乐，神不足则悲。
2.《重庆堂随笔》：殚虑劳神，火升心悸，震惕不寐，遇事善忘。

浴肠汤

【来源】《中藏经》卷下。
【组成】大黄四两（湿纸裹，煨） 大青叶 栀子仁 甘草（炙）各一两
【用法】上为末。水五升，末四两，煎减二升，纳朴消五合，再熬去一升，取汁二升，分四服。量虚实与之，大泻为度。
【主治】阳厥发狂，将成疸。
【宜忌】如喜水，即以水浇之；畏水者，勿与吃，大忌。

神效四时加减养肺汤

【来源】《鸡峰普济方》卷十一。
【组成】紫菀 五味子 干姜 款冬花 半夏 人参 糯米 杜仲 白术 桂各一两 柴胡 茯苓 甘草 陈皮 丁香 细辛 射干 山药 独活 防风 钟乳各半两
【用法】上为粗末。每服二钱，水一大盏，加生姜三片，大枣一个，同煎至五分，去滓稍热服，不拘时候。
【主治】肺气不足，病苦气逆，胸腹满，咳逆上气抢喉，喉中闭塞，咳嗽短气，自惊，或笑，或歌，或怒无常，或干呕，言语过多，触风邪便发咳嗽，四时往来不愈。
【加减】夏、秋，柴胡、独活、射干、细辛减半；久嗽虚寒人，加蜀椒一分。

化狂丹

【来源】《傅青主男科重编考释》。
【组成】人参一两 白术一两 茯神一两 附子一分 半夏三钱 菟丝子三钱 菖蒲三钱 甘草一钱
【用法】水煎服。
【主治】心气亏虚，以致邪热、痰气乘虚内侵而致终年狂而不愈，或拿刀杀人，或詈骂人，不认儿女，见水大喜，见食大恶。
【方论】此方妙在补心、脾、胃三经，化其痰而不去泻火。盖泻火则心气益伤，而痰涎益盛，狂何以止乎？尤妙微用附子，引补心消痰之品，直入心中， 则气易补而痰易消，又何用泻火之多事哉！

宁志膏

【来源】《普济本事方》卷二。
【组成】人参（去芦）一两 酸枣仁（微炒，去皮，研）一两 辰砂（水飞）半两 乳香一分（以乳钵坐水盆中研）
【用法】上为细末，炼蜜为丸，如弹子大。每服一丸，薄荷汤化下。
本方方名，据剂型当作“宁志丸”。
【功用】《普济方》：宁神定志，安眠止痛。
【主治】
1.《普济本事方》：失心。
2.《太平惠民和济局方》（淳祐新添方）：心脏亏虚，神志不守，恐怖惊惕，常多恍惚，易于健忘，睡卧不宁，梦涉危险，一切心疾。
3.《仁斋直指方论》：因惊失心。
4.《普济方》：心气虚耗，赤白浊甚。
5.《寿世保元》：癫狂失心不寐。
【方论】
1.《寿世保元》：此方朱砂能镇心安神；酸可

使收引，故枣仁能敛神归心；香可使利窍，故乳香能豁痰达心志；许学士加人参，亦谓人参能宁心耳。

2.《本事方释义》：人参气味甘温，入脾胃；枣仁气味苦平，入心；辰砂气味苦温，入心；乳香气味辛微温，入手足少阴。以薄荷汤送药，乃手太阴之引经药也；甘温护持中土，佐以苦味入心，辛香开窍，使以轻扬为引，表里皆得安妥矣。

【验案】失心　予族弟妇，缘兵火失心，制此方与之，服二十粒愈。

白金丸

【来源】《医方考》卷五引《普济本事方》。

【别名】郁金丸（《普济方》卷十八引《海上方》）、郁矾丸（《世医得效方》卷八）、金蝉丸（《普济方》卷一〇〇）、蔚金丸（《古今医统大全》卷四十九）、矾郁丸（《医宗金鉴》卷四十一）、金矾丸（《仙拈集》卷二）、截癫丸（《串雅内编》卷一）、定心化痰丸（《外科传薪集》）、郁矾散（《医略存真》）、白玉化痰丸（《全国中药成药处方集》沈阳方）。

【组成】白矾三两　郁金七两（须四川蝉腹者为真）

【用法】上为末，米糊为丸。每服五十丸，水送下。

《普济方》引《海上方》：以薄荷糊为丸，如梧桐子大，每服六十丸。《外科全生集·新增马氏试验秘方》：以白矾、郁金等分和匀，皂角汁为丸。

【主治】

1.《医方考》引《普济本事方》：忧郁日久，痰涎阻塞包络、心窍所致癫狂证。

2.《普济方》：一切痫病，久不愈。

3.《外科全生集·新增马氏试验秘方》：喉风乳蛾。

【宜忌】《北京市中药成方选集》：忌辛辣食物。

【方论】白矾咸寒，可以软顽痰，郁金苦辛，可以开结气。

【验案】昔有一妇人，癫狂失心，数年不愈，后遇至人授此方，初服觉心胸有物脱去，神衰洒然，再服顿愈。

龙脑丸

【来源】《宣明论方》卷四（千倾堂本）。

【别名】当归龙荟丸（《丹溪心法》卷四）、龙荟丸（《医方类聚》卷一九七引《新效方》）、当归龙胆丸（原书（四库本）。

【组成】当归（焙）　龙胆草　大栀子　黄连　黄柏　黄芩各一两　大黄　芦荟　青黛各半两　木香一分　麝香半钱

【用法】上为末，炼蜜为丸，如小豆大，小儿如麻子大。每服二十丸，生姜汤送下，兼服防风通圣散。

【功用】

1.《宣明论方》：常服宣通血气，调顺阴阳。

2.《中国药典》：泻火通便。

【主治】

1.《宣明论方》：肾水阴虚，风热蕴积，时发惊悸，筋惕搐搦，神志不宁，荣卫壅滞，头目昏眩，肌肉眴瘛，胸高痞塞，咽嗌不利，肠胃燥涩，小便溺闭，筋脉拘奇；肢体瘦弱，暗风痫病；小儿急慢惊风。

2.《医方考》：肝移热于肺，咳嗽而两肋痛，多怒脉弦者。

3.《景岳全书》：肝经实火，大便秘结，小便涩滞，或胸膈作痛，阴囊肿胀。及一切躁扰狂越，惊悸不宁等证。

【宜忌】

1.《宣明论方》：忌发热诸物。

2.《医方集解》：非实火者不可轻投。

【方论】

1.《医方考》：《经》曰：狂言为失志；又曰：肾藏志。如斯言之，则肾亦火矣。此一水不胜五火之谓也。故用黄连以泻心，用黄芩以泻肺，青黛、龙胆、芦荟以泻肝，大黄以泻脾，黄柏以泻肾。所以亟亟以泻五脏之火者，几于无水，故泻火以存水耳！用当归者，养五脏之阴于亢火之时；用木香、麝香者，利五脏之气于克伐之际也。咳嗽而两肋痛，多怒，脉弦者，病原于肝也。肝者将军之官，气常有余，气有余便是火，故宜泻之。是方也，芩、连、栀、柏、草龙、青黛、大黄皆能泻火，而未必入肝；肝气臊，诸药得芦荟、麝香之臊，同气相求，可以入肝而平肝矣。然肝木为生火之本，而诸脏之火不无相扇，诸药虽因芦荟、麝香之引而入肝，然其性各有所属，则能兼五火而治之矣。用当归为君者，以其能和五脏之阴，以木香为佐者，以其能行诸药之滞也。

2.《医方集解》：此足厥阴、手足少阳药也。肝木为生火之本，肝火盛则诸经之火相因而起，为病不止一端矣。故以龙胆、青黛直入本经而折之；而以大黄、芩、连、栀、柏通平上下三焦之火也。芦荟大苦大寒，气燥入肝，能引诸药同入厥阴，先平其甚者，而诸经之火无不渐平矣，诸药苦寒已甚，当归辛温，能入厥阴，和血而补阴，故以为君。少加木香、麝香者，取其行气通窍也。

【验案】

1.胆道蛔虫病 《浙江中医杂志》（1965，7：20）：以本方加牙皂6g，改为汤剂煎服。治疗胆道蛔虫病15例，结果全部治愈。追踪观察3～8个月，无1例复发。作者认为本方具有清热燥湿，通关利窍，行气止痛，利胆杀虫，并具有促进虫体排出之作用。

2.慢性粒细胞性白血病 《中草药通讯》（1972，3：25）：以本方治疗慢性粒细胞性白血病31例，其中20例既往未曾用过化疗，其余11例为化疗后复发病例。治疗结果：缓解者17例，进步8例，无效6例。多数病人服药后至开始发挥疗效的时间约需1个月。17例缓解病例缓解期为1个月以上，平均5.6个月，作者认为本病当属实证，实则泻之，故用泻肝法。本方常见副作用为腹痛、腹泻、恶心，但无1例发生血小板下降及骨髓抑制。

3.癫狂 《中医教育》（1977，4：51）：以本方改为汤剂，并用石菖蒲代替方中麝香，治疗狂证4例。结果均获治愈。作者指出：本方治实证之狂病有釜底抽薪之妙，见效甚捷，但方中均为峻猛寒药，非实热者不可妄用。临床当以脉象洪实、舌红、苔黄、大便秘结为应用指征。

大补心丹

【来源】《三因极一病证方论》卷九。

【别名】补心神效丸（《是斋百一选方》卷一）、安神补气丸（《中药制剂手册》）。

【组成】黄耆（蜜炒） 茯神 人参 酸枣仁（炒） 熟地黄各一两 远志（去心，炒） 五味子 柏子仁各半两（别研）

【用法】上为末，炼蜜为丸，如梧桐子大，用辰砂为衣。每服三十丸，米汤、温酒任下；盗汗不止，麦麸汤送下；乱梦失精，人参、龙骨汤送下，卒暴心痛，乳香汤送下；肌热虚烦，麦门冬汤送下；吐血，人参、卷柏汤送下；大便下血，当归、地榆汤送下；小便尿血，赤茯苓汤送下；中风不语，薄荷、牛黄汤送下；风痫涎潮，防风汤送下。

【功用】安心神，调血脉，镇惊补心。

【主治】狂证，因忧愁思虑过多，而致神志不宁，魂魄失守。阳虚外泄则自汗，呕吐，泻利频数，诸阴不生，则语言重复，忪悸眩晕；兼治大病后虚烦不得眠，羸瘦困乏。

绛雪丹

【来源】《普济方》卷三八四引《全婴方》。

【组成】芒消一两 朱砂一两

【用法】上为末，饭饼为丸，如鸡头子大。三岁儿每服一丸，沙糖水化下，不拘时候。

【主治】小儿诸热阳盛，发狂躁，眠卧不安，目赤烦渴。

五胆丸

【来源】《杨氏家藏方》卷二。

【组成】鲤鱼胆 鸡胆 狗胆 猪胆 羊胆各一枚（五胆汁和为一处） 蛇黄五两（蘸五胆汁，炒煨，胆汁尽为度）

【用法】上为细末，别用雄狗胆为丸，如绿豆大，朱砂为衣。每服一十五丸，磨刀水送下，空心服；或只作细末，每服一钱，用磨刀水调下亦得。

【主治】心风狂走，癫痫。

黄石散

【来源】《杨氏家藏方》卷二。

【组成】狗肝一具 消石 黄丹各一钱半

【用法】消石、黄丹为末，将狗肝批开，掺药在内，以麻一缕缠缚，用水一升煮熟，去麻，将肝、药一顿细嚼，用煮肝药汁送下，不拘时候。

【主治】心风发狂。

返魂丹

【来源】《普济方》卷一四引《卫生家宝》。

【组成】新罗人参一两　朱砂半两　酸枣仁一两（汤浸，去皮，取仁，焙干，净秤）

【用法】上先将人参为末，另研朱砂极细，和之，酸枣仁焙，急研入药，勿罗，以豮猪心血为丸，如梧桐子大。每服二十丸，参汤送下，一日三次。服后略卧少时。

【主治】伤寒后，余热在心，谵言妄语，甚者癫狂如失心状，并治一切心疾。

半夏黄连解毒汤

【来源】《伤寒直格》卷下。

【组成】黄连（去须）　黄柏　黄芩　大栀子各半两　半夏三枚　厚朴三钱（锉）　茯苓（去皮，锉）

方中茯苓用量原缺。

【用法】水一盏半，加生姜三片，煎至半盏，绞汁温服。

【主治】火热狂躁，喘满，或腹满呕吐，或欲作利者。

清心丸

【来源】《简易方》引《叶氏方》（见《医方类聚》卷一九五）。

【组成】人参　蝎梢　郁金　生地黄　天麻　天南星（为末，用黄牛胆一个，入天南星末，令满，挂当风处吹干，腊月造，如要用，临时旋取）各等分

【用法】上为末，汤浸蒸饼和为丸，如梧桐子大。每服二十五丸，人参汤送下，一日三次，不拘时候。小儿量大小加减与服。

【主治】心有邪热，精神恍惚，狂言呼叫，眠睡不宁。

雄朱丸

【来源】《简易方》引《叶氏录验方》（见《医方类聚》卷一五〇）。

【组成】颗块朱砂一分（研）　雄黄（有墙壁明净者）一分（研）　白附子一钱（为末）

【用法】上拌和匀，以猪心血和丸，如梧桐子大，更别用朱砂为衣。每服三粒，用人参、菖蒲浓煎汤吞下；病去常服一粒。

【功用】安魂定魄，补心气，定神灵，化痰利膈。

【主治】因惊忧失心，或思虑过多，气结不散，积成痰涎，留灌心包，久而不去，窒塞心窍，遂成心气不宁，狂言妄语，叫呼奔走。

香砂散

【来源】《普济方》卷一〇一引《十便良方》。

【别名】朱麝散。

【组成】颗块朱砂（研如粉）　真麝香（研）

【用法】上同研末。用无灰酒满注瓷瓶内，以糠头火慢烧于瓷瓶外，约一时久，用银器搅令热，随病人饮得酒多少，须至醉方止。候患人睡着，以衣被厚盖令汗出，其人自愈。每酒二升，使朱砂半两，麝香二铢，如病人只饮得一升，生用朱砂一分，麝香一铢。心神既定，却服补心之药，即愈。

【主治】心转不定，好登高临险，恶言骂詈，不避亲疏，日夜强走，独言独笑，或登高叫怒，举止非常，大便秘结，小便赤涩，解衣裸露，不得安处，虚言妄乱，称神说鬼，遂成狂易之疾。

引神归舍丹

【来源】《是斋百一选方》卷一。

【组成】大天南星（刮去皮，取心，生用）一两　附子一枚（重七钱以上者，炮，去皮脐）　朱砂一两（水飞）

【用法】上为细末，用猪心血为丸，如不稠粘，用面糊少许，如梧桐子大。每服十五丸，煎忘忧草根汤送下，子、午之交各一服。

【主治】

1.《是斋百一选方》：心气，心风。

2.《古今医统大全》：癫狂，心风，心气不足。

归神丹

【来源】《是斋百一选方》卷一。
【别名】归神丸（《袖珍方》卷三）。
【组成】颗块朱砂二两　猪猪心二个　灯心三两
【用法】上将猪心切开，入朱砂、灯心在内，麻线系合，于银石器内煮一伏时，取出，不用猪心及灯心，只将朱砂研极细，用真茯神末二两，酒煮薄糊，和朱砂为丸，如梧桐子大。每服九丸至十五丸，加至二十一丸，用去心麦门冬煎汤送下；癫痫至甚者，乳香、人参汤送下；夜寝不安或多乱梦，炒酸枣仁汤送下。
【功用】《慈禧光绪医方选义》：养心安神。
【主治】一切惊忧思虑，或夜寝不安，梦思恍惚，做事多忘；心气不足，癫痫狂乱。

秘方半夏丸

【来源】《证治准绳·类方》卷五引《集验》。
【组成】半夏一两（用生姜汁煮三五十沸，取出切作块，更煮令熟，焙干，为细末）　麝香一钱（研）　水银半两　生薄荷一大握（和水银研如泥）
【用法】上药入薄荷泥内更研千百下为丸，如芥子大。每服十五丸，临卧以金银汤送下，三日再服。
【主治】心风狂。

黄牛丸

【来源】《女科百问》卷上。
【组成】白龙骨（烧）　铁粉（研）　茯神　人参　黄连　铅霜　犀角（屑）　防风　朱砂各一两（研）　牛黄一钱（研）　远志一两（去心）　龙脑一钱（研）　甘草半两（炙）　麦门冬一两半（去心）
【用法】上为细末，如梧桐子大。每服二十丸，熟水送下，不拘时候。
【主治】妇人风狂，喜怒不常，或欲狂走。

蕊珠丸

【来源】《普济方》卷十八引《经验良方》。
【组成】猪心一个（取血）　朱砂一两（为衣）　青靛花一匙。
【用法】先将青靛花晒干，次取猪心血，一处同研烂，次入朱砂末，丸如梧桐子大。每服二十丸，茶酒送下。不拘时候。甚者不过三服。
【主治】心恙。

芎黄汤

【来源】《医学发明》卷九。
【组成】羌活　川芎　大黄各一两　甘草半两
【用法】上锉。每服半两，水二盏，煎至六分，去滓温服。
【主治】实邪风热相合，风性急，火摇动焰而旋转，其脉弦而紧洪，风热发狂。

当归承气汤

【来源】《内经拾遗方论》卷二。
【组成】当归尾一两　大黄（酒洗）　芒消　枳实各五钱　甘草（蜜炙）三钱　厚朴五钱
【用法】水二钟，先煎枳、朴、草、归至九分，次下大黄，煎三五沸，末下芒消，随即就起，去滓服。
【主治】

1.《内经拾遗方论》：阳厥善怒。

2.《增补内经拾遗方论》：亦治男子妇人痰迷心窍，逾墙越壁，胡言乱走。

3.《丹溪心法》：溺血属实热者。

【方论】胃气为湿热所伤，必泻其上实，而元气乃得上下同流，此承气所由名也。三一承气汤外加当归，故名。

神志丸

【来源】《内经拾遗方论》卷二。
【组成】茯神（去木）　远志（去骨）　羌活　南星　益智（去皮）　白附子　辰砂（另研）　雄黄（另研）　枯矾（另研）各等分

【用法】上为细末，炼蜜为丸，如梧桐子大。每服五十丸，食后米饮送下，每日二次。

【功用】宁心定志。

【主治】阳厥善怒，服铁洛饮或当归承气汤利痰后者。

定心丸

【来源】《施圆端效方》引李道靖方（见《医方类聚》卷一六〇）。

【组成】朱砂三钱　寒水石（烧）　人参各一两　远志（去心）　茯苓　茯神各半两　龙脑一字

【用法】上为细末，糯米饭为丸，如酸枣大，朱砂为衣。每服一丸，细嚼，蜜汤化下。

【主治】神志不宁，神狂气乱，狂语昏迷。

神效散

【来源】《施圆端效方》引张君玉方（见《医方类聚》卷一六〇）。

【组成】谷精草一钱　滑石二钱

【用法】上为细末。每用一字，口含水，搐入鼻内，吐了水，口咬竹箸底头，吐出涎为妙。

【主治】心邪狂走，痫病风涎。

正风髓丹

【来源】《医垒元戎》卷十。

【别名】封髓丹（《古今名医方论》卷四）、凤髓丹（《医钞类编》卷十四）。

【组成】黄柏（炒）二两　缩砂一两　甘草半两

【用法】酒糊为丸，如梧桐子大。每服三十丸，早晨温酒送下。

《古今名医方论》本方用法：蜜糊为丸。每服三钱。

【功用】泻相火，益肾水。

【主治】

1.《赤水玄珠全集》：心火太盛，阳狂不已。

2.《医钞类编》：火强久旷，梦遗胃弱，不宜苦寒者。

【方论】《古今名医方论》：方用黄柏为君以坚肾，肾职得坚，则阴水不虞其泛溢，寒能清肃，则龙火不至于奋扬，水火交摄，精安其位；佐以甘草，以甘能缓急，泻诸火与肝火之内烦，且能使水土合为一家，以妙封藏之固；缩砂以其味辛性温，善能入肾，通三焦，达津液，能纳五脏六腑之精而归于肾，肾家之气纳。肾中之髓自藏矣。此有取于封髓之意也。

防风黄连汤

【来源】《云岐子保命集》卷下。

【组成】黄连　大黄　防风　远志　茯神各半两

【用法】上锉细。每服一两，水三盏，煎服。

【主治】伤寒后，心风狂妄者。

参珀茯神汤

【来源】《重订通俗伤寒论》。

【组成】西洋参　麸炒枣仁各一钱半　茯神四钱　石菖蒲　远志肉各一钱　乳香六分　琥珀　辰砂各五分（二味和匀同冲）

【用法】水煎去滓，调下金箔镇心丸。

【主治】伤寒心风发狂。发则牙关紧急，痰涎上塞，口吐白沫，迷闷恍惚，醒则狂言多惊，喜怒不常，甚则或歌或哭，舌色纯绛鲜泽，略有垢浊薄苔，或红而上罩粘腻，似苔非苔。

当归承气汤

【来源】《云岐子保命集》卷中。

【组成】当归　大黄各一两　甘草半两　芒消九钱

【用法】上锉，如麻豆大。每服二两，水一大碗，入生姜五片，大枣十枚，同煎至半碗，去滓热服。

【主治】

1.《云岐子保命集》：阳狂奔走，骂詈不避亲疏。

2.《景岳全书》：燥热里热，火郁为病，或皮肤枯燥，或咽干鼻干，或便溺结闭。

【方论】阳狂奔走，骂詈不避亲疏，此是阳有余阴不足。大黄、芒消去胃中实热，当归补血益阴，甘草缓中，加生姜枣，胃属土，此引至于胃中也。经所谓微者逆之，甚者从之，此之谓也。

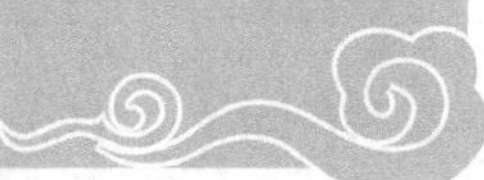

宁中膏

【来源】《普济方》卷三四九引《如宜方》。
【组成】人参　酸枣仁各一两　辰砂半钱
【用法】上为末，炼蜜为丸，如弹子大。每服一丸，薄荷汤化下。又宜研琥珀、麝香、灯心汤送下。
【主治】产后心志不宁，心血耗散，狂乱见鬼。

龙虎丹

【来源】《瑞竹堂经验方》。
【组成】龙骨（研）　虎骨（酥炙）　人参　箭头朱砂（研）　远志（甘草水煮，去骨）　酸枣仁（炒，去壳）各一两　大天南星三四枚（泔水洗浸，去皮滑涎，控干，竹刀剜成罐，装朱砂末，以南星末盖之）　猪心一个（取新杀豮猪带血热心，纳置南星内，以灯草裹猪心，外用麦门冬草洗净，不拘多少，包之，甑上九蒸九晒，取出南星，于金银器内盛之，取日精月华之气晒露十昼夜，捣罗为末，后加余药同和匀）
【用法】上为细末，用无灰酒打面糊，冷定和搜成剂，为丸如梧桐子大。每服五七十丸，空心温酒送下；小儿丸如黄米大，每服三五十丸，煎人参汤送下。病甚者，不过二十服即愈，除根不发。
【主治】男子妇人，心神恍惚，阳明经大盛，时复惊惧哭泣，口发狂言，不避亲疏，一切风病等。

驴肉汤

【来源】《饮膳正要》卷二。
【组成】乌驴肉不以多少（切）
【用法】上件于豆豉中烂煮熟，入五味，空心食之。
【功用】安心气。
【主治】风狂，忧愁不乐。

一醉膏

【来源】《永类钤方》卷十三。
【组成】无灰酒二碗　真麻油四两
【用法】上和匀，用柳枝二十条，搅一二百下，换遍柳条，直候油、酒相入如膏。煎至七分碗，狂者强灌之。令睡熟，或吐或不吐，觉来即醒。

本方原名一醉散，与剂型不符，据《普济方》改。
【主治】

1.《永类钤方》：心恙。

2.《古今医统大全》：心风发狂。

独效苦丁香散

【来源】方出《永类钤方》卷十三，名见《普济方》卷十八。
【组成】苦丁香（即甜瓜蒂）半两
【用法】上为末。每服一钱，井花水调满一盏服之。得大吐之后，熟睡，勿惊之，自是遂安。凡吐能令人眼翻，吐时令闭双目，或不省人事，则令人以手密掩之。吐不止，以生麝香少许，温汤调解之。
【主治】惊忧之极，痰犯心包，忽患心疾，癫狂不止。

朱砂丸

【来源】《世医得效方》卷八。
【组成】铁粉　天竺黄各一两　金银箔各二十片　人参二钱　脑子半钱　生麝香一钱　轻粉二钱　真犀角二钱　海金沙一两　朱砂五钱
【用法】上为末，水为丸，朱砂为衣，共丸作六百丸。每服一丸至五丸，痰盛潮热，薄荷、砂糖、生葛自然汁井水送下；狂言谵语，涎壅膈上，地龙三两薄荷及砂糖水研下；心神不宁，金银箔薄荷汤化下。
【功用】镇心神，化痰涎，退潮热，利咽膈，止烦渴。
【主治】心恙热证。

铁粉散

【来源】《世医得效方》卷八。
【组成】颗块大朱砂一两（另研）　红明琥珀一两（另研）　天南星二两　圆白半夏二两　白矾（煅）五钱　真铁粉　白附子各二两　大川乌

（生，去皮脐）一两半　羌活二两半　全蝎五十个　真金箔三十片　僵蚕一两（去丝嘴）

【用法】上为末。每服四钱，生姜四两净洗，取自然汁，温暖调服；如不任辣味，加温水少许服。

【主治】癫狂谵语，乱说视祟，不避亲疏，登高履险，或歌或笑，裸体，不饮食，数日昏不知人；及风证狂怒，或如醉如痴。

加味逍遥散

【来源】《世医得效方》卷十五。

【组成】逍遥散加远志（去心）　桃仁（去皮尖）　苏木　红花各一钱

【用法】水一盏半煎服。

【主治】癫疾。荣血迷于心包，歌唱无时。逾墙上屋。

清心牛黄丸

【来源】《医学纲目》卷十七。

【组成】胆星一两　牛黄二钱　黄连一两　归身　甘草　辰砂各半两

【用法】上为末，浸汤蒸饼为丸，如绿豆大。每服五十丸，临卧时唾津咽下。

【主治】

1.《医学纲目》：癫痫狂，口角流涎不止，口目喎斜，手足痿软。

2.《张氏医通》：暴中神昏不语，痰塞心包，口角流涎，烦热气急，一切痰热闭遏证。

通心辰砂丸

【来源】《普济方》卷八十八引《旅舍备要》。

【组成】朱砂半两（研）　龙脑半两　硇砂半两（研，明者）　黄丹（炒）一钱　白芥子（微炒，取末）一两　半夏（汤洗，取末）半两　天南星（炮，取末）半两

【用法】上为末，面糊为丸，如绿豆大，朱砂为衣。每服十五丸，同铁粉、牛黄丸共服。

【主治】一切风涎潮发，以致狂语，状若心风。

定神安志丸

【来源】《普济方》卷一〇一。

【组成】金银箔各一百片（和合）　石膏（研）　龙齿（研）　铁精（研）　地骨白皮　茯神　黄芩　生干地黄　升麻　茯苓　玄参　人参各八分　虎睛一具（微炙）　牛黄　生姜屑各四两　麦门冬一钱（去心）　枳实（炙）　甘草（炙）　葳蕤　芍药各六分　远志（去心）　柏子仁　白鲜皮各五分

【用法】上为末，炼蜜为丸，如梧桐子大。每服二十丸，渐加至三十丸，食讫少时煮生枸杞根汤送下，一日二次。

【主治】风邪狂乱失心。

【宜忌】不利热曲、海藻、菘菜、芜荑、炙肉、醋、蒜、粘食、陈臭、油腻。

虎爪丸

【来源】《普济方》卷二五四。

【别名】杀鬼丸。

【组成】虎爪（烧）三两　丹砂（细研，一作赤朱）　雄黄（研细）　蟹爪（烧）各一两

【用法】上除研者外，为细末，再入研者拌匀，熔蜡为丸，如梧桐子大。每至正旦，及有狐魅处焚之。

【主治】狂邪鬼魅，妄语狂走，恍惚不识人。

珍珠散

【来源】《普济方》卷三一七。

【组成】珍珠三分（细研，水飞过）　水精三分（细研，水飞过）　铅霜三分（细研）　人参一两（去芦头）　茯神一两　朱砂一两（细研，水飞过）　雄黄半两（细研）　金箔五十片（细研）　银箔五十片（细研）　琥珀三分（细研）

【用法】上为细末，入研了药令匀。每服半钱，用薄荷汁调下，不拘时候。

【主治】妇人风邪，神识不安，癫狂言语失次，如见鬼神。

神效散

【来源】《普济方》卷三一七。

【组成】伏龙肝

【用法】上为极细末。每服一钱，以东流水调下，一日三次。

【主治】妇人风邪癫狂。

半夏丸

【来源】《袖珍方》卷一。

【组成】半夏四两（一两十八者，泡七次，姜制） 猪苓四两（去皮为末，用一半，将半夏置银石器内，微火同炒，于地铺纸出火毒，去苓不用） 破故纸（酒浸干，同芝麻炒爆，去芝麻不用） 沉香各一两（与半夏、故纸为末）

【用法】上用无灰酒糊为丸，如梧桐子大，次日将所存一半苓末，银石器慢火炒干，依前法与苓炒，出火毒，同苓末收。每服五十丸，空心酒送下。

【功用】宽胸膈，化痰饮，降心火，补肾水真阴，进饮食，健行步，黑髭发，明耳目。

【主治】心火狂燥，肾水虚羸。

柿蒂汤

【来源】《疮疡经验全书》卷四。

【组成】丁香 柿蒂 山栀 人参 茯苓 陈皮 半夏 良姜 甘草 竹茹 黄连

【用法】加生姜七片，水煎服。

【主治】肝经之症，怒气满胸，发喊连声不绝，神思疲倦。

【加减】虚人，加知母、黄柏。

秦艽竹沥汤

【来源】《奇效良方》卷三。

【组成】秦艽二两（去苗） 竹沥一升 石膏三两 白茯苓 龙脑各一两半 玄参一两 防风一两 生铁二十斤（用水二斗，煮取一斗，去铁）

【用法】上为散。入铁汁中煮取五升，去滓，纳竹沥和匀，温服二合，不拘时候。

【主治】风狂乱走。

金石清心饮

【来源】《陈素庵妇科补解》卷一。

【组成】石莲肉 金箔 郁金 麦冬 丹皮 赤苓 赤芍 石菖蒲 生地 甘草 木通 半夏 神曲 枳壳

【功用】清心神，凉血清热，豁痰消食。

【主治】妇人气血两虚，多怒而动肝火，今经行去血过多，风热乘之，客热与内火而相搏，心神昏闷，登高而歌，去衣而走，妄言谵语，如风鬼神。

【方论】妇人血分向有伏血，相火时发多怒，本体虚弱，气血素亏，今经血正行，未免去多血虚，必生内热，加以外受寒邪，引动肝火，血分伏火，一时昏闷不省人事，或痰涎上涌，或卒仆口噤，或妄言见鬼，此素血虚火旺，不可汗下，宜凉血清热则狂妄自止。是方石莲、金箔、麦冬、地黄、丹皮清心镇志；赤苓、赤芍、木通、甘草引火下行；郁金祛心窍恶血，半夏去膈上痰热，枳壳利气，神曲消滞，石菖蒲能引诸药入心为使也。

加味黑虎保安丹

【来源】《扶寿精方》。

【组成】川芎 苍术 草乌（炮） 何首乌 白芷 荆芥 防风 麻黄 细辛 石斛 甘草各一两 川乌 全蝎各五钱 樟脑一钱 两头尖 豨莶草 威灵仙各一两 白花蛇一条

【用法】上为末，炼蜜和杵为丸，如樱桃大。病在上食后服，病在下食前服，随引嚼服。左瘫右痪，急闷或四肢顽麻，并热酒送下；初病劳瘵，吐血腥或小便不通，并好酒送下；眉须脱落，大麻风，口眼喎斜，心热风，腰足疼，偏正头痛，夹脑风，或腰痛耳聋，肾脏风，并茶清送下；狂言心邪，防风煎酒，入飞朱砂在内送下；紫白癜风，并鼻赤，肺脏风，并防风汤送下；耳作蝉鸣，骨气风，川乌酒送下；小儿吃泥土，或饮食无味，缠脏风，并皂角子汤送下；心气胀闷，噎食喷嚏，咳嗽，女人赤白带下，并生姜汤送下；手心退皮，天麻或益智仁汤送下；迎风冷泪，米汤送下；筋骨疼痛，乳香汤送下；膀胱肿痛，醋汤送下；指头破裂，烧梨汤送下；诸淋沥或发鬓退落，并炒盐汤送下。

【主治】治一切风气。

【宜忌】忌过饮，及热物欲事，避风。

六应散

【来源】《丹溪心法附余》卷二十四。

【组成】郁金　滑石　川芎各等分

【用法】上为细末。每服一二钱，空心以薺汁调下。

【主治】中风痰迷心窍，癫狂烦乱，人事昏沉，痰涎壅盛，及五痫，心风。

通泄散

【来源】《丹溪心法附余》卷十。

【组成】苦丁香（为末）三钱

【用法】上加轻粉一字，水半合，调匀灌之。良久涎自出。如未出，含砂糖一块，下咽涎出。

【主治】

1.《丹溪心法附余》：痫病，风涎暴作，气塞倒仆。

2.《东医宝鉴·内景篇》：忽患癫狂不止或风涎暴作，气塞倒仆。

天王补心丹

【来源】《校注妇人良方》卷六。

【组成】人参（去芦）　茯苓　玄参　丹参　桔梗　远志各五钱　当归（酒浸）　五味　麦门冬（去心）　天门冬　柏子仁　酸枣仁（炒）各一两　生地黄四两

【用法】上为末，炼蜜为丸，如梧桐子大，用朱砂为衣。每服二三十丸，临卧竹叶煎汤送下。

【功用】宁心保神，益血固精，壮力强志，令人不忘；清三焦，化痰涎，祛烦热，除惊悸，疗咽干，育养心神。

【主治】

1.妇人热劳，心经血虚，心神烦躁，颊赤头痛，眼涩唇干，口舌生疮，神思昏倦，四肢壮热，食饮无味，肢体酸疼，心忪盗汗，肌肤日瘦，或寒热往来。

2.《医方考》：过劳伤心，忽忽喜忘，大便难，或时溏利，口内生疮者。

【宜忌】

1.《校注妇人良方》：方内天门冬、麦门冬、玄参、生地虽能降火，生血化痰，然其性沉寒，损伤脾胃，克伐生气，若人饮食少思，大便不实者，不宜用。

2.《摄生秘剖》：忌胡荽、大蒜、萝卜，鱼腥、烧酒。

【验案】狂症（精神病）《中华神经精神科杂志》（1958，6：434）：以本方加味，用于狂症（精神病）恢复期善后调理，如虚弱病人，亦可先用本方，再用吐、下诸法，后再以本方善后。共治62例，均愈。复发者，再用此法亦获效。

牛黄丸

【来源】《古今医统大全》卷四十九。

【组成】牛黄　珍珠　麝香各五分　朱砂　龙齿（各另研）　犀角　琥珀各二钱　天门冬（去心）　人参　茯苓各四钱　水银五分　麦门冬（去心）四钱　防风　黄芩　知母　龙胆草　石菖蒲　白芍药　全蝎　甘草各半两　蜂房三钱　金箔　银箔各七十片

【用法】上除另研药外，余为细末，共和匀，炼蜜为丸，如梧桐子大。每服十五丸，食后临夜新竹叶汤送下。

【主治】癫狂、风痫、心风，邪气惊心，神不守舍，时发无常，仆地吐涎，不自知觉。

朱雄丸

【来源】《古今医统大全》卷四十九。

【组成】辰砂　明雄黄各二钱半（研）　白附子一钱

【用法】上为末，猪心血为丸，金箔为衣。每服三丸，人参、菖蒲煎汤送下。

【功用】安魂定魄。

【主治】男女惊忧，失志思虑过多，痰迷心窍，以致叫呼奔走。

金银定志汤

【来源】《古今医统大全》卷四十九。

【组成】当归（酒浸） 人参 益智仁各一钱 甘草 石菖蒲 茯神各七分 五味子十五粒 琥珀（另研） 羚羊角（镑）各五分

【用法】上以琥珀、羚羊角另放，用水二盏，金、银各一两，同煎至八分，去滓，入珀、角二末，调匀服。

【功用】定志。

【主治】心风失志，妄行妄语。

清心丸

【来源】《古今医统大全》卷四十九。

【组成】人参 生地黄（酒洗） 郁金 天麻各一钱 朱砂二钱 牛胆南星二钱

【用法】上为末，蒸饼为丸，如黍米大，朱砂为衣。每服三十丸，人参汤送下。

【主治】心受邪气，精神恍惚，狂言呼叫，睡卧不安。

玄参甘草汤

【来源】《慎斋遗书》卷七。

【组成】生地 归身 玄参 白芍 甘草各一钱 麦冬二钱

【用法】水煎服。

【功用】救真水，清神火。

【主治】神思火动，真水不足，病飞走狂越，用诸寒而火愈炽。

牛车肉

【来源】《医学入门》卷三。

【组成】紫河车（洗净，煮烂） 牛肚（切碎）

【用法】上和一处，同煮熟，随便食之。

【主治】失心癫狂。

王氏玄明粉

【来源】《医学入门》卷四。

【组成】玄明粉二钱 寒水石 黄连各一钱半 珍珠 辰砂各一钱

【用法】上为末。鸡子清一枚，白蜜一匙，新汲水调服。

【主治】发狂。

宁神导痰汤

【来源】《医学入门》卷七。

【组成】导痰汤加远志 菖蒲 芩 连 朱砂

【功用】宁神导痰。

【主治】

1.《医学入门》：癫狂，怒伤肝者。

2.《杏苑生春》：怒动肝火，风痰上盛，发狂叫呼者。

顺气导痰汤

【来源】《医学入门》卷七。

【组成】导痰汤加香附 乌药 沉香 木香 磨刺

【用法】每服四钱，加生姜，水煎服。

【主治】

1.《医学入门》：中风，胸膈留饮，痞塞不通。

2.《杏苑生春》：狂癫惊痫。

活虎丹

【来源】《医学入门》卷七。

【组成】蝎虎一个（剪去四足爪，连血研细） 朱砂 片脑 麝香各少许（研细）

【用法】先用古礞石散控下痰涎，次用薄荷煎汤调前药，作一服化下。

【功用】补气血，安心神。

【主治】久年惊痫，癫狂。

宁志化痰汤

【来源】《古今医鉴》卷七。

【组成】胆星一钱 半夏（制）一钱 陈皮一钱 茯苓一钱 天麻一钱 人参一钱 黄连（姜汁炒）一钱 酸枣仁一钱 石菖蒲一钱

【用法】上锉一剂。加生姜五片，水煎服。再服养血清心汤。

【主治】癫狂，心虚痰盛之症。

河车丸

【来源】《古今医鉴》卷七。

【组成】紫河车不拘几个（焙极干）

【用法】上为末，炼蜜为丸，梧桐子大。每七十丸，空心酒送下。

【主治】久患心风癫，气血两虚之症。

独参丸

【来源】《古今医鉴》卷七。

【组成】苦参不拘多少

【用法】上为末，炼蜜为丸，如梧桐子大。每服五十丸，薄荷汤送下。

【主治】狂邪发作无时，披头大叫，不避水火。

清心养血汤

【来源】《古今医鉴》卷七。

【别名】养血清心汤（《东医宝鉴·内景》卷一）。

【组成】人参一钱　白术一钱　茯神一钱　远志一钱（水泡，去滑）　枣仁一钱（炒）　当归一钱五分　川芎一钱　生地黄一钱　甘草五分

【用法】上锉一剂。加龙眼五个，以水二盏，煎至八分，空心服。

【主治】癫狂。

开痰降火汤

【来源】《点点经》卷二。

【组成】黄连（吴萸炒）六分　黄芩一钱五分　黄柏一钱　大黄三钱　半夏（童便炒）　胆草　木通　瓜蒌子（麻仁炒）　车前　胆星各一钱半　朴消二钱　甘草四分

【用法】水竹沥半杯，兑服。

【主治】酒病邪痰，发狂如疯。

补脾汤

【来源】《点点经》卷二。

【组成】茯神　茯苓　当归　羊藿　莲肉　川芎　白芍　陈皮　腹皮各一钱半　熟地　生地各一钱　甘草八分　麦芽三钱

【用法】生姜、大枣为引。

【主治】酒疯发狂。

降痰除积汤

【来源】《点点经》卷二。

【组成】茯神　半夏　胆星　陈皮　槟榔　枣仁　厚朴　阿魏各一钱半　菖蒲　元参各一钱　知母二钱　甘草八分　真牛黄三分（擂碎兑服）

【主治】酒伤肾，发狂如疯，人事不知，或一疯一死，或昏迷不醒。

六神散

【来源】《赤水玄珠全集》卷十四。

【组成】寒水石　黄连（童便炒）各一两　丹皮三钱　青礞石（煅过）　龙胆草各五钱　冰片二分

【用法】上为末。童便调下。

【主治】发狂。

珍珠散

【来源】《医方考》卷四。

【组成】琥珀　珍珠粉　铁粉　天花粉　朱砂　寒水石　牙消　大黄（酒浸）　生甘草各等分

【用法】上为末。每服三钱，用薄荷汤调下。

【主治】男、妇、小儿五脏积热，心胸闷乱，口干舌燥，精神恍惚，癫狂等证。

【方论】明可以安神，琥珀、珍珠皆明物也，故用之以安神魄；重可以去怯，铁粉、朱砂皆重物也，故用之以定惊狂；寒可以去热，消、黄、水石，皆寒物也，故用之以除积热；热之盛者必渴，天花粉可以生津；火之炽者必急，生甘草所以缓急。

大黄一物汤

【来源】《医方考》卷五。

【组成】大黄四两（酒浸一宿）

【用法】水三升煎之，分三服。

【主治】癫狂。

养血清心汤

【来源】《万病回春》卷四。

【组成】人参（去芦） 白术（去芦） 茯苓（去皮） 远志（去心） 酸枣仁（炒） 川芎 生地黄 石菖蒲各一钱 当归一钱半 甘草五分

《寿世保元》有麦门冬一钱五分。

【用法】上锉一剂。水煎服。

【主治】癫狂，喜笑不常。

清心滚痰丸

【来源】《万病回春》卷四。

【组成】大黄（酒蒸）四两 黄芩四两 青礞石（消煅）五钱 沉香二钱半 犀角五钱 皂角五钱 麝香五分 朱砂五钱

【用法】上为细末，水为丸，如梧桐子大，朱砂为衣。每服七十丸，温水送下。

【主治】癫痫惊狂，一切怪症。

人参琥珀丸

【来源】《证治准绳·类方》卷五。

【组成】人参（去芦） 琥珀（另研） 茯神（去木） 白茯苓（去皮） 石菖蒲（节密小者） 远志各半两（酒浸半日，去心） 乳香（另研） 酸枣仁（温酒浸半日，去壳，纸上炒令香熟） 朱砂（另研，水飞）各二钱半

【用法】上为细末，炼蜜为丸，如梧桐子大。每服二十丸，食后温酒送下，一日二次；如不能饮，大枣汤送下。可常服。

【主治】

1.《证治准绳·类方》：癫病。

2.《景岳全书》：癫痫。

3.《医灯续焰》：失神狂乱，哀乐无由，惊悸不时，夜不能寐，一切恍惚不宁。

生铁落饮

【来源】《证治准绳·类方》卷五。

【别名】生铁落汤（《杂病源流犀烛》卷十六）。

【组成】生铁四十斤（入火烧赤沸，砧上煅之，有花出如兰如蛾纷纷坠地者，是名铁落，用水二斗，煮取一斗，入后药） 石膏三两 龙齿（研） 白茯苓（去皮） 防风（去芦）各一两半 玄参 秦艽各一两

【用法】上为粗散，入铁汁中煮取五升，去滓，入竹沥一升，和匀。温服二合，不拘时候，一日五服。

【功用】《金匮翼》：坠痰镇心。

【主治】

1.《证治准绳·类方》：狂。

2.《金匮翼》：痰火热狂。

3.《杂病源流犀烛》：风气发涌所生白沫潮痰。

金箔丸

【来源】《证治准绳·类方》卷五。

【组成】金箔二百片 腻粉半两

【用法】用新小铛子中先布金箔，逐重用粉隔之，然后下牛乳一小盏，用文火煎至乳尽，金箔如泥，即于火上焙干，研为末，蒸饼为丸，如小豆大。每服五丸，食后新汲水送下。

【主治】心脏风邪，恍惚狂言，意志不定。

收阳温粉

【来源】《杏苑生春》卷三。

【组成】白术 藁本 川芎 香白芷各等分

【用法】上为细末。每药末一两加细米粉一两五钱，和匀，用夹生绢袋盛，周身扑之。另以玉屏风散，水煎热服 。

【主治】发汗太过，遂漏不止，其人发狂。

芩连导痰方

【来源】《杏苑生春》卷三。

【组成】枳实（麸炒） 南星各一钱 橘红（去白） 半夏各二钱 白茯苓一钱五分 甘草（蜜炙）三分 黄芩一钱 黄连六分

【用法】上锉。加生姜七片，水煎，加竹沥、生姜汁，食远温服。

【主治】狂言乱语，精神恍惚，痰涎壅盛。

【宜忌】忌葱、蒜、薤、韭生痰之物。

定志汤

【来源】《杏苑生春》卷七。

【组成】菖蒲　茯神　当归　橘皮各一钱　远志　人参各一钱二分　甘草五分（炙）

【用法】上锉，水煎，食前热服。

【主治】言语失伦，常常戏笑而不发狂，属心虚者。

【加减】如有痰，加半夏七分，生姜三片。

驱风化痰汤

【来源】《寿世保元》卷五。

【组成】人参　白术（去芦）白茯苓（去皮）半夏（姜炒）陈皮　枳实（酒炒）当归（酒洗）川芎　白芍（酒炒）桔梗（去芦）南星　远志（甘草水泡，去心）瓜蒌仁　白附子　僵蚕　天麻　黄连（酒炒）黄芩（酒炒）甘草　怀生地

【用法】上锉一剂。加生姜五片，水煎，温服。

【主治】癫狂、五痫、眩晕，气血虚，挟风痰郁火，时作时止，痰涎壅盛，心神昏愦。

加味八珍汤

【来源】《济阴纲目》卷十二。

【组成】人参　白术　茯苓　甘草（炙）当归　川芎　芍药　熟地　远志　茯神各二钱

【用法】上锉。加生姜、大枣，水煎服。

【功用】补养元气。

【主治】产后癫狂，乃血虚神不守舍而然。

降龙丹

【来源】《明医指掌》卷七。

【组成】黑铅一两（熔开，投水银一两，不住手炒，炒至成粉为度）朱砂五钱　蛇含石五钱（火内煅过）金箔五百片　银箔五百片

【用法】上为细末，为丸如芡实大。每服三丸，茯神汤磨化下。

【功用】抑肝镇心。

【主治】狂症。因大怒动其肝风，或因大惊动其心火，或素有痰，卒为火升，升而不降，壅塞心窍神明，不得出入，主宰失其号令，心反为痰所役，一时发越，若逾垣上屋，持刀杀人，裸体骂詈不避亲疏，飞奔疾走，涉水如陆者。

服蛮煎

【来源】《景岳全书》卷五十一。

【组成】生地　麦门冬　芍药　石菖蒲　石斛　川丹皮（极香者）茯神各二钱　陈皮一钱　木通　知母各一钱半

【用法】水一钟半，煎七分。食远服。

【功用】行滞气，开郁结，通神明，养正除邪。

【主治】

1.《景岳全书》：水不制火兼心肾微虚而狂。

2.《中医大辞典·方剂分册》：郁结不遂，疑虑惊恐，而致痴呆，言语颠倒，举动失常。

【加减】如痰胜多郁者，加贝母二钱；痰盛兼火者，加胆星一钱五分；阳明火盛，内热狂叫者，加石膏二三钱；便结胀满多热者，玄明粉二三钱调服，或暂加大黄亦可；气虚神困者，加人参随宜。

朱砂滚痰丸

【来源】《济阳纲目》卷四十六。

【别名】朱衣滚痰丸（《医宗金鉴》卷五十一）。

【组成】大黄（酒蒸）片黄芩各八两　沉香半两　礞石（煅）一两　朱砂二两（另研为衣）

【用法】上为细末，水为丸，如梧桐子大。每服四五十丸，临卧、食后茶清、温水任下。

【主治】痰热攻心，癫狂唱哭。

胆草一物汤

【来源】《简明医彀》卷二。

【组成】龙胆草

【用法】水煎服。

【主治】阳狂。

育神镇心丸

【来源】《丹台玉案》卷二。

【组成】羚羊角　犀角各四钱　胆星（制过九次者）远志（去心）茯神（去木）柏子仁（去油）石菖蒲　橘红各八钱　礞石（煅过）六钱　大黄五钱　天麻（煨过）七钱　牛黄二钱　瓜蒌曲五钱　麝香一钱二分　朱砂二钱　真金泊三十张

【用法】上为细末，竹沥同胆星打糊为丸，朱砂金箔为衣。每服一丸，空心姜汤送下。

【主治】五种痫证，并癫狂惊恐，痰迷心窍。

牛黄丸

【来源】《丹台玉案》卷三。

【组成】茯神　远志（去骨）羚羊角　麦门冬各一两五钱（去心）牛黄一两二钱　犀角　龙脑　真阿胶（蛤粉炒）麝香　沉香各二两　川芎　杏仁（去尖油）人参　枳实各八钱（麸炒）金箔三百片　防风　当归（酒洗）朱砂（研细）大附子（黄连、甘草煮）桔梗各一两（炒）白芷七钱　黄连二两（姜汁炒）

【用法】上为极细末，炼蜜为丸，重一钱二分，朱砂金箔为衣，蜡封。姜汤调下；小儿惊风，薄荷汤调下。

【主治】诸风缓纵，言语謇涩，心忪健忘，头目眩晕，胸中烦郁，痰涎壅塞，心经不足，神志不定，惊恐畏怖，虚损少睡，喜怒无时，癫狂痫。

加味滚痰丸

【来源】《丹台玉案》卷三。

【组成】大黄六两（蒸、晒九次）黄芩五两（酒炒）胆南星　青礞石（消煅）沉香　橘红各二两

【用法】上为细末，竹沥为丸。每服三钱，空心白汤送下。

【主治】诸般痰症，失心丧志，癫狂痫病。

坠痰丸

【来源】《丹台玉案》卷四。

【组成】大黄（酒煨）一两　贝母（去心）胆星　青礞石（煅过）石菖蒲各一两　麝香一钱　蛇含石（煅红，醋淬七次）五钱

【用法】上为末，姜汁为丸。每服一钱，空心白滚汤下。

【主治】痰火凝结于胸膈，以致癫狂，谵语妄言。

苏合香丸

【来源】《证治宝鉴》卷一。

【组成】苏合香　木香　犀角　白术　丁香　沉香　安息香　香附　麝香　熏陆香

【用法】炼蜜为丸，朱砂为衣。姜汁、竹沥煎汤送下；治癫狂，以童便调下。

【主治】中风不省人事，癫狂。

内府牛黄丸

【来源】《证治宝鉴》卷二。

【组成】竹节白附子二两（为末，用狗胆六七枚，取汁搅匀，仍入胆内风干）天麻二两（生姜自然汁制）九节石菖蒲二两（竹沥制）人乳粉六钱（夏晒，取寒水顿）劈朱砂六钱（水飞）牛黄一分五厘　金箔二十贴（或加琥珀末）

【用法】上为极细末，猪心血为丸，如小绿豆大。初服一钱二分，每日加一分，至二钱重止，金银煎汤送下。

【主治】癫及狂痫。

一醉散

【来源】《病机沙篆》卷六。

【组成】朱砂五钱　蔓陀萝花二钱五分

【用法】上为末。每服二钱，酒送下。若醉便卧，勿惊之。

【主治】狂症。

辰砂丸

【来源】《病机沙篆》卷六。

【组成】辰砂　白矾　郁金

【用法】上为末，炼蜜为丸。每服十丸，薄荷汤送下。

【功用】补魄之三阴。

【主治】狂症。

【方论】喜乐无极则伤魄，魄伤则狂，当以恐胜之，以凉药补魄之阴。

大宝丹

【来源】《诚书》卷八。

【组成】羚羊角 犀角 琥珀 防风各一钱 甘草（炙） 胆星（炒）各二钱 辰砂（飞） 麝香 龙脑各五分 金箔三十片

【用法】上为末，糠米粉为丸，金箔为衣。薄荷汤送下。

【主治】脏热，狂癫见鬼，大叫飞走。

异功汤

【来源】《诚书》卷八。

【组成】羌活 防风 全蝎 天麻 枳实 黄芩 黄连 胆星 橘红 茯神

【用法】加生姜，水煎服。

【主治】诸痫狂厥。

【加减】实甚，加大黄；虚者，加枣仁、白术。

独活散

【来源】《诚书》卷八。

【组成】独活 麻黄（去节） 川芎 天麻（煨） 防风 细辛 荆芥穗各一钱 甘草（炙） 熟大黄各五分

【用法】加生姜，水煎服。

【主治】小儿狂癫痓痉。

琥珀镇心丸

【来源】《何氏济生论》卷五。

【组成】琥珀五钱 龙齿（煅，研） 川连（酒炒） 朱砂 麦冬一两 天竺黄七钱 犀角 羚羊角（研）六钱 枣仁 远志 茯神五钱 石菖蒲五钱 麝香二钱 牛黄三钱 珍珠二钱 雄黄五钱 金箔四十张（为衣）

方中龙齿、川连、朱砂、犀角、枣仁、远志用量原缺。

【用法】上炼蜜为丸，如龙眼大。每服一丸，临卧时灯心汤送下。

【主治】神志失守，癫狂谵妄。

竹沥达痰丸

【来源】《医方集解》。

【组成】青礞石一两 沉香五钱 大黄（酒蒸） 黄芩 橘红 半夏各二两 甘草一两

【用法】先将礞石打碎，用朴消一两，同入瓦罐，盐泥固济，晒干火煅，石色如金为度，研末，和诸药，竹沥、姜汁为丸，姜汤送下。

【功用】

1.《重订通俗伤寒论》：苦辛咸降，荡涤痰涎。

2.《古今名方》：清热逐痰。

【主治】

1.《医方集解》：实热老痰，怪证百病。

2.《饲鹤亭集方》：痰火上逆，喘急昏迷，如痴如狂，惊痫厥逆，无论老幼，痰多怪病，变幻百出之症。

3.《重订通俗伤寒论》：痰火蕴结胃肠，恶心呕吐，胸膈壅塞，嘈杂脘满，便溏腹泄，或肠中辘辘有声之重者。

4.《全国中药成药处方集》（上海方）：痰多喘急。

5.《古今名方》：咳喘痰稠，大便秘结，舌苔黄厚而腻；以及痰热蕴结，神志昏迷，癫狂惊痫。

【宜忌】《全国中药成药处方集》（上海方）：孕妇忌服。

胜火神丹

【来源】《石室秘录》卷一。

【组成】熟地三两 麦冬三两 玄参六两 山茱萸一两

【用法】煎二碗服。

【主治】发狂。

祛狂至神丹

【来源】《石室秘录》卷一。

【组成】人参一两　白术一两　半夏三钱　天南星三钱　附子一钱

【用法】水煎，大剂灌之。

【功用】固正气，祛痰，祛邪。

【主治】发狂如见鬼状，或跌倒不知人，或中风不语，或自卧而跌在床下者。

玄麦至神汤

【来源】《石室秘录》卷三。

【组成】玄参一斤　麦冬半斤

【用法】煎汤服。发狂服救胃自焚汤，饮尽必睡；急再用本方煎汤候之，一醒即以此汤与之，彼必欣然自饮，服完必又睡，又将滓煎汤候之，醒后再饮，彼即不若从前之肯服，亦不必强，听其自然可也；后用胜火神丹，此生治之一法也。

【主治】发狂。

治救寒狂丹

【来源】《石室秘录》卷三。

【组成】人参一两　茯神一两　白术一钱　半夏一钱　南星一钱　附子一钱　菖蒲三分

【用法】水煎服。

【主治】寒症发狂，骂詈，不口渴，索饮，与之水不饮。

【方论】此方之妙，全在补气而又不十分祛痰。盖寒症发狂与痫症同治，加入附子以消寒气，菖蒲引入心经，自然下喉熟睡，病如失也。方内再用柴胡一钱，以舒其肝木郁气，尤易奏功。

散花去癫汤

【来源】《石室秘录》卷三。

【组成】柴胡五钱　白芍七钱　当归五钱　炒栀子三钱　甘草一钱　茯神三钱　菖蒲一钱　麦冬五钱　元参三钱　白芥子三钱

【用法】水煎服。如不肯服，用人灌之，彼必骂詈不休，久之人倦欲卧，卧后醒来，自家羞耻，紧闭房门者三日，少少与之饮食，自愈。一剂后不必更与之药也。

【功用】平肝散郁祛邪。

【主治】妇人花癫，忽然癫痫，见男子则抱住不放，此乃思慕男子不可得，忽然病如暴风疾雨，罔识羞耻，见男子则以为情人，此肝木枯槁，内火燔甚，脉弦出寸口。

火齐汤

【来源】《石室秘录》卷六。

【组成】石膏一两　玄参三两　人参三两　知母一钱　黄连三钱　茯神一两　白芥子三钱

【用法】水煎服。

【主治】阳明火热，发狂者。

【方论】此方石膏以降胃火，玄参以清浮游之火，知母以降肾火，黄连以降心火，茯神以清心，引诸火从小便而出，白芥以消痰，则神清而心定，然非多加人参，则胃气消亡，又安能使诸药之降火哉？此方之所以妙而神也。

定魂同体丹

【来源】《石室秘录》卷六。

【组成】人参一两　茯神五钱　柏子仁三钱　生枣仁一两　远志一钱　白芥子三钱　丹砂一钱　当归一两　白术一两　甘草一钱　麦冬五钱　龙齿末五分

【用法】水煎服。

【主治】离魂症。自觉吾身之外，更有一吾。

祛热生胃汤

【来源】《石室秘录》卷六。

【组成】石膏三两　知母三钱　人参五钱　元参三两　茯苓一两　麦冬三两　车前子五钱

【用法】水煎服。

【主治】凡有火热而发狂，或汗如雨下，口渴舌燥，或如芒刺者。

【方论】石膏知母以泻胃火，人参以生胃气，元参去浮游之焰，麦冬生肺中之阴，茯苓、车前引火下行于膀胱从小便而出。且火盛者口必渴，口渴必多饮水，吾用此二味以分湿则水流，而火自藏水自散矣。

二石汤

【来源】《辨证录》卷四。

【组成】人参五钱　石膏五钱　寒水石二钱　茯苓三钱　半夏二钱　丹皮五钱

【用法】水煎服。

【功用】火起发狂，腹满不得卧，面赤心热，妄见妄言，如见鬼状。

卫生汤

【来源】《辨证录》卷四。

【组成】人参一两　茯苓五钱　玄参一两　天花粉三钱　麦冬五钱　生地五钱　丹皮三钱

【用法】水煎服。

【主治】狂病。身热发狂，所言者无非淫乱之语，所喜者无非欢愉之事。

【方论】方中只玄参、生地、丹皮乃清心包之药，其人参、茯苓、麦冬仍是补心之品，心强而心包之火自弱矣。况玄参、生地、丹皮虽泻心包而亦是补心之剂，自然拨乱为安，化奸为忠也。或谓心中虚寒，用人参以补虚是也。然用玄参、生地、丹皮之类，虽凉心包，独不益心之寒乎？似乎宜加热药以济之也。嗟呼！心寒用热药理也。然而心包火旺，用助火之药以益心，必由心包而后能入，火性炎蒸，心未必得益，而转助心包之焰矣。故不若用人参以助心之为得。盖人参亦能助心包，非心包所恶；用玄参之类共入之，自然拥卫其心，指挥群药，以扫荡炎氛，将心气自旺，寒变为温，何必用热药以生变哉！

平热汤

【来源】《辨证录》卷四。

【组成】人参五钱　黄耆一两　甘草一钱　麦冬一两　黄芩一钱　青皮五分　竹沥一合　白芍五钱　茯苓三钱　枣仁三钱　炒栀子五分　天花粉三钱　柴胡五分

【用法】水煎服。

【主治】为强横者所折辱，愤懑不平，遂病心狂，时而持刀，时而踰屋，披头大叫。

【方论】此方变竹叶石膏汤，以治阳明之虚热也。甘温以退大热，复佐之以甘寒，使阳明之火相顺而不逆，转能健土于火宅之中，消烟于余氛之内。土既有根，火亦自息，何狂之不去乎！

正心汤

【来源】《辨证录》卷四。

【组成】人参　熟地各一两　玄参　麦冬各二两　菖蒲一钱　白芥子三钱

【用法】水煎服。

【主治】心包之热，身热发狂。

加味白虎汤

【来源】《辨证录》卷四。

【组成】人参二两　石膏三两　知母五钱　茯苓五钱　麦冬三两　甘草一钱　半夏三钱　竹叶二百片　糯米一撮

【用法】水煎服。

【主治】阳明胃经火旺，热极发狂，登高而呼，弃衣而走，气喘，发汗如雨。

加味温养汤

【来源】《辨证录》卷四。

【组成】人参一两　白术二两　麦冬一两　半夏三钱　肉桂一钱

【用法】水煎服。

【主治】思虑过度，耗损心血，致患癫疾，或哭或笑，或裸体而走，或闭口自言，喃喃不已。

坎水汤

【来源】《辨证录》卷四。

【组成】石膏一两　玄参二两　甘草一钱　天花粉三钱　炒栀子三钱　车前子二钱

【用法】水煎服。

【主治】热极发狂，登高而呼，弃衣而走，气喘发汗如雨。

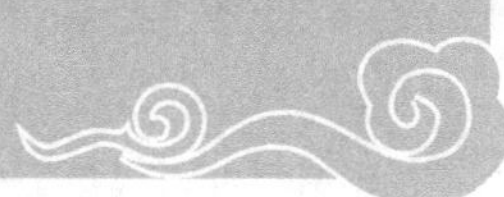

泻子汤

【来源】《辨证录》卷四。

【组成】玄参三两　甘菊花一两　知母三钱　天花粉三钱

【用法】水煎服。

【主治】阳明胃火盛，热病发狂，腹满不得卧，面赤心热，妄见妄言，如见鬼状。

救焚疗胃汤

【来源】《辨证录》卷四。

【组成】人参一两　玄参一两　竹沥一合　陈皮二分　神曲五分　山药五钱　百合五钱

【用法】水煎服。

【主治】忍饥过劳，忽然发狂，披发裸形，罔知羞恶。

清心丹

【来源】《辨证录》卷四。

【组成】黄连三钱　茯神五钱　生枣仁五钱　人参三钱　麦冬一两　玄参一两　丹参三钱

【用法】水煎服。一剂而神定，再剂而狂定，不必用三剂也。

【功用】清心。

【主治】心热发狂，易喜易笑，狂妄谵语，心神散乱，目有所见。

散花丹

【来源】《辨证录》卷四。

【组成】柴胡二钱　炒栀子五钱　白芍二两　当归一两　生地一两　熟地二两　玄参二两　天花粉三钱　陈皮一钱　茯神五钱

【用法】水煎服。一剂而癫轻，二剂而羞恶生，三剂而癫失，必闭门不见人也。

【功用】泻肝火，补肾水，舒郁气。

【主治】妇人肝火炽盛，肝气郁结，而成癫证。一时发癫，全不识羞，见男子而如怡，遇女子而甚怒，往往赤身露体而不顾。

遏火汤

【来源】《辨证录》卷四。

【组成】人参　白术　生地各五钱　玄参一两　甘草一钱　知母一钱　天花粉二钱　陈皮五分　神曲一钱　丹皮五钱

【用法】水煎服。

【主治】忍饥过劳，伤胃动火，忽然发狂，披发裸形，罔知羞恶。

舒愤汤

【来源】《辨证录》卷四。

【组成】白芍二两　炒栀子五钱　玄参一两　天药粉三钱　柴胡一钱

【用法】水煎服。一剂狂定，再剂愈，三剂全愈。

【主治】阳明胃土衰之狂病。多由为强者所折辱，愤懑不平，遂病心狂，时而持刀，时而逾屋，披头大叫。

解妄汤

【来源】《辨证录》卷四。

【组成】人参一两　黄连　茯神　柏子仁　玄参　丹参各三钱　生枣仁五钱　甘草一钱　肉桂二分

【用法】水煎服。一剂狂定，二剂痊愈。

【功用】清心。

【主治】人有心热，心神散乱，易喜易笑，狂妄谵语，目有所见。

人参竹叶石膏汤

【来源】《辨证录》卷六。

【组成】人参五钱　石膏一两　麦冬一两　竹叶三百片　知母三钱　甘草一钱　糯米一撮

【用法】水煎服。

【功用】泻胃火。

【主治】

1.《辨证录》：阳明火起发狂，腹满不得卧，面赤而热，妄见妄言。

2.《石室秘录》：胃中有火，大渴饮水，有汗

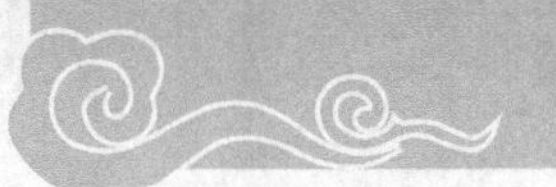

如雨。

苦龙汤

【来源】《辨证录》卷六。

【组成】地龙二十条　苦参五钱

【用法】水煎服。一剂即止狂，不必再服。

【主治】阳明火起发狂，腹满不得卧，面赤而热，妄见妄言。

助金祛邪丹

【来源】《辨证录》卷十。

【组成】麦冬一两　茯苓五钱　黄连五分　苏叶一钱　桔梗二钱　甘草一钱　白术三钱　人参一钱　陈皮一钱　天花粉三钱　神曲二钱

【用法】水煎服。

【功用】补土泻火，消痰逐邪。

【主治】邪中肺气，目见鬼神，口出胡言，或说刀斧砍伤，或言弓矢射中，满身疼痛，呼号不已。

【方论】此方心、肺、脾、胃四经同治之法也。攻邪之中，不伤正气，所以正气既回，邪气即散矣。

定魂汤

【来源】《辨证录》卷十。

【组成】白芍二两　麸炒栀子三钱　甘草一钱　半夏三钱　肉桂三分　枳壳一钱

【用法】水煎服。

【主治】人中木气之邪，口中大骂，以责自己，口吐顽涎，眼目上视，怒气勃勃，人不可犯。

兼攻汤

【来源】《辨证录》卷十。

【组成】石膏五钱　人参三钱　白术一两　厚朴二钱　天南星三钱　半夏三钱　陈皮一钱　麦冬一两

【用法】水煎服。

【功用】泻火平胃，祛痰养脾。

【主治】感邪气于一时，即狂呼大叫，见人大骂，大渴索饮，身出大汗，有似亡阳。

培土饮

【来源】《辨证录》卷十。

【组成】人参三钱　白术一钱　茯苓五钱　半夏三钱　附子三分　玄参一两

【用法】水煎服。二剂愈。

【主治】中邪之病，感邪气于一时，即狂呼大叫，见人则骂，大渴索饮，身体出汗，有似亡阳。

解魅丹

【来源】《辨证录》卷十。

【组成】白矾二钱　甘草　藜芦一钱

方中甘草用量原缺。

【用法】水煎，执病人灌之。一剂必大吐而愈，不可再剂也。

【主治】火热在胃，致发狂症，裸体瞪目，大诟且怯人，不使近医，药治之即倾于地，无可如何。

五芝丸

【来源】《嵩崖尊生全书》卷九。

【组成】大黄五钱（酒浸）　礞石（煅）二钱　南星（矾水浸）　半夏　皂角（水浸）各二钱　枳壳一钱　风化消　黄芩各五分

【用法】神曲和丸，服百丸。服后小便赤，大便如胶，其验也。

【主治】痰盛癫狂，脚气走注，痞块，嘈呕喘肿，心痛连少腹，噎膈。

六君健脾汤

【来源】《医学传灯》卷下。

【组成】人参　白术　白茯　甘草　陈皮　半夏　枳壳　厚朴　杏仁　泽泻　炮姜

【主治】癫狂，清热之后，脉来沉细者；癫病，语言谵妄，喜笑不休，抑郁不遂，脉沉小无力。

加味铁落饮

【来源】《重订通俗伤寒论》引胡在兹方。

【组成】生石膏三两　青龙齿　辰茯神　青防风各

一两五钱　元参　秦艽各一两　鲜生地四两

【用法】先用铁落八两，长流水一斗，煮取五升，并以上七味加竹沥半升，羚角五钱，入铁汁中，煮取二升，去滓，和入竹沥。温分五服，一日服尽。

【主治】狂病。忿郁暴怒上逆，狂躁笑哭，面色清皎，大便通调者。

加减大承气汤

【来源】《重订通俗伤寒论》。

【组成】生川军　风化消　枳实各五钱　煅礞石　皂荚各二钱。

【用法】上药煎成，冲入猪胆汁、米醋各两小匙，调服西牛黄二分。

【主治】狂证由于醇酒厚味，积热蒸痰，或乘天气极热，盛怒不释，而为狂妄骂詈歌笑，甚则垣上屋，面色浊闷，二便结涩者。

加减散花去癫汤

【来源】《重订通俗伤寒论》。

【组成】生白芍一两　当归　麦冬各五钱　焦栀　元参　辰茯神　杜牛膝各三钱　川柴胡二钱　生甘草　白芥子　鲜石菖蒲各一钱　当门子五厘（冲）

【主治】情欲狂。妇女思慕男子不得，忽然发狂，见男子抱住不放，以为情人，罔识羞耻，甚至裸体奔走，脉必弦出寸口，此名花癫，俗称发花呆。

参珀茯神汤

【来源】《重订通俗伤寒论》。

【组成】西洋参　麸炒枣仁各一钱半　茯神四钱　石菖蒲　远志肉各一钱　乳香六分　琥珀　辰砂各五分（二味和匀同冲）

【用法】水煎去滓，调下金箔镇心丸。

【主治】伤寒心风发狂。发则牙关紧急，痰涎上塞，口吐白沫，迷闷恍惚，醒则狂言多惊，喜怒不常，甚则或歌或哭，舌色纯绛鲜泽，略有垢浊薄苔，或红而上罩粘腻，似苔非苔。

柔肝息风煎

【来源】《重订通俗伤寒论》引胡在兹方。

【组成】制首乌　黄甘菊　辰茯神　归身　石斛　川断　广郁金各三钱　白蒺藜　远志肉各一钱半　川芎　明矾各八分

【功用】柔肝育阴，息风除涎。

【主治】肝阴虚，内风上冒神明，兼挟涎沫，而为失心癫狂，延久不愈。

犀羚三汁饮

【来源】《重订通俗伤寒论》。

【组成】犀角尖一钱　带心连翘二钱　东白薇三钱　皂角刺三分　羚角片一钱半　广郁金三钱（杵）　天竺黄三钱（老式）　粉丹皮一钱半　淡竹沥两瓢　鲜石菖蒲汁两匙　生藕汁二瓢

【用法】先用犀、羚二角，鲜茅根五十支（去衣），灯心五分，活水芦笋一两，煎汤代水，三汁和匀同冲。临服调入至宝丹四丸和匀化下。

【功用】开窍透络，豁痰通瘀。

【主治】邪陷包络，挟痰瘀互结清窍，症必痉厥并发，终日昏睡不醒，或错语呻吟，或独语如见鬼，目白多现红丝，舌虽纯红，兼罩粘涎。

【方论】以犀、羚凉血熄风，至宝芳香开窍为君；臣以带心连翘宣包络之气郁，郁、丹通包络之血郁，白薇专治血厥，竺黄善开痰厥；尤必佐角刺，三汁轻宣辛窜，直达病所，以消痰瘀；使以芦笋、茅根、灯心，轻清透络。庶几痰活瘀散，而包络复其横通四布之常矣，此为开窍透络豁痰通瘀之良方。

藜香散

【来源】《重订通俗伤寒论》。

【组成】白藜芦九分　真麝香一分

【用法】上为细末，搐鼻。

【功用】取嚏，通脑气。

【主治】痰火灼肝重症，昏狂痉厥，癫痫痴呆，直上巅顶，冲激神气。

癫狂霹雳散

【来源】《重订通俗伤寒论》。

【组成】雄黄　雌黄　冰片　西牛黄各五分　生山栀二十枚　白急性子一钱　生白砒四分　生绿豆一百八十粒

【用法】将绿豆冷水浸少顷，去皮，余药各生晒为末，另研入冰、黄。大人可服一钱，十五六岁者，用四分，白汤送下。再令食粉面糕饼等少许，当吐。如一时未吐，以硬鹅毛蘸桐油搅喉探吐，吐后人倦，安卧半日，欲食，少少进微温米饮，切勿多，亦勿热，越日方进米粥。吐后每多口渴，不可饮茶，即取清童便饮之，或服自己小便，名轮回酒，皆能洗涤余浊，兼解毒药。

【功用】化顽痰浊涎。

【主治】癫狂。见面色板钝，目神滞顿，迷妄少语，喜阴恶阳，饮食起居若无病者。多从屈郁不伸，而为失志痴呆。

活圣散

【来源】《良朋汇集》卷一。

【组成】甜瓜蒂

【用法】上为末。每服五分，重者服一钱，温水送下即吐；如不吐再服。倘吐不止，用开水解，或葱汤，加麝香（研）少许更好。

【主治】痰迷心窍，癫狂昏迷，惊痫。

【加减】若有虫吐出者，加雄黄一钱。

天冬膏

【来源】《良朋汇集》卷二。

【组成】天门冬一斤（用水泡透）　生地黄二斤（用水泡透）

【用法】上药安木臼内捣一二千杵，取其汁再入温汤，更捣，又取其汁，不论几次，直待二药无味方止，以文武火熬成膏子，盛瓷器内。每服一匙，温酒化下，不拘时候，一日三次。

【主治】风癫。

二陈竹沥胆星汤

【来源】《伤寒大白》卷二。

【组成】熟半夏　白茯苓　陈皮　甘草　胆星　竹沥

【主治】挟痰发狂。中脘有痰，胸膈痞满，迷塞包络，口出无伦语，症似阳狂，但唇不焦，口不渴，舌有滑胎，关脉洪滑。

【加减】寒凉凝结，加生姜；内有积热，加栀、连；湿郁，合平胃散；气结，加枳壳、香附、石菖蒲。

双解散

【来源】《伤寒大白》卷二。

【组成】羌活　葛根　柴胡　防风　荆芥　石膏　黄芩　滑石　山栀　连翘　知母　甘草　桔梗

【用法】无汗，脉浮数，先以羌活冲和汤散表，后以双解散和解表里。

【功用】和解表里。

【主治】发狂，外有表邪壅闭，内有积热。

黄连解毒汤

【来源】《伤寒大白》卷二。

【组成】黄连　黄芩　黄柏　山栀　石膏

【功用】清里热。

【主治】发狂之症，外无表邪，里无痰食。

济坤丹

【来源】《胎产秘书》卷下。

【别名】回生至宝丹。

【组成】川芎　当归　牛膝　蒲黄（酒拌，隔纸炒）　茯苓　桃仁　熟地各一两（九蒸九晒）　三棱　芍药　羌活　橘红　萸肉　灵脂各五钱　木瓜　青皮各七钱　良姜四钱　香附　延胡　苍术　益母各一两　乳香　没药（去油）各三钱　甘草　黄葵子各五钱　乌药（去皮）一两五钱　麝香三钱

【用法】上除木香、乳、没、麝另研入外，余共为细末听用；又以大黄一斤（净）为末，苏木三两，河水五碗，煎三碗，去滓存汁，乌豆三升，水六碗，煎豆汁三碗，去豆；红花三两（炒黄）入好酒四碗，煮四五沸，去花存酒；先将大黄末好醋

七碗煮干，再下醋五碗煮干，又下醋三碗，入豆苏、红花酒汁共煎为糊样，取起，其镬焦亦铲起为末，入煎药和匀，同糊捣为丸，重五钱五分，阴干。每服一丸，酒送下。重者二丸。

【主治】产后十八症。难产；胎衣不下；死胎不下；眼目昏花；口干心闷；寒热如疟；咳嗽，寒热不定；败血如肝；四肢浮肿；失音不语；血邪癫狂妄语；心腹痛；百节酸疼；舌干津枯，鼻中出血，绕顶生疮；腰痛如角攻；小便短缩；喉中蝉声；胸膈气满，喘逆不食。

霹雳散

【来源】《绛雪园古方选注》。

【组成】雄黄五分　人言四分　冰片五分　生山栀二十枚　牛黄五分　急性子一钱　生绿豆一百八十粒　雌黄五分

【用法】先将绿豆冷水洗，去皮，同余药各生晒干为末。大人用七分，十五六岁者用四分。或粉面糕饼令其食，少倾吐出顽痰为妙。晚以稀粥补之。

【功用】《退思集类方歌注》：涌吐风痰，泄浊阴。

【主治】阳狂，痴癫。

【方论】明系痴癫是藏病，多由肝经风痰随气上逆于心，迷乱神明，故宜涌而吐之。生黄砒不及炼白砒，燥烈纯热，劫痰善吐，但炼砒毒能伤人，故必重用生绿豆以解其毒。然有服之其毒内攻而不吐者，又必以食物如粉面糕饼鼓动胃气，则无有不吐者矣。山栀轻扬上浮，急性子下气透骨，是即栀子豉汤激而行之，相助以吐。雄黄入肝之阳分，杀精辟鬼；雌黄入肝之阴分，祛风杀虫。牛黄入肝藏引风外出；冰片入骨髓搜风可尽。刚猛毒药，无微不入，胸中即有固结顽痰，亦必倒仓吐出，其神明得以归舍而清矣。

生铁落饮

【来源】《医学心悟》卷四。

【组成】天冬（去心）　麦冬（去心）　贝母各三钱　胆星　橘红　远志肉　石菖蒲　连翘　茯苓　茯神各一钱　元参　钩藤　丹参各一钱五分　辰砂三分

【用法】用生铁落煎熬三炷线香，取此水煎药，内服。服后安神静睡，不可惊骇叫醒，犯之则病复作，难乎为力。凡狂症，服此药二十余剂而愈者多矣。

【主治】

1.《医学心悟》：狂症。发作则暴，骂詈不避亲疏，甚则登高而歌，弃衣而走，踰垣上屋，此痰火结聚所致。

2.《笔花医镜》：心热癫痫。

【加减】若大便闭结，或先用滚痰丸下之。

【验案】神经精神系统反应　《浙江中医学院学报》（1996，3∶35）：褚氏等用本方加减，治疗氟嗪酸诱发神经精神系统反应9例。药用：生铁落（或以龙齿代）、浙贝母、胆南星、橘红、茯苓、石菖蒲、连翘、钩藤、玄参、远志、茯神、朱砂、天冬、麦冬、丹参，兼便秘者加生大黄，每日1剂，水煎服，7剂为1疗程。结果：1个疗程后，8例症状基本消失，1例加用西药后症状好转。

河车丸

【来源】《医学心悟》卷四。

【组成】紫河车一具　茯苓　茯神　远志各一两　人参五钱　丹参七钱

【用法】炼蜜为丸。每早开水送下三钱。

【主治】癫、狂、痫。

定痫丸

【来源】《医学心悟》卷四。

【组成】明天麻一两　川贝母一两　胆南星（九制者）五钱　半夏（姜汁炒）一两　陈皮（洗，去白）七钱　茯苓（蒸）一两　茯神（去木，蒸）一两　丹参（酒蒸）二两　麦冬（去心）二两　石菖蒲（石杵碎，取粉）五钱　远志（去心，甘草水泡）七钱　全蝎（去尾，甘草水洗）五钱　僵蚕（甘草水洗，去嘴，炒）五钱　真琥珀（腐煮，灯草研）五钱　辰砂（细研，水飞）三钱

【用法】用竹沥一小碗，姜汁一杯，再用甘草四两熬膏，和药为丸，如弹子大，辰砂为衣。每服一丸，照五痫分引下：犬痫，杏仁五个煎汤化下；羊痫，薄荷三分煎汤化下；马痫，麦冬二钱煎汤

化下；牛痫，大枣二个煎汤化下；猪痫，黑料豆三钱煎汤化下，一日二次。

【主治】男、妇、小儿痫症或癫狂。

【加减】加人参三钱尤佳。

醒迷至宝丹

【来源】《惠直堂方》卷二。

【组成】胆星三钱　朱砂三钱（水飞为衣）　金箔十张　生枣仁三钱　远志　茯神三钱　柴胡三钱　半夏曲二钱　川贝母二钱　广皮一钱　天花粉三钱　生甘草一钱　木香一钱　砂仁一钱

方中远志用量原缺。

【用法】上为末。炼蜜为丸，如梧桐子大，朱砂为衣。每服三四十丸，清晨清汤送下。多服除根。

【主治】痰迷心窍，呆痴狂癫，不论新久。

生铁落饮

【来源】《医略六书》卷二十二。

【组成】生铁落一斤（砧上铁花，入水二斗，煮至一斗）　生石膏五钱　生地黄一两　羚羊角钱半　青防风钱半　白茯神二钱（去木）　白龙齿三钱（煅）黑元参三钱　真金箔一帖

【用法】上为末，入铁落饮中煮至二升，去滓，冲竹沥一升，分温三服。

【主治】狂妄，脉洪数弦急者。

抱龙丸

【来源】《医略六书》卷二十二。

【组成】银粉三两　朱砂三两　乳香一两半

【用法】上为细末，炼蜜为丸，每服一钱，井花水送下。

【主治】狂妄不止，脉浮者。

【方论】虚阳浮越，心气不降，心神失其运用之权，故狂妄不能自安焉。银粉降离归坎，朱砂镇心安神，乳香活血脉以荣心血也。丸以白蜜，益虚润燥；下以井花水，化热归原，使虚阳下蛰，则心气自宁，而神志得安，安有狂妄不退者乎。此镇坠浮越之剂，为虚阳狂妄之专方。

退火回生丹

【来源】《种痘新书》卷十二。

【组成】滑石一钱　朱砂二分　冰片二厘　人中黄五分

【用法】上为末。灯心汤调服，睡少时，神安气宁痘即转红活。

【主治】痘大热烦渴红紫，惨暗，惊搐狂谵。

【加减】体弱者，加人参三分同煎。

通涎散

【来源】《金匮翼》卷四。

【组成】瓜蒂五钱

【用法】上为末。每服一钱，井花水调下。涎出即愈；如未出，含砂糖一块，下咽即出。

【主治】忽患癫狂不止，或风涎暴作，气塞倒仆。

苓甘姜附龙骨汤

【来源】《四圣心源》卷五。

【组成】半夏三钱　甘草二钱　干姜三钱　附子三钱　茯苓三钱　麦冬二钱（去心）　龙骨三钱　牡蛎三钱

【用法】水煎大半杯，温服。

【主治】癫狂。

【加减】有痰者，加蜀漆。

化痰丸

【来源】《仙拈集》卷二。

【组成】蛇含石二两（醋淬七次，以酥为度）

【用法】黑雄猪胆为丸，如芥子大。每服五分、七分，至一钱为止。十二三服即愈。更服后宁神饮。

【主治】风狂，痰迷心窍。

宁神饮

【来源】《仙拈集》卷二。

【组成】茯苓　陈皮　瓜蒌各八分　黄芩　远志　枣仁各六分　半夏　贝母各一钱　甘草五分

【用法】生姜三片为引，水二钟煎，食远服。先服

化痰丸，后服本方。

【主治】风狂痰迷心窍。

【加减】心热，加麦冬、黄连。

清心汤

【来源】《仙拈集》卷二。

【组成】人参　白术　茯苓　远志　枣仁　川芎　生地　石菖蒲各一钱　当归　麦冬一钱半　甘草五分

方中当归用量原缺。

【用法】水煎服。

【主治】癫狂。

七宝如意丹

【来源】《同寿录》卷一。

【组成】人参（去芦）一两　川乌（炮，去皮尖）二两　川连（去芦须）一两　茯苓（去皮）一两　桔梗（去芦）一两　干姜（慢火煨）一两　柴胡（去芦）一两　肉桂（去皮，晒）一两　菖蒲（洗净）一两　木香一两　紫菀（去须，洗净）一两　槟榔（鸡心者）一两　当归（酒洗净）一两　猪牙皂（去皮）一两　川椒（去子，炒）一两　吴茱萸（去梗，盐水浸一宿）一两　厚朴（去皮，姜汁浸）一两　巴豆（去壳，去油，净）　大附子（童便泡，去皮脐）一个

方中巴豆用量原缺。

【用法】以上十九味，入臼中杵三千下，炼蜜为丸，如梧桐子大，用好辰砂为衣，收贮瓶内，置洁净处。遇病照后开汤引，五更时吞服。蛊胀，每服五至九丸，甘草汤送下；痞块，每服五至九丸，蓬术汤送下；膈气、五般食积、心腹膨胀、心气痛，每服五至七丸，生姜汤送下；酒毒便红，每服三至五丸，温酒送下；阴证伤寒，每服九丸，姜汤送下；肠中气块，每服五丸，煨姜汤送下；腹中成块痛不止，每服五至七丸，皂角煎酒送下；疟疾，每服二至五丸，桃枝汤送下；误吞毒物，每服九丸，温酒送下；膀胱疝气肿痛，每服三丸，研萝卜子或茴香汤送下；喉闭，每服七至九丸，温酒送下；瘟疫热病，每服三至五丸，井水送下；阴阳二毒、伤寒伤风，每服三至五丸，薄荷汤送下；岚瘴不服水土，伏尸传劳五痫，每服九丸，姜汤送下；颠狂，每服五至九丸，黑枣汤送下；怔忡，每服三丸，黑枣、荆芥汤送下；大麻风成块，面如虫行，口眼歪斜，脱眉烂肉，每服五至九丸，荆芥煎酒送下；偏身麻木，左瘫右痪，偏正头风，每服五至七丸，荆芥酒送下；鹤膝风，紫白点，风痰风癣，每服三至五丸，煎荆芥酒送下；肠风脏毒，每服三丸，陈米汤送下；消渴、泻泄，每服三丸，温酒送下；诸般痢、大小便闭，每服七丸，温酒送下；赤痢，每服五至七丸，黄连汤送下；白痢，每服五至七丸，甘草汤送下；气喘咳嗽，每服三至五丸，生姜汤送下；翻胃吐食，每服五至七丸，荜澄茄汤送下；五淋，每服五丸，甘草、灯心汤送下；腰背痛，每服三至五丸，盐汤送下；十肿水气，每服五丸，茯苓汤送下；黄疸，每服五丸，茵陈汤送下；诸痔，每服三丸，淡矾汤送下；血气刺痛，每服三丸，牛膝汤送下；产后肠痛下血，每服五丸，阿胶酒送下；血崩，每服五丸，百草霜调酒送下；死胎，每服七丸，苎麻煎酒送下；血晕头痛，每服三丸，姜汤送下；赤白带，每服三丸，丝绵灰调酒送下；月经不调及不受孕，每服五丸，艾醋汤送下；小儿急慢惊风，金银花、薄荷汤送下，一岁一丸，三岁三丸；疳虫，使君子、灯心汤送下，一岁一丸，三岁三丸；气痛，姜汤送下；一岁一丸，三岁三丸；唾涎咬牙，盐汤送下，一岁一丸；腮肿丹瘤，痈疽疔疬，每服三至五丸，温酒送下。上药引一时不便，即用开水亦可，小儿不能吞下，化开服之。

《理瀹骈文》将诸药研末，绛囊盛之，佩于胸前，能避邪，或用油熬丹收贴。

【主治】膨胀，痞块，膈气，食积，疟疾，疝气，怔忡，癫狂，头风，痢疾，翻胃，黄疸，诸痔；妇人月经不调，赤白带下；小儿急慢惊风。

【宜忌】忌荤腥、油腻等物；孕妇忌服。

乌巴丸

【来源】《医部全录》卷二九六。

【组成】乌梅五个　巴豆五粒（去油成粉）

【用法】上为末，粥为丸，如黍米大，朱砂为衣。大人三五丸，临卧白汤送下。谅下三四行，白粥止之。

【主治】癫狂热结，乱叫不止。

芩连清心丸

【别名】芩连清心汤（《类证治裁》卷四）。

【来源】《杂病源流犀烛》卷七。

【组成】黄芩　黄连　麦门冬　天花粉　茯神　丹参　牛黄　菖蒲　远志

【主治】心热癫狂。

郁金丸

【来源】《杂病源流犀烛》卷七。

【组成】朱砂　郁金　白矾

【用法】《丸散膏丹集成》：为细末，水为丸，如梧桐子大。每服三四十丸，熟汤送下。

【功用】补魄。

【主治】因惊忧得之，痰涎久留心窍，或因喜乐无极而伤魄所致的癫狂。

醒心茯苓丸

【来源】《续名家方选》。

【组成】白茯苓八钱　莪术六钱　沉香二钱　朱砂四钱六分

【用法】为水丸，如梧桐子大，朱砂拌为衣。日服百丸，白汤送下。

【主治】狂乱。

龙虎双降散

【来源】《古方汇精》卷一。

【组成】大黄　天花粉各六两　元参十两　麦冬（去心）　滑石各五两　银柴胡　荆芥　丹参各二两　白芍　石膏各三两

【用法】上为净末，和匀。每服八钱，地浆煎服。

【主治】时行瘟疫，失心癫狂，一切火热蕴结重症。

癫狂梦醒汤

【来源】《医林改错》卷下。

【组成】桃仁八钱　柴胡三钱　香附二钱　木通三钱　赤芍三钱　半夏二钱　腹皮三钱　青皮二钱　陈皮三钱　桑皮三钱　苏子四钱（研）　甘草五钱

【用法】水煎服。

【主治】癫狂。哭笑不休，詈骂歌唱，不避亲疏，许多恶态。

医痫无双丸

【来源】《医钞类编》卷十四。

【组成】制南星　法半夏　归身　生地　石膏各一两　志肉　麦冬　酸枣仁　辰砂　人参　白术　陈皮　川连各五钱　白附　牛胆黄　荆芥穗　独活　犀角　白芩　僵蚕各五钱　天麻七钱

【用法】上为细末，炼蜜为丸服。

【主治】癫、狂、痫。

制心汤

【来源】《医钞类编》卷十四。

【组成】黄连（姜汁炒）　石菖蒲　胆星　石膏（煅）　丹砂　枣仁　大黄（酒炒）　枳壳　乳香

【用法】水煎服。

【主治】狂病，痰火蔽塞心窍。

清心汤

【来源】《医钞类编》卷十四。

【组成】黄连　黄芩　栀子　连翘　薄荷　甘草　芒消　大黄　石菖蒲　麦冬各等分

【用法】上加竹叶三十片，水煎服。

【主治】心受热邪，狂言叫骂，动履失常。

加味三黄汤

【来源】《医醇剩义》卷二。

【组成】黄连五分　黄芩一钱　黄柏一钱　连翘一钱五分　丹皮二钱　山栀一钱五分　赤芍一钱　薄荷一钱

【用法】水三钟，煎一钟，热服。

【主治】实火。气分偏盛，壮火升腾，发热错语，口燥咽干，阳狂烦躁。

清火涤痰汤

【来源】《医醇剩义》卷二。
【组成】丹参二钱　麦冬二钱　茯神二钱　柏仁二钱　贝母二钱　橘红一钱　胆星五分　僵蚕一钱五分（炒）　菊花二钱　杏仁三钱
【用法】水煎，加淡竹沥半杯，生姜汁一滴，冲服。
【主治】痰火，甚则阳狂烦躁，语言错乱。

丹皮柴胡犀角汤

【来源】《医学金针》卷六。
【组成】丹皮　柴胡　生地　白芍　茯苓各三钱　犀角一钱（研汁）　炙草二钱
【用法】水煎，温服。
【主治】狂病，喜怒乖常。

猪心丸

【来源】《医门补要》卷中。
【组成】猪心一个（不下水，切片，焙脆，研末）　甘遂三钱　石菖蒲一钱半
【用法】上为末，用贝母三钱煎汤为丸。每日早晨以生铁落二两煎汤送下。虚人、小儿须服少许。
【主治】痰火入心发狂。

琥珀射星丸

【来源】《外科传薪集》。
【组成】辰砂　琥珀　射干　真陈胆星各一钱
【用法】上为细末，用猪心血为丸，金箔为衣，如小梧桐子大。

《青囊秘传》：每服五十丸。

【主治】

1.《外科传薪集》：痰迷心窍。

2.《青囊秘传》：癫狂。

太乙紫金锭

【来源】《饲鹤亭集方》。
【组成】毛慈姑四两　文蛤二两　大戟三两　千金霜二两　雄黄四钱　朱砂一两　麝香四钱　丁香四钱　冰片二钱
【用法】糯米糊打成锭，每重一分。
【主治】四时疫疠，山岚瘴气，霍乱吐泻，肚腹疼痛，牙关紧急，癫狂迷乱，及小儿惊风，疔毒。
【宜忌】孕妇忌服。

痫症镇心丸

【来源】《饲鹤亭集方》。
【组成】犀角　胆星各一两　珍珠一钱五分　犀黄一钱　云苓　麦冬　枣仁各一两五钱　远志　黄连　菖蒲　甘草各五钱　辰砂三钱
【用法】上为末，炼蜜为丸，丸重八分，辰砂为衣，用蜡封口。每服一丸，姜汤化下。
【主治】心火炽甚，痰气昏迷，神识不清，癫痫狂疾，妄言见鬼，一切情志郁逆之症。

龙虎丸

【来源】《经验各种秘方辑要》。
【组成】西牛黄三分　巴豆霜三分　水飞辰砂一分　白石三分
【用法】酌加米粉为丸。一小料分作二十丸，辰砂为衣。轻则一丸，重则二三丸，以温开水送下。约半小时许，非吐即泻，逾时再服一丸，以俟之。如年远者，须服数丸。症重则白石仍用三分，病大愈，接服侯氏黑散。如年远痰坚窍闭，宜先服猪心丸，次日服龙虎丸，见效尤速。
【主治】

1.《经验各种秘方辑要》：阴癫阳痫。

2.《重订通俗伤寒论》：伤寒发狂。

3.《全国中药成药处方集》：痰热搅乱心脑引起神志失常，不省人事，癫痫发狂，神呆静坐，语无伦次，叫骂不休，痰涎壅盛，口噤肢搐。
【宜忌】愈后忌食猪肉二年。孕妇忌服。体虚者不忌。

加味将军汤

【来源】《医学探骊集》卷五。

【组成】犀牛角二钱　羚羊角二钱　真锦纹川军四两

【用法】水煎，温服。早晨空心服药，俟其大泻后，至晚不可与食。其人不能饮烧酒者，用烧酒四两，香油二两，能饮二两者，用烧酒六两，香油二两，折杨枝百根，皆六寸许，将油、酒对一处，用杨枝搅之，每根搅五六十下，搅完将油、酒火上微温，令病人以羹匙饮之，饮尽为度。病者既一日不食，饮完此酒，必大醉思睡，任其睡去，不可惊动。饮此酒有呕者，有不呕者，其形下一，及其睡醒，再与粥或淡汤食之，其病若失。如觉有不爽之处，可取鸠尾、中脘针之，留五小时乃出针，针后服清镇丹一剂。

【主治】狂病或登高而歌，或弃衣而走，或妄见妄言，或打人骂人者。

加减爪蒂泌

【来源】《医学探驱集》卷五。

【组成】瓜蒂一两　黍芦一两　硼砂一两　郁金六钱

【用法】上为末。每服三钱，滚水冲服。

【主治】癫病。呆呆痴痴，喜怒哀乐，发之皆不中节，或忘前失后，或言语不伦，或无故喜怒，或忽位忽止而体壮者。

抵痰汤

【来源】《医学探骊集》卷五。

【组成】天南星三钱（生）　礞石四钱（煅）　海浮石五钱　山甲三钱（炙）　诃子四钱　橘红五钱　龙骨三钱　甘草二钱

【用法】元酒煎服。

【主治】癫病呆呆痴痴，喜怒哀乐，发之皆不中节，或忘前失后，或言语不伦，或无故喜怒，或忽泣忽止，体较弱者。

【方论】此方用南星为君能燥湿痰，佐以礞石能坠顽痰，诃子能化郁痰，橘红能导滞痰，以甘草调中，以龙骨收敛，以山甲引药达病所，使其积聚之痰，皆从海浮石由胸部之汗而出，其胸部愈见粘液愈妙。抵者触也，谓触动其痰，从汗而去也。

滚痰丸

【来源】《镐京直指医方》。

【组成】青礞石四钱　沉香八分　制锦纹五钱　广木香一钱　黄芩一钱五分　枳实二钱

【主治】顽痰怪症，睡醒神浊，妄言不觉，便闭气逆，痰火上壅。

龙虎丸

【来源】《千金珍秘方选》。

【组成】西牛黄三分　巴豆霜三分　冰片一分　水飞辰砂一分　白信三分

【用法】上为末，酌加烂饭同捣为丸。病轻者服一丸，重者服二丸，以温开水送下。若不肯吃者，纳药于粉糕中，便不觉而食之。服后约半时许，非吐即泻，逾时再服一丸以俟之。如年远者，须服数丸以见效。

【主治】阴癫阳狂，痰入心包络，不省人事，登高弃衣，歌笑不寐；或神呆静坐，语言不发。

【宜忌】孕妇忌服。愈后忌食猪肉一、二年。

【方论】癫痫之疾，皆由于痰入心包络，白信专能燥痰，以之为君；巴豆辛热破痰，导之下行，使白信之性过而不留，以之为臣；反佐以牛黄之甘寒，通窍辟邪，清心解毒，制白信、巴豆之猛烈，合朱砂为镇慑，真治癫狂之圣药也。

荡痰汤

【来源】《医学衷中参西录》上册。

【组成】生赭石二两（轧细）　大黄一两　朴消六钱　清半夏三钱　郁金三钱

【主治】癫狂失心，脉滑实者。

荡痰加甘遂汤

【来源】《医学衷中参西录》上册。

【组成】生赭石二两　大黄一两　朴消六钱　清半夏三钱　郁金三钱　甘遂末二钱

【用法】甘遂末，调药汤中服。

【主治】癫狂失心，脉滑实，顽痰凝结之甚者。

调气养神汤

【来源】《医学衷中参西录》上册。

【组成】龙眼肉八钱　柏子仁五钱　生龙骨（捣碎）五钱　生牡蛎（捣碎）五钱　远志（不炙）二钱　生地黄六钱　天门冬四钱　甘松二钱　生麦芽三钱　菖蒲二钱　甘草一钱半　镜面朱砂（研细，用头次煎药汤两次送服）三分

【用法】磨取铁锈浓水煎药。

【功用】养神明，滋心血，理肝气，清虚热。

【主治】其人思虑过度，伤其神明，或更因思虑过度，暗生内热，其心肝之血，消耗日甚，以致心火肝气，上冲头部，扰乱神经，致神经失其所司，知觉错乱，以是为非，以非为是，而不至于疯狂过甚者。

【方论】龙眼肉色赤入心，且多津液，最能滋补血分，兼能保和心气之耗散，故以之为主药；柏树杪向西北，禀金水之精气，其实采于仲冬，饱受霜露，且多含油质，故善养肝，兼能镇肝（水能养木，金能镇木），又与龙骨、牡蛎之善于敛戢肝火、肝气者同用，则肝火肝气自不挟心火上升，以扰乱神经也；用生地黄者，取其能泻上焦之虚热，更能助龙眼肉生血也；用天门冬者，取其凉润之性，能清心宁神，即以开燥痰也；用远志、菖蒲者，取其能开心窍，利痰涎，且能通神明也；用朱砂、铁锈水者，以其皆能镇安神经，又能定心平肝也；用生麦芽者，诚以肝为将军之官，中寄相火，若但知敛之镇之，或激动其反应之力，故又加生麦芽，以将顺其性，盖麦芽炒用能消食，生用则善舒肝气也。至于甘松，用之以清热、开瘀、逐痹，兼有安养神经之效。

玄麦地黄汤

【来源】《中国医学大辞典·补遗》。

【组成】玄参　麦门冬（去心）各二钱　熟地黄八钱　白茯苓　牡丹皮　泽泻各三钱　山药　山茱萸各四钱

【用法】水煎服。

【功用】降火益水。

【主治】阴虚，心火狂躁，肾水不足。

镇癫宁心丸

【来源】《北京市中药成方选集》。

【组成】节菖蒲五钱　陈皮五钱　枣仁（炒）五钱　黄芩八钱　礞石（煅）四钱　乳香（炙）四钱　没药（炙）四钱　白术（炒）四钱　蒌仁（炒）四钱　生地四钱　白附子（炙）四钱　当归四钱　牙皂三钱　法半夏三钱　南星（炙）三钱　远志（炙）三钱　天麻三钱　僵蚕（炒）三钱　黄连三钱　白芍三钱　甘草三钱　茯苓四钱　人参（去芦）三钱

【用法】共研细粉，过罗，加朱砂一钱，犀角一钱，沉香三钱，麝香五钱，研和令匀，炼蜜为丸，重五分，蜡皮封固。每服1～2丸，温开水送下，一日二次。

【功用】镇惊，豁痰，安神。

【主治】神经错乱，癫痫疯狂，痰迷心窍，烦躁不安。

【宜忌】忌气恼忧思。

癫狂马宝散

【来源】《北京市中药成方选集》。

【组成】马宝二两　琥珀一钱　龙涎香一钱　珍珠（豆腐炙）一分　牛黄五分

【用法】上研细末，装瓶重三分，每次病轻者服半瓶，病重者服一瓶。

【功用】

1.《北京市中药成方选集》：镇静，豁痰，安神。

2.《中药制剂手册》：定志。

【主治】

1.《北京市中药成方选集》：神经错乱，狂躁不安。

2.《中药制剂手册》：痰热蒙蔽心窍引起的癫狂，口吐涎沫，神识不清，语言谵妄，疯狂打闹，烦躁不安，惊惕失眠，哭笑无常及精神分裂症等。

安神丸

【来源】《全国中药成药处方集》（抚顺方）。

【组成】朱砂一两　酒黄连一两半　生地五两　当

归二两　甘草五钱　白参　白术　茯神　枣仁各一两　寸冬八钱

【用法】上为细末，炼蜜为丸，每丸二钱重。每服一丸，一日三次，白水送下。

【功用】清热，镇静，安神。

【主治】惊悸语无伦次；阳痫卒然倒地，昏迷不醒，吐沫抽搐，移时自起；神经刺激太深，发为狂癫，叫骂奔走；神经错乱，不分亲疏，哭笑无定，忧郁欲死。

癫狂丹

【来源】《全国中药成药处方集》（沈阳方）。

【组成】公丁香　沉香　雄黄　青皮　黄芩　胡黄连各三钱　乳香　麝香　熊胆各二钱五分　檀香三两　轻粉四钱半　黄连　牵牛　三棱　甘草　莪术　陈皮　雷丸（甘草水浸一宿，酒拌蒸）　鹤虱各一两　大黄一两半　赤小豆三两　巴豆（去油）七个

【用法】上为极细末，荞面糊为小丸。每服十粒，白开水送下。

【功用】镇静安神。

【主治】癫狂不安，言语失次，悲哭无常，凶狂怒骂，自歌自舞，神经错乱。

【宜忌】剧药，孕妇忌服。

达营汤

【来源】《中成药研究》（1978，3：30）。

【别名】达营丸。

【组成】三棱 60g　莪术 60g　赤芍 30g　生大黄 30g

【用法】上药水煎三次，压滓取汁，制成浓煎，每剂 160 毫升，分二次服用，每日一剂。同服达营丸，直至下月发病日期后一星期，约服 30 ～ 40 剂，病情可控制，则停服汤剂，单服达营丸，每次 15g，一日二次，连服 3 ～ 4 个月，疗效明显。

【主治】周期性精神病。

【宜忌】孕妇及月经过多、易出血者忌用。

【验案】周期性精神病　44 例周期性精神病（情感性精神病及精神分裂症）病人，经服用达营汤、丸，临床结果表明：有效 40 例，无效 4 例，治愈率为 90.9%。随访中有 8 例复发，经首次治疗而缓解后停药 1 ～ 3 年，再次用药症状缓解，长者达 10 年，未复发者 32 例。

加减温胆汤

【来源】《中级医刊》（1987，12：45）。

【组成】半夏　茯苓　竹茹　陈皮　枳壳　太子参　枣仁　远志　菖蒲　甘草

【用法】水煎服，每日 1 剂，30 天为 1 疗程。

【主治】各类神经官能症，精神分裂症，情感性精神病，更年期综合征，植物神经功能紊乱，冠心病，癫痫及其精神障碍，高血压等。

【验案】在精神医学中应用的体会　《中级医刊》（1987，12：45）：以本方治疗各类精神障碍病人 132 例，男 103 例，女 29 例；年龄 15 ～ 73 岁。结果：痊愈 41 例（31.1%）；好转 74 例（56.1%）；无效 17 例（12.9%）。复发 22 例，复发率为 16.7%；总有效率为 87.1%。

瓜葵泻心汤

【来源】《首批国家级名老中医效验秘方精选》。

【组成】瓜蒌 30 ～ 60g　制南星 10g　姜半夏 10g　黄连 6 ～ 10g　栀子 15g　枳实 15g　竹沥 10 毫升（兑入）　橘红 10g　柴胡 10g　大黄 10g　菖蒲 10g　郁金 12g　白芍 15g　甘草 3g

【用法】每日一剂，水煎，分 2 次温服。

【功用】舒肝解郁，清心化痰。

【主治】精神分裂症，烦躁不安，多语善疑，或哭笑无常，夜不安寐，或尿黄便秘，舌红苔黄，脉弦数或滑数。

【加减】躁狂不安，便秘者，加礞石 10 ～ 15g；失眠重者，加朱砂研细冲服 1g；口渴喜饮者，加知母 15g。

【方论】肝主疏泄而喜条达，心主神明而恶热。若所愿不遂，忧郁恚怒，肝气郁滞，郁久化火，灼津生痰。痰、气、火三相结，母病及子，扰乱心神，则精神失常，遂成是症。治当疏肝理气，清心泻火，涤痰开窍，安神定志。组方以柴胡、枳实疏肝解郁；二药升降相合，更加郁金、白芍，共理气机；瓜蒌、南星、半夏、橘红宽胸利气，

化痰散结；竹沥豁痰利窍；更以栀子、黄连直清心肝之火；大黄苦寒降泻导痰火下行。诸药合用，疏肝解郁，清心化痰，痰火一清，则心神自安。辅以心理启示，劝说开导，效果更好。

甘麦龙胆解郁汤

【来源】《首批国家级名老中医效验秘方精选·续集》。

【组成】龙胆草 10g　柴胡 10g　黄芩 10g　生地 10g　清夏片 6g　茯苓 12g　川厚朴 6g　苏梗 10g　小麦 15g　生草 6g　炒枣仁 10g　木香 6g

【用法】每日一剂，水煎三次，早晚分服。

【功用】清肺解郁，和血安神。

【主治】癔病，表现为精神不振，胸胁痞满，气出不畅，烦躁多怒，哭笑无常，多言乱语，或默不作声，不知食欲，二便不调，夜不安眠，不分昼夜，出门行走等证。

【验案】陈某，女，34 岁。因纠纷被殴打，精神失常，哭笑不止，自语谩骂，两目直视，不食不眠，出门游走，二便不调，症已十余日。在当地卫生院服镇静安眠药，开始有效，以后无效，反而前证加剧，有时打其爱人。舌苔白厚。诊其脉沉状不定，乃以甘麦龙胆解郁汤治之，服药八剂，诸证消除痊愈。

蛇胆陈皮化痰散

【来源】《部颁标准》。

【组成】陈皮（蒸）3859g　蛇胆汁 8g　朱砂 772g　僵蚕（制）772g　琥珀 77g　地龙（炭）772g

【用法】制成散剂，每瓶装 0.6g，密闭，防潮。用开水或清茶送服，1 次 0.6g，未满 4 岁的儿童服 0.3g，每日 2～3 次。

【功用】祛风化痰，清热安神。

【主治】痰热发狂，神志不宁，咳痰喘促。

【宜忌】忌烟、酒及油腻、油炸、生冷食品。

清心滚痰丸

【来源】《部颁标准》。

【组成】金礞石（煅）30g　大黄 180g　沉香 60g　黄芩 180g　甘遂（醋炙）120g　牵牛子 60g　猪牙皂 60g　马舌子 15g　人参 15g　肉桂 15g　金钱白花蛇（去头晒实）6g　朱砂粉 150g　牛黄 21g　冰片 36g　羚羊角粉 24g　水牛角浓缩粉 96g　珍珠粉 15g

【用法】制成大蜜丸，每丸重 3g，密封。口服，1 次 1～2 丸，每日 1 次。

【功用】清心涤痰，泻火通便。

【主治】顽痰蒙蔽心窍引起的神志错乱，语无伦次，哭笑无常，疯狂打闹，羊痫风症。

【宜忌】孕妇忌服，体弱者慎服。

清热安宫丸

【来源】《部颁标准》。

【组成】胆膏粉 50g　黄连 25g　栀子 50g　黄芩 50g　朱砂 50g　石决明 50g　郁金 50g　大黄 50g　雄黄 50g　黄柏 50g　冰片 15g　木香 15g

【用法】制成水蜜丸或大蜜丸，大蜜丸每丸重 3.5g，水蜜丸每 15 丸重 2.0g，密封。口服，水蜜丸 1 次 2g，大蜜丸 1 次 1 丸，每日 2 次。

【功用】清热解毒、镇静。

【主治】内热烦躁不安，头目眩晕，失眠，神昏谵语，癫狂痫症。

【宜忌】孕妇忌服。

癫狂龙虎丸

【来源】《部颁标准》。

【组成】牛黄 180g　巴豆霜 180g　白矾 180g　朱砂 60g

【用法】制成糊丸，每 100 丸重约 3g，密闭，防潮。口服，1 次 6 丸，每日 1 次，重症 1 次 10 丸，或遵医嘱。

【功用】攻泻祛痰，开窍醒神，镇惊安神。

【主治】痰迷心窍，神识皆乱，叫骂不寐，毁物殴人，或精神抑郁，哭笑无常。

【宜忌】孕妇及体虚者忌服；忌食猪肉。

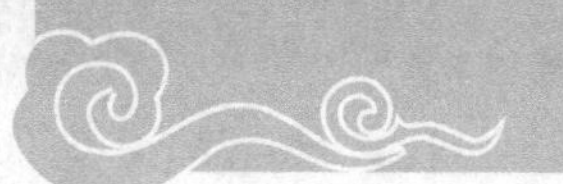

四十二、惊恐

惊恐，指反复的、有时为不可预料的焦虑或恐惧发作。发作突如其来，让人极端痛苦，持续几分钟。《黄帝内经·素问·举痛论》曰：“惊则气乱，……惊则心无所倚，神无所归，虑无所定，故气乱矣。”《阴阳应象大论》曰“恐伤肾”，《举痛论》曰：“恐则气下。”《类证治裁》说：“惊恐伤神，心虚不安。”《儒门事亲》：“惊则气乱，恐则气下，惊恐虽若同类，而不知恐之伤人，尤甚于惊。何也？盖惊出于暂，而暂者即可复；恐积于渐，而渐者不可解”。病人临床常表现为日常活动时，突然感到气短，胸闷、胸部压紧或疼痛感，头晕或轻度头痛，晕厥，震颤或颤动，不真实感，口干，难以集中思想或讲话，视物模糊，或呼吸困难，喉头堵塞，心悸，手麻，足麻，出汗，潮热或寒战等。本病成因与先天禀赋不足，肝肾虚弱，受外来惊吓有关。治疗宜补养精血，安神定志为基础。

龙骨汤

【来源】方出《肘后备急方》卷三，名见《圣济总录》卷十四。

【别名】茯神汤（《鸡峰普济方》卷十一）。

【组成】龙骨　远志　茯神　防风　牡蛎各二两　甘草七两　大枣七枚

【用法】以水八升，煮取二升，分二次服，日日作之。

【主治】惊忧怖迫逐，或惊恐失财，或激愤惆怅，致志气错越，心行违僻，不得安定者。

茯苓汤

【来源】方出《肘后备急方》卷三，名见《圣济总录》卷十四。

【组成】茯苓　干地黄各四两　人参　桂各三两　甘草二两　麦门冬一升（去心）　半夏六两（洗去滑）　生姜一斤

【用法】以水一斗，又杀乌鸡取血及肝心，煮三升，分四服，日三次，夜一次。其间少食无爽，作三剂愈。

【主治】惊忧怖迫逐，或惊恐失财，或激愤惆怅，致志气错越，心行违僻，不得安定者。

茯神丸

【来源】方出《古今录验》引陈明方（见《外台秘要》卷十五），名见《圣济总录》卷十四。

【组成】茯神一两半　牛黄五铢　菖蒲　远志（去心）　茯苓各二分　人参三两

【用法】先将五味为细末，然后入牛黄同研，再罗，炼蜜为丸，如梧桐子大。每服二十丸，温酒送下，食后良久及夜卧时服。

【主治】心惊恐，志意不定，五脏不足，甚者忧愁恐惧，悲伤不乐，忽忽喜忘，朝愈暮发，甚则狂眩。

【宜忌】忌醋物、羊肉、饧。

安心煮散

【来源】《备急千金要方》卷十三。

【别名】安心散（《普济方》卷十六）。

【组成】远志　白芍药　宿姜各二两　茯苓　知母　紫菀　赤石脂　石膏　麦门冬各四十二铢　桂心　麻黄　黄芩各三十铢　萎蕤三十六铢　人参二十四铢　甘草十铢

【用法】上为粗散。先以水五升，淡竹叶一升，煮取三升，去滓，煮散一方寸匕，牢以绢裹煮，时动之，煎取八合为一服，一日二次。

【主治】心热满，烦闷惊恐。

【方论】《千金方衍义》：此兼竹沥、茯神散二方之制，方中麻黄、远志、萎蕤即茯苓散中升麻、桂心、麦冬之义，人参、甘草、黄芩，即竹沥汤中人参、白术、栀子之义，三方合，究其微，则滋中寓清，清中寓散，散中寓清之法。

补心丸

【来源】《备急千金要方》卷十三。

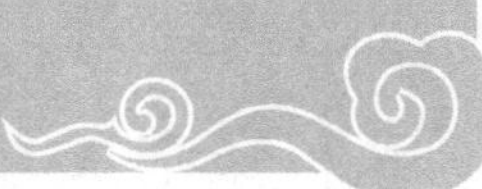

【组成】当归　防风　川芎　附子　芍药　甘草　蜀椒　干姜　细辛　桂心　半夏　厚朴　大黄　猪苓各一两　茯苓（一方用茯神）　远志各二两

【用法】上为末，炼蜜为丸，如梧桐子大。每服五丸，酒送下，一日三次。不知，加至十丸。冷极加热药。

【主治】脏虚，善恐怖如魇状；及女人产后余疾，月经不调。

【方论】《千金方衍义》：恐怖虽属心肾之虚，然如魇状，乃虚阳鼓激痰涎涌塞心包，而成正虚邪实之象。虚能受热，故用姜、附；实能受寒，故用大黄；独倍用远志引领诸药，归就心包，以建补虚逐实之功。诸脏安和，则君主泰然，又何必专用补心之药乎。

十黄散

【来源】《备急千金要方》卷十四。

【组成】雄黄　人参各五分　黄芩　大黄　桂心　黄耆　黄柏　细辛各三分　黄连　黄昏　蒲黄　麻黄各一分　黄环　泽泻　山茱萸各二分（一方有生黄二分）

【用法】上药治下筛。未食前温酒服方寸匕，每日三次。不知，加至二匕。

【主治】脏腑气血少，自觉不安，忽忽喜悲，善恐怖。

【加减】羸劣者，更加人参五分。

【方论】《千金方衍义》：十黄散专主本虚惊恐及风水外激，故取雄黄以辟百邪，以治阴邪浊恶之患；人参、黄耆、桂心、山萸护持心肾血气；麻黄、细辛外发肌表之邪；黄芩、黄连、大黄、黄柏、蒲黄、泽泻内泄脏腑血闭。惟黄昏、黄环人所未详，黄昏一名合欢，《本经》安五脏，和心志；黄环本名狼跋，《本经》治鬼魅邪气寒热，但非常用之品，以故罕有识者。

紫石酒

【来源】《备急千金要方》卷十四。

【别名】紫石英酒（《千金方衍义》卷十四）。

【组成】紫石英一斤　钟乳四两　麻黄　茯苓　白术各三两　防风　远志　桂心各四两　甘草三两

【用法】上锉。以酒三斗渍，春三日。每服四合，一日三次，亦可至醉，常令有酒气。

【主治】久风虚冷，心气不足，或时惊怖。

【方论】《千金方衍义》：久风虚冷，袭于心包，虽用麻黄、防风不能使透膈膜，故用苓桂术甘汤和营健脾，逐湿祛痰，更取钟乳之反激助雄、紫石之搜逐阴邪，远志之通关利窍，渍之以酒，则麻黄、防风得以逞缓祛之力。

定志补心汤

【来源】《千金翼方》卷十五。

【组成】远志（去心）　菖蒲　人参　茯苓各四两

【用法】上锉。以水一斗，煮取三升，分三服。

【主治】心气不足，心痛惊恐。

五邪丸

【来源】《外台秘要》卷十五引《深师方》。

【组成】芎䓖　龙角（无角用齿）　茯苓　紫石英（研）　防风　厚朴（炙）　铁精（研）　甘草（炙）各四分　远志六分（去心）　丹参　大黄　栀子仁　桂心　细辛　菖蒲　椒（汗，去目）　人参　干姜　附子（炮）　吴茱萸各五分　芥子三分　禹余粮七分（研）

【用法】上药治下筛，和以蜜为丸，如梧桐子大。末食，服二十丸，夜服十丸，枣汤送下。不知，增之。

【主治】邪气所中，涉于脏腑，心惊恐怖，梦寤愁忧，烦躁不乐，心神错乱，邪气经人五脏，往来烦闷，悲哀啼泣，常如苦怖，吸吸短气。当发之时，恍惚喜卧，心中踊踊，忽然欲怒，颠倒手足，冷清气乏，食即呕逆。

【宜忌】忌海藻、菘菜、生葱、生菜、猪羊肉、饧等物。

铁精散

【来源】《外台秘要》卷十五引《深师方》。

【组成】铁精　茯苓　川芎　桂心　猬皮（炙）各三两

【用法】上为末。每服一钱五匕，以酒送服，每日三次。不知，稍增至一钱以上，知之为度。

【主治】惊恐妄言，或见邪魅，恍惚不自觉，发作有时，或如中风。

【宜忌】忌酢物、生葱。

沙参散

【来源】《太平圣惠方》卷三。

【组成】沙参三分（去芦头） 甘菊花三分 酸枣仁三分 枳实三分（麸炒微黄） 桔梗三分（去芦头） 茯神三分 桑根白皮三分（锉） 葳蕤三分 羚羊角屑三分 大腹皮三分（锉）

【用法】上为散。每服三钱，以水一中盏，煎至六分，去滓温服，不拘时候。

【主治】肝脏气逆，面色青，多饶恐怒，胸膈烦滞，心神不安。

雄黄丸

【来源】《太平圣惠方》卷二十。

【组成】雄黄三分（细研） 人参一两（去芦头） 安息香一两 川椒一分（去目及闭口者，微炒出汗） 川大黄三分（锉，微炒） 铁粉半两（细研） 沉香三分 防风半两（去芦头） 薯蓣三分 附子半两（炮裂，去皮脐） 白茯苓半两 朱砂三分（细研）

【用法】上为末，入研了药令匀，炼蜜为丸，如梧桐子大。每服二十丸，以人参茯苓汤送下，不拘时候。

【主治】五脏风虚，六腑邪热，风热相搏，令人寐即惊恐忧恚，寤即恍惚怔忪，忽恐忽喜，恒怖如狂。

雄黄散

【来源】《太平圣惠方》卷五十六。

【组成】雄黄一两（细研） 黄芩半两 黄连一分（去须） 黄柏一分（锉） 川大黄半两（锉碎微炒） 黄耆半两（锉） 桂心半两 细辛半两 黄环半两 泽泻半两 山茱萸半两 蒲黄一分 麻黄半两（去根节） 人参半两（去芦头）

【用法】上为细散。每服一钱，以温酒调下，日三服，不拘时候。不愈，稍增至二钱服。

【主治】五脏六腑气少，亡魂失魄，五脏不安，忽喜忽悲，恐怖如有鬼物，皆发于大惊及当风，从高堕下落水所致。

朱砂丸

【来源】《太平圣惠方》卷八十三。

【组成】朱砂三分（细研，水飞过） 人参半两（去芦头） 龙脑一钱（细研） 马牙消半两 麝香一钱（细研） 牛黄（细研） 天竹黄（细研） 麦门冬（去心，焙） 犀角屑 茯神 升麻 子芩 甘草（炙微赤，锉）各一分

【用法】上为末，炼蜜为丸，如绿豆大。每服五丸，以温水研下，不拘时候。

【主治】小儿心肺烦热，黄瘦毛焦，睡卧多惊，狂语。

牛黄清心丸

【来源】《太平惠民和济局方》卷一。

【别名】大牛黄清心丸（《古今医统大全》卷八十八）、牛黄丸（《医便》卷五）

【组成】白芍药 麦门冬（去心） 黄芩 当归（去苗） 防风（去苗） 白术各一两半 柴胡 桔梗 川芎 白茯苓（去皮） 杏仁（去皮尖双仁，麸炒黄，别研）各一两二钱半 神曲（研） 蒲黄（炒） 人参（去芦）各二两半 羚羊角（末） 麝香（研） 龙脑（研）各一两 肉桂（去粗皮） 大豆黄卷（碎，炒） 阿胶（碎，炒）各一两七钱半 白蔹 干姜（炮）各七钱半 牛黄（研）一两二钱 犀角（末）二两 雄黄（研，飞）八钱 干山药七两 甘草（锉，炒）五两 金箔一千二百箔（四百箔为衣） 大枣一百枚（蒸熟，去皮核，研成膏）

【用法】上除枣、杏仁、金箔、二角末及牛黄、雄黄、龙脑、麝香外，共为细末，入余药和匀，用炼蜜与枣膏为丸，每两作十丸，金箔为衣。每服一丸，温水化下，食后服；小儿惊痫，酌量多少，竹叶汤温温化下。

【主治】

1.《太平惠民和济局方》：诸风缓纵不随，语

言蹇涩，心怔健忘，恍惚去来，头目眩冒，胸中烦郁，痰涎壅塞，精神昏愦。又治心气不足，神志不定，惊恐怕怖，悲忧惨戚，虚烦少睡，喜怒无时，或发狂颠，神情昏乱。

2.《古今医鉴》：小儿五痫天吊，急慢惊风，潮热发搐，头目仰视，或发痘疹，郁结不出，惊过昏迷，一切怪病。

【验案】对脑卒中伴有意识障碍病人急性期效果的临床研究 《大韩韩医学会志》(1994，1：203)：以本方治疗脑卒中43例，服药（6.31±1.38）天后，意识障碍改善；（11.35±1.38）天后语言障碍开始改善，服药（9.35±1.38）天后，运动障碍开始改善。结果提示，脑卒中急性期，牛黄清心丸可作为急救药给病人服用，而且在意识障碍改善后可继续服用。

【方论】《续医说》：《和剂局方》皆名医所集，可谓精矣，其间差舛者亦有之，且如牛黄清心丸一方，用药二十九味，药性寒热交错，殊不可晓。昔见老医云，此方止是黄芩、麝香、龙脑、羚羊角、牛黄、犀角、雄黄、蒲黄、金箔九味而已，自干山药以后二十一味乃《太平惠民和济局方》补虚门中山芋丸，当时不知何故，误作一方。以上载周密《癸辛杂志》，余始得此说，甚未以为然，及考诸方书，果信二方之合而为一也。

龙齿汤

【来源】《圣济总录》卷十四。

【组成】龙齿　麦门冬（去心，焙）各三两　远志（去心）　茯神（去木）各二两半　防风（去叉）　甘草（炙，锉）　人参（锉）　羚羊角（镑）各二两

【用法】上为粗末。每服三钱匕，以水一盏，大枣三枚（拍破），同煎至七分，去滓，空心、午时、夜卧各一服。

【主治】风惊恐怖，或因迫逐惊惧，悲伤感动，志意颠越，言语失次。

龙骨汤

【来源】《圣济总录》卷十四。

【组成】龙骨二两半　白茯苓（去黑皮）　远志（去心）　当归（切，焙干）　甘草（炙令微紫，锉）　防风（去叉）　人参各二两　桂（去粗皮）一两半

【用法】上为粗末。每服三钱匕，水二盏，加生姜三片，大枣二枚，同煎至一盏，去滓，空心、午时、夜卧各一服。

【主治】风惊恐，恍惚多忘，神气怯弱。

白薇汤

【来源】《圣济总录》卷十四。

【组成】白薇（焙干）　细辛（去苗叶）各一两半　龙齿（捣末）三两　杏仁（去皮尖双仁，炒）八十枚

【用法】上为粗末。每服五钱匕，以水二盏，煮取八分，去滓温服，空心、午时、夜卧各一次。风热盛实，即入竹沥少许，搅匀服。

【主治】风惊恐，四肢牵掣，神志不宁，或发邪狂叫，妄走见鬼，若癫痫状。

玄参汤

【来源】《圣济总录》卷十四。

【组成】玄参（坚者）　白薇（微炒）　白茯苓（去黑皮）　山栀子仁各二两　石膏（捣碎）半两　生干地黄（切，焙）半两　人参（锉）一两　羚羊角（镑）二两

【用法】上为粗末。每服五钱匕，以水二盏，煎取九分，去滓，入竹沥少许，更煎三沸，食后及夜卧服。

【主治】风惊恐怖，如物迫逐，如有所失，悲伤志意不定。

防己丸

【来源】《圣济总录》卷十四。

【别名】人参丸（《普济方》卷一〇二）。

【组成】防己（锉）　白蔹（锉）　桔梗（去芦头，炒）　干姜（炮裂）　白茯苓（去黑皮）　防风（去叉）　大黄（锉，醋炒）各一两　牛膝（去苗）　远志（去心）各一两一分　银箔二十片（研入）　桂（去粗皮）　人参各二两

【用法】上为极细末，炼蜜为丸，如梧桐子大。每服二十丸，食后米饮送下，一日二次。

【主治】风惊恐，恍惚善忘；或风邪上冲，胸胁胀满，不思饮食。

远志散

【来源】《圣济总录》卷十四。

【组成】远志（去心） 人参 赤小豆（炒熟） 附子（炮裂，去皮脐） 细辛（去苗叶） 桂（去粗皮） 干姜（炮） 防风（去叉） 龙齿（研） 熟干地黄（切，焙） 菖蒲（九节者，去须节，米泔浸，切，焙干）各二两 黄耆（锉） 白茯苓（去黑皮） 白术各四两

【用法】上药除别研一味外，余捣罗令细，即入研者拌匀，再罗。每服三钱匕，空心、晚食前以温酒调下。

【主治】风惊恐，悲思恍惚，心常惕惕，梦寐不定。

泽泻丸

【来源】《圣济总录》卷十四。

【组成】泽泻（锉） 白茯苓（去黑皮） 防风（去叉） 人参 紫石英（研） 秦艽（去土） 黄耆（锉） 白术 山芋 白蔹 麦门冬（去心，焙）各二两 桂（去粗皮） 当归（切，焙） 远志（去心） 柏子仁（炒） 石膏（捣碎，研） 桔梗（去芦头，炒） 大豆黄（炒） 大黄（锉，醋炒）各一两 蜀椒（去目并闭口者，炒出汗） 赤芍药（去土） 干姜（炮裂，切） 细辛（去苗叶）各三分 甘草（炙令微紫，锉）二两

【用法】除紫石英、石膏二味别研外，余药为细末，入所研二味拌匀，炼蜜为丸，如梧桐子大。每服二十丸，空心、晚食前米饮送下。

【主治】风惊恐，梦寐不安。

铅金丸

【来源】《圣济总录》卷十四。

【组成】铅霜半两（研） 金箔十片（研入药） 半夏三分（汤洗净，生用） 天南星（生用） 雄黄（研）各二两 白矾（生用） 防风（去叉）各半两 白茯苓（去黑皮）一两半

【用法】上为末，水煮面糊为丸，如梧桐子大。每服十五丸，食后、临卧以生姜薄荷汤送下。

【功用】镇惊，利头目，化痰壅。

【主治】心受风邪。

【宜忌】药丸了，不可见日。

紫石英丸

【来源】《圣济总录》卷十四。

【组成】紫石英（研）一两 海蛤 白茯苓（去黑皮） 白石英（研） 菖蒲 杏仁（去双仁尖皮，熬） 石硫黄（研） 远志（去心） 阿胶（炙令燥） 卷柏（去土，炒） 铁精（研） 细辛（去苗叶） 牛黄（研）各半两 麦门冬（去心，焙） 当归（切，焙） 大豆黄卷 生银（锉屑） 大黄（蒸三遍，炒） 钟乳粉 肉苁蓉（酒浸，切，焙） 干姜各一两一分 白术 白蔹 前胡（去芦头）各一分 大枣（去核，炒干）二十枚 人参 防风（去杈） 山芋 石膏（碎研） 赤芍药 桔梗（去芦头，炒） 柏子仁 乌头（炮裂，去皮脐） 桂（去粗皮） 熟干地黄（焙） 甘草（炙）各三分

【用法】上为细末，炼蜜为丸，如梧桐子大。每服十丸，空心、食前用粥饮送下，一日二次。

【主治】风邪入脏，心虚气不足，梦寐惊恐。

半夏汤

【来源】《圣济总录》卷八十六。

【组成】半夏（汤洗七遍，切，焙）二两 麻黄（去节煎，掠去沫，焙） 杜蘅 芍药 枳实（去瓤，麸炒） 细辛（去苗叶） 杏仁（汤浸，去皮尖双仁，炒） 乌梅肉（炒）各三分 松萝半两 淡竹叶（切）三两

【用法】上为粗末。每服五钱匕，水一盏半，加生姜一分（拍碎），煎至八分，去滓温服，空腹、食后各一次。

【功用】下气除热。

【主治】肝劳实热，闷怒，精神不守，恐畏不能独

卧，目视不明，气逆不下，胸中满塞。

紫石英汤

【来源】《圣济总录》卷一五二。

【组成】紫石英（细研） 人参 桂（去粗皮） 白茯苓（去黑皮）各一两 甘草（炙，锉）二两 赤小豆二百粒 麦门冬（去心，焙）三两

【用法】上为粗末。每服三钱匕，水一盏，加大枣二枚（擘），同煎至七分，去滓，食前温服。

【主治】妇人经血不止，心多惊恐。

定心汤

【来源】《简易方》引《叶氏录验方》（见《医方类聚》卷一五〇）。

【组成】人参（去芦） 白茯苓（去皮） 茯神（去木） 黄耆（蜜炙）各三两 白术 赤石脂（研） 川芎 厚朴（姜汁制） 紫菀茸 防风各二两 麦门冬（去心）一两半 官桂（去皮）甘草（炙）各一两

【用法】上为粗末。每服三钱，水一盏半，加赤小豆七十粒，煎七分，去滓，食后通口服。

【主治】心气不足，营血衰少，多畏不乐，精神昏昧，魂魄飞扬，心神离散，梦中失精，白浊。

镇心丸

【来源】《易简方论》。

【组成】人参 茯苓 甘草各五两 山药十五两 紫河车二两半（黑豆水煮饮，切片，焙干） 朱砂（研）十两 麝香五分 龙脑一两 牙消一两半

【用法】上为细末，炼蜜为丸，如芡实大，用金箔一百二十片为衣。每服一丸，薄荷汤送下。

【功用】镇心神。

【主治】惊恐。

定志丸

【来源】《儒门事亲》卷十二。

【组成】柏子仁 人参 茯苓 远志（去心） 茯神 酸枣仁

【用法】上为末，酒糊为丸，如小豆大。每服五七十丸，生姜汤送下。

【功用】《医部全录》：安魂定魄。

【主治】《医部全录》：落马堕井，或因打扑，便生心恙者。

加味温胆汤

【来源】《袖珍方》卷一。

【别名】参胡温胆汤（《杂病源流犀烛》卷六）。

【组成】枳实（麸炒） 半夏（汤泡七次） 竹茹各八两四钱 橘红十一两三钱 白茯苓六两三钱 甘草（炙）四两一钱 香附一斤半 人参 柴胡 麦门冬 桔梗各六两三钱

【用法】上锉。每服一两，加生姜五片，大枣一个，水二盏，煎一盏，去滓温服，不拘时候。

【主治】心胆虚怯，触事易惊，梦寐不祥，异象感惑，遂致心惊胆慑，气郁生涎，涎与气搏，变生诸证，或短气悸乏，或复自汗，四肢浮肿，饮食无味，心虚烦闷，坐卧不安。

温胆汤

【来源】《陈素庵妇科补解》卷一。

【组成】远志 枣仁 茯神 当归 川芎 钩藤 半夏 广皮 甘草 香附 茯苓

【主治】妇女经行，卒遇惊恐，因而胆怯，神志失守，经血忽闭，面青筋搐，口吐涎沫，此缘惊则气乱，恐则气结故耳。

宁志膏

【来源】《陈素庵妇科补解》卷五。

【组成】琥珀一两（炼成收用） 茯神三两 枣仁（炒）三两 丹皮三两 熟地五两 归身三两 川芎一两 白芍二两 半夏一两 麦冬一两 竹叶百片 丹参六两 郁金七钱

【用法】加生姜三片，辰砂一钱，金饰二钱，煎汤化一盏服。

【功用】补心血，安心神，定心气，兼消瘀祛痰清火。

【主治】产后心血虚，败血、痰火、瘀血冲心，心神恍惚怖畏，乍见鬼神。

【方论】四物加茯神、枣仁养血安神，佐以丹参生新去旧，丹皮泻火通经，半夏行痰，麦冬清心，竹叶降火，琥珀消瘀破结，郁金入心，专治败血攻心，癫狂错乱，而行以辛温之姜，引以重镇之辰砂、金饰。心神安，心血充，心气定，痰火、败血不攻而自退矣。

平惊丸

【来源】《慎斋遗书》卷五。

【组成】炮姜二钱　肉桂三钱　白芍一两　茯神一两　远志三钱　甘草四钱　铁衣一两

【用法】炼蜜为丸。

【功用】平惊。

芷砂散

【来源】《医学入门》卷七。

【组成】白芷一两　朱砂五钱

【用法】上为末。每服一钱，茯神、麦门冬煎汤送下。

【主治】惊恐自汗，倦怠困弱。

七福饮

【来源】《景岳全书》卷五十一。

【组成】五福饮加枣仁二钱　远志三五分（制用）

【用法】水二钟，煎七分，食远温服。

【功用】

1.《景岳全书》：收复神气。

2.《笔花医镜》：安神魂，敛心气。

【主治】

1.《景岳全书》：气血俱虚，心脾为甚者。

2.《会约医镜》：大恐大惧，损伤心脾肾气，神消精竭，饮食减少。

3.《笔花医镜》：心血虚惊悸者。

安神丸

【来源】《何氏济生论》卷五。

【组成】茯苓　茯神　白术各二两　甘草五钱　山药　寒水石各二两　朱砂八钱

【用法】炼蜜为丸，如弹子大。临卧灯心、淡竹叶汤送下。

【主治】惊恐。

却金丹

【来源】《辨证录》卷四。

【组成】附子三分　陈皮一钱　白术三钱　当归五钱　丹砂一钱　铁粉一钱　茯神三钱　远志一钱　半夏一钱　人参三钱　薄荷一钱　天花粉二钱　南星一钱

【用法】上药各为细末，炼蜜为丸，如弹子大。姜汤送下。一丸而惊气即收矣，连服三丸而癫痴自愈，不必尽服。

【主治】因惊恐而失心如痴。

安神定志丸

【来源】《医学心悟》卷四。

【组成】茯苓　茯神　人参　远志各一两　石菖蒲　龙齿各五钱

【用法】炼蜜为丸，如梧桐子大，辰砂为衣。每服二钱，开水送下。

【主治】

1.《医学心悟》：惊恐不安卧，其人梦中惊跳怵惕。

2.《医钞类编》：癫证心中愦乱。

【实验】

1.对癫痫小鼠的影响：《中国药业》（2003，8：29）：实验表明：安神定志丸对戊四氮所致的小鼠惊厥，能降低实验动物死亡率；对士的宁所致的实验动物惊厥，能延长惊厥发生的潜伏期和死亡时间；能降低电惊厥动物的惊厥发生率，具有明显的抗癫痫作用。

2.安神作用　《中国药业》（2005，4：31）：实验表明：安神定志丸能显著减少小鼠自发活动次数，明显延长戊巴比妥钠致小鼠的睡眠时间，具有较强的镇静安神作用。

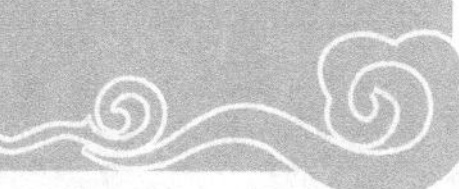

宁志内托散

【来源】《不居集》上集卷十。

【组成】柴胡八分　茯神六分　葛根一钱　人参五分　当归八分　枣仁六分　远志六分　橘红六分　贝母八分　益智仁五分

【用法】加生姜、大枣，同煎服。

【主治】外感寒邪，内伤情志，忧思抑郁，矜持恐怖，神情不畅，意兴不扬，恶寒发热，身胀头疼者。

【加减】阳分虚者，加黄耆、白术各一钱；阴分虚者，加熟地、白芍一钱；气滞者，加木香三五分；虚火，加丹皮、栀子七分；肝脾两虚者，加何首乌、圆眼肉。

【方论】盖情志之病，本无用疏解之理，而外邪客之，不得不藉人参之大力，以助柴、葛之托提。茯神、当归养血宁神，远志、枣仁交通心肾，益智启脾，贝母开郁，橘红除痰利气，姜、枣调和营卫，再与人参、柴、葛并用，则邪无不透也。

定心丸

【来源】《不居集》下集卷十六。

【组成】人参一两　麦冬一两　茯神三两　石菖蒲五钱　甘草五钱　辰砂五钱　麝香一钱

【用法】上为末和匀，麝香为丸，辰砂为衣。每服三五丸，黄连、灯心汤送下。

【主治】病生于疑，食减肌瘦，有时发热，有时吐血，神昏气馁，如见鬼形，凛凛可畏。

琥珀定志丸

【来源】《饲鹤亭集方》。

【组成】人参二两　琥珀五钱　麦冬（辰砂三钱拌）一两　冬术一两五钱　茯苓二两　远志八钱　菖蒲五钱　甘草八钱

【用法】上炼蜜为丸。每服三钱，桂圆汤送下。

【功用】补益虚损。

【主治】思虑恐惧，神志不宁，疲倦善忘，寐中多梦，盗汗遗精。

四十三、五　绝

五绝，是指五种卒死病情。《备急千金要方》："夫五绝者，一曰自缢，二曰墙壁压迮，三曰溺水，四曰魇寐，五曰产乳绝。"《三因极一病证方论·五绝治法》曰："凡魇寐、产乳、自缢、压、溺五者，令人卒死，谓之五绝。"又指五脏危绝证候，《中藏经》："面青，无右关脉者，脾绝也；面赤，无右寸脉者，肺绝也；面白，无左关脉者，肝绝也；面黄，无左尺脉者，肾绝也；面黑，无左寸脉者，心绝也。五绝者死"。治疗总以急救回阳为要。

喷嚏丸

【来源】方出《证类本草》卷十引《子母秘录》，名见《串雅内编》卷四。

【组成】半夏一两

【用法】上为末，丸如大豆大。纳鼻中愈。心温者，一日可治。

【主治】

1.《证类本草》引《子母秘录》：五绝。一曰自缢，二曰墙壁压，三曰溺水，四曰霸魅，五曰产乳。

2.《串雅内编》：中风不语，尸厥，中恶，中鬼。

【宜忌】《串雅内编》庚生按云：半夏以研细末吹入鼻中为宜。盖为丸塞鼻，每致闭气反为害矣。或临用时以水为丸，庶无干硬闭窍之弊。

松油灌方

【来源】《圣济总录》卷一四九。
【别名】松子油方。
【组成】松子油一盏
【用法】灌入口中。即活。
【主治】溺死、自缢。

解毒丸

【来源】《杨氏家藏方》卷二十。
【组成】五味子三两　大戟一两　山慈姑半两　板蓝根半两　续随子（去皮）一两　麝香一钱（别研）
【用法】上为细末，研匀，水煮糯米糊为丸，每一两作十丸，阴干，用雄鸭头血为衣，候经宿，布袋挂当风处。每服一丸，热酒磨下。
【功用】解一切饮食毒及诸药毒。
【主治】一切饮食中毒及中诸药毒；溺死、缢死、磕死，或汤烫、火烧，气已绝，但心头微热者。

半夏丸

【来源】《类编朱氏集验方》卷十五引南岳魏夫人方。
【别名】半仙丸（《济阳纲目》卷一〇二）。
【组成】半夏一两
【用法】上为末，水为丸，如豆大。纳鼻孔中。
【主治】五绝：自缢、墙压、溺水，魇魅、产乳。

搐鼻散

【来源】《济阳纲目》卷一〇二。
【别名】搐鼻通天散（《医学心悟》卷六）。
【组成】细辛（去叶）　皂角（去皮弦）各一两　半夏（生用）五钱
【用法】上为极细末，瓷瓶收贮，勿泄气。每用一二分，吹入鼻孔中取嚏。
【主治】

1.《医学心悟》：魇梦不醒。

2.《医钞类编》：缢死、压死、中恶。

3.《喉证指南》：诸喉证，牙关紧急，不省人事。

救绝仙丹

【来源】《石室秘录》卷四。
【组成】山羊血三钱　菖蒲二钱　人参三钱　红花一钱　皂刺一钱　制半夏三钱　苏叶二钱　麝香一钱
【用法】上各为末，炼蜜为丸，如龙眼核大。酒化下。
【主治】五绝卒倒昏迷。

九气汤

【来源】《松峰说疫》卷三。
【组成】香附　郁金　雄黄
【主治】无故自缢，名扣颈瘟。

日月丹

【来源】《理瀹骈文》。
【组成】雄黄　硼砂　朴消　冰片　麝　元明粉各等分
【用法】立秋前一日晒，研。点眼。麻辣，泪流过腮即愈。
【主治】胃气痛，绞肠痧，霍乱吐泻转筋，并淹、跌、缢尚未绝者。

五绝透关散

【来源】《疑难急症简方》卷一。
【组成】生半夏　牙皂各五分
【用法】上为末。取黄豆大吹鼻中，男左女右。得嚏即苏。
【主治】一自缢，二墙壁压，三溺水，四魇魅，五冻死，并一切中风尸厥，暴厥不省人事。
【宜忌】产晕忌用。

伤科回生第一仙丹

【来源】《集成良方三百种》卷下引彭竹楼方。
【组成】大土鳖虫（活大而公者。去足，放瓦上，木炭微火焙黄，研细）五钱　自然铜（研细）三钱（放瓦上，木炭火烧红，入好醋内淬半刻，取出，再烧再淬，连制九次）　真乳香（研细）二钱（每一钱，用灯草一分五厘，在砂锅内同炒枯，与灯草灰同研，吹去灯草灰，再另研细）　真陈血竭（研细，飞净）二钱　真辰砂（研细，飞净）二钱　全当归（研细）一两（用陈醋泡透，砂锅炒干，研细）　真正当门麝（研细）一钱

【用法】如法泡制，称准分两，为极细末，用小瓶盛入，每瓶一分五厘为一服，用蜡封口，切勿泄气。遇受伤人，即用一瓶，以好黄酒冲服；能饮酒者，多饮尤好，使瘀血下行，小儿减半。伤重者，三五服，伤轻者一二服。立效。倘致命重伤，酌以数瓶敷之，其效尤速，伤非致命，即不用敷。

【主治】跌伤、压伤、打伤、刀伤、割喉，吊死，冻死，溺死，雷震死；火器伤，木器伤遍体鳞伤，骨折筋断，肠出脑漏。

【宜忌】冻死者放暖室中，不可近火，多垫稻草，棉被褥；溺水死者，须令将水吐出；割喉者，将头扶正，合住刀口，用生松香、生半夏等分，共研极细末，在伤口周围厚厚敷紧，外用膏药，周围连好肉一并裹住，再用布条围裹，用线缝好，一月平复如故；肠出者，用好醋一盆煎热，不可太热，尤不可凉，托肠入盆洗之，随洗随收，用寻常膏药，加此丹贴伤口；溺水死，及吊死者，不可令泄气。以上均即速服药一瓶，活后以及伤愈，切宜避风，尤宜避房事、气恼。

【加减】如伤后心腹疼痛，乃瘀血未净，用上白砂糖一二两，水冲时时代茶饮之；如受伤牙关紧闭，须用生乌梅擦牙即开，用生半夏擦两腮亦开；倘气已绝，必须打落一齿灌之。

济急丹

【来源】《集成良方三百种》卷中。

【组成】人参一两　白术二两　茯苓五钱　当归一两　熟地一两　麦冬一两　半夏三钱　山茱萸五钱

【用法】水煎服。

【主治】卒倒，痰涎壅塞，汗出如雨，手足懈弛不收。

四十四、遁　尸

遁尸，为流注的一种，是指一种突然发作，以心腹胀满刺痛，喘急为主症的危重病情。《诸病源候论》最早阐明其病因病机："遁尸者，言其停遁在人肌肉血脉之间，若卒有犯触，即发动。亦令人心腹胀满刺痛，气息喘急，傍攻两胁，上冲心胸，瘥后复发，停遁不消，故谓之遁尸也。"《圣济总录》系统论述了本病："遁尸，谓尸埋伏染注连滞，在于胸腹肓膜之间，寻常如无病患，若因喜怒不节，饮食伤动其隐伏之疾，发则心腹胀痛，连及胁，气喘促急，不得安卧者，是其证也"。治疗可取解毒止痛等法。

雄黄丸

【来源】方出《肘后备急方》卷一，名见《圣济总录》卷一〇〇。

【组成】雄黄（研）　大蒜（研）各一两

【用法】上捣烂和丸，如弹子大。每服一丸，热酒化下，须臾未差，更服。有尸疹者，常宜预收此药。

【主治】卒中飞尸、遁尸、沉尸、风尸，腹痛胀急，不得气息，上冲心胸，及攻两胁，或老块踊起，或挛引腰脊。

鹳骨丸

【来源】《备急千金要方》卷十七。

【组成】鹳骨三寸　雄黄　莽草　丹砂（一作丹参）　牡蛎各四分（一作牡丹）　藜芦　桂心　野葛各二分　斑蝥十四个　巴豆四十个　蜈蚣一

个　芫青十四个

方中鹳骨，《太平圣惠方》作“鹤脑骨”，方名“鹤脑骨丸”。

【用法】上为末，蜜为丸，如小豆大。每服二丸，每日三次。以知为度。

【主治】遁尸，飞尸，积聚，胸痛连背，走无常处，或在藏，或肿在腹，或奄奄然而痛。

【方论】《千金方衍义》：鹳善啖蛇，故其骨能疗尸疰，更以斑蝥、芫青、莽草、藜芦、蜈蚣、野葛等味汇入一方以毒攻毒。

木香散

【来源】《太平圣惠方》卷五十六。

【别名】木香汤（《圣济总录》卷一〇〇）。

【组成】木香三分　鬼箭羽一两　桔梗一两（去芦头）　丁香三分　陈橘皮一两（汤浸，去白瓤，焙）　桃仁三分（汤浸，去皮尖双仁，麸炒微黄）　槟榔一两　紫苏茎叶一两　当归一两（锉，微炒）

【用法】上为散。每服四钱，以水一中盏，加生姜半分，煎至六分，去滓，不拘时候温服。

【主治】初得遁尸鬼疰，心腹中刺痛不可忍。

艾叶敷方

【来源】方出《太平圣惠方》卷五十六，名见《圣济总录》卷一〇〇。

【组成】艾叶（妥令碎）

【用法】着痛上，令厚二寸，以熨斗纳着灰火熨艾上，令热透，如冷即再熨之。

【主治】中恶，遁尸，心腹及身体痛甚不知痛处，手摸按之，即知痛处，短气不语。

甘草散

【来源】《太平圣惠方》卷五十六。

【组成】甘草一两（炙微赤，锉）　生干地黄一两　干姜一两（炮裂，锉）　当归一两（锉，微炒）　赤茯苓一两　细辛一两　桂心一两　赤芍药一两　防风一两（去芦头）　栀子一十五枚　吴茱萸一两（汤浸七遍，焙干，微炒）

【用法】上为粗散。每服四钱，以水一中盏，煎至六分，去滓温服，不拘时候。

【主治】风尸及中恶贼风，寒气入腹绞痛，飞尸遁尸，发作无时，抢心胁如刀刺，口噤。

甘草汤

【来源】《圣济总录》卷十七。

【组成】甘草（炙，锉）　细辛（去苗叶）　干姜（炮）　当归（切，焙）　桂（去粗皮）　白茯苓（去黑皮）　赤芍药　吴茱萸（汤浸，焙，炒）　熟干地黄（切，焙）各一两

【用法】上为粗末。每服五钱匕，以水一盏半，入切羊脂少许，同煎至八分，去滓，空心、日午、夜卧服。

【主治】风入腹中绞痛，并飞尸遁注，发作无时，发则抢心胀满，胁下如锥刀刺。

大黄饮

【来源】《圣济总录》卷一〇〇。

【组成】大黄（煨）　桂（去粗皮）各一两半　赤芍药　甘草（炙，锉）各一两　乌头（炮裂，去皮脐）五个

【用法】上锉，如麻豆大。每服五钱匕，水一盏半，加生姜一分（拍碎），蜜一匙头，同煎至七分，去滓，空腹温服。

【主治】五注。卒中贼风，遁尸鬼邪，心腹刺痛胀急。

天雄散

【来源】《圣济总录》卷一〇〇。

【组成】天雄（炮裂，去皮脐）一两　蜈蚣（去足，微炒）一枚　莽草（微炒）一两　雄黄（研如粉）二两　干姜（炮裂）二两　乌头（炮裂，去皮脐）一两半　真珠（研如粉）一两半　桂（去粗皮）二两　蜀椒（去目并闭口，微炒出汗）一两半　细辛（去苗叶）一两半　芫青（去足翅，微炒）四十九枚　丹砂（研如粉）一两半　防风（去叉）一两半　斑蝥（去翅足，微炒）三十五

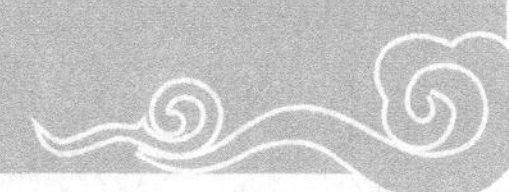

枚　犀角（镑）一两　鬼臼（去毛，微炒）一两

【用法】上为散。每服一钱匕，空心以清酒调下，一日二次。

【主治】遁尸注在旁人，或入腹中，化为蛊毒有声，或在咽喉，或入诸脉，不在一处，入人腹内，蛊成蚀人五脏。入心令人面赤；入肺令人面白少气；入肝令人面青善怒转筋；入肾令人呻吟面黑，腰痛耳聋；入脾令人面黄不嗜食饮，羸瘦小便数，胸中噎塞，嗔喜无常，及百注为病。

蒸熨方

【来源】《圣济总录》卷一〇〇。

【组成】芥子（蒸熟，焙）一升（为末）　铅丹二两

【用法】上和匀，分作两处，用疏布袋盛之。更换蒸熟，熨痛处。

【主治】遁尸飞尸，及暴风毒肿流入头面四肢；走注风毒，疼痛流移不定。

麝香丸

【来源】《圣济总录》卷一〇〇。

【组成】麝香（研）半两　蜥蜴（去头足，微炙）一两　鹳骨（微炒）三寸　羖羊鼻（炙令焦黄）二枚　干姜（炮裂）一两　鸡屎白（微炒）二两　巴豆（去皮心，麸炒出油尽）五枚　芫青（去翅足，微炒）二十枚　藜芦（去芦头，微炙）一两　鬼臼（去毛，微炙）一两　丹砂（研如粉）一两　桂（去粗皮）一两

【用法】上为末，炼蜜为丸，如小豆大。每服二丸，空心，以米饮送下。每日二次，稍加至五丸，以吐利为度。

【主治】遁尸。经年不愈，心腹刺痛，短气。

忍冬酒

【来源】《外科精要》卷上。

【别名】忍冬藤汤（《医学入门》卷八）、忍冬藤酒（《杏苑生春》卷七）。

【组成】忍冬藤（生取）五两　大甘草节一两

【用法】上用水二碗，煎至一碗，加无灰好酒一碗，再煎数沸去滓，分三次服，一昼夜用尽；病重，一昼夜服两剂，至大小便通利为度。另用忍冬藤一把，捣烂，入酒少许，敷疮四周。

【功用】

1.《医学入门》：托里消毒。

2.《景岳全书》：解诸痈毒。

【主治】

1.《外科精要》：一切痈疽。

2.《杏苑生春》：诸般肿毒，痈疽发背、发肩、发颐、发头，或项，或腰，或胁，或在手足，或妇人乳痈；及五种尸毒，即飞尸，游走皮肤，穿脏腑，每发刺痛，变作无常；遁尸，附骨入肉，攻作血脉，每发不可得，近见尸丧，闻哀哭便发；风尸，淫濯四肢，不知痛之所在，每发皆沉，得风雪便作；沉尸，缠骨结脏冲心胁，每发绞切，遇寒冷便作；注尸，举身沉重，精神错杂，常觉昏废，每节气至变辄成大恶。

【宜忌】《证治准绳·疡医》：气虚及寒多人不宜用。

乌头煎

【来源】《永乐大典》卷九一〇引《风科集验方》。

【组成】乌头五枚（生，去皮脐）　桂心四两　大黄　甘草（炙）各三两　赤芍药　当归（去芦）各二两

【用法】上锉。每服四钱，水二盏，加生姜五片，煎至一盏，去滓，入蜜半两，再煎一二沸，不拘时候温服，每日二次。

【主治】卒中遁尸，心腹刺痛。

银黄丹

【来源】《普济方》卷二五六。

【组成】舶上硫黄（研令碎）一两　水银一两

【用法】上先将未曾使者铫子一个，坐于文武火上，令暖水，入水银在内，片时后，入硫黄，用柳条槌子研令溶匀，后拈铫子放冷，取出细研，用温酒、童便送下。金石毒，炒鸡鸭粪淋酒磨下；瘟疫，用炒生姜汤磨下；狂走不识人者，生姜蜜水磨下；麻痘疮，生姜蜜水磨下；阴阳二毒，伤寒三日后，煨葱酒磨下；五般瘴气，犀角末调酒磨下；五般蛊毒，炒乌鸡粪二合，灶心土三钱，同用酒煎十沸，去滓磨药，五更初服，脚不得着

地，于床上垂脚坐服之；鬼交狐魅，丈夫心神迷惑，妇人则情意狂乱，或怀鬼孕，用桃仁七个，去皮尖，细研酒调下；丈夫、妇人鬼疟，用猪胆酒调下；飞尸遁尸，煎桃枝酒调下；尸疰鬼疰，麝香酒调下；药箭毒，桑白皮酒调下；中壁虎毒、沙虱毒，磨犀角黄连酒调下；鳖癞龟背，磨犀角麝香酒调下；蛇咬虎伤，炒乌鸡粪酒淋下；驴涎马汗，马血入肉，闷绝欲死者，水蛭末调酒下；心燥气壅，煎金银花酒调下；心痛气绝，炒生姜盐酒调下；大便不通，煨葱白酒调下；小便不通，煎通草汤调下；肿毒入肚，磨犀角酒调下；脚气冲心，豆淋酒调下；铜银冶炉烟入肠，火煨葱酒调下；妇人血晕，煎当归酒调下；丈夫妇人急中风，炒乌鸡粪酒淋下，如牙关禁，开口不得，用半夏末揩牙，并涂两牙关，则口开灌药；心风，用活地龙一条，纳于生葱管内，同研令烂，少酒投之，取清者一盏调下；头风，煎枸杞酒磨下；喉闭壅塞，薄荷酒磨下；一百二十般风痫，以鼠粘子酒调下；如有人卒暴死，牛马粪清磨下，如未醒，再用童便和酒调下；伤折或未至死者，当归酒调下；惊怖死者，麝香酒调下；魇魅欲死者，新汲水调灶心土磨下；中热死，口鼻血流，用牛黄酒调下；溺水死者，放水出后，以新汲水和半夏末二丸，安鼻内，艾灰酒调下；自缢死者，酒和鸡冠血，并童便磨下；如吐泻过多，则以绿豆末一钱，水调服之。

【主治】一切药毒，鬼毒，金石毒，瘟疫，麻痘疮，阴阳二毒，五般蛊毒，飞尸遁尸，尸疰鬼疰，鬼疟，鬼孕及中壁虎毒、沙虱毒等。

【宜忌】忌热食白牛肉、猪肉，一切臭秽物；孕妇禁用。

四十五、病　恶

病恶，又名恶注、恶疰，是指为人体正虚，恶毒之气所伤，流移心腹，往来击痛的病情。《诸病源候论》："注者，住也，言其病连滞停住，死又注易傍人也。恶注者，恶毒之气，人体虚者受之，毒气入于经络，遂流移心腹。其状往来击痛，痛不一处，故名为恶注。"《太平圣惠方》："恶疰者，是恶毒之气也，人体虚者受之。毒气入于经络，遂流移心腹，其状往来击痛，痛不一处，故名恶疰也。"治疗可取行气止痛之味。

当归汤

【来源】《外台秘要》卷七引《广济方》。

【组成】当归八分　青木香六分　槟榔十个（碎）　麝香一铢（研）

【用法】上切。以小便一大升半，煮取六大合，绞去滓，下麝香末，分三次温服，每服相去如人行四五里。微微利。

【主治】恶疰撮肋连心痛。

【宜忌】忌生菜、热面、猪犬肉、粘食、蒜、陈臭物。

当归散

【来源】《太平圣惠方》卷四十三。

【组成】当归（锉碎，微炒）　木香　槟榔　麝香（细研）各一两

【用法】上为细散，入麝香研令匀。每服二钱，以童便一中盏，煎至五分，和滓温服，不拘时候。

【主治】恶疰，胁肋连心刺痛。

鳖甲丸

【来源】《圣济总录》卷五十六。

【组成】鳖甲（去裙襕，醋浸，炙）　人参　木香　白槟榔（锉）　枳壳（去瓤，麸炒）　桂（去粗皮）　赤芍药　桔梗（锉，炒）　防葵　牡丹皮　京三棱（煨，锉）　诃黎勒皮　陈橘皮（汤浸，去白，焙）　独行根　当归（切，焙）　大黄（锉，炒）　郁李仁（去皮，研）各一两

【用法】上为末，炼蜜为丸，如梧桐子大。每服三十丸，温汤或酒送下。

【主治】恶注心痛。五脏气壅，胸膈两胁拘急，发则呕吐清水，食饮不下。

安息香汤

【来源】《鸡峰普济方》卷九。

【组成】安息香半两

【用法】上为末。分为二服，以热酒和服，不拘时候。

【主治】恶疰入心欲死。

四十六、飞尸

飞尸，是指一种突然发作的危重疾患，其状心腹刺痛，气息喘急，胀满上冲心胸。《太平圣惠方》："夫飞尸者，发无由渐，忽然而至，若飞走之急疾，故谓之飞尸"。《圣济总录》亦云："飞尸者，其状令人心腹刺痛，气息喘急胀满，上冲心胸是也，此病发无由渐，忽然而至，疾如飞走，故谓之飞尸。"治疗可取辟除邪毒之品组方。

雄黄丸

【来源】方出《肘后备急方》卷一，名见《圣济总录》卷一〇〇。

【组成】雄黄（研）　大蒜（研）各一两

【用法】上捣烂和丸，如弹子大。每服一丸，热酒化下，须臾未差，更服。有尸疹者，常宜预收此药。

【主治】卒中飞尸、遁尸、沉尸、风尸，腹痛胀急，不得气息，上冲心胸，及攻两胁，或老块踊起，或挛引腰脊。

瓜蒂散

【来源】《外台秘要》卷十三引《集验方》。

【组成】瓜蒂　赤小豆各一分　雄黄二分（研）

【用法】上为细散，一服五分匕，稍增至半钱匕，以酪服药。

【主治】

1.《外台秘要》引《集验方》：飞尸。

2.《外台秘要》引《广济方》：卒中恶，心腹绞刺痛，气急胀，奄奄欲绝。

【宜忌】《外台秘要》引《广济方》：忌生冷，油腻，粘食，陈臭等。

附著散

【来源】《外台秘要》卷十三引《古今录验》。

【组成】细辛天雄（炮）　莽草各一分　桂心三分　附子四分（炮）　雄黄二分（研）　乌头四分（炮）　干姜四分　真珠二分（研）

【用法】上药治下筛。每服五分匕，不知，稍增，当以好酒下。

【主治】飞尸在人皮中，发时急头痛，不在一处，针灸则移，发时一日半日乃微愈，须臾复发。

【宜忌】忌猪肉、冷水、生葱、生菜。

岩蜜汤

【来源】《备急千金要方》卷八引胡洽方。

【组成】甘草　干地黄　细辛　吴茱萸　芍药　干姜　当归各一两

【用法】上锉。以水八升，煮取三升，去滓，分三服，相去如人行十里顷。

【主治】贼风，腹中绞痛，并飞尸遁注，发作无时，发即抢心胀满，胁下如锥刀刺；及少阴伤寒。

【加减】若痛甚者，加羊脂三两，当归、芍药、人参各一两；心腹胀满坚急者，加大黄三两。

大麝香丸

【来源】《备急千金要方》卷十二。

【组成】麝香三分　牛黄　附子　鬼臼　真珠　莽草　犀角　矾石　细辛　桂心　獭肝　藜芦各二分　蜈蚣　蜥蜴各一枚　丹砂二两　雄黄一两　巴豆　杏仁各五十枚　地胆　元青　亭长　斑蝥各七枚　礜石八分

《千金翼方》有大黄，无莽草。

【用法】上为末，炼蜜为丸，如小豆大。每服一丸，一日二次。渐加至三丸。虫毒所螫，摩之。以知为度。若欲入毒疫疠乡，死伤病处，及恶鬼塚墓间，绛袋盛之，男左女右，肘后系之。又以少敷鼻下人中，及卧不魇。

【主治】鬼疰、飞尸诸病。

【方论】《千金方衍义》：玉壶丸中加入斑蝥、地胆、芫青、亭长、蜈蚣、蜥蜴、獭肝以攻毒邪，犀角、牛黄、麝香、真珠以和药毒，杏仁、细辛、莽草、桂心、矾石、鬼臼以佐玉壶丸中六味，并毒虫野兽之药，共襄厥功。

小附著散

【来源】《备急千金要方》卷十七。

【组成】细辛　天雄　甘草各一分（一作莽草）　桂心三分　附子一两　乌头一两　干姜一两　雄黄　真朱各半两

《备急千金要方》注：胡洽有蜀椒四分，不用桂心、附子。

【用法】上药治下筛。每服方寸匕，酒送下。不知稍增，以知为度。

【主治】飞尸贼风，发时急痛，不在一处，针则移，发一日半日乃愈，须臾复发。

【方论】《千金方衍义》：方中一派辛烈辟除邪毒之药，独取真朱以安神识，甘草以和胃气。

龙牙散

【来源】《备急千金要方》卷十七。

【组成】龙牙　茯苓各二两半　雄黄　枣膏　芍药各五分　干地黄　石斛　胡燕屎各三分　铜镜鼻　甘草　橘皮尊　芎藭　鬼督邮　远志　鳖甲各半两　狸阴二具　蜈蚣一枚　鬼箭羽　乌头　羌活　露蜂房　曾青　真珠　桂心　杏仁　防风　桃奴　鬼臼　鹳骨各一两　人参　大黄各一两半　苏子四合　白术二两

【用法】上药治下筛。每服一刀圭，酒下。以知为度，当有虫从便出。

【主治】百疰邪气，飞尸万病。

【方论】《千金方衍义》：龙牙散中鹳骨、狐阴、雄黄、曾青、乌头、三鬼辟邪攻毒之味无不毕具，宜为百疰万病之类治也。

白术散

【来源】《备急千金要方》卷十七。

【组成】白术十四枚　附子　秦艽　人参　牡蛎　蜀椒　细辛　黄芩　芎藭　牛膝各三分　干姜　桂心　防风各五分　茯苓　桔梗　当归　独活　柴胡各四分　乌头　甘草　麻黄　石南　莽草　栝楼根　天雄　杜仲各二分

【用法】上药治下筛。每服五分匕，平旦酒下。讫，如人行七里久，势欲解，更饮酒五合为佳。

【主治】风入脏腑闷绝，常自躁痛，或风疰入身，冷疰、鬼疰、飞尸，恶气肿起，或左或右，或前或后，或内或外，针灸流移，无有常处，惊悸，腹胀气满，叉心，头痛，或恍惚悲惧，不能饮食，或进或退，阴下湿痒，或大便有血，小便赤黄，房中劳极。

鹳骨丸

【来源】《备急千金要方》卷十七。

【组成】鹳骨三寸　雄黄　莽草　丹砂（一作丹参）　牡蛎各四分（一作牡丹）　藜芦　桂心　野葛各二分　斑蝥十四个　巴豆四十个　蜈蚣一个　芫青十四个

方中鹳骨，《太平圣惠方》作“鹤脑骨”，方名“鹤脑骨丸”。

【用法】上为末，蜜为丸，如小豆大。每服二丸，每日三次。以知为度。

【主治】遁尸，飞尸，积聚，胸痛连背，走无常处，或在藏，或肿在腹，或奄奄然而痛。

【方论】《千金方衍义》：鹳善啖蛇，故其骨能疗尸

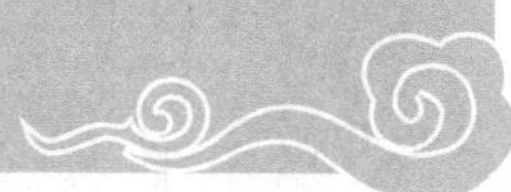

疰，更以斑蝥、芫青、莽草、藜芦、蜈蚣、野葛等味汇入一方以毒攻毒。

犀角丸

【来源】《备急千金要方》卷二十四。

【组成】犀角屑　羚羊角屑　鬼臼屑　桂心末各四钱匕　天雄　莽草　真朱　雄黄各一两　贝子五枚（烧）　蜈蚣五节　射罔（如鸡子黄大）一枚　巴豆五十枚　麝香二分

【用法】上为末，蜜和为丸，如小豆大。每服一丸，一日二次，含咽，不知少增之。卒得腹满飞尸，服如大豆许二丸；若恶气肿，以苦酒和涂之，缝袋子盛药，系左臂。

【功用】辟鬼疰蛊毒。

【主治】蛊毒百病，腹暴痛，飞尸恶气肿。

大附著散

【来源】《千金翼方》卷二十。

【组成】附子七分（炮，去皮）　乌头七分（炮，去皮）　蜈蚣两枚（炙）　芫青八分　雄黄七分　朱砂七分　干姜七分　细辛七分　蜥蜴二枚　人参七分　莽草七分　鬼臼七分

【用法】上为散。每服半钱匕，酒送下，一日二次。

【主治】一切飞尸、鬼疰，风痹，百处如针刀刺痛，呕逆，澼饮，五劳七伤。

小岩蜜汤

【来源】《外台秘要》卷十四引《深师方》。

【组成】大黄二两　雄黄一两　青羊脂　干姜　桂心　芍药　甘草（炙）　细辛　干地黄各四分　吴茱萸三两　当归四两

【用法】上切。以水二斗，煮取六升，分六服。重者加药，用水三斗，煮取九升，分十服。

【主治】恶风，角弓反张；飞尸入腹，绞痛闷绝，往来有时，筋急；少阴伤寒，口噤不利。

【宜忌】忌海藻、菘菜、生葱、生菜。

万病散

【来源】《太平圣惠方》卷五十六。

【别名】附子散（《圣济总录》卷一〇〇）。

【组成】附子（炮裂，去皮脐）　川乌头（炮裂，去皮脐）　朱砂（细研）　芫青（糯米拌炒令黄色，去翅足）　川椒（去目及闭口者，微炒出汗）　雄黄（细研）　干姜（炮裂，锉）　人参（去芦头）　细辛　莽草（微炙）　鬼臼（去须）各半两　蜈蚣一枚（微炙，去足）　蜥蜴一枚（微炙）

【用法】上为细散。每服半钱，以温酒调下，不拘时候。

【主治】风尸，及飞尸鬼疰，风痹，身上痛如针刺，呕逆痰癖，五劳七伤。

甘草散

【来源】《太平圣惠方》卷五十六。

【组成】甘草一两（炙微赤，锉）　生干地黄一两　干姜一两（炮裂，锉）　当归一两（锉，微炒）　赤茯苓一两　细辛一两　桂心一两　赤芍药一两　防风一两（去芦头）　栀子一十五枚　吴茱萸一两（汤浸七遍，焙干，微炒）

【用法】上为粗散。每服四钱，以水一中盏，煎至六分，去滓温服，不拘时候。

【主治】风尸及中恶贼风，寒气入腹绞痛，飞尸遁尸，发作无时，抢心胁如刀刺，口噤。

甘草汤

【来源】《圣济总录》卷十七。

【组成】甘草（炙，锉）　细辛（去苗叶）　干姜（炮）　当归（切，焙）　桂（去粗皮）　白茯苓（去黑皮）　赤芍药　吴茱萸（汤浸，焙，炒）　熟干地黄（切，焙）各一两

【用法】上为粗末。每服五钱匕，以水一盏半，入切羊脂少许，同煎至八分，去滓，空心、日午、夜卧服。

【主治】风入腹中绞痛，并飞尸遁注，发作无时，发则抢心胀满，胁下如锥刀刺。

蒸熨方

【来源】《圣济总录》卷一〇〇。

【组成】芥子（蒸熟，焙）一升（为末） 铅丹二两

【用法】上和匀，分作两处，用疏布袋盛之。更换蒸熟，熨痛处。

【主治】遁尸飞尸，及暴风毒肿流入头面四肢；走注风毒，疼痛流移不定。

忍冬酒

【来源】《外科精要》卷上。

【别名】忍冬藤汤（《医学入门》卷八）、忍冬藤酒（《杏苑生春》卷七）。

【组成】忍冬藤（生取）五两 大甘草节一两

【用法】上用水二碗，煎至一碗，加无灰好酒一碗，再煎数沸去滓，分三次服，一昼夜用尽；病重，一昼夜服两剂，至大小便通利为度。另用忍冬藤一把，捣烂，入酒少许，敷疮四周。

【功用】

1.《医学入门》：托里消毒。

2.《景岳全书》：解诸痈毒。

【主治】

1.《外科精要》：一切痈疽。

2.《杏苑生春》：诸般肿毒，痈疽发背、发肩、发颐、发头，或项，或腰，或胁，或在手足，或妇人乳痈；及五种尸毒，即飞尸，游走皮肤，穿脏腑，每发刺痛，变作无常；遁尸，附骨入肉，攻作血脉，每发不可得，近见尸丧，闻衰哭便发；风尸，淫濯四肢，不知痛之所在，每发皆沉，得风雪便作；沉尸，缠骨结脏冲心胁，每发绞切，遇寒冷便作；注尸，举身沉重，精神错杂，常觉昏废，每节气至变辄成大恶。

【宜忌】《证治准绳·疡医》：气虚及寒多人不宜用。

茵芋散

【来源】《永乐大典》卷九一〇引《风科集验方》。

【组成】茵芋 桂心 天雄（炮，去皮脐） 附子（炮，去皮脐） 菖蒲 茜根 干姜（炮） 细辛（去苗）各一两 桑寄生 白术（去芦）各三两

【用法】上为细末。每服二钱，温酒调下，一日二次，不拘时候。合药时，勿令人见。

【主治】飞尸鬼疰，及男子妇人风邪相搏，忧愁思虑，喜怒无常，或半年，或三四月之内复发。

四十七、风 尸

风尸，五尸（飞尸、遁尸、风尸、沉尸、尸注）病症之一。《诸病源候论·尸病诸候》：“风尸者，在人四肢，循环经络，其状：淫跃去来，沉沉默默，不知痛处，若冲风则发，故名风尸也。”治疗可取辟除邪毒之品组方。

雄黄丸

【来源】方出《肘后备急方》卷一，名见《圣济总录》卷一〇〇。

【组成】雄黄（研） 大蒜（研）各一两

【用法】上捣烂和丸，如弹子大。每服一丸，热酒化下，须臾未差，更服。有尸疹者，常宜预收此药。

【主治】卒中飞尸、遁尸、沉尸、风尸，腹痛胀急，不得气息，上冲心胸，及攻两胁，或老块踊起，或挛引腰脊。

石南汤

【来源】《备急千金要方》卷八。

【别名】石南根饮子（《证治准绳·疡医》卷五引《神巧万全方》）。

【组成】石南 干姜 黄芩 细辛 人参各一两 桂心 麻黄 当归 芎䓖各一两半 干地黄十八铢 甘草二两 食茱萸三十铢

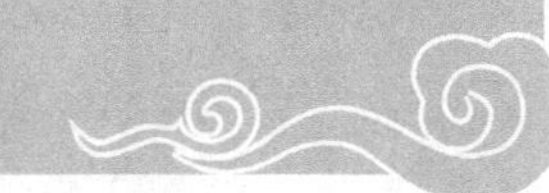

【用法】上锉。以水六升，酒三升，煮取三升，分三次服。大汗勿怪。

【主治】六十四种风，注走入皮肤中，如虫行，腰脊强直，五缓六急，手足拘挛。隐疹搔之作疮。风尸身痒，卒风面目肿起，手不至头，口噤不能言。

【方论】《千金方衍义》：此首取石南胜阴复阳，专治风痹痿弱；麻、桂、细辛祛风散邪；姜、萸、参、草实脾杜湿；藭、归、地黄养血荣筋；黄芩一味开发郁闭之风热，风能胜湿，当无大筋软短、小筋弛长之患矣。

大附著散

【来源】《备急千金要方》卷十七。

【别名】金牙散（《太平圣惠方》卷五十五）。

【组成】黄芩　由跋各一两　金牙　犀角　麝香　牛黄各一分　天雄　桂心各半两　椒目　细辛　雄黄　干姜　黄连各一两　真珠三分　蜈蚣一枚

【用法】上药治下筛。每服一钱匕，酒送下，一日三次，以知为度。

【主治】

1.《备急千金要方》：五尸疰忤。

2.《太平圣惠方》：风尸疰忤，鬼气，心腹刺痛。

万病散

【来源】《太平圣惠方》卷五十六。

【别名】附子散（《圣济总录》卷一〇〇）。

【组成】附子（炮裂，去皮脐）　川乌头（炮裂，去皮脐）　朱砂（细研）　芫青（糯米拌炒令黄色，去翅足）　川椒（去目及闭口者，微炒出汗）　雄黄（细研）　干姜（炮裂，锉）　人参（去芦头）　细辛　莽草（微炙）　鬼臼（去须）各半两　蜈蚣一枚（微炙，去足）　蜥蜴一枚（微炙）

【用法】上为细散。每服半钱，以温酒调下，不拘时候。

【主治】风尸，及飞尸鬼疰，风痹，身上痛如针刺，呕逆痰癖，五劳七伤。

甘草散

【来源】《太平圣惠方》卷五十六。

【组成】甘草一两（炙微赤，锉）　生干地黄一两　干姜一两（炮裂，锉）　当归一两（锉，微炒）　赤茯苓一两　细辛一两　桂心一两　赤芍药一两　防风一两（去芦头）　栀子一十五枚　吴茱萸一两（汤浸七遍，焙干，微炒）

【用法】上为粗散。每服四钱，以水一中盏，煎至六分，去滓温服，不拘时候。

【主治】风尸及中恶贼风，寒气入腹绞痛，飞尸遁尸，发作无时，抢心胁如刀刺，口噤。

忍冬酒

【来源】《外科精要》卷上。

【别名】忍冬藤汤（《医学入门》卷八）。忍冬藤酒（《杏苑生春》卷七）。

【组成】忍冬藤（生取）五两　大甘草节一两

【用法】上用水二碗，煎至一碗，加无灰好酒一碗，再煎数沸去滓，分三次服，一昼夜用尽；病重，一昼夜服两剂，至大小便通利为度。另用忍冬藤一把，捣烂，入酒少许，敷疮四周。

【功用】

1.《医学入门》：托里消毒。

2.《景岳全书》：解诸痈毒。

【主治】

1.《外科精要》：一切痈疽。

2.《杏苑生春》：诸般肿毒，痈疽发背、发肩、发颐、发头，或项，或腰，或胁，或在手足，或妇人乳痈；及五种尸毒，即飞尸，游走皮肤，穿脏腑，每发刺痛，变作无常；遁尸，附骨入肉，攻作血脉，每发不可得，近见尸丧，闻衰哭便发；风尸，淫濯四肢，不知痛之所在，每发皆沉，得风雪便作；沉尸，缠骨结脏冲心胁，每发绞切，遇寒冷便作；注尸，举身沉重，精神错杂，常觉昏废，每节气至变辄成大恶。

【宜忌】《证治准绳·疡医》：气虚及寒多人不宜用。

四十八、中　恶

中恶，又称客忤、卒忤，是指感受秽毒或不正之气，突然厥逆，不省人事的病情。《肘后备急方》："客忤者，中恶之类也，多于道门门外得之，令人心腹绞痛胀满，气冲心胸，不即治，亦杀人。"《诸病源候论·中恶病诸候》："中恶者，是人精神衰弱，为鬼神之气卒中之也。夫人阴阳顺理，荣卫调平，神守则强，邪不干正。若将摄失宜，精神衰弱，便中鬼毒之气。其状：卒然心腹刺痛，闷乱欲死。凡卒中恶，腹大而满者，诊其脉，紧大而浮者死，紧细而微者生。"《秘传证治要诀及类方·中恶》："中恶之证，因冒犯不正之气，忽然手足逆冷，肌肤粟起，头面青黑，精神不守；或错言妄语，牙紧口噤；或头旋晕倒，昏不知人。即此是卒厥、客忤、飞尸、鬼击。吊死、问丧、入庙、登冢，多有此病。"

本病的发生，主要为正气不足之人，感受秽浊不正之气，邪毒入内，扰乱气血，以致阴阳失调，重者甚至阴阳离散，出现危急症情。治疗总以祛邪解毒，行气活血，救阴回阳等法为主。

飞尸走马汤

【来源】《外台秘要》卷七引张仲景方。

【别名】走马汤（《备急千金要方》卷十三）、走马散（《太平圣惠方》卷四十八）、外台走马汤（《金匮要略》卷上附方）。

【组成】巴豆二枚（去心皮，熬）　杏仁一枚（去尖皮）

【用法】上药取绵缠，捶令极碎。投热汤二合，捻取白汁服之。须臾愈。未愈更一服，老小量之。

用法中热汤，《太平圣惠方》作"热酒"。

【主治】

1.《外台秘要》引张仲景：寒疝；鬼击有尸疹者。

2.《备急千金要方》：中恶，心痛腹胀，大便不通。

【宜忌】忌野猪肉、芦笋。

还魂汤

【来源】《金匮要略》卷下。

【别名】追魂汤（《三因极一病证方论》卷七）。

【组成】麻黄三两（去节）　杏仁（去皮尖）七十个　甘草一两（炙）

【用法】以水八升，煮取三升，去滓，分令咽之。

【主治】

1.《金匮要略》：卒死、客忤死，诸感忤。

2.《三因极一病证方论》：卒厥暴死，及客忤、鬼击、飞尸，奄忽气绝，不觉口噤。

韭根散

【来源】方出《金匮要略》卷下，名见《普济方》卷四〇一。

【别名】韭根茱萸汤（《古今医统大全》卷四十九）。

【组成】韭根一把　乌梅二七个　吴茱萸半升（炒）

【用法】以水一斗煮之，煮取三升，去滓，分饮之。

【主治】卒死，客忤死。

五疰丸

【来源】《外台秘要》卷十三引《华佗录帙》。

【别名】雄黄丸（《太平圣惠方》卷五十五）。

【组成】丹砂（研）　雄黄（研）　附子（炮）各一两　甘遂半两（熬）　豉六十粒（熬）　巴豆六十枚（去心皮，熬令变色）

【用法】上药治下筛，巴豆别研令如脂，乃更合捣取调，白蜜和之，藏以密器。若有急疾，服胡豆二丸，不觉更益，以饮投之。若已口噤，将物强发开，若不可发，扣齿折以灌下药汤酒随进之，即效。

《太平圣惠方》：服后利不止，与酢饭一两匙止之。

【功用】杀鬼解毒，破积去水。

【主治】中恶，五疰、五尸入腹，胸胁急痛，鬼击客忤，停尸垂死。

【宜忌】忌生血物，猪肉、芦笋。

雄黄丸

【来源】方出《肘后备急方》卷一，名见《圣济总录》卷一〇〇。

【组成】雄黄（研） 大蒜（研）各一两

【用法】上捣烂和丸，如弹子大。每服一丸，热酒化下，须臾未差，更服。有尸疹者，常宜预收此药。

【主治】卒中飞尸、遁尸、沉尸、风尸，腹痛胀急，不得气息，上冲心胸，及攻两胁，或老块踊起，或挛引腰脊。

蒺藜子丸

【来源】方出《肘后备急方》卷一，名见《圣济总录》卷一〇〇。

【别名】蒺藜丸（《仙拈集》卷二）。

【组成】蒺藜子

【用法】蜜为丸，如胡豆大。每服二丸，一日三次。

【功用】《仙拈集》：延年益寿。

【主治】

1.《肘后备急方》：卒中五尸，腹痛胀急、不得气息，上冲心胸，旁攻两胁，或老块踊起，或挛引腰脊。

2.《仙拈集》：耳聋。

扁鹊陷冰丸

【来源】《肘后备急方》卷八。

【组成】雄黄 真丹砂（别研） 矾石（熬）各一两（将生矾石三两半烧之） 鬼臼一两半 蜈蚣一枚（赤足者，小炙） 斑蝥（去翅足） 龙胆 附子（炮）各七枚 藜芦七分（炙） 杏仁四十枚（去尖、皮，熬）

【用法】上为细末，炼蜜为丸，如小豆大。腹内胀病，中恶邪气，飞尸游走皆服二丸；若积聚坚结，每服四丸，取痢，泄下虫蛇五色；若蛊注病、中恶邪、飞尸游走，皆服二三丸，以二丸摩痛上；若蛇、蜂百病，中溪毒、射工，其服者，视强弱大小，及病轻重加减服之。

【主治】腹内胀病，中恶邪气，飞尸游走，积聚坚结，并蛊注、中恶，蛇蜂百毒，中溪毒、射工。

裴氏五毒神膏

【来源】《肘后备急方》卷八。

【别名】五毒神膏、雄黄膏（《普济方》卷二五四）。

【组成】雄黄 朱砂 当归 椒各二两 乌头一升

【用法】上以苦酒渍一宿，猪脂五斤，东面陈芦煎五上五下，绞去滓，纳雄黄、朱砂末，搅令相得，毕。诸卒百病，温酒服如枣核一枚，不愈更服，得下即除；四肢有病，可摩，痈肿诸病疮，皆摩敷之，夜行及病冒雾露，皆以涂人身中，佳。

【主治】中恶，暴百病。

墨奴丸

【来源】方出《外台秘要》卷二十八引《范汪方》。名见《备急千金要方》卷十七。

【组成】釜底墨五合 盐一撮

【用法】上和研匀。以水一升搅调服。

【主治】

1.《外台秘要》引《范汪方》：中恶，痛欲绝。

2.《备急千金要方》：卒得恶疰，腹胀。

鲛鱼皮散

【来源】《证类本草》卷二十一引《胡洽方》。

【组成】鲛鱼皮（炙） 朱砂 雄黄 金牙 椒 天雄 细辛 鬼臼 麝香 干姜 鸡舌香 桂心 莽草各一两 贝母半两 蜈蚣（炙） 蜴蜥（炙）各二枚

【用法】上为末。每服半钱匕，渐增至五分匕，温清酒送下，一日三次。

【主治】五尸鬼疰，百毒恶气。

喘急汤

【来源】《外台秘要》卷二十八引《集验方》。

【组成】桃东行枝白皮一握　真珠一两　栀子仁十四枚　生姜二两　当归　桂心各三两　附子一两（炮）　香豉五合　吴茱萸五合

【用法】上药以水八升，煮取二升，去滓，纳真珠，分二次服。

【主治】中恶心痛，胸胁绞痛。

鲛鱼皮散

【来源】《外台秘要》卷二十八引《集验方》。

【组成】鲛鱼皮（鹊鱼班皮是）　犀角　麝香（研）　龙骨　丹砂（研）　雄黄（研）　薄荷叶　鹿角（炙）各一分　蜈蚣一枚（炙）　椒一分（汗）　干姜一分　贝子十枚　鸡舌香一分

【用法】上为散。空心酒服一钱匕，一日三服。

【主治】鬼注，蛊注，毒气变化无常者。

牛黄鳖甲丸

【来源】《备急千金要方》卷五。

【组成】牛黄半两　鳖甲　麦曲　柴胡　大黄　枳实　芎藭各一两　厚朴　茯苓　桂心　芍药　干姜各半两

【用法】上为末，炼蜜为丸，如小豆大。一日三服，以意量之。

【主治】少小癖实壮热，食不消化，中恶忤气。

雄黄丸

【来源】《备急千金要方》卷九。

【组成】雄黄　雌黄　曾青　鬼臼　珍珠　丹砂　虎头骨　桔梗　白术　女青　芎藭　白芷　鬼督邮　芜荑　鬼箭羽　藜芦　菖蒲　皂荚各一两

【用法】上为细末，炼蜜为丸，如弹子大。绢袋盛，男左女右带之。卒中恶及时疫，吞如梧桐子一丸，烧一弹丸于户内。

【主治】时疫，中恶。

辟温杀鬼丸

【来源】《备急千金要方》卷九。

【组成】雄黄　雌黄各三两　羖羊角　虎骨各七两　龙骨　龟甲　鲮鲤鱼　猬皮各三两　樗鸡十五枚　空青一两　芎藭　真朱砂各五两　东门上鸡头一枚

【备考】《保命歌括》有禹余粮，无空青，龟甲作“鳖甲”。

上为末　烊蜡二十两　并手为丸，如梧桐子大，正旦门户前烧一丸，带一丸，男左女右，独宿、吊丧、问病，各吞小豆大一丸，天阴大雾日，烧一丸于户牖前佳。

【功用】熏百鬼恶气。

仓公散

【来源】《备急千金要方》卷十二。

【组成】特生礜石　皂荚　雄黄　藜芦各等分

【用法】上药治下筛。取散如大豆，纳管中，吹病人鼻。得嚏则气通，便活；若未嚏，复更吹之。以得嚏为度。

【主治】卒鬼击、鬼痱、鬼刺，心腹痛如刺，下血便，死不知人；及卧魇啮脚踵不觉，诸恶毒气。

十疰丸

【来源】《备急千金要方》卷十七。

【组成】雄黄　巴豆各二两　人参　甘草　细辛　桔梗　附子　皂荚　蜀椒　麦门冬各一两

《千金翼方》有藁本，无细辛。

【用法】上为末，炼蜜为丸，如梧桐子大。空腹服五丸，每日二次。稍加，以知为度。

【主治】十种疰。气疰、劳疰、鬼疰、冷疰、生人疰、死人疰、尸疰、食疰、水疰、土疰等。

【方论】《千金方衍义》：十疰丸取桔梗丸中四味，不用藜芦而用雄黄、细辛、蜀椒之辛热辟邪，且得人参、甘草、麦冬，虽云助长辛烈之性，究竟良药可保护津气，不似桔梗丸之一派峻锐耳。

太乙备急散

【来源】《备急千金要方》卷十七。

【别名】雄黄散（《太平圣惠方》卷五十六）、备急散（《圣济总录》卷一〇〇）、太一备急散（《永乐大典》卷九一〇引《风科集验方》）。

【组成】雄黄　桂心　芫花各二两　丹砂　蜀椒各一两　藜芦　巴豆各一分　野葛三分　附子五分

【用法】上九味，巴豆别治如脂，余合治下筛。以巴豆合和，更捣，合和调置铜器中，密贮之，勿泄。有急疾，水服钱五匕。可加至半钱匕，老少半之。病在头当为鼻衄，在膈上吐，在膈下利，在四肢当汗出。

【主治】卒中恶客忤；及中蛊疰吐血下血；及心腹卒痛腹满；伤寒热毒病六七日者。

【方论】《千金方衍义》：太乙备急散汇集芫花、藜芦、野葛、巴豆之毒劣，济以丹砂、雄黄、蜀椒、桂、附，亦是峻锐之伍。

太一神明陷冰丸

【来源】《备急千金要方》卷十七。

【别名】太乙神明陷冰丸（《医方类聚》卷一一〇）。

【组成】雄黄　丹砂　礜石　大黄各二两　当归三分　巴豆一分　芫青五枚　桂心二两　真珠　附子各一两半　蜈蚣一枚　乌头八枚　犀角　鬼臼　射罔各一两　黎芦二两　麝香　牛黄　人参各一两　杏仁三十枚　蜥蜴一枚　斑蝥七枚　樗鸡七枚　地胆七枚

【用法】上为末，炼蜜为丸，如小豆大。先食饮服二丸，每日二次。不知稍加之。以药二丸安门户上，令众邪不近。伤寒服之无不即愈。若至病家及视病人，夜行独宿，服二丸，众邪不敢近。

【功用】破积聚，辟邪气。

【主治】心下支满，寒热鬼疰，长病亥欠逆唾噫，客忤中恶，胸中结气，咽中闭塞，绕脐绞痛，按之挑手，心中愠愠如有虫状，毒注相染灭门。

【方论】《千金方衍义》：陷冰为名，毒邪得药，如冰泮溪也。方中二十四味，除人参、丹砂、犀角、珍珠，余皆大毒大劣、上吐下泄之味，允为辟除邪罔之用也。用雄、丹、乌、附恢复真阳；鬼臼、射罔开辟阴邪；犀角、珍珠分解毒蕴；藜芦、矾石、大黄、巴豆上下消泄，激发蜥蜴、斑蝥荡瘀之威；人参、当归气血兼补，鼓舞乌、附复阳之力。方名“陷冰”，《备急千金要方》取譬“叔孙陷围，公徒释甲，执冰而踞”之意。或云“陷”“凝”古字通用，阳为阴陷，于义亦近。

甘草散

【来源】方出《备急千金要方》卷十七，名见《普济方》卷二三七。

【组成】甘草　干姜　干地黄　茯苓　羊脂　当归　细辛各一两　芍药　吴茱萸　桂心各二两　栀子仁十五枚

【用法】上锉。以水八升，煮取三升，去滓，纳脂烊尽，分三服。

【主治】卒中恶，贼风寒冷入腹便绞痛，或飞尸遁尸发作无时，抢心胸满，胁痛如刀刺，口噤者。

【加减】欲利者，加大黄二两。

桃皮汤

【来源】《备急千金要方》卷十七。

【组成】桃白皮一握（东引者）　真珠　附子各一两　栀子仁十四枚　当归三两　豉五合　桂心二两　吴茱萸五合（一方无当归以下四味）

《圣济总录》有白杨皮。

【用法】上锉。以水五升，煮取二升，去滓，纳真珠末，分作二服。

【主治】中恶气，心腹痛，胸胁胀满，短气。

【方论】《千金方衍义》：桃皮汤取桃根白皮辟邪散血，真珠镇心安神，以佐萸、附辛温散结，栀、豉分解旺气也。

雷氏千金丸

【来源】《备急千金要方》卷十七。

【组成】大黄五分　巴豆仁六十枚　桂心　干姜各二两　消石三分

【用法】上为末，炼蜜为丸，如大豆大。每服二丸。已死者，折齿灌之。

【功用】行诸气。

【主治】宿食不消，中恶，心腹痛如刺，及疟。

獭肝丸

【来源】方出《备急千金要方》卷十七，名见《太平圣惠方》卷五十六。

【组成】獭肝一具　雄黄　莽草　丹砂　鬼臼　犀角　巴豆各一两　麝香一分　大黄　牛黄各一两　蜈蚣一枚

【用法】上为末，炼蜜为丸，如麻子大。每服二丸，空腹服。加至三丸，以知为度。

【主治】疰病相染易，及霍乱，中恶，小儿客忤。

太一追命丸

【来源】《备急千金要方》卷二十四。

【别名】太乙追命丸、夺命丸（《普济方》卷二五一）。

【组成】蜈蚣一枚　丹砂　附子　矾石（一作礜石）　雄黄　藜芦　鬼臼各一分　巴豆二分

【用法】上为末，炼蜜为丸，如麻子大。每服二丸，一日一次。伤寒一二日，服一丸，当汗出，绵裹两丸，塞两耳中；下利，服一丸，一丸塞下部；蛊毒，服二丸；在外，膏和摩病上。在膈上，吐；膈下，利；有疮，一丸涂之，毒自出；产后余疾，服一丸；耳聋，绵裹塞耳。

【主治】百病，或中恶气，心腹胀满，不得喘息，心痛积聚，胪胀疝瘕，宿食不消，吐逆呕哕，寒热瘰疬，蛊毒，妇人产后余疾。

还魂汤

【来源】《备急千金要方》卷二十五。

【别名】还魂散（《太平圣惠方》卷五十六）、追魂汤（《普济方》卷二三七引范氏方）。

【组成】麻黄三两　桂心二两　甘草一两　杏仁七十粒

【用法】上锉。以水八升，煮取三升，分三服。口噤不开，去齿下汤，汤入口不下者，分病人发左右捉踏肩引之药下，复增，取尽一升，须臾立苏。

【主治】卒感忤，鬼击飞尸，诸奄忽气绝，无复觉，或已死咬口，口噤不开。

【方论】《千金方衍义》：此即《伤寒论》"太阳例"中麻黄汤，以桂心易桂枝入肝以招其魂；麻黄入肺以通其魄；杏仁入络以降其逆；甘草入腑以缓其暴，暴逆散而魂魄安矣。

西王母玉壶赤丸

【来源】《医心方》卷十四引《深师方》。

【别名】仙人玉壶丸（《备急千金要方》卷十二）、耆婆丸（《医心方》卷十四）。

【组成】武都雄黄一两（赤如鸡冠）　八角大附子一两（炮称）　藜芦一两　上丹砂一两（不使有石者）　白礜石一两（炼之一日一夜）　巴豆一两（去皮，炙令紫色称之）（一方有真朱一两）

【用法】先治巴豆三千杵；次纳礜石，治三千杵；次纳藜芦，治三千杵；次纳雄黄，治三千杵；次纳附子，治三千杵；次纳白蜜，治三千杵；若不用丹砂而纳真朱二两，勿令泄气。大人服之皆丸如小豆大，若本病将服者，禁食生鱼、生菜、猪肉；服以下病者，宿勿食，明旦服二丸，不知者，饮暖米饮以发之令下，下不止，饮冷水以止之；病在膈上吐，膈下者下，或但噫气而愈。或食肉不消，腹坚胀或痛，服一丸立愈；风疝、寒疝、心疝、弦疝，每诸疝发腹中急痛，服二丸；积寒热老痞、蛇痞，服二丸；腹胀不得食饮，服一丸；卒大苦寒热往来，服一丸；卒关格不得大小便，欲死，服二丸；瘕结，服一丸，一日三次，取愈；若微者，射菵丸甚良；下利重下，服一丸便断；或复天行下便断，卒上气，但出不入及逆气冲喉，暴积聚者，服二丸，一日二次；疟未发服一丸，已发，服二丸便断；小儿百病痞寒中及有热，一百日至半岁者，以如黍米大一丸着乳头与服之，一岁以上，服如麻子大一丸，一日三次，皆以饮服；小儿大腹及中热恶毒，食物不化，结成坚积，皆服一丸，亦可以涂乳头使小儿乳之；伤寒力色及时气病，以温酒服一丸，厚覆取汗，若不汗，复以酒服一丸，要取汗；欲行视病人服一丸，以一丸着头上，行无所畏；至死丧家，带一丸，辟百鬼；病苦淋露消瘦，百节痠疼，服一丸，一日三次；妇人产生余疾，及月水不通，及来往不时，服二丸，一日二次；卒霍乱心腹痛，烦满吐下，手足逆冷，服二丸；注病，百种病不可名，将服二丸，一日二次；若腹中如有虫，欲钻胁出状，急痛，一止一作，此是风气，服二丸；

若恶疮不可名，瘑疥疽，以膏若好苦酒和药，先用盐汤洗疮去痂，拭令燥，以药涂之即愈；恶风遊心、不得气息，服一丸即愈；耳出脓血汁，及卒聋，以赤楮皮裹二丸塞耳孔中即愈；痈肿痤疖瘰疬及欲作瘘，以苦酒和药涂之，齿痛，以绵裹小丸着齿孔中咋之；苦寒热往来，服二丸，若蛇蝮蜂蝎蛎所中及猘犬狂马所咋，以苦酒和涂疮中，并服二丸即愈；卒中恶欲死不知人，以酒若汤水和二丸，强开口灌喉中，捧坐令下；澼饮、留饮、痰饮，服一丸，以蜡和一丸如弹丸，着绛囊中以系臂，男左女右；中溪水毒，服二丸；已有疮在身，以苦酒和三四丸涂疮上；忧患之气结在胸中，苦连噫及咳，胸中刺痛，服如麻子大三丸，一日三次；妇人胸中苦滞气，气息不利，小腹坚急，绕脐绞痛，浆服如麻子大一丸，稍增之如小豆大；心腹常苦切痛及中热，服一丸如麻子大，一日三次，五日愈；男女邪气鬼交通，歌哭无常，或腹大经绝，状如妊身，皆服如胡豆大三丸，日三次，夜一次，又以苦酒和之如饴，旦以涂手间使，暮又以涂足三阴交及鼻孔，七日愈，又将服如麻子大一丸，一日三次，三十日止；腹中三虫，宿勿食，明平旦进牛羊肉，炙三膊，须臾便服如胡豆大三丸，日中当下虫，过日中不下，复服二丸，必有烂虫下；小儿寒热，头痛身热及吐见，服如麻子大一丸；小儿消瘦丁奚不能食，食不化，服二丸，一日三次，又苦酒和如饴，涂儿腹良；风目赤或痒，视物漠漠，泪出烂眦，以蜜解如饴，涂注目眦头；卒风肿，以苦酒若膏和涂之，即愈；风头肿，以膏和涂之，以絮裹之；若为蛄毒所中，吐血，腹内如刺，服如麻子大一丸，稍益至胡豆大，亦以涂鼻孔中，以膏和，通涂腹背，亦烧之自熏；鼠瘘，以脂和涂疮，取交舌狗子舐之即愈也。

“次纳附子治三千杵”，原脱，据《备急千金要方》补。

【功用】解毒。

【主治】《医心方》引《深师方》：尸注，卒恶，水陆毒螫万病，积聚，心腹痛，中恶，痈疡，水肿胀满。男女与鬼交通，歌哭无常，或腹大绝经，状如妊娠；恶风逆气不得气息；忧恚气结在胸心，苦连噫及咳，胸中刺痛；澼饮，痰饮；风疝，寒疝，心疝，弦疝；腹中三虫；卒关格，不得大小便，欲死；卒霍乱，心腹痛，烦满吐下，手足逆冷；下痢重下；疟未发或已发，寒热往来；伤寒敇涩，时气热病；淋沥瘦瘠，百节酸痛；头卒风肿；耳聋，脓血汁出及卒聋；风目赤或痒，视物漠漠泪出，烂眥；齿痛；妇人产后余疾，及月水不通，往来不时；妇人胸中苦滞气，气息不利，少腹坚急，绕脐绞痛；小儿百病，惊痫痞塞及有热；小儿大腹及中热恶毒，食物不化，结成积聚；小儿寒热，头痛身热及吐乳；小儿羸瘦，丁奚，不能食，食不化。

备急散

【来源】《外台秘要》卷三十一引《崔氏方》。

【组成】大黄二两　桂心四分　巴豆一分（去皮，熬，研）

【用法】上为散。取一钱匕，以汤七合和服。当吐下即愈。

【主治】卒中恶，心痛胀满，欲吐短气。

千金丸

【来源】《千金翼方》卷二十。

【组成】礜石二两（烧）　附子二两（炮，去皮）　雄黄二两　真珠二两　巴豆仁二两　藜芦二两　蜈蚣二枚（炙）　麝香半两　犀角三分

【用法】上为丸，如小豆大。每服二丸，不知，加至三丸。五更一点服，至日中解，解乃食白米粥。

【主治】百鬼病，风注，梦与神交通，邪病腹胀，恶肿气，卒中忤。

【宜忌】忌热食、酒肉、五辛。

犀角散

【来源】方出《证类本草》卷十七引《食疗本草》，名见《普济方》卷二五二。

【组成】犀角

【用法】上为末。和水服之。

【主治】卒中恶，心痛；诸饮食中毒，及药毒，热毒，筋骨中风，心风烦闷。

麝香散

【来源】《外台秘要》卷七引《广济方》。

【组成】麝香一分（研） 生犀角二分（屑） 青木香二分

【用法】上为散。空肚以熟水服方寸匕。未止更服之，不利。

【功用】去恶气。

【主治】卒中恶。心腹刺痛。

【宜忌】忌五辛。

丹砂丸

【来源】《外台秘要》卷十三引《删繁方》。

【别名】朱砂丸（《太平圣惠方》卷五十六）。

【组成】丹砂（研） 干姜 芎藭 芫花（熬） 乌头（炮）各四分 芍药 桂心各八分 野葛皮三分（炙） 吴茱萸一合

《太平圣惠方》有巴豆二十枚（去皮心，研，纸裹压去油）。

【用法】上药治下筛，炼蜜为丸，如大豆大。每服三丸，清饮送下，一日三次。

【主治】五尸蛊疰，中恶客忤，心腹刺痛。

【宜忌】忌生血物、猪肉、生葱。

细辛散

【来源】方出《外台秘要》卷二十八引张文仲方，名见《普济方》卷二五四。

【组成】细辛 桂心各等分

【用法】上为细末。纳口中。

【主治】卒忤停尸，不能言。

麝香散

【来源】方出《证类本草》卷十六引《广利方》，名见《普济方》卷二五四。

【组成】麝香一钱 醋二合

【用法】用麝香重研，和醋服之。

【主治】卒中恶，客忤垂死。

大黄散

【来源】《太平圣惠方》卷四十三。

【组成】川大黄（锉碎，微炒） 赤芍药 川升麻 鬼箭羽 鬼臼（去根） 桂心 桔梗（去芦头） 柴胡（去苗）各一两 川朴消二两

【用法】上为散。每服三钱，以水一中盏，煎至六分，去滓温服，不拘时候。

【主治】中恶心痛，腹胀闷乱。

白芥子丸

【来源】《太平圣惠方》卷四十三。

【组成】白芥子半两 安息香半两 麝香一钱（细研） 乌药半两 桃仁半两（汤浸，去皮尖、双仁，麸炒微黄） 陈橘皮半两（汤浸，去白瓤，焙）

【用法】上为末，入麝香研令匀，以汤浸蒸饼为丸，如梧桐子大。每服一丸，煎生姜、童便送下，不拘时候。

【主治】中恶心痛，闷乱不识人。

雄黄散

【来源】《太平圣惠方》卷四十三。

【组成】雄黄半两（细研） 赤小豆半两 瓜叶半两

《普济方》有瓜蒂，无瓜叶，用温浆水调服。

【用法】上为细散。每服一钱，以温水调下。当吐立愈；良久不吐，再服。

【主治】中恶心痛，气急胀满，厌厌欲死。

犀角散

【来源】《太平圣惠方》卷四十三。

【组成】犀角屑一分 木通一分 羌活一分 黑豆半合 甘草一分（炙微赤，锉） 牛黄半钱（细研） 麝香半钱（细研） 桑根白皮一分

【用法】上细锉。以水二大盏，煎至一盏二分，去滓，入牛黄、麝香搅令匀，分三次温服，不拘时候。

【主治】中恶。心痛不可忍，如蛊毒恶疾之状。

赤芍药丸

【来源】《太平圣惠方》卷五十五。

【组成】赤芍药一两　吴茱萸半两（汤浸七遍，焙干，微炒）　朱砂半两（细研）　川乌头半两（炮裂，去皮脐）　干姜半两（炮裂，锉）　川椒半两（去目及闭口者，微炒去汗）　桂心一两

【用法】上为末，入朱砂研令匀，炼蜜为丸，如梧桐子大。每服十丸，暖酒送下，不拘时候。

【主治】诸尸鬼傍，中恶心痛。

细辛散

【来源】《太平圣惠方》卷五十五。

【组成】细辛一两　天雄三分（炮裂，去皮脐）　莽草一分（微炙）　桂心三分　附子一两（炮裂，去皮脐）　干姜一两（炮裂，锉）　真珠半两（细研）　川乌头一两（炮裂，去皮脐）　雄黄半两（细研）

【用法】上为细散，入研了药令匀。每服一钱，以暖酒下，不拘时候。

【主治】飞尸，在人皮中，又名恶脉，又名贼风。发时头痛，不在一处，针灸则移，发时一日半日方微愈，须臾复发。

大杀鬼丸

【来源】《太平圣惠方》卷五十六。

【别名】杀鬼丸（《圣济总录》卷一〇〇）。

【组成】虎头骨三十两　雄黄一两（细研）　鬼臼一两（去须）　天雄一两（去皮脐）　皂荚一两（去皮及子）　芫荑一两　藜芦六两（去芦头）

【用法】上为末，炼蜜为丸，如杏核大。主伏尸恶为病人，烧一丸安室四角；热疾时气，烧一丸安头边。

【主治】热疾、时气、伏尸。

五神返魂丹

【来源】《太平圣惠方》卷五十六。

【组成】朱砂半两　牛黄半两　安息香半两　砒霜半两　大蜘蛛五枚（重午日采，袋内盛，通风勿令死）

【用法】上先细研四味，方入蜘蛛，又研令匀，用不蛀皂荚三寸（去黑皮），以水三合挼汁，便入少粟米饭，煮令水尽为丸，如梧桐子大。如中恶卒死，及急风者，但有微气，以新汲水研下一丸，如昏迷，连加一丸，立活。无疾常服一丸，至老无病。

【主治】卒死，但有微气，心上稍暖者。

太一追命丹

【来源】《太平圣惠方》卷五十六。

【别名】夺命丸（《圣济总录》卷一四七）。

【组成】蜈蚣一枚（微炙，去足）　巴豆三十枚（去皮心，研，纸裹压去油）　附子一分（炮裂，去皮脐）　白矾半两（烧令汁尽）　藜芦一分（去芦头）　雄黄一分（细研）　鬼臼一分（去须）

【用法】上为末，入研了药，更研令匀，炼蜜为丸，如麻子大。每服二丸，以温酒送下。

【主治】五蛊，及中恶气，心腹胀满，不得喘息。心痛积聚，及疝瘕宿食不消，吐逆呕哕寒热瘰疬。

牛黄丸

【来源】《太平圣惠方》卷五十六。

【组成】牛黄一分（细研）　川大黄三分（锉碎，微炒）　雄黄一分（细研）　附子一分（炮裂，去皮脐）　珍珠一分（细研）　甘草一分（炙微赤，锉）　细辛一分　人参一分（去芦头）　朱砂一分（细研）　鬼臼一分（去须）　莽草一分（微炙）　川乌头一分（炮裂，去皮脐）　麝香半两（细研）　川椒半两（去目及闭口者，微炒去汗）　紫菀半两（洗去苗土）　巴豆二十枚（去皮心，研，纸裹压去油）　鬼箭羽半两　赤茯苓半两　桂心半两　干姜三分（炮裂，锉）　地胆五枚（糯米拌，炒令黄色，去翅足）　野葛一分　芫青七枚（糯米拌，炒令黄色，去翅足）　蜥蜴一枚（微炙）　樗鸡半两（微炒）

【用法】上为末，入研了药及巴豆，都研令匀，炼蜜为丸，如绿豆大。每服三丸，以温酒送下，不

拘时候。

【主治】诸尸，及中恶疰忤不恻之病。

艾叶敷方

【来源】方出《太平圣惠方》卷五十六，名见《圣济总录》卷一〇〇。

【组成】艾叶（妥令碎）

【用法】着痛上，令厚二寸，以熨斗纳着灰火熨艾上，令热透，如冷即再熨之。

【主治】中恶，遁尸，心腹及身体痛甚不知痛处，手摸按之，即知痛处，短气不语。

当归散

【来源】《太平圣惠方》卷五十六。

【组成】当归二两（锉碎，微炒） 栀子仁一两 桃白皮二两 附子一两（炮裂，去皮脐） 赤芍药一两 蓬莪茂一两 桂心一两 吴茱萸一两（汤浸七遍，焙干微炒）

【用法】上为粗散。每服三钱，以水一中盏，加豉五十粒，煎至六分，去滓温服，不拘时候。

【主治】中恶，心腹痛，胸胁短气。

朱砂丸

【来源】《太平圣惠方》卷五十六。

【组成】朱砂一两（细研，水飞过） 雄黄一两（细研，水飞过） 麝香一分（细研入） 附子一两（炮裂，去皮脐，为末） 巴豆二十枚（去皮心，研，纸裹，压去油）

【用法】上为细末，炼蜜为丸，如麻子大。每服三丸，以粥饮送下，不拘时候。不利更服三丸，渐加至五丸七丸，以利为度。

【主治】中恶客忤垂死。

朱砂丸

【来源】《太平圣惠方》卷五十六。

【组成】朱砂一两（细研，水飞过） 雄黄一两（细研，水飞过） 鬼臼半两（去须） 莽草半两（微炙） 巴豆十四枚（去皮心，研，纸裹，压去油） 蜈蚣一枚（微炙，去足）

【用法】上为末，入研了药令匀，炼蜜为丸，如小豆大。每服三丸，以暖酒送下，不拘时候。

【主治】尸疰。鬼邪毒气，流注身体，令人寒热淋沥，腹痛胀满，精神错乱。

朱砂散

【来源】《太平圣惠方》卷五十六。

【别名】三黄散（《圣济总录》卷一〇〇）。

【组成】朱砂一两（细研，水飞过） 黄连一两（去须） 黄柏一两（锉） 陈橘皮一两（汤浸，去白瓤，焙）

【用法】上为细散，入朱砂，更研令匀。每服二钱，以热酒调下。不拘时候。

【主治】飞尸。疾肿光如油色，走无定处。

吴茱萸散

【来源】方出《太平圣惠方》卷五十六，名见《普济方》卷二五四。

【组成】韭根一把 乌梅七个 吴茱萸一分（汤浸七遍，焙干，微炒）

【用法】以水一大盏，煎至七分，去滓，分二次温服，不拘时候。

【主治】中恶，心神烦闷，腹胁刺痛。

乱发灰丸

【来源】方出《太平圣惠方》卷五十六，名见《普济方》卷二三七。

【组成】乱发灰一两（细研） 桂心半两 杏仁一两（汤浸，去皮尖双仁，麸炒微黄）

【用法】上为细末，炼蜜为丸，如梧桐子大。每服五丸，以暖酒送下，不拘时候。

【主治】诸尸鬼疰，中恶心痛。

返魂丹

【来源】《太平圣惠方》卷五十六。

【组成】生玳瑁一分 朱砂一分 雄黄二分 白芥子一分 麝香一钱

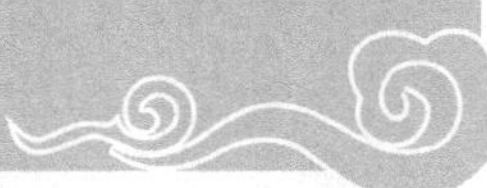

【用法】上为细末，于瓷器中溶安息香和丸，如绿豆大。每服五丸，童便送下，不拘时候。小儿热风只服一丸。

【主治】尸厥不语，或中恶不语。

虎掌丸

【来源】《太平圣惠方》卷五十六。

【组成】虎掌半两（汤洗七遍，锉，生姜汁拌，炒干） 赤茯苓一两 龙齿一两（细研） 朱砂半两（细研） 当归三分（锉，微炒） 阿魏一两 蓬莪术三分

【用法】上为末，用酒煎阿魏成膏，为丸，如梧桐子大。每服二十丸，煎生姜、乌梅汤送下，不拘时候。

【主治】尸疰，寒热，不思食味，心腹刺痛。

空青散

【来源】方出《太平圣惠方》卷五十六，名见《普济方》卷二五四。

【组成】空青一两（研细） 麝香一分（研细） 朱砂一两（研细，水飞过） 雄黄半两（研细）

【用法】上药相和令匀。每服半钱，以醋一合，汤一合相合，调散，不拘时候服之，须臾即吐为妙。

【主治】中恶，客忤垂死。

南岳紫虚魏元君起死回生散

【来源】方出《太平圣惠方》卷五十六，名见《普济方》卷二五五。

【组成】半夏（捣为末）

【用法】如豆许大，吹其鼻中。

《普济方》本方用法：以竹筒、芦筒、鹅翎管吹入两鼻，死半日，心头尚温，不过三四次，或喷嚏吐痰涎，但元气一通，即回生矣。

【主治】因一时气闭不通而致卒死者。

除五劳七伤万病散

【来源】《太平圣惠方》卷五十六。

【组成】附子（炮裂，去皮脐） 川乌头（炮裂，去皮脐） 朱砂（细研） 芫青（糯米拌炒令黄色，去翅足） 川椒（去目及闭口者，微炒去汗） 雄黄（细研） 干姜（炮裂，锉） 人参（去芦头） 细辛 莽草（微炙） 鬼臼（去须）各半两 蜈蚣一枚（微炙，去足） 蜥蜴一枚（微炙）

【用法】上为散。每服半钱，以温酒调下，不拘时候。

【主治】风尸，及飞尸，鬼疰，风痹，身上痛如针所刺，呕逆痰癖。

雄黄丸

【来源】《太平圣惠方》卷五十六。

【组成】雄黄（细研） 真珠（细研） 白矾（烧令汁尽） 牡丹 附子（炮裂，去皮脐） 藜芦（去芦头，炙） 桂心各一两 蜈蚣一枚（微炙去足） 巴豆半两（去皮心细研，纸裹压去油）

【用法】上为细末，入研了药及巴豆都研令匀，炼蜜为丸，如梧桐子大。每服三丸，以粥饮送下，不拘时候。

【主治】诸尸癥积，及中恶心痛，虫疰鬼气。

雄黄丸

【来源】《太平圣惠方》卷五十六。

【组成】雄黄一两（细研，水飞过） 人参半两（去芦头） 甘草一两（炙微赤，锉） 桔梗半两（去芦头） 藁本半两 附子半两（炮裂，去皮脐） 麦门冬一两（去心，焙） 川椒半两（去目及闭口者，微炒去汗） 巴豆半两（ 去皮心，别研，纸裹，压去油）

【用法】上为细末，入研了药令匀，炼蜜为丸，如小豆大。每服三丸，以温酒送下，不拘时候。

【主治】诸疰病，及中恶，鬼邪客忤。

雄黄丸

【来源】方出《太平圣惠方》卷五十六，名见《普济方》卷二三八。

【组成】雄黄三两（细研，水飞过） 清漆三匙 米醋九升

【用法】上药于五月五日，以糠火煎一复时，待可丸即丸，如小豆大。每服一丸，以温酒送下，不

拘时候。或蛇蝎螫伤，涂之立效。

【主治】恶气走注疼痛。

雄黄丸

【来源】方出《太平圣惠方》卷五十六，名见《普济方》卷二五四。

【组成】独颗蒜十枚　雄黄一钱　杏仁一分（汤浸，去皮尖双仁）

【用法】上研为丸，如麻子大。每服三丸，空心以粥饮送下。静坐少时，鬼毛自爪甲中出矣。

【主治】鬼气。情志好悲，或心乱如醉，如狂言惊怖，面壁悲啼，梦寐喜魇，乍寒乍热，心腹满，短气不能食。

犀角散

【来源】《太平圣惠方》卷五十六。

【组成】犀角屑三分　川升麻二分　木香半两　槟榔三分　桃仁三七枚（汤浸，去皮尖双仁，麸炒微黄）　川大黄一两（锉碎，微炒）　桑根白皮一分（锉）　麝香一钱（细研）

【用法】上为粗散。每服三钱，以水一中盏，煎至六分，去滓温服，不拘时候。

【主治】鬼疰中恶。

鬼箭羽散

【来源】《太平圣惠方》卷八十三。

【别名】鬼箭羽汤（《圣济总录》卷一七七）。

【组成】鬼箭羽一分　真珠末一分　桃仁（汤浸，去皮尖双仁，麸炒微黄）　川大黄一两（锉，微炒）　羚羊角屑　桔梗（去芦头）　川朴消　川升麻　赤芍药　柴胡（去苗）　黄芩各半两

《圣济总录》有鬼臼。

方中桃仁用量原缺。

【用法】上为粗散。每服一钱，以水一中盏，煎至五分，去滓温服，不拘时候。

【主治】小儿中恶，心坚强，卒痛欲困。

桃奴散

【来源】《太平圣惠方》卷八十三。

【组成】桃奴五枚　甘草一分（炙微赤，锉）　杏仁二十枚（汤浸，去皮尖双仁，麸炒微黄）　麝香一钱　桔梗（去芦头）　赤芍药　黄芩　柴胡（去苗）　川升麻　川大黄（锉，微炒）　鬼臼（去毛）各半两

【用法】上为粗散。每服一钱，以水一小盏，煎至五分，去滓温服，不拘时候。以利为度。

【主治】小儿中恶，心腹坚紧疼痛，颜色青黑，大便不通。

雄黄丸

【来源】《太平圣惠方》卷八十三。

【组成】雄黄半两（细研）　真珠末半两　麝香一钱（细研）　牛黄一钱（细研）　巴豆二十枚（去皮心研，纸裹压去油）

【用法】上研令匀，入枣瓤及炼蜜和丸，如粟米大。每服三丸，以薄荷汤送下。

【功用】辟除邪气。

【主治】小儿中恶心痛。

九仙山何处士黑神丸

【来源】《普济方》卷二五六引《博济方》。

【别名】黑神丸（《类证活人书》卷十八）、九仙丹（《医方类聚》卷八十九引《王氏集验方》）。

【组成】巴豆（新好者）一两（轻捶去皮，以长流水约两碗，浸一宿，然后更煮三五十沸后冷，粗去心膜，以布子拭去水，然后研如膏，用厚纸十数张裹，以重物压去油用）　豆豉三两（须是新者好的，软者为妙。不得用盐煮干，与上巴豆膏同研细匀）　京三棱半两（生用）　大戟半两（生用，不去皮。其里面白如粉白者为妙）　五灵脂一分（黑色者为上）　杏仁半两（烧过后研，入药再研之）

【用法】上为极细末，入巴豆、豉膏研匀，后入杏仁，更研令极细，别研入飞罗面半匙，以井花水调如糊，渐次拌药搜和得所，入臼中捣二三千杵为丸，如绿豆大，晒干，收入瓷瓶内合顿，或微微火焙亦得。具汤使疗如下：瘟疫时气，阴阳二毒，伤寒及头痛壮热，每服十丸或十五丸，用葱白连须一茎，好茶一盏，泼葱茶内盖定片时吞

下，以衣被盖，或吐或泻，或只汗出便愈，如未吐未泻未出汗，更吃好茶一盏便愈，但避风二三日将息；一切风，薄荷茶下五丸或七丸；伤寒腹满，姜汤送下七丸；一切气，橘皮、生姜汤送下五丸至十丸；肺气喘急，杏仁汤送下五丸；心痛，醋汤送下十丸；小便不通，葱汤送下五丸；血刺、血疰、血癥，煎当归酒送下五丸至七丸；呀呷、上气，杏仁汤送下五丸；淋疾，滑石汤送下七丸；赤眼，山栀汤送下五丸，食后服；中恶心气闷绝，面青手冷，桃仁汤送下七丸；水土瘀气，虚胀满急，大小便赤涩，橘皮汤送下十丸，忌甘草；眼昏，葛粉汤送下五丸；疰刺气，桃仁汤送下七丸；水泻，新汲水送下三丸，忌热汤；赤痢，山栀子七粒、百草霜同煎送下七丸；赤白痢，山栀子、干姜汤送下七丸；疳疾蛔虫，粥饮送下五丸；食伤，茴香汤送下十丸；酒伤，嚼下十丸；奔豚气绞痛，茴香汤送下七丸；水气肿满，煎桑皮汤送下十丸；肾泻，送下五丸，气疾或上引攻心，七枣汤送下五丸至七丸；小儿五疳八痢，腹胀气恶，茴香汤送下五丸；四时宣转，以五更初温茶送下七丸，须臾热茶咽之，如转泻加多，以冷浆水服之即止。凡有诸般疾状，只用热茶酒任下五七丸，无不瘥验。约人脏腑虚实，加减丸数。如修治巴豆子，先以黄连水净手。

【主治】瘟疫时气及中恶，心气闷绝，面青手冷，痢疾，疳疾，水肿胀满。

桃枝汤

【来源】《古今医统大全》卷三十八引《良方》。

【组成】桃东行嫩枝（切）一握　栀子仁十四粒　豆豉一两　吴茱萸一两　桃仁十四粒　麝香二分　当归二两　官桂五钱

【用法】上锉。每服四钱，水一钟半，生姜三片，煎七分，温服，日三夜一次。

【主治】中恶霍乱，客邪内干正气，使胃中食物不化，气不宣通，令人心腹卒痛，吐利，烦闷，甚则精神冒昧。

乌沉汤

【来源】《太平惠民和济局方》卷三。

【组成】天台乌一百两　沉香五十两　人参三两　甘草（爁）四两半

【用法】上为末。每服半钱，加生姜三片，盐少许，空心、食前沸汤点服。

【功用】和一切气，除一切冷，调中补五脏，益精壮阳道，暖腰膝，去邪气。

【主治】吐泻转筋，癥癖疼痛，风水毒肿，冷风麻痹，中恶心腹痛，蛊毒，疰忤鬼气，宿食不消，天行瘴疫，膀胱、肾间冷气攻冲，背膂俯仰不利，及妇人血气攻击，心腹撮痛。

至圣太一散

【来源】《圣济总录》卷五。

【组成】犀角（镑）　仙灵脾　真珠末　滑石（研）　胡黄连　恶实（炒）　人参　地丁草（去根）　白茯苓（去皮）　蚕沙（炒）　甜消（研）　板兰根　郁金各一两　大黄（锉）　牛黄（研）　血竭（研）　木通（锉）　栀子仁　马牙消（研）　苍术（削去黑皮）　荆芥穗　芍药　延胡索　玳瑁（镑）　琥珀（研）各半两　甘草（炙）二两半

【用法】上为末。如中风不语，每用一钱匕，新水调服，如口噤即灌下。若能咳嗽，夜半当省人事；灌药四服后不咳嗽者，必不可救。卒中恶风涎不止，用白矾末半钱匕，太一散一钱匕和匀，以新水调下，慢慢灌之即活。

【主治】中风瘫缓，半身不随，口眼㖞斜，语言謇涩，形神如醉，惊悸狂言，夜卧不安；或周身麻痹，皮肤不知痛痒，四肢不举，身重如石，腰膝强硬；或筋脉拘挛瘈疭，不能行步，百关壅闷，痰涎痞滞；或卒急中恶、客忤、尸注、鬼气、邪魇、尸厥暴亡不省人事。

煮豆丸

【来源】《圣济总录》卷三十七。

【组成】白术　贯众（去土）　苍术（去皮）　甘草（炙）各等分

【用法】上为末，炼蜜为丸，如弹子大；每用一丸，将黑豆一盏，于铫子内铺平，于豆中心安药丸在内，添水高豆一指许，慢火煮水干，取豆晒干，以绢袋盛豆。每服二十粒，新水送下。有瘴处空心一服；如涉远遇饥，新水送下五十至一百粒，可充饥馁。

【主治】岚瘴。

槟榔汤

【来源】《圣济总录》卷三十七。

【组成】槟榔三两（生锉）

【用法】上为粗末，每服二钱匕，水一盏，煎至七分，日午一服。凡服此药，隔夜先服磁石丸，次日服丹砂散，当日午服槟榔汤，至夜再依此次第服之。三日后病势减，药减半，病势尽，药即止。

【功用】解蕴毒。

【主治】瘴气。

磁石丸

【来源】《圣济总录》卷三十七。

【组成】磁石三两（煅，醋淬七遍）

【用法】上为末，醋煮面糊为丸，如梧桐子大。每服三十丸，新汲水送下，临卧一服。

【主治】瘴气。

豫固丸

【来源】《圣济总录》卷三十七。

【别名】预固丸（《奇效良方》卷十二）。

【组成】丹砂　雄黄各一两（并水飞，令干）　鬼臼半两（为末）　阿魏一分（法酒半升，熬成膏）

【用法】上为末，阿魏膏为丸，如鸡头子大。绯绢袋贮十丸，常执手中频嗅，瘴气内行不着人，遇瘴病者，井花水嚼下三丸，五服可愈。

【主治】岭南诸瘴。

十香丸

【来源】《圣济总录》卷三十九。

【组成】丁香　苏合香　白檀香　沉香　木香　莎草根（炒去毛）　白术（锉，炒）　高良姜（锉）　安息香（研）　麝香（研）　薰陆香（研）　丹砂（研）　龙脑（研）各半两　荜茇　诃黎勒（煨，取皮）　犀角（镑屑）　厚朴（去粗皮，姜汁炙）各一两

【用法】上十七味，除别研者外，为细末，与别研者药同研令匀，炼蜜为丸，如梧桐子大，瓷盒收贮。每服五丸，温酒送下，一日四五次；甚者，温酒研下。以愈为度。

【主治】霍乱、中恶，不识人，心痛腹胀，不思饮食。

木香散

【来源】《圣济总录》卷三十九。

【组成】木香（炮）三分　槟榔（生锉）一两　青橘皮（汤浸，去白，焙）　桂（去粗皮）　桃仁（去皮尖双仁，炒研）　人参各半两

【用法】上为细末。每服二钱匕，温酒调下，不拘时候。

【主治】中恶、霍乱，心腹痛，烦闷。

橘皮汤

【来源】《圣济总录》卷三十九。

【组成】陈橘皮（汤浸，去白，焙）　木瓜（切，焙）　桂（去粗皮）　草豆蔻（去皮）　甘草（炙）各一两

【用法】上为粗末。每服三钱匕，煎七分，去滓温服，不拘时候。

【主治】中恶，霍乱吐利。

鬼箭羽汤

【来源】《圣济总录》卷五十五。

【组成】鬼箭羽　桃仁（去皮尖双仁，炒）各一两　干姜（炮）一分　甘草（炙，锉）半分　厚朴（去粗皮，生姜汁炙）　当归（切，焙）　桂（去粗皮）　芎藭各半两

【用法】上锉细，如麻豆大。每服五钱匕，以水一盏半，煎至八分，去滓温服。

【主治】心疼中恶，绕脐刺痛，自出汗。

丁香汤

【来源】《圣济总录》卷五十六。

【组成】丁香　芍药（锉，炒）　槟榔（湿纸裹煨，锉）　吴茱萸（汤浸，焙炒）各一两　白术三分
【用法】上为粗末。每服三钱匕，水一盏，煎至七分，去滓温服。
【主治】中恶心痛。

升麻汤

【来源】《圣济总录》卷五十六。
【组成】升麻一两半　芍药（锉，炒）半两　大黄（锉，醋炒）二两　鬼箭羽一两　鬼臼（切，炒）一两　桂（去粗皮）一两　桔梗（去芦头，切，炒）一两半　柴胡（去苗）二两　丹砂（研）一两　朴消半两
【用法】上为粗末。每服三钱匕，水一盏，煎至七分，去滓温服。
【主治】中恶，卒暴心痛不可忍。

赤芍药汤

【来源】《圣济总录》卷五十六。
【组成】赤芍药（锉，炒）二两　桔梗（炒）一两半　杏仁（汤浸，去皮尖双仁，炒）二两
【用法】上为粗散。每服三钱匕，水一盏，煎至七分，去滓温服。
【主治】中恶心痛。

犀角汤

【来源】《圣济总录》卷五十六。
【组成】犀角（镑）一两　桃仁（汤浸，去皮尖双仁，麸炒）四十九枚　赤茯苓（去黑皮）一两半　甘草（炙，锉）三分　鳖甲（醋炙，去裙襕）三分　木香半两　大黄（锉碎，醋炒）一两　麝香（别研）一分
【用法】上为粗末。每服五钱匕，水一盏，加童便半盏，煎取一盏，去滓，空心、日午、夜卧温服。
【主治】中恶心痛，两胁胀满。

犀角散

【来源】《圣济总录》卷五十六。
【组成】犀角（镑）　木香各半两　麝香（细研）一分
【用法】上为散。每服二钱匕，空腹以熟水调下，未止再服。
【功用】去恶气。
【主治】卒中恶，心腹刺痛。

至宝丹

【来源】《圣济总录》卷一〇〇。
【组成】玳瑁（镑）　雄黄（研）　丹砂（研）　安息香（酒化，重汤熬成煎）　白芥子各一两
【用法】上五味，除安息香外，捣研为末，以安息香煎丸，如绿豆大。每服十丸，温酒研下。
【功用】解一切毒。
【主治】中恶鬼注。

丹参丸

【来源】《圣济总录》卷一〇〇。
【组成】丹参（微炒）一两　芍药一两半　芎䓖　芫花（醋炒）　乌头（炮裂，去皮脐）　干姜（炮）各一两　桂（去粗皮）一两半　野葛皮（炙黄）半两　吴茱萸（汤浸，焙，炒）半两　蜀椒（去闭口并目，炒出汗）　栀子仁各一两　巴豆（去皮心，麸炒，研出油尽）十枚
【用法】上为末，炼蜜为丸，如小豆大。每服三丸，米饭送下，一日三次。
【主治】五尸蛊注，中恶客忤，心腹刺痛。

桂香汤

【来源】《圣济总录》卷一〇〇。
【组成】桂（去粗皮）　芍药　木香　柴胡（去苗）各一两　川芎　鳖甲（去裙襕，醋炙）　干姜（炮）　吴茱萸（汤浸，焙干，炒）　常山各三分
【用法】上为粗末。每服三钱匕，水一盏半，煎至八分，去滓温服，不拘时候。
【主治】尸注发歇无时，心腹切痛。

桃枭汤

【来源】《圣济总录》卷一〇〇。

【组成】桃枭（微炒）十四枚　鬼箭羽　木香　丁香各一两　桔梗（锉，炒）　陈橘皮（汤浸，去白，微炒）　紫苏（茎叶，微炙）　当归（焙干）各一两半　槟榔（慢火煨，锉）十四枚
【用法】上为粗末。每服五钱匕，水一盏半，加生姜一分（拍碎），同煎取一盏，去滓，分温二服，相去数刻服之。
【主治】遁尸鬼注，腹中刺痛不可忍。

雄黄丸

【来源】《圣济总录》卷一〇〇。
【组成】雄黄（研）　丹砂（研）　礜石（煅）　牡丹皮　巴豆（去皮心膜，麸炒，研出油尽）　藜芦（去芦头，炙）　附子（炮裂，去皮脐）各一两　蜈蚣（去足，炒）一条
【用法】上为末，炼蜜为丸，如小豆大。每服二丸，米饮送下，食前服。
【主治】五尸瘕积，及中恶心痛，蛊注鬼气。

麝香散

【来源】《圣济总录》卷一〇〇。
【组成】乌雌鸡一只（笼罩，勿与食三日，只与水吃，至第四日后，日以活蜣螂与鸡食之，饱后便下粪，焙干，取一两）　麝香一分　獭肝（炙熟干）一两
【用法】上药以獭肝为散，次入麝香、鸡粪，再研极细。每服三钱匕。以米饮调下，每日三次。
【主治】诸疰。

芍药汤

【来源】《圣济总录》卷一七七。
【组成】芍药　桔梗（炒）　桃仁七枚（去皮尖双仁，炒）　黄芩（去黑心）　柴胡（去苗）　升麻各一两　大黄（锉，炒）二两　鬼臼一两　甘草（炙）半两　杏仁四十枚（汤浸，去皮尖双仁，炒）　麝香半钱（研）

方中芍药、桔梗用量原缺。

【用法】上为粗末，加麝香和匀。一二岁儿每服一钱匕，以水一小盏，煎至六分，去滓，分二次温服，空心、午后各一服。以利为度。
【主治】小儿中恶，心腹坚胀痛，颜色青黑，大便不通。

三生散

【来源】《中藏经》卷下。
【组成】草乌七个　厚朴一尺　甘草三寸（并生用）
【用法】上为末。水一中盏，末一钱，加大枣七个，煎至七分服，重者灌之。
【主治】卒死，阴盛四逆，吐泻不止。

救生丸

【来源】《中藏经》卷下。
【别名】救生丹（《普济方》卷二五五）。
【组成】大黄四两　轻粉半两　朱砂一两　雄黄一分　巴豆七个（去皮，细研取霜）
【用法】上为末，以鲲胆汁为丸，如鸡头大。童子小便化开一丸，斡开口灌之。纳大葱一寸许入鼻中，如人行五七里，当吐出涎，即活。
【主治】卒死。

避岚气方

【来源】《续本事方》卷二。
【组成】苍术四两　荆芥　甘草各一两
【用法】上为细末。每服一钱，沸汤点，早晨服。凡入烟瘴之地，宜修合随行。
【功用】清头目，避岚气。

豆豉丸

【来源】《小儿卫生总微论方》卷十五。
【组成】湿豉
【用法】作丸，如鸡子大。以丸摩儿腮上及手足心六七遍，又摩心腹脐上。
【主治】中恶邪气，身发寒热。

虎头枕

【来源】《小儿卫生总微论方》卷十五。

【组成】虎头骨
【用法】以虎头骨为枕，与儿枕之。
【主治】中鬼气。

中和汤

【来源】《普济方》卷二五四引《卫生家宝》。
【组成】香附子不拘多少
【用法】上为末。每服二钱，白汤调服；心痛，醋汤调服。
【主治】忽感恶气，昏闷晕倒，逆冷气绝。卒中，惊气，四肢厥冷。

寇相入朝汤

【来源】《普济方》卷二六七引《卫生家宝》。
【组成】沉香　木香　甘草　人参　茴香　肉蔻　草豆蔻　荜澄茄各等分
【用法】上为细末。每服一钱，入盐少许，沸汤点下。春天不可少服，空心进饵。
【主治】冲冒雾气。

忍冬酒

【来源】《外科精要》卷上。
【别名】忍冬藤汤（《医学入门》卷八）。忍冬藤酒（《杏苑生春》卷七）。
【组成】忍冬藤（生取）五两　大甘草节一两
【用法】上用水二碗，煎至一碗，加无灰好酒一碗，再煎数沸去滓，分三次服，一昼夜用尽；病重，一昼夜服两剂，至大小便通利为度。另用忍冬藤一把，捣烂，入酒少许，敷疮四周。
【功用】

1.《医学入门》：托里消毒。

2.《景岳全书》：解诸痈毒。

【主治】

1.《外科精要》：一切痈疽。

2.《杏苑生春》：诸般肿毒，痈疽发背、发肩、发颐、发头，或项，或腰，或胁，或在手足，或妇人乳痈；及五种尸毒，即飞尸，游走皮肤，穿脏腑，每发刺痛，变作无常；遁尸，附骨入肉，攻作血脉，每发不可得，近见尸丧，闻哀哭便发；风尸，淫濯四肢，不知痛之所在，每发皆沉，得风雪便作；沉尸，缠骨结脏冲心胁，每发绞切，遇寒冷便作；注尸，举身沉重，精神错杂，常觉昏废，每节气至变辄成大恶。

【宜忌】《证治准绳·疡医》：气虚及寒多人不宜用。

雄黄散

【来源】《类编朱氏集验方》卷十四。
【组成】雄黄不拘多少
【用法】上为末，入麝香少许。以麦门冬汤调下。
【主治】中恶毒及救蛇、虺毒。

至宝丹

【来源】《卫生宝鉴》卷八。
【组成】辰砂　生犀　玳瑁　雄黄　琥珀　人参各五两　牛黄二两半　麝香　龙脑各一两二钱半　天南星二两半（水煮软，切片）银箔二百五十片（入药）　金箔二百五十片（半入药，半为衣）　安息香五两（用酒半升，熬成膏）　龙齿二两（水飞）
【用法】上为末，用安息香膏，重汤煮炀搜剂，旋丸如梧桐子大。每服三丸至五丸，小儿一两丸，人参汤送下。
【主治】

1.《卫生宝鉴》：风中脏。

2.《普济方》：卒中风，急不语，中恶气、卒中诸物毒，暗风，卒中热疫毒，阴阳二毒、岚瘴毒，误中水毒，产后血晕，口鼻血出，恶血攻心，若烦躁、心肺积热，霍乱吐利，风注转筋，大肠风涩，神魂恍惚，头目昏眩，眠睡不安，唇口焦干，伤寒狂语，小儿急惊风，热卒中，皮瘙痒客忤不得眠睡，烦躁惊风搐搦。

复生散

【来源】《卫生宝鉴》卷二十。
【组成】半夏不拘多少
【用法】上为细末。心头温者，用一字许，吹入鼻中，立活。
【主治】卒病死、压死、溺死、一切横死，但心头温者。

朱犀散

【来源】《世医得效方》卷十。

【别名】朱砂散（《疮疡经验全书》卷六）。

【组成】犀角半两（镑屑，研末） 生麝香 大朱砂各一分

【用法】上为细末。每服二钱，新汲井水调灌之。

【主治】中恶，中忤，鬼气，其证暮夜或登厕，或出郊野，或游空冷屋室，或人所不至之地，忽然眼见鬼物，鼻口吸着恶气，蓦倒地，四肢厥冷，两手握拳，鼻口出清血，性命逡巡须臾不救。

此证与尸厥同，但腹不鸣，心胁俱暖。凡此切勿移动。即令亲眷多人围绕，打鼓烧火，或烧麝香、安息香、苏木、樟木之类，且候记醒，方可移归。

桃枝汤

【来源】方出《世医得效方》卷十，名见《普济方》卷二五四。

【组成】雄黄

【用法】上为末。每服一钱，桃枝叶煎汤调灌下。

【主治】中恶、中忤，鼻口吸着恶气，蓦然倒地，四肢厥冷，两手握拳，鼻口出清血。

淮南丸

【来源】《普济方》卷二三七。

【组成】车前子 车下李根皮 石长生 徐长卿各等分

【用法】上为粗末，作方囊贮半合。系衣带及头，若疰一家，以合此共带之；又临入疰舍，取此药自烧作屑，以水服之。

【主治】女子、小儿诸般疰证，心闷乱，头痛呕吐。

鹧鸪酒

【来源】《普济方》卷二五二。

【组成】鹧鸪 羊肉

【用法】以酒煮服之。

【主治】瘴及蛊气欲死者。

矾石散

【来源】《普济方》卷二五四。

【别名】吹鼻散、仓公散。

【组成】生矾石一分（以水和赤土裹之，炭火三斤，烧两炊久，取出去赤土）

【用法】上为散。以竹筒吹大豆许入鼻中。得嚏则气通，气通则活，未嚏者复吹之。

【主治】鬼气排击，心腹刺痛，吐下血，死不知，及卧魇啮踵不觉者，诸恶毒病。

至圣夺命丹

【来源】《普济方》卷三七三。

【组成】人参（去芦）五钱 白术三钱 天麻（炮）三钱 南星五钱（姜制） 全蝎（去毒）三钱 防风（去芦）三钱 羌活三钱 北细辛（去叶）三钱 独活三钱 荆芥穗三钱 茯神三钱 川乌（炒去皮）三钱 半夏（汤泡）五钱 僵蚕（炒）三钱 酸枣仁（炒） 远志肉 川芎 白附子（炒） 川白芷 桔梗（去芦） 甘草 石菖蒲各三钱 蝉蜕十四个（各制，碾为末，去土） 雄黄一钱 金箔二十片 银箔三十片 麝香一钱（上四味乳钵内研） 白茯苓（去皮）三钱

【用法】上合和令匀，姜汁面糊为丸，朱砂为衣。临用研化，金银薄荷汤送下；搐不止，鸡冠血送下。

【主治】惊风重者。急慢惊风，风痫中恶，客忤恍惚，口眼㖞斜，痰壅搐掣。

还魂丹

【来源】《秘传证治要诀及类方》卷四。

【组成】麻黄三两 桂枝二钱 杏仁十二粒

【用法】上作一服。水煎，灌下即醒。

【主治】中恶已死。

辟邪丹

【来源】《医学正传》卷五。

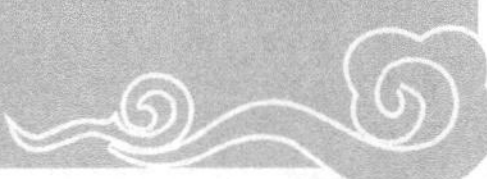

【组成】人参　茯神　远志　鬼箭羽　九节菖蒲　白术　苍术　当归各一两　桃奴（焙干）五钱　雄黄（另研）　辰砂（另研）各三钱　牛黄一钱（另研）　金箔二十片（或加麝香一钱）

【用法】以桃奴以上诸药为细末，雄黄、辰砂、牛黄三味末子和匀，以酒调米粉，打糊为丸，如龙眼大，金箔为衣。每服一丸，临卧以木香汤化下。更以绛香囊盛五七丸，悬床帐尤妙。

【主治】冲恶怪疾。

正气散

【来源】《摄生众妙方》卷四。

【组成】苍术（米泔浸，麸炒）一钱五分　陈皮一钱　川厚朴（姜汁炒）一钱五分　藿香（去土）八分　甘草五分　半夏（姜汤泡）一钱　苏叶八分　香附米（童便浸，研）二钱　槟榔二钱

【用法】用水二钟，加生姜五片，煎至一钟，空腹服。如感瘴气，以槟榔顶尖者为粗末三钱，同煎服。泄气即愈。

【主治】山岚瘴气。

【加减】暑热，加香薷、黄连；寒凉，加木香、白豆蔻。

槟榔煎

【来源】《古今医统大全》卷七十六。

【组成】槟榔　苍术　厚朴（姜制）　陈皮　草果各五分　甘草一寸　生姜一块（湿纸包煨）

【用法】水二钟，加大枣三枚，煎至八分，食远热服。

【主治】山岚瘴气，寒热呕吐，腹满，不思饮食。

霹雳散

【来源】《幼科发挥》卷二。

【组成】踯躅花一分半　雄黄三分　麝香少许。

【用法】上为末。用灯心三寸长，蘸少许，插入鼻孔，得嚏即醒。

【主治】小儿中恶、眩仆、四肢厥冷，两手握拳，不能喘息　。

霹雳散

【来源】《育婴家秘》卷二。

【组成】牙皂三分　细辛　川芎　白芷各五钱　羊踯躅花一分半　雄黄二分　麝香少许

【用法】上为末。每用少许，以灯心草三寸长，蘸点鼻内，喷嚏为验。

【主治】卒中恶死者。

雄黄散

【来源】《赤水玄珠全集》卷二十五。

【组成】雄黄（研）

【用法】上水飞为细末，用桃树枝煎汤调灌。

【主治】中恶客忤。

八仙茶

【来源】《仁术便览》卷四。

【组成】薄荷叶（洗净）一两　甘松（净）三钱　硼砂四钱　白檀香四钱　紫苏叶五钱　儿茶五钱　片脑一钱　霍香叶三钱　桂花一钱　乌梅肉三钱

【用法】上为极细末，煎甘草半斤成膏为丸，如黄豆大。每噙化一丸。

【功用】化痰，清头目，行气止渴，消食，去躁烦，辟秽恶邪气及瘴雾毒气。

辟邪丹

【来源】《景岳全书》卷六十三。

【组成】苍术（以黄连代之更妙）　乳香　降真香　甘松　北细辛　芸香各等分

【用法】上为末，水为丸，如豆大，每焚一丸熏之，良久又焚一丸，不可太多，只是略有香气，使之不可间断。烧于房中。

【功用】辟一切秽恶邪气。

乌药沉香汤

【来源】《济阳纲目》卷七十二。

【组成】乌药一两　沉香五钱　人参三分　甘草

四分

【用法】上为末，每服五分，入盐少许，加生姜一片，水煎服。或加香附、砂仁、陈皮、半夏，或加枳壳、神曲、麦芽、莪术、青皮、木香，随宜加入。

【主治】一切冷气及中恶心肠痛；及妇人血气攻心胃腹胀痛。

搐鼻散

【来源】《济阳纲目》卷一〇二。

【别名】搐鼻通天散（《医学心悟》卷六）。

【组成】细辛（去叶） 皂角（去皮弦）各一两 半夏（生用）五钱

【用法】上为极细末，瓷瓶收贮，勿泄气。每用一二分，吹入鼻孔中取嚏。

【主治】

1.《医学心悟》：魇梦不醒。

2.《医钞类编》：缢死、压死、中恶。

3.《喉证指南》：诸喉证，牙关紧急，不省人事。

定神散

【来源】《丹台玉案》卷六。

【组成】茯神 远志 胆星 麦门冬各五钱 石菖蒲二钱 琥珀一钱五分

【用法】上为末。每服二钱，滚汤调下。

【主治】中恶天钓。

鸡冠血方

【来源】《医灯续焰》卷十六。

【组成】雄鸡冠血

【用法】取雄鸡冠，临儿口上，割血滴入口，下即活。

【主治】小儿不知所病便死绝。

菖阳汤

【来源】《诚书》卷十二。

【组成】石菖蒲 天麻 全蝎 僵蚕 附子（制） 羌活 人参 甘草（炙） 远志（去心） 荆芥 桔梗（炒）各等分

【用法】水煎服。一方加薄荷。

【主治】中恶，惊搐失声。

犀角散

【来源】《诚书》卷十六。

【组成】犀角 升麻 木香 槟榔 桑皮 大黄（炒）各五钱 麝一钱 桃仁（炒）二七枚

【用法】上为末。白汤调下。

【主治】中恶，鬼疰。

牛黄至宝丹

【来源】《医林绳墨大全》卷一。

【组成】人参 天竺黄 生乌犀屑（研） 朱砂（研，飞） 雄黄（水飞） 生玳瑁（研） 琥珀（研）各一两 麝香 龙脑（研）各二钱五分 金箔（半入药，半为衣） 银箔（研）各五十片 牛黄 天南星（水煮软，切片）各半两 安息香一两半（为末，以无灰酒搅澄，飞过，滤去沙土，约得净数一两，火熬成膏）

【用法】上将生犀、玳瑁为细末，入余药研匀。将安息香膏重汤煮烊，入诸药中为丸，如梧桐子大。每服三丸至五丸，用人参汤化下。

【主治】中风不语，中恶气绝，中诸物毒，疫毒、痔毒、蛊毒；产后血晕，口鼻血出，恶血攻心，烦躁，气喘吐逆，难产闷乱，死胎不下；心肺积热，呕吐，邪气攻心，大肠风秘，神魂恍惚，头目昏眩，眠睡不安，唇口干燥，伤寒谵语。

止痛仙丹

【来源】《石室秘录》卷一。

【组成】人参三钱 茯苓五钱 天南星三钱 附子一钱

【用法】水煎服。

【主治】中恶，中痰。

【加减】虚人，多加人参至半两。

消恶汤

【来源】《石室秘录》卷一。
【组成】人参三钱　白术五钱　附子一钱　半夏一钱　南星一钱　陈皮一钱　白薇一钱
【用法】水煎服。
【主治】中恶、中痰，眼花猝倒，不省人事。
【方论】此方妙在补气之药多于逐痰祛邪。中气健于中，邪气消于外，又何惧痰之不速化哉。

回正散

【来源】《石室秘录》卷三。
【组成】人参一钱　白薇一钱　茯苓三钱　白术五钱　半夏一钱　白芥子三钱　陈皮五分　甘草五分
【用法】水煎服。醒后服一剂痊愈。
【主治】中邪，尸厥，卒倒，中毒，中恶。

解恶仙丹

【来源】《石室秘录》卷五。
【组成】人参三钱　茯苓五钱　天南星三钱　附子一钱
【用法】水煎服。即苏。
【主治】中恶中痰。
【加减】虚人，加人参至一两。

解恶神丹

【来源】《石室秘录》卷六。
【别名】解毒神丹（《卒中辑要》）。
【组成】金银花三两　生甘草五钱　白矾五钱　白芷三钱
【用法】水煎服。
【功用】解恶，化毒。
【主治】中恶。犯蛇毒之气与各虫之毒气，其症肚胀腹大，气满口喘，身如燥裂而不可忍之状，大便闭结，小便黄赤，甚则阴头胀大，疼痛欲死者。

凉心丹

【来源】《辨证录》卷十。
【组成】人参　茯苓　丹参各五钱　黄连　半夏各三钱　吴茱萸五分　菖蒲一钱　生姜五片　麦冬一两
【用法】水煎服。
【主治】猝然遇邪，一时卧倒，口吐痰涎，不能出声，发狂乱动，眼珠大红，面如火烧红色，发或上指。

苏合香丸

【来源】《张氏医通》卷十三。
【别名】苏合丸（《伤科补要》卷三）。
【组成】苏合香（另研，白色者佳）　安息香（无灰酒熬，飞去砂土）各二两　熏陆香（另研）　龙脑（另研）　丁香　麝香（别研，勿经火）各一两　青木香　白术　沉香（另研极细）　香附（炒）　乌犀角（镑屑，另研极细）

方中青木香、白术、沉香、香附、乌犀角用量原缺。
【用法】上为末，逐一配匀，炼蜜为丸，分作五十丸，另以朱砂一两水飞为衣，蜡护。每服一丸，临用剖开，井花水、生姜汤、温酒化下。
【功用】《伤科补要》：通关辟邪解毒。
【主治】

1.《张氏医通》：传尸殗殜，心腹卒痛，僵仆不省，一切气闭属寒证。

2.《伤科补要》：一切恶毒之气中人，关窍不通者。

【方论】《绛雪园古方选注》：苏合香能通十二经络、三百六十五窍，故君之以名其方，与安息香相须，能内通脏腑。龙脑辛散轻浮，走窜经络，与麝香相须，能内入骨髓。犀角入心，沉香入肾，木香入脾，香附入肝，熏陆香入肺，复以丁香入胃者，以胃亦为一脏也。用白术健脾者，欲令诸香留顿于脾，使脾转输于各脏也。诸脏皆用辛香阳药以通之，独心经用朱砂寒以通之者，以心为火脏，不受辛热散气之品，当反佐之，以治其寒阻关窍，乃寒因寒用也。

神效绞肠痧散

【来源】《观聚方要补》卷三引《证治大还》。

【别名】诸葛散。
【组成】朱砂　雄黄　明矾　枪消各三钱　麝香　冰片各二分　荜茇三厘　金箔十二张
【用法】上为细末（五月五日午时合药），盛瓷瓶内。男左女右点清明穴眼潭内。
【主治】山岚瘴毒，中恶。

安神化痰汤

【来源】《医学传灯》卷上。
【组成】茯神　远志　陈皮　半夏　杏仁　石菖蒲　麦冬　桔梗　甘草
【功用】安神化痰。
【主治】中恶，牙关紧急，昏不知人，头面青黑，肌肤粟起。
【加减】有食，加枳壳、厚朴。

驱邪散

【来源】《顾松园医镜》卷十三。
【组成】犀角　羚羊角　龙齿　虎头骨（俱为末）　木香　沉香　檀香　降香（净）各一钱　麝香二分　雄黄二钱　牛黄一分　朱砂二钱　粑羊肉二三两　茯神　枣仁　远志各五钱
【用法】每服三钱，煎汤调下，一日二次。
【主治】卒中邪恶，头面青黑，口噤眼闭，昏不知人，手足厥冷，肌肤粟起，或错言妄语，或直视握拳，或遍身骨节疼痛非常。
【宜忌】羊肉，胃弱者不用。
【方论】邪祟乘虚附人，与人之神魂相持，亦逼处不安，无隙可出，故用诸灵物（犀角、羚羊角、龙齿、虎头骨）之遗形，引以羊肉之膻，俾邪祟转附骨角，移从大便而出。邪气着人，则关闭窍塞，麝之辛香走窜，引芳香正气辟邪诸品（木香、沉香、檀香、降香），自内达外，则毫发骨节俱开，邪亦从此而出；雄黄、牛黄亦最辟邪之物；朱砂同茯神、枣仁、远志镇心神。

神术散

【来源】《医学心悟》卷三。
【组成】苍术（陈土炒）　陈皮　厚朴（姜汁炒）各二斤　甘草（炙）十二两　藿香八两　砂仁四两
【用法】上为末。每服二三钱，以开水调下。
【功用】解秽祛邪，除山岚瘴气。
【主治】时行不正之气，发热头痛，伤食停饮，胸满腹痛，呕吐泻利，鬼疰尸注，中食、中恶。
【验案】

1.泄泻　《江苏中医》（1963，8：18）：应用本方加减：苍术片6g，川厚朴4.5g，藿香梗6g，青陈皮各4.5g　春砂仁2.5g，六一散（包）12g。每日1剂，水煎服，治疗泄泻242例，其中大便呈稀水样214例，呈稠厚样28例。结果：均获痊愈，大多数病例经过1次治疗而愈。

2.小儿泄泻　《福建中医药》（1995，3：48）：以本方加减，治疗小儿泄泻106例。结果：痊愈86例，好转16例，无效4例，总有效率96.2%。

避秽丹

【来源】《种痘新书》卷十二。
【组成】苍术　甘松　细辛　乳香　芫荽
【用法】上为末，烧灰熏之。
【功用】避秽，解秽。

返魂汤

【来源】《幼幼集成》卷二。
【组成】净麻黄（去节）二钱　光杏仁（去皮）七个　炙甘草二钱
【用法】加葱白三寸，水一盏，煎至半盏，分数次服。
【功用】开通肺窍。
【主治】因毒气闭塞肺窍，中恶卒死。

木香散

【来源】《女科秘旨》卷三。
【组成】生地二钱　枳壳　木香各七钱五分
【用法】上为末，和匀。每服三钱，温酒下。
【主治】中恶，心腹疼痛。

太乙紫金丹

【来源】《重庆堂随笔》卷上引薛生白。

【组成】山慈姑　川文蛤各二两　红芽大戟　白檀香　安息香　苏合油各一两五钱　千金霜一两　雄黄（飞净）　琥珀各五钱　冰片　当门子各五钱

【用法】上各为极细末，再合研匀，浓糯米饮为丸，如绿豆大，外以飞净辰砂为衣。每服一钱许，滚开水送下。

【主治】暑湿温疫之邪，弥漫熏蒸，神明昏乱，及霍乱吐泻，痧胀腹痛，水土不服，岚障中恶。

【方论】本方比苏合香丸而无热，较至宝丹而不凉，兼太乙丹之解毒，备二方之开闭，洵为济生之仙品。

红灵丹

【来源】《齐氏医案》卷六。

【别名】八宝红灵丹（《痧证汇要》卷一）、绛雪（《霍乱论》）、八宝红灵散（《慈禧光绪医方选议》）、红灵散（《中国药典》一部）。

【组成】明雄　朱砂　礞石　火消　月石各六钱　麝香　洋片各二分　佛金四十张

【用法】各制合研极细末，瓷瓶收贮，勿令泄气，轻重量用；或烧酒、冷水为九，如梧桐子大。治感冒伤风，伤寒伤暑，用温茶送五丸；慢紧痧胀，稍冷茶下；中恶中毒，暴病五绝，将此丹水擦牙，下咽即活，重者三五丸，勿过，过服冷水解；九种心疼、腹痛、哮喘、痰嗽，温茶送下；牙痛，碎一丸放痛处；小儿急惊，五瘠诸积，食伤饱胀，霍乱吐泻，用三丸或二丸，放舌尖上，和津嚼之，见麻，冷水吞，寒症用温茶；时症瘟疫，沿门传染，用银簪点大眼角中，男左女右；治一切痈疽疔毒，阴阳疮疖，瘰核痰疱，以及蜂螫虫咬，初起未陷，用葱头酒煎加蜜开擦，阳疮加猪胆汁擦，吞下三五丸即消；妇女月经，或前或后，俱用黄酒送下五丸、七丸，取汗立效；佩之在身，不染瘟疫。

【主治】感冒伤风，伤寒伤暑，痧胀，中恶中毒，心疼腹痛，哮喘痰嗽，牙痛，小儿急惊，五疳诸积，食伤饱胀，霍乱吐泻，时症瘟疫，痈疽疔毒疮疖，瘰核痰疱，蜂螫虫咬，妇女月经不调。

【宜忌】孕妇忌用。

卧龙丹

【来源】《霍乱论》卷四。

【组成】西牛黄　飞金箔各四钱　梅花　冰片　荆芥　羊踯躅各二钱　麝香当门子五分　朱砂六分　猪牙皂角一钱五分　灯心炭二钱五分

【用法】上为细末，瓷瓶密收，勿使泄气。每用少许搐鼻，取嚏；垂危重证，亦可以凉开水调灌分许；外用酒调涂患处。

【主治】

1.《霍乱论》：诸痧中恶，霍乱五绝，诸般卒倒急暴之证，并治痈疽发背，蛇蝎蜈蚣咬伤。

2.《疫喉浅论》：疫喉闷痧，闭象未开，疫火已炽。

【宜忌】《中国医学大辞典》：孕妇忌服。

卧龙丹

【来源】《霍乱论》卷四。

【别名】卧龙散（《中药制剂手册》）。

【组成】西黄六分　梅片　当门子各一钱　北细辛一钱　牙皂　羊踯躅各二钱　灯心炭一两

【用法】上为细末，瓷瓶密收，勿使泄气。每用少许，搐鼻取嚏；垂危重证，亦以凉开水调灌分许；外用酒调，涂患处。

【功用】《全国中药成药处方集》（天津方）：通关开窍，排秽避瘟。

【主治】

1.《霍乱论》：诸痧中恶，霍乱五绝，诸般卒倒急暴之证。及痈疽发背，蛇蝎、蜈蚣咬伤。

2.《全国中药成药处方集》（天津方）：中暑中疫，感触秽气，胸满烦躁，外感头痛，肚腹剧痛，关窍不通。

【宜忌】孕妇忌服。

霹雳散

【来源】《急救痧症全集》卷下。

【别名】通关散。

【组成】北细辛五钱　生半夏　皂角各半钱　鹅不食草　茅山术　灯心灰各二钱

【用法】上为极细末，瓶收封固。临用以灯草一段，蘸少许，刺搐鼻孔中。即嚏。

【主治】痧毒闭结，七窍不通，经脉阻滞，吐泻不出，胀满绞闷；及中风、中恶、中气、中暑、一切昏仆不省人事者。

赤霆救疫夺命丹

【来源】《经验各种秘方辑要》。

【组成】真水安息香（即龙涎香）六分　廉珠粉一分　西牛黄一分　当门子五分　梅花冰片五分　净硼砂二钱　明雄黄二钱（用马牙火消一钱二分，用熔银罐同煅炼，和凝成丹）飞净辰砂二钱　明矾二钱（生用）　真血珀一钱　生玳瑁屑二钱　猪牙皂角末一钱　川郁金二钱　赤金箔九张　公丁香　广木香　乌沉香　白檀香各一钱

【用法】勿见火。此丹药贵重，瓷器珍藏，慎勿泄气。急将此丹少许，至多不过一分，浮于冷茶水面，从容灌入。自然追邪外出，俾得醒回，厥转寒去，脉起，以便延医诊治。

【主治】猝暴中恶，闷痧臭毒，霍乱吐泻，脉厥脉伏，转筋入腹，绞肠钓脚，魄汗淋漓，气闭形脱，甚至舌冷囊缩，妇人乳头缩，手指螺瘪，以及小儿惊风、癫痫、邪祟痰塞、痉厥，老年中风、中暍，山岚瘴疠，诸暴危笃急证，呼唤不醒，手足鼻舌已冷　，牙关紧闭。

【宜忌】孕妇忌服。

调中益胃汤

【来源】《医学探骊集》卷三。

【组成】人参二钱（如无人参，以明党参代之）　苍术四钱（炒）　熟地四钱　白芍三钱（酒炒）　草果二钱　黄耆三钱（蜜炙）　陈皮三钱　茯苓三钱　甘草一钱

【用法】加生姜三片，水煎服。

【主治】中恶。凡人或入枯井，或入山洞，或入冷室，忽然晕倒，口目紧闭，不省人事。

【方论】此方以人参为君，扶其元气；佐以黄耆、熟地，气血双补；苍术、草果能驱败气而扶正气；陈皮、茯苓调其中气；白芍敛阴，甘草和中。细审此方，似乎平庸，然与正气被伤之人服之，不寒不燥，最为稳妥。

万应灵丹

【来源】《家用良方》。

【组成】川芎一两（瓦上焙脆）　石菖蒲三钱（瓦上炒）　白芷六钱（去梗，净）　羌活八钱（晒）　苏叶六钱（去梗，净）　茅术一两（生切，晒脆）　半夏三钱（生用，姜汁拌晒）　薄荷八钱　大黄一两（生用）　木香五钱（晒脆）　川乌五钱（汤泡，去芦皮）　草乌五钱（汤泡，去芦皮）　独活四钱（晒脆）　当归一两　葛根六钱　细辛三钱　胆星五钱（另研）　甘草五钱（生用）　牙皂三钱（生研）　蟾酥五钱（另研）　明矾五钱（另研）　麝香一钱（另研）

【用法】上药各为极细末，用鬼箭羽二两，煎浓汤滴为丸，如粟米大，飞雄黄为衣，晒干，瓷罐装存，勿令泄气。视病之轻重，每服二三十丸至四五十丸，老幼减半，沸水待温送下。再研数丸，吸鼻取嚏。

【主治】受暑感风，冒寒挟湿，气闭发痧，肚腹胀痛，呕吐泄泻，山岚瘴气，痰迷气逆，头风心痛，中邪中恶，厥气迷闷，羊癫诸风，及妇人产后惊风，小儿急慢惊风。

【宜忌】忌食鱼腥、生冷、面食及难消化之物；孕妇忌服。

灵宝如意丹

【来源】《中国医学大辞典》。

【别名】如意丹（《北京市中药成方选集》）、灵宝如意丸（《全国中药成药处方集》兰州方）。

【组成】白粉霜　血竭　硼砂　腰黄　天麻　辰砂各一两　麝香　梅片　人参各一钱　蟾酥六钱（一方有巴豆霜）

【用法】上为末，取净粉，烧酒化蟾酥泛丸，如芥子大，辰砂为衣。每服七丸，小儿二丸。俱不可多用。中暑眩晕，绞肠腹痛，脘闷胀饱，阴阳反错，不省人事，手足厥冷、恶心呕泻，山岚瘴气，感受邪秽，中恶头痛，一切痧气，俱用凉茶送下；

伤寒三四日，风寒咳嗽，用葱白（连须）、生姜煎酒热服，暖盖取汗；中风不语，痰涎神昏者，姜汤送下；口眼㖞斜，手足麻木者，生姜、桂枝煎汤送下；疟疾、草果、槟榔煎汤送下；瘟证疹子不出，葱须汤送下；痫证疯迷，生姜汤送下；饥饱劳碌，沙参汤送下；瘫痪，淡姜汤送下；噎膈咽喉，胸膈疼痛，桔梗、柿蒂煎汤送下；恶心嘈杂，砂仁汤送下；牙痛，高良姜汤送下，再衔一丸于痛处，其痛立止；心胃气痛，淡姜汤送下；心胃虫痛，九种胃痛，俱用艾醋汤送下；气蛊、木香、柿蒂煎汤送下；水蛊，葶苈汤送下；中酒毒，陈皮汤送下；阴寒，白川汤送下；忘前失后，石菖蒲汤送下；小便尿血，车前汤送下；二便不通，生蜜汤送下；水泻，车前子汤送下；赤痢，红花汤送下；白痢，吴茱萸汤送下；噤口痢，石莲子汤送下；偏坠疼痛，小茴香汤送下；腿足疼痛，牛膝、木瓜煎汤送下；跌扑损伤，昏迷不醒，热酒或童便送下；痄腮，噙化一丸；痈疽、疔疮，恶毒初起，葱白、生姜煎酒，热服取汗，或黄酒化敷患处；疔疮肿烂太甚，口津研化二丸涂之，再用酒服一丸，立愈；疔疮走黄，热酒送下，再以瓷锋挑破疔头，入一、二丸于疮内，外以膏药贴之；天泡疮、杨梅疮初起，生姜煎酒，热服取汗，次日再用熟汤送下；诸疮溃破，生黄耆、银花煎汤送下；蛇蝎虫毒，用黄酒化敷；妇人经闭，红花汤送下；妇女鬼迷失魂，梦与鬼交，桃仁汤送下；子死腹中，白芥子汤送下；产后见神见鬼，黑荆芥汤送下；产后腹胀，厚朴汤送下；小儿乳积、食积，风寒惊啼，熟汤送下。

【主治】中暑眩晕，绞肠腹痛，脘闷饱胀，阴阳反错，不省人事，手足厥冷，恶心呕泻；山岚瘴气，感受邪秽，中恶头痛，一切痧气；伤寒，风寒咳嗽；中风不语，痰涎神昏，口眼㖞斜，手足麻木；疟疾；瘟症疹子不出；痫证疯迷；饥饱劳碌；瘫痪；噎膈咽喉，胸膈疼痛，恶心嘈杂；牙痛；心胃气痛；心胃虫痛，九种胃痛；气蛊；水蛊；中酒毒；阴寒；忘前失后；小便尿血；二便不通；水泻；赤痢，白痢，噤口痢；偏坠疼痛；腿足疼痛；跌仆损伤；昏迷不醒；痄腮；痈疽疔疮、恶毒初起，肿烂太甚；疔疮走黄，天泡疮、杨梅疮初起，诸疮溃破；蛇蝎虫毒；妇人经闭；妇人鬼迷失魂，梦与鬼交；子死腹中；产后见神见鬼；产后腹胀；小儿乳积、食积、风寒、惊啼。

【宜忌】孕妇忌服。

卧龙丹

【来源】《中药成方配本》。

【别名】开关散。

【组成】麝香一钱　蟾酥五钱　冰片七钱五分　生闹羊花八钱　生猪牙皂五钱　生荆芥穗五钱　灯草灰三两

【用法】上为末，共研至极细为度，每瓶一分，每料分装约六百瓶。外用，每用少量，吹入鼻中，得嚏为止。

【功用】芳香开窍。

【主治】中暑中恶，关窍猝闭，小儿惊厥等症。

【宜忌】孕妇慎用。

镇惊定痉散

【来源】《全国中药成药处方集》（沈阳方）。

【组成】犀角一两　冰片三钱　麝香一钱　玳瑁一两　雄黄　牛黄各三钱　琥珀一两　朱砂五钱　金箔五十页　安息香三钱　羊角虫二十个　僵蚕一两　生铁落三钱　寒水石　胆星各一两

【用法】上为极细末。每服一钱，轻者减半；小儿一岁以上者每服一分，五岁以下者每服二分，白开水送下。

【功用】清热安神，镇痉定痫。

【主治】中恶气绝，中风不语，中诸毒物，疫毒烦躁，吐逆闷胀，邪入心胞，神昏瞀乱，头目眩晕，心悸不眠，癫狂痫厥；小儿急惊，卒中客忤，精神错乱，风痰流涎，四肢搐搦。

【宜忌】忌食辣腥刺激性食物。

暑症片

【来源】《中国药典》。

【组成】猪牙皂 80g　细辛 80g　薄荷 69g　广藿香 69g　木香 46g　白芷 23g　防风 46g　陈皮 46g　半夏（制）46g　桔梗 46g　甘草 46g　贯众 46g　白矾（煅）23g　雄黄 57g　朱砂 57g

【用法】上药制成1000片。口服，每次2片，1日2～3次，必要时将片研成细粉，取少许吹入鼻内取嚏。

【功用】祛寒辟瘟，化浊开窍。

【主治】夏令中恶昏厥，牙关紧闭，腹痛吐泻，四肢发麻。

【宜忌】孕妇禁用。

四十九、痴呆

痴呆，又称愚痴、痴证、呆痴、呆病、神呆等，是指以呆傻愚笨为主要临床表现的一种神志异常病情。其轻者可见寡言少语，反应迟钝，善忘等症；重则表现为神情淡漠，终日不语，哭笑无常，分辨不清昼夜，外出不知归途，不欲食，不知饥，二便失禁等。《景岳全书·杂证谟》立“癫狂痴呆”专论，“痴呆证，凡平素无痰，而或以郁结，或以不遂，或以思虑，或以疑惑，或以惊恐，而渐致痴呆。言辞颠倒，举动不经，或多汗，或善愁，其证则千奇万怪，无所不至。脉必或弦或数，或大或小，变易不常。此其逆气在心或肝胆二经，气有不清而然。”指出了本病由多种病因渐致而成，且临床表现具有“千奇百怪”、“变易不常”的特点，并指出本病病位在心以及肝胆二经，对预后则认为本病“有可愈者，有不可愈者，都在乎胃气元气之强弱”，至今仍对临床有指导意义。《辨证录》亦立有“呆病门”，对呆病症状描述甚详：“人有终日不言不语，不饮不食，忽笑忽歌，忽愁忽哭，与之美馔则不受，与之粪秽则无辞，与之衣不服，与之草木之叶则反喜，人以为此呆病，不必治也。然而呆病之成，必有其因，大约其始也，起于肝气之郁；其终也，由于胃气之衰。肝郁则木克土，而痰不能化，胃衰则土不制水，而痰不能消，于是痰积于胸中，盘据于心外，使神明不清，而成呆病矣。治法开郁逐痰，健胃通气，则心地光明，呆景尽散也。”对临床治疗有一定参考价值。

本病成因多由于七情内伤，久病不复，年迈体虚等致气血不足，肾精亏虚，痰瘀阻痹，渐使脑髓空虚，脑髓失养而成。

本病治疗以补虚益损、解郁散结为大法。同时在用药上应重视血肉有情之品的应用，以填精补髓。对脾肾不足，髓海空虚之证，宜培补先天、后天，使脑髓得充，化源得滋。凡痰浊、瘀血阻滞者，当化痰活血，配以开窍通络，使气血流通，窍开神醒。

仙乌豆

【来源】《小儿卫生总微论方》卷六。

【组成】虢丹二两　晋矾二两

【用法】上为末，入一盒子盛，先用蛤粉封口缝，后以盐泥固济，炭火煅通赤，放冷，取出研末。以水一斗，黑豆五升，同药末于锅中煮至水尽为度，晒干。任意与食，不拘时候。

【主治】因发惊痫之后，心神失守而痴。

十味温胆汤

【来源】《世医得效方》卷八。

【组成】半夏（汤洗）　枳实（去瓤，切，麸炒）　陈皮（去白）各三两　白茯苓（去皮）一两半　酸枣仁（微炒）　大远志（去心，甘草水煮，姜汁炒）各一两　北五味子　熟地黄（切，酒炒）　条参各一两　粉草五钱

《金匮翼》有竹茹，无五味子。

【用法】上锉散。每服四钱，水一盏半，加生姜五片，大枣一个煎，不拘时服。

【功用】化痰宁心。

【主治】

1.《世医得效方》：心胆虚怯，触事易惊，梦寐不祥，异象感惑，遂致心惊胆慑，气郁生涎，涎与气搏，变生诸证，或短气悸乏，或复自汗，四肢浮肿，饮食无味，心虚烦闷，坐卧

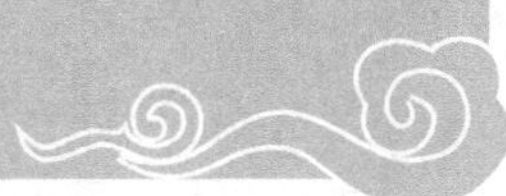

不安。

2.《张氏医通》：寒涎沃胆，胆寒肝热，心悸不眠，短气恶心，耳鸣目眩，四肢浮肿。

【验案】痴呆症　《浙江中医杂志》(1965，4：114)：郑某，室女，18岁，学生。其母代诉：病人平日善思多感，去年因受惊恐，常显胆怯不宁，夜寐不安，或发梦呓。近感风邪，发热，神志失常，而语无伦次，忽悲忽喜，失眠厌食，月信四月未至，带下甚多。此乃思虑伤脾，湿热下注所致，当以涤痰清热，兼散风邪为治，方用十味温胆汤加减。连诊3次，进方6剂，诸病尽除，精神恢复正常，继以逍遥散、天王补心丹调治，食欲渐振，月信亦至，情况良好。

救呆至神汤

【来源】《石室秘录》卷三。

【别名】收呆至神汤（《串雅内编》卷一）、救呆至神丹（《集成良方三百种》）、收呆汤（《串雅内编选注》）。

【组成】人参　柴胡　当归　白芍　半夏　甘草　生枣仁　天南星　附子　菖蒲　六曲　茯苓　郁金

《串雅内编》：人参一两，柴胡一两，当归一两，白芍四两，半夏一两，甘草五钱，生枣仁一两，天南星五钱，附子一钱，菖蒲一两，神曲五钱，茯苓三两，郁金五钱。

【用法】水煎服。

【主治】抑郁不舒，愤怒而成呆病。

逐呆仙丹

【来源】《石室秘录》卷六。

【组成】人参一两　白术二两　茯神三两　半夏五钱　白芥子一两　附子五分　白薇三钱　菟丝子一两　丹砂三钱（研末）

【用法】先将各药煎汤，调朱砂末，与半碗服。如病人不肯服，以炭烙之，欣然服矣；又烙之，又服半碗，然后听其自便。病人必倦怠欲卧，乘其睡熟，将其衣服被褥尽行火化，单留身上所着之衣，另用新被盖之，切不可惊醒。此一睡有睡至数日者，醒来必觅衣而衣无，觅被而被非故物，病人必大哭，然后又以前药与一剂，必不肯服，即烙之炭亦断不肯，不妨以鞭责之，动其怒气，用有力之人将前药执而灌之，彼必大怒，已而又睡。此时断须预备新鲜衣服被褥等项，俟其半日即醒，彼见满房皆是亲人，心中恍然如悟，必又大哭不已，诸人当以好言劝之，彼必说出鬼神之事，亲人说幸有某人治疗，已将鬼神尽行祛遣，不必再虑，听之欣然而病亦全愈。

【主治】呆病如痴，默默不言，悠悠如失，意欲癫而不能，心欲狂而不敢；有时睡数日不醒，有时坐数日不眠；有时将他人物件深深藏掩；与人言则无语而神游，背人言则低声而泣诉；与之食，则厌薄而不吞；不与食，则吞炭而若快，因胸膜之中有痰气所致。

【方论】此方妙在大补心脾，以茯神为君，使痰在心者尽祛之而出，其余之痰药，又得附子引之，无经不入，将遍身上下之痰，尽行祛入膀胱之中而消化。白薇、菟丝子皆是安神妙药，而丹砂镇魂定魄，实多奇功，所以用之而奏效也。

收惊汤

【来源】《辨证录》卷四。

【组成】当归　山茱萸各一两　白芍二两　北五味二钱　附子三分

【用法】水煎服。

一剂惊收，二剂再不痴矣，三剂全愈。

【主治】因惊而胆堕，失心如痴。

苏心汤

【来源】《辨证录》卷四。

【组成】白芍　当归各三两　人参　茯苓各一两　半夏　炒栀子　柴胡各三钱　附子三分　生枣仁五钱　吴茱萸　黄连各五分

【用法】水十碗，煎一碗灌之。听其自醒，醒来病如失。

【主治】人有呆病，终日闭户独居，口中喃喃，多不可解，将自己衣服用针线密缝，与之饮食，时用时不用，尝数日不食，而不呼饥，见炭最喜食之。

还神至圣汤

【来源】《辨证录》卷四。

【组成】人参一两　白术二两　茯神　生枣仁各五钱　广木香　天南星　荆芥各三钱　甘草　良姜　附子　枳壳各一钱　菖蒲五分

【用法】水煎灌之，听其自卧，醒来前症如失。

【主治】呆病。终日不言不语，不饮不食，忽笑忽歌，忽愁忽哭，与之美馔则不受，与之粪秽则无辞，与之衣不服，与之草木之叶则反喜，其起于肝气之郁，终于胃气之衰。

启心救胃汤

【来源】《辨证录》卷四。

【组成】人参一两　茯苓一两　白芥子三钱　菖蒲一钱　神曲三钱　半夏二钱　南星二钱　黄连一钱　甘草一钱　枳壳五分

【用法】水煎服。一剂而痰解，再剂而神清，三剂而呆病如失，不再呆也。

【功用】生胃气，消痰。

【主治】起居失节，则胃气伤而痰迷，致成呆病者。

转呆丹

【来源】《辨证录》卷四。

【组成】人参一两　白芍三两　当归一两　半夏一两　柴胡八钱　生枣仁一两　附子一钱　菖蒲一两　神曲五钱　茯神一两　天花粉三钱　柏子仁五钱

【用法】水十碗，煎一碗，使强有力者，抱住其身，另用二人执拿其两手，以一人托住其下颔，一人将羊角去尖，插其口灌之。倘不肯服，不妨以杖击之，使动怒气，而后灌之。服后必然骂詈，少顷必倦而卧，听其自醒，切不可惊动，自醒则全愈，否则止可半愈也。

【功用】大补心肝气血，祛痰开窍。

【主治】呆病。终日闭户独居，口中喃喃，多不可解，将自己衣服用针线密缝，与之饮食，时用时不用，尝数日不食，而不呼饥，见炭最喜食之。

指迷汤

【来源】《辨证录》卷四。

【组成】人参五钱　白术一两　半夏　神曲各三钱　南星　甘草各一钱　陈皮　菖蒲各五分　附子三分　肉豆蔻一钱

【用法】水煎服。四剂愈。

【主治】起居失节，胃气伤而痰迷于心脘之下，以致一时而成呆病者。

洗心汤

【来源】《辨证录》卷四。

【组成】人参一两　茯神一两　半夏五钱　陈皮三钱　神曲三钱　甘草一钱　附子一钱　菖蒲一钱　生枣仁一两

【用法】水煮半碗，灌之。必熟睡，听其自醒，切不可惊醒，反至难愈也。

【主治】呆病。

胜金丹

【来源】《张氏医通》卷十四。

【别名】胜金散（《丸散膏丹集成》）。

【组成】白砒一钱　绿豆三百六十粒（水浸去壳，同白砒研如泥，阴干）　肥栀子四十枚（去壳，晒干，勿见火，为末）　雄黄　雌黄（俱水飞）各一钱　急性子（即白凤仙子，去皮，研）二钱

【用法】上为极细末，都拌匀，瓷罐收藏。每服七八分，强人至一钱，临服入西牛黄五七厘，冰片三五厘，细细研匀，入糕饼内食之。一方加珍珠（腐内煮，研）、琥珀、狗宝各一钱，分作二十服，临服亦如上方，入西牛黄五厘，冰片三厘，上好白面一两五钱，将面匀作二分，先将一半入白糖霜一钱，一半拌药为馅，再入白糖一钱半，裹外作饼，缱熟与食，食后姜汤过口，少顷即上吐下泻而愈；不吐，以肥皂肉一钱，擂水灌吐，吐后锈钉磨水，频进六七次，以镇其神。

【功用】《类证治裁》：涌吐兼利。

【主治】痴病，狂怒叫号。

【宜忌】失心风癫、悲愁不语、元气虚人禁用。大忌烧酒。

寿星丸

【来源】《杂病源流犀烛》卷六。

【组成】姜远志　人参　黄耆　白术　甘草　当归　生地　白芍　茯苓　陈皮　肉桂　胆星　琥珀　朱砂　五味子

【用法】猪心血、姜汁糊为丸。导痰汤送下。

【主治】痰迷心窍，言语如痴而多忘。

变通十味温胆汤

【来源】《中医治法与方剂》。

【组成】橘络9g　茯神12g　半夏12g　甘草3g　枳实6g　生地15g　枣仁15g　生远志6g　石菖蒲6g　竹沥三匙（冲）

【用法】水煎服。

【主治】精神痴呆症，忽悲勿喜，哭笑无常，惊悸失眠，神志痴呆。

朱砂金银饰物汤

【来源】《千家妙方》卷下。

【组成】党参6g　当归6g　枣仁9g　柏子仁6g　茯神6g　远志6g　石菖蒲6g　半夏6g　龙齿6g　牡蛎6g　朱砂6g　金银饰物各一件（同煎）

【用法】水煎，日服一剂。

【功用】安神镇惊。

【主治】偶尔受凉，扰及心神。

【验案】病人某某，童孩，一日自楼梯处倒仆墙隅。虽无直落地面，饱受惊恐。自是神气痴呆，不言不动，家人初以为偶然。次日视之，一仍前状，早餐已备，意不思食，强饲之则咽。与水亦饮，百计逗其言笑，惟张目呆视而已。其姑始惧，急来就诊。面色皖白，唇舌如常，身无寒热，脉无异征。嘱服用朱砂金银饰物汤3剂。服后，嬉戏如常。

珍珠母丸

【来源】《中医临症备要》。

【组成】珍珠母　生地　熟地　党参　当归　柏子仁　酸枣仁　茯神　龙齿　沉香

【功用】养肝熄风。

【主治】痴呆。目光不活，言语迟钝，四肢举动亦不灵便，脉象迟缓，兼见头晕、多汗、心悸、艰寐。

【加减】原书治上症，用本方加全蝎。

轻身饮

【来源】《实用中医内科杂志》(1991，4：160)。

【组成】茵陈40g　首乌20g　金樱子30g　葛根20g　泽泻15g　大黄10g　三七粉5g

【用法】每日1剂，水煎，每分2次服，半月为1疗程，每疗程后停药5～7天。

【主治】老年呆病。

【验案】老年呆病　《实用中医内科杂志》(1991，4：160)：所治老年呆病32例，男性23例，女性9例；年龄50～76岁。结果：显效9例，有效18例，总有效率为84.4%。

健脑化瘀汤

【来源】《上海中医药杂志》(1997，11：12)。

【组成】仙茅　仙灵脾　熟地　山药　黄精　何首乌　菟丝子　丹参　川芎　当归　牛膝　地龙　石菖蒲　远志　桃仁

【用法】每日1剂，水煎，分2次服。3个月为1个疗程。

【功用】补肾健脑，活血化瘀，化痰开窍。

【主治】老年期痴呆。

【验案】老年期痴呆　《上海中医药杂志》(1997，11：12)：以健脑化瘀汤治疗轻中度老年期痴呆69例。结果：显效18例，占26.0%；有效22例，占31.9%；无效29例，占42.0%。

三黑荣脑汤

【来源】《首批国家级名老中医效验秘方精选·续集》。

【组成】黑桑椹子30g　黑大豆30g　黑芝麻30g　黄芪15g　党参10g　熟地15g　菟丝子15g　枸杞子10g　全蝎10g　地龙10g　水蛭6g　地鳖虫6g　柴胡6g　羌活6g　陈皮6g　谷芽

30g　麦芽 30g

【用法】以清水适量浸透药物约 30 分钟，置火上煮沸后，文火煎 40 分钟。每日 1 剂，共 2 煎，滤渣取汁约 200～250 毫升，分 2 次饭后 2 小时温服。

【功用】补肾健脾，益精荣脑，化瘀通络。

【主治】脑萎缩，老年性痴呆等。

【加减】对神志散乱，睡眠不安，梦呓苦笑者，酌加琥珀、远志、莲子心、淡竹叶等以清心醒脑；语言障碍、迟缓不利者，加石菖蒲、广郁金以通窍解语；神情淡漠、行为呆滞、记忆障碍者，加苏合香末入丸，可芳香开窍，提神醒脑；痰瘀浊邪动风、肢体颤抖、行动困难者，每参以天麻、生牡蛎、白蒺藜等熄风之品；有中风病史，颜面晦暗，肌肤甲错，乱梦纷纭，舌暗瘀紫者，可加茺蔚子、丹参、桃仁、红花、鸡血藤等以增强化瘀通脉之功。补肾还可合用五子衍宗丸或右归丸，或左归丸以平衡阴阳，益精填髓，健肾荣脑。祛风药还可选用防风、藁本、白芷、升麻、苍耳子、辛夷花等一二味以助气升阳，共奏健运脾肾、生发清阳之气，从而使脑得充分荣养和修复。

【验案】赵某某，女，52岁。1991 年 10 月 25 日初诊。自 1989 年底感到双下肢软弱无力，步履不稳，渐至记忆衰退，口齿含糊，言不达意，表情呆滞。于 1990 年 2 月 10 日在某医院做颅脑 CT 检查，报告：双侧额、颞部蛛网膜下腔增宽，提示脑叶萎缩，目光呆滞，沉默缄言，记忆衰退，思维模糊，定向力差，眩晕欲仆，大便秘结，小便黄赤，唇燥口臭，食欲不振，呃声时作。舌质暗红、苔黄腻，脉沉实。证属三焦湿热，气机郁滞，精气亏虚，痰瘀交结，神府失用。治先予清利三焦，调畅气机，后再予补虚化浊，通窍醒脑。以枳实导滞丸每服 9g，每日 2 次，白开水送服。2 周后便秘溲赤、口臭呃气、黄腻舌苔均消，食欲增加，故可改服汤剂，药用：生黄芪 18g，菟丝子 18g，熟地 18g，谷芽 18g，麦芽 18g，天麻 9g，菖蒲 9g，苍耳子 9g，枸杞子 9g，全蝎 9g，地龙 9g，怀牛膝 9g，黑大豆 30g，黑芝麻 30g，桑椹子 30g，柴胡 6g，水蛭 6g，地鳖虫 6g，鹿角胶（烊化）6g，龟版胶（烊化）6g，青皮 6g，陈皮 6g，水煎，每日一剂。服药 40 剂后，眩晕大减，近期记忆力明显恢复，下肢力量增加，可以自行短距离行走，惟神痴目呆缓解不显。故上方加苏合香末 0.6g，制成蜜丸（9g/ 丸），每次 1 丸，每日 3 次，白开水送服。半年后复诊，诸症均明显好转，生活基本自理，嘱继续服药治疗，以求全功。

活血通窍汤

【来源】《首批国家级名老中医效验秘方精选·续集》。

【组成】生地 15g　赤芍 15g　川芎 15g　红花 9g　水蛭粉（吞）3g　石菖蒲 15g　远志 9g　茯苓 9g　黄连 3g　通天草 9g

【用法】每日一剂，水煎服。

【功用】活血化瘀，通窍醒脑。

【主治】老年性痴呆，多梗死性痴呆。

【方论】本方的用药特点是水蛭配通天草，水蛭味咸性寒，入血分而长于逐瘀，性迟缓则不伤正气，以祛沉痼瘀积，有利而无弊。通天草乃荸荠之苗，其性轻清上逸，与水蛭合投，则能引其药性入脑，剔除脑络新久瘀血，俾瘀化络通，脑窍复开。加生地、赤芍、川芎、红花活血化瘀，石菖蒲、远志化痰开窍，醒脑安神，茯苓、黄连清心安神。

【验案】陶某，男，73 岁，1994 年 12 月 27 日初诊。8 年前患脑溢血，经抢救治疗，后遗右侧手足不遂。近 3 年来记忆明显下降，时间、人物、地点定向错误，脑 CT 扫描多发性脑梗死，脑萎缩。病人表情痴呆，思维迟钝，语言不清，对答杂乱，性情急躁，甚至恶言骂人，舌紫苔薄黄，脉弦数。证属血瘀阻络，气血不养脑府，治当活血化瘀，通窍醒脑。用活血通窍汤出入治疗半年，病人心情逐渐开朗，情绪安定，发音清晰，能认识熟人，正确回答提问，记忆力也有所恢复。

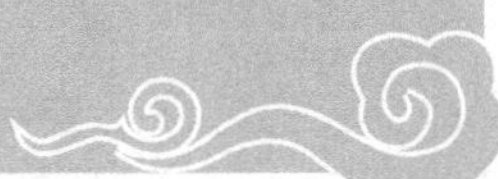

五十、伤　酒

伤酒，亦称饮酒过多，重者称为醉酒，中酒毒。酒为五谷之液，作为中药，其能通阳辟阴，活血通络，少量饮用，有益健康。然其性辛烈，倘若饮之过量，或是长期酗酒，必致湿热内蕴，痰浊郁结，气血运行紊乱，导致脾之痰湿内生，肝之脉络瘀阻，肾之开合不利，最终形成瘀、湿、痰互结，从而产生多种病情。治疗多取解醒清热，健脾化湿为主。

泽泻散

【来源】方出《素问》卷十三，名见《圣济总录》卷十三。

【别名】薇衔汤（《普济方》卷一一八引《指南方》）、麋衔汤（《三因极一病证方论》卷二）、泽术麋衔散（《张氏医通》卷十五）。

【组成】泽泻　术各十分　麋衔五分

【用法】合为散。每服三指撮，饭前服。

【主治】

1.《内经·素问》：酒风，身热懈惰，汗出如浴，恶风少气。

2.《三因极一病证方论》：因醉中风，恶风多汗，少气，口干善渴，近衣则身热如火，临食则汗流如浴，骨节懈惰，不欲自劳，名曰漏风。

【方论】

1.《素问》王冰注：术，味苦温平，主治大风，止汗；麋衔，味苦寒平，主治风湿筋痿；泽泻味甘寒平，主治风湿，益气。由此功用，方故先之。饭后药先，谓之后饭。

2.《绛雪园古方选注》：麋衔祛在表之风，泽泻渗在里之湿，白术助脾胃之气以却邪。

葛花散

【来源】方出《肘后备急方》卷七，名见《御药院方》卷八。

【别名】双花散（《东医宝鉴·杂病篇》卷四）。

【组成】葛花　小豆花

《御药院方》：葛花、小豆花各一两。

【用法】上为散。每服二三匕。

【功用】饮酒不醉，醉亦不伤人。

豆蔻汤

【来源】方出《太平圣惠方》卷三十九，名见《圣济总录》卷一四六。

【组成】草豆蔻三分（去壳）　丁香半两　小豆半两　人参半两（去芦头）　木香半两　高良姜半两（锉）　槟榔半两　陈橘皮半两（汤浸，去白瓤，焙）

【用法】上为散。每服三钱，以水一大盏，入生姜半分，煎至六分，去滓温服，不拘时候。

【主治】饮酒大醉，心闷腹胀，吐逆喘急。

独醒汤

【来源】方出《太平圣惠方》卷三十九，名见《证类本草》卷二十三引《经验后方》。

【组成】柑子皮二两（洗，焙干）

【用法】上为细散。遇酒醉不醒，抄三钱，以水一中盏，煎三五沸，或入少盐花，如茶旋呷。未效更服。

【功用】解酒毒。

【主治】醉酒后昏闷烦满。

高良姜散

【来源】《太平圣惠方》卷三十九。

【组成】高良姜一两（锉）　人参一两（去芦头）　草豆蔻三分（去皮）　白术半两　沉香三分　干紫苏半两　陈橘皮半两（汤浸，去白瓤，焙）

【用法】上为散。每服三钱，以水一中盏，煎至六分。去滓温服，不拘时候。

【主治】饮酒后脾虚，心腹胀满，不能消化，头疼心闷。

益智子散

【来源】《太平圣惠方》卷三十九。

【组成】益智子三分（去皮） 缩砂三分（去皮） 香薷三分 草豆蔻三分（去皮） 丁香半两 干木瓜三分 陈橘皮半两（汤浸，去白瓤，焙）

【用法】上为散。每服一钱，以水一中盏，加生姜半分，煎至六分，去滓，微温细呷之。

【主治】饮酒过多，腹胀满不消，心下痞急妨闷。

柑皮煮散

【来源】《圣济总录》卷一四六。

【别名】柑皮散（《寿亲养老新书》卷四）、柑皮煎散（《普济方》卷二五三）。

【组成】柑子皮二两（洗，焙干）

【用法】上为散。每服三钱匕，水一盏，煎三五沸，温服；或入少量盐末，沸汤点服。未效再服。

【主治】酒毒昏闷烦渴，或醉不醒。

小七香丸

【来源】《太平惠民和济局方》卷三（绍兴续添方）。

【别名】七香丸（《是斋百一选方》卷二引冯仲柔传徐家方）。

【组成】甘松（炒）八十两 益智仁（炒）六十两 香附子（炒，去毛） 丁香皮 甘草（炒）各一百二十两 蓬莪术（煨，乘热碎） 缩砂仁各二十两

【用法】上为末，水浸蒸饼为丸，如绿豆大。每服二十丸，温酒、姜汤、熟水任下；或气胀满，磨乌药水煎汤下；或酒食过度，头眩恶心，胸膈满闷，先嚼二十丸，后吞二十丸，生姜、紫苏汤送下。

【功用】

1.《太平惠民和济局方》（绍兴续添方）：温中快膈，化积和气。

2.《医方类聚》引《医方大成》：化积气，消宿食，止泻痢。

【主治】

1.《太平惠民和济局方》：中酒吐酒，呕逆咽酸，气膈食噎，饮食不下，冷涎翻胃，腹胀脾疼，远年茶酒食积，眼睑俱黄，赤白痢疾，脾毒泄泻。妇人脾血气，小儿疳气。

2.《玉机微义》：郁即忧思，或因闪挫颠扑，一切气滞腰痛。

铁刷汤

【来源】《太平惠民和济局方》卷三（宝庆新增方）。

【别名】铁刷散（《景岳全书》卷五十八）。

【组成】良姜（油炒）六两 茴香（炒）二两 甘草（炙）八两半 苍术（米泔浸一宿）八两

【用法】上为细末。每服二钱，加生姜三片，盐一捻，水一盏，煎至七分，温服，或热酒调下亦得；如脾寒，用酒一盏煎，临发时连进三服；四方之人不伏水土，小儿脏寒脱肛，并加生姜三片，大枣一枚，水煎服；冒暑伏热，擦生姜冷水调下；行路早起，大枣一枚（去核），包药少许，同生姜三片嚼下。

【主治】

1.《太平惠民和济局方》（宝庆新增方）：男子脾积心气痛，妇人血气刺痛，中酒恶心，一切疟痢气疾，肠风下血脏毒，滑肠泄泻，四方之人不伏水土；小儿脏寒脱肛，冒暑伏热，四时非节疫疠，痧瘴。

2.《普济方》：黄疸，面目遍身如金色。

八仙锉散

【来源】《寿亲养老新书》卷四。

【别名】经进八仙散。

【组成】干葛（纹细嫩有粉者） 白豆蔻（去皮壳） 缩砂仁（实者） 丁香（大者）各半两 甘草（粉者）一两 百药煎一分 木瓜（盐窨，加倍用） 烧盐一两

【用法】上锉细。人不能饮酒者，只抄一钱，细嚼，温酒调下，即能饮酒。

【功用】壮脾进食，令人饮酒不醉。

【宜忌】只可暂服，过服伤人元气。

人参汤

【来源】《圣济总录》卷一四六。

【组成】人参二两　芍药　栝楼实　枳实（去瓤，麸炒）　茯神（去木）　生地黄（洗，切）　甘草（炙，锉）　葛根（锉）　酸枣仁各一两

【用法】上锉，如麻豆大。每服三钱匕，水一盏，煎至七分，去滓温服，不拘时候。

【主治】

1.《圣济总录》：饮酒太过，内热烦躁，言语错谬。

2.《普济方》引《三因极一病证方论》：房劳。

石膏汤

【来源】《圣济总录》卷一四六。

【组成】石膏五两　葛根（锉）　生姜（细切）各三两

【用法】上锉，如麻豆大。每服五钱匕，水二盏，煎至一盏，去滓温服，不拘时候。

【主治】饮酒过多，大醉不醒。

栝楼汤

【来源】《圣济总录》卷一四六。

【组成】栝楼根　桑根白皮（细锉）各三两　麦门冬（去心，焙）一两　葛根（锉）二两

【用法】上为粗末。每服三钱匕，水一盏，煎至七分，去滓温服，不拘时候。

【主治】饮酒发渴，又欲饮酒。

治中丸

【来源】《续本事方》卷三。

【组成】巴豆一粒　乌梅两个　丁香三粒　胡椒五粒

【用法】上为细末，饭为丸。每服五丸至七丸，细嚼，以丁香汤送下；小儿一丸。

【主治】酒下醒，兼有酒食伤。

丁香平气丸

【来源】《杨氏家藏方》卷五。

【组成】肉桂五两（去粗皮）　丁香三两　人参（去芦头）　肉豆蔻（面裹，煨熟）　青橘皮（去白）　陈橘皮（去白）各一两半　白茯苓二两（去皮）　缩砂仁二两　白豆蔻仁三两　桔梗（去芦头）二两半　甘草（炙）二两半　木香半两

【用法】上为细末，炼蜜为丸，每一两作十丸。每服一丸，细嚼，生姜、陈橘皮汤送下；如妇人心腹痛，食前当归酒送下。

【主治】气刺气闷，中酒恶心，呕吐不定。

冲和汤

【来源】《杨氏家藏方》卷二十。

【组成】生姜四两（切、焙）　草果仁（去皮）七钱半　甘草七钱半（炙）　半夏曲二钱半（炙）　白盐一两（炒）

【用法】上为细末，入盐和匀。每服二钱，沸汤点服。

【功用】醒酒快膈，消痰助胃。

青金汤

【来源】《杨氏家藏方》卷二十。

【组成】缩砂仁一两　白豆蔻仁一两　薄荷叶（去土）二两　甘草半两（微炙）

【用法】上为细末。每服一钱，沸汤点下。

【主治】酒食所伤，及呕逆恶心，头目昏晕，神志不爽。

香橙汤

【来源】《杨氏家藏方》卷二十。

【组成】橙子（大者）三斤（破去核，切作片子，连皮用）　生姜五两（去皮，切片，焙干）

【用法】两味于净砂盆内烂研如泥，次入炙甘草末二两，檀香末半两，并搜和捏作饼子，焙干为细末。每服一钱，入盐少许，沸汤点服。

【功用】宽中，快气，消酒。

遇春仙

【来源】《传信适用方》卷三。

【组成】丁香　沉香　檀香　麝香各一钱　香附子半钱

【用法】饮酒时投少许壶内。

【功用】解酒。

醉乡宝屑

【来源】《传信适用方》卷三。

【组成】陈皮四两　缩砂四两　红豆一两六钱　甘草二两四钱　生姜一斤（以上并咀）　盐一两　丁香一钱（锉）　白豆蔻仁一两（碎）

【用法】上同巴豆八粒（不去皮壳，用铁线串定）同用水煮，去巴豆不用，焙干。醉后随意服之。

【功用】宽中化痰，解酲。

【主治】醉酒后恶心呕吐。

丁香汤

【来源】《普济方》卷二十四引《十便良方》。

【组成】丁香半两　胡椒一钱　缩砂仁四两　干生姜一两　甘草二两　盐二两

【用法】上为细末。每服一钱，不拘时候，沸汤点下。

【功用】消酒下痰，通中健胃。

解酲汤

【来源】《普济方》卷二十四引《十便良方》。

【组成】胡椒　桂心　丁香各一分　檀香二铢（三钱）　藿香半两（不见火）　甘草三两（炙）　白盐四两（炒）

【用法】上为末。每取一钱，沸汤点服，不拘时候。

【主治】饮酒过度，脾胃不健，不思饮食。

小沉香丸

【来源】《御药院方》卷三。

【组成】沉香六钱　香附子（去毛，炮）一两八钱　甘草（炙）一两四钱　舶上丁香皮二两四钱　缩砂仁四钱　益智仁（微炒）一两二钱　甘松（去土）三两六钱　蓬莪术（煨）四钱

【用法】上为细末，汤浸蒸饼为丸，如梧桐子大。每服三十丸至四十丸，食后温生姜汤送下，或嚼破更炒。

【功用】和中顺气，嗜食消痰。

【主治】饮酒后，干呕痰涎，气噎痞闷。

益脾丸

【来源】《御药院方》卷八。

【组成】葛花二两　小豆花一两　绿豆花半两　木香一分

【用法】上为细末，白蜜为丸，如梧桐子大。每服十丸，煎红花汤送下。或夜饮，津液下五丸，不醉大妙。

【功用】饮酒不醉，益脾胃。

八神汤

【来源】《医方类聚》卷一六五引《吴氏集验方》。

【组成】神曲　麦蘖　甘草各三两　白盐四两（炒）生姜十二两（洗，切）草果仁半两　丁香二钱　胡椒二钱

【用法】上药一处淹一夕，拌和焙干，却入丁香、胡椒，研为末。空心沸汤点。

【功用】醒酒进食。

四奇汤

【来源】《医方类聚》卷一六五引《吴氏集验方》。

【组成】草果二两（去皮）　生姜三两（切）　陈皮二两（去白）甘草一两半（炙）

【用法】上捣碎，淹一宿，焙干，为末。盐点服。

【功用】快脾消酒。

韵姜汤

【来源】《医方类聚》卷一六五引《吴氏集验方》。

【组成】生姜一斤（不洗，薄切）　乌梅四两（捶碎，焙令焦）　甘草四两（炙，锉）　盐四两（炒）

【用法】上同拌一宿，晾干入，焙为末，沸汤点服。

【功用】醒酒。

经进一捻金散

【来源】《医方类聚》卷一一三引《经验秘方》。

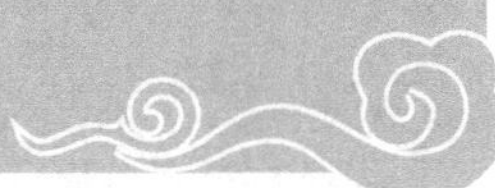

【组成】丁香　木香　葛花各一钱　葛根三钱　雄黄二钱（另研）

【用法】前四味为散，入雄黄再研匀。轻者服半钱，重者一钱，温酒送下，一日二次，不拘时候。

【主治】新旧一切酒病。

橘皮醒醒汤

【来源】《饮膳正要》卷二。

【组成】香橙皮一斤（去白）　陈橘皮一斤（去白）　檀香四两　葛花半斤　绿豆花半斤　人参二两（去芦）　白豆蔻仁二两　盐六两（炒）

【用法】上为细末，每日空心白汤点服。

【主治】酒醉不解，呕噫吞酸。

白豆蔻丸

【来源】《医方类聚》卷一六四引《居家必用》。

【组成】白豆蔻仁　缩砂仁　干葛　橘红　甘草（炙）各一两　蜜曲律二两（如无，以葛花代之）

【用法】上为细末，用生蜜为丸，如鸡头子大。如甚醉，可用酒或白汤化一二丸。服之立醒。

【主治】饮酒过多。

紫苏乌梅汤

【来源】《普济方》卷二六七引《德生堂方》。

【组成】紫苏一斤　乌梅肉一斤（别研）　甘草一斤　干葛一斤　杏仁（煮，去皮尖，别研）一斤　盐半斤

【用法】上为细末。每服一钱，沸汤调下，早晨作汤药甚妙。

【功用】常服醒酒止渴。

当归汤

【来源】《普济方》卷六十九。

【组成】当归　矾石　桂心　细辛　甘草各一两

【用法】上锉。以浆水五升，煮取三升，含之，每日五六次，夜二三次。无细辛，水煎亦可。

【主治】酒醉，牙齿涌血出；及齿风痛。

秘传掌中金丸

【来源】《普济方》卷一六八。

【组成】陈皮一斤（去白，湿秤，生姜净洗，与陈皮对下切片，如伏中，二味晒，炒）　甘草二两　半夏（汤洗七次）三两（姜汁和饼，伏中晒，炒）　神曲　麦糵各二两　砂仁　白豆蔻各一两

【用法】上为末，姜糊为丸，如梧桐子大。每服三四十丸，姜汤送下。

【功用】消化酒食，消痰饮，宽中利膈，调和气。

【主治】真气衰弱，饮酒多伤，停于胸膈。

【加减】加槟榔、木香各一两，名槟榔丸。

沉香散

【来源】《普济方》卷一七七。

【组成】人参　沉香　木香　白术　干葛　白茯苓　藿香各一两　蛤粉五钱（炙）

【用法】上锉。每服三钱，水一盏半，煎至七分，去滓，空心大口服，一日三二次。

【功用】调心气，止渴生津，醒酒。

葛花丸

【来源】《普济方》卷二五三。

【组成】葛花半两　砂仁半两　木香一两　沉香一分　豆蔻一分　荜澄茄一分　陈皮（去皮）一两　乌梅十四个　半夏二十一枚（汤泡七次，汁浸煮，晒干，切作片，另用姜炒干用）　山果半两　茯苓一分　枳实（去瓤，麸炒）一两　葛粉末半两　甘草（炙）一分

【用法】上为末，炼蜜为丸，如龙眼大。每服一丸，含化。

【功用】醒酒，解毒，消痰。

丁沉丸

【来源】《袖珍方》卷三。

【组成】丁香　人参各五钱　沉香　白蔻　诃子　白术各三钱

【用法】上以甘草膏子为丸，如绿豆大。

【主治】酒病。

乌梅丸

【来源】《袖珍方》卷三。

【组成】神曲　乌梅　麦蘖　龙脑叶

【用法】甘草膏子为丸服。

【功用】

1.《袖珍方》：令人不醉。

2.《丹溪心法附余》：消酒食。

和气丸

【来源】《袖珍方》卷三。

【组成】木香五钱　陈皮　藿香　缩砂

方中陈皮、藿香、缩砂用量原缺。

【用法】上用甘草膏子为丸，朱砂为衣。

【功用】饮酒令人不醉。

【主治】《医方类聚》：酒病。

消酒药

【来源】《袖珍方》卷三。

【组成】鸡膍胵　干葛各等分

【用法】上为末，面糊为丸，如梧桐子大。每服五十丸，酒送下。

【功用】饮酒令人不醉。

硼砂丸

【来源】《袖珍方》卷三。

【组成】硼砂三钱　脑子半钱　麝香半钱　薄荷叶二钱

【用法】上以甘草膏子为丸，朱砂为衣。

【功用】

1.《袖珍方》：令人饮酒不醉。

2.《丹溪心法附余》：消酒清膈。

缩砂丸

【来源】《袖珍方》卷三。

【组成】砂仁七钱　甘松　益智各五钱　香附子一两

【用法】甘草膏子为丸服。

【功用】饮酒令人不醉。

参苓汤

【来源】《医方类聚》卷一六五引《御医撮要》。

【组成】人参　茯苓各十两　藿香四两　干姜四两　白芷　缩砂各三两　甘草　粘米各五两

【用法】上为细散。如茶点服。

【功用】调中和气，消酒食。

草豆蔻汤

【来源】《医方类聚》卷一六五引《御医撮要》。

【组成】草豆蔻四两　肉豆蔻二两　人参一两　甘草五两　白檀香半两　茯苓二两

【用法】上为细末。每服半钱，如茶点进。

【功用】醒酒和气。

余甘汤

【来源】《医方类聚》卷一九八引《必用之书》。

【组成】橄榄（青而不黄损者，瓦上磨去粗皮，去核，细切如缕）一斤　炒盐二两　粉草末二两

【用法】上拌匀，入净器密封，沸汤点服。

【功用】生津止渴，解醒。

醒醉汤

【来源】《医方类聚》卷一九八引《神隐》。

【组成】青橄榄（黄损者不用，瓦上磨去粗皮核，细切如缕）一斤　粉草末二两　炒盐二两

【用法】上拌匀，入瓷罐内密封。以沸汤点服。

【功用】生津液，醒醉。

醉乡宝屑

【来源】《奇效良方》卷三十一。

【组成】陈皮　缩砂各四两　红豆一两六钱　甘草（炙）二两四钱　生姜一斤　丁香一钱　槟榔一两　白豆蔻仁一两半

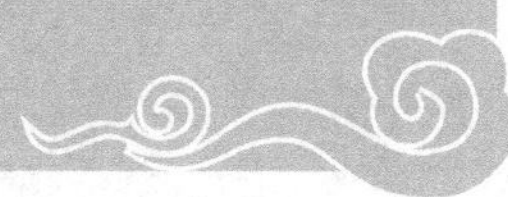

【用法】上为粗末。每用少许，细嚼咽下。
【功用】宽中化痰，止呕解酲。

法制槟榔

【来源】《奇效良方》卷四十二。
【组成】鸡心槟榔一两（切作细块） 缩砂（取仁）一两 白豆蔻（取仁）一两 丁香（切作细条）一两 粉草（切作细条）一两 橘皮（去白，切作细条） 生姜各半斤（切作细条） 盐二两
【用法】上药用河水两碗浸一宿，次日用慢火砂锅内煮干，焙干，入新瓶收。每服一撮，细嚼酒下；或为细末，汤调服亦可。
【主治】酒食过度，胸膈膨满，口吐清水，一切积聚。

豆花羹

【来源】《古今医统大全》卷八十七。
【组成】小豆花
【用法】上药入豉汁煮，以五味和作羹食。
【主治】寒热泄痢；病酒头痛。

七阳散

【来源】《点点经》卷一。
【组成】苍术 羌活 防风各一钱五分 防己二钱 桂枝一钱 黄柏（炒黑）一钱 姜黄一钱五分 干葛三钱 甘草六分
【用法】生姜为引，水煎服。
【主治】酒毒初发，脾土受病，上焦受寒，胸膈两旁痛，面黄筋软，口吐淡水泊沫，身凉，脉缓者。

降火汤

【来源】《点点经》卷一。
【组成】苍术一钱 淡竹一钱 全归 黄芩 陈皮 厚朴 槟榔 木通 腹皮各一钱五分 明粉 大黄各二钱 甘草三分
【主治】酒病头痛口渴，大小便不利，脉洪弦，火毒流注脏腑，宜下者。

降火汤

【来源】《点点经》卷一。
【组成】当归 腹皮 黄芩 连翘各一钱半 苏子 陈皮 茯苓 白芍 山栀 枇杷叶（去毛）各一钱 甘草三分
【用法】葱三茎为引。
【主治】酒病胸满气结，吞吐作酸。

益气保生丸

【来源】《点点经》卷一。
【组成】真神曲（系六月六日造者良，研细，用黑羊肉二斤，煮烂取汁，去滓，炒曲文武火焙干入药）一斤 当归（酒洗）四两 白芍（乳蒸）一两 川芎（童便、葱汁炒）三两 生地（酒炒）一两 白术（土炒）二两 茯苓（乳蒸）三两 陈皮（童便炒）二两 远志（猪心血炒）二两 车前子（盐水炒）二两 黄耆（蜜炙）三两 秦艽（蜜炙）三两 怀膝（酒炒）三两 杜仲（盐水炒）三两 粉葛（醋炒）一两 麻仁（乳蒸，童便炒）三两 黄芩（酒炒）三两 天冬（童便炒）二两 肉苁蓉（去甲，童便炒）三两 金箔（擂细和匀）三百张
【用法】上为细末，炼蜜为丸，如梧桐子大。每服三钱，早晨开水送下。
【功用】调补。
【主治】伤酒。

加味发表汤

【来源】《点点经》卷二。
【组成】苍术 秦艽 知母 黄芩 羌活各一钱半 干葛二钱 防风 防己 桂枝 苏叶 细辛各一钱 甘草三分
【用法】葱、姜为引。
【主治】酒伤筋软，手足发战不遂，六脉浮洪有力，乍寒乍热。

降气和血饮

【来源】《点点经》卷二。

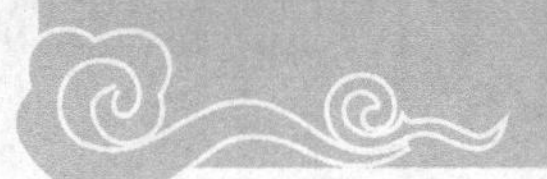
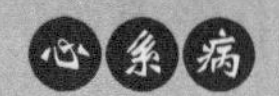

【组成】丁香 枇杷叶（去毛） 陈皮 当归 木通 淮膝 腹皮各一钱半 苏子 枳壳 姜黄各一钱 甘草三分

【用法】加生姜、葱白为引。

【主治】酒伤膈气，喘急痰涎，嗽滓沫。

健脾饮

【来源】《点点经》卷二。

【组成】羊藿 白茯 陈皮 当归 苍术 厚朴 泽泻各一钱半 白术 青皮各一钱 人参五分 甘草四分

【用法】生姜、大枣为引，水煎服。

【主治】酒伤脾肾，牙缝流血。

健脾和胃汤

【来源】《点点经》卷二。

【组成】条参一钱 白术 茯苓 六曲 砂仁 陈皮 怀药 枣皮 芡实 车前各一钱半 青皮一钱 建泻一钱 甘草三分

【用法】生姜、大枣为引，水煎服。

【主治】酒伤瘦弱，饮食减少，四肢麻木。

益母汤

【来源】《点点经》卷二。

【组成】苍术 杜仲 枸杞 羌活 茯苓 当归 陈皮 羊藿 川芎各一钱半 白术 姜炭各一钱 干葛三钱 甘草三分

【用法】松杉节、茄根为引。

【主治】酒伤脾胃，四肢痠软作战，或筋搐痛。

益气开痰汤

【来源】《点点经》卷二。

【组成】淮耆（炙）一钱 玉竹（炙）一钱半 白术一钱 当归一钱半 半夏一钱 羊藿一钱半 胆星一钱 茯神一钱半 石膏一钱 枣仁一钱 槟榔一钱 甘草四分

【用法】生姜、大枣为引，水煎服。

【主治】酒伤腹痛，发叫如狂，人事不知，四肢痛搐，口流涎沫。

神仙醒酒方

【来源】《保命歌括》卷三十四。

【别名】神仙醒酒丹（《寿世保元》卷二）。

【组成】葛花五两 赤小豆花 绿豆花各一两 家葛根（捣碎，水澄粉）八两 真柿霜四两 白豆蔻末五钱

【用法】上各为细末，用生藕汁为丸，如弹子大。每用一丸，嚼而咽之。

【功用】解酒毒，醒酲。

万杯不醉丹

【来源】《东医宝鉴·杂病篇》卷四引《种杏仙方》。

【组成】白葛根四两（盐水浸一昼夜，取出晒干） 白果芽（即银杏内青芽）一两（蜜水浸一日，砂锅内焙干） 细芽茶四两 绿豆花四两（阴干） 葛花一两（童便浸七日，焙） 陈皮四两（盐水浸一日，焙） 菊花蕊（未开口菊青朵头）四两 豌豆花五钱 真牛黄一钱 青盐四两（盛牛胆内煮一炷香，同胆皮共用）

【用法】上为细末，用蜡胆（未详，疑是牛胆）为丸，如梧桐子大。饮酒半醉，吞一丸，其酒自解。再饮时再服，如此经年不醉。

【功用】解酒醉。

酒积乌梅丸

【来源】《赤水玄珠全集》卷十三引《济世方》。

【组成】乌梅一两 青木香四钱 砂仁五钱 巴豆霜一钱 半夏曲七钱 枳实五钱 杏仁三钱 黄连一两（酒浸一宿）

【用法】蒸饼糊为丸，如绿豆大。每服八丸，白汤送下。

【主治】伤酒。

神仙不醉丹

【来源】《万病回春》卷二。

【组成】白葛花 白茯苓（去皮） 小豆花葛

根　木香　天门冬（去心）　缩砂仁　牡丹皮　人参（去芦）　官桂　枸杞子　陈皮　泽泻　海盐　甘草各等分

【用法】上为细末，炼蜜为丸，如弹子大。每服一丸，细嚼，热酒送下。一丸可饮酒十盏，十丸可饮酒百盏。

【功用】令饮酒不醉。

法制芽茶

【来源】《鲁府禁方》卷四。

【组成】芽茶一斤（拣净，冷水洗，烘干）　白檀香（末）五钱　白豆蔻末五钱　片脑一钱（另研）

【用法】用甘草膏拌匀茶，将前三味散为衣，晒干。不拘时嚼咽。

【功用】清热化痰，消食，止渴，解酒。

三豆解酲汤

【来源】《东医宝鉴·杂病篇》卷四。

【组成】葛根二钱　苍术一钱半　陈皮　木瓜　赤茯苓　半夏各一钱　神曲七分　泽泻五分　干生姜三分　黑豆　绿豆　赤小豆各二钱

【用法】上作一服。水煎，不拘时候，微温服。

【功用】善解酒毒。

【主治】中酒发病，头痛呕吐，烦渴，及因酒患消渴者。

【加减】夏月及酒渴者，加黄连五分。

牡蛎散

【来源】《杏苑生春》卷三。

【组成】牡蛎粉六钱　白术一两　防风二两

【用法】上为细末。每服二钱，用薄荷、荆芥煎酒调下；茶调亦得。

【主治】酒过中风，卫虚畏寒，头面多汗，口干善渴，不能劳事，喘息者。

石葛汤

【来源】《寿世保元》卷二。

【组成】石膏五两　葛根（锉）　生姜（锉）各五钱

【用法】上锉。每服五钱，水煎温服。

【主治】饮酒过多，大醉难醒。

解酒仙丹

【来源】《寿世保元》卷二。

【组成】白果仁八两　葡萄八两　薄荷叶一两　侧柏枝一两　细辛五分　朝脑五分　细茶四两　当归五钱　丁香五分　官桂五分　砂仁一两　甘松一两

【用法】上为细末，炼蜜为丸，如芡实大。每服一丸，细嚼，清茶送下。

【功用】解酒。

不醉丹

【来源】《济阳纲目》卷十一。

【组成】白葛花　天门冬　白茯苓　牡丹蕊　小豆花　缩砂仁　葛根　官桂　甘草　海盐　木香　泽泻　人参　陈皮　枸杞

【用法】上为细末，炼蜜为丸，如弹子大。每服一丸，细嚼，热酒送下。

【功用】令人不醉。

不醉方

【来源】《济阳纲目》卷十一。

【组成】绿豆　小豆　葛根各等分

【用法】上为末。当未饮酒之前，用冷水调一匙或二匙服之。

【功用】令人不醉。

百杯丸

【来源】《济阳纲目》卷十一。

【组成】缩砂仁　高茶各一两　诃子一个　麝香一钱　脑子少许

【用法】上为细末，炼蜜为丸，每一两作十丸。未饮酒先细嚼一丸，酒送下。

【功用】饮酒不醉。

解炎化酒汤

【来源】《辨证录》卷十。

【组成】人参一两　柞木枝二两　黄连三钱　茯苓五钱　菖蒲一钱　寒水石三钱

【用法】水煎一碗，以井水探冷灌之。

【主治】恣饮烧酒，力不能胜，一时醉倒。

【加减】苟无人参，以黄耆二两代之。

【方论】此方以柞木解其酒毒；黄连，寒水石解其火毒；菖蒲引入心中；用茯苓以分消其酒湿之气；然必用人参以固其气者，使气不随酒俱散，盖烧酒系气酒也，热极则气易散越，固其真气，而火可泻，毒可解也，倘只泻其火而解其毒，火泻毒解而气脱矣，气脱而身将何在哉？此人参之所以必用。

柴葛解肌汤

【来源】《医学传灯》卷下。

【组成】羌活　干葛　柴胡　川芎　半夏　枳壳　桔梗　厚朴　山楂　黄芩　山栀　甘草

【主治】伤于酒，湿热在经，闭塞本身元气，恶寒发热，身首俱痛。

酒泻丸

【来源】《仙拈集》卷一。

【组成】嫩鹿茸（酥炙透）一两　肉苁蓉五钱　麝香五分

【用法】上为末，陈米饭为丸，如梧桐子大。每服四五十丸，米汤送下。

【主治】饮酒过伤成病，骨立不能食，但饮酒即泻。

法制青皮

【来源】《串雅外编》卷三。

【组成】青橘皮一斤（浸去苦味，瓤，拣净）　白盐花五两　炙甘草六两　茴香四两

【用法】以甜水一斗煮之，不住搅，勿令着底，候水尽，慢火焙干，勿令焦，去甘、茴，只取青皮密收用。

【功用】醒酒，益胃，消食。

枳椇粥

【来源】《老老恒言》卷五。

【组成】枳椇子

【用法】煮粥，醉后次早空腹食之。

《药粥疗法》：枳椇子10～15g　粳米30～60g，先将枳椇子煎取浓汁，去滓，入粳米煮为稀粥。

【功用】除烦清热，解酒毒，解烦渴。

【主治】《药粥疗法》：醉酒，烦热，口渴。

中和汤

【来源】《医钞类编》卷十三。

【组成】紫苏　香附　陈皮　甘草　木香

【用法】加生姜、葱，水煎服。

【主治】伤酒，恶心呕逆，吐出宿酒，昏眩头痛。

香橙饼

【来源】《随息居饮食谱》。

【组成】橙皮二斤（切片）　白沙糖四两　乌梅肉二两（同研，捣烂）　甘草末一两　檀香末五钱

【用法】上捣成小饼，收干藏之。汤煮代茶，或噙口中。

【功用】生津舒郁，辟臭解酲，化浊痰，御岚瘴，调和肝胃，定痛止呕。

健步丸

【来源】《饲鹤亭集方》。

【组成】苍术　白术　茯苓　白芍　广皮各一两　当归　杞子　川柏各二两　怀膝三两　防己　泽泻各五钱　川断　木瓜各七钱　五加皮八钱　炙草三钱

【用法】上为末，炼蜜为丸。

【主治】饮酒过度，有伤脾肺，膝中无力，行步艰难。

葛花解酲丸

【来源】《北京市中药成方选集》。

【组成】青皮（炒）三十两　茯苓二十两　木香五两　神曲（炒）二十两　黄连二十两　人参（去芦）十两　橘皮二十两　白术（炒）二十两　泽泻二十两　猪苓二十两　豆蔻仁五十两　葛花一百六十四两

【用法】上为细粉，过罗，用冷开水泛为小丸。每服二至三钱，温开水送下。

【功用】宽膈解酒，和胃止呕。

【主治】饮酒过度，呕吐痰涎，胸膈痞闷，饮食减少。

五十一、戒鸦片烟

戒鸦片烟，即戒除吸食鸦片烟的不良行为。鸦片烟，俗称大烟、烟土，是罂粟中的提取物。长期吸食鸦片，可使人先天免疫力丧失，导致人体的整个衰弱，使得鸦片成瘾者极易患染各种疾病。吸食鸦片成瘾后，可引起体质严重衰弱及精神颓废，寿命也会缩短；过量吸食鸦片可引起急性中毒，可因呼吸抑制而死亡。治疗多取解毒行气等法。

戒鸦片烟瘾方

【来源】《种福堂方·附录》。

【组成】潞党参一两　金樱子一两　粟壳四钱　莱菔子一两　韭菜子一两　半夏一两　阳春砂仁五钱　广陈皮五钱　陈酒五斤　倭芙蓉灰五钱

【用法】将各味煎好，滤去渣滓，和入陈酒内再煎一沸，置盖钵中勿令泄气。于瘾至之前先饮一钟，瘾可不至，更将淡酒一杯冲入其内，每饮一钟，即冲入一钟，药性冀其渐减而烟瘾庶可全消。

【功用】消烟瘾。

四物饮

【来源】《验方新编》卷十二。

【组成】赤沙糖一斤　生甘草一斤　川贝母一两（去心研细）　老姜四两

【用法】先用鸦片灰五钱，熬膏，再入前药，同熬去滓。如一钱瘾者，食药五钱，逐日减少，并以赤沙糖冲水代茶，即断；如瘾极重者，取已煎之汁，重煎之十杯，煎成一杯，再服必效。

【功用】戒鸦片烟瘾。

戒烟丸

【来源】《外科传薪集》。

【组成】党参二钱　玉竹二钱　粟壳二钱　橘红一钱二分　沉香五分　黄耆（炙）二钱　茯苓二钱　炮姜二钱　杜仲一钱二分　肉桂五分　枣仁一钱二分　制半夏一钱五分　益智仁一钱二分　覆花一钱二分　红枣二两

【用法】上药同煎，用布沥汁，再入烟灰三钱，赤砂糖二两，同煎，加姜汁和在一处，熬五日为丸。此平淡之方，看体质用，烟瘾重者，加烟。

【功用】戒烟。

英夷戒烟丸

【来源】《外科传薪集》。

【别名】英人戒烟丸（《青囊秘传》）。

【组成】高丽参　西洋参　东洋参　北沙参　党参　韭菜子　淮牛膝　粉草各五钱

【用法】用陈酒四斤，浸服，瘾到时服三四杯，即不知所苦。

本方方名，据剂型当作“英夷戒烟酒”。

【功用】戒烟。

【宜忌】初服七日忌猪肉，后忌醋、鸭子、虾、蟹、生冷、面食，断瘾方可食。

五色戒烟丸

【来源】《青囊秘传》。

【组成】潞党参二钱　炙黄耆二钱　肥玉竹二钱　制半夏一钱五分　旋覆花二钱　薄橘红一钱二分　甘杞子二钱　云茯苓二钱　白蔻仁三分　使君子二钱　厚杜仲二钱　益智仁一钱五分　酸枣仁一钱五分　炮姜炭二钱　上肉桂五分　广木香五分　沉香片五分　罂粟壳二钱　金牛草二钱　川贝母一钱　青盐三钱　赤砂糖二两　甘草一钱　淡菜二两　红枣二两　烟灰五钱

【功用】戒烟。

十八味戒烟丸

【来源】《饲鹤亭集方》引林文忠公方。

【组成】明党参　纹党参　橘红　杜仲　枣仁各三钱　茯苓四钱　法半夏五钱　玉竹　旋覆花　益智仁　罂粟壳各二钱　枸杞　炮姜　炙甘草各一钱五分　沉香六分　赤糖四两　红枣十个　烟灰五钱

【用法】熬膏，或为丸。随瘾大小，酌量加减。

【功用】戒烟。

断瘾丸

【来源】《饲鹤亭集方》。

【组成】党参　罂粟壳各六两　茯苓四两　白术　当归各三两　陈皮　半夏　川贝　甘草各二两　附子　肉桂各一两　沉香八钱　蔻仁　雷丸　使君子各一两五钱　大土皮一斤

【用法】上为末，粟壳煎汤泛丸。此丸照烟瘾大小先一时服，如一钱烟瘾，服药亦一钱。服后精神渐增，见烟自恶，毫无后患。如二三年之浅瘾，半月必断，若年久之瘾，二十五日断根。断瘾之后倘有余之家，再服百补养原丸一料。

【功用】固本戒烟。

戒烟膏

【来源】《中国医学大辞典》引林文忠公方。

【组成】明党参　云茯苓　黄耆（炙）　潞党参　玉竹（炙）　炮姜炭　罂粟壳　杜仲（炒）　橘红　枸杞各四钱　旋覆花（绢包）　甘草（炙）　法半夏　益智仁各二钱四分　枣仁二钱

【用法】加红枣四钱，赤砂糖二两，清水煎取浓汁，去渣收成膏，称见若干，加清烟膏一成，搅入和匀。烟瘾一钱，膏亦一钱，每日吸烟几次，服膏亦几次，瘾前服，服七日，减去一成，逐次减去，以减尽为度。体丰阳虚者，服此方极佳。

本方改为丸剂，名“戒烟丸”（见原书）。

【加减】肚腹下坠者，加沉香二钱。

参燕百补戒烟丸

【来源】《中国医学大辞典》。

【组成】人参须一钱（另研）　燕窝（另研）　明党参　潞党参　麦门冬　玉竹　茯苓　女贞子　杜仲　象贝母　使君子各二钱　桑椹　牡蛎（煅）各三钱　罂粟壳　甘草（炙）各四钱　广皮　鹤虱各一钱五分　沉香（后入）五分　红枣一两　冰糖二两（化水。上为细末，红枣煎汤，冰糖化水泛丸，如绿豆大）

【用法】上为细末，称取若干，用清烟膏一成，枣糖汤内化开泛丸，如梧桐子大。如烟瘾一钱，服丸亦一钱，一日吸烟几次，服丸亦几次，瘾前服，每七日减去一成，逐次减除，以戒尽为度。再常服参燕百补丸以善其后。

【功用】戒鸦片烟。

【方论】嗜烟之人，精神委顿，此气虚也；形瘦口燥，此血虚也。平日所以能振作者，惟赖烟力耳，一经戒绝，则百病丛生矣。此丸益正气，滋阴血，气旺则精神振，血足则形体充，故戒时无委顿之苦，戒后则壮健逾恒。

戒烟方

【来源】《温氏经验良方》。

【组成】炒杜仲四两　川贝母二两　甘草二两

【用法】文火煎成浓汁，加好红糖半斤收膏。每于瘾来之前，开水冲服一茶匙。照常吸烟，不可间断，日久即能断瘾，戒时毫无痛苦，并与身体有益。

【功用】断烟瘾。

五十二、心肌炎

心肌炎，是指由各种病因引起的心肌肌层的局限性或弥漫性的炎性病变。炎性病变可累及心肌、间质、血管、心包或心内膜。临床表现主要为胸闷、心前区隐痛、心悸、乏力等，相当于中医心悸、怔忡、心痛。治疗宜养血宁心，活血化瘀等法。

生脉散

【来源】《医学启源》卷下。

【组成】麦冬　人参　五味子

《观聚方要补》引《内外伤辨惑论》本方用人参、麦冬各三钱，五味子十五粒。水煎服。

【功用】

1.《医学启源》：补肺中元气不足。

2.《医便》：止渴生津。

3.《万病回春》：清心润肺。

4.《景岳全书》：止渴消烦，定咳嗽喘促。

5.《嵩崖尊生全书》：清暑益气，生脉补虚。

【主治】

1.《丹溪心法》：注夏属阴虚，元气不足，夏初春末，头痛脚软，食少体热。

2.《正体类要》：金疮、杖疮，发热体倦，气短，或汗多作渴，或溃后睡卧不宁，阳气下陷，发热烦躁。

3.《内科摘要》：热伤元气，肢体倦怠，短气懒言，口干作渴，汗出不止。

【验案】病毒性心肌炎　《实用中西医结合杂志》（1997，11：1094）：徐氏等在用抗病毒、抗心律失常、促心肌代谢等药治疗基础上，用本方加当归、柴胡，每日1剂，水煎服，治疗病毒性心肌炎30例。并与28例单纯用西药者进行对照。结果：全部病例治疗2周后病情均有好转，两组间除胸痛、心律失常外，其他指标治疗组均优于对照组（$P < 0.05$）。

补心解毒汤

【来源】《中国医药学报》（1988，6：38）。

【组成】黄连3g　黄芩9g　黄柏6g　炙黄芪12g　党参12g　生地20g　当归9g　麦冬12g　五味子3g　炙甘草9g　琥珀粉15g（分吞）

【用法】每日1剂，水煎服。

【主治】病毒性心肌炎。

【验案】病毒性心肌炎　《中国医药学报》（1988，6：38）：治疗病毒性心肌炎23例，男14例，女9例；年龄2～50岁；病程1周以上。结果：痊愈16例，占69.6%；有效6例，占26.1%；无效1例，占4.3%；总有效率为95.6%。

健心汤

【来源】《中医杂志》（1988，10：735）。

【组成】生地15～30g　麦冬15g　桂枝6～9g　炙甘草15～30g　党参15～30g　苦参9～12g　甘松6～9g　丹参15～30g　紫石英30g　板蓝根12～15g

【用法】水煎分服。并随症加减，3个月为1疗程。

【主治】病毒性心肌炎。

【验案】病毒性心肌炎　《中医杂志》（1988，10：73）：治疗病毒性心肌炎52例，男27例，女25例；年龄7～56岁，以青年人为多。结果：显效（症状消失，心电图恢复正常）24例，有效（症状明显减轻，心电图改善，或早搏较前减少一半以上）19例，无效（症状稍有减轻，但心电图无改善）9例。

养心安

【来源】《中医杂志》（1988，11：849）。

【组成】潞党参15～30g　黄芪15～30g　当归9～15g　川芎9～15g　白术9～20g　丹参15～30g　郁金6～9g　炒酸枣仁15～30g　桂圆肉12～24g　炙远志6～9g　柏子仁9～24g　瓜蒌9～24g　薤白9～15g　大枣5～10枚　枳壳9～12g　厚朴9～12g　茯神9～15g　云苓6～9g　炙甘草3～6g

【用法】水煎服。

【主治】病毒性心肌炎。

【验案】病毒性心肌炎 《中医杂志》（1988，11：849）：本组治疗病毒性心肌炎病人70例，男性26例，女性44例；年龄15～12岁17例；13～20岁10例，21～30岁23例，31～40岁18例，41～50岁2例。结果：痊愈（症状全部消失，体征、心电图等检查恢复正常）68例，好转（症状和体征、心电图等检查有减轻）1例，无效（症状和体征无变化）1例，总有效率为98.6%。

宁心调脉汤

【来源】《河北中医》（1990，4：5）。

【组成】太子参30g（或党参15g，或人参8g） 黄精20g 丹参20g 桑寄生20g 麦门冬12g 北五加皮12g 甘草12g 白芍10g 五味子10g 苦参10g 甘松10g

【用法】每日1剂，水煎服，3次分服。初起有感染加银花、板蓝根，恢复期加茯苓、陈皮、木香、大枣等。

【主治】病毒性心肌炎。

宁心汤

【来源】《国医论坛》（1991，4：26）。

【组成】柴胡18g 黄芩12g 麦冬10g 潞党参15g 黄芪12g 五味子10g 丹参15g 云苓10g 赤芍10g 虎杖10g 玄参12g

【用法】每日1剂，水煎服。

【主治】病毒性心肌炎。

【验案】病毒性心肌炎 《国医论坛》（1991，4：26）：治疗病毒性心肌炎46例，均有呼吸道或消化道感染史，并在感染的同时或其后出现舒张期奔马律，心包摩擦音，心脏扩大和（或）充血性心力衰竭。结果：显效（经治1～2个月后，临床症状消失，心电图恢复正常，随访半年未复发，属临床痊愈）21例；有效（临床症状基本消失，心律心电图基本正常）23例；无效（治疗2个月以上临床症状无改善或只有轻微改善，心电图无明显变化）2例；总有效率为95.7%。

宁心益气汤

【来源】《南京中医学院学报》（1993，4：20）。

【组成】太子参30g 黄芪20g 炙甘草10g 五味子6g 当归10g 丹参15g 柏子仁10g 珍珠母3g（先煎） 银花15g 苦参10g

【用法】每日1剂，水煎，分2次服。心悸甚加龙齿；胸闷加瓜蒌皮、郁金；苦腻纳差加胆星、菖蒲；有外感者加防风、桂枝。

【主治】病毒性心肌炎。

【验案】病毒性心肌炎 《南京中医学院学报》（1993，4：20）：治疗病毒性心肌炎58例，男性34例，女性24例；年龄最大48岁，最小14岁。平均26.3岁；病程最短1周，最长3个月。结果：显效（症状消失，心电图复查正常）38例，有效（症状体征改善，心电图大致正常）18例，无效（症状、体征、心电图均无改善）2例；总有效率为96.5%。

五参汤

【来源】《天津中医学院学报》（1993，4：26）。

【组成】党参20g 生黄芪15g 苦参15g 丹参30g 玄参15g 沙参15g 银花20g 连翘15g 柏子仁15g

【用法】每日1剂，水煎2次，分早晚温服。疗程最长者2个月，最短20天，平均35天。

【主治】病毒性心肌炎。

【加减】外感未愈者，去党参，加蚤休20g；阴虚甚者，加麦冬15g；气滞血瘀者，加川芎10g，红花6g。同时用丹参注射液16ml加入10%葡萄糖500ml静滴，每日1次，用药10天。

加减普济消毒饮

【来源】《中国中西医结合杂志》（1993，4：244）。

【组成】黄芩 山栀 牛蒡子 僵蚕 麦冬各8～12g 陈皮 连翘 桔梗各7～10g 甘草 薄荷各2～6g 玄参 金银花各10～15g 板蓝根10～20g

【用法】水煎服，每日1剂，15天为1疗程。对照组每日用维生素C 6～12g，静脉滴注，10天为1

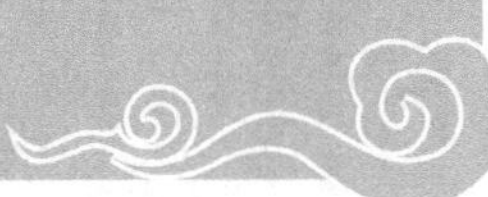

疗程。注意休息，给予抗病毒、营养心肌药物。

【主治】急性病毒性心肌炎。

【验案】急性病毒性心肌炎 《中国中西医结合杂志》(1993，4：244)：将急性病毒性心肌炎病人分为：治疗组48例，男27例，女21例；对照组45例，男24例，女21例；两组年龄6～51岁。结果：治疗组治愈16例，有效28例，无效4例；对照组治愈10例，有效25例，无效9例，死亡1例。

解毒化瘀益心汤

【来源】《江苏中医杂志》(1993，5：14)。

【组成】黄连5g 焦山栀 当归 川芎 郁金各10g 丹参30g 连翘 赤芍 黄芪 党参各15g 甘草5g

【用法】每日1剂，水煎分服。1个月为一疗程。

【主治】病毒性心肌炎。

【加减】有表证者，加荆芥6g，羌活10g，板蓝根30g；血瘀甚者，加红花10g；自汗乏力者，加麦冬12g，五味子6g，龙骨30g；心动过速者，加琥珀3g。

复方四参饮

【来源】《上海中医药杂志》(1994，6：1)。

【组成】丹参12g 孩儿参12g 南沙参9g 苦参9g 水炙甘草3g 广郁金9g 炒枣仁9g 莲子芯2g

【用法】上述剂量制成颗粒冲剂。每次服1小包，1日2次。

【功用】益气养阴，活血清热。

【主治】病毒性心肌炎。

【验案】病毒性心肌炎 用本方治疗病毒性心肌炎39例，总有效率为80%。同时观察到NK细胞活力低下的病人，经治疗有明显提高，具统计学意义。本方以益气养阴为基本治法，不仅具有较强的治疗作用，且能增强免疫机能，减少和预防复发。

养心汤

【来源】《首批国家级名老中医效验秘方精选·续集》。

【组成】太子参15g 麦冬10g 五味子5g 黄芪15g 当归12g 桂圆肉10g 甘松10g 炙甘草10g

【用法】每日1剂，水煎2次，早晚分服。

【功用】益气养血复脉。

【主治】心肌炎的恢复期，迁延期。证见：心悸气短，胸闷或痹痛，自汗盗汗，不寐，闻声易惊，神疲乏力，面色白，脉虚数或沉细而结、代，舌淡胖或舌光少津。

【加减】临床若见心烦、舌红少津，加生地、阿胶；心痛频作、舌质暗者，酌加丹参、赤芍、红花；胸中痞塞、咳逆短气者，加茯苓、杏仁。

【方论】方中太子参、麦冬、五味子为生脉散的组合，有益气养阴，救心复脉的作用；黄芪、当归组成补血汤，有益气补血之功效；桂圆肉益气安神补益心脾，甘松行气解郁，炙甘草益心复脉。诸药合用，补益气血，益心复脉。

【验案】郭某，男，29岁。病人心悸气短，胸闷乏力20天，诊为病毒性心肌炎，经营养心肌、抗心律失常治疗，无明显好转，来诊时病人心悸乏力，胸闷气短，潮热、自汗盗汗，心烦不寐，口干唇燥，舌红少津，脉细而结象频出。心电图频发室性早搏。证系气阴两虚，邪热内扰。治以养阴清热，固表止汗，方用养心汤合当归六黄汤加减：太子参15g，麦冬10g，五味子6g，生地10g，熟地10g，黄芪15g，当归12g，黄柏9g，黄芩9g，黄连6g。服药四剂早搏消失，燥热退，汗出、心烦止，心悸气短未除，舌质淡红，脉沉缓。病人邪热已去，气阴渐复，前方去黄芩、黄连、黄柏之苦寒，增桂圆肉15g益心脾。再服七剂，胸闷气短消失，时感心悸、神疲乏力，复查心电图正常，前方继服，以巩固疗效，并嘱其注意调养，避免过劳。一月后，病人来诊，言无不适，复查心电图正常。

黄芪注射液

【来源】《部颁标准》。

【组成】黄芪

【用法】制成注射液，每支装2ml(相当于原药材4g)或10ml(相当于原药材20g)，遮光，密封。

肌肉注射，每次2～4ml，1日1～2次。静脉滴注，每次10～20ml，1日1次，或遵医嘱。

【功用】益气养元，扶正祛邪，养心通脉，健脾利湿。

【主治】心气虚损，血脉瘀阻之病毒性心肌炎，心功能不全及脾虚湿困之肝炎。

五十三、风湿性心脏病

风湿性心脏病，简称风心病，是指由于风湿热活动，累及心脏瓣膜而造成的心脏病变。主要表现为二尖瓣、三尖瓣、主动脉瓣中有一个或几个瓣膜狭窄和（或）关闭不全。初期常常无明显症状，后期则表现为心慌气短、乏力、咳嗽、肢体水肿、咳粉红色泡沫痰，直至心力衰竭而死亡。相当于中医心悸、痰饮等病范畴。治宜活血宁心为基础。

炙甘草汤

【来源】《伤寒论》。

【组成】甘草四两（炙） 生姜三两（切） 人参二两 生地黄一斤 桂枝三两（去皮） 阿胶二两 麦门冬半升（去心） 麻仁半升 大枣三十枚（擘）

【用法】上以清酒七升，水八升，先煮八味，取三升，去滓，纳胶烊消尽，温服一升，一日三次。

【功用】《医方集解》：补气血而复脉通心。

【主治】

1.《伤寒论》：伤寒脉结代，心动悸。

2.《千金翼方》虚劳不足，汗出而闷，脉结心悸，行动如常。

3.《外台秘要》：肺痿涎唾多，心中温温液液者。

【验案】风湿性心脏病 《江苏中医》（1959，1：14）：病人女性，35岁。有风湿性心脏病史6年。近2月突然头晕掉眩，心悸，心率 150次/分，脉结代，苔薄白。证属营血亏滞，心无所养。 与炙甘草汤21剂后病势渐缓，心悸平，食欲大振。

加味温阳风心汤

【来源】《千家妙方》卷上引王渭川方。

【组成】熟附片30g（先煎） 云苓30g 桂枝9g 白芍9g 白术9g 山萸肉9g 炮干姜9g 威灵仙9g 全蝎9g 乌梢蛇9g 生黄耆60g 北五味子12g 薤白12g 巴戟天12g 蜈蚣2条桑枝24g 夏枯花15g 甘草3g

【用法】水煎服，每日一剂。

【功用】温阳行水，祛风活络。

【主治】风湿性心脏病。

【验案】风湿性心脏病 李某，女，27岁。病人素患关节肿痛，心悸，面色苍白，气紧形寒，尿少，食差，浮肿，腹胀，腹痛，耳鸣，精力疲乏。突又发生胸间剧痛，牵及后背，手足冰冷，大汗出，口唇发绀，脉沉细迟，舌淡红边蓝，苔薄白。某医院诊断为风湿性心脏病，治疗未效。投以加味温阳风心汤，连进12剂，胸痛止，心悸缓，腹胀浮肿及关节痛显著减轻。

温阳生脉饮

【来源】《浙江中医杂志》（1991，5：195）。

【组成】制附子（先煎）6～9g 干姜 炙甘草各10g 党参 丹参各15g 五味子6g 麦冬 当归 补骨脂各12g

【用法】每日1剂，水煎3次分服，30天为1疗程。

【主治】病态窦房结综合征。

【验案】病态窦房结综合征 《浙江中医杂志》（1991，5：195）：治疗病态窦房结综合征30例，男性19例，女性11例；年龄36～69岁，平均50.4岁；病程1年以内8例，1～5年12例，5～10年9例，10年以上1例；病因冠心病14例，病毒

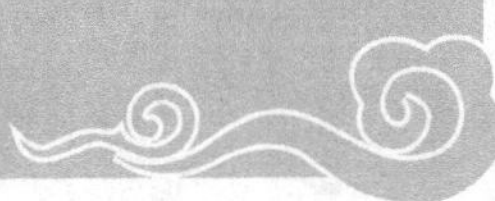

性心肌炎或后遗症7例，风心病3例，原因不明6例。结果：显效8例，有效14例，无效8例，总有效率73.3%。平卧心率、活动心率、固有心率均较治疗前有提高，并达到显著性差异。

温化瘀痰汤

【来源】《山东中医杂志》(1992，5：11)。

【组成】制附子9g　细辛5g　麻黄9g　黄芪30g　党参30g　补骨脂9g　丹参30g　白芥子6g

【用法】以上为1日量，制备成100ml，早晚各1次，每次50ml，饭后半小时温服。必要时可给予人参1g咀嚼服用或人参2g炖服。

【主治】病态窦房结综合征。

【验案】病态窦房结综合征　《山东中医杂志》(1992，5：11)：治疗病态窦房结综合征33例，男17例，女16例；年龄32～67岁；病程0.5～23年。结果：有效（症状基本消失，窦性心率平均增加5次以上，窦性停搏，窦房阻滞减少，或心悸、胸闷、眩晕等主症消失，窦性心律增加不到5次，但其主心律失常有所纠正者）16例；显效（症状消失，窦性心率平均增加8次以上，窦性停搏，窦房阻滞等基本消失）11例；无效6例；总有效率为81.82%。

利心丸

【来源】《部颁标准》。

【组成】貂心255g　茯苓1450g　地黄1160g　天冬406g　防己290g　牡丹皮290g　琥珀87g　朱砂58g

【用法】制成浓缩水丸，每瓶装3g，密封。口服，1次3g，每日2次。

【功用】养心安神。

【主治】风湿性心脏病，心动过速，心律不齐，心力衰竭等而见心血不足之证者。

五十四、心律失常

心律失常，是指心律起源部位、心搏频率与节律以及冲动传导等任一项的异常。可见于各种器质性心脏病，其中以冠状动脉粥样硬化性心脏病、风湿性心脏病、心肌病、心肌炎为多见。临床可见心悸气短，神疲自汗，头晕目眩，心中烦热，失眠多梦，面色苍白或萎黄，舌质淡，脉细弱等。相当于中医心悸、怔忡、胸痹、心痛等范畴，多由于脏腑气血虚损，气滞血瘀，心失所养而引起。治宜补气养血，养心安神。

加味炙甘草汤

【来源】《天津中医学院学报》(1988，4：24)。

【组成】炙甘草12g　生姜9g　人参6g　生地黄30g　桂枝9g　阿胶6g　麦门冬10g　麻仁10　大枣30枚　苦参24g　茵陈24g

【用法】每日1剂，水煎，分2次服。

【主治】心律失常。

【实验】抗心律失常　《天津中医学院学报》(1988，4：24)：实验结果提示，加味炙甘草汤能明显缩短川乌浸出液所造成的实验性家兔心律失常持续的时间，并能减轻川乌浸出液所造成的实验性家兔心律失常的严重程度。

抗早搏合剂

【来源】《浙江中医杂志》(1990，9：411)。

【组成】红参5g（或党参30g）　丹参　苦参片　全当归　杭麦冬　五味子　薤白　云茯苓　柏子仁　炙甘草各15g　炒枣仁20g　琥珀（碾碎冲服）3g

【用法】每日1剂，水煎分2次服，以30天为1疗程。

【主治】早搏。

【验案】早搏　《浙江中医杂志》(1990，9：411)：治疗早搏94例，男性52例，女性42例；年龄

16～70岁，平均42岁；病程1周至10年，平均为2年9个月。病因为病毒性心肌炎42例，冠心病32例，高血压性心脏病7例，风湿性心脏病5例，植物神经功能紊乱4例，单纯性早搏4例。其中室性早搏64例，房性早搏18例，交界性早搏12例。轻度14例，中度72例，重度8例。结果：按1979年修订《心律失常严重程度及疗效参考标准》显效50例，有效20例，无效24例，总有效率为74%。

三参养心汤

【来源】《吉林中医》(1993，4：17)。

【组成】人参10g　丹参20g　苦参20g　麦冬15g　当归15g　川芎10g　白芍20g　玄参20g　木香10g　酸枣仁20g　甘草10g

【用法】每日1剂，水煎服。

【主治】心律失常。

参茵汤

【来源】《福建中医药》(1993，5：15)。

【组成】生晒参（或红参10g）15g　苦参15g　茵陈30g　琥珀6g

【用法】每日1剂，水煎服。

【主治】心律失常。

【加减】气阴两虚，加黄芪、麦冬、五味；阴虚火旺，加黄连、生地；心血不足，加阿胶、桂枝、麻仁；湿重阻滞，加法半夏、石菖蒲、天竺黄；瘀血内停，加丹参、三七、蒲黄；心悸怔忡严重，加灵磁石、龙齿、朱砂。

【验案】心律失常《福建中医药》(1993，5：15)：以本方治疗心律失常34例，男15例，女19例；各年龄组均有。结果：显效17例，有效11例，无效6例，总有效率为82.35%。

养血安神汤

【来源】《实用中西医结合杂志》(1993，5：268)。

【组成】太子参20～30g　麦冬15g　五味子9g　生地15g　当归12g　川芎9g　丹参15g　苦参12g　甘草6g

【用法】每日1剂，水煎，分2次服，15天为1疗程。

【主治】心律失常。

【验案】心律失常《实用中西医结合杂志》(1993，5：268)：本组治疗心律失常34例，男8例，女26例；20～30岁者4例，31～40岁者12例，41～50岁者2例，51～60岁者10例，61～70岁者5例，71岁以上者1例；冠心病18例，心肌炎10例，风湿病1例，植物神经功能紊乱5例。病程最短7天，最长5年。结果：期前收缩26例中，治愈22例，好转4例；窦性心动过缓2例中，治愈2例；窦性心动过速4例中，治愈4例；心房纤颤2例中，好转1例，无效1例。

加味生脉补血汤

【来源】《首批国家级名老中医效验秘方精选·续集》。

【组成】西洋参6g（或太子参30g）　麦冬10g　五味子6g　黄芪15g　当归12g　桂圆肉30g　甘松10g　炙甘草6g

【用法】每日一剂，水煎二次，早晚分服。

【功用】益气养阴，强心复脉。

【主治】心律失常，证属气阴两虚型：心悸气短，头晕乏力，胸闷自汗，口干，舌红少津，脉细弱、数、促或结、代。

【加减】若阴血偏虚，心烦不寐者，加生地、白芍、阿胶以益阴；阳气不足，心动过缓者，可入桂枝温通血脉，并有助于气阴恢复；兼见邪热内扰，迫液外泄，发热盗汗，心烦唇燥者，加黄连、黄芩、黄柏清热除烦，增生地、熟地合当归养血增液以制火；风心病心律失常者，加赤芍、桂枝、两头尖，以通为用；冠心病病人，加丹参、三七粉、活血化瘀。

【验案】韩某某，男，38岁。1991年8月20日初诊。心悸气短五年。五年前，感冒发烧后出现心悸气短，脉律不齐，曾在某医院检查，诊为病毒性心肌炎伴发室性早搏，经服用“慢心率”、“乙胺碘呋酮”、“心律平”等多种药物治疗，早搏未能控制。现证：心悸气短，头晕乏力，胸闷，动辄汗出，面色不华，舌质淡红少津，脉细弱而结。超声心动图示：室间隔回声不均匀，室性期前收缩。证属气阴两虚，心神失养，治以益气养阴复脉。

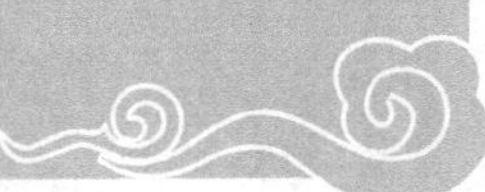

处方：太子参15g，麦冬10g，五味子6g，黄芪15g，当归12g，桂圆肉30g，甘松10g，丹参20g，炙甘草6g。7剂药后，早搏消失，胸闷自汗已止，心悸减轻，但心烦不寐。按前法加生地12g，服用7剂，心悸气短明显减轻，脉沉缓，未见结象，惟感乏力，按前方继服以巩固疗效。

五十五、室性早搏

室性早搏，亦称室性过早搏动、室性期前收缩，是指在窦性激动尚未到达之前，自心室中某一起搏点提前发生激动，引起心室除极，为最常见的心律失常之一。临床常见心悸、心脏“停跳”感，也有无症状者。早搏次数过多时自觉“心跳很乱”，可有胸闷，心前区不适，头昏乏力，脉有间歇。治疗宜养血宁心。

五参饮

【来源】《四川中医》(1992，9：29)。

【组成】党参　丹参　苦参　炒枣仁　炙甘草各15～30g　北沙参　玄参　当归　麦冬各10～15g　五味子6～10g　甘松10g

【用法】每日1剂，水煎2次，分服。20剂为1疗程，服药期间停服其他抗心律失常药。

【主治】室性早搏。

【验案】室性早搏《四川中医》(1992，9：29)：治疗室性早搏46例，男27例，女19例；年龄最小24岁，最大65岁；病程最短40天，最长12年。疗效标准：早搏及自觉症状消失者为显效；早搏较前减少50%以上，自觉症状改善者为有效：无改善者为无效。结果：显效29例，有效14例，无效3例；总有效率为93.5%。平均服药48剂。

益心汤

【来源】《首批国家级名老中医效验秘方精选·续集》。

【组成】人参9g(或党参30g)　麦冬30g　五味子9g　石菖蒲15g　知母12g　当归15g

【用法】每日一剂，水煎二次，分二次温服。

【功用】补心气，通心络，宁心神。

【主治】室性早搏。证属心气亏虚，心阴不充。

【加减】有湿热者，加苦参、白头翁、秦皮以清热宁心。气虚甚者，加黄芪以增益补虚之力；胸痛舌黯挟瘀，加郁金、莪术；失眠加酸枣仁、百合；胸闷加苏梗、郁金。心气亏虚，其来也渐，其得也缓，故本证用药当多服久服，以期缓缓图功。

【验案】余某，男，69岁。胸闷胸痛心悸20余年，加重月余，既往因胸闷、阵发性胸痛、心悸，诊断为“冠心病”，近因精神刺激，诸症加重，心前区隐痛，每日发作数次，发作无明显规律。胸闷心悸，口干脘痞，舌质淡红，苔腻淡黄，脉弱而结。心电图示：频发室性早搏，V3～6ST段下移，T波倒置。证属气阴亏虚，肝气不畅。治宜益气养阴，疏郁活络。处方：太子参30g，麦门冬60g，五味子12g(捣)，当归15g，知母20g，石菖蒲20g，柴胡20g，白芍20g，元胡15g，香附15g。6剂，水煎服。二诊：胸痛减轻，发作次数减少，胸闷心悸亦减，仍口干，大便偏稀，日一行，舌质暗红，苔白腻，脉细弱时结，上方加木香9g，6剂。三诊：胸闷胸痛消失，心悸偶作，脉仍细弱，偶见歇止，上方继服12剂，心悸消失，予益心口服液10毫升口服，每日三次，以巩固疗效。二月后复查心电图：窦性心律，$V_{3\sim6}$T波低平。

舒解汤

【来源】《首批国家级名老中医效验秘方精选·续集》。

【组成】柴胡20g　白芍24g　枳实15～30g　郁金15g　莪术15g　白头翁20g　黄连15～30g　苦参20～30g　紫石英30g　山栀15～20g　远志12g　柏子仁20g

【用法】每日一剂，水煎二次，分二次温服。

【功用】舒肝解郁，清火宁心。

【主治】室性早搏，证属肝经郁火，火邪扰心。症见胸胁胀满，憋闷，情绪不畅，心悸不宁，心跳间歇，情绪变化或劳累可诱发或加重，伴嗳气叹息，心烦多怒，口干口苦，胸背胀痛，失眠多梦，体倦乏力，大便不畅，舌质红，苔薄黄或薄白，脉沉弦结代。

【加减】大便秘结，舌红苔黄，加生大黄、蒲公英；心悸不宁较重，加生龙齿、琥珀重镇安神；心烦多怒，重用黄连，加莲子芯清心除烦，失眠加酸枣仁；胸闷胀满重者，加乌药、苏梗以增疏郁理气之力；口干脘痞，加甘松、知母清热和中；纳少腹胀，加厚朴、炒麦芽、焦山楂和中消导；郁火伤阴，口干渴，舌赤乏津，虚烦不寐，减黄连、山栀量，加百合30～60g，生地30g，知母15g，以滋阴清热，除烦安神；兼气虚体倦乏力，加人参或党参、麦芽、茯苓益气补虚，养心安神；胸脘满闷，苔腻挟痰者，加瓜蒌、半夏、陈皮宽胸化痰；病程日久，肝火渐衰，宜减黄连等苦寒药；火去之后，宜桂枝与白芍为伍，寓养心调营卫之旨。

【验案】赵某，男，39岁，心悸胸闷半年余。自述胸闷憋气，阵发性胸痛、心悸，多梦易醒。脘胁胀满，食欲不振，大便干结，舌质红，苔薄黄，脉弦时结。心电图示：频发多源性室性早搏。证属肝火扰心，治以疏郁清火，宁心安神法。方拟：柴胡24g，白芍24g，枳实15g，山栀24g，郁金15g，黄连12g，苦参20g，秦皮15g，白头翁20g，公英30g，茵陈15g，柏子仁20g，苏梗12g。6剂，水煎服。二诊：早搏偶发，心悸胸胁胀闷减轻，大便转稀，仍食少，舌质略红，苔薄白，脉弦。上方改山栀12g，加砂仁12g，生麦芽30g，12剂。三诊：胸闷憋气已不著，心悸时作，失眠，体倦无力，苔薄黄，脉弱，首诊方去郁金、黄连、苦参、茵陈、苏梗，加茯苓30g，远志12g，炒枣仁30g，合欢皮30g。12剂。四诊：早搏基本消失，心悸偶作，舌正苔薄白。据上方出入，水丸一料，以资巩固。随访1年，室性早搏未复发。

豁痰宁心汤

【来源】《首批国家级名老中医效验秘方精选·续集》。

【组成】党参10g　白术10g　茯苓15g　橘红10g　半夏10g　节菖蒲10g　远志10g　枳壳6g　厚朴10g　郁金10g　砂仁8g　桂枝6g　苡仁30g　甘草3g

【用法】每日一剂，水煎二次，早晚分服。

【功用】健脾益气，豁痰宁心。

【主治】室性早搏，痰湿阻滞型：临床以心悸胸闷，气短喘促，体倦乏力，四肢沉重，或逐渐肿胖，脘腹胀满，大便溏薄，头晕头沉，口干不欲饮，嗳气，舌质淡暗，舌体肿大，边有齿痕，苔白腻，脉弦滑或濡缓为主证。

【加减】气虚甚者，加黄芪30g，生山药30g以益气健脾；大便溏薄甚者，加煨肉蔻10g，苍术10g以燥湿固涩；脘腹胀满者，加广木香6g，大腹皮10g以理气化湿，除满消胀；痰郁化热者，加黄连6g，胆南星10g，竹茹15g以清热化痰；痰瘀交阻者，加当归10g，丹参15g，瓜蒌12g以宽胸理气，养血活血；心悸明显者，加龙齿10g，琥珀3g，以镇心安神。

福寿草片

【来源】《部颁标准》。

【组成】冰凉花

【用法】制成糖衣片，每片含冰凉花总甙1mg，遮光，密封。口服，1次1片，每日2次；极量，1次2片，每日4片。

【功用】强心利尿，镇静，减慢心率。

【主治】室性早搏，慢性心力衰竭等。

【宜忌】本品不宜与洋地黄类药物或钙剂同用。房室传导阻滞及心动过缓病人忌用。本品应在医师指导下服用。

五十六、动脉硬化

动脉硬化，是一组血管壁增厚变硬、血管弹性降低和管腔变小的动脉血管病变。动脉粥样硬化是其中最重要的一种，主要病理表现是内膜和内膜下细胞内外脂质积聚、纤维组织增生和钙化，同时动脉中层的逐渐退变，使管壁增厚变硬、管腔变窄。脂质斑块内出血、斑块破裂触发局部血栓形成可导致血管腔进一步变窄甚至闭塞，使组织器官的缺血加重而引起一系列临床疾病，如急性梗死、缺血性脑卒中。本病成因中首要是高血压、高脂血症、抽烟，其他如肥胖、糖尿病、运动不足、紧张状态、高龄、家族病史、脾气暴躁等亦与本病关系密切。治疗宜化痰湿，通血脉为基础。

脑脉舒

【来源】《中国医药学报》(1992，6：60)。

【组成】川芎　丹参　益母草　葛根　鸡子黄

【用法】上药制成胶囊剂，口服。

【主治】脑动脉硬化等脑血管疾病之血瘀见证。

【验案】脑动脉硬化症　《中国医药学报》(1992，6：60)：治疗脑动脉硬化症65例。结果：经治2周后自觉症状开始好转，有并发冠心病的病人，胸闷胸憋、心悸等亦有好转，诸症状有效率在81.8%～100%。服药8周后统计结果，显效43例，有效21例，无效1例，总有效率为98.5%。

降脂灵胶囊

【来源】《部颁标准》。

【组成】普洱茶100g　刺五加100g　山楂100g　莱菔子50g　荷叶50g　葛根50g　菊花50g　黄芪50g　黄精50g　何首乌100g　茺蔚子50g　杜仲50g　大黄(酒制)30g　三七50g　槐花100g　桑寄生50g

【用法】制成胶囊剂，每粒装0.3g。口服，1次5粒，每日3次。

【功用】消食，降血脂，通血脉，益气血。

【主治】动脉硬化症，高脂血症等。

龟甲养阴片

【来源】《部颁标准》。

【组成】龟甲(制)4g　覆盆子21g　鳖甲(制)4g　车前子(盐炒)21g　石决明(煅)11g　菟丝子(制)21g　山楂8g　桑椹42g　地黄11g　山药(炒)21g　牡丹皮11g　泽泻(盐炒)21g　龙骨(煅)17g　牡蛎(煅)17g　丹参17g　紫贝齿17g　熟地黄27g　制何首乌23g　珍珠母(煅)17g　牛膝27g　枸杞子42g　狗脊(制)21g　五味子17g　当归19g女贞子(酒制)21g　茯苓21g

【用法】制成糖衣片，密封。口服，1次8～10片，每日3次。

【功用】养阴软坚，滋补肝肾。

【主治】动脉硬化，阴虚腰痛，胁痛，头晕耳鸣，五心烦热，冠心病等症。

五十七、心绞痛

心绞痛，是冠状动脉供血不足，心肌急剧的、暂时缺血与缺氧所引起的临床综合征。其特点为阵发性的前胸压榨性疼痛，疼痛主要位于胸骨后部，可放射至心前区与左上肢，常发生于劳动或情绪激动时，持续数分钟，休息或用硝酸酯制剂后消失。治宜行气活血，通阳止痛。

柴胡桂枝干姜汤

【来源】《伤寒论》。

【组成】柴胡半斤 桂枝三两（去皮） 干姜二两 栝楼根四两 黄芩三两 牡蛎二两（熬） 甘草二两（炙）

【用法】以水一斗二升，煮取六升，去滓，再煎取三升，温服一升，每日三次。初服微烦，复服汗出便愈。

【功用】《经方研究》：和解少阳，兼化痰饮。

【主治】伤寒五六日，已发汗而复下之，胸胁满微结，小便不利，渴而不呕，但头汗出，往来寒热，心烦者。

【宜忌】《外台秘要》引《伤寒论》：忌生葱、海藻、菘菜。

【验案】冠心病心动过缓 《北京中医》（1988，3：19）：赵某，女，60岁。3年前确诊为冠心病，现心中空虚怔忡，稍动作即心中奥奥大动，不能下地行走，已1月有余，曾服消心痛、活心丹等中西药不效。心电图：心率50次/分，ST段Ⅲ、V5下移0.05。伴头昏身热，微恶寒，时自汗出，口干苦不欲饮，纳食尚好，神情郁闷，大便时溏时结。体丰，舌略红略胖，苔薄白微黄，脉迟缓。投柴胡桂姜汤加五味子6g，3剂，水煎服。药尽诸症均减，已下地活动，脉和缓（60～70次/分）。上方去五味子，加川贝10g，炒麦芽15g，继服3剂，追访至今未再发。

栝楼薤白半夏汤

【来源】《金匮要略》卷上。

【组成】栝楼实一枚（捣） 薤白三两 半夏半斤 白酒一斗

【用法】上同煮，取四升，温服一升，日三服。

【主治】胸痹不得卧，心痛彻背者。

【宜忌】《外台秘要》引《范汪方》：忌羊肉、饧。

【验案】冠心病 《福建中医》（1988，1：41）：张某，男，54岁，干部。初诊自述心窝部闷痛彻背伴短气，间歇性发作已半个月，常于饭后或劳累时诱发，每次2～3分钟，心电图提示心肌供血不足，诊断为冠心病心绞痛。舌质淡暗，苔黄白腻，脉细弦，证为气滞血瘀所致之胸痹。处方：栝楼、薤白、葛根、丹参各15g，半夏、当归各10g，赤芍、桑寄生各12g，水煎服。每日一剂，连服5剂后症减，原方去葛根，加郁金10g，黄耆15g，连服30剂，随访半年胸痛未复发。

葛粉粥

【来源】《太平圣惠方》卷九十六。

【别名】葛根粉粥（《长寿药粥谱》）。

【组成】葛粉四两 粟米半斤

【用法】上以水浸粟米经宿，来日漉出，与葛粉同拌令匀，煮粥食之。

【功用】《长寿药粥谱》：清热生津止渴，降血压。

【主治】

1.《太平圣惠方》：胸中烦热，或渴，心躁。

2.《长寿药粥谱》：高血压、冠心病、心绞痛，老年性糖尿病、慢性脾虚泻利、夏季或发热期间口干烦渴者。

七厘散

【来源】《同寿录》卷尾。

【组成】上朱砂一钱二分（水飞净） 真麝香一分二厘 梅花冰片一分二厘 净乳香一钱五分 红花一钱五分 明没药一钱五分 瓜儿血竭一两 粉口儿茶二钱四分

【用法】上为极细末，瓷瓶收贮，黄蜡封口，贮久更妙。治外伤，先以药七厘，烧酒冲服；复用药以烧酒调敷伤处。如金刃伤重，或食嗓割断，不须鸡皮包扎，急用此药干掺。

【功用】

1.《同寿录》：定痛，止血。

2.《中药成方配本》（苏州）：活血祛瘀，止痛收口。

【主治】

1.《同寿录》：金疮，跌打损伤，骨断筋折，血流不止，金刃伤重，食嗓割断；无名肿毒。

2.《饲鹤亭集方》：闪腰挫气，筋骨疼痛，瘀血凝结。

【宜忌】

1.《同寿录》：不可多服；孕妇忌服。

2.《良方集腋》：伤轻者，不必服，只用敷。

【验案】冠心病 《天津医药》(1977，6：284)：用七厘散加减治疗冠心病100例，其中气阴两虚型加用黄芪、首乌、太子参；阴虚阳亢型加用首乌、寄生、钩藤等。对心绞痛总有效率为70.8%，对心电图总有效率为47%。疗程最长已达二年，无不良反应。

活络效灵丹

【来源】《医学衷中参西录》上册。

【组成】当归五钱 丹参五钱 生明乳香五钱 生明没药五钱

【用法】水煎服。若作散，一剂分作四次服，温酒送下。

【功用】《方剂学》：活血祛瘀，通络止痛。

【主治】气血凝滞，痃癖癥瘕，心腹疼痛，腿疼臂疼，内外疮疡，脏腑积聚，经络湮瘀。现常用于冠心病、宫外孕、脑血栓形成、急性阑尾炎、坐骨神经痛、脑震荡后遗症等有血瘀气滞者。

【验案】冠心病、心绞痛 《江苏中医杂志》(1983，3：38)：仇某某，男，54岁。心前区疼痛阵作年余，剧时胸闷如窒，并向左臂部放射，每日三至四次，发时面色皖白，心悸气短，怯冷，苔白质淡，有紫气；脉沉涩。心电图示：冠状T波。此心阳不振、血瘀凝滞之候也。治拟温振心阳，活血化瘀。迳用参附汤合活络效灵丹损益：炒党参12g，紫丹参12g，制附片9g，制黄精12g，全当归10g，杭川芎9g，生明乳香6g，生明没药6g，降香5g。服上方三帖后，痛减未已，续服十五帖后，胸次觉畅，余症亦见好转。原方出入持续治疗4个月，心绞痛仅偶有发作，心电图亦趋好转。

冠心苏合丸

【来源】《中药制剂手册》引上海中药制药一厂方。

【组成】檀香二十一两 青木香二十一两 乳香(炙)十两零五钱 朱砂十两零五钱 冰片十两零五钱 苏合香十两零五钱

【用法】上除苏合香外，共为极细末，炼蜜为丸，每丸重五分，蜡皮封固。每次1丸，一日三次，口含服或咀嚼后咽服；也可于临睡前或发病时服用。

【主治】冠状动脉病变引起的心绞痛，心肌梗死，胸闷等症。

【宜忌】《中国药典》：孕妇禁用。

【实验】

1.实验性胃溃疡的研究 《中国中医药科技》(1996，6：11)：研究表明：冠心苏合丸具有扩张冠状动脉血管，改善心脏血液循环的作用，以生理盐水和甲氰咪胍作对比，治疗实验性大鼠胃溃疡，取得满意的效果。

2.抗大鼠实验性血栓形成及溶栓作用 《中草药》(2006，4：580)：实验表明：冠心苏合胶囊2.0g/kg、1.0g/kg组对体内血栓有明显抑制作用，与对照组比较，明显降低血栓湿质量与干质量($P<0.05$)； 1.0g/kg组的血栓长度亦明显缩短($P<0.05$)；冠心苏合胶囊15mg/ml、7.5mg/ml、0.75mg/ml各剂量组对体外新鲜形成血块有明显溶解作用($P<0.05$)。

【验案】心绞痛 《新医药学杂志》(1975，2：28)：应用本方治疗心绞痛118例，其中轻度75例，中度33例，重度10例。经治疗后，显效40例，好转70例，无效8例，总有效率为93.2%。其中对重度心绞痛亦有不同程度的疗效。本组心电图资料完整者86例，疗前心电图不正常者74例，疗后显效2例，好转8例，显效率为13.5%。

玉米粉粥

【来源】《长寿药粥谱》引《食物疗法》。

【组成】玉米粉 粳米

【用法】先以玉米粉适量，冷水溶和，待粳米粥煮沸后，调入玉米粉同煮为粥。早、晚温热服食。

【功用】益肺宁心，调中开胃。

【主治】高脂血症、冠心病、心肌梗死、动脉硬化等心血管系统疾病，及癌症的防治。

【宜忌】霉坏变质的玉米或玉米粉不宜煮粥食用。

复方丹参片

【来源】《古今名方》引上海中药制药二厂方。

【组成】丹参750g 三七225g 冰片25g

【用法】依法制片，共制成1000片。每服3片，一日三次。

【功用】活血化瘀，芳香开窍，理气止痛。

【主治】冠心病胸闷，心绞痛。

【实验】

1.对大鼠实验性脑缺血的保护作用研究 《中国煤炭工业医学杂志》（2003，4：380）：实验表明：脑缺血模型组伊文思蓝含量显著高于假手术对照组，高剂量复方丹参片组伊文思蓝含量显著低于脑缺血模型组。由于脑组织缺血后血管通透性增强，使伊文思蓝含量显著增加，各给药组伊文思蓝含量明显减少，提示复方丹参片具有降低脑损伤缺血大鼠脑组织毛细血管通透性的作用。

2.对大鼠动脉粥样硬化及TAFI水平的影响 《中国老年学杂志》（2009，2：280）：研究表明：成模后，3组模型鼠的血浆总胆固醇（TC）、甘油三酯（TG）、低密度脂蛋白胆固醇（LDL-C）和凝血酶激活纤溶抑制物（TAFI）活性明显高于正常对照组（$P<0.01$）；药物治疗后，与非药物治疗组相比，高剂量组与低剂量组的TC、TG、LDL-C和TAFI活性明显低于非药物治疗组（$P<0.01$），与低剂量组间比较，高剂量组TC、TG、LDL-C和TAFI活性明显低于低剂量组（$P<0.05$）。结论：动脉粥样硬化（AS）过程中TAFI水平升高，使用复方丹参滴丸干预后，TAFI水平下降，提示复方丹参滴丸可能通过下调TAFI水平进而干预了AS的形成。

3.对高脂血症大鼠血小板功能的影响 《北京中医药大学学报》（2008，4：254）：研究表明：高脂血症组CHO、LDL-C显著升高；P-选择素（CD62P）及血小板激活依赖性颗粒外膜蛋白（GMP140）水平明显升高；复方丹参滴丸组和阿托伐他汀组GMP140及CD62P水平显著降低。结论：高脂血症能够促使血小板活化，复方丹参滴丸具有与阿托伐他汀效果相似的抑制血小板活化的作用。

【验案】

1.老年性白内障术后炎性反应 《中国民间疗法》（2003，5：44）：用复方丹参片治疗老年性白内障术后炎性反应50例，结果：痊愈16例，显效13例，有效20例，无效1例，总有效率98%。

2.心绞痛：《实用中西医结合临床》（2007，1：9）：用复方丹参滴丸治疗心绞痛68例，对照组60例用消心痛片治疗。结果：用药后缓解症状有效率：治疗组94.1%，对照组90.0%，组间比较无显著性差异（$P>0.05$）。心电图有效率：治疗组47.1%，对照组46.7%，组间比较无显著性差异（$P>0.05$）。未发现毒副作用。结论：复方丹参滴丸是一种治疗心绞痛安全有效的药物。

复方黄杨片

【来源】《古今名方》引芜湖市中药制药厂方。

【组成】黄杨木 50g　川芎　青木香　紫丹参浸膏各 37.5g　细辛　射干各 25g　栝楼皮　茵陈浸膏各 12.5g

【用法】黄杨木、射干为细粉；青木香、细辛分别提油，然后将药渣与余药合并煎煮 2 次，取滤液浓缩收膏，再与细粉混合，制片，外包糖衣。每服 2～4 片，一日三次。

【功用】行气活血，祛风湿，解痉止痛。

【主治】风湿痛，胸腹气胀，跌打损伤。慢性冠状动脉供血不足，心功能不全，心肌炎。

冠心灵

【来源】《古今名方》引北京冠心病防治组方。

【组成】红花　川芎　栝楼　细辛　荜茇

【主治】冠心病心绞痛。

冠心Ⅱ号

【来源】《古今名方》引北京冠心病防治组方。

【组成】丹参 30g　赤芍　川芎　红花　降香各 15g

【功用】行气活血，祛瘀通络。

【主治】冠心病、胸闷不适，或有胸前疼痛，心悸，气憋等。

冠心通络丸

【来源】《古今名方》引谭日强经验方。

【组成】丹参 20g　旋覆花　杏仁　茯苓　茜草　干地龙　薤白　法半夏　山楂炭　五灵脂各 10g　生蒲黄 15g　陈皮　建菖蒲　远志肉各 5g　琥珀末　甘草各 3g

【用法】将丹参、蒲黄、菖蒲、远志、茯苓研细末，过筛，余药水煎二次，去滓过滤浓缩混合，制小丸或制片。每次10丸，每日3次。

【功用】活血通络，理气宽胸，宣痹止痛，定悸安神。

【主治】冠状动脉硬化，心肌供血不足，胸闷气短，心悸心痛等。

【宜忌】孕妇忌用。

玉楂冲剂

【来源】《中药知识手册》。

【组成】玉竹　山楂

【用法】制成冲剂。每服一袋，一日二至三次。

【功用】降低甘油三脂。

【主治】冠心病心绞痛，高甘油三脂血症。

灵乌二仁膏

【来源】《医方新解》。

【组成】灵芝500g　首乌500g　核桃仁250g　苡仁250g

【用法】首乌、灵芝、苡仁反复浓煎，加蜜收膏。将核桃肉研碎末兑入。

【功用】滋养肝肾，补益精血，调和脾肺。

【主治】肝肾阴虚，精血亏损，症见头晕头痛，失眠多梦，心悸健忘，大便不畅，或兼咳喘。临床用于高血压、冠心病、脑动脉硬化症、脂肪肝及高胆固醇血症。

【宜忌】《古今名方》：阳虚及腹泻者忌用。

变通血府逐瘀汤

【来源】《岳美中老中医治疗老年病的经验》。

【组成】当归尾　川芎　桂心　桃仁　红花　牛膝　枳壳　柴胡　桔梗　栝楼　薤白

【功用】活血化瘀。

【主治】老年人冠心病心绞痛。

活心丸

【来源】广州白云山制药总厂。

【组成】人参　牛黄　熊胆　珍珠　灵芝　红花　附子　蟾酥　麝香　冰片等

【用法】将上药分别粉碎过筛，混匀，制成浓缩丸剂。口服，每次1～2粒，每日1～3次，或遵医嘱。

【功用】活血化瘀，强心运气。具有抗心肌缺血，改善微循环，缓解心绞痛，提高心功能等作用。

【主治】冠心病及其他心脏病引起的心绞痛、心肌缺血、心功能不全。

【实验】对麻醉猪心肌缺血的保护作用　《中药新药与临床药理》（1998，4：209）：实验提示：活心丸对心肌缺血具有良好的保护作用，并具有量效关系。活心丸抗心肌缺血作用与阳性对照药普萘洛尔相似或稍强。

【验案】冠心病心绞痛　《中国中医药信息杂志》（2007，6：11）：运用　活心丸治疗冠心病心绞痛90例，对照组予口服长效硝酸甘油治疗90例。结果：治疗组显效47例，有效33例，无效10例，总有效率88.89%，对照组显效39例，有效34例，无效17例，总有效率81.11%（$P>0.05$）；心电图心肌缺血改善治疗组总有效率68.89%，对照组总有效率为54.44%（$P>0.05$）；但治疗后治疗组证候积分下降较对照组更为明显，治疗组优于对照组。

宽胸丸

【来源】《新医药学杂志》（1973，3：45）。

【别名】宽胸片（《北京市中成药规范》）。

【组成】荜拔900g　高良姜　延胡索　檀香各450g　细辛150g　冰片30g

【用法】上药提取挥发油，制成浸膏，晒干，研细，装入胶囊，每个胶囊0.3　g。每服0.3g，一日三次。

【功用】温中散寒，芳香开窍，理气止痛。

【主治】冠心病，心绞痛。

茵术汤

【来源】《浙江中医学院通讯》（1977，6：8）。

【组成】茵陈30g　苍术　莪术各15g　鸡血藤30g

【用法】制为浓缩煎剂50ml，1日2次分服。每1

疗程为1月。

【主治】冠心病。

【用法】阳虚型加附子15g，阴虚型加玄参15g。

【验案】冠心病 《浙江中医学院通讯》（1977，6：8）：治疗冠心病51例，男性35例，女性16例；年龄39～81岁；病程1～15年；服药1个月者5例，2～3月者10例，4～6月者26例，7～9月者8例，10～12月者2例。心绞痛分级：轻度34例，中度16例，重度1例。结果：心绞痛显效13例，改善27例，基本无效11例，有效率为78.4%；伴高血压者，治疗期间继续服用原降血压药，降压显效3例，有效8例，基本无效7例，有效率为61.1%；治疗前后进行心电图检查43例，其中治疗前不正常心电图21例，治后显效3例，改善7例，无变化11例，有效率为47.6%；检查血清胆固醇50例，治前有26例升高，均值为234.6 m g%，治后平均下降31.3 m g%，治疗后胆固醇上升3例，均在40 m g%以下。

冠心汤

【来源】《吉林中医》（1984，6：32）。

【组成】当归 川芎 赤芍 丹参 降香 桃仁 没药 郁金 瓜蒌 麦冬 茯苓

【用法】每日1剂，分2次水煎服。

【主治】冠心病。

【用法】肝郁气滞型，加柴胡、厚朴；心肾不足型，加生地、沙参；痰浊内阻型，加藿香、枳壳。

健脾益心汤

【来源】《陕西中医》（1986，2：60）。

【组成】太子参 丹参各30g 茯苓20g 白术 陈皮 麦冬各15g 赤芍 制半夏 五味子各12g 炙甘草6g

【用法】每日1剂，水煎早晚分服，30剂为1疗程。

【主治】冠心病。

【用法】气虚重者加黄芪、党参；阳虚重者加仙灵脾、桂枝；痰湿壅盛、偏寒者加远志、南星，偏热者加瓜蒌、葶苈子；心悸重者加柏枣仁、生龙骨、生牡蛎；阴虚甚加首乌、沙参、黄精；阳亢加罗布麻、川牛膝、桑寄生。

【验案】冠心病 《陕西中医》（1986，2：60）：治疗冠心病30例，男22例，女8例；年龄40～60岁。结果：心绞痛28例，显效10例，改善15例，无效3例，有效率为89.3%；心律正常11例，显效5例，改善3例，无效3例，有效率72.7%；心电图明显改善10例，改善11例，无变化9例，有效率70%；合并高血压者9例，降至正常8例，无变化1例。

参芪丹芍汤

【来源】《河北中医学院学报》（1989，4：25）。

【组成】党参15g 黄芪12g 丹参15g 赤芍12g

【用法】每日1剂，文火水煎2次，每次30分钟，共取汁400ml，分早晚2次温服。

【主治】冠心病心绞痛。

【用法】若气虚甚者易党参为人参，加太子参；血瘀甚者加郁金、红花、灵脂；痰湿壅盛者加瓜蒌、半夏、薤白；阴寒痹阻者加桂枝、炙附片、檀香；阴血不足者加黄精、五味子、当归；肾气亏虚者加山萸肉、仙茅。

【验案】冠心病心绞痛 《河北中医学院学报》（1989，4：25）：治疗冠心病心绞痛100例，其中男65例，女35例；年龄40～50岁10例，51～60岁30例，61～70岁45例，71岁以上15例，平均年龄61.5岁；病程1年以内25例，1～3年30例，3～5年20例，5～10年15例，10～20年8例，20年以上2例。按照1979年9月上海中西医结合防治冠心病座谈会制定的“冠心病心绞痛及心电图疗效制定标准”判定疗效，结果：心绞痛显效60例（60%），有效34例（34%），无效6例（6%），总有效率为94%；心电图显效28例（28%），有效36例（36%），无效36例（36%），总有效率为64%。

四参活血汤

【来源】《湖北中医杂志》（1989，6：8）。

【组成】党参15g 苦参15g 玄参15g 黄芪30g 丹参30g 山楂30g 桃仁10g 降香10g 制附子6g 炙甘草6g

【用法】每日1剂，水煎服。

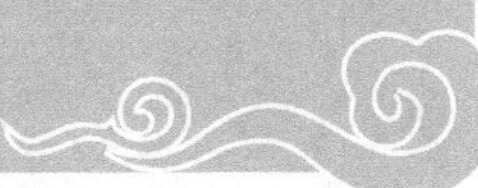

【主治】冠心病。

【加减】胸阳不振者，加全瓜蒌、薤白或间服冠心苏合香丸；心阳虚损者，加桂枝、肉桂；气滞血瘀者，加三七粉、郁金、枳壳；气阴两虚者，加寸冬、五味、沙参；眩晕、心悸、怔忡者，加龙骨、牡蛎、珍珠母、琥珀末。

【验案】冠心病《湖北中医杂志》(1989，6：8)：治疗冠心病36例，男30例，女6例；年龄38～76岁；病程1～15年。参照《1976年全国中西医结合防治冠心病座谈会诊断标准》确诊为冠心病35例，可疑冠心病1例。结果：临床症状消失，多次复查心电图正常，追踪观察1年以上无异常者，为临床治愈，共12例；症状和心电图检查均有明显进步，为显效，共16例；症状和心电图检查有改善，为有效，共6例；无效2例；总有效率为94.4%。

活心汤

【来源】《实用中医内科杂志》(1990，3：129)。

【组成】黄芪30g 桂枝15g 丹参30g 郁金15g 枳实12g 川芎10g 三七粉2g

【用法】水煎服，每日1剂，10天1疗程。

【主治】冠心病心肌缺血。

【验案】冠心病心肌缺血 《实用中医内科杂志》(1990，3：129)：治疗冠心病心肌缺血96例病人，男64例，女32例；年龄38～75岁，平均51岁；病程在1年内43例，2～5年者28例，6～10年者14例，10年以上者11例，平均4年。结果：①心电图改变：以治疗前后的心电图相对照，休息时心电图恢复正常或大致正常或运动试验阳性转为阴性者为显效，共44例；休息时心电图ST段下移有回升，T波倒置变浅或由平坦转为直立或严重心律失常得以纠正者为有效，共35例；治疗前后心电图无明显改变者为无效，共17例，总有效率为82.3%。②用活心汤治疗结束后，胸闷、胸痛、心悸、气短及伴随症状消失者为显效，共49例；治疗后闷痛减轻，心悸气短等症状基本消失者为有效，共36例；用药前后临床症状无明显改变者为无效，共11例；总有效率88.5%。

两和散

【来源】《内蒙古中医药》(1991，3：7)。

【组成】人参90g 丹参30g 鸡血藤15g 血竭15g 琥珀15g 石菖蒲60g 炒没药15g 香附60g 远志肉15g 茯神30g

【用法】上药研细末装入胶囊。每服3g，每日3次，30天为1疗程。治疗组用两和散，对照组用复方丹参片与潘生丁片共研细，装入胶囊，每日3次，疗程亦为30天。

【主治】冠心病心绞痛。

【验案】冠心病心绞痛 《内蒙古中医药》(1991，3：7)：采用双盲法将病例随机分成两组：两和散治疗组88例，男50例，女38例，年龄45～82岁，其中劳累性心绞痛80例，自发性心绞痛8例。复方丹参片加潘生丁对照组60例，男45例，女15例，年龄40～81岁，其中劳累性心绞痛54例，自发性心绞痛6例。结果：心绞痛症状变化，治疗组显效43例，有效40例，无效5例，总有效率94.32%；对照组显效13例，有效27例，无效20例，总有效率66.67%。心电图变化：治疗组显效8例，改善48例，无效32例，总有效率63.64%；对照组显效4例，改善16例，无效40例，总有效率33.33%。

保心煎

【来源】《上海中医药杂志》(1991，6：30)。

【组成】黄芪 丹参 郁金 玉竹 麦饭石

【用法】上药制成口服液，日服2次，每次35ml。

【主治】冠心病。

【验案】冠心病 《上海中医药杂志》(1991，6：30)：治疗冠心病158例，男性77例，女性81例；年龄最小39岁，最大86岁，平均为56.5岁；病程最短1年，最长25年，平均10.9年。结果：显效30例(18.99%)，有效116例(73.42%)，无效12例(7.59%)。

心复康胶囊

【来源】《南京中医学院学报》(1992，3：142)。

【组成】红参 仙灵脾 白芍 生山楂

【用法】制成胶囊，每次3粒，每日3次。

【主治】冠心病心绞痛。

【验案】冠心病心绞痛 《南京中医学院学报》（1992，3：142）：将病人随机分为对照组和治疗组：治疗组口服心复康胶囊，每次3粒，每日3次。对照组口服潘生丁和阿司匹林组成的胶囊，每服7粒，1日3次。治疗冠心病心绞痛57例。结果：显效（心绞痛症状明显缓解，发作次数减少90%以上，异常心电图消失，休息时心电图恢复正常或运动试验由阳性转为阴性）41例，占71.93%；改善（心绞痛症状减轻，发作次数减少50%，异常心电图明显改善）11例，占19.30%；无效（心绞痛发作次数减少小于50%，治疗前后心电图无改变）5例，占8.77%，总有效率为91.23%。对照组29例，显效4例，占13.79%；改善5例，占17.24%；无效20例，占68.97%，总有效率为31.03%。

利胆通瘀汤

【来源】《辽宁中医杂志》（1992，7：32）。

【组成】炙柴胡9g 广木香12g 青皮10g 枳实12g 香附6g 延胡索16g 川芎12g 郁金15g 降香8g 丹参 赤芍各30g 生大黄10g（后下） 金钱草30g 海金砂20g

【用法】每日1剂，煎服2次。伴大便干结未通者可加服1剂，并严格控制高脂饮食及烟酒。

【主治】冠心病合并胆囊炎、胆石症。

【加减】心绞痛甚加田七6g（冲服）；便秘、体质壮实加芒硝8g（冲服）；胆固醇、甘油三酯升高加山楂16g，生蒲黄15g；湿浊内阻、恶心、苔白厚加法夏12g，白术18g；伴气虚、阳虚、心动过缓加红参、明附片各10g；心动过速加琥珀7g（冲服）；心肌梗死加安宫牛黄丸。急救用西药，病情稳定用本方。

【验案】冠心病合并胆囊炎、胆石症 《辽宁中医杂志》（1992，7：32）：治疗冠心病合并胆囊炎、胆石症36例，男27例，女9例；年龄在46～74岁，其中55～70岁22例；病程最短13小时，最长18年。本组病例经心电图检查，运动心电图阳性，心肌缺血，冠状动脉供血不足，均确诊为冠心病。结果：治愈（B超检查伴胆囊炎、胆结石。症状、体征消失，心电图正常，B超检查炎症吸收，胆囊功能复常或结石排出，血胆固醇及甘油三酯正常）24例；显效（症状、体征消失，心电图明显改善，血胆固醇和甘油三酯降低，B超检查胆囊炎症吸收明显好转）9例；无效（症状、体征、心电图无改善或加重）3例，总有效率为91.7%。疗程最短14天，最长90天，平均38.2天。

益气通脉汤

【来源】《吉林中医》（1993，1：15）。

【组成】黄芪30g 当归15g 丹参3g 川芎15g 赤芍15g 葛根15g 郁金15g 制香附15g

【用法】每日1剂，文火煎1000ml，分3次服。连服4～8周。

【主治】冠心病心绞痛。

【验案】冠心病心绞痛 《吉林中医》（1993，1：15）：治疗冠心病心绞痛44例，男31例，女13例；年龄45～79岁。结果：症状及体征消失，心电图恢复正常者为临床治愈，共11例，占25.0%；症状与体征基本缓解，心电图逐渐恢复正常者为显效，共15例，占34.1%；症状与体征减轻，心电图好转者为好转，共10例，占22.7%；症状与体征无改变，心电图无变化者为无效，共8例，占18.2%；总有效率为81.8%。

山海丹

【来源】《陕西中医》（1993，3：98）。

【组成】山羊血 海藻 丹参 三七 灵芝草 葛根 人参 黄芪 川芎

【用法】上药制成胶囊。每次2.5g，每日3次。3个月1疗程。

【主治】冠心病，心肌梗死，脑动脉硬化，脑血栓，脑溢血，糖尿病等。

【验案】冠心病 《陕西中医》（1993，3：98）：冠心病治疗组200例，男125例，女75例；年龄31～75岁。对照组服用消心痛10ml，每日3次，150例，男88例，女62例；年龄37～71岁。结果：①心绞痛：治疗组显效182例，有效10例；总有效率96%；对照组显效41例，有效9例；总有效率33%。②心电图：治疗组心电图恢复正常

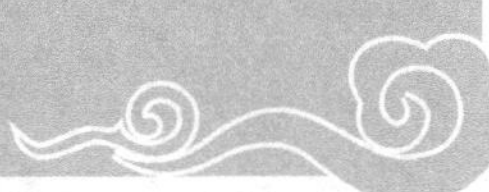

或运动试验转阴者69例，占35%；对照组32例，占21%。频域心电图：治疗组转阴162例，有效率81%；对照组有效率40%。③血液流变学及血脂：治疗组有明显改善，对照组无明显变化。

通冠生脉饮

【来源】《辽宁中医杂志》(1993，4：20)。

【组成】生黄芪30g　麦冬10g　五味子6g　丹参15g　川芎　莪术各10g　红花6g

【用法】每日1剂，水煎，3次分服。20天为1疗程。

【主治】冠心病。

【加减】心痛胸闷加降香10g，参三七粉3g；心慌、失眠加酸枣仁15g；高血压、头晕加天麻、钩藤各10g；高血脂加生山楂、首乌各15g；早搏加苦参、黄连各5g。

【验案】冠心病《辽宁中医杂志》(1993，4：20)：治疗冠心病心绞痛148例，男112例，女36例；年龄47～76岁；病程4个月～20年；其中劳力型心绞痛139例，自发型心绞痛9例。中医辨证分型气阴两虚兼血瘀98例，兼痰湿9例；心气虚为主81例，心阴虚为主26例，心阳虚兼血瘀13例，单纯心气虚12例，气滞血瘀16例。伴高血压者41例，高脂血症74例，心律失常35例，糖尿病11例。结果：心绞痛显效55例，有效79例，无效14例，总有效率为90.5%，优于对照组的47.2%。心电图的改变显效24例，有效64例，无效60例，总有效率为59.5%。治后诸症明显改善。

养心活血汤

【来源】《云南中医杂志》(1993，5：4)。

【组成】党参30g　白术12g　茯苓15g　黄芪30g　当归15g　酸枣仁15g　川芎10g　丹参15g　葛根15g　淫羊藿15g　补骨脂15g　炙甘草10g

【用法】每日1剂，水煎，日服3次。服药20～30剂。

【主治】冠状动脉供血不足。

【验案】冠状动脉供血不足《云南中医杂志》(1993，5：4)：治疗冠状动脉供血不足40例，男10例，女30例；年龄40岁以下6例，40～60岁20例，60岁以上14例。病程1年以内者10例，1～5年者25例，5年以上者5例。心电图检查均提示有ST段或T波的改变。结果：显效25例(62.5%)，有效10例(25.0%)，无效5例(12.5%)，总有效率为87.5%。

山苍子汤

【来源】《湖北中医杂志》(1993，6：9)。

【组成】山苍子　茯苓　附子各10g　党参　制首乌　淫羊藿　熟地　枸杞　麦冬　山楂各15g　桂枝5g　泽泻20g　丹参　黄芪各30g

【用法】1日1剂，水煎，于心痛发作前4小时服1次，1月后，隔日或间断服1剂，3个月为1个疗程。

【主治】冠心病心绞痛。

【加减】气虚者加人参10g；气滞者加瓜蒌皮15g，薤白10g，郁金12g；血瘀者加红花、川芎各10g；痰浊者加半夏、枳实各10g，葶苈子15g；夜烦心痛者加白芍、枣仁各15g；血压高者加生杜仲、地龙各20g，钩藤15g。

【验案】冠心病心绞痛《湖北中医杂志》(1993，6：9)：所治冠心病心绞痛72例，男40例，女32例；年龄39～68岁；病程3个月～20年。疗效标准：主证及心痛消失半年以上，心电图正常，ST-T无明显缺血改变为显效共45例；主症基本控制，心绞痛发作明显减少或偶发，心电图明显改善为有效共22例，无效5例。

冠心冲剂

【来源】《北京中医学院学报》(1993，6：414)。

【组成】白糖参　元参　丹参　三七参　草决明　茵陈　泽泻　生山楂　川芎　红花　瓜蒌

【用法】上药制成冲剂，每日2次，每次15g。

【主治】冠心病。

【验案】冠心病《北京中医学院学报》(1993，6：414)：治疗冠心病103例，男79岁，女24例；年龄最小不满40岁，最大超过60岁；病程最短不满1年，最长超过10年。结果：服冠心冲剂后心绞痛症状消失、缓解改善者达97.82%，用药后停用或减量使用硝酸甘油片者达93.33%，而且使

64.83% 的病人心电图恢复正常或改善，血脂测定胆固醇、甘油三脂、β－脂蛋白均有明显下降，差异显著。随访76例，疗效均佳。

心痛汤

【来源】《浙江中医杂志》(1993，12：538)。

【组成】川芎　丹参　五味子　薤白　麦冬　元参　制附片　莱菔子各10g　黄芪40g　枳壳15g　山楂20g　淫羊藿　炙甘草各6g

【用法】水煎服，10天为1疗程。外敷于心痛发作时，迅速令病人仰卧，将冰片3g均匀撒于左前胸壁上，而后用热毛巾覆盖15～20分钟。若心痛发作2次以上时，冰片改用1g。

【主治】心绞痛。

【用法】心血瘀阻型，丹参用20g，加田七5g；胸阳痹阻型，淫羊藿用10g，加桂枝10g；气阴两虚型，麦冬用15g，加太子参20g。

【验案】心绞痛《浙江中医杂志》(1993，12：538)：治疗心绞痛84例，男61例，女23例；年龄40～82岁，其中以50～65岁为多。结果：显效（心绞痛停止发作30天以上，全身情况好，心电图提示ST段正常）56例，好转（心绞痛发作减少，但仍胸闷，心电图提示ST段下降在0.05 mV以内）25例，无效（症状体征及心电图无改变者）3例，总有效率为96.4%。

冠脉舒

【来源】《中国中西医结合杂志》(1993，12：727)。

【组成】丹参30g　葛根15g　川芎10g　瓜蒌10g　茯苓10g

【用法】治疗组服冠脉舒10天，每天1剂，早晚各1次水煎服；对照组除心绞痛发作时含服硝酸甘油外未服其他药物，观察10天，所有病人均于治疗前1周停服其他一切药物。

【主治】冠心病。

八味沉香散

【来源】《中国药典》。

【组成】沉香200g　肉豆蔻100g　广枣100g　石灰华100g　乳香100g　木香100g　诃子（煨）100g　木棉花100g

【用法】上为细末，过筛，混匀即得。口服，每次0.9～1.5g，1日2～3次。

【功用】清心热，养心，安神，开窍。

【主治】热病攻心，神昏谵语；冠心病心绞痛。

地奥心血康

【来源】《中国药典》。

【组成】薯蓣科植物黄山药的根茎提取物

【用法】制成胶囊。口服，每次100～200mg，1日3次，或遵医嘱。

【功用】活血化瘀，行气止痛，扩张冠脉血管，改善心肌缺血。

【主治】冠心病、心绞痛以及瘀血内阻之胸痹、眩晕、气短、心悸、胸闷或痛等症。

冠心丹参片

【来源】《中国药典》。

【组成】丹参200g　三七200g　降香油1.75ml

【用法】上药制成糖衣片1000片。口服，每次3片，1日3次。

【功用】活血化瘀，理气止痛。

【主治】气滞血瘀、冠心病所致的胸闷，胸痹，心悸气短。

精制冠心片

【来源】《中国药典》。

【组成】丹参375g　赤芍187.5g　川芎187.5g　红花187.5g　降香125g

【用法】上药制成1000片糖衣片。口服，每次6～8片，1日3次。

本方制成颗粒，名“精制冠心颗粒”。

【功用】活血化瘀。

【主治】心血瘀阻之冠心病、心绞痛。

麝香保心丸

【来源】《中国药典》。

【组成】麝香　人参　苏合香　蟾酥等

【用法】上药制成微丸，每丸重22.5mg。口服，每次1～2丸，1日3次，或症状发作时服用。

【功用】芳香温通，益气强心。

【主治】心肌缺血引起的心绞痛，胸闷及心肌梗死。

【宜忌】孕妇禁用。

加味四妙勇安汤

【来源】《首批国家级名老中医效验秘方精选》。

【组成】当归30g　玄参30g　银花30g　丹参30g　甘草30g

【用法】水煎服，1日1剂。

【功用】活血化瘀，解痉止痛。

【主治】冠心病，胸痞气短，心痛，脉结代，能治疗肝区刺痛及肾绞痛。

【方论】方中当归养血和血；丹参养血散瘀；玄参养阴凉血化瘀；银花、甘草解毒止痛。诸药合用，共奏养血和血化瘀止痛之功。

【加减】冠心病：加毛冬青、太阳草，以扩张血管；若兼气虚者，加黄芪、生脉散以补益心气；病毒性心肌炎：加郁金、板蓝根、草河车以清热解毒活血。植物神经功能紊乱心律失常：配合甘麦大枣汤或百合知母汤，以养心安神，和中缓急。

【验案】李某，女，65岁。患冠心病10余年，近年又患高血压，糖尿病，肺结核。近日卒感胸闷，气短、心悸，脉结代，口腔溃疡，舌质光泽无苔。方用：当归、玄参、银花、太子参、玉竹、太阳草各20g，麦冬、五味子各15g，甘草10g。服上方6剂，脉结代好转，继用上方。三诊脉已不结代，但口渴眩晕，上方加花粉、石斛、天冬。经过三诊，心律基本正常，观察一年半，病情无反复。

补肾健脾膏

【来源】《首批国家级名老中医效验秘方精选》。

【组成】潞党参20g　清炙黄芪150g　焦白术300g　生熟地各120g　西砂仁50g　净萸肉90g　甘枸杞90g　菊花90g　明天麻90g　制半夏90g　紫丹参150g　破麦冬90g　淮山药120g　淡苁蓉90g　菟丝子120g　金樱子120g　上川连24g　淡竹叶90g　生炙甘草各50g　炙龟版240g　远志肉50g　鹿角片150g　云苓神各120　上沉香15g　莲子肉125g　胡桃肉125g　驴皮胶300g（陈酒烊化，冲入收膏）

【用法】精选道地药材，严格校对，放入大紫铜锅内，水浸一宿，浓煎2～3次，滤取清汁去渣，再煎浓缩到一定药汁，将烊化驴皮胶倒入锅内，最后冲入参汤，沉香末收膏，以滴水为度。煎膏在冬至前，服膏在冬至后、立春前为宜。每日早晚各服一大食匙，开水冲服。如遇伤风停食勿服，待病愈后继服。

【功用】补肾育阴，健脾助阳，理气化瘀，养血安神。

【主治】脾肾两亏，阴阳并损，气血互瘀，湿瘀内阻，心脉通畅不利，虚中夹实之候。

【方论】本方由诸方加减而成，其中香砂六君丸健脾益气和中，杞菊地黄丸、三才封髓丹、水陆二仙丹等补肾育阴；丹参饮理气活血；清心莲子饮养心安神。诸药合用，共奏补心肾、健脾胃、化水湿、理气血、宁心神之功。

【验案】吴某，男，59岁，干部。1989年12月就诊，面红烘热，口干咽燥，咳喘少见，发音不扬，口腔溃疡时起，时胸闷心悸，心前区隐痛，头晕肢麻，夜寐欠酣，脱发健忘，纳可便溏，日有多次，舌红苔薄黄，脉细弦，左手儒滑，一派脾肾两亏、阴阳并虚之象。阴虚则肝阳易升，气火内盛；阳虚则健运不力，痰湿内生。复加心血不足，气滞血瘀，虚中夹实之候，拟补肾阴以清心肝，健脾阳以运化痰湿，佐以养血宁心安神，理气化瘀通络，冬令调理，缓图疗效，处方如上，后获显效。

养心定志汤

【来源】《首批国家级名老中医效验秘方精选》。

【组成】太子参15g　茯神（茯苓）10g　菖蒲10g　远志10g　丹参10g　桂枝8g　炙甘草5g　麦门冬10g　川芎10g

【用法】水煎服。

【功用】益心气，补心阳，养心阴，定心志。

【主治】冠心病。

【加减】胸闷憋气，胸阳痹阻较甚者，加瓜蒌、薤白；心痛剧烈，痛引肩背，气血瘀滞重者，加

三七、金铃子；心烦易怒，心慌汗出，心肝失调者，加小麦、大枣；若高血压性心脏病，加决明子、川牛膝、杜仲；肺源性心脏病，可加银杏、天冬、生地、杏仁，去川芎。

归芎参芪麦味汤

【来源】《首批国家级名老中医效验秘方精选·续集》。

【组成】当归15g　潞党参15g　紫丹参15g　川芎10g　五味子10g　黄芪20g　麦冬12g

【用法】每日1剂，水煎2次分服。

【功用】益气养阴，活血通脉。

【主治】各型冠心病。

【方论】方中当归专擅补血，又能行血，养血中实寓活血之力，与川芎配伍，益增活血祛瘀，养血和血之功，故推为主药。党参、黄芪益气补中，实为治本求源之施，辅主药以共同扶正。丹参长于化瘀血，麦冬养阴益肾、润肺清心，于冠心病确有佳效，又取五味子以益气生津，以改善血液循环。

【加减】气虚、阳虚，加大黄芪用量，潞党参易为红参，阳虚证象明显者，则加肉桂、附子。若阳虚甚重，或寒邪复袭，则致气机痹阻，当先急服苏合香丸以温通开窍，再以基本方加失笑散、四逆汤化裁。气滞型，加金铃子散、广郁金、枳实调治。痰浊阻滞型，合瓜蒌薤白汤加枳实调治。血虚、阴虚型，早晚分服柏子养心丸。高血压者酌加何首乌、白芍、干地龙调治。血瘀型，加失笑散及红花、甘松；若见结代脉则加苦参、甘松调治。

【验案】张某，男，50岁。1988年6月2日初诊。冠心病史五年余。1985年12月3日检查情况为：心电图示“冠状动脉供血不足，陈旧性心肌梗死，左心室劳损”。胸片示“主动脉增宽”。曾经中、西医治疗，效果均不显。刻下症见心痛彻背，胸闷气短，伴有心慌，汗出，背寒肢冷，面色不华，夜卧不安，舌质淡、苔薄白，脉沉细。诊为胸阳不宣，乃投补气益阳，温经通络之品以冀其安，方守基本方加味：当归15g，潞党参15g，紫丹参15g，川芎10g，五味子10g，附子10g，枳壳10g，枳实10g，黄芪30g，麦冬12g，肉桂6g。药进五剂，心痛、胸闷略减，然活动后仍觉心慌，纳少。知其久病体亏，胃气亦见衰弱。守方再增补气之功，潞党参易为红参10g（炖服），又加炒白术10g，以健脾益胃。服药五剂，心慌已止，胃气苏，纳增，再进十剂以善其后。旬后随访，病情控制，复查心电图较前明显好转。

行气活血汤

【来源】《首批国家级名老中医效验秘方精选·续集》。

【组成】瓜蒌30g　薤白9g　桂枝4.5g　当归9g　丹参15g　枳壳9g　赤芍12g　川芎6g　檀香6g　桃仁9g　鸡血藤30g　天仙藤12g　甘草4.5g

【用法】每日一剂，水煎两次温服。

【功用】行气散结，活血化瘀，温经通络。

【主治】冠心病心绞痛，证属气滞血瘀型。症见心胸刺痛，痛处不移，胸闷短气，遇怒则不舒加重，心悸怔忡，急躁易怒，苔薄白，舌质紫暗，脉象弦涩或结代。

【方论】本方以瓜蒌、薤白、桂枝通阳开结温通络脉；檀香、枳壳行气宽胸；丹参、当归、赤芍、川芎、桃仁、红花、鸡血藤、天仙藤等活血化瘀通络，达到行气活血，通阳达络之目的。

【加减】气滞明显者可加降香、郁金、元胡、香附、青皮、陈皮、木香、砂仁等；血瘀较重者加生蒲黄、生五灵脂、三七、乳香、没药、苏木，甚或三棱、莪术等；壮热者可加胆草、夏枯草；痰热盛伴口苦、便干、溲黄者可加小陷胸汤，或酌情选用黄芩、栀子、川连、莲子心、大黄等。

保元丹参饮

【来源】《首批国家级名老中医效验秘方精选·续集》。

【组成】黄芪30g　党参20g　麦冬30g　丹参30g　檀香12g　砂仁10g　炒枣仁30g　葛根24g　石菖蒲12g　甘草6g

【用法】每日一剂，水煎二次，早晚分服。

【功用】补肺益气，养阴活血，理气化痰。

【主治】冠心病心绞痛，以及风心病、肺心病、心力衰竭等引起的胸痹心痛症。临证可见胸闷、胸

痛，心悸气短，神疲懒言，自汗乏力，面白声低，纳呆，舌淡苔薄白，脉细弱。

【加减】咳嗽、咯痰、喘息、憋气等症，加全瓜蒌、前胡、陈皮、半夏等；咳嗽，喘息不得卧或端坐呼吸，咯吐泡沫样痰，口唇发绀，或有双下肢水肿，纳呆，尿少，舌苔多腻，脉数者，加用葶苈子、桑白皮、川朴等。

【验案】周某某，男，65岁。1995年9月29日初诊。诉心前区疼痛10余年，加重一月余。病人素有冠心病史，经常出现心前区疼痛。一月前受凉后发烧，咳嗽，胸痹憋气，心前区疼痛发作频繁，曾在某医院住院治疗，效果不佳，现仍时有心前区疼痛，每次持续数分钟，活动后加重，休息后减轻。胃脘部胀痛，攻冲作痛，纳可，大便稀薄，小便调，舌红苔薄黄，脉弦。综合脉症，辨证为胸痹心痛（气阴两虚，痰瘀内阻）。处方：保元丹参饮加陈皮10g，全瓜蒌30g，前胡15g，浙贝12g，云苓24g，生山楂30g，益母草30g，清半夏10g。服六剂后心前区疼痛次数明显减少，疼痛程度亦减轻，胸闷憋气，胃脘胀满等症亦明显减轻，大便已正常，舌红少苔脉弦。上方加木香9g继服六剂，诸症悉除。

健脾涤痰汤

【来源】《首批国家级名老中医效验秘方精选·续集》。

【组成】半夏6～10g　陈皮3～9g　茯苓9～15g　菖蒲6～10g　郁金6～10g　瓜蒌10～15g　枳实6～12g　黄连1.5～6g　旋覆花（包）6～12g　甘草3～6g

【用法】每日一剂，水煎二次，二次分服。

【功用】健脾化痰。

【主治】冠心病心绞痛痰浊壅塞证。症见胸部窒闷而痛，或胸痛彻背，胸满咳喘，心下痛闷，恶心欲呕，肢体酸楚，形体丰腴。舌淡红略暗，苔厚腻，脉弦滑或沉伏。

【加减】口干苦，心烦，舌苔黄，痰热较甚者，加栀子6g，黄连改为9g；大便秘结，属痰热者，重用瓜蒌，加生大黄（后下）3g；属痰湿者，加皂角子6g，重用菖蒲。面苍肢凉，脉细数无力，或脉微而迟，兼心阳虚衰者，去黄连、竹茹，加附片（先下）6g，仙灵脾9g。

【方论】方以二陈汤燥湿化瘀，理气健脾；菖蒲、郁金化浊醒脾，祛痰解郁。瓜蒌、枳实理气宽胸，化痰除痹，行气清热化痰；旋覆花降气化痰，黄连清热除烦。诸药合用，使脾胃健运，痰饮消除，胸痹舒展。

【验案】李某某，女，67岁。胸闷痛二年余，加重三个月。现病人胸部窒闷疼痛，每天发作五次以上，每次发作持续3～6分钟，多因劳累活动发作。胃脘痞满憋闷，纳呆食少，恶心欲呕，口中黏苦，心中烦躁，头部昏沉，肢体沉重酸楚，形体丰腴，舌红苔黄厚腻，脉沉滑弦数。心电图示：窦性心律，心电轴左偏，下壁心肌缺血。中医诊断为胸痹，证属痰浊壅塞，蕴而化热；西医诊断为冠心病心绞痛。治以健脾涤痰法，兼以清热。药用：半夏10g，陈皮10g，云茯苓15g，菖蒲10g，郁金10g，瓜蒌12g，枳实10g，黄连9g，竹茹12g，旋覆花（包）12g，炒栀子6g，甘草6g，七剂。二诊胸部窒闷疼痛减轻，痞满恶心消失，纳谷增加，舌稍红，苔黄稍厚，脉弦滑。痰热见减，仍遵原法，上方去炒栀子，七剂。病人服药28剂，诸症尽除。心电图示：窦性心律，大致正常心电图。遂以冠心苏合丸调理善后。

益气活血汤

【来源】《首批国家级名老中医效验秘方精选·续集》。

【组成】西洋参5g　黄芪15g　丹参30g　川芎6g　红花10g　三七粉3g　威灵仙90g　降香10g　甘草3g

【用法】每日1剂，水煎2次，早晚分服，三七粉冲兑入汤药中服。

【功用】益气活血，宣痹止痛。

【主治】冠心病。

【验案】甄某某，男，61岁。胸痛时作已3年，长期服用扩冠药，病情尚平稳。近因情绪波动，胸闷痹痛发作频繁，且持续时间长，伴两胁胀满，舌质暗、苔白滑，脉象沉弦，心电图示：下壁心肌缺血。证系气滞血瘀，拟行气活血宣痹法，处方：血府逐瘀汤减生地，加丹皮30g，降香10g，薤白10g。一周后来诊，胸痛减轻，胁胀已止，时

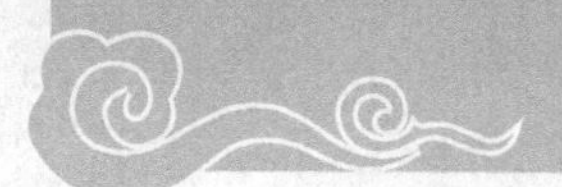

有心悸，脉转沉缓，改用益气活血汤，处方：西洋参 5g，黄芪 15g，丹参 30g，三七粉 2g（冲），降香 9g，杏仁 10g，红花 9g，再服七剂。药后胸痛已不再发作，偶有胸闷，无明显心悸气短，脉沉缓，复查心电图，较前明显改善，原方继服，月余而瘥。

通脉散

【来源】《首批国家级名老中医效验秘方精选·续集》。

【组成】沉香 30g　檀香 30g　制乳香 30g　田三七 30g

【用法】将通脉散四药各等分研细末，过箩备用，每服 3～6g，汤水冲吞。

【功用】活血化瘀，通脉定痛。

【主治】通治各种症型冠心病心绞痛。

【加减】通脉散治疗冠心病心绞痛为急治其标之剂。须根据辨证施治。因人制宜的原则配合汤药吞服才能取得满意的效果。气虚型，方用归脾汤加减；气滞型，方用逍遥散加减；血虚型，选用自拟验方“补积压六君汤”[黄芪 30g，当归 10g，丹参 10g，熟地 10g，阿胶（烊化）10g，枸杞 10g]；血瘀型，方用血府逐瘀汤；寒凝型，方用重剂麻黄附子细辛汤合二仙汤；痰阻型，每用自拟验方“温脾豁痰汤”（瓜蒌皮 10g，薤白 10g，姜半夏 10g，陈皮 10g，白芥子 10g，苏子 10g，茯苓 10g，白术 10g，桂枝 10g，干姜 10g，吴茱萸 6g，远志 6g）；食滞型，用保和丸加减。

【验案】王某，男，62 岁。1971 年 4 月 2 日初诊。夙有“冠心病”，近一月劳累后即觉头昏、乏力、心悸、气短，继则出现心前区疼痛，休息后能缓解。诊舌淡紫苔薄，舌边有齿印，脉结代。辨证为心痛证（气虚型），投以归脾汤加减，冲服“通脉散”。处方：黄芪 30g，党参 15g，当归 10g，茯神 10g，白术 10g，酸枣仁 10g，龙眼肉 10g，龙齿（先煎）10g，远志 6g。每日 1 剂水煎，分 2 次服，每服冲吞“通脉散”3g。汤散并服一个月，心绞痛未再发作，其他症状亦明显改善。遂停服“通脉散”以免耗气，单服归脾汤加减，追治月余，恙症平。

葛红汤

【来源】《首批国家级名老中医效验秘方精选·续集》。

【组成】葛根 10g　红花 10g　川芎 10g　丹参 30g　当归 10g　赤芍 15g　菊花 10g　羌活 10g　党参 10g　麦冬 10g　五味子 10g

【用法】每日 1 剂，水煎 2 次，取汁 300 毫升，分 2 次温服。

【功用】补益心气，活血化瘀，通脉止痛。

【主治】冠心病、心绞痛、心律不齐等病，证属心气不足，心血瘀阻者。

【验案】贺某某，男，70 岁，研究员。1992 年 10 月 5 日初诊。病人有冠心病史数年，来诊时诉心慌气短，头晕乏力、胸闷不舒、心律不齐，劳累后加重，伴睡眠多梦。舌暗红，有瘀斑，脉结细弦。辨证为心气不足，血脉失畅。以补益心气、活血通脉为治则。用葛红汤为主：葛根 10g，红花 10g，川芎 10g，丹参 30g，当归 10g，赤芍 10g，菊花 10g，羌活 10g，党参 10g，麦冬 10g，五味子 10g，柏子仁 10g，桃仁 10g，仙鹤草 30g，炙甘草 10g。二周后复诊，心慌气短已有改善，仍诉胸闷、头晕。在上方基础上加桔梗 10g，枳壳 10g，瓜蒌 10g，枣仁 10g，薤白 10g，增加开胸调气、宣通安神的治疗作用。并嘱另取上方 3 倍量，共研细末，制蜜丸，每丸 10g，每服 1 丸，1 日 3 次，长期服用，巩固疗效。此方服用三月之久，再诊时病人已心气平顺，诸症大减，已恢复正常生活，并从事适当工作。

三参降脂液

【来源】《部颁标准》。

【组成】刺五加 225g　制何首乌 195g　泽泻 195g　黄芪 175g　生晒参 35g　石菖蒲 60g　丹参 170g　三七 60g

【用法】制成口服液，密封，置阴凉干燥处。口服，每次 20ml，1 日 2 次。

【功用】补气活血，化瘀降脂。

【主治】冠心病引起的胸闷、胸痹、心痛气短及高脂血症。

三七丹参颗粒

【来源】《部颁标准》。

【组成】三七 100g　丹参 150g

【用法】制成颗粒剂，每袋装 10g，密闭，置阴凉干燥处。开水冲服，每次 20g，1 日 3～5 次。

【功用】活血化瘀，理气止痛。

【主治】长期服用有预防和治疗冠心病、心绞痛的作用。

毛冬青胶囊

【来源】《部颁标准》。

【组成】毛冬青

【用法】制成胶囊，每粒含毛冬青提取物以无水芦丁计算，应为 0.1g，密封。口服，每次 3 粒，1 日 3 次。

【功用】心血管疾病用药，有扩张血管及抗菌消炎作用。

【主治】冠状动脉硬化性心脏病，血栓闭塞性脉管炎，并用于中心性视网膜炎，小儿肺炎。

丹参片

【来源】《部颁标准》。

【组成】丹参 1000g

【用法】制成糖衣片，密封。口服，每次 3～4 片，1 日 3 次。

本方制成膏剂，名“丹参膏”，制成冲剂，名“丹参冲剂”，制成胶囊，名“丹参酮胶囊”、“丹参舒心胶囊”。

【功用】活血化瘀，清心除烦。

【主治】冠心病引起的心绞痛及心神不宁。

心宁片

【来源】《部颁标准》。

【组成】丹参 300g　槐花 150g　川芎 150g　三七 54g　红花 150g　降香 150g　赤芍 150g

【用法】制成糖衣片，每片重 0.3g，密封。口服，每次 6～8 片，1 日 3 次。

【功用】理气止痛，活血化瘀。

【主治】冠心病心绞痛。

【宜忌】孕妇忌服。

心安胶囊

【来源】《部颁标准》。

【组成】山楂叶

【用法】制成胶囊，每粒含总黄酮 80mg，密封。口服，每次 3 粒，1 日 2～3 次。

【功用】扩张冠状血管，改善心肌供血量，降低血脂。

【主治】冠心病心绞痛，胸闷心悸，高血压等。

心益好片

【来源】《部颁标准》。

【组成】冰片 10.24g　生晒参 8.3g　三七 66.66g　猪牙皂 10.42g　蟾酥 0.83g　硫璃草 1220g　路路通 166.6g

【用法】制成糖衣片，每片重 0.3g，密闭，防潮。口服，每次 3 片，或舌下含服。

【功用】活血化瘀，行气止痛，益心宁神。

【主治】冠心病心绞痛，胸闷心悸，气短等。

心舒宝片

【来源】《部颁标准》。

【组成】丹参 200g　白芍 2000g　刺五加 1000g　郁金 300g　山楂 2000g

【用法】制成片剂，每片重 0.5g，密封。口服，每次 1～2 片，饭后服，1 日 2 次。

【功用】活血化瘀，益气止痛。

【主治】冠心病，气虚血瘀引起的胸闷，心绞痛，以及高血压，高血脂，动脉硬化等。

心可宁胶囊

【来源】《部颁标准》。

【组成】丹参 732g　三七 141.6g　冰片 1.22g　水牛角浓缩粉 47.2g　蟾酥 0.79g　红花 48.4g　牛黄 6.3g　人参须 94.4g

【用法】制成胶囊，每粒装 0.4g，密闭。口服，每次2粒，1日3次。

【功用】活血散瘀，开窍止痛。

【主治】冠心病心绞痛，胸闷心悸，眩晕。

心可舒胶囊

【来源】《部颁标准》。

【组成】山楂375g　丹参375g　葛根375g　三七25g　木香25g

【用法】制成胶囊，每粒装0.3g，密封。口服，每次4粒，1日3次，或遵医嘱。

【功用】活血化瘀，行气止痛。

【主治】气滞血瘀型冠心病引起的胸闷、心绞痛，高血压头晕、头痛、颈项疼痛及心律失常、高脂血等症。

心脑康胶囊

【来源】《部颁标准》。

【组成】丹参80g　赤芍60g　制何首乌60g　枸杞子60g　葛根60g　川芎60g　红花40g　泽泻60g　牛膝60g　地龙60g　郁金6g　远志（蜜炙）60g　九节菖蒲60g　酸枣仁（炒）40g　鹿心粉60g　甘草40g

【用法】制成胶囊剂，每粒装0.25g，密封。口服，每次4粒，1日3次。

【功用】活血化瘀，通窍止痛，扩张血管，增加冠状动脉血流量。

【主治】冠心病、心绞痛及脑动脉硬化症。

心舒静吸入剂

【来源】《部颁标准》。

【组成】石菖蒲1000g　川芎500g　丁香300g　零陵香500g　砂仁300g　冰片60g　檀香500g　广藿香油6ml　麝香2.5g

【用法】制成气雾剂，密闭，置阴凉处。旋出外套，将内管上孔放在鼻孔处，吸入，每日数次，或在呼吸不畅或心翳痛时吸入。

【功用】芳香通窍，理气止痛。

【主治】心绞痛，心肌梗死。

【宜忌】孕妇慎服。每次用毕将外套旋上，以防药物挥发。

可达灵片

【来源】《部颁标准》。

【组成】延胡索

【用法】制成糖衣片，每片含延胡索生物碱5mg，密封。口服，每次2～3片，1日3次。

【功用】活血化瘀，利气止痛。

【主治】冠心病，心绞痛，急性心肌梗死，陈旧性心肌梗死之胸闷憋气，心悸眩晕。

乐脉颗粒

【来源】《部颁标准》。

【组成】丹参499g　川芎249.5g　赤芍249.5g　红花249.5g　香附124.75g　木香124.75g　山楂62.4g

【用法】制成冲剂，每袋装3g，密封，遮光，置阴凉干燥处。开水冲服，每次3～6g，1日3次。

【功用】行气活血，解郁化瘀，养血通脉。

【主治】冠心病，动脉硬化，肺心病，多发性梗死性痴呆等心脑血管疾病属气滞血瘀所致的头痛、眩晕、胸痛、心悸等症。

加味灵芝菌片

【来源】《部颁标准》。

【组成】深层培养灵芝干膏150g　桑寄生干膏90g　香附55.3g

【用法】制成糖衣片，密封。口服，每次5～7片，1日3次。

【功用】补气益血，安神通络。

【主治】冠心病，心绞痛，高血脂，也可用于心律紊乱。

金泽冠心片

【来源】《部颁标准》。

【组成】泽泻2850g　雪胆240g

【用法】制成片剂，每片重0.32g，密封。口服，每次3～4片，1日3次。

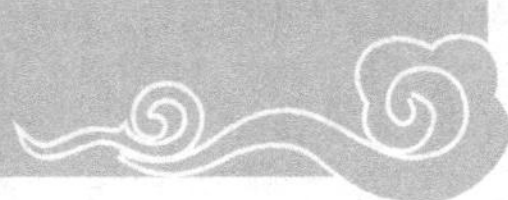

制成胶囊，名“金泽冠心胶囊”。

【功用】降血脂，增加心肌营养性血流量，降低心肌耗氧量。

【主治】冠心病、心绞痛和高脂血症。

香丹注射液

【来源】《部颁标准》。

【组成】丹参 100g　降香 1000g

【用法】制成注射液，每支装 2ml 或 10ml，密封，遮光。肌内注射，每次 2ml，1 日 1～2 次。静脉注射，每次 10～20ml，用 5%～10% 葡萄糖注射液 250～500ml 稀释后使用，或遵医嘱。

【功用】扩张血管，增进冠状动脉血流量。

【主治】心绞痛，亦可用于心肌梗死等。

复心片

【来源】《部颁标准》。

【组成】山楂叶

【用法】制成糖衣片，每片含山楂叶干浸膏 0.25g，密封。口服，每次 2～4 片，1 日 3 次。

【功用】具有减少左心室做功，降低心肌耗氧量，维持氧代谢平衡，促进微动脉血流及恢复血管径的作用。

【主治】胸闷心痛，心悸气短，冠心病，心绞痛，心律失常。

复方党参片

【来源】《部颁标准》。

【组成】党参 550g　丹参 150g　当归 150g　北沙参 100g　金果榄 50g

【用法】制成糖衣片，每粒含干浸膏 0.3g 或 0.5g，密封。口服，每次 1.5g（以干浸膏计），1 日 3 次。

【功用】活血化瘀，益气宁心。

【主治】心肌缺血引起的心绞痛及胸闷等。

保心片

【来源】《部颁标准》。

【组成】三七 45g　丹参 540g　川芎 360g　山楂 450g　制何首乌 157.5g　何首乌 292.5g

【用法】制成片剂，每片重 0.52g，密封。口服，每次 4～6 片，1 日 3 次。

【功用】滋补肝肾，活血化瘀。

【主治】肝肾不足，瘀血阻络引起的冠心病、心绞痛。

保心宁片

【来源】《部颁标准》。

【组成】丹参干浸膏 111g　当归干浸膏 55g　枳壳干浸膏 55g　三七 67g

【用法】制成糖衣片，密封。口服，每次 3～6 片，1 日 3 次。

【功用】活血化瘀，行气止痛。

【主治】心绞痛，心律失常，改善冠心病症状等。

保心宁胶囊

【来源】《部颁标准》。

【组成】丹参干浸膏 167g　三七 100g　当归干浸膏 83g　枳壳干浸膏 83g

【用法】制成胶囊，密封，置干燥处。口服，每次 2～4 粒，1 日 3 次。

【功用】活血化瘀，行气止痛。

【主治】心绞痛，心律失常，改善冠心病症状等。

脉络通

【来源】《部颁标准》。

【组成】郁金 360g　人参 80g　黄连 48g　三七 280g　安息香 64g　檀香 24g　琥珀 80g　降香 160g　甘松 80g　木香 176g　石菖蒲 40g　丹参 400g　麦冬 400g　钩藤 192g　黄芩 192g　夏枯草 192g　槐米 128g　甘草 24g　珍珠 2.5g　冰片 16g　朱砂 16g　牛黄 32g

【用法】制成赭石包衣片，每片重 0.4g，密封。口服，每次 4 片，1 日 2～3 次。

【功用】通脉活络，行气化瘀。

【主治】冠状动脉性心脏病引起的心绞痛，防治高血压及脑血管意外。

【宜忌】孕妇忌服。

活血通脉片

【来源】《部颁标准》。

【组成】鸡血藤 50g　桃仁 10g　丹参 50g　赤芍 25g　红花 20g　降香 20g　郁金 25g　三七 50g　川芎 15g　陈皮 50g　木香 20g　石菖蒲 25g　枸杞子 50g　黄精（酒炙）100g　人参 25g　麦冬 50g　冰片 5g

【用法】制成糖衣片，密封。口服，每次 5 片，1 日 3～4 次，糖衣片每次 8 片，1 日 3～4 次。

【功用】活血通脉，强心镇痛。

【主治】冠状动脉硬化引起的心绞痛，胸闷气短，心气不足，瘀血作痛。

【宜忌】孕妇慎服。

冠心丸

【来源】《部颁标准》。

【组成】丹参 300g　三七 150g　郁金 200g　山楂 200g　香附（醋制）150g　人参 100g　川芎 100g

【用法】制成糖衣丸，每 50 丸重 1.47g，密闭，防潮。口服，每次 50 丸，1 日 3 次。

【功用】活血化瘀，理气止痛。

【主治】冠状动脉供血不足引起的胸闷气短，心绞痛。

冠心膏

【来源】《部颁标准》。

【组成】丹参 100g　川芎 100g　当归 100g　红花 50g　没药 37.5g　丁香 37.5g　乳香 37.5g　降香 37.5g　樟脑 25g　二甲苯麝香 37.5g　薄荷脑 25g　盐酸苯海拉明 5g　冰片 50g

【用法】制成橡胶膏剂，每片 4cm×6cm 或 5cm×7cm，密封。外用，或贴于膻中、心俞及虚里穴，每次任选 2 穴，各贴 1 片，隔 12～24 小时更换。

【功用】活血化瘀，行气止痛。

【主治】冠心病、心绞痛。

【宜忌】孕妇及对胶布过敏者慎用。

冠通片

【来源】《部颁标准》。

【组成】葛根干浸膏 250g　海金沙藤干浸膏 600g　陈皮干浸膏 500g　野菊花干浸膏 250g　抗坏血酸 100g　异去氧胆酸 400g

【用法】制成糖衣片，密封。口服，每次 5 片，1 日 3 次。

【功用】增加冠状动脉血流量，降低冠状动脉阻力，减少心肌耗氧量，并有降低血压的作用。

【主治】冠状动脉粥样硬化，心肌梗死，心绞痛及高血压等。

冠心康片

【来源】《部颁标准》。

【组成】甘木通

【用法】制成糖衣片，密封。口服，每次 2～3 片，1 日 2～3 次。

【功用】清热平肝，活血通脉。

【主治】肝经有热，肝阳上亢，脉络瘀阻所致头痛眩晕，胸痹心痛，肢体麻木等症，以及高血压、冠心病属于肝阳偏亢、脉络瘀阻所致者。

冠脉乐片

【来源】《部颁标准》。

【组成】层卧孔菌粉 250g

【用法】制成糖衣片，密封。口服，每次 4～5 片，1 日 3 次，或遵医嘱。

【功用】增加冠状动脉血流量，调节心律，降低心肌耗氧量。

【主治】冠心病，心绞痛，对心律不齐和改善心电图有显著效果。

冠脉宁片

【来源】《部颁标准》。

【组成】丹参 112.5g　没药（炒）25.5g　鸡血藤 112.5g　血竭 25.5g　延胡索（醋制）45g　当归 45g　郁金 45g　制何首乌 75g　桃仁（炒）30g　黄精（蒸）75g　红花 30g　葛根 112.5g　乳

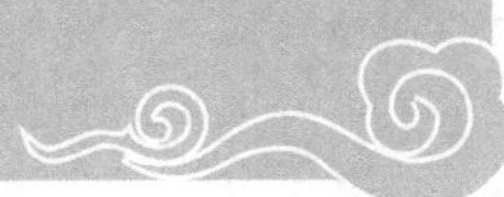

香（炒）25.5g　冰片 4.5g
【用法】制成糖衣片，密封。口服，每次 5 片，1 日 3 次或遵医嘱。
【功用】活血化瘀，行气止痛。
【主治】以胸部刺痛，固定不移，入夜更甚，心悸不宁，舌质紫暗，脉沉弦为主症的冠心病，心绞痛，冠状动脉供血不足。

冠脉通片

【来源】《部颁标准》。
【组成】枸杞子　何首乌　淫羊藿　红花　石菖蒲　丹参　桑寄生　冰片
【用法】制成糖衣片，密封，置阴凉干燥处。口服，每次 6 片，1 日 3 次。
【功用】活血化瘀，芳香开窍，补益肝肾。
【主治】肝肾不足，痰瘀阻络之胸痹，表现为心悸胸闷，胸痛头晕。冠心病心绞痛见以上症候者。

冠脉康片

【来源】《部颁标准》。
【组成】三七 30g　赤芍 500g　佛手 300g　泽泻 300g　甘草 50g
【用法】制成糖衣片，密封。口服，每次 4～5 片，1 日 3 次。
【功用】活血化瘀，理气止痛。
【主治】冠心病的胸闷和心绞痛，对高胆固醇血症和高甘油三酯血症亦有一定疗效。

冠心生脉丸

【来源】《部颁标准》。
【组成】人参 9g　麦冬 9g　五味子（醋炙）3g　丹参 15g　赤芍 12g　郁金 9g　三七粉 0.6g
【用法】制成大蜜丸，每丸重 6g，密封。口服，每次 1～2 丸，1 日 2 次。

本方制成口服液，名“冠心生脉口服液”。
【功用】益气生津，活血通脉。
【主治】心气不足，心阴虚弱引起的心血瘀阻，心悸气短，胸闷作痛，自汗乏力，脉微结代；冠心病，心绞痛，心律不齐。

【宜忌】节房事，切忌气恼劳累过度。服药期间如有口干苦咽痛者，可服少量清火药或停药数日，即可解除。

冠心宁注射液

【来源】《部颁标准》。
【组成】丹参 2000g　川芎 2000g
【用法】制成注射液，每支 2ml 或 10ml，密封，遮光。肌肉注射，每次 2ml，1 日 1～2 次。静脉滴注，1 次 10～20ml，用 5% 葡萄糖注射液 500ml 稀释后使用，1 日 1 次。
【功用】活血化瘀，通脉养心。
【主治】冠心病心绞痛。

冠心苏合滴丸

【来源】《部颁标准》。
【组成】苏合香 50g　冰片 105g　乳香（制）105g　檀香 210g　青木香 210g
【用法】制成滴丸，每丸重 40mg，密封，遮光，置阴凉处。含服或口服，每次 10～15 丸，1 日 3 次，或遵医嘱。
【功用】理气宽胸，止痛。
【主治】心绞痛，胸闷憋气。
【宜忌】孕妇禁用。

振源片

【来源】《部颁标准》。
【处方】人参果总皂甙
【用法】制成糖衣片，每片含人参果总皂甙 25mg，密封。口服，每次 4 片，1 日 3 次。

本方制成胶囊，名“振源胶囊”。
【功用】滋补强壮，延年益寿，抗疲劳，抗应激，抗缺氧。
【主治】冠心病，更年期综合征，久病体弱，神经衰弱，隐性糖尿病，亦可用于慢性肝炎和肿瘤的辅助治疗。
【宜忌】忌与五灵脂、藜芦同服。

益心丸

【来源】《部颁标准》。

【组成】红参 882g　牛角尖粉 294g　蟾酥 147g　冰片 176g　红花 59g　牛黄 353g　附子（制）206g　麝香 59g　三七 382g　安息香 176g　珍珠 206g

【用法】制成微丸，每 10 丸重 0.22g，密封。舌下含服或吞服，每次 1～2 丸，1 日 1～2 次。

【功用】益气强心，芳香开窍，活血化瘀。

【主治】心绞痛，胸闷心悸，气促及冠心病，心功能不全见有上述证候者。

【宜忌】孕妇忌服，月经期慎用。

益康胶囊

【来源】《部颁标准》。

【组成】人参 66.7g　三七 33.3g　黄芪 166.7g　黄精 166.7g　天花粉 166.7g　何首乌 166.7g　灵芝 166.7g　丹参 333.3g　泽泻 333.3g　珍珠层粉 5.0g　维生素 E 33.3g　维生素 A 330 万单位　甲基橙皮甙 13.4g

【用法】制成胶囊剂，每粒装 0.4g（含维生素 E 33.4g），密封。口服，每次 2 粒，1 日 3 次，3 个月为 1 个疗程。

【功用】健脑健身，延缓衰老，扶正固本。

【主治】冠心病，高脂血症，脑动脉硬化，老年性视力减退。对甲状腺功能减退和慢性老年性支气管炎有辅助治疗作用。

益心舒胶囊

【来源】《部颁标准》。

【组成】人参 150g　麦冬 150g　五味子 100g　黄芪 150g　丹参 200g　川芎 100g　山楂 150g

【用法】制成胶囊剂，每粒装 0.3g，密封，置干燥处。口服，每次 4 粒，1 日 3 次。

【功用】益气复脉，活血化瘀，养阴生津。

【主治】气阴两虚，心悸脉结代，胸闷不舒，胸痛及冠心病心绞痛见有上述症状者。

宽胸气雾剂

【来源】《部颁标准》。

【组成】细辛油 23ml　檀香油 70ml　高良姜 32ml　荜茇油 15ml　冰片 22.5g

【用法】制成气雾剂，每瓶装 20ml，内含挥发油 2ml，密闭，避光，在凉暗处保存。心绞痛发作时，将瓶倒置，喷口对准口腔，喷 2～3 次。

【功用】理气止痛。

【主治】缓解心绞痛。

通脉冲剂

【来源】《部颁标准》。

【组成】丹参 500g　川芎 500g　葛根 500g

【用法】制成颗粒剂，每袋装 10g，密封。口服，每次 10g，1 日 2～3 次。

【功用】活血通脉。

【主治】缺血性心脑血管疾病，动脉硬化，脑血栓，脑缺血，冠心病，心绞痛。

通脉灵片

【来源】《部颁标准》。

【组成】丹参 250g　红花 62.5g　郁金 125g　地黄 125g　降香 62.5g　川芎 62.5g　乳香（制）31.25g　没药（制）31.25g

【用法】制成糖衣片，每片相当原药材 0.77g，密封。口服，每次 5 片，1 日 3 次。

【功用】活血化瘀，通脉止痛。

【主治】心绞痛和心肌梗死。

【宜忌】有出血倾向及妇女月经过多者慎用。孕妇不宜使用。

理气舒心片

【来源】《部颁标准》。

【组成】当归 66.6g　沉香 13.3g　茯苓 66.6g　木香 13.3g　香附（醋制）66.6g　姜黄 13.3g　莪术（醋制）66.6g　蒲黄 20g　佛手 80g　五灵脂 20g　陈皮 80g　枳实（炒）60g　青皮（醋制）80g　枳壳（炒）60g　麦芽（炒）93g　香橼 120g　三棱（醋制）33.4g　丹参 26.6g

【用法】制成糖衣片，密封。口服，每次 6 片，1 日 3 次，或遵医嘱。

【功用】解肝郁，行气滞，袪胸痹。
【主治】气滞血瘀症冠心病，心绞痛，心律不齐，气短腹胀，胸闷心悸。
【宜忌】孕妇与体弱者忌服。

救尔心胶囊

【来源】《部颁标准》。
【组成】三七 134g　川芎 335g　红花 134g　丹参 67g　泽泻 67g　刺五加浸膏粉 31g
【用法】制成胶囊，每粒装 0.45g，密封。口服，每次 2～4 粒，1 日 3 次。
【功用】活血通脉，化瘀生新。
【主治】冠心病，心绞痛。

银密片

【来源】《部颁标准》。
【组成】银耳耳基粉 125g　天麻密环菌粉 125g
【用法】制成糖衣片，密封。口服，每次 4～5 片，1 日 3 次，或遵医嘱。
【功用】增加冠脉血流量，降低冠脉阻力，改善心肌缺血，止咳化痰，镇静安眠，提高机体免疫力。
【主治】冠心病，慢性支气管炎，神经衰弱等症。

康尔心胶囊

【来源】《部颁标准》。
【组成】三七 150g　人参 80g　麦冬 80g　丹参 120g　枸杞子 150g　何首乌 120g　山楂 230g
【用法】制成胶囊剂，每粒重 0.4g，密封。口服，每次 4 粒，1 日 3 次。
【功用】益气活血，滋阴补肾。
【主治】冠心病，心绞痛，胸闷气短等症。

舒冠片

【来源】《部颁标准》。
【组成】制何首乌 534g　川芎 400g　黄精（制）534g　红花 400g　淫羊藿 400g　五灵脂（醋制）267g　丹参 400g
【用法】制成糖衣片，密封。口服，每次 6 片，1 日 3 次。
【功用】养阴活血，益气温阳。
【主治】冠心病，心绞痛，动脉粥样硬化，高脂血症及血栓形成等。

舒心宁片

【来源】《部颁标准》。
【组成】丹参 100g　川芎 100g　赤芍 100g　红花 80g　当归 80g　太子参 80g　薤白 80g　瓜蒌皮 80g　远志（甘草水制）60g　降香 60g　石菖蒲 60g　甘草（蜜炙）60g
【用法】制成糖衣片，密封。口服，每次 5～6 片，1 日 3 次。
【功用】活血消瘀，行气止痛。
【主治】高血压病，胆固醇过高及冠心病，心绞痛。

舒心糖浆

【来源】《部颁标准》。
【组成】党参 150g　黄芪 150g　红花 100g　当归 100g　川芎 100g　三棱 100g　蒲黄 100g
【用法】制成糖浆，密封，置阴凉处。口服，每次 30～35ml，1 日 2 次。
【功用】补益心气，活血化瘀，改善心功能。
【主治】冠心病，心绞痛，胸痛胸闷，气短乏力。
【宜忌】孕妇慎用。

舒冠通糖浆

【来源】《部颁标准》。
【组成】盐肤木
【用法】制成糖浆，每 1ml 含盐肤木提取物以无水芦丁计为 0.4mg。口服，每次 10ml，1 日 3 次。
【功用】活血化瘀，行血止痛。
【主治】冠心病，心绞痛，胸闷，憋气等症。

解心痛片

【来源】《部颁标准》。
【组成】瓜蒌 360g　香附 180g　淫羊藿 180g

【用法】制成糖衣片，每片（基片）重约0.28g（相当原药材1g），密封。口服，每次6～8片，1日3次。

【功用】宽胸理气，通脉止痛。

【主治】冠心病，胸闷，心绞痛。

蟾麝救心丸

【来源】《部颁标准》。

【组成】牛黄100g　麝香10g　珍珠400g　蟾酥100g　红参60g　三七300g　冰片100g　猪胆膏100g　广角10g　赭石50g　水牛角浓缩粉100g　丹参提取物100g

【用法】制成小水丸，每10丸重0.22g，密封。口服，每次2～3粒，1日3次。

【功用】扩张冠状动脉，改善心肌供氧，增强心脏功能等作用。

【主治】冠心病引起的心绞痛、胸闷、气短和眩晕等症。

【宜忌】小儿及孕妇忌服。

麝香心脑乐片

【来源】《部颁标准》。

【组成】丹参250g　三七12.5g　红花52.5g　淫羊藿125g　葛根125g　郁金62.5g　冰片2.5g　麝香0.2g　人参茎叶总皂甙2g

【用法】制成糖衣片，密封。口服，每次3～4次，1日3次，或遵医嘱。

【功用】活血化瘀，开窍止痛。

【主治】冠心病，心绞痛，心肌梗死，脑血栓等。

【宜忌】孕妇慎用。

保心丸

【来源】《新药转正标准》。

【组成】苏合香　川芎　丹参　三七　冰片　菊花　葛根　安息香　檀香　丁香　青木香　当归　郁金　沉香　黄芪　赤芍　香附　白芷　薤白　延胡索　决明子　降香　首乌藤　石菖蒲　乳香　没药

【用法】制成丸剂，装于药袋。外用，将药袋戴于左侧胸壁心前区，贴紧皮肤，每袋可持续使用3～4周，若需要可继续更换使用。

【功用】芳香开窍，活血化瘀，通痹止痛。

【主治】胸痹心痛属于气滞血瘀或痰瘀交阻证型者，并可防治冠心病心绞痛。

正心泰片

【来源】《新药转正标准》。

【组成】黄芪　葛根　槲寄生　丹参　山楂　川芎

【用法】制成片剂。口服，每次4片，1日3次。

【功用】补气活血，通脉益肾。

【主治】冠心病心绞痛，表现为气虚血瘀或兼肾虚证候者，证见胸痛、胸闷、心悸、乏力、眩晕、腰膝酸软等。

复方丹参滴丸

【来源】《新药转正标准》。

【组成】丹参　三七　冰片

【用法】制成滴丸。口服或舌下含服，每次10丸，1日3次，疗程4周或遵医嘱。

【功用】活血化瘀，理气止痛。

【主治】胸中憋气，心绞痛。

【宜忌】孕妇慎用。

五十八、心力衰竭

心力衰竭，是指心脏因慢性心肌病损，长期负荷过重等原因引起的心功能减弱，排出的血量不能满足机体组织代谢需要的一种病理状态。临床以心悸气促，甚至憋气，尿少浮肿，面色青紫，张口抬肩，大汗淋漓，四肢厥冷，脉微细欲绝为主要表现。本病相当于中医厥证、脱证。治

疗宜回阳救逆。

复方五加皮汤

【来源】《新医药学杂志》（1974，8：35）。

【组成】北五加皮3～9g　党参　太子参　茯苓　泽泻各9g　车前子　猪苓各12g

【功用】《古今名方》：强心健脾，利水消肿。

【主治】慢性充血性心力衰竭所致心悸、气促、尿少、浮肿、脉结代，舌质暗紫者。

【加减】纳呆、恶心，加白术、莱菔子、陈皮、山楂；胸胁胀满，加栝楼皮、薤白、郁金；头痛、头晕、血压高者，加夏枯草、牛膝、黄芩；有明显瘀血征者，加桃仁、红花、赤芍。

芪淫苁蓉汤

【来源】《陕西中医》（1988，3：102）。

【组成】黄芪30g　淫羊藿　肉蓉各20g　茯苓　丹参　党参各30g　蟾酥5mg（冲）　当归20g　桂枝　郁金　猪苓　泽泻　红花　黄芩　板蓝根　吴茱萸各10g　桃仁　葶苈子　白术　枳壳各15g　干姜5g

【用法】水煎服，每日1剂。

【主治】心力衰竭。

【加减】腹胀尿少，加大黄、芒硝各15g；肝大质硬，加三棱、莪术各10g；咳剧者，加杏仁12g，前胡10g。

【验案】心力衰竭　《陕西中医》（1988，3：102）：治疗心力衰竭50例中，男27例，女23例；各年龄组病例均有；病程1～5年。结果：显效（用药后心衰完全控制，或Ⅲ度转Ⅰ度）31例，好转（心衰Ⅲ度转Ⅱ度，Ⅱ度转Ⅰ度）13例，无效（治疗3天无改变或死亡者）6例，总有效率为88%。

强心合剂

【来源】《南京中医学院学报》（1993，1：15）。

【组成】炙黄芪30g　潞党参15g　大麦冬10g　肥玉竹10g　淡附片10g　葶苈子20g　车前子20g　紫丹参20g

【用法】上药制成合剂。每次40ml，1日3次。

【主治】充血性心力衰竭。

【验案】充血性心力衰竭《南京中医学院学报》（1993，1：15）：治疗组30例应用强心合剂，男13例，女17例；最小年龄17岁，最大年龄76岁；病程最短半年，最长12年；风心病15例，冠心病9例，心肌病4例，高血压心脏病1例。对照组15例应用常规西药，男6例，女9例；最小年龄35岁，最大年龄77岁；风心病6例，先心病2例，冠心病1例，贫血性心脏病1例。结果：治疗组显效（心功能改善2级以上或心衰完全控制）16例（53.3%），有效（心功能改善1级）12例（40.0%），无效（心功能无改善或小于1级）2例（6.7%），总有效率93.3%。对照组显效7例（46.7%），有效6例（40.0%），无效2例（13.3%），总有效率86.7%。

强心抗衰汤

【来源】《山东中医杂志》（1993，6：34）。

【组成】人参　黄芪　丹参　川芎　赤芍　葶苈子　麦冬　附子　桂枝　茯苓　泽泻　甘草　淫羊藿

【用法】每日1剂，症状控制后改为2日或3日1剂，巩固治疗1～2周。

【主治】老年人隐性左心衰竭。

【加减】心律失常显著者，加炙甘草、阿胶；胸痛者，加瓜蒌、薤白。

【验案】老年人隐性左心衰竭《山东中医杂志》（1993，6：34）：治疗老年人隐性左心衰竭36例，男28例，女8例；年龄62～84岁；病史8～11年4例，12～15年10例，16年以上22例。结果：显效（临床症状、体征消失，心电图恢复正常）29例；有效（临床症状、体征明显改善）6例；无效（治疗前后变化不明显）1例；总有效率为97.22%。

温阳活血汤

【来源】《陕西中医》（1993，8：341）。

【组成】黄芪　丹参　车前草　夏枯草各30g　党参　当归　猪苓　柏子仁　枣仁各15g　桂枝　茯苓　泽泻各10g　生姜6g

【用法】每日1剂，水煎分2次服用，每次200ml。心痛定10ml/次，3次/天，地高辛0.25mg/次，1～2次/天，1周为1个疗程。

【主治】心力衰竭。

【加减】热象明显，脉浮数者加桑白皮、葶苈子各15g；寒象明显，脉沉缓者加麻黄6～10g，桂枝15g。

【验案】心力衰竭 《陕西中医》(1993，8：341)：治疗心力衰竭病人157例，男108例，女49例；平均年龄54岁；有明显心力衰竭史1～10年；心脏病种类：冠心病48例，高心病21例，高冠心病24例，肺心病17例，肺冠心病11例，风心病23例，心肌病7例，先心病3例，原因不明3例；心功能(NVHA)Ⅱ级108例，Ⅲ～Ⅳ级49例；症状与体征：胸闷，心悸，气短，夜间不能平卧，阵发性呼吸困难，出汗、胸痛，咳嗽咯痰，心律失常，下肢水肿等。结果：临床症状消失，X线心影缩小，肺瘀血、肺部啰音及双下肢水肿消失，能参加正常体力活动，心功能提高Ⅰ～Ⅱ/Ⅳ级为显效，共102例；症状及体征好转，能参加正常体力活动，心功能提高Ⅰ/Ⅳ级为好转，共47例；症状及体征无明显变化，心功能无进步，病情加重或死亡为无效，共8例，总有效率94.9%。疗效时间1～6天。

益气强心饮

【来源】《中医杂志》(1994，1：31)。

【组成】孩儿茶18g 红花9g 当归12g 茯苓30g 车前子9g 川芎12g 赤白芍各15g 熟附子4.5g 葶苈子45g 炙甘草15g 泽泻15g

【用法】以上药物煎3次，浓缩成220ml，分装4瓶，灭菌备用。每6小时服1瓶；如病情较重时，每次可服2瓶；病情减轻后，改为每日服2瓶，分2次服；病情稳定后，每日1瓶，分2次服。心衰主要症状缓解后，仍可连服2～3周，以巩固疗效。

【功用】益气强心。

【主治】充血性心力衰竭。

【加减】心悸不宁，去附子，加麦冬12g，远志10g；咯血，去附子、红花，加三七、蒲黄炭；痰黄，加鱼腥草30g。

【验案】充血性心力衰竭《中医杂志》(1994，1：31)：以本方与地高辛进行对照比较，观察病人88例。其中男44例，女44例，年龄21～46岁30例，47～60岁35例，61～72岁23例。原发病中风湿性心脏病42例，冠心病46例。病程在1年以内14例，1～2年33例，2～3年15例，3～4年16例，4～5年8例，5～6年2例。结果：通过治疗与休息，88例病人心衰均得到控制，肺部啰音减少，气短减轻，肝脏缩小，水肿消失，心率减慢，尿量增多。益气强心饮组总有效率达95.6%，地高辛组为73.9%。两组比较有显著性差异($P < 0.05$)。

强心汤

【来源】《首批国家级名老中医效验秘方精选·续集》。

【组成】红参9g 黄芪50g 山萸肉15g 葶苈子9g 丹参30g 甘草6g

【用法】每日一剂，水煎二次，早晚分服，或分三次服。

【功用】益气扶阳，化瘀通饮。

【主治】充血性心力衰竭。

【加减】临证若见肢冷脉微，喘急不得卧者，加附子、肉桂、泽兰；唇甲青紫，胸闷隐痛或肝大者，加川芎、红花、赤芍。

【验案】常某，男，74岁。1992年10月29日初诊。病人久患消渴、冠心病，自1986年以来，出现劳累后心悸、胸闷，双下肢浮肿，曾5次住院，长期服用降糖药及扩冠药，间断服用利尿药，病情尚平稳。近1个月来，双下肢浮肿进行性加重，且逐渐延伸，心悸不宁，喘促气短，小便短少，持续胸闷，服上药无效，请高老诊治。病人面色白虚浮，舌质暗淡，脉沉细而迟(脉率53次/分)。证系阳虚水泛，拟温阳益气行水法，予“强心汤”加味：红参9g，黄芪30g，山萸肉15g，葶苈子9g，丹参30g，肉桂9g，制附子6g，泽兰30g，茯苓15g，泽泻30g。7剂药后，浮肿全消，尿量增多，心悸胸闷明显减轻，呼吸平稳，心衰控制。予“强心汤”继服。两周后复诊，心衰无再发，脉率62～74次/分，病情稳定。

参附强心丸

【来源】《新药转正标准》。

【组成】人参　附子（制）　桑白皮　猪苓　葶苈子　大黄等

【用法】制成片剂。口服，每次2丸，1日2～3次。

【功用】益气助阳，强心利水。

【主治】慢性心力衰竭而引起的心悸、气短、胸闷喘促、面肢浮肿等症，属于心肾阳衰者。

【宜忌】忌服大量钠盐。

五十九、低血压

低血压，是指体循环动脉压低于90/60mmHg（12.0/8.0kPa）。严重低血压休克时，收缩压可低至60mmHg以下，甚至测不到。其病因大多由大量失血、失水或严重创伤及心功能衰竭等所致。主要表现为疲乏无力，头晕头痛，记忆力减退等。治宜益气补血，活血温阳。

生脉散

【来源】《医学启源》卷下。

【别名】生脉汤（《丹溪心法》卷一）、参麦散（《遵生八笺》卷四）、生脉饮（《兰台轨范》引《医录》）、人参生脉散（《症因脉治》卷二）、定肺汤（《医林绳墨大全》卷二）、参麦五味饮（《胎产心法》卷下）。

【组成】麦冬　人参　五味子

【用法】《观聚方要补》引《内外伤辨惑论》：本方用人参、麦冬各三钱，五味子十五粒。水煎服。

【功用】

1.《医学启源》：补肺中元气不足。

2.《医便》：止渴生津。

3.《万病回春》：清心润肺。

4.《景岳全书》：止渴消烦，定咳嗽喘促。

5.《嵩崖尊生全书》：清暑益气，生脉补虚。

【主治】注夏属阴虚，元气不足，夏初春末，头痛脚软，食少体热。

【验案】低血压　《四川医学》（1981，2：100）：口服生脉散加味（粉剂）：党参6g，黄芪6g，五味子2g，麦冬2g，共18g，为一人一日量，共研末，每次服6g，每日3次，连服4周为一疗程，选择血压低于90/60mmHg，排除器质性及营养不良者作为观察对象，共观察10例（男女各5例），经给药一疗程后，收缩压平均升高14mmHg，舒张压平均升高6.7mmHg。

桂枝桂心甘草饮

【来源】《山东中医杂志》（1986，1：33）。

【组成】桂枝9g　桂心3g　甘草9g

【用法】每日1剂，泡开水代茶饮。

【主治】慢性低血压。

【验案】慢性低血压　《山东中医杂志》（1986，1：33）：治疗慢性低血压64例，血压在80/60mmHg以下；男8例，女56例；年龄18～56岁。结果：临床症状基本消失的44例中，有36例血压恢复在100/70mmHg以上，有8例血压稳定在90/60mmHg，4例基本无效，总有效率为91.66%。

近效术附汤

【来源】《福建中医药》（1992，3：14）。

【组成】白术12g　淡附子9g　炙甘草3g　生姜9g　大枣3枚

【用法】每日1剂，水煎，分2次服。

【主治】低血压眩晕。

【加减】气虚加黄芪、党参；血虚加当归、熟地；阳虚甚加苁蓉、仙灵脾、鹿茸；中满欲呕者，去大枣，加半夏、陈皮。

【验案】低血压眩晕　《福建中医药》（1992，3：14）：治疗低血压眩晕30例，男3例，女27例；年龄8～54岁。结果：诸证消除，血压提高虽不能达正常标准，但已稳定，且能参加正常工作为治愈，共21例；诸症明显减轻，血压不升，但尚稳定，能参加工作为显效，共6例；头眩、痛减轻，血压仍偏低，参加工作较勉强为好转，共3例。

五灵升压汤

【来源】《浙江中医杂志》(1993，6：248)。

【组成】五味子　淫羊藿各30g　黄芪　当归　川芎各20g　白酒40ml（各20ml加入药液中）

【用法】1日1剂，水煎，分早晚饭前服。

【主治】低血压综合征。

六十、高血压

高血压，是指血压超过生理允许的波动范围，在不同日同等条件下3次血压超过140/90mmHg，即可诊断。长期高血压可影响重要脏器尤其是心、脑、肾的功能，导致脏器功能衰竭造成病人病残或死亡。本病相当于中医眩晕。治疗宜育阴潜阳，息风安神。

四逆汤

【来源】《伤寒论》。

【组成】甘草二两（炙）　干姜一两半　附子一枚（生用，去皮，破八片）

【用法】以水三升，煮取一升二合，去滓，分温再服。强人可大附子一枚，干姜三两。

【功用】

1.《伤寒明理论》：发阳气，散阴寒，温经暖肌。

2.《伤寒溯源集》：散下焦寒邪，助清阳升发。

3.《医宗金鉴》：逐阴回阳。

【主治】伤寒脉浮，自汗出，小便数，心烦，微恶寒，脚挛急，反与桂枝欲攻其表，此误也，得之得厥，若重发汗，复加烧针者；伤寒医下之，续得下利清谷不止，身疼痛者；太阳病，发热头痛，脉反沉，若不差，身体疼痛；阳明病，脉浮而迟，表热里寒，下利清谷；少阴病，脉沉者；少阴病，饮食入口则吐，心中温温欲吐，复不能吐，始得之，手足寒，脉弦迟，若膈上有寒饮，干呕者；厥阴病，大汗出，热不去，内拘急，四肢疼，下利，厥逆而恶寒者；霍乱病，既吐且利，小便复利，而大汗出，下利清谷，内寒外热，脉微欲绝。

【宜忌】《中药方剂近代研究及临床应用》：血虚寒滞之厥逆非本方所宜，热厥禁用。

【验案】高血压　《广西中医药》(1980，1：30)：刘某，女，55岁，高血压病十余年，服滋潜清降药反剧。精神萎靡，步态蹒跚，面赤颧红，彻夜难寐，口干不渴，身着棉衣，四肢逆冷，大汗淋漓，舌质淡，苔薄白，脉沉细欲绝。血压20.0/14.7kPa。证属阴盛格阳。拟四逆汤加味：熟附子9g，干姜6g，炙甘草6g，党参12g，龙骨12g。一剂后手足转温，仍心烦难寐。上方加黄连3g，服3剂，诸症悉除，渐能入睡，血压18.7/12.0kPa。

葛粉粥

【来源】《太平圣惠方》卷九十六。

【别名】葛根粉粥(《长寿药粥谱》)。

【组成】葛粉四两　粟米半斤

【用法】上以水浸粟米经宿，来日漉出，与葛粉同拌令匀，煮粥食之。

【功用】《长寿药粥谱》：清热生津止渴，降血压。

【主治】

1.《太平圣惠方》：胸中烦热，或渴，心躁。

2.《长寿药粥谱》：高血压、冠心病、心绞痛，老年性糖尿病、慢性脾虚泻利、夏季或发热期间口干烦渴者。

天麻钩藤饮

【来源】《杂病证治新义》。

【组成】天麻　钩藤　生决明　山栀　黄芩　川牛膝　杜仲　益母草　桑寄生　夜交藤　朱茯神

【用法】水煎服。

【功用】

1.《杂病证治新义》：平肝降逆，镇静精神，降压缓痛。

2.《中医伤科学》：清热化痰，平肝潜阳。

【主治】

1.《杂病证治新义》：高血压，头痛，晕眩，失眠。

2.《古今名方》：耳鸣眼花，震颤或半身不遂，舌红，脉弦数。

3.《中医伤科学》：脑震荡引起的眩晕、抽搐。

【加减】重症者，可易决明为羚羊角，则药力益著；若进入后期血管硬化之症，可酌入槐花、海藻。

【方论】

1.《杂病证治新义》：本方以天麻、钩藤、生决明之平肝祛风降逆为主，辅以清降之山栀、黄芩，活血之牛膝，滋肝肾之桑寄生、杜仲等，滋肾以平肝之逆，并辅夜交藤、朱茯神，以安神安眠，缓解其失眠，故为用于肝厥头痛、晕眩之良剂。若以现代之高血压头痛而论，本方所用黄芩、杜仲、益母草、桑寄生等，均经研究有降低血压之作用，故有镇静精神、降压缓痛之功。

2.《中医方剂通释》：本方所治之证属肝经有热，肝阳上亢，肝风内动所致，治宜平肝潜阳，清热息风。方中天麻、钩藤、石决明为主药，平肝潜阳以平息内风。山栀、黄芩清泄肝热，以利肝阳之平降；川牛膝活血，并能引血下行，以平降肝阳；桑寄生、杜仲滋养肝肾，共为辅药。并以夜交藤、朱茯神宁心安神，益母草行血去瘀，且能“入肝清热疏散”（《辨药指南》），共为佐使药。诸药相合，共成清热平肝，潜阳息风之功效。

3.《方剂学》：本方为肝阳偏亢，风阳上扰，以致头部胀痛，眩晕；肝阳偏亢，影响神志，故夜寐多梦，甚至失眠。治宜平肝熄风为主，配合清热活血，补肝益肾。方中天麻、钩藤，石决明均有平肝熄风之效，用以为君。山栀、黄芩清热泻火，使肝经之热不致偏亢，是为臣药。益母草活血利水；牛膝引血下行，配合杜仲、桑寄生能补益肝肾；夜交藤、朱茯神安神定志，俱为佐使药。如病重者，加羚羊角。

【实验】

1.对生理生化指标的影响　《药学通报》（1963，1：25）：实验结果表明：天麻钩藤饮对二氧化碳吸入反应、血清胆碱酯酶活性、尿中17羟类固醇排出量和肾血流量没有显著影响，其降压作用与这几项指标的生理功能无关。其降压机理可能是影响其他生理功能作用所致。

2.降压与调节高级神经活动　《中医药研究参考》（1975，9：25）：本方200%水煎剂能降低高血压狗和大白鼠的血压；对血压正常的动物则无明显变化。当高血压动物的高级神经活动发生障碍时，本方可改善皮层的功能状态，出现阳性条件反射量增加，分化抑制加强，力的关系改变；当动物的皮层功能状态正常时，本方对高级神经活动没有明显影响。实验结果表明：本方既有降压作用，又有调节高级神经活动的作用。这为本方用于某些类型高血压的疗效提供了一些药理理论基础。

3.对组织脂质过氧化作用的影响　《中国中药杂志》（1991，8：497）：天麻钩藤饮提取液体外给药能显著抑制大鼠心、肝、脑、肾组织过氧化脂质的生成，但其作用较维生素E弱。

4.对戊巴比妥钠小鼠睡眠时间效应的药物动力学研究　《中药药理与临床》（1999，2：6）：用催眠药理指标探讨了天麻钩藤饮等平肝熄风三方的体内药物动力学过程与参数。三方对戊巴比妥钠小鼠催眠效应均有协同作用，并呈显著的量效关系。天麻钩藤饮的最低起效剂量为0.26g/kg，相当于临床等效剂量的效应消退半衰期为0.77小时，效应维持时间为16.06小时，体存血药浓度达峰时间为2.10小时；镇肝熄风汤相应为0.53g/kg，0.32小时，10.61小时，1.58小时；建瓴汤相应为0.12g/kg，0.74小时，7.80小时，2.49小时。

5.对肝阳上亢证病人脑血流作用的临床药效动力学研究　《中药药理与临床》（1999，2：38）：本研究用左侧大脑中动脉平均血液流速及相应血管阻力的变化探讨了天麻钩藤饮的体内临床药效动力学过程与参数。结果：天麻钩藤饮能增加其流速并降低其阻力，且在一定剂量范围内呈量效关系。天麻钩藤饮对左侧大脑中动脉平均血液流速作用的最低起效剂量为0.16g/kg，相当于临床等效剂量的效应消退半衰期为1.72小时，消除速率常数为0.40，效应维持时间为6.08小时；降低血管阻力作用的最低起效剂量为0.19g/kg，其余相应为2.62小时，0.26和8.61小时。

6.对小鼠镇痛作用的药物动力学研究 《中药药理与临床》（1999，3：13）：本实验运用镇痛药理指标来探讨天麻钩藤饮等平肝熄风三方的体内药物动力学过程与参数。在试用两倍临床等效剂量时，三方对醋酸所致小鼠扭体反应均具有一定的抑制作用，并呈相应的量效关系。天麻钩藤饮的最低起效剂量为0.42g/kg　po，相当于临床等效剂量的效应消退半衰期为0.51小时，效应维持时间为4.30小时，体存血药浓度达峰时间为0.94小时。镇肝熄风汤相应为0.11g/kg　po，0.50小时，13.80小时（达峰时间未能测算出）；建瓴汤相应为0.22g/kg　po，0.66小时，11.32小时，1.98小时。此外，还就研究方法学及该类方剂的临床运用等问题做了探讨。

【验案】

1.高血压病 《江西中医药》（1959，10：19）：袁某某，男性，43岁。主诉：经常头昏1年。体检：心尖搏动在左第五肋间锁骨中线上，无异常杂音，下肢浮肿。眼底检查无异常发现，X 线见左心室轻度扩大，心电图检查提示心肌损害。治疗前每日上午八九时测量血压，共测8次，其平均血压为154/105mmHg，脉浮滑。给予本方1剂后，血压下降为130/80mmHg。以后再服3周，其间平均血压为131/85mmHg，自觉症状消失。

2.美尼尔病 《乡村医学》（1985，12：18）：徐某，女，39岁。初患眩晕证，经确诊为“美尼尔病”，经治疗稍有好转。本年6月12日，病情突然加重，头晕目眩，耳鸣，两太阳穴部位疼痛，两眼视物昏花，斜视建筑物时则有旋转感，行路不稳，转弯时需十分谨慎，心悸，少寐，多梦，时口渴，尿黄，体型丰腴，舌质红，舌苔薄黄，脉象弦数。中医辨证属肾阴不足，水不涵木，肝阳偏亢。治宜滋水涵木，平肝熄风，予天麻钩藤饮加熟地20g，枸杞20g；先后共服药15剂，眩晕心悸，少寐多梦诸证悉除，病愈而恢复工作。

3.小儿头痛型癫痫 《天津中医》（1995，6：25）：用本方加减：天麻、钩藤、石决明、黄芩、茯苓、石菖蒲、白芍、菊花、女贞子、胆星；1个月为1疗程；治疗小儿头痛型癫痫15例。结果：显效（发作减少75%以上）8例，有效4例，显效率达53.3%。

加减泻青丸

【来源】《杂病证治新义》。

【组成】防风　龙胆草　山栀　大黄　黄芩　川牛膝

【用法】水煎服。

【主治】高血压头痛，气实便结，脉三部弦硬而大者。

通络益气丹

【来源】《全国中药成药处方集》（天津方）。

【组成】生山甲六两　豨莶草一斤八两　木瓜一斤十二两　苏地龙一斤二两　灵仙一斤八两　海风藤一斤十二两　麻黄三两　橘红一斤二两　僵蚕一斤八两　薄荷一斤八两　生牡蛎三斤　生龙骨一斤八两　玄明粉一斤八两　黄柏十二斤　川牛膝一斤二两　黑郁金十二两　蒺藜一斤八两　生磁石一斤二两　生鳖甲四斤　夜交藤三斤　龙胆草一斤八两　生栀子一斤八两　车前子一斤一两　菟丝子四斤　蕲蛇肉四两五钱　紫贝齿一斤三两　乌药一斤三两　莲子心一斤一两　法半夏一斤八两　藿香一斤八两　砂仁一斤三两　生白芍一斤八两　黄豆卷十二两　生赭石一斤三两　广寄生六斤　旋复花十二两　全蝎十二两　鸡血藤二斤四两　生石决明二斤　茯苓（去皮）二斤四两　青皮（醋炒）一斤二两（共为细粉，每细粉七十六斤五两五钱兑以下药物）琥珀面四两　朱砂面九两　瓜蒌三斤　胆星三斤　竹沥水一两五钱　生石决明六斤

【用法】将以上熬清膏和水打小丸。再用滑石四斤、生石膏八斤、知母四斤、花粉四斤、竺黄一斤八两、竹茹粉四斤研细为衣，装盒，每盒二两

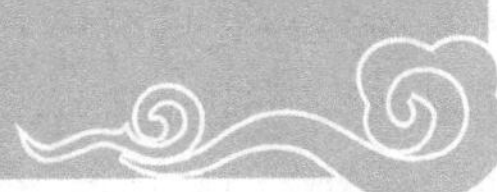

重。每服四钱，白开水送下，一日二次。

【功用】除湿祛风，活络豁痰，镇静安神。

【主治】风湿内闭，痰涎壅盛，周身麻木，神志昏乱，肝热上冲，头晕头眩，身重脚轻。常服预防血压高。

【宜忌】孕妇忌服。

降压平片

【来源】《吉林省中成药暂行标准》。

【组成】夏枯草300g　地龙300g　槲寄生300g　槐花300g　生地黄300g　黄芩300g　菊花300g　薄荷50g

【用法】将菊花、薄荷共研细末，过120目筛。将其余夏枯草等六味酌予碎断，煎煮三次。分次过滤，合并滤液，浓缩成膏，低温干燥。过100目筛。将上述药粉、膏粉加适量的黄糊精，混合均匀，制颗粒，干燥，整粒，应出750g，公差率±3%。加硬脂酸镁，混合均匀，压片，包衣，打光。基片重0.35g；糖衣片重0.5g。温开水送服。每次6片，一日三次。

【主治】高血压引起的头晕目眩，耳聋耳鸣。

珠母补益方

【来源】《临症见解》。

【组成】珍珠母二两　龙骨一两　酸枣仁三钱　五味子二钱　女贞子五钱　熟地五钱　白芍四钱

【功用】育阴潜阳，养血宁神，益肾固精。

【主治】心肝肾虚损诸证。失眠证，阴虚阳亢的高血压，阴虚火旺头痛证，癫痫病，诸痛证，瘿瘤病，瘰疬病，肝虚血少的肝炎病，盗汗证，肾虚证。

荷叶粥

【来源】《饮食治疗指南》。

【组成】荷叶二张

【用法】煎水后和粳米煮粥食。

《长寿药粥谱》：用荷叶煎汤同粳米二两、沙冰糖少许煮粥食。

【功用】升清、消暑、化热、宽中、散瘀。

【主治】

1.《饮食治疗指南》：暑热、水肿、瘀血症。

2.《长寿药粥谱》：高血压病，高脂血症，肥胖症，以及夏天感受暑热，头昏脑胀，胸闷烦渴，小便短赤者。

芹菜粥

【来源】《长寿药粥谱》。

【组成】芹菜（连根）120g（洗净，切碎）　粳米半斤

【用法】同煮粥，早晚餐温热服食。

【功用】清肝热，降血压。

【主治】高血压病，肝火头痛，眩晕目赤。

脐压散

【来源】《古今名方》引河南省中医药研究所方。

【组成】吴茱萸500g（胆汁制）　龙胆草醇提取物6g　硫黄50g　白矾100g（醋制）　朱砂50g　环戊甲噻嗪175毫克

【用法】上为极细末。用药前先将病人肚脐部用温水洗擦干净，每次用药粉约0.2g，倒入肚脐内，敷盖棉球，外用胶布固定。每周换一次。

【功用】壮肾阳，降血压。

【主治】原发性高血压病。

滋阴定眩汤

【来源】《千家妙方》引刘强方。

【组成】珍珠母30g　菊花10g　沙参30g　白芍24g　枸杞15g　山茱萸15g

【用法】水煎服，每日一剂。

【功用】滋补肝肾，平肝定眩。

【主治】肝肾阴虚，肝阳上亢，髓海不足，美尼尔综合征或高血压病。

【验案】李某某，女，49岁。头目眩晕，时作时止，且发作时伴耳鸣，呕吐，多梦，倦怠，口干。病已二年余，近日来又发作，症状较前为重。经临床诊断为美尼尔综合征，投以滋阴定眩汤，服药十余剂，其病获愈。

降压汤1号

【来源】《临证医案医方》。

【组成】紫贝齿15g（先煎） 紫石英9g（先煎） 磁石30g（先煎） 生石决明30g（先煎） 夏枯草15g 菊花9g 钩藤12g 白芍12g 生地9g 元参18g 山栀9g 牛膝12g

【功用】平肝降压，滋阴。

【主治】高血压。头疼，头晕，面红目赤，烦躁，舌苔黄，脉弦大，证属肝阳上越者。

降压汤2号

【来源】《临证医案医方》。

【组成】白芍20g 生地12g 元参15g 首乌9g 杜仲12g 牛膝12g 桑寄生30g 灵磁石30g（先煎） 牡蛎30g 天麻9g 紫贝齿12g（先煎） 生石决明30g（先煎）

【功用】滋阴潜阳。

【主治】高血压。头晕、目眩、耳鸣，腰膝痠软，舌质红，少津，脉弦细，证属阴虚阳亢者。

灵乌二仁膏

【来源】《医方新解》。

【组成】灵芝500g 首乌500g 核桃仁250g 苡仁250g

【用法】首乌、灵芝、苡仁反复浓煎，加蜜收膏。将核桃肉研碎末兑入。

【功用】滋养肝肾，补益精血，调和脾肺。

【主治】肝肾阴虚，精血亏损，症见头晕头痛，失眠多梦，心悸健忘，大便不畅，或兼咳喘。临床用于高血压痛，冠心病、脑动脉硬化症、脂肪肝及高胆固醇血症。

【宜忌】《古今名方》：阳虚及腹泻者忌用。

降压片

【来源】《山东省药品标准》。

【组成】黄芩200g 决明子150g 山楂150g 寄生300g 臭梧桐150g 桑白皮100g 地龙（去土）100g

【用法】取黄芩、臭梧桐，粉碎成细粉，过筛；寄生、决明子、山楂照煎煮法提取两次，首次3小时，第二次2小时，将提取液澄清，滤过，蒸发至稠膏状。桑白皮、地龙制粗粉，照渗漉法分别用40%乙醇作溶媒，浸渍24 小时后，开始渗漉，渗漉液蒸发至稠膏状。取上药并补足适量淀粉，照制颗粒二法制粒（颗粒于60℃以下干燥），压片，即得。每片重约0.5g（相当原药材1.17g）口服。每次2～4片，一日二次。

【功用】降压。

【主治】高血压病。

降压膏

【来源】《新医学》（1972，7：22）。

【组成】夏枯草 草决明 石膏各30g 槐角 钩藤 茺蔚子 黄芩各15g

【用法】加水煎煮三次，过滤去滓，取滤液加蜜30g，浓缩成膏约120g，瓶装。以上为一日量，三次分服。亦可制成丸剂，或用作汤剂均可。

【功用】平肝潜阳，降压清热。

【主治】原发性高血压病。头晕、头痛、心悸失眠，舌红、脉弦。

凉肝通络汤

【来源】《北京中医学院学报》（1990，2：27）。

【组成】丹皮30g 地龙30g 栀子12g 白芍24g 石决明24g 牛膝15g

【用法】所有药物用量均不超过主药用量，一般均在12～15g。每日煎服1剂，不加用任何降压西药、中成药或其他治法。3个月后观察疗效。

【主治】高血压病。

【加减】若心悸，加桂枝；口渴，加玄参；肢（指）麻木，加双丁；胸闷，加川楝；头昏或耳鸣，加菊花；腰膝酸软，加桑寄生；面及下肢浮肿，加黄芪、熟附片；咳嗽痰喘，加礞石、半夏。

【验案】高血压病 《北京中医学院学报》（1990，2：27）：治疗高血压病53例，男23例，女30例；年龄最大者72岁，最小者35岁；病程最长者20年，最短者1年。本组病例均符合国家诊断标准，其中Ⅱ期44例，Ⅲ期9例；血压平均为

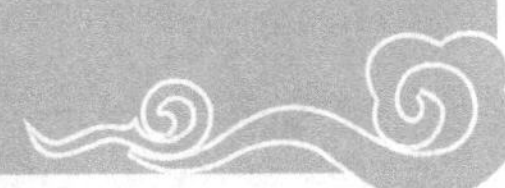

22.7/14.3kPa（170/107.5mmHg）。结果，降压疗效：显效47例，有效4例，无效2例。症状疗效：显效44例，有效5例，无效4例。

防芪地黄汤

【来源】《辽宁中医杂志》（1991，9：24）。

【组成】汉防己15～30g　生黄芪30g　生地15～30g　淮山药12g　山萸肉9g　泽泻9～15g　土茯苓30g　丹皮12g　丹参15～30g　卫矛15g

【用法】水煎服。30天为1个疗程，可连服1～3个疗程。

【主治】肾性高血压。

【加减】肾气不足、下焦阳虚、形寒肢冷，加熟附块9～15g，肉桂3g；脾肾阳虚、水肿甚，加炒白术12g，车前子15～30g，川牛膝、天仙藤各15g；阴虚火旺、面部升火、小溲涩痛，加知母、黄柏各12g；肝阳偏亢、头晕痛剧，加生石决、珍珠母各30g；湿热内蕴、浊气上逆、呕吐甚，加苏叶9g，川连3g，青麟丸6g分吞；虚风内动、手足抽掣，加杭白芍、炙龟版各15g，生牡蛎30g。服药30天为1个疗程，可连服1～3个疗程。

【验案】肾性高血压　《辽宁中医杂志》（1991，9：24）：治疗肾性高血压48例，分为肾衰组、肾炎组。肾衰组34例，男23例，女11例；年龄在30岁以下2例，31～50岁16例，50岁以上16例。肾炎组14例，男6例，女8例；年龄30岁以下1例，31～50岁8例，50岁以上5例。两组年龄最小分别为25岁和22岁，最大分别为65岁和62岁。原发病均系慢性肾小球肾炎。48例病人均伴有高血压，根据1979年全国心血管病郑州会议有关高血压的诊断标准，以舒张压水平分型，肾衰组中临界有4例，轻型13例，中型12例，重型5例；肾炎组轻型8例，中型3例，重型3例。疗效根据1979年全国心血管病郑州会议制定的标准评定。结果：肾衰组，显效19例，占55.9%；有效14例，占41.2%；无效1例，占2.9%；总有效率为97.1%。肾炎组显效12例，占85.7%；有效1例，占7.1%；无效1例，占7.1%；总有效率为92.9%。

参附天麻汤

【来源】《甘肃中医》（1992，4：28）。

【组成】党参30g　附片15g　丹参30g　钩藤30g　石决明30g　葛根30g　川芎30g

【用法】加1000ml水，煎至150ml，每服50ml，每日3次。7日为1疗程。用药期间，停服其他降压药。

【主治】高原地区高血压。

【验案】高原地区高血压　《甘肃中医》（1992，4：28）：治疗高原地区高血压86例，男47例，女39例；年龄最小23岁，最大73岁；病程最短6个月，最长24年。诊断标准以《实用高原医学》为标准。结果：痊愈43例，显效31例，有效8例，无效4例，总有效率为95.35%。

清降散

【来源】《湖北中医杂志》（1992，6：13）。

【组成】辛荑　兜铃　紫荆　钩藤　降真香　黄连各1kg　葛根　半边莲　防己　威灵仙　玄参　地龙　杜仲　菊花　夏枯草　蔓荆子　豆豉各2kg　稀莶草　秦艽　决明子　芦根各3kg　刺蒺藜　槐花　沉香各4kg

【用法】上药研细为粉，过120目筛，每日3次，每次10g。

【主治】高血压病。

仙柏补阳还五汤

【来源】《中国中西医结合杂志》（1993，12：714）。

【组成】生黄芪60g　仙灵脾18g　黄柏9g　当归10g　川芎15g　赤芍12g　桃仁6g　红花6g　地龙12g

【用法】水煎，每日1剂，分2次服。

【主治】肾气虚血瘀型高血压病。

【验案】肾气虚血瘀型高血压病　《中国中西医结合杂志》（1993，12：714）：以本方治疗高血压病50例，男28例，女22例；年龄50～78岁；病程1～40年。结果：显效28例（56%），有效18例（36%），无效4例（8%）；总有效率为92%。显示仙柏补阳还五汤具有降压、降脂作用，同时具有抗氧化作用。

清脑降压片

【来源】《中国药典》。

【组成】黄芩 100g　夏枯草 60g　槐米 60g　磁石（煅）60g　牛膝 60g　当归 100g　地黄 40g　丹参 40g　水蛭 20g　钩藤 60g　决明子 100g　地龙 20g　珍珠母 40g

【用法】上药制成片。口服，每次 4～6 片，每日 3 次。

【功用】平肝潜阳，清脑降压。

【主治】肝阳上亢，血压偏高，头昏头晕，失眠健忘。

愈风宁心片

【来源】《中国药典》。

【组成】葛根

【用法】上药制成 500 片糖衣片。口服，每次 5 片，每日 3 次。

【功用】解痉止痛，增加脑及冠脉血流量。

【主治】高血压头晕，头痛，颈项疼痛，冠心病，心绞痛，神经性头痛，早期突发性耳聋等症。

益心健脑汤

【来源】《首批国家级名老中医效验秘方精选》。

【组成】黄芪 30～60g　葛根 15～30g　丹参 20～40g　生山楂 9～15g　桑寄生 15～30g

【用法】将药用适量水浸泡 30 分钟左右，煎两次，取汁 300～400 毫升，每日 1 剂，分 2～3 次温服。

【功用】补气活血，益心健脑。

【主治】高血压病、脑栓塞、脑血栓形成、脑动脉硬化以及心律失常、高血脂等心脑血管疾病。

【加减】畏寒肢冷，加桂枝 6g，炮附子 9g；口干，舌红少苔，大便干结，加麦冬 12g，生首乌 15g；体倦神疲，气短者，加党参 30g，五味子 6g；血瘀气滞疼痛明显者，加香附 12g，元胡 9g；失眠多梦者，加炒枣仁 5g，夜交藤 30g。

调络饮

【来源】《首批国家级名老中医效验秘方精选》。

【组成】桑寄生 15g　生地 15g　丹皮 15g　白芍 15g　黄芩 15g　菊花 15g　夏枯草 30g　杜仲 15g　牛膝 15g　桑枝 15g　桂枝 15g　生石决明 30g　甘草 15g

【用法】水煎服，早晚各 1 次。

【功用】调和脉络，降压清眩。

【主治】缓进型高血压病。症见头晕目眩，甚则头痛且胀，每因烦劳恼怒而加剧，脉象弦数有力，严重时手足麻木。

【加减】手足麻木加黄芪 30g，桂枝 15g。

决明钩藤汤

【来源】《首批国家级名老中医效验秘方精选·续集》。

【组成】生决明 30g　杭菊花 10g　钩藤 10g　生牛膝 10g　川石斛 10g　龟版 10g　远志肉 10g　首乌藤 15g　青竹茹 10g　六一散 18g　生铁落 20g　金银藤 12g

【用法】每日一剂，水煎二次，早晚分服。方中生决明、龟版、生铁落为重镇潜质药物须先煎半小时，再加入其余药物同煎。

【功用】清肝滋阳，调和阴阳，清化湿热。

【主治】高血压病。

【方论】方中生决明入肝经清肝潜阳，质重镇降，用于肾阴不足、肝阳上亢的眩晕十分有效，《医学衷中参西录》中称其“为凉肝镇肝之要药”；杭菊花质轻气薄，可上升头部平肝熄风，与生决明相配，一升一降，共主清肝养阴之功。钩藤能清肝热、平肝阳，对于肝风内动、肝火上炎的眩晕疗效较佳；生牛膝功擅苦泄下降，能引血下行，以降上炎之火；与钩藤相配，可升可降，平肝熄风，调和气血。用石斛、龟版养阴滋肾、益精补血，以远志、首乌藤交通心肾，调和阴阳，安神定志。以竹茹清诸经之热，清热化湿，除烦止呕，开发中焦，调畅气机。金银藤能清经络中风湿热邪，疏通经络。六一散利二便，给热邪湿邪以出路。在眩晕重症时，可重用生铁落，《本草纲目》中称其有“平肝去怯，治善怒发狂”之功，为平肝镇热之良药。

【验案】黄某，女，41岁，初诊日期：1986年8月14日。患有高血压病史19年，服中西药物无效。眩晕，视物不清，心悸，时有一过性全身麻木及失聪，手足逆冷。查体：血压190/110mmHg，舌质淡红苔黄，脉弦细数。诊断为：眩晕（高血压病），辨证为阴虚肝热，经络失和，治以清热平肝，疏通经络。处方：生决明24g，生牛膝10g，杭菊花10g，双钩藤10g，地龙10g，生海蛤壳18g，竹茹18g，金银藤18g，蒲公英18g，六一散18g。此后以上方为基础，或加入远志、炒枣仁、首乌藤、炒山楂等，共服药110剂，症状基本消失，血压稳定在150/90mmHg，恢复正常工作。随访5年，基本稳定。

清肝汤

【来源】《首批国家级名老中医效验秘方精选·续集》。

【组成】葛根12g　钩藤12g　白薇12g　黄芩12g　茺蔚子12g　白蒺藜12g　桑寄生12g　磁石30g　牛膝12g　泽泻12g　川芎12g　野菊花12g

【用法】水煎服，每日一剂，分2～3次服。

【功用】清肝平阳。

【主治】高血压病，颈椎病，美尼尔证属肝阳上亢，阴虚阳亢之眩晕症。表现为目闭眼眩，身移耳聋，如登车舟之上，起则欲倒。

【加减】阳亢明显，加生龙骨15～20g；失眠，加合欢皮15g，柏子10g；肾阴虚明显，加女贞子12g，川断12g；腹胀纳差、肝胃不和，加陈皮10g，木香10g。

【方论】本方以平肝为主，兼有补肾作用。葛根能舒筋解肌；钩藤、白蒺藜能平肝祛风；白薇、黄芩、茺蔚子、野菊花清肝抑阳；桑寄生、牛膝平肝兼能补肾；磁石重镇潜阳，泽泻利水消肿，川芎活血祛风。全方合用旨在清肝平阳。

清肝降压汤

【来源】《首批国家级名老中医效验秘方精选·续集》。

【组成】柴胡6g　菊花10g　钩藤15g　黄芩10g　丹皮10g　栀子10g　香附10g　青木香6g　佛手10g

【用法】每日一剂，水煎服。

【功用】清肝泻火降压。

【主治】早期高血压病，症候表现为头痛头胀，眩晕，心烦口苦，胸胁胀满，多梦易惊，小便黄赤，大便秘结，舌红苔薄黄，脉弦数。

【方论】方中柴胡、香附疏肝解郁，丹皮、栀子、黄芩清肝泻火，菊花、钩藤平肝清热，青木香有降压之功，佛手理气和胃，共奏清肝降压之功。

【验案】盛某，男，50岁。血压在25/16kPa左右持续不降3个月，伴头胀头痛，心烦口苦，舌红苔黄腻，脉弦数。辨证为肝阳疏泄太过，导致木火内生。治宜清肝泻火，药用清肝降压汤6付，水煎服。药后血压降至21/13kPa，诸症明显好转。

山庄降脂片

【来源】《部颁标准》。

【组成】决明子1240g　山楂620g　荷叶420g

【用法】制成糖衣片。密封。口服，每次8片，每日3次。

【功用】清热活血，降浊通便。

【主治】痰浊瘀滞所致的高血压、高脂血症，也可用于预防动脉粥样硬化。

山楂降压丸

【来源】《部颁标准》。

【组成】山楂360g　夏枯草45g　菊花60g　小蓟60g　泽泻（盐制）45g　决明子（炒）60g

【用法】制成大蜜丸，每丸重7g，密封。口服，每次1丸，每日2次。

【功用】降血压，降低胆固醇。

【主治】高血压症，头痛眩晕，耳鸣目胀。

心脉通片

【来源】《部颁标准》。

【组成】当归185g　决明子185g　钩藤125g　牛膝125g　丹参100g　葛根100g　槐花100g　毛冬青100g　夏枯草100g　三七6g

【用法】制成糖衣片1000片，密闭。口服，每次4片，每日3次。
【功用】活血化瘀，通脉养心，降压降脂。
【主治】高血压，高脂血症等。

全杜仲胶囊

【来源】《部颁标准》。
【组成】杜仲
【用法】制成胶囊，每粒重0.3g（相当于原药材1.25g），密封。口服，每次4～6粒，1日2次。
【功用】降血压，补肝肾，强筋骨。
【主治】高血压症，肾虚腰痛，腰膝无力。

安宫降压丸

【来源】《部颁标准》。
【组成】郁金100g　黄连100g　栀子100g　黄芩80g　天麻20g　珍珠母50g　黄芪80g　白芍80g　党参150g　麦冬80g　五味子（炙）40g　川芎80g　牛黄100g　水牛角浓缩粉100g　冰片25g
【用法】制成大蜜丸，每丸重3g，密封。口服，每次1～2丸，1日2次。
【功用】清热镇惊，平肝降压。
【主治】胸中郁热，肝阳上亢引起的头目眩晕，项强脑胀，心悸多梦，烦躁起急，高血压症。
【宜忌】无高血压症状时停服或遵医嘱。

杜仲平压片

【来源】《部颁标准》。
【组成】杜仲叶
【用法】制成糖衣片，每片含杜仲叶干浸膏300mg，密封。每次2片，1日2～3次，或遵医嘱。
【功用】降血压，强筋健骨。
【主治】高血压，头晕目眩，腰膝酸痛，筋骨痿软等症。

杜仲双降袋泡茶

【来源】《部颁标准》。
【组成】杜仲叶700g　苦丁茶300g
【用法】制成袋泡茶，每袋装3.5g，密封，防潮。开水泡服，每次1袋，1日2～3次。
【功用】降压，降脂。
【主治】高血压症及高脂血症。

罗布麻叶片

【来源】《部颁标准》。
【组成】罗布麻叶100g
【用法】制成素片或糖衣片，密封，置阴凉干燥处。口服，每次4片，1日3次。

本方制成茶剂，名“罗布麻茶”。

【功用】降压。
【主治】高血压头晕、心悸。

罗布麻叶冲剂

【来源】《部颁标准》。
【组成】罗布麻叶浸膏1500g　蔗糖粉10 500g　香精50ml
【用法】制成冲剂，每袋装12g（含总量黄酮为120mg），密闭，防潮。开水冲服，每次12g，1日1～2次，或遵医嘱，亦可当茶饮。
【功用】清热降火，平肝熄风。
【主治】肝火气盛，头痛脑胀，多梦，失眠及高血压病。

降压片

【来源】《部颁标准》。
【组成】黄芩200g　决明子150g　山楂150g　槲寄生300g　臭梧桐叶150g　桑白皮100g　地龙100g
【用法】制成片剂，每片重约0.25g（相当于总药材1.17g），密封。口服，每次2～4片，1日2次。
【功用】降压。
【主治】高血压。
【宜忌】血压降至正常后，改为日服1～2片。如自觉症状加剧，应停药，症状缓解后，再减量服用。

降压平片

【来源】《部颁标准》。

【组成】夏枯草 2182g　葛根 2182g　珍珠母 2182g　菊花 2182g　淡竹叶 2182g　芦丁 55g　槲寄生 2182g　黄芩 2182g　薄荷脑 1.82g　地龙 2182g　地黄 1001g

【用法】制成糖衣片，密封。口服，每次 4 片，1 日 3 次。

【功用】降压，清头目。

【主治】高血压及高血压引起的头晕、目眩。

降压袋泡茶

【来源】《部颁标准》。

【组成】夏枯草 217g　决明子 256g　茺蔚子 217g　钩藤 178g　黄芩 178g　茶叶 178g

【用法】制成茶剂，每袋装 2.2g 或 4.4g，密封。开水泡服，每次 4.4g，1 日 3 次。

【功用】清热泻火，平肝明目。

【主治】高血压病属肝火亢盛的头痛、眩晕、目胀、牙痛等症。

参茸天麻酒

【来源】《部颁标准》。

【组成】天麻 321g　枸杞子 31g　茯苓 35g　鹿茸 16g　何首乌 27.5g　人参 37g　五味子 31g

【用法】制成酒剂，密封，置阴凉处。口服，每次 15ml，1 日 2 次。

【功用】补气益肾。

【主治】气虚肾亏，神经衰弱，眩晕头痛。

【宜忌】高血压、心脏病病人慎用。

复方罗布麻冲剂

【来源】《部颁标准》。

【组成】罗布麻叶 50g　菊花 25g　山楂 25g

【用法】制成冲剂，每块重 15g，密封，防潮。开水冲服，每次 1～2 块，1 日 2 次。

【功用】清热平肝，安神。

【主治】高血压、神经衰弱引起的头晕，心悸，失眠等症。

复方羚角降压片

【来源】《部颁标准》。

【组成】羚羊角 8.6g　夏枯草 582g　黄芩 186g　槲寄生 582g

【用法】制成片剂，密封。口服，每次 4 片，1 日 2～3 次。

【功用】降低血压，预防中风。

【主治】高血压，充血性头晕胀痛。

复方杜仲片

【来源】《部颁标准》。

【组成】复方杜仲流浸膏（按干膏汁）150g　钩藤 150g

【用法】制成糖衣片，密封。口服，每次 5 片，1 日 3 次。

复方杜仲流浸膏处方及制法：杜仲（炒）469g，益母草469g，夏枯草281g，黄芩281g，钩藤131g，以上五味，加水煎煮3次，每次1小时，合并煎液，滤过，静置24小时，吸取上清液，浓缩至相对密度为1.35～1.38（80℃）的流浸膏，即得。

【功用】补肾，平肝清热。

【主治】肾虚肝旺之高血压症。

脉君安片

【来源】《部颁标准》。

【组成】钩藤 1470g　氢氯噻嗪 1.5g　葛根 549g

【用法】制成糖衣片，密封。口服，每次 4～5 片，1 日 3～4 次。

【功用】平肝熄风，解肌止痛。

【主治】高血压症，头痛眩晕，颈项强痛，失眠心悸，冠心病。

养阴降压胶囊

【来源】《部颁标准》。

【组成】龟甲（沙烫）5g　珍珠层粉 5g　赭石（煅

醋淬）5g　白芍 100g　石膏 50g　天麻 10g　钩藤 50g　夏枯草 10g　牛黄 5g　青木香 100g　槐米 10g　吴茱萸（醋炙）20g　大黄（酒炙）20g　五味子（醋炙）20g　人参 20g　冰片 0.5g

【用法】制成胶囊，每粒装 0.5g，密封。口服，每次 4～6 粒，1 日 2～3 次。

【功用】滋阴潜阳，平肝安神，活血通络。

【主治】肝肾阴虚，肝阳上亢引起的高血压病，头晕头痛，颈不适，行走稳，心悸心疼，烦躁易怒，失眠多梦。

艳友茶

【来源】《部颁标准》。

【组成】白芍 100g　三七 5g　荷叶 33.4g　笔管草 33.4g　甜叶菊 10g　茶叶 124g

【用法】制成茶剂，每袋装 2g，密闭，防潮。开水冲泡服，每次 2g，1 日 2～3 次。

【功用】清热解毒，活血化瘀。抑制血小板聚集，预防血栓形成。

【主治】高血压，动脉硬化，肥胖症等的辅助治疗。

高血压速降丸

【来源】《部颁标准》。

【组成】茺蔚子　琥珀　蒺藜（盐炙）　乌梢蛇（酒炙）　天竺黄　阿胶　菊花　法半夏　夏枯草　大黄（酒炒）　白芍　赤芍　白薇　当归　牛膝　僵蚕（麸炒）　远志（甘草水炙）　桂枝　玄参　龙胆　石膏　玳瑁　钩藤　九节菖蒲　化橘红　西红花　茯神　麦冬　地黄　黄芩　川芎（酒炙）　枳实（炒）　天麻　蒲黄　沉香　黄柏　柴胡　连翘　桑叶　地龙　芦荟　全蝎　黄连　降香　牡丹皮　甘草（蜜炙）　羚羊角　朱砂

【用法】水泛为丸，密闭，置阴凉干燥处。口服，每次 20 丸，1 日 2 次，体虚胃弱者酌减。

【功用】清热熄风，平肝降逆。

【主治】虚火上升引起的目眩头晕，脑中胀痛，颈项强直，颜红面赤，烦躁不安，言语不清，头重脚轻，行步不稳，知觉减退。

【宜忌】感冒或泄泻期间停服。孕妇忌服。

益龄精

【来源】《部颁标准》。

【组成】制何首乌 600g　金樱子肉 300g　桑椹 300g　女贞子（酒蒸）150g　豨莶草（蜜酒蒸）75g　川牛膝（酒蒸）75g　菟丝子（酒蒸）150g

【用法】制成合剂，每瓶装 10ml，密封，置阴凉处。口服，每次 10ml，1 日 2～3 次。

【功用】补肝肾，益精髓。

【主治】头昏目眩，耳鸣心悸，乏力，咽干失眠，高血压见有上述症状者亦可使用。

菊明降压丸

【来源】《部颁标准》。

【别名】菊明降压片

【组成】野菊花 800g　决明子（炒）200g

【用法】制成浓缩丸，每 100 丸重 12g，密闭，置阴凉干燥处。口服，每次 6g，1 日 3 次。

【功用】降低血压。

【主治】高血压及其引起的头痛，目眩。

清热明目茶

【来源】《部颁标准》。

【组成】决明子（炒）270g　菊花 10g　甜叶菊 20g

【用法】制成茶剂，每袋重 3g，密闭，防潮。连袋用开水泡服，每次 1 袋。

【功用】清热祛风，平肝明目。

【主治】高血压，头眩，头痛，目赤目糊等症。

清眩降压片 6

【来源】《部颁标准》。

【组成】莱菔子 4000g

【用法】制成糖衣片，密封。口服，每次 2～4 片，1 日 3 次。

【功用】降压。

【主治】高血压症。

镇心降压片

【来源】《部颁标准》。

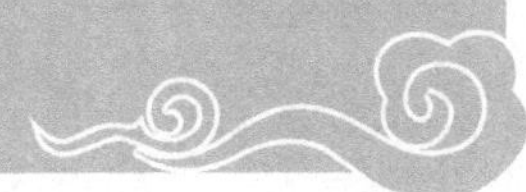

【组成】梧桐叶浸膏120g　山楂稠膏50g　僵蚕30g　珍珠3g
【用法】制成糖衣片，每片重0.3g，密封。口服，每次4～6片，1日3次。
【功用】降压。
【主治】高血压。

醒脑降压丸

【来源】《部颁标准》。
【组成】黄芩184g　黄连92g　郁金92g　栀子92g　玄精石92g　珍珠母69g　辛夷38g　零陵香8g　朱砂92g　雄黄92g　冰片46g
【用法】水泛为丸，每10丸重2.2g，密封。口服，每次10～15丸，1日1～2次。
【功用】通窍醒脑，清心镇静，抗热消炎。
【主治】高血压病，言语不清，痰涎壅盛。
【宜忌】孕妇及胃肠溃疡者忌服。

镇脑宁胶囊

【来源】《新药转正标准》。
【组成】川芎　藁本　细辛　白芷　水牛角浓缩粉　丹参　猪脑粉
【用法】制成胶囊。口服，每次4～5粒，1日3次。
【功用】熄风通络。
【主治】内伤头痛，伴有恶心，呕吐，视物不清，肢体麻木，头昏，耳鸣等症及高血压，动脉硬化，血管神经性头痛。

六十一、神经衰弱

神经衰弱，是以易于兴奋和易于疲劳为主要特征，伴有头痛等躯体不适感和睡眠障碍的一种神经症。引起本病的主要原因是神经系统活动过度紧张，脑力劳动的时间过长，不注意劳逸结合等。情感创伤、生活挫折、工作生活安排的杂乱无序以及居住环境的长期喧闹等，也可致本证发生。该症亦与某些个性特点如性格不开朗、胆怯、多虑、自卑、依赖性强等有一定关联。临床表现为兴奋性增高（易激动、易烦躁、易伤感、回忆联相增多，怕光、怕声、怕冷、怕热，常有躯体不适感、头部紧箍感）；衰弱性增高（疲惫乏力，精神萎靡不振，嗜睡，但睡后仍不解乏，注意力和记忆力减退，工作效率低）；睡眠障碍（入睡困难或睡眠浅，多梦易醒）；有的病人可有植物性神经机能紊乱的表现，出现心慌、多汗、厌食、腹胀、月经失调等症状。本症起病大多徐缓，病程较长，但预后良好。治疗宜宁心安神。

养血调经膏

【来源】《北京市中药成方选集》。
【组成】当归二两　川芎一两六钱　白芍二两　益母草二钱　丹参一两六钱　泽兰二钱　茯苓五钱　木香一两六钱　牛膝六钱　杜仲八钱　柴胡八钱　鲜姜九两　续断八钱　香附一两六钱　陈皮二两　白术六钱　艾把二两五钱　腹皮二两
【用法】上药酌予切碎，每锅用香油四斤六两，油热时先炸坚硬药品，后入叶草等药，将陈皮焖湿放在上边，分次撒于浮面，炸至焦枯，用细铁丝筛子过滤，去净滓，炼至滴水成珠为度；在火上下丹，每锅用樟丹一斤十一两，搅匀，将锅端下用水喷，随喷随搅，烟出净即成。放入水中，消毒凝坨，加热溶化，兑入鹿茸粉三钱，人参尾五钱，搅匀，摊贴。贴时先将鲜姜煨熟，擦净肚脐部、腰部，各贴一张。
【功用】调经养血。
【主治】积气，积寒，神经衰弱，腰腿疼痛。

安神丸

【来源】《中药制剂手册》。
【组成】合欢花十六两　生地黄八两　玄参八

两　女贞子十六两　合欢皮三十二两　丹参四十八两　夜交藤三十二两　桑椹子四十两

【用法】取合欢花至女贞子四味，共轧碎或捣烂，干燥后再轧为细粉；取合欢皮至桑椹子四味，用煮提法提取二次，得浓缩稠膏约38两。混合、制丸、挂衣，每两约二百粒，每服十五至二十粒，每日三次，温开水送服。

【功用】养心安神。

【主治】神经衰弱，头晕烦躁，失眠多梦。

安神补心丸

【来源】《中药制剂手册》。

【组成】丹参三十两　五味子（炙）十五两　石菖蒲十两　珍珠母（煅）二百两　夜交藤五十两　旱莲草三十两　合欢皮三十两　生地黄二十五两　菟丝子三十两　女贞子（炙）四十两

【用法】取丹参、石菖蒲为细末，取部分细末与五味子同轧碎，干燥后，为细末，与丹参等细末和匀；将菟丝子轧碎；取珍珠母等七味，用煮提法提取二次，约制稠膏65两，制丸，每两约200粒。每服十五丸，每日三次；或遵医嘱，温开水送下。

【功用】养心安神。

【主治】由于思虑过度、神经衰弱引起的失眠健忘、头昏耳鸣、心悸。

复方胎盘片

【来源】《上海市药品标准》。

【组成】胎盘粉1.6kg　麦芽100g　党参400g　橘皮100g　黄耆400g

【用法】将胎盘粉、橘皮、麦芽三味各为细粉，过100目筛，各取净粉，和匀。再将黄耆、党参二味水煎二次，每次4小时，药汁滤过，澄清，混合后浓缩成清膏。然后将白糊精120g，饴糖640g，与清膏混合成浆，加入上述混合细粉，制成颗粒，干燥，每100g干燥颗粒拌加饴糖5～8g，润滑剂1g，压制成片，片重0.24g，外包糖衣即得。口服，每次4片，一日三次。

【功用】益精气，健脾胃。

【主治】

1.《上海市药品标准》：神经衰弱，贫血，消化不良。

2.《古今名方》：体倦乏力，血虚眩晕，白细胞减少。

神衰汤

【来源】《千家妙方》引黄文东方。

【组成】石决明12g　珍珠母12g　钩藤10g（后下）　菊花10g　丹参10g　赤芍10g　夜交藤12g　合欢皮10g　淮小麦12g　炙甘草4.5g　鲜竹叶10g

【用法】水煎服，每日一剂。

【功用】平肝潜阳，和胃安神。

【主治】神经衰弱，证属肝阴不足，肝阳上亢，心火偏旺，胃失和降者。

【验案】神经衰弱　某女，20岁，学生。由于学习紧张，以致严重失眠，每晚仅能入睡一小时许，食欲差，嗳气，舌质淡青，脉象弦细。脉症合参，乃肝阴不足，肝阳上亢，心火偏旺，胃失和降。治宜平肝潜阳，和胃安神。服神衰汤7剂，夜寐转佳，能入睡3～4小时，后以原方去钩藤，加入炒枣仁10g，再服14剂，睡眠增加，胃纳亦佳。改服补心丸，一月后追访，虽停药多日，但睡眠仍好。

冬青补汁

【来源】《湖南省药品标准》。

【组成】女贞子（酒蒸）200g　金樱肉200g　红枣200g　桑椹100g　菟丝子50g

【用法】上药酌予碎断，煮提两次，过滤。滤液合并，浓缩成清膏，静置过滤。另取蔗糖500g制成糖浆，加入清膏继续浓缩成800毫升，即得。每次一汤匙，每日三次。

【功用】补肾益精，滋养肝肾。

【主治】阴虚体弱，肾亏目眩，小便频繁，高血压，神经衰弱。

复方桑椹膏

【来源】《浙江省药品标准》。

【组成】桑椹清膏125g　山海螺250g　炙甘

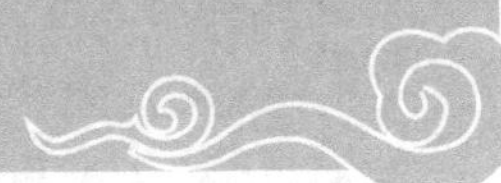

草 31.25g　炒冬术 93.75g　炒白芍 62.5g　熟地 62.5g　麦门冬 62.5g　制黄精 125g　金樱子肉 93.75g　夜交藤 62.5g　女贞子 93.75g　旱莲草 62.5g　桔皮 46.875g　红枣 31.25g

【用法】除桑椹清膏外，桔皮等十三味酌予切碎，用水煎 2～3 次，至煎出液基本味尽，煎出液分次过滤合并，浓缩成稠膏状，加入烊化的砂糖（17 两）液及桑椹清膏，充分搅拌，再浓缩成稠膏。口服，每次五钱，开水冲服，一日二三次。

【功用】滋阴补血，调补肝肾。

【主治】血虚阴亏，神经衰弱，头目昏晕，腰背酸痛。

安神胶囊

【来源】《陕西中医》(1988，7：208)。

【组成】枣仁 40.5g　知母 111.8g　川芎　五味子　茯苓　麦冬各 97.2g　首乌 32.4g　丹参 129.6g

【用法】先将枣仁、五味子粉碎过 80 目筛，再将余药加水煎 2 次，第 1 次 3 小时，第 2 次 2 小时，过滤合并浓缩成膏，90℃烘干粉碎，过 80 目筛，与上述药粉混合装入胶囊即可，每粒装量 0.25g。1 日 3 次，每次 4 粒，每 4 周为 1 疗程，治疗期间不使用任何镇静或镇痛药物。

【主治】神经衰弱。

百麦安神饮

【来源】《首批国家级名老中医效验秘方精选》。

【组成】百合 30g　淮小麦 30g　莲肉 15g　夜交藤 15g　大枣 10g　甘草 6g

【用法】上药以冷水浸泡半小时，加水至 500 毫升，煮沸 20 分钟，滤汁，存入暖瓶内，不计次数，作饮料服用。

【功用】益气养阴，清热安神。

【主治】神经衰弱，神经官能症，以神志不宁，心烦急躁，悲伤欲哭，失眠多梦，善惊易恐，心悸气短，多汗，时欲太息，舌淡红或嫩红，脉细弱或细数无力为主症，中医辨证属心阴不足，虚热内扰，或气阴两虚，心神失养者。

【加减】兼气郁者，加合欢花 30g；兼痰浊者，加竹茹 9g，生姜 6g；兼湿邪阻滞者，加藿香、荷梗各 10g。

挹神汤

【来源】《首批国家级名老中医效验秘方精选·续集》。

【组成】生石决明 20～45g（先煎）　生牡蛎 15～30g（先煎）　生龙骨 15～30g（先煎）　生地 12～18g　生白芍 10～15g　炒黄芩 10g　茯神（苓）15g　香附 10g　远志 9～12g　炒枣仁 12～20g　白蒺藜 9～12g　合欢花 6g　夜交藤 15g

【用法】每日一剂，将指定先煎的药物先煎煮 20 分钟，然后加凉水，放入其他药物同煮，二煎共取汁 300 毫升，早晚分服。

【功用】养阴柔肝，潜阳安神。

【主治】神经衰弱，证属肝肾阴虚，肝阳亢旺所致的头痛，头晕，急躁易怒，失眠健忘，心悸不宁，阵阵轰热，心烦出汗，情绪不振，悒悒不乐，遗精滑精，腰酸腿软，不耐作劳，舌苔薄白，脉萌细弦等症。

【加减】肝血虚者可加当归 6～9g，阿胶 6～9g（烊化）；急躁易怒者可加生赭石 20～30g（先煎），灵磁石 20～30g（先煎），白蒺藜 10g；头晕明显者可加泽泻 30g，钩藤 20～30g；悒悒不乐、精神不振者，可加厚朴花 10g，玫瑰花 5g，佛手片 6g，加重合欢花之量；肝火旺，口苦口渴，舌红，目赤，多怒，大便干结者，可加龙胆草 6g，芦荟 1～2g，青黛 6g（布包），木通 5g，并加重生地、黄芩的用量；肝肾阴虚，梦遗失精者，可加山萸肉 6～9g，天门冬 10g，玄参 15g，泽泻 12g，金樱子 10g；心火旺而失眠多梦者，可加川连 6g，竹叶 3g，莲心 3g，小草 10g；心血不足而心悸不宁者，可加麦冬 10g，丹参 12～15g，柏子仁 10g；心脾不足，消化不良，四肢倦怠，大便溏软者，可加炒白术 10g、芡实米 12g、龙眼肉 10g、茯苓改为 30g。大便溏泄者，去生地，加肉豆蔻 10g，车前子 12～15g（布包）；心肾不交者，可加灵磁石 20～30g（先煎），磁朱丸（布包煎）6g，交泰丸（川黄连、肉桂）6g 同煎；心肝血虚，神魂不宁而失眠严重者，可加生赭石 15～25g（先煎），改炒枣仁 30g（先煎），白芍为 15g，加重生牡蛎用量。

【方论】本方以生石决明、生牡蛎咸凉清热，益肝阴，潜肝阳，为主药；生地、白芍补益真阴，滋水涵木，凉血生血，柔肝安脾，为辅药；首乌藤滋益肝肾，交合阴阳，合欢花解郁安神，酸枣仁养肝助阴，宁心敛汗而安神，远志肉交通心肾，白蒺藜散肝郁，祛肝风，共为佐药；香附为阴中快气药，引血至气分，增强诸药活力，兼能理气解郁，黄芩泻肝胆火，益阴退阳，共为使药，诸药合和，共达养阴柔肝，潜阳安神，交通心肾之功。

【验案】吴某某，女，28岁。平素多思，精神易激动，近一年来多善忧易怒，有时自己独在室中哭笑，有时悲观不乐，精神忧郁，失眠健忘，性情似变孤僻，食纳尚可，二便正常，月经略错后，脉象沉弦细数。曾在西医院诊断为严重的神经衰弱，也曾去精神病医院就诊一次，可疑为精神分裂症，建议连续治疗，但因无效而求治于中医。据此脉症，治以养阴柔肝，潜阳安神。用挹神汤随症加减：生石决明30g，生牡蛎30g，生龙骨30g（先煎），灵磁石30g（先煎），生地15g，生白芍30g，制香附10g，合欢花6g，合欢皮10g，远志12g，生赭石25g（先煎），炒枣仁30g（先煎）水煎服，另投礞石滚痰丸每次6g，一日二次，随汤药服。大便溏稀时，可改为每日一次，临卧前随汤药服。药后诸症减轻，共进34剂而愈。

人参五味子冲剂

【来源】《部颁标准》。

【组成】五味子600g　生晒参400g

【用法】制成颗粒剂，每袋5g或10g，密封。口服，每次5g，1日2次。

【功用】益气敛阴，安神镇静。

【主治】病后体虚，神经衰弱。

五味子颗粒

【来源】《部颁标准》。

【组成】五味子

【用法】制成冲剂，每袋（或块）重10g（相当于总药材3g），密封。每次10g，开水冲服，1日3次。

本方制成糖浆，名“五味子糖浆”（原书）。

【功用】敛气生津，补益肺肾。

【主治】头晕，失眠，自汗盗汗，气短口干及神经衰弱等。

六味丸

【来源】《部颁标准》。

【组成】熟地黄160g　五味子80g　山药80g　泽泻60g　牡丹皮60g　茯苓60g

【用法】制成大蜜丸，每丸重9g，密封。口服，每次1丸，1日2次。

【功用】滋补肝肾。

【主治】神经衰弱，头晕心悸，耳鸣目眩，夜尿频数。

安神宁

【来源】《部颁标准》。

【组成】刺五加浸膏20g　灵芝50g　五味子25g

【用法】制成糖浆剂，密封，置阴凉处。口服，每次15～20ml，1日2次。

【功用】扶正固本，益气健脾，补肾安神。

【主治】神经衰弱，食欲不振，全身无力等。

安尔眠糖浆

【来源】《部颁标准》。

【组成】丹参（切片）600g　首乌藤200g　大枣100g

【用法】制成糖浆，密封，置阴凉处。口服，每次10～15ml，1日3次。

【功用】安神。

【主治】神经衰弱和失眠。

安神补脑液

【来源】《部颁标准》。

【组成】鹿茸30g　制何首乌625g　淫羊藿500g　干姜125g　甘草62.5g　大枣125g　维生素$B_1$5g

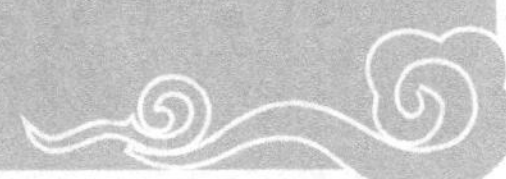

【用法】制成口服液，每支10ml，每瓶100ml，密封，置阴凉处。口服，每次1支或10ml，1日2次。
【功用】生精补髓，增强脑力。
【主治】神经衰弱，失眠健忘，头痛。

养心宁神丸

【来源】《部颁标准》。
【组成】党参1440g　酸枣仁（炒）281g　茯苓（炒）467g　远志（制）55g　白术（炒）287g　莲子（炒）641g　山药（炒）641g　丹参608g　大枣428g　龙眼肉641g　石菖蒲21g　陈皮45g
【用法】制成水蜜丸或大蜜丸，大蜜丸每丸重9g，密封。口服，水蜜丸每次6g，大蜜丸每次1丸，1日2次。
【功用】养心益脾，镇静安神。
【主治】神经衰弱，心悸失眠，耳鸣目眩。

眠安宁合剂

【来源】《部颁标准》。
【组成】丹参800g　熟地黄400g　远志（制）150g　陈皮200g　首乌藤400g　白术（麸炒）300g　大枣800g
【用法】制成合剂，密封，置阴凉处。口服，每次20ml，1日2次。
本方制成口服液，名“眠安宁口服液”。
【功用】养血安神。
【主治】神经衰弱性失眠多梦，心神不宁，贫血头眩。

健脑胶囊

【来源】《部颁标准》。
【组成】当归25g　天竺黄10g　肉苁蓉（盐制）20g　龙齿（煅）10g　山药20g　琥珀10g　五味子（酒制）15g　天麻5g　柏子仁（炒）4g　丹参5g　益智仁（盐炒）15g　人参5g　远志（甘草制）5g　菊花5g　九节菖蒲10g　赭石7.5g　胆南星10g　酸枣仁（炒）40g　枸杞子20g
【用法】制成胶囊，每粒装0.3g，密闭，防潮。口服，每次2粒，1日3次。
【功用】健脑益智，安眠补身。
【主治】用脑过度，记忆衰退，神经衰弱，头晕目眩，惊悸失眠，心烦易倦，畏寒体虚，身亏腰痛及老年痴呆等症。

健脑安神片

【来源】《部颁标准》。
【组成】黄精（蒸）47g　淫羊藿39g　枸杞子16g　鹿茸0.8g　鹿角胶2g　鹿角霜5g　红参2g　大枣（去核）16g　茯苓8g　麦冬8g　龟甲4g　酸枣仁（炒）8g　五味子31g　远志（制）16g　熟地黄8g　苍耳子31g
【用法】制成糖衣片，密封。口服，每次5片，1日2次。
【功用】滋补强壮，镇静安神。
【主治】神经衰弱，头痛，头晕，健忘失眠，耳鸣等。
【宜忌】高血压病人忌服。

脑灵片

【来源】《部颁标准》。
【组成】黄精（蒸）99g　淫羊藿82g　苍耳子66g　麦冬16g　红参3.3g　远志（制）33g　酸枣仁（炒）16g　五味子66g　枸杞子33g　鹿茸1.6g　龟甲（醋制）8g　茯苓16g　大枣（去核）33g　熟地黄17g　鹿角胶3.3g
【用法】制成糖衣片。口服，每次2～3片，1日2～3次。
【功用】补气血，养心肾，健脑安神。
【主治】神经衰弱，健忘失眠，头晕心悸，身倦无力，体虚自汗，阳痿遗精。
【宜忌】高血压病人忌服。

脑力静糖浆

【来源】《部颁标准》。
【组成】大枣125g　小麦416g　甘草流浸膏7g　甘油磷酸钠（50%）10g　维生素$B_1$100mg　维生素$B_2$50mg　维生素$B_6$100mg

【用法】制成糖浆剂，每瓶装10ml，20ml，100ml，168ml 4种规格，密封，遮光，30℃以下保存。口服，每次10～20ml，1日3次。

【功用】养心安神，和中缓急，补脾益气。

【主治】心气不足引起的神经衰弱，头晕目眩，身体虚弱，失眠健忘，精神忧郁，烦躁及小儿夜不安寐。

脑灵素胶囊

【来源】《部颁标准》。

【组成】黄精（制）60g　淫羊藿（羊油制）50g　苍耳子（炒）40g　五味子40g　枸杞子20g　大枣20g　远志（制）20g　熟地黄10g　麦冬10g　酸枣仁（炒）10g　茯苓10g　龟甲5g　鹿角胶2g　人参2g　鹿茸1g

【用法】制成胶囊，每粒装0.35g，密封。口服，每次2～3粒，1日2～3次。

【功用】补气血，健脑安神。

【主治】神经衰弱，健忘失眠，头晕心悸，身倦无力，体虚自汗，阳痿遗精。

【宜忌】高血压病人忌服。

益脑胶囊

【来源】《部颁标准》。

【组成】龟甲胶38.6g　远志193.3g　龙骨387.3g　灵芝387.3g　五味子49.3g　麦冬193.3g　石菖蒲193.3g　党参111.0g　人参66.6g　茯苓387.3g

【用法】制成胶囊，每粒重0.3g，密封。口服，每次3粒，1日3次。

【功用】补气养阴，滋肾健脑，益智安神。

【主治】神经衰弱，脑动脉硬化引起的体倦头晕，失眠多梦，记忆力减退等属于心肝肾不足，气阴两虚病人。

益心宁神片

【来源】《部颁标准》。

【组成】人参茎叶总皂甙10g　藤合欢1000g　五味子500g　灵芝500g

【用法】制成糖衣片，密闭，防潮。口服，每次5片，1日3次。

【功用】补气生津，养心安神。

【主治】心悸气短，多梦失眠，记忆力减退，神经衰弱等症。

紫芝多糖片

【来源】《部颁标准》。

【组成】紫芝多糖250g

【用法】制成糖衣片，每片含紫芝多糖0.25g，密封。口服，每次3片，1日3次，饭后服。

【功用】滋补强壮，养心安神。

【主治】神经衰弱，白细胞和血小板减少症，电离辐射及职业性造血损伤及肿瘤病人放、化疗后白细胞下降等症。

舒神灵胶囊

【来源】《部颁标准》。

【组成】百合50g　郁金30g　牡蛎（煅）50g　甘草（蜜炙）15g　香附（醋炙）15g　五味子30g　北合欢20g　龙骨（煅）50g　首乌藤50g　丹参20g　人参15g

【用法】制成胶囊，每粒装0.3g，密封。口服，每次3～6粒，1日2～3次。

【功用】舒肝理气，解郁安神。

【主治】神经衰弱，神经官能症，更年期综合征。

【宜忌】孕妇忌服。

精血补片

【来源】《部颁标准》。

【组成】生晒参100g　红参100g　制何首乌200g　紫河车200g　五味子200g　陈皮120g

【用法】制成片剂，口服，每次2～3片，1日3次或遵医嘱，儿童酌减。

【功用】补肝肾，益气血，养心神。

【主治】神经衰弱，精神萎靡，头晕目眩，心悸失眠。

【宜忌】脾胃湿热，纳呆等禁用。

六十二、神经官能症

神经官能症，又名神经症，或精神神经症，是一组精神障碍的总称，多见于脑力劳动者。包括神经衰弱、焦虑症、癔病、强迫症、恐怖症、疑病症和抑制症等类型。多数学者认为本症系由精神因素和遗传因素（易感素质）共同作用所致。具有易感素质者易出现情绪反应，较轻的外部刺激就可能诱发本症。本病发作时可表现为脑力和体力的不足，头痛、失眠；或表现为莫名的、广泛的焦虑或紧张感，厌世、意志消沉；也可能失去自信并被疑虑所困扰，全神贯注于一些小病症；或者反复出现明知不合理而又无法摆脱的观念、意向和行为；或者对某种特定事物或境遇怀有强烈的恐惧等，症状复杂多样。其特点是症状的出现与变化与精神因素有关。如有的胃肠神经官能症病人，每当情绪紧张时出现腹泻。本病治疗以心理治疗为主，严重时可服用抗精神抑郁药物。

柴胡加龙骨牡蛎汤

【来源】《伤寒论》。

【别名】柴胡龙骨牡蛎汤（《伤寒总病论》卷三）。

【组成】柴胡四两　龙骨　黄芩　生姜（切）　铅丹　人参　桂枝（去皮）　茯苓各一两半　半夏二合半（洗）　大黄二两　牡蛎一两半（熬）　大枣六枚（擘）

【用法】以水八升，煮取四升，纳大黄，切如棋子，更煮一两沸，去滓，温服一升。

【功用】

1.《杂病广要》：下肝胆之惊痰。

2.《经方研究》：疏解泄热，重镇安神。

【主治】

1.《伤寒论》：伤寒八九日，下之，胸满，烦惊，小便不利，谵语，一身尽重，不可转侧者。

2.《杂病广要》：癫痫。

【验案】神经官能症　《陕西中医》（1984，12：41）：梁某，女，32岁。2年多来，自觉头晕乏力，夜寐不安，心悸怔忡，胸脘痞闷，胃纳不佳，有时脘痛，大便不实，月经不调，白带多。上述症状每因情志不畅而加重，自疑癌症。查无阳性体征，服中西药不效，苔薄，诊断为肝郁型神经官能症，予本方6剂后，症状明显好转；继服10余剂，除脘部略有不适，余症消失。

川香柴郁散

【来源】《中西医结合杂志》（1986，12：713）。

【组成】木香0.3g　香附0.3g　柴胡0.2g　川芎0.3g　郁金0.45g　赤芍0.45g

【用法】上为1次量，共为细末，每日服3次。

【主治】神经官能症。

【验案】神经官能症　《中西医结合杂志》（1986，12：713）：以本方治疗神经官能症病人140例，其中男56例，女84例；年龄15～65岁，以青壮年为最多。病程＜1年78例，1～2年29例，3～4年19例，5～6年7例，6年以上7例；神经衰弱126例，咽部神经官能症14例。分为中药川香柴郁散组40例，治疗2周以上统计疗效，最长用35天，最小用量为84g，最大用量为210g。电兴奋组48例，综合组（采用上述2法）52例。电兴奋治疗3次以上，内服中药2周以上作为疗效统计，140例中治愈59例（症状消失，能参加正常学习和工作）；好转65例（症状明显好转，基本上能工作学习和料理家务）；无效16例（症状无明显变化）。从治愈数看，单一治疗两组疗效近似，综合组与以上两组相比，差异非常显著（$\chi^2=15.89$，$df=4$，$P<0.01$）。

宁神灵

【来源】《中医杂志》（1984，12：906）。

【组成】柴胡20g　黄芩15g　半夏15g　生龙骨20g　生牡蛎20g　大黄7.5g　生甘草10g　桂枝15g

【用法】水煎，每日1剂，分2次服。

【主治】神经官能症。

【验案】神经官能症《中医杂志》（1984，12：906）：所治神经官能症307例，男84例，女223

例；年龄 20 岁以下者 23 例，21 ～ 50 岁共 250 例，50 岁以上者 34 例。结果：痊愈（临床所见各类证候基本消失，病人自觉痛苦彻底改善，工作和学习同于正常人）42 例，占 13.7%；显效（临床所见各类证候中的主要症状明显改善，病人自觉痛苦有明显缓解，工作和学习近似于常人）130 例，占 42.3%；好转（临床所见主要症状多数得到一定程度的改善，但不能适应正常的工作和生活）125 例，占 40.7；无效（病人服药 1 个疗程后，临床自觉症状未见改善）10 例，占 3.3%；总有效率为 96.7%。

六十三、精神分裂症

精神分裂症，是以基本个性改变，思维、情感、行为的分裂，精神活动与环境的不协调为主要特征的一类最常见的疾病。病人一般意识清楚，智能基本正常。治疗宜清心泻火，重镇安神。

葱利汤

【来源】《医心方》卷三引《经心录》。

【组成】乌头一分（炮） 恒山一分 甘草一分 葱利（或是藜芦）一分 桃花一分

【用法】上以好酒四升，煎取一升，顿服。大吐。

【主治】邪发无常，骂詈与鬼语。

排风汤

【来源】《备急千金要方》卷八。

【别名】排风饮（《圣济总录》卷八十七）。

【组成】白鲜皮 白术 芍药 桂心 芎䓖 当归 杏仁 防风 甘草各二两 独活 麻黄 茯苓各三两 生姜四两

【用法】上锉。以水一斗，煮取三升，每服一升。覆取微汗，可服三剂。

【功用】安心定志，聪耳明目，通脏腑。

【主治】男子、妇人风虚湿冷，邪气入脏，狂言妄语，精神错乱，其肝风发，则面青心闷乱，吐逆呕沫，胁满头眩，重耳不闻人声，偏枯筋急，曲拳而卧；其心风发，则面赤翕然而热，悲伤嗔怒，目张呼唤；其脾风发，则面黄身体不仁，不能行步，饮食失味，梦寐倒错，与亡人相随也；其肺风发，则面白咳逆唾脓血，上气奄然而极也；其肾风发，则面黑手足不遂，腰痛难以俯仰，痹冷骨痛。诸有此候，令人心惊，志意不安，恍惚多忘。

防葵散

【来源】《太平圣惠方》卷四。

【组成】防葵 人参（去芦头） 贯众 远志（去心） 茯神 犀角屑 天雄（炮裂，去皮脐） 防风（去芦头） 桂心各一两 甘草三两（炙微赤，锉）

【用法】上为散。每服三钱，以水一中盏，煎至六分，去滓温服，不拘时候。

【主治】心脏风邪，恍惚失常，言语错乱。

龙齿清魂散

【来源】《女科万金方》。

【别名】龙牙清魂散（《医方一盘珠》卷七）。

【组成】龙齿 远志 官桂 人参 当归 茯苓 细辛 门冬 甘草 玄胡

【用法】加生姜五片，大枣三枚，入金银器内煎百沸汤，加麝香一匙，不拘时候服。

【主治】妇人败血冲心，或歌舞、谈笑、怒骂，坐卧苦者，踰垣上屋，口咬打拳，神名佛号，无有不能，似祸祟之状。

加减温胆汤

【来源】《万病回春》卷二。

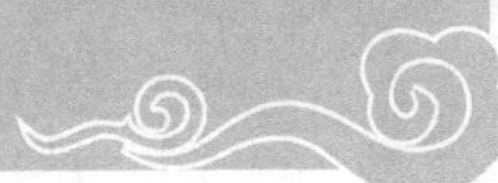

【组成】茯神（去皮木）一钱　半夏（姜汁制）一钱　陈皮一钱　枳实（麸炒）一钱　当归八分　酸枣仁（炒）八分　山栀（炒）一钱　竹茹八分　人参六分　白术（去芦）一钱　麦门冬　辰砂五分（为末，临服调入）　黄连（姜汁炒）一钱　竹沥半盏（临服加入）　甘草三分

方中麦冬用量原缺。

【用法】上锉。加生姜、大枣、乌梅，水煎，调辰砂末温服。

【主治】痰躁（痰火作热烦躁）、痰话（痰火作热惊惕不安、错语失神），惊惕失志、神不守舍。

归神汤

【来源】《辨证录》卷四。

【组成】人参五钱　白术一两　巴戟天一两　茯神五钱　紫河车一具　半夏三钱　陈皮一钱　甘草一钱　丹砂一钱　菖蒲一钱　麦冬五钱　柏子仁三钱（　不去油）　白芥子三钱

【用法】上各为末，先将紫河车净水煮熟，不可去血丝，捣烂，将各药末再捣为丸。每服五钱，白滚水送下，连服数日。

【主治】思虑过度，耗损心血，遂致失志之癫，或哭或笑，或裸体而走，或闭户自言，喃喃不已。

牛马二宝散

【来源】《重订通俗伤寒论》。

【组成】西牛黄　马宝各一钱

【用法】上为细末。每服二分，一日二次，用人参、竹沥饮调下。

【主治】精神病。神经顿失其常性，遂发似狂非狂之证。

加味归脾汤

【来源】《医宗金鉴》卷四十九。

【组成】归脾汤加辰砂　琥珀末

【用法】上将归脾汤水煎，调辰砂、琥珀末服之。

【主治】妇人七情内伤，心脾亏损，神无所护，致夜梦鬼交，独笑独悲。

黄连温胆汤

【来源】《六因条辨》卷上。

【组成】温胆汤加黄连

【用法】水煎服。

【主治】伤暑汗出，身不大热，烦闭欲呕，舌黄腻。

【验案】

1.心惊胆怯　《继志堂医案》：湿热生痰，留于手足少阳之府，累及心包，心惊胆怯，性急善忘，多虑多思，舌苔浊腻带黄，胸脘内热。清化为宜。黄连温胆汤加洋参、枇杷叶。

2.精神分裂症　《江西中医药》（1983，2：49）：杨姓，男，43岁，干部。1980年4月7日就诊。10年前，因私怨，心怀忧郁致神志异常，悲伤哭泣之症每年发作4月余，用过各种镇静药均未控制发作或缩短发作时间。予黄连温胆汤加菊花、白蒺藜、朱麦冬，前后共服十一剂，诸证悉除，以健脾养心之法善后调理。

3.不寐　《吉林中医药》（1986，6：19）：付某某，女，42岁，干部。1979年5月14日初诊。半月前，因事争吵后夜卧不宁，心烦不安，服药无效。治以清肝豁痰安神，予黄连温胆汤加珍珠母、夜交藤，水煎服。3剂后每晚能睡3～4小时；前方加栀子，10剂后，诸症悉和，睡眠正常。随访三年，未复发。

4.精神分裂症　《贵阳中医学院学报》（1998，3：25）：用本方加味（加胆草、远志、菖蒲、郁金、生龙牡等）并辅以小剂量抗精神病药物治疗精神分裂症痰火内扰型32例，并与31例单纯用西药抗精神病药物者对照。结果：治疗组痊愈9例，显效14例，有效7例，总有效率93.75%；对照组分别为10例、12例、8例、96.77%。两组比较整体疗效相似，但治疗组由于减少了抗精神病药物的用量而减少了药物的副作用。

5.老年情感障碍　《江苏中医》（1997，5：19）：用本方合枕中丹：黄连、陈皮、制半夏、茯神、枳实、竹茹、龙骨、龟版、远志、菖蒲为基本方。肝郁脾虚者，加服逍遥散；心阴不足者，加天王补心丹；肝肾阴亏、虚火偏旺者，加服六味地黄丸加黄柏知母方。每日1剂，水煎服，

10天为1疗程，并结合心理疏导，治疗老年情感障碍32例。结果：显效17例，有效13例，总有效率93.75%。

复方金蒲丹

【来源】《中国医药学报》(1992，2：30)。

【组成】郁金30g　菖蒲25g　丹参15g

【用法】上药提取有效成分后浓缩成浸膏，加入舒必利0.5g，混合压成20片，每片含生药3.5g，舒必利0.025g。每次6～10片，饭后服，1日2次，以6周为1疗程。

【主治】精神分裂症。

【验案】精神分裂症　《中国医药学报》(1992，2：30)：以本方治疗精神分裂症24例，均为男性，平均年龄为30岁，病程平均为5个月，以偏执型为多，未定型次之。结果：治愈11例，显著进步5例，进步5例，无效3例，总有效率为87.5%。

六十四、晕车晕船

晕车晕船，即由于坐车、船而产生头晕、呕吐等不适症状的病证。

中国人丹

【来源】《北京市中药成方选集》。

【别名】仁丹(《全国中药成药处方集》北京方)、人丹(《中药制剂手册》)。

【组成】甘草八两　草豆蔻一两　木香一两五钱　槟榔一两　茯苓一两　砂仁一两　橘皮一两　肉桂一两　小茴香一两　公丁香五钱　青果一两　薄荷冰九钱　冰片三钱　红花五钱　麝香一分

【用法】上为末，糯米粉四两为糊，制为小丸，朱砂为衣，闯亮。每服二十丸，小儿酌减，温开水送下。

【功用】清热祛暑，镇静止呕。

【主治】夏令受暑，晕车晕船，恶心呕吐。

避瘟散

【来源】《北京市中药成方选集》。

【组成】檀香四十一两六钱　零陵香四两八钱　白芷十一两二钱　香排草四十八两　姜黄四两八钱　玫瑰花十一两二钱　甘松四两八钱　公丁香十一两二钱　木香九两六钱

【用法】以上九味，共重一百四十七两二钱，共研为细粉，过罗，每二十两细粉兑麝香五分，甘油十两，冰片五两，朱砂粉二十四两，薄荷冰五两，共十四味研细和匀收贮，勿令泄气，装盒，重二分八厘。每服二分，滚开水送下，或闻入鼻窍。

【功用】芳香辟秽，通窍止痛。

【主治】伤风头痛，鼻塞清涕，暑令受热，晕车晕船。

无极丹

【来源】《全国中药成药处方集》(北京方)。

【组成】甘草六十两　石膏十六两　滑石十二两　糯米粉二十四两　砂仁二钱五分　紫豆蔻仁二钱五分　公丁香二钱五分　肉桂二钱五分　麝香三分　牛黄三分　冰片二两　薄荷冰三两五钱　朱砂三两五钱

【用法】水泛小丸，朱砂七两五钱为衣，闯亮。每服二十粒，小儿酌减，温开水送下。

【功用】清热祛暑，镇静止呕。

【主治】夏令暑热，晕车晕船，呕吐恶心。

【宜忌】孕妇忌服。

防疫丹

【来源】《全国中药成药处方集》(重庆方)。

【组成】牛黄六钱　麝香三钱　蟾酥三钱　梅片六钱　大黄三两　甘草四十两　细辛七钱五分　朱

砂二十五两　白矾一两五钱　薄荷冰四两

【用法】牛黄、麝香、蟾酥、梅片、薄荷冰、朱砂另乳，余药共研细末。玻瓶装，每重一钱包装，常用二分至三分。

【功用】提神醒脑，宽中解郁，通利肠胃，生津止渴。

【主治】晕船晕车，口舌烦渴，恶心呕吐，昏厥拘挛。

济仁丹

【来源】《全国中药成药处方集》（呼和浩特方）。

【组成】粉草十两（切片）　藿香叶三钱　砂仁二两（另轧兑）　薄荷五两　檀香一两　零零香五钱　葛根五钱　大丁香二两（另轧面）　蔻仁一两五钱（另轧兑）

【用法】共为细面，每两细面兑薄荷冰四分，人造麝香四分，冰片二分；用朱砂八钱，血竭花二钱上衣闯亮。

【主治】中暑呕吐，烦躁痞满，晕车晕船，水土不服。

救急水

【来源】《全国中药成药处方集》（重庆方）。

【组成】广木香　公丁香　大茴香　肉豆蔻各五钱　细辛四钱　广橘皮五钱　荜茇五钱　生大黄一两五钱　厚朴八钱　牙皂五钱　良姜三钱　苍术八钱　藿香六钱　石菖蒲五钱　吴茱萸四钱　安桂三钱　白蔻三钱　干酒五斤

【用法】上为粗末，浸入酒内二十天后，去滓，另加樟脑一两，薄荷冰五分，瓶装。每次用二十至三十滴，六七岁儿童用五至十滴，开水冲服。

【功用】提神醒脑。

【主治】气郁，翻胃，晕船，胸闷腹胀。

【宜忌】孕妇忌服。

清凉丹

【来源】《部颁标准》。

【组成】薄荷油 45ml　樟脑 17g　砂仁 25g　高良姜 30g　儿茶 300g　甘草浸膏 30g　甘草 430g　蟾酥 0.5g

【用法】制成丹剂，每块（划分为 25 格）重 5g。含服或嚼服，每次 1～2 格，需要时服。

【功用】祛风，舒气，健胃。

【主治】晕船，晕车，胃闷不舒及因气候闷热引起的不适。

六十五、静脉炎

静脉炎，又名血栓性静脉炎，指静脉血管腔内急性非化脓性炎症的同时伴有血栓形成，是一种常见的血管血栓性疾病，病变主要累及四肢浅静脉和深静脉。临床表现为局部红肿，疼痛，行走时加重，或患肢呈凹陷性肿胀，皮肤呈暗红色等。治疗宜清热凉血，活血通络。

四妙勇安汤

【来源】方出《验方新编》卷二，名见《中医杂志》（1956，8：409）。

【组成】金银花　元参各三两　当归二两　甘草一两

【用法】水煎服。一连十剂，永无后患。药味不可减少，减则不效。

【功用】《方剂学》：清热解毒，活血止痛。

【主治】脱骨疽。此症生手足各指，或云生手足第四指者是。或生指头，或生指节指缝，初生或白色痛极，或如粟米起一黄泡，其皮或如煮熟红枣，黑色不退，久则溃烂，节节脱落，延至手足背腐烂黑陷，痛不可忍。

【验案】血栓闭塞性脉管炎　《天津医药杂志》

（1960，1：1）：用四妙勇安汤治疗血栓闭塞性脉管炎30例，其中部分有明显皮冷、苍白的病人，加用附子6g，赤芍15g，桂枝4.5g，牛膝9g。结果除2例在服药半月及1个月仍未收效又行肾上腺切除及交感神经切除术外，其余均收到近期满意疗效，治疗后患肢疼痛及凉麻感觉均减轻或消失。短者服药5剂，长者服药30剂。

解毒消炎膏

【来源】《中药制剂手册》引天津市先锋中药厂方。

【组成】黄芩四百八十两　连翘三百二十两　南星一百六十两　白芷一百六十两　冬青油四十八两　薄荷脑九十六两　冰片一百九十二两　汽油一千八百五十六两　橡胶六百五十六两　羊毛脂八十两　氧化锌六百四十两　凡士林三十二两　松香五百四十四两

【用法】取黄芩至白芷四味，共轧为3号粗末，松香轧为细粉，橡胶轧成薄片，取黄芩等四味粗末，用5倍量90%乙醇按渗漉法提取，滤液回收乙醇，浓缩为稠膏约300两，将橡胶薄片置汽油内，立即搅拌30分钟后，密封浸泡18～36小时；取出置搅拌罐内，搅拌3小时，加入冬青油，羊毛脂、凡士林搅拌1小时，加入氧化锌继续搅拌1小时后，加入松香搅拌2小时，入薄荷脑、冰片和黄芩等浓缩膏，将所有药料加完后，继续搅拌2小时至全部溶解，均匀为止。移入滤胶机内，用80～100目铜筛网过滤，装入桶内密封，静置3～7天，然后涂胶制成胶布。直接贴于患处，每日更换一次。

【主治】疖肿，疮痈，乳腺炎，静脉炎，皮下蜂窝组织炎等皮肤化脓性疾患。

镇痛消炎散

【来源】《中医皮肤病学简编》。

【组成】栀子125g　丹皮93g　白芷93g　血竭15g　冰片9g

【用法】先将血竭于乳钵内研细，再加入冰片共研细， 后与前三味药末和匀，用50%酒精调成糊状。外敷。

【主治】因输液引起的静脉炎。

通瘀汤

【来源】《辽宁中医杂志》（1990，3：20）。

【组成】生地　丹皮各15g　丹参30g　牛膝　桃仁　红花　路路通各15g　益母草30g　茯苓　泽泻　赤芍　当归各15g　白芥子　白术各10g　清半夏15g　血竭5g

【用法】1日1剂，水煎，分2次早晚口服。

【主治】深部静脉炎。

【验案】深部静脉炎　《辽宁中医杂志》（1990，3：20）：治疗深部静脉炎52例，男27例，女25例；年龄20～30岁3例，31～40岁18例，41～50岁17例，51～60岁14例；病程最短5天，最长22个月。结果：肿胀、压痛、沉重乏力、浅静脉扩张等消失，活动自如，久立不肿痛，能坚持正常工作为痊愈，共27例，占51.92%；肿胀基本消失，有轻度压痛，久立亦可出现轻度肿痛，活动轻度受限为好转，共23例，占44.23%；症状无改善为无效，共2例，占3.85%。

大黄三七散

【来源】《吉林中医》（1992，3：16）。

【组成】大黄　三七等量

【用法】上药研末。用时以陈醋调成糊状，局部外敷，每日更换2～3次。

【主治】输液后局部瘀血和静脉炎（临床表现为局部皮下瘀血，血管变硬，触之疼痛）。

【验案】输液后局部瘀血和静脉炎　《吉林中医》（1992，3：16）：所治输液后局部瘀血和静脉炎50例中，男24例，女26例。结果：全部在5～6天治愈。

清热散瘀汤

【来源】《江苏中医》（1992，6：17）。

【组成】益母草50g　地丁草15g　赤芍20g　丹皮　地龙　当归　川芎　木通　大黄各10g

【用法】每日1剂，水煎400ml，早晚分服。外用芙黄散（芙蓉叶、黄柏、大黄、桃仁各30g。研细末，用50%酒精调敷患处，1～2日1次，保持药物的湿度。对酒精过敏者，可用食醋或凉开水调敷）。治疗期间，忌食辛辣刺激性食物。10天为1个疗程，连用3个疗程。

【主治】血栓性浅静脉炎。

【验案】血栓性浅静脉炎 《江苏中医》（1992，6：17）：治疗血栓性浅静脉炎98例，男58例，女40例；年龄最大70岁，最小23岁，平均41.7岁；病程最长2年，最短2天。结果：痊愈39例，显效35例，有效24例，总有效率达100%。

通脉抗栓饮

【来源】《陕西中医》（1993，8：349）。

【组成】银花 黄芪各20g 甘草 当归 乳香 地龙 防己各10g 元参 丹参 赤白芍各15g 细辛6g

【用法】每日1剂，水煎，分2次早晚口服。

【主治】血栓性静脉炎。

【验案】血栓性静脉炎 《陕西中医》（1993，8：349）：治疗血栓性静脉炎52例，男32例，女20例；年龄27～53岁；病程1～2年；病发在浅层静脉者27例，深层静脉者25例。对照组44例，男26例，女18例；年龄30～55岁；病程1周至1年半；病发在浅层静脉者23例，深层者21例。两组均用相同的常规治疗方法，治疗组口服通脉抗栓饮，14天为1疗程。外用桃仁四物汤加野菊花、焦山楂热敷。对照组未用中药治疗，口服潘生丁25mg，每日3次，肠溶阿司匹林0.15g，每日3次，外用硫酸镁粉热敷，每日2次，每次半小时，10天为1疗程。结果：治疗组痊愈27例，好转21例，效差4例，总有效率为92.3%；对照组痊愈16例，好转17例，效差11例，总有效率为75.0%。两组对比有显著性差异（$P<0.01$）。

六十六、帕金森综合征

帕金森综合征，又称震颤麻痹，是中老年人最常见的中枢神经系统变性疾病。临床常见面容呆板，形若假面具；头部前倾，躯干向前倾屈曲，肘关节、膝关节微屈；走路步距小，初行缓慢，越走越快，呈慌张步态，两上肢不作前后摆动。头部和四肢震颤，以手部最明显，手指表现为粗大的静止性震颤。震颤早期常在静止时出现，作随意运动和睡眠中消失，情绪激动时加重，晚期震颤可呈持续性。肌肉僵硬，伸肌、屈肌张力均增高，被动运动时有齿轮样或铅管样阻力感。此外还表现为易激动，偶有阵发性冲动行为；出汗、唾液、皮脂腺液等分泌增多；脑脊液、尿中多巴胺及其代谢产物降低。治疗宜活血化瘀，祛痰化浊，息风止痉。

柴胡加龙骨牡蛎汤

【来源】《伤寒论》。

【别名】柴胡龙骨牡蛎汤（《伤寒总病论》卷三）。

【组成】柴胡四两 龙骨 黄芩 生姜（切）铅丹 人参 桂枝（去皮） 茯苓各一两半 半夏二合半（洗） 大黄二两 牡蛎一两半（熬） 大枣六枚（擘）

【用法】以水八升，煮取四升，纳大黄，切如棋子，更煮一两沸，去滓，温服一升。

【功用】

1.《杂病广要》：下肝胆之惊痰。

2.《经方研究》：疏解泄热，重镇安神。

【主治】

1.《伤寒论》：伤寒八九日，下之，胸满，烦惊，小便不利，谵语，一身尽重，不可转侧者。

2.《杂病广要》：癫痫。

【验案】帕金森综合征 《上海中医药杂志》（1986，4：25）：潘某，女，59岁。高血压、动脉硬化史10年。2年前两手颤抖，走路不稳，西医诊断为帕金森综合征。给予安坦、莨菪浸膏片、安定等治疗，病情好转。4个月前因精神刺激颤抖加重，继用上药无效。现病人两手呈有节律之细震颤，走路呈慌张病态，头部前倾，摇摆不止。胸部闷胀，烦躁口苦，小便黄赤。舌微红，苔边白中黄，脉弦紧。证属阴虚阳亢，郁怒化火，火盛生风，风火相煽，元神失主，筋脉失约所致。治宜调肝清热，潜阳熄风，镇惊安神。予本方加蜈蚣2条，水煎服。上方服12剂后颤抖明显减轻，继服24剂后颤抖消失，追访2年未复发。

熄风汤

【来源】《山东中医杂志》1990，2：21。

【组成】天麻12g　全蝎5g　钩藤12g　洋金花0.6g　蜈蚣2条

【用法】每日1剂，水煎2次，2煎混合，早晚各服一半，重者每日2剂。

【主治】帕金森综合征。

【验案】帕金森综合征 《山东中医杂志》（1990，2：21）：治疗帕金森综合征73例，男性，年龄15～65岁。中药组35例，安坦组38例。结果：痊愈：中药组29例，安坦组12例；显著进步：中药组5例，安坦组17例；进步：中药组0例，安坦组3例；无效：中药组1例，安坦组5例；恶化：中药组0例，安坦组1例。中药与安坦组对比，痊愈率有非常显著性差异，$P < 0.005$，有效率有显著性差异，$P < 0.05$。